# INTRODUÇÃO À
# GENÉTICA

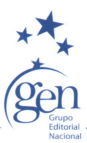

O GEN | Grupo Editorial Nacional – maior plataforma editorial brasileira no segmento científico, técnico e profissional – publica conteúdos nas áreas de ciências da saúde, exatas, humanas, jurídicas e sociais aplicadas, além de prover serviços direcionados à educação continuada e à preparação para concursos.

As editoras que integram o GEN, das mais respeitadas no mercado editorial, construíram catálogos inigualáveis, com obras decisivas para a formação acadêmica e o aperfeiçoamento de várias gerações de profissionais e estudantes, tendo se tornado sinônimo de qualidade e seriedade.

A missão do GEN e dos núcleos de conteúdo que o compõem é prover a melhor informação científica e distribuí-la de maneira flexível e conveniente, a preços justos, gerando benefícios e servindo a autores, docentes, livreiros, funcionários, colaboradores e acionistas.

Nosso comportamento ético incondicional e nossa responsabilidade social e ambiental são reforçados pela natureza educacional de nossa atividade e dão sustentabilidade ao crescimento contínuo e à rentabilidade do grupo.

# INTRODUÇÃO À GENÉTICA

### Anthony J. F. Griffiths
University of British Columbia

### John Doebley
University of Wisconsin-Madison

### Catherine Peichel
University of Bern

### David A. Wassarman
University of Wisconsin-Madison

#### Tradução

Heloísa Ferreira (Capítulos 1 a 6)
Karina Carvalho (Capítulos 7 a 10, 16 a 20, Guia de Organismos-Modelo e Respostas)
Vilma Varga (Capítulos 11 a 15, Apêndices e Glossário)

#### Revisão Técnica

**Profa. Cláudia Gallo**
Mestre em Bioquímica, Instituto de Química, Universidade Federal do Rio de Janeiro
Doutora em Biologia Molecular, Instituto Jacques Monod, Université Paris VII

**12ª edição**

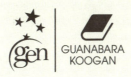

- Os autores deste livro e a editora empenharam seus melhores esforços para assegurar que as informações e os procedimentos apresentados no texto estejam em acordo com os padrões aceitos à época da publicação, *e todos os dados foram atualizados pelos autores até a data do fechamento do livro*. Entretanto, tendo em conta a evolução das ciências, as atualizações legislativas, as mudanças regulamentares governamentais e o constante fluxo de novas informações sobre os temas que constam do livro, recomendamos enfaticamente que os leitores consultem sempre outras fontes fidedignas, de modo a se certificarem de que as informações contidas no texto estão corretas e de que não houve alterações nas recomendações ou na legislação regulamentadora.

- Data do fechamento do livro: 20/12/2020

- Os autores e a editora se empenharam para citar adequadamente e dar o devido crédito a todos os detentores de direitos autorais de qualquer material utilizado neste livro, dispondo-se a possíveis acertos posteriores caso, inadvertida e involuntariamente, a identificação de algum deles tenha sido omitida.

- **Atendimento ao cliente: (11) 5080-0751 | faleconosco@grupogen.com.br**

- INTRODUCTION TO GENETIC ANALYSIS, TWELFTH EDITION
  First published in the United States by W.H. Freeman and Company
  Copyright © 2020, 2015, 2012, 2008 W.H. Freeman and Company
  All rights reserved.
  The copyright information referring to Proprietor as the original publisher of the Instructor Resources provided by Proprietor to Publisher will be included in the same manner in the Publisher Instructor Resources.

  Publicado originalmente nos Estados Unidos por W.H. Freeman and Company
  Copyright © 2020, 2015, 2012, 2008 W.H. Freeman and Company
  Todos os direitos reservados.
  As informações de direitos autorais referentes ao Proprietário, como a editora original dos recursos suplementares para docentes fornecidos à Editora, serão incluídas da mesma maneira nos recursos suplementares para docentes da Editora.
  ISBN: 978-1-319-11478-7

- Direitos exclusivos para a língua portuguesa
  Copyright © 2022 by
  **EDITORA GUANABARA KOOGAN LTDA.**
  *Uma editora integrante do GEN | Grupo Editorial Nacional*
  Travessa do Ouvidor, 11
  Rio de Janeiro – RJ – CEP 20040-040
  www.grupogen.com.br

- Reservados todos os direitos. É proibida a duplicação ou reprodução deste volume, no todo ou em parte, em quaisquer formas ou por quaisquer meios (eletrônico, mecânico, gravação, fotocópia, distribuição pela Internet ou outros), sem permissão, por escrito, da EDITORA GUANABARA KOOGAN LTDA.

- Gerente de design da capa: John Callahan
- Designer da capa: Joseph DePinho
- Adaptação da capa: Bruno Gomes
- Imagens da capa: borboletas: cortesia de Mathieu Joron; DNA: Emiko Paul
- Editoração eletrônica: R.O. Moura
- Ficha catalográfica

**CIP-BRASIL. CATALOGAÇÃO NA PUBLICAÇÃO**
**SINDICATO NACIONAL DOS EDITORES DE LIVROS, RJ**

I48
12. ed.

Introdução à genética / Anthony J. F. Griffiths ... [et al.] ; tradução Heloísa Ferreira, Karina Carvalho, Vilma Varga ; revisão técnica Cláudia Gallo. - 12. ed. - Rio de Janeiro : Guanabara Koogan, 2022.
    768 p. : il. ; 28 cm.

    Tradução de: Introduction to genetic analysis
    Apêndice
    Inclui bibliografia
    ISBN 9788527738507

    1. Genética. 2. Hereditariedade. I. Griffiths, Anthony J. F. II. Ferreira, Heloísa. III. Carvalho, Karina. IV. Varga, Vilma. V. Gallo, Cláudia.

21-74625                    CDD: 576.5
                             CDU: 575.1

Meri Gleice Rodrigues de Souza - Bibliotecária - CRB-7/6439

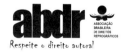

# Sobre os Autores

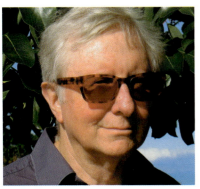

[Cortesia de Barbara Moon.]

**Anthony J. F. Griffiths** é professor emérito de botânica na University of British Columbia. Sua pesquisa é voltada para a genética do desenvolvimento utilizando como modelo o fungo *Neurospora crassa*. Foi presidente da Genetics Society of Canada e secretário-geral da International Genetics Federation. Foi recentemente laureado com a Fellow Medal, da International Mycological Association.

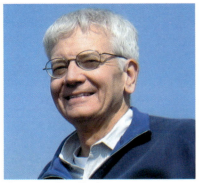

[Cortesia de Feng Tian.]

**John Doebley** é professor de genética na University of Wisconsin-Madison. Ele estuda a genética da domesticação de plantas cultivadas usando os métodos de genética de populações e quantitativa. Em 2003, foi eleito para a National Academy of Sciences e, em 2005, foi presidente da American Genetics Association. Leciona genética geral e evolutiva na University of Wisconsin.

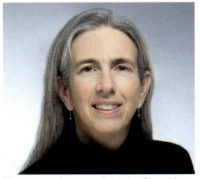

[Cortesia de Catherine Peichel e Oliver Moser, Photo Video Zumstein AG.]

**Catherine Peichel** é professora no Institute of Ecology and Evolution at the University of Bern, Suíça. Ela estuda genética, desenvolvimento e mecanismos genéticos que subjazem processos evolucionários. Em 2013, se tornou Fellow na John Simon Guggenheim Memorial Foundation e foi presidente da American Genetic Association em 2015. Leciona biologia e genética da evolução na University of Bern.

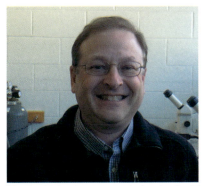

[Becky Katzenberger, cortesia de David Wassarman.]

**David A. Wassarman** é professor de genética em Medicina na University of Wisconsin-Madison. Sua pesquisa tem foco em doenças degenerativas usando como modelo *Drosophila melanogaster*. Em 1997, foi eleito Presidential Early Career Award for Scientists and Engineers. Leciona genética molecular na University of Wisconsin-Madison.

# A evolução de um clássico

A 12ª edição de *Introdução à Genética* traz a evolução deste livro fundamental, mantendo, entretanto, o foco principal na análise genética, na resolução quantitativa de problemas e na experimentação. São novidades desta edição:

▶ **Objetivos do capítulo** – Recursos inédito desta décima segunda edição, cada capítulo começa com um parágrafo que descreve os seus objetivos, contextualizando-o aos demais capítulos. Isso ajuda os alunos a "ver a floresta" antes de acessar as "árvores".

▶ **Princípios fundamentais** – Esta obra divide a genética em três segmentos: (1) genética de transmissão, (2) genética molecular e do desenvolvimento e (3) mutação, variação e evolução. Cada parte do texto agora apresenta uma introdução que delineia os princípios fundamentais de cada segmento da genética. Eles orientam os alunos, fornecendo uma visão geral dos temas que serão encontrados em cada parte.

# Novos autores e conteúdo de ponta

Esta edição conta com dois novos autores:

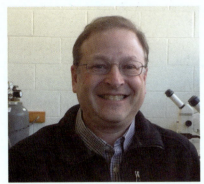

[Becky Katzenberger, cortesia de David Wassarman.]

**Dr. David A. Wassarman** é professor do Departamento de Genética Médica e presidente do Programa de Pós-Graduação em Biologia Celular e Molecular da Universidade do Wisconsin-Madison. Seu laboratório usa *Drosophila* como um modelo experimental para identificar modificadores genéticos de doenças neurodegenerativas humanas, incluindo ataxia-telangiectasia e lesão cerebral traumática. Ao longo dos anos, estudou uma variedade de tópicos nas áreas de genética molecular, de desenvolvimento e de transmissão. Na UW-Madison, ele ministra um curso de biologia molecular eucariótica para alunos de graduação e pós-graduação. Seu principal objetivo nesse curso é ensinar aos alunos como fazer suas próprias descobertas usando o que outras pessoas descobriram.

Com isso em mente, David revisou extensivamente o conteúdo de genética molecular desta nova edição. Ele modificou, reorganizou e atualizou o material nos Capítulos 7 a 10, 12 e 15, para conectar a genética molecular a outras áreas de genética e para iluminar os princípios fundamentais que caracterizam as moléculas, os processos moleculares e experiências no campo da genética molecular. Os tópicos que ele adicionou a esta edição incluem transcrição pelas três RNA polimerases eucarióticas e edição, modificação e decomposição de mRNA (Capítulo 8), modificação e decomposição de proteínas (Capítulo 9), PCR em tempo real e tecnologias CRISPR-Cas9 (Capítulo 10) e regulação da transcrição mediada pela cromatina (Capítulo 12).

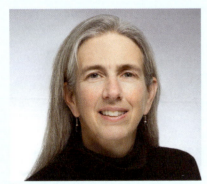

[Cortesia de Catherine Peichel e OliverMoser, Photo Video Zumstein AG.]

**Dra. Catherine (Katie) Peichel** é geneticista evolucionista e professora do Instituto de Ecologia e Evolução da Universidade de Berna, na Suíça. Durante sua graduação na Universidade da Califórnia, em Berkeley, ela usou a 5ª edição desta obra, e se apaixonou por genética. Desde então, continuou a usar abordagens genéticas para estudar processos biológicos. Ao longo de sua carreira nos Estados Unidos e na Suíça, Katie compartilhou seu amor pela genética e biologia evolutiva ensinando alunos de graduação e pós-graduação. Ela também ofereceu seu tempo para ensinar e desenvolver o currículo de genética em escolas de Medicina no Nepal.

Para esta edição, Katie revisou o Capítulo 14, *Genomas e Genômica*, para incluir as atualizações necessárias às técnicas de sequenciamento da nova geração (por exemplo, sequenciamento Illumina) e abordagens de bioinformática para analisar genomas humanos antigos e modernos. Ela também adicionou o boxe "Testes genéticos direto ao consumidor" a fim de vincular esses métodos a aplicações do mundo real.

A genética moderna e técnicas de genômica têm expandido a capacidade de abordar perguntas importantes em biologia usando a maioria dos organismos-modelo apropriados. Assim, Katie atualizou os Capítulos 13, 17 e 20 para incluir mais informações sobre análises genéticas em organismos-modelo não tradicionais. Ela também adicionou uma nova seção ao *Guia Resumido de Organismos-Modelo*, incluso no fim desta obra, intitulada "Além dos organismos-modelo".

# Habilidades de resolução de questões para o sucesso

Esta obra sempre foi conhecida por suas questões rigorosas e poderosas, e esta 12ª edição expande essa tradição.

## Questões sobre as figuras

1.14 mostra a árvore genealógica, ou heredo- Louise Benge (indivíduo VI-1), que sofre da CDC por ter duas cópias mutantes do gene tem quatro irmãos (VI-2, VI-3, VI-4 e VI-5), doença pelo mesmo motivo. Todos os 10 filhos e seus irmãos terão o mesmo número de cópias do gene CD73 ou esse número pode ser dife- alguns dos 10 filhos?

um DNA de dupla-hélice afetem a quantidade de calor necessário para desnaturá-las? Como você espera que o comprimento de um DNA de dupla-hélice em pares de bases afete a quantidade de calor necessário para desnaturá-las?

14. A figura seguinte mostra a sequência de DNA de uma porção de um dos cromossomos de um trio (mãe, pai e filho). Você consegue observar novas mutações pontuais no filho que não se encontram em nenhum dos pais? Em qual dos pais a mutação surgiu?

**Mãe**
Cópia M1 • • CAGCAGATTGCTGCTTTGTATGAG • •
Cópia M2 • • CAGCTGATTGCTGCTTTGTATGAG • •

**Pai**
Cópia F1 • • CAGCTGATTGCTGCT TTGTAGGAG • •
Cópia F2 • • CAACTGATTGCTGCT TTGTATGAG • •

**Filho**
• • CAGCAGATTGCTGCT TTGTCTGAG • •
• • CAGCTGATTGCTGCT TTGTAGGAG • •

**Questões sobre as Figuras** levam os alunos a examinarem as figuras do livro e descobrirem informações importantes, de modo a compreender os meandros de um protocolo experimental, relacionar conceitos ou tirar uma conclusão sobre o que é mostrado.

## NOVAS Questões sobre genética e sociedade

***Novas* questões sobre genética e sociedade** ao final de cada capítulo solicitam aos alunos que considerem a relevância social de um tópico do capítulo; bom recurso para iniciar a discussão em sala de aula.

**GENÉTICA E SOCIEDADE**

Neste capítulo, você aprendeu que o encurtamento dos telômeros dos cromossomos devido à diminuição da atividade da telomerase está associado ao envelhecimento. Isso levanta a possibilidade de que a terapia genética destinada à superexpressão da telomerase aumentará a longevidade. Você acha ético usar essa abordagem para aumentar a longevidade de pessoas normais e saudáveis? A sua resposta muda se você considerar que existem meios não genéticos – como a restrição calórica – que podem aumentar a longevidade, ou que a terapia genética está sendo buscada para tratar inúmeras doenças?

# Análise do problema

| | Número da prole | | | |
|---|---|---|---|---|
| os is | R, C | R, B | V, C | V, B |
| V, C | 323 | 102 | 309 | 106 |
| R, B | 220 | 206 | 65 | 72 |
| V, C | 723 | 229 | 0 | 0 |
| V, B | 405 | 0 | 389 | 0 |
| V, C | 71 | 90 | 85 | 78 |

dominantes?
ótipos mais prováveis para os geni-
uzamento?
em camundongos produz uma cauda
s de camundongos foram cruzados.
le sua prole são apresentados na tabela
tipo normal; B é o fenótipo dobrado.
herança da cauda dobrada.

 **ANÁLISE DO PROBLEMA 43**

*Antes de tentar uma solução para esse problema, tente responder às seguintes perguntas:*

1. O que significa a palavra *normal* nesse problema?
2. As palavras *linhagem* e cepa são *usadas* nesse problema. O que elas significam? Elas são intercambiáveis?
3. Desenhe um esboço simples das duas moscas genitoras indicando seus olhos, suas asas e suas diferenças sexuais.
4. Quantas características diferentes existem nesse problema?
5. Quantos fenótipos existem nesse problema e quais combinam com quais características?
6. Qual é o fenótipo completo das fêmeas de $F_1$ chamado "normal"?
7. Qual é o fenótipo completo dos machos de $F_1$ chamado "de asas curtas"?
8. Liste as proporções fenotípicas de $F_2$ para cada característica que você encontrou em resposta à pergunta 4.
9. O que as proporções fenotípicas de $F_2$ nos dizem?

**Análise do problema** inclui questões que ajudam os alunos a abordarem um problema desafiador. Trata-se de uma lista de perguntas moldadas em torno de "o que sabemos e o que estamos tentando descobrir".

# Recursos pedagógicos eficazes

Recursos pedagógicos bem pensados facilitam a aprendizagem dos alunos, para que se concentrem no que é mais importante: a ciência da genética.

## Objetivos de aprendizagem

**Visão geral do capítulo e objetivos de aprendizagem**

**5.1** Interações de alelos de um único gene: variações de dominância, 148

- **OA 5.1** Distinguir entre os vários tipos de dominância com base nos fenótipos de heterozigotos.
- **OA 5.2** Reconhecer proporções fenotípicas que indicam a presença de um alelo letal.
- **OA 5.3** Fornecer algumas razões possíveis pelas quais a penetrância incompleta e a expressividade variável podem ocorrer em uma população de indivíduos com genótipos idênticos em um *locus* em estudo.

**5.2** Interação dos genes nas vias, 155

- **OA 5.4** Descrever as hipóteses propostas para explicar os vários tipos de interação gênica a nível molecular.

**5.3** Inferência de interações gênicas, 158

- **OA 5.5** Determinar se duas mutações estão no mesmo gene ou em genes diferentes, usando proporções da prole ou testes de complementação.
- **OA 5.6** Inferir como dois genes podem estar interagindo, com base em proporções mendelianas modificadas.
- **OA 5.7** Para casos conhecidos de interação gênica, prever as proporções da prole em cruzamentos.

Os **objetivos de aprendizagem** auxiliam os alunos a focarem em conceitos e habilidades importantes que devem adquirir ao ler cada seção de um capítulo.

## Conceitos-chave

**CONCEITO-CHAVE** Para a maioria dos genes, uma única cópia do tipo selvagem é satisfatória para a expressão completa (tais genes são haplossuficientes) e suas mutações nulas são totalmente recessivas. Mutações nocivas de genes haploinsuficientes são normalmente dominantes. Mutações em genes que codificam unidades em homo ou heterodímeros podem se comportar como negativas dominantes, agindo por meio de proteínas "espoliadoras" (*spoilers*).

Os **conceitos-chave**, encontrados ao longo dos capítulos, resumem e reforçam pontos importantes do texto. Constam em maior quantidade do que na edição anterior, e os alunos podem usá-los para enfocar a relevância de uma seção.

## Boxes de organismos-modelos

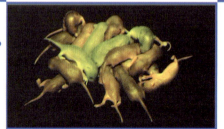

**ORGANISMO-MODELO**

### *Mus musculus*

As pesquisas sobre a genética mendeliana de camundongos tiveram início no começo do século XX. Uma das contribuições iniciais mais importantes foi a elucidação dos genes que controlam a cor e o padrão da pelagem. O controle genético da pelagem dos camundongos proporcionou um modelo para todos os mamíferos, incluindo gatos, cães, cavalos e gado. Também se realizou uma grande quantidade de trabalhos sobre mutações induzidas por radiação e substâncias químicas. A genética desses animais tem sido de grande significância na medicina. Uma grande proporção de doenças genéticas humanas apresenta, em camundongos, correspondentes úteis para estudos experimentais (denominados "modelos em camundongo"). O camundongo foi muito importante no desenvolvimento da nossa atual compreensão sobre o papel dos genes no câncer.

O genoma do camundongo pode ser modificado por meio da inserção de fragmentos específicos de DNA em um óvulo fertilizado ou em células somáticas. Os camundongos na fotografia receberam um gene de água-viva para a proteína verde fluorescente (GFP; do inglês, *green fluorescent protein*), que faz com que eles brilhem em verde sob luzes especiais. Também são possíveis nocautes e substituições de genes.

Uma limitação importante da genética de camundongos é o seu custo. Enquanto o trabalho com um milhão de *E. coli* ou *S. cerevisiae* é uma questão trivial, o trabalho com um milhão de camundongos requer uma edificação do tamanho de uma

Camundongos geneticamente modificados em verde fluorescente. A proteína do gene de água-viva para verde fluorescente foi inserida nos cromossomos do camundongo brilhante. Os outros camundongos são normais. [*Eye of Science/Science Source.*]

O camundongo de laboratório é descendente do camundongo doméstico *Mus musculus*. As linhagens puras atualmente utilizadas como padrões são derivadas dos camundongos criados nos séculos anteriores por "apreciadores" dos animais. Entre os organismos-modelo, é aquele cujo genoma se assemelha de modo mais próximo ao genoma humano. Seu número diploide de cromossomos é 40 (em comparação com 46 em seres humanos) e o genoma é ligeiramente menor do que aquele dos seres humanos (o genoma

Os boxes de **organismos-modelos** descrevem as principais características de um organismo-modelo: como é usado para estudar um sistema particular, que tipos de experimentos são feitos com ele ou por que serve como um bom modelo para os estudos descritos no texto principal.

# Agradecimentos

Estendemos nossos agradecimentos e gratidão a nossos colegas que revisaram esta edição e àqueles cujos conhecimentos e conselhos foram muito úteis:

Rashid Abu-Ghazalah, *McMaster University*
Uduak Afangideh, *Faulkner University*
Faiz Ahmad, *Brandon University*
Shivanthi Anandan, *Drexel University*
Katsura Asano, *Kansas State University*
Rao Ayyagari, *Lindenwood University*
Guy F. Barbato, *Stockton University*
Isabelle H. Barrette-Ng, *University of Calgary*
Bruce Bejcek, *Western Michigan University*
John Belote, *Syracuse University*
Renaud Berlemont, *California State University, Long Beach*
Jaime E. Blair, *Franklin & Marshall College*
Nicole Bournias-Vardiabasis, *California State University, San Bernardino*
Mirjana Milosevic Brockett, *Georgia Institute of Technology*
Judy Brusslan, *California State University, Long Beach*
Patrick Calie, *Eastern Kentucky University*
Jeffrey D. Camper, *Francis Marion University*
John C. Carmen, *Northern Kentucky University*
Steven M. Carr, *Memorial University of Newfoundland*
J. Aaron Cassill, *University of Texas at San Antonio*
Maria V. Cattell, *University of Colorado*
Sarah Certel, *University of Montana*
Henry C. Chang, *Purdue University*
Hexin Chen, *University of South Carolina*
Ian Chin-Sang, *Queens University*
Youngkoo Cho, *Eastern New Mexico University*
Sara G. Cline, *Athens State University*
Craig E. Coleman, *Brigham Young University*
Diane M. Cook, *Louisburg College*
Sarah Adelaide Crawford, *Southern Connecticut State University*
Hongchang Cui, *Florida State University*
Cristina M. Cummings, *Stockton University*
Ann Marie Davison, *Kwantlen Polytechnic University*
Elizabeth A. De Stasio, *Lawrence University*
Matt Dean, *University of Southern California*
Tracie Delgado, *Northwest University*
Alyce DeMarais, *University of Puget Sound*
Teresa Donze-Reiner, *West Chester University*
David Durica, *University of Oklahoma*
Deborah Eastman, *Connecticut College*
Edward Eivers, *California State University, Los Angeles*
Nancy L. Elwess, *State University of New York, Plattsburgh*
Bert Ely, *University of South Carolina*
Yiwen Fang, *Loyola Marymount University*
Robert E. Farrell Jr., *Penn State University*
Steven D. Fenster, *Fort Lewis College*
Victor Fet, *Marshall University*
Christy Fillman, *University of Colorado*
Wayne Forrester, *Indiana University*
Richard D. Gardner, *Southern Virginia University*
Topher Gee, *University of North Carolina, Charlotte*
Vaughn Gehle, *Southwest Minnesota State University*
Matthew Gilg, *University of North Florida*
Michael Gleason, *Georgia College & State University*
Paul Goldstein, *University of Texas at El Paso*
Eli Greenbaum, *University of Texas at El Paso*
Joanna Gress, *Abraham Baldwin Agricultural College*
Chris Griffin, *Ohio University*
Patrick J. Gulick, *Concordia University*
Jody Hall, *Brown University*
Mike Harrington, *University of Alberta*
J. Scott Harrison, *Georgia Southern University*
Elizabeth Hart, *University of Massachusetts, Dartmouth*
George Haughn, *University of British Columbia*
Christopher J. Hickey, *Wilkes Honors College at Florida Atlantic University*
Gregory Hocutt, *Mesa Community College*
Liza Holeski, *Northern Arizona University*
Margaret Hollingsworth, *University at Buffalo*
Adam W. Hrincevich, *Louisiana State University*
Jeffrey A. Hughes, *Millikin University*
Diana S. Ivankovic, *Anderson University*
Varuni Jamburuthugoda, *Fordham University*
Zhenyu Jia, *University of California, Riverside*
Lan Jiang, *Oakland University*
Whitney M. Jones, *North Carolina State University*
Katie Vermillion Kalmon, *University of Wisconsin, Madison*
Kathleen Karrer, *Marquette University*
Christin Mercedes Kastl, *University of Maine at Fort Kent*
Kathrin Schrick, *Kansas State University*
Oliver Kerscher, *The College of William & Mary*
Nobuaki Kikyo, *University of Minnesota*
Miriam K. Konkel, *Clemson University*
Lori Koziol, *New England College*
Brian Kreiser, *University of Southern Mississippi*
Jason N. Kuehner, *Emmanuel College*
Dana Robert Kurpius, *Elgin Community College*
Howard Laten, *Loyola University Chicago*
Jason P. Lee, *Lander University*
John Loike, *Touro College*
Mark S. Longo, *University of Connecticut*
Xu Lu, *University of Findlay*
Bethany Lucas, *Regis University*
Michael Martin, *John Carroll University*
Endre Mathe, *University of Debrecen, Hungary, Vasile Goldis University of Arad, Romania*
P. J. Maughan, *Brigham Young University*
Herman Mays, *University of Cincinnati,*
Andrew McCubbin, *Washington State University*
Virginia McDonough, *Hope College*
Thomas Mennella, *Bay Path University*
Julie E. Minbiole, *Columbia College Chicago*
Ekaterina Mirkin, *Tufts University*
Anni Moore, *Morningside College*
Sarah Mordan-McCombs, *Franklin College of Indiana*

Jeanelle M. Morgan, *University of North Georgia*
Gary Z. Morris, *Glenville State College*
Christopher O'Connor, *Maryville University*
Daniel Odom, *California State University, Northridge*
Greg Odorizzi, *University of Colorado at Boulder*
Maria E. Orive, *University of Kansas*
Pamela Osenkowski, *Loyola University Chicago*
Ana Otero, *Emmanuel College*
Paul Overvoorde, *Macalester College*
Leocadia Paliulis, *Bucknell University*
Holly Paquette, *College of Western Idaho*
Sally G. Pasion, *San Francisco State University*
Thomas R. Peavy, *California State University, Sacramento*
Guy M. L. Perry, *University of Prince Edward Island*
Lynn A. Petrullo, *College of New Rochelle*
Susanne Pfeifer, *Arizona State University, Tempe*
Ruth Phillips, *Syracuse University*
Helen Piontkivska, *Kent State University*
Andres Posso-Terranova, *University of Saskatchewan*
Heather Prior, *The King's University*
Jeffrey L. Reinking, *State University of New York, New Paltz*
Keefe Riedel Reuther, *University of California, San Diego*
Eugenia Ribeiro-Hurley, *Fordham University*
Todd Rimkus, *Marymount University*
Edmund Rucker, *University of Kentucky*
Melanie A. Sacco, *California State University, Fullerton*
Jon Schnorr, *Pacific University*
Aaron Schrey, *Georgia Southern University*
Dana Schroeder, *University of Manitoba*
Sandra Schulze, *Western Washington University*
Bin Shuai, *Wichita State University*
Elaine Sia, *University of Rochester*
Amanda Simons, *Framingham State University*
Elspeth Smith, *University of Guelph*
Marc Spingola, *University of Missouri, St. Louis*
Amy E. Sprowles, *Humboldt State University*
Emily Stowe, *Bucknell University*
Alice Tarun, *Alfred State College*
Michael A. Thomas, *Idaho State University*
Judith M. Thorn, *Knox College*
Douglas Thrower, *University of California, Santa Barbara*
Abe Tucker, *Southern Arkansas University*
Jennifer C. Tudor, *Saint Joseph's University*
L. K. Tuominen, *John Carroll University*
Ludmila Tyler, *University of Massachusetts, Amherst*

Philip Villani, *Butler University*
Darlene Walro, *Walsh University*
Yunqiu Wang, *University of Miami*
Randal Westrick, *Oakland University*
Matt White, *Ohio University*
Daniel Williams, *Coastal Carolina University*
Darla J. Wise, *Concord University*
Donald Withers, *Husson University*
Glenn Yasuda, *Seattle University*
Mary Alice Yund, *University of California, Berkeley Extension*
Xing-Hai Zhang, *Florida Atlantic University, Boca Raton*
Jianmin Zhong, *Humboldt State University*
David S. Zuzga, *La Salle University*

Tony Griffiths gostaria de agradecer pelas ideias pedagógicas de David Suzuki, que foi coautor das primeiras edições deste livro e cujo ensino no meio é agora uma inspiração para o público em geral em todo o mundo. Grande crédito também se deve a Jolie Mayer-Smith e Barbara Moon, que introduziram Tony ao poder da abordagem construtivista aplicada ao ensino da genética.

John Doebley gostaria de agradecer a Bill Engels, Carter Denniston e Jim Crow, seus colegas da University of Wisconsin, que moldaram sua abordagem ao ensino da genética, bem como a Jim Birchler, Allen Laughon e Anna-Lisa Doebley pelos comentários úteis de capítulos selecionados.

Katie Peichel gostaria de agradecer a Jasper Rine por inspirar seu amor pela genética na graduação, a Tom Vogt por ensiná-la a ser uma geneticista e a David Kingsley por ser mentor ao longo de sua carreira como geneticista.

David Wassarman é particularmente grato pelas influências de ensino de Joe Pelliccia, Tom Wenzel, Joan Steitz, Karen Wassarman, Doug Wassarman e Kelly Wassarman.

Os autores também agradecem à equipe da W.H. Freeman por seu trabalho árduo e paciência. Em particular, agradecemos a nossos editores de desenvolvimento, Erica Champion, Erica Frost e Michael Zierler; à Sandy Lindelof, diretora do programa; a Harold Chester, gerente sênior de projeto de conteúdo; e ao editor de texto Matthew Van Atta. Agradecemos também a Paul Rohloff, gerente sênior de projeto de fluxo de trabalho; a Natasha Wolfe, gerente de serviços de design; a Matthew McAdams, gerente de arte; a Robin Fadool, editor executivo de permissões; a Richard Fox, gerente de projetos de permissões; a Cassandra Korsvik, editora sênior de mídia; a Jennifer Compton, editora de mídia; e a Casey Blanchard, assistente editorial. Por fim, agradecemos especialmente os esforços de marketing e vendas de Will Moore, gerente executivo de marketing, e de toda sua equipe.

# Sumário

1 **A Revolução da Genética, 1**
- 1.1 Nascimento da genética, 2
- 1.2 Após a decodificação do código, 8
- 1.3 Genética hoje, 11

**Parte 1 Princípios Fundamentais na Genética de Transmissão, 23**

2 **Herança Monogênica, 27**
- 2.1 Padrões de herança monogênica, 29
- 2.2 Genes e cromossomos, 34
- 2.3 Base molecular dos padrões de herança mendelianos, 38
- 2.4 Alguns genes descobertos por meio da observação das proporções de segregação, 43
- 2.5 Padrões de herança monogênica ligada ao sexo, 46
- 2.6 Análise de heredogramas humanos, 50

3 **Distribuição Independente de Genes, 75**
- 3.1 Lei de Mendel da distribuição independente, 77
- 3.2 A distribuição independente, 80
- 3.3 Base cromossômica da distribuição independente, 86
- 3.4 Herança poligênica, 91
- 3.5 Genes de organelas: herança independente do núcleo, 92

4 **Mapeamento de Cromossomos Eucarióticos por Recombinação, 109**
- 4.1 Diagnóstico de ligação, 111
- 4.2 Mapeamento por frequência de recombinantes, 115
- 4.3 Mapeamento com marcadores moleculares, 125
- 4.4 Uso do teste do qui-quadrado para inferir a ligação, 127
- 4.5 Mecanismo molecular de *crossing over*, 127
- 4.6 Utilização de mapas baseados em recombinação em conjunto com mapas físicos, 128

5 **Interação Gênica, 147**
- 5.1 Interações de alelos de um único gene: variações de dominância, 148
- 5.2 Interação dos genes nas vias, 155
- 5.3 Interações gênicas interferentes, 158

6 **Genética da Bactéria e seus Vírus, 185**
- 6.1 Trabalho com microrganismos, 187
- 6.2 Conjugação bacteriana, 188
- 6.3 Transformação bacteriana, 200
- 6.4 Genética de bacteriófagos, 201
- 6.5 Transdução, 205
- 6.6 Comparação de mapas físicos e mapas de ligação, 209

**Parte 2 Princípios Fundamentais em Genética Molecular e do Desenvolvimento, 224**

7 **DNA: Estrutura e Replicação, 231**
- 7.1 DNA: o material genético, 232
- 7.2 Estrutura do DNA, 234
- 7.3 Replicação semiconservativa, 239
- 7.4 Replicação em bactérias, 242
- 7.5 Replicação em eucariotos, 248

8 **RNA: Transcrição, Processamento e Degradação, 257**
- 8.1 Estrutura do RNA, 259
- 8.2 Transcrição e degradação do mRNA em bactérias, 262
- 8.3 Transcrição em eucariotos, 267
- 8.4 Processamento do mRNA em eucariotos, 273
- 8.5 Degradação do mRNA em eucariotos, 281

9 **Proteínas e sua Síntese, 291**
- 9.1 Estrutura da proteína, 293
- 9.2 Código genético, 296
- 9.3 tRNAs e ribossomos, 300
- 9.4 Tradução, 305
- 9.5 Regulação da tradução e da pós-tradução, 310

10 **Isolamento e Manipulação de Genes, 321**
- 10.1 Detecção e quantificação de DNA, RNA e proteína, 324
- 10.2 Geração de DNA recombinante, 332
- 10.3 Sequenciamento de DNA, 341
- 10.4 Engenharia de genomas, 343

## 11 Regulação da Expressão Gênica em Bactérias e seus Vírus, 357

- 11.1 Regulação gênica, 359
- 11.2 Descoberta do sistema *lac*: regulação negativa, 363
- 11.3 Repressão catabólica do óperon *lac*: regulação positiva, 367
- 11.4 Regulação dupla positiva e negativa: o óperon arabinose, 370
- 11.5 Vias metabólicas e níveis adicionais de regulação: atenuação, 370
- 11.6 Ciclos de vida dos bacteriófagos: mais reguladores, óperons complexos, 374
- 11.7 Fatores sigma alternativos regulam grandes conjuntos de genes, 380

## 12 Regulação da Transcrição em Eucariotos, 387

- 12.1 Fatores de transcrição regulam a transcrição, 388
- 12.2 Estrutura da cromatina, 394
- 12.3 Regulação da transcrição pela cromatina, 397
- 12.4 A cromatina em regulação epigenética, 404

## 13 Controle Genético do Desenvolvimento, 415

- 13.1 Abordagem genética do desenvolvimento, 417
- 13.2 Genes *toolkit* para o desenvolvimento de *Drosophila*, 419
- 13.3 Definição do conjunto completo de genes *toolkit*, 426
- 13.4 Regulação espacial da expressão gênica no desenvolvimento, 430
- 13.5 Regulação pós-transcricional da expressão gênica no desenvolvimento, 434
- 13.6 De moscas a dedos, penas e placas do assoalho: os muitos papéis dos genes *toolkit* individuais, 441
- 13.7 Desenvolvimento e doenças, 442

## 14 Genomas e Genômica, 449

- 14.1 A revolução genômica, 451
- 14.2 Obtenção da sequência de um genoma, 452
- 14.3 Bioinformática: significado da sequência genômica, 459
- 14.4 Estrutura do genoma humano, 464
- 14.5 Genômica comparativa dos humanos com outras espécies, 465
- 14.6 Genômica comparativa e medicina humana, 469
- 14.7 Genômica funcional e genética reversa, 473

## Parte 3 Princípios Fundamentais de Mutação, Variação e Evolução, 484

## 15 Dano, Reparo e Mutação do DNA, 489

- 15.1 Consequências moleculares de mutações pontuais, 491
- 15.2 Base molecular de mutações espontâneas, 493
- 15.3 Base molecular de mutações induzidas, 497
- 15.4 Mecanismos de reparo do DNA, 502

## 16 Genoma Dinâmico: Elementos Transponíveis, 515

- 16.1 Descoberta de elementos transponíveis no milho, 517
- 16.2 Elementos transponíveis em bactérias, 521
- 16.3 Elementos transponíveis em eucariotos, 525
- 16.4 Genoma dinâmico: elementos mais transponíveis do que jamais se imaginou, 532
- 16.5 Regulação do movimento de elementos transponíveis pelo hospedeiro, 536

## 17 Alterações Cromossômicas em Grande Escala, 545

- 17.1 Alterações no número de cromossomos, 546
- 17.2 Alterações na estrutura cromossômica, 560
- 17.3 Consequências fenotípicas das alterações cromossômicas, 570

## 18 Genética de Populações, 587

- 18.1 Detecção da variação genética, 588
- 18.2 Conceito do *pool* gênico e lei de Hardy-Weinberg, 593
- 18.3 Sistemas de acasalamento, 597
- 18.4 Variação genética e suas medições, 602
- 18.5 Modulação de variação genética, 605
- 18.6 Aplicações biológicas e sociais, 618

## 19 Herança de Traços Complexos, 627

- 19.1 Medição da variação quantitativa, 629
- 19.2 Um modelo genético simples para traços quantitativos, 632
- 19.3 Herdabilidade de sentido amplo: natureza *versus* nutrição, 636
- 19.4 Herdabilidade de sentido restrito: predição de fenótipos, 639
- 19.5 Mapeamento de QTL em populações com heredrogramas conhecidos, 646
- 19.6 Mapeamento da associação em populações de acasalamento aleatório, 652

## 20 Evolução de Genes, Traços e Espécies, 663

**20.1** Evolução por seleção natural, 666
**20.2** Seleção natural em ação: um caso exemplar, 668
**20.3** Evolução molecular, 670
**20.4** Evolução de genes e genomas, 673
**20.5** Evolução dos traços, 678
**20.6** Evolução das espécies, 684

**Guia Resumido de Organismos-Modelo, 693**

**Apêndice A: Nomenclatura em Genética, 711**

**Apêndice B: Recursos de Bioinformática para Genética e Genômica, 712**

**Glossário, 714**

**Respostas para Problemas Selecionados, 732**

**Índice Alfabético, 745**

# A Revolução da Genética

**CAPÍTULO 1**

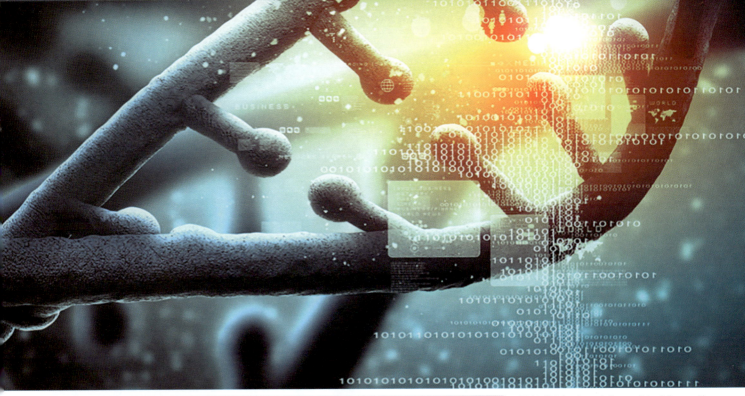

DNA (ácido desoxirribonucleico) é a molécula que codifica a informação genética. As cadeias de quatro bases químicas diferentes no DNA armazenam informações genéticas praticamente da mesma maneira que cadeias de 0 e 1 armazenam informações nos códigos de informática. [*Sergey Nivens/Shutterstock.*]

## Visão geral do capítulo e objetivos de aprendizagem

**1.1** Nascimento da genética, 2

**OA 1.1** Conhecer os experimentos pelos quais a genética foi desenvolvida, de Mendel até os dias de hoje.

**OA 1.2** Entender as moléculas envolvidas no armazenamento e na expressão das informações genéticas.

**1.2** Após a decodificação do código, 8

**OA 1.3** Conhecer as ferramentas básicas para pesquisa genética, incluindo organismos-modelo.

**1.3** Genética hoje, 11

**OA 1.4** Fornecer exemplos de como a genética influencia nossa sociedade.

## 2 Introdução à Genética

**Objetivo do capítulo**

Genética é uma forma de ciência da informação. Os geneticistas buscam compreender as leis que governam a transmissão de informações genéticas em três níveis – dos pais aos filhos dentro das famílias, do DNA à ação gênica dentro e entre as células e por muitas gerações dentro de populações de organismos. Esses três focos da genética são conhecidos como genética de transmissão, genética de desenvolvimento molecular e genética de evolução da população. As três partes deste texto examinam esses três focos da genética.

A ciência da genética nasceu há cerca de 120 anos. Desde essa época, a genética mudou profundamente nossa compreensão da vida, do nível de células individuais ao de uma população de organismos evoluindo ao longo de milhões de anos. Em 1900, William Bateson, um proeminente biólogo britânico, escreveu prescientemente que "uma determinação exata das leis da hereditariedade provavelmente causará mais mudanças na visão que o homem tem do mundo e em seu poder sobre a natureza do que qualquer outro avanço no conhecimento natural que possa ser previsto." Neste texto, você verá a concretização da previsão de Bateson. A genética impulsionou uma revolução nas ciências biológicas e na sociedade em geral.

Neste primeiro capítulo, daremos uma breve olhada na história da genética e, ao fazer isso, revisaremos alguns dos conceitos básicos da genética que foram descobertos no último século. Em seguida, daremos uma olhada em alguns exemplos de como a análise genética vem sendo aplicada a problemas críticos na biologia, na agricultura e na saúde humana atualmente. Você verá como a pesquisa contemporânea em genética integra conceitos descobertos décadas atrás aos recentes avanços tecnológicos. Também compreenderá que a genética atual é um campo dinâmico de investigação no qual novas descobertas enriquecem continuamente nossa compreensão do mundo biológico.

### 1.1 Nascimento da genética

**OA 1.1** Conheça os experimentos pelos quais a genética foi desenvolvida, de Mendel até os dias de hoje.

**OA 1.2** Conheça as moléculas envolvidas no armazenamento e na expressão das informações genéticas.

Em toda a história registrada, as pessoas ao redor do mundo compreenderam que "o fruto não cai longe da árvore". Filhos se parecem com seus pais, a semente de uma árvore frutífera dará origem a uma árvore cheia de frutos e mesmo membros de matilhas de lobos mostram semelhanças familiares (**Figura 1.1**). Embora as pessoas estejam confiantes nessas observações, elas se perguntam sobre mecanismo subjacente. A tribo nativo-americana Hopi, do sudoeste dos EUA, compreendeu que se plantasse um grão de milho vermelho em seus campos, ele originaria uma planta que também dava grãos vermelhos. O mesmo acontecia com grãos azuis, brancos ou amarelos. Então eles consideravam o grão uma mensagem para os deuses da Terra acerca do tipo de milho que os fazendeiros Hopi esperavam colher. Após receber essa mensagem, os deuses fielmente devolviam a eles uma planta que produzia grãos da cor desejada.

Nos anos 1800, na Europa, horticultores, pecuaristas e biólogos também buscaram explicar a semelhança entre pais e filhos. Uma visão comum da época foi a *teoria da mistura* da

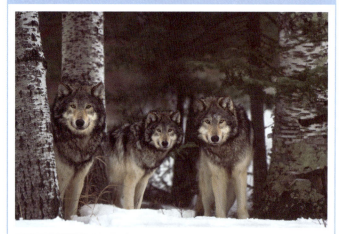
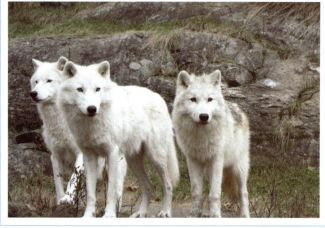

**Figura 1.1** Grupos de famílias de lobos cinzentos mostram semelhança nas cores e nos padrões da pelagem. [*(Acima) DLILLC/Corbis/VCG/Getty Images; (abaixo) Bev McConnell/Getty Images.*]

herança, ou a crença de que a herança funcionava da mesma forma que a mistura de líquidos, como tintas. Tintas vermelha e branca, quando misturadas, rendiam cor-de-rosa; logo, um filho de um pai alto e uma mãe baixa poderia crescer a uma altura mediana. Embora a teoria da mistura funcione às vezes, também está claro que existem exceções, como as crianças altas nascidas de pais de alturas medianas. A teoria da mistura também não fornece nenhum mecanismo segundo o qual os "fluidos de hereditariedade" imaginários, uma vez misturados, poderiam ser separados – as tintas vermelha e branca não poderiam ser reconstituídas a partir do cor-de-rosa. Assim, as expectativas a longo prazo da teoria da mistura em várias gerações de cruzamentos entre indivíduos são que todos os membros da população expressarão o mesmo valor médio de um traço.

Claramente não é assim que a natureza funciona. Há pessoas com várias estaturas, de baixas a altas, e nem todos nós nos encaixamos em uma única altura mediana, apesar das muitas gerações que os humanos desenvolveram na Terra.

## Gregor Mendel – Um monge no jardim

Ainda que os méritos e falhas da teoria da mistura fossem debatidos, Gregor Mendel, um monge austríaco, trabalhou para compreender as leis que governam a transmissão de traços dos pais para os filhos após a hibridização entre diferentes variedades de ervilhas (**Figura 1.2**). A ambientação do seu trabalho foi o jardim do monastério da cidade de Brünn, Áustria (Brno, na atual República Tcheca). De 1856 a 1863, Mendel fez polinização cruzada ou intercruzou diferentes variedades de ervilhas. Um de seus experimentos envolveu cruzar uma variedade de ervilhas, com flores roxas, com outra, com flores brancas (**Figura 1.3**). Mendel registrou que a primeira geração híbrida de descendentes desse cruzamento tinha flores roxas, assim como um dos pais. Não houve mistura. Depois, Mendel autopolinizou a primeira geração de plantas híbridas e cultivou uma segunda geração de descendentes. Entre a prole, ele viu plantas com flores roxas e também plantas com flores brancas. Das 929 plantas, ele registrou 705 com flores roxas e 224 com flores brancas (**Figura 1.4**), e observou que havia mais ou menos três plantas com flores roxas para cada planta com flor branca.

Como Mendel explicou seus resultados? Evidentemente a teoria da mistura não funcionava, já que previa um grupo uniforme de plantas híbridas da primeira geração com flores roxo-claras. Diante disso, Mendel propôs que os fatores que controlam os traços agem como *partículas*, e não como fluidos, e que tais partículas não se misturam, e sim são passadas intactas de uma geração para a próxima. Essas partículas de Mendel são conhecidas atualmente como **genes**.

Mendel propôs que cada ervilha individual tinha duas cópias do gene que controla a cor das flores em cada uma das células no corpo da planta (*células somáticas*). Porém, quando as plantas formam células sexuais, ou *gametas* (óvulos e espermatozoides), apenas uma cópia do gene entra nessas células reprodutivas (consulte a Figura 1.3). Em seguida, quando o óvulo e o espermatozoide se unem para originar um novo indivíduo, mais uma vez haverá duas cópias do gene da cor da flor em cada célula do corpo da planta.

Mendel teve ainda outras revelações. Ele propôs que o gene da cor da flor vem em duas variantes gênicas, ou **alelos** – um que condiciona as flores roxas e um que condiciona as flores brancas. Ele propôs que o alelo roxo do gene da cor da flor é **dominante** sobre o alelo branco, portanto uma planta com um alelo roxo e um alelo branco teria flores roxas. Apenas plantas com dois alelos brancos teriam flores brancas (consulte a Figura 1.3). As duas conclusões de Mendel, (1) que os genes comportavam-se como partículas que não se misturam e (2) que um alelo é dominante sobre o outro, permitiram que ele explicasse a falta de mistura nos híbridos da primeira geração e o reaparecimento de plantas com flores brancas nos híbridos da segunda geração com uma proporção de 3:1 de plantas com flores roxas para plantas com flores brancas. Esse avanço revolucionário em nossa compreensão de herança será detalhadamente discutido no Capítulo 2.

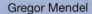
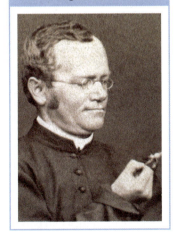

**Figura 1.2** Gregor Mendel foi um monge austríaco que descobriu as leis da herança. [*James King-Holmes/Science Source.*]

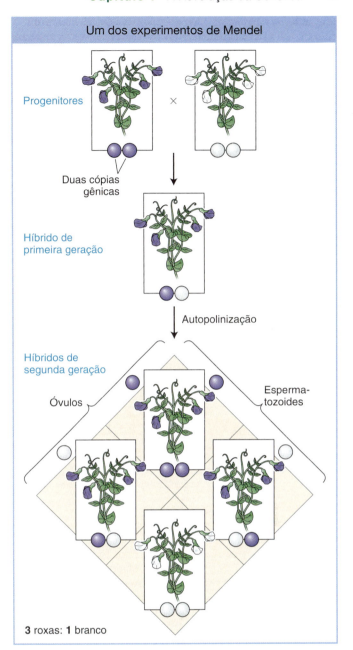

**Figura 1.3** O esquema de cruzamento do experimento de Mendel envolvendo o cruzamento de variedades de ervilhas com flores roxas e brancas. Os círculos roxos e brancos indicam as variantes gênicas da cor da flor roxa em comparação com a branca. Os gametas carregam apenas uma cópia do gene; as plantas carregam duas cópias do gene cada uma. O "x" significa uma polinização cruzada entre as plantas com flores roxas e brancas.

**CONCEITO-CHAVE** Mendel concluiu que (1) genes comportam-se como partículas e não se misturam e (2) um alelo é dominante sobre o outro.

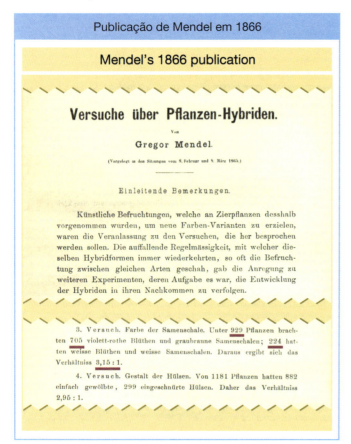

**Figura 1.4** Trechos da publicação de Mendel de 1866, *Versuche über Pflanzen-Hybriden* (Experimentos em híbridos de plantas). [*Abadia Augustiniana na Antiga Berno, Cortesia da Masaryk Univesity, Museu Mendel.*]

*Como Mendel acertou quando tantos outros antes dele estavam errados?* Ele escolheu um bom organismo e bons traços para estudar. Os traços que estudou eram todos controlados por genes únicos. Traços que são controlados por vários genes, como muitos são, não teriam permitido que ele descobrisse as leis da herança com tanta facilidade. Ele também era um observador cuidadoso e manteve registros detalhados de cada um de seus experimentos. Por fim, Mendel era um pensador criativo capaz de pensar muito além das ideias da sua época.

A teoria particular de Mendel sobre herança foi publicada em 1866 nos *Proceedings of the Natural History Society of Brünn* (ver Figura 1.4). Naquela época, seu trabalho foi lido por alguns biólogos, mas suas implicações e importância foram desconsideradas por quase 40 anos. Diferentemente de Charles Darwin, cuja teoria da evolução por seleção natural o tornou mundialmente reconhecido quase da noite para o dia, quando Mendel morreu, em 1884, era praticamente desconhecido no mundo da ciência. Como disse o bioquímico Erwin Chargaff, "há pessoas que parecem ter nascido com o dom do desaparecimento. Mendel era uma delas."

## A redescoberta de Mendel

De acordo com a lenda, quando o biólogo britânico William Bateson (**Figura 1.5**) embarcou em um trem para uma conferência em Londres em 1900, ele não tinha ideia de quão profundamente seu mundo mudaria durante a breve jornada. Bateson carregava consigo uma cópia do artigo de Mendel de 1866 sobre a hibridização de variedades de plantas. Bateson recentemente descobrira que os biólogos na Alemanha, nos Países Baixos e na Áustria haviam reproduzido, independentemente, a proporção de 3:1 de Mendel, e citaram o trabalho original do monge. Bateson precisava ler o artigo de Mendel. No momento em que desceu do trem, ele tinha uma nova missão na vida. Compreendeu que o mistério da herança tinha sido solucionado. Logo tornou-se um apóstolo incansável das leis da herança de Mendel. Alguns anos depois, em 1905, cunhou o termo **genética** – o estudo da herança. A revolução da genética tinha começado.

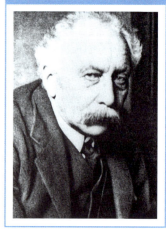

**Figura 1.5** William Bateson, zoólogo e evolucionista britânico que introduziu o termo *genética* para o estudo da herança e promoveu o trabalho de Mendel. [*SPL/Science Source.*]

Quando as leis da herança de Mendel foram redescobertas em 1900, uma torrente de novos pensamentos foi impulsionada O mendelismo tornou-se o princípio organizacional da maior parte da biologia. Surgiram muitas novas perguntas sobre a herança. A **Tabela 1.1** resume a cronologia de descobertas seminais feitas ao longo das décadas seguintes e os capítulos deste texto que cobrem cada um desses tópicos. Vamos dar uma olhada rápida em algumas das perguntas que transformaram as ciências biológicas e suas respostas.

*Onde, na célula, se encontram os genes de Mendel?* A resposta veio em 1910, quando Thomas H. Morgan, na Columbia University, em Nova York, demonstrou que os genes de Mendel estão localizados nos cromossomos – ele provou a *teoria cromossômica* da herança. A ideia não era nova. Walter Sutton, que foi criado em uma fazenda no Kansas e mais tarde serviu como cirurgião no exército americano durante a Segunda Guerra Mundial, propôs a teoria cromossômica da herança em 1903. Theodor Boveri, biólogo alemão, propôs, de forma independente, a mesma teoria na mesma época. Era uma hipótese atraente, mas não havia dados experimentais para sustentá-la. Isso mudou em 1910, quando Morgan provou a teoria cromossômica da herança usando a mosca-da-fruta como seu organismo experimental. No Capítulo 4, você relembrará os passos dos experimentos de Morgan que comprovaram que os genes estão nos cromossomos.

*Os genes mendelianos conseguem explicar a herança de traços continuamente variáveis, como a altura nos humanos?* Ainda que proporções de segregação de 3:1 possam ser diretamente observadas para traços simples, como cores de flores, muitos traços mostram uma variação contínua de valores em híbridos da segunda geração, sem proporções simples como 3:1. Em 1918, Ronald Fisher, estatístico e geneticista britânico, determinou como os genes mendelianos explicavam a herança de traços continuamente variáveis, como a altura nas pessoas (**Figura 1.6**). A ideia principal de Fisher era de que traços contínuos eram, cada um, controlados por vários genes mendelianos. A visão de Fisher ficou conhecida como **hipótese multifatorial**. No Capítulo 19, dissecaremos a evidência experimental da hipótese de Fisher.

**CONCEITO-CHAVE** A hipótese multifatorial afirma que traços continuamente variáveis são, cada um, controlados por vários genes mendelianos.

**Tabela 1.1** Principais eventos na história da genética.

| Ano | Evento | Capítulos |
|---|---|---|
| 1865 | Gregor Mendel mostrou que os traços são controlados por fatores discretos agora conhecidos por genes. | 2, 3 |
| 1903 | Walter Sutton e Theodor Boveri criaram a hipótese de que os cromossomos são os elementos hereditários. | 4 |
| 1905 | William Bateson introduziu o termo *genética* para o estudo da herança. | 2 |
| 1908 | G. H. Hardy e Wilhelm Weinberg propuseram a lei de Hardy-Weinberg, a base da genética populacional. | 18 |
| 1910 | Thomas H. Morgan demonstrou que os genes estão localizados nos cromossomos. | 4 |
| 1913 | Alfred Sturtevant fez um mapa das ligações genéticas do cromossomo X da *Drosophila*, o primeiro mapa genético. | 4 |
| 1918 | Ronald Fisher propôs que vários fatores mendelianos podem explicar a variação contínua dos traços, fundando o campo da genética quantitativa. | 19 |
| 1931 | Harriet Creighton e Barbara McClintock mostraram que o cruzamento é a causa da recombinação. | 4, 15 |
| 1941 | Edward Tatum e George Beadle propuseram a hipótese de um gene, um polipeptídio. | 5 |
| 1944 | Oswald Avery, Colina MacLeod e Maclyn McCarty forneceram evidências convincentes de que o DNA é o material genético nas células bacterianas. | 7 |
| 1946 | Joshua Lederberg e Edward Tatum descobriram a conjugação bacteriana. | 6 |
| 1948 | Barbara McClintock descobriu elementos móveis (transpósons) que se movem de um local para outro no genoma. | 16 |
| 1950 | Erwin Chargaff mostrou que a composição do DNA segue regras simples para as quantidades relativas de A, C, G e T. | 7 |
| 1952 | Alfred Hershey e Martha Chase provaram que o DNA é a molécula que codifica as informações genéticas. | 7 |
| 1953 | James Watson e Francis Crick, utilizando dados produzidos por Rosalind Franklin e Maurice Wilkins, determinaram que o DNA forma uma dupla-hélice. | 7 |
| 1958 | Matthew Meselson e Franklin Stahl demonstraram a natureza semiconservadora da replicação do DNA. | 7 |
| 1958 | Jérôme Lejeune descobriu que a síndrome de Down resultava de uma cópia extra do cromossomo 21. | 17 |
| 1961 | François Jacob e Jacques Monod propuseram que os níveis de enzimas nas células são controlados por mecanismos de feedback. | 11 |
| 1961–1967 | Marshall Nirenberg, Har Gobind Khorana, Sydney Brenner e Francis Crick "decodificaram" o código genético. | 9 |
| 1968 | Motoo Kimura propôs a teoria neutra da evolução molecular. | 18, 20 |
| 1977 | Fred Sanger, Walter Gilbert e Allan Maxam inventaram métodos de determinação das sequências de nucleotídios das moléculas de DNA. | 10 |
| 1980 | Christiane Nüsslein-Volhard e Eric F. Wieschaus definiram o complexo de genes que regula o desenvolvimento do plano corporal da *Drosophila*. | 13 |
| 1989 | Francis Collins e Lap-Chee Tsui descobriram o gene que causa a fibrose cística. | 4, 10 |
| 1995 | A primeira sequência genômica de um organismo vivo (*Haemophilus influenzae*) é publicada. | 14 |
| 1998 | Andrew Fire e Craig Mello descobrem o mecanismo de um silenciamento gênico por RNA de cadeia dupla. | 8, 13 |
| 1998 | É publicada a primeira sequência genômica de um animal (*Caenorhabditis elegans*). | 14 |
| 2001 | A sequência do genoma humano é publicada pela primeira vez. | 14 |
| 2009 | Elizabeth H. Blackburn, Carol W. Greider e Jack W. Szostak ganham o prêmio Nobel por sua descoberta de como os cromossomos são protegidos por telômeros e a enzima telomerase. | 7 |
| 2012 | John Gurdon e Shinya Yamanaka ganham o prêmio Nobel por sua descoberta de que apenas quatro genes reguladores podem converter células adultas em células-tronco. | 8, 12 |

**6**  Introdução à Genética

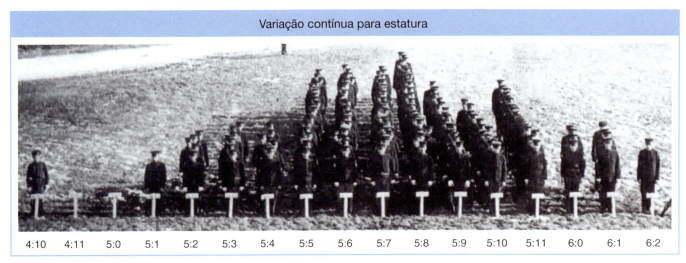

**Figura 1.6** Alunos da Connecticut Agriculture College, em 1914, mostram uma variedade de estaturas. Ronald Fisher propôs que traços continuamente variáveis, como a estatura nos humanos, são controlados por múltiplos genes mendelianos.

*Como os genes funcionam dentro das células de forma a permiti-los controlar diferentes estados de um traço, como cor da flor?* Em 1941, Edward Tatum e George Beadle propuseram que os genes codificam enzimas. Usando mofo de pão (*Neurospora crassa*) como organismo experimental, eles demonstraram que os genes codificam as enzimas que realizam funções metabólicas dentro das células (**Figura 1.7**). No caso da planta da ervilha, há um gene que codifica uma enzima necessária para formar o pigmento roxo nas células de uma flor. A inovação de Tatum e Beadle ficou conhecida como hipótese um gene, uma enzima. Você verá como eles desenvolveram essa hipótese no Capítulo 5.

*Qual a natureza física do gene?* Os genes são compostos de proteínas, ácido nucleico ou alguma outra substância? Em 1944, Oswald Avery, Colina MacLeod e Maclyn McCarty ofereceram a primeira evidência experimental convincente de que os genes são feitos de ácido desoxirribonucleico (DNA). Eles mostraram que o DNA extraído de uma cepa virulenta de bactéria carregava a informação genética necessária para transformar uma cepa não virulenta em virulenta. Sua inferência foi confirmada em 1952 por Alfred Hersey e Martha Chase. Você descobrirá exatamente como eles demonstraram isso no Capítulo 7.

*Como as moléculas de DNA armazenam informações?* Nos anos 1950, houve algo como uma corrida entre vários grupos de cientistas para responder a essa pergunta. Em 1953, James Watson e Francis Crick, trabalhando na Cambridge University, na Inglaterra, ganharam a corrida. Eles determinaram que a estrutura molecular do DNA era na forma de dupla-hélice – duas fitas de DNA enroladas lado a lado em uma espiral. Essa estrutura é como uma escada em caracol (**Figura 1.8**). As laterais da escada são feitas de grupos de açúcar e fosfato. Os degraus são feitos de quatro bases: **adenina** (**A**), **timina** (**T**), **guanina** (**G**) e **citosina** (**C**). As bases são voltadas para o centro e cada uma é ligada por hidrogênio à base voltada para ela na fita oposta. A adenina em uma fita é sempre pareada à timina na outra por uma *dupla ligação de hidrogênio*, enquanto a guanina é sempre pareada à citosina por uma *tripla ligação de hidrogênio*. A especificidade da ligação é baseada nas formas e cargas **complementares** das bases. A sequência de A, T, G e C representa a informação codificada carregada pela molécula de DNA. Você aprenderá no Capítulo 7 como tudo isso funciona.

**CONCEITO-CHAVE** DNA é uma dupla-hélice na qual as bases de nucleotídios de uma fita são pareadas com as da outra fita. A adenina sempre é pareada com a timina e a guanina sempre é pareada com a citosina.

*Como os genes são regulados?* As células precisam de mecanismos para ligar ou desligar os genes em uma célula específica e tipos específicos de tecidos e em momentos específicos durante o desenvolvimento. Em 1961, François Jacob e Jacques Monod fizeram um grande avanço conceitual a respeito dessa questão.

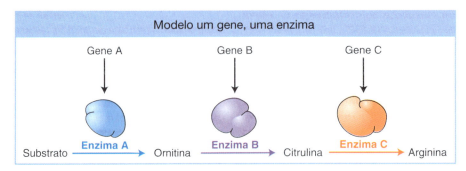

**Figura 1.7** A hipótese um gene, uma enzima propunha que os genes codificam enzimas que carregam funções bioquímicas dentro das células. Tatum e Beadle propuseram esse modelo baseando-se no estudo da síntese de arginina (um aminoácido) no mofo de pão *Neurospora crassa*.

**Capítulo 1** A Revolução da Genética 7

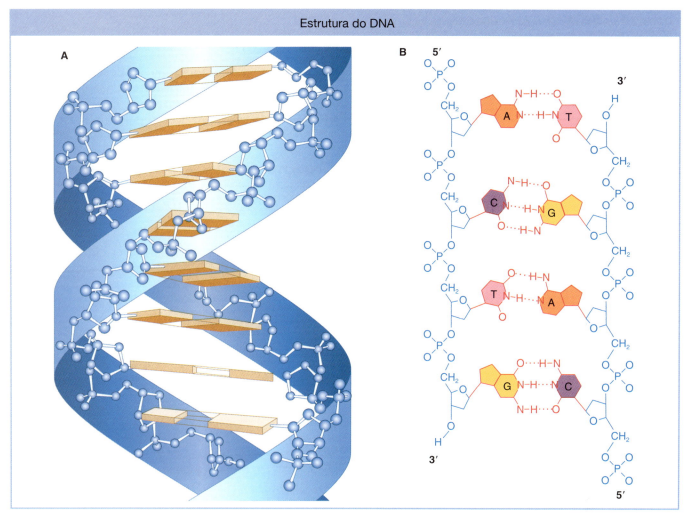

**Figura 1.8 A.** Estrutura em dupla-hélice do DNA mostra a espinha dorsal de açúcar-fosfato em azul e as bases emparelhadas em marrom. **B.** Representação achatada do DNA mostra como A sempre se liga a T, e G sempre se liga a C. Cada linha de pontos entre as bases representa uma ligação de hidrogênio.

Ao trabalharem nos genes necessários para metabolizar a lactose do açúcar na bactéria *Escherichia coli*, eles demonstraram que os genes têm **elementos reguladores** que controlam a **expressão gênica** – isto é, se um gene está ligado ou desligado (**Figura 1.9**). Os elementos reguladores são sequências de DNA específicas às quais uma proteína reguladora se liga e agem como ativadores ou repressores da expressão do gene. No Capítulo 11, você explorará a lógica por trás dos experimentos de Jacob e Monod com *E. coli* e no Capítulo 12, você explorará os detalhes da regulação gênica nos eucariotas.

*Como as informações armazenadas no DNA são decodificadas para sintetizar proteínas?* Ainda que o descobrimento da estrutura em dupla-hélice do DNA tenha sido um divisor de águas para a biologia, muitos detalhes ainda são desconhecidos. Quantas informações exatamente foram codificadas no DNA e como foram decodificadas para formar as enzimas que Tatum e Beadle mostraram ser a força da ação gênica ainda se desconhece. De 1961 a 1967, equipes de geneticistas e químicos trabalhando em vários países responderam a essas perguntas quando "decodificaram o código genético". O que isso significa é que eles deduziram como uma fita de nucleotídios de DNA, cada uma com quatro bases diferentes (A, T, C ou G) codifica o conjunto de 20 aminoácidos diferentes que são os blocos de construção das proteínas. Eles também descobriram que há uma molécula mensageira feita de ácido ribonucleico (RNA), que carrega informações no DNA no núcleo para o citoplasma, onde as proteínas são sintetizadas. Em 1967, o fluxograma básico da transmissão de informações nas células era conhecido. Esse fluxograma é chamado dogma central da biologia molecular.

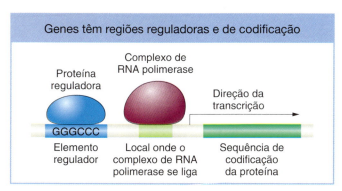

**Figura 1.9** Um gene que codifica uma proteína inclui no DNA um elemento regulador (GGGCCC) ao qual uma proteína reguladora se liga, o local onde um grupo de proteínas chamadas complexo de RNA polimerase se liga para iniciar a transcrição e uma sequência de codificação de proteína.

**CONCEITO-CHAVE** Os genes residem nos cromossomos e são feitos de DNA. Os genes codificam proteínas que conduzem o trabalho enzimático básico dentro das células.

## O dogma central da biologia molecular

Em 1958, Francis Crick introduziu a expressão "dogma central" para representar o fluxo de informações genéticas dentro das células do DNA para RNA para proteína, e desenhou um diagrama simples para resumir essas relações (**Figura 1.10A**). Curiosamente, ele usou a palavra *dogma*, "uma crença que deve ser aceita sem dúvida", quando pretendia dizer *hipótese*, "uma explicação testável para um fenômeno observado". Apesar desse início esquisito, a expressão teve um poder inegável e sobreviveu.

A **Figura 1.10B** captura muito do que foi aprendido sobre a bioquímica da herança de 1905 a 1967. Vamos recapitular a riqueza de conhecimentos que essa figura simples captura. À esquerda, você vê o DNA e uma seta circular representando a **replicação do DNA**, processo pelo qual uma cópia do DNA é produzida. Esse processo permite que cada uma das duas células filhas, que resultam da divisão celular, tenha uma cópia completa de todo o DNA na célula parental. No Capítulo 7, você explorará os detalhes da estrutura do DNA e sua replicação.

Outra seta conecta o DNA ao RNA, simbolizando como a sequência de pares de base em um gene (DNA) é copiada para uma molécula de RNA. O processo da síntese do RNA a partir de um modelo de DNA é chamado **transcrição**. Uma classe de moléculas de RNA feita pela transcrição é o **RNA mensageiro**, ou **mRNA**, que é o modelo da síntese proteica. No Capítulo 8, você descobrirá como a transcrição é realizada.

A seta final na Figura 1.10B conecta o mRNA e a proteína. Essa seta simboliza a síntese proteica, ou a **tradução** das informações na sequência específica de bases no mRNA na sequência de aminoácidos que formam uma proteína. As proteínas são elementos cruciais das células, compreendendo enzimas, componentes estruturais da célula e moléculas para sinalização celular. O processo de tradução acontece nos ribossomos no citoplasma de cada célula. No Capítulo 9, você aprenderá como o código genético é escrito em palavras de três letras chamadas **códons**. Um códon é um conjunto de três nucleotídios consecutivos no mRNA que especificam um aminoácido em proteína. Por exemplo, CGC especifica o aminoácido arginina, AGC especifica serina e assim por diante.

Como Crick propôs o dogma central, vias adicionais de fluxos de informações genéticas foram descobertas. Sabemos que há três classes de RNA que não codificam proteínas, ocasiões nas quais o mRNA é editado após a transcrição, e casos nos quais a informação do RNA é copiada de volta para o DNA (ver Capítulos 8, 9 e 16).

**CONCEITO-CHAVE** Os genes são formados por DNA, que é transcrito em moléculas de RNA que servem como modelo para a síntese proteica.

## 1.2 Após a decodificação do código

**OA 1.3** Conheça as ferramentas básicas para pesquisa genética, incluindo organismos-modelo.

Com as leis básicas de herança amplamente solucionadas, a partir dos anos 1970 testemunhou-se uma fase de aplicação de análise genética a muitas questões na biologia. Muito esforço foi – e continua a ser – investido no desenvolvimento de ferramentas para abordá-las. Os geneticistas concentraram suas pesquisas em um pequeno número de espécies conhecidas como "organismos-modelo", que são compatíveis com a análise genética. Depois, no final dos anos 1990, as primeiras sequências de genomas foram publicadas, lançando a era da genômica e a habilidade de estudar todos os genes no genoma simultaneamente.

### Organismos-modelo

Os geneticistas fazem uso especial de um pequeno conjunto de organismos para análise genética. Um **organismo modelo** é uma espécie usada na biologia experimental com a presunção de que o que é aprendido a partir de sua análise será verdadeiro para outras espécies, especialmente outras espécies estreitamente

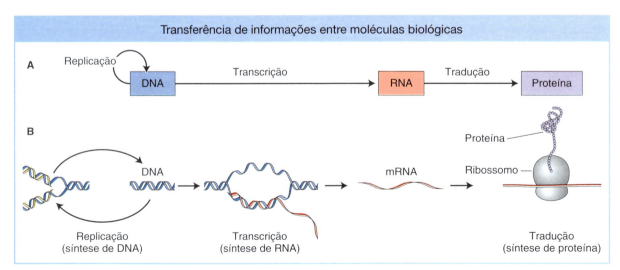

**Figura 1.10 A.** Versão do esboço de Francis Crick do dogma central mostra o fluxo de informações entre as moléculas biológicas. A seta circular representa a replicação do DNA, a seta central reta representa a transcrição do DNA para RNA e a seta direita a tradução do RNA em proteína. **B.** Desenho mais detalhado mostra como as duas fitas da dupla-hélice do DNA são replicadas independentemente, como as duas fitas são dessassociadas para transcrição e como o RNA mensageiro (mRNA) é traduzido para proteína no ribossomo.

relacionadas. A filosofia por trás do uso de organismos-modelo na biologia foi diretamente expressa por Jacques Monod: "Tudo o que se descobriu verdadeiro sobre a *E. coli* deve também ser verdadeiro para os elefantes."[1]

À medida que a genética amadureceu e concentrou-se em organismos-modelo, as ervilhas de Mendel caíram em desuso, mas as moscas-da-fruta de Morgan ganharam proeminência e se tornaram os organismos-modelo mais importantes para a pesquisa genética. Novas espécies foram adicionadas à lista. Uma plantinha inconspícua que cresce como erva daninha chamada *Arabidopsis thaliana* tornou-se o modelo das espécies de plantas, e um verme chamado *Caenorhabditis elegans* que vive nas compostagens tornou-se o astro da análise genética na biologia de desenvolvimento (**Figura 1.11**).

**CONCEITO-CHAVE** As descobertas genéticas feitas em um organismo modelo normalmente são verdadeiras em espécies relacionadas e podem até se aplicar a todas as formas de vida.

---
[1]F. Jacob and J. Monod, *Cold Spring Harbor Quant. Symp. Biol.* 26, 1963, 393.

*Quais características tornam uma espécie adequada como organismo modelo?* (1) Organismos pequenos que sejam fáceis e baratos de manter são muito apropriados para pesquisas. Logo, moscas-da-fruta são boas, mas baleias-azuis não. (2) Um tempo curto de geração é imperativo, pois os geneticistas, como Mendel, precisam cruzar diferentes cepas e estudar seus híbridos de primeira e segunda geração. Quanto menor o tempo de geração, mais rapidamente os experimentos podem ser completados. (3) Um genoma pequeno é importante. Como você aprenderá no Capítulo 16, algumas espécies têm genomas grandes e outras, genomas pequenos em termos do número total de pares de bases de DNA. Muito do tamanho extra de espécies de genoma grande é composto de elementos repetitivos do DNA entre os genes. Se um geneticista está procurando genes, estes podem ser mais facilmente encontrados em organismos com genomas menores, com menos elementos repetitivos. (4) Organismos fáceis de cruzar ou reproduzir e que produzem grandes números de descendentes são os melhores.

Ao longo da leitura deste livro, você encontrará repetidamente determinados organismos. Organismos como *Escherichia coli* (uma bactéria), *Saccharomyces cerevisiae* (levedura de padaria), *Caenorhabditis elegans* (nematódeo ou verme arredondado),

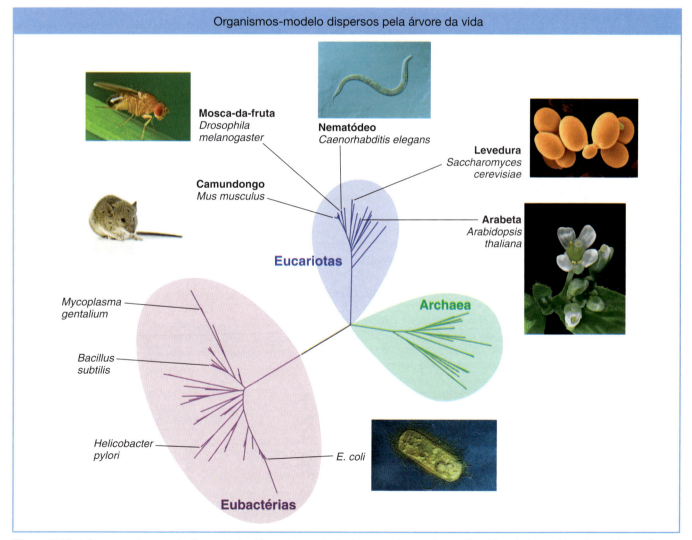

**Figura 1.11** A árvore mostra associações evolucionárias entre os principais grupos de organismos: Bactérias, Archaea e Eucariotas (plantas, fungos e animais). [(*Em sentido horário, a partir do topo, centro*) Sinclair Stammers/Science Source; SCIMAT/Science Source; Darwin Dale/Science Source; Biophoto Associates/Science Source; imageBROKER/Superstock; janeff/iStock.]

*Drosophila melanogaster* (mosca-da-fruta) e *Mus musculus* (camundongo) foram usados sistematicamente em experimentos e revelaram muito do que sabemos sobre como funciona a herança. Organismos-modelo podem ser encontrados em diversas ramificações da árvore da vida (ver Figura 1.11), representando bactérias, fungos, algas, plantas e animais invertebrados e vertebrados. Essa diversidade permite que cada geneticista use um modelo que melhor se adapte a uma questão particular. Para cada organismo modelo, há uma comunidade de cientistas trabalhando que compartilham informações e recursos, facilitando, assim, as pesquisas um do outro. Mais informações sobre cada um dos organismos-modelo mais comumente usados podem ser encontradas em "Guia Resumido de Organismos-Modelo", ao fim deste livro.

Os experimentos de Mendel foram possíveis porque ele teve muitas variedades diferentes de plantas de ervilhas, cada uma carregando uma variante genética diferente para traços como flores roxas ou brancas, ou caules altos ou anões. Para cada uma das espécies modelo, os geneticistas reuniram grandes números de variedades (também chamadas cepas ou estirpes) com caracteres genéticos especiais que as tornam úteis nas pesquisas. Por exemplo, há cepas de moscas-da-fruta que têm variantes de traços, como olhos vermelhos ou olhos brancos. Da mesma forma, há cepas de camundongos predispostos a desenvolver formas específicas de câncer ou outras doenças, como diabetes. As cepas genéticas permitem aos geneticistas estudar como os genes influenciam a fisiologia, o desenvolvimento e doenças. As diferentes cepas de cada organismo modelo estão disponíveis para pesquisadores por meio de centros de estirpes que mantêm e distribuem as cepas.

**CONCEITO-CHAVE** Organismos-modelo têm características que os tornam adequados para estudos genéticos, como tamanho pequeno, genoma pequeno, grandes números de descendentes e tempo curto de geração. Os geneticistas que trabalham com o mesmo organismo modelo compartilham estirpes e informações uns com os outros.

## Ferramentas para análise genética

Geneticistas e bioquímicos criaram uma incrível variedade de ferramentas para caracterizar e manipular DNA, RNA e proteínas. Muitas dessas ferramentas são descritas no Capítulo 10 ou em outros capítulos relevantes para uma ferramenta específica. Há alguns temas a serem citados aqui.

Primeiramente, os geneticistas colheram o maquinário enzimático da própria célula para copiar, colar, recortar e transcrever o DNA, permitindo aos pesquisadores realizar essas reações dentro de tubos de ensaio. As enzimas que executam cada uma dessas funções nas células vivas foram purificadas e estão disponíveis para os pesquisadores: **DNA polimerases** podem fazer uma cópia de uma única fita do DNA ao sintetizarem uma fita correspondente com a sequência complementar de As, Cs, Gs e Ts. **Nucleases** têm a capacidade de recortar as moléculas de DNA em locais específicos ou degradar toda uma molécula de DNA em nucleotídios isolados. **Ligases** conseguem unir duas moléculas de DNA pelas extremidades. Ao usar DNA polimerase ou outras enzimas, o DNA também pode ser "rotulado" ou "marcado" com um corante fluorescente ou elemento radioativo para que o DNA possa ser identificado com o uso de um detector de fluorescência ou radiação.

Em segundo lugar, os geneticistas desenvolveram métodos para *clonar* as moléculas de DNA. Nesse caso, clonagem refere-se a fazer muitas cópias (*clones*) de uma molécula de DNA. A maneira comum de fazer isso envolve isolar uma molécula de DNA relativamente pequena (até alguns milhares de pares de bases de comprimento) de um organismo de interesse. A molécula de DNA pode ser um gene inteiro ou parte de um gene. A molécula é inserida em um organismo hospedeiro (normalmente *E. coli*) no qual é replicada muitas vezes pela DNA polimerase do hospedeiro. Ter muitas cópias de um gene é importante para uma ampla variedade de experimentos usados para caracterizá-lo e manipulá-lo.

Em terceiro lugar, os geneticistas desenvolveram métodos de inserir moléculas de DNA estranhas nos genomas de muitas espécies, incluindo todos os organismos-modelo. Esse processo é chamado de **transformação**, e é possível, por exemplo, transformar genes de uma espécie no genoma de outra. A espécie receptora torna-se, então, um **organismo geneticamente modificado (OGM)**. Nos últimos anos, os geneticistas desenvolveram um novo método fantástico chamado CRISPR/Cas9, que facilita a edição dos genes de um organismo e espera-se revolucionar não apenas a genética laboratorial mas também a medicina e a agricultura (ver Capítulo 10).

Em quarto lugar, os geneticistas desenvolveram um grande conjunto de métodos baseados na hibridização de moléculas de DNA umas para as outras (ou moléculas de RNA). As duas fitas complementares de DNA na dupla-hélice são unidas por ligações de hidrogênio, $G \equiv C$ ou $A = T$. Essas ligações podem ser quebradas por calor (desnaturadas) em solução aquosa para fornecer duas moléculas de DNA de cadeia simples (**Figura 1.12**). Quando a solução é resfriada em condições controladas, as moléculas de DNA com fitas complementares preferencialmente hibridizam-se umas com as outras. Métodos de hibridização do DNA permitiram muitas descobertas. Por exemplo, o DNA clonado de um gene pode ser marcado com corante fluorescente e depois hibridizado em cromossomos fixos a uma lâmina de microscópio, revelando o cromossomo no qual o gene está localizado.

Em quinto lugar, geneticistas e bioquímicos desenvolveram vários métodos de determinar a sequência exata de todos os As, Cs, Gs e Ts em uma molécula de DNA. Esses métodos são coletivamente chamados de **sequenciamento de DNA** e permitiram aos geneticistas ler a linguagem da vida. Recentemente, métodos custo-eficientes e de alto rendimento para sequenciar moléculas muito curtas (100 bp) e muito longas (10.000 bp) foram desenvolvidos, sequenciando genomas completos de milhares de indivíduos de uma única espécie, como humanos (ver Capítulo 14).

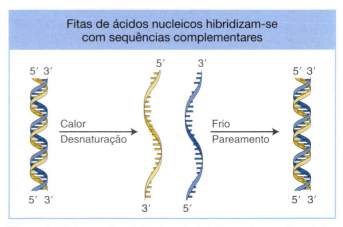

**Figura 1.12** As duas fitas do DNA em dupla-hélice podem ser dissociadas pelo calor em soluções aquosas. Em resfriamento sob condições controladas, as fitas reassociam-se, ou *hibridizam-se*, com seu complemento.

Por fim, nos últimos 20 anos, os pesquisadores criaram ferramentas moleculares e computacionais para analisar o genoma completo de um organismo. Esses esforços deram origem ao campo da **genômica** – o estudo da estrutura e da função de genomas inteiros (ver Capítulo 14). Geneticistas e genomicistas reuniram quantidades assombrosas de informações sobre organismos-modelo e seus genomas, incluindo a sequência completa do DNA de seus genomas, listas de todos os seus genes, catálogos de variantes nesses genes, dados sobre tipos de células e de tecidos nos quais cada gene é expressado e muito mais. Para se ter uma ideia do que está disponível, experimente navegar pela Fly Base (http://flybase.org/), o site sobre a genômica da mosca-da-fruta (ver também o Apêndice B).

**CONCEITO-CHAVE** Os geneticistas desenvolveram ferramentas para replicar, cortar, rotular e degradar o DNA, assim como para usá-lo de modelo para ser transcrito em RNA. Essas ferramentas permitem a montagem da sequência de DNA de genomas inteiros. As ferramentas computacionais permitem que perguntas biológicas sejam respondidas pela análise de sequências de genomas e informações associadas.

## 1.3 Genética hoje

**OA 1.4** Forneça exemplos de como a genética influencia nossa sociedade.

Em uma entrevista em 2008, o geneticista Leonid Kruglyak observou,

> "Há esse fenômeno claro e tangível no qual os filhos se parecem com os pais. Apesar do que dizem aos alunos de ciências no ensino primário, a verdade é que não sabemos como isso funciona."
>
> B. Maher, *Nature* 456:18, 6 Nov 2008.

Embora a observação de Kruglyak possa parecer ultrajante frente ao progresso feito na compreensão da herança nos últimos 100 anos, certamente não foi essa a intenção. Ao contrário, essa observação destaca que, apesar das descobertas que mudaram o paradigma nos séculos XIX e XX, existem vários enigmas na genética, e a necessidade de novos pensamentos e novas tecnologias permanece. Mendel, Morgan, McClintock, Watson, Crick e muitos outros (ver Tabela 1.1) delimitaram as bases das leis da herança, mas a maioria dos detalhes acima dessas bases permanece incompreensível. Os 2 metros de DNA em uma única célula de um zigoto humano codificam as informações necessárias para transformar essa célula em um adulto, mas como isso funciona exatamente não é compreendido.

Nesta seção, recapitularemos alguns avanços recentes na genética – descobertas de interesse geral apresentadas na imprensa popular. Ler sobre essas descobertas revelará o poder da genética para responder a perguntas cruciais sobre a vida e destacar como esse conhecimento pode ser aplicado para abordar problemas na sociedade. Este livro-texto e o curso do estudo no qual você se envolverá devem transmitir uma mensagem dupla: a ciência da genética mudou profundamente nossa compreensão da vida, mas esse também é um campo novo em meio a uma fase dinâmica do seu desenvolvimento.

### Da genética clássica à genômica médica

Conheça a paciente VI-1 (**Figura 1.13A**), Louise Benge. Quando jovem, ela desenvolveu uma doença paralisante. Logo que completou 20 anos de idade, Louise começou a apresentar dor excruciante nas pernas após caminhadas curtas de uma quadra. No início, ela ignorou a dor, depois conversou com seu clínico geral, e, mais tarde, consultou especialistas. Realizou uma bateria de testes e radiografias, que revelaram o problema – suas artérias da aorta até as pernas estavam calcificadas, entupidas por depósitos de fosfato de cálcio (**Figura 1.13B**). Era uma doença para a qual os médicos não tinham nome ou tratamentos.

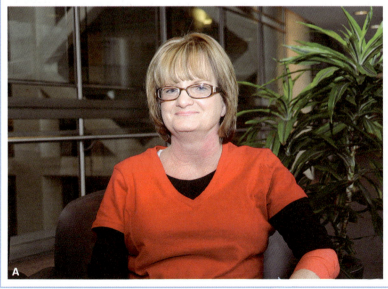
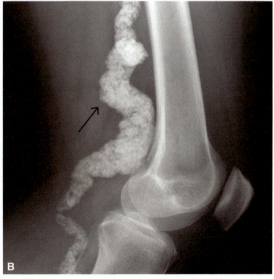

**Figura 1.13** **A.** Louise Benge desenvolveu uma doença não diagnosticada quando jovem. **B.** Uma radiografia revelou que sua condição patológica causou a calcificação das artérias em suas pernas. [*A. Jeannine Mjoseth, NHGRI/www.genome.gov. B. National Human Genome Research Institute (NHGRI).*]

Ela tinha uma doença, mas não um diagnóstico. Só restava uma coisa a se fazer: seu clínico geral a encaminhou para o Programa de Doenças Não Diagnosticadas no National Institutes of Health de Bethesda, Maryland, EUA.

Esse programa é composto por médicos e cientistas que têm contatos com especialistas do National Institutes of Health. Essa é a equipe requisitada para lidar com os casos mais complicados. Ao trabalhar com Louise Benge, a equipe do programa a sujeitou a vários testes e logo descobriu o defeito subjacente que causava a sua doença. Benge tinha um nível muito baixo de uma enzima chamada CD73. Essa enzima está envolvida na sinalização entre as células e, especificamente, envia um sinal que bloqueia a calcificação. Agora, os médicos do programa poderiam dar um diagnóstico a Benge. Eles chamaram sua doença de "calcificação arterial devido à deficiência de CD73", ou ACDC.

O que intrigou a equipe do programa sobre a doença de Louise foi que ela não era a única com essa condição. Ela tinha dois irmãos e duas irmãs, todos portadores de calcificação arterial. O mais notável, porém, era que os pais de Louise não tinham sido afetados. Além disso, ela e seus irmãos todos tiveram filhos e nenhum desses filhos teve calcificação arterial. Esse padrão de herança sugeriu que a causa subjacente poderia ser genética. Especificamente, sugeriu que Louise e todos os seus irmãos herdaram duas cópias defeituosas da CD73 ou de um gene que influencia a expressão de CD73, um da mãe e outro do pai. Uma pessoa com uma cópia boa e uma cópia defeituosa pode ser normal, mas se as duas cópias da pessoa forem defeituosas, haverá falta da função fornecida pelo gene. A situação é exatamente como as ervilhas com flores brancas de Mendel. Como o alelo funcional é dominante sobre o alelo disfuncional, a ACDC, assim como as flores brancas, aparece apenas se um indivíduo carrega dois alelos defeituosos.

A equipe do programa mergulhou ainda mais profundamente no histórico familiar de Benge e descobriu que seus pais eram primos em terceiro grau (**Figura 1.14**). Essa revelação coincidiu com ideia de que a causa era um gene defeituoso. Quando marido e mulher são parentes próximos, como primos em terceiro grau, existe uma chance maior de que ambos tenham herdado a mesma versão de um gene defeituoso de seu ancestral comum e que ambos passarão esse gene defeituoso para seus filhos. Os filhos com uma cópia do gene defeituoso normalmente serão normais, mas o filho que herdar uma cópia defeituosa dos dois pais provavelmente terá uma doença genética.

Na Figura 1.15, podemos ver como isso funciona. A mãe e o pai de Benge (indivíduos V-1 e V-2 na figura) têm os mesmos trisavós (I-1 e I-2). Se um desses trisavós tinha um gene mutante para CD73, este pode ter sido passado para as gerações até a mãe e o pai de Louise Benge (siga as setas vermelhas). Após isso, se Benge recebeu a cópia mutante da mãe e do pai, ambas as suas cópias serão defeituosas. Cada um dos irmãos de Louise também precisaria ter herdado duas cópias mutantes dos pais para explicar o fato de que tinham ACDC. No Capítulo 2, você aprenderá como calcular a probabilidade disso realmente acontecer.

Com essa dica do histórico familiar, a equipe do programa agora sabia onde procurar no genoma para encontrar o gene mutante. Eles precisavam procurar um segmento em um dos cromossomos para os quais a cópia que Louise herdou da mãe seja idêntica à cópia que ela herdou do pai. Ademais, cada um dos irmãos de Benge também precisaria ter duas cópias desse segmento, da mesma forma que ela. Tais regiões são muito raras nas pessoas, a não ser que os pais sejam parentes, como no caso de Louise Benge, já que seus pais são primos em terceiro grau. Geralmente, um segmento de um cromossomo com apenas

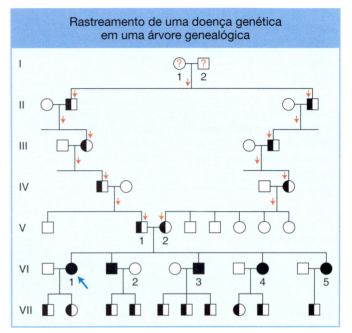

**Figura 1.14** Árvore genealógica, ou heredograma (*pedigree*), mostrando a herança do gene mutante que causa calcificação arterial devido à deficiência de CD73 (ACDC). Os quadrados representam homens e os círculos, mulheres.

algumas centenas de pares de bases de comprimento terá várias diferenças na sequência de As, Cs, Gs e Ts entre a cópia que herdamos de nossa mãe e a que herdamos de nosso pai. Essas diferenças são conhecidas como **polimorfismo de nucleotídio único**, ou SNPs (ver **Boxe 1.1**).

A equipe do programa usou uma tecnologia genômica, chamada microarranjo de DNA (ver Capítulo 18), que permitiu que eles estudassem um milhão de posições de pares de bases no genoma. Em cada uma dessas posições de pares de bases nos cromossomos, a equipe pôde ver onde os dois segmentos cromossômicos de Benge eram idênticos e se todos os irmãos de Benge também carregavam duas cópias idênticas naquele segmento. Os especialistas encontraram exatamente o tipo de segmento cromossômico que procuravam e, além disso, descobriram que o gene que codifica a enzima CD73 está localizado no mesmo segmento. Esse resultado sugeriu que Louise Benge e todos os seus irmãos tinham cópias idênticas do mesmo gene codificador de CD73 com defeito. A equipe pareceu ter descoberto uma agulha em um palheiro; porém, havia ainda um último experimento a ser realizado.

A equipe precisava identificar o defeito específico no gene CD73 defeituoso que Benge e seus irmãos tinham herdado.

As linhas horizontais conectando homens e mulheres indicam um casal. As linhas verticais conectam um casal aos seus descendentes. Numerais romanos designam gerações; algarismos arábicos designam indivíduos dentro das gerações. Quadrados ou círculos preenchidos pela metade indicam um indivíduo carregando uma cópia do gene mutante. Quadrados ou círculos preenchidos indicam um indivíduo com duas cópias do gene mutante e que têm a doença ACDC. O indivíduo I-1 ou o indivíduo I-2 deve ter carregado o gene mutante, mas qual deles o carregou é desconhecido, conforme indicado pelos pontos de interrogação. A seta azul indica Louise Benge. As setas vermelhas mostram o caminho do gene mutante ao longo das gerações. [Dados de C. St. Hilaire *et al.*, *New England Journal of Medicine* 364, 2011, 432-442.]

## Boxe 1.1 Polimorfismos de nucleotídio único

Variação genética é qualquer diferença entre duas cópias do mesmo gene ou molécula de DNA. A forma mais simples de variação genética que pode ser observada em um único nucleotídio é uma diferença na base do nucleotídio presente, seja adenina, citosina, guanina ou timina. Esses tipos de variantes são chamados polimorfismos de nucleotídio único (SNPs) e são o tipo mais comum de variação na maioria, senão em todos os organismos. A figura mostra duas cópias de uma molécula de DNA da mesma região de um cromossomo. Observe que as bases são as mesmas nas duas moléculas, exceto onde uma molécula tem um par CG e a outra um par TA. Se lermos a fita 1 das duas moléculas, a molécula superior tem um "G" e a molécula inferior tem um "A" no local do SNP.

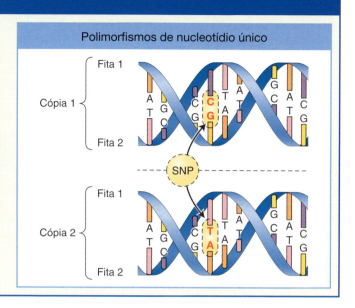

Após determinar a sequência de DNA do gene CD73 de Louise e seus irmãos, a equipe descobriu o defeito no gene – "o traço de pólvora". O gene defeituoso codificava apenas uma proteína curta e truncada; não codificava a sequência completa dos aminoácidos. Um dos códons do DNA com as letras TGC que codifica o aminoácido serina sofreu mutação para TAG, que sinaliza o final da proteína. A proteína feita a partir da versão de Benge do gene CD73 estava truncada, logo, não conseguia sinalizar para que as células nas artérias mantivessem a via de calcificação desativada.

A jornada de Louise Benge desde a primeira vez em que sentiu dor nas pernas até saber que tinha uma doença nova chamada ACDC foi muito longa. O diagnóstico da doença foi uma vitória possibilitada apenas pela integração da genética de transmissão clássica e da genômica. Conhecer o defeito subjacente à doença ACDC permitiu que os médicos experimentassem um medicamento que nunca teriam considerado antes de saber que a causa era uma enzima CD73 defeituosa. O medicamento em questão é chamado etidronato e pode ser o substituto da CD73 na sinalização para que as células mantenham a via de calcificação desativada. Os estudos clínicos com etidronato começaram em 2012 e têm a conclusão programada para 2020.

**CONCEITO-CHAVE** A integração de tecnologias da genética clássica e genômica permite que as causas de doenças herdadas sejam prontamente identificadas e que terapias adequadas sejam aplicadas.

## Investigação da mutação e risco de doença

Logo após a redescoberta do trabalho de Mendel, o médico alemão Wilhelm Weinberg relatou que parecia haver uma incidência maior de nanismo com encurtamento de membros (acondroplasia) entre crianças nascidas por último em famílias alemãs, em comparação com as nascidas primeiro. Algumas décadas mais tarde, o geneticista britânico J. B. S. Haldane observou outro padrão incomum de herança. As genealogias de algumas famílias britânicas sugeriram que novas mutações da doença de coagulação do sangue, a hemofilia, tendiam a surgir com mais frequência em homens do que em mulheres. Juntas, essas duas observações sugeriam que o risco de uma doença herdada por uma criança era maior com a idade dos pais, e também que os pais tinham mais probabilidade do que as mães de contribuir com novas mutações para seus filhos.

Os avanços na genômica e na tecnologia de sequenciamento de DNA (ver Capítulo 14) permitiram novas análises que comprovaram que as suspeitas de Weinberg e Haldane estavam corretas e forneceram uma imagem muito detalhada da origem de novas mutações dentro de famílias. Eis aqui como isso ocorreu. Uma equipe de geneticistas na Islândia estudou 78 "trios" – um grupo familiar de uma mãe, um pai e seu filho.

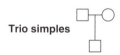

Trio simples

Os pesquisadores determinaram a sequência genômica completa de cada indivíduo com DNA isolado de suas células sanguíneas, compilando sequências genômicas de um total de 219 indivíduos.

Com essas sequências genômicas em mãos, os pesquisadores puderam combinar os dados de mutações *novas* ou *de novo* – variantes exclusivas de DNA que existem em um filho, mas em nenhum dos seus pais. O foco estava nas **mutações pontuais**, mudanças em uma letra no código do DNA para outra, por exemplo, uma mudança da adenosina (A) para guanina (G) (**Figura 1.16**). Uma mutação pontual cria um SNP.

A lógica do processo de descoberta usada pelos geneticistas islandeses está destacada na Figura 1.15, que mostra um segmento de DNA para cada membro de um trio. Cada indivíduo tem duas cópias do segmento. Observe que a cópia M1 na mãe tem um SNP (letra verde) que a diferencia da cópia M2. Da mesma forma, há dois SNPs (letras roxas) que diferenciam as duas cópias do pai desse segmento. Ao comparar o filho com os pais, vemos que o filho herdou uma cópia M1 da mãe e uma cópia F2 do pai. Observe com mais atenção as duas cópias do segmento do filho e você vai reparar em uma variante única (letra vermelha) que ocorre no filho, mas não ocorre em nenhum

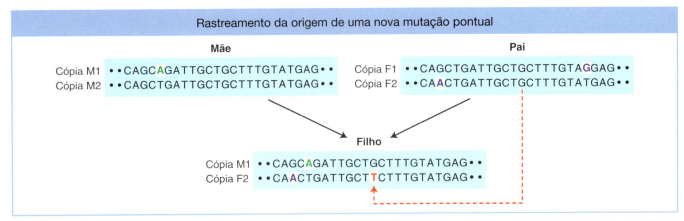

**Figura 1.15** Um segmento curto de DNA de um local específico no genoma é exibido usando as letras de base de nucleotídios em uma fita do DNA duplo. Cada indivíduo tem duas cópias do segmento do DNA. Na mãe, estas são rotuladas como M1 e M2; no pai, F1 e F2. O filho herdou a cópia M1 da mãe e F2 do pai. A versão de F2 no filho carrega uma nova mutação pontual (seta vermelha). Polimorfismos de nucleotídio único (SNPs) que diferenciam as cópias diferentes são mostrados em verde (mãe) e roxo (pai).

dos pais. Essa é uma mutação pontual *de novo*. Nesse caso, é a mutação de uma guanina (G) para uma timina (T). Podemos ver que a mutação surgiu no pai porque está na cópia F2 do segmento.

De onde e exatamente quando a mutação nova mostrada na Figura 1.16 surgiu? A maior parte dos nossos corpos é composta de células somáticas que compõem tudo, do nosso cérebro ao nosso sangue. Porém, também temos uma linhagem especial de células, chamada linhagem germinativa, que se divide para produzir óvulos nas mulheres e espermatozoides nos homens. Novas mutações que surgem nas células somáticas à medida que se dividem no crescimento e no desenvolvimento de nossos corpos não são passadas para nossos descendentes. No entanto, uma nova mutação que ocorre na linha germinativa pode ser transmitida para os descendentes. A mutação mostrada na Figura 1.16 surgiu na linha germinativa do pai.

Com os dados de sequenciamento genômico dos trios, os geneticistas islandeses fizeram algumas descobertas surpreendentes. Primeiro, entre as 78 crianças do estudo, eles observaram um total de 4.933 novas mutações pontuais. Cada criança carregava cerca de 63 mutações únicas que não existiam em seus pais. A maioria delas ocorreu em partes do genoma onde tinham apenas uma chance pequena de apresentar um risco à saúde, mas 62 das 4.933 mutações causaram mudanças potencialmente prejudiciais aos genes, de forma a alterarem a sequência de aminoácidos da proteína codificada. Em segundo, entre as mutações que poderiam ser atribuídas a um progenitor de origem, em média, 55 eram do pai e 14 da mãe. As crianças estavam herdando quase quatro vezes mais novas mutações dos pais do que das mães. A equipe islandesa confirmou a previsão de Haldane feita 90 anos antes.

As sequências genômicas também permitiram à equipe testar a previsão de Weinberg de que a frequência da mutação aumenta com a idade dos pais. Para cada trio, os pesquisadores conheciam as idades da mãe e do pai no momento da concepção. Quando investigaram se a frequência da mutação aumentava com a idade da mãe ao controlar a idade do pai, a equipe não encontrou evidências. Mães mais velhas não passam mais mutações pontuais aos seus descendentes do que as mais novas. (Sabe-se que as mães mais velhas produzem mais aberrações cromossômicas do que as mais jovens, como uma cópia extra do cromossomo 21 que causa a síndrome de Down; ver Capítulo 17.) Em seguida, examinaram a relação entre mutação e idade do pai ao controlar a idade da mãe. Aqui, eles encontraram uma relação poderosa. Pais mais velhos produzem mais novas mutações pontuais do que os jovens (**Figura 1.16**). Na realidade, para cada ano a mais na idade, o pai passará duas novas mutações adicionais aos seus filhos. Um pai de 20 anos de idade passará cerca de 25 novas mutações para cada um dos filhos, mas um pai de 40 anos passará cerca de 65 mutações. A observação de Weinberg feita 100 anos antes foi confirmada.

Por que a idade do pai importa, enquanto a da mãe não parece ter efeito sobre a frequência de novas mutações pontuais? A resposta está nas diferentes maneiras pelas quais homens e mulheres formam gametas. Nas mulheres, como nas fêmeas de outros mamíferos, o processo de fabricação dos óvulos acontece, na maior parte, antes do nascimento. Assim, ao nascer, a mulher possui em seus ovários um conjunto de células precursoras de óvulos que amadurecem e se tornam óvulos sem outras rodadas de replicação de DNA. Para uma mulher, desde quando foi concebida até a formação dos óvulos em seus ovários, existem cerca de 23 rodadas de divisão celular com replicação de DNA e uma oportunidade de erro de cópia ou mutação. Todas essas 23 rodadas de replicação cromossômica ocorrem antes do nascimento da mulher, portanto não existem rodadas adicionais após o nascimento e nenhuma chance de mutações adicionais à medida que ela envelhece. Assim, mães mais velhas não contribuem com mais novas mutações pontuais aos filhos do que mães mais jovens.

A produção de espermatozoides já é totalmente diferente. As divisões celulares que produzem espermatozoides continuam durante a vida do homem, e há muito mais rodadas de divisão celular na formação do espermatozoide que na formação do óvulo. O espermatozoide produzido por homens de 20 anos terá replicado seu DNA cerca de 150 vezes desde a concepção do homem, comparado a apenas 23 replicações do DNA para os óvulos produzidos por mulheres de 20 anos. Quando um homem atinge os 40 anos de idade, seu espermatozoide terá um histórico envolvendo 25 vezes mais rodadas de replicação do DNA do que os óvulos das mulheres da mesma idade. Portanto, existe um risco muito maior de novas mutações pontuais ocorrerem nessas rodadas extras de divisão celular e replicação do DNA com o aumento da idade do pai.

Existe uma reviravolta final no memorável projeto realizado pelos geneticistas islandeses. Os 78 trios estudados foram escolhidos porque os filhos, na maior parte deles, tinham doenças

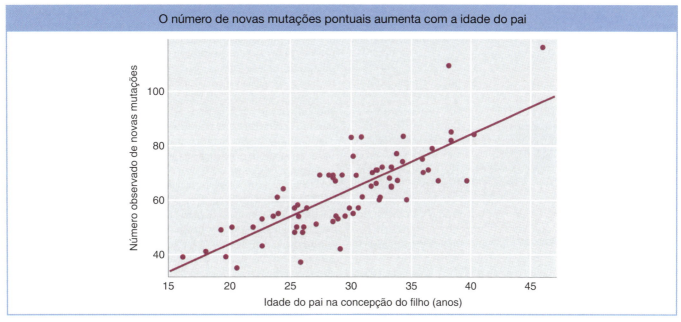

**Figura 1.16** Gráfico do número de novas mutações pontuais em cada filho (eixo y) pela idade do pai (eixo x). Cada ponto representa uma das 78 crianças estudadas. A linha diagonal indica a taxa de aumento em novas mutações com a idade do pai. [*Dados de A. Kong et al., Nature 488, 2012, 471-475.*]

herdadas. Isso incluiu 44 crianças com espectro autista e 21 com esquizofrenia. Para todas essas crianças, não houve outros casos dessas doenças entre seus parentes, sugerindo que suas condições eram devidas a uma nova mutação. Como previsto, os pesquisadores observaram uma correlação entre a idade do pai e o risco da doença, pois pais mais velhos tinham maior probabilidade de ter filhos com autismo e esquizofrenia.

Estudos como esse podem ter implicações importantes para os indivíduos e a sociedade. Alguns homens que pretendiam adiar a paternidade podem escolher congelar amostras de esperma ainda jovens. Esse estudo também nos informa que mudanças na sociedade podem afetar o número de novas mutações que entram no pool genético humano. Se os homens escolherem adiar a paternidade para a educação pós-secundária ou o estabelecimento de carreira, haverá um aumento associado no número de novas mutações entre seus filhos. É conhecimento comum que a infertilidade aumenta com a idade para as mulheres – como normalmente se afirma, um "relógio biológico" feminino começa a contar a partir da puberdade. Esse trabalho dos geneticistas islandeses nos avisa que o relógio também está contando para os homens.

**CONCEITO-CHAVE** Mutação é um processo aleatório que ocorre durante a replicação do DNA.

## Quando as raízes do arroz ficam molhadas demais

Entre as plantações de cereais, o arroz é único. Enquanto o trigo, a cevada, o milho e outras culturas de grãos crescem apenas em campos secos, o arroz é comumente cultivado em campos inundados, chamados de campos de arroz (**Figura 1.17**). A habilidade do arroz de crescer em campos inundados é uma vantagem: o arroz consegue sobreviver a inundações modestas (até a altura de 25 cm de água) nos campos, mas a maioria das ervas daninhas não conseguem. Então os fazendeiros podem usar inundações para controlar as ervas daninhas no campo enquanto o arroz cresce.

A estratégia funciona bem onde os fazendeiros têm sistemas de irrigação para controlar os níveis de água nos campos e as chuvas intensas não excedem a capacidade de controle desses níveis. Se a água nos campos for funda demais (mais de 50 cm) por um período prolongado, as plantações de arroz, como as ervas daninhas, podem sofrer ou até mesmo morrer.

A agricultura do arroz, conforme praticada nas planícies da Índia, do Sudeste Asiático e do leste da África, depende das chuvas naturais em vez da irrigação para inundar os campos. Essa circunstância apresenta um risco. Quando as chuvas são fortes, a profundidade da água nos campos pode exceder 50 cm

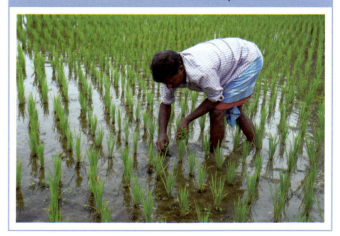

**Figura 1.17** Cultivo de arroz em campos inundados. O arroz adapta-se para tolerar níveis modestos de água parada, mas a água inibe o crescimento das ervas daninhas que competem com o arroz. [*Suprabhat Dutta/iStock.*]

e submergir completamente as plantas, fazendo com que as plantações de arroz sofram perdas de rendimento ou simplesmente morram. Dos 60 milhões de hectares de campos de arroz alimentados por água da chuva, um terço sofre inundações nocivas que reduzem o rendimento regularmente. Como essa perda ocorre principalmente com os fazendeiros mais pobres, ela pode levar à desnutrição ou até mesmo à fome.

No início dos anos 1990, David Mackill, geneticista botânico e produtor no International Rice Research Institute, teve uma ideia de como melhorar o arroz para que este tolerasse ser submerso em águas de inundações. Ele identificou uma variedade singular de arroz chamada FR13A que conseguia sobreviver submersa e até mesmo desenvolver-se após as plantas permanecerem totalmente submersas por até 2 semanas. Infelizmente, o FR13A tinha baixo rendimento e a qualidade dos grãos era marginal. Então, Mackill começou a transferir o(s) fator(es) genético(s) do FR13A para tolerância à submersão em uma variedade de arroz com maior rendimento e melhor qualidade do grão. Ele inicialmente cruzou o FR13A e uma variedade superior de arroz e depois, por várias gerações, cruzou as plantas híbridas com a variedade superior até criar uma forma melhorada de arroz que combinava a tolerância à submersão com o alto rendimento.

Mackill tinha alcançado sua meta inicial de transferir a tolerância à submersão para uma variedade superior, mas a base genética pela qual o FR13A era tolerante à submersão permaneceu incompreensível. A tolerância à submersão do FR13A era controlada por muitos genes em vários cromossomos ou poderia ser majoritariamente controlada por apenas um gene? Para aprofundar-se na base genética da tolerância à submersão, Mackill e sua equipe conduziram uma forma de análise genética chamada mapeamento de *locus* de característica quantitativa (QTL) (ver Capítulo 19). Um QTL é um *locus* genético que contribui incrementalmente ou quantitativamente para a variação de uma característica. Ao contrário dos experimentos de Mendel, nos quais um *locus* controlava uma característica, um QTL é apenas um entre vários *loci* que afetam a mesma característica. Usando o mapeamento QTL, Mackill descobriu que a característica da tolerância à submersão do FR13A era controlada por vários QTLs, mas um deles teve um efeito particularmente maior. Ele chamou esse grande efeito do QTL de *SUB1*, significando "tolerante à submersão".

Para compreender a natureza molecular do *SUB1*, as geneticistas moleculares Pamela Ronald, da University of California em Davis, e Julia Bailey-Serres, da University of California em Riverside, entraram na equipe de Mackill. Essa equipe expandida determinou que *SUB1* é membro de uma classe de genes chamada *fatores de resposta ao etileno* (ERFs). Os genes *ERF* codificam proteínas regulatórias que se ligam a elementos regulatórios em outros genes e, assim, regulam sua expressão. Portanto, *SUB1* é um gene que regula a expressão de outros genes. Além disso, eles determinaram que o alelo de *SUB1* no FR13A é ativado em resposta à submersão, enquanto o alelo de *SUB1* encontrado em variedades sensíveis à submersão não é ativado por ela.

A pergunta seguinte era, como a ativação do *SUB1* permite que o FR13A sobreviva à submersão completa? Para responder a essa pergunta, vamos recapitular como plantas de arroz comuns respondem à submersão. Quando uma planta é completamente submersa, os níveis de oxigênio em suas células caem e a concentração de etileno, um hormônio da planta, aumenta nas células. O etileno sinaliza que a planta deve escapar da submersão alongando suas folhas e caules para manter sua "cabeça" acima da água.

Essa *estratégia de fuga* funciona bem contanto que a água não seja muito funda. Se as águas de inundações forem fundas demais, a planta não consegue crescer o suficiente para escapar. Como planta que cresce em circunstâncias de inundação profunda, ela usa toda as suas reservas de energia (carboidratos), torna-se espigada e fraca e, por fim, morre.

Como a variedade FR13A consegue sobreviver à submersão enquanto muitos outros tipos de arroz não conseguem? A FR13A tem uma estratégia que poderia ser chamada de *fixação sentada*, e o *SUB1* age como o interruptor principal ou gene regulatório para ativar essa estratégia. Quando as águas da inundação sobem e a concentração do etileno aumenta, o etileno ativa o *SUB1*, um fator de resposta ao etileno. A proteína ERF que o *SUB1* codifica orquestra a resposta da planta ao ligar (ou desligar) uma bateria de genes envolvidos no crescimento da planta e em seu metabolismo. Em plantas FR13A que ficam submersas, os genes envolvidos no alongamento do caule e das folhas como parte da estratégia de fuga são desligados, assim como os genes envolvidos na mobilização das reservas de energia (carboidratos) necessárias para promover a estratégia de fuga. Como resultado, a planta previne-se de queimar toda a sua reserva de carboidratos e tornar-se fraca e espigada. Usando as ferramentas da genética molecular e genômica, como microarranjos de DNA (ver Capítulos 10 e 14), a equipe do arroz conseguiu decifrar o extenso catálogo de genes que controlam o alongamento do órgão, o metabolismo do carbono, o florescimento e a fotossíntese, que são regulados pelo *SUB1* para obter a resposta da fixação sentada.

Com a genética básica do *SUB1* elucidada, a equipe do arroz pôde transferi-lo para uma variedade superior com precisão cirúrgica. Essa precisão é importante porque permitiu à equipe evitar transferir outros genes indesejáveis ao mesmo tempo. Para esse projeto, eles trabalharam com uma variedade indiana intolerante à submersão, mas superior, chamada *Swarna*, que é amplamente cultivada e preferida pelos fazendeiros. A nova linhagem que criaram, chamada *Swarna-Sub1*, atingiu as expectativas. Estudos de campo mostraram uma diferença marcante na sobrevivência e no rendimento da planta entre *Swarna* e *Swarna-Sub1* quando há submersão completa. Como mostrado na **Figura 1.18**, *Swarna-Sub1* oferece maior rendimento que a *Swarna* original em todos os níveis diferentes de inundação. Em vários estudos, o *SUB1* melhorou o rendimento entre 1 e 3 toneladas de grãos por hectare.

Com o suporte de organizações internacionais de pesquisa, agências governamentais e filantrópicas, *Swarna-Sub1* e outras variedades superiores carregando o alelo *SUB1* da FR13A são agora distribuídas aos fazendeiros. Até 2017, estima-se que 10 milhões de fazendeiros estavam cultivando o arroz *SUB1*-aprimorado. Embora dados precisos sobre como isso reduziu as perdas devido a inundações não estejam disponíveis, a adoção rápida do arroz *SUB1*-aprimorado pelos fazendeiros sugere que ele está causando um impacto. Desde 2008, quando o arroz *SUB1*-aprimorado apareceu pela primeira vez, a produção mundial de arroz subiu de 433 para 486 milhões de toneladas métricas de grãos moídos por ano.

O impacto da pesquisa com *SUB1* pode não estar limitado, a longo prazo ao arroz. Muitas plantações estão sujeitas a inundações nocivas que reduzem os rendimentos ou destroem totalmente o cultivo. A pesquisa genética sobre *SUB1* ofereceu uma compreensão profunda da genética molecular de como as plantas respondem a inundações. Com esse conhecimento, será possível manipular os genomas de outras culturas para que elas também consigam tolerar um pouco de umidade em seus pés.

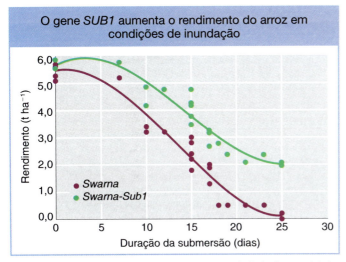

**Figura 1.18** Comparação de campo entre a variedade *Swarna* intolerante a inundações (círculos roxos) e variedade *Swarna-Sub1*, que é tolerante (círculos verdes). Rendimento em toneladas por hectare (eixo y) *versus* a duração da inundação em dias (eixo x). [Dados de Ismail et al., "The contribution of submergence-tolerant (Sub 1) rice varieties to food security in flood- prone rainfed lowland areas in Asia," Field Crops Research 152, 2013, 83-93, © Elsevier.]

**CONCEITO-CHAVE** A análise genética permite que cientistas de plantações identifiquem genes benéficos e os transfiram de uma variedade de cultivo para outras a fim de melhorar o rendimento, potencialmente alimentando mais pessoas.

## Evolução recente em humanos

Um objetivo da genética é compreender as regras que controlam como os genes e as informações que eles codificam mudam com as gerações. Os genes mudam com o tempo por várias razões diferentes. Por exemplo, como vimos, a mutação na linhagem germinativa pode fazer com que uma nova variante genética ou um novo alelo que não estava presente na geração atual ocorra na geração seguinte. Outro fator é a *seleção natural*, que foi descrita pela primeira vez por Charles Darwin. Em resumo, se os indivíduos com uma certa variante genética contribuírem com mais descendentes para a próxima geração do que indivíduos sem a variante, a frequência dessa variante aumentará na população com o tempo. Os últimos três capítulos deste livro focam as regras que controlam a transmissão dos genes de uma geração para a próxima dentro das populações em longos períodos de tempo.

Na última década, os geneticistas evolucionários descreveram em detalhes impressionantes como as mudanças genéticas permitiram que as populações humanas se adaptassem às condições de vida em diferentes partes do globo. Esse trabalho revelou que três fatores foram particularmente poderosos para moldar os tipos de variantes genéticas que ocorrem em diferentes populações de humanos. Esses fatores são (1) patógenos, como malária ou varíola; (2) condições climáticas locais, incluindo radiação solar, temperatura e altitude, e (3) dieta, como as quantidades relativas de carne, cereais ou produtos lácteos consumidos. No Capítulo 20, você descobrirá como uma variante genética no gene da hemoglobina permitiu que pessoas na África se adaptassem à devastação da malária. Vamos dar uma olhada rápida em um caso de adaptação humana à vida em altas altitudes.

Em seus esforços de colonizar as montanhas dos Andes na América do Sul, colonizadores espanhóis fundaram cidades na parte alta das montanhas próximas aos assentamentos dos povos nativos. Eles logo perceberam que algo estava errado. Os pais espanhóis não estavam produzindo descendentes. Em Potosi, Bolívia, situada 4.000 metros acima do nível do mar, passaram-se 53 anos após a fundação da cidade até que a primeira criança nascesse de pais espanhóis. Como observado pelo padre espanhol Padre Cobo, "Os índios são mais saudáveis e se multiplicam mais prolificamente nestas mesmas temperaturas de ar frio, que é exatamente o contrário do que acontece com os filhos dos espanhóis, a maioria dos quais, ao nascer em tais regiões, não sobrevive."[2] Diferentes dos nativos andinos, os espanhóis sofriam da doença crônica das montanhas (CMS), uma condição causada por sua incapacidade de obter oxigênio suficiente do ar das montanhas.

Com essas e outras observações iniciais, os geneticistas investiram muito esforço no estudo da adaptação humana a altas altitudes na América do Sul, no Tibete e na Etiópia. O que permite que os nativos dessas regiões prosperem, enquanto os habitantes de terras baixas que se deslocam para locais elevados sofrem as graves consequências para a saúde da CMS? Vamos dar uma olhada no caso do Tibete, onde os habitantes das terras altas vivem em altitudes de até 4.000 metros acima do nível do mar. O alto Platô Tibetano foi colonizado há milhares de anos por povos proximamente relacionados aos chineses Han modernos. Porém, em altas altitudes, os tibetanos nativos têm menos probabilidade do que os chineses Han de sofrerem de CMS e de condições como hipertensão pulmonar e a formação associada de coágulos sanguíneos subjacentes a ela.

Para compreender a genética de como os tibetanos se adaptaram à vida em altitudes elevadas, uma equipe de pesquisa liderada por Cynthia Beall da Case Western Reserve University comparou os tibetanos a chineses Han em mais de 500.000 SNPs no genoma. Devido ao fato de os tibetanos e os chineses estarem estreitamente relacionados, ela esperava que cada variante do SNP ocorresse na mesma frequência em ambos os grupos. Se a variante T de um SNP ocorre a uma frequência de 10% em chineses Han, também deveria ser 10% em tibetanos. Porém, se a variante está associada a melhor saúde em altitudes elevadas, sua frequência teria aumentado entre os tibetanos nas muitas gerações desde que eles colonizaram o Platô Tibetano, já que os tibetanos com essa variante seriam mais saudáveis e teriam mais filhos sobreviventes do que os que não a possuem. A seleção natural de Charles Darwin estaria em ação.

Quando a equipe de pesquisa analisou seus dados SNP, os SNPs em um gene se destacaram. O gene é chamado de *EPAS1*, e alguns SNPs nele ocorrem em frequências muito diferentes em tibetanos (87%) e chineses Han (9%). Seus resultados são mostrados na **Figura 1.19**. Nessa figura, os cromossomos humanos, numerados de 1 a 22, estão ao longo do eixo x, e uma medida da diferença na frequência da variante SNP entre tibetanos e chineses está no eixo y. Cada ponto representa um SNP. SNPs acima da linha vermelha horizontal são aqueles para os quais a diferença de frequência entre os tibetanos e os chineses Han é tão grande que o gene próximo a esses SNPs provavelmente ofereceria alguma vantagem para os povos que colonizaram o Platô Tibetano. Os SNPs no *EPAS1* ficam acima dessa linha.

---
[2]V. J. Vitzthum, "The Home Team Advantage: Reproduction in Women Indigenous to High Altitude," *J. Exp. Biol.* 204, 2001, 3141–3150.

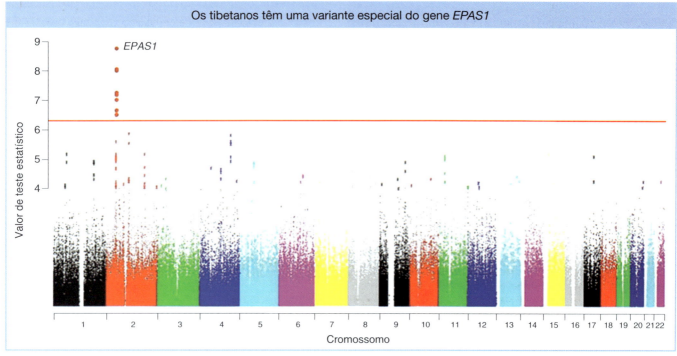

**Figura 1.19** Os 22 cromossomos humanos distribuídos, da esquerda para a direita. O eixo y mostra resultados de testes estatísticos sobre haver ou não uma diferença significativa na frequência de SNP entre tibetanos e chineses Han. Cada pontinho representa um dos SNPs que foram testados. SNPs acima da linha vermelha horizontal são significativamente diferentes. Apenas os SNPs no gene *EPAS1* mostram uma diferença significativa. [*Procedimentos da National Academy of Sciences EUA, 107, 25 2010, 11459–11464, Figura 1.*]

Esses resultados sugerem que os tibetanos têm uma variante especial de *EPAS1* que os ajuda a se adaptarem a altitudes elevadas. O *EPAS1* regula o número hemácias (RBCs) que nossos corpos produzem em resposta ao nível de oxigênio em nossos tecidos. Quando os níveis de oxigênio em nossos tecidos estão baixos, o *EPAS1* sinaliza para o corpo produzir mais RBCs. A resposta do *EPAS1* ao oxigênio baixo pode ser como os nossos corpos normalmente respondem a anemia (pouquíssimos RBCs). Pessoas com baixas contagens de RBCs têm muito pouco oxigênio em seus tecidos, então o *EPAS1* pode sinalizar para que o corpo fabrique mais RBCs para corrigir a anemia. Esse mecanismo pode explicar porque as pessoas que vivem em baixas altitudes precisam do gene *EPAS1*.

Agora, vamos pensar em como uma pessoa de baixas altitudes responderia caso se mudasse para altitudes elevadas. Devido ao ar rarefeito em altitudes elevadas, seus tecidos receberiam menos oxigênio. Se os seus corpos interpretarem o oxigênio baixo devido ao ar rarefeito como um sinal de anemia, então o *EPAS1* tentaria corrigir o problema sinalizando para o corpo que produza mais RBCs. Porém, como elas não são anêmicas e já têm RBCs suficientes, seu sangue ficaria sobrecarregado de RBCs. Muitas RBCs podem causar hipertensão pulmonar e a formação de coágulos sanguíneos, as condições subjacentes da CMS.

Por fim, como a variante tibetana do *EPAS1* os ajudou a evitar a CMS e a adaptar-se a altitudes elevadas? A versão tibetana do *EPAS1* é expressada em um nível menor do que a versão das terras baixas, então os corpos não são estimulados pelo *EPAS1* a produzirem RBCs em excesso em altas altitudes, evitando, assim, os coágulos sanguíneos associados e a hipertensão pulmonar. Surpreendentemente, um único SNP em um elemento regulatório para o *EPAS1* parece ser a principal variante genética para essa adaptação.

**CONCEITO-CHAVE** A genética evolucionária oferece as ferramentas para documentar como as variantes genéticas fornecem um efeito benéfico que pode aumentar a frequência em uma população e tornar os indivíduos dessa população melhor adaptados ao ambiente em que vivem.

## A genética complexa do daltonismo

O daltonismo é uma doença herdada e um exemplo favorito entre professores de genética, por vários motivos. (1) O teste de visão para cores pode ser administrado em aula. (2) Daltonismo é comum, então uma turma de 50 alunos pode ter pelo menos um deles afetado. (3) Os genes da forma principal de daltonismo estão no cromossomo X, tornando-o um exemplo excelente de herança ligada ao sexo. A essa lista, podemos agora adicionar um quarto motivo convincente para estudar o daltonismo: ele foi recentemente corrigido por terapia gênica.

Para compreender a visão em cores, vamos começar pelo básico. Percebemos a luz em nossa retina, em cuja superfície há dois tipos de células fotorreceptoras – células bastonetes, que funcionam em condições de luz baixa, e células cones, que funcionam em condições de luz alta e nos permitem distinguir as cores.

As células cones têm três formas, dependendo de qual dos três genes para opsina (proteína sensível à luz) é expressado dentro delas. Os principais genes de opsina são comprimento de onda curto (azul), comprimento de onda médio (verde) e comprimento de onda longo (vermelho). Cada célula cone expressa um desses três genes, criando um mosaico de células sensoriais vermelhas, verdes e azuis na retina (**Figura 1.20**). A deficiência de um ou mais genes para opsina pode causar uma forma de daltonismo.

### Distribuição de células cones azuis, vermelhas e verdes na retina

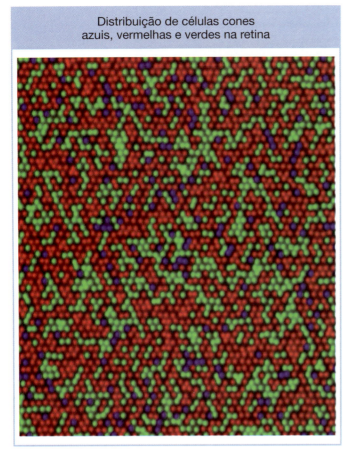

**Figura 1.20** As células cones azuis, vermelhas e verdes são organizadas aleatoriamente na retina com números iguais de células cones vermelhas e verdes. Há muito menos células cones azuis que vermelhas ou verdes, devido a uma diferença regulada pelo desenvolvimento. [Dr. Jay Neitz, Neitz Lab, University of Washington.]

O gene para opsina para detecção de luz azul está localizado em um de nossos cromossomos não sexuais, ou *autossomos*, para os quais homens e mulheres têm duas cópias, uma cópia de nossa mãe e uma cópia de nosso pai. As mutações na opsina azul são raras, e apenas 0,01% das pessoas carregam mutações nos dois alelos da opsina azul, tornando-as incapazes de diferenciar o azul e o amarelo.

Muito mais comum é o daltonismo das cores verde e vermelha, que ocorre em cerca de 5% das pessoas, na maioria homens. Por que essa forma de daltonismo é tão mais comum? Primeiro, os genes da opsina verde e vermelha estão no cromossomo X. Como os homens têm apenas um cromossomo X, eles terão daltonismo para verde e vermelho se tiverem um único alelo mutante em um desses dois genes. Um em cada 12 homens possui essa condição. Como as mulheres carregam dois cromossomos X, elas precisam de dois alelos defeituosos em um desses genes, o que acontece com menos frequência, então apenas 0,6% das mulheres são daltônicas para vermelho e verde. Segundo, o daltonismo para vermelho e verde pode ser causado por uma mutação no gene da opsina vermelha ou verde. Assim, há dois alvos para a mutação, colocando a visão das cores vermelha e verde em duplo risco de se perder.

Mas existe algo a mais, geneticamente falando. Observe que a frequência de daltonismo para verde e vermelho em mulheres (0,6%) é muito maior do que a frequência do daltonismo para azul e amarelo em mulheres (0,01%). Por que isso acontece? Os genes da opsina verde e vermelha são vizinhos no cromossomo X.

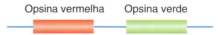

Devido ao fato de os genes de opsina vermelha e verde serem vizinhos, eles podem passar por um processo chamado de **cruzamento desigual** que pode produzir os cromossomos mostrados abaixo, nos quais a opsina verde está ausente ou um gene híbrido é formado. Um desses causa daltonismo para vermelho e verde.

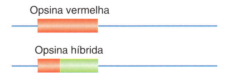

Assim, o cruzamento desigual fornece uma segunda maneira desses genes serem prejudicados, explicando parcialmente porque o daltonismo para cores vermelha e verde é mais frequente em mulheres do que o para azul e amarelo. Você aprenderá sobre o cruzamento desigual no Capítulo 17.

A terapia gênica para daltonismo está sendo desenvolvida pelos Drs. Jay e Maureen Neitz na University of Washington. Seu plano é objetivo. Primeiro, eles testarão pessoas daltônicas para verde e vermelho para determinar se elas não possuem a opsina verde ou vermelha. Em seguida, colocarão o gene da opsina adequada em um vírus capaz de inserir o gene dentro das células cones. Essa "engenharia" é feita usando as ferramentas citadas anteriormente, como DNA polimerases e ligases, e sobre as quais você aprenderá mais no Capítulo 10. Assim que é expressado em uma célula cone, o gene inserido mudará a sensibilidade espectral do paciente, fornecendo melhor visão de cores.

Os Neitzs testaram esse plano em macacos (**Figura 1.21**). Macacos-de-cheiro machos não possuem o gene opsina vermelho ou verde e, portanto, têm daltonismo para vermelho e verde. Os Neitzs treinaram os macacos para receber uma recompensa (um pouco de suco) por distinguir as cores em um teste. Antes da terapia gênica, os macacos não conseguiam diferenciar verde do vermelho, mas após a terapia gênica, os macacos foram capazes de diferenciar verde e vermelho. A terapia gênica funcionou.

Por que devemos tratar o daltonismo com terapia gênica? Essa condição prejudica a vida das pessoas. Indivíduos daltônicos para verde e vermelho têm dificuldades para distinguir carne cozida (marrom) de malpassada (rosa), ou frutas maduras de verdes. Eles não podem ser pilotos comerciais nem controladores de tráfego aéreo e geralmente têm dificuldades para navegar um mundo projetado para tricromatas. Além disso, a terapia gênica para daltonismo abre caminho para tratar doenças oculares mais graves, como degeneração macular. Com os avanços da tecnologia, podemos esperar 1 dia em que a terapia gênica para deficiências visuais não será tão mais cara ou complicada do que colocar lentes de contato.

**CONCEITO-CHAVE** As ferramentas genéticas permitem que a terapia gênica corrija algumas deficiências causadas por genes mutantes.

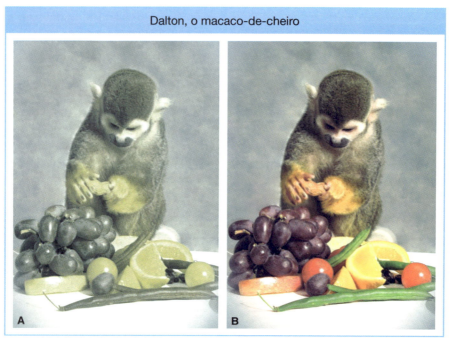

**Figura 1.21** Dalton, o macaco-de-cheiro, recebeu terapia gênica para daltonismo. **A.** Como Dalton via o mundo através de seus olhos originalmente daltônicos. **B.** Dalton aproveitando seu novo sentido de cor após a terapia gênica. [*Dr. Jay Neitz, Neitz Lab, University of Washington.*]

## RESUMO

Conforme inicia seus estudos da genética, imagine-se como uma pessoa no intervalo durante uma maravilhosa jornada de descobertas. Os últimos 100 anos testemunharam uma revolução memorável no conhecimento humano sobre como os sistemas biológicos são unidos e como funcionam. A genética tem sido o epicentro dessa revolução. A análise genética respondeu a muitas perguntas fundamentais sobre a transmissão de informações genéticas entre famílias, dentro das células e por éons de tempos de evolução. Ainda assim, como você aprenderá, o processo da descoberta na genética nunca foi tão dinâmico e o ritmo do crescimento em conhecimento nunca foi tão grande. Há inúmeras perguntas sem respostas.

- Como todos os genes no genoma trabalham em conjunto para transformar um óvulo fertilizado em um organismo adulto?
- Como as células conseguem orquestrar ininterruptamente o incrível complexo de genes em interação e as reações bioquímicas encontradas dentro deles?
- Como as variantes genéticas em centenas ou até milhares de genes controlam o rendimento das plantas em culturas?
- Como a genética guia a prevenção e o tratamento de câncer, autismo e outras doenças?
- Como os genes dão aos seres humanos a capacidade de linguagem e consciência?

A análise genética nos próximos 100 anos promete ajudar a responder a muitas perguntas como essas.

## TERMOS-CHAVE

adenina (A) (p. 6)
alelo (p. 3)
citosina (C) (p. 6)
códon (p. 8)
complementares
   (pares de bases) (p. 6)
cruzamento desigual (p. 19)
DNA polimerase (p. 10)
dominante (p. 3)
elemento
   regulador (p. 7)
expressão gênica (p. 7)

gene (p. 3)
genética (p. 4)
genômica (p. 11)
guanina (G) (p. 6)
hipótese multifatorial (p. 4)
hipótese um gene, uma
   enzima (p. 6)
ligase (p. 10)
*locus* de característica
   quantitativa (QTL) (p. 16)
mutação pontual (p. 13)
nuclease (p. 10)

organismo geneticamente
   modificado (GMO) (p. 10)
organismo-modelo (p. 8)
polimorfismo de
   nucleotídio único (SNP) (p. 12)
replicação do DNA (p. 8)
RNA mensageiro (mRNA) (p. 8)
sequenciamento do DNA (p. 10)
timina (T) (p. 6)
transcrição (p. 8)
tradução (p. 8)
transformação (p. 10)

# PROBLEMAS

## QUESTÕES SOBRE AS FIGURAS

1. Se a variedade parental de flores brancas da Figura 1.3 fosse cruzada com a planta híbrida da primeira geração na figura, que tipos de prole você esperaria ver, e em quais proporções?
2. Na publicação de Mendel de 1866 mostrada na Figura 1.4, ele relata 705 flores roxas descendentes e 224 flores brancas descendentes. A proporção obtida por ele é de 3,15:1 de roxas para brancas. Como você acha que ele explicou o fato de a proporção não ser exatamente 3:1?
3. A Figura 1.7 mostra uma via simplificada para síntese de arginina em *Neurospora*. Suponha que você tenha uma cepa especial de *Neurospora* que produz citrulina, mas não arginina. Quais genes provavelmente são mutantes ou ausentes na sua cepa especial? Você tem uma cepa secundária de *Neurospora* que não produz citrulina nem arginina, mas produz ornitina. Quais genes provavelmente são mutantes ou ausentes nessa cepa?
4. Considere a Figura 1.8A.
   a. O que as pequenas esferas azuis representam?
   b. O que representam os ladrilhos marrons?
   c. Você concorda com a analogia de que o DNA tem uma estrutura semelhante a uma escada?
5. Na Figura 1.8B, o número de ligações de hidrogênio entre adenina e timina é o mesmo entre citosina e guanina? Você acha que uma molécula de DNA com alto teor de A + T seria mais estável do que uma com alto teor de G + C?
6. Quais dos três principais grupos (domínios) de vida na Figura 1.11 não é representado por um organismo modelo?
7. A Figura 1.14 mostra a árvore genealógica, ou heredograma, de Louise Benge (indivíduo VI-1), que sofre da doença ACDC por ter duas cópias mutantes do gene CD73. Ela tem quatro irmãos (VI-2, VI-3, VI-4 e VI-5), que têm a doença pelo mesmo motivo. Todos os 10 filhos de Louise e seus irmãos terão o mesmo número de cópias mutantes do gene CD73 ou esse número pode ser diferente para alguns dos 10 filhos?

## PROBLEMAS BÁSICOS

8. Indique quatro questões sobre herança que surgiram após as regras de herança de Mendel terem sido redescobertas.
9. Dê o nome de quatro ferramentas ou enzimas que os geneticistas moleculares podem usar para manipular as moléculas de DNA ou RNA.
10. Abaixo está a sequência de uma única fita de uma molécula curta de DNA. Em um papel, reescreva essa sequência e depois escreva a sequência da fita complementar abaixo dela.

    GTTCGCGGCCGCGAAC

    Compare as sequências das fitas de cima e de baixo. O que você observa sobre a relação entre elas?
11. Mendel estudou uma variedade *alta* de ervilhas com caules de até 20 cm de comprimento e uma variedade *anã* com caules de apenas 12 cm de comprimento.
    a. Pela teoria da mistura, qual comprimento você espera que os caules dos primeiros e segundos híbridos tenham?
    b. Sob as regras mendelianas, e pressupondo que o comprimento do caule seja controlado por um único gene, o que você esperaria observar na segunda geração de híbridos se todos os híbridos da primeira geração fossem altos?
12. Se uma dupla-hélice de DNA que tenha 100 pares de bases de comprimento tiver 32 adeninas, quantas citosinas, guaninas e timinas ela deve ter?
13. As fitas complementares de DNA na dupla-hélice são unidas por ligações de hidrogênio: G ≡ C ou A = T. Essas ligações podem ser quebradas (desnaturadas) em soluções aquosas por aquecimento para produzir duas fitas únicas de DNA (ver Figura 1.12). Como você espera que as quantidades relativas dos pares de base GC *versus* AT em um DNA de dupla-hélice afetem a quantidade de calor necessário para desnaturá-las? Como você espera que o comprimento de um DNA de dupla-hélice em pares de bases afete a quantidade de calor necessário para desnaturá-las?
14. A figura seguinte mostra a sequência de DNA de uma porção de um dos cromossomos de um trio (mãe, pai e filho). Você consegue observar novas mutações pontuais no filho que não se encontram em nenhum dos pais? Em qual dos pais a mutação surgiu?

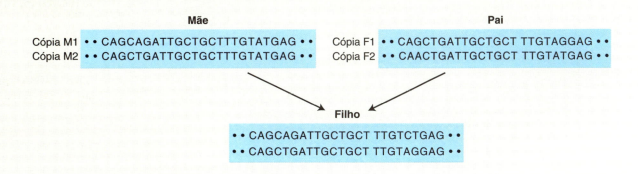

## PROBLEMAS DESAFIADORES

15. Os pais contribuem com mais mutações pontuais novas para os filhos do que as mães. Você deve saber, pela biologia geral, que as pessoas possuem cromossomos sexuais – dois cromossomos X nas mulheres e um cromossomo X e um cromossomo Y nos homens. Ambos os sexos possuem os autossomos (As).
    a. Em que tipo de cromossomo (A, X ou Y) você esperaria que os genes tivessem maior número de mutações novas por par de base em muitas gerações em uma população? Por quê?
    b. Em que tipo de cromossomo você esperaria o menor número de novas mutações por par de base? Por quê?
    c. Você consegue calcular o número esperado de novas mutações por par de base para um gene nos cromossomos X e Y para cada nova mutação em um gene em um autossomo, se a taxa de mutação nos homens for duas vezes maior que em mulheres?

16. Para homens jovens de 20 anos de idade, há 150 rodadas de replicação do DNA durante a produção de esperma, comparadas a apenas 23 rodadas para uma mulher de 20 anos de idade. É um número 6,5 vezes maior de divisões celulares e, proporcionalmente, maior oportunidade de novas mutações pontuais. Ainda assim, em média, homens de 20 anos de idade contribuem apenas duas vezes mais para mutações pontuais em seus descendentes do que mulheres. Como você consegue explicar essa discrepância?

17. O genoma humano tem aproximadamente 3 bilhões de pares de bases de tamanho.
    a. Usando uma folha de papel padrão de 21 × 29 cm com margens de 2,5 cm, um tamanho de fonte de 12 pontos e linhas de espaçamento único, quantas folhas de papel impressas em um dos lados seriam necessárias para imprimir o genoma humano?
    b. Uma resma de 500 folhas de papel tem cerca de 5 cm de espessura. Qual seria a altura de uma pilha de papéis com todo o genoma humano?
    c. Você preferiria uma mochila, um carrinho de compras ou um caminhão semitrailer para carregar essa pilha?

18. O cálculo de probabilidades é uma habilidade importante na genética. Ele é usado para determinar a chance de um indivíduo de herdar doenças genéticas, determinar as chances de portar uma doença ou característica genética, assim como várias outras tarefas, como prever o sucesso de um projeto de clonagem. Quando você tenta calcular a probabilidade de dois ou mais eventos independentes acontecerem ao mesmo tempo, use a regra do produto. Um exemplo disso seria jogar para cima duas moedas simultaneamente. Se queremos calcular a probabilidade de obter cara nas duas moedas jogadas, basta pegar a probabilidade de cara na primeira moeda (1/2) e multiplicar pela probabilidade de cara na segunda moeda (1/2). Assim, a probabilidade de cara nas duas moedas, simultaneamente, é o produto das probabilidades individuais: (1/2) × (1/2) = 1/4. Sempre que calculamos a probabilidade combinada resultante de mais de um evento independente, usamos a regra do produto. Quantas moléculas de DNA diferentes com 10 pares de bases de comprimento são possíveis?

## GENÉTICA E SOCIEDADE

Neste capítulo, você aprendeu como pais mais velhos contribuem com mais mutações pontuais em seus descendentes do que pais mais jovens. Essa informação deveria ser usada para informar a política pública ou as decisões individuais? Que decisões políticas uma sociedade ou indivíduo deve tomar e implementar com relação a isso?

# PARTE 1

# Princípios Fundamentais na Genética de Transmissão

O assunto deste livro é a ciência da *genética*, que é amplamente definida como o estudo da *hereditariedade*. A hereditariedade, por sua vez, é definida como a *transmissão* de propriedades de geração para geração. Desde o começo dos tempos, os humanos sem dúvidas perguntaram-se como a hereditariedade é possível. Falando de maneira geral, a hereditariedade tem dois componentes igualmente misteriosos, *constância* e *variação*.

*Constância* é o simples fato de que as pessoas têm bebês humanos, os gatos têm gatinhos, os cães têm cachorrinhos e assim por diante. Logo, a constância das espécies é transmitida para todas as gerações. É claro, essa observação geral sobre a hereditariedade aumenta as dúvidas: como tal constância é possível? Em outras palavras, qual o mecanismo que permite a reprodução fiel de uma espécie? Se é presumido que dois progenitores são necessários para produzir descendentes, o senso comum sugere que alguma forma de material deve ser transmitida de cada um dos pais para contribuir com os descendentes. Porém, na maior parte da história da humanidade, a natureza desse material era um mistério.

*Variação* é a observação mais comum (usando os humanos como exemplo) de que, embora pessoas produzam pessoas, há uma diferença considerável entre os membros de uma população de maneira geral, e também dentro da prole de um acasalamento. Essas diferenças nos permitem reconhecer os indivíduos no pool geral da população humana. Tal variação está preocupada, essencialmente, com aspectos menores de uma espécie. Embora as principais características que definem as espécies mantenham-se constantes (somos bípedes, com cérebros grandes, corpos geralmente sem pelos etc.), há diferenças perceptíveis em propriedades como cor dos cabelos, formato do nariz, cor da pele, altura, predisposição a certas doenças e uma miríade de outras qualidades.

Podemos contrastar dois tipos de variações. A primeira é chamada de *variação contínua*. Um bom exemplo é altura ou comprimento, que tende a variar na população de um valor baixo a um valor alto e *todos* os valores entre eles. A segunda é a *variação descontínua*, a existência em uma espécie de indivíduos com formas marcadamente distintas de uma propriedade particular. Nos humanos, um bom exemplo é a presença ou ausência de uma covinha no queixo. Essa não é uma variação contínua; as pessoas têm ou não têm uma covinha no queixo. O ator de cinema Kirk Douglas tinha uma proeminente covinha no queixo; e, assim, seu filho Michael Douglas (também ator) claramente herdou essa covinha no queixo.

Outro exemplo da história é o lábio dos Habsburgos, uma notável variante descontínua que foi passada pelas gerações da família real espanhola dos Habsburgos. Vemos ao nosso redor muitos outros exemplos de herança clara de tais propriedades distintas em animais e plantas. Um mecanismo necessário que explica como tal variação surge, e também como é transmitida de uma geração para a próxima, é o mecanismo de transmissão.

A herança de variações contínuas é menos óbvia, e normalmente não há um padrão claro de herança imediatamente óbvio. Um importante fator de complicação relacionado a variações contínuas é que os efeitos ambientais podem ter uma influência profunda. Um exemplo simples é o peso, que varia continuamente. Embora pareça ser herdado em alguns casos, o peso de um indivíduo é obviamente bastante influenciado pela disponibilidade de alimentos, um componente fundamental do ambiente.

A existência da variação e sua herança também exige uma explicação. Como as variantes são produzidas e como são passadas para gerações subsequentes?

No resumo das ideias preliminares citadas, podemos estabelecer várias observações abrangentes sobre hereditariedade:

1. *Uma espécie sempre produz prole da mesma espécie.*
2. *Dentro de uma espécie há propriedades variantes.*
3. *A variação de uma propriedade pode ser contínua ou descontínua.*
4. *Algumas variantes são passadas por gerações.*
5. *O ambiente pode afetar a variação.*

Essas observações devem estar evidentes a qualquer um que pense em hereditariedade ao longo da existência humana. Porém, quando perguntamos sobre os mecanismos por trás desse fenômeno, a história nos diz que houve pouquíssimas ideias produtivas sobre o assunto

**CAPÍTULO 2**
Herança Monogênica, 27

**CAPÍTULO 3**
Distribuição Independente de Genes, 75

**CAPÍTULO 4**
Mapeamento de Cromossomos Eucarióticos por Recombinação, 109

**CAPÍTULO 5**
Interação Gênica, 147

**CAPÍTULO 6**
Genética da Bactéria e Seus Vírus, 185

### Lábio Habsburgo

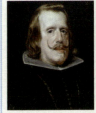 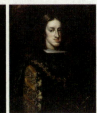

Felipe IV (esquerda) e seu filho Carlos II (direita) foram os últimos Habsburgos a reinar na Espanha. Ambos reinaram no século XVII e ambos tinham o lábio Habsburgo. [*DEA/G. NIMATALLAH/Getty Images; Heritage Images/Getty Images.*]

até a metade do século XIX. Nós simplesmente não sabíamos com exatidão como as espécies e suas variantes eram propagadas. Foi aí que a ciência da genética como assunto analítico começou, quando as regras experimentais básicas da elucidação dos mecanismos da herança começaram a surgir. E então, no século e meio seguinte, conforme as abordagens experimentais ganharam sofisticação, descobrimos os mecanismos da herança enquanto os princípios bem testados que conhecemos hoje.

A primeira seção deste livro é chamada Genética da Transmissão, pois abrange os mecanismos que permitem que a constância e a variação sejam transmitidas de uma geração para a outra. Esses capítulos apresentam os principais mecanismos da genética de transmissão, que podemos chamar de princípios gerais da hereditariedade. Este resumo dos princípios da hereditariedade serve como um mapa geral para acompanhar esse bloco de capítulos iniciais.

## PRINCÍPIOS DA HEREDITARIEDADE

### 1. O DNA é o material genético que determina as propriedades básicas de um organismo.

Hoje sabemos que cada célula de um organismo tem um conjunto único e fundamental de DNA, chamado *genoma*, que codifica as informações para construir aquele organismo. DNA é uma molécula longa e filamentosa composta por milhares de unidades funcionais chamadas genes. O genoma de um organismo eucariótico é composto por várias moléculas de DNA, cada uma formando um cromossomo, com cada cromossomo contendo vários genes. Na maioria dos casos, as informações em cada gene são traduzidas em uma proteína, e muitas dessas proteínas são unidades essenciais de forma e função em um organismo.

Assim, em geral,

$$\underset{\text{informação}}{\text{Gene (DNA)}} \xrightarrow{\text{tradução}} \underset{\text{forma ou função}}{\text{Proteína}}$$

### 2. A constância hereditária é baseada na replicação do DNA.

Em uma célula, o DNA pode ser copiado usando um processo chamado replicação. Durante a replicação do DNA, cada molécula do DNA produz duas moléculas de DNA "filhas" idênticas, destinadas a carregar as informações essenciais do organismo para a geração seguinte. Esse é o processo químico fundamental por trás de toda a transmissão hereditária entre as gerações de células e as gerações de organismos.

$$\text{DNA} \xrightarrow{\text{replicação}} \text{2 moléculas de DNA filhas e idênticas}$$

### 3. Durante a divisão celular, as moléculas de DNA filhas são empacotadas nas células resultantes.

As células somáticas nos eucarióticos dividem-se para produzir mais células do mesmo organismo, para aumentar o número celular durante o crescimento. Durante essa divisão celular, a divisão nuclear que a acompanha, chamada *mitose*, garante que cada célula filha receba uma molécula filha de cada cromossomo, os mesmos número e identidade da célula progenitora.

$$\text{células somáticas} \xrightarrow{\text{mitose}} \text{2 células-filhas geneticamente idênticas}$$

Nos procariotas, um mecanismo análogo garante que cada célula filha tenha uma molécula de DNA filha. Visto que os procariotas são unicelulares, as células-filhas podem ser consideradas descendentes.

No ciclo sexual dos eucariotas, células especializadas chamadas *meiócitos* passam por divisão celular acompanhada pela divisão nuclear chamada *meiose*, resultando em quatro células gametas (normalmente chamados óvulos e espermatozoides) que têm uma molécula filha única de cada cromossomo. Esses quatro gametas geralmente não são idênticos devido à recombinação (ver o Princípio 8).

$$\text{meiócito} \xrightarrow{\text{meiose}} \text{4 gametas não idênticos}$$

Assim, em tais processos somáticos e sexuais, vemos a base da constância, a maneira como a vida se propaga. O DNA é propagado e as moléculas de DNA filhas são distribuídas de maneira organizada entre as células resultantes, a depender dos requisitos dos ciclos celulares somático e sexual.

## 4. A variação de herança é causada por mudanças nos genes a nível do DNA.

Embora o DNA seja uma molécula geralmente estável, ele tem uma tendência inerente de mudar a uma taxa lenta, em um processo chamado de *mutação*. Algumas dessas mudanças são essencialmente causadas por erros aleatórios na química do DNA. Dentro de um gene, tais mudanças com frequência resultam em modificações ou na falta de função genética, que, por sua vez, pode levar a mudanças detectáveis na estrutura de uma função do organismo. Acredita-se que as mudanças no DNA alteram seu *genótipo*, enquanto as mudanças correspondentes na estrutura ou na função de um organismo mudam seu *fenótipo*, a manifestação externa do genótipo.

As mutações gênicas são transmitidas como parte do cromossomo. Elas podem ser passadas de uma célula para células descendentes pela mitose ou de um organismo parental para seus descendentes pela meiose. Consideramos que a replicação fiel do DNA é a base da transmissão da constância e da variação.

## 5. Na reprodução sexual eucariótica, mutações monogênicas são transmitidas à prole em proporções matemáticas precisas.

As células da maioria dos animais e das plantas carregam dois conjuntos de cromossomos, organizados em pares cromossômicos. Se os membros de um par carregam formas diferentes de um gene (p. ex., um normal e uma mutação), então a meiose separa esses cromossomos e seus genes em um processo chamado *segregação*, e produz gametas que são 1/2 normais e 1/2 mutantes. Por sua vez, a mesma proporção pode então ser detectada na prole. Essa proporção matemática simples é a base de várias proporções mais complexas encontradas na prole de vários tipos de cruzamentos.

Os procariotas também têm um ciclo semelhante ao sexual e também produzem proporções especiais na prole, mas essas são matematicamente mais complexas.

## 6. Durante a produção de gametas, as mutações em diferentes cromossomos são transmitidas de forma independente.

Dado que cromossomos diferentes são manipulados por suas próprias "cordas" moleculares durante a produção de gametas, os genes em um cromossomo são distribuídos às células-filhas independentes daqueles em outros cromossomos.

## 7. Durante a produção de gametas, as mutações que se acham próximas no mesmo cromossomo tendem a ser transmitidas juntas.

Os genes localizados próximos uns aos outros no mesmo cromossomo são fisicamente ligados pelo segmento do cromossomo entre eles, logo, tendem a ser herdados como um pacote.

## 8. A recombinação contribui para a variação entre os descendentes.

Eucariotas e procariotas têm mecanismos de recombinação, a produção de novas combinações alélicas. Nos eucariotas, a distribuição independente e o *crossing over* (quebra e reunião cromossômica) na meiose são os dois mecanismos de recombinação. Em procariotas, um processo semelhante ao cruzamento ocorre quando as células se fundem e formam diploides parciais.

## 9. As mutações de diferentes genes podem interagir funcionalmente.

Uma vez que cada propriedade biológica de um organismo é influenciada por um arranjo de vários a muitos genes, se várias mutações em estudo forem em genes que sejam parte dessa variedade colaborativa, as mutações podem demonstrar efeitos interativos, alguns qualitativos, alguns quantitativos. Essas interações podem ser detectadas como proporções fenotípicas modificadas na prole dos cruzamentos.

**10. A atividade gênica pode ser influenciada pelo ambiente.**

Um gene, que é um segmento de DNA, não faz nada sozinho em um tubo de ensaio. Ele precisa estar dentro de uma célula para funcionar. A célula, por sua vez, também não é independente porque recebe seus nutrientes e sinais externos necessários do ambiente.

Assim, as análises da função gênica, da variação genética e da herança devem sempre considerar e controlar a variação no ambiente.

Os vírus normalmente não são considerados vivos, mas ainda assim têm ácidos nucleicos como material genético e demonstram muitos dos princípios delineados anteriormente.

---

A linguagem desses 10 princípios fundamentais não é particularmente difícil de compreender ou lembrar, e você talvez se pergunte porque este livro não termina aqui. A resposta é que a compreensão da ciência da genética não tem a ver com compreender frases, mas, sim, com a habilidade de fazer deduções a partir de dados observados. Em geral, um experimento genético é realizado e os resultados obtidos precisam ser explicados.

Munido com um conjunto de princípios como os destacados aqui (e muitos mais em outras seções), o pesquisador precisa analisar se os resultados estão em conformidade ou não com um dos princípios estabelecidos. Caso contrário, os resultados podem apontar para um novo princípio. Precisamos perguntar o tempo todo, "Como sabemos que isso é verdade?" Em tal análise, o conhecimento de como os princípios foram estabelecidos em primeiro lugar é, normalmente, muito informativo.

Quais experimentos foram realizados e como foram analisados para dar credibilidade a certos princípios? Perguntas desse tipo são o conteúdo deste livro. Devemos fazer muitas perguntas, como "Como sabemos que existem genes?", "Como sabemos que o material hereditário é o DNA?", "Como reconhecemos a herança de gene único?" "Quantos genes influenciam essa característica particular?", "Que tipo de dados nos permitiriam saber que dois genes estão próximos um do outro em um cromossomo?" Essa é a substância da análise genética, o assunto deste livro, e que agora iremos discutir.

# Herança Monogênica

CAPÍTULO 2

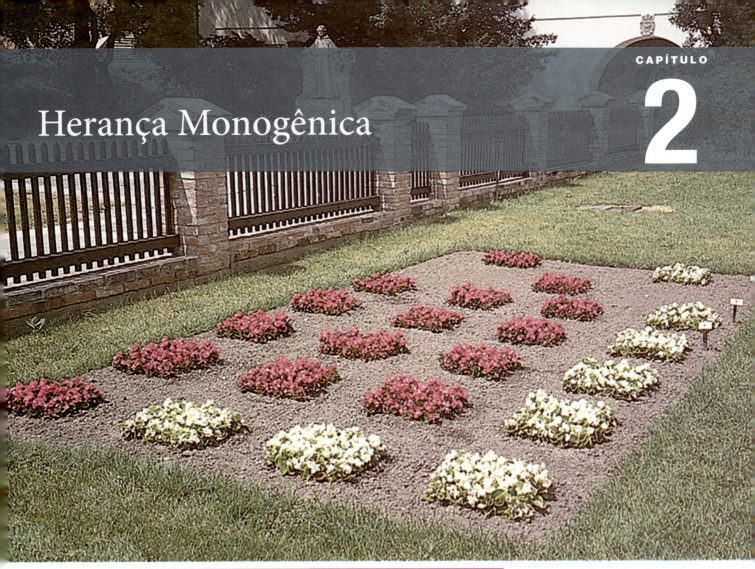

Mosteiro do pai da genética, Gregor Mendel. Uma estátua em sua homenagem é visível ao fundo. Hoje, esta parte do monastério é um museu, e os curadores plantaram begônias vermelhas e brancas em uma grade que representa graficamente o tipo de padrões de herança obtidos por Mendel usando ervilhas. [Anthony Griffiths.]

## Visão geral do capítulo e objetivos de aprendizagem

**2.1 Padrões de herança monogênica, 29**

**OA 2.1** Na prole de cruzamentos controlados, reconhecer o diagnóstico de proporções fenotípicas de herança monogênica.

**2.2 Genes e cromossomos, 34**

**OA 2.2** Explicar proporções de herança monogênica em termos de comportamentos de cromossomos na meiose.

**2.3 Base molecular dos padrões de herança mendelianos, 38**

**OA 2.3** Propor hipóteses razoáveis para explicar a dominância e a recessividade de alelos específicos no âmbito molecular.

**2.4 Alguns genes descobertos por meio da observação das proporções de segregação, 43**

**OA 2.4** Prever proporções fenotípicas entre descendentes de cruzamentos de pais que diferem em um único gene.

**2.5 Padrões de herança monogênica ligados ao sexo, 46**

**OA 2.5** Na prole de cruzamentos controlados, reconhecer o diagnóstico da relação fenotípica de herança monogênica ligada a X.

**2.6 Análise de heredogramas humanos, 50**

**OA 2.6** Reconhecer padrões de herança diagnósticos de condições autossômicas dominantes, autossômicas recessivas, dominantes ligados a X, recessivas ligadas ao X e ligadas ao Y em heredogramas humanos.

**28  Parte 1**  Princípios Fundamentais na Genética de Transmissão

**Objetivo do capítulo**

Vimos no Capítulo 1 que os genes são as unidades funcionais básicas da herança. Nosso objetivo geral neste capítulo é descobrir os padrões de herança em cruzamentos que revelam a existência de genes individuais que têm um efeito mensurável sobre o fenótipo de um organismo eucariótico. Veremos como o trabalho pioneiro de Mendel e os princípios da genética que ele propôs se tornaram ferramentas analíticas valiosas para os geneticistas conforme eles dissecam as propriedades biológicas de interesse.

Que tipos de pesquisas os biólogos fazem? Uma área central de pesquisa na biologia de todos os organismos é a tentativa de compreender como um organismo se desenvolve a partir de um óvulo fertilizado em um adulto – em outras palavras, o que faz um organismo ser como é. Normalmente, essa meta geral é dividida no estudo de propriedades biológicas individuais, como o desenvolvimento da cor da flor da planta, a locomoção do animal ou o consumo de nutrientes, embora os biólogos também estudem áreas mais amplas, como o funcionamento das células. De que forma os geneticistas analisam as propriedades biológicas? Na genética, propriedades biológicas individuais de uma espécie são referidas como **características** ou **traços**. A abordagem genética para compreender qualquer traço biológico é encontrar o subconjunto de genes no genoma que o influenciam, um processo às vezes referido como **descoberta genética**. Após a identificação desses genes, suas funções celulares podem ser elucidadas através de mais pesquisas.

Há vários tipos diferentes de abordagens analíticas à descoberta do gene, mas um método amplamente usado recorre à detecção de *padrões de herança de gene único*, e esse é o tema deste capítulo.

Toda a genética, em um aspecto ou outro, baseia-se nas *variantes* herdáveis: indivíduos que herdam um traço que se expressa de maneira diferente de alguma forma padrão. Por exemplo, em relação ao traço cor da flor em alguma planta, ele pode expressar branco na variante, em vez do azul normal. A abordagem básica da genética é comparar as propriedades das variantes com o padrão e, a partir dessas comparações, fazer deduções sobre a função genética. É semelhante à maneira pela qual você faz inferências sobre como uma máquina estranha funciona ao mudar a composição ou a posição das peças, ou até mesmo removendo uma peça por vez. Cada variante representa uma "alteração" da máquina biológica, da qual sua função pode ser deduzida.

Na genética, a forma mais comum de qualquer característica de um organismo é chamada **tipo selvagem**, que é encontrado "na vida selvagem", ou na natureza. As variantes herdáveis observadas em uma espécie que diferem do tipo selvagem são chamadas **mutantes**, organismos individuais que têm uma forma anormal da característica. As formas alternativas de uma característica são chamadas **fenótipos**, por exemplo, os fenótipos azuis e brancos da característica cor da flor. A **Figura 2.1** mostra exemplos do fenótipo tipo selvagem e vários fenótipos mutantes para determinada característica em dois modelos diferentes de organismos.

Em comparação ao tipo selvagem, os mutantes são raros. Sabemos que eles surgem de tipos selvagens por um processo chamado **mutação**, que resulta em uma mudança variável no DNA de um gene. A forma modificada do gene também é chamada de mutação. As mutações nem sempre são nocivas a um organismo; às vezes elas podem ser vantajosas, mas normalmente não têm efeito observável. Muito se sabe sobre os mecanismos da mutação (ver Capítulo 15), mas em geral pode-se dizer que elas surgem de erros no processamento celular do DNA.

Simplificando, as etapas gerais para analisar um traço por descoberta gênica são as seguintes:

1. Acumular mutantes que afetam a característica de interesse.
2. **Cruzar** indivíduos mutantes com indivíduos do tipo selvagem para ver se seus descendentes mostram proporções de tipo mutante para fenótipos mutantes características de herança de gene único.

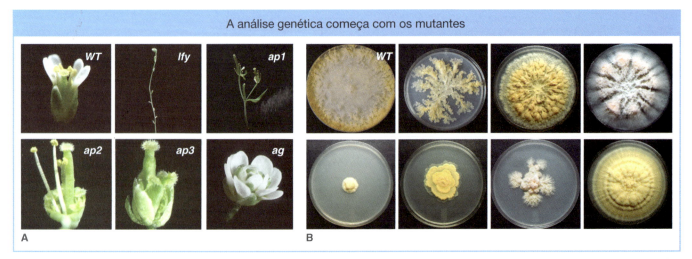

**Figura 2.1** Essas fotografias mostram a variedade de fenótipos mutantes típicos dos obtidos na dissecção genética de traços. Esses exemplos são da dissecção do desenvolvimento floral na *Arabidopsis thaliana*, uma planta (**A**) e crescimento de hifa na *Neurospora crassa*, uma levedura (**B**). WT = tipo selvagem [A, Cortesia de George Haughn. B. Cortesia de Anthony Griffiths/Olivera Gavric.]

3. Deduzir as funções do gene a nível molecular.
4. Deduzir como o gene interage com outros genes para produzir o traço em questão.

Dessas etapas, apenas 1 e 2 serão abordadas neste capítulo.

A descoberta gênica começa com uma "caçada" para acumular mutantes que, na função biológica em investigação, são alterados ou destruídos. Mesmo que os mutantes sejam individualmente raros, há maneiras de melhorar sua recuperação. Um método amplamente usado é tratar o organismo com radiação ou produtos químicos que aumentam a taxa de mutação. Após o tratamento, a maneira mais direta de identificar mutantes é fazer uma *triagem* visual de um número muito grande de indivíduos, buscando uma ocorrência ao acaso de mutantes naquela população. Da mesma forma, vários métodos de seleção podem ser desenvolvidos para enriquecer os tipos buscados.

Armado com um conjunto de mutantes que afetam a característica de interesse, espera-se que cada mutante represente uma mutação em um dos conjuntos de genes que controlam a característica e que uma via ou rede razoavelmente completa de genes seja representada. Porém, nem todos os mutantes são causados por uma única mutação dentro de um gene (alguns têm uma determinação bem mais complexa), então, primeiro, cada mutante precisa ser testado para ver se realmente é causado por uma mutação de gene único.

O teste para herança de gene único é cruzar indivíduos mostrando o fenótipo mutante com indivíduos do tipo selvagem, e depois analisar a primeira e segunda gerações de descendentes. Como exemplo, uma planta mutante com flores brancas seria cruzada com um tipo selvagem de planta mostrando flores azuis. A prole desse cruzamento é analisada, e então elas são cruzadas entre si para produzir uma segunda geração de descendentes. Em cada geração, as relações de diagnóstico entre plantas com flores azuis e com flores brancas revelarão se um único gene controla a cor da flor branca *versus* a azul. Caso positivo, e por inferência, o fenótipo tipo selvagem (flores azuis) seria codificado pela forma tipo selvagem do gene e o fenótipo mutante (flores brancas) seria codificado por uma forma do mesmo gene no qual um evento de mutação alterou a sequência do DNA de alguma forma. Outras mutações que afetam a cor da flor (talvez malva, manchada, listrada etc.) seriam analisadas da mesma maneira, resultando, de maneira geral, em um conjunto de "genes de cor de flores" definido. Por meio da genética, o conjunto de funções gênicas que interagem para produzir a característica que chamamos de cor da flor pode ser definido. Esse tipo de uso de mutantes é, às vezes, chamado **dissecção genética**, pois a característica em questão (cor da flor, nesse caso) é escolhida à parte para revelar seu programa genético subjacente, não com um bisturi, mas com mutantes. Cada mutante potencialmente identifica um gene separado que afeta a característica.

Após um conjunto de genes principais ter sido definido dessa forma, vários métodos moleculares diferentes podem ser usados para estabelecer as funções de cada um dos genes. Esses métodos serão apresentados em capítulos adiante.

Esse tipo de abordagem da descoberta gênica é, por vezes, chamada de **genética direta**, uma estratégia para compreender a função biológica, começando com mutantes aleatórios de gene único e terminando com sua sequência de DNA e função bioquímica. (Em capítulos adiante, veremos a **genética reversa** em ação. Em resumo, a genética reversa começa com a análise genômica do DNA para identificar um conjunto de genes como candidatos para codificação da característica biológica de interesse, depois induz os mutantes direcionados especificamente para esses genes e, em seguida, examina os fenótipos mutantes para ver se afetam mesmo a característica sendo estudada.)

**CONCEITO-CHAVE** A abordagem genética para compreender uma característica biológica é descobrir os genes que a controlam. Uma abordagem à descoberta gênica é isolar os mutantes e verificar se cada um tem padrões de herança de gene único (proporções específicas do tipo selvagem e expressão mutante da característica nos descendentes).

A descoberta gênica é importante não só em organismos experimentais, mas também em estudos aplicados. Uma área fundamental é a agricultura, em que a descoberta gênica pode ser usada para compreender uma propriedade comercial desejável de um organismo, como o teor de proteínas. Já encontramos um exemplo do poder da genética afetando a agricultura no Capítulo 1, no qual vimos como a análise genética facilitou a criação de uma cepa de arroz resistente a inundações. A genética humana é outra área importante: saber quais funções gênicas estão envolvidas em uma doença ou condição específica é uma informação útil para encontrar terapias, como a técnica de terapia gênica sendo desenvolvida para tratar o daltonismo, conforme discutido no Capítulo 1.

As regras para herança de gene único foram originalmente elucidadas por volta de 1860 pelo monge Gregor Mendel, que trabalhou em um monastério na cidade de Brünn, agora parte da República Tcheca. A análise de Mendel é o protótipo da abordagem experimental para a descoberta do gene único, ainda usada hoje. Sem dúvidas, Mendel foi a primeira pessoa a descobrir qualquer gene! Ele não sabia o que eram os genes, como influenciavam as características ou como eram herdados no âmbito celular. Agora sabemos que os genes codificam proteínas ou moléculas de RNA que facilitam ou regulam a expressão das proteínas, tema ao qual voltaremos em capítulos posteriores. Também sabemos que os padrões de herança monogênica, ou de gene único, são produzidos porque os genes são partes de cromossomos, e os cromossomos são divididos muito precisamente pelas gerações, como veremos mais tarde neste capítulo.

## 2.1 Padrões de herança monogênica

**OA 2.1** Na prole de cruzamentos controlados, reconhecer o diagnóstico de proporções fenotípicas de herança monogênica.

Lembre-se de que a primeira etapa na dissecção genética é obter variantes que diferem na característica sendo avaliada. Presumindo que adquirimos uma coleção de mutantes relevantes, a próxima pergunta seria se cada uma das mutações é herdada como gene único.

### Os experimentos pioneiros de Mendel

A primeira análise da herança monogênica como via para a descoberta gênica foi conduzida por Gregor Mendel. A análise dele é a que devemos seguir como exemplo. Mendel escolheu as ervilhas do jardim, *Pisum sativum*, como organismo de pesquisa. A escolha do organismo para qualquer pesquisa biológica é fundamental, e a escolha de Mendel provou ser boa porque ervilhas são fáceis de cultivar e de reproduzir. Observe, porém, que Mendel não embarcou em uma caçada por mutantes de ervilhas; em vez disso, ele usou os mutantes que já tinham sido encontrados por outras pessoas e os usou na horticultura. Além disso, seu trabalho difere da maioria das pesquisas genéticas em andamento atualmente porque não era uma dissecção genética; ele não estava interessado nas características das ervilhas em si, mas sim na maneira como as unidades hereditárias que influenciavam aquelas características eram herdadas de geração para geração. Sem dúvida, as leis da herança deduzidas por Mendel são exatamente aquelas que usamos hoje em dia na genética moderna para identificar padrões de herança monogênica.

Mendel escolheu investigar a herança de sete características (traços) de sua espécie de ervilhas escolhida: cor da ervilha, formato da ervilha, cor da vagem, formato da vagem, cor da flor, altura da planta e posição do broto da flor. Para cada uma dessas sete características, ele obteve de seu horticultor dois tipos de plantas de ervilhas que mostravam fenótipos distintos e contrastantes. Esses fenótipos contrastantes estão ilustrados na **Figura 2.2**. Seus resultados foram substancialmente os mesmos para cada característica, portanto podemos usar uma característica, cor da semente da ervilha, como ilustração. Todas as plantas usadas por Mendel eram de **linhagens puras**, significando que, para o fenótipo em questão, todos os descendentes produzidos por cruzamentos entre os membros daquela linhagem eram idênticos. Por exemplo, dentro da linhagem de sementes amarelas, toda a prole de qualquer cruzamento tinha sementes amarelas.

A análise de Mendel da hereditariedade das ervilhas fez uso extenso de cruzamentos. Para fazer um cruzamento em plantas como ervilhas, basta transferir o pólen das anteras de uma planta para o estigma da outra. Um tipo especial de cruzamento é a **autofecundação** (autopolinização), permitindo que o pólen de uma flor caia em seu próprio estigma. O cruzamento e a autofecundação estão ilustrados na **Figura 2.3**. O primeiro cruzamento feito por Mendel cruzou plantas da linhagem de sementes amarelas com plantas da linhagem de sementes verdes. Em seu programa geral de cruzamento, essas linhagens constituíam a **geração parental**, abreviada como P. Em *Pisum sativum*, a cor da semente (a ervilha) é determinada pela própria maquiagem genética da semente. Logo, as ervilhas resultantes de um cruzamento são efetivamente prole e podem ser convenientemente classificadas para fenótipo sem a necessidade de cultivá-las em plantas. As ervilhas da prole do cruzamento entre as linhagens puras diferentes mostraram todas ser amarelas, não importa qual progenitor (amarelo ou verde) foi usado como macho ou fêmea. Essa geração de descendentes é chamada de **primeira geração filial**, ou $F_1$. A palavra *filial* vem do latim *filia* (filha) e *filius* (filho). Os resultados desses dois cruzamentos recíprocos são os seguintes, nos quais × representa um cruzamento:

fêmea da linhagem amarela × macho da linhagem verde → ervilhas $F_1$ todas amarelas

Fêmea da linhagem verde × macho da linhagem amarela → ervilhas $F_1$ todas amarelas

Os resultados observados nos descendentes dos cruzamentos recíprocos foram os mesmos e, portanto, serão tratados como um único cruzamento.

Mendel cultivou ervilhas $F_1$ em plantas e usou essas plantas para obter a **segunda geração filial**, ou $F_2$. A geração $F_2$ era composta de 6.022 ervilhas amarelas e 2.001 ervilhas verdes. Em resumo,

amarelo $F_1$ × amarelo $F_1$ → $F_2$ composta por

6.022 amarelas
2.001 verdes
Total 8.023

Mendel observou que esse resultado era muito próximo de uma proporção matemática de três quartos (75%) de amarelas e um quarto (25%) de verdes. Um cálculo simples nos mostra que 6022/8023 = 0,751 ou 75,1%, e 2001/8023 = 0,249 ou 24,9%. Em outras palavras, houve uma proporção de 3:1 de amarelas para verdes. Curiosamente, o fenótipo verde, que havia desaparecido na $F_1$, reapareceu em um quarto dos indivíduos $F_2$, mostrando que os determinantes genéticos para verde devem estar presentes na $F_1$ amarela, embora não expressados (não observados no fenótipo $F_1$).

Para investigar ainda mais a natureza das plantas $F_2$, Mendel usou plantas autopolinizadas cultivadas a partir das sementes $F_2$. Ele encontrou três tipos diferentes de resultados. As plantas cultivadas das sementes $F_2$ verdes, quando autopolinizadas, mostraram produzir apenas ervilhas verdes. Porém, as plantas cultivadas das sementes $F_2$ amarelas, quando autopolinizadas, mostraram ser de dois tipos: um terço delas eram cruzamento

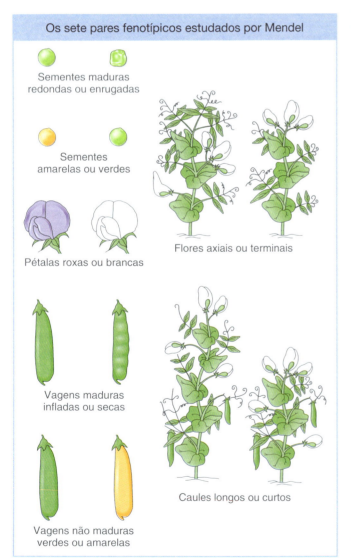

**Figura 2.2** Para cada característica, Mendel estudou dois fenótipos contrastantes.

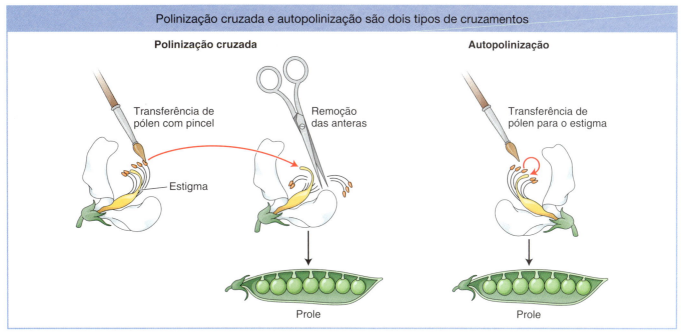

**Figura 2.3** Em um cruzamento entre ervilhas (*esquerda*), o pólen das anteras de uma planta é transferido para o estigma de outra. Na autopolinização, o pólen das anteras é transferido das anteras para o estigma da mesma planta.

puro para sementes amarelas, mas dois terços forneceram prole mista: três quartos de sementes amarelas e um quarto de sementes verdes, assim como as plantas $F_1$. Em resumo,

1/4 de $F_2$ eram verdes, que quando autopolinizadas forneceram apenas verdes

3/4 de $F_2$ eram amarelas;
    destas,   1/3, quando autopolinizadas, forneceram apenas amarelas
              2/3, quando autopolinizadas, forneceram 3/4 amarelas e 1/4 verdes

Para colocar de outra forma, $F_2$ era formada por

1/4 de verdes de cruzamentos puros

1/2 de amarelas semelhantes a $F_1$ (prole mista)

1/4 de amarelas de cruzamentos puros

Assim, a proporção 3:1 de fenótipos observados na geração $F_2$, no sentido mais fundamental, é uma proporção 1:2:1.

Mendel fez outro cruzamento informativo entre as plantas de sementes amarelas $F_1$ e qualquer planta de semente verde. Neste cruzamento, a prole mostrou as proporções de metade amarelas e metade verdes. Em resumo,

$F_1$ amarelas × verdes → 1/2 amarelas
                                  1/2 verdes

Esses dois tipos de cruzamentos, a autopolinização $F_1$ e o cruzamento de $F_1$ com uma planta qualquer de sementes verdes forneceram proles amarelas e verdes, mas em proporções diferentes. Essas duas proporções estão representadas na **Figura 2.4**. Observe que as proporções são vistas apenas quando as ervilhas em várias vagens são combinadas.

As proporções de 3:1 e 1:1 encontradas para cor da vagem também foram encontradas para cruzamentos comparáveis para as outras seis características que Mendel estudou. Os números reais para as proporções 3:1 para essas características são mostrados na **Tabela 2.1**.

## A lei de Mendel da segregação igual

Inicialmente, o significado dessas proporções matemáticas precisas e repetidas deve ter sido incompreensível para Mendel, mas ele conseguiu desenvolver um modelo brilhante que não apenas explicou todos os resultados como também representou o nascimento histórico da ciência da genética. O modelo de Mendel para o exemplo da cor da ervilha, traduzido para os termos modernos, foi o seguinte:

1. Um fator hereditário chamado **gene** é necessário para produzir a cor da ervilha.
2. Cada planta tem um par desse tipo de gene.
3. O gene vem em duas formas chamadas **alelos**. Se o gene for foneticamente chamado um gene "wye", os dois alelos podem ser representados por $Y$ (significando o fenótipo amarelo) e $y$ (representando o fenótipo verde).
4. Uma planta pode ser $Y/Y$, $y/y$, ou $Y/y$. A barra mostra que os alelos são um par.
5. O fenótipo de plantas $Y/y$ é sempre amarelo, mesmo que um alelo para o fenótipo verde esteja presente. Pode-se dizer que o alelo Y "domina" o alelo y, resultando no fenótipo amarelo. O alelo cujo fenótipo é exibido na planta $Y/y$, $Y$, é chamado alelo **dominante**. O alelo cujo fenótipo não é exibido na planta $Y/y$, $y$, é conhecido como alelo **recessivo**.
6. Na meiose, os membros de um par de genes separam-se igualmente nas células que se tornam óvulos e espermatozoides, os *gametas*. Essa divisão por igual tornou-se conhecida como a primeira **lei de Mendel**, ou **lei da segregação igual**. Assim, um único gameta contém apenas um membro do par de genes.
7. Na fertilização, os gametas fundem-se aleatoriamente, não importando quais alelos portem.

Aqui, apresentamos um pouco da terminologia. Um óvulo fertilizado, a primeira célula que se desenvolve em um indivíduo da prole, é chamado de **zigoto**. Uma planta com um

**32** **Parte 1** Princípios Fundamentais na Genética de Transmissão

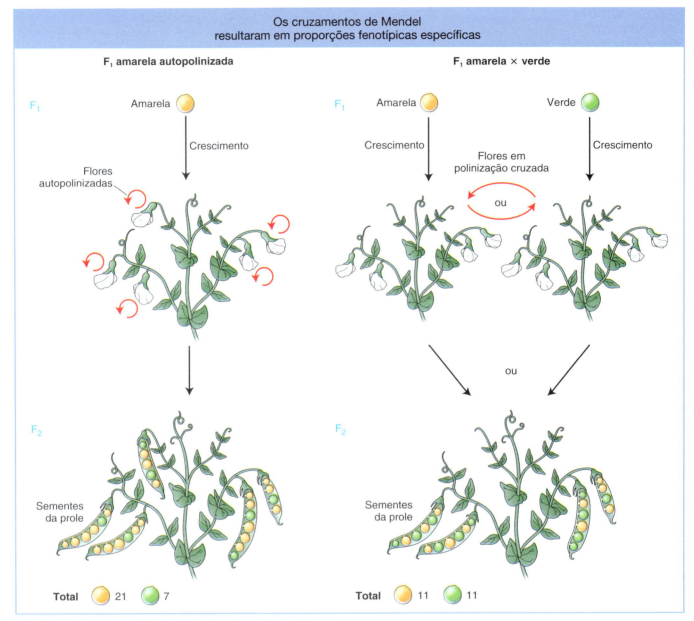

**Figura 2.4** Mendel obteve uma proporção fenotípica de 3:1 na autopolinização da F₁ (*esquerda*) e uma proporção fenotípica de 1:1 no cruzamento da F₁ amarela com verde (*direita*). O tamanho das amostras é arbitrário.

**TABELA 2.1** Resultados de todos os cruzamentos de Mendel nos quais os progenitores diferiam em uma característica.

| Fenótipos parentais | F₁ | F₂ | Proporção de F₂ |
|---|---|---|---|
| 1. Sementes redondas × enrugadas | Todas redondas | 5474 redondas; 1850 enrugadas | 2,96:1 |
| 2. Sementes amarelas × verdes | Todas amarelas | 6022 amarelas; 2001 verdes | 3,01:1 |
| 3. Pétalas roxas × brancas | Todas roxas | 705 roxas; 224 brancas | 3,15:1 |
| 4. Vagens infladas × secas | Todas infladas | 882 infladas; 299 secas | 2,95:1 |
| 5. Vagens verdes × amarelas | Todas verdes | 428 verdes; 152 amarelas | 2,82:1 |
| 6. Flores axiais × terminais | Todas axiais | 651 axiais; 207 terminais | 3,14:1 |
| 7. Caules longos × curtos | Todos longos | 787 longos; 277 curtos | 2,84:1 |

par de alelos idênticos para um determinado gene é chamado **homozigoto** (adjetivo homozíguo) e uma planta na qual os alelos do par de genes diferem é chamada de **heterozigoto** (adjetivo heterozíguo). Algumas vezes, um heterozigoto para um gene é chamado **mono-híbrido**. Um indivíduo pode ser classificado como **homozigoto dominante** (como Y/Y), **heterozigoto** (Y/y), ou **homozigoto recessivo** (y/y). Na genética, a combinação de alelos subjacentes aos fenótipos é chamada de **genótipo**. Assim sendo, Y/Y, Y/y e y/y são todos genótipos.

**CONCEITO-CHAVE** Na meiose, os membros de um par de genes segregam-se igualmente nas células produtos (espermatozoides ou óvulos). Isso é conhecido como a primeira lei de Mendel, ou lei da segregação igual.

A **Figura 2.5** mostra como os postulados de Mendel explicam as proporções de prole ilustradas na Figura 2.4: o cruzamento de linhagens puras é homozigoto, Y/Y ou y/y, logo, cada linhagem produz apenas gametas Y ou apenas gametas y e assim só conseguem crescer como verdadeiras. Quando cruzadas entre si, as linhagens Y Y e y y produzem uma geração $F_1$ composta de todos os indivíduos heterozigotos (Y/y). Por Y ser dominante, todos os indivíduos $F_1$ são de fenótipo amarelo. A autopolinização dos indivíduos $F_1$ pode ser considerada um cruzamento do tipo Y/y × Y/y, que às vezes é chamado de **cruzamento mono-híbrido**. Segregação igual de alelos Y e y no $F_1$ heterozigoto resulta em gametas, masculinos e femininos, metade dos quais são Y e metade dos quais são y. Os gametas masculinos e femininos se fundem aleatoriamente na fertilização, com os resultados mostrados na tabela na Figura 2.5. A composição de $F_2$ é três quartos de sementes amarelas e um quarto de verdes, uma proporção de 3:1. Um quarto das sementes $F_2$ que são verdes crescem como verdadeiras conforme esperado do genótipo y/y. Porém, as sementes amarelas $F_2$ (totalizando três quartos) são de dois genótipos: dois terços delas são heterozigotos Y/y e um terço, homozigotos dominantes Y/Y. Subjacente à proporção fenotípica 3:1 em $F_2$ está uma proporção genotípica 1:2:1:

1/4 Y/Y amarelas
2/4 Y/y amarelas  } 3/4 amarelas (Y/−)
1/4 y/y verdes

A representação geral de um indivíduo que expressa o alelo dominante é Y/−, o traço representando um espaço que pode ser preenchido por outro Y ou um y. Observe que a segregação igual é detectável apenas na meiose de um heterozigoto; Y/y produz uma metade de gametas Y e uma metade de gametas y. Embora a segregação igual aconteça nos homozigotos também, nem a segregação 1/2 Y: 1/2 Y nem a segregação 1/2 y: 1/2 y são significativas ou detectáveis no âmbito genético.

Agora, podemos explicar também os resultados do cruzamento entre as plantas cultivadas das sementes amarelas $F_1$ (Y/y) e as plantas cultivadas das sementes verdes (y/y). Nesse caso, a segregação igual no heterozigoto amarelo $F_1$ fornece gametas com proporção de 1/2 Y:1/2 y. No entanto, progenitor y/y só é capaz de originar gametas y; portanto, o fenótipo da prole depende apenas de qual alelo é herdado do progenitor Y/y. Assim, a proporção de *gametas* de 1/2 Y:1/2 y dos heterozigotos é convertida em uma proporção *genotípica* de 1/2 Y/y:1/2 y/y, que corresponde a uma proporção *fenotípica* de 1:1 de sementes amarelas para sementes verdes. Isso é ilustrado no painel direito da Figura 2.5.

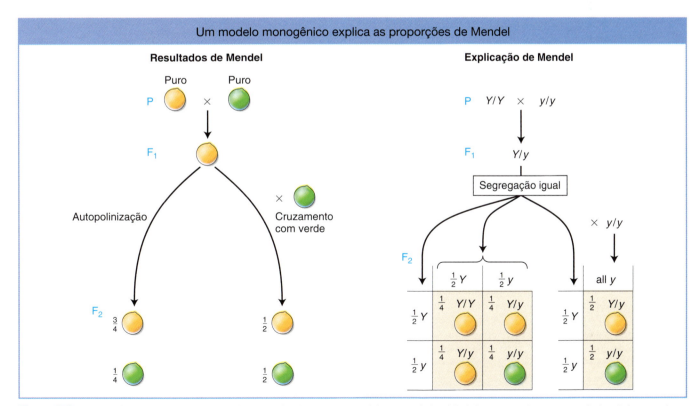

**Figura 2.5** Os resultados de Mendel (*esquerda*) são explicados por um modelo monogênico (*direita*) que postula a segregação igual dos membros de um par de genes em gametas.

**CONCEITO-CHAVE** A segregação igual de um par de genes durante a meiose é observável apenas em heterozigotos, tornando-os ferramentas cruciais para análise genética. Em um cruzamento entre um heterozigoto e um homozigoto recessivo, a taxa de gametas produzidos por meiose no heterozigoto é observada na taxa fenotípica da prole.

Observe que, ao definir os pares de alelos que estão subjacentes a esses fenótipos, Mendel identificou um gene que afeta radicalmente a cor da ervilha. Essa identificação não foi seu interesse principal, mas podemos ver como a descoberta da herança monogênica é um processo de descoberta genética, identificando genes individuais que influenciam uma característica biológica.

**CONCEITO-CHAVE** Todas as proporções genéticas de 1:1, 3:1 e 1:2:1 são diagnósticos de herança monogênica e baseadas na segregação igual de um heterozigoto.

A pesquisa de Mendel em meados do século XIX não foi notada pela comunidade científica internacional até que observações semelhantes fossem publicadas independentemente por vários outros pesquisadores em 1900. A pesquisa em muitas espécies de plantas, animais, fungos e algas logo mostrou que a lei de Mendel de segregação igual era aplicável a todos os eucariotas sexuados e, em todos os casos, baseada nas segregações cromossômicas que acontecem na meiose, um tema que abordaremos na próxima seção.

## 2.2 Genes e cromossomos

**OA 2.2** Explicar proporções de herança monogênica em termos de comportamentos de cromossomos na meiose.

Mendel explicou suas proporções de herança ao postular entidades hipotéticas que chamou de *fatores herdáveis*, no entanto, ele não sabia especificamente o que eram ou onde estavam localizados. Hoje, sabemos que os fatores herdáveis de Mendel são os genes e que os genes estão localizados nos cromossomos. Nesta seção, correlacionamos o comportamento gênico com o comportamento cromossômico e, ao fazê-lo, explicamos a base cromossômica da herança gênica.

Na química cotidiana normal da célula, os genes conduzem suas atividades nos cromossomos, que estão relativamente imóveis dentro do núcleo. Porém, quando as células se dividem, os cromossomos estão envolvidos em um conjunto de movimentos altamente programados que os dividem em novas células. Agora vamos nos concentrar nesses movimentos.

Há dois tipos de divisão celular nos eucariotas, cada um com consequências únicas. A **divisão celular somática** é a divisão de células do corpo principal, conhecido como soma. Os produtos da divisão celular somática são cópias exatas da célula progenitora. A **divisão celular sexual** acontece nos órgãos sexuais. Células especializadas chamadas meiócitos dividem-se para produzir células sexuais, tais como espermatozoides e óvulos nas plantas e animais ou esporos sexuais em fungos e algas. Quando as células se dividem, seus núcleos também se dividem; a divisão celular nuclear somática é chamada de *mitose* e a divisão celular nuclear sexual é chamada de *meiose*. Os ciclos de vida de alguns organismos bastante conhecidos, mostrando quando a mitose e a meiose ocorrem, podem ser vistos na **Figura 2.6**.

**CONCEITO-CHAVE** Durante a divisão celular somática, a divisão nuclear que a acompanha é a mitose. Durante a divisão celular sexual, a divisão nuclear que a acompanha é a meiose.

Observe que na Figura 2.6, nos exemplos de animais e plantas, as células do corpo adulto são rotuladas como $2n$. Nessa terminologia, $n$ = número de cromossomos no genoma, e o número 2 indica que há dois genomas (conjuntos de cromossomos) por célula adulta. As células somáticas $2n$ são chamadas **diploides**. Uma fotografia de uma célula diploide em um cervo muntiacus é mostrada na **Figura 2.7**. Note que, em uma célula diploide, os cromossomos estão em pares (há $n$ pares); os dois membros de um par são chamados *cromossomos homólogos*, ou *homólogos*. O terceiro exemplo na Figura 2.6 mostra um organismo **haploide** (nesse caso, um fungo) cujas células somáticas têm apenas um conjunto de cromossomos, $n$. Uma grande quantidade de organismos no planeta é haploide.

**CONCEITO-CHAVE** As células somáticas de organismos diploides contêm duas cópias de cada cromossomo. As células somáticas de organismos haploides contêm uma cópia de cada cromossomo.

Para compreender a segregação cromossômica, primeiro precisamos compreender e contrastar os dois tipos de divisões nucleares que acontecem nas células eucarióticas. A divisão celular somática e a divisão nuclear que a acompanha (mitose) são um estágio programado de todos os ciclos de divisão celular eucariótica (**Figura 2.8**). A mitose pode acontecer em células diploides ou haploides. Como resultado, uma célula progenitora torna-se duas células geneticamente idênticas. Assim,

$$2n \to 2n + 2n$$
$$\text{ou } n \to n + n$$

Esse "truque" de constância é obtido quando cada cromossomo é replicado para criar duas cópias idênticas de si, com replicação de DNA subjacente. As duas cópias idênticas de cada cromossomo são puxadas para extremidades opostas da célula. Quando a célula se divide, cada célula filha tem o mesmo conjunto cromossômico de sua progenitora.

Na divisão celular sexual, duas divisões sequenciais acontecem, juntamente com duas divisões nucleares (meiose). Por existirem duas divisões, quatro células são produzidas a partir de cada célula progenitora. A meiose acontece apenas nas células diploides e os gametas resultantes são haploides. Assim, o resultado líquido da meiose é

$$2n \to n + n + n + n$$

O grupo de células haploides é chamado de tétrade (tetra é a palavra grega para quatro). Essa divisão geral do número de cromossomos durante a meiose surge porque, mesmo quando duas divisões celulares acontecem, a replicação do cromossomo ocorre apenas uma vez. Como veremos em breve, os movimentos dos cromossomos que ocorrem durante a meiose garantem que cada gameta haploide contenha um conjunto completo de cromossomos.

Nas seções seguintes, veremos como os cromossomos e os genes são segregados em diploides e haploides e na mitose e na meiose em cada um.

Capítulo 2  Herança Monogênica   35

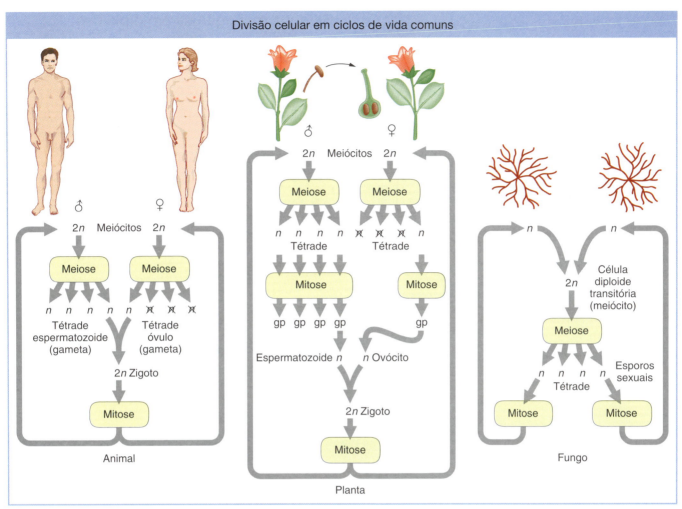

**Figura 2.6** Os ciclos de vida de humanos, plantas e fungos, mostrando os pontos nos quais a mitose e meiose acontecem. Observe que, nas fêmeas de humanos e de muitas plantas, três células da tétrade meiótica são abortadas; apenas uma desenvolve-se em um óvulo. A abreviação *n* indica uma célula haploide, *2n* uma célula diploide; "gp"significa gametófito, o nome da pequena estrutura composta de células haploides que produzirá gametas. Em muitas plantas, como o milho, um núcleo do gametófito masculino se funde em dois núcleos do gametófito feminino, originando uma célula triploide (*3n*) que depois se replica para formar o endosperma, um tecido nutritivo que cerca o embrião (derivado do zigoto *2n*).

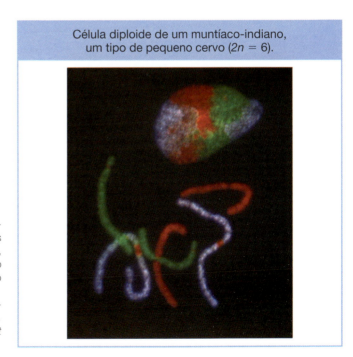

**Figura 2.7** Os seis cromossomos visíveis são de uma célula capturada no processo de divisão nuclear. Os três pares de cromossomos foram corados com sondas de DNA específicas para cromossomos, cada uma marcada com um corante fluorescente diferente (coloração para cromossomo). Um núcleo derivado de outra célula está no estágio entre as divisões. [*Reproduzida, com autorização, da Annual Reviews, de Ferguson-Smith, Malcolm A., "Putting Medical Genetics into Practice," Annual Review of Genomics and Human Genetics, 2011, Setembro; 12: 1-23, Figura 2. Permissão concedida pelo Copyright Clearance Center, Inc.*]

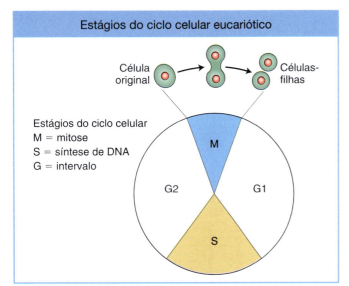

**Figura 2.8**

## Herança monogênica em diploides

No início da mitose nas células somáticas, os cromossomos se condensam ao se encolherem para se tornarem mais curtos, e são vistos como duplicados para formar unidades filhas chamadas **cromátides**. Nesse estágio, as duas cromátides irmãs permanecem associadas uma à outra, unidas em uma região cromossômica especial chamada centrômero. Cada cromátide representa uma de duas moléculas idênticas de DNA formadas pouco antes da mitose por replicação do DNA (a fase S na Figura 2.8). Cada par de cromátides se alinha no plano equatorial da célula, e então, à medida que a célula se divide, fios moleculares chamados fibras de fuso se fixam ao centrômero e puxam uma cromátide irmã para cada célula filha à medida que o centrômero se divide. Assim que estão nas células-filhas, as cromátides se tornam cromossomos individuais por si. A mitose em um heterozigoto diploide *Aa* é mostrado aqui:

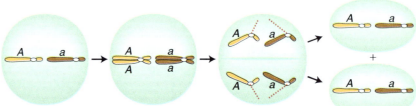

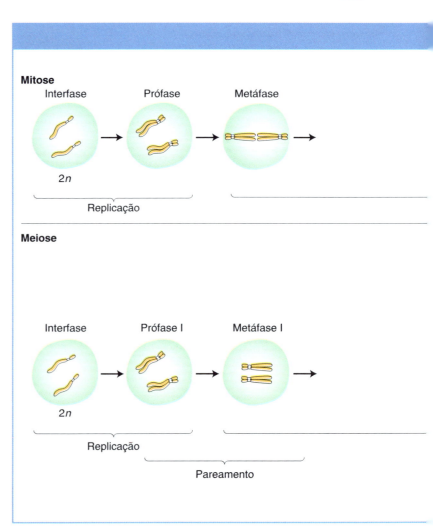

**Figura 2.9** Representação simplificada da mitose e da meiose em células diploides (2*n*, diploide; *n*, haploide). (Versões detalhadas da mitose e meiose são mostradas no Apêndice 2.1, p. 71, e no Apêndice 2.2, p. 72.)

Vemos que a mitose produz fielmente duas células do mesmo genótipo da célula original:

$$Aa \rightarrow Aa + Aa$$

A meiose também é precedida por replicação e condensação do cromossomo, mas uma diferença fundamental é que, nesse caso, os dois cromossomos homólogos se pareiam para formar um grupo de quatro cromátides no plano equatorial. A meiose acontece em duas divisões celulares. Na primeira divisão, o centrômero com um par de cromátides irmãs juntas não se divide. Um par de cromátides é puxado para cada célula filha por fusos que se fixam aos centrômeros não divididos. Na segunda divisão da meiose, os centrômeros se dividem e cada cromátide é puxada para sua própria célula, que agora é efetivamente haploide. A meiose em um heterozigoto diploide $Aa$ é mostrada aqui:

Podemos ver que uma única célula diploide do genótipo $Aa$ produz quatro células haploides, duas do genótipo $A$ e duas do genótipo $a$. Assim, agora podemos ver o mecanismo cromossômico subjacente que produz a proporção de gametas 1:1 postulada por Mendel:

$$Aa \rightarrow A + A + a + a$$
$$Aa \rightarrow 1/2\ A\ e\ 1/2\ a$$
$$\text{Proporção} = 1A : 1a$$

A **Figura 2.9** mostra os estágios de mitose e meiose em um organismo diploide. Observe a diferença no alinhamento dos

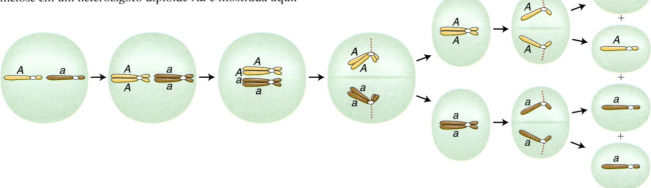

### Principais estágios da meiose e da mitose

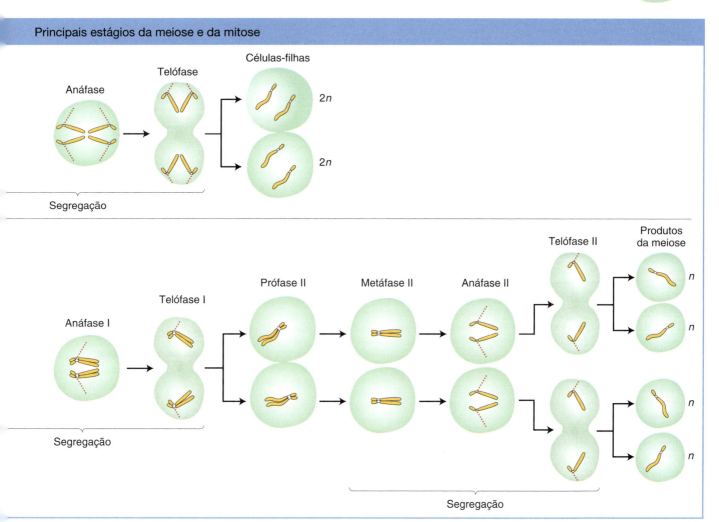

cromossomos homólogos na metáfase da mitose e na metáfase I da meiose, e a forma como as cromátides são divididas durante a anáfase subsequente.

**CONCEITO-CHAVE** A separação física dos pares de cromossomos durante a anáfase I da meiose é a base para a lei de Mendel de segregação igual.

## Herança monogênica em haploides

A mitose nos haploides progride da mesma maneira, porém, nos organismos haploides, cada célula somática carrega apenas um conjunto de cromossomos. Se escolhermos usar a terminologia A e a para representar os alelos de um gene, uma célula pode ser A ou a. A mitose ocorre conforme mostrado aqui:

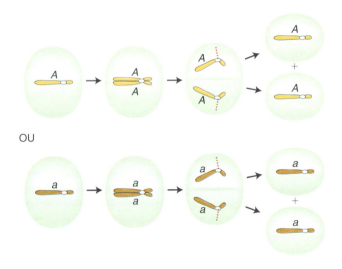

Em geral,

$$A \rightarrow A + A, \text{ ou}$$
$$a \rightarrow a + a$$

Nos haploides, a meiose acontece em um estágio especial do ciclo de vida, quando duas células haploides se unem para formar um meiócito diploide transitório. Essa união celular é um tipo de união sexual, embora os haploides geralmente não tenham sexos verdadeiros. Porém, eles têm **tipos de copulação**, que podem ser pensados como formas simples de sexos. Os fungos que estudaremos neste livro têm dois tipos de copulação, determinados por dois alelos de um único gene. Os meiócitos formam-se apenas a partir da união de células de diferentes tipos de copulação.

Vamos dar uma olhada em um cruzamento no fungo haploide fermento de padeiro, envolvendo um mutante vermelho, que contrasta com a cor branca normal do tipo selvagem. Nós postularemos um meiócito formado pela união de uma célula haploide de um mutante vermelho, $r$, e uma célula haploide do tipo selvagem $r^+$ (o + é comumente utilizado para designar alelos do tipo selvagem). O meiócito diploide transitório é um heterozigoto $r^+/r$. Conforme esperado em nossa discussão anterior sobre meiose em diploides, as quatro células haploides produzidas são $1/2\,r$ e $1/2\,r^+$, também refletindo a primeira lei de segregação igual de Mendel.

É notável que, em muitos organismos haploides, especialmente fungos, as quatro células que são produtos de uma única meiose permanecem juntas em um saco membranoso. Nos fungos, esse saco é chamado *asco*. Os quatro produtos nucleares haploides no asco representam a tétrade meiótica. Assim, é possível realizar análises de meioses únicas usando uma agulha para separar e isolar cada um dos conteúdos do saco, e tais análises tétrades fizeram contribuições valiosas à pesquisa sobre a análise da meiose em si e sobre a herança monogênica. O cruzamento de fungos $r \times r^+$ é mostrado em detalhes na **Figura 2.10**.

**CONCEITO-CHAVE** A divisão mitótica resulta no número original de cromossomos em cada uma das duas células produzidas. A divisão meiótica resulta em metade do número original de cromossomos em cada uma das quatro células produzidas.

## 2.3 Base molecular dos padrões de herança mendelianos

**OA 2.3** Propor hipóteses razoáveis para explicar a dominância e a recessividade de alelos específicos no âmbito molecular.

É claro, Mendel não tinha ideia da natureza molecular dos conceitos com os quais trabalhava. Nesta seção, podemos começar a colocar alguns dos conceitos de Mendel em um contexto molecular. Vamos iniciar com os alelos. Usamos o conceito de *alelos* sem defini-lo a nível molecular. Quais são as *diferenças estruturais* entre o tipo selvagem e alelos mutantes no DNA de um gene? Quais são as *diferenças funcionais* em relação à proteína? Alelos mutantes podem ser usados para estudar a herança monogênica sem precisar compreender sua natureza estrutural ou funcional. Porém, considerando que uma razão primordial para embarcar na herança monogênica é investigar a função de um gene, devemos entender a natureza molecular dos alelos de tipo selvagem e mutantes nos âmbitos estrutural e funcional.

### Diferenças estruturais entre alelos a nível molecular

Mendel propôs que os genes vêm em diferentes formas, que agora chamamos de alelos. O que são alelos a nível molecular? Quando alelos como *A* e *a* são examinados no DNA com o uso da tecnologia moderna, eles geralmente são considerados idênticos na maioria das sequências, diferindo apenas em um ou vários nucleotídios das centenas ou milhares de nucleotídios que compõem um gene. Portanto, vemos que os alelos são versões verdadeiramente diferentes do mesmo gene. O diagrama a seguir representa o DNA de dois alelos de um gene, a letra *x* representa uma diferença na sequência de nucleotídios:

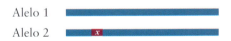

Se a sequência de nucleotídios de um alelo mudar como resultado de um "acidente" químico raro, um novo alelo mutante é criado. Tais mudanças podem ocorrer em qualquer lugar da sequência de nucleotídios de um gene. Por exemplo, uma mutação pode ser uma alteração na identidade de um único nucleotídio, a deleção de um ou mais nucleotídios ou mesmo a adição de um ou mais nucleotídios.

Um gene pode ser mudado por mutação em muitas maneiras. Para começar, o dano mutacional pode ocorrer em qualquer um dos muitos locais diferentes. Podemos representar a situação

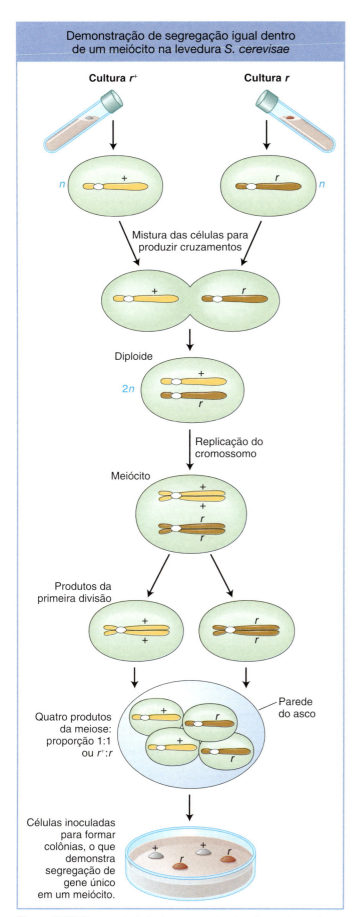

**Figura 2.10** Um asco isolado do cruzamento $r^+ \times r$ leva a duas culturas de $r^+$ e duas de $r$.

como a seguir, em que o azul escuro indica o DNA de sequência de tipo selvagem normal e o vermelho com a letra $x$ representa a sequência alterada:

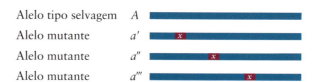

## Aspectos moleculares da transmissão gênica

**Replicação de alelos durante a fase S** O que acontece com os alelos a nível molecular durante a divisão celular? Sabemos que o principal componente genômico de cada cromossomo é uma molécula de DNA. Essa molécula de DNA é replicada na fase S, que precede a mitose e a meiose. Como veremos no Capítulo 7, a replicação é um processo preciso, logo, toda a informação genética é duplicada, seja do tipo selvagem ou mutante. Por exemplo, se uma mutação for o resultado das mudanças em um único par de nucleotídios – digamos de GC (tipo selvagem) para AT (mutante) – então em um heterozigoto, a replicação será a seguinte:

$$\text{homólogo GC} \rightarrow \text{replicação} \rightarrow \begin{array}{l} \text{cromátide GC} \\ \text{cromátide GC} \end{array}$$

$$\text{homólogo AT} \rightarrow \text{replicação} \rightarrow \begin{array}{l} \text{cromátide AT} \\ \text{cromátide AT} \end{array}$$

A replicação do DNA antes da mitose em um haploide e um diploide são mostradas na **Figura 2.11**. Esse tipo de ilustração serve para nos lembrar que, em nossas considerações dos mecanismos de herança, são essencialmente moléculas de DNA que estão sendo movidas nas células em divisão.

**Meiose e mitose a nível molecular** A replicação do DNA durante a fase S produz duas cópias de cada um dos alelos $A$ e $a$, e agora pode ser segregado em células separadas. A divisão nuclear visualizada ao nível do DNA é mostrada na **Figura 2.12**.

**Demonstração da segregação cromossômica a nível molecular** Interpretamos padrões de herança fenotípica de um único gene em relação à segregação do DNA cromossômico na meiose. Há alguma forma de mostrar a segregação de DNA diretamente (em oposição à segregação fenotípica)? A abordagem mais direta seria sequenciar os alelos (digamos, $A$ e $a$) nos pais e nos produtos meióticos: o resultado seria que metade dos produtos teria a sequência $A$ de DNA e a outra metade teria a sequência $a$ de DNA. O mesmo seria verdadeiro para qualquer sequência de DNA que diferisse nos cromossomos herdados, incluindo regiões de DNA encontradas entre genes (ou seja, não dentro de alelos correlacionados com fenótipos conhecidos, como flores vermelhas e brancas). Assim, vemos que as regras de segregação enunciadas por Mendel se aplicam não apenas aos genes, mas a qualquer extensão de DNA ao longo de um cromossomo.

**CONCEITO-CHAVE** A herança mendeliana é mostrada por qualquer segmento de DNA em um cromossomo: por genes e seus alelos e por marcadores moleculares não necessariamente associados a qualquer função biológica.

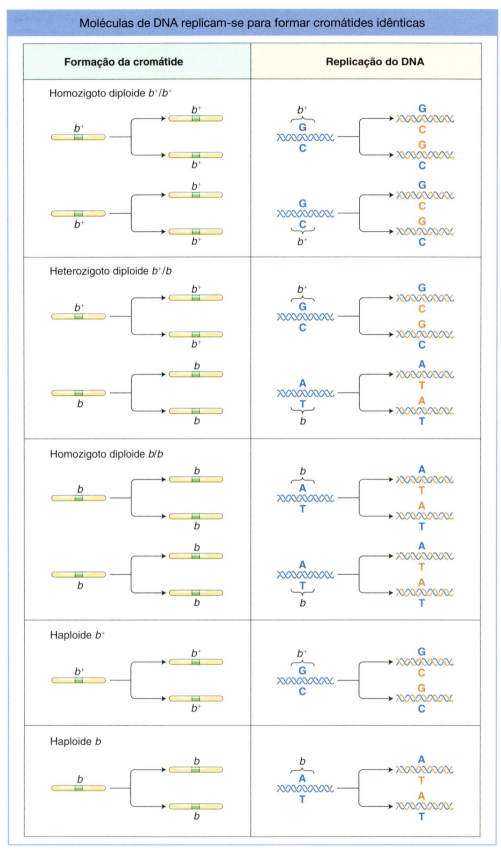

**Figura 2.11** Cada cromossomo se divide longitudinalmente em dois cromossomos (*esquerda*); em nível molecular (*direita*), a molécula única de DNA de cada cromossomo se replica, produzindo duas moléculas de DNA, uma para cada cromátide (laranja indica o filamento recém-sintetizado). Também são mostradas várias combinações de um gene com alelo tipo selvagem $b^+$ e forma mutante $b$, causada pela mudança em um único par de base de GC para AT. Observe que, no nível do DNA, os dois cromossomos produzidos quando um cromossomo se replica são sempre idênticos um ao outro e ao cromossomo original. Observe também que após a replicação do DNA, mas antes da anáfase da mitose, cada par de cromátides irmãs é unido no centrômero (não mostrado).

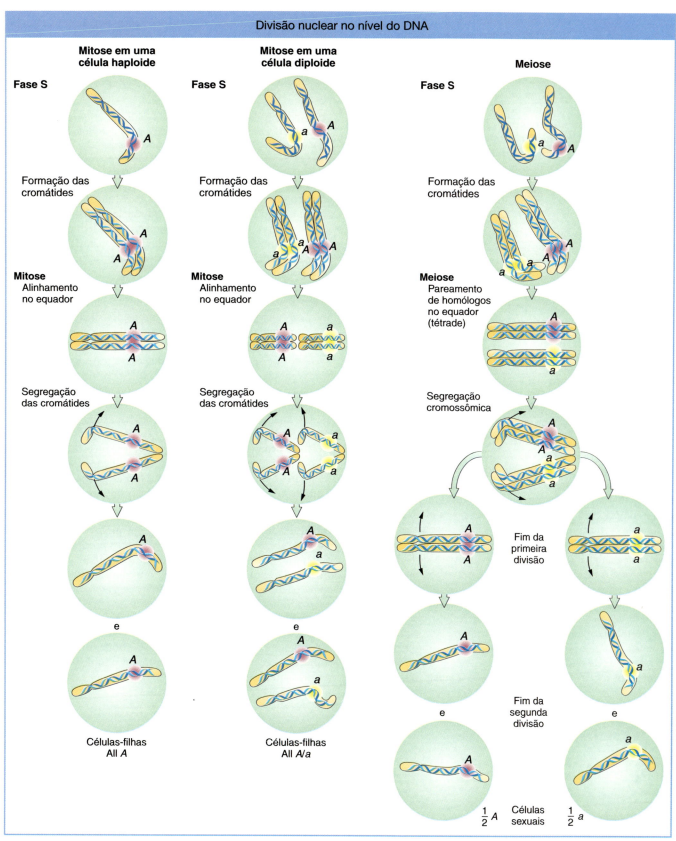

**Figura 2.12** DNA e transmissão de genes em mitose e meiose em eucariotas. A fase S e os principais estágios da mitose e da meiose são mostrados. As divisões mitóticas (esquerda e meio) conservam o genótipo da célula original. À direita, as duas divisões mitóticas sucessivas que ocorrem durante a fase sexual do ciclo de vida têm o efeito líquido de reduzir pela metade o número de cromossomos. Os alelos A e a de um gene são usados para mostrar como os genótipos são transmitidos na divisão celular.

## Alelos em nível molecular

Em nível molecular, o fenótipo primário de um gene é a proteína que ele produz. Quais são as diferenças funcionais entre as proteínas que explicam os diferentes efeitos dos alelos do tipo selvagem e mutante sobre os traços de um organismo?

Vamos explorar o tema utilizando a doença humana fenilcetonúria (PKU). Veremos em uma seção posterior sobre análise de heredograma que o fenótipo da PKU é herdado como um recessivo mendeliano. A doença é causada por um alelo defeituoso do gene que codifica a enzima fenilalanina hidroxilase hepática (PAH). Essa enzima normalmente converte a fenilalanina dos alimentos no aminoácido tirosina:

$$\text{fenilalanina} \xrightarrow{\text{fenilalanina hidroxilase}} \text{tirosina}$$

Entretanto, uma mutação no gene que codifica essa enzima pode alterar a sequência de aminoácidos nas proximidades do local ativo da enzima. Nesse caso, a enzima não consegue ligar a fenilalanina (seu substrato) ou convertê-la em tirosina. Portanto, a fenilalanina se acumula no corpo e é convertida em ácido fenilpirúvico. Esse composto interfere no desenvolvimento do sistema nervoso, levando a deficiências intelectuais.

Hoje em dia, os bebês são testados rotineiramente para essa deficiência de processamento ao nascer. Se ela for detectada, o acúmulo de fenilalanina pode ser evitado com a adoção de uma dieta especial e o desenvolvimento da doença é controlado.

A enzima PAH funcional é uma única proteína, codificada por um único gene. Que mudanças ocorreram no DNA da forma mutante do gene PKU e como tal mudança no nível do DNA pode afetar o funcionamento da proteína e produzir o fenótipo da doença? A sequência dos alelos mutantes de muitos pacientes com PKU revelou uma infinidade de mutações em diferentes locais ao longo do gene; os resultados estão resumidos na **Figura 2.13**. Eles representam uma gama de mudanças de DNA, mas a maioria são pequenas alterações que afetam apenas um par de nucleotídeos entre os milhares que constituem o gene. O que todos esses alelos têm em comum é que eles resultam em uma proteína defeituosa que não tem mais atividade PAH normal. A maioria dos alelos mutantes contém mutações nas regiões do gene PKU que codificam os aminoácidos que compõem a enzima PAH. As regiões codificadoras de proteínas de um gene são chamadas *éxons*. Ao alterar um ou mais aminoácidos, as mutações dentro dos éxons inativam alguma parte essencial da proteína codificada pelo gene. O efeito da mutação sobre a função do gene depende de onde ocorre, dentro do gene, a mutação. Uma importante região funcional do gene é aquela que codifica o local ativo de uma enzima; portanto, essa região é muito sensível à mutação. Além disso, uma minoria de mutações é encontrada em regiões não codificadoras do gene entre os éxons. Essas áreas são conhecidas como *íntrons*, e as mutações dentro dos íntrons com frequência impedem o processamento normal da transcrição primária do RNA. (O processamento de éxons, íntrons e RNA será explorado mais adiante, no Capítulo 8).

> **CONCEITO-CHAVE** A maioria das mutações que altera o fenótipo altera a sequência de aminoácidos do produto proteico do gene, resultando em função reduzida ou ausente.

Algumas das consequências gerais da mutação em nível proteico são mostradas na **Figura 2.14**. Muitos alelos mutantes são de um tipo geralmente chamado **alelos nulos**: as proteínas codificadas por eles carecem completamente de função. Outros alelos mutantes reduzem o nível de função enzimática; às vezes, eles são chamadas **mutações com vazamento**, porque alguma função do tipo selvagem parece "vazar" para o fenótipo mutante. O sequenciamento de DNA muitas vezes detecta mudanças dentro de um gene que não tem nenhum impacto funcional, de modo que esses alelos, embora tenham **mutações silenciosas**, são do tipo funcionalmente selvagem. Portanto, vemos que os termos *tipo selvagem* e *mutante* às vezes têm que ser usados com cuidado.

Temos perseguido a ideia de que encontrar um conjunto de genes que se sobreponha ao traço biológico sob investigação é um objetivo importante da genética, pois ele define os componentes do sistema. Entretanto, encontrar a maneira *precisa* pela qual os alelos mutantes levam aos fenótipos mutantes é muitas vezes desafiador, exigindo não apenas a identificação dos produtos proteicos desses genes, mas também estudos celulares e fisiológicos detalhados para medir os efeitos das mutações. Além disso, descobrir como o conjunto de genes *interage* é um segundo nível de desafio e um tópico que iremos prosseguir mais tarde, começando no Capítulo 5.

**Dominância e recessividade** Com uma compreensão de como os genes funcionam por meio de seus produtos proteicos, podemos agora compreender melhor a dominância e a recessividade. A dominância foi definida anteriormente neste capítulo como o fenótipo mostrado por um heterozigoto. Formalmente, é o *fenótipo* que é dominante ou recessivo; mas, na prática, os geneticistas aplicam o termo com maior frequência a alelos. Essa definição formal não tem conteúdo molecular, mas tanto a dominância quanto a recessividade podem ter explicações simples a nível molecular. Apresentamos o tópico aqui, mas ele será revisitado no Capítulo 5.

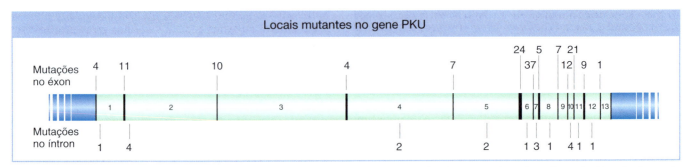

**Figura 2.13** Muitas mutações do gene da fenilalanina hidroxilase humana que causam mau funcionamento da enzima são conhecidas. O número de mutações nos éxons, ou regiões codificadoras de proteínas (preto), estão listados acima do gene. O número de mutações nas regiões íntron (verde, numeradas de 1 a 13) que alteram o processamento do RNA está descrito abaixo do gene. [*Dados de C. R. Scriver, Ann. Rev. Genet. 28, 1994, 141-165.*]

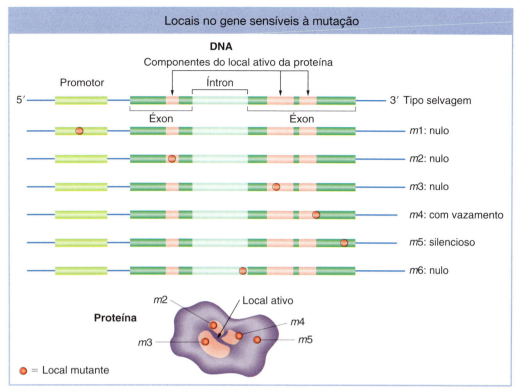

**Figura 2.14** Mutações nas regiões de um gene que codificam locais ativos da enzima levam à formação de enzimas que não funcionam (mutações nulas). Mutações em outras regiões do gene podem ter um efeito parcial na função enzimática (mutações com vazamento) ou nenhum efeito na função enzimática (mutações silenciosas). Os promotores são locais importantes na iniciação da transcrição.

Como os alelos podem ser dominantes? Como eles podem ser recessivos? A recessividade é observada em mutações nulas em genes que são funcionalmente **haplossuficientes**, o que *grosso modo* significa que uma cópia de gene tem função suficiente para produzir um fenótipo do tipo selvagem. Embora uma célula selvagem diploide normalmente tenha duas cópias totalmente funcionais de um gene, uma cópia de um gene haplossuficiente fornece produto gênico suficiente (geralmente uma proteína) para realizar as ações normais da célula. Em um heterozigoto (digamos, +/m, em que m é um alelo nulo), a única cópia funcional codificada pelo alelo + fornece produto proteico suficiente para a função celular normal. Em um exemplo simples, suponha que uma célula precise de um mínimo de 10 unidades proteicas para funcionar normalmente. Cada alelo do tipo selvagem consegue produzir 12 unidades. Portanto, um tipo selvagem homozigoto +/+ produzirá 24 unidades. O heterozigoto +/m produzirá 12 unidades, acima do mínimo de 10 unidades, e portanto o alelo mutante é recessivo, pois não tem impacto no heterozigoto.

Outros genes são **haploinsuficientes**. Nesses casos, um alelo mutante nulo será dominante porque, em um heterozigoto (+/P), o alelo único do tipo selvagem não é capaz de fornecer produto suficiente para a função normal. Como outro exemplo, vamos imaginar que a célula necessita de um mínimo de 20 unidades dessa proteína e o alelo do tipo selvagem produz apenas 12 unidades. Um tipo selvagem homozigoto +/+ produz 24 unidades, o que está acima do mínimo. Entretanto, um heterozigoto que envolve uma mutação nula (+/P) produz apenas 12; logo, a presença do alelo mutante no heterozigoto resulta em um fornecimento inadequado de produto e um fenótipo mutante resulta em um fenótipo mutante. Nessa situação, o alelo mutante P é dominante.

Em alguns casos, a mutação resulta em uma *nova função* para o gene. Tais mutações podem ser dominantes porque, em um heterozigoto, o alelo do tipo selvagem não consegue mascarar essa nova função.

Das breves considerações anteriores, vemos que o *fenótipo*, a descrição ou a medida que rastreamos durante a herança mendeliana é uma propriedade emergente baseada na natureza dos alelos e na maneira pela qual o gene funciona normalmente e de forma anormal. O mesmo pode ser dito para as descrições "dominante" e "recessiva" que aplicamos a um fenótipo.

**CONCEITO-CHAVE** Como regra geral, uma mutação nula é recessiva em um gene haplossuficiente, e uma mutação nula é dominante em um gene haploinsuficiente.

## 2.4 Alguns genes descobertos por meio da observação das proporções de segregação

**OA 2.4** Prever proporções fenotípicas entre descendentes de cruzamentos de pais que diferem em um único gene.

Lembre-se de que um objetivo geral da análise genética hoje é dissecar uma característica biológica, descobrindo o conjunto de genes únicos que a afetam. Aprendemos que uma maneira importante de identificar esses genes ocorre por meio das proporções de segregação fenotípica geradas por suas mutações – na maioria das vezes, 1:1 e 3:1, ambas baseadas em segregação igualitária, conforme definido por Gregor Mendel.

Vejamos alguns exemplos que estendem a abordagem mendeliana a um cenário experimental moderno. Normalmente, o pesquisador é confrontado com uma série de fenótipos mutantes interessantes que afetam a propriedade de interesse (como os descritos na Figura 2.1) e agora precisa saber se eles são herdados como alelos mutantes únicos. Os alelos mutantes podem ser dominantes ou recessivos, dependendo de sua ação, portanto a questão da dominância também precisa ser considerada na análise.

O procedimento padrão é cruzar um mutante com um tipo selvagem. (Se o mutante for estéril, outra abordagem é necessária). Primeiro, consideraremos três casos simples que abrangem a maior parte dos resultados possíveis:

1. Uma flor mutante fértil sem pigmento nas pétalas (p. ex., uma pétala branca em contraste com o vermelho normal)
2. Um mutante fértil da mosca-da-fruta com asas curtas
3. Um mofo mutante fértil que produz excesso de ramos hifálicos (hiper ramificação)

## Um gene ativo no desenvolvimento da cor da flor

Para iniciar o processo, a planta de flores brancas é cruzada com o vermelho tipo selvagem normal. Todas as plantas $F_1$ são de flor vermelha e, das 500 plantas $F_2$ da amostra, 378 são de flor vermelha e 122 são de flor branca. Se reconhecermos a existência de erro de amostragem, esses números de $F_2$ são muito próximos a uma proporção de 3/4:1/4, ou 3:1. Como essa proporção indica herança monogênica, podemos concluir que o mutante é causado por uma alteração recessiva em um único gene. De acordo com as regras gerais de nomenclatura de genes, o alelo mutante para pétalas brancas pode ser chamado *alb* para *albino* e o alelo tipo selvagem seria *alb*$^+$ ou apenas +. (As convenções para nomenclatura de alelos variam um pouco entre organismos: algumas das variações são mostradas no Apêndice A sobre nomenclatura). Supomos que o alelo do tipo selvagem desempenhe um papel essencial na produção das pétalas coloridas da planta, uma propriedade que é quase certamente necessária para atrair polinizadores para a flor. O gene pode estar implicado na síntese bioquímica do pigmento ou na parte do sistema de sinalização que diz às células da flor para começar a produzir pigmento ou em uma série de outras possibilidades que exigem mais investigação. No nível puramente genético, os cruzamentos feitos seriam representados simbolicamente como

P    +/+ × *alb*/*alb*

$F_1$    todos +/*alb*

$F_2$    ¼ +/+

½ +/*alb*

¼ *alb*/*alb*

ou graficamente como nas grades da coluna seguinte (ver também Figura 2.5). Esse tipo de grade exibindo gametas e fusões de gametas é chamado de *quadro de Punnett*, nome de um geneticista pioneiro, Reginald C. Punnett. Eles são dispositivos úteis para explicar as proporções genéticas, e vamos encontrar mais em discussões posteriores.

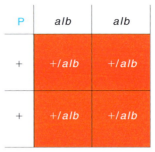

Todos os $F_1$ são vermelhos

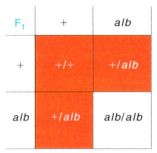

3/4 de $F_2$ são vermelhos, 1/4 é branco

**CONCEITO-CHAVE** O quadro de Punnett é uma representação gráfica dos gametas parentais e mostra como eles se unem aleatoriamente para produzir os genótipos da prole, dos quais podem ser deduzidos as proporções fenotípicas da prole.

## Um gene para o desenvolvimento da asa

No exemplo da mosca-da-fruta, o cruzamento da mosca mutante de asa curta com a linhagem de asa longa do tipo selvagem produziu 788 descendentes, classificados da seguinte forma:

196 machos de asa curta

194 fêmeas de asa curta

197 machos de asas longas

201 fêmeas de asa longa

No total, há 390 descendentes de asa curta e 398 de asa longa, muito próximos a uma proporção de 1:1. A proporção é a mesma dentro dos machos e das fêmeas, novamente dentro dos limites de erro de amostragem. Portanto, a partir desses resultados, o mutante de "asas curtas" foi muito provavelmente produzido por uma mutação dominante. Note que, para que uma mutação dominante seja expressa, é necessária apenas uma única "dose" de alelo mutante; assim, na maioria dos casos, quando o mutante aparece pela primeira vez na população, ele estará no estado heterozigoto. (Isso não é verdadeiro para uma mutação recessiva, como a do exemplo de planta anterior, que deve ser homozigota para ser expressa e deve ter vindo da autofecundação de uma planta heterozigota não identificada na geração anterior.)

Quando a prole de asas longas foi entrecruzada, todos os seus descendentes eram de asas longas, como se espera de um alelo de tipo selvagem recessivo. Quando a prole de asas curtas foi entrecruzada, sua prole apresentava uma proporção de três quartos de comprimento curto para um quarto de comprimento longo.

As mutações dominantes são representadas por letras maiúsculas ou palavras: no presente exemplo, o alelo mutante pode ser chamado SH, que significa "curto". Então os cruzamentos seriam representados simbolicamente como

| P | +/+ × SH/+ |
|---|---|
| F₁ | ½ +/+ |
| | ½ SH/+ |
| F₁ | +/+ × +/+ |
| | todos +/+ |
| F₁ | SH/+ × SH/+ |
| | ¼ SH/SH |
| | ½ SH/+ |
| | ¼ +/+ |

ou graficamente, conforme mostrado nas grades a seguir.

Essa análise do mutante da mosca identifica um gene que faz parte de um subconjunto de genes que, na forma selvagem, são cruciais para o desenvolvimento normal de uma asa. Tal resultado é o ponto de partida de outros estudos que focalizariam as formas celulares e de desenvolvimento exatas nas quais o crescimento da asa é parado, as quais, uma vez identificadas, revelam o tempo de ação do alelo do tipo selvagem no curso do desenvolvimento.

| P | + | SH |
|---|---|---|
| + | +/+ | SH/+ |
| + | +/+ | SH/+ |

| F₁ | + | + |
|---|---|---|
| + | +/+ | +/+ |
| + | +/+ | +/+ |

| F₁ | + | SH |
|---|---|---|
| + | +/+ | SH/+ |
| SH | SH/+ | SH/SH |

**CONCEITO-CHAVE** Uma mutação dominante no estado heterozigoto será expressa. Um cruzamento entre pais do tipo heterozigoto dominante e do tipo selvagem resultará em uma relação fenotípica de 1:1 na prole.

## Um gene para a ramificação hifálica

Um fungo mutante hiper-ramificador das hifas (tal como a colônia tipo botão na Figura 2.1) foi cruzado com um fungo do tipo selvagem com ramificação esparsa normal. Em uma amostra de 300 descendentes, 152 eram do tipo selvagem e 148 do tipo hiper-ramificador, muito próximos a uma proporção de 1:1. Deduzimos dessa proporção de herança monogênica que a mutação hiper-ramificadora ocorre em um único gene. Em haploides, a atribuição de dominância geralmente não é possível, mas, por conveniência, podemos chamar o alelo hiper-ramificador *hb* e o tipo selvagem *hb⁺* ou +. O cruzamento deve ter sido

| P | + × *hb* |
|---|---|
| Meiócito diploide | +/*hb* |
| F1 | ½ + ½ *hb* |

A análise da mutação e da herança revelou um gene cujo alelo do tipo selvagem é essencial para o controle normal da ramificação, uma função chave na dispersão fúngica e na aquisição de nutrientes. Agora o mutante precisa ser investigado para se descobrir a localização na sequência normal de desenvolvimento na qual o mutante produz um bloco. Essa informação revelará o momento e o lugar nas células em que o alelo normal atua.

Algumas vezes, a gravidade do fenótipo mutante torna o organismo estéril, incapaz de passar pelo ciclo sexual. Como é possível demonstrar a herança monogênica de mutantes estéreis? Em um organismo diploide, um mutante recessivo estéril pode ser propagado como um heterozigoto e, depois, o heterozigoto pode ser autofecundado para produzir os 25% de mutantes recessivos homozigotos esperados para estudo. Um mutante estéril dominante é um "beco sem saída" genético e não pode ser propagado sexualmente, mas, em plantas e fungos, tal mutante pode ser facilmente propagado assexuadamente.

E se um cruzamento entre um mutante e um tipo selvagem não produzir uma proporção de 3:1 ou 1:1 como discutido aqui, mas alguma outra proporção? Tal resultado pode ser devido às interações de vários genes ou a um efeito ambiental. Algumas dessas possibilidades são discutidas no Capítulo 5, e efeitos ambientais sobre o fenótipo também são considerados no Problema Resolvido 1 no final deste capítulo.

**CONCEITO-CHAVE** Na pesquisa sobre uma nova mutação que afeta um traço de interesse, a demonstração de proporções de um gene mendeliano único na análise de cruzamento revela um gene que é importante nos caminhos de desenvolvimento para esse traço.

## Prevendo proporções de prole ou genótipos parentais por meio da aplicação dos princípios de herança monogênica

Podemos resumir a direção da análise da descoberta de genes da seguinte forma:

Observar as proporções fenotípicas na descendência →
    Deduzir genótipos dos pais (*A/A*, *A/a* ou *a/a*)

Entretanto, o mesmo princípio de herança (essencialmente, a lei de Mendel de segregação igual) também pode ser usado para prever proporções fenotípicas na prole de progenitores de *genótipos conhecidos*. Esses progenitores seriam de ações mantidas pelo pesquisador. Os tipos e proporções da prole de cruzamentos como *A/A* × *A/a*, *A/A* × *a/a*, *A/a* × *A/a* e *A/a* × *a/a* podem ser facilmente previstos. Em resumo,

Cruzamento de progenitores de genótipos conhecidos → Prever proporções fenotípicas na prole

Esse tipo de análise é utilizado em cruzamentos em geral para sintetizar genótipos para pesquisa ou para agricultura. Também é útil para prever as probabilidades de vários resultados em acasalamentos humanos em famílias com histórico de doenças monogênicas.

Após a herança monogênica ter sido estabelecida, um indivíduo que apresente o fenótipo dominante, mas de *genótipo desconhecido*, pode ser testado para ver se o genótipo é homozigótico ou heterozigótico. Tal teste pode ser realizado cruzando-se o indivíduo (do fenótipo *A/?*) com uma cepa de teste recessiva *a/a*. Se o indivíduo for heterozigoto, resultará uma proporção 1:1 (1/2 *A/a* e 1/2 *a/a*); se o indivíduo for homozigoto, todos os descendentes mostrarão o fenótipo dominante (todos os *A/a*). Em geral, o cruzamento de um indivíduo heterozigoto desconhecido (para um gene ou mais) com um progenitor totalmente recessivo é chamado de **cruzamento-teste** e o indivíduo recessivo é chamado de **testador**. Encontraremos cruzamentos-teste muitas vezes ao longo dos capítulos seguintes; eles são muito úteis na dedução dos eventos meióticos que ocorrem em genótipos mais complexos. O uso de um testador totalmente recessivo significa que a meiose no testador pai pode ser ignorada porque todos os seus gametas são recessivos e não contribuem para os fenótipos da prole. Um teste alternativo para a heterozigose (útil se um testador recessivo não estiver disponível e o organismo puder ser autofecundado) é simplesmente autofecundar o desconhecido: se o organismo a ser testado for heterozigótico, uma proporção de 3:1 será encontrada na prole. Tais testes são úteis e comuns na análise genética de rotina.

**CONCEITO-CHAVE** Os princípios da herança (como a lei da segregação igual) podem ser aplicados em duas direções: (1) inferir genótipos a partir de proporções fenotípicas e (2) prever proporções fenotípicas a partir de pais de genótipos conhecidos.

## 2.5 Padrões de herança monogênica ligada ao sexo

**OA 2.5** Na prole de cruzamentos controlados, reconhecer o diagnóstico da relação fenotípica da herança monogênica ligada a X.

Os cromossomos que analisamos até agora são os autossomos, os cromossomos "regulares" que formam a maior parte do conjunto genômico. Entretanto, muitos animais e plantas têm um par especial de cromossomos associados ao sexo. Os cromossomos sexuais também segregam igualmente, mas as proporções fenotípicas vistas na prole são muitas vezes diferentes das proporções autossômicas.

### Cromossomos sexuais

A maioria dos animais e de muitas plantas apresentam dimorfismo sexual; em outras palavras, os indivíduos ou são machos ou fêmeas. Na maioria desses casos, o sexo é determinado por um par especial de **cromossomos sexuais**. Vejamos os seres humanos como um exemplo. As células do corpo humano têm 46 cromossomos: 22 pares homólogos de autossomos mais 2 cromossomos sexuais. As mulheres têm um par de cromossomos sexuais idênticos, chamados **cromossomos X**. Os homens têm um par não idêntico, composto de um X e um Y. O **cromossomo Y** é consideravelmente mais curto que o X. Assim, se adotarmos A para representar os cromossomos autossômicos, podemos escrever

$$\text{mulheres} = 44A + XX$$
$$\text{homens} = 44A + XY$$

Na meiose nas mulheres, os dois cromossomos X emparelham-se e segregam como autossomos, e assim cada óvulo recebe um cromossomo X. Logo, com relação aos cromossomos sexuais, os gametas são de apenas um tipo, e diz-se que a mulher é o **sexo homogamético**. Na meiose nos homens, os cromossomos X e Y formam um par em uma região curta, o que garante que os cromossomos X e Y segreguem de modo que haja dois tipos de espermatozoides, metade com um único X e a outra metade com um único Y. Portanto, o homem é chamado de **sexo heterogamético**.

**CONCEITO-CHAVE** Os cromossomos sexuais humanos X e Y contêm diferentes conjuntos de genes. As mulheres são o sexo homogamético, com um par de cromossomos X (XX). Os homens são o sexo heterogamético, com um par de cromossomos sexuais não idênticos (XY).

Os padrões de herança dos genes nos cromossomos sexuais são diferentes daqueles dos genes autossômicos. Esses padrões foram investigados pela primeira vez no início do século XIX no laboratório do grande geneticista Thomas Hunt Morgan, usando a mosca-da-fruta *Drosophila melanogaster* (ver boxe Organismo-Modelo, adiante neste capítulo). Esse inseto tem sido um dos organismos de pesquisa mais importantes em genética; seu ciclo de vida curto e simples contribui para sua utilidade a esse respeito. As moscas-da-fruta têm três pares de autossomos mais um par de cromossomos sexuais, novamente chamados de X e Y. Como nos mamíferos, as fêmeas *Drosophila* têm a constituição XX, e os machos são XY. Entretanto, o mecanismo de determinação do sexo em *Drosophila* difere do dos mamíferos. Em *Drosophila*, o *número de cromossomos X* em relação aos autossomos determina o sexo: dois X resultam em uma fêmea e um X resulta em um macho. Em mamíferos, a *presença do cromossomo Y* determina a masculinidade e a ausência de um Y determina a feminilidade. Entretanto, é importante notar que, apesar dessa base um pouco diferente para a determinação do sexo, os padrões de herança monogênicos nos cromossomos sexuais são notavelmente similares em *Drosophila* e nos mamíferos.

As plantas vasculares mostram uma variedade de arranjos sexuais. As **espécies dioicas** são aquelas que apresentam dimorfismo sexual semelhante aos animais, com plantas fêmeas contendo apenas ovários e plantas machos contendo apenas anteras (**Figura 2.15**). Algumas plantas dioicas, mas não todas, têm um par de cromossomos não idênticos associados (e quase certamente determinantes) ao sexo da planta. Das espécies com cromossomos sexuais não idênticos, uma grande proporção tem um sistema XY. Por exemplo, a planta dioica *Melandrium album* tem 22 cromossomos por célula: 20 autossomos mais 2 cromossomos sexuais, sendo XX fêmeas e XY machos. Outras plantas dioicas não têm pares de cromossomos visivelmente diferentes; elas ainda podem ter cromossomos sexuais, mas não têm tipos visivelmente distinguíveis.

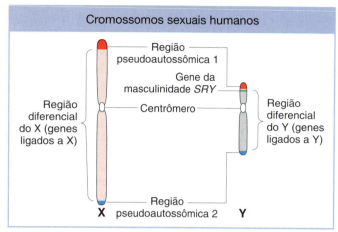

**Figura 2.16** Os cromossomos sexuais humanos contêm uma região diferencial e duas regiões de emparelhamento. As regiões foram localizadas observando-se onde os cromossomos se emparelharam em meiose e onde não se emparelharam.

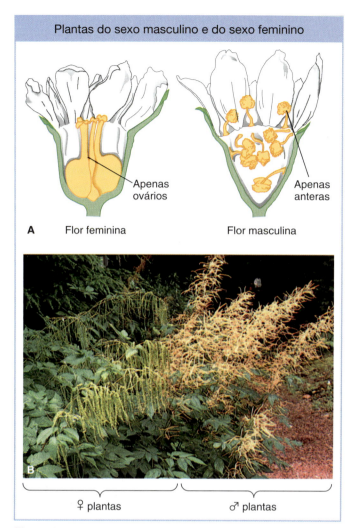

**Figura 2.15** Exemplos de duas espécies de plantas dioicas. **A.** *Osmaronia dioica*. **B.** *Aruncus dioicus*. [A. Leslie Bohm. B. Anthony Griffiths.]

## Padrões de herança vinculados ao sexo

Os citogeneticistas dividem os cromossomos X e Y em regiões homólogas e diferenciais. Mais uma vez, vamos usar o ser humano como exemplo (**Figura 2.16**). As regiões diferenciais, que contêm a maioria dos genes, não têm contrapartidas nos outros cromossomos sexuais. Diz-se que os genes nas regiões diferenciais são **hemizigotos** ("meio zigotos"). A região diferencial do cromossomo X contém muitas centenas de genes; a maioria desses genes não tem participação na função sexual e influencia uma grande variedade de propriedades humanas. O cromossomo Y contém apenas algumas poucas dezenas de genes. Alguns desses genes têm contrapartes no cromossomo X, mas a maioria não tem. Esse último tipo participa da função sexual masculina. Um desses genes, *SRY*, determina a masculinidade em si. Vários outros genes são específicos para a produção de espermatozoides em homens.

Em geral, diz-se que os genes nas regiões diferenciais mostram padrões de herança chamados de **herança ligada ao sexo**. Os alelos mutantes na região diferencial do cromossomo X mostram um padrão de herança monogênica chamado **ligação ao X**. Os alelos mutantes dos poucos genes na região diferencial do cromossomo Y apresentam a **ligação ao Y**. Um gene que é ligado por sexo pode mostrar proporções fenotípicas que são diferentes em cada sexo. A esse respeito, os padrões de herança ligados ao sexo contrastam com os padrões de herança dos genes nos autossomos, que são os mesmos em cada sexo. Se a localização genômica de um gene é desconhecida, um padrão de herança ligado ao sexo indica que o gene está em um cromossomo sexual.

Os cromossomos X e Y humanos têm duas pequenas regiões homólogas, uma em cada extremidade (ver Figura 2.16). Uma vez que essas regiões são homólogas, elas se assemelham às regiões autossômicas, e por isso são chamadas de **regiões pseudoautossômicas 1 e 2**. Uma ou ambas as regiões se emparelham com o outro cromossomo sexual em meiose e são submetidas a *crossing over* (ver Capítulo 4 para detalhes sobre o *crossing over*). Por essa razão, os cromossomos X e Y podem atuar como um par e segregar em números iguais de espermatozoides.

## Herança ligada ao X

Para nosso primeiro exemplo de ligação ao X, analisemos a cor dos olhos em *Drosophila*. A cor dos olhos do tipo selvagem de *Drosophila* é vermelho fosco, mas linhas puras com olhos brancos estão disponíveis (**Figura 2.17**). Essa diferença fenotípica é determinada por dois alelos de um gene localizado na região diferencial

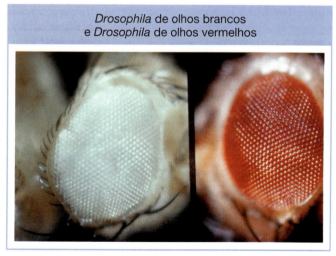

**Figura 2.17** A mosca de olhos vermelhos é do tipo selvagem, e a de olhos brancos é mutante. [*Science Source/Getty Images*.]

do cromossomo X. O alelo mutante no presente caso é $w$ para olhos brancos (a letra minúscula indica que o alelo é recessivo) e o alelo do tipo selvagem correspondente é $w^+$. Quando machos de olhos brancos são cruzados com fêmeas de olhos vermelhos, toda a prole $F_1$ tem olhos vermelhos, sugerindo que o alelo para olhos brancos é recessivo. A cruza desses machos e fêmeas $F_1$ de olhos vermelhos produz uma proporção de $F_2$ de 3:1 de moscas com olhos vermelhos para moscas com olhos brancos, mas *todas as moscas de olhos brancos são machos*. Esse padrão de herança, que mostra uma clara diferença entre os sexos, é explicado na **Figura 2.18**. A base do padrão de herança é que todas as moscas $F_1$ recebem um alelo do tipo selvagem de suas mães, mas as fêmeas $F_1$ também recebem um alelo de olhos brancos de seus pais. Portanto, todas as fêmeas de $F_1$ são do tipo selvagem heterozigoto ($w^+/w$) e os machos de $F_1$ são do tipo selvagem hemizigoto ($w^+$). As fêmeas de $F_1$ passam o alelo de olho branco à metade de seus filhos, que o expressam, e à metade de suas filhas, que não o expressam, pois devem herdar o alelo do tipo selvagem de seus pais.

**CONCEITO-CHAVE** Os machos só precisam herdar um único alelo recessivo ligado ao X para que seja expresso no fenótipo; uma fêmea deve herdar dois.

O cruzamento recíproco gera um resultado diferente; isto é, o cruzamento entre fêmeas de olhos brancos e machos de olhos vermelhos origina um $F_1$ no qual todas as fêmeas são de olhos vermelhos, mas todos os machos são de olhos brancos. Nesse caso, cada fêmea herdou o alelo dominante $w^+$ do cromossomo X do pai, enquanto cada macho herdou o alelo recessivo $w$ de sua mãe. O $F_2$ consiste em moscas de olhos vermelhos e de olhos brancos de ambos os sexos. Assim, na ligação sexual, vemos exemplos não só de diferentes proporções em diferentes sexos, mas também de diferenças entre cruzamentos recíprocos.

Note que a cor dos olhos de *Drosophila* nada tem a ver com a determinação sexual, e por isso temos uma ilustração do princípio de que os genes nos cromossomos sexuais não estão necessariamente relacionados à função sexual. O mesmo é verdadeiro em humanos: na discussão da análise do heredograma mais adiante neste capítulo, veremos muitos genes ligados ao X, mas poucos poderiam ser interpretados como estando ligados à função sexual.

O alelo anormal associado à cor branca dos olhos em *Drosophila* é recessivo, mas também surgem alelos anormais de genes no cromossomo X que são dominantes, como a asa peluda mutante de *Drosophila* (*Hw*). Nesses casos, o alelo do tipo selvagem (*Hw⁺*) é recessivo. Os alelos anormais dominantes

## ORGANISMO-MODELO    *Drosophila melanogaster*

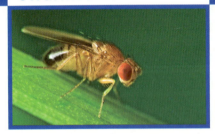

Figura s.n. *Drosophila melanogaster*, a mosca-da-fruta comum. [janeff/iStock.]

**O tempo passa voando, igual à mosca-da-fruta.**
(Groucho Marx)

*Drosophila melanogaster* foi um dos primeiros organismos modelo a ser usado em genética. Está facilmente disponível em frutas maduras, tem um ciclo de vida curto e é simples de criar e cruzar. O sexo é determinado por cromossomos sexuais X e Y (XX = feminino, XY = masculino) e é fácil distinguir machos e fêmeas. Os fenótipos mutantes surgem regularmente em populações de laboratório, e sua frequência pode ser aumentada por tratamento com radiação mutagênica ou produtos químicos. Trata-se de um organismo diploide, com quatro pares de cromossomos homólogos ($2n = 8$). Nas glândulas salivares e em alguns outros tecidos, múltiplas rodadas de replicação de DNA sem divisão cromossômica resultam em "cromossomos gigantes", cada um com um padrão de bandagem único que oferece aos geneticistas pontos de referência para o estudo do mapeamento e o rearranjo cromossômico. Também é notável que existem muitas espécies e raças locais de *Drosophila*, que têm sido matéria-prima importante para o estudo da evolução.

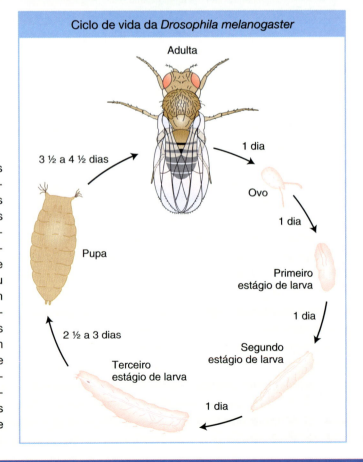

Capítulo 2 Herança Monogênica 49

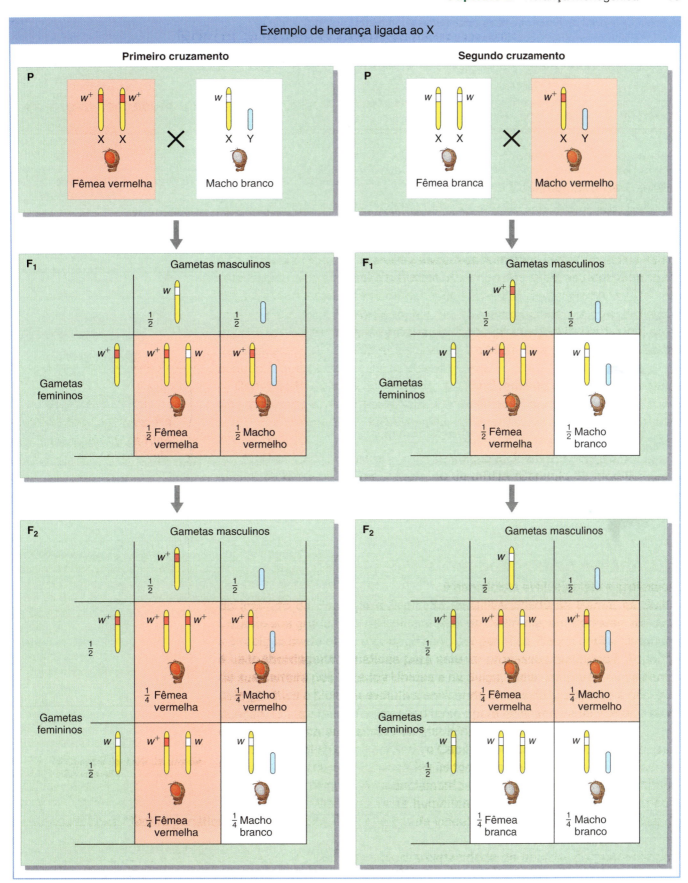

**Figura 2.18** Cruzamentos recíprocos entre *Drosophila* de olhos vermelhos (vermelho) e *Drosophila* de olhos brancos (branco) dão resultados diferentes. Os alelos estão ligados a X, e a herança do cromossomo X explica as proporções fenotípicas observadas, que são diferentes daquelas dos genes autossômicos. (Em *Drosophila* e muitos outros sistemas experimentais, um sinal + sobrescrito é usado para designar o alelo normal, ou do tipo selvagem. Aqui, $w^+$ codifica os olhos vermelhos e $w$ codifica os olhos brancos.)

mostram o padrão de herança correspondente ao do alelo do tipo selvagem para olhos vermelhos no exemplo anterior. As proporções obtidas são as mesmas.

**CONCEITO-CHAVE** A herança vinculada ao sexo é reconhecida por diferentes proporções fenotípicas nos dois sexos da prole, assim como diferentes proporções em cruzamentos recíprocos.

Historicamente, nas primeiras décadas do século XX, a demonstração por Morgan da herança ligada ao X de *olhos brancos* em *Drosophila* foi uma peça-chave de evidência que sugeria que os genes estão de fato localizados em cromossomos, porque um padrão de herança estava correlacionado com um par de cromossomos específico. A ideia ficou conhecida como "a teoria cromossômica da herança". Nesse período da história, havia sido recentemente demonstrado que, em muitos organismos, o sexo é determinado por um cromossomo X e um Y e que, nos machos, esses cromossomos segregam igualmente na meiose para regenerar igual número de machos e fêmeas na geração seguinte. Morgan reconheceu que a herança de alelos do gene da cor dos olhos é exatamente paralela à herança dos cromossomos X na meiose; portanto, era provável que o gene estivesse no cromossomo X. A herança de olhos brancos foi estendida para linhagens de *Drosophila* que tinham números anormais de cromossomos sexuais. Com o uso dessa nova circunstância, ainda era possível prever os padrões de herança do gene a partir da segregação dos cromossomos anormais. A prova de que essas previsões estavam corretas foi um teste convincente da teoria dos cromossomos.

Outras análises genéticas revelaram que, em galinhas e traças, a herança ligada ao sexo só poderia ser explicada se a fêmea fosse o sexo heterogamético. Nesses organismos, os cromossomos sexuais femininos foram designados ZW e os masculinos, ZZ.

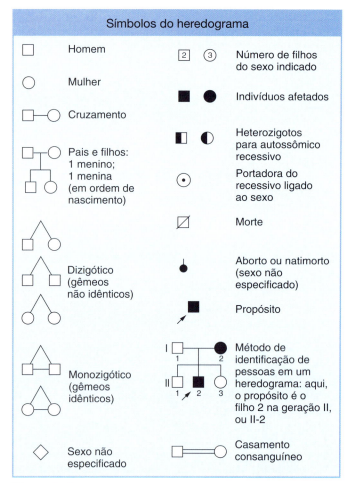

**Figura 2.19** Uma variedade de símbolos é usada na análise de heredogramas humanos.

## 2.6 Análise de heredogramas humanos

**OA 2.6** Reconhecer padrões de herança diagnósticos de condições autossômicas dominantes, autossômicas recessivas, dominantes ligadas ao X, recessivas ligadas ao X e ligadas ao Y em heredogramas humanos.

Os cruzamentos humanos, como os dos organismos experimentais, oferecem muitos exemplos de herança monogênica. Entretanto, cruzamentos experimentais controlados não podem ser feitos com humanos, e por isso os geneticistas precisam recorrer à investigação de registros médicos na esperança de que tenham sido feitos acasalamentos informativos (tais como cruzamentos mono-híbridos) que poderiam ser usados para inferir herança genética. Tal exame dos registros de acasalamentos é chamado de **análise de heredograma**. Um membro de uma família que chega primeiro ao conhecimento de um geneticista é chamado de **propósito**. Normalmente, o fenótipo do propósito é excepcional de alguma forma; por exemplo, talvez o propósito tenha algum tipo de distúrbio médico. O investigador, então, traça o histórico do fenótipo por meio do histórico da família e cria uma árvore genealógica, ou heredograma, usando os símbolos padrão mostrados na **Figura 2.19**. Essa foi exatamente a abordagem adotada pelos pesquisadores no caso de Louise Benge, sobre a qual tomamos conhecimento no Capítulo 1, que acabou levando à descoberta do alelo genético na causa de sua doença (ver a análise do heredograma da árvore genealógica de Benge na Figura 1.14).

Para observar a herança monogênica, os padrões no heredograma têm que ser interpretados de acordo com a lei de Mendel de segregação igual, mas os humanos geralmente têm poucos filhos e assim, devido a essa pequena prole, as proporções esperadas de 3:1 e 1:1 geralmente não são vistas a menos que muitos heredogramas semelhantes sejam combinados. A abordagem da análise do heredograma também depende de um dos fenótipos contrastantes ser um distúrbio raro ou de ambos os fenótipos de um par serem comuns (caso em que se diz que são "morfos" de um polimorfismo). A maioria dos heredogramas é obtida por motivos médicos e, portanto, diz respeito a distúrbios médicos que são, quase por definição, raros. Nesse caso, temos dois fenótipos: a presença e a ausência do distúrbio. Quatro padrões de herança monogênica são revelados nos heredogramas. Vejamos primeiro os distúrbios recessivos causados por alelos recessivos de genes autossômicos únicos.

### Distúrbios recessivos autossômicos

O fenótipo afetado de um distúrbio autossômico recessivo é herdado como um alelo recessivo; logo, o fenótipo não afetado correspondente deve ser herdado como o alelo dominante correspondente. Por exemplo, a doença humana fenilcetonúria (PKU), discutida anteriormente, é herdada de uma forma mendeliana simples como um fenótipo recessivo, sendo a PKU determinada pelo alelo *p* e a condição normal determinada por *P*. Portanto, as pessoas com essa doença são do genótipo *p/p*, e as pessoas que não têm a doença são ou *P/P* ou *P/p*. Lembre-se de que o termo *tipo selvagem* e seus símbolos de alelo não são usados na genética humana porque o tipo selvagem é impossível de definir.

Que padrões em um heredograma revelariam uma herança autossômica recessiva? Os dois pontos-chave são que (1) geralmente o distúrbio aparece na prole de pais não afetados e (2) a prole afetada inclui tanto homens quanto mulheres. Quando sabemos que tanto a prole masculina quanto a feminina são afetadas, podemos inferir que provavelmente estamos lidando com uma herança mendeliana simples de um gene em um autossomo, em vez de um gene em um cromossomo sexual. O seguinte heredograma típico ilustra o ponto-chave de que as crianças afetadas nascem de pais não afetados:

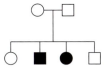

A partir desse padrão, podemos deduzir um simples cruzamento mono-híbrido, com o alelo recessivo responsável pelo fenótipo excepcional (indicado em preto). Ambos os pais devem ser heterozigotos – digamos, *A/a*; ambos devem ter um alelo *a* porque cada um contribuiu com um alelo *a* para cada criança afetada, e ambos devem ter um alelo *A* porque são fenotipicamente normais. Podemos identificar os genótipos das crianças (da esquerda para a direita) como *A/–*, *a/a*, *a/a*, *a/a* e *A/–*. O heredograma pode ser reescrito da seguinte forma:

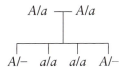

Esse heredograma não sustenta a hipótese de herança recessiva ligada ao X, porque, sob essa hipótese, uma filha afetada deve ter uma mãe heterozigota (possível) e um pai hemizigoto, o que é claramente impossível porque o pai teria expressado o fenótipo do distúrbio.

Observe que, embora as regras mendelianas estejam em vigor, as proporções mendelianas não são necessariamente observadas em famílias individuais devido ao pequeno tamanho da amostra, como previsto anteriormente. No exemplo anterior, observamos uma razão fenotípica de 1:1 na prole de um cruzamento mono-híbrido. Se o casal tivesse, digamos, 20 filhos, a proporção seria algo como 15 filhos não afetados e 5 com PKU (uma proporção de 3:1), mas, em uma pequena amostra de 4 filhos, qualquer proporção é possível, e todas as proporções são comumente encontradas.

Os heredogramas familiares de distúrbios recessivos autossômicos tendem a parecer bastante vazios, com poucos símbolos pretos. Uma condição recessiva aparece em grupos de irmãos afetados, e as pessoas das gerações anteriores e posteriores tendem a não ser afetadas. Para entender por que isso acontece, é importante ter alguma compreensão da estrutura genética das populações subjacentes a essas condições raras. Por definição, se a condição é rara, a maioria das pessoas não carrega o alelo anormal. Além disso, a maioria das pessoas que carrega o alelo anormal são heterozigotas por ele, em vez de homozigotas. A razão básica pela qual os heterozigotos são muito mais comuns que os homozigotos recessivos é que, para ser um homozigoto recessivo, ambos os pais devem ter o alelo *a*, mas para ser um heterozigoto, apenas um dos pais precisa tê-lo.

O nascimento de uma pessoa afetada geralmente depende da rara união casual de pais heterozigotos não relacionados. Entretanto, a *consanguinidade* (cruzamento entre parentes) aumenta a chance de dois heterozigotos cruzarem. Um exemplo de cruzamento entre primos é mostrado na **Figura 2.20**. Os indivíduos III-5 e III-6 são primos em primeiro grau e produzem dois homozigotos para o alelo raro. Você pode ver na Figura 2.20 que um ancestral que é um heterozigoto pode produzir muitos descendentes que também são heterozigotos. Portanto, dois primos podem carregar o *mesmo* alelo recessivo raro herdado de um antepassado comum. Para que duas pessoas *não relacionadas* sejam heterozigotas, elas teriam que herdar o alelo raro de *ambas* as suas famílias. Assim, os cruzamentos entre parentes geralmente correm um risco maior de produzir distúrbios recessivos do que os cruzamentos entre não parentes. Por essa razão, os cruzamentos entre primos de primeiro grau contribuem com uma grande proporção de pessoas com doenças recessivas na população.

Alguns outros exemplos de distúrbios recessivos humanos são mostrados na **Figura 2.21**. A fibrose cística é uma doença herdada no cromossomo 7, de acordo com as regras mendelianas, como um fenótipo autossômico recessivo. Seu sintoma mais importante é a secreção de grandes quantidades de muco nos pulmões, resultando em morte por uma combinação de efeitos, mas geralmente precipitada por infecção do trato respiratório. O muco pode ser deslocado por ação mecânica no tórax e a infecção pulmonar pode ser impedida por antibióticos; assim, com o tratamento, os pacientes com fibrose cística conseguem

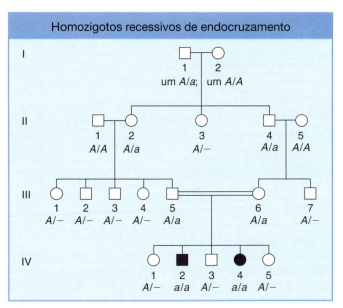

**Figura 2.20** Heredograma de um fenótipo recessivo raro determinado por um alelo recessivo *a*. Os símbolos genéticos normalmente não são incluídos nos gráficos de heredograma, mas os genótipos foram inseridos aqui para referência. As pessoas II-1 e II-5 não são relacionadas à linhagem da família; assume-se que sejam normais porque a condição hereditária sob investigação é rara. Observe também que não é possível ter certeza do genótipo em algumas pessoas com fenótipo normal; tais pessoas são indicadas por *A/–*. As pessoas III-5 e III-6, que geram os recessivos na geração IV, são primos em primeiro grau. Ambas obtêm seu alelo recessivo de um avô, seja I-1 ou I-2.

**52** Parte 1 Princípios Fundamentais na Genética de Transmissão

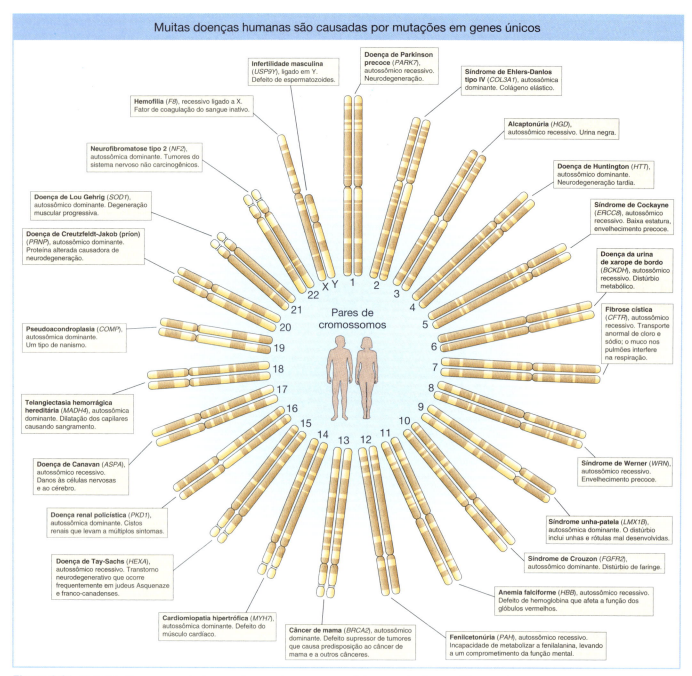

**Figura 2.21** Posições dos genes mutantes em algumas doenças monogênicas, mostradas nos 23 pares de cromossomos em um ser humano. Cada cromossomo tem um padrão característico de bandeamento. X e Y são os cromossomos sexuais (XX nas mulheres e XY nos homens). Os genes associados a cada doença estão entre parênteses.

viver até a idade adulta. O gene da fibrose cística (um alelo mutante do gene selvagem) foi um dos primeiros genes de doenças humanas a ter o DNA isolado, em 1989. Essa linha de pesquisa acabou revelando que o distúrbio é causado por uma proteína defeituosa que normalmente transporta íons cloreto através da membrana celular. A alteração resultante do equilíbrio do sal altera a constituição do muco pulmonar. Essa nova compreensão da função gênica em pessoas afetadas e não afetadas criou a esperança de um tratamento mais eficaz.

O albinismo humano também é herdado na forma autossômica recessiva padrão. O alelo mutante é de um gene que normalmente sintetiza a melanina de pigmento marrom ou preto, em geral encontrada na pele, no cabelo e na retina do olho (**Figura 2.22**).

**CONCEITO-CHAVE** Nos heredogramas humanos, um distúrbio autossômico recessivo geralmente é revelado pelo aparecimento do distúrbio na prole masculina e feminina de progenitores não afetados.

## Distúrbios autossômicos dominantes

Quais padrões de heredograma são esperados dos distúrbios autossômicos dominantes? Aqui, o alelo normal é recessivo e o alelo defeituoso é dominante. Pode parecer paradoxal que um distúrbio raro possa ser dominante, mas lembre-se de que dominância e recessividade são simplesmente propriedades de como

**Capítulo 2** Herança Monogênica **53**

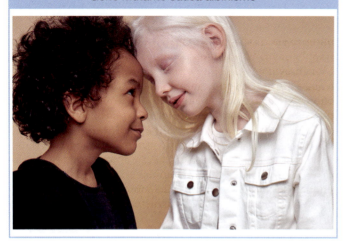

**Figura 2.22** Uma versão não funcional de um gene de pigmento cutâneo resulta na falta de pigmento. Neste caso, ambos os membros do par de genes são mutantes. [*photographer/iStock.*]

fenótipo tanto para os filhos quanto para as filhas. Novamente, a representação igualitária de ambos os sexos entre os descendentes afetados exclui a herança por meio dos cromossomos sexuais. O fenótipo aparece em todas as gerações porque, em geral, o alelo anormal transportado por uma pessoa deve ter vindo de um dos pais na geração anterior. (Alelos anormais também podem surgir *de novo* por mutação. Essa possibilidade deve ser considerada para distúrbios que interferem na reprodução porque, aqui, é pouco provável que a condição tenha sido herdada de um pai afetado.) A **Figura 2.24** apresenta um heredograma típico para um distúrbio dominante. Mais uma vez, note que as proporções mendelianas não são necessariamente observadas nas famílias. Como nos distúrbios recessivos, as pessoas com uma cópia do raro alelo *A* (*A/a*) são muito mais comuns do que aquelas com duas cópias (*A/A*); assim, a maioria das pessoas afetadas são heterozigotas, e praticamente todos os alelos agem em heterozigotos e não são definidos em referência ao quão comuns eles são na população. Um bom exemplo de um fenótipo dominante raro que apresenta herança monogênica é a pseudoacondroplasia, um tipo de nanismo (**Figura 2.23**). Em relação a esse gene, as pessoas com estatura normal são genotipicamente *d/d* e o fenótipo do nanismo poderia ser em princípio *D/d* ou *D/D*. Entretanto, acredita-se que as duas "doses" do alelo *D* no genótipo *D/D* produzem um efeito tão grave que esse genótipo é letal. Se essa crença for verdadeira em geral, todos os indivíduos com nanismo são heterozigotos.

Na análise do heredograma, as principais pistas para identificar um distúrbio autossômico dominante com herança mendeliana são que o fenótipo tende a aparecer em todas as gerações do heredograma e que os pais ou mães afetados transmitem o

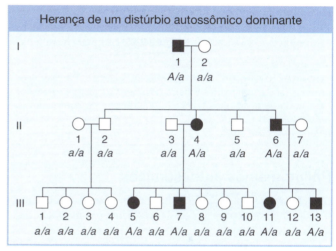

**Figura 2.24** Heredograma de um fenótipo dominante determinado por um alelo dominante *A*. Aqui, todos os genótipos foram deduzidos.

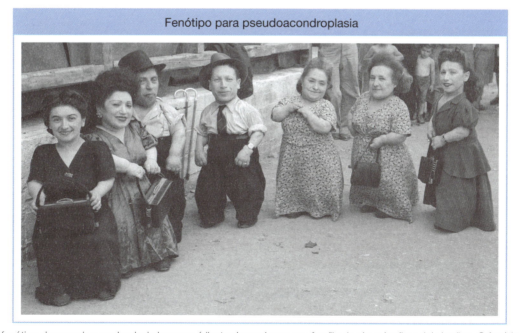

**Figura 2.23** O fenótipo da pseudoacondroplasia humana é ilustrado aqui por uma família de cinco irmãs e dois irmãos. O fenótipo é determinado por um alelo dominante, que podemos chamar de *D*, que interfere no crescimento de ossos longos durante o desenvolvimento. Essa fotografia foi tirada quando a família chegou a Israel após o fim da Segunda Guerra Mundial. [*Bettmann/Getty Images.*]

os acasalamentos que produzem prole com distúrbios dominantes são $A/a \times a/a$. Portanto, se a prole de tais acasalamentos for totalizada, espera-se uma proporção de 1:1 de pessoas não afetadas ($a/a$) para pessoas afetadas ($A/a$).

A doença de Huntington é um exemplo de uma doença herdada como um fenótipo dominante determinado por um alelo monogênico. O fenótipo causa degeneração neural, levando a convulsões e à morte prematura. O cantor popular Woody Guthrie sofria da doença de Huntington. A doença é bastante incomum na medida em que apresenta um início tardio; os sintomas geralmente não aparecem até que a pessoa tenha atingido a idade reprodutiva. Quando a doença é diagnosticada em um dos pais, cada filho já nascido sabe que tem 50% de chance de herdar o alelo e a doença associada. Esse padrão trágico inspirou um grande esforço para encontrar maneiras de identificar pessoas que carregam o alelo anormal antes de experimentarem o surgimento da doença. Hoje existem diagnósticos moleculares para identificar pessoas que carregam o alelo Huntington.

Algumas outras condições raras dominantes são a polidactilia (dedos extras), mostradas na **Figura 2.25**, e as manchas piebald.

**CONCEITO-CHAVE** Heredogramas de distúrbios autossômicos mendelianos dominantes mostram homens e mulheres afetados em cada geração; eles também mostram homens e mulheres afetados transmitindo a condição para igual proporção de seus filhos e de suas filhas.

## Polimorfismos autossômicos

A maioria das populações naturais também apresenta **polimorfismos**, definidos como a coexistência de dois ou mais fenótipos razoavelmente comuns de uma propriedade biológica, tais como a ocorrência de plantas de frutos vermelhos e laranja em uma população de framboesas silvestres. Os fenótipos alternativos de um polimorfismo (os **morfos**) são frequentemente herdados como alelos de um único gene autossômico da maneira mendeliana padrão. Entre os muitos exemplos humanos estão os seguintes **dimorfismos** (com dois morfos, os mais simples polimorfismos): olhos castanhos *versus* azuis, cabelo pigmentado *versus* louro, capacidade de cheirar flores frésia *versus* incapacidade, pico da viúva *versus* nenhum, cera das orelhas pegajosa *versus* seca e lóbulos das orelhas presos *versus* livres. Em cada exemplo, a morfologia determinada pelo alelo dominante é escrita primeiro.

A interpretação dos heredogramas para os polimorfismos é um pouco diferente da dos distúrbios raros porque, por definição, os morfos são comuns. Vejamos um heredograma de um caso humano interessante. A maioria das populações humanas são dimórficas para a capacidade de provar a feniltiocarbamida química (PTC); ou seja, as pessoas conseguem detectá-la como um gosto amargo e podre ou – para grande surpresa e descrença dos provadores – não conseguem saboreá-la de forma alguma. Pelo heredograma da **Figura 2.26**, podemos ver que dois indivíduos que sentem o gosto às vezes produzem filhos que não o sentem, o que deixa claro que o alelo que confere a capacidade de sentir o gosto é dominante e que o alelo para não sentir é recessivo. Observe na Figura 2.26 que quase todas as pessoas que entram nessa família carregam o alelo recessivo, seja em estado heterozigoto ou homozigoto. Assim, tal heredograma difere daqueles de doenças recessivas raras, para as quais a suposição convencional é que todos os agregados que entram em uma família são homozigotos normais. Como os dois alelos PTC são comuns, não é de surpreender que todos os membros da família nesse heredograma casem-se com pessoas com pelo menos uma cópia do alelo recessivo.

O polimorfismo é um fenômeno genético interessante. Os geneticistas de população têm se surpreendido ao descobrir quanto polimorfismo existe em populações naturais de plantas e animais em geral. Além disso, embora a genética dos polimorfismos seja simples, há pouquíssimos polimorfismos para os quais existem explicações satisfatórias a respeito da coexistência dos morfos. Mas o polimorfismo é exuberante em todos os

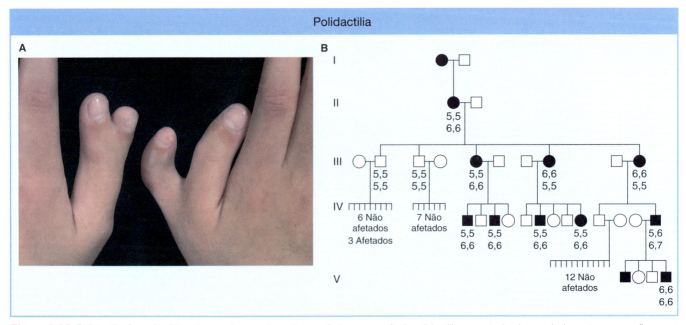

**Figura 2.25** Polidactilia é um fenótipo dominante raro das mãos e pés humanos. **A.** A polidactilia, caracterizada por dedos extras nas mãos, nos pés ou em ambos, é determinada por um alelo *P*. Os números no heredograma **B** mostram o número de dedos nas mãos nas linhas superiores e o número de dedos nos pés nas linhas inferiores. (Observe a variação na expressão do alelo *P*.) [A. Biophoto Associates/Science Source.]

**Capítulo 2** Herança Monogênica **55**

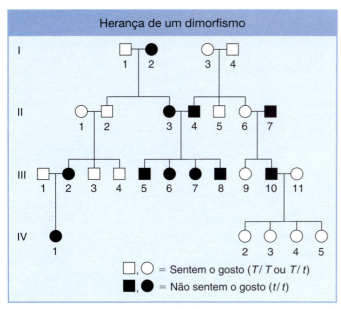

**Figura 2.26** Heredograma para a capacidade de degustar a feniltiocarbamida química.

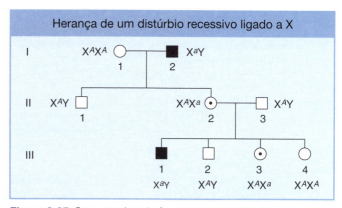

**Figura 2.27** Como geralmente é o caso, a expressão dos alelos recessivos ligados ao X ocorre apenas em homens. Esses alelos são carregados sem expressão por filhas na próxima geração para serem novamente expressos em filhos. Observe que não é possível distinguir fenotipicamente III-3 e III-4.

níveis de análise genética, mesmo no nível do DNA; de fato, os polimorfismos observados no nível do DNA têm sido inestimáveis como pontos de referência para ajudar os geneticistas a encontrar seu caminho em torno dos cromossomos de organismos complexos, como será descrito no Capítulo 4. A população e a genética evolutiva dos polimorfismos são contempladas nos Capítulos 18 e 20.

**CONCEITO-CHAVE** As populações de plantas e animais (incluindo humanos) são altamente polimórficas. Com frequência, morfos contrastantes são herdados como alelos monogênicos.

## Distúrbios recessivos ligados ao X

Vejamos os heredogramas dos distúrbios causados por alelos recessivos raros de genes localizados no cromossomo X. Tais heredogramas normalmente apresentam as seguintes características:

1. Muito mais homens do que mulheres apresentam o fenótipo raro em estudo. A razão é que uma mulher só pode herdar o genótipo se tanto sua mãe quanto seu pai tiverem o alelo (p. ex., $X^A X^a \times X^a Y$), enquanto um homem pode herdar o fenótipo quando *apenas* a mãe tem o alelo ($X^A X^a \times X^A Y$). Se o alelo recessivo for muito raro, quase todas as pessoas que apresentam o fenótipo serão do sexo masculino.

2. Nenhum dos descendentes de um homem afetado apresenta o fenótipo, mas todas as suas filhas são "portadoras" que carregam o alelo recessivo mascarado na condição heterozigota. Na geração seguinte, metade dos filhos dessas filhas portadoras apresentará o fenótipo (**Figura 2.27**).

3. Nenhum dos filhos de um homem afetado apresenta o fenótipo em estudo, nem passará a condição para seus descendentes. A razão por trás dessa falta de transmissão de homem para homem é que um filho obtém seu cromossomo Y do pai; logo, ele normalmente não pode herdar o cromossomo X do pai também. Por outro lado, a transmissão de um distúrbio de homem para homem é um diagnóstico útil para uma condição herdada autossomicamente.

Na análise do heredograma de recessivos raros ligados ao X, supõe-se que uma mulher normal de genótipo desconhecido é homozigota, a menos que haja evidências em contrário.

Talvez o exemplo mais familiar de herança recessiva ligada ao X seja o daltonismo de cor vermelho-verde. Pessoas com essa condição são incapazes de distinguir o vermelho do verde. Os genes para visão colorida foram caracterizados a nível molecular. A visão da cor é baseada em três tipos diferentes de células cônicas na retina, cada uma sensível aos comprimentos de onda vermelho, verde ou azul. Os determinantes genéticos para as células cônicas vermelhas e verdes estão no cromossomo X. As pessoas daltônicas vermelho-verde têm uma mutação em um desses dois genes. Como em qualquer distúrbio recessivo ligado a X, há muito mais homens do que mulheres com esse fenótipo.

Outro exemplo familiar é a *hemofilia*, a falha do sangue em coagular. Muitas proteínas atuam em sequência para formar o coágulo do sangue. O tipo mais comum de hemofilia é causado pela ausência ou pelo mau funcionamento de alguma dessas proteínas coagulantes, chamada *fator VIII*. Um heredograma bem conhecido da hemofilia é das famílias reais inter-relacionadas na Europa (**Figura 2.28**). O alelo original de hemofilia no heredograma possivelmente surgiu de forma espontânea como uma mutação nas células reprodutivas dos pais da Rainha Vitória ou da própria Rainha Vitória. Entretanto, alguns sugeriram que a origem do alelo era um amante secreto da mãe da rainha Vitória. Alexis, o filho do último czar da Rússia, herdou o alelo de hemofilia da rainha Vitória, que era a avó de sua mãe, Alexandra. A hemofilia hoje pode ser tratada clinicamente, mas antes era uma condição potencialmente fatal. É interessante notar que o Talmude judeu contém regras a respeito da dispensa da circuncisão masculina, o que mostra claramente que o modo de transmissão da doença por meio de mulheres portadoras não afetadas era bem compreendido nos tempos antigos. Por exemplo, havia dispensa para os filhos de mulheres cujos filhos das irmãs haviam sangrado profusamente quando eram circuncisados. Portanto, sabia-se que o sangramento anormal era transmitido por meio das mulheres da família, mas expresso apenas em seus filhos homens.

Um raro fenótipo recessivo ligado a X que é interessante do ponto de vista da diferenciação sexual é uma condição chamada *síndrome de insensibilidade aos andrógenos* (anteriormente referida como *síndrome de feminilização testicular*), que tem uma frequência de cerca de 1 em 65.000 nascimentos

**56** **Parte 1** Princípios Fundamentais na Genética de Transmissão

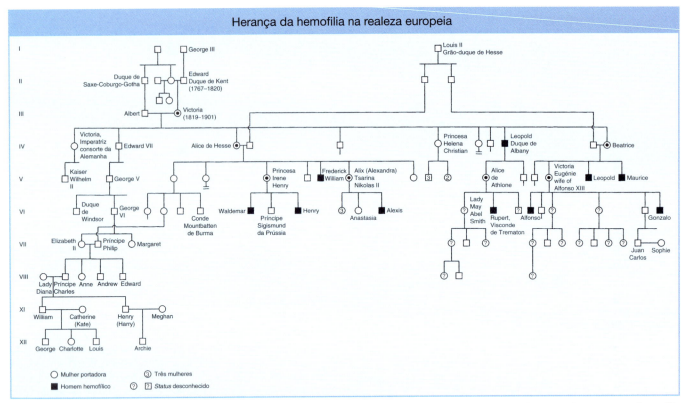

**Figura 2.28** Heredograma para a hemofilia em condição recessiva ligada ao X nas famílias reais da Europa. Um alelo recessivo que causa hemofilia (falha na coagulação do sangue) surgiu por mutação nas células reprodutivas da Rainha Victoria ou de um de seus pais. Esse alelo de hemofilia se espalhou para outras famílias reais por meio de casamentos consanguíneos. Esse heredograma parcial mostra homens afetados e mulheres portadoras (heterozigotas). A maioria dos casamentos consanguíneos foi omitida do heredograma para simplificar. Você consegue deduzir a probabilidade de a atual família real britânica abrigar o alelo recessivo?

de homens. As pessoas com essa síndrome são cromossomicamente masculinas, tendo 44 autossomos mais um cromossomo X e um Y, mas se desenvolvem como mulheres (**Figura 2.29**). Elas têm genitália externa feminina, uma vagina cega e não têm útero. Os testículos podem estar presentes tanto nos grandes lábios quanto no abdome. As pessoas afligidas são estéreis. A condição não é revertida pelo tratamento com o hormônio androgênio masculino. A razão da insensibilidade é que uma mutação no gene do receptor de androgênio causa o mau funcionamento desse receptor, e assim o hormônio masculino não é capaz de ter efeito algum sobre os órgãos alvo que contribuem para a masculinidade. Em humanos, a feminilidade resulta quando o sistema que determina o sexo masculino não é funcional.

### Distúrbios dominantes ligados ao X

Os padrões de herança dos distúrbios dominantes ligados ao X têm as seguintes características nos heredogramas (**Figura 2.30**):

1. Os homens afetados passam a condição para todas as filhas, mas para nenhum dos filhos.
2. Mulheres heterozigotas afetadas que se casam com homens não afetados passam a condição para metade de seus filhos e filhas.

Esse modo de herança não é comum. Um exemplo é a hipofosfatemia, um tipo de raquitismo resistente à vitamina D. Algumas formas de hipertricose (excesso de pelos corporais e faciais) mostram uma herança dominante ligada ao X.

### Herança vinculada ao Y

Somente os homens herdam genes na região diferencial do cromossomo Y humano, com os pais transmitindo os genes para seus filhos. O gene que desempenha um papel primário na masculinidade é o **gene SRY**, às vezes chamado de *fator*

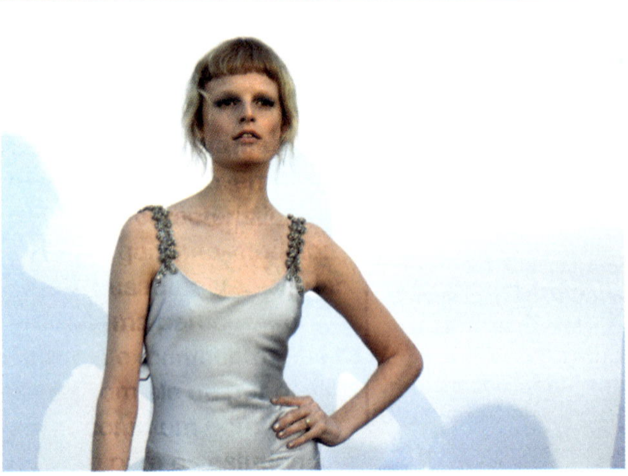

**Figura 2.29** *Supermodel* Hanne Gaby Odiele, indivíduo XY com síndrome de insensibilidade aos andrógenos causada por um alelo recessivo ligado a X. [*Piero Oliosi/Polaris Images/Cap Antibes/France/Newscom.*]

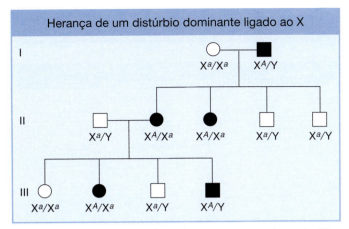

**Figura 2.30** Todas as filhas de um homem expressando um fenótipo dominante ligado ao X apresentarão o fenótipo. As mulheres heterozigotas para um alelo dominante ligado ao X passarão a condição para metade de seus filhos e filhas.

*determinante dos testículos*. A análise genômica confirmou que, de fato, o gene SRY está na região diferencial do cromossomo Y. Portanto, a masculinidade em si é ligada a Y e apresenta o padrão esperado de transmissão exclusivamente homem a homem. Alguns casos de esterilidade masculina foram apresentados como causados por deleções de regiões do cromossomo Y contendo genes promotores de espermatozoides. A esterilidade masculina não é hereditária, mas, curiosamente, os pais desses homens têm cromossomos Y normais, mostrando que as deleções são novas.

Não houve casos convincentes de variantes fenotípicas não sexuais associadas ao cromossomo Y, embora existam casos em outros animais.

**CONCEITO-CHAVE** O padrão de herança com uma representação desigual dos fenótipos em machos e fêmeas pode localizar os genes em questão em um dos cromossomos sexuais.

## Cálculo de riscos na análise de heredograma

Quando se sabe que um distúrbio com herança monogênica bem documentada está presente em uma família, o conhecimento dos padrões de transmissão pode ser usado para calcular a probabilidade de os futuros pais terem um filho com o distúrbio. Por exemplo, considere um caso em que um casal recém-casado descobre que cada um tinha um tio com doença de Tay-Sachs, uma doença autossômica recessiva grave causada pelo mau funcionamento da enzima hexosaminidase A. O defeito leva ao acúmulo de depósitos de gordura nas células nervosas, causando paralisia seguida de uma morte precoce. O heredograma é o seguinte:

A probabilidade de o primeiro filho do casal ter Tay-Sachs pode ser calculada da seguinte forma: como nenhum dos dois tem a doença, eles só podem ser homozigoto normal ou heterozigoto não afetado. Se ambos forem heterozigotos, cada um deles tem a chance de passar o alelo recessivo para um filho, que então teria a doença de Tay-Sachs. Portanto, devemos calcular a probabilidade de ambos serem heterozigotos e, em caso afirmativo, a probabilidade de passar o alelo deletério para um filho.

1. Os avós do homem devem ter sido ambos heterozigotos (*T/t*) porque produziram um filho *t/t* (o tio). Portanto, eles efetivamente constituíram um cruzamento mono-híbrido. O pai do homem poderia ser *T/T* ou *T/t*, mas dentro dos 3/4 da prole não afetada, sabemos que as probabilidades relativas desses genótipos devem ser de 1/4 e 1/2, respectivamente (a proporção de prole esperada em um cruzamento mono-híbrido é de 1/4*T/T*, 1/2*T/t*, 1/4*t/t*). Logo, há uma probabilidade de 2/3 de que o pai do homem seja um heterozigoto (dois terços é a proporção da prole não afetada que é heterozigótica: ou seja, a proporção de 2/4 a 3/4).

2. Presume-se que a mãe do homem seja *T/T*, porque ela é uma pessoa de fora que entrou na família e os alelos da doença são geralmente raros. Assim, se o pai é *T/t*, então o cruzamento com a mãe foi *T/t* × *T/T* e as proporções esperadas na prole (que inclui o homem em questão) são 1/2 *T/T*, 1/2 *T/t*.

3. A probabilidade geral de o homem ser um heterozigoto deve ser calculada com o uso de uma regra estatística chamada **regra do produto**, que afirma que:

   A probabilidade de dois eventos independentes ocorrerem ambos é o produto de suas probabilidades individuais.

   Como as transmissões gênicas em diferentes gerações são eventos independentes, podemos calcular que a probabilidade de o homem ser um heterozigoto é a probabilidade de seu pai ser um heterozigoto (2/3) *vezes* a probabilidade de seu pai ter um filho heterozigoto (1/2), que é 2/3 × 1/2 = 1/3.

4. Da mesma forma, a probabilidade de a mulher ser heterozigota também é de 1/3.

5. Se ambos forem heterozigotos (*T/t*), seu cruzamento seria mono-híbrido padrão e, portanto, a probabilidade de eles terem um *t/t* de filho é de 1/4.

6. Em geral, a probabilidade de o casal ter um filho afetado é a probabilidade de ambos serem heterozigotos e depois ambos transmitirem o alelo recessivo para uma criança. Novamente, esses eventos são independentes, e assim podemos calcular a probabilidade geral como 1/3 × 1/3 × 1/4 = 1/36. Em outras palavras, há uma probabilidade de 1 em 36 de o casal ter um filho com a doença de Tay-Sachs.

Em algumas comunidades judaicas, o alelo Tay-Sachs não é tão raro quanto na população em geral. Nesses casos, não se pode supor que pessoas não afetadas que entram em famílias com histórico de Tay-Sachs sejam *T/T*. Se a frequência de heterozigotos *T/t* na comunidade for conhecida, ela pode ser levada em conta no cálculo da regra do produto. Atualmente, testes de diagnóstico molecular para alelos Tay-Sachs estão disponíveis, e seu uso criterioso reduziu drasticamente a frequência da doença em algumas comunidades.

# RESUMO

Na divisão de células somáticas, o genoma é transmitido por mitose, uma divisão nuclear. Nesse processo, cada cromossomo se reproduz em um par de cromátides, e as cromátides são separadas para produzir duas células-filhas idênticas. (A mitose pode ocorrer em células diploides ou haploides.) Na meiose, que ocorre no ciclo sexual em meiócitos, cada cromossomo se replica para formar um par de cromossomos; em seguida, cromossomos homólogos se emparelham no plano equatorial da célula. Os cromossomos homólogos (cada um com um par de cromátides) se segregam ao longo de duas divisões celulares. O resultado são quatro células haploides, ou gametas. A meiose pode acontecer apenas em uma célula diploide; portanto, os organismos haploides precisam se unir temporariamente para formar um meiócito diploide.

Uma maneira fácil de se lembrar dos principais eventos da meiose, usando seus dedos para representar cromossomos, é mostrada na **Figura 2.31**.

A dissecção genética de um traço biológico começa com uma coleção de mutantes. Cada mutante tem que ser testado para descobrir se ele é herdado como uma alteração monogênica. O procedimento seguido é essencialmente inalterado desde a época de Mendel, que realizou a análise prototípica desse tipo. A análise é baseada na observação de proporções fenotípicas específicas na prole de cruzamentos controlados. Em um caso típico, um cruzamento de $A/A \times a/a$ produz uma $F_1$ que é toda de $A/a$. Quando a $F_1$ é autofecundada ou intercruzada, uma proporção genotípica de 1/4 $A/A$: 1/2 $A/a$: 1/4 $a/a$ é produzida na $F_2$. (No nível fenotípico, essa proporção é 3/4 $A/-$: 1/4 $a/a$.)

Os três genótipos monogênicos são homozigotos dominantes, heterozigotos (mono-híbridos) e homozigotos recessivos. Se um indivíduo $A/a$ é cruzado com $a/a$ (um cruzamento-teste), uma proporção 1:1 é produzida na prole. As proporções 1:1, 3:1 e 1:2:1 derivam do princípio de segregação igual, pelo qual os produtos haploides da meiose de $A/a$ serão 1/2 $A$ e 1/2 $a$. A base celular da segregação igual dos alelos é a segregação dos cromossomos homólogos na meiose. Os fungos haploides podem ser usados para mostrar segregação igual no nível de uma única meiose (uma proporção de 1:1 em um ascus).

A base molecular para a produção de cromátides na meiose é a replicação de DNA. A segregação na meiose pode ser observada diretamente no nível molecular (DNA). A força molecular da segregação é a despolimerização e o subsequente encurtamento das fibras do fuso que estão ligadas aos centrômeros. Mutações recessivas geralmente ocorrem em genes que são haplossuficientes, enquanto as mutações dominantes com frequência são devidas à haploinsuficiência genética.

Em muitos organismos, o sexo é determinado cromossomicamente e, em geral, XX é feminino e XY é masculino. Os genes no cromossomo X (genes ligados ao X) normalmente não têm contrapartidas no cromossomo Y e mostram um padrão de herança monogênica que difere nos dois sexos, resultando muitas vezes em proporções diferentes na prole masculina e feminina.

A segregação mendeliana monogênica é útil para identificar os alelos mutantes subjacentes a muitos distúrbios humanos. A análise de heredogramas pode revelar distúrbios autossômicos ou ligados a X, tanto do tipo dominante quanto recessivo. A lógica da genética mendeliana deve ser usada com cautela, levando-se em conta que os tamanhos da prole humana são pequenos e as proporções fenotípicas não são necessariamente representativas daquelas esperadas de amostras de tamanho maior. Se um distúrbio monogênico conhecido estiver presente em um heredograma, a lógica mendeliana pode ser usada para prever a probabilidade de os filhos herdarem a doença.

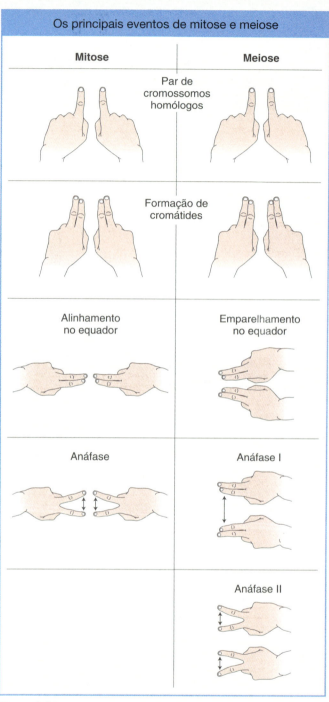

**Figura 2.31** Uso dos dedos para se lembrar dos principais eventos de mitose e meiose.

# Capítulo 2  Herança Monogênica

## TERMOS-CHAVE

alelo (p. 31)
alelo nulo (p. 42)
análise de heredograma (p. 50)
autofecundação (p. 30)
características (p. 28)
cromátide (p. 36)
cromossomo sexual (p. 46)
cromossomo X (p. 46)
cromossomo Y (p. 46)
cruzamento (p. 30)
cruzamento mono-híbrido (p. 33)
cruzamento-teste (p. 46)
descoberta de genes (p. 28)
dimorfismo (p. 54)
diploide (p. 34)
dissecção genética (p. 29)
divisão celular sexual (p. 34)
divisão das células
   somáticas (p. 34)
dominante (p. 31)
espécies dioicas (p. 46)
fenótipo (p. 28)

gene (p. 33)
gene *SRY* (p. 56)
genética direta (p. 29)
genética reversa (p. 29)
genótipo (p. 33)
geração dos pais (P) (p. 30)
haploide (p. 34)
haploinsuficiente (p. 43)
haplossuficiente (p. 43)
hemizigotos (p. 47)
heterozigoto (p. 33)
homozigoto (p. 33)
homozigotos dominantes (p. 31)
homozigotos recessivos (p. 31)
lei de segregação igual
   (primeira lei de Mendel) (p. 31)
ligação ao X (p. 47)
ligação ao Y (p. 47)
ligação sexual (p. 47)
linhagem pura (p. 30)
meiócito (p. 34)
meiose (p. 34)

mitose (p. 34)
mono-híbrido (p. 31)
morfo (p. 54)
mutação (p. 28)
mutação com vazamento (p. 42)
mutação silenciosa (p. 42)
mutante (p. 28)
polimorfismo (p. 54)
primeira geração filial ($F_1$) (p. 30)
propósito (p. 50)
recessivo (p. 31)
regiões pseudoautossômicas 1
   e 2 (p. 47)
regra do produto (p. 57)
segunda geração filial ($F_2$) (p. 30)
sexo heterogêneo (p. 46)
sexo homogêneo (p. 46)
testador (p. 46)
tipo selvagem (p. 28)
tipos de cruzamento (p. 38)
traço (p. 28)
zigoto (p. 31)

## PROBLEMAS RESOLVIDOS

Esta seção em cada capítulo contém alguns problemas resolvidos que mostram como abordar os conjuntos de problemas a seguir. O objetivo dos conjuntos de problemas é desafiar sua compreensão dos princípios genéticos aprendidos no capítulo. A melhor maneira de demonstrar a compreensão de um assunto é poder usar esse conhecimento em uma situação real ou simulada. Esteja avisado de que não existe uma maneira semelhante a uma máquina para resolver esses problemas. Os três principais recursos à sua disposição são os princípios genéticos recém-aprendidos, a lógica e a tentativa e o erro.

Aqui estão alguns conselhos gerais antes de começar. Primeiro, para cada problema, é absolutamente essencial ler e entender a questão inteira. A maioria dos problemas utiliza dados retirados de pesquisas que alguém realizou de verdade: pergunte-se por que a pesquisa poderia ter sido iniciada e qual era o provável objetivo. Descubra exatamente quais fatos são fornecidos, que suposições devem ser feitas, que pistas são dadas no problema e quais inferências podem ser feitas a partir das informações disponíveis. Em segundo lugar, seja metódico. Encarar o problema raramente ajuda. Reformule as informações no problema à sua própria maneira, de preferência usando uma representação diagramática ou um fluxograma para ajudá-lo a avaliar o problema. Boa sorte.

### PROBLEMA RESOLVIDO 1

Foram feitos cruzamentos entre duas linhagens puras de coelhos que podemos chamar de A e B. Um macho da linhagem A foi cruzado com uma fêmea da linhagem B e posteriormente os coelhos $F_1$ foram cruzados entre si para produzir uma $F_2$. Descobriu-se que três quartos dos animais da $F_2$ tinham gordura subcutânea branca e um quarto tinha gordura subcutânea amarela. Mais tarde, a $F_1$ foi examinada e constatou-se que tinha gordura branca. Vários anos depois, foi feita uma tentativa de repetir o experimento usando o mesmo macho da linhagem A e a mesma fêmea da linhagem B. Dessa vez, a $F_1$ e toda a $F_2$ (22 animais) tinham gordura branca. A única diferença que parecia relevante entre o experimento original e a repetição era que, no original, todos os animais eram alimentados com vegetais frescos, enquanto, na repetição, eles eram alimentados com ração de coelho comercial. Forneça uma explicação para a diferença e um teste para sua ideia.

### RESOLUÇÃO

Da primeira vez que a experiência foi feita, era perfeitamente justificável que os criadores propusessem que um par de alelos determinasse a gordura corporal branca *versus* amarela, pois os dados se assemelham claramente aos resultados de Mendel em ervilhas. O branco deve ser dominante e, portanto, podemos representar o alelo branco como *W* e o alelo amarelo como *w*. Os resultados podem então ser expressos como se segue:

| | |
|---|---|
| P | W/W × w/w |
| $F_1$ | W/w |
| $F_2$ | ¼ W/W |
| | ½ W/w |
| | ¼ w/w |

Sem dúvida, se os coelhos pais tivessem sido sacrificados, um dos pais (não podemos dizer qual) provavelmente teria gordura branca e o outro, amarela. Felizmente, os coelhos não foram sacrificados, e os mesmos animais foram cruzados mais uma vez, levando a um resultado muito interessante e diferente. Muitas vezes, na ciência, uma observação inesperada pode levar a um princípio novo e, em vez de passar para outra coisa, é útil tentar explicar a inconsistência. Então, por que a proporção de 3:1 desapareceu? Aqui estão algumas explicações possíveis.

Em primeiro lugar, talvez os genótipos dos animais paternos tenham mudado. Esse tipo de mudança espontânea que afeta todo o animal, ou pelo menos suas gônadas, é muito improvável, porque até mesmo a experiência comum nos diz que os organismos tendem a ser estáveis em seu tipo.

Segundo, na repetição, a amostra de 22 animais $F_2$ não continha nenhuma gordura amarela simplesmente por acaso ("má sorte"). Essa explicação, de novo, parece improvável, pois a amostra era bastante grande, mas é uma possibilidade definitiva.

Uma terceira explicação se baseia no princípio de que os genes não agem no vácuo; eles dependem do ambiente para seus efeitos. Portanto, a fórmula "genótipo + ambiente = fenótipo" é uma mnemônica útil. Um corolário dessa fórmula é que os genes podem agir de forma diferente em ambientes diferentes. Logo,

genótipo 1 + ambiente 1 = fenótipo 1

e

genótipo 1 + ambiente 2 = fenótipo 2

No problema atual, as dietas diferentes constituíram ambientes diferentes, e dessa forma, uma possível explicação dos resultados é que o homozigoto recessivo *w/w* produz gordura amarela somente quando a dieta contém vegetais frescos. Essa explicação é testável. Uma maneira de testá-la é repetir a experiência e usar legumes como alimento, mas talvez os pais estejam mortos a essa altura. Uma maneira mais convincente é criar vários dos coelhos $F_2$ com a gordura branca da segunda experiência. De acordo com a interpretação original, alguns deles devem ser heterozigotos e, se sua prole for criada alimentando-se com vegetais, a gordura amarela deve aparecer em proporções mendelianas. Por exemplo, se um cruzamento fosse W/*w* e *w/w*, a prole teria 1/2 gordura branca e 1/2 gordura amarela.

Se esse resultado não surgisse e nenhuma prole com gordura amarela aparecesse em qualquer um dos acasalamentos, seríamos forçados a voltar à primeira ou à segunda explicação. A segunda explicação pode ser testada com o uso de números maiores, e se essa explicação não funcionar, ficamos com a primeira explicação, que é difícil de testar diretamente.

Como se poderia imaginar, na realidade, a dieta foi a culpada. Os detalhes específicos ilustram lindamente os efeitos ambientais. Vegetais frescos contêm substâncias amarelas chamadas xantofilas, e o alelo W dominante oferece aos coelhos a capacidade de decompor essas substâncias em uma forma incolor ("branca"). Entretanto, os animais *w/w* não apresentam essa capacidade, e as xantofilas são depositadas na gordura, tornando-a amarela. Quando não ingerem xantofilas, tanto os animais W/− quanto os *w/w* acabam tendo gordura branca.

### PROBLEMA RESOLVIDO 2

A fenilcetonúria (PKU) é uma doença hereditária humana resultante da incapacidade do corpo de processar o aminoácido fenilalanina, que está contido na proteína que ingerimos. A PKU se manifesta na primeira infância e, caso permaneça sem tratamento, geralmente leva a deficiências intelectuais. A PKU é causada por um alelo recessivo com uma herança mendeliana simples.

Um casal pretende ter filhos, mas consulta um geneticista porque o homem tem uma irmã com PKU e a mulher tem um irmão com PKU. Não há outros casos conhecidos em suas famílias. Eles pedem ao geneticista para determinar a probabilidade de que seu primeiro filho tenha PKU. Qual é essa probabilidade?

### RESOLUÇÃO

O que podemos deduzir? Se tomarmos o alelo causador do fenótipo PKU como *p* e o respectivo alelo normal como *P*, então a irmã e o irmão do homem e da mulher, respectivamente, devem ter sido *p/p*. Para produzir essas pessoas afetadas, todos os quatro avós devem ter sido heterozigotos normais. O heredograma pode ser resumido como a seguir:

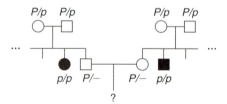

Quando essas inferências são feitas, o problema se reduz a uma aplicação da regra do produto. A única maneira pela qual o homem e a mulher podem ter um filho com PKU é se ambos forem heterozigotos (é óbvio que eles mesmos não têm a doença). Os cruzamentos entre os avós são cruzamentos mono-híbridos mendelianos simples e espera-se que produzam descendência nas seguintes proporções:

$\frac{1}{4}$ P/P  
$\frac{1}{2}$ P/p  $\Big\}$ Normal ($\frac{3}{4}$)

$\frac{1}{4}$ p/p   PKU ($\frac{1}{4}$)

Sabemos que o homem e a mulher são normais, e assim a probabilidade de cada um ser heterozigoto é de 2/3 porque, dentro da classe P/−, 2/3 são P/p e 1/3 são P/P.

A probabilidade de *tanto* o homem *quanto* a mulher serem heterozigotos é de 2/3 × 2/3 = 4/9. Se ambos forem heterozigotos, então um quarto de seus filhos teria PKU. Assim, a probabilidade de seu primeiro filho ter PKU é de 1/4 e a probabilidade de que eles sejam heterozigotos *e* seu primeiro filho ter PKU é 4/9 × 1/4 = 4/36 = 1/9, que é a resposta.

## PROBLEMA RESOLVIDO 3

Uma doença humana rara é encontrada em uma família, como mostrado no heredograma que a acompanha.

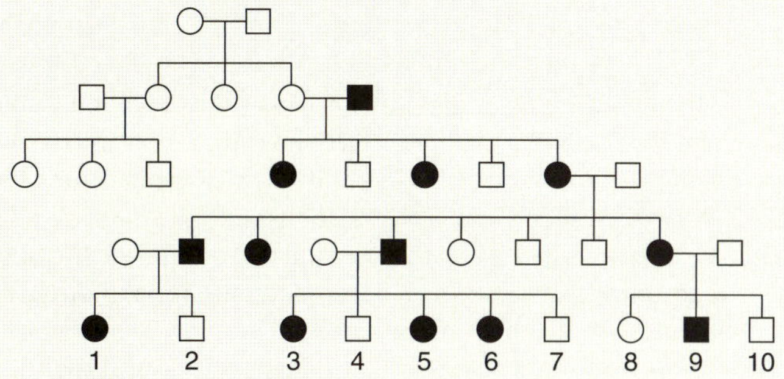


a. Deduza o modo mais provável de herança.
b. Quais seriam os resultados dos casamentos entre primos 1 × 9, 1 × 4, 2 × 3, e 2 × 8?

### RESOLUÇÃO

a. O modo mais provável de herança é o dominante ligado ao X. Assumimos que o fenótipo da doença é dominante porque, após ter sido introduzido no heredograma pelo homem na geração II, ele aparece em cada geração. Supomos que o fenótipo está ligado ao X porque os pais não o transmitem a seus filhos. Se ele fosse autossômico dominante, a transmissão de pai para filho seria comum.

Em teoria, autossômico recessivo poderia funcionar, mas é improvável. Em particular, observe os cruzamentos entre os membros afetados da família e os agregados não afetados. Se a condição fosse autossômica recessiva, a única maneira pela qual esses cruzamentos poderiam ter afetado a prole é se cada pessoa que entrasse na família fosse um heterozigoto; então os cruzamentos seriam *a/a* (afetado) × *A/a* (não afetado). No entanto, a informação é que a doença é rara; nesse caso, é altamente improvável que os heterozigotos sejam tão comuns. A herança recessiva ligada ao X é impossível, porque um cruzamento de uma mulher afetada com um homem normal não poderia produzir filhas afetadas. Portanto, podemos usar *A* para representar o alelo causador da doença e *a* para representar o alelo normal.

b. 1 × 9: O número 1 deve ser *A/a* heterozigoto porque ela deve ter obtido *a* de sua mãe normal. O número 9 deve ser *A*/Y. Portanto, o cruzamento é *A/a* mulher × *A*/Y homem.

| Gametas femininos | Gametas masculinos | Prole |
|---|---|---|
| $\frac{1}{2}A$ | $\frac{1}{2}A$ → | $\frac{1}{2}A/A$ ♀ |
| | $\frac{1}{4}Y$ → | $\frac{1}{4}A/Y$ ♂ |
| $\frac{1}{2}a$ | $\frac{1}{2}A$ → | $\frac{1}{2}A/a$ ♀ |
| | $\frac{1}{4}Y$ → | $\frac{1}{4}a/Y$ ♂ |

1 × 4: Deve ser *A/a* mulher × *a*/Y homem.

| Gametas femininos | Gametas masculinos | Prole |
|---|---|---|
| $\frac{1}{2}A$ | $\frac{1}{2}a$ → | $\frac{1}{2}A/a$ ♀ |
| | $\frac{1}{4}Y$ → | $\frac{1}{4}A/Y$ ♂ |
| $\frac{1}{2}a$ | $\frac{1}{2}a$ → | $\frac{1}{2}a/a$ ♀ |
| | $\frac{1}{4}Y$ → | $\frac{1}{4}a/Y$ ♂ |

2 × 3: Deve ser um *a*/Y homem × *A/a* mulher (o mesmo que 1 × 4).
2 × 8: Deve ser um *a*/Y homem × *a/a* mulher (todos os descendentes normais).

# PROBLEMAS

O introduz uma "Análise do problema" que o antecede.

## QUESTÕES SOBRE AS FIGURAS

1. Na Figura 2.1, o que parece ser anormal nos mutantes *Arabidopsis ap3* e *ag*?
2. Na parte esquerda da Figura 2.4, as setas vermelhas mostram a autopolinização como polinização dentro de uma única flor de uma planta de $F_1$. Os mesmos resultados de $F_2$ seriam produzidos pela polinização cruzada de duas plantas diferentes de $F_1$?
3. Na parte direita da Figura 2.4, na planta mostrando uma proporção de 11:11, você acha que seria possível encontrar uma vagem com todas as ervilhas amarelas? Todas verdes? Explique.
4. Na Tabela 2.1, indique o fenótipo recessivo em cada um dos sete casos.
5. Na Tabela 2.1, linha 6, se as 651 plantas $F_1$ axiais fossem individualmente autônomas, aproximadamente quantas delas teriam alguma prole terminal?
6. Na Figura 2.6, qual seria o "trabalho" da mitose em cada um dos três ciclos de vida?
7. Considerando a Figura 2.9, a sequência "pareamento → replicação → segregação → segregação" é uma boa descrição resumida da meiose?
8. Ao avaliar a Figura 2.9, qual seria a principal diferença entre a metáfase da mitose e a metáfase II da meiose?
9. Na Figura 2.11, existe algum caso de cromossomo que produza uma cromátide filha portadora de GC e uma cromátide filha portadora de AT?
10. Na Figura 2.12, suponha (como nas plantas do milho) que o alelo *A* codifica um alelo que produz amido em pólen e que o alelo *a* não o faz. A solução de iodo mancha

o amido em preto. Como você demonstraria a primeira lei de Mendel diretamente com tal sistema?

11. Considerando a Figura 2.14, se você tivesse um duplo homozigoto mutante *m3/m3 m5/m5*, esperaria que ele fosse mutante em fenótipo? (Nota: Essa linha teria dois locais mutantes na mesma sequência de codificação).

12. Na Figura 2.14, a mutante *m5*, cujo *locus* não está em um local ativo (área verde), é silenciosa. Você consegue pensar em uma forma na qual uma mutação em tal área verde poderia ter um efeito fenotípico?

13. Em qual das etapas do ciclo de vida da *Drosophila* (representado no boxe da p. 48) você encontraria os produtos da meiose?

14. Presumindo que a Figura 2.16 também se aplique a ratos e que você use raios X no esperma masculino (conhecido por inativar genes), que fenótipo procuraria na prole para encontrar casos de indivíduos com o gene *SRY* inativado?

15. Na Figura 2.18, como a proporção de 3:1 na grade inferior esquerda difere da relação 3:1 obtida por Mendel?

16. Na Figura 2.18, que prole você preveria de um cruzamento de um macho $F_2$ vermelho do primeiro cruzamento e de uma fêmea $F_2$ vermelha do segundo cruzamento?

17. Na Figura 2.20, suponha que o heredograma seja para ratos, no qual qualquer cruzamento escolhido pode ser feito. Se você cruzou IV-1 com IV-3, qual é a probabilidade de que o primeiro filhote apresente o fenótipo recessivo?

18. Na Figura 2.20, (1) você consegue dizer qual dos progenitores da geração I é heterozigota nesse heredograma? (2) A geração IV é uma proporção $F_2$ mendeliana? Explique.

19. Na Figura 2.21, liste todas as mutações que afetam o sistema nervoso humano.

20. Qual parte do heredograma da Figura 2.24, em sua opinião, demonstra melhor a primeira lei de Mendel?

21. Considerando todos os indivíduos mostrados na Figura 2.24, um cruzamento entre qualquer macho e fêmea produziria uma prole na qual todos os indivíduos fossem *A/A*?

22. Na Figura 2.25B, a primeira prole da geração IV contém três filhos afetados. Você consegue explicar o porquê?

23. Na Figura 2.26, quais são os prováveis genótipos de II-1 e III-11?

24. O heredograma da Figura 2.30 poderia ser compreendido como um distúrbio autossômico dominante? Explique.

25. Consulte a Figura 1.14 sobre a condição ACDC e a árvore genealógica de Louise Benge.
    a. Atribua símbolos alélicos mendelianos para a condição afetada e não afetada e aplique-os aos indivíduos nas gerações V, VI e VII. Indique os casos em que há dúvida a respeito do genótipo.
    b. Discuta os irmãos na geração VI em termos das proporções mendelianas abordadas no Capítulo 2.
    c. Em uma família com cinco filhos nascidos de pais que são ambos portadores não afetados do alelo mutante, qual é a probabilidade de que os cinco filhos sejam afetados?

## PROBLEMAS BÁSICOS

26. Invente uma frase que inclua as palavras *cromossomo*, *genes* e *genoma*.

27. As ervilhas (*Pisum sativum*) são diploides e $2n = 14$. Em *Neurospora*, o fungo haploide, $n = 7$. Se fosse isolar o DNA genômico de ambas as espécies e usar eletroforese em gel para separar as moléculas de DNA por tamanho, quantas faixas de DNA distintas seriam visíveis em cada espécie? (Ver Seção 10.1 e Figura 10.4 para uma descrição da técnica de eletroforese em gel).

28. O feijão-verde (*Vicia faba*) é diploide e $2n = 18$. Cada conjunto cromossômico haploide contém aproximadamente 4 m de DNA. O tamanho médio de cada cromossomo durante a metáfase da mitose é 13 μm. Qual é a proporção média de empacotamento de DNA na metáfase? (Proporção de empacotamento = comprimento do cromossomo/comprimento da molécula de DNA nele contida.) Como esse empacotamento é obtido?

29. Se chamarmos a quantidade de DNA por genoma de "*x*", descreva uma situação ou situações em organismos diploides em que a quantidade de DNA por célula é:
    a. *x*
    b. 2*x*
    c. 4*x*

30. Cite a função-chave da mitose.

31. Cite duas funções-chave da meiose.

32. Projete um sistema de divisão nuclear diferente que atinja o mesmo resultado que o da meiose.

33. Em um possível cenário futuro, a fertilidade masculina cai para zero, mas, felizmente, os cientistas desenvolvem uma forma de as mulheres produzirem bebês por parto virgem. Meiócitos são convertidos diretamente (sem passar pela meiose) em zigotos, que se implantam da maneira usual. Quais seriam os efeitos em curto e longo prazo em uma sociedade assim?

34. De que maneira a segunda divisão da meiose difere da mitose?

35. Componha uma mnemônica para se lembrar dos cinco estágios da fase I da prófase da meiose e os quatro estágios da mitose.

36. Em uma tentativa de simplificar a meiose em benefício dos estudantes, cientistas loucos desenvolvem uma maneira de evitar a fase S pré-meiótica e se virar apenas com uma divisão, incluindo pareamento, cruzamento e segregação. Esse sistema funcionaria? Os produtos de tal sistema seriam diferentes daqueles do sistema atual?

37. Theodor Boveri disse: "O núcleo não se divide; ele está dividido". O que quis dizer com isso?

38. Francis Galton, geneticista da era pré-mendeliana, elaborou o princípio de que metade de nossa composição genética é derivada de cada genitor, 1/4 de cada avô, 1/8 de cada bisavô e assim por diante. Ele estava certo? Explique.

39. Se os filhos obtêm metade dos genes de um dos genitores e metade do outro, por que irmãos não são idênticos?

40. Indique onde as células se dividem mitoticamente e onde se dividem meioticamente em uma samambaia, um musgo, uma planta florida, um pinheiro, um cogumelo, um sapo, uma borboleta e um caracol.

41. As células humanas normalmente têm 46 cromossomos. Para cada uma das etapas seguintes, indique o número de moléculas de DNA nuclear presentes em uma célula humana:
    a. Metáfase da mitose
    b. Metáfase I da meiose
    c. Após telófase da mitose
    d. Depois da telófase I da meiose
    e. Depois da telófase II da meiose

42. Quatro dos seguintes eventos fazem parte tanto da meiose quanto da mitose, mas apenas um é meiótico. Qual deles?
    (1) Formação de cromátides, (2) formação de fusos, (3) condensação cromossômica, (4) movimento cromossômico para polos, (5) emparelhamento cromossômico.

43. No milho, o alelo $f'$ causa endosperma farinhento e o alelo $f'$ causa endosperma granuloso. No cruzamento $f'/f'$ fêmea $\times$ $f''/f''$ macho, todos os endospermas progenitores são farinhentos, mas, no cruzamento recíproco, todos os endospermas progenitores são granulosos. Qual é uma explicação possível? (Verifique a legenda da Figura 2.6.)

44. Qual é a primeira lei de Mendel?

45. Se você tivesse uma mosca-da-fruta (*Drosophila melanogaster*) que fosse do fenótipo A, qual cruzamento faria para determinar se o genótipo da mosca era $A/A$ ou $A/a$?

46. Ao examinar uma grande amostra de colônias de leveduras em uma placa de petri, um geneticista encontra uma colônia de aspecto anormal que é muito pequena. Essa pequena colônia foi cruzada com o tipo selvagem e os produtos de meiose (ascósporos) foram espalhados em uma placa para produzir colônias. No total, havia 188 colônias do tipo selvagem (tamanho normal) e 180 colônias pequenas.
    a. O que se pode deduzir desses resultados em relação à herança do fenótipo das colônias pequenas? (Crie símbolos genéticos).
    b. Qual seria o aspecto de um asco desse cruzamento?

47. Duas cobaias de porquinhos-da-índia pretos foram acasalados e, ao longo de vários anos, produziram 29 crias pretas e 9 brancas. Explique esses resultados, apresentando os genótipos dos pais e da prole.

48. Em um fungo com quatro ascósporos, um alelo mutante *lys-5* faz com que os ascósporos com esse alelo sejam brancos, enquanto o alelo tipo selvagem *lys-5⁺* resulta em ascósporos pretos. (Ascósporos são os esporos que constituem os quatro produtos da meiose). Desenhe um asco a partir de cada um dos seguintes cruzamentos:
    a. *lys-5* × *lys-5⁺*
    b. *lys-5* × *lys-5*
    c. *lys-5⁺* × *lys-5⁺*

49. Para um determinado gene em um organismo diploide, são necessárias oito unidades de produto proteico para o funcionamento normal. Cada alelo do tipo selvagem produz cinco unidades.
    a. Se uma mutação criar um alelo nulo, você acha que esse alelo será recessivo ou dominante?
    b. Que suposições devem ser feitas para responder à parte *a*?

50. Uma colônia *Neurospora* na borda de uma placa parecia ser esparsa (com baixa densidade) em comparação às outras colônias da placa. Essa colônia foi considerada uma possível mutante, e por isso foi removida e cruzada com um tipo selvagem do tipo oposto de acasalamento. Desse cruzamento, foram obtidos 100 ascósporos. Nenhuma das colônias desses ascósporos era esparsa, todas parecendo normais. Qual é a explicação mais simples para esse resultado? Como você testaria sua explicação? (Nota: *Neurospora* é haploide).

51. A partir de uma triagem de grande escala de muitas plantas de *Collinsia grandiflora*, foi descoberta uma planta com três cotilédones (normalmente, há dois cotilédones). Essa planta foi cruzada com uma planta do tipo selvagem de cruzamento puro e 600 sementes desse cruzamento foram plantadas. Havia 298 plantas com dois cotilédones e 302 com três cotilédones. O que pode ser deduzido sobre a herança de três cotilédones? Crie símbolos genéticos como parte de sua explicação.

52. Um geneticista está interessado no desenvolvimento de tricomas (pequenas projeções) na planta *Arabidopsis thaliana*. Uma tela grande mostra duas plantas mutantes (A e B) que não têm tricomas, e essas mutantes parecem ser potencialmente úteis no estudo do desenvolvimento de tricomas. (Se eles foram determinados por mutações monogênicas, então descobrir as funções normais e anormais desses genes seria esclarecedor.) Cada planta é cruzada com o tipo selvagem; em ambos os casos, a geração seguinte ($F_1$) tinha tricomas normais. Quando as plantas de $F_1$ foram cruzadas entre si, a prole $F_2$ resultante foi a seguinte:

    $F_2$ do mutante A: 602 normais; 198 sem tricomas

    $F_2$ do mutante B: 267 normais; 93 sem tricomas

    a. O que esses resultados mostram? Inclua genótipos propostos de todas as plantas em sua resposta.
    b. Com base na sua explicação para a parte *a*, é possível prever com confiança a $F_1$ a partir do cruzamento do mutante original A com o mutante original B?

53. Você tem três dados: um vermelho (R), um verde (G) e um azul (B). Quando todos os três dados forem lançados ao mesmo tempo, calcule a probabilidade dos seguintes resultados:
    a. 6 (R), 6 (G), 6 (B)
    b. 6 (R), 5 (G), 6 (B)
    c. 6 (R), 5 (G), 4 (B)
    d. Não há seis
    e. Um número diferente em todos os dados

54. No heredograma abaixo, os símbolos em preto representam indivíduos com uma doença sanguínea muito rara.

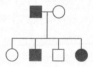

Se você não tivesse outras informações para prosseguir, acreditaria ser mais provável que a doença fosse dominante ou recessiva? Descreva suas razões.

55. a. A capacidade de sentir o gosto da feniltiocarbamida química é um fenótipo autossômico dominante, e a incapacidade de não sentir esse gosto é recessiva. Se uma mulher que sente o gosto, com um pai que não sente o gosto, conhece um homem que sente o gosto que, em um relacionamento anterior, teve uma filha que não sente o gosto, qual é a probabilidade de que seu primeiro filho seja:
    1. Uma menina que não sente o gosto
    2. Uma menina que sente o gosto
    3. Um menino que sente o gosto

b. Qual é a probabilidade de que seus dois primeiros filhos, de um sexo ou de outro, sintam o gosto?

56. John e Martha estão pensando em ter filhos, mas o irmão de John tem galactosemia, doença autossômica recessiva que a bisavó de Martha também tinha. Martha tem uma irmã que tem três filhos, nenhum dos quais com a doença. Qual é a probabilidade de que o primeiro filho de John e Martha tenha galactosemia?

###  ANÁLISE DO PROBLEMA 56

*Antes de tentar uma solução para esse problema, tente responder às seguintes perguntas:*

1. O problema pode ser reformulado como um heredograma? Em caso afirmativo, crie um.
2. É possível restaurar partes do problema usando quadros de Punnett?
3. As partes do problema podem ser reconstituídas usando diagramas ramificados?
4. No heredograma, identifique um cruzamento que ilustre a primeira lei de Mendel.
5. Defina todos os termos científicos do problema e procure quaisquer outros termos sobre os quais tenha dúvidas.
6. Quais suposições devem ser feitas para responder a esse problema?
7. Quais membros da família não mencionados devem ser considerados? Por quê?
8. Quais regras estatísticas podem ser relevantes e em que situações podem ser aplicadas? Tais situações existem nesse problema?
9. Quais são as duas generalidades sobre as doenças autossômicas recessivas nas populações humanas?
10. Qual é a relevância da raridade do fenótipo em estudo na análise de heredogramas em geral e o que pode ser inferido nesse problema?
11. Nessa família, quais genótipos são certos e quais são incertos?
12. De que forma o lado de John do heredograma é diferente do lado de Martha? Como essa diferença afeta seus cálculos?
13. Existe alguma informação irrelevante no problema, como foi dito?
14. De que forma a solução desse tipo de problema é semelhante à solução de problemas que você já solucionou com sucesso? De que forma é diferente?
15. Você consegue inventar uma pequena história baseada no dilema humano desse problema?

*Agora tente resolver o problema. Se não for capaz de fazê-lo, tente identificar o obstáculo e escreva uma ou duas frases descrevendo sua dificuldade. Depois, volte às perguntas anteriores e veja se alguma delas está relacionada à sua dificuldade. Se essa abordagem não funcionar, analise os Objetivos de aprendizagem e os Conceitos-chave deste capítulo e pergunte-se quais podem ser relevantes para sua dificuldade.*

57. O gado holandês é normalmente preto e branco. Um magnífico touro preto e branco, Charlie, foi comprado por um fazendeiro por 100.000 dólares. Todos os descendentes de Charlie eram de aparência normal. No entanto, certos pares de sua prole, quando cruzados entre si, produziram uma prole vermelha e branca com uma frequência de cerca de 25%. Charlie foi logo retirado das listas de reprodutores dos criadores de gado holandês. Use símbolos para explicar exatamente por quê.

58. Suponha que um homem e uma mulher sejam ambos heterozigotos para um alelo recessivo para o albinismo. Se eles tiverem gêmeos dizigóticos (dois óvulos), qual é a probabilidade de que ambos os gêmeos tenham o mesmo fenótipo para pigmentação?

59. A planta maria-de-olhos-azuis cresce na ilha de Vancouver e na parte baixa do continente da Colúmbia Britânica. As populações são dimórficas para manchas roxas nas folhas – algumas plantas têm manchas e outras não. Perto de Nanaimo, uma planta na natureza tinha folhas manchadas. Essa planta, que ainda não havia florido, foi desenterrada e levada para um laboratório, onde pôde se autofecundar. As sementes foram coletadas, cresceram e se tornaram uma prole. Uma folha escolhida aleatoriamente (mas típica) de cada descendência é mostrada na ilustração abaixo.

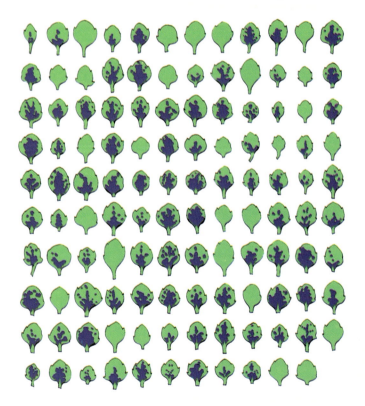

a. Formule uma hipótese genética concisa para explicar esses resultados. Explique todos os símbolos e mostre todas as classes genotípicas (e o genótipo da planta original).
b. Como você testaria sua hipótese? Seja específico.

60. É possível provar que um animal não é portador de um alelo recessivo (ou seja, não é um heterozigoto para um determinado gene)? Explique.

61. Na natureza, a planta *Plectritis congesta* é dimórfica para a forma do fruto; ou seja, plantas individuais produzem frutos sem asas ou com asas, como mostra a ilustração.

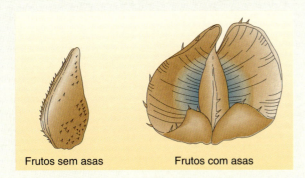

Frutos sem asas    Frutos com asas

As plantas foram coletadas da natureza antes da floração e foram cruzadas ou autofecundadas com os seguintes resultados:

|  | *Número da prole* | |
|---|---|---|
| Polinização | Com asas | Sem asas |
| Com asas (autofecundadas) | 91 | 1* |
| Com asas (autofecundadas) | 90 | 30 |
| Sem asas (autofecundadas) | 4* | 80 |
| Com asas × sem asas | 161 | 0 |
| Com asas × sem asas | 29 | 31 |
| Com asas × sem asas | 46 | 0 |
| Com asas × sem asas | 44 | 0 |

*Fenótipo provavelmente tem uma explicação não genética.

Interprete esses resultados e derive o modo de herança desses fenótipos da forma da fruta. Use símbolos. Qual você acha que é a explicação não genética para os fenótipos marcados por asteriscos na tabela?

62. O heredograma a seguir é para um distúrbio hereditário da pele raro, mas relativamente suave.

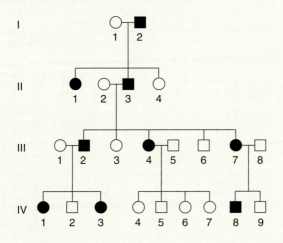

a. Como o distúrbio é herdado? Indique as razões de sua resposta.

b. Confira genótipos para o maior número possível de indivíduos do heredograma. (Crie seus próprios símbolos de alelo definidos).

c. Considere os quatro filhos não afetados dos pais III-4 e III-5. Em todos os descendentes dos quatro filhos de pais desses genótipos, em qual proporção se espera conter todos os filhos não afetados?

63. Quatro heredogramas humanos são mostrados na ilustração abaixo. Os símbolos em preto representam um fenótipo anormal herdado de uma forma mendeliana simples.

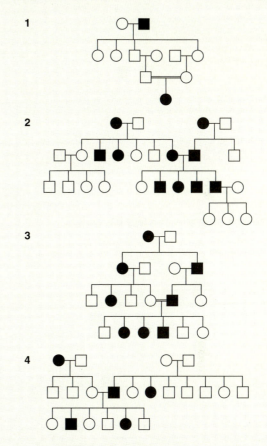

a. Para cada heredograma, indique se a condição anormal é dominante ou recessiva. Tente determinar a lógica por trás de sua resposta.

b. Para cada heredograma, descreva os genótipos do maior número possível de pessoas.

64. A doença de Tay-Sachs é uma doença humana rara na qual substâncias tóxicas se acumulam nas células nervosas. O alelo recessivo responsável pela doença é herdado de uma maneira mendeliana simples. Por motivos desconhecidos, o alelo é mais comum em populações de judeus Asquenaze da Europa Oriental. Uma mulher está em um relacionamento com seu primo em primeiro grau, mas o casal descobre que a irmã de seu avô em comum morreu na infância da doença de Tay-Sachs.

a. Desenhe as partes relevantes do heredograma e mostre todos os genótipos da forma mais completa possível.

b. Qual é a probabilidade de que o primeiro filho dos primos tenha a doença de Tay-Sachs, supondo que todos os estranhos que entram na família sejam homozigotos normais?

65. O heredograma abaixo foi obtido para uma doença rara dos rins.

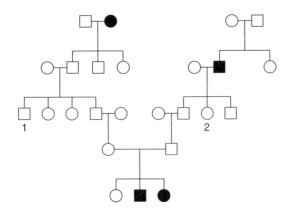

a. Deduza a herança dessa condição, apresentando suas razões.
b. Se as pessoas 1 e 2 decidirem ter filhos, qual é a probabilidade de que seu primeiro filho venha a ter a doença renal?

66. Este heredograma é para a doença de Huntington, um distúrbio do sistema nervoso de início tardio. Os riscos indicam membros falecidos da família.

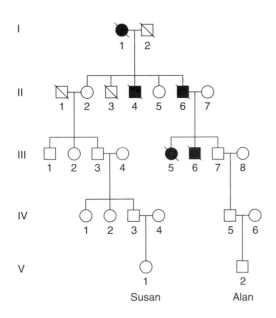

a. Esse heredograma é compatível com o modo de herança para a doença de Huntington mencionado no capítulo?
b. Considere duas crianças recém-nascidas nos dois braços do heredograma, Susan no braço esquerdo e Alan no braço direito. Crie uma hipótese sobre a probabilidade de que eles desenvolverão a doença de Huntington. Suponha, em nome da discussão, que os pais tivessem cerca de 25 anos de idade quando seus filhos nasceram.

67. Considere o heredograma a seguir para uma doença autossômica recessiva rara, a PKU.

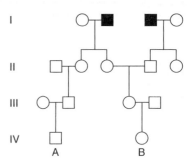

a. Liste os genótipos do maior número possível de membros da família.
b. Se as pessoas A e B se casarem, qual é a probabilidade de que seu primeiro filho tenha PKU?
c. Se o primeiro filho tiver a doença, qual é a probabilidade de que o segundo filho não seja afetado?
(Suponha que todas as pessoas que entram no heredograma de fora da família não tenham o alelo anormal).

68. Um homem tem os lóbulos da orelha presos, enquanto sua esposa tem os lóbulos da orelha livres. O primeiro filho deles, um menino, tem os lóbulos da orelha presos.
a. Se a diferença fenotípica for supostamente devida a dois alelos de um único gene, é possível que esse gene esteja ligado ao X?
b. É possível decidir se o lóbulo da orelha preso é um traço dominante ou recessivo?

69. Um alelo recessivo raro herdado de maneira mendeliana causa a doença fibrose cística. Um homem fenotipicamente normal cujo pai teve fibrose cística se casa com uma mulher fenotipicamente normal de fora da família, e o casal considera ter um filho.
a. Desenhe o heredograma conforme descrito.
b. Se a frequência na população de heterozigotos para fibrose cística for de 1 em 50, qual é a chance de o primeiro filho do casal ter fibrose cística?
c. Se o primeiro filho tiver fibrose cística, qual é a probabilidade de que o segundo filho seja normal?

70. O alelo $c$ causa albinismo em ratos (o C faz com que os ratos sejam pretos). O cruzamento $C/c \times c/c$ produz 10 filhotes. Qual é a probabilidade de que todos eles sejam pretos?

71. O alelo recessivo $s$ faz com que *Drosophila* tenha asas pequenas, e o alelo $s^+$ faz com que as asas sejam normais. Esse gene é conhecido por estar ligado ao X. Se um macho de asas pequenas for cruzado com uma fêmea homozigota do tipo selvagem, qual proporção de moscas normais e de asas pequenas pode ser esperada em cada sexo na $F_1$? Se as moscas $F_1$ forem cruzadas entre si, que proporção de progenitores de $F_2$ é esperada? Que proporções da prole são previstas se as fêmeas $F_1$ forem cruzadas com seu pai?

72. Um alelo dominante ligado ao X causa hipofosfatemia em humanos. Um homem com hipofosfatemia se casa com uma mulher normal. Se eles tiverem filhos, que proporção de seus filhos terá hipofosfatemia?

73. A distrofia muscular de Duchenne está ligada ao sexo e geralmente afeta apenas homens. As vítimas da doença, que tem início precoce, tornam-se progressivamente mais fracas.
    a. Qual é a probabilidade de que uma mulher cujo irmão tenha a doença de Duchenne tenha um filho afetado?
    b. Se o irmão de sua mãe (seu tio) teve a doença de Duchenne, qual é a probabilidade de que você tenha recebido o alelo?
    c. Se o irmão de seu pai tinha a doença, qual é a probabilidade de que você tenha recebido o alelo?

74. Um homem e uma mulher descobrem que cada um tinha um tio com alcaptonúria (doença da urina negra), uma doença rara causada por um alelo autossômico recessivo monogênico. Eles estão prestes a ter seu primeiro bebê. Qual é a probabilidade de que seu filho tenha alcaptonúria?

75. O heredograma a seguir diz respeito a uma rara anormalidade dentária hereditária, amelogênese imperfeita.

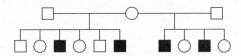

    a. Qual a melhor forma de herança que explica a transmissão dessa característica?
    b. Escreva os genótipos de todos os membros da família, de acordo com sua hipótese.

76. Um casal descobre por meio do estudo do histórico familiar que, em *ambas* as famílias, seus avós não afetados tinham irmãos com fibrose cística (uma doença autossômica recessiva rara).
    a. Se o casal tiver um filho, qual é a probabilidade de que a criança tenha fibrose cística?
    b. Se eles tiverem quatro filhos, qual é a probabilidade de que as crianças terão a proporção mendeliana precisa de 3:1 para fibrose cística normal?
    c. Se seu primeiro filho tiver fibrose cística, qual é a probabilidade de que os próximos três filhos não tenham?

77. Um alelo *c* recessivo ligado ao sexo produz daltonismo vermelho-verde em humanos. Uma mulher normal, cujo pai era daltônico, casa-se com um homem daltônico.
    a. Quais genótipos são possíveis para a mãe do homem daltônico?
    b. Se o casal tiver filhos, quais são as chances de o primeiro ser um menino daltônico?
    c. Qual proporção pode ser esperada de daltônicos considerando quaisquer meninas que possam nascer desses pais?
    d. De todos os filhos (sexo não especificado) desses pais, que proporção para uma visão normal da cor pode ser esperada?

78. Os gatos domésticos machos são pretos ou ruivos; as fêmeas são pretas, ruivas ou tricolores.
    a. Se esses fenótipos da cor da pelagem forem governados por um gene ligado ao sexo, como essas observações podem ser explicadas?
    b. Usando símbolos apropriados, determine os fenótipos esperados na prole de um cruzamento entre uma fêmea ruiva e um macho preto.
    c. Metade das fêmeas produzidas por um certo tipo de cruzamento é tricolor e a outra metade é preta; metade dos machos é ruiva e a outra metade é preta. Quais são as cores do macho e da fêmea pais da prole nesse tipo de cruzamento?
    d. Outro tipo de acasalamento produz descendência nas seguintes proporções: 1/4 de machos ruivos, 1/4 de fêmeas ruivas, 1/4 de machos pretos e 1/4 de fêmeas tricolores. Quais são as cores do macho e da fêmea pais da prole nesse tipo de cruzamento?

79. O heredograma abaixo diz respeito a uma determinada doença rara que é incapacitante, mas não fatal.

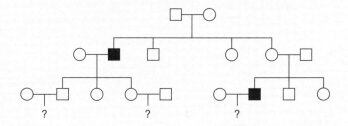

    a. Determine o modo mais provável de herança dessa doença.
    b. Descreva o genótipo de cada membro da família de acordo com o modo de herança que propôs.
    c. Se você fosse o médico dessa família, como aconselharia os três casais da terceira geração a respeito da probabilidade de ter um filho afetado?

80. No milho, o alelo *s* causa endosperma açucarado, enquanto o *S* causa amido. Quais genótipos de endosperma resultam de cada um dos seguintes cruzamentos?
    a. *s/s* feminino × *S/S* masculino
    b. *S/S* feminino × *s/s* masculino
    c. *S/s* feminino × *S/s* masculino

81. Uma geneticista vegetal tem duas linhagens puras, uma com pétalas roxas e outra com azuis. Ela cria a hipótese de que a diferença fenotípica se deva a dois alelos de um gene. Para testar essa hipótese, ela pretende procurar uma proporção de 3:1 em $F_2$. Ele cruza as linhagens e descobre que todos os descendentes de $F_1$ são roxos. As plantas de $F_1$ são autofecundadas e 400 plantas de $F_2$ são obtidas. Dessas plantas $F_2$, 320 são roxas e 80 são azuis. Esses resultados correspondem à hipótese dela? Se não, sugira por quê.

82. O avô de um homem tem galactosemia, uma doença autossômica recessiva rara causada pela incapacidade de processar galactose, levando ao mau funcionamento dos músculos, dos nervos e dos rins. O homem casou-se com uma mulher cuja irmã tinha galactosemia, e a mulher agora está grávida de seu primeiro filho.
   a. Desenhe o heredograma conforme descrito.
   b. Qual é a probabilidade de que essa criança tenha galactosemia?
   c. Se o primeiro filho tiver galactosemia, qual é a probabilidade de um segundo filho também ter galactosemia?

## PROBLEMAS DESAFIADORES

83. Um geneticista que trabalha com ervilhas tem uma única planta mono-híbrida *Y/y* (amarela) e, a partir de uma autofecundação dessa planta, deseja produzir uma planta de genótipo *y/y* para usar como testador. Quantas plantas descendentes precisam ser cultivadas para se obter com 95% de certeza pelo menos uma na amostra?

84. Um polimorfismo curioso nas populações humanas está relacionado à capacidade de enrolar as laterais da língua para criar um sulco (língua dobrada). Algumas pessoas conseguem fazer isso, outras simplesmente não. Esse é, portanto, um exemplo de dimorfismo. Seu significado é um mistério completo. Em uma família, um menino era incapaz de enrolar a língua, mas, para sua tristeza, sua irmã conseguia. Além do mais, ambos os pais enrolavam a língua, assim como os avós, um tio e uma tia paternos. Uma tia paterna, um tio paterno e um tio materno não conseguiam enrolar a língua.
   a. Desenhe o heredograma dessa família, definindo claramente seus símbolos, e deduza os genótipos do maior número possível de membros individuais.
   b. O heredograma que você desenhou é típico da herança do enrolar da língua e levou os geneticistas a inventar o mecanismo da herança que, sem dúvida, você inventou. Entretanto, em um estudo de 33 pares de gêmeos idênticos, ambos os membros de 18 pares conseguiam enrolar, nenhum dos membros de 8 pares conseguia enrolar e um dos gêmeos de 7 pares conseguia enrolar, mas o outro não conseguia. Como gêmeos idênticos são derivados da divisão de um óvulo fertilizado em dois embriões, os membros de um par devem ser geneticamente idênticos. Como a existência dos sete pares discordantes pode ser reconciliada com sua explicação genética do heredograma?

85. O cabelo ruivo está no sangue da família, como mostra o heredograma abaixo.
    (Dados sobre o heredograma de W. R. Singleton e B. Ellis, *Journal of Heredity* 55, 1964, 261).

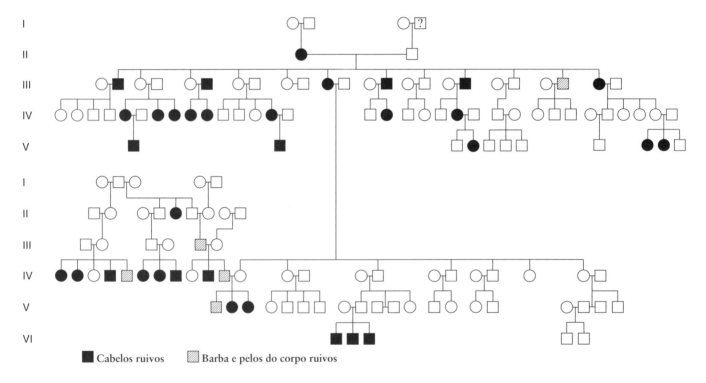

a. O padrão de herança nesse heredograma sugere que o cabelo ruivo pode ser causado por um alelo dominante ou recessivo de um gene que é herdado de uma maneira simples mendeliana?

b. Você acredita que o alelo de cabelo ruivo é comum ou raro na população como um todo?

86. Quando muitas famílias foram testadas quanto à capacidade de sentir o sabor da feniltiocarbamida química, os cruzamentos foram agrupados em três tipos e a prole foi totalizada, com os resultados mostrados abaixo:

| Genitores | Número de famílias | *Filhos* Sentem o gosto | Não genitores |
|---|---|---|---|
| Sentem o gosto × Sentem o gosto | 425 | 929 | 130 |
| Sentem o gosto × Não o sentem gosto | 289 | 483 | 278 |
| Não o sentem gosto × Não o sentem gosto | 86 | 5 | 218 |

Com o pressuposto de que sentir o gosto de PTC é dominante ($P$) e não sentir o gosto é recessivo ($p$), como podem ser contabilizadas as proporções da prole em cada um dos três tipos de cruzamento?

87. Uma condição conhecida como ictiose hystrix grave surgiu em um menino no início do século XVIII. Sua pele tornou-se muito espessa e formou espinhos soltos que se desprendiam em intervalos. Quando cresceu, esse "homem porco-espinho" casou-se e teve seis filhos, todos com essa condição, e várias filhas, todas normais. Por quatro gerações, essa condição foi passada de pai para filho. A partir dessa evidência, o que é possível postular sobre a localização do gene?

88. A mariposa *Abraxas* do tipo selvagem (W) tem grandes manchas nas asas, mas a forma lacticolor (L) dessa espécie tem manchas muito pequenas. Foram feitos cruzamentos entre linhagens que diferem nesse traço, com os seguintes resultados:

| Cruzamento | Genitores ♀ | ♂ | Prole $F_1$ | $F_2$ |
|---|---|---|---|---|
| 1 | L | W | ♀ W | ♀ $\frac{1}{2}$ L, $\frac{1}{2}$ W |
|   |   |   | ♂ W | ♂ W |
| 2 | W | L | ♀ L | ♀ $\frac{1}{2}$ W, $\frac{1}{2}$ L |
|   |   |   | ♂ W | ♂ $\frac{1}{2}$ W, $\frac{1}{2}$ L |

Forneça uma explicação genética clara dos resultados nesses dois cruzamentos, mostrando os genótipos de todas as mariposas individuais.

89. Este heredograma mostra a herança de uma doença humana rara.

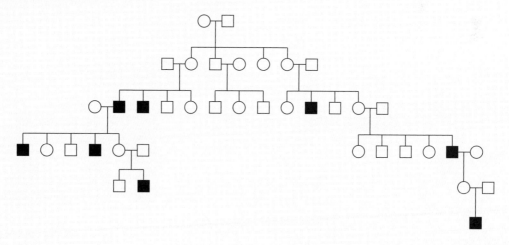

O padrão é mais bem explicado como causado por um alelo recessivo ligado ao X ou por um alelo autossômico dominante com expressão limitada aos homens? (Dados de heredograma de J. F. Crow, *Genetics Notes*, 6.ª ed., p. 4). Copyright 1967 por Burgess Publishing Co., Minneapolis).

90. Um determinado tipo de surdez em humanos é herdado como um traço recessivo ligado ao X. Uma mulher não afetada está esperando um filho com um homem que tem esse tipo de surdez. Eles descobrem que são parentes distantes. Parte da árvore genealógica é mostrada aqui.

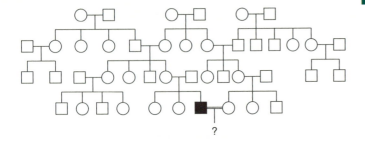

Como você aconselharia os pais sobre a probabilidade de seu filho ser um menino surdo, uma menina surda, um menino normal ou uma menina normal? Não se esqueça de explicar quaisquer suposições que fizer.

91. O seguinte heredograma mostra um padrão de herança muito incomum que de fato existiu. Todos os descendentes são mostrados, mas os pais em cada cruzamento foram omitidos para chamar a atenção para o padrão fora do comum.

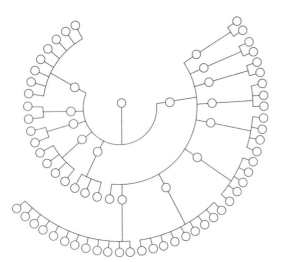

a. Indique de forma concisa exatamente o que é incomum nesse heredograma.
b. O padrão pode ser explicado pela herança mendeliana?

### GENÉTICA E SOCIEDADE

1. Um casal recém-casado descobre que são ambos heterozigotos para PKU, mas querem ter filhos. Quais dilemas éticos eles podem ter e que cursos de ação estão disponíveis para eles?
2. Discuta as questões genéticas relativas aos casamentos de primos em primeiro grau.
3. A maioria das pessoas é heterozigota para vários alelos mendelianos recessivos que causam problemas de saúde. Isso deveria ser uma questão de preocupação no planejamento familiar? Como poderia ser tratada?

# APÊNDICE 2.1  Estágios da mitose

A mitose geralmente ocupa apenas uma pequena parte do ciclo celular, aproximadamente 5% a 10%. O tempo restante corresponde à interfase, composta pelos estágios G1, S e G2. O DNA é replicado durante a fase S, embora o DNA duplicado não se torne visível até mais tarde, na mitose. Os cromossomos não podem ser vistos durante a interfase, principalmente porque estão em um estado prolongado e entrelaçados uns com os outros, como um emaranhado de fios.

As fotografias abaixo mostram os estágios da mitose nos núcleos das células da ponta da raiz do lírio real, *Lilium regale*. Em cada etapa, uma fotografia é mostrada à esquerda e um desenho interpretativo à direita.

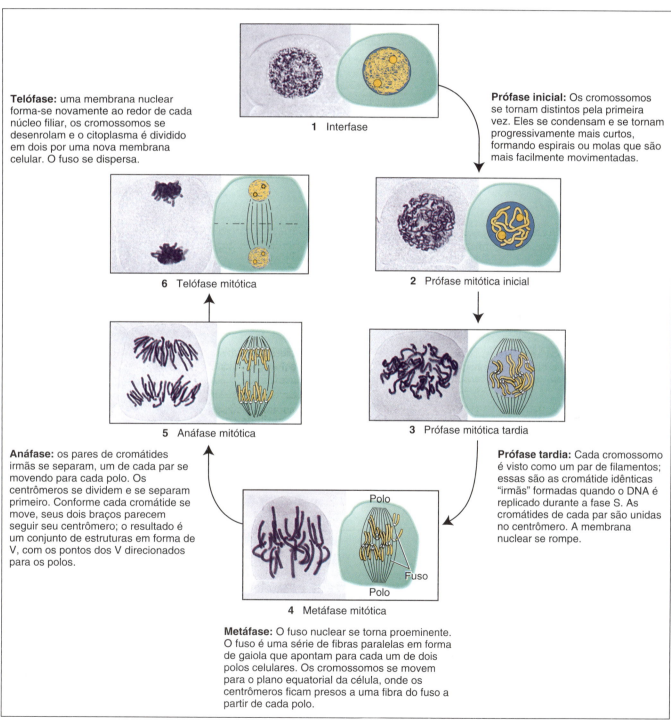

**Telófase:** uma membrana nuclear forma-se novamente ao redor de cada núcleo filial, os cromossomos se desenrolam e o citoplasma é dividido em dois por uma nova membrana celular. O fuso se dispersa.

**6 Telófase mitótica**

**1 Interfase**

**Prófase inicial:** Os cromossomos se tornam distintos pela primeira vez. Eles se condensam e se tornam progressivamente mais curtos, formando espirais ou molas que são mais facilmente movimentadas.

**2 Prófase mitótica inicial**

**5 Anáfase mitótica**

**3 Prófase mitótica tardia**

**Anáfase:** os pares de cromátides irmãs se separam, um de cada par se movendo para cada polo. Os centrômeros se dividem e se separam primeiro. Conforme cada cromátide se move, seus dois braços parecem seguir seu centrômero; o resultado é um conjunto de estruturas em forma de V, com os pontos dos V direcionados para os polos.

**Prófase tardia:** Cada cromossomo é visto como um par de filamentos; essas são as cromátide idênticas "irmãs" formadas quando o DNA é replicado durante a fase S. As cromátides de cada par são unidas no centrômero. A membrana nuclear se rompe.

**4 Metáfase mitótica**

**Metáfase:** O fuso nuclear se torna proeminente. O fuso é uma série de fibras paralelas em forma de gaiola que apontam para cada um de dois polos celulares. Os cromossomos se movem para o plano equatorial da célula, onde os centrômeros ficam presos a uma fibra do fuso a partir de cada polo.

As fotografias mostram a mitose nos núcleos das células da ponta da raiz de *Lilium regale*. [Reproduzida, com autorização, de Springer Nature, de J. McLeish and B. Snoad, Looking at Chromosomes, copyright 1972, St. Martin's, Macmillan, Red Globe Press, permissão transmitida através do Copyright Clearance Center, Inc.]

# APÊNDICE 2.2 Estágios da meiose

A meiose consiste em duas divisões nucleares distinguidas como meiose I e meiose II que ocorrem em divisões celulares consecutivas. Cada divisão de meiose é formalmente separada em prófase, metáfase, anáfase e telófase. Dessas etapas, a mais complexa e extensa é a prófase I, que por sua vez é dividida em cinco etapas.

As fotografias abaixo mostram os estágios da meiose nos núcleos do lírio real, *Lilium regale*. Em cada etapa, uma fotografia é mostrada à esquerda e um desenho interpretativo à direita.

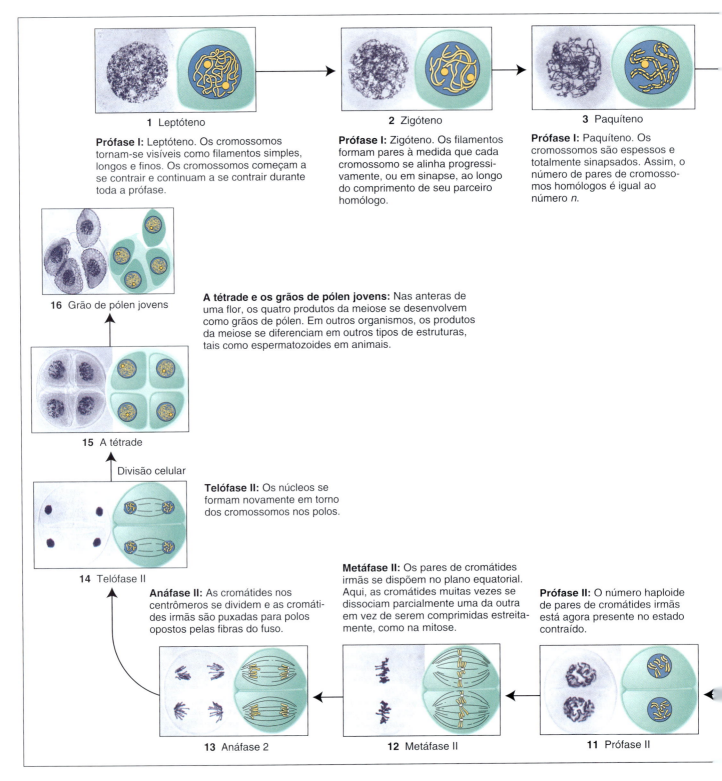

As fotografias mostram a meiose e a formação de pólen em *Lilium regale*. Nota: Para simplificar, múltiplos quiasmatas são desenhados entre apenas duas cromátides; na realidade, todos as quatro cromátides podem participar. [Reproduzida, com autorização, de *Springer Nature*, *After J. McLeish and B. Snoad*, Looking at Chromosomes, Copyright 1972, St. Martin's, Macmillan, Red Globe Press, Permission conveyed through Copyright Clearance Center, Inc.]

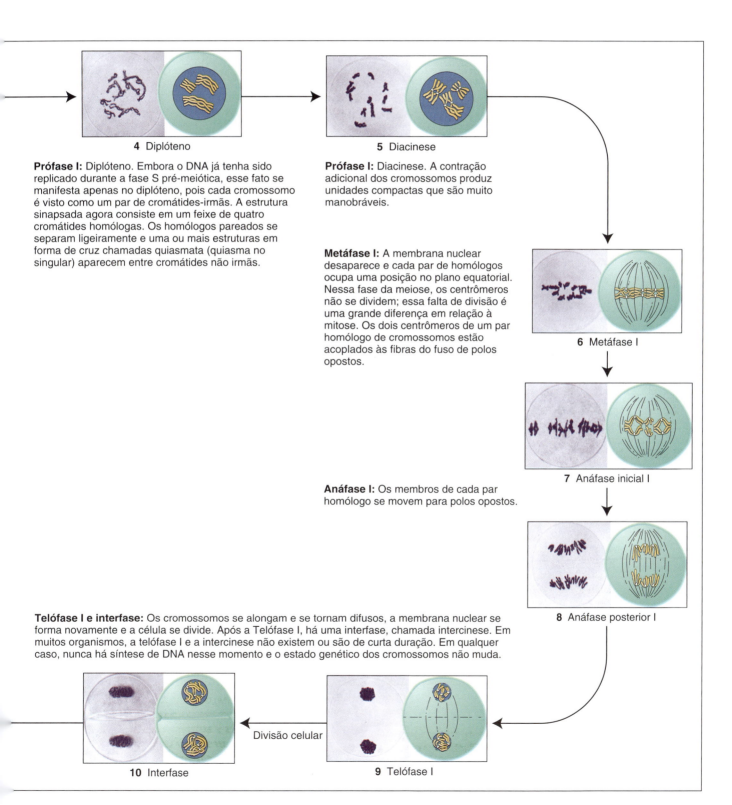

**4** Diplóteno

**Prófase I:** Diplóteno. Embora o DNA já tenha sido replicado durante a fase S pré-meiótica, esse fato se manifesta apenas no diplóteno, pois cada cromossomo é visto como um par de cromátides-irmãs. A estrutura sinapsada agora consiste em um feixe de quatro cromátides homólogas. Os homólogos pareados se separam ligeiramente e uma ou mais estruturas em forma de cruz chamadas quiasmata (quiasma no singular) aparecem entre cromátides não irmãs.

**5** Diacinese

**Prófase I:** Diacinese. A contração adicional dos cromossomos produz unidades compactas que são muito manobráveis.

**Metáfase I:** A membrana nuclear desaparece e cada par de homólogos ocupa uma posição no plano equatorial. Nessa fase da meiose, os centrômeros não se dividem; essa falta de divisão é uma grande diferença em relação à mitose. Os dois centrômeros de um par homólogo de cromossomos estão acoplados às fibras do fuso de polos opostos.

**6** Metáfase I

**7** Anáfase inicial I

**Anáfase I:** Os membros de cada par homólogo se movem para polos opostos.

**8** Anáfase posterior I

**Telófase I e interfase:** Os cromossomos se alongam e se tornam difusos, a membrana nuclear se forma novamente e a célula se divide. Após a Telófase I, há uma interfase, chamada intercinese. Em muitos organismos, a telófase I e a intercinese não existem ou são de curta duração. Em qualquer caso, nunca há síntese de DNA nesse momento e o estado genético dos cromossomos não muda.

**10** Interfase    Divisão celular    **9** Telófase I

# Distribuição Independente de Genes

## CAPÍTULO 3

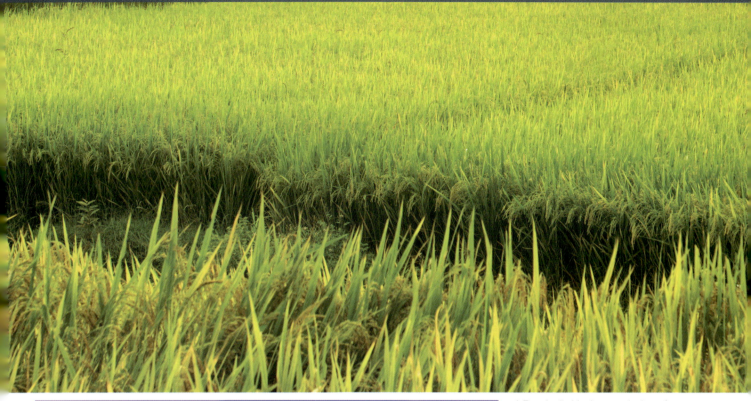

A Revolução Verde na agricultura é promovida pelo plantio disseminado de linhagens superiores de cultivos (tal como o arroz, demonstrado aqui) produzidas por meio da combinação de traços genéticos benéficos. [*Jorgen Schytte.*]

### Visão geral do capítulo e objetivos de aprendizagem

**3.1 Lei de Mendel da distribuição independente, 77**

- **OA 3.1** Usando o simbolismo genético padrão, diagramar como um organismo di-híbrido pode ser construído a partir de duas linhagens parentais puras; usar o di-híbrido F1 em autofecundação e cruzamento teste para demonstrar as frequências fenotípicas esperadas que resultariam se os dois genes estivessem se distribuindo independentemente.

**3.2 A distribuição independente, 80**

- **OA 3.2** Em cruzamentos que envolvam di-híbridos de forma independente, prever as proporções genotípicas em produtos meióticos, proporções genotípicas na prole e proporções fenotípicas na prole.
- **OA 3.3** Usar o teste do qui-quadrado para avaliar se as proporções fenotípicas observadas se enquadram de forma aceitável naquelas previstas pela distribuição independente.
- **OA 3.4** Em diploides, descrever como linhagens puras de homozigotos para duas ou mais mutações genéticas podem ser criadas a partir de linhagens parentais de homozigotos para mutações monogênicas.

**3.3 Base cromossômica da distribuição independente, 86**

- **OA 3.5** Explicar as proporções de distribuição de dois genes independentes em termos de comportamento cromossômico na meiose, nos haploides e nos diploides.

**3.4 Herança poligênica, 91**

- **OA 3.6** Expandir o princípio de distribuição independente para múltiplos genes que contribuem, cada um, para um fenótipo de distribuição contínua.

**3.5 Genes de organelas: herança independente do núcleo, 92**

- **OA 3.7** Aplicar os critérios diagnósticos para avaliar se um gene de interesse reside em um cromossomo nuclear ou em um cromossomo de organela.

## Objetivo do capítulo

Vimos no Capítulo 2 que genes individuais só podem ser analisados geneticamente quando são heterozigotos. Neste capítulo, o objetivo geral é ampliar essa análise para descobrir como examinar dois ou mais genes heterozigotos se eles forem herdados de forma independente, mais tipicamente quando ocupam cromossomos diferentes.

Este capítulo trata dos princípios que atuam quando dois ou mais casos de herança monogênica são analisados simultaneamente. Em nenhuma outra área esses princípios foram mais importantes do que no cultivo de plantas e na criação de animais na agricultura. Por exemplo, entre os anos de 1960 e 2000, a produção mundial de plantas alimentícias duplicou, marcando a chamada Revolução Verde. O que tornou essa Revolução Verde possível? Em parte, ela ocorreu em virtude da melhora nas práticas da agricultura, mas mais importante foi o desenvolvimento de genótipos de cultivos superiores por geneticistas de plantas. Esses cultivadores estão em uma busca constante por mutações aleatórias em genes únicos que aumentem significativamente a produção ou o valor nutritivo. Entretanto, as referidas mutações surgem em linhagens diferentes em distintas partes do mundo. Por exemplo, no arroz, um dos principais cultivos alimentícios mundiais, as mutações a seguir foram cruciais na Revolução Verde:

*sd1*. Esse alelo recessivo resulta em estatura baixa, tornando a planta mais resistente à queda no vento e na chuva; ele também aumenta a quantidade relativa da energia da planta que é dirigida para as sementes, a parte que ingerimos.

*se1*. Esse alelo recessivo altera a necessidade da planta de uma duração específica de período diurno, possibilitando que ela seja cultivada em diferentes latitudes.

*Xa4*. Esse alelo dominante confere resistência à doença ferrugem bacteriana.

*bph2*. Esse alelo confere resistência à cigarrinha-castanha (um tipo de inseto).

*Snb1*. Esse alelo confere tolerância à submersão da planta após chuvas fortes.

Para produzir um genótipo verdadeiramente superior, a combinação dos referidos alelos em uma linhagem é claramente desejável. Para conquistar tal combinação, linhagens mutantes têm de ser intercruzadas, duas de cada vez. Por exemplo, um geneticista de plantas poderia começar pelo cruzamento de uma linhagem homozigota para *sd1* com outra homozigota para *Xa4*. A prole da $F_1$ desse cruzamento carregaria ambas as mutações, porém em um estado heterozigoto. Entretanto, a maior parte da agricultura utiliza linhagens puras, tendo em vista que é possível propagá-las e distribuí-las de modo eficiente para os fazendeiros. Para obter uma linhagem duplamente mutante pura *sd1/sd1 · Xa4/Xa4*, a $F_1$ precisaria ser adicionalmente cultivada para possibilitar que os alelos se "distribuíssem" na combinação desejável. Alguns produtos do referido cruzamento estão demonstrados na **Figura 3.1**. O que precisa ocorrer durante a formação dos gametas e a fertilização para que a prole obtenha a combinação desejada de alelos? Depende muito de os dois genes estarem no mesmo par de cromossomos ou em pares de cromossomos diferentes. No último caso, os pares de cromossomos atuam de modo independente na meiose e pode-se afirmar que os alelos dos dois pares de genes heterozigotos demonstram **distribuição (segregação) independente**.

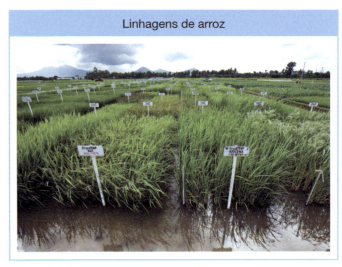

**Figura 3.1** Genótipos superiores de cultivos, como o arroz, revolucionaram a agricultura. Esta fotografia demonstra alguns dos genótipos-chave utilizados em programas de cultivo de arroz. [*Bloomberg/Getty Images.*]

Este capítulo explica como podemos reconhecer a distribuição independente e como tal princípio pode ser utilizado na construção de linhagens, tanto na agricultura quanto na pesquisa genética básica. (O Capítulo 4 abrange os princípios análogos aplicáveis aos pares de genes heterozigotos no *mesmo* par de cromossomos.)

Além disso, devemos observar que a distribuição independente de uma variedade de genes também é útil para fornecer um mecanismo hereditário básico em relação aos fenótipos contínuos. São propriedades como estatura ou peso, nas quais os fenótipos não se encontram em categorias distintas, mas que, apesar disso, são, com frequência, bastante influenciados por genes múltiplos, coletivamente denominados *poligenes*. Examinaremos o papel da distribuição independente na herança de fenótipos contínuos influenciados pelos referidos poligenes. Observaremos que a distribuição independente dos poligenes pode produzir uma distribuição fenotípica contínua entre a prole.

Por último, apresentaremos um tipo diferente de herança independente, aquele dos genes nas organelas mitocôndrias e cloroplastos. Contrariamente aos cromossomos nucleares, esses genes são herdados citoplasmaticamente e resultam em padrões de herança diferentes daqueles observados em relação aos genes e cromossomos nucleares. Entretanto, esse padrão de herança citoplasmática independe de genes que demonstram herança nuclear, razão pela qual estão inclusos neste capítulo.

Para começar, examinamos os procedimentos analíticos que se referem à distribuição independente dos genes nucleares. Eles foram desenvolvidos pela primeira vez pelo pai da genética, Gregor Mendel. Logo, mais uma vez resgatamos seu trabalho como um exemplo prototípico.

# 3.1 Lei de Mendel da distribuição independente

**OA 3.1** Usando o simbolismo genético padrão, diagramar como um organismo di-híbrido pode ser construído a partir de duas linhagens parentais puras; usar o di-híbrido F₁ em autofecundação e cruzamento teste para mostrar as frequências fenotípicas esperadas que resultariam se os dois genes estivessem se distribuindo independentemente.

Em grande parte do seu trabalho original com ervilhas, Mendel analisou os descendentes de linhagens puras que diferiam em *duas* características. O simbolismo geral a seguir é utilizado para representar genótipos que incluem dois genes. Se dois genes estiverem em cromossomos diferentes, os pares de genes são separados por um ponto e vírgula – por exemplo, *A/a*; *B/b*. Se estiverem no mesmo cromossomo, os alelos em um homólogo serão escritos de modo adjacente, sem pontuação, e separados daqueles no outro homólogo por uma barra – por exemplo, *AB/ab* ou *Ab/aB*. Não existe um simbolismo aceito para situações nas quais não se sabe se os genes estão no mesmo cromossomo ou em cromossomos diferentes. Para o caso de posição desconhecida, utilizaremos, neste livro, um ponto para separar os genes – por exemplo, *A/a · B/b*. Relembre, do Capítulo 2, que um heterozigoto para um *gene único* (tal como *A/a*) por vezes é denominado um mono-híbrido; um heterozigoto *duplo*, tal como *A/a · B/b*, por vezes é denominado um di-híbrido. A partir do estudo de cruzamentos di-híbridos (*A/a · B/b × A/a · B/b*), Mendel criou seu segundo, e importante, princípio de hereditariedade, a lei da distribuição independente, por vezes denominada segunda lei de Mendel.

**CONCEITO-CHAVE** Di-híbridos, organismos hetezigotos para dois genes (*A/a · B/b*), são os genótipos-chave para a análise da distribuição independente neste capítulo e ponto de partida para o Capítulo 4.

O par de características com o qual ele começou a trabalhar foi o formato e a cor da semente. Nós já observamos o cruzamento mono-híbrido em relação à cor da semente (*Y/y × Y/y*), que forneceu uma proporção da prole de 3 amarelas:1 verde. Os fenótipos do formato da semente (**Figura 3.2**) eram lisa (determinado pelo alelo *R*) e rugosa (determinada pelo alelo *r*). O cruzamento mono-híbrido *R/r × R/r* forneceu uma proporção de prole de 3 lisas:1 rugosa, conforme esperado (ver Tabela 2.1, no Capítulo 2). Para realizar um cruzamento di-híbrido, Mendel começou com duas linhagens parentais puras. Uma linhagem apresentava sementes rugosas e amarelas. Tendo em vista que Mendel não conhecia o conceito de localização cromossômica dos genes, devemos utilizar a representação com ponto para escrever o genótipo combinado inicialmente como *r/r · Y/Y*. A outra linhagem apresentava sementes lisas e verdes, com o genótipo *R/R · y/y*. Quando essas duas linhagens foram cruzadas, elas necessariamente produziram gametas que eram *r · Y* e *R · y*, respectivamente. Portanto, as sementes da F₁ tinham de ser di-híbridas, do genótipo *R/r · Y/y*. Mendel descobriu que as sementes da F₁ eram lisas e amarelas. Esse resultado demonstrou que a dominância de *R* sobre *r* e de *Y* sobre *y* não foi afetada pela condição do outro par de genes no di-híbrido *R/r · Y/y*. Em outras palavras, *R* permaneceu dominante sobre *r*, independentemente da cor da semente, e *Y* permaneceu dominante sobre *y*, independentemente do formato da semente.

Em seguida, Mendel autofecundou a F₁ di-híbrida para obter a geração F₂. As sementes da F₂ eram de 4 diferentes tipos, nas proporções a seguir:

9/16 de sementes lisas e amarelas
3/16 de sementes lisas e verdes
3/16 de sementes rugosas e amarelas
1/16 de sementes rugosas e verdes

O resultado que está ilustrado na **Figura 3.3**, com os números reais obtidos por Mendel. Essa proporção, 9:3:3:1, inicialmente inesperada em relação a essas duas características, aparenta ser muito mais complexa do que as simples proporções de 3:1 dos cruzamentos mono-híbridos. Não obstante, a proporção de 9:3:3:1 comprovou ser um padrão de herança consistente em ervilhas. Como evidência, Mendel também realizou cruzamentos di-híbridos, que incluíram diversas outras combinações de características, e observou que *todos* os indivíduos da F₁ di-híbridos produziram proporções de 9:3:3:1 na F₂. Essa proporção característica foi outro padrão de herança que exigiu o desenvolvimento de uma nova ideia para a sua explicação.

Primeiramente, verificaremos os números reais obtidos por Mendel na Figura 3.3 para determinar se as proporções de 3:1 de mono-híbridos ainda podem ser observadas na F₂. Em relação ao formato da semente, existem 423 sementes lisas (315 + 108)

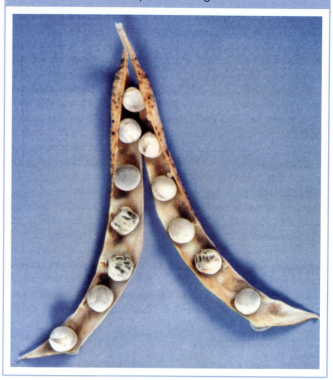

**Figura 3.2** Ervilhas lisas (*R/R* ou R/r) e rugosas (r/r) estão presentes em uma vagem de uma planta heterozigota (R/r) autofecundada. A proporção fenotípica nessa vagem é precisamente a proporção de 3:1 esperada em média na prole desta autofecundação. [*Madan K. Bhattacharyya.*]

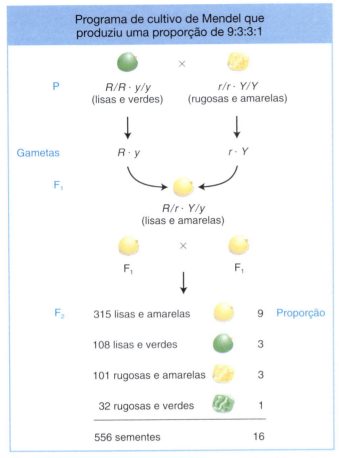

**Figura 3.3** Mendel sintetizou um di-híbrido que, quando autofecundado, produziu uma prole de F₂ na proporção de 9:3:3:1.

conjunto é o produto de suas probabilidades individuais). Portanto, multiplicamos ao longo das ramificações no diagrama. Por exemplo, 3/4 de todas as sementes serão lisas e 3/4 das sementes lisas serão amarelas, de modo que a probabilidade de uma semente ser lisa e amarela é calculada como 3/4 × 3/4, que é igual a 9/16. Essas multiplicações fornecem as quatro proporções a seguir:

$$3/4 \times 3/4 = 9/16 \text{ lisas e amarelas}$$
$$3/4 \times 1/4 = 3/16 \text{ lisas e verdes}$$
$$1/4 \times 3/4 = 3/16 \text{ rugosas e amarelas}$$
$$1/4 \times 1/4 = 1/16 \text{ rugosas e verdes}$$

Essas proporções constituem a proporção de 9:3:3:1 que estamos tentando explicar. Entretanto, esse exercício não é apenas um malabarismo com números? O que a combinação das duas proporções de 3:1 significa biologicamente? O modo como Mendel escreveu sua explicação, de fato, equivale a um mecanismo biológico. Ele concluiu, segundo a atualmente conhecida como lei de distribuição independente (segunda lei de Mendel), que *diferentes pares de genes se distribuem de forma independente durante a formação dos gametas*. A consequência é que, em relação a dois pares de genes heterozigotos *A/a* e *B/b*, o alelo *b* apresenta exatamente a mesma probabilidade de figurar em um gameta com um alelo *a* quanto com um alelo *A* e, da mesma maneira, em relação ao alelo *B*. Retrospectivamente, sabemos que, na maioria dos casos, essa "lei" se aplica aos genes em cromossomos diferentes. Os genes no mesmo cromossomo, em geral, não se distribuem de maneira independente, tendo em vista que são mantidos em conjunto pelo próprio cromossomo.

**CONCEITO-CHAVE** A segunda lei de Mendel (o princípio de distribuição independente) afirma que os alelos de pares de genes em pares de cromossomos diferentes se distribuem de maneira independente na meiose.

**CONCEITO-CHAVE** A proporção fenotípica de 9:3:3:1 observada na prole de um di-híbrido resulta de duas proporções de 3:1 combinadas ao acaso e indica a distribuição independente dos dois genes.

A afirmação original de Mendel dessa lei foi que genes diferentes se distribuem de maneira independente, tendo em vista que aparentemente ele não encontrou (ou ignorou) quaisquer exceções que pudessem ter levado ao conceito de ligação (*linkage*). Como veremos no Capítulo 4, quando dois genes estão localizados juntos no mesmo cromossomo, seus alelos nem sempre se distribuem de maneira independente.

Explicamos a proporção fenotípica de 9:3:3:1 como duas proporções fenotípicas de 3:1 combinadas aleatoriamente. Mas será que também conseguimos chegar à proporção de 9:3:3:1 a partir de uma consideração da frequência dos gametas, os reais produtos meióticos? Consideremos os gametas produzidos pelo di-híbrido da F₁ *R/r*; *Y/y* (o ponto e vírgula demonstra que agora estamos abraçando a ideia de que os genes estão em cromossomos diferentes). Utilizaremos, mais uma vez, o diagrama ramificado para começar, tendo em vista que ele ilustra visualmente a independência. Combinando as leis de Mendel sobre a distribuição igual e sobre a distribuição independente, podemos prever que:

e 133 sementes rugosas (101 + 32). Esse resultado está próximo de uma proporção de 3:1 (na realidade, 3,2:1). Em seguida, em relação à cor da semente, existem 416 sementes amarelas (315 + 101) e 140 verdes (108 + 32), também muito próximo de uma proporção de 3:1 (quase exatamente 3:1). A presença dessas duas proporções de 3:1 ocultas na proporção de 9:3:3:1 foi sem dúvida uma razão da compreensão que Mendel necessitava para explicar a proporção de 9:3:3:1, tendo em vista que ele percebeu tratar-se simplesmente de duas proporções de 3:1 diferentes, combinadas de forma aleatória. Um modo de visualizar a combinação aleatória dessas duas proporções é com um diagrama ramificado, como segue:

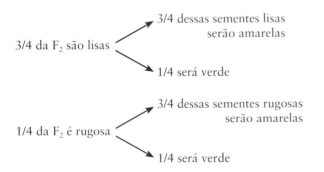

As probabilidades dos quatro resultados possíveis são calculadas por meio da utilização da *regra do produto* (a probabilidade de dois eventos independentes ocorrerem em

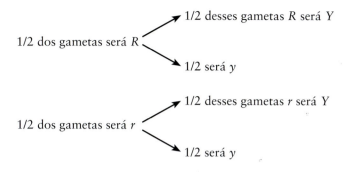

A multiplicação ao longo das ramificações de acordo com a regra do produto nos fornece as seguintes proporções de gametas:

1/4 R ; Y
1/4 R ; y
1/4 r ; Y
1/4 r ; y

Essas proporções são um resultado direto da aplicação das duas leis mendelianas: da distribuição e da independência. Entretanto, ainda não chegamos à proporção de 9:3:3:1. A próxima etapa é reconhecer que, tendo em vista que os gametas masculinos e os femininos obedecem às mesmas leis durante a formação, ambos demonstrarão as mesmas proporções há pouco fornecidas. Os quatro tipos gaméticos femininos serão fertilizados aleatoriamente pelos quatro tipos gaméticos masculinos para obter a $F_2$. O melhor modo gráfico de demonstrar os desfechos do cruzamento é por meio da utilização de uma grade de 4 × 4 denominada *quadro de Punnett*, que está ilustrado na **Figura 3.4**. Vimos os quadros de Punnett no Capítulo 2 e já observamos que as grades são úteis em genética por permitirem uma representação visual dos dados. Sua utilidade está no fato de que as proporções podem ser representadas de acordo com as proporções genéticas ou aquelas em consideração. No quadro de Punnett na Figura 3.4, por exemplo, foram desenhados quatro linhas e quatro colunas para corresponder aos quatro genótipos dos gametas femininos e aos quatro dos gametas masculinos. Constatamos que existem 16 quadros, que representam as diversas fusões gaméticas, e que cada quadro é 1/16 da área total da grade. De acordo com a regra do produto, cada 1/16 é um resultado da fertilização de um tipo de óvulo a uma frequência de 1/4 por um tipo de espermatozoide, também a uma frequência de 1/4, fornecendo a probabilidade daquela fusão como $(1/4)^2$. Conforme o quadro de Punnett demonstra, a $F_2$ contém uma variedade de genótipos, mas existem apenas quatro fenótipos, e suas proporções estão na proporção de 9:3:3:1. Assim, observamos que quando calculamos as frequências da prole diretamente por meio das frequências dos gametas, ainda chegamos à proporção de 9:3:3:1. Portanto, a lei de Mendel explica não apenas os fenótipos da $F_2$, mas também os genótipos dos gametas e da prole que são a base da proporção fenotípica da $F_2$.

**CONCEITO-CHAVE** Tanto os di-híbridos masculinos quanto os femininos que exibem distribuição independente irão gerar quatro tipos de gametas, em uma proporção de 1:1:1:1. O quadro de Punnett é uma ferramenta útil para exibir graficamente os resultados genotípicos e fenotípicos de sua união aleatória.

Mendel seguiu testando seu princípio de distribuição independente, confinando-o de maneira experimental de diversos

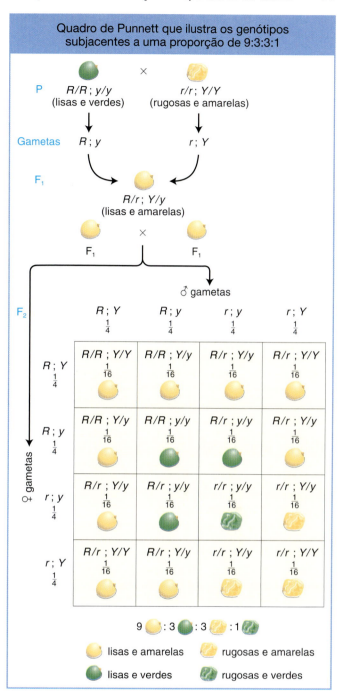

**Figura 3.4** Podemos utilizar o quadro de Punnett para prever o resultado de um cruzamento di-híbrido. Este quadro demonstra a constituição genotípica e fenotípica prevista na geração $F_2$ a partir de um cruzamento di-híbrido.

modos. O modo mais direto concentrou-se na proporção gamética de 1:1:1:1 supostamente produzida pelo di-híbrido da $F_1$ R/r ; Y/y, tendo em vista que essa proporção surgiu diretamente de seu princípio da distribuição independente e foi a base biológica da proporção de 9:3:3:1 na $F_2$, conforme demonstrado pelo quadro de Punnett. Para verificar a proporção gamética de 1:1:1:1, Mendel realizou o cruzamento-teste do di-híbrido da $F_1$ com um testador de genótipo r/r ; y/y, que produz apenas gametas com alelos recessivos (genótipo r ; y). Ele ponderou que, se de fato havia uma proporção de 1:1:1:1 de gametas R ; Y, R ; y, r ; Y e r ; y, as proporções da prole desse cruzamento deveriam corresponder diretamente às proporções gaméticas produzidas pelo di-híbrido. Em outras palavras:

¼ R/r; Y/y → lisas e amarelas
¼ R/r; y/y → lisas e verdes
¼ r/r; Y/y → rugosas e amarelas
¼ r/r ; y/y → rugosas e verdes

Essas proporções foram o resultado que Mendel obteve, perfeitamente consistente com as suas expectativas. Ele obteve resultados semelhantes em relação a todos os outros cruzamentos di-híbridos que realizou, e tais testes, além de outros tipos, demonstraram, todos, que de fato ele havia criado um modelo expressivo para explicar os padrões de herança observados em seus diversos cruzamentos de ervilhas.

**CONCEITO-CHAVE** Em um cruzamento-teste, a proporção de fenótipos na prole reflete os genótipos gaméticos do genitor não testador. Para um di-híbrido que demonstra distribuição independente, essa proporção é de 1:1:1:1. O cruzamento-teste é uma ferramenta útil para diploides, nos quais os fenótipos e genótipos dos gametas não podem ser observados diretamente.

No início do século XX, ambas as leis de Mendel foram testadas em um amplo espectro de organismos eucarióticos. Os resultados desses testes demonstraram que os princípios mendelianos eram aplicáveis em geral. As proporções mendelianas (tais como 3:1, 1:1, 9:3:3:1 e 1:1:1:1) foram extensivamente relatadas, sugerindo que a distribuição igual e a distribuição independente são processos hereditários fundamentais observados em toda a natureza. As leis de Mendel não são apenas leis a respeito das ervilhas. São leis a respeito da genética dos organismos eucarióticos em geral.

Como exemplo da aplicabilidade universal do princípio da distribuição independente, podemos examinar a sua ação em haploides. Se o princípio da distribuição igual é válido de modo geral, então devemos ser capazes de observar a sua ação em haploides, tendo em vista que os haploides são submetidos à meiose. De fato, a distribuição independente pode ser observada em um cruzamento do tipo A ; B × a; b. A fusão das células parentais resulta em um meiócito diploide temporário que é um di-híbrido A/a; B/b e os produtos da meiose aleatoriamente amostrados (esporos sexuados, tais como ascósporos em fungos) serão:

¼ A; B
¼ A; b
¼ a; B
¼ a ; b

Portanto, observamos a mesma proporção do cruzamento-teste di-híbrido em um organismo diploide; mais uma vez, a proporção é uma combinação aleatória das duas proporções de 1:1 mono-híbridas em virtude da distribuição independente.

**CONCEITO-CHAVE** Em haploides, o genótipo dos produtos da meiose (esporos) é diretamente observável nos organismos haploides que surgem de cada esporo por meio da divisão celular mitótica. Uma proporção de 1:1:1:1 é indicativa de distribuição independente em um meiócito di-híbrido.

Podemos fazer uma pausa para comparar o trabalho de Mendel nos sistemas de um e de dois genes. Ao trabalhar com muitos genes ao mesmo tempo, ele foi capaz de demonstrar o princípio da distribuição igual dos alelos de cada gene na meiose. Com sistemas de dois genes, ele mostrou que, para os genes disponíveis, o princípio da distribuição igual para cada gene acontecia de forma independente de outros genes.

## 3.2 A distribuição independente

**OA 3.2** Em cruzamentos que envolvam di-híbridos de forma independente, prever as proporções genotípicas em produtos meióticos, proporções genotípicas na prole e proporções fenotípicas na prole.

**OA 3.3** Usar o teste do qui-quadrado para avaliar se as proporções fenotípicas observadas se enquadram de forma aceitável naquelas previstas pela distribuição independente.

**OA 3.4** Em diploides, descrever como linhagens puras de homozigotos para duas ou mais mutações genéticas podem ser criadas a partir de linhagens parentais de homozigotos para mutações monogênicas.

Nesta seção, exploraremos diversos procedimentos analíticos que são parte da pesquisa genética cotidiana, todos com base no conceito da distribuição independente. Todos esses procedimentos são utilizados para analisar as proporções fenotípicas.

### Previsão das proporções da prole

A genética pode atuar em duas direções: (1) prevendo os genótipos desconhecidos dos progenitores por meio da utilização das proporções fenotípicas da prole ou (2) prevendo as proporções fenotípicas da prole a partir de progenitores de genótipo conhecido. A última é uma parte importante da genética pertinente à previsão dos tipos de prole que surgirão a partir de um cruzamento, bem como ao cálculo de suas frequências esperadas – em outras palavras, as suas probabilidades. Isso é útil não apenas na pesquisa em organismos-modelo, mas também para prever os desfechos de cruzamentos na genética humana; por exemplo, no aconselhamento genético, as pessoas valorizam estimativas de risco específicas. Já examinamos dois métodos para a previsão: os quadros de Punnett e os diagramas ramificados. Os quadros de Punnett podem ser utilizados para demonstrar padrões hereditários com base em um par de genes, dois pares de genes ou mais. As referidas grades são bons dispositivos gráficos para a representação da prole, mas desenhá-las demanda tempo. Até mesmo o quadro de Punnett de 16 compartimentos que utilizamos para analisar um cruzamento di-híbrido demora bastante tempo para ser escrito, mas em relação a um cruzamento tri-híbrido, existem $2^3$, ou 8, tipos de gametas diferentes, e o quadro de Punnett apresenta 64 compartimentos. O diagrama ramificado (demonstrado a seguir) é de mais fácil criação, além de adaptável às proporções fenotípicas, genotípicas ou gaméticas, conforme ilustrado em relação ao di-híbrido A/a; B/b.

| Genótipos da prole de uma autofecundação | Fenótipos da prole de uma autofecundação | Gametas |
|---|---|---|
| $\frac{1}{4}$ A/A $\begin{array}{l}\nearrow \frac{1}{4} B/B \\ \rightarrow \frac{1}{2} B/b \\ \searrow \frac{1}{4} b/b\end{array}$ | $\frac{3}{4}$ A/– $\begin{array}{l}\nearrow \frac{3}{4} B/- \\ \searrow \frac{1}{4} b/b\end{array}$ | $\frac{1}{2}$ A $\begin{array}{l}\nearrow \frac{1}{2} B \\ \searrow \frac{1}{2} b\end{array}$ |
| $\frac{1}{2}$ A/a $\begin{array}{l}\nearrow \frac{1}{4} B/B \\ \rightarrow \frac{1}{2} B/b \\ \searrow \frac{1}{4} b/b\end{array}$ | $\frac{1}{4}$ a/a $\begin{array}{l}\nearrow \frac{3}{4} B/- \\ \searrow \frac{1}{4} b/b\end{array}$ | $\frac{1}{2}$ a $\begin{array}{l}\nearrow \frac{1}{2} B \\ \searrow \frac{1}{2} b\end{array}$ |
| $\frac{1}{4}$ a/a $\begin{array}{l}\nearrow \frac{1}{4} B/B \\ \rightarrow \frac{1}{2} B/b \\ \searrow \frac{1}{4} b/b\end{array}$ | | |

Observe, entretanto, que a "árvore" de ramificações em relação aos genótipos é um tanto complicada, mesmo nesse caso simples, que utiliza dois pares de genes, tendo em vista que existem $3^2 = 9$ genótipos. Em relação a três pares de genes, existem $3^3$, ou 27 possíveis genótipos. Para simplificar esse problema, podemos utilizar uma abordagem estatística, que constitui um terceiro método para o cálculo das probabilidades (frequências esperadas) de fenótipos ou genótipos específicos resultantes de um cruzamento. As duas regras estatísticas necessárias são a **regra do produto** (apresentada no Capítulo 2) e a **regra da soma**, que agora consideraremos em conjunto.

A regra do produto estabelece que a probabilidade de eventos independentes ocorrerem em conjunto é o produto de suas probabilidades individuais. Os desfechos possíveis ao jogar dois dados seguem a regra do produto, tendo em vista que o resultado em um dado é independente do outro. Como exemplo, calculemos a probabilidade, $p$, de obtermos um par de 4. A probabilidade de um 4 em um dado é de 1/6, considerando que o dado apresenta seis lados e apenas um lado contém o número 4. A probabilidade é escrita como segue:

$$p \text{ (um 4)} = 1/6$$

Portanto, utilizando a regra do produto, a probabilidade de um 4 aparecer em ambos os dados é de $1/6 \times 1/6 = 1/36$, que é escrita:

$$p \text{ (dois 4)} = 1/6 \times 1/6 = 1/36$$

**CONCEITO-CHAVE** A regra do produto estabelece que a probabilidade de eventos independentes *ocorrerem em conjunto* é o produto de suas probabilidades individuais.

Agora, em relação à regra da soma: a regra da soma estabelece que a probabilidade de um ou de outro entre dois eventos mutuamente exclusivos ocorrer é a soma das suas probabilidades individuais. Também podemos utilizar dados para ilustrar a regra da soma. Já calculamos que a probabilidade de dois 4 é de 1/36; evidentemente, empregando o mesmo tipo de cálculo, a probabilidade de dois 5 será a mesma, ou 1/36. Agora, podemos calcular a probabilidade de dois 4 *ou* de dois 5. Como esses desfechos são mutuamente exclusivos, a regra da soma pode ser aplicada para nos mostrar que a resposta é 1/36 + 1/36, que é 1/18. A probabilidade pode ser escrita da seguinte forma:

$$p \text{ (dois 4 ou dois 5)} = 1/36 + 1/36 = 1/18$$

**CONCEITO-CHAVE** A regra da soma estabelece que a probabilidade *de um ou de outro* entre dois eventos mutuamente exclusivos ocorrer é a soma de suas probabilidades individuais.

**CONCEITO-CHAVE** A regra do produto é usada para determinar a probabilidade de observar *tanto* o resultado A *quanto* o resultado B. A regra da soma é empregada para determinar a probabilidade de observar o resultado A *ou* o resultado B.

**Qual proporção da prole será de um genótipo específico?** Agora podemos considerar um exemplo genético. Suponha que temos duas plantas de genótipos

$$A/a; b/b ; C/c; D/d ; E/e$$

e

$$A/a; B/b ; C/c; d/d; E/e$$

A partir de um cruzamento entre essas plantas, desejamos recuperar uma planta da prole de genótipo a/a; b/b; c/c; d/d; e/e (talvez com a finalidade de atuar como a linhagem testadora em um cruzamento-teste). Qual proporção da prole devemos esperar que seja daquele genótipo? Se supusermos que todos os pares de genes se distribuem de forma independente, podemos realizar esse cálculo facilmente aplicando a regra do produto. Os cinco pares de genes diferentes são considerados de maneira individual, como se fossem cinco cruzamentos separados, e em seguida as probabilidades individuais de obtenção de cada genótipo são multiplicadas em conjunto para se chegar à resposta:

De A/a × A/a, um quarto da prole será a/a.
De b/b × B/b, metade da prole será b/b.
De C/c × C/c, um quarto da prole será c/c.
De D/d × d/d, metade da prole será d/d.
De E/e × E/e, um quarto da prole será e/e.

Portanto, a probabilidade geral (ou a frequência esperada) de obtenção de uma prole de genótipo a/a; b/b; c/c; d/d; e/e será $1/4 \times 1/2 \times 1/4 \times 1/2 \times 1/4 = 1/256$. Esse cálculo da probabilidade pode ser expandido para prever as frequências fenotípicas ou as frequências gaméticas. De fato, existem muitas outras utilizações para esse método na análise genética, e encontraremos algumas nos capítulos posteriores.

**CONCEITO-CHAVE** Para a distribuição independente de genes, a habilidade probabilística de um genótipo ou fenótipo multigene pode ser obtida multiplicando-se as probabilidades do genótipo ou do fenótipo por cada um dos genes individuais.

**Quantos descendentes precisamos cultivar?** Para adotar o exemplo anterior em uma etapa adiante, suponha que precisemos estimar quantas plantas da prole precisam ser cultivadas para haver uma chance razoável de obtenção do genótipo desejado a/a; b/b; c/c; d/d; e/e. Primeiramente, calculamos a proporção da prole que se espera ser daquele genótipo. Conforme demonstrado há pouco, descobrimos que precisamos examinar no mínimo 256 descendentes para haver uma chance média de obtenção de uma planta individual do genótipo desejado.

A probabilidade de obtenção de um "sucesso" (uma planta totalmente recessiva) entre 256 precisa ser considerada com mais cautela. Essa é a probabilidade *média* de sucesso. Infelizmente, se isolarmos e testarmos 256 descendentes, é muito provável que não obtenhamos sucesso, simplesmente em virtude de azar. De um ponto de vista prático, uma questão mais significativa a ser considerada seria: "Qual o tamanho de amostra necessário para termos uma *confiança de 95%* de que obteremos no mínimo um sucesso?" (Nota: esse valor de confiança de 95% é o padrão em ciência.) O modo mais simples de realizar esse cálculo é abordá-lo considerando a probabilidade de completo insucesso – ou seja, a probabilidade de não obtermos nenhum indivíduo do genótipo desejado. Em nosso exemplo, para cada indivíduo isolado, a probabilidade de que ele *não* seja do tipo desejado é $1 - (1/256) = 255/256$. Expandindo essa ideia para uma amostra de tamanho $n$, observamos que a probabilidade de nenhum sucesso em uma amostra de $n$ é $(255/256)^n$. (Essa probabilidade é uma aplicação simples da regra do produto: 255/256 multiplicada por si própria $n$ vezes.) Portanto, a probabilidade de obtenção de *no mínimo um sucesso* é a probabilidade de todos os desfechos possíveis (essa probabilidade é 1) menos a probabilidade de insucesso total, ou $(255/256)^n$. Ou seja, a probabilidade de no mínimo um sucesso é $1 - (255/256)^n$. Lembre-se de que desejamos calcular o tamanho de amostra necessário para obter um nível de confiança de 95% de pelo menos um sucesso. Logo, para atender ao nível de confiança de 95%, precisamos tornar essa expressão igual a 0,95 (o equivalente a 95%).

Portanto:

$$1 - (255/256)^n = 0,95$$

A solução dessa equação em relação ao $n$ nos fornece um valor de 765, o número necessário de descendentes para praticamente garantir o sucesso. Observe o quanto esse número é diferente da expectativa ingênua de sucesso na prole de 256. Esse tipo de cálculo é útil em muitas aplicações em genética e em outras situações nas quais é necessário um desfecho de sucesso para muitos estudos.

**CONCEITO-CHAVE** Para calcular o tamanho da amostra da prole necessária para ter 95% de certeza de obter pelo menos um indivíduo do genótipo desejado, comece calculando a probabilidade de nenhum sucesso em um tamanho de amostra de $n$. O tamanho de amostra resultante é sempre muito maior do que aquele calculado utilizando expectativas hipotéticas.

**Quantos genótipos distintos um cruzamento produzirá?** As regras da probabilidade podem ser facilmente utilizadas para prever a quantidade de genótipos ou fenótipos na prole de linhagens parentais complexas. (Os referidos cálculos são utilizados de modo rotineiro em pesquisas, na análise de prole e na criação de linhagens.) Por exemplo, em uma autofecundação do "tetra-híbrido *A/a*; *B/b*; *C/c*; *D/d*, haverá três genótipos para cada par de genes; por exemplo, em relação ao primeiro par de genes, os três genótipos serão *A/a*, *A/A* e *a/a*. Tendo em vista que existem quatro pares de genes no total, haverá $3^4 = 81$ genótipos diferentes. Em um cruzamento-teste do referido tetra-híbrido, haverá dois genótipos para cada par de genes (p. ex., *A/a* e *a/a*) e um total de $2^4 = 16$ genótipos na prole. Considerando que estamos supondo que todos os genes se encontram em cromossomos diferentes, todos esses genótipos do cruzamento-teste ocorrerão a uma frequência igual de 1/16.

## Utilização do teste do qui-quadrado em proporções mono-híbridas e di-híbridas

Na genética, com frequência os pesquisadores se deparam com resultados próximos de uma proporção esperada, mas não idênticos a ela. Tais proporções podem ser de mono-híbrido, di-híbridos ou genótipos mais complexos e com independência ou não. Mas quão próximo de um resultado esperado é suficiente? É necessário um teste estatístico para verificar os referidos números em face das expectativas, e o **teste do qui-quadrado**, ou teste do $\chi^2$, desempenha esse papel.

Em quais situações experimentais o teste do $\chi^2$ é aplicável? A situação geral é aquela em que os resultados observados são comparados àqueles previstos por uma hipótese. Em um exemplo genético simples, suponha que você cultivou uma planta e, com base em uma análise precedente, formulou a hipótese de que ela seja uma heterozigota, *A/a*. Para testar essa hipótese, você cruza essa heterozigota com uma testadora de genótipo *a/a* e conta os números de fenótipos com genótipos *A/–* e *a/a* na prole. Em seguida, você precisa avaliar se os números obtidos constituem a proporção esperada de 1:1. Se houver uma correspondência próxima, então a hipótese é considerada consistente com o resultado, ao passo que se houver uma correspondência inadequada, a hipótese é rejeitada. Como parte desse processo, deve-se avaliar se os números observados estão *suficientemente* próximos daqueles esperados. Correspondências muito próximas e incompatibilidades óbvias em geral não apresentam problemas, mas, inevitavelmente, existem áreas de indefinição nas quais a correspondência não é óbvia.

O teste do $\chi^2$ é simplesmente um modo de quantificar os diversos desvios aleatórios esperados se uma hipótese for verdadeira. Considere a hipótese simples precedente que prevê uma proporção de 1:1, por exemplo. Ainda que a hipótese seja verdadeira, raramente podemos esperar uma proporção exata de 1:1. Podemos reproduzir essa ideia com um barril cheio de bolas de gude vermelhas e brancas em quantidades iguais. Se removermos amostras de 100 bolas de gude às cegas, com base no acaso, esperaríamos que as amostras apresentassem pequenos desvios, tais como 52 vermelhas:48 brancas, de modo consideravelmente comum, e que apresentassem desvios maiores, tais como 60 vermelhas:40 brancas, menos comumente. Até mesmo 100 bolas de gude vermelhas é um desfecho possível, a uma probabilidade muito baixa de $(1/2)^{100}$. Entretanto, se *qualquer* resultado for possível em algum nível de probabilidade, até mesmo se a hipótese for verdadeira, como podemos chegar a rejeitar uma hipótese? Uma convenção científica geral é que uma hipótese será rejeitada como falsa se houver uma probabilidade inferior a 5% de observação de um desvio das expectativas no mínimo tão grande quanto aquele realmente observado. A hipótese pode ainda ser verdadeira, mas precisamos tomar uma decisão em algum ponto, e 5% é a linha de decisão convencional. A implicação é que, embora resultados tão distantes assim das expectativas sejam esperados em 5% das ocasiões, até mesmo quando a hipótese for verdadeira, rejeitaremos erroneamente a hipótese em apenas 5% dos casos, e estamos dispostos a aceitar essa chance de erro. (Esses 5% são o contrário do nível de confiança de 95% utilizado anteriormente.)

**CONCEITO-CHAVE** O teste do $\chi^2$ quantifica a probabilidade de vários desvios esperados ao acaso se uma hipótese for verdadeira. Ele é usado para decidir se um desvio experimental observado é ou não razoavelmente compatível com uma hipótese de trabalho.

Vejamos alguns dados reais. Testaremos a nossa hipótese anterior de que uma planta seja heterozigota. Consideraremos *A* para pétalas vermelhas e *a* para brancas. Os cientistas testam uma hipótese ao realizar previsões com base nela. Na presente situação, uma possibilidade é prever os resultados de um cruzamento-teste. Suponha que realizamos o cruzamento-teste do heterozigoto presumido. Com base na hipótese, a lei de Mendel da distribuição igual prevê que deveremos ter 50% *A/a* e 50% *a/a*. Suponha que, na realidade, obtemos uma prole de 120 e observamos que 55 são vermelhas e 65 são brancas. Esses números diferem das expectativas precisas, que seriam 60 vermelhas e 60 brancas. O resultado aparenta estar um pouco longe da proporção esperada, o que gera incerteza; logo, precisamos utilizar o teste do $\chi^2$. Calculamos o $\chi^2$ empregando a seguinte fórmula:

$$\chi^2 = \Sigma \, (O - E)^2/E \text{ para todas as classes}$$

na qual *E* é o número esperado em uma classe, *O* é o número observado em uma classe e $\Sigma$ significa "soma de". O valor resultante, $\chi^2$, fornecerá um valor numérico que estima o grau de concordância entre os resultados esperados (hipotéticos) e observados (reais), com o número crescendo ainda mais à medida que a concordância aumenta.

É mais simples realizar o cálculo com a ajuda de uma tabela:

| Classe | O | E | $(O - E^2)$ | $(O - E^2)/E$ |
|---|---|---|---|---|
| Vermelha | 55 | 60 | 25 | 25/60 = 0,42 |
| Branca | 65 | 60 | 25 | 25/60 = 0,42 |
| | | | | Total = $\chi^2$ = 0,84 |

Agora, precisamos procurar esse valor de $\chi^2$ na **Tabela 3.1**, que nos fornecerá o valor da probabilidade (*p*) que buscamos. As linhas na Tabela 3.1 listam diferentes valores de *graus de liberdade (gl)*. O número de graus de liberdade é o número de variáveis independentes nos dados. No presente contexto, o número de variáveis independentes é simplesmente o número de classes fenotípicas menos 1. Neste caso, gl = 2 − 1 = 1. Logo, analisamos apenas a linha de 1 gl. Observamos que nosso valor de $\chi^2$ de 0,84 encontra-se em algum ponto entre as colunas marcadas com 0,5 e 0,1 – em outras palavras, entre 50% e 10%. Esse valor de probabilidade é muito superior ao valor limite de 5% e, assim, aceitamos os resultados observados como compatíveis com a hipótese.

Seguem algumas observações importantes sobre a aplicação desse teste:

1. O que realmente significa o valor da probabilidade? É a probabilidade de observação de um desvio dos resultados esperados *no mínimo tão grande quanto* (não *exatamente* esse desvio) com base no acaso se a hipótese estiver correta.

**TABELA 3.1** Valores críticos da distribuição do $\chi^2$.

| df | \multicolumn{9}{c|}{p} | df |
|---|---|---|---|---|---|---|---|---|---|---|
| | 0,995 | 0,975 | 0,9 | 0,5 | 0,1 | 0,05 | 0,025 | 0,01 | 0,005 | |
| 1 | 0,000 | 0,000 | 0,016 | 0,455 | 2,706 | 3,841 | 5,024 | 6,635 | 7,879 | 1 |
| 2 | 0,010 | 0,051 | 0,211 | 1,386 | 4,605 | 5,991 | 7,378 | 9,210 | 10,597 | 2 |
| 3 | 0,072 | 0,216 | 0,584 | 2,366 | 6,251 | 7,815 | 9,348 | 11,345 | 12,838 | 3 |
| 4 | 0,207 | 0,484 | 1,064 | 3,357 | 7,779 | 9,488 | 11,143 | 13,277 | 14,860 | 4 |
| 5 | 0,412 | 0,831 | 1,610 | 4,351 | 9,236 | 11,070 | 12,832 | 15,086 | 16,750 | 5 |
| 6 | 0,676 | 1,237 | 2,204 | 5,348 | 10,645 | 12,592 | 14,449 | 16,812 | 18,548 | 6 |
| 7 | 0,989 | 1,690 | 2,833 | 6,346 | 12,017 | 14,067 | 16,013 | 18,475 | 20,278 | 7 |
| 8 | 1,344 | 2,180 | 3,490 | 7,344 | 13,362 | 15,507 | 17,535 | 20,090 | 21,955 | 8 |
| 9 | 1,735 | 2,700 | 4,168 | 8,343 | 14,684 | 16,919 | 19,023 | 21,666 | 23,589 | 9 |
| 10 | 2,156 | 3,247 | 4,865 | 9,342 | 15,987 | 18,307 | 20,483 | 23,209 | 25,188 | 10 |
| 11 | 2,603 | 3,816 | 5,578 | 10,341 | 17,275 | 19,675 | 21,920 | 24,725 | 26,757 | 11 |
| 12 | 3,074 | 4,404 | 6,304 | 11,340 | 18,549 | 21,026 | 23,337 | 26,217 | 28,300 | 12 |
| 13 | 3,565 | 5,009 | 7,042 | 12,340 | 19,812 | 22,362 | 24,736 | 27,688 | 29,819 | 13 |
| 14 | 4,075 | 5,629 | 7,790 | 13,339 | 21,064 | 23,685 | 26,119 | 29,141 | 31,319 | 14 |
| 15 | 4,601 | 6,262 | 8,547 | 14,339 | 22,307 | 24,996 | 27,488 | 30,578 | 32,801 | 15 |

2. O fato de que os nossos resultados "passaram" no teste do qui-quadrado em virtude de $p > 0,05$ não significa que a hipótese seja verdadeira. Significa apenas que os resultados são compatíveis com aquela hipótese. Entretanto, se tivéssemos obtido um valor de $p < 0,05$, teríamos sido forçados a rejeitar a hipótese. A ciência se refere totalmente a hipóteses que podem ser falsas, não à "verdade".

3. Devemos ser cuidadosos ao formular a hipótese, tendo em vista que suposições ocultas com frequência se encontram encerradas nela. A presente hipótese é um caso do tipo; se fôssemos afirmá-la cuidadosamente, deveríamos dizer que "o indivíduo em teste é um heterozigoto $A/a$, esses alelos demonstram distribuição igual na meiose e as proles $A/a$ e $a/a$ são de viabilidade igual". Investigaremos os efeitos do alelo sobre a viabilidade no Capítulo 6, mas, por enquanto, devemos tê-los em mente como uma possível complicação, considerando que as diferenças na sobrevivência afetariam os tamanhos das diversas classes. O problema é que, se rejeitarmos uma hipótese que apresenta componentes ocultos, não saberemos quais dos componentes estaríamos rejeitando. Por exemplo, no presente caso, se fôssemos forçados a rejeitar a hipótese como resultado do teste do $\chi^2$, não saberíamos se estaríamos rejeitando a distribuição igual, a viabilidade igual, ou ambas.

4. O desfecho do teste do $\chi^2$ depende muito dos tamanhos das amostras (números nas classes). Portanto, o teste deve utilizar *números reais*, não proporções ou porcentagens. Além disso, quanto maiores as amostras, mais significativo é o teste.

Quaisquer proporções mendelianas familiares consideradas neste capítulo ou no Capítulo 2 podem ser testadas por meio da utilização do teste do $\chi^2$ – por exemplo, 3:1 (1 gl), 1:2:1 (2 gl), 9:3:3:1 (3 gl) e 1:1:1:1 (3 gl). Retornaremos a mais aplicações do teste do $\chi^2$ no Capítulo 4.

**CONCEITO-CHAVE** Em genética, o teste do $\chi^2$ é comumente usado para avaliar se o número de indivíduos observados com determinados fenótipos enquadra-se ou não de forma aceitável em uma proporção mendeliana esperada.

## Síntese de linhagens puras

As linhagens puras estão entre as ferramentas essenciais da genética. Por um lado, apenas linhagens totalmente homozigotas expressarão alelos recessivos, mas a principal necessidade de linhagens puras está na manutenção de estoques para pesquisas. Os membros de uma linhagem pura podem ser entrecruzados ao longo do tempo e, assim, atuar como uma fonte constante do genótipo para utilização em experimentos. Portanto, para a parte dos organismos-modelo, existem centros de estoque internacionais que são repositórios das linhagens puras para utilização em pesquisas. Centros de estoque semelhantes fornecem linhagens de plantas e animais para utilização na agricultura.

**CONCEITO-CHAVE** As linhagens puras homozigotas são importantes ferramentas de pesquisa que permitem aos geneticistas manter uma fonte de qualquer genótipo determinado. Alelos recessivos só conseguem ser expressos em linhagens puras.

As linhagens puras de plantas ou animais são produzidas por meio de gerações repetidas de autofecundação ou autocruzamento. (Em animais, isso é feito por meio do cruzamento de animais de genótipo idêntico.) A autofecundação de uma planta mono-híbrida demonstra o princípio em ação. Suponha que iniciemos com uma população de indivíduos que são todos $A/a$ e que deixemos que ocorra autofecundação. Podemos aplicar a primeira lei de Mendel para prever que, na próxima geração, haverá 1/4 $A/A$, 1/2 $A/a$ e 1/4 $a/a$. Observe que a *heterozigose* (a proporção de heterozigotos) foi dividida pela metade, de 1 para 1/2. Se repetirmos esse processo de autofecundação para outra geração, todos os descendentes dos homozigotos serão homozigotos, mas, novamente, os heterozigotos dividirão pela metade a sua proporção para um quarto. O processo está demonstrado na representação a seguir:

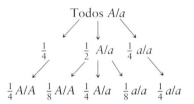

Após, digamos, oito gerações de autofecundação, a proporção de heterozigotos é reduzida para $(1/2)^8$, que é 1/256, ou aproximadamente 0,4%. Vejamos esse processo de um modo ligeiramente diferente: suponhamos que iniciemos um referido programa com um genótipo que é heterozigoto em 256 pares de genes. Se também considerarmos a distribuição independente, logo, após a autofecundação ao longo de oito gerações, terminaríamos com uma média de apenas um gene heterozigoto (ou seja, 1/256), e o restante seria homozigoto. Em outras palavras, estamos no caminho certo para criar uma linhagem pura.

Apliquemos esse princípio à seleção de linhagens agrícolas, o tópico com o qual iniciamos o capítulo. Podemos utilizar como nosso exemplo a seleção do trigo Marquis por Charles Saunders no início do século XX. O objetivo de Saunders era desenvolver uma linhagem de trigo produtiva, que apresentaria um período de crescimento mais curto e, assim, abriria grandes áreas de terreno em países do norte, tais como Canadá e Rússia, para o cultivo do trigo, outro dos alimentos básicos mundiais. Ele cruzou uma linhagem que apresentava excelente qualidade de grãos, denominada Red Fife, com uma linhagem denominada Hard Red Calcutta, a qual, embora de produção e qualidade inadequadas, maturava 20 dias antes do que a Red Fife. A $F_1$ produzida pelo cruzamento era presumivelmente heterozigota para genes múltiplos que controlam as qualidades do trigo. A partir dessa $F_1$, Saunders realizou autofecundações e seleções que finalmente levaram a uma linhagem pura, que apresentava a combinação das propriedades favoráveis necessárias – grãos de boa qualidade e maturação precoce. Essa linhagem foi denominada Marquis. Ela foi rapidamente adotada em muitas partes do mundo.

Uma abordagem semelhante pode ser aplicada às linhagens de arroz com as quais iniciamos o capítulo. Todas as mutações monogênicas são cruzadas em pares e, em seguida, as plantas da $F_1$ são autofecundadas ou intercruzadas com outras plantas da $F_1$. Como uma demonstração, consideremos apenas quatro mutações, *1* a *4*. Um programa de cruzamento pode ser como segue, no qual os alelos mutantes e seus correspondentes do tipo selvagem estão sempre listados na mesma ordem (lembre-se de que o sinal de $+$ designa o tipo selvagem):

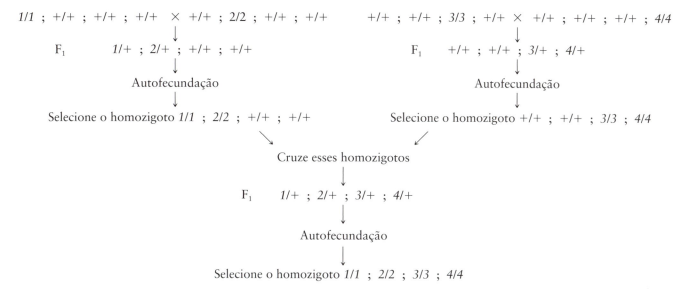

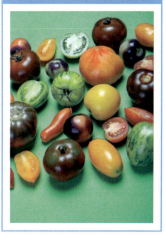

**Figura 3.5** O cruzamento de tomates resultou em uma ampla diversidade de linhagens de diferentes genótipos e fenótipos. [*barmalini/Shutterstock*.]

Esse tipo de cruzamento foi aplicado a muitas outras espécies de cultivo. As linhagens puras coloridas e diversas de tomates utilizadas no comércio estão demonstradas na **Figura 3.5**.

Observe que, em geral, quando um heterozigoto múltiplo é autofecundado, uma diversidade de diferentes homozigotos é produzida. Por exemplo, de *A/a; B/b; C/c*, existem dois homozigotos para cada par de genes (ou seja, em relação ao primeiro gene, os homozigotos são *A/A* e *a/a*) e, assim, existem $2^3 = 8$ homozigotos diferentes possíveis:

*A/A; B/B; C/C a/a; b/b; c/c*
*A/A; b/b; C/C a/a; B/B; c/c*
*A/A; B/B; c/c a/a; b/b; C/C*
*A/A; b/b; c/c a/a; B/B; C/C*

Cada homozigoto distinto pode ser o início de uma nova linhagem pura.

**CONCEITO-CHAVE** Linhagens puras são geradas por meio da autofecundação repetida, o que reduz a proporção de heterozigotos pela metade e resulta em uma proporção aumentada de homozigotos a cada geração.

## Vigor híbrido

Temos considerado a síntese das linhagens puras superiores para pesquisas e para a agricultura. As linhagens puras são convenientes, no sentido de que a propagação do genótipo de 1 ano para o outro é razoavelmente fácil. Entretanto, uma grande proporção de sementes comerciais que fazendeiros (e jardineiros) utilizam é denominada *semente híbrida*. Curiosamente, em muitos casos em que duas linhagens de plantas (e animais) discrepantes são unidas em um híbrido da $F_1$ (presumidamente heterozigoto), o híbrido demonstra tamanho e vigor superiores em comparação às duas linhagens contribuintes (**Figura 3.6**). Essa superioridade geral dos heterozigotos múltiplos é denominada **vigor híbrido**. Empresas de sementes devem desenvolver linhagens puras por distribuição por meio dos métodos de autofecundação que vimos anteriormente e depois cruzá-las a cada estação para gerar sementes híbridas para o mercado comercial.

Os motivos moleculares para o vigor híbrido são, em sua maior parte, desconhecidos e ainda debatidos acaloradamente, mas o fenômeno é inegável e realizou grandes contribuições para a agricultura. Um aspecto negativo da utilização de híbridos é que, a cada estação, as duas linhagens parentais precisam ser cultivadas em separado e, em seguida, devem ser entrecruzadas para produzir sementes híbridas para a venda. Esse processo é muito mais dificultoso do que a manutenção de linhagens puras, que requer apenas a autofecundação das plantas; como consequência, as sementes híbridas são mais caras do que as sementes de linhagens puras.

A partir da perspectiva do usuário, existe outro aspecto negativo da utilização de híbridos. Após uma planta híbrida ter sido cultivada e produzida sua safra para venda, não é realista manter algumas das sementes que ela produz e esperar que sejam igualmente vigorosas no próximo ano. O motivo é que, quando o híbrido é submetido à meiose, a distribuição independente dos diversos pares de genes misturados formará muitas combinações alélicas diferentes, e pouquíssimas dessas combinações serão aquelas do híbrido original. Por exemplo, um tetra-híbrido, quando autofecundado, produz 81 genótipos diferentes, dos quais apenas uma minoria será tetra-híbrida. Se supusermos a distribuição independente, então, em relação a cada par de genes, a autofecundação produzirá metade de heterozigotos *A/a* → ¼ *A/A*, ½ *A/a* e ¼ *a/a*. Considerando que existem quatro pares de genes nesse tetra-híbrido, a proporção da prole que provavelmente será como o híbrido original *A/a; B/b; C/c; D/d* será de $(1/2)^4 = 1/16$.

**CONCEITO-CHAVE** Alguns híbridos entre linhagens geneticamente diferentes demonstram vigor híbrido. Entretanto, a distribuição dos genes, quando o híbrido é submetido à meiose, rompe a combinação alélica favorável e, assim, poucos membros da próxima geração a apresentarão.

De modo semelhante, em relação a um cromossomo 2 com homólogos 2′ e 2″, é possível que 2′ se dirija para o norte e 2″ para o sul, ou vice-versa. Portanto, o cromossomo 1′ pode acabar sendo empacotado com o cromossomo 2′ ou 2″, dependendo de quais cromossomos foram puxados na mesma direção.

Não é fácil demonstrar a distribuição independente por meio da observação da segregação cromossômica ao microscópio, tendo em vista que homólogos tais como 1′ e 1″ normalmente não aparentam ser diferentes, embora possam carregar uma pequena variação de sequência. Entretanto, a distribuição independente pode ser observada em determinados casos especializados. Um caso foi crucial no desenvolvimento histórico da teoria cromossômica.

Em 1913, Elinor Carothers encontrou uma situação cromossômica incomum em uma determinada espécie de gafanhoto – uma situação que possibilitou testar diretamente se os diferentes pares de cromossomos de fato segregam de maneira independente. Estudando a meiose nos testículos de gafanhotos, ela encontrou um gafanhoto no qual um "par" de cromossomos apresentava membros não idênticos. Tal par é denominado *heteromórfico*; ao que tudo indica os cromossomos demonstravam homologia apenas parcial. Além disso, o mesmo gafanhoto apresentava outro cromossomo (não relacionado com o par heteromórfico) que não tinha nenhum parceiro de pareamento. Carothers conseguiu utilizar esses cromossomos incomuns como marcadores citológicos visíveis do comportamento dos cromossomos durante a meiose. Ela triou visualmente muitas meioses e observou que havia dois padrões distintos, que estão demonstrados na **Figura 3.7**. Além disso, ela observou que os dois padrões eram igualmente frequentes. Em resumo, se mantivermos a segregação do par heteromórfico constante (em marrom na figura), o cromossomo não pareado (roxo) pode se dirigir para qualquer polo com frequência igual, metade do tempo com a forma longa e metade do tempo com a forma curta. Em outras palavras, os conjuntos roxo e marrom segregaram-se de maneira independente. Embora seja óbvio que esses não são cromossomos típicos, os resultados sugerem fortemente que diferentes cromossomos se distribuem de maneira independente na primeira divisão da meiose.

## Distribuição independente em organismos diploides

A base cromossômica da lei de distribuição independente está formalmente diagramada na **Figura 3.8**, que ilustra como o comportamento separado de dois pares de cromossomos

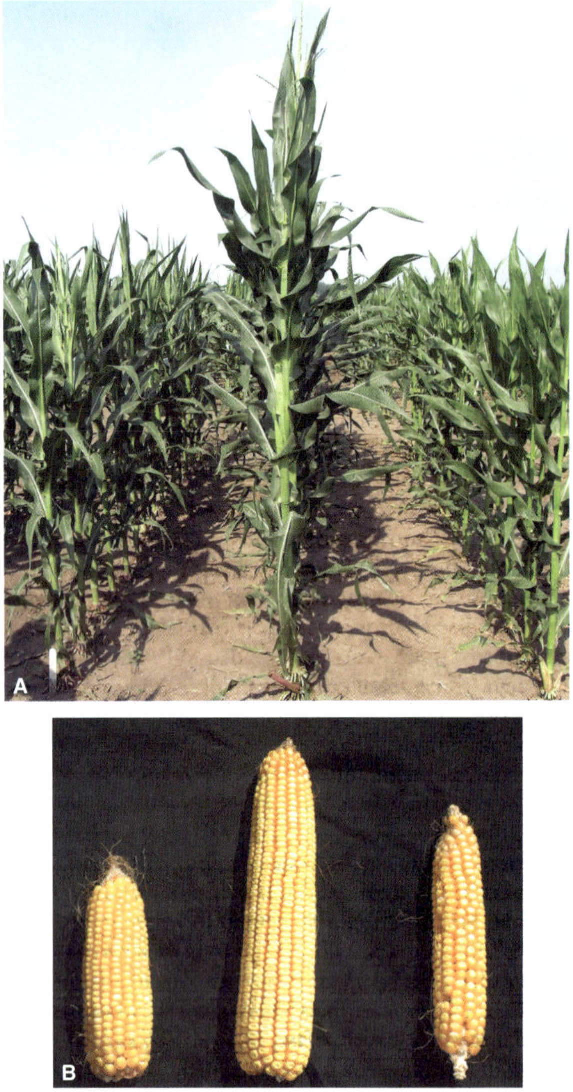

**Figura 3.6** Híbridos heterozigotos múltiplos ladeados pelas duas linhagens puras cultivadas para a sua produção. **A.** As plantas. **B.** Espigas das mesmas plantas. [*A. Photo courtesy of Jun Cao, Laboratório Schnable, Iowa State University. B. Deana Namuth-Covert, PhD, Univ de Nebraska, Plant and Soil Sciences eLibrary (http://passel.unl.edu) hosted at the University of Nebraska, Institute of Agriculture and Natural Resources.*]

## 3.3 Base cromossômica da distribuição independente

**OA 3.5** Explicar as proporções de distribuição de dois genes independentes em termos de comportamento cromossômico na meiose, nos haploides e nos diploides.

Assim como a distribuição igual, a distribuição independente de pares de genes em diferentes cromossomos é explicada pelo comportamento dos cromossomos durante a meiose. Considere um cromossomo que vamos denominar número 1; seus dois homólogos serão denominados 1′ e 1″. Se os cromossomos parearem-se e alinharem-se de cada lado do equador, então é possível que 1′ se dirija para o "norte" e 1″ para o "sul", ou vice-versa.

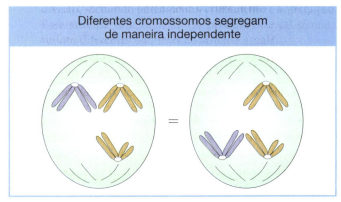

**Figura 3.7** Carothers observou esses dois padrões igualmente frequentes, por meio dos quais um par heteromórfico (marrom) e um cromossomo não pareado (roxo) se movimentam para os gametas na meiose.

Capítulo 3 Distribuição Independente de Genes 87

diferentes dá origem às proporções mendelianas de 1:1:1:1 dos tipos gaméticos esperados a partir da distribuição independente. A célula hipotética apresenta quatro cromossomos: um par de cromossomos homólogos longos (amarelo) e um par de cromossomos homólogos curtos (azul). O genótipo dos meiócitos é A/a ; B/b e os dois pares alélicos, A/a e B/b, estão demonstrados em dois pares de cromossomos diferentes. As partes 4 e 4′ da Figura 3.8 apresentam a etapa-chave na distribuição independente: existem dois padrões de segregação alélica de igual frequência, um demonstrado em 4 e o outro em 4′. Em um caso, os alelos A/A e B/B são puxados em conjunto para dentro de uma célula, e a/a e b/b são puxados para dentro da outra célula. No outro caso, os alelos A/A e b/b estão unidos na mesma célula e os alelos a/a e B/B estão unidos na outra célula. Os dois padrões

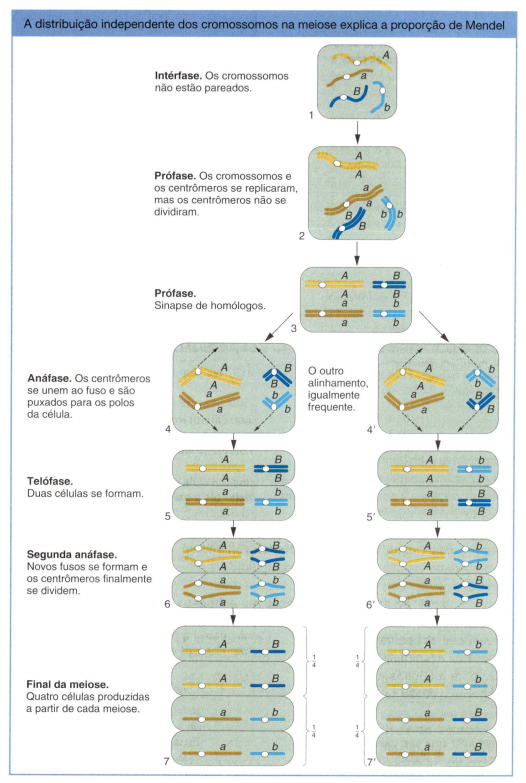

**Figura 3.8** Meiose em uma célula diploide do genótipo A/a; B/b. O diagrama demonstra como a segregação e a distribuição dos diferentes pares de cromossomos dão origem à proporção gamética mendeliana de 1:1:1:1.

resultam de duas ligações igualmente frequentes ao fuso dos centrômeros na anáfase I. Em seguida, a meiose produz quatro células dos genótipos indicados de cada um desses padrões de segregação. Visto que os padrões de segregação 4 e 4′ são igualmente comuns, as células do produto meiótico dos genótipos *A*; *B*, *a*; *b*, *A*; *b* e *a*; *B* são produzidos em frequências iguais. Em outras palavras, a frequência de cada um dos quatro genótipos é de 1/4. Essa distribuição gamética é aquela postulada por Mendel em relação a um di-híbrido e é aquela que inserimos ao longo de uma extremidade do quadro de Punnett na Figura 3.4. A fusão aleatória desses gametas resulta na proporção fenotípica da $F_2$ de 9:3:3:1.

**CONCEITO-CHAVE** A base mecânica da distribuição igual e da distribuição independente de alelos é a segregação na anáfase dos cromossomos na meiose. A segregação de um par de homólogos por fixação de fusos de cada polo é responsável pela primeira lei de Mendel. A aleatoriedade da fixação do fuso em todo o conjunto cromossômico é responsável pela segunda lei de Mendel.

## Distribuição independente em organismos haploides

Nos fungos ascomicetos, de fato podemos examinar os produtos de um único meiócito para demonstrar diretamente a distribuição independente. Utilizaremos o fungo filamentoso *Neurospora crassa* para ilustrar esse ponto. Conforme observamos a partir dos exemplos anteriores de fungos no Capítulo 2, um cruzamento em *Neurospora* é realizado por meio da mistura de duas linhagens haploides parentais de tipo reprodutivo oposto. De modo similar àquele da levedura, o tipo reprodutivo é determinado por dois "alelos" de um gene – denominados MAT-A e MAT-a nessa espécie.

Os produtos da meiose nos fungos são esporos sexuados. Lembre-se de que os *ascomicetos* (que incluem *Neurospora* e *Saccharomyces*) são únicos no sentido de que, em relação a qualquer determinado meiócito, os esporos são mantidos juntos em um saco membranoso denominado asco. Portanto, no que diz respeito a esses organismos, os produtos de uma única meiose podem ser recuperados e testados. No bolor laranja do pão *Neurospora*, os fusos nucleares das meioses I e II tomam lugar ao longo do eixo linear do asco e não se sobrepõem e, dessa forma, os quatro produtos de um único meiócito se encontram em uma linha reta (**Figura 3.9A**). Além disso, em virtude de algum motivo não compreendido, existe uma *mitose pós-meiose*, que também não demonstra sobreposição do fuso. Portanto, a meiose e a mitose extra resultam em um asco linear que contém 8 *ascósporos*, ou uma *óctade*. Em um meiócito heterozigoto *A/a*, se não houver *crossings* entre o gene e seu centrômero (possibilidade que exploraremos no Capítulo 4), haverá então dois blocos adjacentes de ascósporos, quatro de *A* e quatro de *a* (Figura 3.9B).

Agora podemos examinar um di-híbrido. Façamos um cruzamento entre dois mutantes distintos que apresentam mutações em diferentes genes em diferentes cromossomos. Ao presumir que os *loci* dos genes mutados estão muito próximos de seus respectivos centrômeros, evitamos complicações em virtude do *crossing over* entre os *loci* e os centrômeros (mais uma vez, veremos exemplos de tais cenários no Capítulo 4). O primeiro mutante é albino (*a*), contrastando com o tipo selvagem normal rosa ($a^+$). O segundo mutante é biscoito (*b*),

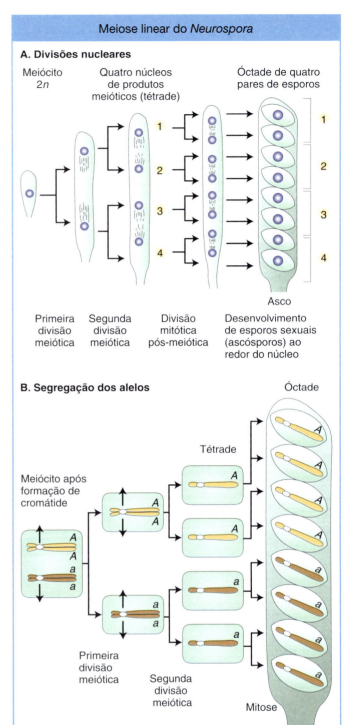

**Figura 3.9** *Neurospora* é um sistema modelo ideal para estudar a segregação alélica na meiose. **A.** Os quatro produtos da meiose (tétrade) sofrem mitose para produzir uma óctade. Os produtos estão contidos dentro de um asco. **B.** Um meiócito *A/a* sofre meiose seguido por mitose, resultando em números iguais dos produtos *A* e *a* e demonstrando o princípio da distribuição igual.

que apresenta uma colônia muito compacta com formato semelhante a um biscoito, contrastando com a colônia plana e espalhada do tipo selvagem ($b^+$). Presumiremos que os dois mutantes são de tipo reprodutivo oposto. Portanto, o cruzamento é:

$$A; b^+ \times a^+; b$$

Em virtude da ligação aleatória ao fuso, os dois tipos de óctades serão produzidos com frequência igual. (Confira a Figura 3.8, que mostra o mecanismo por trás desse resultado.)

| | |
|---|---|
| $a^+; b$ | $a; b$ |
| $a^+; b$ | $a; b$ |
| $a^+; b$ | $a; b$ |
| $a^+; b$ | $a; b$ |
| $a; b^+$ | $a^+; b^+$ |
| $a; b^+$ | $a^+; b^+$ |
| $a; b^+$ | $a^+; b^+$ |
| $a; b^+$ | $a^+; b^+$ |
| 50% | 50% |

A frequência igual desses dois tipos é uma demonstração expressiva da distribuição independente que corre em meiócitos individuais.

## Recombinação

A distribuição independente dos genes na meiose é um dos principais modos por meio dos quais um organismo produz novas combinações de alelos. A produção de novas combinações de alelos é formalmente denominada **recombinação**.

Existe uma concordância geral de que a vantagem evolutiva da produção de novas combinações de alelos é que ela produz variação como a matéria-prima para a seleção natural. A recombinação é um princípio crucial em genética, em parte devido à sua relevância para a evolução, mas também em virtude de sua utilização na análise genética. Ela é particularmente útil para analisar os padrões de herança de genótipos multigênicos. Nesta seção, definiremos a recombinação de tal modo que possamos reconhecê-la em resultados experimentais, e mostraremos o modo como a recombinação é analisada e interpretada.

A recombinação é observada em uma diversidade de situações biológicas, mas, por ora, a definimos em relação à meiose.

**Recombinação meiótica** é qualquer processo meiótico que gera um produto haploide com novas combinações dos alelos carreados pelos genótipos haploides que se uniram para formar o meiócito.

A definição aparentemente prolixa é, na verdade, bastante simples: ela demonstra o importante ponto de que detectamos a recombinação por meio da comparação das *entradas* na meiose com as *saídas* (**Figura 3.10**). As entradas são os dois genótipos haploides que se combinam para formar o meiócito, a célula diploide que sofre meiose. Em relação aos seres humanos, as entradas são o óvulo e o espermatozoide parentais. Eles se unem para formar um zigoto diploide, que se divide para produzir todas as células corporais, incluindo os meiócitos que são armazenados dentro das gônadas. Os genótipos de saída são os produtos haploides da meiose. Em seres humanos, esses produtos haploides são os óvulos ou os espermatozoides da própria pessoa. Qualquer produto meiótico que apresente uma nova combinação dos alelos fornecidos pelos dois genótipos da entrada é, por definição, um **recombinante**.

**CONCEITO-CHAVE** A meiose gera recombinantes, que são produtos meióticos haploides com novas combinações dos alelos carreados pelos genótipos haploides que se uniram para formar o meiócito.

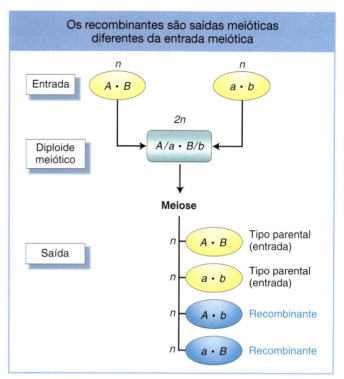

**Figura 3.10** Recombinantes (azuis) são aqueles produtos da meiose com combinações alélicas diferentes daquelas das células haploides que formaram o diploide meiótico (amarelas). Observe que os genes *A/a* e *B/b* estão demonstrados separados por um ponto, tendo em vista que podem estar no mesmo cromossomo ou em cromossomos diferentes.

Primeiramente, vejamos como os recombinantes são detectados de maneira experimental. A detecção dos recombinantes em organismos com ciclos de vida haploides, tais como fungos ou algas, é direta. Os tipos de entrada e saída em ciclos de vida haploides são os genótipos dos indivíduos, em vez dos gametas e, portanto, podem ser inferidos diretamente a partir dos fenótipos. A Figura 3.10 pode ser considerada como um resumo da simples detecção de recombinantes em organismos com ciclos de vida haploides. A detecção de recombinantes em organismos com ciclos de vida diploides é mais complicada. Os tipos de entrada e saída em ciclos diploides são os gametas. Logo, precisamos conhecer os genótipos de ambos os gametas de entrada e saída para detectar os recombinantes com um ciclo diploide. Embora não possamos detectar os genótipos dos gametas de entrada ou de saída diretamente, podemos inferi-los com a ajuda de técnicas adequadas:

- *Para conhecer os gametas de entrada*, utilizamos genitores diploides puros, considerando que eles podem produzir apenas um tipo gamético
- *Para detectar os gametas de saída recombinantes*, realizamos o cruzamento-teste do indivíduo diploide e observamos a sua prole (**Figura 3.11**).

Uma descendência de um cruzamento-teste que surge de um produto recombinante da meiose também é denominada recombinante. Observe, mais uma vez, que o cruzamento-teste possibilita que nos concentremos em *uma* meiose e evita a ambiguidade (o testador recessivo produz apenas um tipo de gameta na meiose e não consegue gerar gametas recombinantes). A partir da *autofecundação* da $F_1$ na Figura 3.11, por exemplo, uma descendência recombinante *A/A · B/b* não poderia ser diferenciada de *A/A · B/B* sem cruzamentos adicionais.

**90** Parte 1 Princípios Fundamentais na Genética de Transmissão

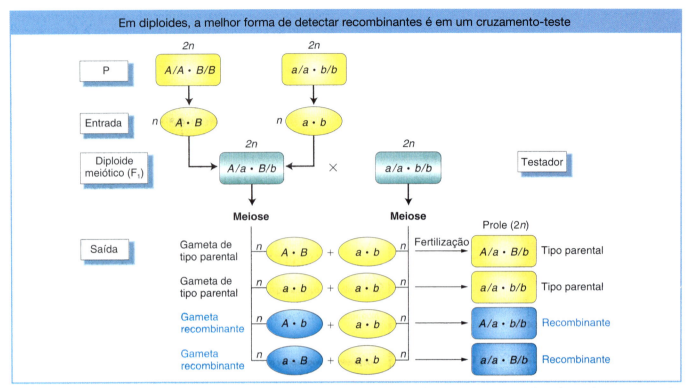

**Figura 3.11** Produtos recombinantes de uma meiose diploide são mais facilmente detectados em um cruzamento de um heterozigoto e um testador recessivo. Observe que a Figura 3.10 é repetida como parte desse diagrama.

Uma parte central da análise da recombinação é a frequência de recombinantes. Um motivo para enfocar na frequência de recombinantes é que seu valor numérico é um teste conveniente para saber se dois genes estão em cromossomos diferentes. Os recombinantes são produzidos por meio de dois processos celulares diferentes: a distribuição independente dos genes em cromossomos diferentes (neste capítulo) e o *crossing over* entre genes no mesmo cromossomo (discutido no Capítulo 4). A *proporção* de recombinantes é uma ideia-chave aqui, pois o valor diagnóstico pode nos informar se os genes estão em cromossomos diferentes. Aqui, trataremos da distribuição independente.

Em relação aos genes em cromossomos separados, os recombinantes são produzidos por meio da distribuição independente, conforme demonstrado na **Figura 3.12**. Outra vez observamos a proporção de 1:1:1:1 que observamos anteriormente, mas agora a prole do cruzamento-teste é classificada como recombinante ou semelhante aos tipos de entrada P (parental). Estabelecida desse modo, a proporção de recombinantes é claramente ¼ + ¼ = ½, ou 50% da prole total. Portanto, observamos que a distribuição independente na meiose produz uma frequência de recombinantes de 50%. Se observarmos uma frequência de recombinantes de 50% em um cruzamento-teste, podemos inferir que os dois genes em estudo se distribuem de modo independente. A interpretação mais simples e mais provável da distribuição independente é que os dois genes estão em pares de cromossomos separados. (Entretanto, devemos observar que genes que estão muito distantes no *mesmo* par de cromossomos podem praticamente ser distribuídos de forma independente e produzir o mesmo resultado; ver Capítulo 4.)

**CONCEITO-CHAVE** Uma frequência de recombinantes de 50% indica que os genes são distribuídos de maneira independente e que é muito provável que estejam em cromossomos diferentes.

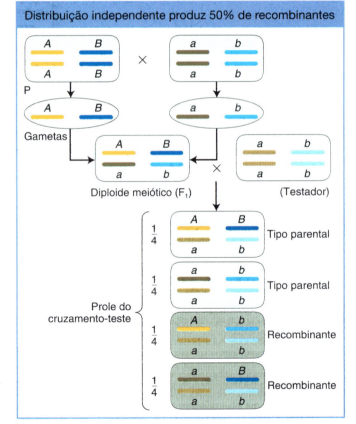

**Figura 3.12** Esse diagrama demonstra dois pares de cromossomos de um organismo diploide com *A* e *a* em um par e *B* e *b* no outro. A distribuição independente produz uma frequência de recombinantes de 50%. Observe que poderíamos representar a situação haploide removendo as gerações parentais (P) e o testador.

## 3.4 Herança poligênica

**OA 3.6** Expandir o princípio de distribuição independente para múltiplos genes que contribuem, cada um, para um fenótipo de distribuição contínua.

Até agora, a nossa análise neste livro enfocou diferenças monogênicas, com a utilização de fenótipos nitidamente contrastantes, tais como pétalas vermelhas *versus* brancas, sementes lisas *versus* rugosas e *Drosophila* com asas longas *versus* vestigiais. Entretanto, uma grande parte da variação observada na natureza é *contínua*, na qual um fenótipo pode assumir qualquer valor mensurável entre dois extremos. Estatura, peso e intensidade da cor são exemplos dos referidos *fenótipos métricos* ou *quantitativos* (ver Figura 1.6). Em geral, quando o valor métrico é contraposto à frequência em uma população natural, a curva de distribuição apresenta um formato semelhante a um sino (**Figura 3.13**). O formato de sino ocorre em razão dos valores médios na parte intermediária serem os mais comuns, enquanto os valores extremos são raros. Primeiramente, é difícil observar como as distribuições contínuas podem ser influenciadas por genes herdados de modo mendeliano; afinal, toda análise mendeliana é facilitada pela utilização de categorias claramente distinguíveis. No entanto, logo tornou-se claro que a interação de vários genes que afetam um traço métrico poderia produzir uma curva em formato de sino, um conceito que ficou conhecido como *hipótese multifatorial*. Nesta seção, veremos como a hipótese multifatorial funciona. O tópico é explorado amplamente no Capítulo 19.

**CONCEITO-CHAVE** Populações naturais podem mostrar variação contínua de traços métricos como altura ou peso. Normalmente a distribuição das medições apresenta-se como uma curva em formato de sino.

É claro que muitos casos de variação contínua apresentam uma base puramente ambiental, pouco afetada pela genética. Por exemplo, uma população de plantas geneticamente homozigotas cultivadas em uma área de terreno com frequência demonstra uma curva sinusoidal em relação à altura, com as plantas menores ao redor das extremidades do terreno e as maiores na parte central. Essa variação pode ser explicada apenas por fatores ambientais, tais como umidade e quantidade de fertilizante aplicada. Porém, muitos casos de variação contínua apresentam uma base genética. A cor da pele humana é um exemplo: todos os graus de cor escura da pele podem ser observados em populações de diferentes partes do mundo, e essa variação nitidamente apresenta um componente genético. Nos referidos casos, desde alguns a muitos alelos interagem com um efeito mais ou menos aditivo. Os genes que interagem subjacentes à variação contínua hereditária são denominados **poligenes** ou *loci* de traço quantitativo (QTLs). (O termo *locus de traço quantitativo* requer uma definição: *quantitativo* é mais ou menos sinônimo de contínuo; *traço* é mais ou menos sinônimo de característica ou propriedade; *locus*, que literalmente significa local em um cromossomo, é mais ou menos sinônimo de gene.) Os poligenes, ou QTLs, em relação ao mesmo traço, estão distribuídos por todo o genoma; em muitos casos, estão em cromossomos diferentes e demonstram distribuição independente.

**CONCEITO-CHAVE** Tanto o ambiente quanto o genótipo podem contribuir para a variação contínua.

Vejamos como a herança de diferentes poligenes heterozigotos (até mesmo dois) pode gerar uma curva de distribuição sinusoidal. Podemos considerar um modelo simples que foi utilizado originalmente para explicar a variação contínua no grau de vermelhidão em sementes de trigo. O trabalho foi realizado por Hermann Nilsson-Ehle no início do século XX. Presumiremos dois pares de genes que se distribuem independentemente, $R_1/r_1$ e $R_2/r_2$. Ambos, $R_1$ e $R_2$, contribuem para a vermelhidão da semente do trigo. Cada "dose" de um alelo $R$ em cada gene é aditiva, o que significa que ela aumenta o grau de vermelhidão de modo proporcional. Um cruzamento ilustrativo é a autofecundação de um di-híbrido $R_1/r_1$; $R_2/r_2$. Ambos os gametas masculino e feminino demonstrarão proporções genotípicas como segue:

| | |
|---|---|
| $R_1; R_2$ | doses de vermelho |
| $R_1; r_2$ | 1 dose de vermelho |
| $r_1; R_2$ | 1 dose de vermelho |
| $r_1; r_2$ | 0 dose de vermelho |

Em geral, nessa população de gametas, um quarto apresenta duas doses, metade apresenta uma dose e um quarto apresenta zero dose. A união de ambos os gametas masculino e feminino que demonstra esse arranjo de doses de $R$ está ilustrada na **Figura 3.14**. A quantidade de doses na prole varia de quatro ($R_1/R_1$; $R_2/R_2$) a zero ($r_1/r_1$; $r_2/r_2$), com todos os valores entre elas.

As proporções na grade da Figura 3.14 podem ser ilustradas como um histograma, conforme demonstrado na **Figura 3.15**. O formato do histograma pode ser considerado como um arcabouço, que pode ser o fundamento de base para a curva de distribuição sinusoidal. Quando essa análise da vermelhidão nas sementes de trigo foi originalmente realizada, observou-se uma variação dentro das classes que supostamente representavam um nível de "dose" de poligene. Ao que tudo indica, essa variação dentro de uma classe é o resultado de diferenças ambientais. Portanto, pode-se considerar que o ambiente

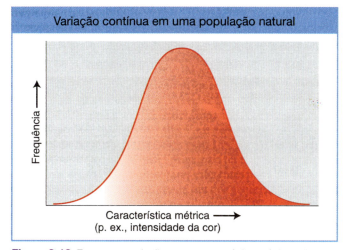

**Figura 3.13** Em uma população, uma característica métrica, tal como a intensidade da cor, pode assumir muitos valores. Portanto, a distribuição ocorre na forma de uma curva suave, com os valores mais comuns representando o ponto alto da curva. Se a curva for simétrica, ela tem o formato de um sino, conforme demonstrado.

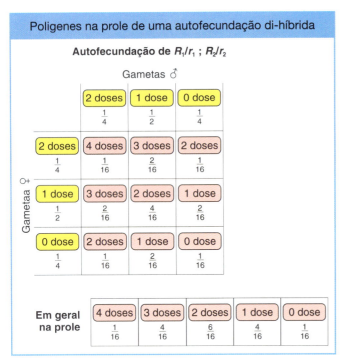

**Figura 3.14** A prole de uma autofecundação di-híbrida em relação a dois poligenes pode ser expressa como quantidades de "doses" alélicas aditivas.

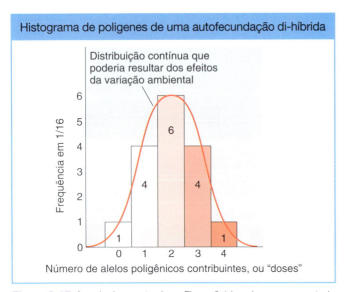

**Figura 3.15** A prole demonstrada na Figura 3.14 pode ser representada como um histograma de frequência de alelos poligênicos contribuintes ("doses").

contribui de um modo que arredonda as extremidades afiladas das barras do histograma, resultando em uma curva suave com formato de sino (a linha vermelha no histograma). Se o número de poligenes for aumentado, o histograma aproxima-se mais de uma suave distribuição contínua. Por exemplo, em relação a uma característica determinada por três poligenes, o histograma fica conforme demonstrado na **Figura 3.16**.

**CONCEITO-CHAVE** A interação de vários genes heterozigotos aditivos pode resultar em uma curva em formato de sino, seus alelos agindo como "doses" métricas.

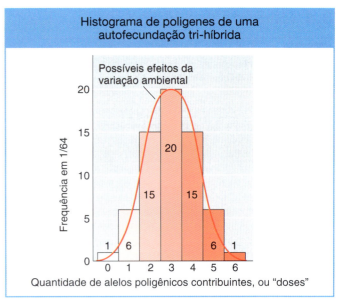

**Figura 3.16** A prole de um tri-híbrido poligênico pode ser representada por um gráfico de histograma de frequência de alelos poligênicos contribuintes ("doses").

Em nossa ilustração, utilizamos uma autofecundação di-híbrida para demonstrar como o histograma é produzido. Mas como o nosso exemplo é relevante para o que está ocorrendo em populações naturais? Afinal, nem todos os cruzamentos podem ser desse tipo. Contudo, se os alelos em cada par de genes forem aproximadamente iguais em frequência na população (p. ex., $R_1$ é quase tão comum quanto $r_1$), então podemos dizer que o cruzamento di-híbrido representa um cruzamento médio em relação a uma população na qual dois poligenes estão segregando.

A identificação de poligenes e a compreensão de como eles atuam e interagem são desafios importantes para os geneticistas no século XXI. A identificação de poligenes será especialmente importante na medicina. Acredita-se que muitas doenças humanas comuns, tais como a aterosclerose (enriquecimento das artérias) e a hipertensão (pressão sanguínea elevada), apresentem um componente poligênico. Nesse caso, uma compreensão total dessas condições, que afetam grandes proporções de populações humanas, requer uma compreensão desses poligenes, sua herança e função. Atualmente, diversas abordagens moleculares podem ser aplicadas à tarefa de encontrar poligenes, e nós consideraremos algumas no Capítulo 19. Observe que os poligenes não são considerados uma classe funcional especial de genes. Eles são identificados como um grupo apenas no sentido em que apresentam alelos que contribuem para a variação contínua de um traço.

## 3.5 Genes de organelas: herança independente do núcleo

**OA 3.7** Aplicar os critérios diagnósticos para avaliar se um gene de interesse reside em um cromossomo nuclear ou em um cromossomo de organela.

Até agora, consideramos como os genes nucleares se distribuem de maneira independente em virtude de seus *loci* em diferentes cromossomos. Entretanto, embora o núcleo contenha a maior parte dos genes de um organismo eucariótico, um subconjunto distinto e especializado do genoma é encontrado nas mitocôndrias e, em plantas, também nos cloroplastos. Esses subconjuntos são herdados de modo independente do genoma nuclear e, assim, constituem um caso especial de herança independente, por vezes denominada herança extranuclear.

As mitocôndrias e os cloroplastos são organelas especializadas localizadas no citoplasma. Elas contêm pequenos cromossomos circulares que carreiam um subconjunto definido do genoma celular total. Os genes mitocondriais estão relacionados à tarefa de produção de energia da mitocôndria, enquanto os genes dos cloroplastos são necessários para que o cloroplasto realize a sua função de fotossíntese. Entretanto, nenhuma organela é funcionalmente autônoma, tendo em vista que todas elas dependem em grande parte dos genes nucleares para a sua função. O motivo pelo qual alguns dos genes necessários estão nas próprias organelas e outros estão no núcleo ainda é algo misterioso, que não será abordado aqui.

Outra peculiaridade dos genes das organelas é a grande quantidade de cópias presentes em uma célula. Cada organela tem muitas cópias por célula e, além disso, cada organela contém muitas cópias do seu cromossomo. Portanto, cada célula pode conter centenas ou milhares de cromossomos de organelas. Considere os cloroplastos, por exemplo. Qualquer célula verde de uma planta apresenta muitos cloroplastos, e cada cloroplasto contém muitas moléculas idênticas de DNA circular, os assim denominados cromossomos de cloroplasto. Portanto, o número de cromossomos de cloroplasto por célula pode ser da ordem de milhares, e pode até mesmo variar um pouco de célula para célula. O DNA por vezes é observado acondicionado em estruturas suborganelares, denominadas *nucleoides*, que se tornam visíveis se tingidos com um corante de ligação ao DNA. O DNA encontra-se dobrado dentro do nucleoide, mas não apresenta o tipo de helicoidização associada às histonas demonstrado pelos cromossomos nucleares. O mesmo arranjo é verdadeiro em relação ao DNA nas mitocôndrias (**Figura 3.17**). Por enquanto, suporemos que todas as cópias de um cromossomo de organela dentro de uma célula são idênticas, mas posteriormente precisaremos ampliar essa suposição.

Há muitos cromossomos de organelas sequenciados atualmente. Exemplos de tamanho e espaçamento relativo dos genes no **DNA mitocondrial (mtDNA)** e no *DNA de cloroplasto (cpDNA)* estão demonstrados na **Figura 3.18**. Os genes de organelas estão espaçados de modo muito próximo e, em alguns organismos, esses genes podem conter segmentos não traduzidos denominados íntrons. Observe como a maior parte dos genes está relacionada às reações químicas que ocorrem dentro da própria organela: a fotossíntese em cloroplastos e a fosforilação oxidativa em mitocôndrias.

## Padrões de herança em organelas

Os genes de organelas demonstram seu próprio modo particular de herança, denominado **herança uniparental**: a prole herda os genes de organelas exclusivamente de um dos genitores, mas não do outro. Na maior parte dos casos, o genitor é a mãe, um padrão denominado **herança materna**. Por que apenas a mãe? A resposta encontra-se no fato de que os cromossomos de organelas estão localizados no citoplasma e os gametas masculino e feminino não contribuem igualmente com citoplasma para o zigoto. No que diz respeito aos genes nucleares, ambos os genitores contribuem igualmente para o zigoto. Porém, o óvulo contribui com a maior parte do citoplasma, enquanto o espermatozoide quase não contribui. Portanto, tendo em vista que as organelas estão localizadas no citoplasma, a genitora contribui

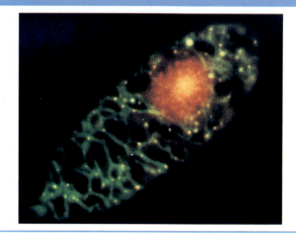

**Figura 3.17** Coloração fluorescente de uma célula de *Euglena gracilis*. Com os corantes utilizados, o núcleo aparece em vermelho em virtude da fluorescência de grandes quantidades de DNA nuclear. As mitocôndrias fluorescem em verde e, dentro delas, as concentrações de DNA mitocondrial (nucleoides) fluorescem em amarelo. [*Reproduzida, com autorização, do The Company of Biologists Ltd., Y. Hayashi e K. Ueda, "The shape of mitochondria and the number of mithocondrial nucleoids during the cell cycle of Euglena gracilis", J. Cell Sci. 93, 1989, 565. Permission conveyed through Copyright Clearance Center, Inc.*]

com as organelas e também com o citoplasma, e basicamente nenhum DNA de organela no zigoto é do genitor.

Algumas variantes fenotípicas são causadas por um alelo mutante de um gene de organela, e podemos utilizar esses mutantes para acompanhar os padrões da herança de organelas. Presumiremos temporariamente que o alelo mutante está presente em todas as cópias do cromossomo da organela, uma situação que, de fato, é observada com frequência. Em um cruzamento, o fenótipo variante será transmitido para a prole se a variante utilizada for a genitora, mas não se for o genitor. Portanto, em geral, a herança citoplasmática demonstra o padrão a seguir:

fêmea mutante × macho do tipo selvagem → toda a prole mutante

fêmea do tipo selvagem × macho mutante → toda a prole do tipo selvagem

De fato, esse padrão de herança é indicativo de herança de organelas nos casos em que a localização genômica de um alelo mutante não é conhecida.

A herança materna pode ser nitidamente demonstrada em determinados mutantes de fungos. Por exemplo, no fungo *Neurospora*, um mutante denominado *poky* apresenta um fenótipo de crescimento lento. Pode-se cruzar *Neurospora* de tal modo que um genitor atue como a genitora materna, contribuindo com o citoplasma. Os resultados dos cruzamentos recíprocos a seguir sugerem que o gene mutante está localizado nas mitocôndrias (os fungos não apresentam cloroplastos):

fêmea poky × macho do tipo selvagem → toda a prole poky

fêmea do tipo selvagem × macho poky → toda a prole do tipo selvagem

O sequenciamento demonstrou que o fenótipo poky é causado por uma mutação de um gene de RNA ribossômico no mtDNA. A sua herança está demonstrada sob a forma de diagrama na **Figura 3.19**. O cruzamento inclui uma diferença alélica (*ad* e *ad*⁺)

**94** Parte 1 Princípios Fundamentais na Genética de Transmissão

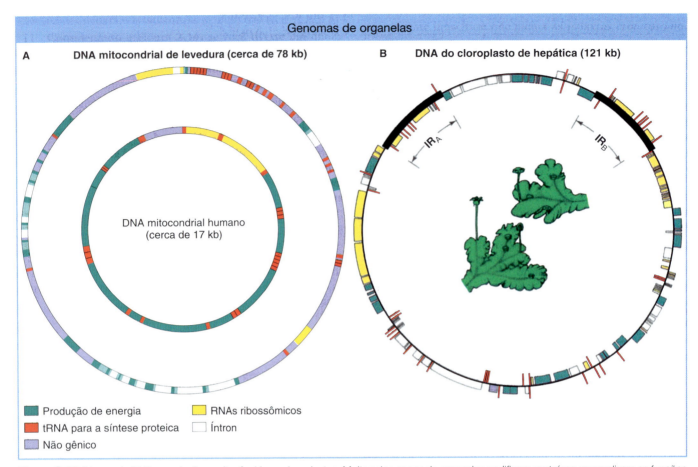

**Figura 3.18** Mapas de DNA em relação a mitocôndrias e cloroplastos. Muitos dos genes de organelas codificam proteínas que realizam as funções de produção de energia dessas organelas (verdes), enquanto outros (vermelhos e laranja) atuam na síntese proteica. **A.** Mapas de mtDNA de levedura e humano. (Observe que o mapa humano não está desenhado na mesma escala que o mapa de levedura.) **B.** O genoma de cloroplasto de 121 kb da planta *Marchantia polymorpha*. Os genes demonstrados dentro do mapa estão transcritos em sentido horário e os do lado de fora, em sentido anti-horário. IR$_A$ e IR$_B$ indicam repetições invertidas. O desenho superior no centro do mapa ilustra uma planta *Marchantia* do sexo masculino; o desenho inferior ilustra uma planta do sexo feminino. [Dados de K. Umesono e H. Ozeki, *Trends Genet.* 3, 1987.]

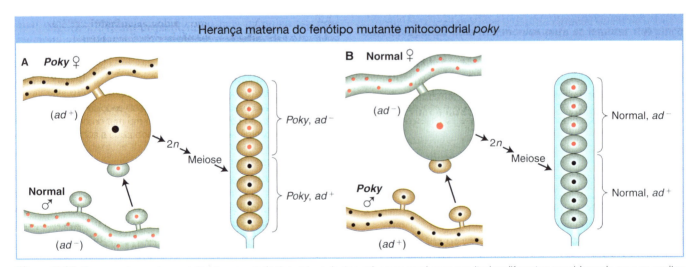

**Figura 3.19** Cruzamentos recíprocos de *Neurospora* do tipo poky e do tipo selvagem produzem resultados diferentes considerando que um genitor diferente contribui com o citoplasma. A genitora contribui com a maior parte do citoplasma das células da prole. O sombreamento em marrom representa o citoplasma com mitocôndrias que contêm a mutação *poky* e o sombreamento em verde representa o citoplasma com mitocôndrias do tipo selvagem. Observe que toda a prole na parte *A* é *poky*, enquanto toda a prole na parte *B* é normal. Portanto, ambos os cruzamentos apresentam herança materna. O gene nuclear com os alelos *ad*$^+$ (preto) e *ad*$^-$ (vermelho) é utilizado para ilustrar a segregação dos genes nucleares na proporção mendeliana de 1:1 esperada para esse organismo haploide.

em um gene nuclear adicional ao *poky*; observe como a herança mendeliana do gene nuclear é independente da herança materna do fenótipo poky.

> **CONCEITO-CHAVE** Os fenótipos variantes causados por mutações no DNA de organelas citoplasmáticas em geral são herdados de modo materno e independente dos padrões mendelianos demonstrados pelos genes nucleares.

## Segregação citoplasmática

Em alguns casos, as células contêm misturas de organelas mutantes e normais. Essas células são denominadas *cytohets* ou *heteroplasmons*. Nessas misturas, pode ser detectado um tipo de **segregação citoplasmática**, no qual os próprios dois tipos se distribuem em diferentes células-filhas. O processo muito provavelmente tem origem na divisão aleatória das organelas múltiplas durante a divisão celular. As plantas oferecem um bom exemplo. Muitos casos de folhas brancas são causados por mutações nos genes dos cloroplastos que controlam a produção e a deposição do pigmento verde clorofila. Tendo em vista que a clorofila é necessária para que uma planta viva, esse tipo de mutação é letal, e não é possível obter plantas com folhas brancas para cruzamentos experimentais. Contudo, algumas plantas são variegadas, contendo manchas verdes e brancas, e essas plantas são viáveis. Portanto, as plantas variegadas proporcionam um modo para demonstrar a segregação citoplasmática.

A planta maravilha na **Figura 3.20** exibe um fenótipo comumente observado de folhas e ramos variegados, que demonstra a herança de um alelo mutante de um gene de cloroplasto. O alelo mutante faz com que os cloroplastos sejam brancos; por sua vez, a cor dos cloroplastos determina a cor das células e, portanto, a cor dos ramos compostos por aquelas células. Os ramos variegados são mosaicos de células todas verdes e todas brancas.

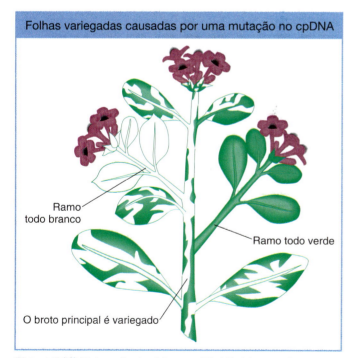

**Figura 3.20** Variegação das folhas na *Mirabilis jalapa*, a planta maravilha. As flores podem se formar em qualquer ramo (variegado, verde ou branco) e ser utilizadas em cruzamentos.

As flores podem se desenvolver em ramos verdes, brancos ou variegados, e os genes de cloroplasto nas células de uma flor são aqueles do ramo no qual ela cresce. Desse modo, em um cruzamento (**Figura 3.21**), o gameta materno dentro da flor (o ovócito) determina a cor das folhas e dos ramos das plantas da prole. Por exemplo, se um ovócito for de uma flor em um ramo verde, toda a prole será verde, independentemente da origem do pólen. Um ramo branco apresentará cloroplastos brancos, e as plantas da prole resultante serão brancas. (Em virtude da letalidade, os descendentes brancos não viveriam além do estágio de muda.)

Os zigotos variegados (parte inferior da Figura 3.21) demonstram segregação citoplasmática. Essa prole variegada tem origem em ovócitos que são cytohets. Curiosamente, quando um referido zigoto se divide, os cloroplastos brancos e verdes com frequência segregam ao longo de sucessivas divisões celulares; ou seja, eles próprios se dividem em células separadas, produzindo os setores verdes e brancos distintos que causam a variegação nos ramos. Portanto, aqui está uma demonstração direta da segregação citoplasmática.

Considerando que uma célula é uma população de moléculas de organelas, como é possível a obtenção de uma célula mutante "pura", que contenha apenas cromossomos mutantes? Muito provavelmente, mutantes puros são criados em células assexuadas, como segue. As variantes surgem por mutação de um único gene em um único cromossomo. Em seguida, em alguns casos, o cromossomo que contém a mutação apresenta aumento aleatório da frequência na população dentro da célula. Esse processo é denominado *deriva genética aleatória*, e será discutido de modo mais abrangente no Capítulo 18. Uma célula que é um cytohet pode apresentar, digamos, 60% de cromossomos *A* e 40% de cromossomos *a*. Quando essa célula se divide, por vezes, todos os cromossomos *A* dirigem-se para uma célula-filha, e todos os cromossomos *a* para a outra (novamente, ao acaso). Com mais frequência, essa separação requer diversas gerações subsequentes de divisão celular para ser completada. Portanto, como resultado desses eventos ao acaso, ambos os alelos são expressos em diferentes células-filhas, e essa separação continuará nos descendentes dessas células. Observe que a segregação citoplasmática não é um processo mitótico; ela ocorre na divisão das células assexuadas, mas não está relacionada à mitose. Em cloroplastos, a segregação citoplasmática é um mecanismo comum para a produção de plantas variegadas (verdes e brancas), conforme já mencionado. Em mutantes de fungos, tal como o mutante *poky* de *Neurospora*, a mutação original em uma molécula de mtDNA necessariamente acumulou e sofreu segregação citoplasmática para produzir a linhagem que expressa os sintomas poky.

> **CONCEITO-CHAVE** As populações de organelas que contêm misturas de dois cromossomos geneticamente distintos com frequência demonstram segregação dos dois tipos nas células-filhas na divisão celular. Esse processo é denominado segregação citoplasmática.

> **CONCEITO-CHAVE** Alelos em cromossomos de organelas,
> 1. Em cruzamentos sexuais, são herdados de apenas um dos genitores (geralmente a mãe) e, portanto, não apresentam proporções de segregação do mesmo tipo que os genes nucleares.
> 2. Em células assexuadas, podem apresentar segregação citoplasmática.

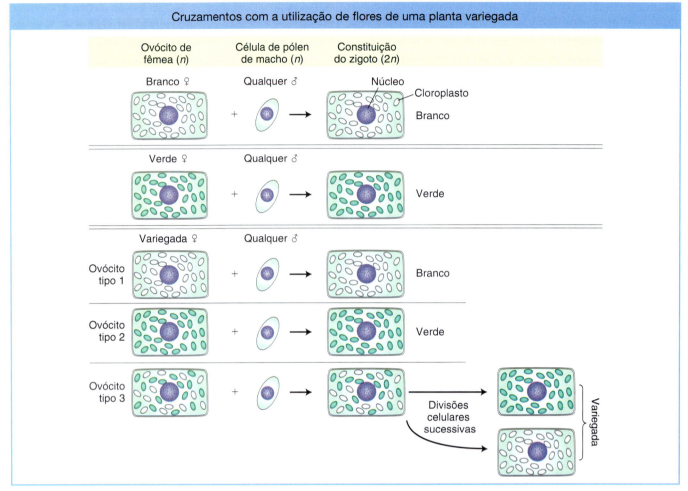

**Figura 3.21** Os resultados dos cruzamentos da *Mirabilis jalapa* podem ser explicados pela herança autônoma dos cloroplastos. As esferas grandes e escuras representam os núcleos. Os corpos menores representam os cloroplastos, sejam verdes ou brancos. Presume-se que cada ovócito contenha muitos cloroplastos e que nenhuma célula de pólen os contenha. Os primeiros dois cruzamentos exibem herança materna estrita. Entretanto, se o ramo materno for variegado, podem resultar daí três tipos de zigotos, dependendo de o ovócito conter apenas cloroplastos brancos, apenas verdes, ou ambos, verdes e brancos. No último caso, o zigoto resultante pode produzir ambos os tecidos verde e branco e, assim, resultar em uma planta variegada.

## Mutações citoplasmáticas em humanos

Existem mutações citoplasmáticas em humanos? Alguns heredogramas humanos demonstram a transmissão de distúrbios raros apenas por meio das mulheres e nunca por meio dos homens. Esse padrão sugere fortemente a herança citoplasmática e indica uma mutação no mtDNA como o motivo para o fenótipo. A doença MERRF (epilepsia mioclônica com fibras vermelhas rotas) é um referido fenótipo, resultado de uma alteração de uma base única no mtDNA. É uma doença que afeta os músculos, mas os sintomas também incluem distúrbios oculares e auditivos. Outro exemplo é a síndrome de Kearns-Sayre, uma constelação de sintomas que afeta olhos, coração, músculos e cérebro, causada pela perda de parte do mtDNA. Em alguns desses casos, as células de uma pessoa afetada contêm misturas de cromossomos normais e mutantes, e as proporções de cada um que são transmitidas para a prole podem variar conforme resultado da segregação citoplasmática. As proporções em uma pessoa também podem variar em diferentes tecidos ou ao longo do tempo. O acúmulo de determinados tipos de mutações mitocondriais ao longo do tempo tem sido proposto como uma possível causa de envelhecimento.

A **Figura 3.22** demonstra algumas das mutações em genes mitocondriais humanos que podem levar à doença quando, por meio de deriva aleatória e segregação citoplasmática, aumentam em frequência até uma tal medida que a função celular é comprometida. A herança de uma doença mitocondrial humana está demonstrada na **Figura 3.23**. Observe que a condição sempre é transmitida para a descendência pelas mães, e nunca pelos pais. Ocasionalmente, a mãe terá um filho não afetado (não demonstrado), provavelmente em virtude da segregação citoplasmática no tecido que forma o gameta.

## mtDNA em estudos evolutivos

As diferenças e as semelhanças das sequências de mtDNA homólogas entre as espécies foram utilizadas extensivamente para construir árvores evolutivas. Além disso, foi possível introduzir alguns organismos extintos em árvores evolutivas com a utilização de sequências de mtDNA obtidas de restos de organismos extintos, tais como peles e ossos em museus. O mtDNA evolui relativamente rápido, logo, essa abordagem tem sido mais útil para traçar a evolução recente, tal como a evolução de humanos e outros primatas. Um achado-chave é que a "raiz" da árvore do mtDNA humano está na África, sugerindo que o *Homo sapiens* teve origem na África e a partir de lá se dispersou por todo o mundo (ver Capítulo 18).

**Capítulo 3** Distribuição Independente de Genes 97

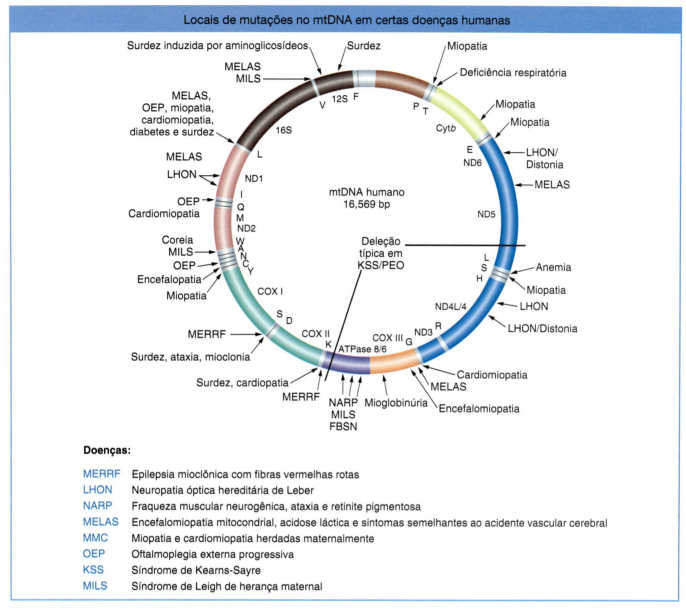

**Figura 3.22** Este mapa do mtDNA humano demonstra *loci* de mutações que levam a citopatias. As denominações estão na parte interna do cromossomo, e as doenças, identificadas ao redor, na parte externa. Os genes de RNA transportador estão representados por abreviações de aminoácidos de letra única: ND = NADH desidrogenase; COX = citocromo C oxidase; e 12S e 16S fazem referência aos RNA ribossômicos. [Dados de DiMauro et al., "Mitochondria in Neuromuscular Disorders", Biochim. Biophys. Acta 1366, 1998, 199- 210.]

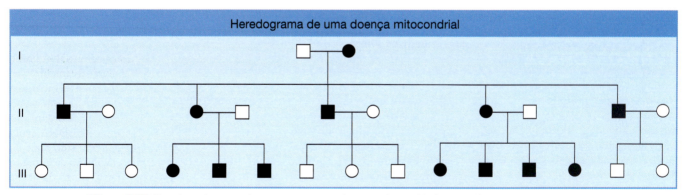

**Figura 3.23** Esse heredograma demonstra que uma doença mitocondrial humana é herdada apenas da mãe.

## RESUMO

A pesquisa genética, o cultivo de plantas e a criação de animais com frequência necessitam da síntese de genótipos que são combinações complexas de alelos de diferentes genes. Tais genes podem estar no mesmo cromossomo ou em cromossomos diferentes; o último é o assunto principal deste capítulo.

No caso mais simples – um di-híbrido em relação ao qual os dois pares de genes estão em pares de cromossomos diferentes, cada par de genes demonstra segregação igual na meiose, conforme previsto pela primeira lei de Mendel. Tendo em vista que no núcleo as fibras do fuso se ligam aleatoriamente aos centrômeros na meiose, os dois pares de genes são separados independentemente dentro dos produtos meióticos. Esse princípio de distribuição independente é denominado segunda lei de Mendel, pois Mendel foi o primeiro a observá-lo. A partir de um di-híbrido $A/a$ ; $B/b$, são produzidos quatro genótipos de produtos meióticos, $A; B, A; b, a; B$ e $a; b$, todos a uma frequência igual de 25% cada. Portanto, em um cruzamento-teste de um di-híbrido com um recessivo duplo, as proporções fenotípicas da prole também são de 25% (uma proporção de 1:1:1:1). Se um referido di-híbrido é autofecundado, as classes fenotípicas na prole são 9/16 $A/-$; $B/-$, 3/16 $A/-$; $b/b$, 3/16 $a/a$; $B/-$ e 1/16 $a/a$; $b/b$. As proporções de 1:1:1:1 e 9:3:3:1 são ambas indicativas da distribuição independente.

Genótipos mais complexos, compostos por genes de distribuição independente, podem ser tratados como extensões do caso de segregação monogênica. As proporções genotípicas, fenotípicas ou gaméticas em geral são calculadas por meio da aplicação da regra do produto – ou seja, por meio da multiplicação das proporções relevantes de genes individuais. A probabilidade de ocorrência de qualquer uma das diversas categorias da prole é calculada por meio da aplicação da regra da soma – ou seja, por meio da adição de suas probabilidades individuais. No tipo mnemônico, a regra do produto diz respeito a "A E B", enquanto a regra da soma diz respeito a "$A'$ OU $A''$". O teste do $\chi^2$ pode ser utilizado para verificar se as proporções observadas das classes na análise genética estão conforme as expectativas de uma hipótese genética, tal como uma hipótese de herança monogênica ou digênica. Se um valor de probabilidade inferior a 5% for calculado, a hipótese deve de ser rejeitada.

De acordo com os princípios da distribuição igual e da distribuição independente (se os genes estiverem em cromossomos diferentes), gerações sequenciais de autofecundação aumentam as proporções de homozigotos. Portanto, a autofecundação é utilizada para criar linhagens puras complexas com combinações de mutações desejáveis.

A distribuição independente dos cromossomos na meiose pode ser observada citologicamente por meio da utilização de pares de cromossomos heteromórficos (aqueles que demonstram uma diferença estrutural). Os cromossomos X e Y são um caso do tipo, mas outros casos mais raros podem ser observados e utilizados para essa demonstração. A distribuição independente dos genes no nível de meiócitos únicos pode ser observada nos fungos ascomicetos, tendo em vista que os ascos demonstram os dois tipos alternativos de distribuições em frequências iguais.

Uma das principais funções da meiose é produzir recombinantes, novas combinações de alelos dos genótipos haploides que se uniram para formar o meiócito. A distribuição independente é a principal fonte de recombinantes. Em um cruzamento-teste de di-híbridos que apresenta distribuição independente, a frequência de recombinantes será de 50%.

Características métricas, tais como a intensidade da cor, apresentam uma distribuição contínua em uma população. Distribuições contínuas podem ter por base uma variação ambiental, alelos variantes de genes múltiplos ou uma combinação de ambos. Um modelo genético simples propõe que alelos ativos de diversos genes (denominados poligenes) contribuem de modo mais ou menos aditivo para a característica métrica. Em uma análise da prole a partir da autofecundação de um indivíduo multiplamente heterozigoto, o histograma que demonstra a proporção de cada fenótipo se aproxima de uma curva sinusoidal típica da variação contínua.

Os pequenos subconjuntos do genoma observados em mitocôndrias e cloroplastos são herdados independentemente do genoma nuclear. Mutantes nesses genes de organelas com frequência apresentam herança materna, juntamente com o citoplasma, que é a localização dessas organelas. Em citoplasmas geneticamente mistos (cytohets), os dois genótipos (digamos, do tipo selvagem e mutante) com frequência se separam em diferentes células-filhas por meio de um processo pouco compreendido denominado segregação citoplasmática. A mutação mitocondrial em seres humanos resulta em doenças que demonstram segregação citoplasmática nos tecidos corporais e herança materna em um cruzamento.

## TERMOS-CHAVE

cruzamento di-híbrido (p. 77)
di-híbrido (p. 77)
distribuição independente (p. 76)
DNA cloroplástico (cpDNA) (p. 93)
DNA mitocondria (mtDNA) (p. 93)
herança maternal (p. 93)
herança uniparental (p. 93)
lei da distribuição independente
 (segunda lei de Mendel) (p. 76)

*locus* quantitativo de
 características (QTL) (p. 17)
poligene (*locus* quantitativo de
 características) (p. 91)
recombinação (p. 89)
recombinação meiótica (p. 89)
recombinantes (p. 89)
regra da soma (p. 81)
regra do produto (p. 81)

segregação citoplasmática (p. 95)
teste do qui-quadrado (p. 82)
vigor híbrido (p. 85)

# PROBLEMAS RESOLVIDOS

## PROBLEMA RESOLVIDO 1

Duas moscas *Drosophila* que apresentavam asas normais (transparentes e longas) foram cruzadas. Na prole, apareceram dois fenótipos novos: asas pardas (que apresentam um aspecto semiopaco) e asas aparadas (com extremidades quadradas). A prole foi como segue:

Fêmeas:
179 transparentes e longas
58 transparentes e aparadas

Machos:
92 transparentes e longas
89 pardas e longas
28 transparentes e aparadas
31 pardas e aparadas

a. Forneça uma explicação cromossômica para esses resultados, demonstrando os genótipos cromossômicos dos genitores e de todas as classes da prole sob o seu modelo.
b. Desenhe um teste para o seu modelo.

### RESOLUÇÃO

a. O primeiro passo é estabelecer quaisquer características interessantes dos dados. A primeira característica surpreendente é o aparecimento de dois fenótipos novos. Encontramos o fenômeno no Capítulo 2, onde ele foi explicado como alelos recessivos mascarados por seus correspondentes dominantes. Assim, primeiramente poderíamos supor que uma ou ambas as moscas genitoras apresentam alelos recessivos de dois genes diferentes. Essa inferência é fortalecida pela observação de que parte da prole expressa apenas um dos fenótipos novos. Se os novos fenótipos sempre apareceram em conjunto, podemos supor que o mesmo alelo recessivo determina ambos.

Entretanto, a outra característica surpreendente dos dados, que não conseguimos explicar empregando os princípios mendelianos do Capítulo 2, é a diferença óbvia entre os sexos: embora existam quantidades aproximadamente iguais de machos e fêmeas, os machos se situam dentro de quatro classes fenotípicas, mas as fêmeas constituem apenas duas. Esse fato deve sugerir imediatamente algum tipo de herança ligada ao sexo. Quando estudamos os dados, observamos que os fenótipos longos e aparados estão se segregando tanto em machos quanto em fêmeas, mas apenas os machos apresentam o fenótipo pardo. Essa observação sugere que a herança da transparência das asas difere da herança do formato das asas. Primeiramente, longas e aparadas são observadas a uma proporção de 3:1 em machos e em fêmeas. Essa proporção pode ser explicada se ambos os genitores forem heterozigotos em relação a um gene autossômico; podemos representá-los como *L/l*, em que *L* faz referência a longas e *l* faz referência a aparadas.

Tendo realizado essa análise parcial, observamos que apenas a herança da transparência das asas está associada ao sexo. A possibilidade mais óbvia é de que os alelos em relação a transparente (*D*) e parda (*d*) estejam no cromossomo X, pois vimos no Capítulo 2 que a localização dos genes nesse cromossomo proporciona padrões de herança correlacionados com o sexo. Se essa sugestão for verdadeira, quem carrega o alelo *d* deve ser a fêmea genitora, tendo em vista que, se o macho apresentasse o *d*, ele teria sido pardo, sendo que a informação é de que ele apresentava asas transparentes. Portanto, a fêmea genitora seria *D/d* e o macho, *D*. Vejamos se essa sugestão funciona: se ela for verdadeira, toda a prole do sexo feminino herdaria o alelo *D* do pai e, assim, todas teriam asas transparentes, conforme foi observado. Metade dos machos da prole seria *D* (transparentes) e metade, *d* (pardas), o que também foi observado.

Assim, em geral, podemos representar a genitora como *D/d; L/l* e o genitor como *D; L/l*. Logo, a prole seria:

Fêmeas

$\frac{1}{2}$ *D/D* $\diagup^{\frac{3}{4} L/-\ \longrightarrow\ \frac{3}{8}\ D/D\ ;\ L/-}_{\frac{1}{4} l/l\ \longrightarrow\ \frac{1}{8}\ D/D\ ;\ l/l}$ $\diagdown$ $\frac{3}{4}$ transparentes e longas

$\frac{1}{2}$ *D/d* $\diagup^{\frac{3}{4} L/-\ \longrightarrow\ \frac{3}{8}\ D/d\ ;\ L/-}_{\frac{1}{4} l/l\ \longrightarrow\ \frac{1}{8}\ D/d\ ;\ l/l}$ $\diagup$ $\frac{1}{4}$ transparentes e aparadas

Machos

$\frac{1}{2}$ *D* $\diagup^{\frac{3}{4} L/-\ \longrightarrow\ \frac{3}{8}\ D\ ;\ L/-}_{\frac{1}{4} l/l\ \longrightarrow\ \frac{1}{8}\ D\ ;\ l/l}$ transparentes e longas / transparentes e aparadas

$\frac{1}{2}$ *d* $\diagup^{\frac{3}{4} L/-\ \longrightarrow\ \frac{3}{8}\ d\ ;\ L/-}_{\frac{1}{4} l/l\ \longrightarrow\ \frac{1}{8}\ d\ ;\ l/l}$ pardas e longas / pardas e aparadas

b. Em geral, um bom modo de testar um modelo como esse é realizar um cruzamento e prever o desfecho. Mas qual cruzamento? Precisamos prever algum tipo de proporção na prole e, assim, é importante realizar um cruzamento a partir do qual uma proporção fenotípica única possa ser esperada. Observe que a utilização de uma descendente como genitora não atenderia as nossas necessidades: não podemos dizer, a partir da observação do fenótipo de quaisquer dessas fêmeas, qual é o seu genótipo. Uma fêmea com asas transparentes pode ser *D/D* ou *D/d*, e uma com asas longas pode ser *L/L* ou *L/l*. Seria bom cruzar a fêmea parental do cruzamento original com um filho pardo e aparado, tendo em vista que os genótipos totais de ambos estão especificados sob o modelo que criamos. De acordo com o nosso modelo, esse cruzamento é:

$$D/d;\ L/l \times d;\ l/l$$

A partir desse cruzamento, prevemos:

Fêmeas

$\frac{1}{2}$ *D/d* $\diagup^{\frac{1}{2} L/l\ \longrightarrow\ \frac{1}{4}\ D/d\ ;\ L/l}_{\frac{1}{2} l/l\ \longrightarrow\ \frac{1}{4}\ D/d\ ;\ l/l}$

$\frac{1}{2}$ *d/d* $\diagup^{\frac{1}{2} L/l\ \longrightarrow\ \frac{1}{4}\ d/d\ ;\ L/l}_{\frac{1}{2} l/l\ \longrightarrow\ \frac{1}{4}\ d/d\ ;\ l/l}$

Machos

$\frac{1}{2}$ *D* $\diagup^{\frac{1}{2} L/l\ \longrightarrow\ \frac{1}{4}\ D\ ;\ L/l}_{\frac{1}{2} l/l\ \longrightarrow\ \frac{1}{4}\ D\ ;\ l/l}$

$\frac{1}{2}$ *d* $\diagup^{\frac{1}{2} L/l\ \longrightarrow\ \frac{1}{4}\ d\ ;\ L/l}_{\frac{1}{2} l/l\ \longrightarrow\ \frac{1}{4}\ d\ ;\ l/l}$

## PROBLEMA RESOLVIDO 2

Considere três ervilhas amarelas e lisas, rotuladas como A, B e C. Cada uma foi cultivada até a idade adulta e cruzada com uma planta cultivada a partir de uma ervilha verde rugosa. Exatamente 100 ervilhas originárias de cada cruzamento foram separadas em classes fenotípicas, como segue:

- A: 51 amarelas e lisas
  49 verdes e lisas

- B: 100 amarelas e lisas

- C: 24 amarelas e lisas
  26 amarelas e rugosas
  25 verdes e lisas
  25 verdes e rugosas

Quais eram os genótipos de A, B e C? (Utilize símbolos gênicos de sua própria escolha; assegure-se de definir cada um deles.)

### RESOLUÇÃO

Observe que cada um dos cruzamentos é:

amarela e lisa × verde e rugosa → prole

Tendo em vista que A, B e C foram todas cruzadas com a mesma planta, todas as diferenças entre as três populações da prole têm de ser atribuíveis às diferenças nos genótipos subjacentes a A, B e C.

Você deve se lembrar bastante a respeito dessas análises do capítulo, o que é bom, mas vejamos quanto podemos deduzir a partir dos dados. O que dizer quanto à dominância? O cruzamento-chave para a dedução da dominância é B. Aqui, o padrão de herança é:

amarela e lisa × verde e rugosa → todas amarelas e lisas

Assim, amarela e lisa têm de ser fenótipos dominantes, considerando que a dominância é literalmente definida pelo fenótipo de um híbrido. Agora sabemos que o genitor verde e rugoso utilizado em cada cruzamento tem de ser totalmente recessivo; temos uma situação muito conveniente, visto que ela significa que cada cruzamento é um cruzamento-teste, que, em geral, é o tipo de cruzamento mais informativo.

Voltando para a prole de A, observamos uma proporção de 1:1 em relação a amarelas e verdes. Essa proporção é uma demonstração da primeira lei de Mendel (distribuição igual) e indica que, em relação à característica da cor, o cruzamento foi obrigatoriamente heterozigoto × homozigoto recessivo. Empregando Y para representar amarela e y para representar verde, temos:

$$Y/y \times y/y \rightarrow 1/2\ Y/y\ (\text{amarelas}) \rightarrow 1/2\ y/y\ (\text{verdes})$$

Em relação ao formato, considerando que toda a prole é lisa, o cruzamento foi necessariamente homozigoto dominante × homozigoto recessivo. Empregando R para representar lisas e r para representar rugosas, temos:

$$R/R \times r/r \rightarrow R/r\ (\text{lisas})$$

Combinando as duas características, temos:

$$Y/y;\ R/R \times y/y;\ r/r \rightarrow Y/y;\ R/r,\ y/y;\ R/r$$

Agora, o cruzamento B está nítido e deve ter sido

$$Y/Y;\ R/R \times y/y;\ r/r \rightarrow Y/y;\ r/r$$

tendo em vista que qualquer heterozigose na ervilha B teria dado origem a diversos fenótipos na prole, não apenas a um.

O que dizer sobre C? Aqui, observamos uma proporção de 50 amarelas:50 verdes (1:1) e uma proporção de 49 lisas:51 rugosas (também 1:1). Logo, ambos os genes na ervilha C são obrigatoriamente heterozigotos, e o cruzamento C foi

$$Y/y;\ R/r \times y/y;\ r/r$$

que é uma boa demonstração da segunda lei de Mendel (distribuição independente de genes diferentes).

Como um geneticista teria analisado esses cruzamentos? Basicamente, do mesmo modo que acabamos de fazer, porém com menos etapas de permeio. É possível que tenha sido algo como isto: "amarela e lisa dominante; distribuição monogênica em A; B homozigoto dominante; distribuição independente de dois genes em C".

## PROBLEMAS

 introduz uma "Análise do problema" que o antecede.

### QUESTÕES SOBRE AS FIGURAS

1. Usando a Tabela 3.1, responda às seguintes perguntas sobre valores de probabilidade (ver p. 88):
   a. Se $\chi^2$ for calculado para ser 17 com 9 df, qual é o valor aproximado de probabilidade?
   b. Se $\chi^2$ for 17 com 6 df, qual é o valor de probabilidade?
   c. Que tendência ("regra") você enxerga nos dois cálculos anteriores?

2. Na Figura 3.3, quais são os números esperados de uma relação 9:3:3:1 com um total de 556 sementes? Compare com os números observados e comente as possíveis razões para as diferenças.

3. Refaça o $F_2$ da Figura 3.4 usando a ordem gamética $R;\ Y,\ R;\ y,\ r;\ Y,\ r;\ y$. Qual o é mais claro, este ou o da Figura 3.4?

4. Na Figura 3.6, parte B, você consegue ver alguma evidência de dominância?

5. Que estágio da meiose é ilustrado na Figura 3.7?

6. Confira a Figura 3.8: qual estágio da meiose é responsável pela geração da segunda lei de Mendel?

7. Na Figura 3.8, para passar da etapa 5 para a etapa 6, quais são as etapas não demonstradas que são necessárias?

8. Confira a Figura 3.9: qual seria o resultado na óctade se, em raras ocasiões, um núcleo da divisão mitótica pós-meiótico do núcleo 2 passasse por um núcleo da divisão mitótica pós-meiótico do núcleo 3? Como seria possível medir a frequência de um evento tão raro?

9. Em relação à Figura 3.9, alguns fungos não têm uma mitose pós-meiótica; como seriam seus ascos lineares em relação aos alelos *A* e *a*?
10. Na Figura 3.10, se os genótipos de entrada fossem *a · B* e *A · b*, quais seriam os genótipos coloridos de azul?
11. Na sequência de cruzamento na Figura 3.11, um testador de raça pura do genótipo *A/A · B/B* seria de alguma utilidade?
12. Na prole vista na Figura 3.12, quais são as origens dos cromossomos coloridos de azul escuro, azul claro e azul muito claro?
13. Na Figura 3.12, a legenda refere-se a uma análise comparável de um haploide: ilustre-a.
14. Na Figura 3.13, a parte superior da curva corresponderia a uma frequência de 100%?
15. Na Figura 3.14, no quadrado central da grade 3 × 3, como é obtido o valor de 4/16?
16. Na Figura 3.15, na barra central do histograma, como o número 6 é obtido?
17. Na Figura 3.16, em que barra do histograma seria encontrado o genótipo $R_1/r_1 · R_2/R_2 · r_3/r_3$?
18. Na Figura 3.16, como é calculado o valor de 1/64 para as barras externas?
19. Em relação à Figuras 3.18:
    a. Você acha que os tRNAs codificados pelas três organelas diferentes participam da síntese de proteínas no citosol?
    b. Qual organela tem a maior proporção de DNA não gênico?
    c. Qual você acha que é a principal razão para a diferença de tamanho do mtDNA da levedura e do ser humano?
20. Em relação à Figura 3.19:
    a. Você acha possível que alguma mitocôndria paterna vaze no meiócito?
    b. Como você testaria essa possibilidade?
    c. Que cor é usada para demonstrar o citoplasma contendo mitocôndrias do tipo selvagem?
21. Na Figura 3.20, quais seriam os tipos de folhas da prole da flor apical (topo)?
22. Na Figura 3.22, conte os locais onde as mutações causam miopatia. A palavra miopatia significa doença dos músculos; por que a mutação mitocondrial causaria esse fenótipo tão frequentemente?
23. Do heredograma da Figura 3.23, que princípio você consegue deduzir sobre a herança da doença mitocondrial dos pais afetados?

### PROBLEMAS BÁSICOS

24. Suponha uma distribuição independente e comece com uma planta que seja di-híbrida *A/a; B/b*:
    a. Que proporção fenotípica é produzida a partir da autofecundação?
    b. Que proporção genotípica é produzida a partir da autofecundação?
    c. Que proporção fenotípica é produzida a partir do cruzamento-teste?
    d. Que proporção genotípica é produzida a partir do cruzamento-teste?

25. A mitose normal ocorre em uma célula diploide do tipo genótipo *A/a; B/b*. Qual dos seguintes genótipos pode representar possíveis células filhas?
    a. *A; B*
    b. *a; b*
    c. *A; b*
    d. *a; B*
    e. *A/A; B/B*
    f. *A/a; B/b*
    g. *a/a; b/b*

26. Em um organismo diploide de 2*n* = 10, suponha que você possa identificar todos os centrômeros derivados de seu progenitor feminino e todos os centrômeros derivados de seu progenitor masculino. Quando esse organismo produz gametas, quantas combinações de centrômeros masculinos e femininos são possíveis nos gametas?

27. Foi demonstrado que quando um fino feixe de luz é dirigido a um núcleo, a quantidade de luz absorvida é proporcional ao conteúdo de DNA da célula. Usando esse método, o DNA nos núcleos de vários tipos diferentes de células em uma planta de milho foram comparados. Os números a seguir representam as quantidades relativas de DNA nesses diferentes tipos de células:

    0,7, 1,4, 2,1, 2,8 e 4,2

    Quais células poderiam ter sido utilizadas para essas medidas? (Nota: Nas plantas, a parte endosperma da semente é frequentemente triploide, 3*n*.)

28. Desenhe uma mitose haploide do genótipo $a^+; b$.

29. No musgo, os genes *A* e *B* são expressos apenas no gametófito. Um esporófito do genótipo *A/a; B/b* é reservado para produzir gametófitos.
    a. Qual será a proporção de gametófitos *A; B*?
    b. Se a fertilização for aleatória, que proporção de gametófitos será *A/a; B/b* na próxima geração?

30. Quando uma célula do genótipo *A/a; B/b; C/c* com todos os genes em pares cromossômicos separados divide-se por meio de mitose, quais são os genótipos das células filhas?

31. Na levedura haploide *Saccharomyces cerevisiae*, os dois tipos de acasalamento são conhecidos como **a** e α. O tipo de acasalamento é determinado por dois alelos de um único gene, *MATa* e *MAT*α. Você cruza uma cepa roxa ($ad^-$) do tipo de acasalamento **a** e uma cepa branca ($ad^+$) do tipo de acasalamento α. Se $ad^-$ e $ad^+$ são alelos de um gene, e *MATa* e *MAT*α são alelos de um gene herdado de forma independente em um par separado de cromossomos, que prole você esperaria obter? Em que proporções?

32. Em ratos, o nanismo é causado por um alelo recessivo ligado ao X e a pelagem rosa é causada por um alelo autossômico dominante (a pelagem é normalmente acastanhada). Se uma fêmea anã de uma linhagem pura for cruzada com um macho rosa de uma linhagem pura, quais serão as proporções fenotípicas em $F_1$ e $F_2$ em cada sexo? (Crie e defina seus próprios símbolos genéticos.)

33. Suponha que você descobriu duas interessantes anormalidades citológicas *raras* no cariótipo de um macho humano. (Um cariótipo é o conjunto total de cromossomos.)

Há uma parte extra (satélite) em *um* dos cromossomos do par 4 e um padrão de coloração anormal em um dos cromossomos do par 7. Considerando que todos os gametas desse macho são igualmente viáveis, que proporção de seus filhos terá o mesmo cariótipo que ele?

34. Suponha que a meiose ocorra no estágio transiente diploide do ciclo de um organismo haploide do cromossomo *n*. Qual é a probabilidade de que uma célula haploide individual resultante da divisão meiótica tenha um conjunto completo de centrômeros parentais (ou seja, um conjunto de todos de um dos genitores ou todos do outro genitor)?

35. Suponha que estejamos no ano 1868 e que você seja um jovem fabricante de lentes, de Viena, Áustria. Com suas novas lentes excepcionais, você acabou de construir um microscópio que tem melhor resolução do que qualquer outro disponível. Em seus testes com esse microscópio, você observou as células nos testículos de gafanhotos e ficou fascinado com o comportamento de estranhas estruturas alongadas que viu dentro das células divisórias. Um dia, na biblioteca, você leu artigo recente de G. Mendel sobre hipotéticos "fatores" que ele afirma explicarem os resultados de determinados cruzamentos em ervilhas. Em uma epifania, você fica impactado com os paralelos entre seus estudos com gafanhotos e os estudos de Mendel com ervilhas, e resolve escrever-lhe uma carta. O que você escreve? (O problema 35 é baseado em uma ideia de Ernest Kroeker).

36. A partir de um suposto teste $A/a \times a/a$, no qual *A* representa vermelho e *a* representa branco, use o teste $\chi^2$ para descobrir qual dos seguintes resultados possíveis corresponderia às expectativas:
    a. 120 vermelhos, 100 brancos
    b. 5.000 vermelhos, 5.400 brancos
    c. 500 vermelhos, 540 brancos
    d. 50 vermelhos, 54 brancos

37. Veja o quadro de Punnett na Figura 3.4.
    a. Quantos genótipos diferentes são mostrados nos 16 quadrados da grade?
    b. Qual é a proporção genotípica subjacente à proporção fenotípica 9:3:3:1?
    c. É possível elaborar uma fórmula simples para o cálculo do número de genótipos de descendência em cruzamentos di-híbridos, tri-híbridos e assim por diante? Repita para os fenótipos.
    d. Mendel previu que, no quadro de Punnett, dentro de todas as classes atípicas, exceto uma, deveriam existir vários genótipos diferentes. Em particular, ele realizou muitos cruzamentos para identificar os genótipos subjacentes do fenótipo redondo e amarelo. Apresente duas maneiras diferentes que poderiam ser usadas para identificar os vários genótipos subjacentes ao fenótipo redondo e amarelo. (Lembre-se de que todas as ervilhas redondas e amarelas parecem idênticas.)

38. Considerando uma distribuição independente de todos os genes, desenvolva fórmulas que mostrem o número de classes fenotípicas e o número de classes genotípicas a partir da autofecundação de uma planta heterozigota para *n* pares de genes.

39. Nota: A primeira parte deste problema foi introduzida no Capítulo 2. A lógica utilizada é ampliada aqui.

Na planta *Arabidopsis thaliana*, um geneticista está interessado no desenvolvimento de tricomas (pequenas projeções) nas folhas. Uma tela grande mostra duas plantas mutantes (A e B) que não têm tricomas, e essas mutantes parecem ser potencialmente úteis no estudo do desenvolvimento de tricomas. (Se eles forem determinados por mutações em um único gene, então encontrar a função normal e anormal desses genes será esclarecedor). Cada planta foi cruzada com o tipo selvagem; em ambos os casos, a geração seguinte ($F_1$) tinha tricomas normais. Quando as plantas de $F_1$ eram autofecundadas, as de $F_2$ resultantes eram as seguintes:

$F_2$ do mutante A: 602 normais; 198 sem tricomas

$F_2$ do mutante B: 267 normais; 93 sem tricomas

a. O que estes resultados mostram? Inclua genótipos propostos de todas as plantas em sua resposta.
b. Suponha que os genes estão localizados em cromossomos separados. Um $F_1$ é produzido pelo cruzamento da mutante original A com a mutante original B. Este $F_1$ é colocado em cruzamento-teste: que proporção da prole do cruzamento-teste não terá tricomas?

40. Em cães, a cor escura da pelagem é dominante sobre a albina, e a pelagem curta é dominante sobre a pelagem longa. Suponha que essas características sejam causadas por dois genes distribuídos de forma independente. Sete cruzamentos foram feitos como mostrado abaixo, nos quais E e A representam os tipos de fenótipo escuros e albinos, respectivamente, e C e L representam os fenótipos de pelagem curta e pelagem longa.

| | *Número da prole* | | | |
|---|---|---|---|---|
| Fenótipos parentais | E, C | E, L | A, C | A, L |
| a. D, S × D, S | 88 | 31 | 29 | 12 |
| b. D, S × D, L | 19 | 18 | 0 | 0 |
| c. D, S × A, S | 21 | 0 | 20 | 0 |
| d. A, S × A, S | 0 | 0 | 29 | 9 |
| e. D, L × D, L | 0 | 31 | 0 | 11 |
| f. D, S × D, S | 45 | 16 | 0 | 0 |
| g. D, S × D, L | 31 | 30 | 10 | 10 |

Escreva os genótipos dos genitores em cada cruzamento. Use os símbolos *C* e *c* para os alelos de cor escura e albina e os símbolos *H* e *h* para os alelos de pelagem curta e longa, respectivamente. Presuma que os genitores são homozigotos, a menos que haja evidência em contrário.

41. Em tomates, um gene determina se a planta tem caules roxos (R) ou verdes (V), e um gene separado e independente determina se as folhas são "cortadas" (C) ou "batata" (B). Cinco cruzamentos de fenótipos de plantas de tomates conferem os seguintes resultados:

|  |  | *Número da prole* |  |  |  |
|---|---|---|---|---|---|
| Cruzamento | Fenótipos parentais | R, C | R, B | V, C | V, B |
| 1 | R, C × V, C | 323 | 102 | 309 | 106 |
| 2 | R, C × R, B | 220 | 206 | 65 | 72 |
| 3 | R, C × V, C | 723 | 229 | 0 | 0 |
| 4 | R, C × V, B | 405 | 0 | 389 | 0 |
| 5 | R, B × V, C | 71 | 90 | 85 | 78 |

a. Quais alelos são dominantes?
b. Quais são os genótipos mais prováveis para os genitores em cada cruzamento?

42. Um alelo mutante em camundongos produz uma cauda dobrada. Seis pares de camundongos foram cruzados. Seus fenótipos e os de sua prole são apresentados na tabela a seguir. N é o fenótipo normal; B é o fenótipo dobrado. Deduza o modo de herança da cauda dobrada.

|  | Genitores |  | Prole |  |
|---|---|---|---|---|
| Cruzamento | ♀ | ♂ | ♀ | ♂ |
| 1 | N | B | Todos B | Todos N |
| 2 | B | N | ½ B, ½ N | ½ B, ½ N |
| 3 | B | N | Todos B | Todos B |
| 4 | N | N | Todos N | Todos N |
| 5 | B | B | Todos B | Todos B |
| 6 | B | B | Todos B | ½ B, ½ N |

a. É recessivo ou dominante?
b. É autossômico ou ligado ao sexo?
c. Quais são os genótipos de todos os genitores e prole?

43. A cor normal dos olhos de *Drosophila* é o vermelho, mas existem linhagens nas quais todas as moscas têm olhos marrons. Do mesmo modo, as asas são normalmente longas, mas há cepas com asas curtas. Uma fêmea de uma linhagem pura com olhos marrons e asas curtas foi cruzada com um macho de uma linhagem pura normal. A $F_1$ consiste em fêmeas normais e machos de asas curtas. Um $F_2$ é então produzido por meio do entrecruzamento do $F_1$. Ambos os sexos de moscas $F_2$ mostram fenótipos como se segue:

3/8 olhos vermelhos, asas longas

3/8 olhos vermelhos, asas curtas

1/8 olhos castanhos, asas longas

1/8 olhos castanhos, asas curtas

Deduza a herança desses fenótipos; use símbolos genéticos claramente definidos de sua própria criação. Indique os genótipos das três gerações e as proporções típicas dos gêneros $F_1$ e $F_2$.

## Capítulo 3  Distribuição Independente de Genes  103

### ANÁLISE DO PROBLEMA 43

*Antes de tentar uma solução para esse problema, tente responder às seguintes perguntas:*

1. O que significa a palavra *normal* nesse problema?
2. As palavras *linhagem* e cepa são *usadas* nesse problema. O que elas significam? Elas são intercambiáveis?
3. Desenhe um esboço simples das duas moscas genitoras indicando seus olhos, suas asas e suas diferenças sexuais.
4. Quantas características diferentes existem nesse problema?
5. Quantos fenótipos existem nesse problema e quais combinam com quais características?
6. Qual é o fenótipo completo das fêmeas de $F_1$ chamado "normal"?
7. Qual é o fenótipo completo dos machos de $F_1$ chamado "de asas curtas"?
8. Liste as proporções fenotípicas de $F_2$ para cada característica que você encontrou em resposta à pergunta 4.
9. O que as proporções fenotípicas de $F_2$ nos dizem?
10. Qual padrão principal de herança distingue herança ligada ao sexo de herança autossômica?
11. Os dados de $F_2$ apresentam esse critério distintivo?
12. Os dados de $F_1$ apresentam esse critério distintivo?
13. O que você consegue descobrir sobre dominância em $F_1$? E em $F_2$?
14. Quais regras sobre simbolismo de tipo selvagem você pode adotar ao decidir quais símbolos alélicos inventar para esses cruzamentos?
15. O que significa "deduzir a herança desses fenótipos"?

*Agora tente solucionar o problema. Se não conseguir resolvê-lo, procure identificar o obstáculo e escrever uma ou duas frases descrevendo sua dificuldade. Depois, volte às perguntas deste boxe e verifique se alguma delas está relacionada à sua dificuldade. Se essa abordagem não funcionar, confira os Objetivos de aprendizagem e os Conceitos-chave deste capítulo e pergunte-se o que pode ser relevante para sua dificuldade.*

44. Em uma população natural de plantas anuais, uma única planta que aparenta estar enferma e que apresenta folhas amareladas é encontrada. A planta é colhida e levada para o laboratório. Observa-se que as taxas de fotossíntese estão muito baixas. O pólen de uma planta normal com folhas verde-escuras é utilizado para fertilizar as folhas emasculadas da planta amarelada. Daí resultam uma centena de sementes, das quais apenas 60 germinam. Todas as plantas resultantes são de aspecto amarelo e enfermo.
a. Proponha uma explicação genética para o padrão de herança.
b. Sugira um teste simples para o seu modelo.
c. Explique a redução da fotossíntese, a enfermidade e o aspecto amarelado.

45. Qual é a base da variegação verde e branca nas folhas da *Mirabilis*? Se o cruzamento a seguir for realizado:

Variegada fêmea × verde macho

quais tipos de prole podem ser previstos? O que dizer sobre o cruzamento recíproco?

46. Em *Neurospora*, o mutante *stp* exibe crescimento errático e intermitente. Sabe-se que o local mutante está no mtDNA. Se uma linhagem *stp* for utilizada como genitora em um cruzamento com uma linhagem normal que atua como masculina, qual tipo de prole pode ser esperada? O que dizer a respeito da prole do cruzamento recíproco?

47. Duas plantas do milho são estudadas. Uma é resistente (R) e a outra é suscetível (S) a um determinado fungo patogênico. São realizados os cruzamentos a seguir, com os resultados demonstrados:

    S fêmea × R macho → toda a prole S

    R fêmea × S macho → toda a prole R

    O que é possível concluir a respeito da localização dos determinantes genéticos de R e S?

48. Um di-híbrido presumido na *Drosophila*, *B/b; F/f*, é submetido a um cruzamento-teste com *b/b; f/f* (*B* = corpo preto; *b* = corpo marrom; *F* = cerdas bifurcadas; *f* = cerdas não bifurcadas). Os resultados são:

    | | | | |
    |---|---|---|---|
    | Preto e bifurcado | 230 | Marrom e bifurcado | 240 |
    | Preto e não bifurcado | 210 | Marrom e não bifurcado | 250 |

    Utilize o teste do $\chi^2$ para determinar se esses resultados correspondem aos resultados esperados do cruzamento-teste do suposto di-híbrido.

49. Uma geneticista botânica tem duas linhagens puras, uma com pétalas roxas e uma com azuis. Ela cria a hipótese de que a diferença fenotípica se deve a dois alelos de um gene. Para testar essa ideia, ela pretende procurar uma proporção de 3:1 na $F_2$. Ela cruza as linhagens e descobre que toda a prole de $F_1$ é roxa. As plantas de $F_1$ são autofecundadas e 400 plantas $F_2$ são obtidas. Dessas plantas de $F_2$, 320 são roxas e 80 são azuis. Esses resultados se encaixam bem na hipótese dela? Se não, sugira o porquê.

50. Os números de prole a seguir são consistentes com os resultados esperados da autofecundação de uma planta que supostamente é uma di-híbrida de dois genes de distribuição independente, *H/h; R/r*? (*H* = folhas pilosas; *h* = folhas lisas; *R* = ovário redondo; *r* = ovário alongado.) Explique a sua resposta.

    | | | | |
    |---|---|---|---|
    | Pilosa e redondo | 178 | Lisa e redondo | 56 |
    | Pilosa e alongado | 62 | Lisa e alongado | 24 |

51. Uma mariposa fêmea escura é cruzada com um macho escuro. Toda a prole masculina é escura, mas metade da prole feminina é clara e o restante é escura. Proponha uma explicação para esse padrão de herança.

52. Em *Neurospora*, uma linhagem mutante denominada *stopper* (*stp*) surgiu espontaneamente. *Stopper* demonstrou crescimento errático, que "para e começa", em comparação ao crescimento ininterrupto das linhagens do tipo selvagem. Nos cruzamentos, foram observados os resultados a seguir:

    fêmea *stopper* × macho selvagem → toda a prole *stopper*

    fêmea selvagem × macho *stopper* → toda a prole selvagem

    a. O que esses resultados sugerem a respeito da localização da mutação *stopper* no genoma?
    b. De acordo com o seu modelo em relação à parte *a*, que prole e quais proporções são previstas em óctades do cruzamento a seguir, incluindo uma mutação *nic3* localizada no cromossomo VI?

    fêmea *stp* · nic3 × macho do tipo selvagem

53. Em sistemas poligênicos, quantas classes fenotípicas correspondentes ao número de "doses" de poligenes são esperadas em autofecundações:
    a. De linhagens com quatro poligenes heterozigotos?
    b. De linhagens com seis poligenes heterozigotos?

54. Na autofecundação de um poligênico tri-híbrido $R_1/r_1$; $R_2/r2$; $R_3/r_3$, utilize as regras do produto e da soma para calcular a proporção da prole com apenas uma "dose" de poligenes.

55. Foram realizados cruzamentos recíprocos e autofecundações entre duas espécies de musgos, *Funaria mediterranea* e *F. hygrometrica*. Os esporófitos e as folhas dos gametófitos estão demonstrados no diagrama a seguir:

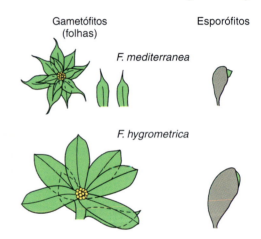

Os cruzamentos estão registrados com a genitora em primeiro lugar.

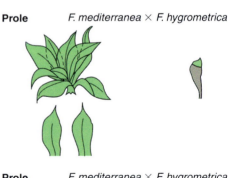

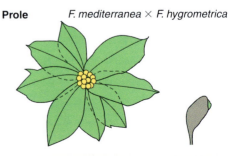

a. Descreva os resultados apresentados, resumindo os principais achados.
b. Proponha uma explicação dos resultados.
c. Demonstre como você testaria a sua explicação; assegure-se de demonstrar como ela poderia ser distinguida de outras explicações.

56. Suponha que a planta diploide A apresenta um citoplasma geneticamente diferente daquele da planta B. Para estudar as relações nucleares e citoplasmáticas, você deseja obter uma planta com o citoplasma da planta A e o genoma nuclear predominantemente da planta B. Como faria para produzir tal planta?

57. Você está estudando uma planta com um tecido composto por setores verdes e brancos. Você deseja decidir se esse fenômeno ocorre em virtude de (1) uma mutação de cloroplasto do tipo considerado neste capítulo ou (2) uma mutação nuclear dominante que inibe a produção de clorofila e que está presente apenas em determinadas camadas de tecido da planta, como um mosaico. Resuma a abordagem experimental que utilizaria para resolver esse problema.

## PROBLEMAS DESAFIADORES

58. Você tem três potes contendo bolas de gude, como a seguir:

    Pote 1 = 600 vermelhas    e    400 brancas
    Pote 2 = 900 azuis        e    100 brancas
    Pote 3 = 10 verdes        e    990 brancas

    a. Se selecionar às cegas uma bola de gude de cada pote, calcule a probabilidade de obter:
    (1) Uma vermelha, uma azul e uma verde.
    (2) Três brancas.
    (3) Uma vermelha, uma verde e uma branca.
    (4) Uma vermelha e duas brancas.
    (5) Uma colorida e duas brancas.
    (6) Pelo menos uma branca.
    b. Em uma determinada planta, $R$ = vermelho e $r$ = branco. Você realiza a autofecundação de uma heterozigota $R/r$ vermelha com a finalidade clara de obter uma planta branca para um experimento. Qual número mínimo de sementes você deve cultivar para ter no mínimo 95% de certeza de obter no mínimo um indivíduo branco?
    c. Quando um óvulo fertilizado *in vitro* é implantado em uma mulher, a probabilidade de sucesso dessa implantação é de 20%. Se uma mulher receber simultaneamente a implantação de cinco óvulos fertilizados, qual é a probabilidade de ela engravidar? (A parte *c* é de Margaret Holm.)

59. Em tomates, o fruto vermelho é dominante sobre o amarelo, o fruto biloculado é dominante sobre o fruto multiloculado e o pé alto é dominante sobre o anão. Um agricultor possui duas linhagens puras: (1) vermelha, biloculada e anã e (2) amarela, multiloculada e alta. A partir dessas duas linhagens, ele deseja produzir uma nova linhagem pura para comercialização que seja amarela, biloculada e alta. Como exatamente ele deve fazer isso? Demonstre não apenas quais cruzamentos devem ser realizados, mas também quantos descendentes devem ser amostrados em cada caso.

60. Lidamos essencialmente com apenas dois genes, mas os mesmos princípios se mantêm para mais de dois genes. Considere o cruzamento a seguir:

    $A/a; B/b; C/c; D/d; E/e \times a/a; B/b; c/c; D/d; e/e$

    a. Qual proporção da prole se assemelhará *fenotipicamente* (1) ao primeiro genitor, (2) ao segundo genitor, (3) a qualquer genitor e (4) a nenhum dos genitores?
    b. Qual proporção da prole será *genotipicamente* a mesma (1) do primeiro genitor, (2) do segundo genitor, (3) de qualquer genitor e (4) de nenhum genitor?

    Suponha uma distribuição independente.

61. O heredograma a seguir demonstra o padrão da transmissão de dois fenótipos humanos raros: catarata e nanismo pituitário. Os familiares com catarata estão demonstrados nos símbolos com a metade esquerda preta; aqueles com nanismo pituitário estão indicados nos símbolos com a metade direita preta.

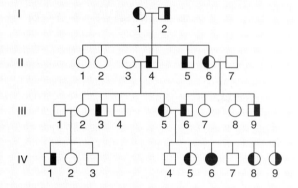

a. Qual é o modo mais provável de herança de cada um desses fenótipos? Explique.
b. Liste os genótipos de todos os membros na geração III, até onde for possível.
c. Se um cruzamento hipotético ocorreu entre IV-1 e IV-5, qual é a probabilidade de que o primeiro filho tenha nanismo e catarata? Uma criança fenotipicamente normal?

(O Problema 61 foi adaptado de J. Kuspira e R. Bhambhani, *Compendium of Problems in Genetics.* Copyright 1994 by Wm. C. Brown.)

62. Um geneticista de milho possui três linhagens puras de genótipos $a/a; B/B; C/C$, $A/A; b/b; C/C$ e $A/A; B/B; c/c$. Todos os fenótipos determinados por $a$, $b$ e $c$ aumentarão o valor de mercado do milho. Assim, naturalmente ele deseja combinar todos em uma linhagem pura de genótipo $a/a; b/b; c/c$.
a. Defina um programa de cruzamento efetivo que possa ser utilizado para se obter a linhagem pura $a/a; b/b; c/c$.
b. A cada estágio, indique exatamente quais fenótipos serão selecionados e forneça as suas frequências esperadas.
c. Existe mais de um modo de obter o genótipo desejado? Qual é o melhor modo?

Suponha a distribuição independente dos três pares de genes. (Nota: O milho será submetido facilmente à autopolinização ou à polinização cruzada.)

63. Em humanos, a visão colorida depende de genes que codificam três pigmentos. Os genes *R* (pigmento vermelho) e *G* (pigmento verde) estão próximos no cromossomo X, enquanto o gene *B* (pigmento azul) é autossômico. Uma mutação recessiva em qualquer um desses genes pode causar daltonismo. Suponha que um homem daltônico se casou com uma mulher com visão normal para cores. Os quatro filhos desse casamento eram daltônicos e as cinco filhas eram normais. Especifique os genótipos mais prováveis de ambos os genitores e de seus filhos, explicando a sua justificativa. (A criação do heredograma provavelmente será útil.) (O Problema 63 é de Rosemary Redfield.)

64. Considere o heredograma a seguir em relação a uma doença muscular humana rara.

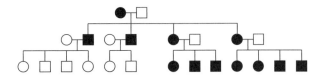

   a. Qual característica incomum distingue esse heredograma daqueles estudados anteriormente neste capítulo?
   b. Onde você acredita que o DNA mutante responsável por esse fenótipo está localizado na célula?

65. A planta *Haplopappus gracilis* apresenta 2*n* de 4. Foi estabelecida uma cultura de célula diploide e, na fase S pré-mitótica, um nucleotídio radioativo foi adicionado e incorporado ao DNA recém-sintetizado. As células, então, foram removidas da radioatividade, lavadas e possibilitou-se que prosseguissem pela mitose. Os cromossomos, ou cromátides, radioativos podem ser detectados por meio da colocação de emulsão fotográfica sobre as células; os cromossomos radioativos apareceram cobertos por manchas de prata da emulsão. (Os cromossomos "tiram a sua própria fotografia".) Desenhe os cromossomos na prófase e na telófase da primeira e da segunda divisões da mitose após o tratamento radioativo. Se eles forem radioativos, inclua no seu diagrama. Se houver diversas possibilidades, demonstre-as também.

66. Na espécie do Problema 65, é possível introduzir a radioatividade por meio de injeção nas anteras na fase S antes da meiose. Desenhe os quatro produtos da meiose com seus cromossomos e demonstre quais são radio-ativos.

67. A planta *Haplopappus gracilis* é diploide e 2*n* = 4. Existe um par longo e um par curto de cromossomos. Os diagramas a seguir, numerados de 1 a 12 representam as anáfases (estágios de "separação") de células individuais na meiose ou na mitose em uma planta que é geneticamente di-híbrida (*A/a; B/b*) em relação a genes em cromossomos diferentes. As linhagens representam cromossomos ou cromátides e as pontas dos V representam os centrômeros. Em cada caso, indique se o diagrama representa uma célula em meiose I, meiose II ou mitose. Se um diagrama demonstrar uma situação impossível, indique.

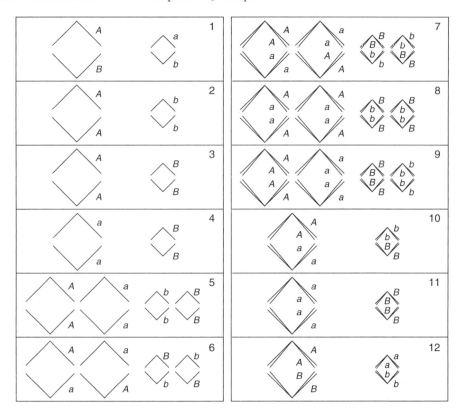

68. O heredograma a seguir demonstra a recorrência de uma doença neurológica rara (símbolos pretos grandes) e abortos fetais espontâneos (símbolos pretos pequenos) em uma família. (Uma barra diagonal significa que o indivíduo é falecido.) Forneça uma explicação para esse heredograma em relação à segregação citoplasmática de mitocôndrias defeituosas.

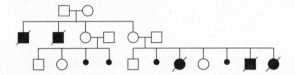

69. Um homem é braquidáctilo (dedos das mãos muito curtos; autossômico dominante raro) e sua esposa não é. Ambos conseguem sentir o gosto da substância química feniltiocarbamida (autossômico dominante; alelo comum), mas suas mães não conseguiam.
    a. Forneça os genótipos do casal.
    
    Se os genes se distribuem independentemente e o casal tem quatro filhos, qual é a probabilidade de:
    b. Todos eles serem braquidáctilos?
    c. Nenhum ser braquidáctilo?
    d. Todos eles sentirem o gosto?
    e. Nenhum deles sentirem o gosto?
    f. Todos eles sentirem o gosto e serem braquidáctilos?
    g. Nenhum sentir o gosto e nem ser braquidáctilo?
    h. No mínimo um sentir o gosto e ser braquidáctilo?

70. Uma forma de esterilidade masculina no milho é transmitida pela planta mãe. Plantas de uma linhagem masculina estéril cruzadas com pólen normal originam plantas masculinas estéreis. Além disso, sabe-se que algumas linhagens de milho carreiam um alelo restaurador nuclear dominante (Rf) que restaura a fertilidade do pólen em linhagens masculinas estéreis.
    a. Pesquisas demonstram que a introdução de alelos restauradores em linhagens masculinas estéreis não altera nem afeta a manutenção dos fatores citoplasmáticos em relação à esterilidade masculina. Qual tipo de resultados de pesquisas levaria a tal conclusão?
    b. Uma planta masculina estéril é cruzada com o pólen de uma planta homozigota em relação a Rf. Qual é o genótipo da F₁? E o fenótipo?
    c. As plantas da F1 da parte b são utilizadas como fêmeas em um cruzamento-teste com o pólen de uma planta normal (rf/rf). Quais são os resultados desse cruzamento-teste? Indique os genótipos e os fenótipos e assinale o tipo de citoplasma.
    d. O alelo restaurador já descrito pode ser denominado Rf-1. Outro restaurador dominante, Rf-2, foi descoberto. Rf-1 e Rf-2 estão localizados em cromossomos diferentes. Cada um ou ambos os alelos restauradores proporcionarão a fertilidade ao pólen. Com a utilização de uma planta masculina estéril como testadora, qual será o resultado de um cruzamento no qual o progenitor do sexo masculino é:
       (1) heterozigoto em ambos os *loci* restauradores?
       (2) homozigoto dominante em um *locus* restaurador e homozigoto recessivo no outro?
       (3) heterozigoto em um *locus* restaurador e homozigoto recessivo no outro?
       (4) heterozigoto em um *locus* restaurador e homozigoto dominante no outro?

### GENÉTICA E SOCIEDADE

1. Vimos neste capítulo que a distribuição independente pode ser usada por criadores de plantas e animais para desenvolver novas linhagens que tenham uma combinação de alelos mutantes favorável, tornando-os adequados para o comércio. Esse tipo de "engenharia genética", que realiza cruzamentos e autofecundações, é considerado apropriada pelo público em geral, enquanto a engenharia genética por manipulação do DNA (detalhes em capítulos posteriores) não é. Por que você acha que existe essa distinção percebida? Ela é lógica?
2. A maioria das raças de cães que hoje nos são familiares foram desenvolvidas por entusiastas de cães na época vitoriana (século XIX), antes da descoberta das Leis de Mendel. Da mesma forma, muitas raças de animais agrícolas foram desenvolvidas antes de Mendel. De que forma você acha que o tipo de criação de animais pode ter sido diferente do que é usado hoje?
3. A pele humana apresenta grande variação na quantidade do pigmento marrom escuro chamado melanina, resultando em uma ampla gama de cores de pele. É uma observação comum que a cor da pele é hereditária. Elabore um modelo genético para a herança da cor da pele que explique essa extensa gama. O seu modelo traz alguma luz sobre as percepções populares de raça e racismo?

# Mapeamento de Cromossomos Eucarióticos por Recombinação

**CAPÍTULO 4**

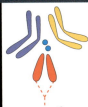

| Posição | Característica |
|---|---|
| 0,0 | Corpo amarelo / Cerdas córneas |
| 1,5 | Olhos brancos |
| 3,0 | Olhos facetados |
| 5,5 | Olhos marrons |
| 7,5 | Olhos vermelho-rubi |
| 13,7 | Asas sem nervuras |
| 20,0 | Asas aparadas |
| 21,0 | Cerdas chamuscadas |
| 27,7 | Olhos em losango |
| 33,0 | Olhos vermelhos |
| 36,1 | Asas miniatura |
| 43,0 | Corpo escuro |
| 44,0 | Olhos granada |
| 56,7 | Cerdas bifurcadas |
| 57,0 | Olhos em barra |
| 59,5 | Veias fusionadas |
| 62,5 | Olhos escarlate |
| 66,0 | Pelos curtos inclinados |

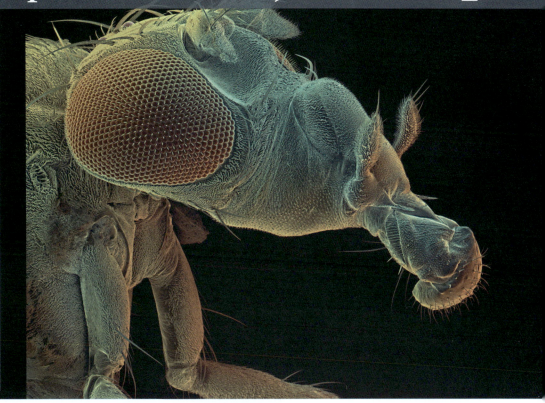

À esquerda, mapa com base na recombinação de um dos cromossomos de *Drosophila* (organismo na imagem acima), demonstrando os *loci* dos genes cujas mutações produzem fenótipos conhecidos. [*David Scharf/Science Source.*]

## Visão geral do capítulo e objetivos de aprendizagem

### 4.1 Diagnóstico de ligação, 111

**OA 4.1** Usar uma frequência de recombinação de 50% ou < 50% na prole de um cruzamento-teste di-híbrido como um indicativo-chave para mostrar se dois genes estão ou não ligados no mesmo cromossomo.

### 4.2 Mapeamento por frequência de recombinantes, 115

**OA 4.2** Mostrar o impacto de um ou mais *crossovers* na produção de recombinantes entre genes ligados.

**OA 4.3** Usar frequência de recombinação em um teste cruzado para calcular a distância cromossômica entre dois genes em unidades do mapa.

**OA 4.4** Estender o mesmo tipo de análise a um cruzamento-teste de três genes ("três pontos") para avaliar se três genes estão ou não ligados, e caso estejam, sua ordem relativa e distâncias do mapa.

### 4.3 Mapeamento com marcadores moleculares, 125

### 4.4 Uso do teste do qui-quadrado para inferir a ligação, 127

**OA 4.5** Aplicar o teste do qui-quadrado para avaliar estatisticamente se a frequência do recombinante é ou não de 50% em um conjunto de dados em particular.

### 4.5 Mecanismo molecular de *crossing over*, 127

**OA 4.6** Diagramar como as quebras de DNA de cadeia dupla e a formação de heterodúplex podem levar a um *crossover* a nível molecular.

### 4.6 Utilização de mapas baseados em recombinação em conjunto com mapas físicos, 128

109

**110  Parte 1**  Princípios Fundamentais na Genética de Transmissão

**Objetivo do capítulo**

Depois de analisar dois ou mais genes herdados de forma independente no Capítulo 3, nosso objetivo geral para este capítulo é descobrir quais padrões de herança são produzidos por dois ou mais genes heterozigotos localizados no mesmo cromossomo.

Algumas das questões a que os geneticistas desejam responder a respeito do genoma são: "Quais genes estão presentes no genoma?", "Quais funções apresentam?", "Que posições ocupam nos cromossomos?" Convencionou-se chamar de "mapeamento" a busca pela resposta à terceira questão. O mapeamento é o principal enfoque deste capítulo, mas todas as três questões estão inter-relacionadas, conforme veremos.

Sentimos todos os dias a importância dos mapas em geral, e fato é que, em algum momento de nossas vidas, nós já os utilizamos para encontrar o caminho. O que é relevante para o enfoque deste capítulo é que, em algumas situações, é preciso utilizar diversos mapas simultaneamente. Um bom exemplo na vida cotidiana está em percorrer o denso arranjo de ruas e edifícios de uma cidade tal como Londres, na Inglaterra. É preciso portar um mapa das ruas que demonstra o plano geral. Entretanto, o mapa das ruas é utilizado por turistas e por londrinos juntamente com outro mapa, aquele do sistema ferroviário subterrâneo, o metrô. Esse é tão complexo e intrincado que, em 1933, um engenheiro de circuitos elétricos chamado Harry Beck desenhou seu mapa simplificado (embora distorcido) que permanece até hoje um ícone de Londres. Os mapas das ruas e dos subterrâneos de Londres estão comparados na **Figura 4.1**. Observe que as posições das estações subterrâneas e as distâncias exatas entre elas não interessam por si próprias, exceto como um modo para se chegar até o destino desejado, como a Abadia de Westminster. Veremos três paralelos com os mapas de Londres quando os mapas cromossômicos forem utilizados para identificar "destinos" individuais, ou genes específicos. Primeiramente, diversos tipos de mapas cromossômicos com frequência são necessários e precisam ser utilizados em conjunto; em segundo lugar, mesmo mapas que contêm distorções são úteis; e, em terceiro lugar, diversos sítios em um mapa cromossômico são traçados apenas por serem úteis para tentar situar outros pontos que são os de interesse real.

A obtenção de um mapa das posições dos genes nos cromossomos é um esforço que ocupou milhares de geneticistas durante os últimos 80 anos. Por que isso é tão importante? Existem diversos motivos:

1. A posição do gene é uma informação crucial para construir *genótipos complexos* necessários para fins experimentais ou para aplicações comerciais. Por exemplo, no Capítulo 5, veremos casos nos quais combinações alélicas especiais precisam ser reunidas para explorar a interação gênica.

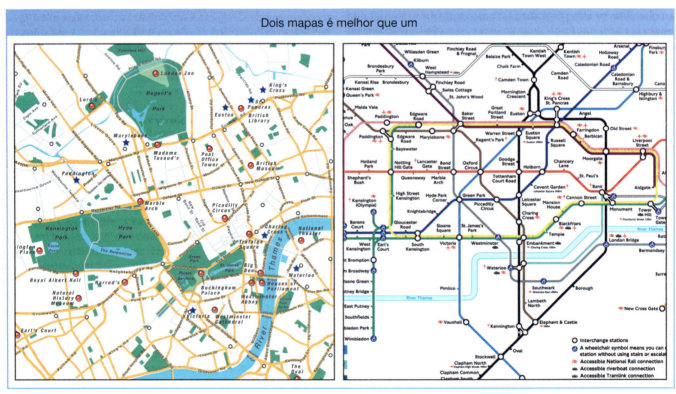

**Figura 4.1** Esses mapas de Londres ilustram o princípio de que, com frequência, diversos mapas são necessários para se chegar ao destino desejado. O mapa do metrô é utilizado para se chegar até um destino de interesse, tal como uma rua, demonstrado no outro mapa. Em genética, dois tipos diferentes de mapas genômicos com frequência são úteis para localizar um gene, levando a uma compreensão sobre a sua estrutura e função. [*(À direita) Transport for London.*]

2. O conhecimento da posição ocupada por um gene proporciona um modo de isolar e descobrir sua *estrutura e função*. A posição de um gene pode ser utilizada para defini-lo no nível do DNA. Por sua vez, a sequência de DNA de um gene do tipo selvagem ou de seu alelo mutante é uma parte necessária para a dedução da sua função subjacente.
3. Os genes presentes e seu arranjo nos cromossomos com frequência são discretamente diferentes em espécies correlatas. Por exemplo, o longo cromossomo humano número 2 é dividido em dois cromossomos mais curtos nos grandes primatas. Ao comparar essas diferenças, geneticistas podem deduzir os *mecanismos genéticos evolutivos* por meio dos quais esses genomas divergiram. Portanto, mapas cromossômicos são úteis na interpretação dos mecanismos da evolução.

O arranjo dos genes nos cromossomos é representado de maneira diagramática como um **mapa cromossômico** unidimensional, que demonstra as posições dos genes, conhecidas como *loci* (no singular, *locus*), e as distâncias entre os *loci* com base em algum tipo de escala. Dois tipos básicos de mapas cromossômicos são utilizados atualmente em genética. Eles são montados por meio de procedimentos consideravelmente diferentes, ainda que sejam usados de modo complementar. Os *mapas baseados na recombinação*, que são o tópico deste capítulo, mapeiam os *loci* dos genes identificados por meio de fenótipos mutantes que demonstram herança monogênica. Os *mapas físicos* (ver Capítulo 14) demonstram os genes como segmentos arranjados ao longo da molécula de DNA que constitui um cromossomo. Esses mapas demonstram visões diferentes do genoma, mas, assim como os mapas de Londres, podem ser utilizados em conjunto para se descobrir a função de um gene no nível molecular e como essa função influencia o fenótipo.

**CONCEITO-CHAVE** Os mapas genéticos são úteis para a construção de cepas, para interpretar mecanismos evolutivos e para descobrir a função desconhecida de um gene. A descoberta da função de um gene é facilitada pela integração de informações em mapas baseados na recombinação e em mapas físicos.

## 4.1 Diagnóstico de ligação

**OA 4.1** Usar uma frequência de recombinação de 50% ou < 50% na prole de um cruzamento-teste di-híbrido como um indicativo-chave para mostrar se dois genes estão ou não ligados no mesmo cromossomo.

Os **mapas de recombinação** de cromossomos normalmente são montados com dois ou três genes por vez, com a utilização de um método denominado *análise de ligação*. Quando os geneticistas dizem que dois genes estão **ligados**, eles querem dizer que os *loci* daqueles genes estão no mesmo cromossomo e, portanto, os alelos em qualquer um dos homólogos estão fisicamente unidos (ligados) pelo DNA entre eles. O modo como os primeiros geneticistas deduziram a ligação é um meio útil para apresentar a maior parte das ideias-chave e dos procedimentos-chave na análise.

### Utilização da frequência de recombinantes para reconhecer ligações

No início do século XX, William Bateson e R. C. Punnett (que deu nome ao "quadro de Punnett") estudavam a herança de dois genes em ervilhas-de-cheiro. Em uma autofecundação padrão de uma $F_1$ di-híbrida, a $F_2$ não demonstrou a proporção de 9:3:3:1 prevista pelo princípio da distribuição independente. De fato, Bateson e Punnett observaram que determinadas combinações de alelos apareceram com mais frequência do que o esperado, quase como se estivessem fisicamente unidas de algum modo. Entretanto, eles não tinham uma explicação para essa descoberta.

Mais tarde, Thomas Hunt Morgan observou um desvio semelhante da segunda lei de Mendel enquanto estudava dois genes autossômicos em *Drosophila*. Morgan propôs a ligação como uma hipótese para explicar o fenômeno da aparente associação de alelos.

Vejamos alguns dos dados de Morgan. Um dos genes afetava a cor dos olhos (*pr*, roxo, e *pr*$^+$, vermelho) e o outro gene afetava o comprimento das asas (*vg*, vestigial, e *vg*$^+$, normal). (Asas vestigiais são muito pequenas em comparação ao tipo selvagem.) Os alelos do tipo selvagem de ambos os genes são dominantes. Morgan realizou um cruzamento para obter di-híbridos e, em seguida, prosseguiu com um cruzamento-teste:

P $\qquad\qquad pr/pr \cdot vg/vg \times pr^+/pr^+ \cdot vg^+/vg^+$
$\qquad\qquad\qquad\qquad\qquad\qquad \downarrow$
Gametas $\qquad\qquad pr \cdot vg \qquad pr^+ \cdot vg^+$
$\qquad\qquad\qquad\qquad\qquad\qquad \downarrow$
Di-híbridos da $F_1$ $\qquad pr^+/pr \cdot vg^+/vg$

Cruzamento-teste:
$\qquad pr^+/pr \cdot vg^+/vg\,♀ \qquad \times \qquad pr/pr \cdot vg/vg\,♂$
$\qquad$ $F_1$ di-híbrido fêmea $\qquad\qquad\qquad$ Testador macho

A utilização do cruzamento teste por Morgan é importante. Tendo em vista que o genitor testador contribui com gametas que carreiam apenas alelos recessivos, os fenótipos da descendência revelam diretamente os alelos trazidos pelos gametas do genitor di-híbrido, conforme descrito nos Capítulos 2 e 3. Portanto, o analista pode se concentrar na meiose em um genitor (o di-híbrido) e basicamente esquecer a meiose no outro (o testador). Por outro lado, a partir de uma $F_1$ *autofecundada*, existem dois conjuntos de meioses a serem considerados na análise da prole: um no genitor e o outro na genitora.

Os resultados do cruzamento-teste de Morgan foram como segue (listados como classes gaméticas do di-híbrido):

$\qquad pr^+ \cdot vg^+ \qquad 1.339$
$\qquad pr \cdot vg \qquad\quad 1.195$
$\qquad pr^+ \cdot vg \qquad\quad\ 151$
$\qquad pr \cdot vg^+ \qquad\quad\ \underline{154}$
$\qquad\qquad\qquad\qquad 2.839$

É evidente que esses números se desviam drasticamente da previsão mendeliana de uma proporção de 1:1:1:1 esperada a partir da distribuição independente (cerca de 710 em cada uma das quatro classes). Nos resultados de Morgan, observamos que as primeiras duas combinações de alelos estão, em sua maioria, indicando claramente que eles estão associados, ou "ligados".

Outro modo útil de avaliar os resultados do cruzamento-teste é por meio da consideração da porcentagem de *recombinantes* na prole. No Capítulo 3, aprendemos que a recombinação é constatada pela comparação das *entradas* com as *saídas* na meiose, e um recombinante é qualquer produto meiótico que apresente uma nova combinação de alelos fornecida pelos dois genótipos de entrada (ver Figura 3.11). Os recombinantes no presente cruzamento são de dois tipos, $pr^+ \cdot vg$ e $pr \cdot vg^+$, tendo em vista que eles evidentemente não são os dois genótipos fornecidos para o di-híbrido da $F_1$ pelas moscas parentais homozigotas originais (mais precisamente, por seus gametas). Observamos que os dois tipos recombinantes são aproximadamente iguais em frequência (151 ~ 154). Seu total é 305, que é uma frequência de (305/2.839) × 100, ou 10,7%. Podemos interpretar esses dados, como Morgan interpretou, ao postular que os genes estavam ligados no mesmo cromossomo e, assim, as combinações alélicas parentais são mantidas juntas na maior parte da prole. No di-híbrido, a conformação alélica é necessariamente assim:

$$\frac{pr^+ \quad vg^+}{pr \quad vg}$$

A tendência de alelos ligados serem herdados juntos está ilustrada na **Figura 4.2**.

Agora observemos outro cruzamento que Morgan realizou com a utilização dos mesmos alelos, mas em uma combinação diferente. Nesse cruzamento, cada genitor é homozigoto em relação ao alelo do tipo selvagem de um gene e ao alelo mutante do outro. Novamente, as fêmeas da $F^1$ foram submetidas ao cruzamento-teste:

P $\quad\quad\quad pr^+/pr^+ \cdot vg/vg \times pr/pr \cdot vg^+/vg^+$
$\quad\quad\quad\quad\quad\quad\quad\quad\quad\quad\downarrow$
Gametas $\quad\quad\quad pr^+ \cdot vg \quad pr \cdot vg^+$
$\quad\quad\quad\quad\quad\quad\quad\quad\quad\quad\downarrow$
F1 di-híbrido $\quad\quad\quad pr^+/pr \cdot vg^+/vg$

Cruzamento-teste:

$\quad\quad ♀ pr^+/pr \cdot vg^+/vg \quad\quad \times \quad\quad ♂ pr/pr \cdot vg/vg$
$\quad\quad$ F$_1$ di-híbrido fêmea $\quad\quad\quad\quad$ Testador macho

A prole a seguir foi obtida a partir do cruzamento-teste:

$\quad\quad pr^+ \cdot vg^+ \quad\quad 157$
$\quad\quad pr \cdot vg \quad\quad\quad 146$
$\quad\quad pr^+ \cdot vg \quad\quad\quad 965$
$\quad\quad pr \cdot vg^+ \quad\quad\quad \underline{1.067}$
$\quad\quad\quad\quad\quad\quad\quad\quad 2.335$

Novamente, esses resultados não estão sequer próximos de uma proporção mendeliana de 1:1:1:1. Entretanto, agora as classes recombinantes são o contrário daquelas na primeira análise, $pr^+ \cdot vg^+$ e $pr \cdot vg$. Porém, observe que a sua frequência é aproximadamente a mesma: (157 + 146)/2.335 × 100 = 12,9%. Mais uma vez a ligação é sugerida, mas, nesse caso, o di-híbrido da $F_1$ deve ter sido como segue:

$$\frac{pr^+ \quad vg}{pr \quad vg^+}$$

É comum encontrar em genética resultados de cruzamentos-teste de di-híbridos como aqueles há pouco apresentados. Eles seguem o padrão geral:

- Duas classes de não recombinantes igualmente frequentes que totalizam *mais de* 50%.
- Duas classes de recombinantes igualmente frequentes que totalizam *menos de* 50%.

**CONCEITO-CHAVE** Quando dois genes estão próximos um do outro no mesmo par de cromossomos (*i. e.*, quando estão ligados), eles não se distribuem de modo independente, mas produzem uma frequência recombinante de menos de 50%. Portanto, uma frequência recombinante de menos de 50% é um indicativo de ligação.

## Como os *crossovers* produzem recombinantes de genes ligados

A hipótese de ligação explica por que as combinações alélicas das gerações parentais permanecem juntas: os genes estão fisicamente unidos pelo segmento do cromossomo entre eles. Mas como exatamente *quaisquer* recombinantes são produzidos quando os genes estão ligados? Morgan sugeriu que, quando cromossomos homólogos pareiam na meiose, os cromossomos ocasionalmente se rompem e trocam partes, em um processo denominado *crossing over*. A **Figura 4.3** ilustra essa troca física de segmentos cromossômicos. As duas novas combinações são denominadas **produtos de** *crossing over*.

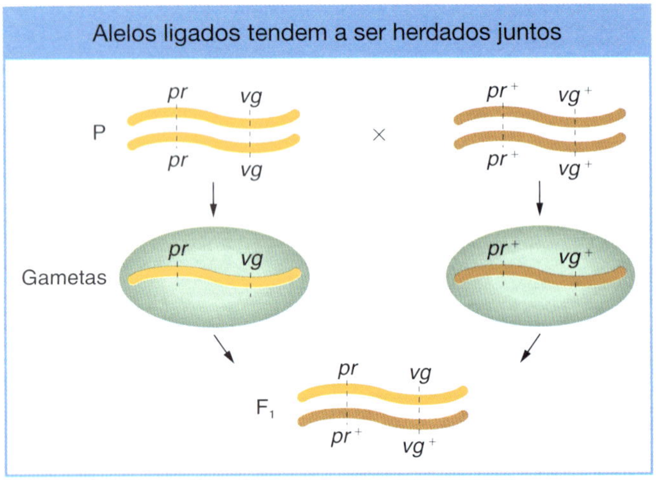

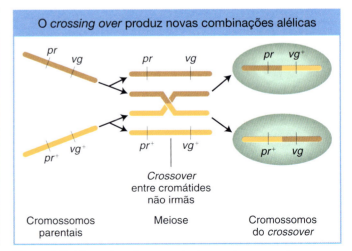

**Figura 4.3** A troca de partes por meio do *crossing over* produz cromossomos gaméticos cujas combinações alélicas diferem das combinações parentais.

**Figura 4.2** Herança simples de dois genes localizados no mesmo par de cromossomos. Os mesmos genes estão presentes juntos em um cromossomo em ambos os genitores e na prole.

Existe algum processo microscopicamente observável que possa explicar o *crossing over*? Na meiose, quando os cromossomos homólogos duplicados pareiam entre si, com frequência ocorre a formação de uma estrutura com formato de cruz, denominada *quiasma*, entre duas cromátides não irmãs. Para Morgan, o aparecimento dos quiasmas comprovou visualmente o conceito de *crossing over*.

**CONCEITO-CHAVE** Para genes ligados, recombinantes são produzidos por *crossovers* entre cromátides não irmãs durante a meiose. Os quiasmas são manifestações visíveis de *crossovers*.

## Simbolismo e terminologia de ligação

O trabalho de Morgan demonstrou que os genes ligados em um di-híbrido podem estar presentes em uma de duas conformações básicas. Em uma, os dois alelos dominantes, ou do tipo selvagem, estão presentes no mesmo homólogo (como na Figura 4.3); esse arranjo é denominado **conformação cis** (*cis* significa "adjacente"). Na outra, eles estão em homólogos diferentes, o que é denominado **conformação trans** (*trans* significa "oposto"). As duas conformações são escritas assim:

Cis    *AB/ab* ou + +/*ab*

Trans  *Ab/aB* ou + *b/a* +

Observe as convenções a seguir que se referem ao simbolismo da ligação:

1. Alelos no mesmo homólogo não apresentam pontuação entre si.
2. Uma barra separa simbolicamente os dois homólogos.
3. Os alelos sempre são escritos na mesma ordem em cada homólogo.
4. Como nos capítulos anteriores, os genes sabidamente localizados em cromossomos diferentes (genes não ligados) são demonstrados em separado por um ponto e vírgula – por exemplo, *A/a* ; *C/c*.
5. Neste livro, genes de ligação *desconhecida* são demonstrados em separado por um ponto, *A/a · D/d*.

## Evidências de que o *crossing over* é um processo de quebra e reunião

A ideia de que os recombinantes são produzidos por meio de algum tipo de troca de material entre cromossomos homólogos era um conceito atraente. Mas era necessário testar essa hipótese por meio de experimentação. Uma primeira etapa era encontrar um caso no qual a troca de partes entre os cromossomos fosse visível ao microscópio. Diversos pesquisadores abordaram esse problema do mesmo modo e, a seguir, trouxemos uma de suas análises.

Em 1931, Harriet Creighton e Barbara McClintock estavam estudando dois genes do milho que sabiam estarem ambos localizados no cromossomo 9. Um afetava a cor da semente (*C*, colorida; *c*, incolor) e o outro, a composição do endosperma (*Wx*, ceroso; *wx*, amiláceo). A planta era uma di-híbrida em conformação cis. Entretanto, em uma das plantas, o cromossomo 9 que carreava os alelos *C* e *Wx* era incomum, no sentido em que ele também carreava um elemento grande e densamente corado (denominado *knob*) na extremidade *C* e um segmento mais longo do cromossomo na extremidade *Wx*; portanto, o heterozigoto era:

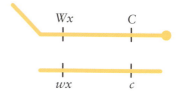

Na prole de um cruzamento-teste dessa planta, elas compararam os genótipos recombinantes e parentais. Elas observaram que todos os recombinantes herdaram um ou outro dos dois cromossomos a seguir, dependendo de sua constituição recombinante:

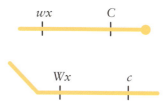

Logo, havia uma correlação precisa entre o evento *genético* do aparecimento de recombinantes e o evento *cromossômico* do *crossing over*. Consequentemente, os quiasmas aparentavam ser os sítios de troca.

O que podemos dizer a respeito do mecanismo molecular da troca cromossômica em um evento de *crossing over*? A resposta curta é que o *crossover* resulta da quebra e da reunião do DNA. Dois cromossomos parentais são quebrados na mesma posição e, em seguida, cada parte é unida à parte vizinha do *outro* cromossomo. Na Seção 4.5, veremos um modelo dos processos moleculares que possibilitam que o DNA seja quebrado e reunido de uma maneira precisa, de modo que não haja perda ou ganho de material genético.

**CONCEITO-CHAVE** Um *crossover* é a quebra de duas moléculas de DNA na mesma posição e sua reunião em duas combinações recombinantes recíprocas.

## Evidências de que o *crossing over* ocorre no estágio de quatro cromátides

Conforme já observado, a representação diagramática do *crossing over* na Figura 4.3 demonstra a ocorrência de um *crossover* no estágio de quatro cromátides da meiose; em outras palavras, os *crossovers* ocorrem entre *cromátides não irmãs*. Entretanto, era *teoricamente* possível que o *crossing over* ocorresse antes da replicação, no estágio de *dois cromossomos*. Essa incerteza foi resolvida por meio da análise genética de organismos cujos quatro produtos da meiose permanecem juntos em grupos de quatro, denominadas *tétrades*. Esses organismos, que conhecemos nos Capítulos 2 e 3, são os fungos e as algas unicelulares. Os produtos da meiose de uma única tétrade podem ser isolados, o que é equivalente ao isolamento de todas as quatro cromátides de um único meiócito. As análises de tétrades de cruzamentos *nos quais os genes estão ligados* demonstram muitas tétrades que contêm quatro diferentes combinações alélicas. Por exemplo, a partir do cruzamento:

$$AB \times ab$$

algumas (mas não todas) tétrades contêm quatro genótipos:

$$AB$$
$$Ab$$
$$aB$$
$$ab$$

Esse resultado só pode ser explicado se *crossovers* ocorrerem no estágio de quatro cromátides, tendo em vista que, se *crossovers* ocorressem no estágio de dois cromossomos, somente poderia haver um máximo de dois genótipos diferentes em uma tétrade individual. Esse raciocínio está ilustrado na **Figura 4.4**.

## *Crossovers* múltiplos podem incluir mais de duas cromátides

A análise de tétrades também pode demonstrar duas outras características importantes do *crossing over*. Primeiramente, dentro de um meiócito, podem ocorrer diversos *crossovers* ao longo de um par de cromossomos. Em segundo lugar, em qualquer meiócito, esses *crossovers* múltiplos podem trocar o material entre mais de duas cromátides. Para pensar a respeito desse assunto, precisamos observar o caso mais simples: *crossovers* duplos. Para estudar os *crossovers* duplos, precisamos de três genes ligados. Por exemplo, se todos os três *loci* estiverem ligados em um cruzamento tal como:

$$ABC \times abc$$

muitos tipos de tétrades diferentes são possíveis. Considere a tétrade a seguir como um exemplo inicial:

$$ABC$$
$$AbC$$
$$aBc$$
$$abc$$

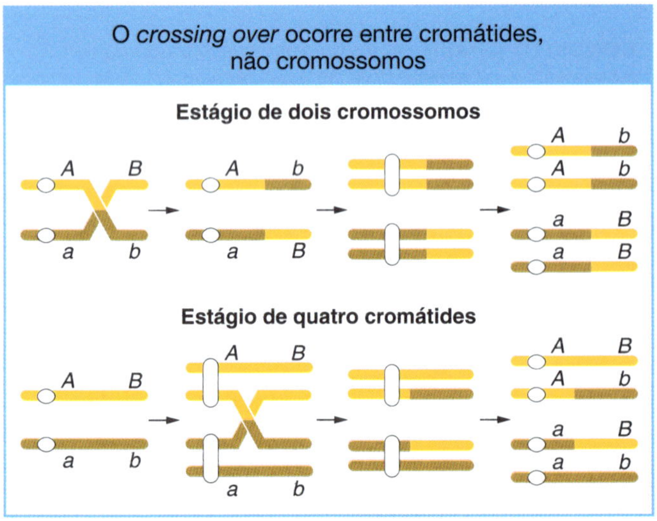

Essa tétrade deve se originar a partir de dois *crossovers* nos quais participam apenas duas cromátides (**Figura 4.5A**).

Outros tipos podem ser levados em conta apenas por *crossovers* duplos nos quais mais de duas cromátides participam. Considere a seguinte tétrade como exemplo:

$$ABc$$
$$AbC$$
$$ABC$$
$$abc$$

Essa tétrade só pode ser explicada por dois *crossovers* nos quais *três* cromátides participam, como mostrado na **Figura 4.5B**. Além disso, o seguinte tipo de tétrade mostra que todas as *quatro* cromátides podem participar do seguinte *crossing over* na mesma meiose (**Figura 4.5C**):

$$ABc$$
$$Abc$$
$$aBC$$
$$abC$$

Portanto, em relação a qualquer par de cromossomos homólogos, duas, três ou quatro cromátides podem participar em eventos de *crossing over* em um único meiócito. Observe, porém, que qualquer *crossover* único ocorre apenas entre duas cromátides.

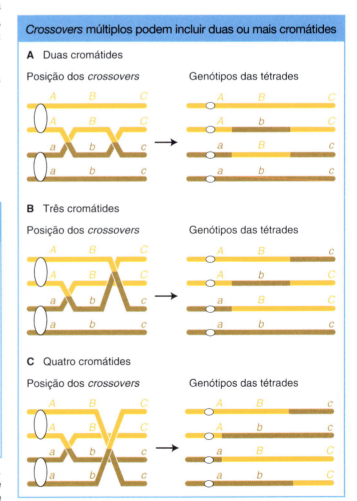

**Figura 4.4** O *crossing over* ocorre no estágio de quatro cromátides. Tendo em vista que mais de dois produtos diferentes de uma única meiose podem ser observados em algumas tétrades, o *crossing over* não pode ocorrer no estágio de dois filamentos (antes da replicação do DNA). O círculo branco designa a posição do centrômero. Quando as cromátides irmãs são visíveis, o centrômero aparece não replicado.

**Figura 4.5** *Crossovers* múltiplos podem incluir duas cromátides (**A**), três cromátides (**B**) ou quatro cromátides (**C**). Esta figura mostra *crossovers* duplos, o caso mais simples de *crossovers* múltiplos.

Você pode estar se perguntando sobre os *crossovers* entre cromátides *irmãs*. Eles ocorrem, embora sejam raros, e não produzem novas combinações alélicas, motivo pelo qual normalmente não são considerados.

**CONCEITO-CHAVE** Vários (dois ou mais) *crossovers* podem produzir cromátides recombinantes e parentais.

## 4.2 Mapeamento por frequência de recombinantes

**OA 4.2** Mostrar o impacto de um ou mais *crossovers* na produção de recombinantes entre genes ligados.

**OA 4.3** Usar frequência de recombinação em um teste cruzado para calcular a distância cromossômica entre dois genes em unidades do mapa.

**OA 4.4** Estender o mesmo tipo de análise a um cruzamento-teste de três genes ("três pontos") para avaliar se três genes estão ou não ligados, e caso estejam, sua ordem relativa e distâncias do mapa.

A frequência de recombinantes produzidos por meio de *crossing over* é a chave para o mapeamento cromossômico. A análise de tétrades em fungos demonstrou que, em relação a quaisquer dois genes ligados específicos, os *crossovers* ocorrem entre eles em alguns dos meiócitos, mas não em todos (**Figura 4.6**). Quanto mais distantes estiverem os genes, maior será a probabilidade de ocorrência de um *crossover* e mais alta será a proporção de produtos recombinantes. Portanto, a proporção de recombinantes é uma indicação da distância que separa dois *loci* gênicos em um mapa cromossômico.

Conforme explicado anteriormente em relação aos dados de Morgan, a frequência de recombinantes era significativamente inferior a 50%, 10,7% para sermos exatos. A **Figura 4.7** demonstra a situação geral em relação à ligação na qual os recombinantes são menos que 50%. As frequências de recombinação no que se refere a diferentes genes ligados variam de 0% a 50%, a depender da sua proximidade. Quanto mais distantes estiverem os genes, mais suas frequências de recombinação se aproximam de 50% e, nos referidos casos, não é possível identificar de imediato se os genes estão ligados ou se estão em cromossomos diferentes. O que dizer sobre as frequências de recombinação superiores a 50%? A resposta é que tais frequências *nunca* são observadas (uma explicação matemática para esse fenômeno será apresentada posteriormente no capítulo).

Observe, na Figura 4.7, que um único *crossover* gera dois produtos recombinantes recíprocos, o que explica o motivo pelo qual as classes de recombinantes recíprocos em geral são aproximadamente iguais em frequência. O corolário desse ponto é que os dois tipos não recombinantes parentais também têm de ser iguais em frequência, assim como foi observado por Morgan.

### Unidades de mapa

O método básico do mapeamento de genes com a utilização das frequências de recombinantes foi planejado por um aluno de Morgan. Conforme Morgan estudava cada vez mais genes ligados, ele observou que a proporção da prole recombinante variava de maneira considerável, dependendo de quais genes ligados estavam sendo estudados, e ele acreditava que tal variação na frequência de recombinantes poderia, de algum modo, indicar as distâncias reais que separam os genes nos cromossomos. Morgan atribuiu a quantificação desse processo a um aluno de graduação, Alfred Sturtevant, que também se tornou um dos grandes geneticistas. Morgan pediu a Sturtevant que tentasse compreender os dados sobre o *crossing over* entre diferentes genes ligados. Uma noite, Sturtevant desenvolveu um método para mapear genes que ainda é utilizado hoje em dia. Nas palavras do próprio Sturtevant, "No final de 1911, em uma conversa com Morgan, subitamente percebi que as variações na força de ligação, já atribuídas por Morgan às diferenças na separação espacial dos genes, ofereciam a possibilidade de determinar as sequências na dimensão linear de um cromossomo. Fui para casa e passei a maior parte da noite (tendo negligenciado minha tarefa de casa da graduação) produzindo o primeiro mapa cromossômico."

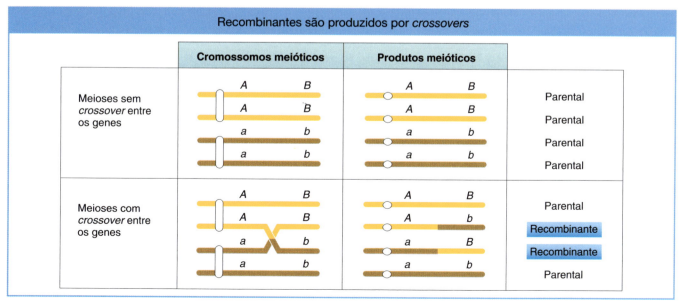

**Figura 4.6** Os recombinantes surgem a partir de meioses nas quais ocorre um *crossover* entre cromátides não irmãs.

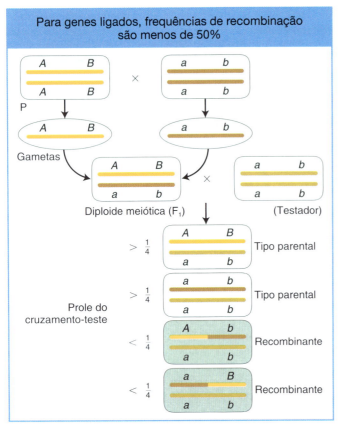

**Figura 4.7** Um cruzamento-teste revela que as frequências de recombinação originadas nos *crossovers* entre genes ligados são inferiores a 50%.

A ideia básica aqui é bastante simples. Imagine dois genes específicos posicionados a uma determinada distância fixa. Agora, imagine um *crossing over* aleatório ao longo dos homólogos pareados. Em algumas meioses, cromátides não irmãs realizam o *crossover* aleatoriamente na região cromossômica entre esses genes; a partir dessas meioses, são produzidos recombinantes. Em outras divisões meióticas, não existem *crossovers* entre esses genes; nenhum recombinante resulta dessas meioses (ver Figura 4.7) Sturtevant postulou uma proporcionalidade bruta: quanto maior a distância entre os genes ligados, maior a chance de *crossovers* na região entre os genes e, portanto, maior a proporção de recombinantes que será produzida. Assim, ao determinar a frequência de recombinantes, podemos obter uma medida da distância entre os genes no mapa. De fato, Sturtevant definiu uma **unidade de mapa genético** (**u.m.**) como a distância entre genes em relação aos quais 1 produto em 100 da meiose é recombinante. Por exemplo, a **frequência de recombinação** (**FR**) de 10,7% obtida por Morgan é definida como 10,7 u.m. Uma unidade de mapa por vezes é denominada um **centimorgan** (**cM**), em homenagem a Thomas Hunt Morgan.

Esse método produz um mapa linear correspondente à linearidade cromossômica? Sturtevant previu que, em um mapa linear, se 5 unidades de mapa (5 u.m.) separam os genes *A* e *B* e 3 u.m. separam os genes *A* e *C*, então a distância que separa *B* e *C* deve ser ou 8 ou 2 u.m. (**Figura 4.8**). Sturtevant descobriu que era o caso da sua previsão. Em outras palavras, sua análise sugeriu fortemente que os genes estão arranjados em alguma ordem linear, tornando as distâncias de mapa aditivas. (Existem algumas poucas exceções, porém não insignificantes, conforme veremos posteriormente.) Tendo em vista que sabemos a partir da análise molecular que um cromossomo é uma molécula de DNA única com os genes arranjados ao longo dela, hoje em dia para nós não é surpresa saber que os mapas com base na recombinação são lineares, tendo em vista que refletem um arranjo linear de genes.

Como um exemplo da lógica de Sturtevant, considere os resultados do cruzamento-teste de Morgan com os genes *pr* e *vg*, a partir dos quais ele calculou uma frequência de recombinação de 10,7%. Sturtevant sugeriu que podemos utilizar essa porcentagem de recombinantes como um índice quantitativo da distância linear entre dois genes em um mapa genético, ou **mapa de ligação**, como por vezes ele é denominado.

Como um mapa é representado? Como exemplo, em *Drosophila*, o *locus* do gene da cor dos olhos e o *locus* do gene do comprimento das asas estão a uma distância de aproximadamente

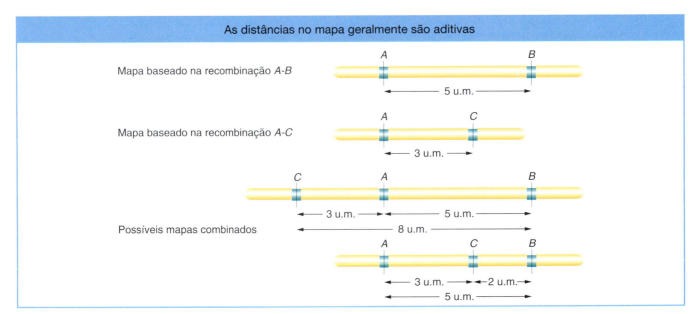

**Figura 4.8** Uma região cromossômica que contém três genes ligados. Tendo em vista que as distâncias de mapa são aditivas, o cálculo das distâncias de *A-B* e de *A-C* nos deixa com as duas possibilidades demonstradas em relação à distância *B-C*.

11 u.m., conforme mencionado anteriormente. A relação normalmente é diagramada do seguinte modo:

```
pr          11,0 u.m.          vg
+―――――――――――――――――――――――――+
```

Em geral, fazemos referência ao *locus* desse gene da cor dos olhos de modo abreviado como o "*locus pr*", por esse ter sido o primeiro alelo mutante descoberto, mas queremos dizer o local no cromossomo onde *qualquer* alelo desse gene será observado, seja mutante ou do tipo selvagem.

Conforme exposto nos Capítulos 2 e 3, a análise genética pode ser aplicada em dois sentidos opostos. Esse princípio é aplicável às frequências de recombinantes. Em um sentido, as frequências de recombinantes podem ser utilizadas para criar mapas. No outro, quando nos é fornecido um mapa estabelecido com a distância genética em unidades de mapa, podemos prever as frequências da prole nas diferentes classes. Por exemplo, a distância genética entre os *loci pr* e *vg* em *Drosophila* é de aproximadamente 11 u.m. Assim, conhecendo esse valor, sabemos que haverá 11% de recombinantes na prole de um cruzamento-teste de uma fêmea di-híbrida heterozigota em conformação cis (*pr vg/pr$^+$ vg$^+$*). Esses recombinantes consistirão em dois recombinantes recíprocos de igual frequência: portanto, 5,5% serão *pr vg$^+$* e 5,5% serão *pr$^+$ vg*. Também sabemos que 100 − 11 = 89% serão não recombinantes em duas classes iguais, 44,5% *pr$^+$ vg$^+$* e 44,5% *pr vg*. (Observe que a contribuição do testador *pr vg* foi ignorada na elaboração desses genótipos.)

Há uma forte implicação de que a "distância" em um mapa de ligação seja uma distância física ao longo de um cromossomo, e Morgan e Sturtevant com certeza queriam dizer exatamente isso. Mas devemos perceber que o mapa de ligação é uma entidade *hipotética* construída a partir de uma análise puramente genética. O mapa de ligação poderia ter sido derivado até mesmo sem se saber que existiam cromossomos. Além disso, nesse ponto, na nossa discussão, não podemos dizer se as "distâncias genéticas" calculadas por meio das frequências de recombinantes representam as distâncias físicas reais nos cromossomos. Contudo, os mapas físicos demonstraram que as distâncias genéticas são, de fato, aproximadamente proporcionais às distâncias baseadas em recombinação. Existem exceções causadas por *hotspots* de recombinação, locais no genoma em que o *crossing over* ocorre de modo mais frequente do que o habitual. A presença de *hotspots* causa a expansão proporcional de algumas regiões do mapa. Também são conhecidos bloqueios de recombinação, que apresentam o efeito oposto.

Um resumo do modo como os recombinantes do *crossing over* são utilizados no mapeamento está demonstrado na **Figura 4.9**. Os *crossovers* ocorrem mais ou menos aleatoriamente ao longo do par cromossômico. Em geral, nas regiões mais longas, o número médio de *crossovers* é mais alto e, de acordo com isso, recombinantes são obtidos com mais frequência, o que se traduz em uma distância de mapa mais longa.

**CONCEITO-CHAVE** A recombinação entre genes ligados pode ser usada para mapear sua distância em um cromossomo. A unidade de mapeamento (1 u.m.) é definida como frequência de recombinação de 1%. As distâncias no mapa são moderadamente aditivas.

## Cruzamento-teste de três pontos

Até agora, exploramos a ligação em cruzamentos de di-híbridos (heterozigotos duplos) com testadores recessivos duplos. O próximo nível de complexidade é um cruzamento de um tri-híbrido (heterozigoto triplo) com um testador recessivo triplo. Esse tipo de cruzamento, denominado **cruzamento-teste de três pontos** ou **cruzamento de três fatores**, é comumente utilizado na análise de ligação. O objetivo é deduzir se três genes estão ligados e, caso estejam, deduzir a sua ordem e as distâncias de mapa entre eles.

Observemos um exemplo, também de *Drosophila*. No nosso exemplo, os alelos mutantes são *v* (olhos vermelhos), *cv* (ausência de nervuras nas asas) e *ct* (bordas das asas aparadas, ou cortadas). A análise é feita por meio da realização dos cruzamentos a seguir:

P　　　　　　　*v$^+$/v$^+$ · cv/cv · ct/ct × v/v · cv$^+$/cv$^+$ · ct$^+$/ct$^+$*
　　　　　　　　　　　　　　　　　↓
Gametas　　　　*v$^+$ · cv · ct　　v · cv$^+$ · ct$^+$*
F$_1$ tri-híbrido　　　*v/v$^+$ · cv/cv$^+$ · ct/ct$^+$*

Fêmeas tri-híbridas são submetidas ao cruzamento-teste com machos recessivos triplos:

*v/v$^+$ · cv/cv$^+$ · ct/ct$^+$* ♀　×　*v/v · cv/cv · ct/ct* ♂
F$_1$ tri-híbrido fêmea　　　　　Testador macho

A partir de qualquer tri-híbrido, são possíveis apenas 2 × 2 × 2 = 8 genótipos de gameta. Eles são os genótipos observados na prole do cruzamento-teste. O quadro a seguir demonstra o número de cada um dos oitos genótipos gaméticos em uma amostra de 1.448 moscas da prole. As colunas laterais demonstram quais genótipos são recombinantes (R) em relação aos *loci*, considerando-se dois de cada vez. Precisamos ter cuidado em nossa classificação dos tipos parentais e recombinantes. Observe que os genótipos parentais que entram para os heterozigotos triplos são *v$^+$ · cv · ct* e *v · cv$^+$ · ct$^+$*; qualquer outra combinação além dessas duas constitui um recombinante.

|   |   | *Recombinantes para loci* |   |   |
|---|---|---|---|---|
| Gametas |   | *v* e *cv* | *v* e *ct* | *cv* e *ct* |
| *v · cv$^+$ · ct$^+$* | 580 |   |   |   |
| *v$^+$ · cv · ct* | 592 |   |   |   |
| *v · cv · ct$^+$* | 45 | R |   | R |
| *v$^+$ · cv$^+$ · ct* | 40 | R |   | R |
| *v · cv · ct* | 89 | R | R |   |
| *v$^+$ · cv$^+$ · ct$^+$* | 94 | R | R |   |
| *v · cv$^+$ · ct* | 3 |   | R | R |
| *v$^+$ · cv · ct$^+$* | 5 |   | R | R |
|   | 1.448 | 268 | 191 | 93 |

Analisemos os *loci*, dois por vez, iniciando com os *loci v* e *cv*. Em outras palavras, examinamos apenas as primeiras duas colunas sob "Gametas" e cobrimos a terceira coluna. Tendo em vista que os parentais em relação a esse par de *loci* são *v$^+$ · cv* e *v · cv$^+$*, sabemos que os recombinantes são, por definição, *v · cv* e *v$^+$ · cv$^+$*. Existem 45 + 40 + 89 + 94 = 268 desses recombinantes. De um total de 1.448 moscas, esse número fornece uma FR de 18,5%.

Em relação aos *loci v* e *ct*, os recombinantes são *v · ct* e *v$^+$ · ct$^+$*. Existem 89 + 94 + 3 + 5 = 191 desses recombinantes entre 1.448 moscas e, assim, a FR = 13,2%.

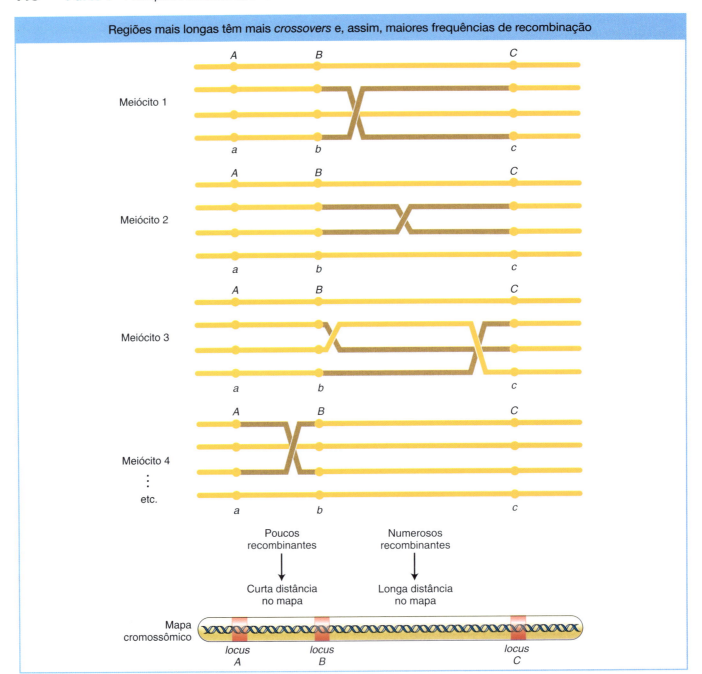

**Figura 4.9** *Crossovers* produzem cromátides recombinantes cuja frequência pode ser utilizada para mapear os genes em um cromossomo. Regiões mais longas produzem mais *crossovers*. O marrom demonstra os recombinantes relativos àquele intervalo.

Em relação a *ct* e *cv*, os recombinantes são $cv \cdot ct^+$ e $cv^+ \cdot ct$. Existem $45 + 40 + 3 + 5 = 93$ desses recombinantes entre as 1.448 moscas e, assim, a FR = 6,4%.

Evidentemente, todos os *loci* estão ligados, considerando que os valores das FR são todos consideravelmente inferiores a 50%. Levando em conta que os *loci v* e *cv* apresentam o maior valor da FR, eles têm de ser os mais distantes. Assim, o *locus ct* encontra-se obrigatoriamente entre eles. Podemos desenhar um mapa como o seguinte:

```
v                              ct        cv
|                              |         |
|<--------- 13,2 ----------->|<-- 6,4 -->|
           u.m.                   u.m.
```

Agora que conhecemos o arranjo de ligação, o cruzamento-teste pode ser reescrito como segue:

$$v^+ \ ct \ cv/v \ ct^+ \ cv^+ \times v \ ct \ cv/v \ ct \ cv$$

Observemos aqui diversos pontos importantes. Primeiramente, deduzimos uma ordem dos genes que é diferente daquela utilizada em nossa lista dos genótipos da prole. Tendo em vista que o ponto do exercício era determinar a relação de ligação desses genes, a lista original era de necessidade arbitrária; a ordem simplesmente não era conhecida antes de os dados serem analisados. Daqui por diante, os genes têm de ser escritos na ordem correta.

Em segundo lugar, estabelecemos definitivamente que *ct* está entre *v* e *cv*. No diagrama, posicionamos *v* arbitrariamente à esquerda e *cv* à direita, mas o mapa poderia igualmente ser desenhado com o posicionamento desses *loci* invertido.

Em terceiro lugar, observe que os mapas de ligação apenas mapeiam os *loci* em relação uns aos outros, com a utilização das unidades de mapa padrão. Não sabemos onde os *loci* estão em um cromossomo – ou até mesmo em qual cromossomo específico eles estão. Nas análises subsequentes, conforme mais *loci* forem mapeados em relação a esses três, o mapa cromossômico completo "ganharia corpo".

> **CONCEITO-CHAVE** Cruzamentos-teste de três pontos (ou mais) permitem que os geneticistas avaliem a ligação entre três (ou mais) genes e determinem a ordem genética, tudo em um cruzamento.

Por fim, é preciso notar que as duas distâncias de mapa menores, 13,2 u.m. e 6,4 u.m., somam 19,6 u.m., que é superior a 18,5 u.m., a distância calculada em relação a *v* e *cv*. Por quê? A resposta dessa questão está no modo como tratamos as duas classes de prole mais raras (que totalizam 8) em relação à recombinação de *v* e *cv*. Agora que temos o mapa, podemos observar que essas duas classes raras são, de fato, recombinantes duplos, que surgem a partir de dois *crossovers* (**Figura 4.10**). Entretanto, quando calculamos o valor da FR em relação a *v* e *cv*, não contamos os genótipos *v ct cv*⁺ e *v*⁺ *ct*⁺ *cv*; afinal, em relação a *v* e *cv*, eles são combinações parentais (*v cv*⁺ e *v*⁺ *cv*). À luz do nosso mapa, entretanto, observamos que esse descuido nos levou a minimizar a distância entre os *loci v* e *cv*. Não apenas deveríamos ter contado as duas classes mais raras, como deveríamos ter contado cada uma delas *duas vezes*, pois cada uma representa recombinantes duplos. Portanto, podemos corrigir o valor ao adicionar os números 45 + 40 + 89 + 94 + 3 + 3 + 5 + 5 = 284. Do total de 1.448, essa quantidade é exatamente 19,6%, que é idêntica à soma dos dois valores componentes. (Na prática, não necessitamos desse cálculo, tendo em vista que a soma das duas distâncias mais curtas nos fornece a melhor estimativa da distância geral.)

## Dedução da ordem dos genes por inspeção

Agora que obtivemos alguma experiência com o cruzamento-teste de três pontos, podemos observar novamente a listagem da prole e verificar que, em relação a tri-híbridos de genes ligados, a *ordem dos genes* normalmente pode ser deduzida por inspeção, sem uma análise da frequência de recombinantes. Regularmente, em relação aos genes ligados, temos os oito genótipos nas frequências a seguir:

dois com frequência alta
dois com frequência intermediária
dois com frequência intermediária diferente
dois raros

Apenas três ordens de genes são possíveis, cada uma com um gene diferente na posição intermediária. Em geral, é verdadeiro que as classes de recombinantes duplos são as menores, conforme listado aqui por último. Apenas uma ordem é compatível com a formação das classes menores por meio de *crossovers* duplos (*v ct cv*⁺ e *v*⁺ *ct*⁺ *cv*), conforme demonstrado

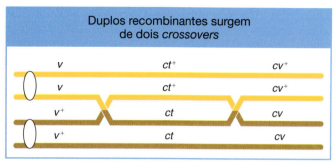

**Figura 4.10** Exemplo de um *crossover* duplo entre duas cromátides. Observe que um *crossover* duplo produz cromátides de recombinantes duplos, que apresentam as combinações de alelos parentais *loci* mais distantes. A posição do centrômero não pode ser determinada a partir dos dados. Ele foi adicionado para fins de integralidade.

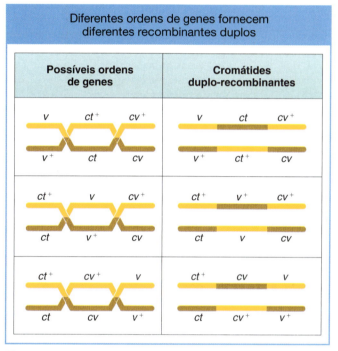

**Figura 4.11** As três ordens de genes possíveis demonstradas à esquerda produzem os seis produtos de um *crossover* duplo demonstrado à direita. Apenas a primeira possibilidade é compatível com os dados no texto. Observe que apenas as cromátides não irmãs que participam no *crossover* duplo estão demonstradas.

na **Figura 4.11**. Uma regra geral simples para deduzir o gene do meio é comparar os gametas nas classes parentais com aqueles nas classes de recombinantes duplos e identificar o par de alelos que mudou em relação aos outros dois pares de alelos que permaneceram no arranjo parental original. Em outras palavras, o gene do meio é o par de alelos que "trocou" de posição nas classes de recombinantes duplos.

## Interferência

Conhecer a existência dos *crossovers* duplos nos permite indagar questões a respeito da sua possível interdependência. Podemos indagar: os *crossovers* em regiões cromossômicas adjacentes são eventos independentes ou um *crossover* em uma região afeta a probabilidade de haver um *crossover* em uma região adjacente? A resposta é que, em geral, os *crossovers* inibem uns aos outros de modo semelhante a uma interação denominada **interferência**. As classes de recombinantes duplos podem ser utilizadas para deduzir a extensão dessa interferência.

A interferência pode ser medida do modo a seguir. Se os *crossovers* nas duas regiões forem independentes, podemos utilizar a regra do produto (ver Capítulo 3) para prever a frequência de recombinantes duplos: aquela frequência será igual ao produto das frequências de recombinantes nas regiões adjacentes. Nos dados da recombinação de *v-ct-cv*, o valor da FR de *v-ct* é 0,132, e o valor de *ct-cv* é 0,064. Assim, se não houver interferência, os recombinantes duplos podem ser esperados na frequência de 0,132 × 0,064 = 0,0084 (0,84%). Na amostra de 1.448 moscas, 0,0084 × 1.448 = 12 recombinantes duplos são esperados. Mas os dados demonstram que apenas 8 foram realmente observados. Se esse deficit de recombinantes duplos fosse observado de maneira consistente, ele nos mostraria que as duas regiões não são independentes e sugeriria que a distribuição dos *crossovers* favorece a ocorrência de recombinantes únicos à custa dos duplos. Em outras palavras, existe algum tipo de interferência: um *crossover* reduz a probabilidade de um *crossover* em uma região adjacente.

A interferência é quantificada primeiro por meio do cálculo de um termo denominado **coeficiente de coincidência** (c.d.c.), que é a proporção de recombinantes duplos observados com relação aos esperados. A interferência (I) é definida como 1 − c.d.c. Portanto,

$$I = 1 - \frac{\text{frequência observada ou número de recombinantes duplos}}{\text{frequência esperada ou número de recombinantes duplos}}$$

Em nosso exemplo,

$$I = 1 - 8/12 = 4/12 - 1/3, \text{ ou } 33\%$$

Em algumas regiões, nunca foram observados quaisquer recombinantes duplos. Nesses casos, c.d.c. = 0 e, portanto, I = 1 e a interferência é completa. Valores de interferência em qualquer localização entre 0 e 1 são observados em diferentes regiões e em diferentes organismos.

Uma abordagem estatística para corrigir as distâncias dos mapas para vários *crossovers* não vistos é mostrada no **Boxe 4.1**.

Você pode ter se perguntado o motivo de sempre utilizarmos fêmeas heterozigotas para cruzamentos-teste em *Drosophila*. A explicação está em uma característica incomum dos machos de *Drosophila*. Quando, por exemplo, machos *pr vg/pr⁺ vg⁺* são cruzados com fêmeas *pr vg/pr vg*, apenas descendentes *pr vg/pr⁺ vg⁺* e *pr vg/pr vg* são recuperadas. Esse resultado demonstra que não existe *crossing over* em machos de *Drosophila*. Entretanto, essa ausência de *crossing over* em um sexo é limitada a determinadas espécies, não é o caso dos machos de todas as espécies (ou em relação ao sexo heterogamético). Em outros organismos, ocorre *crossing over* em machos XY e em fêmeas WZ. O motivo da ausência de *crossing over* em machos de *Drosophila* é que eles apresentam uma prófase I incomum, sem complexos sinaptonêmicos (os agrupamentos moleculares geralmente visíveis entre cromossomos pareados). Curiosamente, existe uma diferença de recombinação também entre os sexos humanos. Mulheres demonstram frequências mais altas de recombinantes em relação aos mesmos *loci* autossômicos do que os homens.

Com a utilização de uma reiteração das técnicas precedentes baseadas na recombinação, foram produzidos mapas de milhares de genes em relação aos quais foram identificados fenótipos variantes (mutantes). Um exemplo ilustrativo simples do tomate

---

### Boxe 4.1 Considerando *crossovers* múltiplos não vistos

Na discussão do cruzamento-teste de três pontos, algumas cromátides parentais (não recombinantes) resultaram de *crossovers duplos*. Esses cruzamentos inicialmente não podiam ser incluídos na frequência recombinante, alterando os resultados. Essa situação leva à preocupante noção de que *todas* as distâncias do mapa com base na frequência recombinante podem ser distâncias físicas subestimadas porque múltiplos *crossovers* não detectados podem ter ocorrido, alguns cujos produtos não seriam recombinantes. Várias abordagens matemáticas criativas foram projetadas para contornar o problema do cruzamento múltiplo. Vamos analisar dois métodos. Primeiro, examinamos um método originalmente trabalhado por J. B. S. Haldane nos primeiros anos da genética.

#### Função de mapeamento

A abordagem trabalhada por Haldane foi a de elaborar uma **função de mapeamento**, uma fórmula que relaciona um valor de frequência recombinante para uma distância do mapa corrigida para *crossovers* múltiplos. A abordagem funciona relacionando FR a *m*, o número médio de *crossovers* que devem ter ocorrido nesse segmento cromossômico por meiose e depois deduzindo que distância do mapa esse valor *m deve* ter produzido.

Para encontrar a relação de FR para *m*, devemos primeiro pensar nos resultados das várias possibilidades de *crossover*. Em qualquer região cromossômica, podemos esperar meioses com 0, 1, 2, 3, 4 ou mais *crossovers*. Surpreendentemente, a única classe que é realmente crucial é a classe zero. Para descobrir o porquê, considere o seguinte. É um fato curioso, mas não intuitivo, que *qualquer número* de *crossovers* produz uma frequência de 50% de recombinantes *dentro* dessas meioses. O diagrama comprova essa afirmação para os *crossovers* simples e duplos como exemplos, mas ela é verdadeira para qualquer número de *crossovers*. Portanto, o verdadeiro determinante da FR são os tamanhos relativos de classes sem *crossovers* (a classe zero) comparadas às classes com qualquer número não zero de *crossovers*.

Agora, a tarefa é calcular o tamanho da classe zero. A ocorrência de *crossovers* em uma região cromossômica específica é bem descrita por uma distribuição estatística chamada **distribuição de Poisson**. A fórmula de Poisson, em geral,

*(continua)*

### Boxe 4.1 Considerando *crossovers* múltiplos não vistos *(continuação)*

descreve a distribuição de "sucessos" em amostras quando a probabilidade média de sucesso é baixa. Uma ilustração de exemplo é mergulhar a rede de uma criança em um tanque de peixes: a maioria das tentativas não trará peixe, uma proporção menor trará um peixe, uma proporção ainda menor trará dois e assim por diante. Essa analogia pode ser aplicada diretamente a uma região cromossômica, que terá 0, 1, 2 e assim por diante, "sucessos" de *crossover* em diferentes meioses. A fórmula de Poisson, demonstrada aqui, nos dirá a proporção das classes com números diferentes de *crossovers*:

$$f_i = (e^{-m}m^i)/i!$$

Os termos na fórmula têm os seguintes significados:

- $e$ = a base dos logaritmos naturais (aproximadamente 2,7)
- $m$ = o número médio de sucessos em um tamanho de amostra definido
- $i$ = o número real de sucessos em uma amostra desse tamanho
- $f_i$ = a frequência das amostras com $i$ sucessos em si
- ! = o símbolo fatorial (p. ex., 5! = 5 × 4 × 3 × 2 × 1)

A distribuição de Poisson nos diz que a frequência da classe $i = 0$ (a principal) é

$$e^{-m} = m^0/0!$$

Porque $m^0$ e 0! ambos são iguais a 1, a fórmula se reduz a $e^{-m}$.

Agora podemos escrever uma função que relaciona FR a $m$. A frequência da classe com qualquer número não zero de *crossovers* será $1 - e^{-m}$, e, nessas meioses, 50% (1/2) dos produtos serão recombinantes; assim

$$FR = 1/2\,(1 - e^{-m})$$

e essa fórmula é a função de mapeamento que temos procurado.

Vejamos um exemplo no qual a FR é convertida em uma distância do mapa corrigida para múltiplos *crossovers*. Suponha que, em um cruzamento-teste, obtemos um valor de FR de 27,5% (0,275). Acrescentar essa informação à função nos permite definir para $m$:

$$0,275 = 1/2\,(1 - e^{-m})$$

Portanto

$$e^{-m} = 1 - (2 \times 0,275) = 0,45$$

Utilizando uma calculadora para encontrar o logaritmo natural (ln) de 0,45, podemos deduzir que $m = 0,8$. Ou seja, em média, há 0,8 *crossovers* por meiose nessa região do cromossomo.

O passo final é converter essa medida de frequência de *crossover* para chegar a uma distância "corrigida" do mapa. Tudo o que temos que fazer para converter em unidades de mapa corrigidas é multiplicar a frequência média de *crossover* calculada por 50, pois, em média, um *crossover* produz uma frequência recombinante de 50%. Assim, no exemplo numérico anterior, o valor $m$ de 0,8 pode ser convertido em uma fração recombinante corrigida de 0,8 × 50 = 40 u.m. corrigidas. Vemos que, de fato, esse valor é substancialmente maior do que as 27,5 u.m. que teríamos deduzido a partir da FR observada.

Note que a função de mapeamento explica de forma explícita porque o valor máximo de FR para genes ligados é de 50%. Como $m$ fica muito grande, o $e^{-m}$ tende a zero e a FR tende a 1/2, ou 50%.

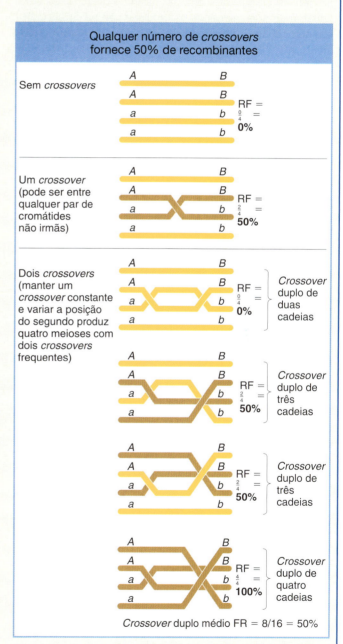

Demonstração de que a média da FR é de 50% para meioses em que o número de *crossovers* não é zero. As cromátides recombinantes são marrons. Dois *crossovers* de cadeia dupla produzem todos os tipos de genitores; assim, todas as cromátides são alaranjadas. Note que todos os *crossovers* são entre cromátides não irmãs. Tente a classe de *crossover* triplo você mesmo.

*(continua)*

## Boxe 4.1 Considerando *crossovers* múltiplos não vistos (continuação)

### Fórmula de Perkins

Para fungos e outros organismos produtores de tétrade, há outra forma de compensar múltiplos cruzamentos. Especificamente, o duplo *crossover* (o tipo mais comum esperado). Na análise tétrade de "di-híbridos" em geral, apenas três tipos de tétrades são possíveis, quando classificadas com base na presença de genótipos parentais e recombinantes nos produtos. A classificação das tétrades é baseada na existência ou não de dois (ditipo) ou quatro (tetratipo) genótipos presentes. Dentro dos ditipos, há duas classes: parental (mostrando dois genótipos parentais) e não parentais (mostrando dois genótipos não parentais). A partir de um cruzamento $AB \times ab$, são eles:

| Ditipo parental (PD) | Tetratipo (T) | Ditipo não parental (NPD) |
|---|---|---|
| $A \cdot B$ | $A \cdot B$ | $A \cdot b$ |
| $A \cdot B$ | $A \cdot b$ | $A \cdot b$ |
| $a \cdot b$ | $a \cdot B$ | $a \cdot B$ |
| $a \cdot b$ | $a \cdot b$ | $a \cdot B$ |

Os genótipos recombinantes são mostrados em vermelho. Se os genes estão ligados, uma abordagem simples do mapeamento da distância entre eles pode ser usar a seguinte fórmula:

$$\text{Distância do mapa} = FR = 100 \, (NPD + 1/2T)$$

porque essa fórmula dá a porcentagem de todos os recombinantes. No entanto, nos anos 1960, David Perkins desenvolveu uma fórmula que compensa os efeitos de *crossovers* duplos. A fórmula de Perkins fornece, portanto, uma estimativa mais precisa da distância do mapa:

$$\text{Distância do mapa corrigida} = 50 \, (T + 6 \, NPD)$$

Não passaremos pela derivação dessa fórmula além de dizer que se baseia nos totais das classes PD, T e NPD esperadas de meioses com 0, 1, e 2 *crossovers* (a fórmula supõe que quanto mais altos os números, cada vez mais raros são). Vejamos um exemplo de seu uso. Em nosso cruzamento hipotético de $A \, B \times a \, b$, as frequências das classes tétrades observadas são 0,56 PD, 0,41 T e 0,03 NPD. Ao utilizar a fórmula de Perkins, encontramos a distância do mapa corrigida entre os *loci a* e *b* como

$$50 \, [0,41 + (6 \times 0,03)] = 50 \, (0,59) = 29,5 \text{ u.m.}$$

Vamos comparar esse valor com o valor não corrigido obtido diretamente da FR. Ao utilizar os mesmos dados, encontramos:

$$\text{Distância do mapa não corrigida} = 100 \, (1/2T + NPD)$$
$$= 100 \, (0,205 + 0,03)$$
$$= 23,5 \text{ u.m.}$$

Essa distância é 6 u.m. a menos do que a estimativa que obtemos usando a fórmula de Perkins, porque não a corrigimos para *crossovers* duplos.

Como um aparte, quais são os valores PD, NPD e T esperados ao tratar de genes *não ligados*? Os tamanhos de PD e NPD serão iguais como resultado de classes de distribuição independente. A classe T só pode ser produzida a partir de um *crossover* entre um dos dois *loci* e seus respectivos centrômeros e, portanto, o tamanho da classe T dependerá do tamanho total das duas regiões localizadas entre o *locus* e o centrômero. Entretanto, a fórmula $1/2T + NPD$ deve sempre produzir 0,50, refletindo a distribuição independente.

---

está demonstrado na **Figura 4.12**. Os cromossomos do tomate estão demonstrados na Figura 4.12A, a sua numeração, na Figura 4.12B e os mapas genéticos com base na recombinação, na Figura 4.12C. Os cromossomos estão demonstrados como aparecem sob o microscópio, juntamente com os mapas cromossômicos baseados na análise de ligação de diversos pares alélicos mostrados com seus fenótipos.

Em alguns organismos, técnicas baseadas em recombinações podem ser usadas para mapear as posições dos centrômeros. Os centrômeros não são genes, são regiões do DNA das quais a reprodução organizada de organismos vivos depende em absoluto e, portanto, são de grande interesse em genética (**Boxe 4.2**).

### Utilização de proporções como diagnóstico

A análise das proporções é um dos pilares da genética. Até agora no texto, encontramos muitas proporções diferentes, cujas derivações estão difundidas ao longo de diversos capítulos. Tendo em vista que o reconhecimento das proporções e a sua utilização no diagnóstico do sistema genético em estudo fazem parte da genética cotidiana, revisaremos as principais proporções das quais tratamos até agora. Elas estão demonstradas na **Figura 4.13**. É possível identificar as proporções pelas larguras relativas dos boxes coloridos em uma fileira. A Figura 4.13 se refere às autofecundações e aos cruzamentos-teste de mono-híbridos, di-híbridos (com distribuição independente e ligação) e tri-híbridos (também com distribuição independente e ligação de todos os genes). Uma situação não representada é um tri-híbrido no qual apenas dois dos três genes estão ligados; como exercício, você talvez deseje deduzir o padrão geral que deveria ser incluído nesse diagrama a partir dessa situação. Observe que, em relação à ligação, os tamanhos das classes dependem das distâncias de mapa. Um geneticista deduz os estados genéticos desconhecidos de modo semelhante ao seguinte: "uma proporção de 9:3:3:1 me informa que essa proporção muito provavelmente foi produzida por um di-híbrido autofecundado no qual os genes estão em cromossomos diferentes".

**CONCEITO-CHAVE** A herança de gene único e herança de dois genes (ligados e não ligados) pode ser inferida a partir de proporções fenotípicas diagnósticas em autofecundação e cruzamento-teste.

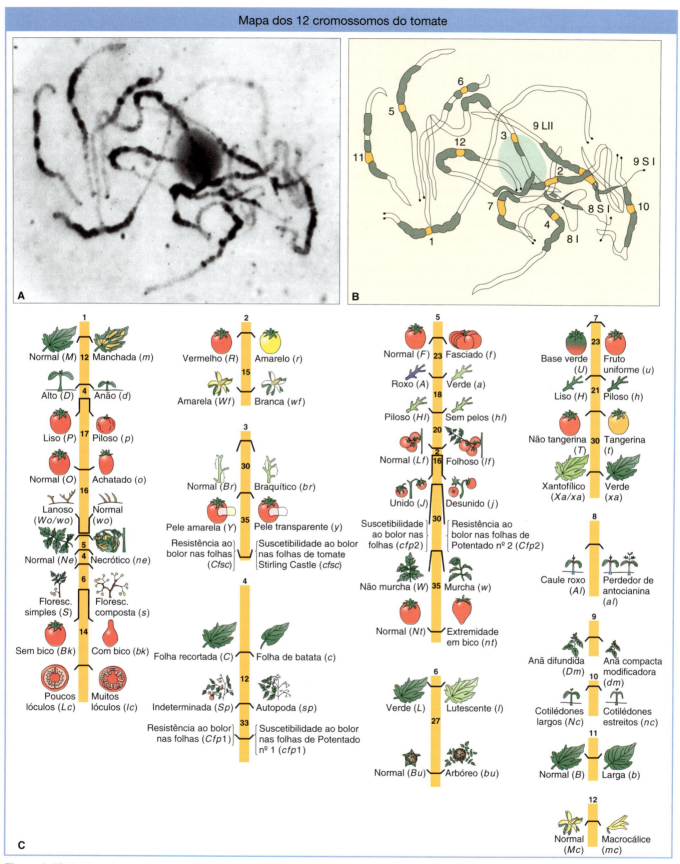

**Figura 4.12** **A.** Fotomicrografia de uma prófase I meiótica (paquíteno) das anteras, demonstrando os 12 pares de cromossomos. **B.** Ilustração dos 12 cromossomos demonstrados na parte A. Os cromossomos estão identificados por meio do sistema de numeração cromossômica atualmente utilizado. Os centrômeros estão demonstrados em laranja e as regiões flanqueadoras, densamente coradas (heterocromatina), em verde. **C.** Mapa de ligação de 1952. Cada *locus* é ladeado por desenhos dos fenótipos normais e variantes. As distâncias de mapa interlocus estão demonstradas em unidades de mapa. [De C. M. Rick, "The Tomato", *Scientific American*, 1978.]

## Boxe 4.2 Mapeamento do centrômero com tétrades lineares

Na maioria dos eucariotas, a análise de recombinação não pode ser usada para mapear os *loci* dos centrômeros, pois eles não mostram nenhuma heterozigose que possa permitir a sua utilização como marcadores. No entanto, nos fungos que produzem tétrades lineares (ver Capítulo 3), os centrômeros *podem* ser mapeados. Usaremos o fungo *Neurospora* como um exemplo. Lembre-se de que, em fungos haploides como o *Neurospora*, núcleos haploides de cada genitor fundem-se para formar um diploide transitório, que passa por divisões meióticas ao longo do longo eixo do asco, e, assim, cada meiócito produz uma matriz linear de oito ascósporos, chamada de **óctade**. Esses oito ascósporos constituem os quatro produtos da meiose (uma tétrade) mais uma mitose pós-meiótica (ver Figura 3.9).

Em sua forma mais simples, o mapeamento do centrômero considera um *locus* genético e pergunta a que distância esse *locus* está a partir de seu centrômero. O método é baseado no fato de que um padrão diferente de alelos aparecerá em uma tétrade linear ou óctade que surge de uma meiose com um *crossover* entre um gene e seu centrômero. Considere um cruzamento entre dois indivíduos, cada um tendo um alelo diferente em um *locus* (digamos, $A \times a$). A lei de Mendel de distribuição igual dita que, em uma óctade, sempre haverá quatro ascósporos de genótipo *A* e quatro de *a*, mas como eles serão dispostos? Se não houver um cruzamento na região entre *A/a* e o centrômero, haverá dois blocos adjacentes de quatro ascósporos na óctade linear (ver Figura 3.9). Entretanto, se houve um *crossover* naquela região, haverá um bloco de quatro padrões diferentes na óctade, cada padrão mostrando *blocos de dois alelos adjacentes idênticos*. Alguns dados de um cruzamento real de $A \times a$ são mostrados na tabela a seguir.

### Óctades

| A | a | A | a | A | a |
|---|---|---|---|---|---|
| A | a | A | a | A | a |
| A | a | a | A | a | A |
| A | a | a | A | a | A |
| a | A | A | a | a | A |
| a | A | A | a | a | A |
| a | A | a | A | A | a |
| a | A | a | A | A | a |
| 126 | 132 | 9 | 11 | 10 | 12 |

Total = 300

As duas primeiras colunas à esquerda são de meioses *sem crossover* na região entre o *locus A* e o centrômero. A letra M é usada para indicar um tipo de segregação na meiose. Os padrões para as duas primeiras colunas são chamados **padrões M$_I$**, ou **segregação de primeira divisão**, porque os dois alelos diferentes se dividem em dois núcleos filhos na primeira divisão de meiose. As outras quatro colunas são todas de meiócitos *com* um *crossover*. Esses padrões são chamados **padrões de segregação de segunda divisão (M$_{II}$)** porque, como resultado do *crossing over* na região centrômero-*locus*, os alelos *A* e *a* estão ainda juntos nos núcleos no final da primeira divisão da meiose. Não houve segregação de primeira divisão. Entretanto, a segunda divisão da meiose segrega os alelos *A* e *a* em núcleos separados:

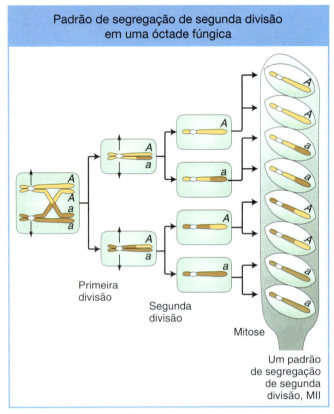

Padrão de segregação de segunda divisão em uma óctade fúngica

Primeira divisão • Segunda divisão • Mitose

Um padrão de segregação de segunda divisão, MII

*A* e *a* segregam-se em núcleos separados na segunda divisão meiótica quando há *crossover* entre o centrômero e o *locus A*.

Os outros padrões são produzidos de forma semelhante; a diferença é que as cromátides se movem em direções distintas na segunda divisão, como mostrado na página seguinte.

Você pode ver que a frequência de óctades com um padrão M$_{II}$ deve ser proporcional ao tamanho da região centrômero *A/a* e poderia ser usada como medida do tamanho daquela região. Em nosso exemplo, a frequência do M$_{II}$ é 42/300 = 14%. Essa porcentagem significa que o *locus A/a* está a 14 u.m do centrômero? A resposta é não, mas esse valor pode ser usado para calcular o número de unidades do mapa. O valor de 14% é uma porcentagem de meioses, que não é a forma como as unidades do mapa são definidas. As unidades do mapa são definidas como a porcentagem de *cromátides* recombinantes segregadas a partir de meiose. Como um *crossover* em qualquer meiose resulta em apenas 50% de cromátides recombinantes

(*continua*)

## Boxe 4.2 Mapeamento do centrômero com tétrades lineares (continuação)

(quatro em cada oito), devemos dividir os 14% por 2 para converter a frequência de M$_{II}$ (uma frequência de *meioses*) em unidades do mapa (uma frequência de *cromátides* recombinantes). Portanto, essa região deve ter 7 u.m. de comprimento, e essa medida pode ser introduzida no mapa desse cromossomo.

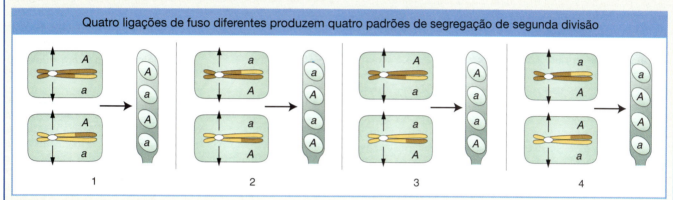

Quatro ligações de fuso diferentes produzem quatro padrões de segregação de segunda divisão

Na segunda divisão meiótica, os centrômeros se ligam ao fuso aleatoriamente, produzindo as quatro combinações demonstradas. As quatro combinações têm frequências iguais.

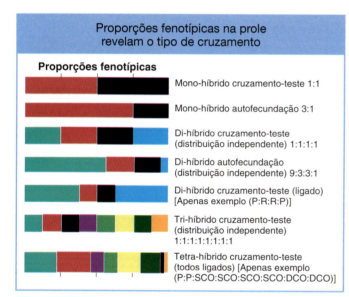

**Figura 4.13** P = parental; R = recombinante; SCO = *crossover* único; DCO = *crossover* duplo.

## 4.3 Mapeamento com marcadores moleculares

Até agora, neste capítulo, mapeamos os *loci* de genes com alelos que resultam em diferenças fenotípicas visíveis. Pode-se chamar esses *loci* de *marcadores fenotípicos*, pois marcam certos pontos no cromossomo que podem produzir fenótipos visivelmente diferentes na aparência externa da prole. Porém, estudos moleculares revelaram muitas diferenças no DNA entre cromossomos que são neutros; isto é, eles não parecem produzir efeitos fenotípicos visíveis. Geralmente são chamados de **marcadores moleculares**. Por serem tão numerosos, são úteis para estruturar o mapa cromossômico. Podem ser comparados a marcos que indicam as distâncias ao longo de uma estrada movimentada; sozinhos, não são particularmente interessantes, mas podem ajudar no processo de localizar cidades importantes – nesse caso, genes de interesse que mostraram ser relevantes em uma peça específica de pesquisa genética. Localizar um gene de interesse é um passo importante para isolá-lo e mapear a topografia geral de sua vizinhança cromossômica.

Aqui, focaremos dois tipos gerais de marcadores moleculares e revisitaremos o assunto em mais detalhes em capítulos posteriores. (Por isso, no momento, estamos tratando-os como meros marcos e ignorando sua origem e detecção). Primeiro, existem marcadores moleculares que são apenas *loci* mostrando diferenças neutras nas sequências de DNA simples, talvez um par de bases G-C substituído por um par de bases T-A. Em segundo lugar, existem marcadores que são *loci* e mostram números variáveis de repetições de sequências de DNA curtas e simples, em tandem (adjacentes); por exemplo, um cromossomo pode ter cinco repetições naquele *locus* e o homólogo, oito. Tanto diferenças entre sequências simples quanto entre DNA repetitivo são altamente polimórficas; isto é, normalmente há muitos "alelos" de cada marcador na população.

Marcadores moleculares podem ser mapeados por frequência recombinante exatamente da mesma forma que os marcadores fenotípicos. Se usarmos D e R para representar dois *loci* de marcadores moleculares ligados, nos quais

D é um *locus* com uma diferença de sequência simples de DNA e

R é um *locus* que apresenta números variáveis de repetições em tandem,

podemos analisar um cruzamento do seguinte tipo:

$$D1\ R1/D2\ R2 \times D3\ R3/D3\ R3$$

no qual os recombinantes seriam

$$D1\ R2/D3\ R3$$

e

$$D2\ R1/D3\ R3$$

A frequência de recombinação seria, então, usada para calcular a distância no mapa entre os dois *loci*.

Logo, é possível mapear marcadores moleculares em relação um ao outro dessa forma, mas um marcador molecular também pode ser mapeado em relação a um marcador fenotípico. A localização do gene da doença humana fibrose cística foi originalmente descoberta por meio da sua ligação com marcadores moleculares que se sabia estarem localizados no cromossomo 7. Essa descoberta levou ao isolamento e ao sequenciamento do gene, resultando na descoberta adicional de que ele codifica a proteína atualmente denominada *regulador de condutância transmembrana da fibrose cística* (CFTR; do inglês, *cystic fibrosis transmembrane condutance regulator*). O gene da doença de Huntington também foi localizado desse modo, o que levou à descoberta de que ele codifica uma proteína muscular denominada *huntingtina*. O procedimento experimental geral pode ser como segue. Considere que A e a sejam os alelos do gene da doença e M1 e M2 sejam os alelos de um *locus* de marcador molecular específico. Presuma que o cruzamento é A/a · M1/M2 × a/a · M1/M1, um tipo de cruzamento-teste. A prole seria classificada primeiramente em relação aos fenótipos A e a, e em seguida o DNA seria extraído de cada indivíduo e sequenciado, ou avaliado de outro modo, a fim de determinar os alelos moleculares. Suponha que obtemos os resultados a seguir:

| | | | |
|---|---|---|---|
| A/a · M1/M1 | 49% | A/a · M2/M1 | 1% |
| a/a · M2/M1 | 49% | a/a · M1/M1 | 1% |

Esses resultados nos informam que o cruzamento-teste obrigatoriamente tem a seguinte conformação:

$$A\ M1/a\ M2 \times a\ M1/a\ M1$$

e os dois genótipos da prole à direita na lista têm de ser recombinantes, fornecendo uma distância de mapa de 2 u.m. entre o *locus* A/a e o *locus* molecular M1/M2. Portanto, agora sabemos a localização geral do gene no genoma e podemos estreitar ainda mais a sua localização com abordagens mais meticulosas. Além disso, diferentes marcadores moleculares podem ser mapeados entre si, criando-se um mapa que pode atuar como uma série de trampolins no caminho até algum gene com um fenótipo de interesse.

Nos exemplos citados, tratamos de cruzamentos-teste efetivos. Porém, visto que marcadores moleculares não demonstram dominância ou recessividade e podem ser sinalizados diretamente em testes moleculares, com frequência cruzamentos que não são cruzamentos-teste podem ser avaliados em busca de recombinantes. Tal análise é apresentada na **Figura 4.14**. A figura mostra detalhes experimentais de como os "alelos" marcadores moleculares são detectados com o uso de uma técnica chamada reação em cadeia da polimerase (PCR). No momento, basta compreender que o PCR permite que diferentes números de repetições em tandem sejam detectadas como produtos de tamanhos diferentes em um gel de eletroforese (os detalhes do PCR e da eletroforese em gel serão discutidos no Capítulo 10).

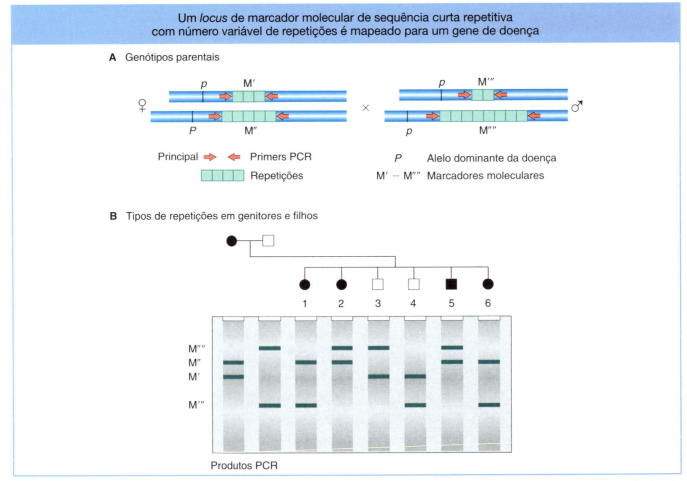

**Figura 4.14** Padrão de bandeamento de PCR em relação a uma família com seis filhos. Tal padrão está interpretado na parte superior da ilustração com a utilização de quatro "alelos" de tamanhos diferentes, M' a M''''. Um desses marcadores (M'') provavelmente está ligado em configuração cis ao alelo P da doença. (Nota: Esse não é um cruzamento-teste, ainda que seja informativo a respeito da ligação.)

**CONCEITO-CHAVE** Os *loci* de qualquer heterozigose de DNA podem ser mapeados e usados como marcadores ou marcos cromossômicos moleculares.

## 4.4 Uso do teste do qui-quadrado para inferir a ligação

**OA 4.5** Aplicar o teste do qui-quadrado para avaliar estatisticamente se a frequência do recombinante é ou não de 50% em um conjunto de dados em particular.

O teste genético padrão em relação à ligação é um cruzamento-teste di-híbrido. Considere um cruzamento geral daquele tipo, no qual não se sabe se os genes estão ligados ou não:

$$A/a \cdot B/b \times a/a \cdot b/b$$

Se *não* existe ligação, ou seja, se os genes se distribuem de modo independente, observamos, a partir das discussões neste capítulo e no Capítulo 3, que são esperadas na prole as proporções fenotípicas a seguir:

| A B | 0,25 |
| A b | 0,25 |
| a B | 0,25 |
| a b | 0,25 |

Foi realizado um cruzamento desse tipo e os fenótipos a seguir foram obtidos em uma amostra da prole de 200.

| A B | 60 |
| A b | 37 |
| a B | 41 |
| a b | 62 |

É evidente que existe um desvio da previsão de nenhuma ligação (que teria proporcionado os números de prole de 50:50:50:50). Os resultados sugerem que o di-híbrido apresentava uma configuração cis de genes ligados, *A B/a b*, tendo em vista que as proles *A B* e *a b* são a maioria. A frequência de recombinação seria (37 + 41)/200 = 78/200 = 39%, ou 39 u.m.

Entretanto, sabemos que desvios ao acaso em virtude de erro de amostragem podem fornecer resultados que se assemelham àqueles produzidos pelos processos genéticos; por isso, precisamos do teste do $\chi^2$ (pronunciado "qui-quadrado") para nos ajudar a calcular a probabilidade de um desvio ao acaso dessa magnitude de uma proporção de 1:1:1:1.

Primeiramente, examinemos as proporções de alelos em relação a ambos os *loci*. Essas são de 97:103 para *A:a* e 101:99 para *B:b*. Os referidos números estão próximos das proporções de alelos de 1:1 esperadas a partir da primeira lei de Mendel, de modo que proporções de alelos distorcidas não podem ser responsáveis pelos desvios consideravelmente grandes dos números esperados de 50:50:50:50.

É preciso aplicar a análise do $\chi^2$ para testar a hipótese de *nenhuma ligação*. Se a hipótese for rejeitada, podemos inferir a ligação. (Não podemos testar uma hipótese de ligação diretamente, visto que não temos como prever qual frequência de recombinantes deve ser testada.) O cálculo para o teste da ausência de ligação ocorre como segue:

| Observado (O) | Esperado (E) | O − E | (O − E)² | (O − E)²/E |
|---|---|---|---|---|
| 60 | 50 | 10 | 100 | 2,00 |
| 37 | 50 | −13 | 169 | 3,38 |
| 41 | 50 | −9 | 81 | 1,62 |
| 62 | 50 | 12 | 144 | 2,88 |

$\chi^2 = \Sigma (O - E)^2/E$ para todas as classes = 9,88

Considerando que existem quatro classes genotípicas, é preciso utilizar 4 − 1 = 3 graus de liberdade. Consultando a tabela do qui-quadrado no Capítulo 3 (Tabela 3.1), observamos que nossos valores de 9,88 e 3 gl fornecem um valor *p* de aproximadamente 0,025, ou 2,5%. Esse número é inferior ao valor de corte padrão de 5% e, portanto, podemos rejeitar a hipótese de nenhuma ligação. Assim sendo, chegamos à conclusão de que os genes muito provavelmente estão ligados, com distância de aproximadamente 39 u.m.

Observe, em retrospecto, que foi muito importante assegurar que os alelos estavam segregando a 1:1 para evitar uma hipótese *composta* de proporções de alelos de 1:1 *e* nenhuma ligação. Se rejeitássemos tal hipótese composta, não saberíamos qual parte dela seria responsável pela rejeição.

**CONCEITO-CHAVE** O teste do qui-quadrado é útil para analisar a significância dos desvios de uma taxa de 1:1:1:1 na dedução da ligação entre dois genes.

## 4.5 Mecanismo molecular de *crossing over*

**OA 4.6** Diagramar como as quebras de DNA de cadeia dupla e a formação de heterodúplex podem levar a um *crossover* a nível molecular.

Neste capítulo, analisamos as consequências genéticas do processo citologicamente visível de *crossing over* sem nos preocuparmos a respeito do mecanismo do *crossing over*. Entretanto, o *crossing over*, por si só, é um processo molecular extraordinário: como duas grandes moléculas de DNA espiraladas podem trocar segmentos com tanta precisão que nenhum nucleotídio é perdido ou ganho?

Estudos em óctades de fungos forneceram um indício. Embora a maior parte das óctades demonstre a esperada segregação de alelos de 4:4 tais como 4*A*:4*a*, algumas óctades raras demonstram proporções aberrantes. Existem diversos tipos, mas como um exemplo, utilizaremos óctades de 5:3 (sejam 5*A*:3*a* ou 5*a*:3*A*). Dois aspectos são peculiares a essa proporção. Primeiramente, existem muitos esporos de um alelo e muito poucos do outro. Em segundo lugar, existe um *par de esporos irmãos não idênticos*. Normalmente, a replicação pós-meiótica origina pares de esporos irmãos idênticos, como segue: a tétrade *A A a a* torna-se:

*A*-*A* *A*-*A* *a*-*a*-*a*-*a*

(os hifens demonstram esporos irmãos). Em comparação, uma óctade aberrante de 5*A* : 3*a* deve ser:

*A*-*A* *A*-*A* *A*-*a* *a*-*a*

Em outras palavras, existe um par de esporos irmãos não idênticos (em vermelho).

A observação de um par de esporos irmãos não idênticos sugere que o DNA de um dos quatro homólogos meióticos finais contém **DNA heterodúplex**. O DNA heterodúplex é o DNA no qual existe um par de nucleotídios pareados incorretamente no gene em estudo. A lógica é a seguinte: se em um cruzamento de $A \times a$, um alelo ($A$) for G:C e o outro alelo ($a$) for A:T, os dois alelos normalmente se replicariam de modo fiel. Entretanto, um heterodúplex, cuja formação é rara, seria um par de nucleotídios pareados incorretamente, tal como G:T ou A:C (em efeito, uma molécula de DNA que contém ambas as informações de $A$ e $a$). Observe que um heterodúplex envolve apenas a posição de um nucleotídio: o segmento de DNA adjacente pode ser como segue, no qual o sítio do heterodúplex está demonstrado em vermelho:

GCTAAT**G**TTATTAG
CGATTA**T**AATAATC

Na replicação para formar uma óctade, um heterodúplex G:T seria separado e replicado fielmente, com a ligação de G com C e a ligação de A com T. O resultado seria um par de esporos não idênticos de G:C (alelo $A$) e A:T (alelo $a$).

Observou-se que esporos irmãos não idênticos (e, em geral, óctades aberrantes) estão estatisticamente correlacionados com o *crossing over* na região do gene em questão, o que oferece uma indicação importante de que o *crossing over* poderia basear-se na formação de DNA heterodúplex.

No modelo atualmente aceito (acompanhe-o na **Figura 4.15**), tanto o DNA heterodúplex e quanto o *crossover* são produzidos por uma **quebra do filamento duplo** no DNA de uma das cromátides que participam no *crossover*. Vejamos como isso ocorre. Estudos moleculares demonstram que as extremidades quebradas do DNA promoverão a recombinação entre diferentes cromátides. Na etapa 1, ambos os filamentos de uma cromátide quebram-se no mesmo local. A partir da quebra, o DNA é erodido na extremidade 5′ de cada filamento quebrado, deixando ambas as extremidades 3′ em filamento simples (etapa 2). Um dos filamentos simples "invade" o DNA da outra cromátide participante; ou seja, ele entra no centro da hélice e dos pares de bases com a sua sequência homóloga (etapa 3), deslocando o outro filamento. Em seguida, a ponta do filamento invasor utiliza a sequência adjacente como um molde para a nova polimerização, que prossegue forçando os dois filamentos residentes da hélice a se separarem (etapa 4). Ligações de hidrogênio formam-se entre a alça de filamento simples deslocada e o outro filamento simples (o filamento azul na Figura 4.15). Se a invasão e o deslocamento do filamento abrangerem um sítio de heterozigose (tal como $A/a$), então é formada uma região de DNA heterodúplex. A replicação também ocorre a partir da outra extremidade do filamento simples para preencher o espaço deixado pelo filamento invasor (também demonstrado no filamento azul superior na etapa 4 da Figura 4.16). As extremidades replicadas são seladas e o resultado líquido é uma estrutura estranha, com duas junções de filamento simples denominadas *junções de Holliday*, em homenagem ao seu proponente original, Robin Holliday. Essas junções são sítios potenciais de quebra e reunião de filamentos simples; os dois referidos eventos, demonstrados pelos dardos na figura, levam então a um *crossover* completo de filamento duplo (etapa 5).

Observe que quando o filamento invasor utiliza o DNA invadido como molde para a replicação, isso automaticamente resulta em uma cópia extra da sequência invadida à custa da sequência invasora, explicando, assim, o afastamento da proporção esperada de 4:4.

Esse mesmo tipo de recombinação ocorre em muitos locais cromossômicos diferentes, nos quais a invasão e o deslocamento do filamento *não* abrangem um sítio heterozigoto mutante. Aqui, seria formado um DNA que é heterodúplex no sentido em que é composto por filamentos de cada cromátide participante, mas não haveria um par de nucleotídios incorretamente pareados e a óctade resultante conteria apenas pares de esporos idênticos. Aquelas ocasiões raras nas quais a invasão e a polimerização *de fato* abrangem um sítio heterozigoto são simplesmente casos de sorte, que forneceram a indicação em relação ao mecanismo de *crossing over*.

**CONCEITO-CHAVE** Um *crossover* é iniciado por uma quebra da cadeia dupla de DNA de uma cromátide na meiose. Uma série de eventos moleculares se inicia e eventualmente produz moléculas de DNA do *crossover*. Além disso, se ocorrer de o local do *crossover* estar próximo a um local de heterozigose de DNA na meiose, proporções de alelos aberrantes não mendelianos para o local heterozigoto podem ser produzidas.

## 4.6 Utilização de mapas baseados em recombinação em conjunto com mapas físicos

Os mapas de recombinação têm sido o principal tópico deste capítulo. Eles apresentam os *loci* de genes em relação aos quais foram observados alelos mutantes (e seus fenótipos mutantes). As posições desses *loci* em um mapa são determinadas com base na frequência de recombinantes na meiose. Presume-se que a frequência de recombinação seja proporcional à distância que separa dois *loci* no cromossomo; portanto, a frequência de recombinantes se torna a unidade de mapeamento. O referido mapeamento com base na recombinação de genes com fenótipos mutantes conhecidos vem sendo realizado por quase um século. Observamos como os sítios de heterozigose molecular (não associados a fenótipos mutantes) também podem ser incorporados a esses mapas de recombinação. Assim como qualquer sítio heterozigoto, esses marcadores moleculares são mapeados por meio de recombinação e, em seguida, são utilizados para navegar em direção a um gene de interesse biológico. Fazemos a suposição perfeitamente razoável de que um mapa de recombinação representa o arranjo de genes nos cromossomos, mas, como explicado anteriormente, esses mapas, na realidade, são constructos hipotéticos. Em contraste, os mapas físicos são o mais próximo do mapa genômico real a que a ciência consegue chegar.

O tópico dos **mapas físicos** será examinado mais de perto nos Capítulos 10 e 14, mas podemos apresentá-lo aqui. Um mapa físico é simplesmente um mapa do DNA genômico real, uma sequência de nucleotídios muito longa, que demonstra onde os genes estão, a sua sequência, quão grandes eles são, o que se encontra entre eles e outros marcos de interesse. As unidades de distância em um mapa físico são os números de bases do DNA; por conveniência, o quilobase é a unidade preferida. A sequência completa de uma molécula de DNA é obtida por meio do sequenciamento de grandes números de pequenos fragmentos genômicos e, em seguida, da sua reunião em uma sequência integral. Depois, a sequência é examinada por um computador programado para buscar segmentos semelhantes a genes reconhecidos por meio de sequências de bases características, incluindo sequências de sinal conhecidas em relação ao

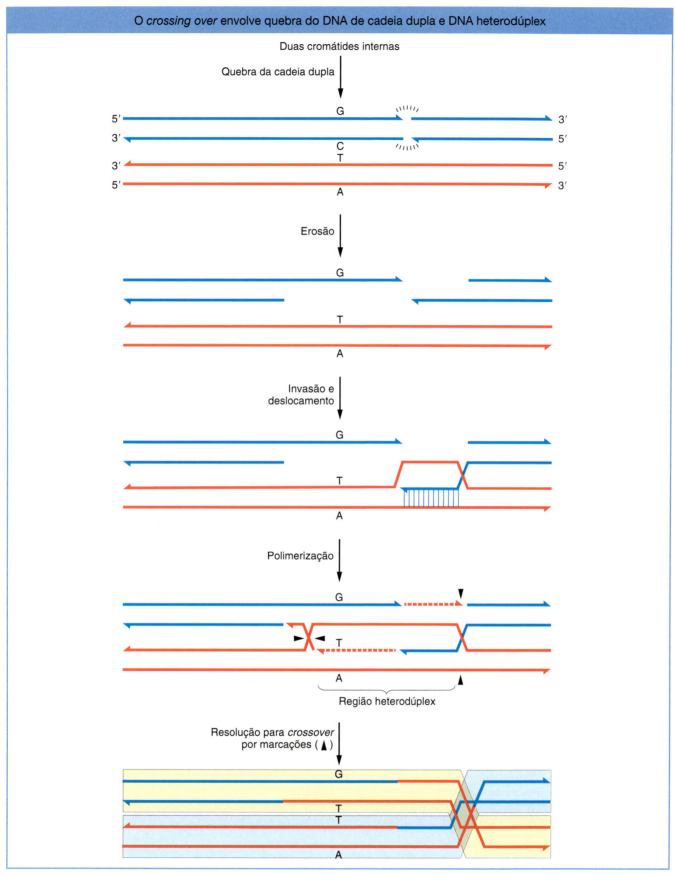

**Figura 4.15** Modelo molecular de *crossing over*. Apenas as duas cromátides (azul e vermelha) que participam no *crossover* estão demonstradas. Os filamentos de 3' para 5' estão localizados na parte interna de ambos para maior clareza. As cromátides diferem em um sítio, GC, em um alelo (talvez o alelo *A*) e AT no outro (talvez *a*). Apenas o desfecho com DNA heterodúplex incorretamente pareado e um *crossover* estão demonstrados. Os produtos finais do *crossover* estão sombreados em amarelo e azul.

início e ao término da transcrição. Quando o programa de computador encontra um gene, ele compara sua sequência com bancos de dados públicos de outros genes sequenciados em relação aos quais foram descobertas as funções em outros organismos. Em muitos casos, ocorre um "achado"; em outras palavras, a sequência se assemelha muito àquela de um gene de função conhecida em outra espécie. Em tais casos, as funções dos dois genes também podem ser semelhantes. A similaridade de sequência (com frequência próxima dos 100%) é explicada pela herança do gene a partir de algum ancestral comum e pela conservação geral de sequências funcionais durante o período evolutivo. Outros genes descobertos pelo computador não demonstram similaridade de sequência com qualquer gene de função conhecida. Portanto, eles podem ser considerados "genes em busca de uma função". É claro que, na realidade, é o pesquisador, e não o gene, que realiza a procura e que deve encontrar a função. O sequenciamento de diferentes indivíduos de uma população também pode produzir sítios de heterozigose molecular, os quais, assim como o fazem nos mapas de recombinação, atuam como marcadores de orientação no mapa físico.

Considerando que hoje em dia estão disponíveis mapas físicos em relação à maior parte dos principais organismos-modelo genéticos, realmente existe necessidade de mapas de recombinação? Eles poderiam ser considerados obsoletos? A resposta é que ambos os mapas são utilizados em conjunto para "triangular" a determinação da função gênica, princípio exemplificado anteriormente pelos mapas de Londres. A abordagem geral está ilustrada na **Figura 4.16**, que demonstra um mapa físico e um mapa de recombinação da mesma região de um genoma. Ambos os mapas contêm genes e marcadores moleculares. Na parte inferior da Figura 4.17, observamos uma seção de um mapa com base na recombinação, com as posições dos genes em relação aos quais foram encontrados e mapeados fenótipos mutantes. Nem todos os genes naquele segmento estão incluídos. Em relação a alguns desses genes, pode ter sido descoberta uma função com base em estudos bioquímicos ou outros estudos de linhagens mutantes; os genes em relação às proteínas A e B são exemplos. O gene na parte intermediária é um "gene de interesse" que um pesquisador observou afetar o aspecto do desenvolvimento que está sendo estudado. Para determinar a sua função, o mapa físico pode ser útil. Os genes no mapa físico que estão na região geral do gene de interesse no mapa de recombinação se tornam *genes candidatos*, qualquer um dos quais pode ser o gene de interesse. São necessários estudos adicionais para reduzir a escolha a um só. Se aquele caso único for um gene cuja função é conhecida em outros organismos, então é sugerida uma função para o gene de interesse. Desse modo, o fenótipo mapeado no mapa de recombinação pode ser associado a uma função deduzida a partir do mapa físico. Marcadores moleculares em ambos os mapas (não demonstrados na Figura 4.16) podem ser alinhados para auxiliar no processo de seleção. Portanto, observamos que ambos os mapas contêm elementos da função: o mapa físico demonstra a possível ação de um gene no nível celular, enquanto o mapa de recombinação contém informações relacionadas ao efeito do gene no nível fenotípico. Em algum estágio, os dois precisam ser combinados para a compreensão da contribuição do gene para o desenvolvimento do organismo.

Existem diversas outras técnicas de mapeamento genético, algumas das quais encontraremos nos Capítulos 6, 18 e 19.

**CONCEITO-CHAVE** A união de mapas de recombinação e mapas físicos pode atribuir uma função bioquímica a um gene identificado pelo fenótipo mutante.

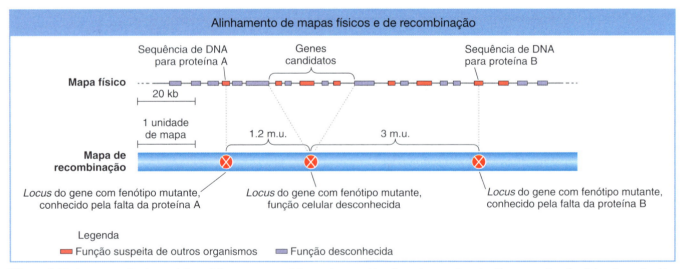

**Figura 4.16** A comparação das posições relativas em mapas físicos e de recombinação pode associar o fenótipo a uma função gênica desconhecida.

# RESUMO

Em um cruzamento-teste de híbridos em *Drosophila*, Thomas Hunt Morgan encontrou um desvio da lei de distribuição independente de Mendel. Ele postulou que os dois genes eram localizados no mesmo par de cromossomos homólogos. Essa relação é chamada de ligação.

A ligação explica porque as combinações de genes parentais ficam juntas, mas não como as combinações recombinantes (não parentais) surgem. Morgan postulou que, na meiose, pode haver uma troca física de partes cromossômicas por um processo agora chamado "*crossing over*". Resultado da quebra física e da reunião de partes cromossômicas, o *crossing over* ocorre na fase de quatro cromátides da meiose. Assim, há dois tipos de recombinação meiótica. A recombinação por distribuição mendeliana independente resulta em uma frequência de recombinação de 50%. O *crossing over* resulta em uma frequência de recombinação (FR) geralmente inferior a 50%.

Conforme Morgan estudava mais genes ligados, ele descobriu muitos valores diferentes para a frequência de recombinação e quis saber se esses valores correspondiam às distâncias reais entre os genes de um cromossomo. Alfred Sturtevant, um aluno de Morgan, desenvolveu um método para determinar a distância entre os genes em um mapa de ligação com base na FR. A maneira mais fácil de medir a FR é com um cruzamento-teste de um di-híbrido ou tri-híbrido. Valores de FR calculados como porcentagens podem ser usados como unidades de mapa para construir um mapa cromossômico demonstrando os *loci* dos genes analisados. Em fungos ascomicetos, os centrômeros também podem ser localizados no mapa ao medir as frequências de segregação de segunda divisão.

Diferenças de um nucleotídeo em sequências e diferenças no número de unidades repetitivas podem ser usadas como marcadores moleculares para o mapeamento de genes.

Embora o teste básico de ligação seja o desvio da distribuição independente, tal desvio pode não ser óbvio em um cruzamento-teste, e um teste estatístico é necessário. O teste do $\chi^2$, que mostra com que frequência as observações se desviam das expectativas por acaso, é particularmente útil para determinar se os *loci* estão ligados.

Imagina-se que o mecanismo de *crossing over* começa com uma quebra na cadeia dupla em uma cromátide participante. A erosão deixa as extremidades isoladas. Uma cadeia única invade a dupla-hélice da outra cromátide participante, conduzindo à formação do DNA heterodúplex. As lacunas são preenchidas por polimerização. A resolução molecular dessa estrutura se torna um *crossover* completo de duas cadeias ao nível do DNA.

Na genética em geral, o mapa baseado na recombinação de *loci* conferindo fenótipos mutantes é usado em conjunto com um mapa físico, como a sequência completa de DNA, que mostra todas as sequências gênicas similares. O conhecimento da posição do gene em ambos os mapas permite a fusão da função celular com efeito de um gene sobre o fenótipo.

## TERMOS-CHAVE

centimorgan (cM) (p. 116)
coeficiente de coincidência (c.d.c.) (p. 120)
conformação cis (p. 113)
conformação trans (p. 113)
*crossing over* (p. 112)
cruzamento-teste de três pontos (cruzamento de três fatores) (p. 117)
distribuição de Poisson (p. 120)
DNA heterodúplex (p. 128)

frequência de recombinação (FR) (p. 116)
interferência (p. 120)
ligado (p. 111)
*locus* (p. 111)
mapa cromossômico (p. 111)
mapa de ligação (p. 116)
mapa de recombinação (p. 111)
mapa físico (p. 128)
marcador molecular (p. 125)

óctade (p. 124)
padrão de segregação de primeira divisão (padrão de $M_I$) (p. 124)
padrão de segregação de segunda divisão (padrão de $M_{II}$) (p. 124)
produto de *crossover* (p. 112)
quebra da cadeia dupla (p. 127)
unidade de mapa genético (u.m.) (p. 116)

## PROBLEMAS RESOLVIDOS

### PROBLEMA RESOLVIDO 1

Um heredograma humano demonstra pessoas afetadas pela rara síndrome unha-patela (unhas e rótulas deformadas) e fornece o genótipo do grupo sanguíneo ABO de cada pessoa ($I^A$, $I^B$ e $i$ são alelos; $I^A$ determina o grupo sanguíneo A, $I^B$ o grupo B e $i$ o grupo O). Ambos os *loci* em questão são autossômicos. Estude o heredograma a seguir.

a. A síndrome unha-patela é um fenótipo dominante ou recessivo? Forneça os motivos para sustentar sua resposta.
b. Existe evidência de ligação entre o gene relacionado à unha-patela e o gene do tipo sanguíneo ABO, conforme analisado a partir desse heredograma? Por que sim ou por que não?

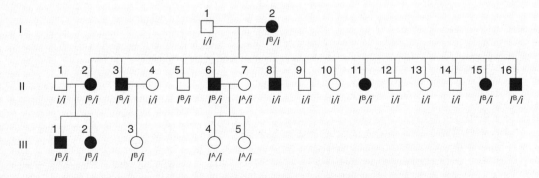

c. Se houver evidência de ligação, desenhe os alelos nos homólogos relevantes dos avós. Se não houver evidência de ligação, desenhe os alelos em dois pares homólogos.
d. De acordo com o seu modelo, quais descendentes da geração II são recombinantes?
e. Qual é a melhor estimativa da FR?
f. Se o homem III-1 se casar com uma mulher normal de tipo sanguíneo O, qual é a probabilidade de que seu primeiro filho seja do tipo sanguíneo B com síndrome unha-patela?

## RESOLUÇÃO

a. É mais provável que a síndrome unha-patela seja dominante. A informação é que ela é uma anormalidade rara e, assim, as pessoas não afetadas que se casam com pessoas da família provavelmente não carregam um alelo presumidamente recessivo para a síndrome unha-patela. Adotemos $N$ como o alelo causador. Todas as pessoas com a síndrome são heterozigotas $N/n$, tendo em vista que todas (provavelmente incluindo a avó) resultam de cruzamentos com pessoas normais $n/n$. Observe que a síndrome aparece em todas as três gerações – outra indicação de herança dominante.
b. Existe evidência de ligação. Observe que a maior parte das pessoas afetadas – aquelas que carregam o alelo $N$ – também carregam o alelo $I^B$; é mais provável que esses alelos estejam ligados no mesmo cromossomo.

c. $$\frac{n \quad i}{n \quad i} \times \frac{N \quad I^B}{n \quad i}$$

(A avó deve carregar ambos os alelos recessivos para produzir descendência de genótipo $i/i$. e. $n/n$.)
d. Observe que o cruzamento dos avós é equivalente a um cruzamento-teste; assim, os recombinantes na geração II são:

II-5: $n\ I^B/n$ isto é II-8: $N\ i/n\ i$

enquanto todos os outros são não recombinantes, sendo $N\ I^B/n\ i$ ou $n\ i/n\ i$.
e. Observe que o cruzamento dos avós e os primeiros dois cruzamentos na geração II são idênticos e são cruzamentos-teste. Três da prole total de 16 são recombinantes (II-5, II-8 e III-3). O cruzamento de II-6 com II-7 não é um cruzamento-teste, mas é possível deduzir que os cromossomos doados de II-6 são não recombinantes. Portanto, FR = 3/18, que é 17%.
f. (III-1 ♂) $\dfrac{N \quad I^B}{n \quad i} \times \dfrac{n \quad i}{n \quad i}$ (normal type O ♀)

Gametes

$83{,}0\%\ \begin{cases} N\ I^B & 41{,}5\% \leftarrow \text{nail–patella} \\ n\ i & 41{,}5\% \quad \text{blood type B} \end{cases}$

$17{,}0\%\ \begin{cases} N\ i & 8{,}5\% \\ n\ I^B & 8{,}5\% \end{cases}$

As duas classes parentais são sempre iguais e, portanto, também são as duas classes recombinantes. Logo, a probabilidade de que o primeiro filho apresente síndrome unha-patela e grupo sanguíneo tipo B é de 41,5%.

## PROBLEMA RESOLVIDO 2

O alelo $b$ proporciona às moscas *Drosophila* um corpo preto e $b^+$ proporciona uma cor marrom, o fenótipo do tipo selvagem. O alelo $wx$ de um gene separado proporciona asas cerosas e $wx^+$ proporciona asas não cerosas, o fenótipo do tipo selvagem. O alelo $cn$ de um terceiro gene proporciona olhos cor de cinábrio e $cn^+$ proporciona olhos vermelhos, o fenótipo do tipo selvagem. Uma fêmea heterozigota em relação a esses três genes é submetida a um cruzamento-teste e uma prole de 1.000 é classificada como segue: 5 do tipo selvagem; 6 pretas, cerosas, cinábrio; 69 cerosas, cinábrio; 67 pretas; 382 cinábrio; 379 pretas, cerosas; 48 cerosas; e 44 pretas, cinábrio. Observe que um grupo da prole pode ser especificado por meio da listagem apenas dos fenótipos mutantes.
a. Explique esses números.
b. Desenhe os alelos em suas posições adequadas nos cromossomos do heterozigoto triplo.
c. Se apropriado, de acordo com a sua explicação, calcule a interferência.

## RESOLUÇÃO

a. Um conselho geral é ser metódico. Aqui, é uma boa ideia escrever os genótipos que podem ser inferidos a partir dos fenótipos. O cruzamento é um cruzamento-teste do tipo:

$b^+/b \cdot wx^+/wx \cdot cn^+/cn \times b/b \cdot wx/wx \cdot cn/cn$

Observe que existem pares distintos de classes de prole em relação à frequência. Já podemos adivinhar que as duas maiores classes representam cromossomos parentais, que as duas classes de aproximadamente 68 representam *crossovers* únicos em uma região, que as duas classes de aproximadamente 45 representam *crossovers* únicos na outra região e que as duas classes de aproximadamente 5 representam *crossovers* duplos. Podemos registrar a prole como classes derivadas dos gametas femininos, agrupados como segue:

| | |
|---|---:|
| $b^+ \cdot wx^+ \cdot cn$ | 382 |
| $b \cdot wx \cdot cn^+$ | 379 |
| $b^+ \cdot wx \cdot cn$ | 69 |
| $b \cdot wx^+ \cdot cn^+$ | 67 |
| $b^+ \cdot wx \cdot cn^+$ | 48 |
| $b \cdot wx^+ \cdot cn$ | 44 |
| $b \cdot wx \cdot cn$ | 6 |
| $b^+ \cdot wx^+ \cdot cn^+$ | 5 |
| | 1.000 |

Listar as classes desse modo confirma que os pares de classes são, de fato, genótipos recíprocos que surgem de zero, um ou dois *crossovers*.

Em primeiro lugar, tendo em vista que não conhecemos os genitores da fêmea heterozigota tripla, aparentemente não podemos aplicar a definição de recombinação, na qual os genótipos gaméticos são comparados aos dois genótipos parentais que formam uma mosca individual. Mas, com a reflexão, os únicos tipos parentais que fazem sentido em relação aos dados apresentados são $b^+/b^+ \cdot wx^+/wx^+ \cdot cn/cn$ e $b/b \cdot wx/wx \cdot cn^+/cn^+$, considerando que esses tipos representam as classes gaméticas mais comuns.

Agora, podemos calcular as frequências de recombinação. Em relação a $b$–$wx$:

$$RF = \frac{69 + 67 + 48 + 44}{1000} = 22,8\%$$

em relação a $b$–$cn$:

$$RF = \frac{48 + 44 + 6 + 5}{1000} = 10,3\%$$

e em relação a $wx$–$cn$:

$$RF = \frac{69 + 67 + 6 + 5}{1000} = 14,7\%$$

Portanto, o mapa é:

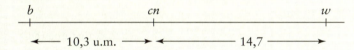

b. Os cromossomos parentais no heterozigoto triplo são:

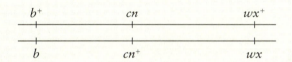

c. O número esperado de recombinantes duplos é $0,103 \times 0,147 \times 1.000 = 15,141$. O número observado é $6 + 5 = 11$ e, assim, a interferência pode ser calculada como:

$$I = 1 - (11/15,141) = 1 - 0,726 = 0,274 = 27,4\%$$

### PROBLEMA RESOLVIDO 3

É realizado um cruzamento entre uma linhagem haploide de *Neurospora* de genótipo $nic^+\ ad$ e outra linhagem haploide de genótipo $nic\ ad^+$. A partir desse cruzamento, um total de 1.000 ascos lineares é isolado e categorizado como na tabela a seguir. Mapeie os *loci ad* e *nic* em relação aos centrômeros e uns aos outros. (Nota: Informações do Boxe 4.2 são necessárias para esse problema.)

### RESOLUÇÃO

Em quais princípios podemos nos inspirar para solucionar esse problema? É uma boa ideia iniciar indo direto ao ponto, que é calcular as duas distâncias do *locus* até o centrômero. Não sabemos se os *loci ad* e *nic* estão ligados, mas não precisamos saber. As frequências dos padrões de $M_{II}$ em relação a cada *locus* fornecem a distância do *locus* até o centrômero. (Podemos nos preocupar se é o mesmo centrômero posteriormente.)

Lembre-se de que um padrão de $M_{II}$ é qualquer padrão que não seja dois blocos de quatro. Iniciemos com a distância entre o *locus nic* e o centrômero. Tudo o que precisamos fazer é somar os ascos dos tipos 4, 5, 6 e 7, tendo em vista que todos eles são padrões de $M_{II}$ em relação ao *locus nic*. O total é $5 + 90 + 1 + 5 = 101$ de 1.000, ou 10,1%. Neste capítulo, vimos que, para converter essa porcentagem em unidades de mapa, devemos dividi-la por 2, o que fornece 5,05 u.m.

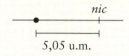

Fazemos o mesmo em relação ao *locus ad*. Aqui, o total dos padrões de $M_{II}$ é fornecido pelos tipos 3, 5, 6 e 7 e é $90 + 90 + 1 + 5 = 186$ de 1.000, ou 18,6%, que é 9,3 u.m.

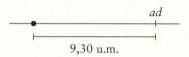

Agora precisamos posicionar os dois em conjunto e decidir entre as alternativas a seguir, todas as quais são compatíveis com as distâncias precedentes do *locus* até o centrômero:

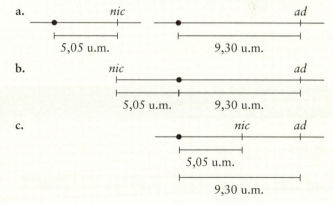

| 1 | 2 | 3 | 4 | 5 | 6 | 7 |
|---|---|---|---|---|---|---|
| $nic^+ \cdot ad$ | $nic^+ \cdot ad^+$ | $nic^+ \cdot ad^+$ | $nic^+ \cdot ad$ | $nic^+ \cdot ad$ | $nic^+ \cdot ad^+$ | $nic^+ \cdot ad^+$ |
| $nic^+ \cdot ad$ | $nic^+ \cdot ad^+$ | $nic^+ \cdot ad^+$ | $nic^+ \cdot ad$ | $nic^+ \cdot ad$ | $nic^+ \cdot ad^+$ | $nic^+ \cdot ad^+$ |
| $nic^+ \cdot ad$ | $nic^+ \cdot ad^+$ | $nic^+ \cdot ad$ | $nic \cdot ad$ | $nic \cdot ad^+$ | $nic \cdot ad$ | $nic \cdot ad$ |
| $nic^+ \cdot ad$ | $nic^+ \cdot ad^+$ | $nic^+ \cdot ad$ | $nic \cdot ad$ | $nic \cdot ad^+$ | $nic \cdot ad^+$ | $nic \cdot ad$ |
| $nic \cdot ad^+$ | $nic \cdot ad$ | $nic \cdot ad^+$ | $nic^+ \cdot ad^+$ | $nic^+ \cdot ad$ | $nic^+ \cdot ad^+$ | $nic^+ \cdot ad$ |
| $nic \cdot ad^+$ | $nic \cdot ad$ | $nic \cdot ad^+$ | $nic^+ \cdot ad^+$ | $nic^+ \cdot ad$ | $nic^+ \cdot ad^+$ | $nic^+ \cdot ad$ |
| $nic \cdot ad^+$ | $nic \cdot ad$ | $nic \cdot ad$ | $nic \cdot ad$ | $nic \cdot ad^+$ | $nic \cdot ad$ | $nic^+ \cdot ad$ |
| $nic \cdot ad^+$ | $nic \cdot ad$ | $nic \cdot ad$ | $nic \cdot ad$ | $nic \cdot ad^+$ | $nic \cdot ad$ | $nic^+ \cdot ad$ |
| 808 | 1 | 90 | 5 | 90 | 1 | 5 |

Aqui, uma combinação do senso comum e da análise simples nos informa qual alternativa está correta. Primeiramente, uma inspeção dos ascos revela que o tipo único mais comum é aquele rotulado como 1, que contém mais de 80% de todos os ascos. Esse tipo contém apenas os genótipos $nic^+ \cdot ad$ e $nic \cdot ad^+$ e eles são genótipos *parentais*. Assim, sabemos que a recombinação é consideravelmente baixa e os *loci* certamente estão ligados. Isso descarta a alternativa **a**.

Agora, considere a alternativa **c**. Se essa alternativa estivesse correta, um *crossover* entre o centrômero e o *locus nic* geraria não apenas um padrão de $M_{II}$ em relação àquele *locus*, mas também um padrão de $M_{II}$ em relação ao *locus ad*, tendo em vista que ele está mais distante do centrômero do que o *nic*. O padrão de asco produzido por um *crossover* entre *nic* e o centrômero na alternativa **c** deve ser:

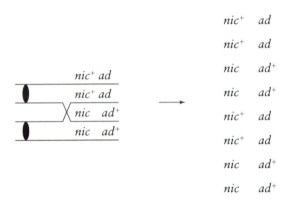

Lembre-se de que o *locus nic* demonstra padrão de $M_{II}$ nos ascos dos tipos 4, 5, 6 e 7 (um total de 101 ascos); deles, o tipo 5 é justamente aquele a respeito do qual estamos falando, e contém 90 ascos. Portanto, a alternativa **c** aparenta ser a correta, pois o asco do tipo 5 compreende aproximadamente 90% dos ascos de $M_{II}$ em relação ao *locus nic*. Essa relação não seria mantida se a alternativa **b** estivesse correta, tendo em vista que *crossovers* em qualquer lado do centrômero gerariam padrões de $M_{II}$ em relação aos *loci nic* e *ad* de modo independente.

A distância de mapa de *nic* até *ad* é simplesmente 9,30 – 5,05 = 4,25 u.m.? Próximo disso, mas não tanto. O melhor modo de calcular as distâncias de mapa entre os *loci* sempre é por meio da medição da frequência de recombinantes. Podemos passar pelos ascos e contar todos os ascósporos recombinantes, mas com a utilização da fórmula FR = ½ T + DNP é mais simples. Os ascos T são das classes 3, 4 e 7 e os ascos DNP são das classes 2 e 6. Portanto, FR = [½(100) + 2]/1.000 = 5,2%, ou 5,2 u.m., e um mapa melhor é:

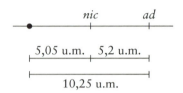

O motivo da subestimativa da distância de *ad* até o centrômero calculada a partir da frequência de $M_{II}$ é a ocorrência de *crossovers* duplos, que podem produzir um padrão de $M_I$ para *ad*, como no asco do tipo 4:

| | | |
|---|---|---|
| $nic^+$ | ad | |
| $nic^+$ | ad | |
| nic | ad | |
| nic | ad | |
| $nic^+$ | $ad^+$ | |
| $nic^+$ | $ad^+$ | |
| nic | $ad^+$ | |
| nic | $ad^+$ | |

(Segunda figura de cromátides com *crossovers* entre *nic* e *ad* produzindo os produtos listados acima.)

## PROBLEMAS

 introduz uma "Análise do problema" que o antecede.

### QUESTÕES SOBRE AS FIGURAS

1. (i) Na Figura 4.1, em qual rua você acha que a linha vermelha do metrô se situa?
   (ii) Usando o mapa do metrô, determine onde está Oxford Circus no mapa da rua.
2. Desenhe novamente a Figura 4.2 com os alelos heterozigotos na configuração trans.
3. Na Figura 4.3, existem quaisquer produtos meióticos que não passaram por um *crossover* na meiose ilustrada? Caso existam, de quais cores eles seriam na convenção de cores utilizada?
4. a. Desenhe novamente a Figura 4.4 com os alelos heterozigotos na configuração trans.
   b. O resultado da letra maiúscula é possível a partir de uma meiose na qual acontece o *crossing over* no estágio das quatro cadeias?
5. Desenhe novamente a Figura 4.5B com um *crossover* acontecendo entre as cromátides 2 e 3 e o outro entre 2 e 4 e liste os produtos meióticos.
6. Desenhe novamente a Figura 4.6 com os alelos heterozigotos na configuração trans e especifique os genótipos dos recombinantes.
7. a. Na Figura 4.7, alguns produtos meióticos são rotulados parentais. A qual genitor está sendo feita referência nessa terminologia?
   b. Desenhe novamente a figura com os alelos heterozigotos na configuração trans e compare os genótipos recombinantes com os desta figura.
8. a. Na Figura 4.8, por que apenas o *locus A* está demonstrado em uma posição constante?

b. Em um experimento real, 50 proles são analisadas e 2 mostraram ser recombinantes. Qual a provável ordem gênica?

9. Na Figura 4.9, qual é a frequência média de *crossovers* por meiose na região A-B? E na região B-C?

10. a. Na Figura 4.10, é verdadeiro dizer que, a partir de um dado cruzamento, o produto $v\ cv^+$ pode apresentar duas origens diferentes?
    b. Desenhe a figura novamente mostrando um duplo recombinante surgindo de um *crossover* duplo com três cromátides.

11. Desenhe novamente a Figura 4.11 usando cromossomos parentais *A B C* e *a b c*.

12. Indique a localização aproximada do *locus* lanoso na Figura 4.12B.

13. a. Na Figura 4.13, na fileira inferior, quatro cores são rotuladas SCO. Por que não são do mesmo tamanho (frequência)?
    b. Considere os três casos nos quais há quatro tipos de proles e, em palavras, especifique os diferentes diagnósticos que eles representam.
    c. Considere os dois casos nos quais há oito tipos de proles, e, em palavras, especifique os diferentes diagnósticos que eles representam.

14. a. Usando as convenções da Figura 4.14, desenhe os genitores e as classes de proles do cruzamento

    $P\ M'''/p\ M' \times p\ M'/p\ M''''$

    b. Por que não há indivíduos M'M'' na prole?
    c. Existe alguma exceção à regra de que P está associado a M''?
    d. No gel, por que só existem duas fitas de DNA mostradas para cada indivíduo da prole?

15. a. Para a figura no Boxe 4.1, qual seria a FR entre *A/a* e *B/b* em um cruzamento em que puramente por acaso todas as meioses tiveram *crossovers* duplos de quatro cadeias naquela região?
    b. Desenhe novamente a seção dos dois *crossovers*, fazendo o *crossover* constante entre as cromátides 1 e 3. Isso afeta a conclusão principal daquela parte da figura?

16. Para a primeira figura no Boxe 4.2, desenhe os arranjos de alelos em uma óctade a partir de uma meiose semelhante na qual o produto superior da primeira divisão é segregado em uma maneira invertida na segunda divisão.

17. Para a segunda figura no Boxe 4.2, desenhe o resultado se cada par de flechas estiver "trocado". Essa alteração afeta significativamente os resultados?

18. a. Na Figura 4.15, adote GC = *A* e AT = *a*, em seguida desenhe a óctade fúngica que resultaria da estrutura final (5).
    b. (Desafiador) Insira alguns marcadores laterais estreitamente ligados no diagrama, digamos *P/p* à esquerda e *Q/q* à direita (suponha arranjos cis ou trans). Suponha que nenhum desses *loci* apresentem distribuição não mendeliana. Em seguida, desenhe a óctade final com base na estrutura da parte 5.

19. Na Figura 4.16, sugira uma forma segundo a qual você consegue decidir entre qual dos cinco ou seis genes candidatos que podem realmente ser o *locus* central no mapa de recombinação.

### PROBLEMAS BÁSICOS

20. Uma planta de genótipo:

    $$\frac{A\quad B}{a\quad b}$$

    é submetida ao cruzamento-teste com:

    $$\frac{a\quad b}{a\quad b}$$

    Se os dois *loci* estiverem a uma distância de 10 u.m., qual proporção da prole será *AB/ab*?

21. O *locus* A e o *locus* D estão ligados de modo tão próximo que nenhuma recombinação chega a ser observada entre eles. Se *Ad/Ad* for cruzado com *aD/aD* e a $F_1$ for entrecruzada, quais fenótipos serão observados na $F_2$ e em quais proporções?

22. Os *loci* R e S estão a uma distância de 35 u.m. Se uma planta de genótipo:

    $$\frac{R\quad s}{r\quad s}$$

    for autofecundada, quais fenótipos da prole serão observados e em quais proporções?

23. É realizado o cruzamento $E/E \cdot F/F \times e/e \cdot f/f$ e em seguida a $F_1$ é retrocruzada com o genitor recessivo. Os genótipos da prole são inferidos a partir dos fenótipos. Os genótipos da prole, escritos como as contribuições gaméticas do genitor heterozigoto, estão nas proporções a seguir:

    $E \cdot F\ 2/6$
    $E \cdot f\ 1/6$
    $e \cdot F\ 1/6$
    $e \cdot f\ 2/6$

    Explique esses resultados.

24. Uma linhagem de *Neurospora* com o genótipo $H \cdot I$ é cruzada com uma linhagem com o genótipo $h \cdot i$. Metade da prole é $H \cdot I$ e a outra metade é $h \cdot i$. Explique como esse desfecho é possível.

25. Uma fêmea com genótipo $A/a \cdot B/b$ é cruzada com um macho duplo recessivo ($a/a \cdot b/b$). Sua prole inclui 442 $A/a \cdot B/b$, 458 $a/a \cdot b/b$, 46 $A/a \cdot b/b$ e 54 $a/a \cdot B/b$. Explique esses resultados.

26. Se $A/A \cdot B/B$ for cruzado com $a/a \cdot b/b$ e a $F_1$ for submetida ao cruzamento-teste, qual porcentagem da prole do cruzamento-teste será $a/a \cdot b/b$ se os dois genes forem (a) não ligados; (b) completamente ligados (absolutamente nenhum *crossing over*); (c) distantes 10 u.m.; (d) distantes 24 u.m.?

**136**  Parte 1  Princípios Fundamentais na Genética de Transmissão

27. Em um organismo haploide, os *loci* C e D estão a uma distância de 8 u.m. A partir de um cruzamento *C d* × *c D*, forneça a proporção de cada uma das classes de prole a seguir: (a) *C D*; (b) *c d*; (c) *C d*; (d) todos os recombinantes combinados.

28. Uma mosca-da-fruta de genótipo *B R/b r* é submetida a um cruzamento-teste com *b r/b r*. Em 84% das meioses, não existem quiasmas entre os genes ligados; em 16% das meioses, existe um quiasma entre os genes. Qual proporção da prole será *B r/b r*?

29. Foi realizado um cruzamento-teste de três pontos no milho. Os resultados e uma análise de recombinação estão demonstrados no arranjo a seguir, que é típico de cruzamentos-teste de três pontos (*p* = folhas roxas, + = verdes; *v* = mudas resistentes a vírus, + = sensíveis; *b* = diafragma marrom na semente, + = plano). Estude o arranjo e responda às partes de *a* a *c*.

    P           +/+ · +/+ · +/+ × p/p · v/v · b/b
    Gametas     + · + · +          p · v · b

    a. Determine quais genes estão ligados.
    b. Desenhe um mapa que demonstre as distâncias em unidades de mapa.
    c. Calcule a interferência, se apropriado.

| Classe | Fenótipos da prole | Gametas F$_1$ | Números | Recombinantes em relação a p-b | p-v | v-b |
|---|---|---|---|---|---|---|
| 1 | ver sen pla | + · + · + | 3.210 | | | |
| 2 | rox res mar | p · v · b | 3.222 | | | |
| 3 | ver res pla | + · v · + | 1.024 | | R | R |
| 4 | rox sen mar | p · + · b | 1.044 | | R | R |
| 5 | rox res pla | p · v · + | 690 | R | R | |
| 6 | ver sen mar | + · + · b | 678 | R | | R |
| 7 | ver res mar | + · v · b | 72 | R | R | |
| 8 | rox sen pla | p · + · + | 60 | R | R | |
| | | Total | 10.000 | 1.500 | 2.200 | 3.436 |

### ANÁLISE DO PROBLEMA 29

*Antes de tentar solucionar esse problema, experimente responder às seguintes perguntas:*

1. Esboce desenhos das plantas do milho P, da F$_1$ e das testadoras e utilize setas para demonstrar exatamente como você realizaria esse experimento. Demonstre onde as sementes são obtidas.
2. Por que todos os + apresentam aparência semelhante, até mesmo em relação a genes diferentes? Por que isso não causa confusão?
3. Como um fenótipo pode ser roxo e marrom, por exemplo, ao mesmo tempo?
4. É significativo que os genes sejam escritos na ordem *p-v-b* no problema?
5. O que é um testador e por que ele é utilizado nessa análise?
6. O que a coluna marcada com "Fenótipos da prole" representa? Na classe 1, por exemplo, explique exatamente o que "ver sen pla" significa.
7. O que a linha marcada como "Gametas" representa e como ela difere da coluna marcada como "Gametas da F$_1$"? De que modo a comparação desses dois tipos de gametas é relevante para a recombinação?
8. Qual meiose é o principal foco do estudo? Rotule-a no seu desenho.
9. Por que os gametas do testador não estão demonstrados?
10. Por que existem apenas oito classes fenotípicas? Está faltando alguma classe?
11. Quais classes (e em quais proporções) seriam esperadas se todos os genes estivessem em cromossomos separados?
12. A que correspondem os quatro pares de tamanhos de classe (muito grande, duas intermediárias, muito pequenas)?
13. O que você pode dizer a respeito da ordem dos genes apenas examinando as classes fenotípicas e suas frequências?
14. Qual será a distribuição esperada das classes fenotípicas se apenas dois genes estiverem ligados?
15. A que a palavra "ponto" faz referência em um cruzamento-teste de três pontos? A utilização dessa palavra implica ligação? Como seria um cruzamento-teste de quatro pontos?
16. Qual é a definição de *recombinante* e como ela é aplicada aqui?
17. O que as colunas "Recombinante em relação a" significam?
18. Por que existem apenas três colunas "Recombinante em relação a"?
19. O que os Rs significam e como eles são determinados?
20. O que os totais das colunas significam? Como eles são utilizados?
21. Qual é o teste diagnóstico para ligação?
22. O que é uma unidade de mapa? É o mesmo que um centimorgan?
23. Em um cruzamento-teste de três pontos como esse, por que a F$_1$ e o testador não são considerados como parentais no cálculo da recombinação? (Eles *são* genitores em um sentido.)
24. Qual é a fórmula em relação à interferência? Como as frequências "esperadas" são calculadas na fórmula do coeficiente de coincidência?
25. Por que a parte *c* do problema diz "se apropriado"?
26. É muito trabalhoso obter um tamanho tão grande de prole no milho? Qual dos três genes seria o mais trabalhoso para ser classificado? Aproximadamente quantas proles são representadas por uma espiga?

*Agora tente solucionar o problema. Se não conseguir resolvê-lo, procure identificar o obstáculo e escrever uma ou duas frases descrevendo sua dificuldade. Depois, volte às perguntas deste boxe e verifique se alguma delas está relacionada à sua dificuldade. Se essa abordagem não funcionar, confira os Objetivos de aprendizagem e os Conceitos-chave deste capítulo e pergunte-se o que pode ser relevante para sua dificuldade.*

30. Você tem uma linhagem de *Drosophila* que é homozigota em relação aos alelos recessivos *a*, *b* e *c*, ligados nesta ordem. Você cruza fêmeas dessa linhagem com machos homozigotos em relação aos alelos do tipo selvagem correspondentes. Em seguida, cruza os machos heterozigotos da $F_1$ com suas irmãs heterozigotas. Você obtém os fenótipos da $F_2$ a seguir (nos quais as letras indicam fenótipos recessivos e sinais de mais indicam fenótipos do tipo selvagem): 1.364 + + +, 365 *a b c*, 87 *a b* +, 84 + + *c*, 47 *a* + +, 44 + *b c*, 5 *a* + *c* e 4 + *b* +.
    a. Qual é a frequência de recombinação entre *a* e *b*? Entre *b* e *c*? (Lembre-se, não há *crossover* em machos de *Drosophila*.)
    b. Qual é o coeficiente de coincidência?

31. R. A. Emerson cruzou duas linhagens puras diferentes de milho e obteve uma $F_1$ fenotipicamente do tipo selvagem que era heterozigota em relação aos três alelos que determinam fenótipos recessivos: *an* determina antera; *br*, braquítico; *f*, fino. Ele realizou o cruzamento-teste da $F_1$ com um testador que era homozigoto recessivo em relação aos três genes e obteve os seguintes fenótipos de prole: 355 anteras; 339 braquíticos e finos; 88 completamente do tipo selvagem; 55 anteras, braquíticos e finos; 21 finos; 17 anteras e braquíticos; 2 braquíticos; 2 anteras e finos.
    a. Quais eram os genótipos das linhagens parentais?
    b. Desenhe um mapa de ligação em relação aos três genes (inclua as distâncias de mapa).
    c. Calcule o valor da interferência.

32. O cromossomo 3 do milho carrega três *loci* (*b* para intensificador da cor da planta, *v* para virescente e *lg* para sem língula). Um cruzamento-teste de recessivos triplos com plantas da F+ heterozigotas em relação aos três genes produz uma prole que apresenta os genótipos a seguir: 305 + *v lg*, 275 *b* + +, 128 *b* + *lg*, 112 + *v* +, 74 + + *lg*, 66 *b v* +, 22 + + + e 18 *b v lg*. Forneça a sequência dos genes no cromossomo, as distâncias de mapa entre os genes e o coeficiente de coincidência.

33. Groodies são organismos haploides úteis (porém fictícios) que são puras ferramentas genéticas. Um groody do tipo selvagem apresenta um corpo gordo, uma cauda longa e flagelos. Sabe-se que as linhagens mutantes apresentam corpos magros, não têm cauda e não apresentam flagelos. Os groodies podem ser cruzados entre si (embora sejam tão tímidos que não sabemos como) e produzem recombinantes. Um groody do tipo selvagem cruza com um groody magro e com ausência de cauda e de flagelos. Os 1.000 bebês groodies produzidos são classificados conforme demonstrado na ilustração. Atribua os genótipos e mapeie os três genes. (O Problema 34 é de Burton S. Guttman.)

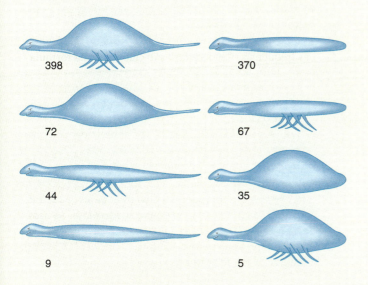

34. Em *Drosophila*, o alelo $dp^+$ determina asas longas e *dp* determina asas curtas ("atarracadas"). Em um *locus* separado, $e^+$ determina corpo cinza e *e* determina corpo cor de ébano. Ambos os *loci* são autossômicos. Foram realizados os cruzamentos a seguir, iniciando com genitores puros:

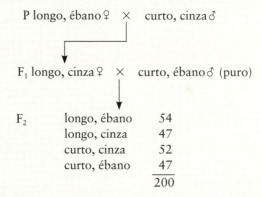

Utilize o teste do $\chi^2$ para determinar se esses *loci* estão ligados. Depois, indique (a) a hipótese, (b) o cálculo do $\chi^2$, (c) o valor *p*, (d) o que o valor *p* significa, (e) a sua conclusão e (f) a constituição cromossômica inferida dos genitores, da $F_1$, do testador e da prole.

35. A mãe de uma família com 10 filhos apresenta tipo sanguíneo $Rh^+$. Ela também apresenta uma condição muito rara (eliptocitose, fenótipo E, que faz com que os eritrócitos tenham um formato oval em vez de redondo, mas que não produz efeitos clínicos adversos. O pai é $Rh^-$ (não possui o antígeno $Rh^+$) e apresenta eritrócitos normais (fenótipo e). Os filhos são 1 $Rh^+$ e, 4 $Rh^+$ E e 5 $Rh^-$ e. Estão disponíveis informações sobre os genitores da mãe, que são $Rh^+$ E e $Rh^-$ e. Um dos 10 filhos (que é $Rh^+$ E) se casa com uma pessoa que é $Rh^+$ e, e eles têm um filho $Rh^+$ E.
    a. Desenhe o heredograma dessa família.
    b. O heredograma está de acordo com a hipótese de que o alelo $Rh^+$ é dominante e o $Rh^-$ é recessivo?
    c. Qual é o mecanismo de transmissão da eliptocitose?
    d. Os genes que controlam os fenótipos E e Rh podem estar no mesmo cromossomo? Caso estejam, estime a distância de mapa entre eles e comente o seu resultado.

36. A partir de diversos cruzamentos do tipo geral $A/A \cdot B/B \times a/a \cdot b/b$, os indivíduos da $F_1$ do tipo $A/a \cdot B/b$ foram submetidos a um cruzamento-teste com $a/a \cdot b/b$. Os resultados são:

**138** Parte 1 Princípios Fundamentais na Genética de Transmissão

|  | *Prole do cruzamento-teste* | | | |
|---|---|---|---|---|
| Cruzamento-teste da F$_1$ do cruzamento | A/a · B/b | A/a · b/b | A/a · b/b | a/a · B/b |
| 1 | 310 | 315 | 287 | 288 |
| 2 | 36 | 38 | 23 | 23 |
| 3 | 360 | 380 | 230 | 230 |
| 4 | 74 | 72 | 50 | 44 |

Em relação a cada grupo de prole, utilize o teste do $\chi^2$ para decidir se existe evidência de ligação.

37. Nos dois heredogramas diagramados aqui, uma barra vertical em um símbolo faz referência à deficiência da esteroide sulfatase e uma barra horizontal faz referência à deficiência da ornitina transcarbamilase.

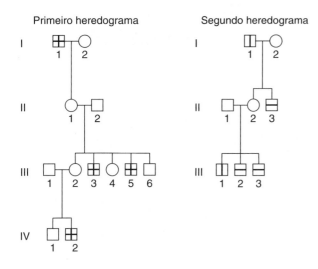

a. Nesses heredogramas, existe evidência de que os genes que determinam as deficiências estejam ligados?
b. Se os genes estão ligados, existem, no heredograma, evidências de *crossover* entre eles?
c. Atribua os genótipos desses indivíduos tanto quanto possível.

38. No heredograma a seguir, as linhas verticais fazem referência ao daltonismo protano e as horizontais, ao daltonismo deutano. Essas são condições separadas que causam diferentes percepções errôneas das cores; cada uma é determinada por um gene separado.

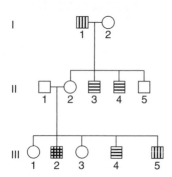

a. O heredograma demonstra evidências de que os genes estão ligados?
b. Se houver ligação, como o heredograma demonstra evidências de *crossing over*?

Explique as suas respostas em relação às partes *a* e *b* com o auxílio do diagrama.

c. Você consegue calcular um valor para a recombinação entre esses genes? Essa recombinação ocorre por meio de distribuição independente ou por meio de *crossover*?

39. No milho, foi obtido um heterozigoto triplo que carrega os alelos mutantes *s* (encolhido), *w* (aleurona branca) e *y* (endosperma ceroso), todos pareados com seus alelos do tipo selvagem normais. Esse heterozigoto triplo foi submetido ao cruzamento-teste e a prole continha 116 encolhidos e brancos; 4 totalmente do tipo selvagem; 2.538 encolhidos; 601 encolhidos e cerosos; 626 brancos; 2.708 brancos e cerosos; 2 encolhidos, brancos e cerosos; e 113 cerosos.
a. Determine se quaisquer desses três *loci* estão ligados e, caso estejam, demonstre as distâncias de mapa.
b. Demonstre o arranjo de alelos nos cromossomos do heterozigoto triplo utilizado no cruzamento-teste.
c. Calcule a interferência, se apropriado.

40. a. É realizado um cruzamento de camundongos A/a · B/b × a/a · b/b e na prole existe:

25% A/a · B/b, 25% a/a · b/b,
25% A/a · b/b, 25% a/a · B/b

Explique essas proporções com o auxílio de diagramas de meiose simplificados.

b. É realizado um cruzamento de camundongos C/c · D/d × c/c · d/d e na prole existe:

45% C/c · d/d, 45% c/c · D/d,
5% c/c · d/d, 5% C/c · D/d

Explique essas proporções com o auxílio de diagramas de meiose simplificados.

41. Na pequena planta modelo *Arabidopsis*, o alelo recessivo *hyg* confere resistência às sementes ao fármaco higromicina e *her*, um alelo recessivo de um gene diferente, confere resistência a herbicidas. Uma planta que era homozigota *hyg/hyg · her/her* foi cruzada com o tipo selvagem e a F$_1$ foi autofecundada. As sementes resultantes da F$_1$ autofecundada foram colocadas em placas de Petri contendo higromicina e herbicida.
a. Se os dois genes não forem ligados, espera-se o crescimento de qual porcentagem de sementes?
b. De fato, 13% das sementes cresceram. Essa porcentagem ampara a hipótese de não ligação? Explique. Caso negativo, calcule o número de unidades de mapa entre os *loci*.
c. Sob a sua hipótese, se a F$_1$ for submetida ao cruzamento-teste, qual proporção das sementes crescerá no meio que contém higromicina e herbicida?

42. Em um organismo diploide de genótipo A/a; B/b; D/d, os pares de alelos estão todos em diferentes pares de cromossomos. O diagrama ao lado demonstra anáfases (estágios de "separação") em células individuais. Especifique se cada desenho representa mitose, meiose I ou meiose II ou se isso é impossível em relação a esse genótipo em particular.

# Capítulo 4 Mapeamento de Cromossomos Eucarióticos por Recombinação

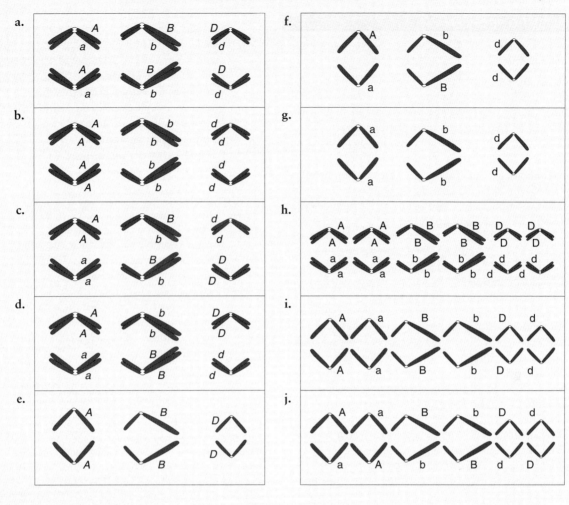

43. É realizado o *cruzamento* de *Neurospora* al-2⁺ × al-2. Uma análise de tétrade linear revela que a frequência de segregação da segunda divisão é de 8%.
    a. Desenhe dois exemplos de padrões de segregação de segunda divisão nesse cruzamento.
    b. O que pode ser calculado por meio da utilização do valor de 8%?

    (Nota: As informações do Boxe 4.2 são necessárias para este problema.)

44. A partir do cruzamento de fungos arg-6 · al-2 × arg-6⁺ · al-2⁺, quais serão os genótipos de esporos em tétrades não ordenadas que são: (**a**) ditipos parentais? (**b**) tetra-tipos? (**c**) ditipos não parentais? (Nota: As informações do Boxe 4.2 são necessárias para esse problema.)

45. Em relação a uma determinada região cromossômica, o número médio de *crossovers* na meiose é calculado como sendo de dois por meiose. Naquela região, qual proporção de meioses se espera que apresente: (a) nenhum *crossover*? (b) Um *crossover*? (c) Dois *crossovers*?

46. Foi realizado um cruzamento de *Neurospora* entre uma linhagem que carregava o alelo de tipo reprodutivo *A* e o alelo mutante *arg*-1 e outra linhagem que carregava o alelo de tipo reprodutivo *a* e o alelo do tipo selvagem em relação a *arg*-1 (+). Quatrocentas óctades lineares foram isoladas e categorizadas em sete classes fornecidas na tabela a seguir. Para simplificar, são demonstradas como tétrades. (Nota: As informações do Boxe 4.2 são necessárias para este problema.)
    a. Deduza o arranjo de ligação do *locus* do tipo reprodutivo e do *locus arg*-1. Inclua o centrômero ou os centrômeros em qualquer mapa que você desenhe. Rotule *todos* os intervalos em unidades de mapa.
    b. Diagrame as divisões meióticas que levaram à classe 6. Rotule claramente.

| 1 | 2 | 3 | 4 | 5 | 6 | 7 |
|---|---|---|---|---|---|---|
| A · arg | A · + | A · arg | A · arg | A · arg | A · + | A · + |
| A · arg | A · + | A · + | a · arg | a · + | a · arg | a · arg |
| a · + | a · arg | a · arg | A · + | A · arg | A · + | A · arg |
| a · + | a · arg | a · + | a · + | a · + | a · arg | a · + |
| 127 | 125 | 100 | 36 | 2 | 4 | 6 |

## ANÁLISE DO PROBLEMA 46

*Antes de tentar solucionar este problema, experimente responder às seguintes perguntas:*

1. Os fungos em geral são haploides ou diploides?
2. Quantos ascósporos estão no asco de *Neurospora*? A sua resposta corresponde ao número apresentado neste problema? Explique qualquer discrepância.
3. Qual é o tipo reprodutivo em fungos? Como você acha que ele é determinado experimentalmente?
4. Os símbolos *A* e *a* têm alguma relação com dominância e recessividade?
5. O que o símbolo *arg-1* significa? Qual teste você faria em relação a esse genótipo?
6. Como o símbolo *arg-1* está relacionado ao símbolo +?
7. O que a expressão *do tipo selvagem* significa?
8. O que a palavra *mutante* significa?
9. A função biológica dos alelos demonstrada tem alguma relação com a solução deste problema?
10. O que a expressão *análise de óctade linear* significa?
11. Em geral, o que mais pode ser depreendido a partir da análise de tétrade linear que não pode ser depreendido a partir da análise de tétrade não ordenada?
12. Como é realizado um cruzamento em um fungo como *Neurospora*? Explique como isolar ascos e ascósporos individuais. Como o termo *tétrade* se relaciona com os termos *asco* e *óctade*?
13. Onde ocorre a meiose no ciclo de vida de *Neurospora*? (Demonstre-a no diagrama do ciclo de vida.)
14. Qual a relação do Problema 46 com a meiose?
15. Você consegue escrever os genótipos das duas linhagens parentais?
16. Por que somente quatro genótipos estão demonstrados em cada classe?
17. Por que existem apenas sete classes? Quantos outros modos você aprendeu para a classificação das tétrades em geral? Qual dessas classificações pode ser aplicada a ambas as tétrades lineares e não ordenadas? Você consegue aplicar essas classificações às tétrades nesse problema? (Classifique cada classe de tantos modos quanto possível.) Você consegue pensar em mais possibilidades nesse cruzamento? Caso consiga, por que elas não estão demonstradas?
18. Você acredita que existam diferentes ordens de esporos dentro de cada classe? Por que essas diferentes ordens de esporos não alteram a classe?
19. Por que a classe a seguir não está listada?

    $a \cdot +$      $A \cdot arg$
    $a \cdot +$      $A \cdot arg$

20. O que a expressão *arranjo de ligação* significa?
21. O que é um *intervalo* genético?
22. Por que o problema menciona "centrômero ou centrômeros", não apenas "centrômero"? Qual é o método geral para o mapeamento de centrômeros na análise de tétrades?
23. Qual é a frequência total de ascósporos $A \cdot +$? (Você calculou essa frequência por meio da utilização de uma fórmula ou por meio da inspeção? Esse é um genótipo recombinante? Caso seja, ele é o único genótipo recombinante?)
24. As primeiras duas classes são as mais comuns e são aproximadamente iguais em frequência. O que essa informação lhe diz? Qual é o seu conteúdo de genótipos parentais e recombinantes?

*Agora tente solucionar o problema. Se não conseguir resolvê-lo, procure identificar o obstáculo e escrever uma ou duas frases descrevendo sua dificuldade. Depois, volte às perguntas deste boxe e verifique se alguma delas está relacionada à sua dificuldade. Se essa abordagem não funcionar, confira os Objetivos de aprendizagem e os Conceitos-chave deste capítulo e pergunte-se o que pode ser relevante para sua dificuldade.*

47. Um geneticista estuda 11 diferentes pares de *loci* de *Neurospora* ao realizar cruzamentos do tipo $a \cdot b \times a^+ \cdot b^+$ e, em seguida, ao analisar 100 ascos lineares de cada

*Number of asci of type*

| Cross | $a \cdot b$ $a \cdot b$ $a^+ \cdot b^+$ $a^+ \cdot b^+$ | $a \cdot b^+$ $a \cdot b^+$ $a^+ \cdot b$ $a^+ \cdot b$ | $a \cdot b$ $a \cdot b^+$ $a^+ \cdot b^+$ $a^+ \cdot b$ | $a \cdot b$ $a^+ \cdot b$ $a^+ \cdot b^+$ $a \cdot b^+$ | $a \cdot b$ $a^+ \cdot b^+$ $a^+ \cdot b^+$ $a \cdot b$ | $a \cdot b^+$ $a^+ \cdot b$ $a^+ \cdot b$ $a \cdot b^+$ | $a \cdot b^+$ $a^+ \cdot b$ $a^+ \cdot b^+$ $a \cdot b$ |
|---|---|---|---|---|---|---|---|
| 1 | 34 | 34 | 32 | 0 | 0 | 0 | 0 |
| 2 | 84 | 1 | 15 | 0 | 0 | 0 | 0 |
| 3 | 55 | 3 | 40 | 0 | 2 | 0 | 0 |
| 4 | 71 | 1 | 18 | 1 | 8 | 0 | 1 |
| 5 | 9 | 6 | 24 | 22 | 8 | 10 | 20 |
| 6 | 31 | 0 | 1 | 3 | 61 | 0 | 4 |
| 7 | 95 | 0 | 3 | 2 | 0 | 0 | 0 |
| 8 | 6 | 7 | 20 | 22 | 12 | 11 | 22 |
| 9 | 69 | 0 | 10 | 18 | 0 | 1 | 2 |
| 10 | 16 | 14 | 2 | 60 | 1 | 2 | 5 |
| 11 | 51 | 49 | 0 | 0 | 0 | 0 | 0 |

cruzamento. Para a conveniência da confecção de uma tabela, o geneticista organiza os dados como se todos os 11 pares de genes apresentassem a mesma designação – *a* e *b* –, conforme demonstrado a seguir. Para cada cruzamento, mapeie os *loci* em relação uns aos outros e aos centrômeros. (Nota: As informações do Boxe 4.2 são necessárias para esse problema.)

48. Três cruzamentos diferentes em *Neurospora* são analisados com base em tétrades não ordenadas. Cada cruzamento combina um par diferente de genes ligados. Os resultados estão demonstrados na tabela a seguir:

| Cruzamento | Genitores | Ditipos parentais (%) | Tetratipos (%) | Ditipos não parentais (%) |
|---|---|---|---|---|
| 1 | $a \cdot b^+ \times a^+ \cdot b$ | 51 | 45 | 4 |
| 2 | $c \cdot d^+ \times c^+ \cdot d$ | 64 | 34 | 2 |
| 3 | $e \cdot f^+ \times e^+ \cdot f$ | 45 | 50 | 5 |

Em relação a cada cruzamento, calcule:
a. A frequência de recombinação (FR).
b. A distância de mapa não corrigida, com base na FR.
c. A distância de mapa corrigida, com base nas frequências de tétrades.
d. A distância de mapa corrigida, com base na função de mapeamento.

(Nota: As informações dos Boxes 4.1 e 4.2 são necessárias para esse problema.)

49. No cromossomo 4 de *Neurospora*, o gene *leu3* está logo à esquerda do centrômero e sempre segrega na primeira divisão, enquanto o gene *cys2* está à direita do centrômero e apresenta uma frequência de segregação na segunda divisão de 16%. Em um cruzamento entre uma linhagem *leu3* e uma cepa *cys2*, calcule as frequências previstas das sete classes a seguir de tétrades lineares nas quais *l* = *leu3* e *c* = *cys2*. Ignore os *crossovers* duplos e outros *crossovers* múltiplos. (Nota: As informações do Boxe 4.2 são necessárias para esse problema.)

(i) *l c* (ii) *l +* (iii) *l c* (iv) *l c* (v) *l c* (vi) *l +* (vii) *l +*
*l c*   *l +*   *l +*   *+ c*   *+ +*   *+ c*   *+ c*
*+ +*   *+ c*   *+ +*   *+ +*   *+ +*   *+ c*   *+ +*
*+ +*   *+ c*   *+ c*   *l +*   *l c*   *l +*   *l c*

50. Um cultivador de arroz obteve um heterozigoto triplo que carrega os três alelos recessivos em relação a flores albinas (*al*), arestas marrons (*b*) e folhas felpudas (*fu*), todos pareados com seus alelos do tipo selvagem normais. Esse heterozigoto triplo foi submetido ao cruzamento-teste. Os fenótipos da prole foram:

| | | | |
|---|---|---|---|
| 170 | do tipo selvagem | 710 | albinos |
| 150 | albinos, marrons e felpudos | 698 | marrons e felpudos |
| 5 | marrons | 42 | felpudos |
| 3 | albinos e felpudos | 38 | albinos e marrons |

a. Há ligações entre alguns desses genes? Caso haja, desenhe um mapa rotulado com as distâncias de mapa. (Não se preocupe com uma correção em relação a *crossovers* múltiplos.)
b. O heterozigoto triplo foi originalmente produzido por meio do cruzamento de duas linhagens puras. Quais são os seus genótipos?

51. Em um fungo, um mutante prolina (*pro*) foi cruzado com um mutante histidina (*his*). Uma análise de uma tétrade não linear produziu os resultados a seguir:

| + | + | + | + | + | *his* |
|---|---|---|---|---|---|
| + | + | + | *his* | + | *his* |
| *pro* | *his* | *pro* | + | *pro* | + |
| *pro* | *his* | *pro* | *his* | *pro* | + |
| 6 | | 82 | | 112 | |

a. Os genes estão ligados ou não?
b. Desenhe um mapa (se ligados) ou dois mapas (se não ligados) demonstrando as distâncias de mapa com base na frequência de recombinação direta, onde apropriado.
c. Se houver ligação, corrija as distâncias de mapa em relação a *crossovers* múltiplos (escolha apenas uma abordagem). (Nota: As informações do Boxe 4.1 são necessárias para esse problema.)

52. No fungo *Neurospora*, uma linhagem que é auxotrófica em relação à tiamina (alelo mutante *t*) foi cruzada com uma linhagem que é auxotrófica em relação à metionina (alelo mutante *m*). Os ascos lineares foram isolados e classificados nos grupos a seguir:

| Par de esporos | Tipos de asco | | | | | |
|---|---|---|---|---|---|---|
| 1 e 2 | *t +* | *t +* | *t +* | *t +* | *t m* | *t m* |
| 3 e 4 | *t +* | *t m* | *+ m* | *+ +* | *t m* | *+ +* |
| 5 e 6 | *+ m* | *+ +* | *t +* | *t m* | *+ +* | *t +* |
| 7 e 8 | *+ m* | *+ m* | *+ m* | *+ m* | *+ +* | *+ m* |
| Número | 260 | 76 | 4 | 54 | 1 | 5 |

a. Determine as relações de ligação desses dois genes com o(s) seu(s) centrômero(s) e entre si. Especifique as distâncias em unidades de mapa.
b. Desenhe um diagrama para demonstrar a origem do tipo de asco com apenas um representante único (segundo a partir da direita).

(Nota: As informações do Boxe 4.2 são necessárias para esse problema.)

53. Uma geneticista deseja obter uma planta de milho que apresente os três fenótipos dominantes: antocianina (*A*), cabelos longos (*L*) e planta anã (*D*). Em sua coleção de linhagens puras, as únicas linhagens que contêm esses alelos são *AA LL dd* e *aa ll DD*. Ela também possui a linhagem totalmente recessiva *aa ll dd*. Ela decide entrecruzar as duas primeiras e realizar o cruzamento-teste do híbrido resultante para obter na prole uma planta do

fenótipo desejado (que nesse caso deve ser *Aa Ll Dd*). Ela sabe que os três genes estão ligados na ordem escrita, que a distância entre os *loci A/a* e *L/l* é de 16 u.m. e que a distância entre os *loci L/l* e *D/d* é de 24 u.m.
  a. Desenhe um diagrama dos cromossomos dos genitores, do híbrido e do testador.
  b. Desenhe um diagrama do(s) *crossover*(s) necessário(s) para produzir o genótipo desejado.
  c. Qual porcentagem da prole do cruzamento-teste será do fenótipo que ela necessita?
  d. Quais suposições você fez (se existentes)?

54. Na planta modelo *Arabidopsis thaliana*, os alelos a seguir foram utilizados em um cruzamento:

  *T* = presença de tricomas       *t* = ausência de tricomas
  *D* = plantas altas              *d* = plantas anãs
  *W* = cutícula cerosa            *w* = não cerosa
  *A* = presença do pigmento       *a* = ausência (branca)
       roxo antocianina

  Os *loci T/t* e *D/d* estão ligados a uma distância de 26 u.m. no cromossomo 1, enquanto os *loci W/w* e *A/a* estão ligados a uma distância de 8 u.m. no cromossomo 2.

  Uma planta não cerosa sem tricomas homozigota recessiva dupla pura é cruzada com outra planta branca anã homozigota recessiva dupla pura.
  a. Qual será o aspecto da $F_1$?
  b. Esboce os cromossomos 1 e 2 dos genitores e da $F_1$, demonstrando o arranjo dos alelos.
  c. Se a $F_1$ for submetida ao cruzamento-teste, qual proporção da prole apresentará todos os quatro fenótipos recessivos?

55. No milho, é realizado o cruzamento *WW ee FF* × *ww EE ff*. Os três *loci* estão ligados como segue:

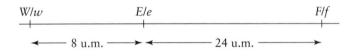

  Suponha a ausência de interferência.
  a. Se a $F_1$ for submetida ao cruzamento-teste, qual proporção da prole será *ww ee ff*?
  b. Se a $F_1$ for autofecundada, qual proporção da prole será *ww ee ff*?

56. Foi realizado o cruzamento de fungos + · + × *c · m* e foram coletadas tétrades não lineares (não ordenadas). Os resultados foram:

|       | + +  | + +  | + m |
|-------|------|------|-----|
|       | + +  | + m  | + m |
|       | c m  | c +  | c + |
|       | c m  | c m  | c + |
| Total | 112  | 82   | 6   |

  a. A partir desses resultados, calcule uma frequência de recombinação simples.

  b. Compare a função de mapeamento de Haldane e a fórmula de Perkins em suas conversões do valor da FR em uma distância de mapa "corrigida".
  c. Na derivação da fórmula de Perkins, apenas a possibilidade de meioses com zero, um e dois *crossovers* foi considerada. Esse limite poderia explicar qualquer discrepância nos seus valores calculados? Explique brevemente (nenhum cálculo é necessário).

(Nota: As informações do Boxe 4.1 são necessárias para esse problema.)

57. Em camundongos, os alelos a seguir foram utilizados em um cruzamento:

  *W* = andar valsador        *w* = andar não valsador
  *G* = cor cinza normal      *g* = albino
  *B* = cauda dobrada         *b* = cauda reta

  Um camundongo cinza, de cauda dobrada e valsador é cruzado com um camundongo albino de cauda reta e não valsador e, ao longo de diversos anos, são obtidos os totais de prole a seguir:

| valsador     | cinza  | dobrada | 18  |
|--------------|--------|---------|-----|
| valsador     | albino | dobrada | 21  |
| não valsador | cinza  | reta    | 19  |
| não valsador | albino | reta    | 22  |
| valsador     | cinza  | reta    | 4   |
| valsador     | albino | reta    | 5   |
| não valsador | cinza  | dobrada | 5   |
| não valsador | albino | dobrada | 6   |
| Total        |        |         | 100 |

  a. Quais eram os genótipos dos dois camundongos parentais no cruzamento?
  b. Desenhe os cromossomos dos genitores.
  c. Se você deduziu ligação, determine o valor ou os valores de unidade de mapa e demonstre como eles foram obtidos.

58. Considere o cruzamento de *Neurospora* + ; + × *f* ; *p*.

  Sabe-se que o *locus* +/*f* está muito próximo do centrômero no cromossomo 7; na verdade, tão próximo que nunca ocorrem quaisquer segregações na segunda divisão. Também se sabe que o *locus* +/*p* está no cromossomo 5, a uma tal distância que normalmente ocorre uma média de 12% de segregações na segunda divisão. Com essas informações, qual será a proporção de óctades que são:
  a. ditipos parentais que demonstram padrões de $M_I$ em relação a ambos os *loci*?
  b. ditipos não parentais que demonstram padrões de $M_I$ em relação a ambos os *loci*?
  c. Tetratipos que demonstram um padrão de $M_I$ em relação a +/*f* e um padrão de $M_{II}$ em relação a +/*p*?
  d. Tetratipos que demonstram um padrão de $M_{II}$ em relação a +/*f* e um padrão de $M_I$ em relação a +/*p*?

(Nota: As informações do Boxe 4.2 são necessárias para esse problema.)

59. Em um fungo haploide, os genes *al-2* e *arg-6* estão a uma distância de 30 u.m. no cromossomo 1 e os genes *lys-5* e *met-1* estão a uma distância de 20 u.m. no cromossomo 6. Em um cruzamento

$$al\text{-}2 +; + met\text{-}1 \times + arg\text{-}6; lys\text{-}5 +$$

qual proporção da prole será prototrófica + +; + +?

60. Os alelos recessivos *k* (olhos com formato de rim em vez de redondos do tipo selvagem), *c* (cor dos olhos cardeal em vez do tipo selvagem vermelho) e *e* (corpo cor de ébano em vez do tipo selvagem cinza) identificam três genes no cromossomo 3 de *Drosophila*. Fêmeas com olhos em formato de rim e cor cardeal foram cruzadas com machos cor de ébano. A F$_1$ foi do tipo selvagem. Quando as fêmeas da F$_1$ foram submetidas ao cruzamento-teste com machos *kk cc ee*, foram obtidos os fenótipos da prole a seguir:

| k | c | e | 3 |
|---|---|---|---|
| k | c | + | 876 |
| k | + | e | 67 |
| k | + | + | 49 |
| + | c | e | 44 |
| + | c | + | 58 |
| + | + | e | 899 |
| + | + | + | 4 |
| Total | | | 2.000 |

a. Determine a ordem dos genes e as distâncias de mapa entre eles.
b. Desenhe os cromossomos dos genitores e da F$_1$.
c. Calcule a interferência e diga o que você pensa a respeito da sua significância.

61. A partir de genitores com genótipos *A/A · B/B* e *a/a · b/b*, foi produzido um di-híbrido. Em um cruzamento-teste do di-híbrido, foi obtida a prole de sete indivíduos a seguir:

*A/a · B/b, a/a · b/b, A/a · B/b, A/a · b/b,*
*a/a · b/b, A/a · B/b* e *a/a · B/b*

Esses resultados fornecem evidências convincentes de ligação?

### PROBLEMAS DESAFIADORES

62. Utilize a função de mapeamento de Haldane para calcular a distância de mapa corrigida em casos nos quais a FR medida = 5%, 10%, 20%, 30% e 40%. Esboce um gráfico da FR contra a distância de mapa corrigida e utilize-o para responder à questão: Quando se deve utilizar a função de mapeamento? (Nota: As informações do Boxe 4.1 são necessárias para esse problema.)

63. Um indivíduo heterozigoto em relação a quatro genes, *A/a · B/b · C/c · D/d*, é submetido a um cruzamento-teste com *a/a · b/b · c/c · d/d* e uma prole de 1.000 foi classificada pela contribuição gamética do genitor heterozigoto desta maneira:

| a · B · C · D | 42 |
|---|---|
| A · b · c · d | 43 |
| A · B · C · d | 140 |
| a · b · c · D | 145 |
| a · B · c · D | 6 |
| A · b · C · d | 9 |
| A · B · c · d | 305 |
| a · b · C · D | 310 |

a. Que genes estão ligados?
b. Se duas linhagens puras fossem cruzadas para produzir o indivíduo heterozigoto, quais teriam sido os seus genótipos?
c. Desenhe um mapa de ligação dos genes ligados, demonstrando a ordem e as distâncias em unidades de mapa.
d. Calcule um valor de interferência, se apropriado.

64. Um alelo autossômico *N* em seres humanos causa anormalidades nas unhas e patelas (rótulas), denominadas síndrome unha-patela. Considere casamentos nos quais um parceiro apresenta a síndrome unha-patela e o tipo sanguíneo A e o outro parceiro apresenta unhas e patelas normais e tipo sanguíneo O. Essas uniões produzem alguns filhos que apresentam tanto a síndrome unha-patela quanto o tipo sanguíneo A. Presuma que filhos não relacionados desse grupo fenotípico crescem, casam-se entre si e têm filhos. São observados quatro fenótipos, nas porcentagens a seguir, nessa segunda geração:

| Síndrome unha-patela e tipo sanguíneo A | 66% |
|---|---|
| Unhas e patelas normais e tipo sanguíneo O | 16% |
| Unhas e patelas normais e tipo sanguíneo A | 9% |
| Síndrome unha-patela e tipo sanguíneo O | 9% |

Analise totalmente esses dados, explicando as frequências relativas dos quatro fenótipos. (Ver Capítulo 6 para a base genética desses tipos sanguíneos.)

65. Presuma que três pares de alelos sejam observados em *Drosophila*: $x^+$ e $x$, $y^+$ e $y$ e $z^+$ e $z$. Conforme demonstrado pelos símbolos, cada alelo do tipo não selvagem é recessivo em relação ao seu alelo do tipo selvagem. Um cruzamento entre fêmeas heterozigotas nesses três *loci* e machos do tipo selvagem produz prole que apresenta os genótipos a seguir: 1.010 fêmeas $x^+ · y^+ · z^+$, 430 machos $x · y^+ · z$, 441 machos $x^+ · y · z^+$, 39 machos $x · y · z$, 32 machos $x^+ · y^+ · z$, 30 machos $x · y^+ · z^+$, 27 machos $x · y · z^+$, 1 macho $x^+ · y · z$ e 0 macho $x · y^+ · z^+$.

a. Em qual cromossomo de *Drosophila* estão esses genes?
b. Desenhe os cromossomos relevantes na genitora heterozigota, demonstrando o arranjo dos alelos.
c. Calcule as distâncias de mapa entre os genes e o coeficiente de coincidência.

66. Os cinco conjuntos de dados fornecidos na tabela a seguir representam os resultados de cruzamentos-teste com a utilização de genitores com os mesmos alelos, mas em

diferentes combinações. Determine a ordem dos genes por meio da inspeção – ou seja, sem calcular os valores de recombinação. Os fenótipos recessivos estão simbolizados pelas letras minúsculas e os dominantes por sinais +.

| Phenotypes observed in 3-point testcross | Data sets |  |  |  |  |
|---|---|---|---|---|---|
|  | 1 | 2 | 3 | 4 | 5 |
| + + + | 317 | 1 | 30 | 40 | 305 |
| + + c | 58 | 4 | 6 | 232 | 0 |
| + b + | 10 | 31 | 339 | 84 | 28 |
| + b c | 2 | 77 | 137 | 201 | 107 |
| a + + | 0 | 77 | 142 | 194 | 124 |
| a + c | 21 | 31 | 291 | 77 | 30 |
| a b + | 72 | 4 | 3 | 235 | 1 |
| a b c | 203 | 1 | 34 | 46 | 265 |

67. A partir dos dados do fenótipo fornecidos na tabela seguinte para dois cruzamentos-teste de três pontos em relação a (1) *a, b* e *c* e (2) *b, c* e *d*, determine a sequência dos quatro genes, *a, b, c* e *d* e as três distâncias de mapa entre eles. Os fenótipos recessivos estão simbolizados por letras minúsculas e os fenótipos dominantes por +.

| 1 |  | 2 |  |
|---|---|---|---|
| + + + | 669 | b c d | 8 |
| a b + | 139 | b + + | 441 |
| a + + | 3 | b + d | 90 |
| + + c | 121 | + c d | 376 |
| + b c | 2 | + + + | 14 |
| a + c | 2280 | + + d | 153 |
| a b c | 653 | + c + | 65 |
| + b + | 2215 | b c + | 141 |

68. Vulcanos apresentam orelhas pontudas (determinadas pelo alelo *P*), ausência de adrenais (determinada por *A*) e coração do lado direito (determinado por *R*). Todos esses alelos são dominantes em relação aos alelos terráqueos normais: orelhas redondas (*p*), existência de adrenais (*a*) e coração do lado esquerdo (*r*). Os três *loci* são autossômicos e estão ligados conforme demonstrado neste mapa de ligação:

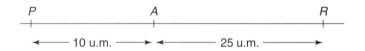

O Sr. Spock, primeiro oficial da nave estelar Enterprise, da série *Jornada nas Estrelas*, tem pai vulcano e mãe terráquea. Se o Sr. Spock se casar com uma terráquea e não houver interferência (genética), qual proporção de seus filhos apresentará:
a. Fenótipos vulcanos em relação às três características?
b. Fenótipos terráqueos em relação às três características?
c. Orelhas e coração vulcanos, mas adrenais terráqueas?
d. Orelhas vulcanas, mas coração e adrenais terráqueos?

69. Em uma determinada planta diploide, os três *loci A, B* e *C* estão ligados como segue:

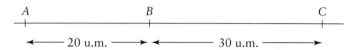

Uma planta está disponível para você (denomine-a planta genitora). Ela apresenta a constituição *A b c/a B C*.
a. Com a suposição de ausência de interferência, se a planta for autofecundada, qual proporção da prole será do genótipo *a b c/a b c*?
b. Novamente, com a suposição de ausência de interferência, se a planta genitora for cruzada com a planta *a b c/a b c*, quais classes genotípicas serão observadas na prole? Quais serão as suas frequências se houver uma prole de 1.000?
c. Repita a parte *b*, dessa vez supondo 20% de interferência entre as regiões.

70. O heredograma a seguir apresenta uma família com dois fenótipos anormais raros: esclera azul (associada à osteogênese imperfeita), representada por um símbolo com bordas pretas, e hemofilia, representada por um centro preto no símbolo. Os membros representados por símbolos completamente pretos apresentam ambos os distúrbios. Os números em alguns símbolos são os números de indivíduos com aqueles tipos.

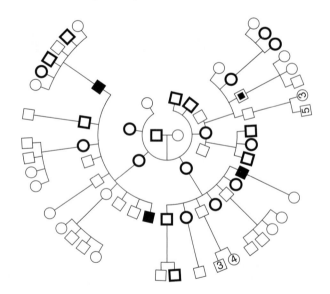

a. Qual padrão de herança é demonstrado por cada condição nesse heredograma?
b. Forneça os genótipos de tantos familiares quanto possível.
c. Existe evidência de ligação?
d. Existe evidência de distribuição independente?
e. Algum dos familiares pode ser considerado recombinante (ou seja, formado a partir de no mínimo um gameta recombinante)?

71. Ambos os genes humanos em relação ao daltonismo e à hemofilia estão no cromossomo X e apresentam uma frequência de recombinação de aproximadamente 10%.

A ligação de um gene patológico com um gene relativamente inofensivo pode ser utilizada para prognóstico genético. Aqui está demonstrada uma parte de um heredograma maior. Os símbolos escuros indicam que os indivíduos apresentam hemofilia e as cruzes indicam daltonismo. Quais informações podem ser fornecidas para as mulheres III-4 e III-5 a respeito da probabilidade de terem filhos com hemofilia?

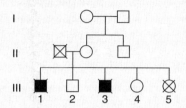

(O Problema 71 é adaptado de J. F. Crow, *Genetics Notes: An Introduction to Genetics. Burgess*, 1983.)

72. Um geneticista que está mapeando os genes *A, B, C, D* e *E* realiza dois cruzamentos-teste de três pontos. O primeiro cruzamento de linhagens puras é:

A/A · B/B · C/C · D/D · E/E × a/a · b/b · C/C · d/d · E/E

O geneticista cruza a $F_1$ com um testador recessivo e classifica a prole pela contribuição gamética da $F_1$:

| | |
|---|---|
| A · B · C · D · E | 316 |
| a · b · C · d · E | 314 |
| A · B · C · d · E | 31 |
| a · b · C · D · E | 39 |
| A · b · C · d · E | 130 |
| a · B · C · D · E | 140 |
| A · b · C · D · E | 17 |
| a · B · C · d · E | 13 |
| | 1.000 |

O segundo cruzamento de linhagens puras é A/A · B/B · C/C · D/D · E/E × a/a · B/B · c/c · D/D · e/e.

O geneticista cruza a $F_1$ desse cruzamento com um testador recessivo e obtém:

| | |
|---|---|
| A · B · C · D · E | 243 |
| a · B · c · D · e | 237 |
| A · B · c · D · e | 62 |
| a · B · C · D · E | 58 |
| A · B · C · D · e | 155 |
| a · B · c · D · E | 165 |
| a · B · C · D · e | 46 |
| A · B · c · D · E | 34 |
| | 1.000 |

O geneticista também sabe que os genes *D* e *E* se distribuem de modo independente.

a. Desenhe um mapa desses genes, demonstrando as distâncias em unidades de mapa sempre que possível.
b. Existe qualquer evidência de interferência?

73. Na planta *Arabidopsis*, os *loci* em relação ao comprimento da vagem (*L* = longa; *l* = curta) e aos pelos do fruto (*H* = piloso; *h* = liso) estão ligados a uma distância de 16 u.m. no mesmo cromossomo. Foram realizados os cruzamentos a seguir:

(i) *L H/L H* × *l h/l h* → $F_1$
(ii) *L h/L h* × *l H/l H* → $F_1$

Se as $F_1$ dos cruzamentos I e II forem cruzadas:
a. Qual proporção da prole espera-se que seja *l h/l h*?
b. Qual proporção da prole espera-se que seja *L h/l h*?

74. No milho (*Zea mays*), o mapa genético de parte do cromossomo 4 é como segue, em que *w, s* e *e* representam alelos mutantes recessivos que afetam a cor e o formato do pólen:

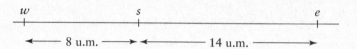

Se o cruzamento a seguir for realizado:

+ + +/+ + + × *w s e*/*w s e*

e a $F_1$ for submetida ao cruzamento-teste com *w s e*/*w s e* e se for presumido que não há interferência nessa região do cromossomo, qual proporção da prole será dos genótipos a seguir?

| | | | | | | | |
|---|---|---|---|---|---|---|---|
| a. | + | + | + | e. | + | + | *e* |
| b. | *w* | *s* | *e* | f. | *w* | *s* | + |
| c. | + | *s* | *e* | g. | *w* | + | *e* |
| d. | *w* | + | + | h. | + | *s* | + |

75. Toda sexta-feira à noite, a estudante de genética Jean Allele, exausta após os estudos, vai ao boliche da reunião de estudantes para relaxar. Entretanto, mesmo lá ela é assombrada por seus estudos de genética. A pista de boliche, um tanto quanto modesta, apresenta apenas quatro bolas de boliche: duas vermelhas e duas azuis. Elas são jogadas contra os pinos e, em seguida, coletadas e devolvidas pela canaleta em ordem aleatória, repousando na parada final. Conforme a noite passa, Jean observa padrões familiares das quatro bolas à medida que elas chegam até o repouso na parada. Compulsivamente, ela conta os diferentes padrões. Que padrões ela visualizou, quais foram as suas frequências e qual é a relevância desse assunto para a genética?

76. Em uma análise de tétrade, o arranjo de ligação dos *loci p* e *q* é como segue:

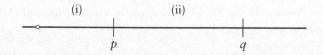

Suponha que:
- Na região i, não há *crossover* em 88% das meioses e há um *crossover* único em 12% das meioses;
- Na região ii, não há *crossover* em 80% das meioses e há um único *crossover* em 20% das meioses; e
- Não há interferência (em outras palavras, a situação em uma região não afeta o que está ocorrendo na outra região).

Que proporções de tétrades serão dos tipos a seguir? (a) $M_I M_I$, DP; (b) $M_I M_I$, DNP; (c) $M_I M_{II}$, T; (d) $M_{II} M_I$, T; (e) $M_{II} M_{II}$, DP; (f) $M_{II} M_{II}$, DNP; (g) $M_{II} M_{II}$, T. (Nota: Aqui, o padrão M escrito primeiramente é aquele que se refere ao *locus p*.) Dica: o modo mais fácil de resolver esse problema é começar pelo cálculo das frequências de ascos com *crossovers* em ambas as regiões, na região i, na região ii e em nenhuma região. Em seguida, determine quais padrões de $M_I$ e $M_{II}$ resultam. (Nota: As informações do Boxe 4.2 são necessárias para esse problema.)

77. Para um experimento com uma levedura haploide, você tem duas culturas diferentes. Cada uma será cultivada em meio mínimo ao qual foi adicionada arginina, mas nenhuma será cultivada apenas em meio mínimo. (O meio mínimo é composto por sais inorgânicos mais açúcar.) Com a utilização dos métodos apropriados, você induz as duas culturas ao cruzamento. As células diploides, em seguida, se dividem por meiose e formam tétrades não ordenadas. Alguns dos ascósporos serão cultivados em meio mínimo. Você classifica um grande número dessas tétrades em relação aos fenótipos ARG$^-$ (necessidade de arginina) e ARG$^+$ (independente de arginina) e registra os dados a seguir:

| Segregação de ARG$^-$:ARG$^+$ | Frequência (%) |
|---|---|
| 4:0 | 40 |
| 3:1 | 20 |
| 2:2 | 40 |

a. Com a utilização de símbolos de sua própria escolha, atribua os genótipos para as duas culturas parentais. Em relação a cada um dos três tipos de segregação, atribua genótipos aos segregantes.
b. Se houver mais de um *locus* controlando a necessidade de arginina, esses *loci* estão ligados?

78. Uma análise molecular de duas linhagens puras $A/A \cdot B/B$ e $a/a \cdot b/b$ demonstrou que a primeira era homozigota em relação a um alelo de RFLP longo (*l*) e que a última, em relação a um alelo curto (*c*). As duas foram cruzadas para formar uma $F_1$, que em seguida foi retrocruzada com a segunda linhagem pura. Uma prole de mil foi classificada desta maneira:

| | | | |
|---|---|---|---|
| *Aa BB cc* | 9 | *Aa bb cc* | 43 |
| *Aa Bb lc* | 362 | *Aa bb lc* | 93 |
| *aa bb lc* | 11 | *aa Bb lc* | 37 |
| *aa bb cc* | 358 | *aa Bb cc* | 87 |

a. O que esses resultados nos informam a respeito de ligações?
b. Desenhe um mapa, se apropriado.
c. Incorpore os fragmentos de RFLP em seu mapa.

### GENÉTICA E SOCIEDADE

O mapeamento dos cromossomos humanos por meio da análise de frequências de recombinação entre os marcadores fenotípicos foi de sucesso apenas limitado. Quais poderiam ser algumas das possíveis razões para isso?

# Interação Gênica

**CAPÍTULO 5**

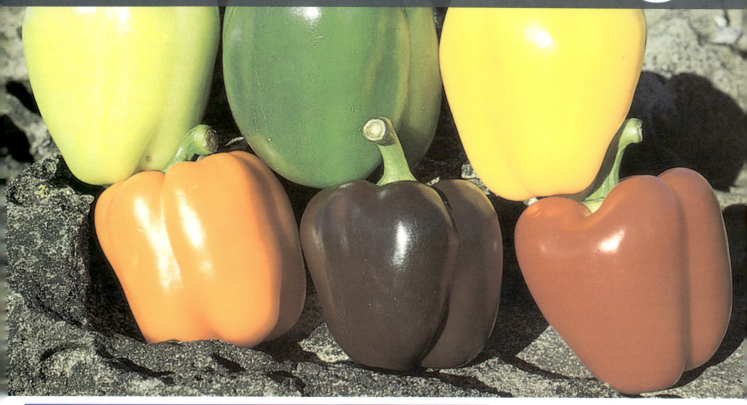

## Visão geral do capítulo e objetivos de aprendizagem

**5.1 Interações de alelos de um único gene: variações de dominância, 148**

- **OA 5.1** Distinguir entre os vários tipos de dominância com base nos fenótipos de heterozigotos.
- **OA 5.2** Reconhecer proporções fenotípicas que indicam a presença de um alelo letal.
- **OA 5.3** Fornecer algumas razões possíveis pelas quais a penetrância incompleta e a expressividade variável podem ocorrer em uma população de indivíduos com genótipos idênticos em um *locus* em estudo.

**5.2 Interação dos genes nas vias, 155**

- **OA 5.4** Descrever as hipóteses propostas para explicar os vários tipos de interação gênica a nível molecular.

**5.3 Inferência de interações gênicas, 158**

- **OA 5.5** Determinar se duas mutações estão no mesmo gene ou em genes diferentes, usando proporções da prole ou testes de complementação.
- **OA 5.6** Inferir como dois genes podem estar interagindo, com base em proporções mendelianas modificadas.
- **OA 5.7** Para casos conhecidos de interação gênica, prever as proporções da prole em cruzamentos.

As cores dos pimentões são determinadas pela interação de diversos genes. Um alelo *Y* promove a eliminação precoce da clorofila (um pigmento verde), enquanto um *y* não promove. O alelo *R* determina o pigmento carotenoide vermelho e *r* determina o amarelo. Os alelos *c1* e *c2* de dois genes diferentes regulam negativamente, ou seja, diminuem as quantidades de carotenoides, causando as tonalidades mais claras. Laranja é vermelho diminuído, marrom é verde mais vermelho, e amarelo-claro é produto da regulação negativa de amarelo. [*Anthony Griffiths.*]

**Parte 1** Princípios Fundamentais na Genética de Transmissão

**Objetivo do capítulo**

Refletindo o fato de que milhares de genes no genoma claramente devem interagir a nível celular, observam-se muitos genes interagindo a nível fenotípico, o que resulta em proporções de herança modificadas. Nosso principal objetivo neste capítulo é catalogar os padrões de herança que revelam vários tipos de interação gênica.

Até agora, este livro tem procurado demonstrar como os geneticistas identificam um gene que afeta alguma propriedade biológica de interesse. Observamos como as abordagens da genética direta podem ser utilizadas para identificar genes individuais. O pesquisador começa com um conjunto de mutantes e, em seguida, cruza cada um dos mutantes com o tipo selvagem para verificar se o mutante demonstra herança monogênica. Os dados cumulativos de um referido programa de pesquisa revelariam um conjunto de genes no qual todos apresentam papéis no desenvolvimento da propriedade em investigação. Em alguns casos, o pesquisador pode ser capaz de identificar funções bioquímicas específicas em relação a muitos dos genes por meio da comparação das sequências gênicas com aquelas de outros organismos. A próxima etapa, que é um desafio maior, é deduzir como os genes em conjunto interagem para influenciar o fenótipo.

Como se deduzem as interações gênicas subjacentes a uma propriedade? Uma abordagem molecular é analisar as interações proteicas diretamente *in vitro* por meio da utilização de uma proteína como "isca" e observar quais outras proteínas celulares se unem a ela. As proteínas que se ligarem à isca são candidatas à interação na célula viva. Outra abordagem molecular é analisar transcritos de mRNA. Os genes que colaboram em algum processo específico do desenvolvimento podem ser definidos por meio do conjunto de transcritos de RNA, presentes quando aquele processo está ocorrendo, um tipo de análise atualmente realizada com uma técnica chamada RNA-*seq*, como veremos no Capítulo 14. Por fim, as interações gênicas e sua significância na modelagem do fenótipo podem ser deduzidas por meio da *análise genética*, que é o foco deste capítulo.

As interações gênicas podem ser classificadas de modo geral em duas categorias. A primeira consiste em interações entre os alelos de um único gene (um único *locus*). Esses tipos de interações podem ser considerados, *grosso modo*, variações de dominância. Nos capítulos anteriores, tratamos da dominância total e da recessividade total, mas, como veremos neste capítulo, existem outros tipos de dominância, cada uma com a sua própria biologia celular subjacente. Embora essa informação não aborde a variedade de genes que afetam uma função, é possível descobrir muito sobre o papel de um gene ao considerar as interações alélicas. A segunda categoria consiste em interações entre dois ou mais *loci*. Essas interações revelam o número e os tipos de genes no programa geral subjacente a uma função biológica em particular.

Existem milhares de diferentes modos de alterar a sequência de um gene, cada um produzindo um alelo mutante, embora apenas alguns desses alelos mutantes apareçam em uma população real. Os alelos mutantes conhecidos de um gene e seu alelo do tipo selvagem são denominados **alelos múltiplos** ou **série alélica**.

Um dos testes realizados de modo rotineiro a respeito de um novo alelo mutante é verificar se ele é dominante ou recessivo. Informações básicas sobre a dominância e a recessividade são úteis para trabalhar com a nova mutação e podem ser uma fonte de percepções sobre o modo como o gene funciona, conforme veremos nos exemplos. A dominância é uma manifestação de como *os alelos de um gene único* interagem em um heterozigoto. Em qualquer experimento, os alelos que interagem podem ser alelos do tipo selvagem e mutantes ($+/m$) ou dois alelos mutantes diferentes ($m_1/m_2$). Foram descobertos variados tipos de dominância, cada um deles representando um tipo diferente de interação entre um par de alelos.

## Dominância completa e recessividade

O tipo mais simples de dominância é a **dominância total**, ou **dominância completa**, discutida no Capítulo 2. Um alelo totalmente dominante será expresso no fenótipo quando apenas uma cópia estiver presente, como em um heterozigoto, enquanto o alelo alternativo será totalmente recessivo. Na dominância completa, não é possível distinguir o homozigoto dominante do heterozigoto; ou seja, no nível fenotípico, o genótipo *A/A* não pode ser distinguido do genótipo *A/a*. Conforme mencionado naquele capítulo, os alelos que resultam na fenilcetonúria (PKU) e em muitas outras doenças humanas monogênicas são totalmente recessivos, enquanto seus alelos do tipo selvagem são dominantes. Outras doenças monogênicas, tais como a acondroplasia, resultam de alelos totalmente dominantes, enquanto, nesses casos, o alelo do tipo selvagem é recessivo. Como essas relações de dominância podem ser interpretadas no nível celular?

A doença PKU é um bom modelo geral em relação às mutações recessivas. Como visto no Capítulo 2, a PKU é causada por um alelo defeituoso do gene que codifica a enzima fenilalanina hidroxilase (PAH). Na ausência da PAH normal, a fenilalanina que entra no corpo pelo alimento não é degradada e, portanto, acumula-se. Nessas condições, a fenilalanina é convertida em ácido fenilpirúvico, que é transportado até o cérebro por meio da corrente sanguínea e, ali, impede o desenvolvimento normal, levando a deficiências intelectuais. O motivo de o alelo defeituoso ser recessivo é que apenas uma cópia do alelo *P* do tipo selvagem produz PAH suficiente para degradar a fenilalanina que entra no corpo. Uma "dose" da proteína PAH funcional, produzida por um alelo *P*, resulta no fenótipo do tipo selvagem. Portanto, diz-se que o alelo do tipo selvagem PAH é *haplossuficiente*. *Haplo* significa uma dose haploide (única) e *suficiente* faz referência à capacidade de aquela dose única produzir o fenótipo do tipo selvagem. Portanto, ambos *P/P* (duas doses) e *P/p* (uma dose) apresentam atividade de PAH suficiente para resultar na bioquímica celular normal. Pessoas com *p/p* apresentam zero dose de atividade de PAH. A **Figura 5.1** ilustra esse conceito geral.

## 5.1 Interações de alelos de um único gene: variações de dominância

**OA 5.1** Distinguir entre os vários tipos de dominância com base nos fenótipos de heterozigotos.

**OA 5.2** Reconhecer proporções fenotípicas que indicam a presença de um alelo letal.

**OA 5.3** Fornecer algumas razões possíveis pelas quais a penetrância incompleta e a expressividade variável podem ocorrer em uma população de indivíduos com genótipos idênticos em um *locus* em estudo.

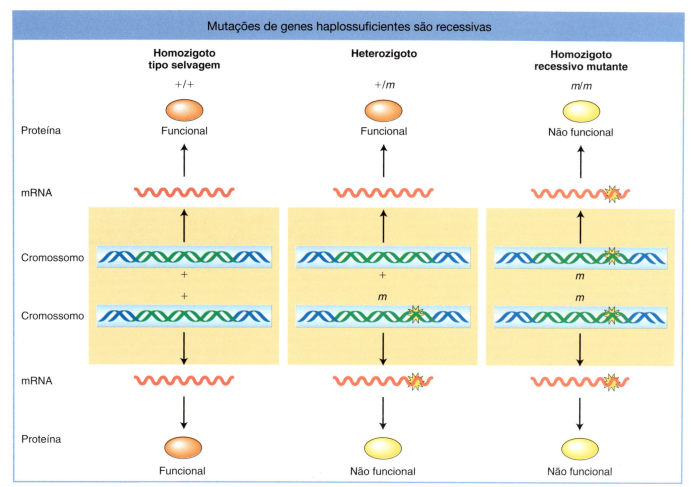

**Figura 5.1** No heterozigoto, embora a cópia mutada do gene produza uma proteína não funcional, a cópia do tipo selvagem gera proteína funcional suficiente para produzir o fenótipo do tipo selvagem.

Como explicar as mutações totalmente dominantes? Há diversos mecanismos moleculares para dominância. Um deles, encontrado com frequência, é a haploinsuficiência. Quando o alelo do tipo selvagem de um gene é *haploinsuficiente*, uma dose do tipo selvagem *não* é suficiente para alcançar níveis de função normais. Presuma que 16 unidades do produto de um gene sejam necessárias para a bioquímica normal e que cada alelo do tipo selvagem consiga produzir 10 unidades. Dois alelos do tipo selvagem produzirão 20 unidades do produto, bem mais que o mínimo. Mas considere o que ocorre se uma das mutações é uma **mutação nula**, que produz uma proteína não funcional (ou nenhuma proteína). Uma mutação nula em combinação com um único alelo do tipo selvagem produziria 10 + 0 = 10 unidades, bem menos que o mínimo. Portanto, o heterozigoto (tipo selvagem/nulo) é mutante, e a mutação é, por definição, dominante. Em camundongos, o gene *Tbx1* é haploinsuficiente. Esse gene codifica uma proteína reguladora de transcrição (um *fator de transcrição*) que atua nos genes responsáveis pelo desenvolvimento da faringe. Um nocaute de um dos alelos do tipo selvagem resulta em uma concentração inadequada da proteína reguladora, que, por sua vez, resulta em defeitos no desenvolvimento das artérias faríngeas. Acredita-se que a mesma haploinsuficiência seja responsável pela síndrome de DiGeorge em seres humanos, uma condição com anormalidades cardiovasculares e craniofaciais.

Outro tipo importante de mutação dominante é denominado **dominante negativo**. Polipeptídios com esse tipo de mutação atuam como "sabotador" ou "trapaceiros". Em alguns casos, o produto do gene é uma unidade de uma proteína *homodimérica*, composta por duas unidades do mesmo tipo. No heterozigoto (+/M), o polipeptídio mutante se liga ao polipeptídio do tipo selvagem e atua como um sabotador ao distorcê-lo ou ao interferir de outro modo em sua função. O mesmo tipo de estrago também pode impedir o funcionamento de um *heterodímero* composto por polipeptídios de diferentes genes. Em outros casos, o produto gênico é um monômero e, nessas situações, o mutante se liga ao substrato e atua como um sabotador ao dificultar a ligação da proteína do tipo selvagem ao substrato.

Um exemplo de mutações que podem atuar como dominantes negativas é observado no gene da proteína colágeno. Algumas mutações nesse gene dão origem ao fenótipo humano osteogênese imperfeita (doença dos ossos quebradiços). O colágeno é uma proteína do tecido conjuntivo formada por três monômeros entrelaçados (um trímero). No heterozigoto mutante, a proteína anormal enrola-se ao redor de uma ou duas normais e distorce o trímero, levando ao mau funcionamento. Desse modo, o colágeno defeituoso atua como um sabotador. A diferença entre a haploinsuficiência e a ação de um dominante negativo como causas da dominância de uma mutação está ilustrada na **Figura 5.2**.

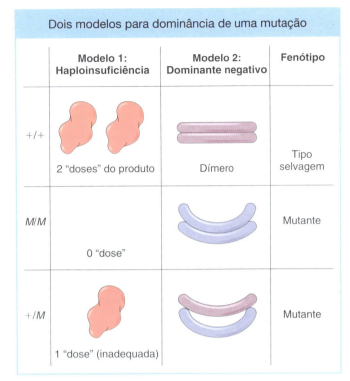

**Figura 5.2** Uma mutação pode ser dominante porque um único gene do tipo selvagem não produz produto proteico suficiente para a função adequada (*esquerda*), ou porque o alelo mutante atua como um dominante negativo que produz um produto proteico "espoliador" (*direita*).

**CONCEITO-CHAVE** Para a maioria dos genes, uma única cópia do tipo selvagem é satisfatória para a expressão completa (tais genes são haplossuficientes) e suas mutações nulas são totalmente recessivas. Mutações nocivas de genes haploinsuficientes são normalmente dominantes. Mutações em genes que codificam unidades em homo ou heterodímeros podem se comportar como negativas dominantes, agindo por meio de proteínas "espoliadoras" (*spoilers*).

## Dominância incompleta

*Antirrhinums* são uma das espécies de plantas favoritas para análise genética. Quando uma linhagem de flor boca-de-leão do tipo selvagem pura de pétalas vermelhas é cruzada com uma linhagem pura de pétalas brancas, a $F_1$ apresenta pétalas rosa. Se uma $F_2$ for produzida por meio de autofecundação da $F_1$, o resultado é:

- 1/4 das plantas apresenta pétalas vermelhas
- 1/2 das plantas apresenta pétalas rosa
- 1/4 das plantas apresenta pétalas brancas

A **Figura 5.3** demonstra esses fenótipos. A partir dessa proporção de 1:2:1 na $F_2$, podemos deduzir que o padrão de herança tem por base dois alelos de um gene único. Entretanto, os heterozigotos (a $F_1$ e metade da $F_2$) são de fenótipo intermediário. Ao inventar símbolos alélicos, podemos listar os genótipos das flores desse experimento como $c^+/c^+$ (vermelho), $c/c$ (branco) e $c^+/c$ (rosa). A ocorrência do fenótipo intermediário sugere uma **dominância incompleta**, termo utilizado para descrever o caso geral no qual o fenótipo de um heterozigoto é intermediário entre aqueles dos dois homozigotos, em alguma escala de medição quantitativa.

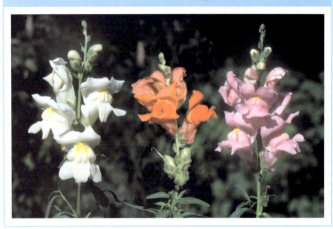

**Figura 5.3** Em bocas-de-leão, um heterozigoto é rosa, intermediário entre dois homozigotos, o vermelho e o branco. O heterozigoto rosa demonstra dominância incompleta. [*John Kaprielian/Science Source.*]

Como se explica a dominância incompleta no nível molecular? Na dominância incompleta, cada alelo do tipo selvagem, em geral, produz uma dose estabelecida de seu produto proteico. O número de doses de um alelo do tipo selvagem determina a concentração de uma substância química produzida pela proteína, tal como um pigmento. Na boca-de-leão, duas doses ($c^+/c^+$) produzem a maior parte das cópias do transcrito, produzindo, assim, maior quantidade de proteína e, portanto, maior quantidade de pigmento, suficiente para tornar as pétalas das flores vermelhas. Já uma dose ($c^+/c$) produz menos pigmento, tornando as pétalas cor-de-rosa, e, no caso de dose zero ($c/c$), ela não produz pigmento.

## Codominância

Outra variação sobre o tema da dominância é a **codominância**, a expressão de ambos os alelos de um heterozigoto. Um exemplo claro é observado nos grupos sanguíneos humanos ABO, em que existe codominância de alelos de antígenos. Os grupos sanguíneos ABO são determinados por três alelos de um gene. Esses três alelos interagem de diversos modos para produzir os quatro tipos sanguíneos do sistema ABO. Os três alelos mais importantes são $i$, $I^A$ e $I^B$, mas uma pessoa pode apresentar apenas dois dos três alelos ou duas cópias de um deles. As combinações em pares resultam em seis genótipos diferentes: três homozigotos e três tipos diferentes de heterozigotos, como a seguir.

| Genótipo | Tipo sanguíneo |
|---|---|
| $I^A/I^A$, $I^A/i$ | A |
| $I^B/I^B$, $I^B/i$ | B |
| $I^A/I^B$ | AB |
| $i/i$ | O |

Nessa série alélica, os alelos determinam a presença e o tipo de uma molécula de açúcar complexa presente sobre a superfície dos eritrócitos. Essa molécula de açúcar é um antígeno, uma molécula de superfície celular que pode ser reconhecida pelo sistema imune. Os alelos $I^A$ e $I^B$ determinam dois tipos diferentes dessa molécula de superfície celular. Entretanto, o alelo $i$ resulta na ausência de uma molécula de superfície celular desse tipo (é um alelo nulo). Nos genótipos $I^A/i$ e $I^B/i$, os alelos $I^A$ e $I^B$ são totalmente dominantes em relação a $i$. Entretanto, no genótipo $I^A/I^B$, cada um dos alelos produz seu próprio tipo de molécula de superfície celular e, assim, os alelos A e B são codominantes.

A doença humana anemia falciforme ilustra os modos um tanto quanto arbitrários pelos quais classificamos a dominância. O gene em questão codifica a molécula hemoglobina, que é responsável pelo transporte de oxigênio nos vasos sanguíneos e é o principal constituinte dos eritrócitos. Existem dois alelos principais, $Hb^A$ e $Hb^S$ e os três genótipos possíveis apresentam fenótipos diferentes:

- $Hb^A/Hb^A$: normal; os eritrócitos nunca se tornam falciformes
- $Hb^S/Hb^S$: anemia grave, com frequência fatal; a hemoglobina anormal faz com que os eritrócitos apresentem um formato falciforme
- $Hb^A/Hb^S$: sem anemia; os eritrócitos se tornam falciformes apenas sob baixas concentrações de oxigênio

A **Figura 5.4** demonstra uma micrografia eletrônica de hemácias, incluído algumas hemácias falciformes. Em relação à presença ou à ausência de anemia, o alelo $Hb^A$ é dominante. No heterozigoto, um único alelo $Hb^A$ produz hemoglobina funcional suficiente para prevenir a anemia. Em relação ao formato da hemácia, entretanto, existe dominância incompleta, conforme demonstrado pelo fato que, no heterozigoto, muitas das células apresentam um formato discretamente falciforme. Finalmente, em relação à própria hemoglobina, existe codominância. Os alelos $Hb^A$ e $Hb^S$ codificam dois diferentes tipos de hemoglobina, que diferem em um único aminoácido, e ambos os tipos são sintetizados no heterozigoto. Os tipos A e S da hemoglobina podem ser separados por meio de eletroforese, uma vez que apresentam cargas elétricas diferentes (**Figura 5.5**).

Observamos que pessoas homozigotas $Hb^A/Hb^A$ apresentam um tipo de hemoglobina (A) e pessoas anêmicas apresentam outro (tipo S), que se movimenta mais lentamente no campo elétrico. Os heterozigotos apresentam ambos os tipos, A e S. Em outras palavras, existe codominância no nível molecular. A fascinante genética de populações dos alelos $Hb^A$ e $Hb^S$ será considerada no Capítulo 20.

A anemia falciforme ilustra a arbitrariedade dos termos *dominância*, *dominância incompleta* e *codominância*. O tipo de dominância inferido depende do nível fenotípico no qual o ensaio é realizado – do organismo, da célula ou da molécula. De fato, deve-se ter cautela com muitas das categorias que os cientistas utilizam para classificar as estruturas e os processos; essas categorias são planejadas por seres humanos para a conveniência da análise.

**CONCEITO-CHAVE** Em geral, três tipos principais de dominância podem ser distinguidos: dominância total, dominância incompleta e codominância. O tipo de dominância é determinado pelas funções moleculares dos alelos de um gene e pelo nível investigativo da análise.

As folhas de trevos demonstram diversas variações sobre o tema da dominância. Trevo é o nome comum de plantas do gênero *Trifolium*, que conta com muitas espécies. Algumas são nativas da América do Norte, enquanto outras lá crescem como sementes introduzidas. Foram realizadas muitas pesquisas genéticas com o trevo branco, que demonstra variação considerável entre plantas individuais no curioso padrão em V, ou divisas, das folhas. Os diferentes tipos de divisas (e a ausência de divisas) são determinados por uma série de sete alelos, conforme observado na **Figura 5.6**, que demonstra os muitos tipos diferentes de possíveis interações em relação a até mesmo um alelo. Na maior parte dos casos práticos, muitos alelos de um gene podem ser observados juntos em uma população, constituindo uma série alélica. Os fenótipos demonstrados pelas combinações alélicas são muitos e variados, refletindo a natureza relativa da

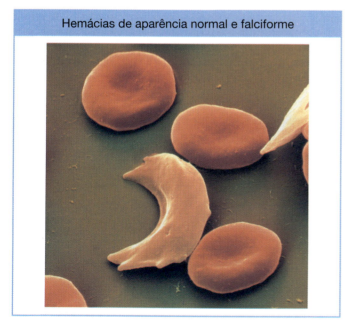

**Figura 5.4** A hemácia falciforme é causada por uma mutação no gene da hemoglobina. [*Eye of Science/Science Source.*]

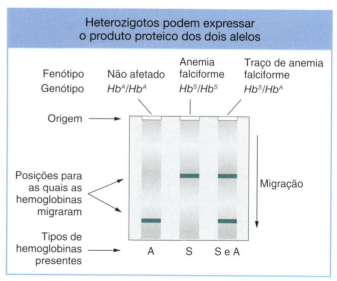

**Figura 5.5** A eletroforese de hemoglobinas normal e mutante. Estão demonstrados os resultados produzidos pela hemoglobina de uma pessoa com traço falciforme (um heterozigoto), uma pessoa com anemia falciforme e uma pessoa normal. As manchas demonstram as posições para as quais as hemoglobinas migram no gel de amido.

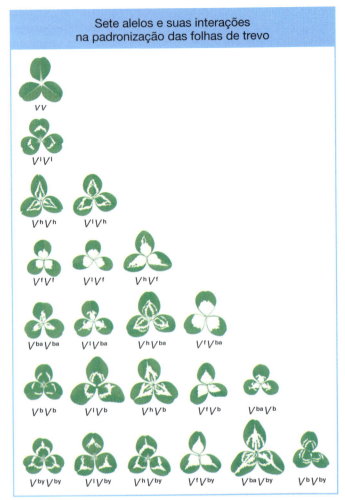

**Figura 5.6** Alelos múltiplos determinam o padrão de divisas nas folhas do trevo branco. O genótipo de cada planta está demonstrado abaixo dela. Existe uma variedade de interações de dominância. [*Pesquisa por W. Ellis Davies.*]

dominância: um alelo pode demonstrar dominância com um parceiro, mas não com outro. Portanto, a complexidade ilustrada pelo sistema do tipo sanguíneo ABO é pequena em comparação àquela em um caso tal como as divisas do trevo.

**CONCEITO-CHAVE** Um gene pode adotar muitas formas chamadas alelos, cada uma causada por várias mutações da sequência do DNA. Alguns alelos mutantes têm impacto fenotípico, outros não.

## Alelos recessivos letais

Um alelo que é capaz de causar a morte de um organismo é denominado **alelo letal**. Na caracterização de um conjunto de alelos mutantes recentemente descobertos, por vezes observa-se que uma mutação recessiva é letal. Essa informação é potencialmente útil, no sentido em que demonstra que o gene recentemente descoberto (de função ainda desconhecida) é essencial para a operação do organismo. **Genes essenciais** são aqueles sem os quais um organismo morre. (Um exemplo de um gene essencial poderia ser um gene ribossômico, sem o qual nenhuma proteína seria produzida.) De fato, com a utilização da tecnologia moderna do DNA, um alelo mutante nulo de um gene de interesse pode agora ser produzido intencionalmente e transformado em homozigoto para verificar sua letalidade e sob quais condições ambientais. Os alelos letais também são úteis na determinação do estágio de desenvolvimento no qual o gene normalmente atua. Nesse caso, os geneticistas observam se a morte em virtude de um alelo mutante letal ocorre precoce ou tardiamente no desenvolvimento de um zigoto. O fenótipo associado à morte também pode ser informativo em relação à função do gene; por exemplo, se um determinado órgão aparenta ser anormal, o gene provavelmente será expresso naquele órgão.

Qual é o teste diagnóstico em relação à letalidade? O teste é bem ilustrado por um dos exemplos prototípicos de um alelo letal, um alelo de cor de pelagem em camundongos (ver Organismo-modelo, adiante). Camundongos do tipo selvagem normais apresentam pelagem com pigmentação geral um tanto escura. Uma mutação denominada *amarela* (uma cor de pelagem mais clara) demonstra um padrão de herança curioso. Se qualquer camundongo amarelo for cruzado com um camundongo do tipo selvagem homozigoto, sempre é observada uma proporção de 1:1 de camundongos amarelos e do tipo selvagem na prole. Esse resultado sugere que um camundongo amarelo é sempre heterozigoto em relação ao alelo amarelo e que o alelo amarelo é dominante sobre o tipo selvagem. Entretanto, se dois camundongos amarelos forem cruzados entre si, o resultado é sempre:

amarelo × amarelo → 2/3, amarelos, 1/3 do tipo selvagem

A **Figura 5.7** demonstra uma ninhada típica a partir de um cruzamento entre camundongos amarelos.

Como a proporção de 2:1 pode ser explicada? Os resultados fazem sentido se for presumido que o alelo amarelo é letal quando homozigoto. Sabe-se que o alelo amarelo é de um gene de cor de pelagem denominado *A*. Vamos denominá-lo $A^Y$. Portanto, os resultados do cruzamento de dois camundongos amarelos são:

$$A^Y/A \times A^Y/A$$

| Prole | | |
|---|---|---|
| | ¼ $A^Y/A^Y$ | letal |
| | ½ $A^Y/A$ | amarelo |
| | ¼ $A/A$ | tipo selvagem |

A proporção mono-híbrida esperada de 1:2:1 seria observada entre os zigotos, mas é alterada para uma proporção de 2:1 na prole realmente observada no nascimento, tendo em vista que os zigotos com um genótipo $A^Y/A^Y$ letal não sobrevivem para ser contados. Essa hipótese é sustentada pela remoção dos úteros de fêmeas prenhes do cruzamento amarelo × amarelo; observa-se que um quarto dos embriões está morto.

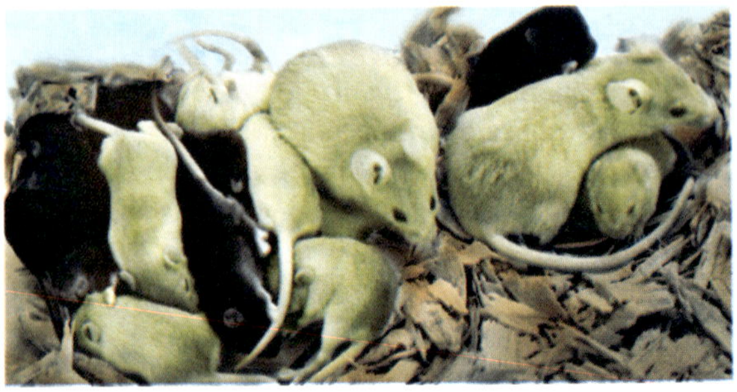

**Figura 5.7** Ninhada de um cruzamento entre dois camundongos heterozigotos em relação ao alelo dominante de cor de pelagem amarela. O alelo é letal em dose dupla. Nem toda a prole é visível. [*Anthony Griffiths.*]

## ORGANISMO-MODELO  *Mus musculus*

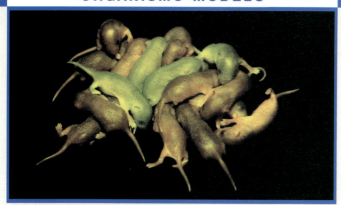

Camundongos geneticamente modificados em verde fluorescente. A proteína do gene de água-viva para verde fluorescente foi inserida nos cromossomos do camundongo brilhante. Os outros camundongos são normais. [*Eye of Science/Science Source.*]

O camundongo de laboratório é descendente do camundongo doméstico *Mus musculus*. As linhagens puras atualmente utilizadas como padrões são derivadas dos camundongos criados nos séculos anteriores por "apreciadores" dos animais. Entre os organismos-modelo, é aquele cujo genoma se assemelha de modo mais próximo ao genoma humano. Seu número diploide de cromossomos é 40 (em comparação com 46 em seres humanos) e o genoma é ligeiramente menor do que aquele dos seres humanos (o genoma humano sendo de 3.000 Mb), e contém aproximadamente o mesmo número de genes (estimativa atual de 25.000). Além disso, todos os genes de camundongos aparentam ter correspondentes nos seres humanos. Uma grande proporção de genes está disposta em blocos exatamente nas mesmas posições daquelas dos seres humanos.

As pesquisas sobre a genética mendeliana de camundongos tiveram início no começo do século XX. Uma das contribuições iniciais mais importantes foi a elucidação dos genes que controlam a cor e o padrão da pelagem. O controle genético da pelagem dos camundongos proporcionou um modelo para todos os mamíferos, incluindo gatos, cães, cavalos e gado. Também se realizou uma grande quantidade de trabalhos sobre mutações induzidas por radiação e substâncias químicas. A genética desses animais tem sido de grande significância na medicina. Uma grande proporção de doenças genéticas humanas apresenta, em camundongos, correspondentes úteis para estudos experimentais (denominados "modelos em camundongo"). O camundongo foi muito importante no desenvolvimento da nossa atual compreensão sobre o papel dos genes no câncer.

O genoma do camundongo pode ser modificado por meio da inserção de fragmentos específicos de DNA em um óvulo fertilizado ou em células somáticas. Os camundongos na fotografia receberam um gene de água-viva para a proteína verde fluorescente (GFP; do inglês, *green fluorescent protein*), que faz com que eles brilhem em verde sob luzes especiais. Também são possíveis nocautes e substituições de genes.

Uma limitação importante da genética de camundongos é o seu custo. Enquanto o trabalho com um milhão de *E. coli* ou *S. cerevisiae* é uma questão trivial, o trabalho com um milhão de camundongos requer uma edificação do tamanho de uma fábrica. Além disso, embora os camundongos reproduzam-se rapidamente (em comparação com os seres humanos), eles não conseguem competir com os microrganismos em função da velocidade do ciclo de vida desses seres. Portanto, as seleções e as triagens em grande escala necessárias para detectar eventos genéticos raros não são possíveis.

---

O alelo $A^Y$ produz efeitos sobre duas características: cor da pelagem e sobrevivência. Em geral, o termo **pleiotrópico** é utilizado em relação a qualquer alelo que afete diversas propriedades de um organismo.

O fenótipo sem cauda em gatos manx (**Figura 5.8**) também é produzido por um alelo que é letal no estado homozigoto. Uma dose única do alelo manx, $M^L$, interfere substancialmente no desenvolvimento da coluna vertebral, resultando na ausência de cauda no heterozigoto $M^L/M$. Mas no homozigoto $M^L/M^L$, a dose dupla do gene produz uma anormalidade tão extrema no desenvolvimento da coluna que o embrião não sobrevive.

**CONCEITO-CHAVE** Alguns alelos mutantes são letais; isto é, eles podem resultar na morte do organismo. A letalidade é, com mais frequência, recessiva.

Os alelos *amarelo* e $M^L$ apresentam seus próprios fenótipos em um heterozigoto, mas a maioria dos alelos recessivos letais é silenciosa no heterozigoto. Em tal situação, a letalidade recessiva é diagnosticada por meio da observação da morte de 25% da prole em algum estágio do desenvolvimento.

Ser um alelo letal ou não depende com frequência do ambiente no qual o organismo se desenvolve. Enquanto determinados alelos são letais em quase qualquer ambiente, outros são viáveis

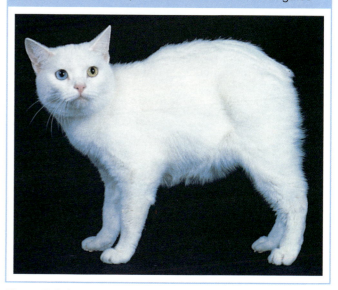

Ausência de cauda, um alelo recessivo letal em gatos

**Figura 5.8** Gato manx. Um alelo dominante que causa a ausência da cauda é letal no estado homozigoto. O fenótipo de duas cores dos olhos não está relacionado à ausência da cauda. [*Gerard Lacz/NHPA/Photoshot.*]

em um ambiente, mas letais em outros. Doenças hereditárias humanas oferecem alguns exemplos. A fibrose cística e a anemia falciforme são doenças que seriam letais sem tratamento. Além disso, muitos dos alelos favorecidos e selecionados por criadores de animais e cultivadores de plantas quase certamente seriam eliminados na natureza como um resultado da competição com os membros da população natural. As variedades mutantes de grãos anões, que têm alta produção, fornecem bons exemplos; apenas o cultivo cuidadoso por parte dos fazendeiros tem mantido tais alelos para o nosso benefício.

É comum que geneticistas encontrem situações nas quais as proporções fenotípicas esperadas são consistentemente desvirtuadas em uma direção em virtude de um alelo mutante reduzir a viabilidade. Por exemplo, no cruzamento $A/a \times a/a$, prevemos uma proporção de prole de 50% $A/a$ e 50% $a/a$, mas é possível observar consistentemente uma proporção tal como 55%:45% ou 60%:40%. Em casos como esse, diz-se que o alelo recessivo é *subletal*, tendo em vista que a letalidade é expressa em apenas alguns, mas não em todos, os indivíduos homozigotos. Portanto, a letalidade pode variar de 0 a 100%, dependendo do próprio gene, do restante do genoma e do ambiente.

Observamos que os alelos letais são úteis para diagnosticar o momento em que um gene atua e a natureza do defeito fenotípico que mata. Entretanto, a manutenção de estoques que contêm alelos letais para uso laboratorial é um desafio. Em diploides, os alelos letais recessivos podem ser mantidos como heterozigotos. Em haploides, alelos letais sensíveis ao calor são úteis. Eles são membros de uma classe geral de **mutações sensíveis à temperatura** (st). Seu fenótipo é do tipo selvagem na **temperatura permissiva** (com frequência, a temperatura ambiente), mas mutante em alguma **temperatura restritiva** mais alta. Acredita-se que os alelos sensíveis à temperatura sejam causados por mutações que tornam a proteína propensa à torção ou ao dobramento do seu formato até uma conformação inativa na temperatura restritiva. Estoques para pesquisas podem ser facilmente mantidos sob condições permissivas, e o fenótipo mutante pode ser analisado em um subconjunto de indivíduos por meio de uma mudança para as condições restritivas. Em diploides, mutações letais dominantes sensíveis à temperatura também são úteis. Esse tipo de mutação é expressa até mesmo quando presente em uma dose única, mas apenas quando o experimentador muda o organismo para a temperatura restritiva.

Alelos nulos para genes identificados por sequenciamento genômico podem ser obtidos por meio da utilização de uma diversidade de procedimentos de "genética reversa" que nocauteiam especificamente a função daquele gene. Esses serão descritos no Capítulo 14.

**CONCEITO-CHAVE** Para verificar se um gene é essencial, um alelo nulo é testado para letalidade.

## Penetrância e expressividade

Na análise da herança monogênica, existe uma tendência natural de escolher mutantes que produzem proporções mendelianas claras. Em tais casos, podemos utilizar o fenótipo para distinguir os genótipos mutantes e do tipo selvagem com quase 100% de certeza. Nesses casos, dizemos que a mutação é 100% *penetrante* no fenótipo. Porém, muitas mutações demonstram penetrância *incompleta*: ou seja, nem todos os indivíduos com o genótipo expressam o fenótipo correspondente. Portanto, a **penetrância** é definida como a porcentagem de *indivíduos* com um determinado alelo que exibem o fenótipo associado a ele.

Por que um organismo apresentaria um determinado genótipo e ainda assim não expressaria o fenótipo correspondente? Existem diversos motivos possíveis:

1. *A influência do ambiente.* Indivíduos com o mesmo genótipo podem demonstrar uma diversidade de fenótipos, dependendo do ambiente. A variação dos fenótipos em relação aos indivíduos mutantes e do tipo selvagem pode se sobrepor: o fenótipo de um indivíduo mutante que cresceu em um conjunto de circunstâncias pode corresponder ao fenótipo de um indivíduo do tipo selvagem que cresceu em um conjunto de circunstâncias diferente. Se essa correspondência ocorrer, não é possível distinguir o mutante do tipo selvagem.

2. *A influência de interação com outros genes.* Modificadores não caracterizados, genes epistáticos ou supressores no restante do genoma (todos discutidos brevemente) podem atuar para prevenir a expressão do fenótipo típico.

3. *A sutileza do fenótipo mutante.* Os efeitos sutis ocasionados pela ausência de uma função gênica podem ser difíceis de mensurar em uma situação de laboratório.

Um exemplo típico da penetrância incompleta está demonstrado na **Figura 5.9**. Nesse heredograma humano, observamos um fenótipo herdado normalmente de modo dominante desaparecendo na segunda geração, apenas para reaparecer na próxima.

Outra medida para descrever a variação da expressão fenotípica é denominada **expressividade**. A expressividade mede o grau no qual um determinado alelo é expresso no nível fenotípico; ou seja, a expressividade mede a intensidade do fenótipo. Por exemplo, animais "marrons" (genótipo $b/b$) de diferentes estoques podem demonstrar intensidades muito diferentes do pigmento marrom, do claro até o escuro. Em relação à penetrância, a expressividade variável pode ocorrer em virtude da variação na constituição alélica do restante do genoma ou de fatores ambientais. A **Figura 5.10** ilustra a distinção entre penetrância e expressividade. Um exemplo de expressividade variável em cães é observado na **Figura 5.11**.

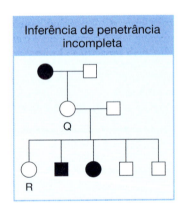

**Figura 5.9** Nesse heredograma humano de um alelo dominante que não é totalmente penetrante, a pessoa Q não demonstra o fenótipo, mas transmitiu o alelo dominante para pelo menos dois descendentes. Tendo em vista que o alelo não é totalmente penetrante, o restante da prole (p. ex., R) pode ter herdado o alelo dominante ou não.

Os fenômenos de penetrância incompleta e expressividade variável podem tornar qualquer tipo de análise genética substancialmente mais difícil, incluindo a análise de heredogramas humanos e as previsões no aconselhamento genético. Por exemplo, esse com frequência é o caso quando um alelo que causa uma doença não é totalmente penetrante. Portanto, uma pessoa poderia apresentar o alelo, mas não demonstrar sinais da doença. Se esse for o caso, é difícil fornecer um laudo genético de saúde claro para uma pessoa em um heredograma de doença (p. ex., a pessoa R na Figura 5.9). Por outro lado, a

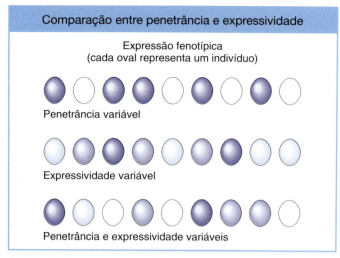

**Figura 5.10** Suponha que todos os indivíduos demonstrados apresentam o mesmo alelo de um pigmento (*P*) e têm o mesmo potencial de produzir o pigmento. Os efeitos do restante do genoma e do ambiente podem suprimir ou modificar a produção do pigmento em qualquer indivíduo. A cor indica o nível de expressão.

análise de heredogramas por vezes consegue identificar pessoas que não expressam, mas que quase certamente apresentam um genótipo de doença (p. ex., o indivíduo Q na Figura 5.9). De modo semelhante, a expressividade variável pode complicar o aconselhamento, tendo em vista que pessoas com baixa expressividade poderiam ser erroneamente diagnosticadas.

Embora a penetrância e a expressividade possam ser quantificadas, elas representam, ainda assim, situações "nebulosas", tendo em vista que raramente é possível identificar fatores específicos que causam a variação sem pesquisas substanciais adicionais.

**CONCEITO-CHAVE** Os termos *penetrância* e *expressividade* quantificam a modificação do efeito de um gene variando o histórico ambiental e genético; eles medem, respectivamente, a porcentagem de casos nos quais o fenótipo é observado e sua gravidade.

Agora vamos nos concentrar nas abordagens que podem ser utilizadas para detectar a interação de dois ou mais *loci*.

## 5.2 Interação dos genes nas vias

**OA 5.4** Descrever as hipóteses propostas para explicar os vários tipos de interação gênica no nível molecular.

Os genes atuam por meio do controle da química celular. No início do século XX, o médico britânico Archibald Garrod (**Figura 5.12**) fez a primeira observação que a respeito disso. Ele observou que diversas doenças humanas recessivas demonstram defeitos no que é denominado metabolismo, o conjunto geral de reações químicas que ocorrem em um organismo. Essa observação levou à noção de que as referidas doenças genéticas são "erros inatos do metabolismo". Garrod trabalhou com uma doença denominada alcaptonúria (AKU), ou doença da urina negra. Ele descobriu que a substância responsável pela urina negra era o ácido homogentísico, que é encontrado em altas concentrações e que é secretado na urina em pacientes com AKU. Como sabia que, em pessoas não afetadas, o ácido homogentísico é convertido em ácido maleilacetoacético, ele propôs que, na AKU, houvesse um defeito nessa conversão e, consequentemente, o ácido homogentísico se acumulava e era excretado. As observações de Garrod levantaram a possibilidade de que as vias químicas das células estivessem sob o controle de um

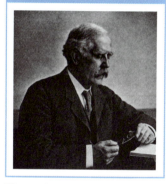

**Figura 5.12** O médico britânico Archibald Garrod (1857-1936). [*Science Photo Library/Science Source.*]

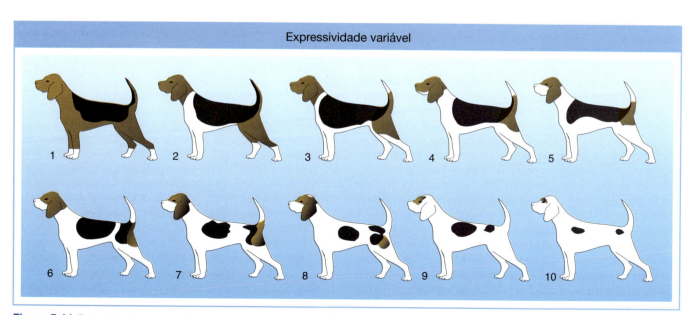

**Figura 5.11** Dez gradações de padrões de manchas em beagles. Cada um desses cães apresenta o alelo $S^p$, responsável pelas manchas nos cães. A variação é causada pela variação em outros *loci*.

## Vias bioquímicas de síntese em *Neurospora*

O estudo de George Beadle e Edward Tatum foi um marco na década de 1940, pois não apenas esclareceu o papel dos genes, mas também demonstrou sua interação nas vias bioquímicas. Posteriormente, eles receberam um Prêmio Nobel por seu estudo, que marca o início de toda a biologia molecular. Beadle e Tatum realizaram seu trabalho com o fungo haploide *Neurospora*, que conhecemos em capítulos anteriores. Seu plano era investigar o controle genético da química celular. No que se tornou a abordagem genética direta padrão, eles irradiaram pela primeira vez células de *Neurospora* para produzir mutações e, em seguida, testaram culturas crescidas a partir de ascósporos em relação aos fenótipos mutantes de interesse relevantes para a função bioquímica. Eles observaram diversos mutantes que apresentavam nutrição defeituosa. Especificamente, esses mutantes eram mutantes *auxotróficos*, o que quer dizer que não seriam capazes de crescer a menos que seu meio contivesse um ou mais blocos celulares específicos. Enquanto o fungo *Neurospora* do tipo selvagem consegue utilizar a sua bioquímica celular para sintetizar praticamente todos os seus componentes celulares, a partir dos nutrientes inorgânicos e de uma fonte de carbono no meio, os mutantes auxotróficos não conseguem. Para crescerem, necessitam que seja fornecido um nutriente (que um fungo do tipo selvagem é capaz de sintetizar para si próprio), sugerindo que o mutante é defeituoso em relação a alguma etapa de síntese normal.

Na primeira etapa, Beadle e Tatum confirmaram que cada mutação que gerava uma exigência de nutriente era herdada como uma mutação monogênica, tendo em vista que cada uma delas fornecia uma proporção de 1:1 quando cruzada com um tipo selvagem (lembre-se de que *Neurospora* é um organismo haploide). Considerando *aux* como uma mutação auxotrófica:

$$+ \times aux$$
$$\downarrow$$
$$\text{prole: } \tfrac{1}{2} + \text{ e } \tfrac{1}{2} \, aux$$

A segunda etapa foi classificar a exigência nutricional específica de cada auxotrófico. Alguns cresceriam apenas se fosse fornecida prolina; outros, metionina; outros, piridoxina; outros, arginina; e assim por diante. Beadle e Tatum decidiram se concentrar nos auxotróficos para arginina. Eles observaram que os genes que tinham sofrido mutação e originaram auxotróficos para arginina eram mapeados para três *loci* diferentes em três cromossomos separados. (Para determinar se a coleção de auxotróficos para arginina resultava de mutação no mesmo gene ou em múltiplos genes, Beadle e Tatum analisaram metodicamente pares de mutantes usando o *teste de complementação*, discutido na Seção 5.3.) Iremos denominar os genes nos três *loci* de *arg*-1, *arg*-2 e *arg*-3. Uma conquista essencial foi a descoberta de Beadle e Tatum de que os auxotróficos, em relação a cada um dos três *loci*, diferiam em sua resposta aos compostos estruturalmente correlatos ornitina e citrulina (**Figura 5.13**). Os mutantes *arg*-1 cresceram quando receberam suprimento de qualquer uma das substâncias químicas ornitina, citrulina ou arginina. Os mutantes *arg*-2 cresceram quando receberam arginina ou citrulina, mas não ornitina. Os mutantes *arg*-3 cresceram apenas quando a arginina foi fornecida. Esses resultados estão resumidos na **Tabela 5.1**.

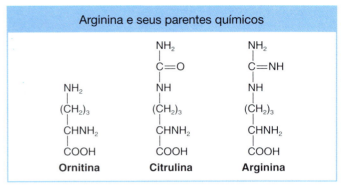

**Figura 5.13** Estruturas químicas da arginina, da citrulina e da ornitina, compostos estruturalmente correlatos.

**TABELA 5.1** Crescimento de mutantes *arg* em resposta aos suplementos.

| Mutante | Ornitina | Citrulina | Arginina |
|---|---|---|---|
| *arg*-1 | + | + | + |
| *arg*-2 | − | + | + |
| *arg*-3 | − | − | + |

Nota: O sinal + significa crescimento; o sinal − significa ausência de crescimento.

Já se sabia que as enzimas celulares interconvertem os referidos compostos correlatos. Com base nas propriedades dos mutantes *arg*, Beadle, Tatum e seus colegas propuseram uma via bioquímica em relação às referidas conversões em *Neurospora*:

$$\text{precursor} \xrightarrow{\text{enzima X}} \text{ornitina} \xrightarrow{\text{enzima Y}}$$
$$\text{citrulina} \xrightarrow{\text{enzima Z}} \text{arginina}$$

Essa via explica bem as três classes de mutantes demonstradas na Tabela 5.1. De acordo com o modelo, os mutantes *arg*-1 não apresentam a enzima X, e por isso são incapazes de converter o precursor em ornitina como a primeira etapa na produção de arginina. Entretanto, eles apresentam as enzimas normais Y e Z, portanto, os mutantes *arg*-1 são capazes de produzir arginina se receberem suprimento de ornitina ou citrulina. De modo semelhante, os mutantes *arg*-2 não apresentam a enzima Y e os mutantes *arg*-3 não apresentam a enzima Z. Portanto, presume-se que uma mutação em um gene em particular interfira na produção de uma única enzima. A falta da enzima cria um bloqueio em alguma via bioquímica de síntese. O bloqueio pode ser evitado por meio do fornecimento, para as células, de qualquer composto que normalmente vem após o bloqueio na via.

Agora, podemos diagramar um modelo bioquímico mais completo:

$$\begin{array}{c} arg\text{-}1^{+} \\ \downarrow \\ \text{precursor} \xrightarrow{\text{enzima X}} \text{ornitina} \xrightarrow{\text{enzima Y}} \\ arg\text{-}3^{+} \\ \downarrow \\ \text{citrulina} \xrightarrow{\text{enzima Z}} \text{arginina} \end{array} \quad \begin{array}{c} arg\text{-}2^{+} \\ \downarrow \end{array}$$

Esse modelo brilhante, que inicialmente era conhecido como *hipótese um, gene-uma-enzima*, foi a fonte da primeira percepção empolgante sobre as funções dos genes: eles eram, de algum modo, responsáveis pela função das enzimas, e cada um aparentemente controlava uma enzima específica em uma série de etapas interconectadas em uma via bioquímica. Outros pesquisadores obtiveram resultados semelhantes em relação a outras vias de síntese e a hipótese logo conquistou a aceitação geral. Também se observou que todas as proteínas, sejam enzimas ou não, são codificadas por genes e, assim, a expressão foi refinada para se tornar a **hipótese um gene, um polipeptídio**. (Lembre-se de que um polipeptídio é o tipo mais simples de proteína, uma cadeia única de aminoácidos.) Logo se tornou claro que um gene codifica a *estrutura física* de uma proteína, que, por sua vez, dita a sua função. A hipótese de Beadle e Tatum se tornou um dos grandes conceitos de unificação em biologia, visto que proporcionou uma ponte que uniu duas importantes áreas de pesquisa, a genética e a bioquímica.

Devemos adicionar, entre parênteses, que embora a grande maioria dos genes codifique proteínas, atualmente sabe-se que algumas codificam RNA que apresentam funções especiais. Todos os genes são transcritos para produzir RNA. Os genes que codificam proteínas são transcritos em RNA mensageiro (mRNA), em seguida traduzido em proteína. Entretanto, o RNA codificado por uma minoria de genes nunca é traduzido em proteína, tendo em vista que o próprio RNA apresenta uma função única. Esses são denominados **RNA funcionais**. Alguns exemplos são os RNA transportadores, RNA ribossômicos e pequenos RNA citoplasmáticos – saberemos mais a respeito deles em capítulos posteriores.

**CONCEITO-CHAVE** A síntese química nas células se dá por vias de etapas sequenciais catalisadas por enzimas. Os genes que codificam as enzimas de uma via específica constituem um subgrupo do genoma interagindo funcionalmente.

## Interação gênica em outros tipos de vias bioquímicas

A ideia de que os genes interagem por meio de vias bioquímicas é forte e passível de aplicação em todos os organismos. A via da arginina de *Neurospora* é um exemplo de uma via de síntese, uma cadeia de conversões enzimáticas que sintetiza moléculas essenciais. Podemos mais uma vez estender a ideia para um caso humano já apresentado, a doença fenilcetonúria (PKU), que é causada por um alelo autossômico recessivo. Essa doença é resultado da incapacidade de converter a fenilalanina em tirosina. Como um resultado do bloqueio, a fenilalanina se acumula e é espontaneamente convertida em um composto tóxico, o ácido fenilpirúvico. O gene da PKU é parte de uma via metabólica, como a via da arginina de *Neurospora*, e parte dela está demonstrada na **Figura 5.14**. A ilustração inclui diversas outras doenças causadas por bloqueios em etapas dessa via (incluindo a alcaptonúria, a doença investigada por Garrod).

Outro tipo de via bioquímica é a *via de transdução de sinal*. Esse tipo de via é uma cadeia de sinais complexos do ambiente para o genoma e de um gene para outro. Essas vias são cruciais para a função adequada de um organismo. Uma das vias de transdução de sinal mais bem compreendidas foi decifrada a partir de uma análise genética da resposta reprodutiva de

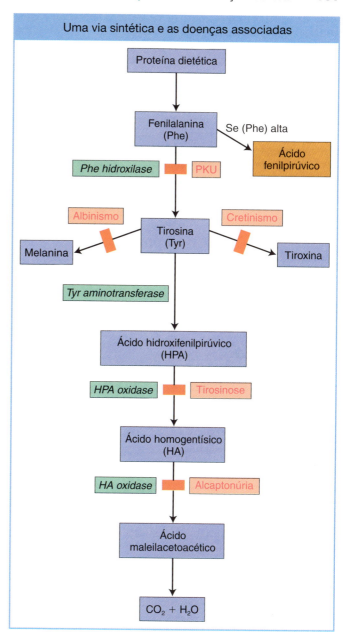

**Figura 5.14** Parte da via metabólica da fenilalanina em seres humanos, incluindo doenças associadas a bloqueios enzimáticos. A fenilcetonúria é produzida quando a enzima fenilalanina hidroxilase apresenta mau funcionamento. O acúmulo de fenilalanina resulta em aumento de ácido fenilpirúvico, que interfere no desenvolvimento do sistema nervoso.

levedura. Dois tipos reprodutivos, determinados pelos alelos MATa e MATα, são necessários para que ocorra o cruzamento em levedura. Quando uma célula está na presença de outra célula de tipo reprodutivo oposto, é submetida a uma série de alterações no formato e no comportamento como preparo para se reproduzir. A resposta reprodutiva é acionada quando um feromônio (hormônio) reprodutivo é liberado por uma célula do tipo reprodutivo oposto e se liga a um receptor de membrana na célula receptora. Esse sinal promove uma ação sequencial de um conjunto de genes que, por fim, ativa a transcrição dos genes específicos da reprodução que permitem que a célula se reproduza. Esse conjunto de genes foi descoberto por meio de uma análise de interação padrão de mutantes com resposta reprodutiva aberrante e as etapas foram unidas por meio da utilização das abordagens na próxima seção. Uma mutação em qualquer uma dessas etapas pode interromper o processo de reprodução.

As *vias do desenvolvimento* compreendem as etapas por meio das quais um zigoto se torna um organismo adulto. Esse processo envolve muitas etapas geneticamente controladas, incluindo o estabelecimento dos eixos anteroposterior e dorsoventral, estabelecendo o plano corporal básico dos órgãos e a diferenciação e a movimentação teciduais. Essas etapas podem exigir regulação gênica e de transdução de sinal. As vias do desenvolvimento serão abordadas em detalhes no Capítulo 13, mas a interação de genes nessas vias é analisada do mesmo modo, conforme veremos em seguida.

**CONCEITO-CHAVE** A interação gênica ocorre em qualquer via celular, como biossíntese, transdução de sinal e de desenvolvimento.

## 5.3 Interações gênicas interferentes

**OA 5.2** Reconhecer proporções fenotípicas que indicam a presença de um alelo letal.

**OA 5.5** Determinar se duas mutações estão no mesmo gene ou em genes diferentes, usando proporções da prole ou testes de complementação.

**OA 5.6** Inferir como dois genes podem estar interagindo, com base em proporções mendelianas modificadas.

**OA 5.7** Para casos conhecidos de interação gênica, prever as proporções da prole em cruzamentos.

A abordagem genética que revela os genes interagindo em relação a uma propriedade biológica específica é, resumidamente:

**Etapa 1.** Obtenha muitos mutantes monogênicos e teste em relação à dominância.

**Etapa 2.** Teste os mutantes em relação ao alelismo: eles estão em um *locus* ou em diversos *loci*?

**Etapa 3.** Combine os mutantes em pares para formar **mutantes duplos** a fim de verificar se há interação entre os genes.

A interação gênica é inferida a partir do fenótipo do mutante duplo: se os genes interagem, então o fenótipo difere da simples combinação de ambos os fenótipos monogênicos mutantes. Se os alelos mutantes de diferentes genes interagem, então inferimos que os genes do tipo selvagem geralmente também interagem. Em casos nos quais os dois mutantes interagem, com frequência o resultado será uma proporção mendeliana modificada de 9:3:3:1.

Um procedimento que deve ser realizado antes do teste das interações é determinar se cada mutação é de um *locus* diferente (etapa 2 anterior). A triagem do mutante pode ter favorecido determinados genes não intencionalmente. Portanto, o conjunto de *loci* gênicos precisa ser definido, conforme demonstrado na próxima seção.

**CONCEITO-CHAVE** O teste de complementação é uma maneira padrão de determinar se duas mutações recessivas estão ou não no mesmo gene. As mutações são unidas em uma célula, e se a célula mostrar o fenótipo do tipo selvagem, as mutações são complementares e devem estar em genes diferentes.

### Seleção de mutantes com a utilização do teste de complementação

Como é possível decidir se duas mutações pertencem ao mesmo gene? Existem diversos modos. Primeiro, cada alelo mutante pode ser mapeado. Em seguida, se duas mutações forem mapeadas em dois *loci* cromossômicos diferentes, é provável que elas sejam de genes diferentes. Entretanto, em um grande conjunto de mutações, essa abordagem é demorada. Uma abordagem mais rápida e com frequência utilizada é o **teste de complementação**.

Em um diploide, o teste de complementação é realizado por meio do intercruzamento de dois indivíduos que são homozigotos em relação a diferentes mutações recessivas. A próxima etapa é observar se a prole apresenta o fenótipo do tipo selvagem. Em caso positivo, as duas mutações recessivas estão obrigatoriamente em genes *diferentes*, tendo em vista que os respectivos alelos do tipo selvagem proporcionam função do tipo selvagem. Nesse caso, diz-se que as duas mutações se *complementaram*. Considere os genes *a*1 e *a*2, denominados de acordo com seus alelos mutantes. Podemos representar os heterozigotos como a seguir, dependendo de os genes estarem no mesmo cromossomo ou em cromossomos diferentes:

Mesmo cromossomo:

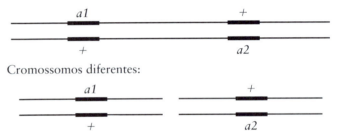

Cromossomos diferentes:

É possível ver que cada *locus* tem um alelo do tipo selvagem para fornecer a função do tipo selvagem, resultando em prole do tipo selvagem.

Entretanto, se a prole *não* for do tipo selvagem, as mutações recessivas têm de ser alelos do *mesmo* gene. Tendo em vista que ambos os alelos do gene são mutantes, não existe um alelo do tipo selvagem para fornecer a função tipo selvagem. Esses alelos podem apresentar sítios mutantes diferentes no mesmo gene, mas ambos seriam não funcionais. Considere duas mutações recessivas, *a*′ e *a*″ de um gene cujo alelo do tipo selvagem é *a*⁺. O heterozigoto *a*′/*a*″ seria:

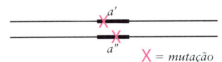

X = *mutação*

Como não existe alelo *a*⁺ para fornecer a função tipo selvagem, a prole não será do tipo selvagem.

No nível operacional, a **complementação** é definida como a produção de um fenótipo do tipo selvagem quando dois genomas haploides que contêm mutações recessivas diferentes estão unidos na mesma célula.

Ilustraremos o teste de complementação com um exemplo de plantas campânula (gênero *Campanula*). A cor da flor do tipo selvagem dessa planta é azul. Suponhamos que, a partir da busca por uma mutante, tenhamos obtido três mutantes com pétalas brancas e que elas estejam disponíveis como linhagens homozigotas puras. Todas apresentam o mesmo aspecto e portanto, *a priori*, não sabemos se elas são geneticamente idênticas. Denominaremos as linhagens mutantes $, £ e ¥ para evitar qualquer simbolismo com a utilização de letras, que pode implicar dominância. Quando cruzada com o tipo selvagem, cada mutante fornece os mesmos resultados na F₁ e na F₂, desta maneira:

$ branca × azul → F₁, toda azul → F₂, 3/4 azul, 1/4 branca
£ branca × azul → F₁, toda azul → F₂, 3/4 azul, 1/4 branca
¥ branca × azul → F₁, toda azul → F₂, 3/4 azul, 1/4 branca

Em cada caso, os resultados demonstram que a condição mutante é determinada pelo alelo recessivo de um único gene. Entretanto, existem três alelos de um gene, de dois genes ou de três genes? Visto que os mutantes são recessivos, a pergunta pode ser respondida por meio do teste de complementação, que apura se os mutantes *complementam* uns aos outros.

Vamos entrecruzar os mutantes para testar a complementação. Suponha que os resultados do entrecruzamento dos mutantes $, £ e ¥ sejam:

$ branca × £ branca → F₁, toda branca
$ branca × ¥ branca → F₁, toda azul
£ branca × ¥ branca → F₁, toda azul

A partir desse conjunto de resultados, podemos concluir que os mutantes $ e £ devem ser causados por alelos de um gene (digamos, *w*1), pois eles não se complementam, mas ¥ deve ser causado por um alelo mutante de outro gene (*w*2), já que ¥ complementa tanto $ quanto £.

**CONCEITO-CHAVE** Quando dois alelos mutantes recessivos derivados de forma independente e que produzem fenótipos recessivos semelhantes falham em se complementar, devem ser alelos do mesmo gene.

Como a complementação atua no nível molecular? A cor azul normal da flor da campânula é causada por um pigmento azul denominado *antocianina*. Pigmentos são substâncias químicas que absorvem determinadas cores da luz; em relação à campânula, a antocianina absorve todos os comprimentos de onda com exceção do azul, que é refletido no olho do observador. Contudo, essa antocianina é produzida a partir de precursores químicos que não são pigmentos; ou seja, eles não absorvem a luz de um comprimento de onda específico e simplesmente refletem de volta a luz branca do sol para o observador, proporcionando um aspecto branco. O pigmento azul é o produto final de uma série de conversões bioquímicas de não pigmentos. Cada etapa é catalisada por uma enzima específica codificada por um gene específico. Podemos explicar os resultados com uma via:

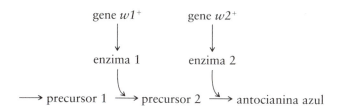

Uma mutação homozigota em qualquer dos genes levará ao acúmulo de um precursor que simplesmente tornará a planta branca. Agora as designações dos mutantes podem ser escritas assim:

$ \quad w1_\$/w1_\$ \cdot w2^+/w2^+ $
£ \quad $ w1_£/w1_£ \cdot w2^+/w2^+ $
¥ \quad $ w1^+/w1^+ \cdot w2_¥/w2_¥ $

Entretanto, na prática, os símbolos subscritos seriam abandonados, e os genótipos seriam escritos desta maneira:

$ \quad w1/w1 \cdot w2^+/w2^+ $
£ \quad $ w1/w1 \cdot w2^+/w2^+ $
¥ \quad $ w1^+/w1^+ \cdot w2/w2 $

Portanto, uma F₁ de $ × £ será:

$$ w1/w1 \cdot w2^+/w2^+ $$

Essas plantas da F₁ apresentarão dois alelos defeituosos para *w*1 e, portanto, serão bloqueadas na etapa 1. Embora a enzima 2 seja totalmente funcional, ela não apresenta um substrato sobre o qual atuar; logo, nenhum pigmento azul será produzido e o fenótipo será branco.

As plantas da F₁ de outros cruzamentos, entretanto, apresentarão os alelos do tipo selvagem para ambas as enzimas necessárias para levar os intermediários até o produto final azul. Seus genótipos serão:

$$ w1^+/w1 \cdot w2^+/w2 $$

Portanto, observamos que a complementação é realmente um resultado da interação cooperativa de alelos do *tipo selvagem* dos dois genes. A **Figura 5.15** resume a interação da complementação e da não complementação de mutantes brancos nos níveis genético e celular.

Em um organismo haploide, o teste de complementação não pode ser realizado por meio de entrecruzamento. Em fungos, um método alternativo une alelos mutantes para testar a complementação: a fusão que resulta em um **heterocárion** (**Figura 5.16**). As células de fungo se fundem prontamente. Quando duas linhagens diferentes se fundem, os núcleos haploides das diferentes linhagens ocupam uma célula, que é o *heterocárion* (grego; núcleos diferentes). Os núcleos em um heterocárion em geral não se fundem. De certa forma, essa condição é uma "mímica" de um diploide.

Flores da planta campânula (espécie de *Campanula*). [*Gregory G. Dimijian M.D./Science Source.*]

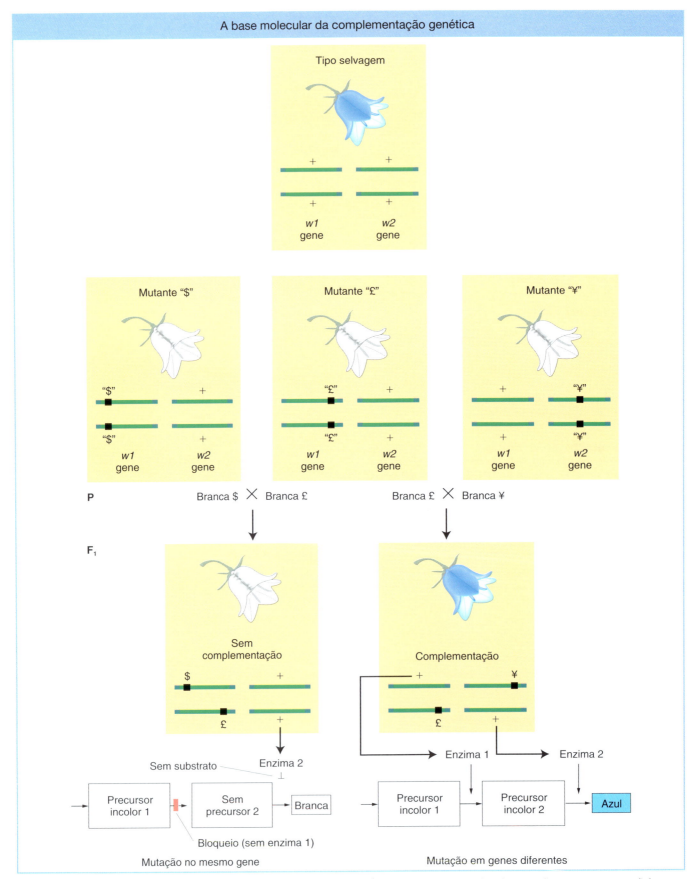

**Figura 5.15** Três mutantes de campânula branca fenotipicamente idênticos ($, £ e ¥) são entrecruzados. As mutações no mesmo gene (tais como $ e £) não se complementam, tendo em vista que a $F_1$ apresenta um gene com dois alelos mutantes. A via é bloqueada e as flores são brancas. Quando as mutações estão em genes diferentes (tais como £ e ¥), existe complementação pelos alelos do tipo selvagem de cada gene no heterozigoto da $F_1$. Assim, o pigmento é sintetizado e as flores são azuis.

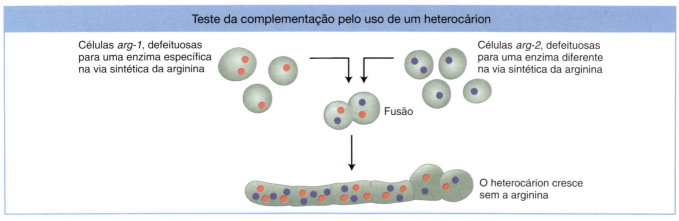

**Figura 5.16** Um heterocárion de *Neurospora* e de fungos semelhantes mimetiza um estado diploide. Quando as células vegetativas se fundem, os núcleos haploides compartilham o mesmo citoplasma em um heterocárion. Nesse exemplo, os núcleos haploides com mutações em diferentes genes na via de síntese da arginina se complementam para produzir um *Neurospora* que não necessita mais de arginina. A enzima funcional produzida pela *arg*-1$^+$ é mostrada em roxo e a enzima funcional produzida pela *arg*-2$^+$ é mostrada em vermelho.

Suponha que, em linhagens diferentes, existam mutações em dois genes diferentes que conferem o mesmo fenótipo mutante – por exemplo, uma exigência de arginina. Denominaremos esses genes *arg*-1 e *arg*-2. Os genótipos das duas linhagens podem ser representados como *arg*-1 · *arg*-2$^+$ e *arg*-1$^+$ · *arg*-2. Essas duas linhagens podem ser fundidas para formar um heterocárion com os dois núcleos em um citoplasma compartilhado:

O núcleo 1 é *arg*-1 · *arg*-2$^+$

O núcleo 2 é *arg*-1$^+$ · *arg*-2

Tendo em vista que os produtos dos genes são criados em um citoplasma comum, os dois alelos do tipo selvagem podem exercer seu efeito dominante e colaborar para a produção de um heterocárion de fenótipo do tipo selvagem. Em outras palavras, as duas mutações se complementam, justamente conforme ocorreria em um diploide. Se as mutações fossem de alelos do mesmo gene, não haveria complementação.

## Análise de mutantes duplos de mutações aleatórias

Lembre-se de que, para saber se dois genes interagem, precisamos avaliar o fenótipo do mutante duplo para verificar se ele é diferente da combinação de ambas as mutações únicas. O mutante duplo é obtido por meio de entrecruzamento. A F$_1$ é obtida como parte do teste de complementação; assim, com a presunção de que a complementação foi observada, sugerindo genes diferentes, a F$_1$ é autofecundada ou entrecruzada para se obter uma F$_2$ homozigota para ambas as mutações. Esse mutante duplo pode ser identificado em seguida ao se observarem as proporções mendelianas. Por exemplo, se uma proporção mendeliana 9:3:3:1 padrão for obtida, o fenótipo presente em apenas 1/16 da prole representa o mutante duplo (o "1" em 9:3:3:1). Nos casos de interação gênica, entretanto, o fenótipo do mutante duplo pode não ser distinto, mas corresponderá àquele dos mutantes únicos. Nesse caso, resultará uma proporção mendeliana modificada, tal como 9:3:4 ou 9:7.

A proporção mendeliana padrão de 9:3:3:1 é o caso mais simples; esperado se não houver interação gênica e se as duas mutações em teste estiverem em cromossomos diferentes. Essa proporção de 9:3:3:1 é a hipótese nula: qualquer proporção mendeliana modificada que represente um desvio dessa hipótese nula será esclarecedora, como os exemplos a seguir demonstrarão.

**CONCEITO-CHAVE** Uma variação de proporções da F$_1$ de 9:3:3:1 pode revelar tipos específicos de interação gênica.

**A proporção de 9:3:3:1: nenhuma interação gênica** Como parâmetro, iniciaremos com o caso no qual dois genes mutantes não interagem, situação na qual esperamos a proporção de 9:3:3:1. Vejamos a herança da cor da pele em cobras do milho. A cor natural da cobra é um padrão de repetição de camuflagem preta e laranja, conforme demonstrado na **Figura 5.17A**. O fenótipo é produzido por dois pigmentos separados, ambos os quais estão sob controle genético. Um gene determina o pigmento laranja e os alelos que consideraremos são $o^+$ (presença de pigmento laranja) e $o$ (ausência de pigmento laranja). Outro gene determina o pigmento preto, e seus alelos são $b^+$ (presença de pigmento preto) e $b$ (ausência de pigmento preto). Esses dois genes não estão ligados. O padrão natural é produzido pelo genótipo $o^+/-$; $b^+/-$. (O travessão representa a presença de qualquer alelo.) Uma cobra que é $o/o$; $b^+/-$ é preta, tendo em vista que não apresenta o pigmento laranja (**Figura 5.17B**), e uma cobra que é $o^+/-$; $b/b$ é laranja, tendo em vista que não apresenta o pigmento preto (**Figura 5.17C**). O duplo homozigoto recessivo $o/o$; $b/b$ é albino (**Figura 5.17D**). Entretanto, observe que a cor rosa pálido do albino advém de um outro pigmento, a hemoglobina do sangue, que é visível através da pele dessa cobra quando os outros pigmentos estão ausentes. A cobra albina também demonstra claramente que existe outro elemento para o padrão de pigmentação da pele, além do pigmento: o motivo repetido, no e ao redor do qual o pigmento é depositado.

Se uma cobra laranja homozigota e uma cobra preta homozigota forem cruzadas, a F$_1$ é do tipo selvagem (camuflada), demonstrando a complementação:

$$♀\, o^+/o^+\, ;\, b/b \times ♂\, o/o\, ;\, b^+/b^+$$
$$\text{(laranja)} \quad\quad \text{(preta)}$$
$$\downarrow$$
$$F_1\; o^+/o;\, b^+/b$$
$$\text{(camuflada)}$$

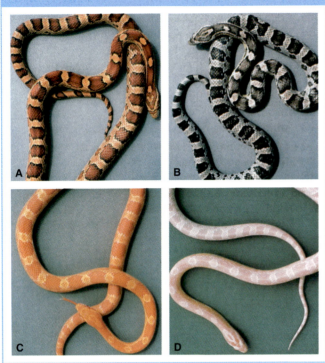

**Figura 5.17** Em cobras do milho (*Pantherophis guttatus*), combinações dos pigmentos laranja e preto determinam os quatro fenótipos demonstrados. **A.** Uma cobra camuflada preta e laranja do tipo selvagem sintetiza ambos os pigmentos preto e laranja. **B.** Uma cobra preta não sintetiza o pigmento laranja. **C.** Uma cobra laranja não sintetiza o pigmento preto. **D.** Uma cobra albina não sintetiza nem pigmento preto nem laranja. [*Anthony Griffiths.*]

Aqui, entretanto, uma $F_2$ demonstra uma proporção padrão de 9:3:3:1:

$$♀o^+/o \, ; b^+/b \times ♂o^+/o \, ; b^+/b$$
$$(\text{camuflada}) \qquad (\text{camuflada})$$
$$\downarrow$$

$F_2$  9 $o^+/-\,; b^+/-$  (camuflada)
     3 $o^+/-\,; b/b$     (laranja)
     3 $o/o\,; b^+/-$     (preta)
     1 $o/o\,; b/b$       (albina)

A proporção de 9:3:3:1 é produzida em virtude de os dois genes para pigmento atuarem de modo independente no nível celular.

$$\text{Precursor} \xrightarrow{b^+} \text{pigmento preto}$$
$$\text{Precursor} \xrightarrow{o^+} \text{pigmento laranja}$$
$$\Big\}\text{camuflados}$$

Se a presença de um mutante torna uma via bioquímica falha, a outra via ainda está ativa, produzindo a cor do outro pigmento. Ambas as vias falham apenas quando ambos os mutantes estão presentes e não é produzido pigmento de nenhuma cor.

### A proporção de 9:7: genes na mesma via bioquímica
A proporção da $F_2$ do cruzamento di-híbrido da campânula demonstra ambas as plantas azuis e brancas em uma proporção de 9:7. Como tais resultados podem ser explicados? A proporção de 9:7 é nitidamente uma modificação da proporção di-híbrida de 9:3:3:1, com 3:3:1 combinadas para compor 7; portanto, infere-se algum tipo de interação. O cruzamento das duas linhagens brancas e as gerações subsequentes podem ser representados como se segue:

$$w1/w1 \, ; w2^+/w2^+ \text{ (branco)} \times w1^+/w1^+ \, ; w2/w2 \text{ (branco)}$$
$$\downarrow$$

$F_1$ $\qquad w1^+/w1 \, ; w2^+/w2$ (azul)
$\qquad w1^+/w1 \, ; w2^+/w2 \times w1^+ \, ; w2^+/w2$
$$\qquad\qquad\qquad\downarrow$$

$F_2$  9  $w1^+/-\,; w2^+/-$  (azul)     9
     3  $w1^+/-\,; w2/w2$   (branco) ⎫
     3  $w1/w1\,; w2^+/-$   (branco) ⎬ 7
     1  $w1/w1\,; w2/w2$    (branco) ⎭

Fica evidente, nesse caso, que o único modo por meio do qual é possível uma proporção de 9:7 é se o mutante duplo apresentar os mesmos fenótipos que os dois mutantes únicos. Portanto, a proporção modificada constitui um modo de identificar o fenótipo do mutante duplo. Além disso, os fenótipos idênticos dos mutantes únicos e duplos sugerem que cada alelo mutante controla uma etapa diferente na *mesma* via bioquímica. Os resultados demonstram que uma planta apresentará pétalas brancas se for homozigota em relação ao alelo mutante recessivo de *qualquer um* dos genes ou de *ambos* os genes. Para exibir o fenótipo azul, uma planta deve apresentar no mínimo uma cópia do alelo dominante de ambos os genes, tendo em vista que ambos são necessários para completar as etapas sequenciais na via. Não importa qual esteja ausente, a mesma via bioquímica falha, produzindo o mesmo fenótipo. Sendo assim, três das classes genotípicas produzirão o mesmo fenótipo e, por isso, em geral, resultam apenas dois fenótipos.

O exemplo nas campânulas envolveu etapas diferentes em uma via de síntese. Resultados semelhantes podem surgir a partir da regulação gênica. Um gene regulador com frequência atua por meio da produção de uma proteína que se liga a um sítio regulador *upstream* de um gene-alvo, facilitando a transcrição do gene (**Figura 5.18**). Na ausência da proteína reguladora, o gene-alvo será transcrito em níveis muito baixos, inadequados para as necessidades celulares. Vamos cruzar uma linhagem pura $r/r$ defeituosa para a proteína reguladora com uma linhagem pura $a/a$ defeituosa para a proteína-alvo. O cruzamento é $r/r\,; a^+/a^+ \times r^+/r^+\,; a/a$. O di-híbrido $r^+/r\,; a^+/a$ demonstrará complementação entre os genótipos mutantes, considerando que ambos, $r^+$ e $a^+$, estão presentes, possibilitando a transcrição normal do alelo do tipo selvagem. Quando autofecundados, os di-híbridos da $F_1$ também resultarão em uma proporção fenotípica de 9:7 na $F_2$:

| Proporção | Genótipo | Proteína $a^+$ funcional | Proporção |
|---|---|---|---|
| 9/16 | $r^+/-\,; a^+/-$ | Sim | 9 |
| 3/16 | $r^+/-\,; a/a$ | Não | ⎫ |
| 3/16 | $r/r\,; a^+/-$ | Não | ⎬ 7 |
| 1/16 | $r/r\,; a/a$ | Não | ⎭ |

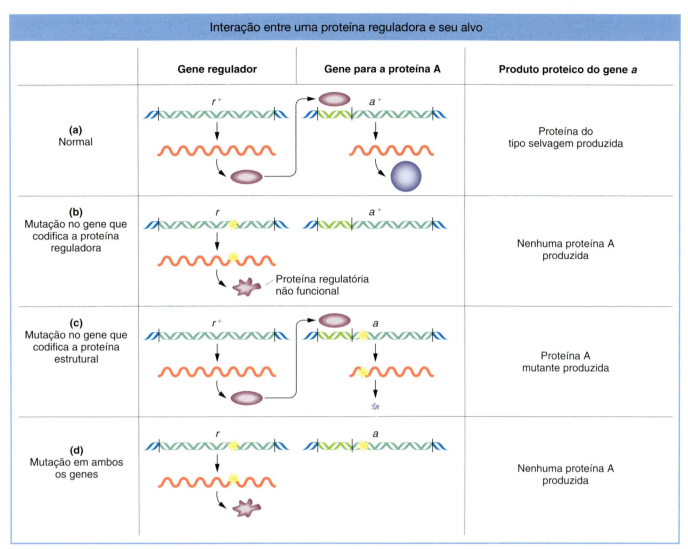

**Figura 5.18** O gene $r^+$ codifica uma proteína reguladora e o gene $a^+$ codifica uma proteína estrutural. Ambos têm de ser normais para que uma proteína estrutural funcional ("ativa") seja sintetizada.

**CONCEITO-CHAVE** Uma proporção da $F_2$ de 9:7 sugere genes interagindo na mesma via; a ausência de qualquer função gênica leva à ausência do produto da via.

### A proporção de 9:3:4: epistasia recessiva

Uma proporção de 9:3:4 na $F_2$ sugere um tipo de interação gênica denominado **epistasia**. Essa palavra significa "predominância sobre", e refere-se à situação na qual o mutante duplo demonstra o fenótipo de uma mutação, mas não de outra. A mutação que "predomina sobre" é *epistática*, enquanto a que "fica sob" é *hipostática*. A epistasia também resulta de os genes estarem na mesma via bioquímica. Em uma via de síntese simples, a mutação epistática é carreada por um gene que está mais *upstream* (mais inicialmente na via) do que o gene da mutação hipostática (**Figura 5.19**). O fenótipo mutante do gene *upstream* predomina, não importa o que esteja ocorrendo posteriormente na via.

Vejamos um exemplo a respeito da síntese do pigmento das pétalas na planta *Collinsia parviflora*. A partir do tipo selvagem azul, iniciaremos com duas linhagens mutantes puras, uma com pétalas brancas (*w/w*) e a outra com pétalas magenta (*m/m*). Os genes *w* e *m* não estão ligados. A $F_1$ e a $F_2$ são:

$$w/w\ ;\ m^+/m^+\ \text{(branco)} \times w^+/w^+\ ;\ m/m\ \text{(magenta)}$$

$F_1$      $w^+/w\ ;\ m^+/m$ (azul)

↓

$w^+/w\ ;\ m^+/m \times w^+/w\ ;\ m^+/m$

↓

$F_2$    9   $w^+/-\ ;\ m^+/-$   (azul)    9
       3   $w^+/-\ ;\ m/m$   (magenta)   3
       3   $w/w\ ;\ m^+/-$   (branco) ⎤
       1   $w/w\ ;\ m/m$   (branco) ⎦ 4

Na $F_2$, a proporção fenotípica de 9:3:4 é indicativa de epistasia recessiva. Assim como no caso precedente, mais uma vez observamos que a proporção nos informa qual obrigatoriamente é o fenótipo do duplo mutante, tendo em vista que o componente 4/16 da proporção deve ser um agrupamento de uma classe mutante única (3/16) mais a classe mutante dupla (1/16). Portanto, o mutante duplo expressa apenas um dos dois fenótipos mutantes; assim, por definição, branco tem de ser epistático em relação a magenta. (Para encontrar o mutante duplo dentro do grupo, as plantas brancas da $F_2$ precisariam ser

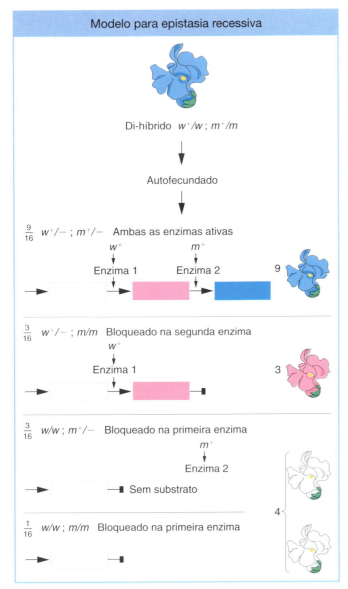

**Figura 5.19** Alelos do tipo selvagem de dois genes ($w^+$ e $m^+$) codificam enzimas que catalisam etapas sucessivas na síntese de um pigmento azul das pétalas. As plantas homozigotas $m/m$ produzem flores magenta e as plantas homozigotas $w/w$ produzem flores brancas. O mutante duplo $w/w$; $m/m$ também produz flores brancas, indicando que o branco é epistático em relação ao magenta.

individualmente submetidas ao cruzamento-teste.) Essa interação é denominada epistasia recessiva, tendo em vista que um fenótipo recessivo (branco) supera o outro fenótipo. A epistasia dominante será analisada na próxima seção.

No nível celular, podemos justificar a epistasia recessiva em *Collinsia* por meio do tipo de via a seguir (ver também Figura 5.19).

$$\text{incolor} \xrightarrow{\text{gene } w^+} \text{magenta} \xrightarrow{\text{gene } m^+} \text{azul}$$

Observe que a mutação epistática ocorre em uma etapa na via que leva ao pigmento azul; essa etapa é anterior à etapa que é bloqueada pela mutação mascarada.

Outro caso elucidativo de epistasia recessiva é a cor amarela da pelagem de alguns cães labrador retriever. Dois alelos, $B$ e $b$, fazem referência às pelagens preta e marrom, respectivamente. Os dois alelos produzem melanina preta e marrom. O alelo $e$ de outro gene é epistático em relação a esses alelos, proporcionando uma pelagem amarela (**Figura 5.20**). Portanto, ambos os genótipos $B/-$; $e/e$ e $b/b$; $e/e$ produzem um fenótipo amarelo, enquanto $B/-$; $E/-$ e $b/b$; $E/-$ são preto e marrom, respectivamente. Esse caso de epistasia *não* é causado por um bloqueio *upstream* na via que leva ao pigmento escuro. Cães amarelos podem produzir pigmento preto ou marrom, como pode ser observado em seus narizes e seus lábios. A ação do alelo $e$ é evitar a deposição do pigmento nos pelos. Nesse caso, o gene epistático está *dowstream no desenvolvimento*; ele representa um tipo de alvo do desenvolvimento que tem de ser de genótipo $E$ antes que o pigmento possa ser depositado.

**CONCEITO-CHAVE** A epistasia é inferida quando um alelo mutante de um gene mascara a expressão de um alelo mutante de outro gene e expressa seu próprio fenótipo no lugar.

Em fungos, a análise de tétrades é útil na identificação de um mutante duplo. Por exemplo, um asco que contém metade dos seus produtos como do tipo selvagem deve conter mutantes duplos. Considere o cruzamento:

$$a \cdot b^+ \times a^+ \cdot b$$

Em alguma proporção da prole, os alelos $a$ e $b$ segregarão juntos (um asco ditipo não parental). Uma referida tétrade demonstrará os fenótipos a seguir:

tipo selvagem $a^+ \cdot b^+$ mutante duplo $a \cdot b$
tipo selvagem $a^+ \cdot b^+$ mutante duplo $a \cdot b$

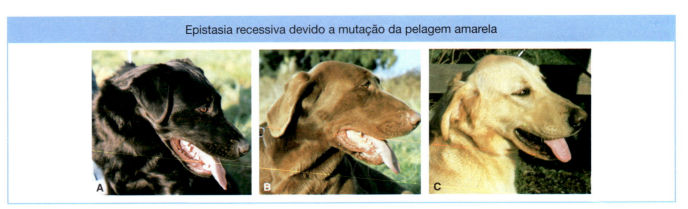

**Figura 5.20** Três cores diferentes de pelagem em labradores retriever. Dois alelos $B$ e $b$ de um gene de pigmento determinam (A) preto e (B) marrom, respectivamente. Em um gene em separado, $E$ possibilita a deposição da cor na pelagem, e $e/e$ impede a deposição, resultando (C) no fenótipo dourado. A parte C ilustra a epistasia recessiva. [*Anthony Griffiths.*]

Portanto, o mutante duplo obrigatoriamente tem o genótipo não do tipo selvagem e pode ser avaliado de acordo. Se o fenótipo for o fenótipo *a*, então *b* está sendo ofuscado; se o fenótipo for o fenótipo *b*, então *a* está sendo ofuscado. Se ambos os fenótipos estiverem presentes, então não há epistasia.

### A proporção de 12:3:1: epistasia dominante

Em dedaleiras (*Digitalis purpurea*), dois genes interagem na via que determina a coloração das pétalas. Os dois genes não estão ligados. Um gene afeta a intensidade do pigmento vermelho na pétala; o alelo *d* resulta na cor vermelho-claro observada em populações naturais de dedaleiras, enquanto *D* é um alelo mutante que produz a cor vermelho-escuro (**Figura 5.21**). O outro gene determina em quais células o pigmento é sintetizado: o alelo *w* possibilita a síntese do pigmento por todas as pétalas, assim como no tipo selvagem, mas o alelo mutante *W* confina a síntese do pigmento às pequenas manchas na garganta. Se autofecundarmos um di-híbrido *D/d* ; *W/w*, a proporção da $F_2$ é assim:

| | | | |
|---|---|---|---|
| 9 | *D/−* ; *W/−* | (branca com manchas) | } 12 |
| 3 | *d/d* ; *W/−* | (branca com manchas) | |
| 3 | *D/−* ; *w/w* | (vermelho-escuro) | 3 |
| 1 | *d/d* ; *w/w* | (vermelho-claro) | 1 |

A proporção nos informa que o alelo dominante *W* é epistático, produzindo a proporção 12:3:1. O componente 12/16 da proporção obrigatoriamente inclui a classe mutante dupla (9/16), que é claramente de fenótipo branco, estabelecendo a epistasia do alelo dominante *W*. Os dois genes atuam em uma via comum do desenvolvimento: *W* evita a síntese do pigmento vermelho, mas apenas em uma classe especial de células que constituem a área principal da pétala; a síntese é limitada às manchas da garganta. Quando a síntese é permitida, o pigmento pode ser produzido em concentrações altas ou baixas.

**CONCEITO-CHAVE** A análise genética da interação gênica funciona em ambas as direções. (1) Proporções específicas da prole podem ser usadas para inferir a interação gênica. (2) Em um caso conhecido de interação gênica, as proporções de prole resultantes podem ser previstas.

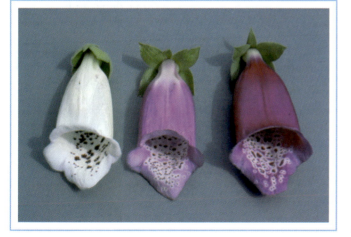

**Figura 5.21** Em dedaleiras, *D* e *d* causam pigmentos escuros e claros, respectivamente, enquanto o *W* epistático restringe o pigmento às manchas na garganta. [*Anthony Griffiths.*]

### Supressores

Não é fácil selecionar ou triar especificamente interações epistáticas, e casos de epistasia precisam ser produzidos por meio da laboriosa combinação de duas mutações candidatas por vez. Entretanto, em relação ao nosso próximo tipo de interação gênica, o experimentador pode selecionar prontamente alelos mutantes de interesse. Um **supressor** é um alelo mutante de um gene que reverte o efeito de uma mutação de outro gene, resultando em um fenótipo do tipo selvagem ou próximo do tipo selvagem. A supressão implica que o gene-alvo e o gene supressor normalmente interagem em algum nível funcional em seus estados do tipo selvagem. Por exemplo, suponha que um alelo $a^+$ produza o fenótipo normal, enquanto um alelo mutante recessivo *a* resulte em uma anormalidade. Um alelo mutante recessivo *s* em outro gene suprime o efeito de *a* e, assim, o genótipo *a/a* · *s/s* apresentará o fenótipo do tipo selvagem (semelhante a $a^+$). Às vezes, alelos supressores não apresentam efeito na ausência da outra mutação; em tal caso, o fenótipo de $a^+/a^+$ · *s/s* seria do tipo selvagem. Em outros casos, o alelo supressor produz o seu próprio fenótipo anormal.

A triagem de supressores é bem simples. Comece com um mutante em algum processo de interesse, exponha esse mutante a agentes que causem mutação, como radiação de alta energia, e trie os descendentes em relação aos tipos selvagens. Em haploides, tais como fungos, a triagem é realizada simplesmente por meio do plaqueamento de células mutagenizadas e da observação das colônias com fenótipos do tipo selvagem. Na maior parte, os tipos selvagens que são originados desse modo são apenas reversões do evento mutacional original e são denominados **revertentes**. Entretanto, alguns serão "pseudorrevertentes", mutantes duplos nos quais uma das mutações é um supressor.

Os estados revertente e suprimido podem ser distinguidos por meio de cruzamento apropriado. Por exemplo, em leveduras, os dois resultados seriam distinguidos deste modo:

reversor verdadeiro $a^+$ × tipo selvagem padrão $a^+$
↓
Prole          todos $a^+$

mutante suprimido *a* · *s* × tipo selvagem padrão $a^+$ · $s^+$
↓

| Prole | $a^+$ · $s^+$ | tipo selvagem |
|---|---|---|
| | $a^+$ · *s* | tipo selvagem |
| | *a* · $s^+$ | mutante original |
| | *a* · *s* | tipo selvagem (suprimido) |

O surgimento do fenótipo mutante original identifica o genitor como um mutante suprimido.

Em diploides, os supressores produzem diversas proporções de $F_2$ modificadas, que são úteis na confirmação da supressão. Vejamos um exemplo de vida real em *Drosophila*. O alelo recessivo *pd* resulta na cor dos olhos roxa quando não suprimido. Um alelo *su* recessivo não apresenta por si próprio um fenótipo detectável, mas suprime o alelo recessivo não ligado *pd*. Portanto, *pd/pd* ; *su/su* tem o aspecto do tipo selvagem e apresenta olhos vermelhos. A análise a seguir ilustra o padrão de herança. Uma mosca com olhos roxos homozigota é cruzada com uma com olhos vermelhos homozigota que carreia o supressor.

$pd/pd$ ; $su^+/su^+$ (roxo) × $pd^+/pd^+$ ; $su/su$ (vermelho)
↓
$F_1$ todos $pd^+/pd$ ; $su^+/su$ (vermelho)

Autofecundação
$pd^+/pd$ ; $su^+/su$ (vermelho) × $pd^+/pd$ ; $su^+/su$ (vermelho)
↓

$F_2$
| 9 | $pd^+/-$ ; $su^+/-$ | (vermelho) |
| 3 | $pd^+/-$ ; $su/su$ | (vermelho) | 13
| 1 | $pd/pd$ ; $su/su$ | (vermelho) |
| 3 | $pd/pd$ ; $su^+/-$ | (roxo) | 3

A proporção geral na $F_2$ é de 13 vermelhos:3 roxos. O componente de 13/16 obrigatoriamente inclui o mutante duplo, que é claramente de fenótipo do tipo selvagem. Essa proporção é esperada a partir de um supressor recessivo que, por si próprio, não apresenta fenótipo detectável.

Por vezes, a supressão é confundida com epistasia. Contudo, a diferença-chave é que um supressor cancela a expressão de um alelo mutante e restaura o fenótipo do tipo selvagem correspondente. Além disso, com frequência, apenas dois fenótipos segregam (assim como nos exemplos precedentes), em vez de três, como na epistasia.

Como os supressores atuam no nível molecular? Existem muitos mecanismos possíveis. Um tipo de supressão particularmente útil tem por base a ligação física de produtos gênicos na célula – por exemplo, ligação entre proteínas. Presuma que duas proteínas em geral se combinem para proporcionar algum tipo de função celular. Quando uma mutação causa uma alteração no formato de uma proteína, ela deixa de se combinar à outra; logo, a função é perdida (**Figura 5.22**). Porém, uma mutação supressora que causa uma alteração compensatória no formato na segunda proteína pode restaurar a combinação e, portanto, a função normal. Nessa figura, se os genótipos fossem diploides que representam uma $F_2$ de um di-híbrido, então o resultado seria uma proporção de 14:2, tendo em vista que os únicos genótipos mutantes seriam $m/m \cdot s^+/s^+$ (1/16) e $m^+/m^+ \cdot s/s$ (1/16), totalizando 2/16. Se esse fosse um cruzamento di-híbrido haploide (tal como $m^+ \, s^+ \times m \, s$), o resultado seria uma proporção de 1:1. A partir das proporções de supressores em geral, com frequência as proteínas que interagem podem ser deduzidas.

Por outro lado, quando uma mutação causa um bloqueio em uma via metabólica, o supressor encontra algum modo de escapar do bloqueio – por exemplo, por meio do redirecionamento de intermediários similares para além do bloqueio da via. No exemplo a seguir, o supressor fornece um intermediário B para contornar o bloqueio.

Sem supressor
A ⊣▶ ╳ ⟶ produto

Com supressor
A ⊣▶ B ⟶ produto
    B ⤴

Em diversos organismos, foram encontrados *supressores sem sentido* – mutações nos genes de tRNA que resultam em um anticódon que se ligará a um códon de parada prematuro em uma sequência codificadora mutante. Desse modo, o supressor possibilita que a tradução prossiga além do bloqueio anterior

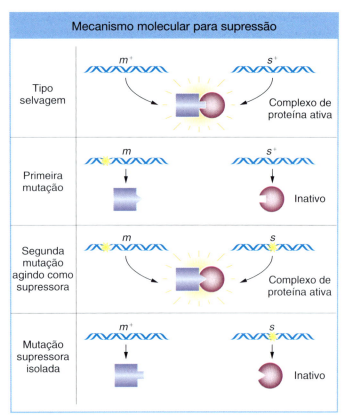

**Figura 5.22** Uma primeira mutação altera o sítio de ligação de uma proteína, de modo que ela não consegue mais se ligar a um parceiro. Uma mutação supressora no parceiro altera o sítio de ligação, de modo que ambas as proteínas são capazes de se ligar novamente.

e produza uma proteína completa, em vez de uma proteína truncada. Essas mutações supressoras com frequência apresentam poucos efeitos sobre o fenótipo além da supressão.

**CONCEITO-CHAVE** Alelos mutantes chamados supressores cancelam o efeito de um alelo mutante de outro gene, resultando em fenótipo do tipo selvagem.

**Modificadores** Como a denominação sugere, uma mutação **modificadora** em um segundo *locus* altera o grau de expressão de um gene mutado no primeiro *locus*. Os genes reguladores proporcionam uma ilustração simples. Assim como em um exemplo anterior, as proteínas reguladoras se ligam à sequência do DNA *upstream* do sítio de início da transcrição. Essas proteínas regulam o nível de transcrição. Na discussão sobre a complementação, consideramos uma mutação nula de um gene regulador que evitou quase completamente a transcrição. Entretanto, algumas mutações reguladoras alteram o nível de transcrição do gene-alvo, de modo que mais ou menos proteína é produzida. Em outras palavras, uma mutação em uma proteína reguladora pode diminuir ou aumentar a transcrição do gene. Vejamos um exemplo que utiliza uma mutação *b* em um regulador que regula negativamente, afetando o gene *A* em um fungo, tal como levedura. Observamos o efeito de *b* em uma mutação *leaky* (vazadora) no gene *A*. Uma mutação *leaky* é uma mutação com algum nível baixo de função gênica. Cruzamos uma mutação *leaky a* com a mutação reguladora *b*:

mutante *leaky a · b⁺* × regulador ineficiente *a⁺ · b*

| Prole | Fenótipo |
|---|---|
| $a^+ \cdot b^+$ | tipo selvagem |
| $a^+ \cdot b$ | defeituoso (baixa transcrição) |
| $a \cdot b^+$ | defeituoso (proteína A defeituosa) |
| $a \cdot b$ | extremamente defeituoso (baixa transcrição da proteína defeituosa) |

Logo, a ação do modificador é observada no aparecimento de duas gradações de fenótipos mutantes *dentro* da prole *a*.

**Letais sintéticos** Em alguns casos, quando dois mutantes únicos viáveis são intercruzados, os mutantes duplos resultantes são letais. Em uma $F_2$ diploide, esse resultado seria manifestado como uma proporção de 9:3:3, tendo em vista que o mutante duplo (que seria o componente "1" da proporção) estaria ausente. Esses **letais sintéticos** podem ser considerados uma categoria especial de interação gênica. Eles podem indicar tipos específicos de interações de produtos gênicos. Por exemplo, a análise do genoma revelou que a evolução produziu muitos sistemas duplicados dentro da célula. Uma vantagem desses sistemas duplicados pode ser o fornecimento de "cópias de segurança". Se houver mutações nulas nos genes em ambos os sistemas duplicados, um sistema defeituoso não apresentará uma cópia de segurança, e o indivíduo não apresentará a função essencial e morrerá. Em outro caso, uma mutação *leaky* em uma etapa de uma via bioquímica pode causar a diminuição da velocidade da via, mas deixar função suficiente para a sobrevivência. Entretanto, se mutantes duplos são combinados, cada um com uma mutação *leaky* em uma etapa diferente, a via inteira é interrompida. Uma versão da última interação é de duas mutações em proteínas que interagem, conforme demonstrado na **Figura 5.23**.

Nas discussões anteriores sobre proporções mendelianas modificadas, todos os cruzamentos eram autofecundações de di-híbridos. Como um exercício, você poderia calcular as proporções que seriam produzidas nos mesmos sistemas se fossem realizados cruzamentos-teste em vez de autofecundações.

**CONCEITO-CHAVE** Duas mutações que são individualmente benignas podem se tornar letais quando unidas no mesmo genótipo. Tais letais sintéticos indicam algum tipo de interação gênica normal no tipo selvagem.

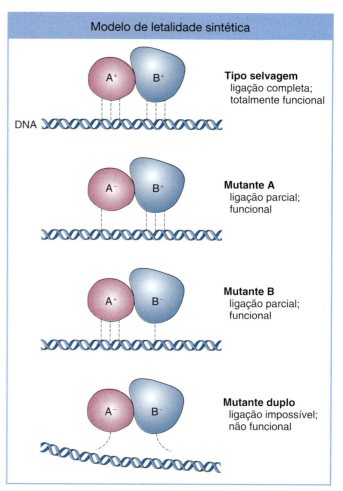

**Figura 5.23** Duas proteínas em interação realizam alguma função essencial em algum substrato, tal como DNA, mas primeiramente precisam se ligar a ele. A ligação reduzida de qualquer proteína possibilita a permanência de algumas funções, mas a ligação reduzida de ambas é letal.

**CONCEITO-CHAVE** A análise genética da interação gênica faz uso de alelos mutantes, mas a interação gênica revelada é a que acontece normalmente no tipo selvagem.

Um resumo de algumas das proporções que revelam interações gênicas está demonstrado na **Tabela 5.2**.

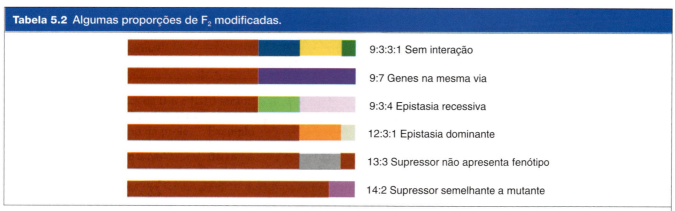

**Tabela 5.2** Algumas proporções de $F_2$ modificadas.

- 9:3:3:1 Sem interação
- 9:7 Genes na mesma via
- 9:3:4 Epistasia recessiva
- 12:3:1 Epistasia dominante
- 13:3 Supressor não apresenta fenótipo
- 14:2 Supressor semelhante a mutante

Nota: Algumas dessas proporções podem ser produzidas com outros mecanismos de interação.

# RESUMO

Um gene não atua isoladamente; em vez disso, atua em conjunto com muitos outros genes no genoma. Na análise genética direta, a dedução dessas interações complexas é um estágio importante da pesquisa. As mutações individuais são testadas primeiramente a respeito de suas relações de dominância, um tipo de interação alélica. As mutações recessivas com frequência resultam da haplossuficiência do alelo do tipo selvagem, enquanto as mutações dominantes muitas vezes são o resultado da haploinsuficiência do tipo selvagem ou da ação do mutante como um dominante negativo (um polipeptídio "trapaceiro"). Algumas mutações causam efeitos graves ou até mesmo a morte (mutações letais). A letalidade de uma mutação homozigota recessiva é um modo de avaliar se um gene é essencial no genoma.

A interação de diferentes genes resulta de sua participação na mesma via bioquímica ou em vias de conexão de diversos tipos – síntese, transdução de sinal ou desenvolvimento. A dissecção genética das interações gênicas tem início por meio da reunião, por parte do experimentador, de mutantes que afetam uma característica de interesse. O teste de complementação determina se duas mutações recessivas distintas são de um único gene ou de dois genes diferentes. Os genótipos mutantes são reunidos em um indivíduo da $F_1$, e se o fenótipo for mutante, então não ocorreu nenhuma complementação e os dois alelos são obrigatoriamente do mesmo gene. Se o fenótipo for do tipo selvagem, então ocorreu complementação, e os alelos têm de ser de genes diferentes.

A interação de diferentes genes pode ser detectada por meio do teste de mutantes duplos, tendo em vista que a interação alélica implica a interação de produtos gênicos no nível funcional. Alguns tipos-chave de interação são a epistasia, a supressão e a letalidade sintética. A epistasia é a substituição de um fenótipo mutante produzido por mutação em outro gene. A observação da epistasia sugere uma via em comum, seja química ou do desenvolvimento. Um supressor é uma mutação de um gene que consegue restaurar o fenótipo do tipo selvagem em uma mutação em outro gene. Os supressores, com frequência, revelam proteínas ou ácidos nucleicos que interagem fisicamente. Algumas combinações de mutantes viáveis são letais, um resultado conhecido como letalidade sintética. Os letais sintéticos podem revelar uma diversidade de interações, dependendo da natureza das mutações.

Os diferentes tipos de interações gênicas produzem proporções di-híbridas de $F_2$ que são modificações do padrão de 9:3:3:1. Por exemplo, a epistasia recessiva resulta em uma proporção de 9:3:4.

Em termos mais gerais, a interação gênica e a interação do gene com o ambiente são reveladas por meio da penetrância variável (a capacidade de um genótipo de expressar a si próprio no fenótipo) e da expressividade (o grau quantitativo da manifestação fenotípica de um genótipo).

# TERMOS-CHAVE

alelo letal (p. 152)
alelo pleiotrópico (p. 153)
alelos múltiplos (p. 148)
codominância (p. 150)
complementação (p. 158)
dominância incompleta (p. 150)
dominância total (completa) (p. 148)
epistasia (p. 163)
expressividade (p. 154)

gene essencial (p. 152)
heterocárion (p. 159)
hipótese um-gene-um-polipeptídio (p. 157)
letal sintético (p. 167)
modificador (p. 166)
mutação dominante negativa (p. 149)
mutação nula (p. 149)
mutações sensíveis
 à temperatura (st) (p. 154)

mutantes duplos (p. 158)
penetrância (p. 154)
revertente (p. 165)
RNA funcional (p. 157)
série alélica (alelos múltiplos) (p. 148)
supressor (p. 165)
temperatura permissiva (p. 154)
temperatura restritiva (p. 154)
teste de complementação (p. 158)

# PROBLEMAS

### PROBLEMA RESOLVIDO 1

A maior parte dos heredogramas apresenta a polidactilia (ver Figura 2.25) herdada como autossômica dominante rara, mas os heredogramas de algumas famílias não se ajustam totalmente aos padrões esperados em relação à referida herança. Um heredograma desse tipo está demonstrado aqui. (Os losangos não sombreados fazem referência aos números especificados de pessoas não afetadas de sexo desconhecido.)

a. Qual irregularidade esse heredograma apresenta?
b. Qual fenômeno genético esse heredograma ilustra?
c. Sugira um mecanismo de interação gênica específico que possa produzir um heredograma do tipo demonstrando os genótipos dos familiares pertinentes.

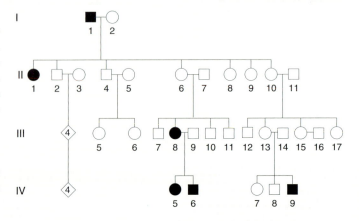

## RESOLUÇÃO

a. A expectativa normal em relação a um autossômico dominante é que cada indivíduo afetado apresente um progenitor afetado, mas essa expectativa não é observada nesse heredograma, o que constitui a irregularidade. Quais são algumas explicações possíveis?

Seria possível que alguns casos de polidactilia fossem causados por um gene diferente, algum que fosse um gene dominante ligado ao X? Essa sugestão não é útil, pois ainda precisamos explicar a ausência da condição nas pessoas II-6 e II-10. Além disso, postular uma herança recessiva, seja autossômica ou ligada ao sexo, exige que muitas pessoas no heredograma sejam heterozigotas, o que é desproposital, tendo em vista que a polidactilia é uma condição rara.

b. Portanto, resta-nos a conclusão de que a polidactilia por vezes é penetrante de forma incompleta. Como descrito neste capítulo, alguns indivíduos que apresentam o genótipo em relação a um fenótipo em particular não o expressam. Nesse heredograma, II-6 e II-10 aparentam pertencer a essa categoria; eles obrigatoriamente carreiam o gene da polidactilia herdado de I-1, uma vez que o transmitem à sua prole.

c. Conforme discutido neste capítulo, a supressão ambiental da expressão gênica pode causar penetrância incompleta, assim como a supressão por outro gene. Para fornecer a explicação genética solicitada, é preciso elaborar uma hipótese genética. O que precisamos explicar? A chave é que I-1 transmite a mutação para dois tipos de prole, representadas por II-1, que expressa o fenótipo mutante, e por II-6 e II-10, que não expressam. (A partir do heredograma, não é possível dizer se os outros filhos de I-1 apresentam o alelo mutante.) A supressão genética está atuando? I-1 não apresenta um alelo supressor, já que expressa polidactilia. Assim, a única pessoa da qual o supressor poderia advir é I-2. Além disso, I-2 deve ser heterozigoto em relação ao alelo supressor, tendo em vista que no mínimo um de seus filhos expressa polidactilia. Portanto, o alelo supressor tem de ser dominante. Sendo assim, formulamos a hipótese de que o cruzamento na geração I deve ter sido:

$$(I-1) \; P/p \cdot s/s \times (I-2) \; p/p \cdot S/s$$

em que $S$ é o supressor e $P$ é o alelo responsável pela polidactilia. A partir dessa hipótese, prevemos que a prole será composta pelos quatro tipos a seguir, se os genes se distribuírem:

| Genótipo | Fenótipo | Exemplo |
|---|---|---|
| $P/p \times S/s$ | normal (suprimido) | II-6, II-10 |
| $P/p \times s/s$ | polidáctilo | II-1 |
| $p/p \times S/s$ | normal | |
| $p/p \times s/s$ | normal | |

Se $S$ for raro, as proles de II-6 e II-10 serão:

| Genótipo da prole | Exemplo |
|---|---|
| $P/p \times S/s$ | III-13 |
| $P/p \times s/s$ | III-8 |
| $p/p \times S/s$ | |
| $p/p \times s/s$ | |

Não podemos descartar as possibilidades de que II-2 e II-4 apresentem o genótipo $P/p \cdot S/s$ e que, por acaso, nenhum de seus descendentes seja afetado.

## PROBLEMA RESOLVIDO 2

Besouros de uma determinada espécie podem apresentar coberturas das asas nas cores verde, azul ou turquesa. Besouros virgens foram selecionados a partir de uma população de laboratório polimórfica e cruzados para determinar a herança da cor das coberturas das asas. Os cruzamentos e os resultados ocorreram conforme apresentado na tabela a seguir:

| Cruzamento | Genitores | Prole |
|---|---|---|
| 1 | azul × verde | toda azul |
| 2 | azul × azul | 3/4 azul:1/4 turquesa |
| 3 | verde × verde | 3/4 verde:1/4 turquesa |
| 4 | azul × turquesa | 1/2 azul:1/2 turquesa |
| 5 | azul × azul | 3/4 azul:1/4 verde |
| 6 | azul × verde | 1/2 azul:1/2 verde |
| 7 | azul × verde | 1/2 azul:1/4 verde: 1/4 turquesa |
| 8 | turquesa × turquesa | toda turquesa |

a. Deduza a base genética da cor das coberturas das asas nessa espécie.
b. Escreva os genótipos de todos os genitores e da prole tão completamente quanto possível.

## SOLUÇÃO

a. Esses dados aparentam ser complexos à primeira vista, mas o padrão de herança se torna evidente se considerarmos cada um dos cruzamentos por vez. Um princípio geral para a resolução de problemas do tipo, como vimos, é começar observando todos os cruzamentos e agrupando os dados para revelar os padrões.

Um indício que surge de uma visão geral dos dados é que todas as proporções são monogênicas: não existe evidência nenhuma da participação de dois genes em separado. Como essa variação pode ser explicada com um gene único? A resposta é que existe variação em relação ao próprio gene único – ou seja, alelismo múltiplo. Talvez existam três alelos de um gene; denominaremos o gene $w$ (em relação à cor das coberturas das asas) e representaremos os alelos como $w^g$, $w^b$ e $w^t$. Agora temos um problema adicional, que é determinar a dominância desses alelos.

O cruzamento 1 nos informa algo a respeito da dominância, tendo em vista que toda a prole de um cruzamento azul × verde é azul; portanto, o azul aparenta ser dominante sobre o verde. Essa conclusão é sustentada pelo cruzamento 5, tendo em vista que o determinante verde obrigatoriamente existia no estoque parental para aparecer na prole. O cruzamento 3 nos informa a respeito dos determinantes de turquesa, que obrigatoriamente existiam no estoque parental, embora não fossem expressos, tendo em vista que existem coberturas das asas turquesa na prole. Assim, verde tem de ser dominante sobre turquesa. Portanto, formamos um modelo no qual a dominância é $w^b > w^g > w^t$. De fato, a posição inferida do alelo $w^t$ no final da série de dominância é sustentada pelos resultados do cruzamento 7, no qual turquesa aparece na prole de um cruzamento azul × verde.

b. Agora se trata apenas de uma questão de deduzir os genótipos específicos. Observe que a questão afirma que os genitores foram obtidos de uma população polimórfica, o que significa que eles podem ser homozigotos ou heterozigotos. Um genitor com coberturas das asas azuis, por exemplo, pode ser homozigoto ($w^b/w^b$) ou heterozigoto ($w^b/w^g$ ou $w^b/w^t$). Aqui, é necessário um pouco de tentativa e erro e bom senso, mas, nesse estágio, a questão foi basicamente respondida e tudo o que resta é "cortar os t e pôr os pingos nos i". Os genótipos a seguir explicam os resultados. Um travessão indica que o genótipo pode ser homozigoto ou heterozigoto na apresentação de um segundo alelo na série alélica.

| Cruzamento | Genitores | Prole |
|---|---|---|
| 1 | $w^b/w^b \times w^g/-$ | $w^b/w^g$ ou $w^b/-$ |
| 2 | $w^b/w^t \times w^b/w^t$ | $\frac{3}{4}\, w^b/-\; :\; \frac{1}{4}\, w^t/w^t$ |
| 3 | $w^g/w^t \times w^g/w^t$ | $\frac{3}{4}\, w^g/-\; :\; \frac{1}{4}\, w^t/w^t$ |
| 4 | $w^b/w^t \times w^t/w^t$ | $\frac{1}{2}\, w^b/w^t\; :\; \frac{1}{2}\, w^t/w^t$ |
| 5 | $w^b/w^g \times w^b/w^g$ | $\frac{3}{4}\, w^b/-\; :\; \frac{1}{4}\, w^g/w^g$ |
| 6 | $w^b/w^g \times w^g/w^g$ | $\frac{1}{2}\, w^b/w^g\; :\; \frac{1}{2}\, w^g/w^g$ |
| 7 | $w^b/w^t \times w^g/w^t$ | $\frac{1}{2}\, w^b/-\; :\; \frac{1}{4}\, w^g/w^t\; :\; \frac{1}{4}\, w^t/w^t$ |
| 8 | $w^t/w^t \times w^t/w^t$ | toda $w^t/w^t$ |

### PROBLEMA RESOLVIDO 3

As folhas de abacaxi podem ser classificadas em três tipos: espinhosas (S), com pontas espinhosas (ST) e tubulares (não espinhosas; P). Em cruzamentos entre linhagens puras seguidos por intercruzamentos da $F_1$, apareceram os resultados a seguir:

|  |  | *Fenótipos* | |
|---|---|---|---|
| Cruzamento | Parental | $F_1$ | $F_2$ |
| 1 | ST × S | ST | 99 ST : 34 S |
| 2 | P × ST | P | 120 P : 39 ST |
| 3 | P × S | P | 95 P : 25 ST : 8 S |

a. Atribua símbolos gênicos. Explique esses resultados em relação aos genótipos produzidos e suas proporções.
b. Com a utilização do modelo da parte *a*, forneça as proporções fenotípicas que você esperaria se cruzasse (1) a prole $F_1$ de tubulares × espinhosas com o estoque parental espinhoso e (2) a prole $F_1$ de tubulares × espinhosas com a prole $F_1$ de espinhosas × pontas espinhosas.

### SOLUÇÃO

a. Primeiramente, vejamos as proporções da $F_2$. Temos claras proporções de 3:1 nos cruzamentos 1 e 2, indicando segregações monogênicas. Entretanto, o cruzamento 3 demonstra uma proporção que é quase certamente uma proporção de 12:3:1. Como conhecemos essa proporção? Bem, não existem tantas proporções complexas em genética, e a tentativa e o erro nos trazem à proporção de 12:3:1 de modo consideravelmente rápido. Dentre a prole total de 128, são esperados os números 96:24:8, mas os números reais correspondem surpreendentemente bem a essas expectativas.

Um dos princípios deste capítulo é que as proporções mendelianas modificadas revelam interações gênicas. O cruzamento 3 proporciona números de $F_2$ adequados a uma proporção mendeliana di-híbrida modificada e, assim, aparentemente estamos lidando com uma interação de dois genes. Esse parece ser o ponto de partida mais promissor; podemos retornar aos cruzamentos 1 e 2 e tentar ajustá-los posteriormente.

Qualquer proporção di-híbrida tem por base as proporções fenotípicas de 9:3:3:1. Nossa modificação observada as agrupa como a seguir:

$$\left. \begin{array}{ll} 9 & A/-\;;\;B/- \\ 3 & A/-\;;\;b/b \end{array} \right\} \text{12 Tubular}$$

$$\begin{array}{lll} 3 & a/a\;;\;B/- & \text{3 Ponta espinhosa} \\ 1 & a/a\;;\;b/b & \text{1 Espinhosa} \end{array}$$

Assim, sem nos preocuparmos a respeito da denominação do tipo de interação gênica (de qualquer maneira, não nos é solicitado o seu fornecimento), já podemos definir nossos três fenótipos das folhas do abacaxi em relação aos pares alélicos propostos $A/a$ e $B/b$:

$$\text{tubular} = A/- \;(B/b \text{ irrelevante})$$
$$\text{ponta espinhosa} = a/a\;;\;B/-$$
$$\text{espinhosa} = a/a\;;\;b/b$$

O que dizer sobre os genitores do cruzamento 3? O genitor espinhoso tem de ser $a/a$ ; $b/b$ e, visto que o gene $B$ é necessário para produzir folhas com pontas espinhosas na $F_2$, o genitor tubular tem de ser $A/A$ ; $B/B$. (Observe que nos é informado que todos os genitores são puros, ou homozigotos.) Portanto, a $F_1$ deve ser $A/a$; $B/b$.

Sem considerações adicionais, podemos escrever nosso cruzamento 1 assim:

$$a/a\;;\;B/B \;\times\; a/a\;;\;b/b \longrightarrow a/a\;;\;B/b \begin{cases} \frac{3}{4}\, a/a\;;\;B/- \\ \frac{1}{4}\, a/a\;;\;b/b \end{cases}$$

O cruzamento 2 pode ser escrito parcialmente sem considerações adicionais utilizando nossos símbolos gênicos arbitrários:

$$A/A\;;\;-/- \;\times\; a/a\;;\;B/B \longrightarrow A/a\;;\;B/- \begin{cases} \frac{3}{4}\, A/-\;;\;-/- \\ \frac{1}{4}\, a/a\;;\;B/- \end{cases}$$

Sabemos que a F₂ do cruzamento 2 demonstra segregação monogênica, e agora parece certo que há participação do par alélico *A/a*. Mas o alelo *B* é necessário para produzir o fenótipo ponta espinhosa e, assim, todas as plantas devem ser homozigotas *B/B*:

$$A/A \; ; B/B \times a/a \; ; B/B \longrightarrow$$

$$A/a \; ; B/B \begin{cases} \frac{3}{4} A/- \; ; B/B \\ \frac{1}{4} a/a \; ; B/B \end{cases}$$

Observe que as duas segregações monogênicas nos cruzamentos 1 e 2 não demonstram que os genes *não* estão interagindo. O que está demonstrado é que a interação de dois genes não é *revelada* por esses cruzamentos – apenas pelo cruzamento 3, no qual a F₁ é heterozigota em relação a ambos os genes.

b. Agora é apenas uma questão de utilizar as leis de Mendel para prever os desfechos dos cruzamentos:

(1) $A/a \; ; B/b \times a/a \; ; b/b \longrightarrow$ $\frac{1}{4} A/a \; ; B/b$ ⎫
(distribuição independente em cruzamento-teste padrão) $\frac{1}{4} A/a \; ; b/b$ ⎬ Tubular
$\frac{1}{4} a/a \; ; B/b$ Ponta espinhosa
$\frac{1}{4} a/a \; ; b/b$ Espinhoso

(2) $A/a \; ; B/b \times a/a \; ; B/b \longrightarrow$

$\frac{1}{2} A/a \begin{cases} \frac{3}{4} B/- \longrightarrow \frac{3}{8} \\ \frac{1}{4} b/b \longrightarrow \frac{1}{8} \end{cases}$ $\frac{1}{2}$ Tubular

$\frac{1}{2} a/a \begin{cases} \frac{3}{4} B/- \longrightarrow \frac{3}{8} \\ \frac{1}{4} b/b \longrightarrow \frac{1}{8} \end{cases}$ Ponta espinhosa / Espinhoso

# PROBLEMAS

## QUESTÕES SOBRE AS FIGURAS

1. a. Na Figura 5.1, o que as estrelas amarelas representam?
   b. Explique com suas próprias palavras por que o heterozigoto é funcionalmente do tipo selvagem.
   c. No sistema definido nessa figura, se supusermos que o gene codifica para uma enzima que catalisa a síntese de um pigmento preto, qual seria o fenótipo do heterozigoto?
   d. No nível estrutural, qual pode ser a diferença entre as proteínas representadas pelas cores laranja e amarelo?

2. a. Na Figura 5.2, explique como o polipeptídio mutante atua como um sabotador e qual é o seu efeito líquido sobre o fenótipo.
   b. O que pode causar uma dobra na proteína mutante?
   c. No Modelo 1, o que você pode dizer sobre a possibilidade de regulação positiva da proteína no heterozigoto?

3. Na Figura 5.4, a foto mostra o sangue de um indivíduo (caso mostre, de qual) ou uma mistura de sangues (caso mostre, de quais)?

4. a. Na Figura 5.5, qual é o objeto representado pela cor azul?
   b. É verdadeiro dizer que a hemoglobina de hemácia falciforme migra mais rápido do que a hemoglobina normal?
   c. O que pode causar as diferentes taxas de migração?

5. a. Na Figura 5.6, considere o alelo $V^f$ em relação ao alelo $V^{by}$: ele é dominante? Recessivo? Codominante? Incompletamente dominante?
   b. Nessa figura, há algum caso no qual o heterozigoto tem um fenótipo verdadeiramente novo?
   c. Preveja o fenótipo dos heterozigotos de *v* combinados com os outros alelos.

6. Na Figura 5.7, se supusermos que toda a prole é visível, a proporção de cores observada é a esperada?

7. Na Figura 5.9, proponha uma explicação genética específica para o Q individual (forneça um possível genótipo, definindo os alelos).

8. Na Figura 5.10, indique os indivíduos que mostram expressividade total.

9. Especule logicamente sobre o número mínimo de genes modificadores e alelos que poderiam produzir as variações mostradas pelo alelo $S^p$ na Figura 5.11.

10. A partir do conhecimento das estruturas mostradas na Figura 5.13, você acha que Beadle e Tatum poderiam ter alguma indicação das etapas sequenciais na via sintética antes de fazer seus testes genéticos?

11. a. Na Figura 5.14, em virtude da posição da HPA oxidase anteriormente na via bioquímica em comparação àquela da HA oxidase, você esperaria que pessoas com tirosinemia demonstrassem sintomas de alcaptonúria?
    b. Se um mutante duplo pudesse ser encontrado, você esperaria que a tirosinemia fosse epistática em relação à alcaptonúria?
    c. Você acha que seria possível curar os sintomas da PKU ingerindo tirosina? (Pesquise essa possibilidade você mesmo.)
    d. Como você trataria o cretinismo? (Pesquise essa possibilidade você mesmo.)
    e. Você acha que seria possível tratar o albinismo pela ingestão de melanina? (Pesquise essa possibilidade você mesmo.)

12. a. Na Figura 5.15, o que os símbolos de dólar, libra e iene representam?
    b. Por que o heterozigoto da F₁ à esquerda não consegue sintetizar o pigmento azul?
    c. Desenhe os resultados do cruzamento das linhas $ e ¥.
    d. Escreva todos os genótipos e fenótipos da prole de uma autofecundação da F₁ azul.
    e. Escreva todos os genótipos e fenótipos produzidos pelo cruzamento da F1 azul com a F₂ branca.

13. a. Na Figura 5.16, explique, no nível proteico, por que esse heterocárion é capaz de crescer em meio mínimo.
    b. Um heterocárion produz esporos ao beliscar células que contêm alguns núcleos. Alguns desses esporos seriam dependentes de arginina? Explique.
14. a. Na Figura 5.17, escreva os possíveis genótipos em relação a cada uma das quatro cobras ilustradas.
    b. Explique em frases curtas o significado do cabeçalho dessa figura.
15. a. Na Figura 5.18, qual painel representa o mutante duplo?
    b. Determine a função do gene regulador.
    c. Na situação no painel B, a proteína do gene da proteína ativa seria produzida?
    d. Qual é a função da região verde-clara?
    e. Qual é o elemento representado em amarelo?
    f. Os painéis B e D apresentam o mesmo resultado; determine os dois mecanismos diferentes que o produzem.
16. a. Na Figura 5.19, se você realizasse a autofecundação de 10 plantas cor-de-rosa da $F_2$ diferentes, esperaria observar quaisquer plantas com flores brancas na prole? Quaisquer plantas com flores azuis?
    b. Algumas plantas brancas da $F_2$ apresentam uma enzima funcional 2: uma vez que a enzima 2 produz o pigmento azul, por que essas plantas não são azuis?
17. Na Figura 5.21, escreva possíveis genótipos para cada uma das três pétalas.
18. a. Na Figura 5.22, o que as cavilhas quadradas/triangulares e os orifícios representam?
    b. Isoladamente, a mutação supressora é de fenótipo do tipo selvagem?
    c. Seria razoável chamar o gene *s* de supressor em uma célula do tipo selvagem?
19. a. Na Figura 5.23, explique por que os alelos em interação são chamados letais sintéticos.
    b. Para o modelo a ser trabalhado, é essencial que as proteínas vermelha e azul se liguem uma à outra?

### PROBLEMAS BÁSICOS

20. Em seres humanos, a doença galactosemia causa deficiência intelectual em uma idade precoce. A lactose (o açúcar do leite) é fragmentada em galactose e glicose. Em geral, a galactose é adicionalmente degradada pela enzima galactose-1-fosfato uridiltransferase (GALT). Entretanto, em pacientes com galactosemia, a GALT é inativa, levando ao acúmulo de níveis altos de galactose, os quais, no cérebro, causam deficiência intelectual. Como você proporcionaria uma cura secundária para a galactosemia? Você espera que o fenótipo dessa doença seja dominante ou recessivo?
21. Em seres humanos, a PKU (fenilcetonúria) é uma doença recessiva causada por uma insuficiência enzimática na etapa A na sequência de ações simplificada a seguir, e a AKU (alcaptonúria) é outra doença recessiva devido a uma ineficiência enzimática em uma das etapas resumida aqui como a etapa B:

$$\text{Fenilalanina} \xrightarrow{A} \text{tirosina} \xrightarrow{B} CO_2 + H_2O$$

Uma pessoa com PKU se casa com uma pessoa com AKU. Quais fenótipos você espera em relação aos filhos? Todos normais, todos apresentando apenas PKU, todos apresentando apenas AKU, todos apresentando ambas, PKU e AKU, ou alguns apresentando AKU e alguns apresentando PKU?

22. Em *Drosophila*, o autossômico recessivo *bw* causa olhos marrom-escuros e o autossômico recessivo não ligado *st* causa em olhos escarlate-vivo. Um homozigoto em relação a ambos os genes apresenta olhos brancos. Portanto, temos as correspondências a seguir entre os genótipos e os fenótipos:

$st^+/st^+$ ; $bw^+/bw^+$ = olhos vermelhos (tipo selvagem)
$st^+/st^+$ ; $bw/bw$ = olhos marrons
$st/st$ ; $bw^+/bw^+$ = olhos escarlate
$st/st$ ; $bw/bw$ = olhos brancos

Construa uma via de biossíntese hipotética demonstrando como os produtos gênicos interagem e por que as diferentes combinações de mutantes apresentam fenótipos diferentes.

23. Diversos mutantes são isolados, todos os quais necessitam do composto G para o crescimento. Os compostos (A a E) na via de biossíntese para G são conhecidos, mas a sua ordem na via é desconhecida. Cada composto é testado em relação à sua capacidade de estimular o crescimento de cada mutante (1 a 5). Na tabela a seguir, um sinal + indica crescimento e um sinal − indica ausência de crescimento.

|  | | *Composto testado* | | | | |
|---|---|---|---|---|---|---|
|  |  | A | B | C | D | E | G |
| Mutante | 1 | − | − | − | + | − | + |
|  | 2 | − | + | − | + | − | + |
|  | 3 | − | − | − | − | − | + |
|  | 4 | − | + | + | + | − | + |
|  | 5 | + | + | + | + | − | + |

a. Qual é a ordem dos compostos A a E na via?
b. Em que ponto na via cada mutante é bloqueado?
c. Um heterocárion composto por mutantes duplos 1,3 e 2,4 cresceria em um meio mínimo? 1,3 e 3,4 cresceriam? 1,2 e 2,4 e 1,4 cresceriam?

24. Em uma determinada planta, as pétalas das flores normalmente são roxas. Duas mutações recessivas surgem em plantas separadas e observa-se que estão em cromossomos diferentes. A mutação 1 ($m_1$) proporciona pétalas azuis quando em homozigose ($m_1/m_1$). A mutação 2 ($m_2$) proporciona pétalas vermelhas quando em homozigose ($m_2/m_2$). Bioquímicos que trabalham com a síntese dos pigmentos das flores nessa espécie já descreveram a via a seguir:

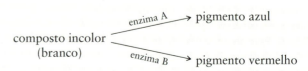

a. Qual mutante você espera que seja deficiente na atividade da enzima A?
b. Uma planta apresenta o genótipo $M_1/m_1$; $M_2/m_2$. Qual você espera que seja o seu fenótipo?
c. Se a planta na parte *b* for autofecundada, quais cores da prole você espera e em quais proporções?
d. Por que esses mutantes são recessivos?

25. Em ervilhas-de-cheiro, a síntese do pigmento antocianina roxo nas pétalas é controlada por dois genes, *B* e *D*. A via é:

Intermediário branco $\xrightarrow{\text{enzima gene } B}$ Intermediário azul $\xrightarrow{\text{enzima gene } D}$ antocianina (roxo)

a. Quais cores de pétalas você espera em uma planta pura incapaz de catalisar a primeira reação?
b. Quais cores de pétalas você espera em uma planta pura incapaz de catalisar a segunda reação?
c. Se as plantas nas partes *a* e *b* forem cruzadas, quais cores de pétalas as plantas da $F_1$ apresentarão?
d. Qual proporção de plantas roxas:azuis:brancas você esperaria na $F_2$?

26. Se um homem do grupo sanguíneo AB se casar com uma mulher do grupo sanguíneo A cujo pai era do grupo sanguíneo O, a quais diferentes grupos sanguíneos esse homem e essa mulher podem esperar que seus filhos pertençam?

27. A maior parte das penas da ave erminette é de cor clara, com uma preta ocasional, proporcionando um aspecto pintado. Um cruzamento de duas erminettes produziu uma prole total de 48, composta por 22 erminettes, 14 pretas e 12 brancas puras. Qual base genética do padrão erminette é sugerida? Como você testaria a sua hipótese?

28. Os rabanetes podem ser longos, redondos ou ovais, e podem ser vermelhos, brancos ou roxos. Você cruza uma variedade longa e branca com uma variedade redonda e vermelha e obtém uma $F_1$ oval e roxa. A $F_2$ demonstra nove classes fenotípicas: 9 longos e vermelhos; 15 longos e roxos; 19 ovais e vermelhos; 32 ovais e roxos; 8 longos e brancos; 16 redondos e roxos; 8 redondos e brancos; 16 ovais e brancos; e 9 redondos e vermelhos.
a. Forneça uma explicação genética para esses resultados. Certifique-se de definir os genótipos e demonstrar a constituição dos genitores, da $F_1$ e da $F_2$.
b. Preveja as proporções genotípicas e fenotípicas na prole de um cruzamento entre um rabanete longo e roxo e um rabanete oval e roxo.

29. Na série de alelos múltiplos que determina a cor da pelagem em coelhos, $c^+$ codifica aguti, $c^{ch}$ codifica chinchila (uma cor de pelagem bege) e $c^h$ codifica himalaio. A dominância ocorre na ordem $c^+ > c^{ch} > c^h$. Em um cruzamento de $c^+/c^{ch} \times c^{ch}/c^h$, qual proporção da prole será chinchila?

30. Preto, sépia, creme e albino são cores da pelagem de porquinhos-da-índia. Animais individuais (não necessariamente de linhagens puras) que demonstram essas cores foram entrecruzados; os resultados estão tabulados como se segue, em que as abreviações A (albino), B (preto), C (creme) e S (sépia) representam os fenótipos:

| | | Fenótipos da prole | | | |
|---|---|---|---|---|---|
| Cruzamento | Fenótipos parentais | B | S | C | A |
| 1 | B × B | 22 | 0 | 0 | 7 |
| 2 | B × A | 10 | 9 | 0 | 0 |
| 3 | C × C | 0 | 0 | 34 | 11 |
| 4 | S × C | 0 | 24 | 11 | 12 |
| 5 | B × A | 13 | 0 | 12 | 0 |
| 6 | B × C | 19 | 20 | 0 | 0 |
| 7 | B × S | 18 | 20 | 0 | 0 |
| 8 | B × S | 14 | 8 | 6 | 0 |
| 9 | S × S | 0 | 26 | 9 | 0 |
| 10 | C × A | 0 | 0 | 15 | 17 |

a. Deduza a herança dessas cores de pelagem e utilize símbolos gênicos de sua própria escolha. Demonstre todos os genótipos dos genitores e da prole.
b. Se os animais pretos nos cruzamentos 7 e 8 forem cruzados, quais proporções de prole você consegue prever ao utilizar o seu modelo?

31. Em uma ala de maternidade, quatro recém-nascidos são misturados por acidente. Sabe-se que os tipos ABO dos quatro bebês são O, A, B e AB. Os tipos ABO dos quatro conjuntos de pais são determinados. Indique qual recém-nascido pertence a cada conjunto de pais: (a) AB × O, (b) A × O, (c) A × AB, (d) O × O.

32. Considere dois polimorfismos sanguíneos que os seres humanos apresentam além do sistema ABO. Dois alelos $L^M$ e $L^N$ determinam os grupos sanguíneos M, N e MN. O alelo dominante *R* de um gene diferente faz com que uma pessoa apresente o fenótipo $Rh^+$ (*rhesus* positivo), enquanto o homozigoto em relação a *r* é $Rh^-$ (*rhesus* negativo). Dois homens levaram uma disputa de paternidade aos tribunais, cada um alegando que três crianças são suas. Os grupos sanguíneos dos homens, das crianças e de sua mãe eram:

| Pessoa | Grupo sanguíneo | | |
|---|---|---|---|
| marido | O | M | $Rh^+$ |
| amante da esposa | AB | MN | $Rh^-$ |
| esposa | A | N | $Rh^+$ |
| criança 1 | O | MN | $Rh^+$ |
| criança 2 | A | N | $Rh^+$ |
| criança 3 | A | MN | $Rh^-$ |

A partir dessas evidências, a paternidade das crianças pode ser estabelecida?

33. Em uma fazenda de raposas em Wisconsin, surgiu uma mutação que proporcionou uma cor de pelagem "platinada". A cor platinada comprovou ser muito popular entre compradores de casacos de raposa, mas os criadores não conseguiram desenvolver uma linhagem platinada pura. Cada vez que duas raposas platinadas eram cruzadas, apareciam algumas raposas normais na prole. Por exemplo,

os cruzamentos repetidos do mesmo par de platinadas produziram prole de 82 platinadas e 38 normais. Todos os outros cruzamentos do tipo forneceram proporções de prole semelhantes. Estabeleça uma hipótese genética concisa que explique esses resultados.

34. Ao longo de vários anos, Hans Nachtsheim investigou uma anomalia hereditária de leucócitos de coelhos. Essa anomalia, denominada *anomalia de Pelger*, é a parada da segmentação dos núcleos de determinados leucócitos. Ela não aparenta afetar seriamente os coelhos.
   a. Quando coelhos que apresentam a anomalia de Pelger foram cruzados com coelhos de um estoque puro normal, Nachtsheim contou 217 descendentes apresentando a anomalia de Pelger e 237 descendentes normais. Qual é a base genética da anomalia de Pelger?
   b. Quando coelhos com a anomalia de Pelger foram cruzados entre si, Nachtsheim observou na prole 223 normais, 439 com a anomalia de Pelger e 39 extremamente anormais. Essa prole muito anormal não apenas apresentava leucócitos defeituosos, mas também demonstrava deformidades graves do sistema esquelético; quase toda ela morreu logo após o nascimento. Em termos genéticos, o que você supõe que esses coelhos extremamente defeituosos tenham representado? Por que existem apenas 39 deles?
   c. Qual evidência experimental adicional você poderia coletar para testar a sua hipótese na parte *b*?
   d. Em Berlim, aproximadamente 1 ser humano em 1.000 demonstra uma anomalia de Pelger de leucócitos muito semelhante àquela descrita em relação aos coelhos. A anomalia é herdada como um dominante simples, mas o tipo homozigoto não foi observado em humanos. Com base na condição em coelhos, por que você supõe que o homozigoto humano não foi observado?
   e. Novamente, por meio da analogia com os coelhos, quais fenótipos e genótipos você esperaria entre os filhos de um homem e de uma mulher que demonstram, ambos, a anomalia de Pelger?

(Dados de A. M. Srb, R. D. Owen and R. S. Edgar, *General Genetics*, 2nd ed. W. H. Freeman and Company, 1965.)

35. Duas moscas-da-fruta de aspecto normal foram cruzadas e, na prole, havia 202 fêmeas e 98 machos.
   a. O que é incomum a respeito desse resultado?
   b. Forneça uma explicação genética para essa anomalia.
   c. Forneça um teste para sua hipótese.

36. Você recebeu uma fêmea de *Drosophila* virgem. Você observa que as cerdas em seu tórax são muito mais curtas do que o normal. Você a cruza com um macho normal (com cerdas longas) e obtém a prole de $F_1$ a seguir: 1/3 de fêmeas com cerdas curtas, 1/3 de fêmeas com cerdas longas e 1/3 de machos com cerdas longas. Um cruzamento das fêmeas com cerdas longas da $F_1$ com seus irmãos fornece uma $F_2$ apenas com cerdas longas. Um cruzamento de fêmeas com cerdas curtas com seus irmãos fornece 1/3 de fêmeas com cerdas curtas, 1/3 de fêmeas com cerdas longas e 1/3 de machos com cerdas longas. Forneça uma hipótese genética para explicar todos esses resultados, demonstrando os genótipos em cada cruzamento.

37. Um alelo dominante *H* reduz a quantidade de cerdas corporais que as moscas *Drosophila* apresentam, dando origem a um fenótipo "careca". Na condição homozigota, *H* é letal. Um alelo dominante de distribuição independente *S* não apresenta efeitos sobre a quantidade de cerdas, exceto na presença de *H*, caso em que uma dose única de *S* suprime o fenótipo careca, restaurando, assim, o fenótipo com cerdas. Entretanto, *S* também é letal na condição homozigota (*S/S*).
   a. Qual proporção de moscas com e sem cerdas você encontraria na prole viva de um cruzamento entre duas moscas com cerdas carreadoras de *H* na condição suprimida?
   b. Quando a prole sem cerdas é retrocruzada com uma mosca parental com cerdas, qual proporção fenotípica você esperaria observar na sua prole viva?

38. Após irradiar células do tipo selvagem de *Neurospora* (um fungo haploide), um geneticista observa dois mutantes auxotróficos que necessitam de leucina. Ele combina os dois mutantes em um heterocárion e descobre que o heterocárion é prototrófico.
   a. As mutações nos dois auxotróficos estão no *mesmo* gene na via para a síntese de leucina ou em dois genes *diferentes* naquela via? Explique.
   b. Escreva o genótipo das duas linhagens de acordo com o seu modelo.
   c. Qual prole, e em quais proporções, você preveria a partir do cruzamento dos dois mutantes auxotróficos? (Suponha distribuição independente.)

39. Um geneticista de leveduras irradia células haploides de uma linhagem que é um mutante auxotrófico que necessita de adenina, causada pela mutação do gene *ade*1. Milhões de células irradiadas são plaqueadas em meio mínimo, e um pequeno número de células se divide e produz colônias prototróficas. Essas colônias são cruzadas individualmente com uma linhagem do tipo selvagem. Dois tipos de resultados são obtidos:
   (1) prototrófica × tipo selvagem: toda prole prototrófica
   (2) prototrófica × tipo selvagem: prole 75% prototrófica, 25% auxotrófica que necessita de adenina
   a. Explique a diferença entre esses dois tipos de resultados.
   b. Escreva os genótipos dos prototróficos em cada caso.
   c. Quais fenótipos e proporções da prole você prevê a partir do cruzamento de um prototrófico do tipo 2 com o auxotrófico *ade*1 original?

40. Em rosas, a síntese do pigmento vermelho ocorre por meio de duas etapas em uma via:

   Intermediário incolor $\xrightarrow{\text{gene } P}$
   Intermediário magenta $\xrightarrow{\text{gene } Q}$ pigmento vermelho

   a. Qual seria o fenótipo de uma planta homozigota em relação a uma mutação nula do gene *P*?
   b. Qual seria o fenótipo de uma planta homozigota em relação a uma mutação nula do gene *Q*?

c. Qual seria o fenótipo de uma planta homozigota em relação a mutações nulas dos genes *P* e *Q*?
d. Escreva os genótipos das três linhagens nas partes *a*, *b* e *c*.
e. Qual proporção da $F_2$ é esperada a partir do cruzamento de plantas das partes *a* e *b*? (Suponha distribuição independente.)

41. Tendo em vista que flores boca-de-leão (*Antirrhinum*) possuem o pigmento antocianina, elas apresentam pétalas roxas-avermelhadas. Foram desenvolvidas duas linhagens puras sem antocianina de *Antirrhinum*, uma na Califórnia e outra na Holanda. Elas aparentavam ser idênticas, sem apresentar nenhum pigmento vermelho, manifestadas como flores brancas (albinas). Entretanto, quando pétalas das duas linhagens foram trituradas juntas em tampão no mesmo tubo de ensaio, a solução, que à primeira vista aparentava ser incolor, gradualmente se tornou vermelha.
    a. Quais experimentos de controle um investigador deve conduzir antes de proceder à análise adicional?
    b. O que poderia explicar a produção da cor vermelha no tubo de ensaio?
    c. De acordo com a sua explicação para parte *b*, quais seriam os genótipos das duas linhagens?
    d. Se as duas linhagens brancas fossem cruzadas, quais você esperaria que fossem os fenótipos da $F_1$ e da $F_2$?

42. A ave *frizzle* é muito admirada por apreciadores de galinhas. Seu nome advém do modo incomum como as suas penas se encurvam, dando a impressão de que foram (nas palavras memoráveis do geneticista animal F. B. Hutt) "puxadas pelos pés através de um buraco em um tronco de árvore". Infelizmente, a *frizzle* não é pura: quando duas delas se cruzam, elas sempre produzem 50% de aves *frizzle*, 25% de normais e 25% com penas lanosas peculiares, que logo em seguida caem, deixando as aves sem plumagem.
    a. Forneça uma explicação genética para esses resultados, demonstrando os genótipos de todos os fenótipos, e especifique como a sua explicação funciona.
    b. Se você quisesse produzir aves *frizzle* em massa para a venda, quais tipos seriam os melhores para serem utilizados como um par de cruzamento?

43. As pétalas da planta *Collinsia parviflora* normalmente são azuis. Duas linhagens puras foram obtidas a partir de variantes coloridas encontradas na natureza; a primeira linhagem apresentava pétalas cor-de-rosa e a segunda linhagem apresentava pétalas brancas. Foram realizados os cruzamentos a seguir entre as linhagens puras, com os resultados demonstrados:

| Genitores | $F_1$ | $F_2$ |
|---|---|---|
| azul × branco | azul | 101 azuis, 33 brancas |
| azul × cor-de-rosa | azul | 192 azuis, 63 rosas |
| cor-de-rosa × branco | azul | 272 azuis, 121 brancas, 89 cor-de-rosa |

a. Explique esses resultados geneticamente. Defina os símbolos alélicos que utilizar e demonstre a constituição genética dos genitores, da $F_1$ e da $F_2$ em cada cruzamento.

b. Um cruzamento entre uma determinada planta azul da $F_2$ e uma determinada planta branca da $F_2$ resultou em uma prole na qual 3/8 eram azuis, 1/8 eram cor-de-rosa e 1/2 eram brancas. Quais devem ter sido os genótipos dessas duas plantas da $F_2$?

### ANÁLISE DO PROBLEMA 43

*Antes de tentar solucionar esse problema, tente responder às seguintes perguntas:*

1. Qual é a característica que está sendo estudada?
2. Qual é o fenótipo do tipo selvagem?
3. O que é uma variante?
4. Quais são as variantes nesse problema?
5. O que significa "na natureza"?
6. De qual modo as variantes teriam sido encontradas na natureza? (Descreva a cena.)
7. Em quais estágios nos experimentos seriam utilizadas sementes?
8. Um cruzamento "azul × branca", por exemplo, significaria o mesmo que "branca × azul"? Você esperaria resultados semelhantes? Por que sim ou por que não?
9. De que modo as duas primeiras linhas na tabela diferem da terceira linha?
10. Quais fenótipos são dominantes?
11. O que é complementação?
12. De onde advém a característica azul na prole do cruzamento cor-de-rosa × branca?
13. Qual fenômeno genético a produção de uma $F_1$ azul de genitores cor-de-rosa e branco representa?
14. Liste quaisquer proporções que consiga visualizar.
15. Existem quaisquer proporções mono-híbridas?
16. Existem quaisquer proporções di-híbridas?
17. O que a observação das proporções mono-híbridas e di-híbridas lhe diz?
18. Liste quatro proporções mendelianas modificadas nas quais consiga pensar.
19. Existem quaisquer proporções mendelianas modificadas no problema?
20. O que as proporções mendelianas modificadas em geral indicam?
21. O que é indicado pela proporção ou pelas proporções modificadas específicas nesse problema?
22. Desenhe os cromossomos representando as meioses nos genitores no cruzamento azul × branca e representando a meiose na $F_1$.
23. Repita a etapa 22 em relação ao cruzamento azul × cor-de-rosa.

*Agora tente solucionar o problema. Se não conseguir resolvê-lo, procure identificar o obstáculo e escrever uma ou duas frases descrevendo sua dificuldade. Depois, volte às perguntas deste boxe e verifique se alguma delas está relacionada à sua dificuldade. Se essa abordagem não funcionar, confira os Objetivos de aprendizagem e os Conceitos-chave deste capítulo e pergunte-se o que pode ser relevante para sua dificuldade.*

44. Uma mulher que possuía um *poodle* albino puro (um fenótipo autossômico recessivo) desejava filhotes brancos. Ela levou o cão até um criador, que lhe disse que cruzaria a fêmea com um macho reprodutor albino, também de um estoque puro. Quando os seis filhotes nasceram, todos eles eram pretos; então a mulher processou o criador, reclamando que ele substituiu o macho reprodutor por um cão preto, dando a ela seis filhotes indesejados. Você é chamado como uma testemunha especialista e a defesa questiona se é possível produzir descendência preta a partir de dois genitores albinos recessivos puros. Qual seria o seu testemunho?

45. Uma planta boca de leão pura para pétalas brancas foi cruzada com uma planta que produziu o mesmo fenótipo em relação a pétalas roxas e toda a $F_1$ apresentou pétalas brancas. A $F_1$ foi autofecundada. Entre a $F_2$, foram observados três fenótipos, nas quantidades a seguir:

| | |
|---|---|
| branca | 240 |
| roxa sólida | 61 |
| roxa manchada | 19 |
| Total | 320 |

a. Proponha uma explicação para esses resultados, demonstrando os genótipos de todas as gerações (crie e explique os seus símbolos).

b. Uma planta branca da $F_2$ foi cruzada com uma planta roxa sólida da $F_2$, e a prole foi:

| | |
|---|---|
| branca | 50% |
| roxa sólida | 25% |
| roxa manchada | 25% |

Quais eram os genótipos das plantas da $F_2$ cruzadas?

46. A maior parte dos besouros *Tribolium castaneum* é preta, mas são conhecidas diversas variantes coloridas. Cruzamentos de genitores puros produziram os resultados a seguir (ver tabela) na geração $F_1$, e o intercruzamento da $F_1$ a partir de cada cruzamento forneceu as proporções demonstradas em relação à geração $F_2$. Os fenótipos são abreviados Bl = Preto; Br = Marrom; Y = Amarelo; e W = Branco.

| Cruzamento | Genitores | $F_1$ | $F_2$ |
|---|---|---|---|
| 1 | Br × Y | Br | 3 Br : 1 Y |
| 2 | Bl × Br | Bl | 3 Bl : 1 Br |
| 3 | Bl × Y | Bl | 3 Bl : 1 Y |
| 4 | W × Y | Bl | 9 Bl : 3 Y : 4 W |
| 5 | W × Br | Bl | 9 Bl : 3 Br : 4 W |
| 6 | Bl × W | Bl | 9 Bl : 3 Y : 4 W |

a. A partir desses resultados, deduza e explique a herança dessas cores.

b. Escreva os genótipos de cada um dos genitores, da $F_1$ e da $F_2$ em todos os cruzamentos.

47. Dois albinos se casam e têm quatro filhos normais. Como isso é possível?

48. Considere a produção da cor das flores na glória-da-manhã japonesa (*Pharbitis nil*). Os alelos dominantes de qualquer um de dois genes separados (A/– · b/b ou a/a · B/–) produzem pétalas roxas. A/– · B/– produz pétalas azuis e a/a · b/b produz pétalas escarlate. Deduza os genótipos dos genitores e da prole nos cruzamentos a seguir:

| Cruzamento | Genitores | Prole |
|---|---|---|
| 1 | azul × escarlate | 1/4 azul:1/2 roxo: 1/4 escarlate |
| 2 | roxo × roxo | 1/4 azul:1/2 roxo: 1/4 escarlate |
| 3 | azul × azul | 3/4 azul:1/4 roxo |
| 4 | azul × roxo | 3/8 azul:4/8 roxo: 1/8 escarlate |
| 5 | roxo × escarlate | 1/2 roxo:1/2 escarlate |

49. Cultivadores de milho obtiveram linhagens puras, cujas espigas se tornam vermelho-sol, cor-de-rosa, escarlate ou laranja quando expostas à luz solar (as espigas normais permanecem amarelas na luz solar). Alguns cruzamentos entre essas linhagens produziram os resultados a seguir. Os fenótipos são abreviados L = laranja; R = rosa; E = escarlate; e V = vermelho.

| | | *Fenótipos* | |
|---|---|---|---|
| Cruzamento | Genitores | $F_1$ | $F_2$ |
| 1 | V × R | todos V | 66 V:20 R |
| 2 | L × V | todos V | 998 V:314 L |
| 3 | L × R | todos L | 1300 L:429 R |
| 4 | L × E | todos Y | 182 Y:80 O:58 E |

Analise os resultados de cada cruzamento e forneça uma hipótese unificadora para explicar *todos* os resultados. (Explique todos os símbolos que utilizar.)

50. Muitos tipos de animais selvagens apresentam o padrão de cor aguti, no qual cada pelo apresenta uma faixa amarela ao seu redor.

a. Camundongos pretos e outros animais pretos não apresentam a faixa amarela; cada um de seus pelos é todo preto. Essa ausência do padrão aguti selvagem é denominada *não aguti*. Quando camundongos de uma linhagem aguti pura são cruzados com não agutis, a $F_1$ é toda aguti e a $F_2$ apresenta uma proporção de 3:1 de agutis e não agutis. Diagrame esse cruzamento, com A representando o alelo responsável pelo fenótipo aguti e a não aguti. Demonstre os fenótipos e os genótipos dos genitores, de seus gametas, da $F_1$, de seus gametas e da $F_2$.

b. Outro desvio da cor herdado em camundongos substitui a cor marrom pela preta no pelo do tipo selvagem. Tais camundongos aguti marrons são denominados *canela*. Quando camundongos do tipo selvagem são cruzados com canelas, toda a $F_1$ é do tipo selvagem e a $F_2$ apresenta uma proporção de 3:1 do tipo selvagem e canela. Diagrame esse cruzamento como na parte *a*, tendo *B* como referência ao alelo preto do tipo selvagem e *b* como referência ao alelo marrom canela.

c. Quando camundongos de uma linhagem canela pura são cruzados com camundongos de uma linhagem pura não aguti (preta), toda a $F_1$ é do tipo selvagem. Utilize um diagrama genético para explicar esse resultado.

d. Na $F_2$ do cruzamento na parte *c*, uma quarta cor, denominada *chocolate*, aparece além da canela e não aguti parental e do tipo selvagem da $F_1$. Camundongos chocolate apresentam uma cor marrom sólida e viva. Qual é a constituição genética deles?

e. Supondo que os pares alélicos *A/a* e *B/b* distribuam-se de modo independente entre si, quais você espera que sejam as frequências relativas dos quatro tipos de cores na $F_2$ descrita na parte *d*? Diagrame o cruzamento das partes *c* e *d*, demonstrando os fenótipos e os genótipos (incluindo os gametas).

f. Quais fenótipos seriam observados e em quais proporções na prole de um retrocruzamento de camundongos da $F_1$ da parte *c* com o estoque parental canela? Com o estoque parental não aguti (preto)? Diagrame esses retrocruzamentos.

g. Diagrame um cruzamento-teste em relação à $F_1$ da parte *c*. Quais cores resultariam e em quais proporções?

h. Camundongos albinos (brancos com olhos cor-de-rosa) são homozigotos em relação ao membro recessivo de um par alélico *C/c*, que se distribui de modo independente dos pares *A/a* e *B/b*. Suponha que você possui quatro diferentes linhagens albinas altamente endocruzadas (e, portanto, presumivelmente homozigotas). Você cruza cada uma dessas linhagens com uma linhagem do tipo selvagem pura e obtém uma grande prole $F_2$ a partir de cada cruzamento. Quais genótipos em relação às linhagens albinas você consegue deduzir a partir dos fenótipos da $F_2$ a seguir?

*Fenótipos da prole*

| $F_2$ da linhagem | Tipo selvagem | Preto | Canela | Chocolate | Albino |
|---|---|---|---|---|---|
| 1 | 87 | 0 | 32 | 0 | 39 |
| 2 | 62 | 0 | 0 | 0 | 18 |
| 3 | 96 | 30 | 0 | 0 | 41 |
| 4 | 287 | 86 | 92 | 29 | 164 |

(Adaptada de A. M. Srb, R. D. Owen, and R. S. Edgar, *General Genetics*, 2nd ed. W. H. Freeman and Company, 1965.)

51. Um alelo *A* não é letal quando o homozigoto faz com que os ratos apresentem pelagem amarela. O alelo *R* de um gene em separado que se distribui de modo independente produz pelagem preta. Em conjunto, *A* e *R* produzem pelagem acinzentada, enquanto *a* e *r* produzem pelagem branca. Um macho cinza é cruzado com uma fêmea amarela e a $F_1$ é 3/8 amarela, 3/8 cinza, 1/8 preta e 1/8 branca. Determine os genótipos dos genitores.

52. O genótipo *r/r* ; *p/p* proporciona às aves uma crista única, *R/—* ; *P/—* proporciona uma crista em noz, *r/r* ; *P/—* proporciona uma crista em ervilha e *R/—* ; *p/p* proporciona uma crista rosa (ver ilustrações). Presuma a distribuição independente.

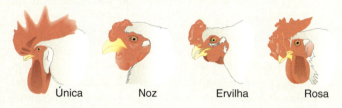

Única   Noz   Ervilha   Rosa

a. Quais tipos de crista aparecerão na $F_1$ e na $F_2$, e em quais proporções, se aves com crista única forem cruzadas com aves de uma linhagem pura em noz?

b. Quais são os genótipos dos genitores em um cruzamento noz × rosa, a partir do qual a prole é 3/8 rosa, 3/8 noz, 1/8 ervilha e 1/8 única?

c. Quais são os genótipos dos genitores em um cruzamento noz × rosa, a partir do qual toda a prole é noz?

d. Quantos genótipos produzem um fenótipo noz? Escreva-os.

53. A produção do pigmento da cor dos olhos em *Drosophila* exige o alelo dominante *A*. O alelo dominante *P* de um segundo gene independente torna o pigmento roxo, mas seu alelo recessivo torna-o vermelho. Uma mosca que não produz pigmento apresenta olhos brancos. Duas linhagens puras foram cruzadas, com os resultados a seguir:

P   fêmea de olhos vermelhos × macho de olhos brancos
↓
$F_1$   fêmeas de olhos roxos
machos de olhos vermelhos
$F_1 × F_1$
↓
$F_2$   ambos machos e fêmeas:   3/8 olhos roxos
3/8 olhos vermelhos
2/8 olhos brancos

Explique esse modo de herança e demonstre os genótipos dos genitores, da $F_1$ e da $F_2$.

54. Quando cães marrons puros são cruzados com determinados cães brancos puros, todos os filhotes da $F_1$ são brancos. A prole $F_2$ de alguns cruzamentos $F_1 × F_1$ é de 118 filhotes brancos, 32 pretos e 10 marrons. Qual é a base genética desses resultados?

55. Linhagens do tipo selvagem do fungo haploide *Neurospora* produzem seu próprio triptofano. Um alelo anormal *td* torna o fungo incapaz de produzir seu próprio triptofano. Um indivíduo de genótipo *td* cresce apenas quando seu meio fornece triptofano. O alelo *su* se distribui de modo independente de *td*; seu único efeito conhecido é suprimir o fenótipo *td*. Portanto, linhagens que carreiam ambos, *td* e *su*, não necessitam de triptofano para o crescimento.

a. Se uma linhagem *td ; su* for cruzada com uma linhagem genotipicamente do tipo selvagem, quais genótipos serão esperados na prole e em quais proporções?

b. Qual será a proporção da prole dependente de triptofano e independente de triptofano no cruzamento da parte *a*?

56. Camundongos dos genótipos *A/A* ; *B/B* ; *C/C* ; *D/D* ; *S/S* e *a/a*; *b/b*; *c/c* ; *d/d* ; *s/s* são cruzados. A prole é entrecruzada. Quais fenótipos serão produzidos na $F_2$ e em quais proporções? (Os símbolos de alelos fazem referência ao que segue: *A* = aguti, *a* = sólido [não aguti]; *B* = pigmento preto, *b* = marrom; *C* = pigmentado, *c* = albino; *D* = denhuma diluição, *d* = diluição [cor leitosa]; *S* = não manchado, *s* = manchas pigmentadas em fundo branco.)

57. Considere os genótipos de duas linhagens de galinhas: a linhagem pura manchada hondurenha é *i/i* ; *D/D* ; *M/M* ; *W/W*, e a linhagem pura leghorne é *I/I*; *d/d* ; *m/m* ; *w/w*, na qual:

    *I* = penas brancas, i = penas coloridas
    D = crista dupla, d = crista simples
    M = com barbela, m = sem barbela
    W = pele branca, *w* = pele amarela

    Esses quatro genes se distribuem de modo independente. Começando com essas duas linhagens puras, qual é o modo mais rápido e mais conveniente de gerar uma linhagem pura que apresente penas coloridas, uma crista simples, seja sem barbela e tenha pele amarela? Certifique-se de demonstrar:

    a. O heredograma do cruzamento.
    b. O genótipo de cada animal representado.
    c. Quantos ovos colocar para chocar em cada cruzamento e o motivo dessa quantidade.
    d. Por que o seu esquema é o mais rápido e o mais conveniente.

58. O heredograma a seguir refere-se a um fenótipo dominante regulado por um alelo autossômico. O que esse heredograma sugere quanto ao fenótipo e o que você consegue deduzir a respeito do genótipo do indivíduo A?

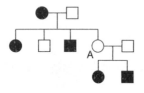

59. A cor das pétalas em dedaleiras é determinada por três genes. *M* codifica uma enzima que sintetiza a antocianina, o pigmento roxo observado nessas pétalas; *m/m* não produz pigmento, resultando no fenótipo albino com manchas amareladas. *D* é um intensificador da antocianina, resultando em um pigmento mais escuro; *d/d* não intensifica. No terceiro *locus*, *w/w* possibilita a deposição do pigmento nas pétalas, mas *W* evita a deposição do pigmento, exceto nas manchas e, assim, resulta no fenótipo branco e manchado. Considere os dois cruzamentos da tabela:

| Cruzamento | Genitores | | Prole |
|---|---|---|---|
| 1 | Roxo-escuro | × branca com manchas amarelas | 1/2 roxa-escura: 1/2 roxa-clara |
| 2 | Branco com manchas amarelas | × roxa-claro | 1/2 branca com manchas roxas: 1/4 roxa-escura: 1/4 roxa-clara |

Em cada caso, forneça os genótipos dos genitores e da prole em relação aos três genes.

60. Em uma espécie de *Drosophila*, as asas normalmente são de formato redondo, mas você obteve duas linhagens puras, uma das quais apresenta asas ovais e a outra, asas falciformes. Cruzamentos entre linhagens puras revelam os resultados a seguir:

| Genitores | | $F_1$ | |
|---|---|---|---|
| Fêmeas | Machos | Fêmeas | Machos |
| falciforme | redonda | falciforme | falciforme |
| redonda | falciforme | falciforme | redonda |
| falciforme | oval | oval | falciforme |

a. Forneça uma explicação genética desses resultados, definindo todos os símbolos alélicos.
b. Se as fêmeas $F_1$ ovais do cruzamento 3 forem cruzadas com os machos redondos da $F_1$ do cruzamento 2, quais proporções fenotípicas são esperadas em relação a cada sexo na prole?

61. Camundongos normalmente apresentam uma faixa amarela em cada pelo, mas são conhecidas variantes com duas ou três faixas. Uma fêmea de camundongo que apresenta uma faixa foi cruzada com um macho que apresenta três faixas. (Nenhum animal era de uma linhagem pura.) A prole foi:

Fêmeas  1/2 uma faixa  Machos  1/2 uma faixa
        1/2 três faixas          1/2 duas faixas

a. Forneça uma explicação clara da herança desses fenótipos.
b. De acordo com o seu modelo, qual seria o desfecho de um cruzamento entre uma filha com três faixas e um filho com uma faixa?

62. Em visons, os tipos selvagens apresentam uma pelagem quase preta. Criadores desenvolveram muitas linhagens puras de variantes da cor para a indústria de casacos de visom. Duas das referidas linhagens puras são platinadas (cinza-azulada) e aleutiana (cinza-aço). Essas linhagens foram utilizadas em cruzamentos, com os resultados a seguir:

| Cruzamento | Genitores | $F_1$ | $F_2$ |
|---|---|---|---|
| 1 | selvagem × platinada | selvagem | 18 selvagens, 5 platinadas |
| 2 | selvagem × aleutiana | selvagem | 27 selvagens, 10 aleutianas |
| 3 | platinada × platinada | selvagem | 133 selvagens, 41 platinadas, 46 aleutianas, 7 safiras (novo) |

a. Crie uma explicação genética desses três cruzamentos. Demonstre os genótipos em relação aos genitores, à $F_1$ e à $F_2$ nos três cruzamentos e assegure-se de demonstrar os alelos de cada gene da hipótese que você formular em relação a cada vison.
b. Preveja as proporções fenotípicas da $F_1$ e da $F_2$ a partir do cruzamento de safira com as linhagens puras platinada e aleutiana.

63. Na *Drosophila*, um gene autossômico determina o formato das cerdas, com *B* proporcionando cerdas retas e *b* proporcionando cerdas inclinadas. Em outro autossomo, existe um gene do qual um alelo dominante *I* inibe a formação das cerdas, de modo que a mosca não apresenta cerdas (*i* não apresenta efeito fenotípico conhecido).
    a. Se uma mosca com cerdas retas de uma linhagem pura for cruzada com uma mosca de uma linhagem pura sem cerdas, que sabidamente é um genótipo inibitório para cerdas inclinadas, quais serão os genótipos e os fenótipos da $F_1$ e da $F_2$?
    b. Qual cruzamento forneceria a proporção de 4 sem cerdas:3 retas:1 inclinadas?

64. O heredograma a seguir diz respeito aos fenótipos dos olhos em besouros *Tribolium*. Os símbolos sólidos representam olhos pretos, os símbolos abertos representam olhos marrons e os símbolos cruzados (X) representam o fenótipo "sem olhos", no qual os olhos estão totalmente ausentes.

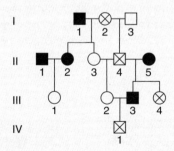

a. A partir desses dados, deduza o modo de herança desses três fenótipos.
b. Com a utilização de símbolos gênicos definidos, demonstre o genótipo do besouro II-3.

65. Uma planta que se acredita ser heterozigota em relação a um par de alelos *B/b* (no qual *B* codifica amarelo e *b* codifica bronze) foi autofecundada e, na prole, havia 280 plantas amarelas e 120 bronze. Esses resultados sustentam a hipótese de que a planta é *B/b*?

66. Uma planta que se acredita ser heterozigota em relação a dois genes de distribuição independente (*P/p*; *Q/q*) foi autofecundada e a prole foi:

| 88 | $P/-$ ; $Q/-$ | 25 | $p/p$ ; $Q/-$ |
|---|---|---|---|
| 32 | $P/-$ ; $q/q$ | 14 | $p/p$ ; $q/q$ |

Esses resultados sustentam a hipótese de que a planta original era *P/p* ; *Q/q*?

67. Uma planta de fenótipo 1 foi autofecundada e, na prole, havia 100 plantas de fenótipo 1 e 60 plantas de um fenótipo alternativo 2. Esses números são compatíveis com as proporções esperadas de 9:7, 13:3 e 3:1? Formule uma hipótese genética com base nos seus cálculos.

68. Quatro linhagens mutantes homozigotas recessivas de *Drosophila melanogaster* (rotuladas 1 a 4) demonstraram coordenação anormal das patas, o que faz com que elas andem de modo bastante errático. Essas linhagens foram entrecruzadas; os fenótipos das moscas da $F_1$ estão demonstrados na tabela a seguir, na qual "+" representa a deambulação do tipo selvagem e "−" representa a deambulação anormal:

|   | 1 | 2 | 3 | 4 |
|---|---|---|---|---|
| 1 | − | + | + | + |
| 2 | + | − | − | + |
| 3 | + | − | − | + |
| 4 | − | + | + | − |

a. Qual tipo de teste essa análise representa?
b. Quantos genes diferentes sofreram mutação na criação dessas quatro linhagens?
c. Invente símbolos para os tipos selvagem e mutante e escreva os genótipos completos em relação a todas as quatro linhagens e em relação às moscas da $F_1$.
d. Esses dados nos informam quais genes estão ligados? Em caso negativo, como a ligação pode ser testada?
e. Esses dados nos informam o número total de genes que participam da coordenação das patas nesse animal?

69. Três mutantes de uma levedura haploide que necessitam de triptofano isolados de modo independente são denominadas *trpB*, *trpD* e *trpE*. Suspensões celulares de cada um são espalhadas em uma placa de meio nutricional suplementado com triptofano suficiente apenas para possibilitar o crescimento fraco de uma linhagem *trp*. As faixas estão dispostas em um padrão triangular, de modo que não se toquem. É observado crescimento exuberante em ambas as extremidades da faixa *trpE* e em uma extremidade da faixa *trpD* (ver figura abaixo).

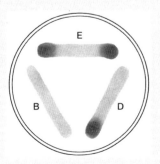

a. Você acredita que tenha ocorrido complementação?
b. Explique brevemente o padrão do crescimento exuberante.
c. Desenhe as etapas enzimáticas que são defeituosas nos mutantes *trpB*, *trpD* e *trpE* na ordem na via de síntese do triptofano.
d. Por que foi necessário adicionar uma pequena quantidade de triptofano ao meio para demonstrar esse padrão de crescimento?

## PROBLEMAS DESAFIADORES

70. Uma linhagem pura de abóbora, que produz frutos com formato de disco (ver a ilustração a seguir), foi cruzada com uma linhagem pura que apresenta frutos longos. A $F_1$ apresentou frutos em disco, mas a $F_2$ demonstrou um novo fenótipo, esférico, e foi composta pelas proporções a seguir:

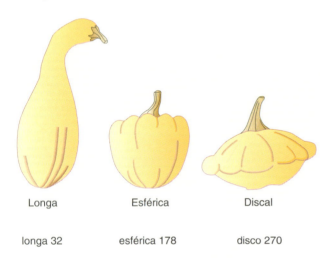

Longa      Esférica      Discal

longa 32      esférica 178      disco 270

Proponha uma explicação para esses resultados e demonstre os genótipos das gerações P, $F_1$ e $F_2$.

71. A síndrome de Marfan é um distúrbio do tecido conjuntivo fibroso, caracterizada por muitos sintomas, incluindo dedos longos e finos; defeitos oculares; cardiopatia e membros longos. (Flo Hyman, estrela do voleibol americano, sofria de síndrome de Marfan. Ela morreu por rompimento da aorta.)

a. Utilize o heredograma acima para propor um modo de herança para a síndrome de Marfan.
b. Qual fenômeno genético é demonstrado por esse heredograma?
c. Especule um motivo para esse fenômeno.

(Dados de J. V. Neel e W. J. Schull, *Human Heredity*. University of Chicago Press, 1954.)

72. No milho, três alelos dominantes, denominados *A*, *C* e *R*, são necessários para produzir sementes coloridas. O genótipo $A/-$ ; $C/-$ ; $R-$ é colorido; todos os outros são incolores. Uma planta colorida é cruzada com três plantas testadoras de genótipo conhecido. Com a testadora *a/a* ; *c/c* ; *R/R*, a planta colorida produz 50% de sementes coloridas com *a/a* ; *C/C* ; *r/r*, ela produz 25% de coloridas; e com *A/A* ; *c/c* ; *r/r*, ela produz 50% de coloridas. Qual é o genótipo da planta colorida?

73. A produção do pigmento na camada exterior das sementes do milho exige que cada um dos três genes de distribuição independente *A*, *C* e *R* seja representado por no mínimo um alelo dominante, conforme especificado no Problema 72. O alelo dominante *Pr* de um quarto gene de distribuição independente é necessário para converter o precursor bioquímico em um pigmento roxo, e seu alelo recessivo *pr* torna o pigmento vermelho. As plantas que não produzem pigmento apresentam sementes amarelas. Considere um cruzamento de uma linhagem de genótipo *A/A* ; *C/C* ; *R/R* ; *pr/pr* com uma linhagem de genótipo *a/a* ; *c/c* ; *r/r* ; *Pr/Pr*.
a. Quais são os fenótipos dos genitores?
b. Qual será o fenótipo da $F_1$?
c. Quais fenótipos, e em quais proporções, aparecerão na prole de uma $F_1$ autofecundada?
d. Quais proporções da prole você prevê a partir do cruzamento-teste de uma $F_1$?

74. O alelo *B* proporciona aos camundongos uma pelagem preta e *b* proporciona uma pelagem marrom. O genótipo *e/e* de outro gene de distribuição independente evita a expressão de *B* e *b*, tornando a cor da pelagem bege, enquanto $E/-$ possibilita a expressão de *B* e *b*. Ambos os genes são autossômicos. No heredograma a seguir, os símbolos pretos indicam pelagem preta, os símbolos

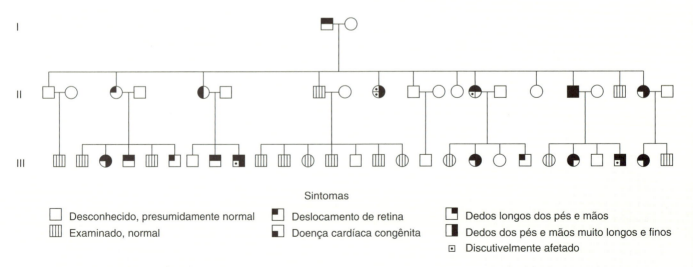

Sintomas

☐ Desconhecido, presumidamente normal    ▤ Deslocamento de retina    ◨ Dedos longos dos pés e mãos
▥ Examinado, normal    ▬ Doença cardíaca congênita    ◪ Dedos dos pés e mãos muito longos e finos
⊡ Discutivelmente afetado

cor-de-rosa indicam pelagem marrom e os símbolos brancos indicam pelagem bege.

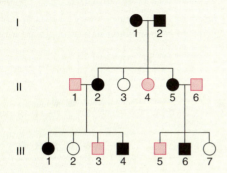

a. Qual é a denominação dada ao tipo de interação gênica nesse exemplo?
b. Quais são os genótipos dos camundongos no heredograma? (Se existem possibilidades alternativas, determine-as.)

75. Um pesquisador cruza duas linhagens com flores brancas de plantas *Antirrhinum* e obtém os resultados a seguir:

linhagem pura 1 × linhagem pura 2
↓
$F_1$   todas brancas
$F_1 \times F_1$
↓
$F_2$   131 brancas,
        29 vermelhas

a. Deduza a herança desses fenótipos, utilizando símbolos gênicos claramente definidos. Forneça os genótipos dos genitores, da $F_1$ e da $F_2$.
b. Preveja o resultado dos cruzamentos da $F_1$ com cada linhagem parental.

76. Suponha que dois pigmentos, vermelho e azul, são misturados para fornecer a cor roxa normal das pétalas da petúnia. Vias bioquímicas separadas sintetizam os dois pigmentos, conforme demonstrado nas duas linhas superiores do diagrama a seguir. "Branco" se refere aos compostos que não são pigmentos. (A ausência total de pigmento resulta em uma pétala branca.) O pigmento vermelho é formado a partir de um intermediário amarelo que normalmente está a uma concentração muito baixa para colorir as pétalas.

pathway I    ··· ⟶ white$_1$ $\xrightarrow{E}$ blue
pathway II   ··· ⟶ white$_2$ $\xrightarrow{A}$ yellow $\xrightarrow{B}$ red
                                     ⋮ c
pathway III              ··· ⟶ white$_3$ $\xrightarrow{D}$ white$_4$

Uma terceira via, cujos compostos não contribuem com pigmento para as pétalas, normalmente não afeta as vias azul e vermelha, mas, se houver aumento na concentração de um de seus intermediários (branco$_3$), ele pode ser convertido no intermediário amarelo da via vermelha.

No diagrama, as letras A a E representam enzimas; seus genes correspondentes, todos os quais não estão ligados, podem ser simbolizados pelas mesmas letras.

Suponha que os alelos do tipo selvagem sejam dominantes e codifiquem a função enzimática e que os alelos recessivos resultem em uma ausência de função enzimática. Deduza quais combinações de genótipos parentais verdadeiros podem ser cruzadas para produzir a prole $F_2$ nas proporções a seguir:

a. 9 roxas:3 verdes:4 azuis
b. 9 roxas:3 vermelhas:3 azuis:1 branca
c. 13 roxas:3 azuis
d. 9 roxas:3 vermelhas:3 verdes:1 amarela

(Nota: Azul misturado com amarelo produz verde; suponha que nenhuma mutação seja letal.)

77. As flores de capuchinha (*Tropaeolum majus*) podem ser únicas (U), duplas (D) ou superduplas (Sd). As superduplas são estéreis do sexo feminino; elas tiveram origem a partir de uma variedade com flores duplas. Cruzamentos entre variedades forneceram a prole listada na tabela a seguir, na qual pura significa "homozigoto".

| Cruza-mento | Genitores | Prole |
|---|---|---|
| 1 | U pura × D pura | Todas U |
| 2 | $F_1$ do cruzamento 1 × $F_1$ do cruzamento 1 | 78 S: 27 D |
| 3 | D pura × Sd | 112 Sd: 108 D |
| 4 | U pura × Sd | 8 Sd: 7 U |
| 5 | D pura × cruzamento 4 prole Sd | 18 Sd: 19 U |
| 6 | D pura × cruzamento 4 prole U | 14 D: 16 U |

Utilizando seus próprios símbolos genéticos, proponha uma explicação para esses resultados, demonstrando:
a. Todos os genótipos em cada uma das seis linhas.
b. A origem proposta da superdupla.

78. Em uma determinada espécie de moscas, a cor dos olhos normal é vermelha (R). Quatro fenótipos anormais em relação à cor dos olhos foram observados: dois eram amarelos (Y1 e Y2), um era marrom (B) e um laranja (O). Foi estabelecida uma linhagem pura em relação a cada fenótipo e todas as combinações possíveis das linhagens puras foram cruzadas. Moscas de cada $F_1$ foram entrecruzadas para produzir uma $F_2$. As moscas da $F_1$ e da $F_2$ estão demonstradas no quadrado a seguir; as linhagens puras são fornecidas na parte superior e do lado esquerdo.

a. Defina seus próprios símbolos e liste os genótipos de todas as quatro linhagens puras.
b. Demonstre como os fenótipos da $F_1$ e as proporções da $F_2$ são produzidos.

|    |       | Y1    | Y2    | B     | O     |
|----|-------|-------|-------|-------|-------|
| Y1 | $F_1$ | all Y | all R | all R | all R |
|    | $F_2$ | all Y | 9 R   | 9 R   | 9 R   |
|    |       |       | 7 Y   | 4 Y   | 4 O   |
|    |       |       |       | 3 B   | 3 Y   |
| Y2 | $F_1$ |       | all Y | all R | all R |
|    | $F_2$ |       | all Y | 9 R   | 9 R   |
|    |       |       |       | 4 Y   | 4 Y   |
|    |       |       |       | 3 B   | 3 O   |
| B  | $F_1$ |       |       | all B | all R |
|    | $F_2$ |       |       | all B | 9 R   |
|    |       |       |       |       | 4 O   |
|    |       |       |       |       | 3 B   |
| O  | $F_1$ |       |       |       | all O |
|    | $F_2$ |       |       |       | all O |

c. Demonstre uma via bioquímica que explique os resultados genéticos, indicando qual gene controla qual enzima.

79. No trigo comum, *Triticum aestivum*, a cor da espiga é determinada por genes multiplamente duplicados, cada um com um alelo *R* e um *r*. Qualquer número de alelos *R* proporcionará vermelho e a ausência completa de alelos *R* proporcionará o fenótipo branco. Em um cruzamento entre uma linhagem pura vermelha e uma linhagem pura branca, a $F_2$ foi de 63/64 vermelhas e 1/64 branca.
   a. Quantos genes *R* estão segregando nesse sistema?
   b. Demonstre os genótipos dos genitores, da $F_1$ e da $F_2$.
   c. Plantas $F_2$ diferentes são retrocruzadas com o progenitor branco. Forneça exemplos de genótipos que produziriam as proporções de prole a seguir nos referidos retrocruzamentos: (1) 1 vermelha:1 branca, (2) 3 vermelhas:1 branca, (3) 7 vermelhas:1 branca.
   d. Qual é a fórmula que em geral relaciona o número de genes em segregação com a proporção de indivíduos vermelhos na $F_2$ nos referidos sistemas?

80. O heredograma a seguir demonstra a herança do surdo-mutismo.

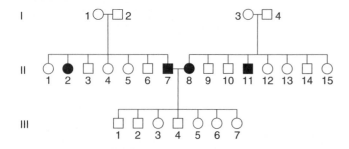

a. Forneça uma explicação para a herança dessa condição rara nas duas famílias nas gerações I e II, demonstrando os genótipos de tantas pessoas quanto possível; utilize símbolos de sua própria escolha.

b. Forneça uma explicação para a produção de apenas pessoas normais na geração III, certificando-se de que a sua explicação seja compatível com a resposta da parte *a*.

81. O heredograma a seguir refere-se à esclera azul (fina parede externa do olho azulada) e à osteogênese imperfeita.

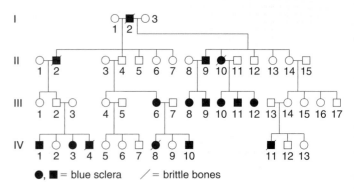

(*Blue sclera* – esclera azul; *brittle bones* – osteogênese imperfeita)
   a. Essas duas anormalidades são causadas pelo mesmo gene ou por genes separados? Especifique claramente os seus motivos.
   b. O gene (ou os genes) é (são) autossômico(s) ou ligado(s) ao sexo?
   c. O heredograma demonstra alguma evidência de penetrância incompleta ou expressividade? Em caso afirmativo, realize os melhores cálculos dessas medidas que conseguir.

82. As operárias da linhagem de abelhas melíferas conhecida como *Marrom* (absolutamente não relacionada com a cor) demonstram o que é denominado "comportamento higiênico"; ou seja, elas abrem as tampas de compartimentos da colmeia que contêm pupas mortas e em seguida removem essas pupas mortas. Esse comportamento evita a disseminação de bactérias infecciosas pela colônia. As operárias da linhagem *Van Scoy*, porém, não realizam essas tarefas e, portanto, diz-se que essa linhagem é "não higiênica". Quando uma rainha da linhagem *Marrom* foi cruzada com zangões *Van Scoy*, toda a $F_1$ foi não higiênica. Quando zangões dessa $F_1$ inseminaram uma rainha da linhagem *Marrom*, os comportamentos da prole foram:

1/4 higiênico

1/4 de abertura das tampas, mas sem a remoção das pupas

1/2 não higiênico

Entretanto, quando a tampa do compartimento de pupas mortas foi aberta pelo apicultor e as abelhas melíferas não higiênicas foram adicionalmente examinadas, observou-se que aproximadamente metade delas removia as pupas mortas, mas a outra metade não removia.
   a. Proponha uma hipótese genética para explicar esses padrões comportamentais.
   b. Discuta os dados em relação a epistasia, dominância e interação ambiental.

(Nota: As operárias são estéreis e todas as abelhas de uma linhagem carreiam os mesmos alelos.)

83. A cor normal das flores de boca-de-leão é vermelha. Foram encontradas algumas linhagens puras que demonstram variações da cor das flores. Quando essas linhagens puras foram cruzadas, elas forneceram os resultados a seguir:

| Cruza-mento | Genitores | $F_1$ | $F_2$ |
|---|---|---|---|
| 1 | laranja × amarela | laranja | 3 laranja: 1 vermelha |
| 2 | vermelha × laranja | vermelha | 3 vermelhas: 1 laranja |
| 3 | vermelha × amarela | vermelha | 3 vermelhas: 1 amarela |
| 4 | vermelha × branca | vermelha | 3 vermelhas: 1 branca |
| 5 | amarela × branca | vermelha | 9 vermelhas: 3 amarela: 4 branca |
| 6 | laranja × branca | vermelha | 9 vermelhas: 3 laranja: 4 brancas |
| 7 | vermelha × branca | vermelha | 9 vermelhas: 3 amarelas: 4 brancas |

a. Explique a herança dessas cores.
b. Escreva os genótipos dos genitores, da $F_1$ e da $F_2$.

84. Considere os indivíduos da $F_1$ a seguir em diferentes espécies e as proporções da $F_2$ produzida por autofecundação:

| $F_1$ | Proporção fenotípica na $F_2$ | | |
|---|---|---|---|
| 1 creme | 12/16 creme | 3/16 preto | 1/16 cinza |
| 2 laranja | 9/16 laranja | 7/16 amarelo | |
| 3 preto | 13/16 preto | 3/16 branco | |
| 4 vermelho puro | 9/16 vermelho puro | 3/16 vermelho manchado | 4/16 com pequenas manchas vermelhas pequenas |

Se cada $F_1$ fosse submetida ao cruzamento-teste, quais proporções fenotípicas resultariam na prole?

85. Para compreender a base genética da locomoção no nematódeo diploide *Caenorhabditis elegans*, foram obtidas mutações recessivas, todas fazendo com que o parasita "oscile" de modo ineficaz, em vez de se locomover com seu movimento habitual de deslizamento suave. Ao que tudo indica, essas mutações afetam o sistema nervoso ou muscular. Doze mutantes homozigotos foram entrecruzados e os híbridos da $F_1$ foram examinados para verificar se eles oscilavam. Os resultados foram os seguintes, em que um sinal de + significa que o híbrido da $F_1$ era do tipo selvagem (deslizante) e "w" significa que o híbrido oscilava.

|   | 1 | 2 | 3 | 4 | 5 | 6 | 7 | 8 | 9 | 10 | 11 | 12 |
|---|---|---|---|---|---|---|---|---|---|---|---|---|
| 1 | w | + | + | + | w | + | + | + | + | + | + | + |
| 2 |   | w | + | + | + | w | + | w | + | w | + | + |
| 3 |   |   | w | w | + | + | + | + | + | + | + | + |
| 4 |   |   |   | w | + | + | + | + | + | + | + | + |
| 5 |   |   |   |   | w | + | + | + | + | + | + | + |
| 6 |   |   |   |   |   | w | + | w | + | w | + | + |
| 7 |   |   |   |   |   |   | w | + | + | + | w | w |
| 8 |   |   |   |   |   |   |   | w | + | w | + | + |
| 9 |   |   |   |   |   |   |   |   | w | + | + | + |
| 10 |   |   |   |   |   |   |   |   |   | w | + | + |
| 11 |   |   |   |   |   |   |   |   |   |   | w | w |
| 12 |   |   |   |   |   |   |   |   |   |   |   | w |

a. Explique para que teste esse experimento foi projetado.
b. Utilize essa justificativa para atribuir os genótipos para todos os 12 mutantes.
c. Explique por que o fenótipo dos híbridos da $F_1$ entre os mutantes 1 e 2 diferiu daquele dos híbridos entre os mutantes 1 e 5.

86. Um geneticista que trabalha com um fungo haploide realiza um cruzamento entre dois mutantes de crescimento lento, denominados *musgoso* e *aranha* (fazendo referência ao aspecto anormal das colônias). As tétrades do cruzamento são de três tipos (A, B, C), mas duas delas contêm esporos que não germinam.

| Esporo | A | B | C |
|---|---|---|---|
| 1 | tipo selvagem | tipo selvagem | aranha |
| 2 | tipo selvagem | aranha | aranha |
| 3 | nenhuma germinação | musgoso | musgoso |
| 4 | nenhuma germinação | nenhuma germinação | musgoso |

Crie um modelo para explicar esses resultados genéticos e proponha uma base molecular para o seu modelo.

87. No nematódeo *C. elegans*, alguns parasitas apresentam cutículas bolhosas em virtude de uma mutação recessiva em um dos genes *bli*. Pessoas que estudavam uma mutação supressora que suprimia as mutações *bli*-3 desejavam saber se ela também suprime as mutações em *bli*-4. Elas possuíam uma linhagem homozigota em relação a essa mutação supressora recessiva, e seu fenótipo era do tipo selvagem.
a. Como elas determinariam se essa mutação supressora recessiva suprime as mutações em *bli*-4? Em outras palavras, qual é o genótipo dos parasitas necessário para responder à pergunta?

b. Qual(is) cruzamento(s) elas realizariam para produzir esses parasitas?
c. Quais resultados elas esperariam na F₂ se
   (1) ela atuasse como uma supressora de *bli*-4?
   (2) ela não atuasse como uma supressora de *bli*-4?

88. Seis mutantes auxotróficos com necessidade de prolina foram obtidos no fungo haploide *Saccharomyces cerevisiae* (levedura). Cada um foi cruzado com o tipo selvagem para obter os mutantes em cada tipo de cruzamento ("sexo"), em seguida, todas as combinações foram cruzadas e os ascósporos aleatórios resultantes foram colocados em placas com meio mínimo. Em alguns casos, colônias independentes de prolina foram obtidas (os números não são apresentados); porém, em alguns casos, nenhum dos ascósporos cresceu. Os resultados estão resumidos na tabela a seguir, na qual + indica a presença de colônias e 0 indica nenhuma colônia. Formule uma hipótese que explique os resultados de cada cruzamento.

|   | 1 | 2 | 3 | 4 | 5 | 6 |
|---|---|---|---|---|---|---|
| 1 | 0 | + | + | 0 | + | 0 |
| 2 | + | 0 | 0 | + | + | + |
| 3 | + | 0 | 0 | + | + | + |
| 4 | 0 | + | + | 0 | + | 0 |
| 5 | + | + | + | + | 0 | + |
| 6 | 0 | + | + | 0 | + | 0 |

### GENÉTICA E SOCIEDADE

1. Como um alelo letal recessivo se revela em um heredograma humano?
2. Como o trabalho pioneiro de Beadle e Tatum influenciou a terapia da doença humana?

# Genética da Bactéria e seus Vírus

**CAPÍTULO 6**

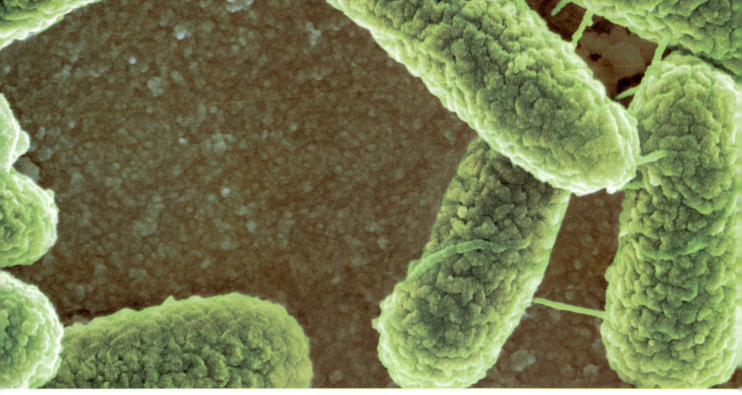

Células *E. coli* conectadas por *pili*. [*Science Photo Library/Getty Images.*]

## Visão geral do capítulo e objetivos de aprendizagem

**6.1** Trabalho com microrganismos, 187

**6.2** Conjugação bacteriana, 188

- **OA 6.1** Distinguir entre os três principais modos por meio dos quais bactérias trocam genes e descrever os procedimentos experimentais que os revelam.
- **OA 6.2** Mapear os genomas bacterianos com a utilização da conjugação interrompida.
- **OA 6.3** Mapear os genomas bacterianos com a utilização da frequência de recombinantes.
- **OA 6.4** Prever a herança de elementos genéticos contidos em plasmídios em cruzamentos bacterianos.

**6.3** Transformação bacteriana, 200

- **OA 6.5** Avaliar o desfecho de experimentos de transformação dupla em termos de ligação.

**6.4** Genética de bacteriófagos, 201

- **OA 6.6** Mapear os genomas dos fagos por meio da recombinação em infecções duplas de bactérias.

**6.5** Transdução, 205

- **OA 6.7** Prever os desfechos de experimentos de transdução com a utilização de fagos capazes de transdução generalizada ou restrita.

**6.6** Comparação de mapas físicos e mapas de ligação, 209

- **OA 6.8** Explicar como os transpósons podem ser usados em mutagênese de inserção para criar e mapear novas mutações.

### Objetivo do capítulo

Até agora, este livro se concentrou nos padrões de herança produzidos por genes heterozigotos em eucariotos. Nosso objetivo geral neste capítulo é desvendar os padrões de herança produzidos por genes heterozigotos em cruzamentos de bactérias e vírus.

A tecnologia de DNA é responsável pelos rápidos avanços que estão sendo realizados na genética de todos os organismos-modelo. Ela também é um tópico de interesse considerável no domínio público; as notícias intensamente difundidas das sequências completas dos genomas de seres humanos e chimpanzés nos últimos anos e a popularidade da análise forense com base no DNA em séries de televisão e filmes são um bom exemplo. De fato, melhoras na tecnologia levaram ao sequenciamento dos genomas de muitas centenas de espécies. Tais resultados notáveis, seja em seres humanos, peixes, insetos, plantas ou fungos, são todos baseados na utilização de métodos que possibilitam que pequenas partes do DNA sejam isoladas, carreadas de uma célula para outra e amplificadas em grandes amostras puras. Quase todos os sistemas sofisticados que possibilitam essas manipulações do DNA de qualquer organismo são derivados de bactérias e seus vírus. Assim sendo, o avanço da genética moderna até o seu presente estado de compreensão foi totalmente dependente do desenvolvimento da genética bacteriana, o tópico deste capítulo.

Entretanto, o objetivo da genética bacteriana nunca foi facilitar a genética molecular eucariótica. As bactérias são biologicamente importantes por si próprias. Elas são os organismos mais numerosos em nosso planeta e contribuem para a reciclagem de nutrientes tais como nitrogênio, enxofre e carbono nos ecossistemas. Algumas são agentes de doenças em seres humanos, animais e plantas. Outras vivem em simbiose dentro de nossas bocas e de nossos intestinos. Além disso, muitos tipos de bactérias são úteis para a síntese industrial de uma ampla diversidade de produtos orgânicos. Portanto, o ímpeto para a dissecção genética das bactérias tem sido o mesmo que aquele em relação aos organismos multicelulares: compreender a sua função biológica.

As bactérias pertencem a uma classe de organismos conhecidos como **procariotos**, que também incluem algas azuis e verdes (classificadas como *cianobactérias*). Uma característica-chave da definição dos procariotos é que o seu DNA não está contido em um núcleo limitado por uma membrana. Assim como os organismos superiores, as bactérias possuem genes compostos por DNA dispostos em uma longa série em um cromossomo. Entretanto, a organização do seu material genético é única em diversos aspectos. O genoma da maior parte das bactérias é uma molécula única de DNA com filamento duplo no formato de um círculo fechado. Além disso, as bactérias na natureza com frequência contêm elementos extras de DNA, denominados *plasmídios*. A maior parte dos plasmídios também são círculos de DNA, mas muito menores do que o genoma bacteriano principal.

As bactérias podem ser parasitadas por **vírus** específicos denominados **bacteriófagos**, ou simplesmente **fagos**. Os fagos e outros vírus são muito diferentes dos organismos que estudamos até agora. Os vírus apresentam algumas propriedades em comum com os organismos. Por exemplo, seu material genético pode ser DNA ou RNA, constituindo um "cromossomo" curto. Entretanto, a maior parte dos biólogos considera os vírus como não vivos, tendo em vista que eles não são células e não apresentam um metabolismo próprio. Portanto, para estudar sua genética, os vírus precisam ser propagados nas células de seus organismos hospedeiros.

Quando os cientistas começaram a estudar as bactérias e os fagos, estavam naturalmente curiosos a respeito dos seus sistemas hereditários. É nítido que as bactérias e os fagos têm sistemas hereditários, uma vez que demonstram aspecto e função constantes de uma geração para a próxima (realmente são constantes). Mas como esses sistemas hereditários atuam? As bactérias, assim como os organismos eucarióticos unicelulares, reproduzem-se de modo assexuado por meio do crescimento e da divisão celular, com uma célula se tornando duas. Essa reprodução assexuada é consideravelmente fácil de ser demonstrada de forma experimental. Entretanto, chega a ocorrer alguma união de tipos diferentes para fins da reprodução sexuada? Além disso, como os fagos muito menores se reproduzem? Eles chegam a se unir para um ciclo semelhante ao sexuado? Essas questões são investigadas neste capítulo.

Veremos que existe uma diversidade de processos hereditários em bactérias e fagos. Esses processos são interessantes em virtude da biologia básica dessas formas, mas também atuam como modelos – como fontes de percepção dos processos genéticos em atuação em *todos* os organismos. Para um geneticista, o atrativo dessas formas é que elas podem ser cultivadas em números muito grandes devido ao seu tamanho tão pequeno. Assim sendo, é possível detectar e estudar eventos genéticos muito raros que são difíceis ou impossíveis de estudar em eucariotos.

Quais processos hereditários são observados em procariotos? Eles podem apresentar tanto reprodução assexuada quanto sexuada. A mutação ocorre em células assexuadas em grande parte do mesmo modo como ela ocorre em eucariotos, e alelos mutantes podem resultar de ambos esses processos em uma abordagem análoga àquela utilizada em eucariotos. Seguiremos analisando os alelos desse modo no capítulo adiante.

Quando as células bacterianas se reproduzem de modo assexuado, seu DNA genômico se replica e é repartido para as células-filhas, mas o método de partição é consideravelmente diferente da mitose.

Na reprodução sexuada, duas moléculas de DNA de diferentes fontes são reunidas. Entretanto, uma diferença importante dos eucariotos é que, nas bactérias, raramente dois cromossomos completos são reunidos; em geral, a união é de um cromossomo completo com um fragmento de outro. As formas como as bactérias trocam DNA estão resumidas na **Figura 6.1**.

O primeiro processo de troca de genes a ser examinado será a *conjugação*, que é o contato e a fusão de duas células bacterianas diferentes. Após a fusão, uma célula, denominada doadora, por vezes transfere o DNA genômico para a outra célula. Esse DNA transferido pode ser parte do ou (raramente) todo o genoma bacteriano. Em alguns casos, um ou mais plasmídios, se estiverem presentes, são transferidos. Os referidos plasmídios conseguem carrear o DNA genômico para dentro da célula receptora. Qualquer fragmento genômico transferido por meio de qualquer via pode se recombinar com o cromossomo da receptora após a entrada.

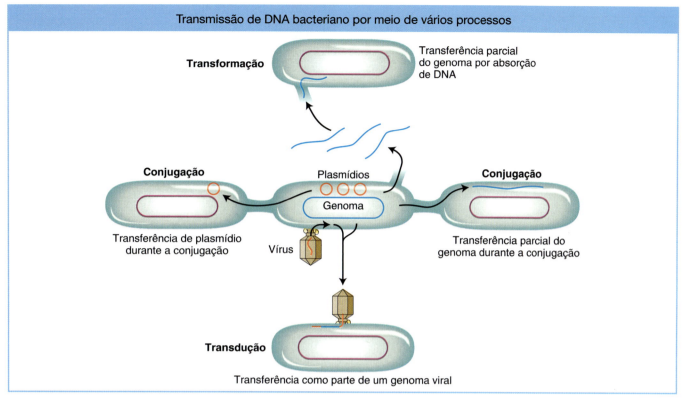

**Figura 6.1** O DNA bacteriano pode ser transferido de uma célula para outra de quatro modos: conjugação com transferência de plasmídio, conjugação com transferência parcial de genoma, transformação e transdução.

Uma célula bacteriana também pode captar um fragmento de DNA do ambiente externo e incorporar esse DNA ao seu próprio cromossomo, um processo denominado *transformação*. Além disso, determinados fagos podem captar um fragmento de DNA de uma célula bacteriana e injetá-lo em outra, na qual ele pode ser incorporado ao cromossomo em um processo conhecido como *transdução*.

A transferência do DNA por meio da conjugação, da transformação ou da transdução constitui um processo conhecido como **transmissão horizontal**, um tipo de transmissão gênica sem a necessidade de divisão celular. Esse termo distingue esse tipo de transferência de DNA daquele durante a **transmissão vertical**, a passagem do DNA entre as gerações bacterianas. A transmissão horizontal pode difundir o DNA rapidamente em uma população bacteriana por meio do contato, em grande parte do mesmo modo como uma doença se difunde. Para as bactérias, a transmissão horizontal proporciona um método poderoso por meio do qual elas conseguem se adaptar rapidamente a alterações nas condições ambientais.

Os próprios fagos podem sofrer recombinação quando dois genótipos diferentes infectam a mesma célula bacteriana (**recombinação de fagos**, não demonstrada na Figura 6.1).

Antes de analisarmos esses modos de troca genética, consideremos os modos práticos de manipulação de bactérias, que são muito diferentes daqueles utilizados na manipulação de organismos multicelulares.

## 6.1 Trabalho com microrganismos

As bactérias apresentam divisão rápida e ocupam pouco espaço; logo, são muito convenientes como organismos modelo genéticos. Elas podem ser cultivadas em um meio líquido ou em uma superfície sólida, como um gel de ágar, desde que os nutrientes básicos sejam fornecidos. Cada célula bacteriana se divide de modo assexuado de 1 → 2 → 4 → 8 → 16 células e assim por diante, até que os nutrientes se esgotem ou os restos metabólicos tóxicos se acumulem em níveis que interrompam o crescimento da população. Uma pequena quantidade de uma cultura líquida pode ser pipetada sobre uma placa de Petri contendo meio de ágar sólido e espalhada de modo uniforme sobre a superfície com um difusor estéril, em um processo denominado **plaqueamento** (**Figura 6.2**). As células se dividem, mas, tendo em vista que não conseguem se dispersar na superfície do gel, todas permanecem agrupadas. Quando essa massa alcança mais de $10^7$ células, ela se torna visível a olho nu como uma **colônia**. Cada colônia distinta na placa foi derivada de uma única célula original. Os membros de uma colônia que apresentam um ancestral genético único são conhecidos como **clones celulares**.

Os mutantes bacterianos são de obtenção consideravelmente fácil. Mutantes nutricionais são um bom exemplo. Bactérias do tipo selvagem são **prototróficas**, o que significa que conseguem crescer e se dividir em **meio mínimo** – um substrato que contém apenas sais inorgânicos, uma fonte de carbono para energia e água. A partir de uma cultura prototrópica podem ser obtidos mutantes **auxotróficos**: esses mutantes são células que não crescerão, exceto se o meio contiver um ou mais blocos de construção celular específicos, tais como adenina, treonina ou biotina. Outro tipo de mutante útil difere do tipo selvagem na capacidade de utilizar uma fonte de energia específica; por exemplo, o tipo selvagem ($lac^+$) consegue utilizar a lactose e crescer, enquanto um mutante ($lac^-$) não consegue. A **Figura 6.3** demonstra outro modo para distinguir as colônias $lac^+$ e $lac^-$ por meio da

**188** Parte 1 Princípios Fundamentais na Genética de Transmissão

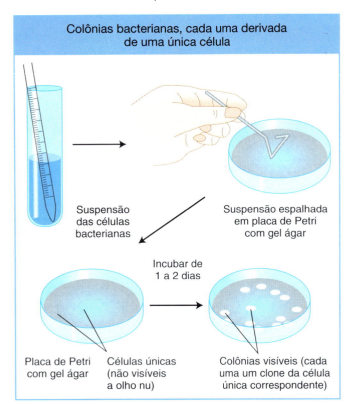

**Figura 6.2** Fenótipos bacterianos podem ser analisados em suas colônias. Um estoque de células bacterianas pode ser cultivado em um meio líquido que contenha nutrientes e, em seguida, um pequeno número de bactérias da suspensão líquida pode ser espalhado sobre um meio de ágar sólido. Cada uma das células dará origem a uma colônia. Todas as células em uma colônia apresentam os mesmos genótipo e fenótipo.

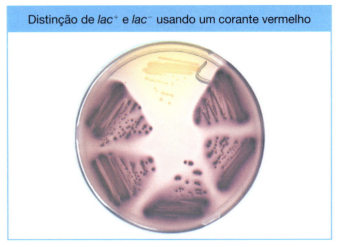

**Figura 6.3** Bactérias do tipo selvagem capazes de utilizar a lactose como uma fonte de energia ($lac^+$) são tingidas de vermelho na presença desse corante indicador. As células não coradas são mutantes incapazes de utilizar a lactose ($lac^-$). [Jeffrey H. Miller.]

utilização de um corante. Em outra categoria mutante, enquanto os tipos selvagens são suscetíveis a um inibidor, tal como o antibiótico estreptomicina, os **mutantes resistentes** conseguem se dividir e formar colônias na presença do inibidor. Todos esses tipos de mutantes possibilitam que o geneticista distinga as diferentes linhagens individuais, proporcionando, assim, **marcadores genéticos** (alelos marcadores)

**Tabela 6.1** Alguns símbolos genotípicos utilizados em genética bacteriana.

| Símbolo | Característica ou fenótipo associado ao símbolo |
|---|---|
| $bio^-$ | Requer a adição de biotina como um suplemento ao meio mínimo |
| $arg^-$ | Requer a adição de arginina como um suplemento ao meio mínimo |
| $met^-$ | Requer a adição de metionina como um suplemento ao meio mínimo |
| $lac^-$ | Não consegue utilizar a lactose como uma fonte de carbono |
| $gal^-$ | Não consegue utilizar a galactose como uma fonte de carbono |
| $str^r$ | Resistente ao antibiótico estreptomicina |
| $str^s$ | Sensível ao antibiótico estreptomicina |

Nota: O meio mínimo é o meio sintético básico para o crescimento bacteriano sem suplementos de nutrientes.

para monitorar os genomas e as células em experimentos. A **Tabela 6.1** resume alguns fenótipos bacterianos mutantes e seus símbolos genéticos.

As seções a seguir documentam a descoberta dos diversos processos por meio dos quais os genomas bacterianos se recombinam. Os métodos históricos são interessantes por si próprios, mas também servem para introduzir os diversos processos de recombinação, bem como as técnicas analíticas que ainda são aplicáveis atualmente.

## 6.2 Conjugação bacteriana

**OA 6.1** Distinguir entre os três principais modos por meio dos quais bactérias trocam genes e descrever os procedimentos experimentais que os revelam.

**OA 6.2** Mapear os genomas bacterianos com a utilização da conjugação interrompida.

**OA 6.3** Mapear os genomas bacterianos com a utilização da frequência de recombinantes.

**OA 6.4** Prever a herança de elementos genéticos contidos em plasmídios em cruzamentos bacterianos.

Os estudos mais iniciais em genética bacteriana revelaram o processo inesperado da conjugação celular.

### Descoberta da conjugação

As bactérias apresentam um processo semelhante à reprodução sexuada e à recombinação? A pergunta foi respondida pelo trabalho experimental simples e elegante de Joshua Lederberg e Edward Tatum, que em 1946 descobriram um processo semelhante ao sexuado no que se tornou o principal modelo para a genética bacteriana, a *Escherichia coli* (ver o boxe Organismo-modelo, adiante). Eles estavam estudando duas linhagens de *E. coli* com diferentes conjuntos de mutações auxotróficas. A linhagem $A^-$ cresceria apenas se o meio fosse suplementado com metionina e biotina; a linhagem B⁻ cresceria apenas se houvesse suplementação com treonina, leucina e tiamina. Portanto, podemos designar as linhagens como:

linhagem A⁻: $met^-\ bio^-\ thr^+\ leu^+\ thi^+$
linhagem B⁻: $met^+\ bio^+\ thr^-\ leu^-\ thi^-$

A **Figura 6.4A** ilustra de modo simplificado o desenho desse experimento. As linhagens A⁻ e B⁻ foram misturadas em conjunto, incubadas durante um período e depois plaqueadas em meio mínimo, no qual nenhum auxotrófico conseguiria crescer. Observou-se que uma minoria das células (1 em $10^7$) crescia como prototróficos e, portanto, necessariamente era do tipo selvagem, tendo recuperado a capacidade de crescer sem a adição de nutrientes. Algumas das placas foram plaqueadas apenas com bactérias da linhagem A⁻ e algumas com apenas bactérias da linhagem B⁻ para atuar como controles, mas nenhum prototrófico surgiu a partir desses plaqueamentos. A Figura 6.4B ilustra o experimento em mais detalhes. Esses resultados sugeriram que algum tipo de recombinação de genes havia ocorrido entre os genomas das duas linhagens para produzir os prototróficos.

Poderia ser argumentado que as células das duas linhagens na realidade não trocam genes, mas, em vez disso, liberam substâncias que as outras células conseguem absorver e utilizar para crescimento. Essa possibilidade de "alimentação cruzada" foi descartada por Bernard Davis da seguinte maneira: ele construiu

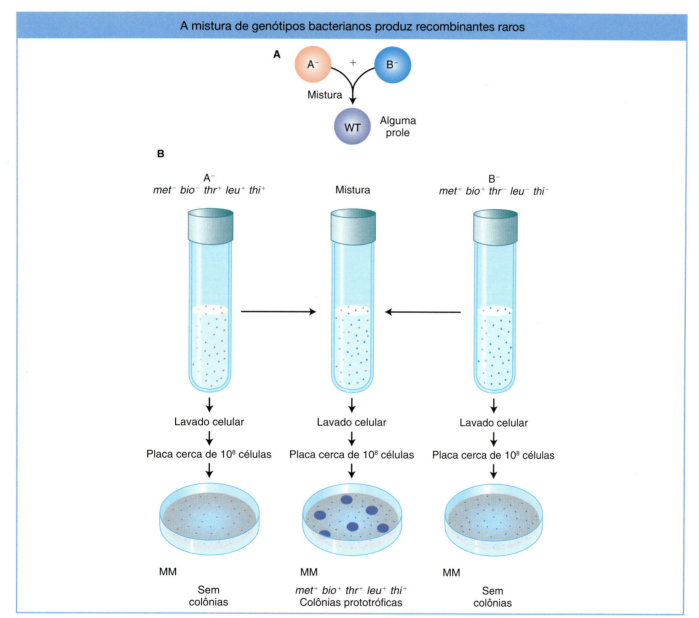

**Figura 6.4** Com a utilização deste método, Lederberg e Tatum demonstraram que a recombinação genética entre genótipos bacterianos é possível. **A.** O conceito básico: duas culturas auxotróficas (A⁻ e B⁻) são misturadas, produzindo tipos selvagens (WT) prototróficos. **B.** Células do tipo A⁻ (pontos vermelhos) ou do tipo B⁻ (pontos azuis) não podem ser cultivadas em um meio não suplementado (mínimo) (MM), pois tanto A⁻ quanto B⁻ carreiam mutações que causam a incapacidade de sintetizar os constituintes necessários para o crescimento celular. Entretanto, quando A⁻ e B⁻ são misturadas durante algumas horas e em seguida são plaqueadas, algumas poucas colônias aparecem na placa de ágar. Essas colônias derivam de células únicas nas quais o material genético foi trocado. Assim sendo, são capazes de sintetizar todos os constituintes necessários do metabolismo.

## ORGANISMO-MODELO

# Escherichia coli

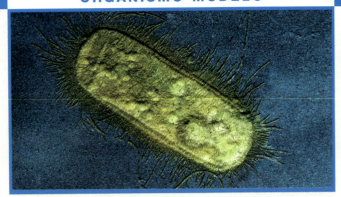

Micrografia eletrônica de *E. coli* em que se vê longos flagelos, utilizados para locomoção, e fímbrias, franjas proteicas importantes para fixar as células em tecidos animais. (Pili sexuais não estão demonstradas nessa micrografia.) [Biophoto Associates/Science Source.]

A escolha da *E. coli* foi afortunada, considerando que ela demonstrou apresentar muitas características adequadas para as pesquisas genéticas, além de ser facilmente obtida, já que vive no intestino de seres humanos e de outros animais. No intestino, é uma simbionte benigna, mas por vezes causa infecções urinárias e diarreia.

A *E. coli* tem um cromossomo circular único com comprimento de 4,6 Mb. De seus 4.000 genes sem íntrons, aproximadamente 35% são de função desconhecida. O ciclo sexual é possibilitado por meio da ação de um plasmídio extragenômico denominado F, que confere um tipo de "masculinidade". Outros plasmídios carreiam genes cujas funções equipam a célula para a vida em ambientes específicos, tais como genes de resistência a fármacos. Esses plasmídios foram adaptados como *vetores* gênicos, transportadores de genes que formam a base das transferências gênicas no centro da engenharia genética moderna.

A *E. coli* é unicelular e cresce por divisão celular simples. Em virtude de seu tamanho pequeno (comprimento de cerca de 1 μm), a *E. coli* pode ser cultivada em grandes números e submetida à seleção intensiva e à triagem em relação a eventos genéticos raros. Pesquisas com *E. coli* representam o início do esclarecimento da "caixa preta" em genética: por meio da seleção e da análise de mutantes, as funções do maquinário genético puderam ser deduzidas, ainda que fossem muito pequenas para serem visualizadas. Fenótipos tais como tamanho da colônia, resistência a fármacos, utilização de fonte de carbono e produção de corante colorido tomaram o lugar dos fenótipos visíveis da genética de eucariotos.

O microscopista do século XVII Antony van Leeuwenhoek provavelmente foi o primeiro a visualizar células bacterianas e a reconhecer o seu pequeno tamanho: "Existe mais vida na espuma sobre os dentes na boca de um homem do que existem homens em todo o reino". Entretanto, a bacteriologia só teve início de fato no século XIX. Na década de 1940, Joshua Lederberg e Edward Tatum fizeram a descoberta que lançou a bacteriologia no crescente campo da genética: descobriram que, em uma determinada bactéria, havia um tipo de ciclo sexual, incluindo um processo semelhante ao *crossing over*. O organismo escolhido para esse experimento se tornou o modelo não apenas para a genética de bactérias, mas, de certa forma, para toda a genética. O organismo era a *Escherichia coli*, uma bactéria denominada em homenagem ao seu descobridor, o bacteriologista alemão do século XIX Theodore Escherich.

um tubo com formato de U, no qual os dois braços eram separados por um filtro fino. Os poros do filtro eram muito pequenos para possibilitar a passagem das bactérias, mas grandes o suficiente para possibilitar a passagem fácil de quaisquer substâncias dissolvidas (**Figura 6.5**). A linhagem A⁻ foi colocada em um braço e a linhagem B⁻, no outro. Após as linhagens terem sido incubadas durante um período, Davis testou o conteúdo de cada braço para verificar se havia quaisquer células prototróficas, mas nenhuma foi observada. Em outras palavras, era necessário o *contato físico* entre as duas linhagens para a formação das células do tipo selvagem. Aparentemente, havia ocorrido algum tipo de união de genoma e recombinantes genuínos haviam sido produzidos. A união física das células bacterianas pode ser confirmada sob um microscópio eletrônico e hoje em dia é denominada **conjugação** (**Figura 6.6**).

## Descoberta do fator de fertilidade (F)

Em 1953, William Hayes descobriu que, nos tipos de "cruzamentos" há pouco descritos aqui, os genitores conjugantes atuavam de modo *desigual* (veremos modos para demonstrar essa participação desigual posteriormente). Um genitor (e *apenas* esse genitor) aparentava transferir uma parte do seu genoma, ou todo ele, para a outra célula. Portanto, uma célula atua como **doadora** e a outra atua como uma **receptora**. Esse "cruzamento"

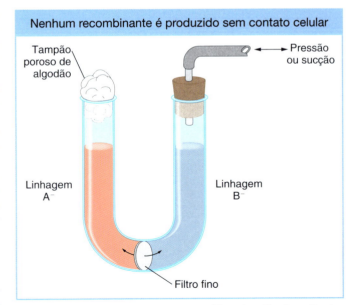

**Figura 6.5** Linhagens bacterianas auxotróficas A⁻ e B⁻ são cultivadas em qualquer um dos lados de um tubo com formato de U. O líquido pode passar entre os braços por meio da aplicação de pressão ou sucção, mas as células bacterianas não conseguem passar pelo filtro. Após a incubação e o plaqueamento, nenhuma colônia recombinante cresce em meio mínimo.

Capítulo 6   Genética da Bactéria e seus Vírus   **191**

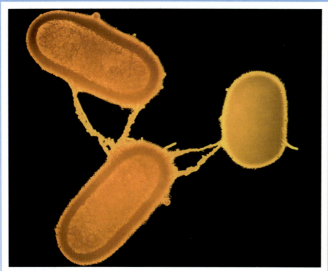

**Bactérias se conjugam usando *pili***

**Figura 6.6** Uma célula doadora estende uma ou mais projeções, ou *pili*, que se unem a uma célula receptora e aproximam as duas bactérias. [Dr. L. Caro/Science Source.]

é consideravelmente diferente dos cruzamentos eucarióticos, nos quais os genitores contribuem igualmente com genomas nucleares para um indivíduo da prole.

**CONCEITO-CHAVE**  A transferência de material genético na conjugação da *E. coli* não é recíproca. Uma célula, a doadora, transfere parte de seu genoma para a outra célula, que age como receptora.

Por acidente, Hayes descobriu uma variante de sua linhagem doadora original que não produzia recombinantes no cruzamento com a linhagem receptora. Aparentemente, a linhagem do tipo doadora havia perdido a capacidade de transferir o material genético e havia sido alterada para uma linhagem do tipo receptora. Ao trabalhar com sua variante doadora "estéril", Hayes observou que ela podia recuperar a capacidade de atuar como doadora por meio da associação com outras linhagens doadoras. De fato, a capacidade de doadora foi transmitida de modo rápido e efetivo entre as linhagens durante a conjugação. Um tipo de "transferência infecciosa" de algum fator aparentava estar ocorrendo. Ele sugeriu que a capacidade doadora por si própria é um estado hereditário, imposto por um **fator de fertilidade** (**F**). As linhagens que carreiam o F conseguem doar e são denominadas $F^+$. As linhagens com ausência do F não conseguem doar e são receptoras, denominadas $F^-$.

Hoje em dia sabemos muito mais a respeito do F. Ele é um exemplo de uma molécula de DNA circular pequena e não essencial, denominada **plasmídio**, que consegue se replicar no citoplasma independentemente do cromossomo do hospedeiro. A **Figura 6.7** demonstra como as bactérias conseguem transferir plasmídios tal como o F. O plasmídio F orienta a síntese dos *pili* (singular, *pilus*), projeções que iniciam o contato com uma receptora (ver Figuras 6.6 e 6.7) e que a puxam para mais perto. O DNA de F na célula doadora faz uma versão de si próprio de filamento único por um mecanismo peculiar, denominado **replicação por círculo rolante**. O plasmídio circular "rola" e, à medida que gira, desenrola um filamento único recém-sintetizado, como uma "linha de pesca". Esse filamento único atravessa um poro e penetra a célula receptora, onde o outro filamento é sintetizado, formando uma dupla-hélice. Portanto, uma cópia de F permanece na doadora e outra aparece na receptora, conforme demonstrado na Figura 6.7. Observe que o genoma da *E. coli* é ilustrado como um cromossomo circular único na Figura 6.7. (Examinaremos a evidência em relação a isso posteriormente.) A maior parte dos genomas bacterianos é circular, uma característica bastante diferente dos cromossomos nucleares eucarióticos. Veremos que essa característica leva às muitas idiossincrasias da genética bacteriana.

**CONCEITO-CHAVE**  Plasmídios F de células doadoras $F^+$ são transmitidos rapidamente para células receptoras $F^-$ pela replicação circular, mas o cromossomo bacteriano não é transferido.

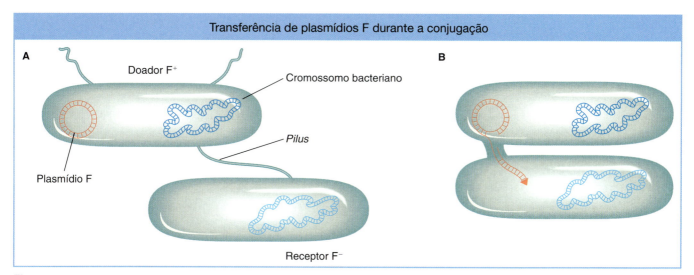

**Transferência de plasmídios F durante a conjugação**

**Figura 6.7  A.** Durante a conjugação, o *pilus* aproxima duas bactérias. **B.** Em seguida, forma-se uma ponte entre as duas células. Uma cópia de filamento único do DNA do plasmídio é produzida na célula doadora e depois passa para a bactéria receptora, na qual o filamento único, atuando como um molde, é convertido na dupla-hélice.

## Linhagens Hfr

Um importante avanço surgiu quando Luca Cavalli-Sforza descobriu um derivado de uma linhagem F⁺ com duas propriedades incomuns:

1. No cruzamento com linhagens F⁻, essa nova linhagem produziu 1.000 vezes mais recombinantes do que uma linhagem F⁺ normal. Cavalli-Sforza designou essa derivada uma linhagem **Hfr** para simbolizar a sua capacidade de promover uma alta frequência de recombinação.
2. Em cruzamentos Hfr × F⁻, praticamente nenhum dos genitores F⁻ foi convertido em F⁺ ou em Hfr. Esse resultado contrasta com os cruzamentos F⁺ × F⁻, nos quais, como vimos, a transferência infecciosa do F resulta em uma grande proporção de genitores F⁻ que são convertidos em F⁺.

Ficou aparente que uma linhagem Hfr resulta da integração do fator F no cromossomo, conforme ilustrado na **Figura 6.8**. Agora podemos explicar a primeira propriedade incomum das linhagens Hfr. Durante a conjugação, o fator F inserido no cromossomo direciona com eficiência parte desse ou todo esse cromossomo para dentro da célula F⁻. O fragmento cromossômico em seguida pode participar da recombinação com o cromossomo receptor. Os raros recombinantes observados por Lederberg e Tatum em cruzamentos F⁺ × F⁻ ocorreram em virtude da formação espontânea, porém rara, de células Hfr na cultura F⁺. Cavalli-Sforza isolou exemplos dessas células raras de culturas F⁺ e observou que, de fato, agora elas atuavam como verdadeiras Hfr.

Uma célula Hfr morre após doar seu material cromossômico para uma célula F⁻? A resposta é não. Assim como o plasmídio F, o cromossomo Hfr se replica e transfere um único filamento para a célula F⁻ durante a conjugação. O fato de que o DNA transferido é um filamento único pode ser demonstrado visualmente com a utilização de linhagens e anticorpos especiais. A replicação do cromossomo assegura um cromossomo completo para a célula doadora após o cruzamento. O filamento transferido é convertido em uma dupla-hélice na célula receptora e os genes doadores podem vir a ser incorporados no cromossomo da receptora por meio de *crossovers*, criando uma célula recombinante (**Figura 6.9**). Se não houver recombinação, os fragmentos de DNA transferidos são simplesmente perdidos na progressão da divisão celular.

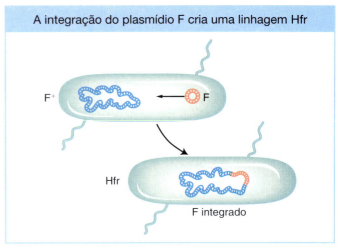

**Figura 6.8** Em uma linhagem F⁺, o plasmídio F livre por vezes integra-se ao cromossomo de *E. coli*, criando uma linhagem Hfr.

**CONCEITO-CHAVE** Uma linhagem Hfr é uma linhagem na qual o plasmídio F foi inserido no cromossomo bacteriano.

**CONCEITO-CHAVE** Um fragmento de DNA que entra no receptor F⁻ de um doador Hfr pode se recombinar com o cromossomo receptor.

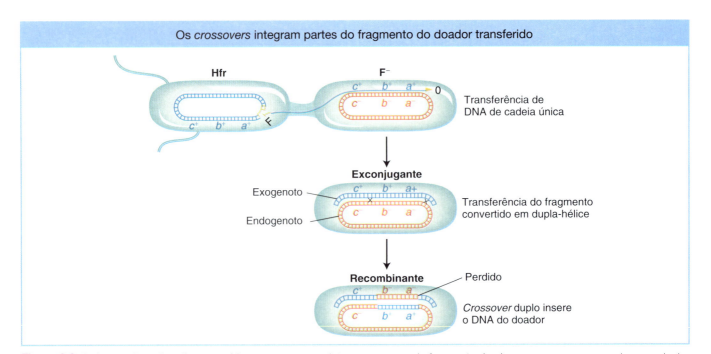

**Figura 6.9** Após a conjugação, são necessários *crossovers* para integrar os genes do fragmento doador ao cromossomo receptor e, portanto, para tornarem-se uma parte estável de seu genoma. É preciso um número par de *crossovers* (no mínimo dois).

**Transmissão linear dos genes Hfr a partir de um ponto fixo** Uma visão mais clara do comportamento das linhagens Hfr foi atingida em 1957, quando Elie Wollman e François Jacob investigaram o padrão de transmissão de genes Hfr para células F⁻ durante um cruzamento. Eles cruzaram:

Hfr $azi^r\ ton^r\ lac^+\ gal^+\ str^s$ × F⁻ $azi^s\ ton^s\ lac^-\ gal^-\ str^r$

(Os sobrescritos "r" e "s" fazem referência a resistente e sensível, respectivamente.) Em ocasiões específicas após a mistura, eles removeram amostras, cada uma das quais foi colocada em um liquidificador de cozinha durante alguns segundos para separar os pares de células de cruzamento. Esse procedimento é denominado **cruzamento interrompido**. Em seguida, a amostra foi plaqueada em um meio contendo estreptomicina para matar as células doadoras Hfr, que continham o alelo de sensibilidade $str^s$. Depois, as células $str^r$ sobreviventes foram testadas em relação à presença de alelos do genoma Hfr doador. Qualquer célula $str^r$ que contínha um alelo doador deve ter participado na conjugação: tais células são denominadas **exconjugantes**. A **Figura 6.10B** ilustra a transferência dos alelos Hfr.

Os elementos-chave nesses resultados são:

1. Cada alelo doador aparece pela primeira vez nas receptoras F⁻ em uma ocasião específica após o início do cruzamento.
2. Os alelos doadores aparecem em uma sequência específica.
3. Os alelos doadores posteriores estão presentes em menos células receptoras.

Reunindo essas observações, Wollman e Jacob deduziram que, na conjugante Hfr, a transferência do DNA de filamento único tem início a partir de um ponto fixo no cromossomo doador, denominado **origem** (**O**), e continua de modo linear. Atualmente, sabe-se que o ponto O é o sítio no qual o plasmídio F é inserido. Quanto mais longe um gene estiver de O, mais tardiamente ele é transferido para F⁻. O processo de transferência em geral será interrompido antes que os genes mais distantes sejam transferidos e, como resultado, esses genes são incluídos em menos exconjugantes. Observe que um tipo de mapa cromossômico pode ser produzido em unidades de minutos, com base na ocasião da entrada dos genes marcados. No exemplo na Figura 6.10, o mapa seria:

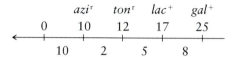

Como é possível explicar a segunda propriedade incomum dos cruzamentos Hfr, que os exconjugantes F⁻ raramente são convertidos em Hfr ou F⁺? Quando Wollman e Jacob possibilitaram que os cruzamentos Hfr × F⁻ continuassem por até 2 horas antes da separação, eles observaram que de fato alguns poucos exconjugantes eram convertidos em Hfr. Em outras palavras, a parte de F que confere a capacidade doadora foi, por fim, transmitida, mas a uma frequência muito baixa. A raridade das exconjugantes Hfr sugeriu que o F inserido foi transmitido como o *último* elemento do cromossomo linear.

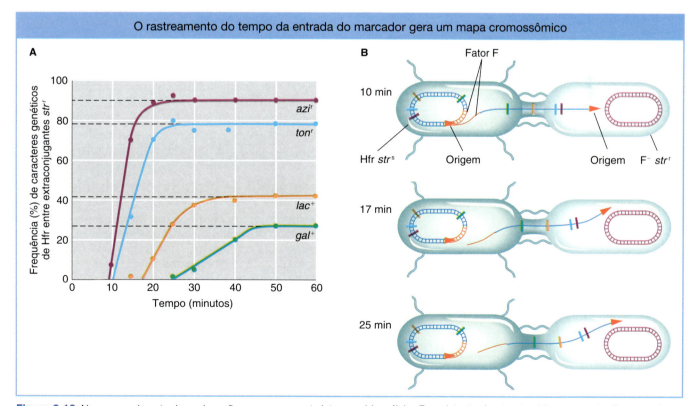

**Figura 6.10** Nesse experimento de conjugação com cruzamento interrompido, células F⁻ resistentes à estreptomicina com mutações em *azi*, *ton*, *lac* e *gal* são incubadas durante períodos variáveis com células Hfr que são sensíveis à estreptomicina e carreiam alelos do tipo selvagem em relação a esses genes. **A.** Gráfico da frequência dos alelos doadores em exconjugantes em relação ao tempo após o cruzamento. **B.** Ilustração esquemática da transferência de marcadores (demonstrados em cores diferentes) com o passar do tempo. [A. Dados de E. L. Wollman, F. Jacob, e W. Hayes, *Cold Spring Harbor Symp. Quant. Biol.* 21, 1956, 141.]

Podemos resumir a ordem de transmissão com o tipo de mapa geral a seguir, no qual a seta indica o sentido da transferência, que tem início com O:

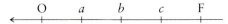

Portanto, quase nenhuma das receptoras F⁻ é convertida, tendo em vista que o fator de fertilidade é o último elemento transferido e normalmente o processo de transmissão terá sido interrompido antes de chegar a esse ponto.

**CONCEITO-CHAVE** O cromossomo Hfr, originalmente circular, desenrola uma cópia de si mesmo que é transferida para a célula F⁻ de modo linear, com o fator F entrando por último.

**CONCEITO-CHAVE** A hora da entrada dos alelos Hfr em um receptor F⁻ pode ser usada para criar um mapa cromossômico.

**Inferência dos sítios de integração de F e a circularidade cromossômica** Wollman e Jacob prosseguiram para esclarecer melhor como e onde o plasmídio F se integra para formar uma célula Hfr e, ao fazer isso, deduziram que o cromossomo é circular. Eles realizaram experimentos de cruzamento interrompido com linhagens Hfr diferentes e derivadas em separado. Significativamente, a ordem de transmissão dos alelos diferiu de linhagem para linhagem, como nos exemplos a seguir:

| Linhagem Hfr | |
|---|---|
| H | O thr pro lac pur gal his gly thi F |
| 1 | O thr thi gly his gal pur lac pro F |
| 2 | O pro thr thi gly his gal pur lac F |
| 3 | O pur lac pro thr thi gly his gal F |
| AB 312 | O thi thr pro lac pur gal his gly F |

Cada linhagem pode ser considerada um mapa que demonstra a ordem dos alelos no cromossomo. À primeira vista, aparentemente há uma mistura aleatória de genes. Entretanto, quando alguns dos mapas de Hfr são invertidos, a relação das sequências se torna clara.

| H (escrita em ordem invertida) | F thi gly his gal pur lac pro thr O |
|---|---|
| 1 | O thr thi gly his gal pur lac pro F |
| 2 | O pro thr thi gly his gal pur lac F |
| 3 | O pur lac pro thr thi gly his gal F |
| AB 132 (escrita em ordem invertida) | F gly his gal pur lac pro thr thi O |

A relação das sequências entre si é explicada se cada mapa for o segmento de um círculo. Essa foi a primeira indicação de que os cromossomos bacterianos são circulares. Além disso, Allan Campbell propôs uma hipótese surpreendente, que levou em consideração os diferentes mapas de Hfr. Ele propôs que, se F é um anel, então o mecanismo de inserção poderia ocorrer por meio de um *crossover* simples entre F e o cromossomo bacteriano (**Figura 6.11**). Sendo esse o caso, quaisquer dos cromossomos lineares Hfr podem ser gerados simplesmente por meio da inserção de F no anel no local e na orientação apropriados (**Figura 6.12**).

**CONCEITO-CHAVE** A inserção de um plasmídio F livre no cromossomo bacteriano ocorre por *crossover* simples em uma região de homologia do DNA.

Diversas hipóteses – posteriormente sustentadas – seguiram-se a partir da proposta de Campbell.

1. Uma extremidade do fator F integrado seria a origem, na qual tem início a transferência do cromossomo Hfr. O **término** estaria na outra extremidade de F.
2. A orientação na qual F é inserido determinaria a ordem de entrada dos alelos doadores. Se o círculo contém os genes *A*, *B*, *C* e *D*, então a inserção entre *A* e *D* proporcionaria a ordem *ABCD* ou *DCBA*, dependendo da orientação. Confira as diferentes orientações das inserções na Figura 6.12.

Como é possível que F se integre em diferentes sítios? Se o DNA de F apresentar uma região homóloga a quaisquer das diversas regiões no cromossomo bacteriano, qualquer uma delas poderia atuar como uma região de pareamento, na qual o pareamento poderia ser seguido por um *crossover*. Hoje, sabe-se que essas regiões de homologia são segmentos principalmente de elementos de transposição, denominados *sequências de inserção*. Para uma explicação completa sobre as sequências de inserção, ver Capítulo 16.

Portanto, o fator de fertilidade existe em dois estados:

1. O estado de plasmídio: como um elemento citoplasmático livre, F é facilmente transferido para receptoras F⁻.
2. O estado integrado: como uma parte contígua de um cromossomo circular, F é transmitido apenas muito tardiamente na conjugação.

O ciclo de conjugação de *E. coli* está resumido na **Figura 6.13**.

## Mapeamento de cromossomos bacterianos

**Mapeamento cromossômico em larga escala por meio da utilização do tempo de entrada** Wollman e Jacob perceberam que seria fácil construir mapas de ligação a partir dos resultados de cruzamento interrompido utilizando, como uma medida de "distância", os tempos nos quais os alelos doadores aparecem pela primeira vez após o cruzamento. Nesse caso, as unidades de distância de mapa são minutos. Portanto, se $b^+$ começa a entrar na célula F⁻ 10 minutos após $a^+$ começar a entrar, $a^+$ e $b^+$ estão a uma distância de 10 unidades (ver mapa, anteriormente). Assim como os mapas eucarióticos com base em *crossovers*, esses mapas de ligação eram originalmente construções puramente genéticas. Na ocasião em que foram originalmente planejados, não havia um modo para testar a sua base física.

**Mapeamento cromossômico em escala fina por meio da utilização da frequência de recombinação** Para que um exconjugante adquira genes doadores como uma característica permanente do seu genoma, o fragmento doador precisa se

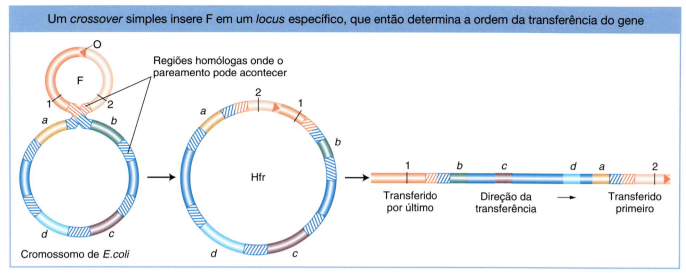

**Figura 6.11** A inserção de F cria uma célula Hfr. Os marcadores hipotéticos 1 e 2 estão demonstrados em F para ilustrar a direção da inserção. A origem (O) é o ponto de mobilização no qual ocorre a inserção dentro do cromossomo de *E. coli*; a região de pareamento é homóloga a uma região do cromossomo de *E. coli*; *a* a *d* são genes representativos no cromossomo de *E. coli*. As regiões de pareamento (hachuradas) são idênticas no plasmídio e no cromossomo. Elas são derivadas de elementos móveis denominados *sequências de inserção* (ver Capítulo 16). Nesse exemplo, a célula Hfr criada pela inserção de F transferiria os seus genes na ordem *a, d, c, b*.

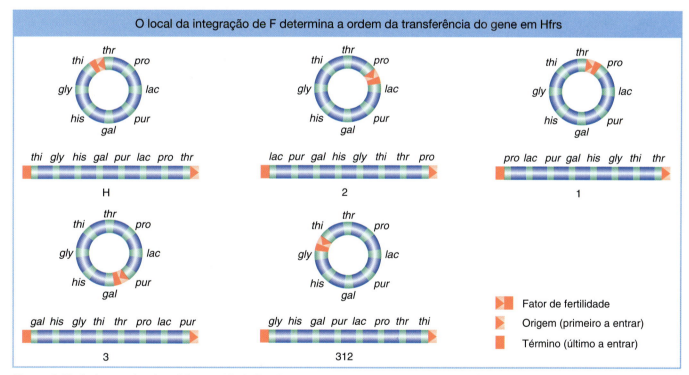

**Figura 6.12** Cada uma das cinco linhagens Hfr de *E. coli* demonstradas apresentam diferentes pontos de inserção e orientações do plasmídio F. Todas as linhagens apresentam a mesma ordem de genes no cromossomo de *E. coli*. A orientação do fator F determina qual gene entra na célula receptora primeiro. O gene mais próximo do término entra por último.

recombinar com o cromossomo receptor. Entretanto, observe que o mapeamento do tempo de entrada não tem por base a frequência de recombinantes. De fato, as unidades são minutos, não FR. Não obstante, a frequência de recombinação pode ser utilizada para um tipo de mapeamento mais meticuloso em bactérias, método no qual nos concentraremos agora.

Primeiramente, precisamos compreender algumas características especiais do evento de recombinação em bactérias. Relembre que a recombinação não ocorre entre dois genomas integrais, como ocorre em eucariotos. Pelo contrário, ele ocorre entre um genoma *completo*, da célula receptora F⁻, denominado **endogenoto**, e um genoma *incompleto*, derivado da célula doadora Hfr e denominado **exogenoto**. A célula nesse estágio apresenta duas cópias de um segmento de DNA: uma cópia é parte do endogenoto e a outra é parte do exogenoto. Portanto, nesse estágio, a célula é uma diploide *parcial*, denominada **merozigoto**. A genética bacteriana é a genética do merozigoto. Um único *crossover* em um merozigoto quebraria o anel e,

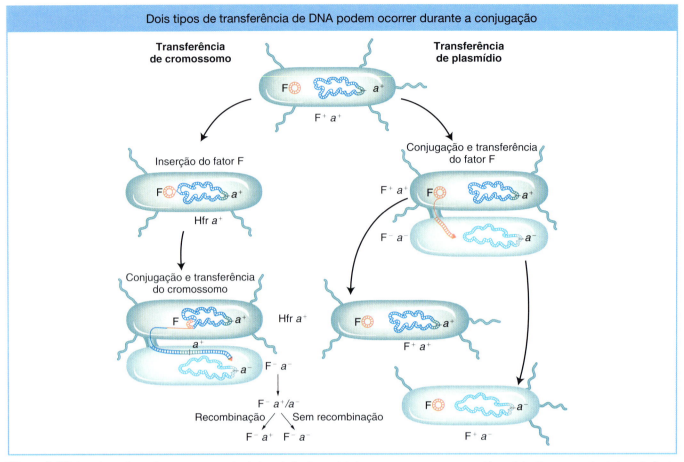

**Figura 6.13** A conjugação pode ocorrer por meio da transferência parcial de um cromossomo que contém o fator F ou por meio da transferência de um plasmídio F que permanece uma entidade em separado.

portanto, não produziria recombinantes viáveis, conforme demonstrado na **Figura 6.14**. Para manter o círculo intacto, deve haver um número par de *crossovers*. Um número par de *crossovers* produz um cromossomo circular intacto e um fragmento. Embora os referidos eventos de recombinação sejam representados de modo resumido como *crossovers* duplos, o mecanismo molecular real é um pouco diferente, mais como uma invasão do endogenoto por uma seção interna do exogenoto. O outro produto do "*crossover* duplo", o fragmento, em geral é perdido no crescimento celular subsequente. Logo, apenas um dos produtos recíprocos da recombinação sobrevive. Portanto, outra característica única da recombinação bacteriana é que devemos nos esquecer dos produtos de troca recíproca na maior parte dos casos.

**CONCEITO-CHAVE** A recombinação durante a conjugação resulta de um evento semelhante a um *crossover* duplo, que dá origem a recombinantes recíprocos dos quais apenas um sobrevive.

Com essa compreensão, podemos examinar o mapeamento de recombinação. Suponha que desejamos calcular as distâncias de mapa que separam três *loci* próximos: *met*, *arg* e *leu*. Para examinar a recombinação desses genes, precisamos de "tri-híbridos", exconjugantes que receberam todos os três marcadores doadores. Presuma que um experimento de cruzamento interrompido tenha demonstrado que a ordem é *met*, *arg*, *leu*,

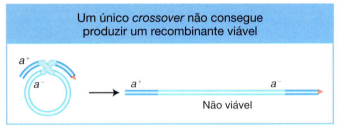

**Figura 6.14** Um *crossover* único entre o exogenoto e o endogenoto em um merozigoto levaria a um cromossomo linear e parcialmente diploide, que não sobreviveria.

com *met* transferido primeiro e *leu* por último. Para obter um tri-híbrido, precisamos do merozigoto diagramado aqui:

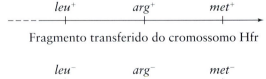

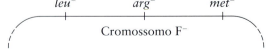

Para obter esse merozigoto, primeiramente devemos selecionar exconjugantes estáveis que contenham o *último* alelo doador, o qual, nesse caso, é *leu*⁺. Por quê? Em exconjugantes *leu⁺*, sabemos que todos os três marcadores foram transferidos para o receptor, já que *leu* é o último alelo doador. Também sabemos que no mínimo o marcador *leu⁺* foi integrado ao endogenoto. Desejamos saber com que frequência os outros dois marcadores também foram integrados, de modo que possamos determinar o número de eventos de recombinação nos quais *leu⁺* ou *met⁺* tenha sido omitido em virtude de *crossover* duplo.

Nesse ponto, o objetivo é contar as frequências de *crossovers* em locais diferentes. Observe que agora temos uma situação diferente da análise de conjugação interrompida. No mapeamento por meio de conjugação interrompida, medimos o tempo de entrada de *loci* individuais; para ser herdado de modo estável, cada marcador tem de se recombinar com o cromossomo do receptor por meio de um *crossover* duplo que o abranja. Entretanto, na análise da frequência de recombinantes, selecionamos especificamente tri-híbridos como um ponto de partida e agora precisamos considerar as diversas combinações possíveis dos três alelos doadores que podem ser inseridos por meio de *crossover* duplo nos diversos intervalos. Sabemos que leu⁺ necessariamente penetrou e se inseriu, pois o selecionamos, mas os recombinantes *leu⁺* que selecionamos podem ou não ter incorporado os outros marcadores doadores, dependendo de onde ocorreu o *crossover* duplo. Portanto, o procedimento é primeiramente selecionar exconjugantes *leu⁺* e em seguida isolar e testar uma amostra grande deles para verificar quais dos outros marcadores foram integrados.

Vejamos um exemplo. No cruzamento Hfr *leu⁺ arg⁺ met⁺ str$^s$* × F⁻ *met⁻ arg⁻ leu⁻ str$^r$*, selecionaríamos os recombinantes *leu⁺* e em seguida os examinaríamos em relação aos alelos *arg⁺* e *met⁺*, denominados **marcadores não selecionados**. A **Figura 6.15** ilustra os tipos de eventos de *crossover* duplo esperados. Um *crossover* necessariamente ocorreu no lado esquerdo do marcador *leu* e o outro obrigatoriamente ocorreu no lado direito. Presumiremos que os exconjugantes *leu⁺* sejam dos tipos e das frequências a seguir:

| | |
|---|---|
| *leu⁺ arg⁻ met⁻* | 4% |
| *leu⁺ arg⁺ met⁻* | 9% |
| *leu⁺ arg⁺ met⁺* | 87% |

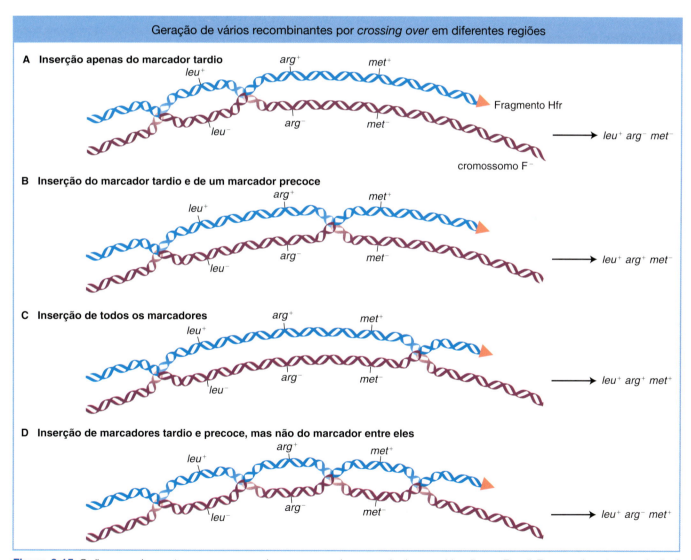

**Figura 6.15** O diagrama demonstra como genes podem ser mapeados por meio de recombinação em *E. coli*. Em exconjugantes, a seleção é realizada em relação a merozigotos que contenham o marcador *leu⁺*, que é doado tardiamente. Os marcadores iniciais (*arg⁺* e *met⁺*) podem ou não ser inseridos, a depender do sítio onde ocorre a recombinação entre o fragmento Hfr e o cromossomo F⁻. As frequências dos eventos diagramados nas partes A e B são utilizadas para obter os tamanhos relativos das regiões de *leu* a *arg* e *arg* a *met*. Observe que, em cada caso, apenas o DNA inserido no cromossomo F⁻ sobrevive; o outro fragmento é perdido.

Os *crossovers* duplos necessários para produzir esses genótipos estão demonstrados na Figura 6.15A, B e C. Os primeiros dois tipos são a chave, tendo em vista que necessitam de um *crossover* entre *leu* e *arg* no primeiro caso e entre *arg* e *met* no segundo. Portanto, as frequências relativas desses tipos correspondem aos tamanhos dessas duas regiões entre os genes. Concluiríamos que a região de *leu* a *arg* tem 4 u.m. e que a região de *arg* a *met* tem 9 u.m.

Em um cruzamento tal como o descrito há pouco, um tipo de possíveis recombinantes de genótipo *leu⁺ arg⁻ met⁺* requer quatro *crossovers* em vez de dois (ver Figura 6.15D). Esses recombinantes raramente são recuperados, considerando que a sua frequência é muito baixa em comparação àquela dos outros tipos de recombinantes.

**CONCEITO-CHAVE** Merozigotos podem ser usados para mapeamento por frequência de recombinação. Um marcador de entrada tardia é selecionado e essas células são testadas para os marcadores não selecionados e classificadas para combinações recombinantes e parentais.

## Plasmídios F carreadores de fragmentos genômicos

O fator F em linhagens Hfr, em geral, é consideravelmente estável em sua posição de inserção. Entretanto, por vezes um fator F sai incólume do cromossomo graças à reversão do processo de recombinação que a princípio o inseriu. As duas regiões homólogas de pareamento em ambos os lados realizam um novo pareamento e ocorre um *crossover* para liberar o plasmídio F. Entretanto, algumas vezes a saída não é incólume e o plasmídio carreia com ele uma parte do cromossomo bacteriano. Um plasmídio F que carreia um DNA genômico bacteriano é denominado **plasmídio F′** (F linha).

A primeira evidência desse processo teve origem em 1959, nos experimentos feitos por Edward Adelberg e François Jacob. Uma de suas principais observações foi de uma Hfr na qual o fator F estava integrado próximo do *locus lac⁺*. Começando por essa linhagem Hfr *lac⁺*, Jacob e Adelberg observaram um derivado F⁺ que, em cruzamentos, transferia *lac⁺* para receptores F⁻ *lac⁻* a uma frequência muito alta. (Esses transferentes puderam ser detectados por plaqueamento em meio contendo lactose, no qual apenas *lac⁺* conseguem crescer.) O *lac⁺* transferido não é incorporado ao cromossomo principal do receptor, o qual sabemos que retém o alelo *lac⁻*, tendo em vista que esses exconjugantes F⁺ *lac⁺* ocasionalmente dão origem a células-filhas F⁻ *lac⁺*, a uma frequência de 1 × 10⁻³. Portanto, o genótipo desses receptores aparentava ser F′ *lac⁺*/F⁻ *lac⁻*. Em outras palavras, os exconjugantes *lac⁺* aparentavam carrear um plasmídio F′ com uma parte do cromossomo doador incorporado. A origem desse plasmídio F′ está demonstrada na **Figura 6.16**. Observe que a excisão defeituosa ocorre em virtude da existência de outra região homóloga próxima, que pareia com a original. O F′ em nosso exemplo é denominado F′ *lac*, pois a parte do cromossomo hospedeiro que é captada possui o gene *lac*. Observou-se que os fatores F′ carreiam muitos genes cromossômicos diferentes e foram denominados de acordo. Por exemplo, os fatores F′ que carreiam *gal* ou *trp* são denominados F′ *gal* e F′ *trp*, respectivamente. Considerando que as células F′ *lac⁺*/F⁻ *lac⁻* são de fenótipo *lac⁺*, sabemos que *lac⁺* é dominante em relação a *lac⁻*.

Diploides parciais produzidos com a utilização de linhagens F′ são úteis para alguns aspectos da genética bacteriana de rotina, tais como o estudo da dominância ou da interação de alelos. Algumas linhagens F′ conseguem carrear partes muito grandes (até 25%) do cromossomo bacteriano.

**CONCEITO-CHAVE** O DNA de um plasmídio F′ é parte fator F e parte genoma bacteriano. Como os plasmídios F, plasmídios F′ transferem rapidamente. Eles podem ser usados para estabelecer diploides parciais para estudos de dominância bacteriana e interação entre alelos.

## Plasmídios R

Uma propriedade alarmante das bactérias patogênicas foi verificada pela primeira vez por meio de estudos em hospitais japoneses na década de 1950. A disenteria bacteriana é causada por bactérias do gênero *Shigella*. De início, essa bactéria era sensível a uma ampla variedade de antibióticos que eram utilizados para controlar a doença. Entretanto, nos hospitais japoneses, *Shigella* isoladas de pacientes com disenteria eram simultaneamente resistentes a muitos desses fármacos, incluindo penicilina, tetraciclina, sulfanilamida, estreptomicina e cloranfenicol. Essa resistência a múltiplos fármacos foi herdada como um pacote genético único e pode ser transmitida de modo infeccioso – não apenas para outras linhagens de *Shigella* sensíveis, mas também para outras espécies de bactérias correlatas. Esse talento, que se assemelha à mobilidade do plasmídio F de *E. coli*, é extraordinariamente útil para a bactéria patogênica, pois a resistência tem potencial de ser difundida de forma rápida em uma população. Porém, suas implicações para a ciência médica são terríveis, tendo em vista que a doença bacteriana subitamente se torna resistente ao tratamento com uma grande variedade de fármacos.

Do ponto de vista do geneticista, entretanto, o mecanismo comprovou ser interessante e útil na engenharia genética. Os vetores que carreiam essas resistências múltiplas comprovaram ser outro grupo de plasmídios, denominados **plasmídios R**. Eles são transferidos rapidamente na conjugação celular, de modo muito semelhante ao plasmídio F em *E. coli*.

De fato, os plasmídios R em *Shigella* comprovaram ser justamente os primeiros de muitos elementos genéticos semelhantes a serem descobertos. Todos existem no estado de plasmídio no citoplasma. Observou-se que esses elementos carreiam muitos tipos diferentes de genes em bactérias. A **Tabela 6.2** demonstra algumas das características que podem ser transmitidas pelos plasmídios. A **Figura 6.17** demonstra um exemplo de um plasmídio bastante conhecido, isolado da indústria de laticínios.

Derivados modificados de plasmídios R, tais como pBR 322 e pUC (ver Capítulo 10), tornam-se os vetores preferidos para a clonagem molecular do DNA de todos os organismos. Os genes em um plasmídio R que conferem resistência podem ser utilizados como marcadores para o seguimento da movimentação dos vetores entre as células.

Nos plasmídios R, os alelos para resistência a antibióticos com frequência estão contidos em uma unidade denominada *transpóson* (**Figura 6.18**). Transpósons são segmentos únicos de DNA que conseguem mover-se para sítios diferentes no genoma, um processo denominado transposição. (Os mecanismos de transposição, a qual ocorre na maior parte das espécies estudadas, serão detalhados no Capítulo 16.) Quando um transpóson no genoma se movimenta até um local novo, ocasionalmente ele consegue englobar diversos tipos de genes entre as suas

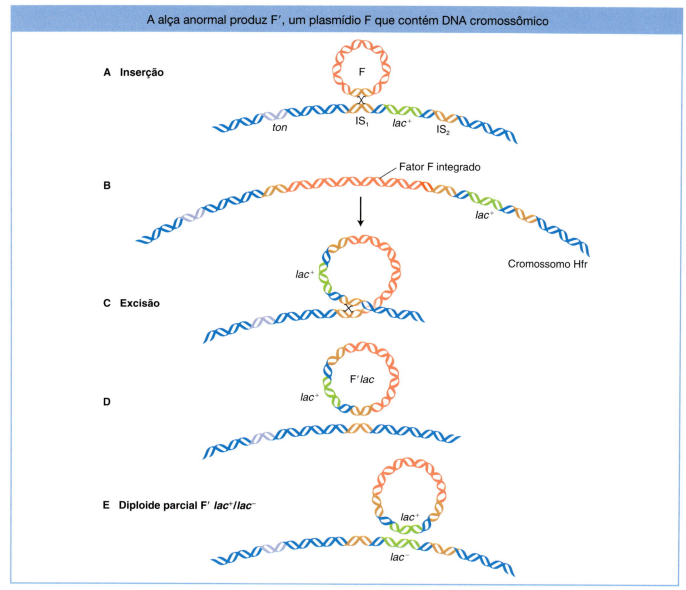

**Figura 6.16** Um fator F consegue captar o DNA cromossômico quando ele sai de um cromossomo. **A.** O F é inserido em uma linhagem Hfr em um elemento repetitivo, identificado como IS₁ (sequência de inserção 1), entre os alelos *ton* e *lac⁺*. **B.** O fator F inserido. **C.** "Alça" anormal por *crossing over* com um elemento diferente, IS₂, para incluir o *locus lac*. **D.** A partícula F′ *lac⁺* resultante. **E.** Diploide parcial F′ *lac⁺*/F⁻ *lac⁻* produzido por meio da transferência do plasmídio F′ *lac⁺* para uma receptora F⁻ *lac⁻*. [Dados de G. S. Stent e R. Calendar, Molecular Genetics, 2nd ed.]

extremidades, incluindo alelos para resistência a fármacos, e os transportar até seus novos locais como passageiros. Por vezes, um transpóson carreia um alelo de resistência a fármacos até um plasmídio, criando um plasmídio R. Assim como os F, muitos plasmídios R são conjugativos; em outras palavras, eles são de fato transmitidos para uma célula receptora durante a conjugação. Até mesmo os plasmídios R que não são conjugativos e que nunca deixam suas próprias células podem doar seus alelos R para um plasmídio conjugativo por transposição. Portanto, por meio dos plasmídios, os alelos de resistência a antibióticos podem ser difundidos rapidamente em uma população de bactérias. Embora a difusão de plasmídios R seja uma estratégia eficaz para a sobrevivência das bactérias, ela apresenta um grave problema para a prática médica, conforme mencionado anteriormente, tendo em vista que as populações bacterianas logo se tornam resistentes a qualquer novo fármaco antibiótico que seja inventado e aplicado em humanos.

**Tabela 6.2** Determinantes genéticos transmitidos por plasmídios.

| Característica | Exemplos de plasmídios |
|---|---|
| Fertilidade | F, R1, Col |
| Produção de bacteriocina | Col E1 |
| Resistência a metais pesados | R6 |
| Produção de enterotoxinas | Ent |
| Metabolismo da cânfora | Cam |
| Tumorigenicidade em plantas | T1 (em *Agrobacterium tumefaciens*) |

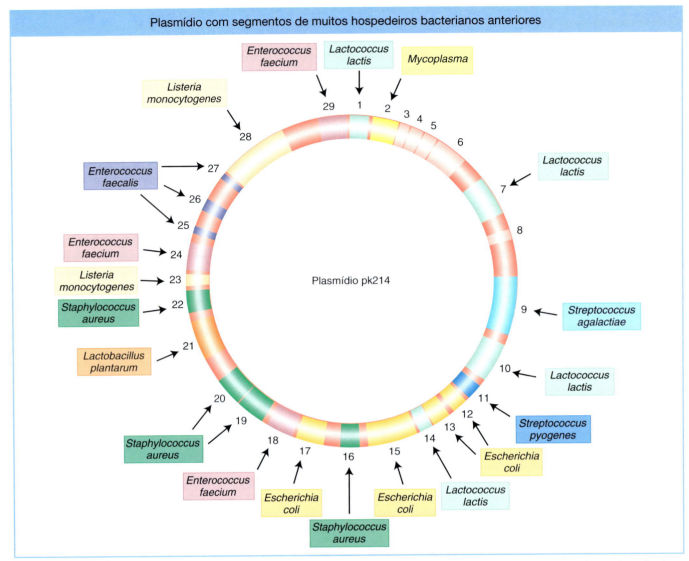

**Figura 6.17** O diagrama demonstra as origens dos genes do plasmídio pk214 de *Lactococcus lactis*. Os genes são provenientes de muitas bactérias diferentes. [*Dados da Tabela 1 em V. Perreten, F. Schwartz, L. Cresta, M. Boeglin, G. Dasen e M. Teuber, Nature 389, 1997, 801-802.*]

## 6.3 Transformação bacteriana

**OA 6.1** Distinguir entre os três principais modos por meio dos quais bactérias trocam genes e descrever os procedimentos experimentais que os revelam.

**OA 6.5** Avaliar o desfecho de experimentos de transformação dupla em termos de ligação.

Algumas bactérias conseguem captar fragmentos de DNA ou plasmídios intactos do meio externo, e tal captação constitui outro modo por meio do qual as bactérias conseguem trocar seus genes. A fonte de DNA pode ser outras células da mesma espécie ou células de outras espécies. Em alguns casos, o DNA foi liberado a partir de células mortas; em outros, o DNA foi secretado de células bacterianas vivas. O DNA captado integra-se ao cromossomo da receptora (plasmídios circulares permanecem extracromossômicos). Se esse DNA for de um genótipo diferente daquele da receptora, o genótipo da receptora pode ser alterado de modo permanente, um processo adequadamente denominado **transformação**.

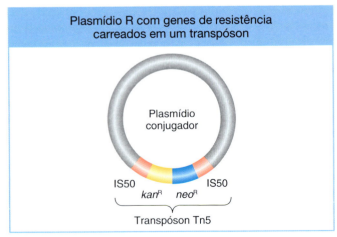

**Figura 6.18** Um transpóson, tal como Tn5, pode adquirir diversos genes de resistência a fármacos (nesse caso, aqueles em relação à resistência aos fármacos canamicina e neomicina) e os transmitir rapidamente para um plasmídio, levando à transferência infecciosa de genes de resistência como um pacote. A sequência de inserção 50 (IS50) forma os lados de Tn5.

## Natureza da transformação

A transformação foi descoberta na bactéria *Streptococcus pneumoniae* em 1928 por Frederick Griffith. Posteriormente, em 1944, Oswald T. Avery, Colin M. MacLeod e Maclyn McCarty demonstraram que o "princípio transformante" era o DNA. Ambos os resultados são marcos na elucidação da natureza molecular dos genes. Examinaremos esse trabalho em mais detalhes no Capítulo 7.

O DNA transformante é incorporado ao cromossomo bacteriano por meio de um processo análogo aos eventos de recombinação dupla observados em cruzamentos Hfr × F⁻. Entretanto, observe que, na *conjugação*, o DNA é transferido de uma célula viva para outra por meio do contato próximo, enquanto na *transformação*, fragmentos isolados de DNA externo são captados por uma célula por meio da parede celular e da membrana plasmática. A **Figura 6.19** demonstra um modo por meio do qual esse processo pode ocorrer.

A transformação tem sido útil em diversas áreas da pesquisa bacteriana, tendo em vista que o genótipo de uma linhagem pode ser deliberadamente alterado em um modo muito específico por meio da transformação com um fragmento de DNA apropriado. Por exemplo, a transformação é amplamente utilizada na engenharia genética. Observou-se que até mesmo células eucarióticas podem ser transformadas, por meio da utilização de procedimentos bastante semelhantes, e essa técnica tem sido inestimável para a modificação de células eucarióticas (ver Capítulo 10).

## Mapeamento cromossômico com a utilização de transformação

A transformação pode ser utilizada para medir a proximidade da ligação entre dois genes em um cromossomo bacteriano. Quando o DNA (o cromossomo bacteriano) é extraído para experimentos de transformação, alguma quebra em fragmentos menores é inevitável. Se dois genes do doador estiverem localizados muito próximos no cromossomo, existe uma boa chance de que, por vezes, eles venham a ser carreados no mesmo fragmento de DNA transformante. Portanto, ambos serão captados, causando uma **transformação dupla**. Por outro lado, se os genes estiverem amplamente separados no cromossomo, mais provavelmente eles serão carreados em segmentos transformantes separados. Um genoma poderia captar ambos os segmentos de modo independente, criando um transformante duplo, mas aquele desfecho não é provável. Portanto, em genes muito separados, a frequência de transformantes duplos será igual ao produto das frequências dos transformantes únicos. Por conseguinte, deve ser possível medir a ligação próxima testando o desvio pela regra do produto. Em outras palavras, se os genes estiverem ligados, a proporção de transformantes duplos será superior ao produto das frequências de transformantes únicos.

Infelizmente, a situação se torna mais complexa por diversos fatores – o mais importante sendo que nem todas as células em uma população de bactérias são competentes para serem transformadas. Contudo, no final deste capítulo, você poderá aguçar as suas habilidades na análise de transformação em um dos problemas, o qual supõe que 100% das células receptoras sejam competentes.

**CONCEITO-CHAVE** As bactérias podem coletar fragmentos de DNA do meio circundante. Dentro da célula, esses fragmentos podem se integrar dentro do cromossomo.

## 6.4 Genética de bacteriófagos

**OA 6.6** Mapear os genomas dos fagos por meio da recombinação em infecções duplas de bactérias.

A palavra *bacteriófago*, que é uma denominação para vírus bacterianos, significa "comedor de bactérias". Esses vírus parasitam e matam as bactérias. Trabalhos pioneiros sobre a genética dos bacteriófagos em meados do século XX construíram o fundamento de pesquisas mais recentes sobre vírus que causam tumores e outros tipos de vírus de animais e plantas. Desse modo, os vírus bacterianos proporcionaram um importante sistema-modelo.

Esses vírus podem ser utilizados em dois tipos diferentes de análises genéticas. Primeiramente, dois genótipos de fagos distintos podem ser cruzados para medir a recombinação e, portanto, mapear o genoma viral. O mapeamento do genoma viral por meio desse método é o tópico desta seção. Em segundo lugar, os bacteriófagos podem ser utilizados como um modo de unir genes bacterianos para estudos de ligação e outros estudos genéticos. Estudaremos a utilização dos fagos em estudos bacterianos na Seção 6.5. Além disso, como veremos no Capítulo 10, os fagos são utilizados em tecnologia de DNA como portadores, ou vetores, de DNA estranho. Antes que possamos compreender a genética dos fagos, devemos primeiramente examinar seu ciclo de infecção.

### Infecção de bactérias por fagos

A maior parte das bactérias é suscetível ao ataque por bacteriófagos. Um fago é composto por um "cromossomo" de ácido nucleico (DNA ou RNA) circundado por um revestimento de

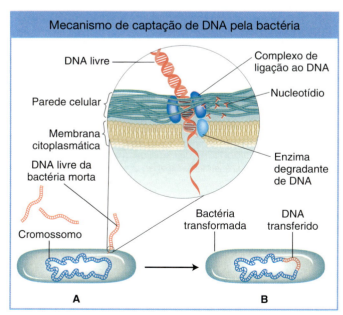

**Figura 6.19** Uma bactéria sofrendo transformação (**A**) capta DNA livre liberado de uma célula bacteriana morta. À medida que os complexos de ligação ao DNA na superfície bacteriana captam o DNA (*inserção*), enzimas degradam um filamento em nucleotídios; um derivado do outro filamento pode integrar-se ao cromossomo bacteriano (**B**).

moléculas proteicas. Os tipos de fagos são identificados não pelos nomes das espécies, mas por símbolos – por exemplo, fago T4, fago λ e assim por diante. As **Figuras 6.20** e **6.21** demonstram a estrutura do fago T4. Durante a infecção, um fago adere a uma bactéria e injeta o seu material genético no citoplasma bacteriano, conforme diagramado na Figura 6.20. Uma micrografia eletrônica do processo está demonstrada na **Figura 6.22**. As informações genéticas do fago em seguida assumem o controle do maquinário da célula bacteriana ao desligar a síntese dos componentes bacterianos e redirecionar esse maquinário de síntese para produzir os componentes do fago. As cabeças de fagos recém-produzidas são dotadas individualmente com réplicas do cromossomo do fago. Por fim, muitos descendentes do fago são produzidos e liberados quando a parede celular bacteriana se rompe. Esse processo de ruptura é denominado **lise**. A população de prole de fagos é denominada **lisado** de fagos.

Como podemos estudar a herança nos fagos quando eles são tão pequenos que são visíveis apenas ao microscópio eletrônico? Nesse caso, não conseguimos produzir uma colônia visível por meio de plaqueamento, mas podemos produzir uma manifestação visível de um fago ao aproveitar diversas características do organismo.

Vejamos as consequências da infecção de uma única célula bacteriana por um fago. A **Figura 6.23** demonstra a sequência de eventos no ciclo infeccioso que leva à liberação da prole de fagos pela célula lisada. Após a lise, os fagos da prole infectam as bactérias vizinhas. Esse ciclo é repetido ao longo de rodadas progressivas de infecção e, à medida que esses ciclos se repetem,

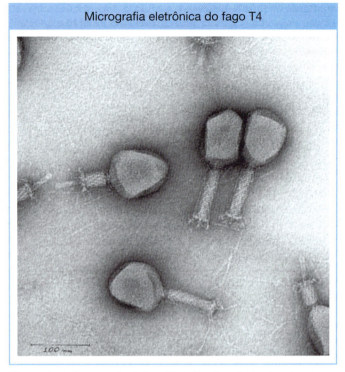

**Figura 6.21** A ampliação do fago T4 de *E. coli* revela detalhes da cabeça, da cauda e das fibras da cauda. [*Omikron/Science Source.*]

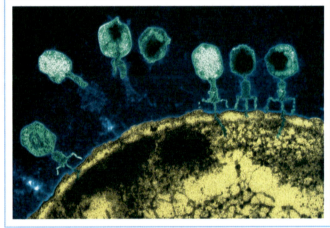

**Figura 6.22** Bacteriófagos são demonstrados em diversos estágios do processo de infecção, que inclui a ligação e a injeção do DNA. [*Eye of Science/Science Source.*]

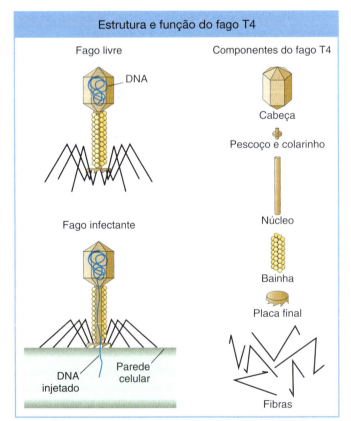

**Figura 6.20** Um fago infectante injeta DNA por meio de sua estrutura central na célula. Esquerda: o bacteriófago T4 é demonstrado como um fago livre e depois no processo de infecção de uma célula de *E. coli*. Direita: os principais componentes estruturais de T4.

há o aumento exponencial da quantidade de células lisadas. Dentro de 15 horas após a infecção de uma única célula bacteriana por uma única partícula de fago, os efeitos são visíveis a olho nu como uma área clara, ou **placa**, na camada opaca de bactérias que recobre a superfície de uma placa de meio sólido (**Figura 6.24**). As referidas placas podem ser grandes ou pequenas, difusas ou bem definidas, e assim por diante, dependendo do genótipo do fago. Portanto, a *morfologia da placa* é uma característica do fago, que pode ser analisada no nível genético. Outro fenótipo do fago que podemos analisar geneticamente é a *variedade de hospedeiros*, tendo em vista que os fagos podem diferir

Capítulo 6 Genética da Bactéria e seus Vírus 203

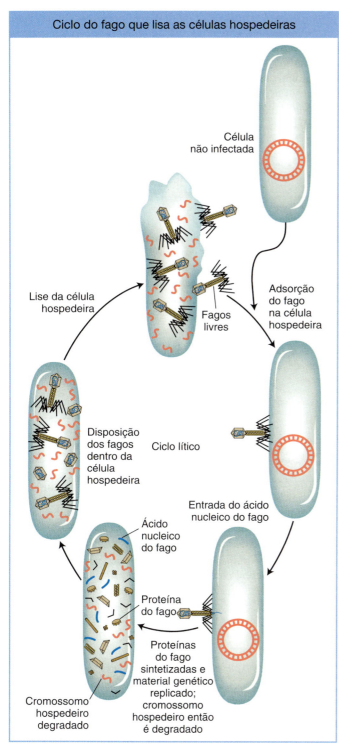

**Figura 6.23** A infecção por um fago único redireciona o maquinário da célula para a produção da prole de fagos, que são liberados na lise.

nos espectros de linhagens bacterianas que são capazes de infectar e lisar. Por exemplo, uma linhagem específica de bactérias pode ser imune ao fago 1, mas suscetível ao fago 2.

**CONCEITO-CHAVE** Um fago insere seu genoma em uma célula bacteriana, na qual redireciona o maquinário celular para a produção de muitas cópias de componentes de DNA e bainha de fago, que depois são reunidas em fagos da prole.

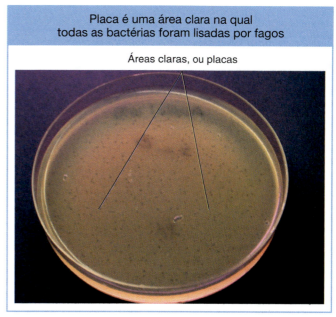

**Figura 6.24** Por meio de infecção repetida e produção de prole de fagos, um único fago produz uma área clara, ou placa, na camada opaca de células bacterianas. [*D. Sue Katz, Rogers State University, Claremore, OK.*]

## Mapeamento de cromossomos de fagos por meio da utilização de cruzamentos de fagos

É possível cruzar dois genótipos de fagos em grande parte do mesmo modo que cruzamos organismos. Podemos ilustrar um cruzamento de fagos utilizando um cruzamento de fagos T2 originalmente estudados por Alfred Hershey. Os genótipos das duas linhagens parentais no cruzamento de Hershey foram $h^- r^+ \times h^+ r^-$. Os alelos correspondem aos fenótipos a seguir:

$h^-$: consegue infectar duas linhagens diferentes de *E. coli* (as quais podemos denominar linhagens 1 e 2)

$h^+$: consegue infectar apenas a linhagem 1

$r^-$: lisa as células rapidamente, produzindo, assim, placas grandes

$r^+$: lisa as células lentamente, produzindo placas pequenas

Para realizar o cruzamento, a linhagem 1 de *E. coli* é infectada com ambos os genótipos parentais do fago T2. Esse tipo de infecção é denominado **infecção mista** ou **infecção dupla** (**Figura 6.25**). Após um período de incubação apropriado, o lisado de fagos (que

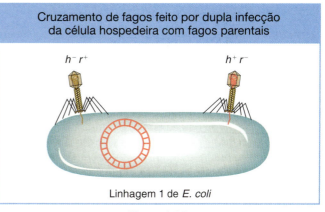

**Figura 6.25**

### Placas de prole de fagos recombinante e parental

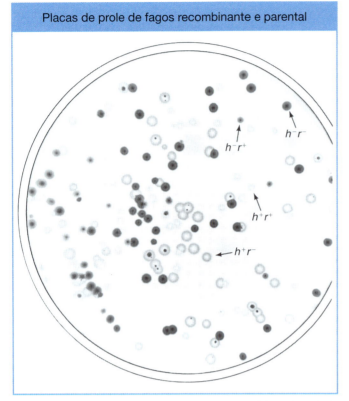

**Figura 6.26** Esses fenótipos de placas foram produzidos pela prole do cruzamento $h^-\ r^+ \times h^+\ r^-$. Quatro fenótipos de placas podem ser diferenciados, representando dois tipos parentais e dois recombinantes. [De G. S. Stent, *Molecular Biology of Bacterial Viruses*. Direitos autorais 1963 por W. H. Freeman and Company.]

contém os fagos da prole) é analisado por meio da sua difusão sobre uma camada de bactérias composta por uma mistura das linhagens 1 e 2 de *E. coli*. Então, quatro tipos de placas tornam-se distinguíveis (**Figura 6.26**). As placas grandes indicam lise rápida ($r^-$) e as placas pequenas indicam lise lenta ($r^+$). As placas de fagos com o alelo $h^-$ infectarão ambas as hospedeiras, formando uma placa clara, enquanto as placas de fagos com o alelo $h^+$ infectarão apenas uma hospedeira, formando uma placa turva. Portanto, os quatro genótipos podem ser facilmente classificados como parentais ($h^-\ r^+$ e $h^+\ r^-$) e recombinantes ($h^+\ r^+$ e $h^-\ r^-$) e uma frequência de recombinantes pode ser calculada como segue:

$$\text{RF} = \frac{(h^+\ r^+) + (h^-\ r^-)}{\text{total de placas}}$$

**CONCEITO-CHAVE** No campo bacteriano, múltiplas rodadas de infecção por fagos resultam em uma área clara chamada placa. Diferentes fagos geram várias formas de placas, que fornecem fenótipos úteis para a genética dos fagos.

Se presumirmos que os cromossomos recombinantes de fagos são lineares, então *crossovers* únicos produzem produtos recíprocos viáveis. Entretanto, os cruzamentos de fagos estão sujeitos a algumas complicações analíticas. Primeiramente, diversas rodadas de troca podem ocorrer no hospedeiro: um recombinante produzido logo após a infecção pode sofrer recombinação adicional na mesma célula ou em ciclos de infecção posteriores. Em segundo lugar, a recombinação pode ocorrer entre fagos geneticamente semelhantes, bem como entre tipos diferentes. Portanto, se considerarmos $P_1$ e $P_2$ uma referência aos genótipos parentais gerais, podem ocorrer cruzamentos de $P_1 \times P_1$ e $P_2 \times P_2$, além de $P_1 \times P_2$. Devido a ambos esses motivos, os recombinantes de cruzamentos de fagos são uma consequência de uma *população* de eventos, em vez de eventos definidos de troca de etapa única. Porém, *sendo todas as outras coisas iguais*, o cálculo da FR representa um índice válido da distância de mapa nos fagos.

Tendo em vista que números astronomicamente grandes de fagos podem ser utilizados em análises de recombinação de fagos, eventos de *crossover* muito raros podem ser detectados. Na década de 1950, Seymour Benzer utilizou os referidos eventos de *crossover* raros para mapear os sítios mutantes *dentro* do gene *rII* do fago T4, um gene que controla a lise. Em relação a diferentes alelos mutantes *rII* que surgem de modo espontâneo, o sítio mutante normalmente está em diferentes posições no gene. Portanto, quando dois mutantes *rII* diferentes são cruzados, alguns *crossovers* raros podem ocorrer entre os sítios mutantes, produzindo recombinantes do tipo selvagem, conforme demonstrado aqui:

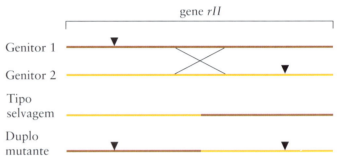

Conforme a distância entre dois sítios mutantes aumenta, tal evento de *crossover* é mais provável. Portanto, a frequência de recombinantes $rII^+$ é uma medida dessa distância no gene. (O produto recíproco é um mutante duplo e indistinguível dos parentais.)

Benzer utilizou uma abordagem inteligente para detectar os muito raros recombinantes $rII^+$. Ele fez uso do fato de que os mutantes *rII* não infectarão uma linhagem de *E. coli* denominada K. Então, ele realizou o cruzamento $rII \times rII$ em outra linhagem e em seguida plaqueou o lisado de fagos em uma camada da linhagem K. Apenas os recombinantes $rII^+$ formarão placas nessa camada. Esse modo de observar um evento genético raro (nesse caso, um recombinante) é um **sistema seletivo**: *apenas* o evento raro desejado consegue produzir um determinado desfecho visível. Por outro lado, uma **triagem** é um sistema no qual grandes números de indivíduos são analisados visualmente para buscar a rara "agulha em um palheiro".

Essa mesma abordagem pode ser utilizada para mapear sítios mutantes em genes de qualquer organismo a partir do qual grandes números de células possam ser obtidos e em relação ao qual os fenótipos do tipo selvagem e mutante possam ser distinguidos. Entretanto, esse tipo de mapeamento intragênico foi em grande parte desbancado pelo advento de métodos químicos não dispendiosos para sequenciamento do DNA, que identificam as posições dos sítios mutantes diretamente.

**CONCEITO-CHAVE** A recombinação entre cromossomos de fagos pode ser estudada unindo-se os cromossomos parentais em uma célula hospedeira por infecção mista. Fagos da prole podem ser examinados para genótipos parentais e recombinantes.

## 6.5 Transdução

**OA 6.1** Distinguir entre os três principais modos por meio dos quais bactérias trocam genes e descrever os procedimentos experimentais que os revelam.

**OA 6.7** Prever os desfechos de experimentos de transdução com a utilização de fagos capazes de transdução generalizada ou restrita.

Alguns fagos são capazes de captar genes bacterianos e carreá-los de uma célula bacteriana até outra, um processo conhecido como **transdução**. Portanto, a transdução une-se ao conjunto de modos de transferência do material genômico entre bactérias – juntamente com a transferência do cromossomo Hfr, a transferência do plasmídio F′ e a transformação.

### Descoberta da transdução

Em 1951, Joshua Lederberg e Norton Zinder estavam testando a recombinação na bactéria *Salmonella typhimurium* por meio da utilização de técnicas que haviam sido bem-sucedidas com *E. coli*. Os pesquisadores utilizaram duas linhagens diferentes: uma era $phe^-\ trp^-\ tyr^-$ e a outra era $met^-\ his^-$. Não nos preocuparemos com a natureza desses alelos, exceto para observar que todos são auxotróficos. Quando cada uma das linhagens foi plaqueada em um meio mínimo, não foram observadas células do tipo selvagem. Entretanto, após as duas linhagens serem misturadas, prototróficos do tipo selvagem apareceram em uma frequência de aproximadamente 1 em $10^5$. Até então, a situação aparenta ser semelhante àquela em relação à recombinação em *E. coli*.

Entretanto, nesse caso, os pesquisadores também recuperaram recombinantes de um experimento com um tubo em formato de U, no qual a conjugação foi evitada por meio de um filtro que separava os dois braços (relembre a Figura 6.5). Eles formularam a hipótese de que algum agente carreava os genes de uma bactéria para outra. Ao variar o tamanho dos poros no filtro, eles observaram que o agente responsável pela transferência gênica era do mesmo tamanho de um fago de *Salmonella* conhecido, denominado fago P22. Além disso, o agente filtrável e o P22 eram idênticos na sensibilidade ao antissoro e na imunidade às enzimas hidrolíticas. Portanto, Lederberg e Zinder haviam descoberto um novo tipo de transferência gênica, mediada por um vírus. Eles foram os primeiros a denominar esse processo *transdução*. Como uma raridade no ciclo lítico, as partículas de vírus por vezes captam genes bacterianos e os transferem quando infectam outro hospedeiro. A transdução foi demonstrada posteriormente em muitas bactérias.

Para compreender o processo de transdução, precisamos distinguir dois tipos de ciclo de fagos. Os **fagos virulentos** são aqueles que lisam e matam o hospedeiro imediatamente. Os **fagos temperados** conseguem permanecer dentro da célula hospedeira durante um período sem matá-la. O seu DNA se integra ao cromossomo do hospedeiro para ser replicado com ele ou é replicado separadamente no citoplasma, assim como um plasmídio. Um fago integrado ao genoma bacteriano é denominado **prófago**. Uma bactéria que abriga um fago quiescente é descrita como **lisogênica** e ela própria é denominada **lisógena**. Ocasionalmente, o fago quiescente em uma bactéria lisogênica se torna ativo, replica-se e causa a lise espontânea da sua célula hospedeira. Um fago temperado residente confere resistência à infecção por outros fagos do mesmo tipo.

**CONCEITO-CHAVE** Fagos virulentos não podem se tornar prófagos; eles se replicam e lisam uma célula imediatamente. Fagos temperados podem existir dentro da célula bacteriana como prófagos, permitindo que seus hospedeiros sobrevivam como bactérias lisogênicas; eles também são capazes de lise bacteriana ocasional.

Existem dois tipos de transdução: generalizada e especializada. Os fagos de transdução *generalizada* conseguem carrear qualquer parte do cromossomo bacteriano, enquanto os fagos de transdução *especializada* carreiam apenas determinadas partes específicas.

### Transdução generalizada

Por meio de quais mecanismos um fago consegue realizar a **transdução generalizada**? Em 1965, H. Ikeda e J. Tomizawa lançaram luz sobre essa questão em alguns experimentos sobre o fago P1 de *E. coli*. Eles descobriram que, quando uma célula doadora é lisada por P1, o cromossomo bacteriano é rompido em pequenos fragmentos. Ocasionalmente, as partículas de fagos recém-formadas incorporam, de modo errôneo, um fragmento do DNA bacteriano dentro de uma cabeça de fago, não em seu DNA. Esse evento é a origem do fago transdutor.

Um fago que carreia o DNA bacteriano consegue infectar outra célula. Em seguida, aquele DNA bacteriano pode ser incorporado dentro do cromossomo da célula receptora por meio de recombinação (**Figura 6.27**). Tendo em vista que os genes em quaisquer das partes cortadas do genoma hospedeiro podem ser transduzidos, esse tipo de transdução é necessariamente do tipo generalizado.

Ambos os fagos, P1 e P22, pertencem a um grupo que demonstra transdução generalizada. O DNA de P22 é inserido no cromossomo hospedeiro, enquanto o DNA de P1 permanece livre, como um grande plasmídio. Entretanto, ambos transduzem por meio de preenchimento defeituoso da cabeça.

**CONCEITO-CHAVE** Quando uma célula bacteriana que esconde um fago inserido lisa ocasionalmente, uma parte prole do fago carrega fragmentos do DNA bacteriano, e esses fagos podem transformar os genótipos de células bacterianas receptoras.

A transdução generalizada pode ser utilizada para a obtenção de informações sobre ligação bacteriana quando os genes estão suficientemente próximos para que o fago possa captá-los e transduzi-los em um único fragmento de DNA. Por exemplo, suponha que desejamos encontrar a distância de ligação entre *met* e *arg* em *E. coli*. Cultivamos o fago P1 em uma linhagem doadora $met^+\ arg^+$ e em seguida possibilitamos que os fagos P1 da lise dessa linhagem infectem uma linhagem $met^-\ arg^-$. Primeiramente, um alelo doador é selecionado, digamos, $met^+$. Depois, a porcentagem de colônias $met^+$ que também são $arg^+$ é medida. As linhagens transduzidas para ambos, $met^+$ e $arg^+$, são denominadas **cotransdutantes**. Quanto *maior* a frequência de cotransdução, mais *próximos* dois marcadores genéticos precisam estar (o oposto da maior parte das medidas de mapeamento). Os valores de ligação normalmente são expressos como frequências de cotransdução (**Figura 6.28**).

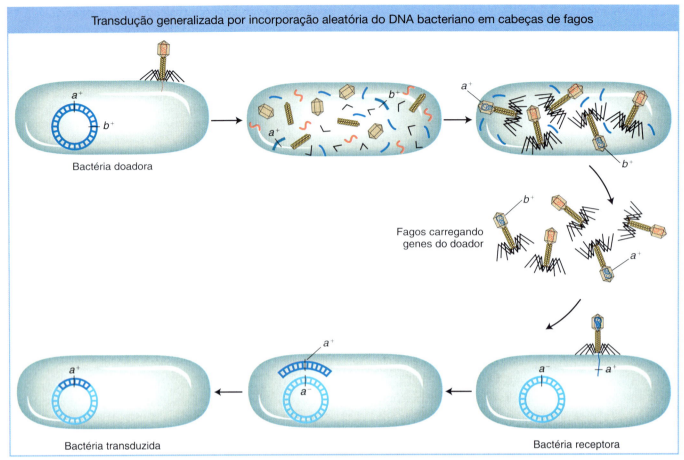

**Figura 6.27** Um fago recém-formado capta DNA do cromossomo de sua célula hospedeira (parte superior) e em seguida injeta-o em uma célula nova (parte inferior à direita). O DNA injetado insere-se no cromossomo do novo hospedeiro por meio de recombinação (parte inferior à esquerda). Na realidade, apenas uma pequena minoria da prole de fagos (1 em 10.000) carreia genes doadores.

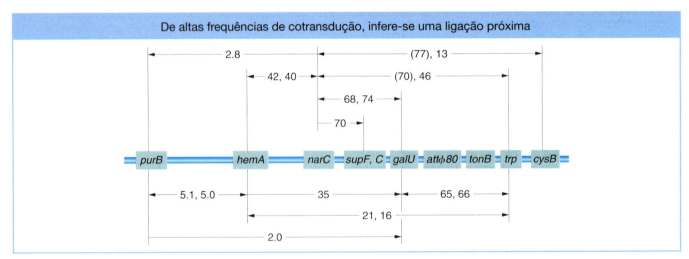

**Figura 6.28** O diagrama demonstra um mapa genético da região de *purB* a *cysB* de *E. coli* determinada pela cotransdução de P1. Os números fornecidos são as médias em porcentagem em relação às frequências de transdução obtidas em diversos experimentos. Os valores entre parênteses são considerados não confiáveis. [Dados de J. R. Guest, *Mol. Gen. Genet.* 105, 1969, p. 285.]

Ao utilizar uma extensão dessa abordagem, podemos estimar o *tamanho* do fragmento do cromossomo hospedeiro que um fago consegue captar, assim como no tipo de experimento a seguir, que utiliza o fago P1:

doador $leu^+ \ thr^+ \ azi^r \rightarrow$ receptor $leu^- \ thr^- \ azi^s$

Nesse experimento, o fago P1 cultivado na linhagem doadora $leu^+ \ thr^+ \ azi^r$ infecta a linhagem receptora $leu^- \ thr^- \ azi^s$. A estratégia é selecionar um ou mais alelos doadores na receptora e em seguida testar esses transdutantes em relação à presença dos alelos não selecionados. Os resultados estão resumidos na **Tabela 6.3**.

**Capítulo 6** Genética da Bactéria e seus Vírus

| Tabela 6.3 Marcadores de acompanhamento em transduções de P1 específicas. |||
|---|---|---|
| Experimento | Marcador selecionado | Marcadores não selecionados |
| 1 | leu⁺ | 50% são azi$^r$; 2% são thr⁺ |
| 2 | thr⁺ | 3% são leu⁺; 0% são azi$^r$ |
| 3 | leu⁺ e thr⁺ | 0% são azi$^r$ |

O experimento 1 na Tabela 6.3 nos informa que *leu* está relativamente próximo de *azi* e distante de *thr*, restando-nos duas possibilidades:

```
  thr        leu    azi
  ——+————————+——————+——
              or
  thr               azi   leu
  ——+———————————————+——————+——
```

O experimento 2 nos informa que *leu* está mais próximo de *thr* do que *azi* e, portanto, o mapa tem de ser:

```
  thr              leu    azi
  ——+———————————————+——————+——
```

Ao selecionar *thr*⁺ e *leu*⁺ juntos nos fagos transdutores no experimento 3, observamos que o fragmento transduzido de material genético nunca inclui o *locus azi*, pois a cabeça do fago não consegue carrear um fragmento de DNA tão grande quanto aquele. P1 somente consegue cotransduzir genes com distância inferior a aproximadamente 1,5 minuto no mapa cromossômico de *E. coli*.

## Transdução especializada

Um transdutor generalizado, tal como o fago P22, capta fragmentos de DNA quebrado do hospedeiro de modo aleatório. Como os outros fagos, que atuam como transdutores especializados, conseguem carrear apenas determinados genes do hospedeiro até as células receptoras? A resposta curta é que um transdutor especializado se insere no cromossomo bacteriano em apenas uma posição. Quando ele sai, ocorre uma alça defeituosa (semelhante ao tipo que produz plasmídios F′). Portanto, ele consegue captar e transduzir apenas genes que estão próximos.

O protótipo da **transdução especializada** foi fornecido por estudos realizados por Joshua e Esther Lederberg em um fago temperado de *E. coli* denominado *lambda* (λ). O fago λ se tornou o fago mais intensivamente estudado e mais bem caracterizado.

**Comportamento do prófago** O fago λ apresenta efeitos incomuns quando células lisogênicas em relação a ele são utilizadas em cruzamentos. No cruzamento de uma Hfr não infectada com uma receptora lisogênica F⁻ [Hfr × F⁻ (λ)], as exconjugantes F⁻ lisogênicas com genes Hfr são logo recuperadas, como esperado. Porém, no cruzamento recíproco Hfr (λ) × F⁻, os genes *iniciais* do cromossomo Hfr são recuperados entre as exconjugantes, mas os recombinantes em relação aos genes *tardios* não são recuperados. Além disso, exconjugantes F⁻ lisogênicas quase nunca são recuperadas a partir desse cruzamento recíproco. Qual é a explicação? As observações fazem sentido se o prófago λ estiver se comportando como um *locus* gênico bacteriano se comporta (ou seja, como parte do cromossomo bacteriano). Portanto, no cruzamento Hfr (λ) × F⁻, o prófago entraria na célula F⁻ em um momento específico, correspondente à sua posição no cromossomo. Os genes iniciais são recuperados porque eles entram antes do prófago. Os genes tardios não são recuperados porque a lise destrói a célula receptora. Em experimentos de cruzamento interrompido, o prófago λ, de fato, sempre entra na célula F⁻ em um momento específico, ligado de modo próximo ao *locus gal*.

Em um cruzamento Hfr (λ) × F⁻, a entrada do prófago λ na célula aciona imediatamente o prófago para um ciclo lítico; esse processo é denominado **indução zigótica** (**Figura 6.29**). No entanto, no cruzamento de *duas* células lisogênicas Hfr (λ) × F⁻ (λ), não há indução zigótica. A presença de qualquer prófago evita que outro vírus infectante cause lise. Isso porque o prófago produz um fator citoplasmático que reprime a multiplicação do vírus. (O repressor citoplasmático fago-direcionado explica muito bem a imunidade das bactérias lisogênicas, tendo em vista que um fago encontraria imediatamente um repressor e seria inativado.)

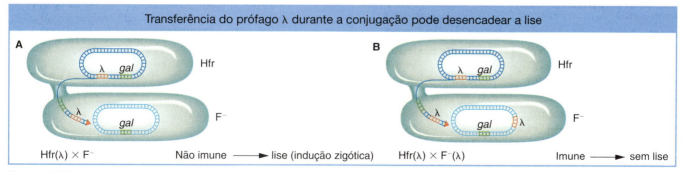

**Figura 6.29** Um prófago λ pode ser transferido para uma receptora durante a conjugação, mas o prófago só aciona a lise, um processo denominado indução zigótica, se a receptora já não apresentar prófago – ou seja, no caso demonstrado na parte A, mas não na parte B.

**Inserção do λ** Os experimentos de cruzamento interrompido até aqui descritos demonstraram que o prófago λ faz parte do cromossomo da bactéria lisogênica. Como o prófago λ é inserido no genoma bacteriano? Em 1962, Allan Campbell propôs que ele é inserido por meio de um *crossover* único entre um cromossomo de fago λ circular e o cromossomo de *E. coli* circular, conforme demonstrado na **Figura 6.30**. O ponto do *crossover* estaria entre um sítio específico em λ, o **sítio de ligação do λ**, e um sítio de ligação no cromossomo bacteriano, localizado entre os genes *gal* e *bio*, tendo em vista que λ integra-se naquela posição no cromossomo de *E. coli*.

Um atrativo da proposta de Campbell é que a partir dela se seguem previsões que os geneticistas conseguem testar. Por exemplo, a integração do prófago ao cromossomo de *E. coli* deve aumentar a distância genética entre os genes bacterianos flanqueadores, como pode ser observado na Figura 6.30 em relação a *gal* e *bio*. Na verdade, estudos demonstram que a lisogenia *de fato* aumenta o tempo de entrada ou as distâncias de recombinação entre os genes bacterianos. Essa localização única de λ contribui para sua transdução especializada.

## Mecanismo de transdução especializada

Como é um prófago, λ sempre se insere entre a região *gal* e a região *bio* do cromossomo hospedeiro (**Figura 6.31**) e, em experimentos de transdução, conforme esperado, λ consegue transduzir apenas os *genes gal* e *bio*.

Como λ transporta os genes vizinhos? A explicação está, mais uma vez, em uma reversão imperfeita do mecanismo de inserção de Campbell, como aquele em relação à formação de F'. O evento de recombinação entre regiões específicas de λ e o cromossomo bacteriano é catalisado por um sistema enzimático especializado codificado pelo fago, que utiliza o sítio de ligação de λ como um substrato. O sistema enzimático determina que λ integre-se apenas em um ponto específico

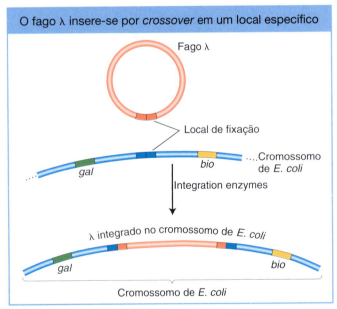

**Figura 6.30** A recombinação recíproca ocorre entre um sítio de ligação específico no DNA circular e uma região específica denominada sítio de ligação no cromossomo de *E. coli* entre os genes *gal* e *bio*.

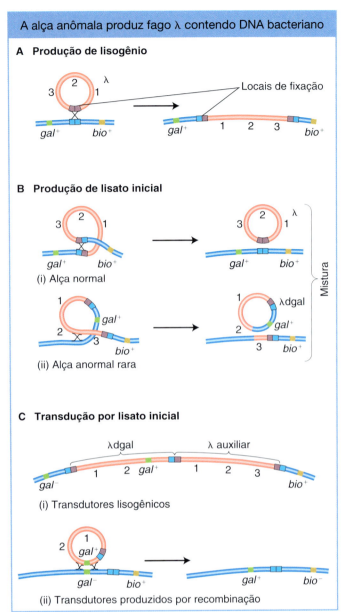

**Figura 6.31** O diagrama demonstra como a transdução especializada é operada no fago λ. **A.** Um *crossover* no sítio de ligação especializado produz uma bactéria lisogênica. **B.** A bactéria lisogênica pode produzir um λ normal (i), ou, raramente, λdgal (ii), uma partícula transdutora que contém o gene *gal*. **C.** Transdutoras *gal*+ podem ser produzidas por meio (i) da coincorporação de λdgal e λ (que atua como um auxiliar) ou (ii) de *crossovers* flanqueadores do gene *gal*, um evento raro. Os quadrados duplos azuis são sítios de ligação bacteriana, os quadrados roxos duplos são o sítio de ligação de λ e os pares de quadrados azuis e roxos são os sítios híbridos de integração, derivados parcialmente de *E. coli* e parcialmente de λ.

entre *gal* e *bio* no cromossomo (ver Figura 6.31A). Além disso, durante a lise, o prófago λ em geral é excisado exatamente no ponto correto para produzir um cromossomo λ circular normal, como observado na Figura 6.31B(i). Muito raramente, a excisão é anormal em virtude de alça defeituosa. Nesse caso, a alça de DNA do fago pode captar um gene próximo e deixar para trás alguns genes do fago, conforme observado na Figura 6.31B(ii). O genoma do fago resultante é defeituoso devido aos genes deixados para trás, mas ele também recebeu um gene bacteriano, *gal* ou *bio*. O DNA anormal que carreia os genes próximos pode ser empacotado nas cabeças dos fagos para produzir partículas de fagos capazes de infectar outras bactérias. Esses fagos são denominados λdgal (*gal* λ-defeituoso) ou λdbio. Na presença de uma segunda partícula de fago normal em uma infecção dupla, λdgal consegue integrar-se ao cromossomo no sítio de ligação de λ (Figura 6.31C). Assim, os genes *gal* nesse caso são transduzidos para o segundo hospedeiro.

**CONCEITO-CHAVE** A transdução ocorre quando fagos recém-formados adquirem genes do hospedeiro e os transferem para outras células bacterianas. A *transdução generalizada* pode transferir qualquer gene do hospedeiro. Ela ocorre quando o empacotamento dos fagos acidentalmente incorpora DNA bacteriano em vez de DNA do fago. A *transdução especializada* se deve à alça anômala do prófago do cromossomo bacteriano, e portanto o novo fago inclui genes bacterianos e do fago. O fago transdutor só consegue transferir genes hospedeiros específicos.

## 6.6 Comparação de mapas físicos e mapas de ligação

**OA 6.8** Explicar como os transpósons podem ser usados em mutagênese de inserção para criar e mapear novas mutações.

Alguns mapas cromossômicos de bactérias muito detalhados foram obtidos por meio da combinação das técnicas de mapeamento de cruzamento interrompido, mapeamento de recombinação, transformação e transdução. Hoje, novos marcadores genéticos são normalmente mapeados primeiro em um segmento de cerca de 10 a 15 minutos de mapa por meio da utilização do cruzamento interrompido. Em seguida, marcadores adicionais ligados de modo próximo podem ser mapeados em uma análise mais meticulosa com a utilização de cotransdução de P1 ou recombinação.

Em 1963, o mapa de *E. coli* (**Figura 6.32**) já detalhava as posições de aproximadamente 100 genes. Após 27 anos de refinamento

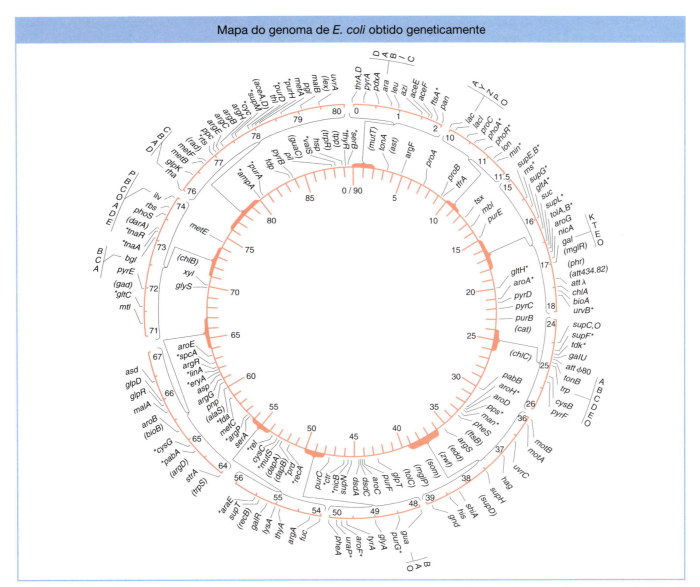

**Figura 6.32** O mapa genético de 1963 dos genes de *E. coli*, com fenótipos mutantes. As unidades são minutos, com base em experimentos de cruzamento interrompido e recombinação. Os asteriscos fazem referência às posições do mapa que não são tão precisas quanto as outras posições. [Dados de G. S. Stent, *Molecular Biology of Bacterial Viruses*.]

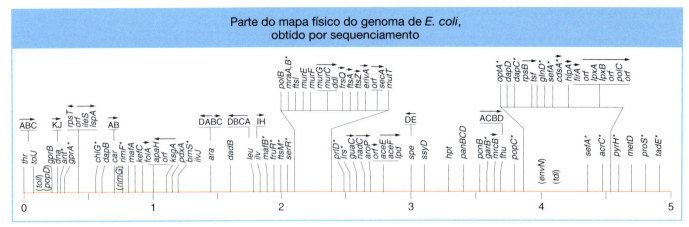

**Figura 6.33** Um desenho em escala linear de uma seção sequenciada de 5 minutos do mapa de ligação de 100 minutos de *E. coli* de 1990. Os parênteses e os asteriscos indicam marcadores em relação aos quais a localização exata era desconhecida na ocasião da publicação. As setas acima dos genes e dos grupos de genes indicam o sentido da transcrição. [Dados de B. J. Bachmann, "Linkage Map of Escherichia coli K-12, Edition 8", Microbiol. Rev. 54, 1990, 130-197.]

adicional, o mapa de 1990 ilustrava as posições de mais de 1.400 genes. A **Figura 6.33** demonstra uma seção de 5 minutos do mapa de 1990 (que está ajustado para uma escala de 100 minutos). A complexidade desses mapas ilustra o poder e a sofisticação da análise genética. Quão bem esses mapas correspondem à realidade física? Em 1997, a sequência do DNA de todo o genoma de *E. coli* de 4.632.221 pares de bases foi concluída, o que nos possibilita comparar a posição exata dos genes no mapa genético com a posição da sequência codificadora correspondente na sequência do DNA linear (o mapa físico). A **Figura 6.34** faz uma comparação em relação a um segmento de ambos os mapas. Evidentemente, o mapa genético é uma correspondência próxima do mapa físico.

**CONCEITO-CHAVE** Em geral, mapas genéticos de cromossomos bacterianos apresentam seus genes na mesma ordem e posição relativa dos mapas bacterianos físicos derivados do sequenciamento do DNA.

O Capítulo 4 discorreu sobre alguns modos pelos quais o mapa físico (normalmente a sequência completa do genoma) pode ser útil no mapeamento de novas mutações. Em bactérias, a técnica da **mutagênese insercional** é outro modo de detectar rapidamente a posição de uma mutação em um mapa físico conhecido. A técnica causa mutações por meio da inserção aleatória de fragmentos de DNA "estranhos". Os insertos inativam qualquer gene no qual penetrem por meio da interrupção da unidade transcricional. Os transpósons são inserções particularmente úteis para essa finalidade em diversos organismos modelo, incluindo bactérias. Para mapear uma nova mutação, o procedimento é o seguinte: o DNA de um transpóson que carreia um alelo de resistência ou outro marcador selecionável é introduzido por meio de transformação nas receptoras bacterianas que não apresentam transpósons ativos. Os transpósons inserem-se de modo mais ou menos aleatório e qualquer um que entre no meio de um gene causa uma mutação. Um subconjunto de todos os mutantes obtidos apresentará fenótipos relevantes para o processo bacteriano em estudo e esses fenótipos se tornam o foco da análise.

A beleza da inserção dos transpósons é que, tendo em vista que sua sequência é conhecida, o gene mutante pode ser localizado e sequenciado. São criados *primers* para a

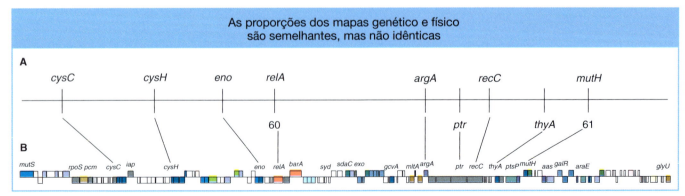

**Figura 6.34** Alinhamento dos mapas genético e físico. **A.** Marcadores no mapa genético de 1990 na região próxima de 60 e 61 minutos. **B.** Posições exatas de cada gene, com base na sequência completa do genoma de *E. coli*. (Nem todo gene está denominado nesse mapa, para simplicidade.) Os quadros alongados são genes e genes putativos. Cada cor representa um tipo de função diferente. Por exemplo, vermelho indica funções regulatórias e azul-escuro indica funções na replicação, na recombinação e no reparo do DNA. As linhas entre os mapas nas partes A e B conectam o mesmo gene em cada mapa. [Dados de F. R. Blattner et al., The Complete Science 277, 1997, 1453-1462.]

replicação do DNA que correspondem à sequência conhecida do transpóson (ver Capítulo 10). Esses *primers* são utilizados para iniciar uma análise de sequenciamento que ocorre *para fora* do transpóson, em direção ao gene adjacente. Em seguida, a curta sequência obtida pode ser colocada em um computador e comparada à sequência completa do genoma. A partir dessa análise, a posição do gene e sua sequência completa são obtidas. A função de um homólogo desse gene pode já ter sido deduzida em outros organismos. Portanto, é possível confirmar que essa abordagem (assim como aquela introduzida no Capítulo 4) é outro modo de unir o fenótipo mutante com a posição do mapa e a possível função. A **Figura 6.35** resume a abordagem.

Como um adendo ao fechamento, é interessante mencionar que muitos dos experimentos históricos que revelaram a circularidade dos genomas bacterianos e de plasmídios coincidiram com a publicação e a popularização de *O Senhor dos Anéis*, de J. R. R. Tolkien. À vista disso, uma revisão da genética bacteriana naquela ocasião começou com a seguinte citação da trilogia:

> Um Anel para a todos governar, Um Anel para
> encontrá-los,
> Um Anel para a todos trazer e na escuridão
> aprisioná-los.

De fato, anéis cromossômicos plasmídicos e bacterianos revelaram-se ainda mais poderosos do que originalmente era percebido. Descobertas feitas em bactérias foram cruciais para promover a pesquisa de organismos superiores e no desenvolvimento de técnicas sofisticadas de engenharia genética. O **Boxe 6.1** discute alguns dos processos bacterianos que abriram o caminho para esses avanços.

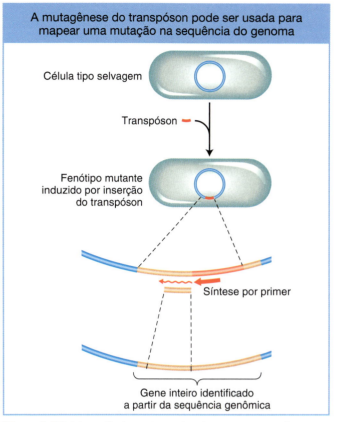

**Figura 6.35** A inserção de um transpóson insere uma mutação em um gene de posição e função desconhecidas. O segmento próximo do transpóson é replicado, sequenciado e corresponde a um segmento na sequência completa do genoma.

### Boxe 6.1 Genética bacteriana de fagos aproveitados para manipulação do DNA eucariótico

O material contido neste boxe é uma ponte entre este capítulo sobre genética bacteriana e capítulos posteriores sobre manipulação de DNA eucariótico. Ele ilustra o princípio histórico de que pesquisas aparentemente obscuras podem às vezes abrir o caminho para aplicações importantes inimagináveis. Embora a pesquisa sobre genética bacteriana e de fago tenha revelado sistemas que são biologicamente fascinantes por si próprios, os princípios e processos básicos revelados por essa pesquisa produziram subprodutos inesperados que revolucionaram a análise genética moderna. Alguns dos elementos e processos genéticos descobertos nessas formas de vida mais simples têm proporcionado abordagens poderosas para a elucidação e a manipulação genética dos genomas eucarióticos mais complexos, incluindo o genoma de nossa própria espécie. Por isso, o leitor deve tratar esta seção como um aperitivo relaxante para o que está por vir; ou seja, todas as técnicas mencionadas aqui serão ampliadas em uma cobertura analítica completa em capítulos posteriores (começando com o Capítulo 10), nos quais os conceitos-chave são definidos em sua totalidade. O material aqui será um trampolim útil para saltar para os tratamentos posteriores.

Os genomas eucarióticos são grandes, compostos de dezenas de milhares de genes e bilhões de pares de nucleotídios de DNA. Logo, um ataque frontal direto ao estudo de tais genomas é de difícil a impossível. Por isso, a abordagem geral concebida para esse tipo de análise genômica era dividir o genoma eucariótico em fragmentos definidos e depois, uma vez caracterizadas, remontar as peças em um genoma completo ou usá-las individualmente para tipos mais específicos de intervenção. Portanto, o primeiro passo é dividir o genoma eucariótico em fragmentos definidos, e as bactérias ofereceram uma excelente maneira de fazê-lo, como mostrado no próximo parágrafo.

### Enzimas de restrição em bactérias

As bactérias estão constantemente sob ameaça de elementos parasíticos, em especial os vírus. Portanto, elas desenvolveram vários tipos de sistemas de defesa, e um deles é a *modificação por restrição*. Nos anos 1950, constatou-se que fagos produzidos em um lisado são, com frequência, defeituosos, como resultado de seu DNA ter sido cortado pela bactéria hospedeira anterior. Isso levou à descoberta de que as bactérias têm genes codificando endonucleases de corte de DNA chamados *enzimas de restrição*. As enzimas de restrição encontram e cortam um alvo específico no DNA viral; muitas vezes, a sequência-alvo é cerca de 6 a 10 pares de bases.

*(continua)*

### Boxe 6.1 Genética bacteriana de fagos aproveitados para manipulação do DNA eucariótico (continuação)

Essas sequências-alvo não necessariamente estão em regiões funcionais; no entanto, a probabilidade de um genoma conter tais sequências-alvo por acaso é alta. (As sequências-alvo no genoma da bactéria são protegidas pela adição de grupos metílicos).

A maioria das enzimas de restrição produzem o que é referido como um *corte escalonado*, tais como os seguintes exemplos hipotéticos em que cada flecha representa um corte em uma única fita de DNA:

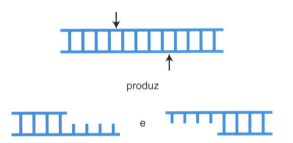

Esses pedaços de fita única ligam-se aos locais de ligação de hidrogênio expostos chamados de "pontas adesivas". Essa adesividade é importante, como veremos mais adiante.

No entanto, o elemento-chave, por ora, é que essas enzimas de restrição podem ser extraídas de bactérias, purificadas e usadas para cortar o DNA eucariótico, porque seus locais-alvo, sem dúvida, também estão presentes por acaso nesse DNA. Além disso, como os locais-alvo fazem parte do genoma para esse eucarioto em particular, os cortes serão todos nas mesmas posições em qualquer molécula de DNA homóloga. Assim, a partir de uma amostra de DNA eucariótico extraído (que em um tubo de ensaio se assemelha a uma bolha de muco pouco apetitosa), as enzimas de restrição bacteriana o cortam em segmentos definidos, que podem ser classificados, identificados e manipulados de várias maneiras. Isso representa o estágio inicial da genômica eucariótica.

### Vetores bacterianos e hospedeiros para o DNA eucariótico

Para um estudo detalhado, segmentos *individuais* de DNA eucariótico digerido por restrição precisam ser amplificados para se converterem em amostras puras que são efetivamente reagentes químicos. Aqui, as caudas adesivas deixadas pelas enzimas de restrição são particularmente úteis porque se o DNA de um plasmídio bacteriano ou um fago for cortado com a mesma enzima de restrição e os dois DNAs forem misturados, eles se unem em virtude das pontes de hidrogênio complementares de suas extremidades adesivas idênticas, e, assim, obtemos a replicação de moléculas bacterianas com inserções eucarióticas definidas. Essas moléculas híbridas, que são chamadas *DNAs recombinantes*, podem ser inseridas em um hospedeiro bacteriano no qual replicarão e produzirão uma grande amostra pura de DNA recombinante (incluindo a inserção eucariótica) para estudo posterior. As moléculas replicadoras em um estudo, por exemplo, são chamadas *vetores* (transportadores). Dessa forma, o DNA eucariótico pode ser preparado em unidades facilmente caracterizáveis chamadas *clones* de DNA.

Os clones podem ser usados de várias maneiras. Por exemplo, os DNAs de inserção podem ser sequenciados e reunidos para obter uma sequência completa do genoma eucariótico. Outra abordagem é usar os clones para modificar as células eucarióticas. Por exemplo, uma inserção de DNA recombinante do tipo selvagem pode ser usada para "corrigir" ou reverter uma mutação em um receptor eucariótico; acontece que muitas células eucarióticas podem ser transformadas de forma semelhante às bactérias, de modo que a entrada do fragmento corretivo é facilitada. Uma vez dentro de seu hospedeiro eucariótico, fragmentos transformadores muitas vezes passam por dupla recombinação de homólogos com o DNA do hospedeiro, substituindo, assim, a sequência residente.

Os clones de DNA também podem ser usados para adaptar o DNA do receptor eucariótico de uma forma altamente específica, e um exemplo disso é apresentado na seção seguinte.

### Sistemas bacterianos CRISPR para engenharia do DNA eucariótico

Muitas espécies de bactérias e arqueas têm um sistema imunológico que – em contraste com a ação defensiva geral de enzimas de restrição – as protege contra vírus e plasmídios de infecções *específicas*. A base do sistema é um *loci* composto de Repetições Palindrômicas Curtas Agrupadas e Regularmente Interespaçadas (**C**lustered **R**egularly **I**nterspersed **S**hort **P**alindromic **R**epeats). Essas são geralmente chamadas de CRISPRs para abreviar (e pronuncia-se "crispers"). Na linguagem, palíndromos são palavras que têm a mesma grafia se lidas de frente para trás ou de trás para frente; por exemplo, RADAR. No DNA, uma sequência palindrômica é aquela em que a sequência de 5′ a 3′ de uma fita é idêntica à sequência de 5′ a 3′ da fita complementar, como por exemplo

5′ AAGGCCTT 3′

3′ TTCCGGAA 5′

No *loci* do CRISPR, as pequenas repetições palindrômicas são separadas por várias sequências únicas diferentes que inicialmente pareciam misteriosas até que se descobriu que elas estavam em sequências não genômicas derivadas de vários fagos ou plasmídios. Essa observação levou à ideia de que elas faziam parte de um sistema imunológico contra DNAs invasivos. Nas extremidades de cada sequência repetida há uma sequência codificando de uma a várias proteínas chamadas proteínas associadas a CRISPR ou *proteínas Cas*, que são nucleases que cortam o DNA.

O mecanismo antiviral funciona da seguinte maneira: quando o DNA viral entra na célula, ele pode matá-la ou, em alguns casos, um fragmento de seu DNA pode ser inserido

*(continua)*

## Boxe 6.1 Genética bacteriana de fagos aproveitados para manipulação do DNA eucariótico *(continuação)*

na matriz CRISPR, onde atua como um protetor imune hereditário contra esse vírus específico. Se mais tarde a célula for infectada por esse vírus, a matriz CRISPR é transcrita e cortada em RNAs curtos e específicos, cada um deles ligado a proteínas Cas. Um dos RNAs será homólogo a uma região do DNA do vírus infectante e se ligará através do emparelhamento de base. Nesse ponto, a proteína Cas corta o DNA viral com uma quebra na dupla-hélice, tornando-o, assim, incapaz de codificar para propagação de fago. A **Figura 1** resume o processo.

Os componentes dos sistemas bacterianos CRISPR têm sido aproveitados para projetar métodos de engenharia genética muito eficazes em eucaritos. Surpreendentemente, o sistema CRISPR funciona em células eucarióticas. Um sistema comumente usado utiliza a Cas9, derivada de uma espécie de *Streptococcus*. O DNA constrói a Cas9 e um "RNA guia" homólogo a um gene-alvo a ser modificado é inserido na célula eucariótica. O RNA guia (que está substituindo o fragmento de imunidade do fago) encontra o gene-alvo pela homologia de base, e a Cas9 a corta, resultando em uma ruptura da fita dupla. Nesse ponto, os mecanismos de reparação celular eucariótica assumem e consertam o intervalo. Tais sistemas são inerentemente propensos a erros, e o reparo às vezes pode resultar em uma sequência defeituosa, levando a uma mutação aleatória. Uma mutação aleatória em um gene alvo específico pode, por si só, ser muito útil; no entanto, a versatilidade do processo de modificação de genes pode ser muito expandida ao adicionar um pedaço de DNA sob medida ladeado por sequências homólogas ao gene-alvo. Em tal situação, o sistema de reparo é enganado para inserir a sequência sob medida no gene-alvo no local da quebra da fita dupla. Logo, a tecnologia baseada no CRISPR insere de forma eficiente um pedaço extra de DNA sob medida no gene eucariótico de interesse. Isso fornece imenso escopo para modificação genética do genoma eucariótico, por exemplo, na correção de mutações ou na adição de novas funções.

Os detalhes moleculares de todos esses tipos de técnicas e suas aplicações à engenharia genética são tratados no Capítulo 10.

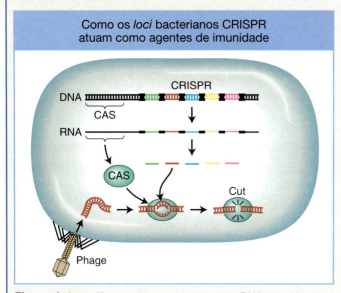

**Figura 1** As regiões em preto representam o DNA repetitivo e as regiões coloridas são fragmentos derivados de elementos parasíticos, tais como fagos. O resultado líquido é que a proteína Cas corta o DNA invasor reconhecido pelo RNA em vermelho, tornando-o inativo.

## RESUMO

Avanços na genética bacteriana e de fagos nos últimos 50 anos proporcionaram o fundamento para a biologia molecular e a clonagem (discutida nos capítulos posteriores). Logo no início desse período, observou-se que a transferência e a recombinação de genes ocorrem entre diferentes linhagens de bactérias. Entretanto, nas bactérias, o material genético é transmitido em apenas um sentido – por exemplo, na *Escherichia coli*, de uma célula doadora (F$^+$ ou Hfr) para uma célula receptora (F$^-$). A capacidade do doador é determinada pela presença, na célula, de um fator de fertilidade (F), um tipo de plasmídio. Às vezes, o fator F presente no estado livre nas células F$^+$ consegue integrar-se ao cromossomo de *E. coli* e formar uma célula Hfr. Quando isso ocorre, um fragmento do cromossomo doador pode ser transferido para uma célula receptora e depois recombinar-se com o cromossomo receptor. Tendo em vista que o fator F pode ser inserido em diferentes locais no cromossomo hospedeiro, os investigadores iniciais conseguiram reunir os fragmentos transferidos para demonstrar que o cromossomo de *E. coli* é um único círculo, ou anel. A interrupção da transferência em tempos diferentes proporcionou aos geneticistas um método não convencional (cruzamento interrompido) para a construção de um mapa de ligação do único cromossomo de *E. coli* e de outras bactérias semelhantes, no qual a unidade de mapa é uma unidade de tempo (minutos). Em uma extensão dessa técnica, a frequência de recombinantes entre marcadores que seria "sabe-se"? ter entrado na receptora pode determinar melhor uma distância de mapa.

Podem ser observados diversos tipos de plasmídios além de F. Os plasmídios R carreiam alelos de resistência a antibióticos, com frequência em um elemento móvel denominado transpóson. A rápida difusão dos plasmídios causa uma resistência ampla na população a fármacos de importância médica. Os derivados de tais plasmídios naturais se tornaram importantes vetores de clonagem, úteis para o isolamento de genes e o estudo em todos os organismos.

Os traços genéticos também podem ser transferidos de uma célula bacteriana para outra na forma de fragmentos de DNA transferidos para dentro da célula a partir do ambiente extracelular. Esse processo de transformação nas células bacterianas foi a primeira demonstração de que o DNA é o material genético. Para que ocorra a transformação, o DNA tem de ser transferido para uma célula receptora, e em seguida é necessário ocorrer recombinação entre o cromossomo receptor e o DNA incorporado.

As bactérias podem ser infectadas por vírus denominados bacteriófagos. Em um método de infecção, o cromossomo do fago penetra na célula bacteriana e utiliza o maquinário metabólico bacteriano para produzir fagos que rompem a bactéria hospedeira. Os novos fagos, então, são capazes de infectar outras células. Se dois fagos de genótipos diferentes infectarem a mesma hospedeira, pode ocorrer recombinação entre os seus cromossomos.

Em outro modo de infecção, a lisogenia, o fago injetado permanece inativo na célula bacteriana. Em muitos casos, esse fago inativo (o prófago) incorpora-se ao cromossomo da hospedeira e é replicado com ele. Seja de modo espontâneo ou sob a estimulação apropriada, o prófago pode deixar seu estado inativo e lisar a célula hospedeira bacteriana.

Um fago pode carrear genes bacterianos de um doador para um receptor. Na transdução generalizada, o DNA aleatório do hospedeiro é incorporado isoladamente dentro da cabeça do fago durante a lise. Na transdução especializada, a excisão defeituosa do prófago de um *locus* cromossômico único resulta na inclusão de genes específicos do hospedeiro, bem como de DNA do fago na cabeça do fago.

Atualmente, um mapa físico na forma da sequência completa do genoma está disponível em relação a muitas espécies bacterianas. Com a utilização desse mapa físico do genoma, a posição no mapa de uma mutação de interesse pode ser localizada com precisão. Primeiramente, são produzidas mutações apropriadas por meio da inserção de transpósons (mutagênese insercional). Em seguida, a sequência de DNA adjacente ao transpóson inserido é obtida e correlacionada com uma sequência no mapa físico. Essa técnica fornece o *locus*, a sequência e, possivelmente, a função do gene de interesse.

Como veremos nos capítulos seguintes, muitos dos mecanismos genéticos bacterianos descobertos historicamente provaram ser a base para abordagens poderosas à engenharia do DNA em geral.

## TERMOS-CHAVE

auxotrófico (p. 187)
bacteriófago (fago) (p. 186)
clone celular (p. 187)
colônia (p. 187)
conjugação (p. 190)
cotransdutante (p. 205)
cruzamento interrompido (p. 193)
doadora (p. 190)
endogenoto (p. 195)
exconjugante (p. 193)
exogenoto (p. 195)
F⁻ (receptora) (p. 191)
F⁺ (doadora) (p. 191)
fago temperado (p. 205)
fago virulento (p. 205)
fator de fertilidade (F) (p. 191)
Hfr (alta frequência
   de recombinação) (p. 192)

indução zigótica (p. 207)
infecção dupla (mista) (p. 203)
lisado (p. 202)
lise (p. 202)
lisógena (bactéria lisogênica) (p. 205)
marcador genético (p. 188)
marcador não selecionado (p. 197)
meio mínimo (p. 187)
merozigoto (p. 195)
mutagênese insercional (p. 210)
mutante resistente (p. 188)
origem (O) (p. 193)
placa (p. 202)
plaqueamento (p. 187)
plasmídio (p. 191)
plasmídio F′ (p. 198)
plasmídio R (p. 198)
procarioto (p. 186)

prófago (p. 205)
prototrófica (p. 187)
receptora (p. 190)
recombinação de fago (p. 187)
replicação por
   círculo rolante (p. 191)
sistema seletivo (p. 204)
sítio de ligação de λ (p. 208)
término (p. 194)
transdução (p. 205)
transdução especializada (p. 207)
transdução generalizada (p. 205)
transformação (p. 200)
transformação dupla (p. 201)
transmissão horizontal (p. 187)
transmissão vertical (p. 187)
triagem (p. 204)
vírus (p. 186)

## PROBLEMAS RESOLVIDOS

### PROBLEMA RESOLVIDO 1

Suponha que uma célula bacteriana seja incapaz de realizar a recombinação generalizada (*rec*⁻). Como essa célula se comportaria como uma receptora na transdução generalizada e na transdução especializada? Primeiramente, compare cada tipo de transdução e, em seguida, determine o efeito da mutação *rec*⁻ sobre a herança dos genes por meio de cada processo.

### RESOLUÇÃO

A transdução generalizada envolve a incorporação de fragmentos cromossômicos às cabeças dos fagos, que depois infectam as linhagens receptoras. Os fragmentos do cromossomo são incorporados de modo aleatório às cabeças dos fagos e, assim, qualquer marcador no cromossomo hospedeiro bacteriano pode ser transduzido para outra linhagem por meio da transdução generalizada. Pelo contrário, a transdução especializada envolve a integração do fago em um ponto específico no cromossomo e a rara incorporação dos marcadores cromossômicos próximo ao sítio de integração no genoma do fago. Portanto, apenas aqueles marcadores que estão próximos do sítio de integração específico do fago no cromossomo hospedeiro podem ser transduzidos.

Os marcadores são herdados por vias diferentes na transdução generalizada e na transdução especializada. Um fago de transdução generalizada injeta um fragmento do cromossomo doador no receptor. Esse fragmento tem de ser incorporado ao cromossomo do receptor por recombinação, com a utilização do sistema de recombinação do receptor. Portanto, um receptor *rec⁻* não será capaz de incorporar os fragmentos de DNA e não consegue herdar marcadores por meio da transdução generalizada. Por outro lado, a principal via de herança de marcadores por transdução especializada é por meio da integração da partícula de transdução especializada no cromossomo hospedeiro no sítio específico de integração do fago. Essa integração, que por vezes requer um fago do tipo selvagem adicional (auxiliar), é mediada por um sistema enzimático específico do fago, que é independente das enzimas de recombinação normais. Portanto, um receptor *rec⁻* ainda pode herdar marcadores genéticos por meio da transdução especializada.

### PROBLEMA RESOLVIDO 2

Em *E. coli*, quatro linhagens Hfr doam os marcadores genéticos a seguir, demonstrados na ordem doada:

| Linhagem 1: | Q | W | D | M | T |
| Linhagem 2: | A | X | P | T | M |
| Linhagem 3: | B | N | C | A | X |
| Linhagem 4: | B | Q | W | D | M |

Todas essas linhagens Hfr são derivadas da mesma linhagem F⁺. Qual é a ordem desses marcadores no cromossomo circular da F⁺ original?

### RESOLUÇÃO

Uma abordagem de duas etapas funciona bem: (1) determine o princípio subjacente e (2) desenhe um diagrama. Aqui, o princípio claramente é que cada linhagem Hfr doa marcadores genéticos a partir de um ponto fixo no cromossomo circular e que os marcadores mais iniciais são doados com frequência mais alta. Tendo em vista que nem todos os marcadores são doados por cada Hfr, apenas os marcadores iniciais têm de ser doados para cada Hfr. Cada linhagem nos possibilita desenhar os círculos a seguir:

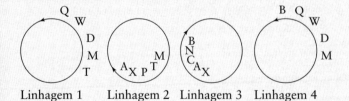

A partir dessas informações, podemos consolidar cada círculo em um mapa de ligação circular na ordem Q, W, D, M, T, P, X, A, C, N, B, Q.

### PROBLEMA RESOLVIDO 3

Em um cruzamento Hfr × F⁻, *leu⁺* entra como o primeiro marcador, mas a ordem dos outros marcadores é desconhecida. Se Hfr for do tipo selvagem e F⁻ for auxotrófica em relação a cada marcador em questão, qual é a ordem dos marcadores em um cruzamento no qual recombinantes *leu⁺* são selecionados, se 27% forem *ile⁺*, 13% forem *mal⁺*, 82% forem *thr⁺* e 1% for *trp⁺*?

### RESOLUÇÃO

Lembre que a quebra espontânea cria um gradiente de transferência natural, o qual torna cada vez menos provável que uma receptora receba marcadores cada vez mais tardios. Tendo em vista que selecionamos o marcador mais inicial nesse cruzamento, a frequência de recombinantes depende da ordem de entrada em relação a cada marcador. Portanto, podemos determinar imediatamente a ordem dos marcadores genéticos apenas observando a porcentagem de recombinantes em relação a qualquer marcador entre os recombinantes *leu⁺*. Considerando que a herança de *thr⁺* é a mais alta, *thr⁺* tem de ser o primeiro marcador a entrar após *leu*. A ordem completa é *leu, thr, ile, mal, trp*.

### PROBLEMA RESOLVIDO 4

Um cruzamento entre uma Hfr que é *met⁺ thi⁺ pur⁺* e uma F⁻ que é *met⁻ thi⁻ pur⁻* é realizado. Estudos de cruzamento interrompido demonstram que *met⁺* entra no receptor por último e, assim, recombinantes *met⁺* são selecionados em um meio que contém suplementos que atendem apenas as exigências de *pur* e *thi*. Esses recombinantes são testados à procura dos alelos *thi⁺* e *pur⁺*. Os números de indivíduos a seguir são observados em relação a cada genótipo:

| *met⁺ thi⁺ pur⁺* | 280 |
| *met⁺ thi⁺ pur⁻* | 0 |
| *met⁺ thi⁻ pur⁺* | 6 |
| *met⁺ thi⁻ pur⁻* | 52 |

a. Por que a metionina (*met*) foi deixada fora do meio de seleção?
b. Qual é a ordem dos genes?
c. Quais são as distâncias de mapa em unidades de recombinação?

### RESOLUÇÃO

a. A metionina foi deixada fora do meio para permitir a seleção em relação aos recombinantes *met⁺*, tendo em vista que *met⁺* é o último marcador a entrar na receptora. A seleção em relação a *met⁺* assegura que todos os *loci* que estamos considerando no cruzamento já terão entrado em cada recombinante que analisamos.

b. Aqui, um diagrama das possíveis ordens de genes é útil. Tendo em vista que sabemos que *met* entra na receptora por último, existem apenas duas ordens de genes possíveis se o primeiro marcador entrar à direita: *met, thi, pur* ou *met, pur, thi*. Como podemos distinguir entre essas duas ordens? Felizmente, uma das quatro classes de recombinantes possíveis requer dois *crossovers* adicionais. Cada ordem possível prevê uma classe diferente que surge por meio de quatro *crossovers* em vez de dois. Por exemplo, se a ordem fosse *met, thi, pur*, os recombinantes *met⁺ thi⁻ pur⁺* seriam muito raros. Por outro lado, se a ordem fosse *met, pur, thi*, a classe de quatro *crossovers* seria *met⁺ pur⁻ thi⁺*. A partir das informações fornecidas na tabela, a classe *met⁺ pur⁻ thi⁺* é claramente a classe de quatro *crossovers* e, portanto, a ordem de genes *met, pur, thi* está correta.

c. Consulte o diagrama a seguir:

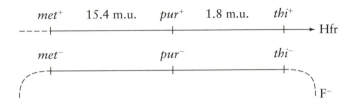

Para calcular a distância entre *met* e *pur*, calculamos a porcentagem de *met⁺ pur⁻ thi⁻*, que é 52/338 = 15,4 u.m. De modo semelhante, a distância entre *pur* e *thi* é de 6/338 = 1,8 u.m.

### PROBLEMA RESOLVIDO 5

Compare o mecanismo de transferência e herança dos genes *lac⁺* em cruzamentos com linhagens Hfr, F⁺ e F′ *lac⁺*. Como uma célula F⁻ incapaz de sofrer recombinação homóloga normal (*rec⁻*) se comporta em cruzamentos com cada uma dessas três linhagens? Como a célula seria capaz de herdar o gene *lac⁺*?

### RESOLUÇÃO

Cada uma dessas três linhagens doa genes por meio de conjugação. Nas linhagens Hfr e F⁺, os genes *lac⁺* no cromossomo hospedeiro são doados. Na linhagem Hfr, o fator F é integrado ao cromossomo em todas as células e, assim, os marcadores cromossômicos podem ser doados com eficiência, em particular se um marcador estiver próximo do sítio de integração de F e for doado inicialmente. A população de células F⁺ contém uma pequena porcentagem de células Hfr, nas quais F é integrado ao cromossomo. Essas células são responsáveis pela transferência de genes demonstrada por culturas de células F⁺. Na transferência de genes mediada por Hfr e F⁺, a herança requer a incorporação de um fragmento transferido por recombinação (lembre-se de que são necessários dois *crossovers*) no cromossomo da F⁻. Portanto, uma linhagem F⁻ que é incapaz de sofrer recombinação não pode herdar marcadores cromossômicos da doadora, embora eles sejam transferidos por linhagens Hfr ou por células Hfr em linhagens F⁺. O fragmento não pode ser incorporado ao cromossomo por recombinação. Tendo em vista que esses fragmentos não têm a capacidade de se replicar na célula F⁻, eles são diluídos rapidamente durante a divisão celular.

Contrariamente às células Hfr, as células F′ transferem os genes carreados pelo fator F′, um processo que não requer a transferência do cromossomo. Nesse caso, os genes *lac⁺* estão ligados ao fator F′ e são transferidos com ele com uma alta eficiência. Na célula F⁻, nenhuma recombinação é necessária, tendo em vista que a linhagem F′ *lac⁺* consegue replicar-se e ser mantida na população de células F⁻ em divisão. Portanto, os genes *lac⁺* são herdados até mesmo em uma linhagem *rec⁻*.

## PROBLEMAS

 introduz uma "Análise do problema" que o antecede.

### QUESTÕES SOBRE AS FIGURAS

1. a. Na Figura 6.1, em qual dos quatro processos demonstrados um genoma bacteriano completo pode ser transferido de uma célula para outra?
   b. Qual dos quatro métodos mostrados são formas de transmissão horizontal?

2. a. Na Figura 6.2, se a concentração de células bacterianas na suspensão original for 200/mℓ e se 0,2 mℓ for plaqueado em cada uma de 100 placas de Petri, qual é a quantidade média esperada de colônias por placa?
   b. Se as colônias forem encontradas após o plaqueamento, como você descarta a possibilidade de serem o resultado das células bacterianas no ar?

3. Na Tabela 6.1, diferencie duas formas diferentes nas quais "−" subscrito é usado.

4. Na Figura 6.4
   a. Por que as células A⁻ e B⁻, por si próprias, não formam colônias no meio da cultura na placa?
   b. Qual evento genético as colônias roxas na placa do meio representam?
   c. Se os protótrofos forem inoculados em vários outros meios, crescerão em um meio contendo apenas metionina?

5. No experimento descrito na Figura 6.6, algumas colônias prototróficas raras são observadas. Qual pode ser a origem delas?

6. Na Figura 6.7, desenhe o próximo estágio que seria esperado após B.

7. Na Figura 6.8, se células Hfr forem obtidas e depois analisadas, como você investigaria a possibilidade de um Hfr raro do qual F saiu?

8. a. Na Figura 6.9, quais alelos doadores se tornam parte do genoma recombinante produzido?
   b. Desenhe um diagrama de *crossover* que mostraria a integração de *a⁺* e *c⁺*, mas não de *b⁺*.

9. Na Figura 6.10,
   a. Qual gene Hfr entra na receptora por último? (Qual diagrama o demonstra realmente entrando?)
   b. Qual é a porcentagem máxima de casos de transferência desse gene?
   c. Quais genes entraram em 25 minutos? Eles todos podem ter se tornado parte de um genoma exconjugante estável?
   d. Redesenhe a parte B para um Hfr com F inserido na direção oposta, mas no mesmo *locus*.

10. Na Figura 6.11, redesenhe o diagrama para mostrar a integração entre C e D.

11. a. Na Figura 6.12, qual é o último gene a ser transferido para a F⁻ a partir de cada uma das cinco linhagens Hfr?
    b. Redesenhe cada diagrama com F orientado no Hfr na direção oposta.

12. Na Figura 6.13, como cada um dos genótipos a seguir é produzido?
    a. F⁺ a⁻
    b. F⁻ a⁻
    c. F⁻ a⁺
    d. F⁺ a⁺

13. Redesenhe a Figura 6.14 mostrando como um recombinante a⁺ viável poderia ser produzido.

14. a. Na Figura 6.15, quantos *crossovers* são necessários para produzir um exconjugante completamente prototrópico?
    b. Desenhe um diagrama para mostrar a produção de um recombinante leu⁻ arg⁺ met⁺.

15. a. Na Figura 6.16C, por que o *crossover* é demonstrado como ocorrendo nos segmentos em laranja do DNA?
    b. Redesenhe o diagrama para mostrar como um plasmídio F' *ton* poderia ser formado.

16. Na Figura 6.17, quantas espécies bacterianas diferentes são demonstradas como tendo contribuído com DNA para o plasmídio pk214?

17. Considerando-se a Figura 6.18, desenhe um diagrama para mostrar como Tn5 pode ser incorporado em um cromossomo bacteriano.

18. Na Figura 6.19, desenhe um diagrama para mostrar como o fragmento transferido poderia ser integrado.

19. Na Figura 6.23, você consegue indicar algum fago da prole que poderia transduzir?

20. Em relação à Figura 6.25, projete um protocolo experimental para definir infecção dupla no laboratório.

21. Na Figura 6.26, quais são as características físicas das placas de fagos recombinantes?

22. a. Projete um protocolo laboratorial experimental que permitiria que o experimento da Figura 6.27 fosse executado.
    b. Na Figura 6.27, você acredita que b⁺ poderia ser transduzido, em vez de a⁺? Tão bem quanto a⁺?

23. a. Na Figura 6.28, quais genes demonstram as frequências mais altas de cotransdução?
    b. Qual a frequência de cotransdução de *narC* e *purB*?

24. Na Figura 6.29, qual evento essencial em uma placa de Petri é observado em um experimento e não no outro?

25. a. Na Figura 6.30, o que os segmentos metade vermelhos, metade azuis representam?
    b. Você diria que a integração se dá por um ou dois *crossovers*?

26. a. Na Figura 6.31, qual é o genótipo de λ mais raro produzido no lisado inicial?
    b. Desenhe um diagrama para mostrar como λdgal e lisado λauxiliar poderiam ter sido produzidos.

27. Na Figura 6.32, se F for inserido no minuto 45, quais dois genes indicariam qual orientação foi inserida e em que tipo de experimento?

28. Observe as Figuras 6.32 e 6.33, encontre o gene *ara* em cada uma delas e compare a paisagem genética nos arredores. Por que existe uma diferença?

29. Observando a Figura 6.34, que região você diria que mostra a melhor proporcionalidade entre o DNA e os mapas de recombinação?

30. Na Figura 6.35, exatamente qual gene é por fim identificado a partir da sequência do genoma?

### PROBLEMAS BÁSICOS

31. Descreva o estado do fator F em uma linhagem Hfr, F⁺ e F⁻.

32. Como uma cultura de células F⁺ transfere marcadores do cromossomo hospedeiro para uma receptora?

33. Em relação à transferência gênica e à integração do gene transferido para o genoma receptor, compare:
    a. Cruzamentos de Hfr por meio de conjugação e transdução generalizada.
    b. Derivados de F', tais como F' *lac* e transdução especializada.

34. Por que a transdução generalizada é capaz de transferir qualquer gene, mas a transdução especializada é restrita a apenas um pequeno conjunto?

35. Uma geneticista microbiana isola uma nova mutação em *E. coli* e deseja mapear a sua localização cromossômica. Ela utiliza experimentos de cruzamento interrompido com linhagens Hfr e experimentos de transdução generalizada com o fago P1. Explique por que cada técnica, por si própria, é insuficiente para o mapeamento preciso.

36. Em *E. coli*, quatro linhagens Hfr doam os marcadores a seguir, demonstrados na ordem doada:

| Linhagem 1: | M | Z | X | W | C |
| Linhagem 2: | L | A | N | C | W |
| Linhagem 3: | A | L | B | R | U |
| Linhagem 4: | Z | M | U | R | B |

Todas essas linhagens Hfr são derivadas da mesma linhagem F⁺. Qual é a ordem desses marcadores no cromossomo circular da F⁺ original?

37. Você recebe duas linhagens de *E. coli*. A linhagem Hfr é arg⁺ ala⁺ glu⁺ pro⁺ leu⁺ T ˢ; a linhagem F⁻ é arg⁻ ala⁻ glu⁻ pro⁻ leu⁻ T ʳ. Todos os marcadores são nutricionais, com exceção de T, que determina a sensibilidade ou a resistência ao fago T1. A ordem de entrada é conforme fornecida, com arg⁺ entrando na receptora primeiro e T ˢ por último. Você observa que a linhagem F⁻ morre quando exposta à penicilina (*pen*ˢ), mas a linhagem Hfr não morre (*pen*ʳ). Como você localizaria

o *locus* de *pen* no cromossomo bacteriano em relação a *arg, ala, glu, pro* e *leu*? Formule a sua resposta em etapas lógicas e bem explicadas e desenhe diagramas precisos, quando possível.

38. É realizado um cruzamento entre duas linhagens de *E. coli*: Hfr *arg⁺ bio⁺ leu⁺* × F⁻ *arg⁻ bio⁻ leu⁻*. Estudos de cruzamento interrompido demonstram que *arg⁺* entra na receptora por último e, assim, recombinantes *arg⁺* são selecionados em um meio que contém apenas *bio* e *leu*. Esses recombinantes são testados em relação à presença de *bio⁺* e *leu⁺*. São observados os números de indivíduos a seguir em relação a cada genótipo:

| | |
|---|---|
| *arg⁺ bio⁺ leu⁺* | 320 |
| *arg⁺ bio⁺ leu⁻* | 8 |
| *arg⁺ bio⁻ leu⁺* | 0 |
| *arg⁺ bio⁻ leu⁻* | 48 |

a. Qual é a ordem dos genes?
b. Quais são as distâncias de mapa em porcentagens de recombinação?

39. Os mapas de ligação em uma linhagem bacteriana Hfr são calculados em unidades de minutos (o número de minutos entre os genes indica o período necessário para que o segundo gene siga o primeiro na conjugação). Ao produzir tais mapas, geneticistas microbianos presumem que o cromossomo bacteriano seja transferido de Hfr para F⁻ a uma velocidade constante. Portanto, presume-se que dois genes separados por 10 minutos perto da extremidade da origem estejam à mesma distância física que dois genes separados por 10 minutos perto da extremidade de ligação de F⁻. Sugira um experimento minucioso para testar a validade dessa hipótese.

40. Uma linhagem Hfr em particular normalmente transmite o marcador *pro⁺* como o último na conjugação. Em um cruzamento dessa linhagem com uma linhagem F⁻, alguns recombinantes *pro⁺* são recuperados inicialmente no processo de cruzamento. Quando essas células *pro⁺* são misturadas com células F⁻, a maioria das células F⁻ é convertida em células *pro⁺* que também carreiam o fator F. Explique esses resultados.

41. Linhagens F' em *E. coli* são derivadas de linhagens Hfr. Em alguns casos, essas linhagens F' demonstram uma alta taxa de integração ao cromossomo bacteriano de uma segunda linhagem. Além disso, o sítio de integração com frequência é o local ocupado pelo fator sexual na linhagem Hfr original (antes da produção de linhagens F'). Explique esses resultados.

42. Você possui duas linhagens de *E. coli*, F⁻ *strˢ alaˉ* e Hfr *strˢ ala⁺*, nas quais o fator F é inserido próximo de *ala⁺*. Crie um teste de triagem para detectar linhagens que carreiam F' *ala⁺*.

43. Cinco linhagens de Hfr, A a E, são derivadas de uma única linhagem F⁺ de *E. coli*. O quadro a seguir demonstra os tempos de entrada dos primeiros cinco marcadores em uma linhagem F⁻, quando cada um é utilizado em um experimento de conjugação interrompida:

| A | B | C | D | E |
|---|---|---|---|---|
| *mal⁺* (1) | *ade⁺* (13) | *pro⁺* (3) | *pro⁺* (10) | *his⁺* (7) |
| *strˢ* (11) | *his⁺* (28) | *met⁺* (29) | *gal⁺* (16) | *gal⁺* (17) |
| *ser⁺* (16) | *gal⁺* (38) | *xyl⁺* (32) | *his⁺* (26) | *pro⁺* (23) |
| *ade⁺* (36) | *pro⁺* (44) | *mal⁺* (37) | *ade⁺* (41) | *met⁺* (49) |
| *his⁺* (51) | *met⁺* (70) | *strˢ* (47) | *ser⁺* (61) | *xyl⁺* (52) |

a. Desenhe um mapa da linhagem F⁺, indicando as posições de todos os genes e suas distâncias em minutos.
b. Demonstre o ponto de inserção e a orientação do plasmídio F em cada linhagem Hfr.
c. Na utilização de cada uma dessas linhagens Hfr, especifique qual alelo você selecionaria para obter a proporção mais alta de exconjugantes Hfr.

44. Células de *Streptococcus pneumoniae* de genótipo *strˢ mtl⁻* são transformadas pelo DNA doador de genótipo *strʳ mtl⁺* e (em um experimento em separado) por uma mistura de dois DNA com genótipos *strʳ mtl⁻* e *strˢ mtl⁺*. A tabela que a seguir demonstra os resultados.

| | Porcentagem de células transformadas em | | |
|---|---|---|---|
| DNA transformante | *strʳ mtl⁻* | *strˢ mtl⁺* | *strʳ mtl⁺* |
| *strʳ mtl⁺* | 4,3 | 0,40 | 0,17 |
| *strʳ mtl⁺* + *strˢ mtl⁺* | 2,8 | 0,85 | 0,0066 |

a. O que a primeira fileira da tabela revela? Por quê?
b. O que a segunda fileira da tabela revela? Por quê?

45. Relembre que, no Capítulo 4, consideramos a possibilidade de que um evento de *crossover* afete a probabilidade de outro *crossover*. No bacteriófago T4, o gene *a* está a 1,0 u.m. do gene *b*, que está a 0,2 u.m. do gene *c*. A ordem dos genes é *a*, *b*, *c*. Em um experimento de recombinação, você recupera cinco *crossovers* duplos entre *a* e *c* de uma prole de vírus de 100.000. É correto concluir que a interferência é negativa? Explique a sua resposta.

46. Células de *E. coli* foram infectadas por duas linhagens de vírus T4. Uma linhagem é mínima (*m*), lise rápida (*r*) e turva (*t*); a outra é do tipo selvagem em relação a todos os três marcadores. Os produtos líticos dessa infecção foram plaqueados e classificados. As 10.342 placas resultantes foram distribuídas entre oito genótipos, assim:

| | | | | |
|---|---|---|---|---|
| *m r t* | 3.469 | | *m + +* | 521 |
| *+ + +* | 3.727 | | *+ r t* | 475 |
| *m r +* | 854 | | *+ r +* | 171 |
| *m + t* | 163 | | *+ + t* | 963 |

a. Quais são as distâncias de ligação entre *m* e *r*, entre *r* e *t* e entre *m* e *t*.
b. Determine a ordem de ligação dos três genes.
c. Qual é o coeficiente de coincidência (ver Capítulo 4) nesse cruzamento? O que ele significa?

47. Com a utilização de P22 como um fago de transdução generalizada cultivado em uma doadora bacteriana *pur⁺ pro⁺ his⁺*, uma linhagem receptora de genótipo *pur⁻ pro⁻ his⁻* foi infectada e incubada. Posteriormente, transdutantes para *pur⁺*, *pro⁺* e *his⁺* foram selecionados individualmente nos experimentos I, II e III, respectivamente.
    a. Qual meio é utilizado em cada um desses experimentos de seleção?
    b. Os transdutantes foram examinados em relação à presença de marcadores doadores não selecionados, com os resultados a seguir:

|  | I |  | II |  | III |
|---|---|---|---|---|---|
| *pro⁻ his⁻* | 86% | *pur⁻ his⁻* | 44% | *pur⁻ pro⁻* | 20% |
| *pro⁺ his⁻* | 0% | *pur⁺ his⁻* | 0% | *pur⁺ pro⁻* | 14% |
| *pro⁻ his⁺* | 10% | *pur⁻ his⁺* | 54% | *pur⁻ pro⁺* | 61% |
| *pro⁺ his⁺* | 4% | *pur⁺ his⁺* | 2% | *pur⁺ pro⁺* | 5% |

Qual é a ordem dos genes bacterianos?
c. Quais dois genes estão mais próximos?
d. Com base na sua resposta para a parte *c*, explique as proporções relativas dos genótipos observados no experimento II.

48. Embora a maior parte dos transdutantes *gal⁺* mediados por λ seja de lisógenos induzíveis, uma pequena porcentagem desses transdutantes de fato não é lisogênica (ou seja, eles não contêm λ integrado). Experimentos de controle demonstram que esses transdutantes não são produzidos por meio de mutação. Qual é a provável origem desses tipos?

49. Sabe-se que uma linhagem bacteriana *ade⁺ arg⁺ cys⁺ his⁺ leu⁺ pro⁺* é lisogênica em relação a um fago recentemente descoberto, mas o sítio do prófago não é conhecido. O mapa bacteriano é

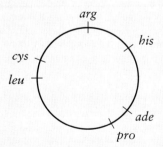

A linhagem lisogênica é utilizada como uma fonte do fago, e os fagos são adicionados a uma linhagem bacteriana de genótipo *ade⁻ arg⁻ cys⁻ his⁻ leu⁻ pro⁻*. Após uma breve incubação, amostras dessas bactérias são plaqueadas em seis meios diferentes, com as suplementações indicadas na tabela a seguir. A tabela também demonstra se foram observadas colônias nos diversos meios.

| Meio | Suplementação de nutrientes no meio |  |  |  |  |  | Presença de colônias |
|---|---|---|---|---|---|---|---|
|  | Ade | Arg | Cys | His | Leu | Pro |  |
| 1 | − | + | + | + | + | + | N |
| 2 | + | − | + | + | + | + | N |
| 3 | + | + | − | + | + | + | C |
| 4 | + | + | + | − | + | + | N |
| 5 | + | + | + | + | − | + | C |
| 6 | + | + | + | + | + | − | N |

(Nessa tabela, um sinal de + indica a presença de um suplemento de nutriente, um sinal de − indica que um suplemento não está presente, N indica ausência de colônias e C indica presença de colônias.)
a. Qual processo genético está atuando aqui?
b. Qual é o *locus* aproximado do prófago?

50. Em um sistema de transdução generalizada com a utilização do fago P1, a doadora é *pur⁺ nad⁺ pdx⁻* e a receptora é *pur⁻ nad⁻ pdx⁺*. O alelo doador *pur⁺* é selecionado inicialmente após a transdução e 50 transdutantes *pur⁺* são pontuados em seguida em relação aos outros alelos presentes. Aqui estão os resultados:

| Genótipo | Número de colônias |
|---|---|
| *nad⁺ pdx⁺* | 3 |
| *nad⁺ pdx⁻* | 10 |
| *nad⁻ pdx⁺* | 24 |
| *nad⁻ pdx⁻* | 13 |
|  | 50 |

a. Qual é a frequência de cotransdução em relação a *pur* e *nad*?
b. Qual é a frequência de cotransdução em relação a *pur* e *pdx*?
c. Quais dos *loci* não selecionados estão mais próximos de *pur*?
d. *nad* e *pdx* estão do mesmo lado ou em lados opostos de *pur*? Explique.

(Desenhe as trocas necessárias para produzir as diversas classes transformantes sob cada ordem para verificar qual requer o número mínimo para produzir os resultados obtidos.)

51. Em um experimento de transdução generalizada, fagos são coletados de uma linhagem doadora de *E. coli* de genótipo *cys⁺ leu⁺ thr⁺* e utilizados para transduzir uma

receptora de genótipo cys⁻ leu⁻ thr⁻. Inicialmente, a população receptora tratada é plaqueada em um meio mínimo suplementado com leucina e treonina. Muitas colônias são obtidas.

a. Quais são os possíveis genótipos dessas colônias?
b. Essas colônias, em seguida, são plaqueadas em réplica em três meios diferentes: (1) mínimo mais treonina apenas; (2) mínimo mais leucina apenas; e (3) mínimo. Quais genótipos poderiam, teoricamente, crescer nesses três meios?
c. Das colônias originais, observa-se que 56% crescem no meio 1, 5% no meio 2 e nenhuma colônia no meio 3. Quais são os genótipos reais das colônias nos meios 1, 2 e 3?
d. Desenhe um mapa demonstrando a ordem dos três genes e qual dos dois genes externos está mais próximo do gene intermediário.

52. Deduza os genótipos das linhagens 1 a 4 de *E. coli* a seguir:

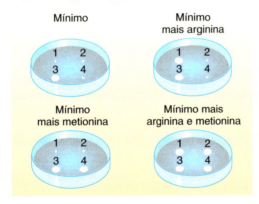

53. Em um experimento de conjugação interrompida em *E. coli*, o gene *pro* entra após o gene *thi*. Uma linhagem Hfr *pro⁺ thi⁺* é cruzada com uma linhagem F⁻ *pro⁻ thi⁻* e exconjugantes são plaqueados em meio que contém tiamina, mas não prolina. São observadas um total de 360 colônias e elas são isoladas e cultivadas em meio totalmente suplementado. Em seguida, essas culturas são testadas em relação à sua capacidade de crescer em meio que não contém prolina ou tiamina (meio mínimo) e observa-se que 320 colônias conseguem crescer, mas o restante não.

a. Deduza os genótipos dos dois tipos de culturas.
b. Desenhe os eventos de *crossover* necessários para produzir esses genótipos.
c. Calcule a distância entre os genes *pro* e *thi* em unidades de recombinação.

### ANÁLISE DO PROBLEMA 54

*Antes de tentar solucionar esse problema, tente responder às seguintes perguntas:*

1. Que tipo de organismo é a *E. coli*?
2. Qual é a aparência de uma cultura de *E. coli*?
3. Em quais tipos de substratos a *E. coli* normalmente cresce em seu hábitat natural?
4. Quais são as exigências mínimas para que as células de *E. coli* se dividam?
5. Defina os termos *prototrófico* e *auxotrófico*.
6. Quais culturas nesse experimento são prototróficas e quais são auxotróficas?
7. Tendo recebido algumas linhagens de genótipo desconhecido quanto a tiamina e prolina, como você testaria os seus genótipos? Forneça os detalhes precisos do experimento, incluindo o equipamento.
8. Quais tipos de substâncias químicas são a prolina e a tiamina? Isso é importante nesse experimento?
9. Desenhe um diagrama demonstrando o conjunto integral de manipulações realizadas no experimento.
10. Por que você acredita que o experimento foi realizado?
11. Como foi estabelecido que *pro* entra depois de *thi*? Forneça as etapas precisas do experimento.
12. De que modo um experimento de cruzamento interrompido difere do experimento descrito nesse problema?
13. O que é um exconjugante? Como você acredita que os exconjugantes foram obtidos? (Isso pode incluir genes não descritos nesse problema.)
14. Quando se diz que o gene *pro* entra depois de *thi*, isso significa o alelo *pro*, o alelo *pro⁺*, qualquer um deles ou ambos?
15. O que é "meio totalmente suplementado" no contexto dessa questão?
16. Alguns exconjugantes não crescem em meio mínimo. Em qual meio eles crescem?
17. Declare os tipos de *crossovers* que participam na recombinação Hfr × F⁻. Como esses *crossovers* diferem dos *crossovers* em eucariotos?
18. O que é uma unidade de recombinação no contexto da presente análise? Como ela difere das unidades de mapa utilizadas na genética de eucariotos?

*Agora tente solucionar o problema. Se não conseguir resolvê-lo, procure identificar o obstáculo e escrever uma ou duas frases descrevendo sua dificuldade. Depois, volte às perguntas deste boxe e verifique se alguma delas está relacionada à sua dificuldade. Se essa abordagem não funcionar, confira os Objetivos de aprendizagem e os Conceitos-chave deste capítulo e pergunte-se o que pode ser relevante para a sua dificuldade.*

54. Um experimento de transdução generalizada utiliza uma linhagem *metE⁺ pyrD⁺* como doadora e *metE⁻ pyrD⁻* como receptora. Os transdutantes *metE⁺* são selecionados e em seguida testados em relação ao alelo *pyrD⁺*. Foram obtidos os números a seguir:

*metE⁺ pyrD⁻*    857
*metE⁺ pyrD⁺*    1

Esses resultados sugerem que esses *loci* estão ligados de modo próximo? Quais outras explicações existem em relação ao único "duplo"?

55. Uma linhagem *argC⁻* foi infectada com um fago transdutor e o lisado foi utilizado para transduzir receptoras *metF⁻* em um meio que contém arginina, mas não metionina. As transdutantes *metF⁺* em seguida foram testadas em relação à necessidade de arginina: a maior parte era *argC⁺*, mas observou-se que uma pequena porcentagem era *argC⁻*. Desenhe diagramas para demonstrar a provável origem das linhagens *argC⁺* e *argC⁻*.

### PROBLEMAS DESAFIADORES

56. Quatro linhagens de *E. coli* de genótipo *a⁺ b⁻* são rotuladas 1, 2, 3 e 4. Quatro linhagens de genótipo *a⁻ b⁺* são rotuladas 5, 6, 7 e 8. Os dois genótipos são misturados em todas as combinações possíveis e (após a incubação) são plaqueados para determinar a frequência de recombinantes *a⁺ b⁺*. São obtidos os resultados a seguir, em que M = Muitos recombinantes, L = Poucos recombinantes e 0 = Nenhum recombinante.

|   | 1 | 2 | 3 | 4 |
|---|---|---|---|---|
| 5 | 0 | M | M | 0 |
| 6 | 0 | M | M | 0 |
| 7 | L | 0 | 0 | M |
| 8 | 0 | L | L | 0 |

Com base nesses resultados, atribua um tipo de sexo (seja Hfr, F⁺ ou F⁻) a cada linhagem.

57. Uma linhagem Hfr de genótipo *a⁺ b⁺ c⁺ d⁻ str^s* é cruzada com uma linhagem fêmea de genótipo *a⁻ b⁻ c⁻ d⁺ str^r*. Em diversos momentos, os pares do cruzamento são separados por meio da agitação vigorosa da cultura. Em seguida, as células são plaqueadas em três tipos de ágar, conforme demonstrado a seguir, em que o nutriente A possibilita o crescimento de células *a⁻*; o nutriente B, de células *b⁻*; o nutriente C, de células *c⁻*; e o nutriente D, de células *d⁻*. (Um sinal de + indica a presença de estreptomicina ou de um nutriente e um sinal de − indica a sua ausência.)

| Tipo de ágar | Str | A | B | C | D |
|---|---|---|---|---|---|
| 1 | + | + | + | − | + |
| 2 | + | − | + | + | + |
| 3 | + | + | − | + | + |

a. Quais genes doadores estão sendo selecionados em cada tipo de ágar?
b. A tabela a seguir demonstra o número de colônias em cada tipo de ágar em relação a amostras coletadas em diversos tempos após a mistura das linhagens. Utilize essas informações para determinar a ordem dos genes *a*, *b* e *c*.

| Tempo da amostragem (minutos) | Número de colônias em ágar do tipo |  |  |
|---|---|---|---|
|  | 1 | 2 | 3 |
| 0 | 0 | 0 | 0 |
| 5 | 0 | 0 | 0 |
| 7,5 | 102 | 0 | 0 |
| 10 | 202 | 0 | 0 |
| 12,5 | 301 | 0 | 74 |
| 15 | 400 | 0 | 151 |
| 17,5 | 404 | 49 | 225 |
| 20 | 401 | 101 | 253 |
| 25 | 398 | 103 | 252 |

c. De cada uma das placas aos 25 minutos, 100 colônias são coletadas e transferidas para uma placa de Petri contendo ágar com todos os nutrientes, exceto D. Os números de colônias que crescem nesse meio são: 90 em relação à amostra do ágar tipo 1, 52 em relação à amostra do ágar tipo 2 e 9 em relação à amostra do ágar tipo 3. Utilizando desses dados, encaixe o gene *d* na sequência de *a*, *b* e *c*.
d. Em que tempo da amostragem você espera que as colônias apareçam pela primeira vez no ágar que contém C e estreptomicina, mas não A ou B?

58. No cruzamento Hfr *aro⁺ arg⁺ ery^r str^s* × F⁻ *aro⁻ arg⁻ ery^s str^r*, os marcadores são transferidos na ordem fornecida (com *aro⁺* entrando primeiro), mas os primeiros três genes estão muito próximos. Exconjugantes são plaqueados em um meio contendo Str (estreptomicina, para matar as células Hfr), Ery (eritromicina), Arg (arginina) e Aro (aminoácidos aromáticos). São obtidos os resultados a seguir em relação a 300 colônias isoladas a partir dessas placas e testadas em relação ao crescimento em diversos meios: em Ery apenas, 263 linhagens cresceram; em Ery + Arg, 264 linhagens cresceram; em Ery + Aro, 290 linhagens cresceram; em Ery + Arg + Aro, 300 linhagens cresceram.
a. Elabore uma lista de genótipos e indique o número de indivíduos em cada um.
b. Calcule as frequências de recombinação.
c. Calcule a proporção do tamanho da região de *arg* a *aro* e do tamanho da região de *ery* a *arg*.

59. É realizada uma transformação bacteriana com uma linhagem doadora que é resistente a quatro fármacos, A, B, C e D, e uma linhagem receptora que é sensível a todos os quatro fármacos. A população resultante de células receptoras é dividida e plaqueada em meios que contêm diversas combinações dos fármacos. A tabela a seguir demonstra os resultados:

| Fármacos adicionados | Número de colônias | Fármacos adicionados | Número de colônias |
|---|---|---|---|
| Nenhum | 10.000 | BC | 50 |
| A | 1.155 | BD | 48 |
| B | 1.147 | CD | 785 |
| C | 1.162 | ABC | 31 |
| D | 1.140 | ABD | 43 |
| AB | 47 | ACD | 631 |
| AC | 641 | BCD | 35 |
| AD | 941 | ABCD | 29 |

a. Um dos genes está distante dos outros três, que aparentam estar ligados de modo próximo. Qual é o gene distante?

b. Qual é a ordem provável dos três genes ligados de modo próximo?

60. Você possui duas linhagens de λ que conseguem lisogenizar *E. coli*; seus mapas de ligação são:

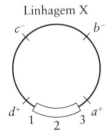
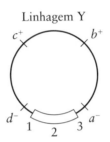

O segmento demonstrado na parte inferior do cromossomo, designado 1–2–3, é a região responsável pelo pareamento e pelo *crossover* com o cromossomo de *E. coli*. (Mantenha os marcadores em todos os seus desenhos.)

a. Diagrame o modo pelo qual λ da linhagem X é inserido no cromossomo de *E. coli* (de modo que *E. coli* seja lisogenizada).

b. As bactérias que são lisogênicas em relação à linhagem X podem ser superinfectadas por meio da utilização da linhagem Y. Uma determinada porcentagem dessas bactérias superinfectadas se torna "duplamente" lisogênica (ou seja, lisogênica em relação a ambas as linhagens). Diagrame como isso ocorrerá. (Não se preocupe a respeito de como as duplamente lisogênicas são detectadas.)

c. Diagrame como os dois prófagos λ conseguem parear.

d. Os produtos de *crossover* entre os dois prófagos podem ser recuperados. Diagrame um evento de *crossover* e as consequências.

61. Você possui três linhagens de *E. coli*: a linhagem A é F′ *cys*⁺ *trp*1/*cys*⁺ *trp*1 (ou seja, tanto F′ quanto o cromossomo carreiam *cys*⁺ e *trp*1, um alelo em relação à necessidade de triptofano). A linhagem B é F⁻ *cys*⁻ *trp*2 Z (essa linhagem necessita de cisteína para crescer e carreia *trp*2, outro alelo que causa necessidade de triptofano; a linhagem B é lisogênica em relação ao fago Z de transdução generalizada).

A linhagem C é F⁺ *cys*⁺ *trp*1 (ela é uma F⁻ derivada da linhagem A que perdeu o F′). Como você determinaria se *trp*1 e *trp*2 são alelos do mesmo *locus*? (Descreva os cruzamentos e os resultados esperados.)

62. Um fago de transdução generalizada é utilizado para transduzir uma linhagem receptora *a⁻ b⁻ c⁻ d⁻ e⁻* de *E. coli* com uma doadora *a⁺ b⁺ c⁺ d⁺ e⁺*. A cultura receptora é plaqueada em diversos meios, com os resultados demonstrados na tabela a seguir. (Observe que *a⁻* indica uma necessidade de A como um nutriente, e assim por diante.) O que é possível concluir a respeito da ligação e da ordem dos genes?

| Compostos adicionados ao meio mínimo | Presença (+) ou ausência (−) de colônias |
|---|---|
| CDE | − |
| BDE | − |
| BCE | + |
| BCD | + |
| ADE | − |
| ACE | − |
| ACD | − |
| ABE | − |
| ABD | + |
| ABC | − |

63. Em 1965, Jon Beckwith e Ethan Signer elaboraram um método para a obtenção de fagos transdutores especializados que carreiam a região *lac*. Eles sabiam que o sítio de integração, designado *att*80, em relação ao fago temperado φ80 (um parente do fago λ), estava localizado perto de *tonB*, um gene que confere resistência ao fago virulento T1:

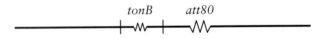

Eles utilizaram um plasmídio F′ *lac*⁺ que não podia ser replicado a altas temperaturas em uma linhagem que carreava uma deleção dos genes *lac*. Ao forçar a célula a permanecer *lac*⁺ a altas temperaturas, os pesquisadores puderam selecionar linhagens nas quais o plasmídio integrou-se ao cromossomo, possibilitando, assim, que F′ *lac* fosse conservado em altas temperaturas. Ao combinar essa seleção com uma seleção simultânea em relação à resistência à infecção pelo fago T1, eles observaram que as únicas sobreviventes eram células nas quais o F′ *lac* integrou-se ao *locus tonB*, conforme demonstrado aqui:

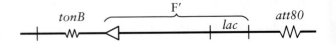

Esse resultado posicionou a região *lac* perto do sítio de integração para o fago φ80. Descreva as etapas subsequentes que os pesquisadores necessariamente seguiram para isolar as partículas de transdução especializadas do fago φ80 que carreavam a região *lac*.

64. *E. coli* do tipo selvagem capta e concentra um determinado corante alimentício vermelho, tornando as colônias vermelho-sangue. Foi utilizada a mutagênese por transpóson e as células foram plaqueadas em corante alimentício. A maior parte das colônias era vermelha, mas algumas delas não captaram o corante e apareceram brancas. Em uma colônia branca, o DNA adjacente ao transpóson inserido foi sequenciado, com a utilização de um primer de replicação de DNA idêntico à parte terminal da sequência do transpóson, e observou-se que a sequência adjacente ao transpóson corresponde a um gene de função desconhecida denominado *ato*E, abrangendo as posições 2,322 a 2,324 Mb no mapa (numeradas a partir de uma posição arbitrária zero). Proponha uma função para *ato*E. Qual processo biológico poderia ser investigado desse modo e quais outros tipos de colônias brancas poderiam ser esperados?

## GENÉTICA E SOCIEDADE

Os métodos de transferência de DNA em bactérias foram mais recentemente aplicados à modificação genética do DNA eucariótico em geral, e os genomas de plantas, animais e humanos foram todos modificados ou manipulados usando essas técnicas. Por isso, a genética moderna tem sido criticada por ser algo como "brincar de Deus". Você acha essa crítica razoável?

# PARTE 2
# Princípios Fundamentais em Genética Molecular e do Desenvolvimento

**CAPÍTULO 7**
DNA: Estrutura e Replicação, 231

**CAPÍTULO 8**
RNA: Transcrição, Processamento e Degradação, 257

**CAPÍTULO 9**
Proteínas e sua Síntese, 291

**CAPÍTULO 10**
Isolamento e Manipulação de Genes, 321

**CAPÍTULO 11**
Regulação da Expressão Gênica em Bactérias e seus Vírus, 357

**CAPÍTULO 12**
Regulação da Transcrição em Eucariotos, 387

**CAPÍTULO 13**
Controle Genético do Desenvolvimento, 415

**CAPÍTULO 14**
Genomas e Genômica, 449

A genética molecular, também chamada de biologia molecular, é o estudo de como o DNA, o RNA e as moléculas de proteína armazenam, transmitem e trocam as informações que determinam os fenótipos dos organismos. A base da biologia molecular é o dogma central (o DNA faz o RNA que faz a proteína) e seus processos moleculares integrais (replicação, transcrição e tradução do DNA) (ver Figura 1.10). A biologia molecular fornece explicações mecanísticas de por que as mutações na sequência de um gene alteram sua expressão e função e por que as células que contêm a mesma sequência do genoma expressam genes diferentes em resposta a sinais de desenvolvimento e ambientais. Essa compreensão da mecanística pode ser usada de inúmeras maneiras, incluindo o tratamento de doenças e o melhoramento de plantas cultivadas. Como exemplo, você leu, no Capítulo 1, sobre um *locus* de característica quantitativa (QTL) que permite que as plantas de arroz sobrevivam à submersão em águas profundas por até 2 semanas, tornando as plantas tolerantes a inundações. Os pesquisadores usaram princípios e técnicas de biologia molecular para determinar se um gene chamado *tolerante à submersão* (*SUB1*) contém as informações que conferem tolerância à inundação e que a proteína *SUB1* funciona regulando a expressão de outros genes. Os pesquisadores foram, então, capazes de usar esse conhecimento para aumentar o rendimento do arroz e de outras plantas.

O grande número de moléculas e processos em biologia molecular está relacionado à enorme variedade de formas e funções dos organismos. Por exemplo, em células eucarióticas, mas não nas procarióticas, a separação física do DNA dos ribossomos pela membrana nuclear necessita de mecanismos que transportem RNAs e proteínas entre o núcleo e o citoplasma. Apesar das diferenças entre os organismos, existem princípios na biologia molecular que se aplicam a todos os organismos, desde bactérias unicelulares e leveduras a plantas e animais multicelulares, porque todas as células são basicamente as mesmas; elas crescem, dividem-se e respondem ao desenvolvimento e a sinais ambientais.

O seguinte catálogo de princípios em genética molecular e do desenvolvimento ajudará a guiar seu aprendizado das moléculas e processos moleculares descritos nos Capítulos 7 a 14. O conhecimento desses princípios deve facilitar a compreensão dos detalhes exclusivos de cada molécula e processo molecular e a aplicação das informações para resolver os problemas atuais. Sugerimos que você pense nos princípios como prateleiras para organizar as informações da biologia molecular. Ao trabalhar nos capítulos, volte aos princípios e coloque as informações que aprender nas prateleiras.

## PRINCÍPIOS CENTRAIS SOBRE MOLÉCULAS

1. **A capacidade das moléculas (DNA, RNAs e proteínas) de funcionar adequadamente nas células é regulada por processos moleculares que controlam sua:**

   - Síntese – produzir uma molécula
   - Degradação – destruir uma molécula
   - Interações – contatos físicos com outras moléculas
   - Localização – localizar uma molécula em uma célula
   - Enovelamento – gerar a estrutura tridimensional de uma molécula
   - Modificação – alterar a estrutura química de uma molécula

   Por exemplo, a função de uma proteína, como uma enzima, em uma célula depende de sua abundância, que é determinada por fatores reguladores que controlam sua taxa de *síntese* por transcrição e tradução e sua taxa de *degradação* por proteases. A função de uma enzima também é determinada por fatores reguladores que controlam sua capacidade de *interagir* com seus substratos, de se *localizar* em uma célula na qual residem seus substratos, de se *dobrar* em uma estrutura tridimensional que é capaz de atividade catalítica e de ser *modificada* para ativar sua atividade catalítica.

## 2. As informações são armazenadas em ácidos nucleicos.

As sequências de DNA armazenam dois tipos de informações, (1) informações codificadoras que determinam a sequência de RNAs e proteínas e (2) informações não codificadoras que regulam a produção de DNA, RNAs e proteínas. As sequências de DNA não codificadoras de comprimento variável (cinco a várias centenas de pares de bases) contêm as informações que regulam os processos moleculares, como a replicação e a transcrição do DNA. Além disso, informações não codificadoras em sequências de DNA curtas (5 a 20 pares de bases) dentro da região codificadora dos genes são transferidas para os RNAs por transcrição e regulam processos moleculares, como a tradução. As sequências regulatórias do DNA e do RNA estão localizadas em locais específicos e são ligadas por RNAs ou proteínas que catalisam diretamente os processos moleculares ou servem como suportes para a ligação de outras proteínas que catalisam os processos moleculares. Assim, as sequências de codificação de DNA dizem ao RNA e às proteínas *como funcionar* ao determinar sua sequência, que controla as formas como os RNAs e as proteínas dobram, interagem com outras moléculas, localizam-se nas células e efetuam reações enzimáticas, ao passo que as sequências não codificadoras do DNA agem como sinais que dizem aos RNAs e às proteínas envolvidas em processos moleculares, como replicação, transcrição e tradução do DNA, *onde funcionar*.

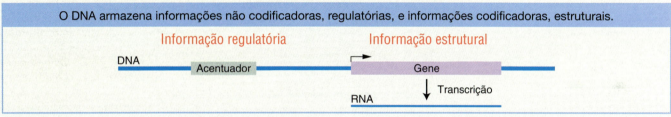

Neste exemplo, uma sequência de DNA não codificadora chamada de acentuador contém informações que regulam a transcrição das sequências de DNA de um gene que contém informações para produzir um RNA.

## 3. As informações são transferidas entre os ácidos nucleicos por pareamento de bases.

Todos os organismos usam replicação, transcrição e tradução do DNA para transmitir informações de DNA para DNA, de DNA para RNA e de RNA para proteína, respectivamente. Além disso, embora a replicação, a transcrição e a tradução do DNA envolvam moléculas diferentes e tenham resultados diferentes, elas são fundamentalmente semelhantes porque transferem informações por meio do pareamento de bases complementares entre os ácidos nucleicos. Assim, o princípio do pareamento de bases complementares torna imediatamente evidente como alguns vírus transmitem informações de RNA para RNA no processo de replicação de RNA ou de RNA para DNA por transcrição reversa.

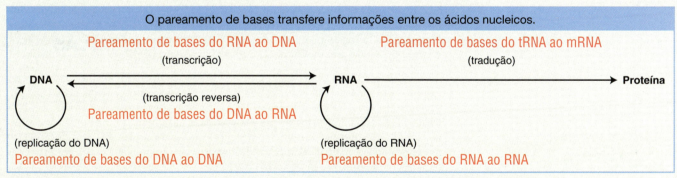

Cada processo molecular no dogma central da biologia molecular (indicado entre parênteses) envolve pareamento de bases DNA-DNA, RNA-DNA ou RNA-RNA.

## 4. A estrutura determina a função.

A estrutura do DNA, de RNAs e de proteínas influencia os papéis que eles desempenham nas células. Como consequência, os processos que alteram a estrutura das moléculas desempenham um papel importante na regulação dos fenômenos biológicos.

*Mudanças em estruturas de ordem superior afetam a função.*
As identidades e sequências químicas de nucleotídios ou aminoácidos determinam as estruturas tridimensionais gerais de ácidos nucleicos e proteínas inteiras, e essas estruturas determinam a função ditando quais outras moléculas podem se ligar. Os ácidos nucleicos

se ligam a outros ácidos nucleicos por pareamento de bases complementares (interações DNA-DNA, RNA-DNA e RNA-RNA), proteínas se ligam a ácidos nucleicos por meio de domínios de ligação de ácido nucleico (interações proteína-DNA e proteína-RNA) e proteínas se ligam a outras proteínas por interações covalentes e não covalentes (interações proteína-proteína estáveis e interações proteína-proteína temporárias). As estruturas de ácido nucleico e proteína são controladas por princípios químicos fundamentais, incluindo ligações covalentes, rotações de ligações e ligações de hidrogênio e outras interações não covalentes, e são dinâmicas. Por exemplo, enzimas chamadas helicases alteram a estrutura secundária do DNA ao quebrar as ligações de hidrogênio entre as fitas do DNA, expondo as sequências de fita simples para interações com RNAs e proteínas.

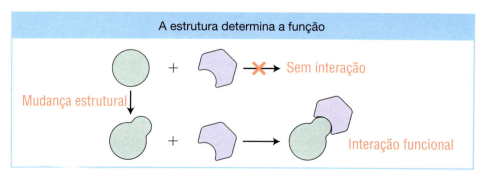

Neste exemplo, a mudança na estrutura da proteína circular a converte de não funcional para funcional ao permitir que ela interaja com a proteína hexagonal.

### Mudanças na estrutura primária afetam a função

Em alguns organismos, as sequências de nucleotídios de DNA e RNAs e as sequências de aminoácidos de proteínas são alteradas após a replicação, a transcrição e a tradução do DNA, respectivamente. Por exemplo, em organismos eucarióticos, alguns RNAs passam por *splicing*, que remove com precisão grandes regiões de nucleotídios chamados íntrons e une as regiões de nucleotídios restantes, chamadas de éxons. As mudanças estruturais que resultam do *splicing* podem afetar a sequência e a função das proteínas codificadas.

### Mudanças estruturais devido à modificação química afetam a função

Em todos os organismos, os nucleotídios específicos no DNA e em RNAs e aminoácidos em proteínas são modificados pela adição de grupos químicos, como grupos metil ($CH_3$). Esses grupos químicos geralmente afetam as interações com outras moléculas. Por exemplo, a adição de grupos metil ao DNA em bactérias impede que as enzimas de restrição se liguem e cortem o DNA. Em organismos eucarióticos, modificações químicas de proteínas de histona que enovelam o DNA servem como locais de ligação para as moléculas que regulam a transcrição. Três tipos de proteínas estão envolvidos nas modificações químicas: *escritoras*, que adicionam modificações químicas, como enzimas metiltransferases, que adicionam grupos metil; *apagadoras*, que removem modificações químicas, como enzimas desmetilase que removem grupos metil; e *leitoras*, que colocam modificações químicas, como proteínas que ligam grupos metil.

### Mudanças estruturais que resultam da hidrólise de nucleotídios afetam a função

Algumas proteínas ligam os nucleotídios ATP ou GTP e usam a energia produzida por sua hidrólise em ADP e GDP para realizar algum tipo de trabalho mecânico. A hidrólise de GTP é usada principalmente por proteínas para induzir uma mudança conformacional que controla o progresso de uma etapa para a próxima em um processo molecular ou via de sinalização, e a hidrólise de ATP é comumente usada por proteínas para alterar a conformação e gerar uma força.

### Os resultados moleculares são reversíveis

As moléculas são sintetizadas e destruídas, dobradas e desdobradas e localizadas e dispersas; interações moleculares são formadas e interrompidas e modificações moleculares são adicionadas e removidas. Reversibilidade significa que dois processos determinam um único resultado molecular. Por exemplo, o equilíbrio da síntese e da degradação de RNA determina a abundância de RNAs em uma célula. Em quase todos os casos, os processos moleculares opostos envolvem diferentes moléculas e mecanismos. Os Capítulos 7 a 14 enfocam as moléculas e os mecanismos envolvidos na síntese, na formação de interações e na adição de modificações; no entanto, os princípios subjacentes a esses processos de encaminhamento também se aplicam aos processos reversos.

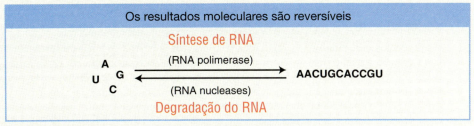

Neste exemplo, um RNA é sintetizado por nucleotídios (A, C, G e U) pela RNA polimerase no processo da transcrição e, na reação reversa, o RNA é desmontado em nucleotídios pelas RNA nucleases.

## PRINCÍPIOS CENTRAIS SOBRE OS PROCESSOS MOLECULARES

### 1. Os processos moleculares são constituídos por fases distintas.

A ocorrência e o tempo de cada estágio em um processo molecular são regulados para garantir que os produtos sejam precisos. Normalmente, os estágios de um processo molecular são:

- Repressão – manter um processo inativo
- Ativação/iniciação – iniciar um processo
- Manutenção – manter um processo em andamento, uma vez que é iniciado
- Terminação – interromper um processo

Por exemplo, existem mecanismos reguladores que *reprimem* a transcrição de genes específicos em células nas quais a função dos genes não é necessária ou seria prejudicial. Além disso, nessas mesmas células, a transcrição de genes necessários não é ativada de maneira uniforme. Em vez disso, a transcrição de cada gene é regulada em três estágios principais: *iniciação*, que envolve a definição de onde em um gene a RNA polimerase iniciará a transcrição e sintetizará uma curta molécula de RNA; *alongamento*, que envolve *manter* a síntese de RNA por todo o gene; e *terminação*, que envolve definir onde em um gene a síntese de RNA para e a RNA polimerase se dissocia do DNA.

### 2. Os sinais regulam os processos moleculares.

As células respondem a sinais físicos e químicos durante o desenvolvimento e em seu ambiente, alterando a atividade dos processos moleculares, incluindo a replicação, a transcrição e a tradução do DNA. Os sinais são mais frequentemente transmitidos nas células por modificações químicas de DNA, RNAs ou proteínas. Por exemplo, as células crescem em resposta a sinais de nutrientes no ambiente, adicionando um grupo fosfato a proteínas específicas, permitindo que se liguem a sequências regulatórias de DNA e ativem a transcrição de genes envolvidos no crescimento celular. Da mesma forma, os sinais de desenvolvimento iniciados por interações receptor-ligante na superfície das células desencadeiam modificações químicas que afetam os processos moleculares que alteram a expressão do gene. Portanto, apesar do fato de que as células em organismos multicelulares têm as mesmas informações armazenadas em sua sequência genômica de DNA, elas expressam genes diferentes e têm fenótipos diferentes porque recebem sinais diferentes.

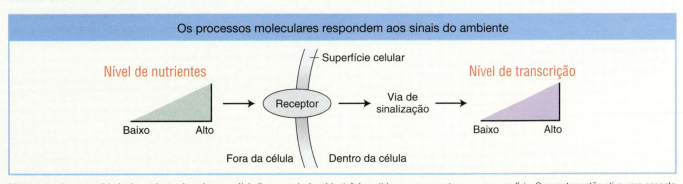

Neste exemplo, a quantidade de nutrientes fora de uma célula (i. e., um sinal ambiental) é sentida por um receptor em sua superfície. O receptor então ativa uma cascata de sinalização que ativa a transcrição dos genes cuja função é responder a uma quantidade de nutrientes.

3. **Os mecanismos de controle combinatório determinam a especificidade e a precisão dos processos moleculares.**

Os processos moleculares são regulados pelos efeitos coletivos de várias informações. Um exemplo particularmente ilustrativo é a regulação da transcrição em organismos eucarióticos. A informação que controla a transcrição vem de sequências curtas no DNA; no entanto, uma sequência curta não é específica o suficiente para controlar a transcrição de um gene ou mesmo de um pequeno conjunto de genes. Uma sequência de 8 pares de bases ocorre aleatoriamente a cada 65.536 pares de bases (48 pares de bases), o que significa que no genoma humano de cerca de 3 bilhões de pares de bases, a sequência de 8 pares de bases aparece cerca de 45.000 vezes. Em contraste, o número de vezes que diferentes sequências de 8 pares de bases estão localizadas próximas umas das outras no genoma é consideravelmente menor. Por analogia, muitas frases neste livro têm as palavras "o", "para" ou "de", mas pouquíssimas frases têm as três palavras. Portanto, várias sequências regulatórias trabalhando em combinação fornecem informações que são específicas o suficiente para regular a transcrição de um gene ou um pequeno conjunto de genes. Além de fornecer especificidade, o controle combinatório também garante que os processos moleculares sejam precisos. Por exemplo, no processo de tradução, as enzimas que anexam aminoácidos aos tRNAs verificam de duas maneiras diferentes se as moléculas estão pareadas corretamente. É semelhante ao sistema "medir duas vezes, cortar uma vez", que garante a precisão na carpintaria.

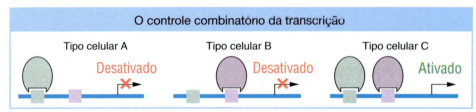

Neste exemplo, o gene é transcrito no tipo de célula C, mas não em A e B porque as atividades combinadas de dois fatores de transcrição (ou seja, a ligação das proteínas verdes e roxas às sequências regulatórias verdes e roxas no gene) são necessárias para ativar a transcrição. Nos tipos de células A e B, apenas um dos fatores de transcrição é expresso, portanto a transcrição não é ativada.

# PRINCÍPIOS CENTRAIS SOBRE OS EXPERIMENTOS MOLECULARES

1. **Há três tipos básicos de experimentos de biologia molecular que têm finalidades diferentes.**

   *a. Experimentos de descoberta/observação*

   Experimentos de descoberta/observação são usados para identificar as moléculas que *podem estar envolvidas em* um processo molecular ou fenótipo. Esse tipo de experimento fornece informações descritivas em vez de mecanicistas. Incluídos nessa categoria estão os experimentos genômicos que determinam a sequência do genoma de um organismo e os RNAs e proteínas que são expressos nas células de um organismo (denominados transcriptoma e proteoma, respectivamente). No exemplo a seguir, para determinar o mecanismo molecular que torna diferentes as cores dos tipos celulares X e Y, as proteínas expressas nos tipos de células foram identificadas. Verificou-se que o tipo de célula X expressa duas proteínas, C e F, que não são expressas no tipo celular Y. Assim, o experimento mostrou que as proteínas C e F *correlacionam-se* com a cor do tipo celular X. No entanto, o experimento não forneceu informações sobre a relação causa-efeito entre as proteínas e a cor das células. Isso requer experimentos de perda de função e ganho de função.

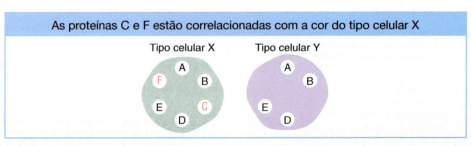

*b. Experimentos de perda de função*

Experimentos de perda de função são usados para determinar se as moléculas são *necessárias* para que um processo molecular ou fenótipo ocorra. Um tipo comum de experimento de perda de função é um nocaute de gene em um organismo inteiro. Se um processo molecular ou fenótipo difere entre organismos nocaute e selvagens, pode-se concluir que o gene é necessário para o evento. No exemplo a seguir, a desativação do gene C mudou a cor do tipo celular X para a do tipo de célula Y, mas a desativação do gene F não teve efeito na cor da célula. Assim, o gene C é necessário para o mecanismo molecular que gera a cor do tipo celular X, mas o gene F não.

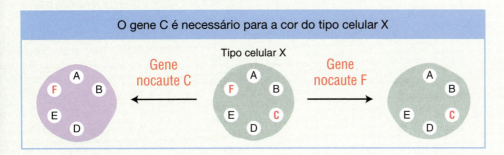

*c. Experimentos de ganho de função*

Experimentos de ganho de função são usados para determinar se as moléculas são *suficientes* para que um processo molecular ou fenótipo ocorra. Um tipo comum de experimento de ganho de função é expressar um gene em uma célula que normalmente não expressa o gene. Se um processo ou fenótipo difere entre as células que expressam erroneamente o gene e as células do tipo selvagem, pode-se concluir que o gene é suficiente para esses eventos. No exemplo a seguir, a expressão incorreta do gene C alterou a cor do tipo celular Y, mas a expressão incorreta do gene F não teve efeito na cor da célula. Portanto, o gene C é suficiente para ativar o mecanismo que gera a cor da célula do tipo X, mas o gene F não.

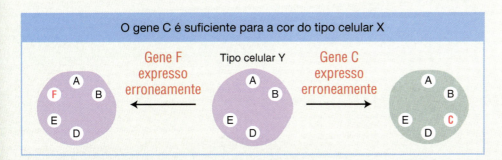

2. **Experimentos de biologia molecular são realizados usando organismos inteiros (*in vivo*) ou moléculas isoladas (*in vitro*).**

Uma grande vantagem dos experimentos *in vivo* é que todas as moléculas e processos moleculares estão intactos e em níveis fisiológicos, de modo que os resultados experimentais são automaticamente relevantes do ponto vista biológico. No entanto, uma grande desvantagem dos experimentos *in vivo* é que, devido à extraordinária complexidade das moléculas e dos processos moleculares em organismos inteiros, é muito difícil determinar mecanismos moleculares detalhados e se os resultados biológicos são devidos a efeitos diretos ou indiretos. Em contraste, os experimentos *in vitro* permitem uma tremenda simplificação e o controle de moléculas e de processos moleculares, permitindo que os investigadores trabalhem em mecanismos moleculares detalhados. No entanto, como os sistemas experimentais são artificiais, as descobertas podem não refletir o que acontece em organismos inteiros. Portanto, experimentos *in vivo* e *in vitro* são necessários para obter uma compreensão completa das moléculas e dos processos moleculares. Existem vantagens e desvantagens em cada sistema experimental e organismo modelo (consulte o Índice de Organismos-Modelo no fim deste livro). Consequentemente, os pesquisadores precisam equilibrar a facilidade de experimentação e a capacidade de obter resultados claros com a relevância fisiológica dos resultados experimentais.

# DNA: Estrutura e Replicação

**CAPÍTULO 7**

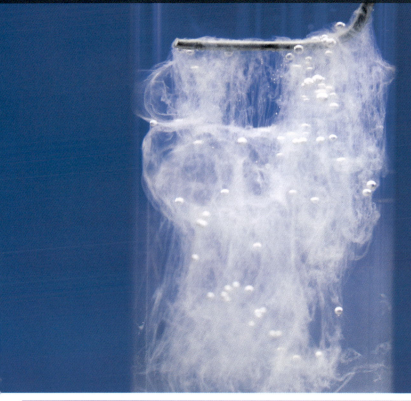

Enovelamento do DNA [*TED M. KINSMAN/ Science Source*].

## Visão geral do capítulo e objetivos de aprendizagem

**7.1** DNA: o material genético, 232

   **OA 7.1** Descrever as evidências que demonstram que o DNA é o material genético.

**7.2** Estrutura do DNA, 234

   **OA 7.2** Descrever a evidência usada para construir o modelo de dupla-hélice de DNA.

   **OA 7.3** Desenhar a estrutura química de uma dupla-hélice de DNA.

**7.3** Replicação semiconservativa, 239

   **OA 7.4** Descrever a evidência usada para sustentar a replicação semiconservativa do DNA.

**7.4** Replicação em bactérias, 242

   **OA 7.5** Descrever os fatores e os eventos envolvidos na replicação do DNA.

**7.5** Replicação em eucariotos, 248

   **OA 7.6** Explicar por que e como a replicação do DNA difere entre bactérias e eucariotos.

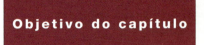

**Objetivo do capítulo**

Com base na descoberta dos geneticistas do início do século XX de que a hereditariedade envolve cromossomos, o objetivo geral deste capítulo é compreender como a estrutura do DNA, com suas fitas de bases pareadas, (1) mantém a informação genética que determina como os organismos são construídos e (2) é copiada com precisão para possibilitar que a informação genética seja herdada quando as células se dividem e os organismos se reproduzem.

Neste capítulo, descrevemos a estrutura do DNA e o processo de replicação de DNA, que produz uma cópia idêntica do DNA cada vez que a célula se divide. A história começa no início dos anos 1900, quando resultados de vários experimentos levaram os cientistas a concluírem que o DNA, em vez de outra molécula biológica como carboidrato, proteína ou lipídio, é o material genético. O DNA é uma molécula simples composta de apenas quatro blocos de construção, chamados **nucleotídios**. Portanto, era necessário entender como essa molécula tão simples poderia ser o padrão para a incrível diversidade de organismos na Terra.

Grande parte desse entendimento veio da estrutura do DNA, que foi determinada em 1953 por James Watson e Francis Crick por meio de modelagem baseada em dados de terceiros. Seu modelo da estrutura do DNA foi revolucionário porque definiu os genes em termos químicos e, com isso, abriu o caminho para a compreensão da ação dos genes e da hereditariedade em nível molecular. Para se ter uma dimensão da importância dessa descoberta, a estrutura em dupla-hélice do DNA tornou-se um ícone cultural que é visto com cada vez mais frequência em várias formas de arte.

O modelo de DNA proposto por Watson e Crick foi construído com base nos resultados de cientistas anteriores a eles. Eles se basearam em descobertas anteriores da composição química do DNA e das proporções de suas bases de nucleotídios. Além disso, imagens de fibras de DNA produzidas por difração de raios X revelaram ao olho treinado que o DNA é uma hélice de dimensões precisas. Watson e Crick concluíram que o DNA é uma **dupla-hélice** composta por duas fitas de nucleotídios ligados que se enrolam uma na outra.

A estrutura proposta do DNA sugeriu imediatamente que a sequência de nucleotídios que compõe as duas fitas de DNA da hélice poderia servir como um padrão para a construção de um organismo. Além disso, a estrutura sugeria como o padrão poderia ser copiado em todas as células de um organismo. Por causa das regras de complementaridade de bases descobertas por Watson e Crick, a sequência de uma fita determina a sequência da outra. Dessa forma, a informação genética na sequência de DNA pode ser passada de uma célula mãe para cada célula-filha, fazendo com que cada uma das fitas separadas de DNA sirva como um **modelo** para a produção de novas cópias de DNA de fita dupla.

Em resumo, este capítulo enfoca na estrutura do DNA e nas moléculas e nos mecanismos que produzem cópias do DNA em um processo denominado **replicação do DNA**. Essas informações são essenciais para a compreensão da base molecular dos genes e da herança genética. Como exatamente o DNA é replicado ainda é uma área ativa de pesquisa mais de 65 anos após a descoberta da estrutura de dupla-hélice. Nossa compreensão atual do mecanismo de replicação atribui um papel central a uma máquina de proteínas chamada de **replissomo**. Esse complexo de proteínas coordena inúmeras reações que são necessárias para uma replicação de DNA rápida e precisa.

## 7.1 DNA: o material genético

**OA 7.1** Descrever as evidências que demonstram que o DNA é o material genético.

Antes de descobrir como Watson e Crick solucionaram a estrutura do DNA, vamos revisar o que se sabia sobre genes e DNA na época em que os dois começaram sua colaboração histórica:

1. Os genes – os "fatores" hereditários descritos por Mendel – eram conhecidos por estarem associados a características específicas, mas sua natureza física não era compreendida. Da mesma forma, as mutações eram conhecidas por alterar a função do gene, mas a natureza química precisa de uma mutação não era compreendida.
2. A hipótese de um-gene-uma-enzima (descrita no Capítulo 5) postulou que os genes determinam a estrutura das proteínas.
3. Sabia-se que os genes estavam nos cromossomos.
4. Sabia-se também que os cromossomos consistiam em DNA e proteína.
5. Conforme descrito a seguir, experimentos iniciados na década de 1920 revelaram que o DNA é o material genético.

### A descoberta da transformação bacteriana: o experimento de Griffith

Em 1928, Frederick Griffith fez a observação intrigante de que o genótipo e o fenótipo de uma cepa bacteriana viva podem ser alterados, ou seja, "transformados", ao misturá-la com uma cepa bacteriana diferente, morta pelo calor. Seus estudos usaram a bactéria *Streptococcus pneumoniae*, que causa pneumonia em humanos e normalmente é letal em camundongos. No entanto, algumas cepas dessa espécie bacteriana evoluíram para ser menos virulentas (menos capazes de causar doenças ou morte). Em experimentos resumidos na **Figura 7.1**, Griffith usou duas cepas que são distinguíveis pela aparência de suas colônias quando cultivadas em culturas de laboratório. Uma cepa era do tipo virulento normal, mortal para a maioria dos animais de laboratório. As células dessa cepa estavam envolvidas por uma cápsula de polissacarídeo, dando às colônias uma aparência lisa; essa linhagem é identificada como S. A outra cepa de Griffith era um tipo mutante não virulento que cresce em camundongos, mas não é letal. Nessa cepa, o revestimento de polissacarídeo está ausente, dando às colônias uma aparência áspera; essa cepa é chamada de R.

Griffith matou algumas células S virulentas fervendo-as. Depois, injetou as células mortas pelo calor em camundongos. Os camundongos sobreviveram, mostrando que as carcaças das células não causam a morte. No entanto, os camundongos injetados com uma mistura de células S virulentas mortas pelo calor e células R não virulentas vivas morreram. Além disso, as células vivas puderam

# Capítulo 7 DNA: Estrutura e Replicação

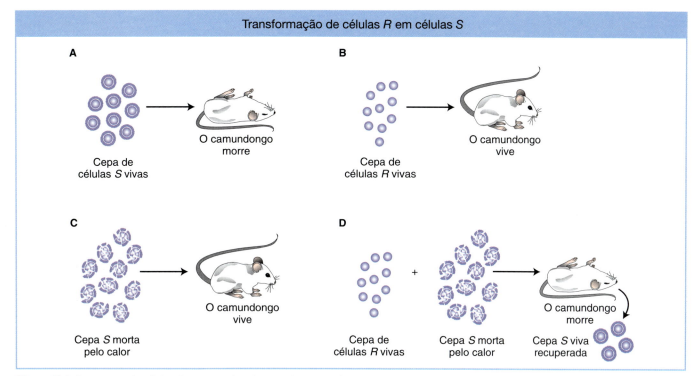

**Figura 7.1** A presença de células S mortas pelo calor transforma as células R vivas em células S vivas. **A.** Os camundongos morrem após a injeção de células S virulentas. **B.** Os camundongos sobrevivem após a injeção de células R. **C.** Os camundongos sobrevivem após a injeção de células S mortas pelo calor. **D.** Os camundongos morrem após a injeção de uma mistura de células S e células R vivas. As células S vivas foram isoladas a partir de camundongos mortos, indicando que as células S mortas pelo calor, de alguma forma, transformaram as células R não virulentas em células S virulentas.

ser recuperadas dos camundongos mortos; essas células deram colônias lisas e eram virulentas na injeção subsequente. De alguma forma, os restos de células das células S fervidas converteram algumas das células R vivas em células S vivas. Ou seja, as células R vivas foram transformadas em células S ao coletar algum componente químico das células S mortas. O processo, já discutido no Capítulo 6, é chamado *transformação*.

## Evidências de que o DNA é o material genético das bactérias: os experimentos de Avery, Macleod e McCarty

A próxima etapa foi determinar qual componente químico das células S mortas causava a transformação. Essa molécula havia mudado o genótipo da cepa receptora e, portanto, era candidata ao material hereditário. O problema foi resolvido por experimentos conduzidos em 1944 por Oswald Avery, Colin MacLeod e Maclyn McCarty (**Figura 7.2**). Sua abordagem do problema era destruir todas as principais categorias de produtos químicos em um extrato de células S mortas, uma de cada vez, e descobrir se o extrato havia perdido a capacidade de se transformar. As células S virulentas tinham um revestimento polissacarídeo liso, enquanto as células R não virulentas não; portanto, os polissacarídeos eram um candidato óbvio para o agente de transformação. Porém, quando os polissacarídeos foram destruídos, a mistura ainda era capaz de se transformar. Lipídios, RNAs e proteínas também mostraram não ser o agente de transformação. Em contrapartida, a mistura perdeu sua capacidade de transformação quando a mistura doadora foi tratada com a enzima desoxirribonuclease (DNase), que destrói o DNA. Esses resultados implicaram fortemente o DNA como

o material genético. Sabe-se agora que fragmentos do DNA em transformação que conferem virulência entram no cromossomo bacteriano e substituem suas contrapartes que conferem não virulência.

**CONCEITO-CHAVE** A demonstração de que o DNA é o agente transformador foi a primeira evidência de que os genes (o material hereditário) são compostos de DNA.

## Evidências de que o DNA é o material genético no fago: o experimento Hershey-Chase

Os experimentos conduzidos por Avery e seus colegas foram definitivos, mas muitos cientistas relutaram em aceitar o DNA (em vez de proteínas) como material genético. Afinal, como uma molécula de tão baixa complexidade como o DNA poderia codificar a diversidade de todos os seres vivos? Em 1952, Alfred Hershey e Martha Chase forneceram evidências adicionais em um experimento que fez uso do bacteriófago T2 (ou fago T2, para abreviar), um vírus que infecta bactérias. Eles inferiram que o fago infectante deve injetar na bactéria as informações específicas que direcionam a produção de novas partículas virais. Se conseguissem descobrir qual material o fago estava injetando no hospedeiro bacteriano, eles teriam determinado o material genético dos fagos.

O fago é relativamente simples na composição molecular. A estrutura T2 é semelhante ao T4 mostrado nas Figuras 6.20 a 6.22. A maior parte de sua estrutura é de proteína, com DNA contido dentro da bainha de proteína de sua "cabeça". Hershey

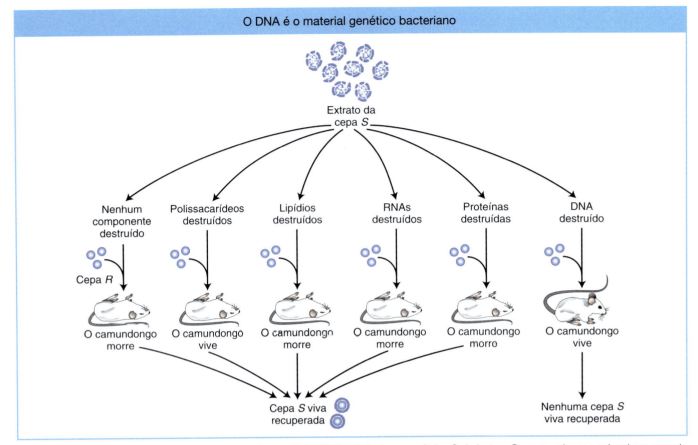

**Figura 7.2** O DNA é o material genético que transforma células *R* não virulentas em células *S* virulentas. Os camundongos sobrevivem quando injetados com uma mistura de células *S* mortas pelo calor com DNA destruído e células *R* não virulentas vivas. No entanto, a destruição de polissacarídeos, lipídios, RNAs ou proteínas não permite que os camundongos sobrevivam. Portanto, o DNA é necessário para a transformação, mas não o polissacarídeo, o lipídio, o RNA nem a proteína.

e Chase usaram radioisótopos para dar ao DNA e às proteínas rótulos distintos que eles puderam rastrear durante a infecção. O fósforo não é encontrado nos blocos de construção de aminoácidos das proteínas, mas é encontrado no DNA; inversamente, o enxofre não está nos blocos de construção dos nucleotídios do DNA, mas sim nas proteínas. Hershey e Chase incorporaram um radioisótopo de fósforo ($^{32}$P) no DNA e um de enxofre ($^{35}$S) em proteínas de culturas de fago separadas. **Radioisótopos** são isótopos instáveis (*i. e.*, radioativos) de um elemento que emite radiação para se transformar em uma forma mais estável. A radiação emitida pode ser medida usando instrumentos como um contador de cintilação ou um contador Geiger ou por autorradiografia (descrito na Seção 7.3).

Como mostrado na **Figura 7.3**, depois de rotular o DNA do fago e as proteínas, eles infectaram duas culturas de *E. coli* com muitas partículas de fago por célula: uma cultura de *E. coli* recebeu o fago marcado com $^{32}$P e a outra recebeu o fago marcado com $^{35}$S. Depois de dar tempo suficiente para que a infecção ocorresse, eles separaram as carcaças vazias do fago (chamadas *fantasmas*) das células bacterianas em um liquidificador de cozinha. Eles separaram as células bacterianas dos fantasmas fágicos em uma centrífuga e mediram a radioatividade no sedimento sólido de bactérias e no sobrenadante líquido dos fantasmas fágicos. Quando os fagos marcados com $^{32}$P foram usados para infectar *E. coli*, a radioatividade acabou dentro das células bacterianas, indicando que o DNA do fago entrou nas células. Em contraste, quando fagos marcados com $^{35}$S foram usados, o material radioativo acabou nos fantasmas do fago, indicando que as proteínas do fago não entraram na célula bacteriana. Além disso, a prole de fagos marcados com $^{32}$P permaneceu marcada, mas a prole de fagos marcados com $^{35}$S não foi marcada. Esses dados mais uma vez indicaram que o DNA é o material hereditário. As proteínas do fago são meros pacotes estruturais que são descartados após a entrega do DNA viral à célula bacteriana.

## 7.2 Estrutura do DNA

**OA 7.2** Descrever a evidência usada para construir o modelo de dupla-hélice de DNA.

**OA 7.3** Desenhar a estrutura química de uma dupla-hélice de DNA.

Mesmo antes da estrutura do DNA ser elucidada, estudos genéticos indicavam que o material hereditário devia ter três propriedades principais:

1. Como essencialmente todas as células do corpo de um organismo têm a mesma composição genética, a replicação precisa do material genético em cada divisão celular é crucial. Assim, as características estruturais do material genético *devem permitir uma replicação precisa*. As características estruturais do DNA serão abordadas nesta seção do capítulo.

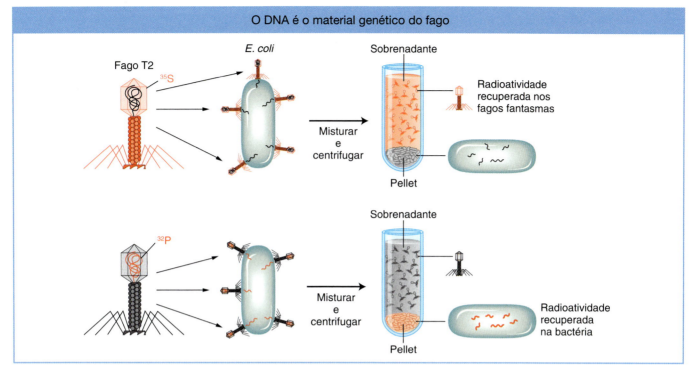

**Figura 7.3** O experimento Hershey-Chase demonstra que o material genético dos fagos é DNA, não proteína. O experimento usa dois conjuntos de fago T2. Em um conjunto, o revestimento de proteína é marcado com enxofre radioativo ($^{35}$S), não encontrado no DNA. No outro conjunto, o DNA é marcado com fósforo radioativo ($^{32}$P), não encontrado na proteína. Apenas o $^{32}$P é recuperado de *E. coli* e da prole de fago, indicando que o DNA é o material genético necessário para a produção de novos fagos.

2. Como devem codificar a coleção de proteínas expressas por um organismo, as características estruturais do material genético *devem ter conteúdo informativo*. Como as informações codificadas no DNA são decifradas para produzir proteínas é o assunto dos Capítulos 8 e 9.

3. Como as mudanças hereditárias, chamadas mutações, fornecem a matéria-prima para a seleção evolutiva, o material genético *deve ser capaz de mudar* em ocasiões raras. No entanto, a estrutura do material genético deve ser estável o suficiente para que um organismo usufrua de suas informações codificadas. Os mecanismos de mutações de DNA serão abordados no Capítulo 16.

## A estrutura do DNA antes de Watson e Crick

Considere a descoberta da estrutura em dupla-hélice do DNA por Watson e Crick como a solução para um complicado quebra-cabeça tridimensional. Para resolver esse quebra-cabeça, Watson e Crick usaram um processo chamado "construção de modelo", no qual reuniram os resultados de experimentos anteriores e em andamento (as peças do quebra-cabeça) para formar o quebra-cabeça tridimensional (o modelo de dupla-hélice). Para entender como eles construíram o modelo de DNA, primeiro precisamos saber quais peças do quebra-cabeça estavam disponíveis para eles.

**Os blocos de construção do DNA.** A primeira peça do quebra-cabeça era a compreensão dos blocos básicos de construção do DNA. Como produto químico, o DNA é bastante simples. Ele contém três componentes: (1) **fosfato,** (2) um açúcar chamado **desoxirribose** e (3) quatro **bases** nitrogenadas – **adenina, guanina, citosina** e **timina** (**Figura 7.4**). O açúcar no DNA é chamado de "desoxirribose" porque contém açúcares ribose que não possuem um átomo de oxigênio. A desoxirribose tem um átomo de hidrogênio (H) no átomo de carbono 2', ao contrário da **ribose** (um componente do RNA), que tem um grupo hidroxila (OH) nessa posição. Duas das bases, adenina e guanina, têm uma estrutura de anel duplo característica de uma classe de produtos químicos chamados **purinas**. As outras duas bases, citosina e timina, têm uma estrutura de anel único característica de outra classe de substâncias químicas chamadas **pirimidinas**. São atribuídos números aos átomos de carbono e nitrogênio nos anéis das bases para facilitar a referência. Os átomos de carbono no grupo do açúcar também recebem números – nesse caso, cada número é seguido por uma linha (1', 2' e assim por diante).

**CONCEITO-CHAVE** O DNA contém quatro bases – duas purinas (adenina e guanina) e duas pirimidinas (citosina e timina).

As subunidades químicas do DNA são nucleotídios ou, mais especificamente, **desoxinucleotídios,** cada um composto por um grupo fosfato, uma molécula de açúcar desoxirribose e uma das quatro bases (Figura 7.4). É conveniente referir-se a cada nucleotídio pela primeira letra do nome de sua base: A, G, C ou T. O nucleotídio com a base de adenina é chamado de desoxiadenosina 5'-monofosfato e abreviado dAMP, no qual o 5' se refere à posição do átomo de carbono no anel de açúcar ao qual o único grupo (mono) fosfato está ligado. Os outros nucleotídios são nomeados usando a mesma convenção.

**CONCEITO-CHAVE** Os nucleotídios do DNA são conhecidos como desoxinucleotídios e são compostos por um fosfato, uma desoxirribose e uma base purina ou pirimidina.

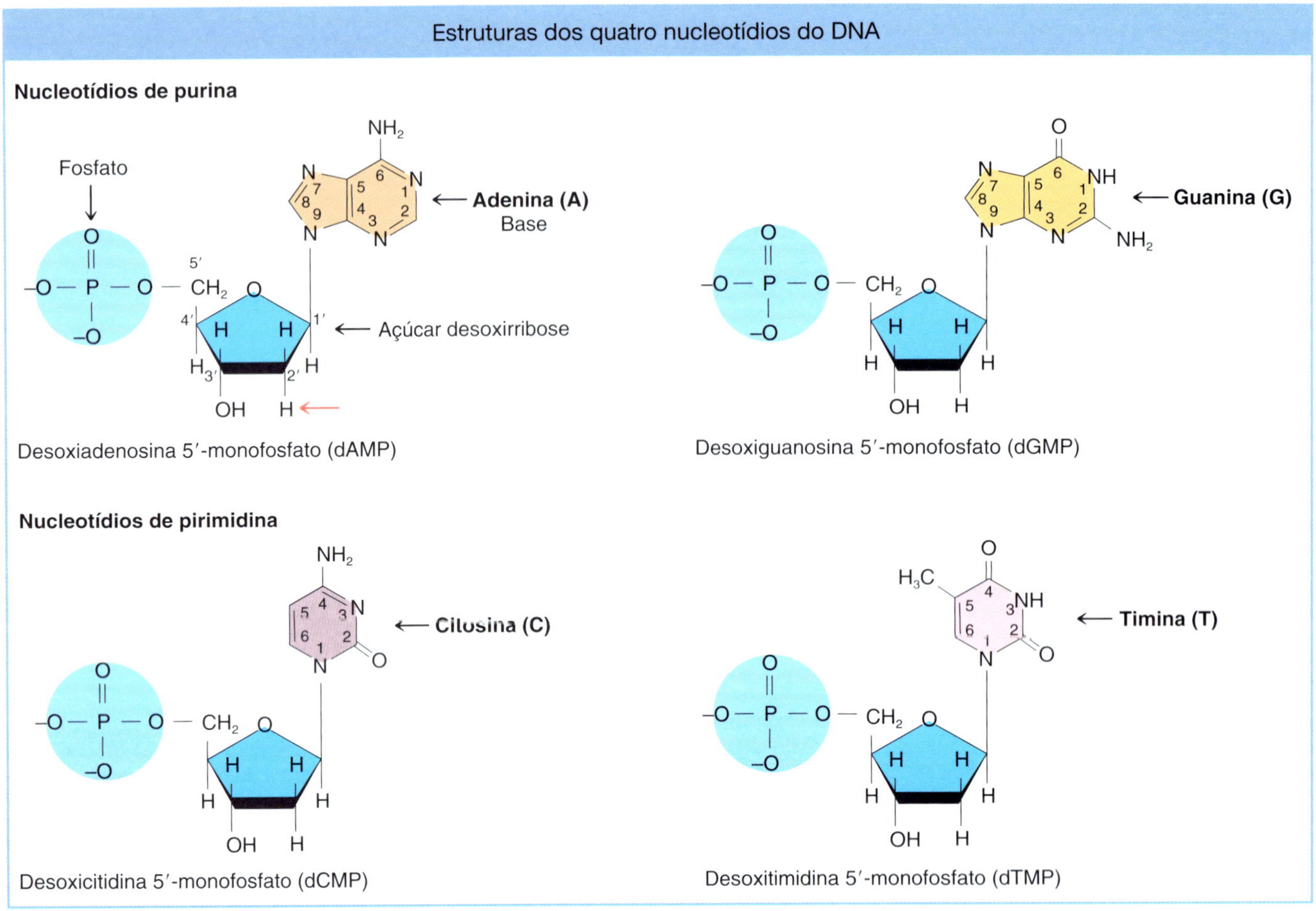

## Estruturas dos quatro nucleotídios do DNA

**Nucleotídios de purina**

Desoxiadenosina 5'-monofosfato (dAMP) — Adenina (A)

Desoxiguanosina 5'-monofosfato (dGMP) — Guanina (G)

**Nucleotídios de pirimidina**

Desoxicitidina 5'-monofosfato (dCMP) — Citosina (C)

Desoxitimidina 5'-monofosfato (dTMP) — Timina (T)

**Figura 7.4** Os nucleotídios são os blocos de construção fundamentais do DNA. Todos os nucleotídios têm um fosfato, um açúcar e uma base. O açúcar é chamado de desoxirribose porque é uma variante da ribose que carece de um átomo de oxigênio, indicado pela seta vermelha. Existem duas bases purinas (adenina e guanina) e duas bases pirimidinas (citosina e timina). Observe que cada uma das bases contém átomos de nitrogênio.

**Regra de Chargaff de composição de bases.** A segunda peça do quebra-cabeça usada por Watson e Crick veio do trabalho feito vários anos antes por Erwin Chargaff. Ao estudar uma grande seleção de DNAs de diferentes organismos (Tabela 7.1), Chargaff estabeleceu determinadas regras empíricas a respeitos das quantidades de cada tipo de nucleotídio encontrado no DNA:

1. A quantidade total de nucleotídios de purina (A + G) é sempre igual à quantidade total de nucleotídios de pirimidina (T + C).
2. A quantidade de A sempre é igual à quantidade de T e a quantidade de G sempre é igual à quantidade de C; ou seja, A/T e G/C é próximo a 1,0, independentemente da fonte de DNA (Tabela 7.1).
3. A quantidade de A + T não é necessariamente igual à quantidade de G + C, como pode ser visto na última coluna da Tabela 7.1. A proporção (A + T)/(G + C) varia entre os diferentes organismos. Por exemplo, em ouriços-do-mar, a proporção é de 1,85, indicando que o genoma do ouriço-do-mar tem quase duas vezes mais A + T do que G + C; diz-se que é rico em AT. Em contraste, o genoma do *Mycobacterium tuberculosis* é rico em GC, com cerca de duas vezes mais G + C do que A + T. No entanto, a proporção é praticamente a mesma em diferentes tecidos do mesmo organismo (como visto para tecidos humanos nas últimas três linhas da Tabela 7.1), sustentando a ideia de que todas as células de um organismo têm a mesma sequência de DNA genômico.

**CONCEITO-CHAVE** O DNA contém uma quantidade igual de nucleotídios A e T e nucleotídios G e C. Os organismos variam na quantidade relativa de A + T *versus* G + C, mas tecidos diferentes no mesmo organismo têm a mesma quantidade relativa de A + T *versus* G + C.

**Análise de difração de raios X de DNA: Rosalind Franklin.** A terceira peça do quebra-cabeça veio do padrão de difração de raios X das fibras de DNA (Figura 7.5A) que foi coletado por Rosalind Franklin (Figura 7.5B). Nesse experimento, os raios X foram disparados em fibras de DNA coletadas de células, como mostrado na fotografia de abertura deste capítulo. A dispersão dos raios X das fibras é detectada como manchas no filme fotográfico (Figura 7.5A). O ângulo de dispersão representado por cada ponto do filme fornece informações sobre a posição de um átomo ou de determinados grupos de átomos no DNA. Os pontos mais escuros são onde o filme foi atingido várias vezes por raios X de partes repetidas do DNA, como bases de nucleotídios. Não é simples realizar (ou explicar) esse procedimento, e a interpretação dos padrões

## Capítulo 7 DNA: Estrutura e Replicação

**Tabela 7.1** Propriedades molares das bases* em DNAs de várias fontes.

| Organismo | Tecido | Adenina | Timina | Guanina | Citosina | A + T/G + C |
|---|---|---|---|---|---|---|
| E. coli (K12) | – | 26,0 | 23,9 | 24,9 | 25,2 | 1,00 |
| D. pneumoniae | – | 29,8 | 31,6 | 20,5 | 18,0 | 1,59 |
| M. tuberculosis | – | 15,1 | 14,6 | 34,9 | 35,4 | 0,42 |
| Levedura | – | 31,3 | 32,9 | 18,7 | 17,1 | 1,79 |
| Ouriço-do-mar | Espermatozoide | 32,8 | 32,1 | 17,7 | 18,4 | 1,85 |
| Arenque | Espermatozoide | 27,8 | 27,5 | 22,2 | 22,6 | 1,23 |
| Rato | Medula óssea | 28,6 | 28,4 | 21,4 | 21,5 | 1,33 |
| Humano | Timo | 30,9 | 29,4 | 19,9 | 19,8 | 1,52 |
| Humano | Fígado | 30,3 | 30,3 | 19,5 | 19,9 | 1,53 |
| Humano | Espermatozoide | 30,7 | 31,2 | 19,3 | 18,8 | 1,62 |

*Definido como moles de constituintes nitrogenosos por 100 g de átomos de fosfato no hidrolisado. [Fonte: Dados de E. Chargaff and J. Davidson, eds., The Nucleic Acids. Academic Press, 1955.]

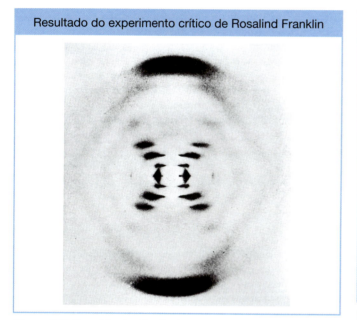

**Figura 7.5** O padrão de difração de raios X do DNA determinado por Rosalind Franklin.

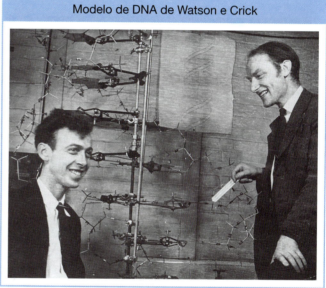

**Figura 7.6** James Watson (esquerda) e Francis Crick (direita) com seu modelo tridimensional de DNA e um desenho bidimensional de DNA na parede. [BARRINGTON BROWN/Science Source.]

pontuais requerem um tratamento matemático complexo que está além do escopo deste texto. Os dados disponíveis sugerem que o DNA é longo e fino e que tem duas partes semelhantes que são paralelas entre si e correm ao longo do comprimento da molécula. Os dados de raios X mostraram que o DNA é helicoidal, como uma escada em espiral. Sem que Franklin soubesse, sua melhor imagem de raios X (Figura 7.5) foi mostrada a Watson e Crick, e essa peça crucial do quebra-cabeça permitiu que deduzissem a estrutura tridimensional do DNA (**Figura 7.6**).

**CONCEITO-CHAVE** O padrão de difração de raios X do DNA mostrou que ele é uma hélice de duas fitas longas e delgadas (ou seja, uma dupla-hélice).

## A estrutura de dupla-hélice do DNA: Watson e Crick

Um artigo de 1953 de Watson e Crick na revista *Nature* começou com duas frases que inauguraram uma nova era da biologia: "Queremos sugerir uma estrutura para o sal do ácido nucleico desoxirribose (D.N.A). Essa estrutura possui características inovadoras que são de considerável interesse biológico."[1] A estrutura do DNA tem sido um assunto de grande debate desde os experimentos de Avery e colaboradores em 1944. A composição geral do DNA era conhecida, mas como as partes se encaixavam, não se sabia. A estrutura tinha que cumprir os principais

---
[1] J. Watson e F. Crick, *Nature* 171:737, 1953.

requisitos de uma molécula hereditária: a capacidade de armazenar informações, a capacidade de ser replicada e a capacidade de sofrer mutação.

Ao estudar os modelos da estrutura que fizeram, Watson e Crick perceberam que o diâmetro observado da dupla-hélice (conhecido a partir dos dados de raios X) seria explicado se uma base de purina sempre emparelhasse (por ligação de hidrogênio) com uma base de pirimidina (**Figura 7.7**). Tal pareamento explicaria a regularidade (A + G) = (T + C) observada por Chargaff, mas preveria quatro possíveis pareamentos: AT, GT, AC e GC. No entanto, os dados de Chargaff indicam que G pareia apenas com C e A pareia apenas com T. Watson e Crick concluíram que cada par de bases consiste em uma base purina e uma base pirimidina, pareadas de acordo com a seguinte regra: G pareia com C (G-C), e A pareia com T (A-T). São as chamadas **bases complementares**. A dupla-hélice explicou muito bem os dados de raios X de Franklin, bem como os dados de composição de base de Chargaff.

**CONCEITO-CHAVE** As duas fitas de DNA contêm pares de bases complementares – a base G pareia com C, e a base A pareia com T.

A estrutura tridimensional deduzida por Watson e Crick é composta por duas cadeias lado a lado ("fitas") de nucleotídios torcidos na forma de uma dupla-hélice com 10 pares de bases em cada volta completa da hélice (**Figura 7.8A**). O DNA é uma hélice destra; em outras palavras, ele tem a mesma estrutura de um parafuso que seria parafusado no lugar girando no sentido horário. As duas fitas são mantidas juntas por pontes de hidrogênio entre as bases de purina e pirimidina de cada fita, formando a estrutura de uma escada em espiral. Do lado de fora da dupla-hélice, a "espinha dorsal" de cada fita é formada por unidades alternadas de fosfato e desoxirribose, conectadas por ligações fosfodiéster (Figura 7.8B). Essas ligações são usadas para descrever como uma cadeia de nucleotídios é organizada. Como já mencionado, os átomos de carbono dos grupos de açúcar são numerados de 1' a 5'. Uma ligação fosfodiéster conecta o átomo de carbono 5' de uma desoxirribose ao átomo de carbono 3' da desoxirribose adjacente. Assim, diz-se que cada estrutura de açúcar-fosfato tem uma polaridade ou direção 5' para 3'. Compreender essa polaridade é essencial para entender como o DNA cumpre seus papéis. No DNA de fita dupla, as duas estruturas estão em orientação oposta, ou **antiparalela**; uma é orientada de 5' para 3' e a outra é orientado de 3' para 5' (Figura 7.8B).

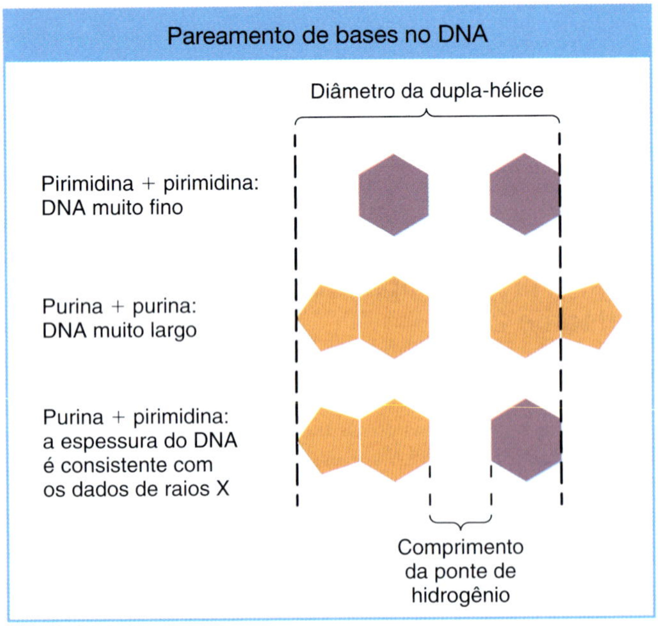

**CONCEITO-CHAVE** As fitas pareadas de bases de DNA são orientadas de modo antiparalelo uma à outra – uma fita é orientada na direção 5' para 3' e a outra fita, na direção 3' para 5'.

Cada base está ligada ao átomo de carbono 1' de um açúcar desoxirribose na cadeia de açúcar-fosfato de cada fita e está voltada para dentro em direção a uma base na outra fita. As ligações de hidrogênio entre pares de bases de purina e pirimidina (indicadas por pontos na Figura 7.8B) mantêm as duas fitas de DNA juntas. Observe que os pares de bases G-C têm três ligações de hidrogênio, enquanto os pares de bases A-T têm apenas duas. Nós poderíamos predizer que o DNA que contém muitos pares de bases G-C seria mais estável do que o DNA que contém muitos pares de bases A-T. Na verdade, essa previsão é confirmada. O calor faz com que as duas fitas da dupla-hélice do DNA se separem (um processo chamado fusão ou desnaturação do DNA); os DNAs com maior conteúdo de G + C exigem temperaturas mais altas para a desnaturação devido à maior atração dos pares de bases G-C.

**CONCEITO-CHAVE** Os pares de bases A-T têm duas ligações de hidrogênio e os pares de bases G-C têm três.

As duas fitas de nucleotídios complementares pareadas de maneira antiparalela assumem automaticamente uma conformação de dupla-hélice (**Figura 7.9**), principalmente por meio da interação de pares de bases. Os pares de bases, que são estruturas planares achatadas, empilham-se um sobre o outro no centro da dupla-hélice (Figura 7.9A). O empilhamento aumenta a estabilidade do DNA, excluindo as moléculas de água dos espaços entre os pares de bases. Uma fita única de nucleotídios não é helicoidal; a forma helicoidal do DNA depende inteiramente do pareamento e do empilhamento de bases nas fitas antiparalelas. A forma mais estável que resulta do empilhamento de base é uma dupla-hélice com dois tamanhos distintos de sulcos em espiral: os **sulcos maiores** rasos ocorrem onde as cadeias de açúcar-fosfato estão distantes e os **sulcos menores** profundos ocorrem onde estão próximas. Ambos os tipos de sulcos podem ser vistos em modelos de fita (Figura 7.9A) e de preenchimento de espaço (Figura 7.9B). As proteínas que se ligam ao DNA interagem especificamente com os sulcos maiores ou menores.

**CONCEITO-CHAVE** A geometria dos pares de bases cria sulcos maiores, rasos e largos, e sulcos menores, profundos e estreitos ao longo da hélice do DNA; características que são reconhecidas pela ligação às proteínas.

**Figura 7.7** O pareamento de purinas com pirimidinas explica com exatidão o diâmetro da dupla-hélice do DNA, determinado a partir de dados de raios X.

## Capítulo 7 DNA: Estrutura e Replicação

### Estrutura do DNA

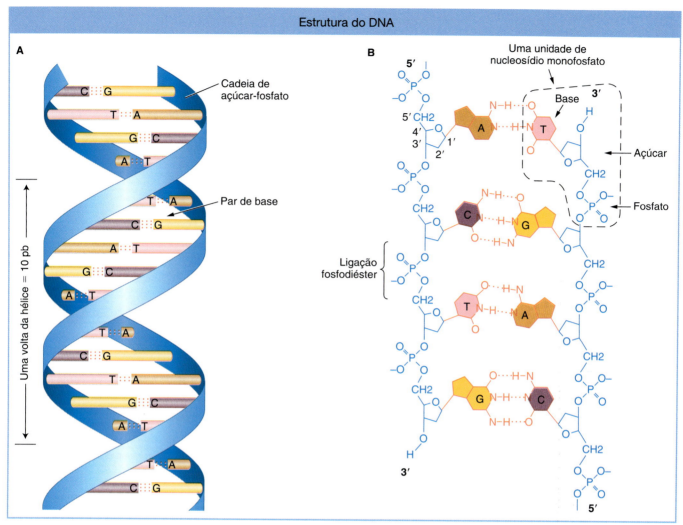

**Figura 7.8 A.** Um modelo simplificado mostra a estrutura helicoidal do DNA. Bastões horizontais representam pares de bases; fitas azuis representam a cadeia de açúcar-fosfato das duas cadeias de DNA antiparalelas. **B.** Um diagrama químico da dupla-hélice do DNA, desenrolado para mostrar as cadeias de açúcar-fosfato (azul) e degraus de pares de base (roxo, laranja). As cadeias de açúcar-fosfato enrolam-se em direções opostas. A fita da esquerda é orientada de 5′ para 3′ de cima para baixo e a fita da direita é orientada de 3′ para 5′ de cima para baixo. Cada par de bases possui uma base purina, adenina (A) ou guanina (G), e uma base pirimidina, timina (T) ou citosina (C), conectadas por pontes de hidrogênio (pontos vermelhos).

A estrutura do DNA é considerada por alguns a descoberta biológica mais importante do século XX. O motivo dessa descoberta ser considerada tão importante é que o modelo de dupla-hélice, além de ser consistente com dados anteriores sobre a estrutura do DNA, cumpriu os três requisitos para uma substância hereditária:

1. A estrutura em dupla-hélice sugeriu como o material genético pode determinar a estrutura das proteínas. Talvez a *sequência* de nucleotídios no DNA dite a sequência de aminoácidos na proteína especificada por aquele gene. Em outras palavras, algum tipo de **código genético** pode escrever informações no DNA como uma sequência de nucleotídios e depois traduzi-las para uma linguagem diferente de sequência de aminoácidos na proteína. Como isso ocorre exatamente é o assunto do Capítulo 9.
2. Como Watson e Crick afirmaram nas palavras finais de seu artigo da *Nature* de 1953, que relatou a estrutura em dupla-hélice do DNA: "Não escapou de nossa atenção que o par específico que postulamos sugere imediatamente um possível mecanismo de cópia para o material genético."[2] Para os geneticistas da época, essa declaração propunha que o DNA é replicado por um mecanismo semiconservativo, conforme descrito na próxima seção.
3. Se a sequência de nucleotídios do DNA especifica a sequência de aminoácidos, as mutações são possíveis pela substituição de um nucleotídio por outro em uma ou mais posições. As mutações serão discutidas no Capítulo 16.

## 7.3 Replicação semiconservativa

**OA 7.4** Descrever a evidência usada para sustentar a replicação semiconservativa do DNA.

Na hipótese sobre a **replicação semiconservativa** levantada por Watson e Crick, a dupla-hélice é desenrolada e cada fita de DNA atua como um modelo para a montagem direta de bases

---
[2] J. Watson e F. Crick, *Nature* 171:737, 1953.

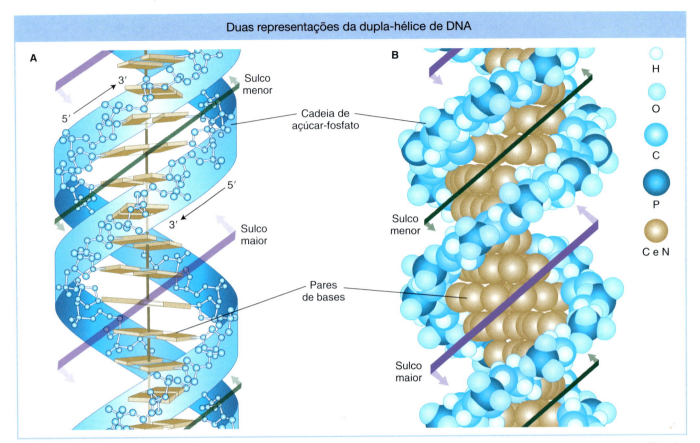

**Figura 7.9** O diagrama do filamento (**A**) destaca o empilhamento de pares de bases, enquanto o modelo de preenchimento de espaços (**B**) enfatiza os sulcos maiores e menores. Em ambos os modelos, a cadeia açúcar-fosfato está em azul e as bases estão em dourado.

complementares seguindo as regras de pareamento de base A-T e G-C para criar duas duplas hélices idênticas à original. Esse modo de replicação é chamado de semiconservativo porque cada uma das novas hélices conserva uma das fitas originais (ou seja, a **molécula parental**) e a outra fita (ou seja, a **molécula-filha**) é nova (**Figura 7.10A**). No entanto, hipóteses sobre dois outros modos de replicação também foram levantadas. Na **replicação conservativa**, a dupla-hélice do DNA original é conservada e uma dupla-hélice filha é produzida, consistindo em duas fitas recém-sintetizadas (Figura 7.10B). Na **replicação dispersiva**, são produzidas duas duplas hélices novas de DNA, com cada cadeia contendo segmentos *tanto* do DNA parental *quanto* do DNA filho recém-sintetizado (Figura 7.11 c).

## Evidências de que a replicação do DNA é semiconservativa: o experimento de Meselson-Stahl

Em 1958, Matthew Meselson e Franklin Stahl empenharam-se em descobrir se a replicação do DNA era semiconservativa, conservativa ou dispersiva. Sua ideia era permitir que o DNA parental contendo nucleotídios de uma densidade se replicasse usando nucleotídios de densidade diferente. Eles perceberam que, após duas rodadas de replicação do DNA, os três mecanismos de replicação propostos podiam ser distinguidos por diferenças na densidade do DNA recém-replicado (Figura 7.10, à esquerda).

Para realizar o experimento, Meselson e Stahl cultivaram células de *E. coli* em meio líquido contendo o isótopo pesado de nitrogênio ($^{15}N$), em vez da forma leve normal ($^{14}N$). O isótopo $^{15}N$ foi usado pelas células para sintetizar bases nitrogenadas, que então foram incorporadas às fitas de DNA recém-sintetizadas. Depois de muitas divisões celulares em $^{15}N$, o DNA foi quase completamente marcado com o isótopo pesado. As células foram então removidas do meio $^{15}N$ e colocadas em meio $^{14}N$; depois de uma e duas divisões celulares, o DNA foi isolado de cada amostra e analisado.

Meselson e Stahl foram capazes de distinguir DNA de diferentes densidades usando um procedimento de separação denominado *centrifugação em gradiente de cloreto de césio*. Se o cloreto de césio (CsCl) for centrifugado a uma velocidade tremendamente alta (50.000 rotações por minuto, ou rpm) por muitas horas, os íons de césio e cloreto são empurrados pela força centrífuga em direção ao fundo do tubo. Por fim, um gradiente de íons é estabelecido no tubo, com a maior concentração de íons, ou densidade, na parte inferior e a menor densidade na parte superior. Quando o DNA é centrifugado junto com o cloreto de césio, ele forma uma faixa no gradiente em uma posição idêntica à sua densidade (Figura 7.10, à direita). O DNA de diferentes densidades formará faixas em diferentes locais do gradiente. As células inicialmente cultivadas no isótopo pesado $^{15}N$ apresentaram DNA de alta densidade. Este DNA é mostrado em azul no tubo mais à esquerda da Figura 7.11. Depois de cultivar essas células no isótopo leve $^{14}N$ por uma geração, eles descobriram que o DNA era de densidade intermediária, mostrado metade em azul ($^{15}N$) e metade em dourado ($^{14}N$) no tubo do meio da Figura 7.10. Esse padrão de faixas corroborou os modelos semiconservativos (Figura 7.10A) e dispersivos (Figura 7.11C) e refutou o modelo conservativo

**Capítulo 7** DNA: Estrutura e Replicação **241**

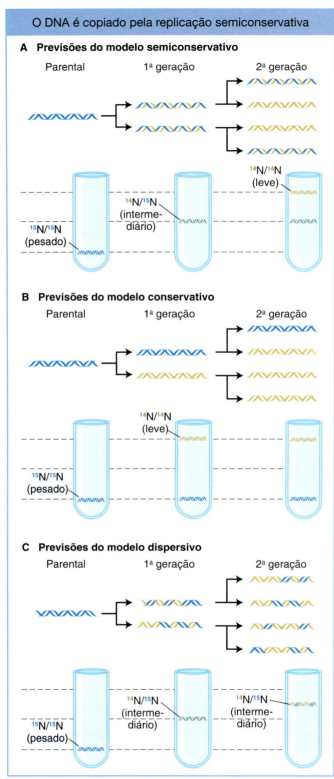

**Figura 7.10** Foram criadas hipóteses sobre três mecanismos para como o DNA é replicado: semiconservativo (**A**), conservativo (**B**) e dispersivo (**C**). O experimento de Meselson-Stahl demonstra que o DNA é copiado por replicação semiconservativa. O DNA centrifugado em um gradiente de cloreto de césio (CsCl) formará faixas de acordo com sua densidade. **A.** De acordo com a replicação semiconservativa, quando células cultivadas em $^{15}N$ pesado são transferidas para um meio $^{14}N$ leve, a primeira geração produz uma única faixa de DNA de densidade intermediária e a segunda geração produz duas faixas: uma intermediária e uma leve. **B** e **C.** Em contraste, os dados não correspondem aos resultados previstos para replicação conservativa e dispersiva.

(Figura 7.10B). Meselson e Stahl continuaram o experimento durante uma segunda geração de *E. coli* para que pudessem distinguir a replicação semiconservativa da dispersiva. Após duas gerações, eles observaram duas faixas de densidade intermediária e baixa, o que corroborou o modelo semiconservativo (tubo mais à direita da Figura 7.10A) e refutou o modelo dispersivo (tubo mais à direita da Figura 7.10C).

**CONCEITO-CHAVE** O DNA é replicado de modo semiconservativo pela abertura das duas fitas da dupla-hélice e a construção de um nova fita complementar em cada uma das fitas separadas da dupla-hélice original.

## Evidências para uma forquilha de replicação: o experimento de Cairns

O próximo problema era determinar onde a replicação começa no cromossomo. As possibilidades eram que a replicação pudesse ser iniciada em um ou vários sítios e que os sítios pudessem ser aleatórios ou definidos. Em 1963, John Cairns abordou esse problema permitindo a replicação do DNA em células bacterianas para incorporar timidina tritiada ([$^{3}H$] timidina) – um **nucleosídio** (uma base ligada a um açúcar) marcado com um isótopo de hidrogênio radioativo chamado trítio. Nas células, o nucleosídio foi convertido em um nucleotídio por fosforilação e incorporado ao DNA recém-replicado. Após variar o número de ciclos de replicação na presença de timidina tritiada, Cairns cuidadosamente isolou o DNA e cobriu-o com emulsão fotográfica por várias semanas. Esse procedimento, denominado autorradiografia, permitiu a Cairns revelar uma imagem da localização do $^{3}H$ no DNA. Conforme o $^{3}H$ decai, ele emite uma partícula beta (um elétron energético). Uma fotografia de manchas pretas resulta de uma reação química que ocorre sempre que uma partícula beta atinge a emulsão. Portanto, cada timidina tritiada incorporada ao DNA aparece como uma mancha preta na fotografia.

Uma vez que o DNA é replicado de modo semiconservativo, após uma rodada de replicação do DNA, cada cromossomo filho recém-sintetizado deve conter uma fita radioativa ("quente") (com $^{3}H$) que é detectada na autorradiografia, e outra fita não radioativa ("fria") que não é detectada. De fato, após um ciclo de replicação em [$^{3}H$] timidina, um anel de manchas pretas apareceu na autorradiografia. Cairns interpretou esse anel como uma fita radioativa recém-formada em uma molécula de DNA filha circular, conforme mostrado na **Figura 7.11A**. Fica óbvio, portanto, que o cromossomo bacteriano é circular – um fato que também emergiu da análise genética descrita anteriormente (ver Capítulo 6). Além disso, Cairns descobriu que os cromossomos capturados no meio de um segundo ciclo de replicação formaram uma estrutura que se assemelhava à letra grega theta (θ), com um fino círculo de pontos consistindo em uma única fita radioativa e uma curva espessa de pontos cortando o interior do círculo de DNA consistindo em duas fitas radioativas (Figura 7.11B). Portanto, esse tipo de replicação costuma ser chamado de replicação theta. As extremidades da curva espessa de pontos definiram os dois locais de replicação do DNA em andamento e são chamadas de **forquilhas de replicação**. Cairns viu todos os tamanhos de padrões autorradiográficos theta, sugerindo que a replicação começa em um lugar e as forquilhas de replicação se movem progressivamente ao redor do anel. Outros experimentos mostraram que a replicação do DNA inicia em uma

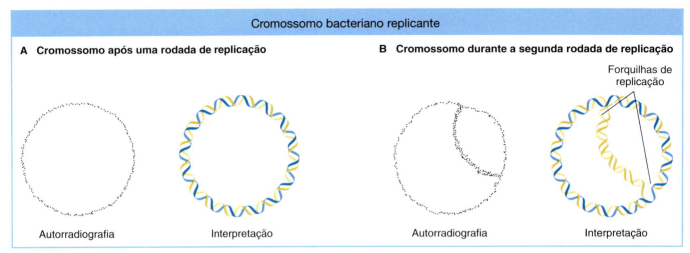

**Figura 7.11** Um cromossomo bacteriano em replicação tem duas forquilhas de replicação. **A.** *Esquerda*: autorradiografia de um cromossomo bacteriano após uma geração de replicação em timidina tritiada. *Direita*: uma interpretação da autorradiografia. A hélice dourada representa a fita tritiada. De acordo com o modelo semiconservativo de replicação, uma das duas fitas deve ser radioativa. **B.** *Esquerda*: autorradiografia de um cromossomo bacteriano na segunda geração de replicação em timidina tritiada. *Direita*: uma interpretação da autorradiografia. As forquilhas de replicação ocorrem nos dois locais de replicação bidirecional de DNA em andamento. Mais uma vez, de acordo com o modelo semiconservativo de replicação, a dupla-hélice recém-replicada que cruza o círculo consiste em duas fitas radioativas (se a fita parental for a radioativa).

sequência de DNA única e específica e se espalha de forma bidirecional (ou seja, em direções opostas) a partir desse local, e ambas as fitas de DNA são replicadas simultaneamente.

**CONCEITO-CHAVE** O experimento de Cairns forneceu evidências adicionais para a replicação semiconservativa e também demonstrou que a replicação em bactérias começa em um local do genoma e se espalha de forma bidirecional por meio de duas bifurcações de replicação.

## 7.4 Replicação em bactérias

**OA 7.5** Descrever os fatores e os eventos envolvidos na replicação do DNA.

Nesta seção, percorreremos as etapas da replicação do DNA em bactérias, enfatizando as atividades das enzimas no replissomo, a máquina molecular multiproteica que realiza a replicação do DNA. Etapas semelhantes ocorrem em eucariotos e são realizadas por enzimas análogas (Tabela 7.2).

### Abertura da dupla-hélice de DNA

Quando a dupla-hélice foi proposta em 1953, a principal objeção era que a replicação dessa estrutura exigiria a abertura da dupla-hélice e a quebra das ligações de hidrogênio que mantêm as fitas unidas. Como seria possível abrir, ou desnovelar, o DNA tão rapidamente e, mesmo se fosse possível, isso não iria sobrecarregar o DNA anterior à forquilha e torná-lo um completo emaranhado? Podemos resolver o problema ao imaginar dois fios de uma corda que são separados em uma extremidade enquanto a outra extremidade é mantida estática (**Figura 7.12A**). Hoje sabemos que o replissomo contém proteínas que abrem a hélice e evitam o enrolamento excessivo: são as **helicases** e as **topoisomerases**, respectivamente.

As helicases são enzimas que rompem as ligações de hidrogênio que mantêm as duas fitas da dupla-hélice unidas. A helicase de replicação de DNA é um homohexâmero em forma de anel de proteínas DnaB (*i. e.*, um complexo de seis cópias de DnaB) que envolve o DNA de fita simples nas forquilhas de replicação. A partir dessa posição, as helicases usam a energia da hidrólise de ATP para descompactar rapidamente a dupla-hélice antes da síntese de DNA (Figura 7.12B, etapa 1). O DNA não enrolado é estabilizado por **proteínas de ligação ao DNA de fita simples (SSB)**, que se ligam ao DNA de fita simples e evitam que o dúplex se forme novamente.

A abertura do DNA por helicases faz com que uma torção extra ocorra antes das forquilhas de replicação, e superespirais se formam para liberar a tensão da torção extra (Figura 7.12B, etapa 1). Torções e superespirais devem ser removidas (ou *relaxadas*, como se diz mais comumente) para permitir que a replicação continue. Isso é feito por enzimas chamadas topoisomerases, das quais um exemplo é a **DNA girase** (Figura 7.12B, etapas 2 e 3). As topoisomerases relaxam o DNA superenrolado quebrando uma única fita de DNA ou ambas, o que permite que o DNA rotacione e torne-se uma molécula relaxada. As topoisomerases terminam seu trabalho religando as fitas do DNA agora relaxado (Figura 7.12B, etapa 4).

**CONCEITO-CHAVE** Helicases, topoisomerases e proteínas de ligação de fita simples geram e mantêm o DNA de fita simples que é usado como molde para a replicação de DNA.

### Montagem do replissomo: iniciação da replicação

A montagem do replissomo é um processo ordenado que começa em um local preciso no cromossomo denominado **origem de replicação**, ou simplesmente origem. A replicação de *E. coli* começa a partir de uma única origem (um *locus* denominado *oriC*) e avança em ambas as direções (com forquilhas móveis em ambas as extremidades, como mostrado na Figura 7.11B) até a fusão das forquilhas. *OriC* tem 245 pares de bases e contém cinco cópias de sequências de 9 pares de bases chamadas caixas de DnaA e um elemento de desenovelamento de DNA adjacente

**Capítulo 7** DNA: Estrutura e Replicação **243**

**Tabela 7.2** Fatores análogos da replicação do DNA em bactérias e eucariotos.

| Função | Bactéria (*E. coli*) | Eucariotos (humanos) |
|---|---|---|
| Reconhece as origens | DnaA | ORC (complexo de reconhecimento de origem) |
| Desenovela a dupla fita de DNA | Helicase DnaB | Helicase MCM2-7 (manutenção de minicromossomo 2 a 7) |
| Auxilia a ligação da helicase | DnaC | Cdc6 e ORC |
| Estabiliza a fita única de DNA | SSB | RPA (fator de replicação A) |
| Remove torções e superespirais | Girase | Topoisomerases |
| Sintetiza os *primers* de RNA | Primase | complexo DNA pol α-primase |
| Alonga o DNA | DNA pol III | DNA pol ε (fita principal) e δ (fita descontínua) |
| Grampo deslizante | Grampo β | PCNA (antígeno nuclear da célula proliferativa) |
| Carregador do grampo | Complexo τ | RFC (fator de replicação C) |
| Remove os *primers* de RNA | DNA pol I | FEN1 |
| Substitui os *primers* de RNA com DNA | DNA pol I | DNA pol ε |
| Liga os fragmentos de Okazaki | DNA ligase | DNA ligase I |

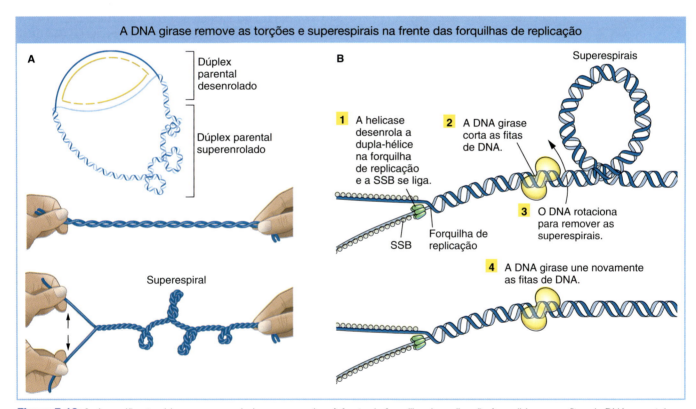

**Figura 7.12 A.** As regiões torcidas e superenroladas se acumulam à frente da forquilha de replicação à medida que as fitas de DNA parentais se separam para a replicação, de forma análoga ao que acontece quando uma corda é separada em filamentos individuais. **B.** A helicase circunda uma cadeia de DNA em cada forquilha de replicação e utiliza a energia da hidrólise do ATP para romper as ligações de hidrogênio entre as bases, separando as duas cadeias e causando a torção e o superenrolamento. As moléculas SSB se ligam ao DNA de fita simples para evitar que voltem a enovelar. Uma topoisomerase chamada DNA girase neutraliza a torção e o superenrolamento, cortando as fitas de DNA, permitindo que rotacionem e, em seguida, voltando a unir as fitas.

que é rico em AT (**Figura 7.13**). A primeira etapa na montagem do replissoma é a ligação de uma proteína chamada DnaA às caixas de DnaA, o que auxilia outros exemplares de DnaA a se ligarem na origem em um processo chamado de oligomerização. A ligação subsequente de DnaA à região rica em AT promove o desenovelamento para formar uma bolha de DNA de fita única. Lembre-se de que os pares de bases A-T são mantidos unidos com apenas duas ligações de hidrogênio, enquanto os pares de bases G-C são mantidos unidos com três. Portanto, é mais fácil separar (desnaturar) a dupla-hélice em trechos de DNA que são enriquecidos em pares de bases A-T.

Após o início do desenovelamento, as proteínas DnaA adicionais ligam-se às regiões de fita simples recém-desenroladas. Com a DnaA revestindo a origem, duas helicases DnaB agora se ligam

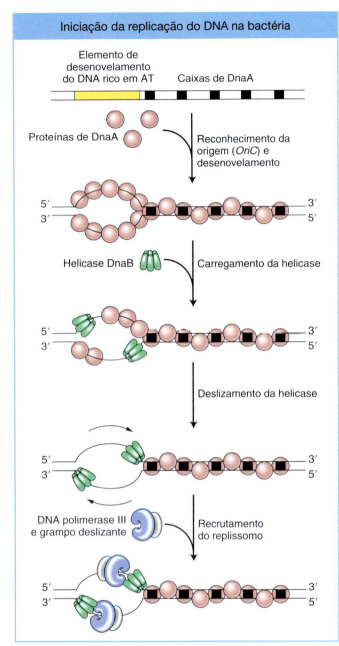

**Figura 7.13** A síntese de DNA é iniciada na origem de replicação (*oriC*) em bactérias. As proteínas DnaA (*rosa*) ligam-se primeiro às caixas de DnaA e depois ocorre a oligomerização em toda a origem. No elemento de desenrolamento de DNA rico em AT, o DnaA separa as duas fitas da dupla-hélice e recruta a helicase DnaB (*verde*) e outros componentes de replissomo (*azul*) para as duas forquilhas de replicação.

e deslizam na direção 5'-para-3' para começar a abrir a hélice nas forquilhas de replicação. Embora a DnaA seja necessária para a montagem do replissomo, ela não faz parte da máquina de replicação. Em vez disso, sua função é apenas trazer o replissomo para o local correto no cromossomo circular para o início da replicação. Conforme a replicação progride por toda a origem, o replissomo desloca a DnaA a partir do DNA.

**CONCEITO-CHAVE** O momento e o local da replicação são cuidadosamente controlados pela montagem ordenada do replissomo em um sítio preciso chamado origem.

## As DNA polimerases catalisam o alongamento da cadeia de DNA

Embora os cientistas suspeitassem que as enzimas desempenhassem um papel na síntese de DNA, essa possibilidade não foi verificada até 1959, quando Arthur Kornberg isolou uma DNA polimerase de *E. coli* e demonstrou sua atividade enzimática *in vitro*. Essa enzima adiciona desoxirribonucleotídios à extremidade 3' de uma cadeia de nucleotídios em crescimento, usando como molde uma fita única de DNA que foi exposta pelo desenovelamento localizado da dupla-hélice (**Figura 7.14**). Os substratos para polimerases de DNA são as formas trifosfato dos desoxirribonucleotídios, dATP, dGTP, dCTP e dTTP (dNTP é usado para se referir a qualquer um dos quatro trifosfatos de desoxinucleosídio). A adição de cada base ao polímero em crescimento é acompanhada pela remoção de dois dos três fosfatos na forma de pirofosfato (PP$_i$). A energia produzida pela clivagem dessa ligação e a subsequente hidrólise do pirofosfato em duas moléculas de fosfato inorgânico ajudam a conduzir o processo de construção de um polímero de DNA.

Hoje, são conhecidas cinco DNA polimerases em *E. coli*. A enzima que Kornberg purificou é chamada **DNA polimerase I** ou DNA pol I. Essa enzima tem três atividades, que parecem estar localizadas em diferentes partes da molécula: (1) uma atividade de polimerase que catalisa o crescimento da cadeia de DNA na direção 5'-para-3', (2) uma atividade de exonuclease 3'-para-5' que remove nucleotídios incompatíveis e (3) uma atividade de exonuclease 5'-para-3' que degrada fitas únicas de DNA ou RNA. Voltaremos ao significado das duas atividades de exonuclease posteriormente neste capítulo.

Embora a DNA pol I tenha um papel na replicação do DNA (consulte a próxima seção), alguns cientistas suspeitavam que ela não era responsável pela maior parte da síntese de DNA porque era muito lenta (cerca de 20 nucleotídios/segundo; nesse ritmo, demoraria cerca de 30 h para replicar o genoma de *E. coli*), muito abundante (cerca de 400 moléculas/célula, o que é mais do que o necessário para as duas forquilhas de replicação) e não era processiva (dissociava-se do DNA após incorporar apenas 20 a 50 nucleotídios). Em 1969, John Cairns e Paula DeLucia resolveram essa questão quando demonstraram que uma cepa de *E. coli* portadora de uma mutação no gene da DNA pol I que tinha menos de 1% de atividade da DNA pol I ainda era capaz de crescer normalmente e replicar seu DNA. Eles concluíram que outra DNA polimerase catalisa a síntese de DNA na forquilha de replicação. Posteriormente, foi demonstrado que essa enzima era a **DNA polimerase III** (**DNA pol III**).

**CONCEITO-CHAVE** As DNA polimerases sintetizam DNA na direção 5'-para-3' usando DNA de fita simples como molde.

## A replicação do DNA é semidescontínua

Outro problema na replicação do DNA surge porque as DNA polimerases conseguem estender uma cadeia, mas não são capazes de iniciar uma cadeia. Portanto, a síntese deve ser iniciada por um *primer*, uma cadeia curta de nucleotídios que forma um segmento de ácido nucleico dúplex (**Figura 7.15**). Os *primers* são sintetizados por um conjunto de proteínas denominado **primossomo**, do qual um componente central é uma RNA polimerase chamada **primase** (**Figura 7.16**). A primase copia o molde de DNA na direção 5'-para-3', produzindo um

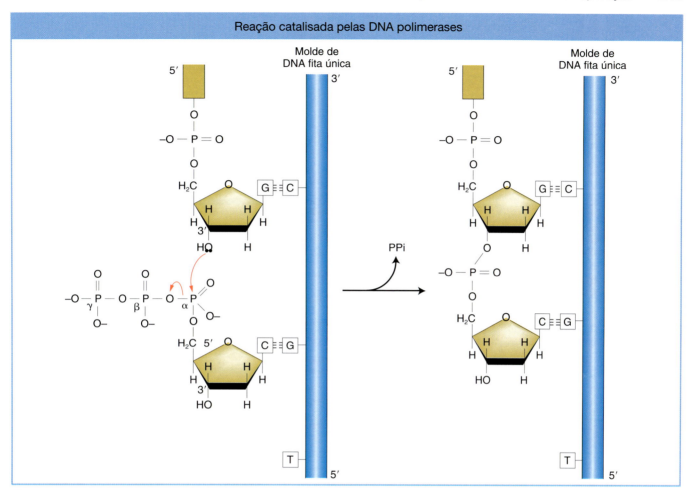

**Figura 7.14** DNA polimerases catalisam a reação de alongamento da cadeia. Uma base dNTP, neste caso, dCTP, pareia com o molde de DNA de fita simples, o grupo 3'-OH livre no final da cadeia de DNA em crescimento é ativado para atacar o fosfato alfa ($\alpha$) do dNTP, resultando na ligação de dNMP na extremidade 3' e liberação dos fosfatos $\beta$ e $\gamma$ ligados ($PP_i$). Assim, a cadeia de DNA é alongada na direção 5'-para-3' pelas DNA polimerases.

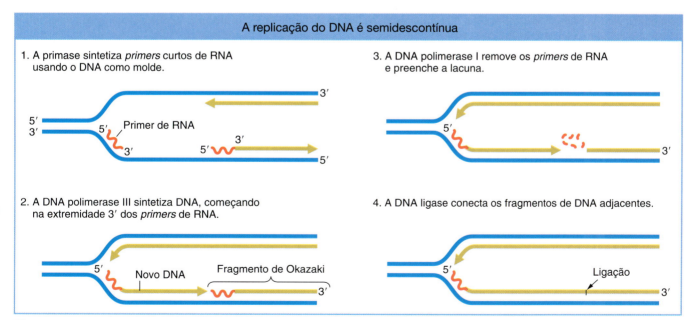

**Figura 7.15** A replicação do DNA ocorre na forquilha de replicação, na qual a dupla-hélice é desenrolada e as duas fitas são separadas. A replicação do DNA avança continuamente na direção da forquilha de replicação que se desenrola para a fita principal, contínua. Em contraste, o DNA é sintetizado em segmentos curtos na direção oposta à forquilha de replicação para a fita descontínua. A DNA polimerase requer um *primer*, uma cadeia curta de nucleotídios, para iniciar a síntese. Detalhes adicionais são fornecidos no texto.

## A replicação do DNA envolve os mecanismos específicos de cada fita

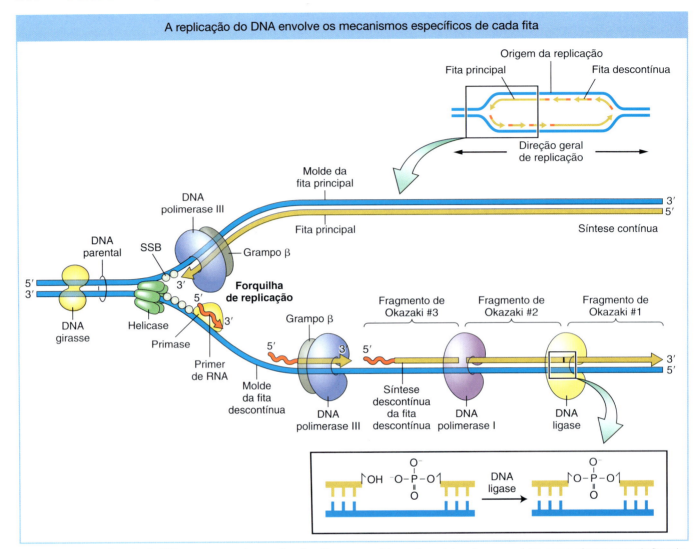

**Figura 7.16** A replicação do DNA ocorre em ambas as direções. Os mesmos fatores de proteína são necessários para a síntese tanto da fita principal quanto da descontínua, mas a síntese ocorre em um único trecho contínuo na fita principal e em trechos curtos na fita descontínua. O grampo β é necessário para a síntese processiva de DNA. A helicase separa as fitas do DNA parental e a girase (uma topoisomerase) remove as torções e superespirais do DNA. As proteínas de ligação ao DNA de fita simples (SSBs) evitam que as fitas separadas do DNA se enovelem novamente. A primase produz *primers* de RNA curtos para a síntese contínua pela DNA pol III da fita principal, bem como a síntese descontínua da fita descontínua como fragmentos de Okazaki. A DNA pol I remove *primers* de RNA e preenche as lacunas resultantes. Por último, a DNA ligase une os fragmentos de DNA.

RNA curto de cerca de 11 nucleotídios. A DNA pol III, então, assume e continua a copiar o molde de DNA, estendendo-se para além da extremidade 3′ do *primer* de RNA.

Como as DNA polimerases só sintetizam DNA na direção 5′-para-3′, apenas uma das duas fitas do molde do DNA pode servir como molde para a replicação na mesma direção do movimento de cada forquilha de replicação (ver Figura 7.15). Para essa fita, chamada de **fita principal** ou **contínua** (*leading*), a síntese ocorre de maneira contínua e uniforme. A síntese no outro molde também está na direção 5′-para-3′, mas como está na direção oposta à do movimento da forquilha de replicação, ela deve ser feita em segmentos curtos. A reinicialização da síntese ocorre para cada segmento à medida que a forquilha crescente expõe um novo molde de DNA. Os trechos de 1000-2000 nucleotídios do DNA recém-sintetizado são chamados de **fragmentos de Okazaki**, em homenagem ao seu descobridor, Reiji Okazaki. Tal como acontece com a síntese da fita principal, cada fragmento de Okazaki é iniciado na extremidade 5′ por um *primer* de RNA sintetizado pela primase. Assim, para essa fita, chamada de **fita descontínua** (*lagging*), a síntese ocorre de forma descontínua. Como a replicação do DNA é contínua para a fita principal e descontínua para a fita descontínua, o processo geral é descrito como **semidescontínuo**.

> **CONCEITO-CHAVE** A replicação do DNA é descrita como semidescontínua porque uma fita molde de DNA é sintetizada continuamente e a outra é sintetizada como uma série de fragmentos descontínuos.

Uma DNA polimerase diferente, a DNA pol I, remove os *primers* de RNA com sua atividade de exonuclease 5′-para-3′ e preenche as lacunas com sua atividade de polimerase 5′-para-3′ (Figura 7.16). Como mencionado anteriormente, a DNA pol I é a enzima originalmente purificada por Kornberg. Outra enzima, a **DNA ligase,** une a extremidade 3′ da lacuna de DNA a ser preenchida à extremidade 5' do fragmento de Okazaki seguinte. Em geral, as ligases de DNA unem pedaços quebrados de DNA catalisando a formação de uma ligação fosfodiéster entre um fosfato 5' de um fragmento e um grupo 3' OH de um fragmento adjacente.

**CONCEITO-CHAVE** A síntese de DNA pela DNA polimerase III requer um *primer* de RNA, sintetizado pela enzima primase, uma RNA polimerase.

## A replicação do DNA é precisa e rápida

Uma característica da replicação do DNA é sua precisão, também chamada de fidelidade: no geral, menos de um erro ocorre a cada $10^{10}$ nucleotídeos. Parte da razão para a precisão da replicação do DNA é que tanto a DNA pol I quanto a DNA pol III apresentam uma atividade de exonuclease 3'-para-5', que tem uma função de "revisão" por excisão de bases incompatíveis inseridas incorretamente (**Figura 7.17**). Uma vez que a base incompatível é removida, a polimerase tem outra chance de adicionar a base complementar correta.

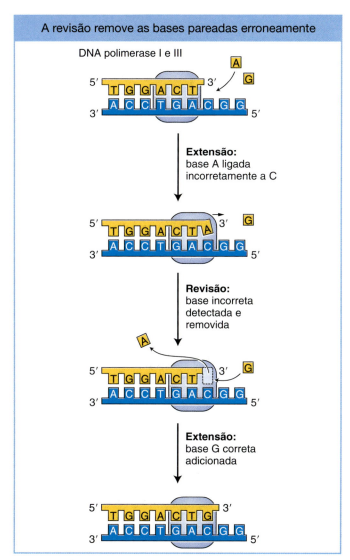

**Figura 7.17** As DNA polimerases I e III usam sua atividade de exonuclease 3'-para-5' para remover o pareamento errôneo A-C.

Como seria de se esperar, as cepas mutantes sem atividade funcional de exonuclease 3'-para-5' têm uma taxa mais alta de mutação. Além disso, como a primase não apresenta uma função de revisão, o *primer* de RNA tem mais probabilidade do que o DNA de conter erros. A necessidade de manter a alta fidelidade de replicação é uma das razões pelas quais os *primers* de RNA nas extremidades dos fragmentos de Okazaki devem ser removidos e substituídos por DNA. Somente depois que o *primer* de RNA desaparece, a DNA pol I catalisa a síntese de DNA para substituir o *primer*. As incompatibilidades que escapam à revisão são corrigidas por mecanismos de reparo de DNA que serão abordados em detalhes no Capítulo 15.

**CONCEITO-CHAVE** As DNA polimerases I e III apresentam atividade de revisão, mas a primase não.

Outra característica da replicação do DNA é a velocidade. A *E. coli* leva cerca de 40 minutos para replicar seu cromossomo. Portanto, seu genoma de cerca de 5 milhões de pares de bases deve ser copiado a uma taxa de cerca de *2.000 nucleotídeos por segundo*. A partir do experimento de Cairns, sabemos que *E. coli* usa apenas duas forquilhas de replicação para copiar todo o seu genoma. Assim, cada forquilha deve ser capaz de se mover a uma taxa de cerca de *1.000 nucleotídeos por segundo*. O que é notável sobre todo o processo de replicação do DNA é que ele não sacrifica a velocidade pela precisão. Como é possível manter a velocidade e a precisão, dada a complexidade das reações na forquilha de replicação? A resposta é que a DNA polimerase é parte de um grande complexo que coordena as atividades na forquilha de replicação. Esse complexo, o replissomo, é um exemplo de uma "máquina molecular". Você encontrará outros exemplos nos capítulos posteriores. A descoberta de que a maioria das funções principais das células – replicação, transcrição e tradução, por exemplo – são realizadas por grandes complexos de multisubunidades mudou a maneira como compreendemos as células. Para começar a entender o porquê, vamos examinar o replissomo mais de perto.

Alguns dos componentes de interação do replissomo em *E. coli* são mostrados na **Figura 7.18**. Na forquilha de replicação, o núcleo catalítico da DNA pol III é parte de um complexo muito maior, denominado **holoenzima DNA pol III**, que consiste em dois núcleos catalíticos e várias proteínas acessórias. Um dos núcleos catalíticos atua sobre a síntese da fita principal, enquanto o outro atua sobre a fita descontínua. A fita descontínua é mostrada formando uma alça para que o replissomo possa coordenar a síntese de ambas as fitas e se mover na direção da forquilha de replicação. Algumas das proteínas acessórias (não visíveis na Figura 7.18) formam uma conexão que liga os dois núcleos catalíticos, coordenando, assim, a síntese das fitas principal e descontínua.

**CONCEITO-CHAVE** Uma máquina molecular chamada replissomo realiza a síntese de DNA. Ela inclui duas unidades de DNA polimerase para atuas sobre a síntese em cada fita e coordena a atividade das proteínas acessórias necessárias para abrir a dupla-hélice, estabilizar as fitas simples e processar *primers* de RNA.

A ligação da DNA pol III ao molde de DNA é mantida por outras proteínas acessórias, o **grampo β** (também conhecido como a **grampo deslizante**), que circunda o DNA como uma

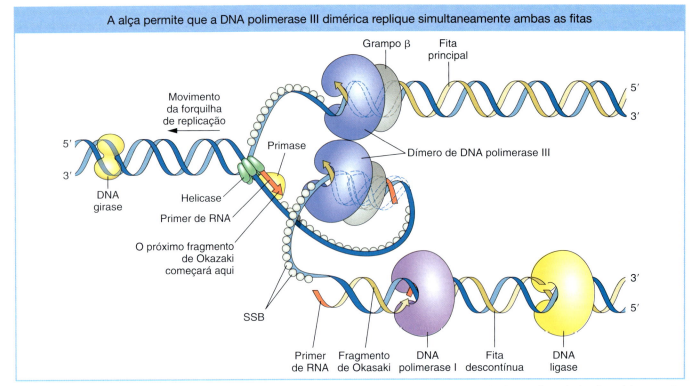

**Figura 7.18** Um dímero de enzimas de DNA pol III coordena a replicação das cadeias de DNA principal e descontínua. A alça do molde para a fita descontínua a orienta para a síntese pela DNA pol III na direção 5'-para-3'. A DNA pol III libera o molde de fita descontínua depois de sintetizar 1000-2000 nucleotídios, uma nova alça é formada e a primase sintetiza um *primer* de RNA para iniciar outro fragmento de Okazaki.

rosquinha, e o carregador de grampo (também chamado de complexo τ), que monta grampos β no DNA. O grampo β transforma a DNA pol III de uma enzima que pode adicionar apenas 10 nucleotídios antes de sair do molde (chamada de **enzima distributiva**) em uma enzima que fica na forquilha em movimento e adiciona dezenas de milhares de nucleotídios (chamada de **enzima processiva**). Em suma, por meio da ação de proteínas acessórias, a síntese de ambas as fitas, principal ou contínua e atrasada ou descontínua, é rápida e altamente coordenada.

Observe que a primase, a enzima que sintetiza o *primer* de RNA, não está tocando a proteína grampo. Portanto, a primase atua como uma enzima distributiva – adiciona apenas alguns ribonucleotídios antes de se dissociar do molde. Esse modo de ação faz sentido porque os *primers* só precisam ser longos o suficiente para formar um ponto de partida dúplex adequado para a DNA pol III.

**CONCEITO-CHAVE** O grampo β converte a DNA polimerase III de uma enzima distributiva em uma processiva.

## 7.5 Replicação em eucariotos

**OA 7.6** Explicar por que e como a replicação do DNA difere entre bactérias e eucariotos.

A replicação do DNA em bactérias e eucariotos usa um mecanismo semiconservativo e emprega a síntese das fitas principal e descontínua. Por esse motivo, não deve ser surpresa que os componentes dos replissomos bacterianos e eucarióticos sejam muito semelhantes (ver Tabela 7.2). Contudo, como os genomas eucarióticos são maiores e têm cromossomos lineares, não circulares, existem complexidades mecanísticas adicionais e fatores associados. Bactérias como *E. coli* geralmente completam a replicação em cerca de 40 minutos, mas em eucariotos, a quantidade de tempo para completar a replicação pode variar de alguns minutos a muitas horas, a depender de várias características, incluindo o tamanho do genoma, o número de origens e o tipo de célula. Os eucariotos também precisam resolver o problema de coordenação da replicação de mais de um cromossomo.

### Origens eucarióticas de replicação

Para entender as origens da replicação eucariótica, primeiro vamos voltar nossa atenção para a levedura eucariótica simples (*Saccharomyces cerevisiae*). Muitas proteínas eucarióticas com funções nas origens de replicação foram identificadas pela primeira vez na levedura devido à facilidade da análise genética (consulte o quadro Organismo modelo de levedura no Capítulo 12). As origens de replicação na levedura são referidas como sequências de replicação autônoma (ARS) e são muito semelhantes à *oriC* em *E. coli*. As ARS têm cerca de 100 a 200 pares de bases de comprimento e contêm vários elementos de sequência de DNA conservados, incluindo um elemento rico em AT que se abre quando uma proteína iniciadora se liga a elementos adjacentes. Ao contrário dos cromossomos bacterianos, cada cromossomo eucariótico tem muitas origens de replicação para replicar rapidamente os genomas eucarióticos muito maiores. Aproximadamente 400 origens de replicação estão dispersas nos 16 cromossomos da levedura, e os humanos têm de 40.000 a 80.000 origens entre os 23 cromossomos. Portanto, em eucariotos, a replicação avança em ambas as direções a partir de vários pontos de origem (**Figura 7.19**). As hélices

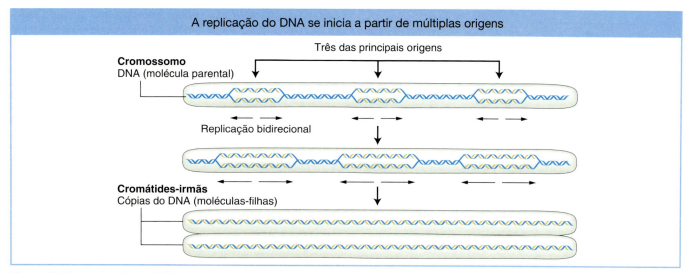

**Figura 7.19** A replicação do DNA avança em ambas as direções a partir de uma origem de replicação. Três origens de replicação são mostradas neste exemplo.

duplas que são produzidas em cada origem se alongam e, por fim, unem-se umas às outras. Quando a replicação das duas fitas está completa, originam-se duas moléculas-filhas idênticas de DNA.

**CONCEITO-CHAVE** A replicação avança em ambas as direções a partir de centenas ou milhares de origens em cromossomos eucarióticos lineares.

## Replicação de DNA e o ciclo celular da levedura

A síntese de DNA ocorre apenas na fase S (síntese) do ciclo celular eucariótico (**Figura 7.20**). Como o início da síntese de DNA é limitado a esta única fase? Na levedura, o método de controle é vincular a montagem de replissomo ao ciclo celular. A **Figura 7.21** mostra o processo. Na levedura, três proteínas são necessárias para iniciar a montagem do replissomo. O **complexo de reconhecimento de origem** (**ORC**) primeiro liga-se às sequências nas origens da levedura, assim como a proteína DnaA faz em *E. coli*. O ORC, atua, então como uma plataforma de pouso para recrutar Cdc6 para origens no início da fase gap 1 (G1) do ciclo celular. Juntos, ORC e Cdc6 carregam um complexo de Cdt1 e helicase. Um segundo complexo helicase-Cdt1 é recrutado por meio da associação com o complexo helicase-Cdt1 já montado. Uma vez que as helicases estão no DNA na fase S inicial, o Cdc6 e o Cdt1 são liberados e as polimerases de DNA são carregadas no DNA. A replicação está ligada ao ciclo celular através da disponibilidade de Cdc6 e Cdt1. Na levedura, essas proteínas são sintetizadas durante a mitose tardia (M) e a fase G1 e são destruídas por proteólise no início da fase S. Dessa forma, o replissomo só pode ser montado antes da fase S. Uma vez que a replicação se iniciou, novos replissomos não podem se formar nas origens, porque Cdc6 e Cdt1 não estão mais disponíveis.

**CONCEITO-CHAVE** A replicação do DNA em eucariotos requer Cdc6 e Cdt1, proteínas que estão disponíveis apenas durante a mitose tardia (M) e a fase G1, garantindo que o genoma seja replicado apenas uma vez por ciclo celular.

## Origens de replicação em eucariotos superiores

Como já exposto, a maioria das aproximadamente 400 origens de replicação em leveduras são compostas de sequências de *motifs* de DNA semelhantes (100 a 200 pares de bases de comprimento)

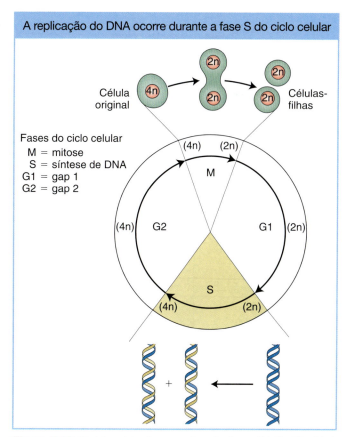

**Figura 7.20** O ciclo celular é composto pelas fases G1, S, G2 e M. A replicação do DNA ocorre durante a fase S, e a segregação cromossômica e a divisão celular ocorrem durante a fase M. Os números entre parênteses indicam a ploidia (ou seja, o número de conjuntos de cromossomos) em cada fase do ciclo celular em um organismo diploide.

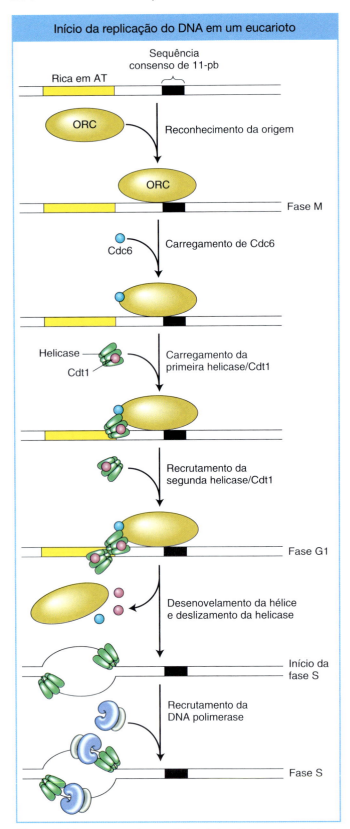

**Figura 7.21** Esse exemplo eucariótico de levedura mostra o início da síntese de DNA em uma origem de replicação. Semelhante à iniciação em bactérias (ver Figura 7.13), as sequências na origem de replicação são ligadas por um complexo de proteína, nesse caso, o complexo de reconhecimento de origem (ORC), que recruta as helicases para separar as duas fitas da dupla-hélice. Os fatores regulados pelo ciclo celular Cdc6 e Cdt1 são essenciais para o recrutamento das helicases, ligando, assim, a replicação do DNA ao ciclo celular.

que são reconhecidos por subunidades do ORC. Embora todos os eucariotos caracterizados tenham proteínas ORC semelhantes, as origens de replicação em eucariotos superiores, como os humanos, são muito mais longas, possivelmente até dezenas de milhares ou centenas de milhares de pares de bases. Fundamentalmente, eles têm similaridade de sequência limitada. Assim, embora o ORC da levedura reconheça sequências de DNA específicas em cromossomos de levedura, não está claro nesse momento o que os ORCs relacionados de eucariotos superiores reconhecem, mas a característica reconhecida provavelmente não é uma sequência de DNA específica. Em termos práticos, essa incerteza significa que é muito mais difícil isolar origens de humanos e outros eucariotos superiores, porque os cientistas não podem usar uma sequência de DNA isolada de origem humana, por exemplo, para realizar uma pesquisa de computador de toda a sequência do genoma humano para encontrar outras origens.

Se os ORCs de eucariotos superiores não interagem com uma sequência específica espalhada pelos cromossomos, como eles encontram as origens da replicação? Acredita-se que esses ORCs interajam indiretamente com as origens por associação com outros complexos de proteínas que estão ligados aos cromossomos. Esse mecanismo de reconhecimento pode ter evoluído de modo que os eucariotos superiores podem regular o tempo de replicação do DNA durante a fase S. As regiões ricas em genes do cromossomo (a eucromatina) são conhecidas há algum tempo por se replicarem no início da fase S, enquanto as regiões pobres em genes, incluindo a heterocromatina densamente compactada, se replicam no final da fase S (ver Capítulo 12 para mais informações sobre a eucromatina e heterocromatina).

**CONCEITO-CHAVE** As origens de replicação da levedura, como a origem nas bactérias, contêm uma sequência de DNA conservada que é reconhecida pelo ORC e por outras proteínas necessárias para montar o replissomo. Em contraste, tem sido difícil isolar e estudar as origens de eucariotos superiores, porque elas são longas e complexas e não contêm uma sequência de DNA conservada.

## Telômeros e telomerase: término da replicação

A replicação do DNA linear em um cromossomo eucariótico avança em ambas as direções a partir de numerosas origens de replicação, conforme mostrado na Figura 7.19. Esse processo replica a maior parte do DNA cromossômico, mas há um problema inerente na replicação das duas extremidades do DNA linear, as regiões chamados **telômeros**. A síntese contínua da fita principal pode prosseguir até a ponta do molde. No entanto, a síntese da fita descontínua exige *primers* antes do processo; então, quando o último *primer* é removido, faltam sequências no final da fita (**Figura 7.22**, lacuna terminal). A cada ciclo de replicação subsequente, o telômero continuaria a encurtar, perdendo informações essenciais de codificação.

As células desenvolveram um sistema especializado para evitar essa perda. A solução tem duas partes. Primeiro, as extremidades dos cromossomos têm uma sequência simples que é repetida muitas vezes. Assim, cada vez que um cromossomo é replicado e encurtado, apenas essas sequências repetidas, que não contêm informações de codificação de proteínas, são perdidas. Em segundo lugar, uma enzima chamada **telomerase** adiciona essas sequências repetidas de volta às extremidades do cromossomo.

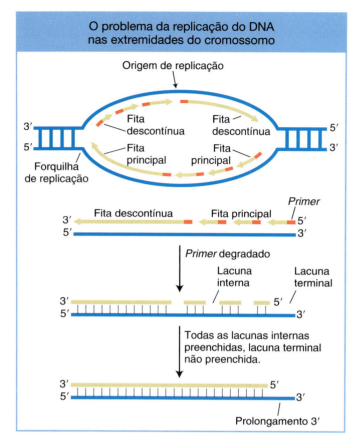

**Figura 7.22** *Acima*: a replicação de cada fragmento de Okazaki para a fita descontínua começa com um *primer*. *Abaixo*: o destino da fita inferior na bolha de transcrição. Quando o *primer* para, o último fragmento de Okazaki da fita descontínua é removido, não há como preencher a lacuna pela replicação convencional. Um cromossomo encurtado seria o resultado quando o cromossomo contendo a lacuna fosse replicado.

**CONCEITO-CHAVE** Os telômeros estabilizam os cromossomos ao impedir a perda de informações genômicas após cada rodada de replicação do DNA.

A descoberta de que as extremidades dos cromossomos são formadas por sequências repetidas em tandem foi feita em 1978 por Elizabeth Blackburn e Joe Gall, que estavam estudando o DNA no macronúcleo incomum do ciliado unicelular *Tetrahymena*. Como outros ciliados, a *Tetrahymena* tem um micronúcleo convencional e um macronúcleo incomum, no qual os cromossomos são fragmentados em milhares de pedaços do tamanho de um gene com novas extremidades adicionadas a cada pedaço. Com tantas extremidades cromossômicas, a *Tetrahymena* tem cerca de 40.000 telômeros e, como tal, foi a escolha perfeita para determinar a composição da estrutura. Blackburn e Gall conseguiram isolar fragmentos contendo os genes para o RNA ribossômico (fragmentos chamados rDNA; consulte o Capítulo 9 para saber mais sobre ribossomos) usando centrifugação em gradiente de CsCl, a técnica desenvolvida por Meselson e Stahl para estudar o DNA recém-replicado de *E. coli*. As extremidades dos fragmentos de rDNA continham matrizes em tandem da sequência TTGGGG (*i. e.*, TTGGGGTTGGGGTTGGGG...). Agora sabemos que quase todos os eucariotos apresentam repetições tandem curtas nas extremidades dos cromossomos; entretanto, a sequência não é exatamente a mesma. Os cromossomos humanos, por exemplo, terminam em cerca de 10 a 15 kb de repetições em tandem da sequência TTAGGG.

A questão de como essas repetições são adicionadas ao cromossomo ao término de cada rodada de replicação foi discutida por Elizabeth Blackburn e Carol Greider. Elas levantaram a hipótese de que uma enzima catalisou o processo. Trabalhando novamente com extratos do macronúcleo da *Tetrahymena*, elas identificaram a enzima telomerase, que adiciona as repetições curtas às extremidades 3′ do DNA. A telomerase é um complexo RNA-proteína, também chamado de complexo ribonucleoproteína (RNP). O componente proteico do complexo da telomerase é um tipo especial de DNA polimerase conhecido como transcriptase reversa, que usa RNA como molde para sintetizar DNA. O componente de RNA do complexo telomerase varia em comprimento de 159 nucleotídios em *Tetrahymena* a 450 nucleotídios em humanos e cerca de 1300 nucleotídios na levedura *Saccharomyces cerevisiae*. Em todos os vertebrados, incluindo humanos, uma região no RNA da telomerase contém a sequência 3′-AAUCCC-5′ que serve como molde para a síntese da unidade de repetição 5′-TTAGGG-3′ pelo mecanismo mostrado na **Figura 7.23**. Resumidamente, o RNA da telomerase primeiro se emparelha com o prolongamento 3′ do DNA, que é então ampliado com o uso dos dois componentes da telomerase: o RNA e a proteína transcriptase reversa. Após a adição de uma repetição à extremidade 3′, o RNA da telomerase se move ao longo do DNA para que a extremidade 3′ possa ser ainda mais estendida por sua atividade de polimerase. A extremidade 3′ continua a ser estendida pelo movimento repetido do RNA da telomerase. A primase e as DNA polimerases usam, então, o longuíssimo prolongamento 3′ como molde para preencher a extremidade da outra fita de DNA. Trabalhando com Blackburn, um terceiro pesquisador, Jack Szostak, mostrou que os telômeros também existem na menos incomum levedura eucariota. Por contribuírem para a descoberta de como a telomerase protege os cromossomos do encurtamento, Blackburn, Greider e Szostak receberam o Prêmio Nobel de Medicina ou Fisiologia de 2009.

**CONCEITO-CHAVE** Os telômeros são estruturas especializadas nas extremidades de cromossomos lineares que contêm repetições em tandem de uma sequência curta de DNA que é adicionada à extremidade 3′ pela enzima telomerase.

Além de prevenir a erosão do material genético após cada rodada de replicação, os telômeros preservam a integridade cromossômica associando-se a proteínas como WRN, TRF1 e TRF2, para formar uma estrutura protetora chamada **alça telomérica (alça t)** (**Figura 7.24**). Essas estruturas sequestram o prolongamento de fita simples 3′, que pode ter até 100 nucleotídios de comprimento. Sem as alças t, as extremidades dos cromossomos seriam confundidas com quebras de fita dupla pela célula e tratadas de acordo. Como veremos no Capítulo 15, as quebras da fita dupla são potencialmente muito perigosas porque podem resultar em instabilidade cromossômica, que pode levar ao câncer e a uma variedade de fenótipos associados ao envelhecimento. Por esse motivo, quando uma quebra de fita dupla é detectada, as células respondem de várias maneiras, dependendo, em parte, do tipo de célula e da extensão do dano. Por exemplo, uma quebra de fita dupla pode ser fundida a outra quebra, ou a

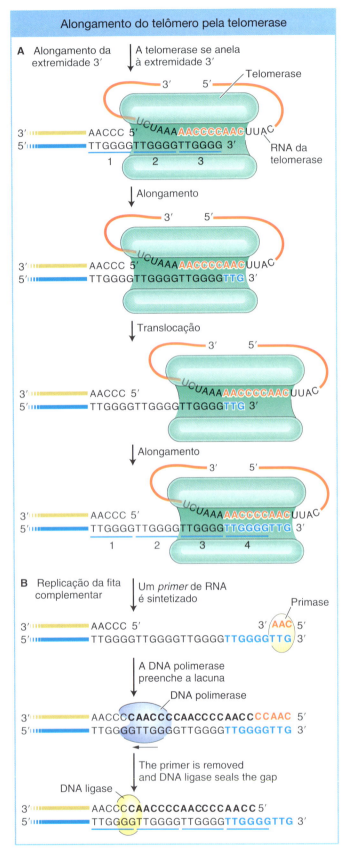

**Figura 7.23 A.** A telomerase carrega um pequeno RNA (letras vermelhas) que atua como um molde para a adição de uma sequência de DNA complementar, que é adicionado ao prolongamento 3′ (letras azuis). Para adicionar outra repetição, a telomerase se transloca para o final da repetição que acabou de ser adicionada. **B.** O prolongamento 3′ estendido serve, então, como molde para a replicação de DNA convencional.

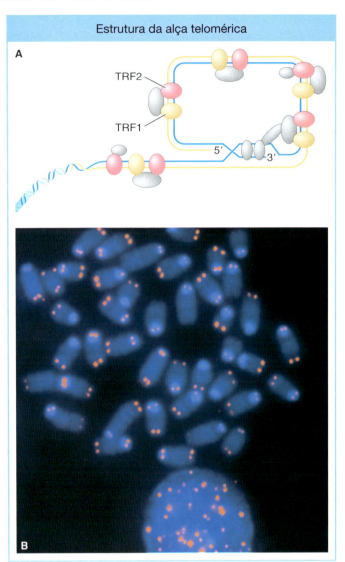

**Figura 7.24** Uma estrutura de alça telomérica (alça t) protege as extremidades dos cromossomos. **A.** O prolongamento 3′ está "oculto" quando desloca uma fita de DNA em uma região na qual as repetições teloméricas são de fita dupla. As proteínas TRF1 e TRF2 ligam-se a repetições teloméricas, enquanto outras proteínas, incluindo WRN, ligam-se a TRF1 e TRF2, formando, assim, a estrutura protetora. **B.** Os telômeros são visualizados em rosa, nas extremidades dos cromossomos, mostrados em azul, por microscopia de imunofluorescência. [*SCIENCE SOURCE/Science Source.*]

célula pode limitar os danos ao organismo ao interromper a divisão celular adicional (chamada senescência) ou iniciar uma via de morte celular (chamada apoptose).

**CONCEITO-CHAVE** Os telômeros estabilizam os cromossomos associando-se às proteínas para formar uma estrutura que "esconde" as extremidades dos cromossomos do mecanismo de reparo do DNA da célula.

Curiosamente, embora a maioria das células germinativas tenha muitas telomerases, as células somáticas produzem pouquíssima ou nenhuma telomerase. Por esse motivo, os cromossomos das células somáticas em proliferação ficam progressivamente mais curtos a cada divisão celular, até que a célula interrompa todas as divisões e entre na fase de senescência. Essa observação levou muitos pesquisadores a suspeitar que havia uma ligação entre o encurtamento do telômero e o envelhecimento. Geneticistas que estudam doenças humanas que levam a um fenótipo de envelhecimento prematuro descobriram evidências que apoiam essa conexão. Pessoas com síndrome de Werner apresentam início precoce de muitos eventos relacionados à idade, incluindo enrugamento da pele, catarata, osteoporose, cabelos grisalhos e doenças cardiovasculares (Figura 7.25). Estudos genéticos e bioquímicos descobriram que as pessoas afetadas têm telômeros mais curtos do que as pessoas normais devido a uma mutação em um gene chamado WRN (conferindo síndrome de Werner), que codifica uma helicase que se associa a proteínas que compõem a alça telomérica (TRF2, Figura 7.25). Criou-se a hipótese de que essa mutação interrompe o telômero normal, resultando em instabilidade cromossômica e envelhecimento prematuro. Pacientes com outra síndrome do envelhecimento prematuro, chamada disqueratose congênita, também têm telômeros mais curtos do que os de pessoas saudáveis da mesma idade e abrigam mutações em genes necessários para a atividade da telomerase.

Os geneticistas também se interessam muito pelas conexões entre telômeros e câncer. Ao contrário das células somáticas normais, cerca de 80% das células cancerosas apresentam atividade de telomerase. A capacidade de manter telômeros funcionais pode ser uma razão pela qual as células cancerosas, mas não as células normais, conseguem crescer em cultura de células por décadas e são consideradas imortais. Como tal, muitas empresas farmacêuticas estão buscando capitalizar essa diferença entre células cancerosas e normais, desenvolvendo fármacos que visam seletivamente as células cancerosas, inibindo a atividade da telomerase.

**CONCEITO-CHAVE** Os telômeros e as telomerases estão associados ao envelhecimento e ao câncer.

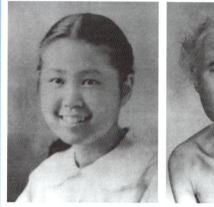
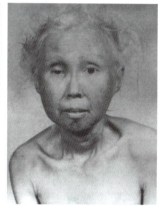

**Figura 7.25** Mulher com síndrome de Werner aos 15 anos (*esquerda*) e aos 48 (*direita*). [*International Registery of Werner Syndrome*, www.wernersyndrome.org.]

## RESUMO

Trabalhos experimentais sobre a natureza molecular do material hereditário demonstraram de forma conclusiva que o DNA (não proteína, lipídios ou carboidratos) é o material genético. Usando dados obtidos por outros, Watson e Crick deduziram um modelo de dupla-hélice com duas fitas de DNA enroladas uma na outra e funcionando de maneira antiparalela. A ligação das duas fitas é baseada no encaixe da adenina (A) com a timina (T) e da guanina (G) com acitosina (C). O primeiro par é mantido por duas ligações de hidrogênio; o último, por três.

O modelo Watson-Crick mostra como o DNA pode ser replicado de maneira ordenada – um requisito primordial para o material genético. A replicação é realizada de modo semiconservativo em bactérias e eucariotos. Uma dupla-hélice é replicada para formar duas hélices idênticas, cada uma com seus nucleotídios na ordem linear idêntica; cada uma das duas novas hélices duplas é composta por uma fita de DNA antiga e outra recém-polimerizada.

A dupla-hélice do DNA é desenovelada em uma forquilha de replicação e as duas fitas simples servem como moldes para a polimerização de nucleotídios livres. Os nucleotídios são polimerizados pela enzima DNA polimerase, que adiciona novos nucleotídios apenas à extremidade 3′ de uma cadeia crescente de DNA. Como a adição acontece apenas nas extremidades 3′, a polimerização em um molde é contínua, produzindo a fita principal, e, no outro, é descontínua, formando trechos curtos (fragmentos de Okazaki) e produzindo a fita descontínua. A síntese da fita principal e de cada fragmento de Okazaki é iniciada por um *primer* curto de RNA (sintetizado pela primase) que fornece uma extremidade 3′ para a adição de desoxirribonucleotídio.

Os vários eventos que precisam ocorrer com precisão e rapidez na forquilha de replicação são executados por uma máquina biológica chamada replissomo. Esse complexo de proteínas inclui duas unidades de DNA polimerase, uma para produzir a fita principal e a outra para produzir a fita descontínua. Dessa forma, a síntese mais complexa e a junção de fragmentos de Okazaki em uma fita contínua pode ser coordenada temporalmente com a síntese menos complexa da fita principal. O local e o momento de ocorrência da replicação são cuidadosamente controlados pela montagem ordenada do replissomo em determinados locais nos cromossomos chamados de origens. Os genomas eucarióticos podem ter dezenas de milhares de origens. A montagem dos replissomos nas origens ocorre apenas em um momento específico do ciclo celular.

As extremidades dos cromossomos lineares (telômeros) em eucariotos representam um problema para o sistema de replicação porque sempre há um pequeno trecho em uma fita que não pode ser preparado. A enzima telomerase adiciona várias sequências curtas e repetitivas para manter o comprimento dos telômeros. A telomerase carrega um pequeno RNA que atua como molde para a síntese de repetições teloméricas. Essas repetições teloméricas não codificadoras se associam a proteínas para formar uma alça telomérica que protege contra danos ao DNA. Os telômeros encurtam com a idade porque a telomerase não é produzida nas células somáticas. Indivíduos com telômeros defeituosos experimentam um envelhecimento prematuro.

**254**  Parte 2  Princípios Fundamentais em Genética Molecular e do Desenvolvimento

## TERMOS-CHAVE

adenina (p. 235)
alça telomérica (alça t) (p. 251)
antiparalelo (p. 238)
bases (p. 235)
bases complementares (p. 238)
ciclo celular (p. 249)
citosina (p. 235)
código genético (p. 239)
complexo de reconhecimento de origem (ORC) (p. 249)
desoxinucleotídio (p. 235)
desoxirribose (p. 235)
DNA girase (p. 242)
DNA ligase (p. 246)
DNA polimerase I (DNA pol I) (p. 244)
DNA polimerase III (DNA pol III) (p. 244)
dupla-hélice (p. 232)
enzima distributiva (p. 248)

enzima processiva (p. 248)
fita descontínua (p. 246)
fita principal (p. 246)
forquilha de replicação (p. 241)
fosfato (p. 235)
fragmento de Okazaki (p. 246)
grampo β (grampo deslizante) (p. 247)
guanina (p. 235)
helicase (p. 242)
holoenzima DNA pol III (p. 247)
ligação de DNA de fita simples (SSB)
molde (p. 242)
molécula-filha (p. 240)
molécula parental (p. 240)
nucleosídio (p. 241)
nucleotídio (p. 232)
origem de replicação (origem) (p. 242)
pirimidina (p. 235)
primase (p. 244)

*primer* (p. 244)
primossomo (p. 244)
proteína (p. 232)
purina (p. 235)
radioisótopo (p. 234)
replicação conservativa (p. 240)
replicação de DNA (p. 232)
replicação dispersiva (p. 240)
replicação semiconservativa (p. 239)
replissomo (p. 232)
ribose (p. 235)
semidescontínuo (p. 246)
sulco maior (p. 238)
sulco menor (p. 238)
telomerase (p. 250)
telômero (p. 250)
timina (p. 235)
topoisomerase (p. 242)
transcriptase reversa (p. 251)

## PROBLEMAS

### QUESTÕES SOBRE AS FIGURAS

1. Na Tabela 7.1, complete o quadro para criar um genoma que seja 20% de adenina.

2. Na Figura 7.1, especule por que Griffith não conduziu o experimento de maneira inversa, isto é, com células *R* mortas pelo calor e células *S* vivas.

3. Na Figura 7.2, que tipos de enzimas Avery, Macleod e McCarty poderiam ter usado para destruir proteínas e RNAs?

4. Na Figura 7.3, que parte da estrutura do DNA está marcada por $^{32}P$?

5. Na Figura 7.4, desenhe 7-metilguanina e 5-metilcitosina. Um grupo metil é $CH_3$.

6. Na Figura 7.5, quais das informações que os dados de difração de raios X de Rosalind Franklin forneceram foram essenciais para determinar a estrutura do DNA?

7. Na Figura 7.6, por que você acha que Watson e Crick construíram um modelo tridimensional de DNA em vez de apenas um modelo bidimensional?

8. Na Figura 7.7, o diâmetro do DNA mudaria se a pirimidina estivesse à esquerda e a purina à direita? Justifique sua resposta.

9. Na Figura 7.8A, por que há duas fileiras de pontos entre os pares de bases A-T, mas três fileiras entre os pares de bases G-C?

10. Na Figura 7.9A, há uma purina ou uma pirimidina à esquerda no par de bases inferior?

11. Na Figura 7.10, desenhe gradientes de cloreto de césio para um experimento de Meselson-Stahl no qual as células são cultivadas primeiro em $^{14}N$ e depois em $^{15}N$ por duas gerações.

12. Na Figura 7.11, desenhe uma autorradiografia de um cromossomo durante a segunda rodada de replicação na qual o DNA que cruza o círculo tem uma fita parental azul.

13. Na Figura 7.12A, o que aconteceria na demonstração da corda se você cortasse um dos dois fios na região superenrolada?

14. Na Figura 7.13, penúltimo desenho, por que as setas mostram as duas moléculas de helicase movendo-se em direções opostas?

15. Na Figura 7.14, desenhe a reação química que ocorre para adicionar o próximo nucleotídio na cadeia de DNA.

16. Na Figura 7.15, desenhe um diagrama análogo para a outra forquilha de replicação.

17. Na Figura 7.16, quais fatores estão envolvidos na síntese da fita descontínua, mas não na síntese da fita principal?

18. Na Figura 7.17, desenhe a ligação fosfodiéster entre T e A incorporada incorretamente na fita sendo sintetizada e coloque uma seta na ligação que é quebrada pela atividade de exonuclease 3'-para-5' da DNA polimerase.

19. Na Figura 7.18, por que o DNA está enrolado em uma fita, mas não na outra, quando ambas estão servindo como modelos para a síntese de DNA pelo dímero da DNA polimerase III?

20. Na Figura 7.19, o espaçamento das origens poderia afetar a quantidade de tempo que leva para replicar um cromossomo?

## Capítulo 7  DNA: Estrutura e Replicação

21. Na Figura 7.20, quanto DNA uma célula conteria se passasse por dois ciclos celulares que não incluíssem uma fase M?
22. Na Figura 7.21, por que a replicação não se inicia nas origens na fase G2?
23. Na Figura 7.22, análogo ao último diagrama da figura, desenhe a fita de DNA superior na bolha depois que os *primers* forem degradados e as lacunas forem preenchidas. Com base nesse desenho, a telomerase é necessária para a replicação de ambas as extremidades dos cromossomos?
24. Na Figura 7.23A, o modelo de RNA da telomerase contém uma cópia e meia da sequência de repetição. Circule a cópia completa e coloque uma caixa ao redor da meia cópia.
25. Na Figura 7.24B, para quais proteínas podem ter sido usados anticorpos fluorescentes para detectar os telômeros?
26. Na Figura 7.25, se a Figura 7.24B representa os cromossomos desse indivíduo jovem, como a imagem na Figura 7.24B pode diferir com a idade?

### PROBLEMAS BÁSICOS

27. O experimento Hershey-Chase demonstra em definitivo que o DNA é o material genético ou apenas que é consistente com ser o material genético? Justifique sua resposta.
28. O experimento de Avery, MacLeod e McCarty demonstra em definitivo que o DNA é o material genético ou apenas que é consistente com ser o material genético? Justifique sua resposta.
29. Desenhe um gradiente de cloreto de césio para a terceira geração de DNA produzido por replicação semiconservativa no experimento Meselson-Stahl.
30. Escreva a sequência do RNA da telomerase que serve como modelo para a sequência de repetição do telômero 5'-TTAGGG-3'.
31. Por que a síndrome de Werner pode aumentar as chances de câncer?
32. Desenhe 2', 3' didesoxiadenosina e preveja o que aconteceria se esse nucleotídio fosse incorporado na cadeia crescente de DNA durante a replicação.
33. Explique como o DNA cumpre os três requisitos principais para uma molécula hereditária: (1) a capacidade de armazenar informações, (2) a capacidade de ser replicado e (3) a capacidade de sofrer mutação.
34. Ligue a proteína à sua função.

    | | |
    |---|---|
    | A. DNA polimerase | Cria *primers* de RNA |
    | B. Helicase | Liga cadeias curtas de DNA |
    | C. Ligase | Ajuda a manter a polimerase no DNA |
    | D. Primase | Separa fitas de DNA |
    | E. Girase | Impede o enovelamento do DNA |
    | F. Grampo deslizante | Estende a fita de DNA |
    | G. SSB | Remove superespirais no DNA |

35. Por que a telomerase não é necessária para a replicação do genoma bacteriano?
36. Explique o que significam os termos *replicação conservativa* e *semiconservativa*.
37. Descreva duas evidências indicando que a DNA polimerase I não é a replicase cromossômica.
38. O que significa um *primer* e por que os *primers* são necessários para a replicação do DNA?
39. Uma molécula de composição

    5'-AAAAAAAAAAAAA-3'
    3'-TTTTTTTTTTTTT-5'

    é replicada em uma solução contendo dGTP, dCTP e dTTP mais dATP não marcados (não radioativos) com todos os seus átomos de fósforo na forma do isótopo radioativo $^{32}$P. As duas moléculas-filhas serão radioativas? Explique. Em seguida, repita a pergunta para a molécula

    5'-TATATATATATAT-3'
    3'-TATATATATATA-5'

40. Por que a síntese de DNA é contínua em uma fita e descontínua na outra?
41. Explique por que cortar uma fita de DNA superenrolado remove o superenrolamento.
42. Descreva como as atividades enzimáticas das DNA polimerases I e III são semelhantes e diferentes.
43. Se o conteúdo de GC de um DNA é 48%, quais são as porcentagens das quatro bases (A, T, G e C) nessa molécula?
44. O experimento Meselson-Stahl teria funcionado se tivessem sido usadas células eucarióticas diploides?
45. Considere o seguinte segmento de DNA, que é parte de uma molécula muito mais longa que constitui um cromossomo:

    5'... ATTCGTACGATCGACTGACTGACAGTC ... 3'
    3'... TAAGCATGCTAGCTGACTGACTGTCAG ... 5'

    Se a DNA polimerase começar a replicar esse segmento da direita,
    a. qual será o molde para a fita principal?
    b. desenhe a molécula quando a DNA polimerase estiver na metade desse segmento.
    c. desenhe as duas moléculas-filhas completas.

46. As DNA polimerases são posicionadas sobre o seguinte segmento de DNA (que é parte de uma molécula muito maior) e se movem da direita para a esquerda. Se supormos que um fragmento de Okazaki é feito desse segmento, qual será a sequência do fragmento? Identifique suas extremidades 5' e 3'.

    5'... CCTTAAGACTAACTACTTACTGGGATC ... 3'
    3'... GGAATTCTGATTGATGAATGACCCTAG ... 5'

## PROBLEMAS DESAFIADORES

47. Se você extrair o DNA do colífago øX174, descobrirá que sua composição é 25% A, 33% T, 24% G e 18% C. Essa composição faz sentido em relação às regras de Chargaff? Como você interpretaria esse resultado? Como esse fago poderia replicar seu DNA?

48. Considerando o que você sabe sobre a estrutura e a função da telomerase, forneça um modelo plausível para explicar como uma espécie poderia existir com uma combinação de duas repetições diferentes (p. ex., TTAGGG e TTGTGG) em cada um de seus telômeros.

49. Por que é improvável que a replicação contínua de ambas as fitas de DNA ocorra, mas ainda não tenha sido descoberta?

## GENÉTICA E SOCIEDADE

Neste capítulo, você aprendeu que o encurtamento dos telômeros dos cromossomos devido à diminuição da atividade da telomerase está associado ao envelhecimento. Isso levanta a possibilidade de que a terapia genética destinada à superexpressão da telomerase aumentará a longevidade. Você acha ético usar essa abordagem para aumentar a longevidade de pessoas normais e saudáveis? A sua resposta muda se você considerar que existem meios não genéticos – como a restrição calórica – que podem aumentar a longevidade, ou que a terapia genética está sendo buscada para tratar inúmeras doenças?

# RNA: Transcrição, Processamento e Degradação

**CAPÍTULO 8**

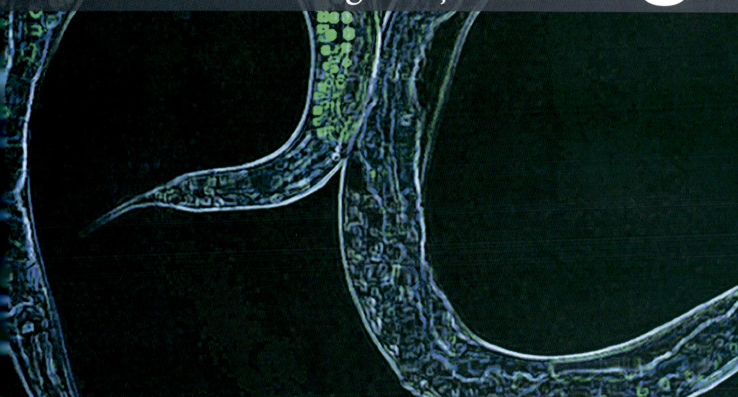

### Visão geral do capítulo e objetivos de aprendizagem

**8.1** Estrutura do RNA, 259

**OA 8.1** Descrever como a estrutura do RNA permite que ele funcione de maneira diferente do DNA.

**8.2** Transcrição e degradação do mRNA em bactérias, 262

**OA 8.2** Explicar como as RNA polimerases são direcionadas para iniciar e terminar a transcrição em sítios específicos do genoma.

**8.3** Transcrição em eucariotos, 267

**OA 8.3** Descrever como os mecanismos de transcrição e degradação do mRNA em eucariotos são semelhantes aos das bactérias.

**8.4** Processamento do mRNA em eucariotos, 273

**OA 8.4** Explicar como o processamento, a edição e a modificação do mRNA ocorrem e podem afetar a abundância e a sequência de proteínas em eucariotos.

**8.5** Degradação do mRNA em eucariotos, 281

**OA 8.5** Descrever como os siRNAs regulam a abundância de RNAs específicos e desempenham um papel na manutenção da integridade do genoma em eucariotos.

O conhecimento dos mecanismos moleculares que sintetizam e destroem RNAs nas células levou a tecnologias que permitem aos pesquisadores controlar a expressão gênica de maneiras precisas. Por exemplo, à esquerda está um verme *C. elegans* que foi manipulado para expressar um gene que codifica a proteína fluorescente verde (GFP) em células específicas, e à direita está um verme geneticamente idêntico no qual a expressão de GFP é silenciada. [*Jessica Vasale/Laboratory of Craig Mello.*]

257

# 258 Parte 2 Princípios Fundamentais em Genética Molecular e do Desenvolvimento

**Objetivo do capítulo**  O objetivo geral deste capítulo é compreender os mecanismos de síntese, processamento e degradação do RNA e também como o RNA e os fatores proteicos regulam esses mecanismos.

Neste capítulo, descrevemos como as informações armazenadas no DNA são transferidas para o RNA. O evento-chave nessa transferência é a **transcrição**, que copia as informações de uma fita de DNA em uma fita de RNA. Nas bactérias, as informações nos RNAs codificadores de proteínas são quase imediatamente convertidas em proteína por um processo denominado tradução (foco do Capítulo 9). Em contraste, nos eucariotos, a transcrição e a tradução são espacialmente separadas: a transcrição ocorre no núcleo e a tradução, no citoplasma. Além disso, em eucariotos, antes que os RNAs estejam prontos para serem exportados para o citoplasma para a tradução, eles passam por um extenso processamento, incluindo deleção de nucleotídios internos e adição de estruturas especiais de nucleotídios às extremidades 5′ e 3′.

Tanto as bactérias quanto os eucariotos também produzem outros tipos de RNA que não são traduzidos em proteínas, mas, em vez disso, desempenham uma variedade de funções nas células por pareamento de bases com outros RNAs, proteínas de ligação e realização de reações enzimáticas. Por último, o capítulo descreve como os RNAs são eliminados das células por mecanismos de degradação que dividem os RNAs em nucleotídios individuais. A **Figura 8.1** fornece uma visão geral do capítulo, ilustrando a linha do tempo de eventos que ocorrem no ciclo de vida de RNAs codificadores de proteínas (mRNAs) em bactérias e eucariotos. Cada processo descrito neste capítulo depende de interações moleculares que são especificadas por sequências de ácido nucleico. Os RNAs interagem com o DNA e outros RNAs por pareamento de bases de sequências complementares, e as proteínas interagem com o DNA e o RNA por sequências específicas de ligação. Portanto, as mutações no DNA e no RNA que interrompem as interações moleculares podem afetar a expressão de proteínas.

Em resumo, este capítulo enfoca as moléculas e os mecanismos que produzem e destroem RNAs. As moléculas e os mecanismos são importantes para os geneticistas porque as mutações que os afetam mudam quais proteínas são expressas, sua sequência e sua abundância, e levam a fenótipos alterados.

**CONCEITO-CHAVE** O ciclo de vida de um mRNA em bactérias e eucariotos inclui transcrição, tradução e decomposição. O ciclo de vida de um mRNA em eucariotos inclui também o processamento de RNA e a exportação nuclear.

**CONCEITO-CHAVE** As interações moleculares que envolvem o pareamento de ácidos nucleicos complementares (DNA e RNA) e a ligação de proteínas a sequências de ácido nucleico específicas são essenciais para a transferência de informações de DNA para RNA em bactérias e eucariotos.

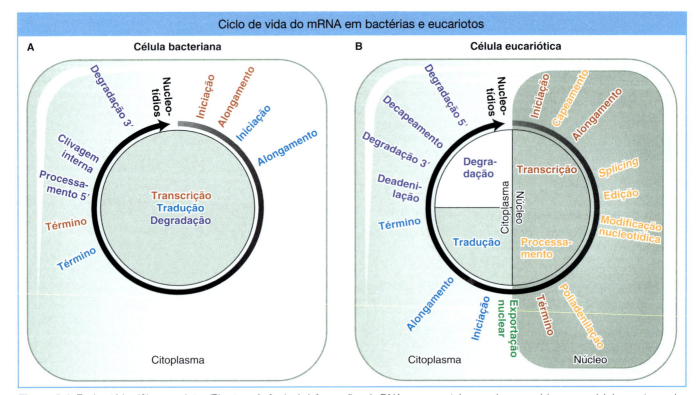

**Figura 8.1** Em bactérias (**A**) e eucariotos (**B**), a transferência de informações do DNA para a proteína envolve uma série sequencial de eventos moleculares dedicados ao mRNA. Observe as semelhanças e as diferenças nos ciclos de vida do mRNA em bactérias e eucariotos. A transcrição, a tradução e a degradação do mRNA ocorrem tanto em bactérias quanto em eucariotos. Em contraste, a transcrição, a tradução e a degradação ocorrem simultaneamente apenas em bactérias, e vários eventos de processamento de mRNA e exportação nuclear são exclusivos dos eucariotos.

## 8.1 Estrutura do RNA

**OA 8.1** Descrever como a estrutura do RNA permite que ele funcione de maneira diferente do DNA.

Os RNAs realizam uma incrível variedade de funções biológicas, incluindo o fornecimento de informações para a produção de proteínas, a regulação da tradução, o processamento do RNA e a manutenção das extremidades dos cromossomos. A versatilidade do RNA em relação ao DNA se deve à capacidade do RNA de fita simples de formar uma imensa variedade de estruturas tridimensionais elaboradas que compõem a ligação de proteínas, formam pares de bases com outros RNAs e executam reações enzimáticas. Além disso, a versatilidade do RNA como uma biomolécula é aumentada pela variedade de maneiras pelas quais a função do RNA pode ser regulada, incluindo mecanismos que alteram a estrutura, a abundância e a localização celular do RNA.

### RNA: intermediário portador de informações entre o DNA e as proteínas

Os primeiros investigadores tinham boas razões para pensar que as informações não eram transferidas diretamente do DNA para a proteína. Nas células eucarióticas, o DNA está localizado no núcleo, o que o separa fisicamente da maquinaria de síntese de proteínas no citoplasma. Logo, é necessário um intermediário que transporte a informação da sequência de DNA a partir do núcleo para o citoplasma. Esse intermediário é o RNA.

Em 1957, Elliot Volkin e Lawrence Astrachan fizeram uma observação sugerindo que o RNA era a molécula intermediária. Eles descobriram que uma das mudanças moleculares mais marcantes que ocorre quando a *E. coli* é infectada com o bacteriófago T2 é uma explosão rápida da síntese de RNA. Além disso, esse RNA induzido por bacteriófago "é transformado"; ou seja, o tempo que ele passa na célula é breve, da ordem de minutos. Seu rápido aparecimento e desaparecimento sugeriram que o RNA pode desempenhar algum papel na síntese de mais partículas do fago T2.

Volkin e Astrachan demonstraram a rápida renovação do RNA usando um protocolo chamado experimento de pulso-caça. Para conduzir tal experimento, as bactérias infectadas são primeiramente alimentadas (pulsadas com) uracila radioativa, uma molécula necessária para a síntese de RNA, mas não de DNA. Qualquer RNA sintetizado em bactérias a partir de então é "marcado" com a uracila radioativa facilmente detectável. Após um curto período de incubação, a uracila radioativa é lavada e substituída (caçada) por uracila que não é radioativa. Esse procedimento "caça" o rótulo do RNA porque, conforme o RNA marcado pelo pulso se quebra, apenas a uracila não marcada fica disponível para sintetizar novas moléculas de RNA. Volkin e Astrachan descobriram que o RNA se recuperou logo após o pulso ser marcado, mas o RNA recuperado poucos minutos depois não estava mais marcado, indicando que o RNA tem uma vida útil muito curta nas bactérias.

**CONCEITO-CHAVE** Ao contrário do DNA, o RNA tem uma alta taxa de renovação dentro das células.

Um experimento semelhante pode ser feito com células eucarióticas. As células são primeiro pulsadas com uracila radioativa e, após um curto período, são transferidas para o meio (o líquido em que crescem) com uracila não marcada. Em amostras colhidas imediatamente após o pulso, a maior parte do RNA marcado está no núcleo. No entanto, em amostras colhidas alguns minutos depois, o RNA marcado também é encontrado no citoplasma (**Figura 8.2**). Isso indica que, em eucariotos, o RNA é sintetizado no núcleo e depois segue para o citoplasma, onde as proteínas são sintetizadas. Esses dados, juntamente com outros dados, levaram à conclusão de que o RNA é o intermediário de transferência de informações entre o DNA e a proteína.

**CONCEITO-CHAVE** Nas células eucarióticas, o RNA pode se mover do núcleo para o citoplasma.

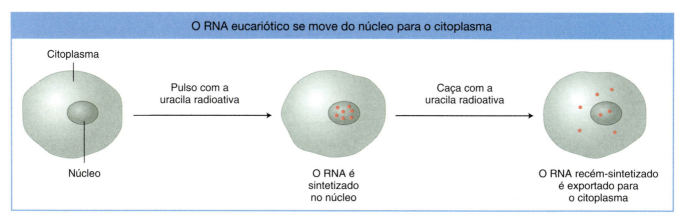

**Figura 8.2** O experimento de pulso-caça mostrou que o RNA se move do núcleo para o citoplasma nas células eucarióticas. As células são cultivadas brevemente em meio com uracila radioativa para marcar o RNA recém-sintetizado (pulso). As células são lavadas para remover a uracila radioativa e depois cultivadas em meio com uracila não radioativa (caça). Os pontos vermelhos indicam a localização dos RNAs contendo uracila radioativa ao longo do tempo. A localização dos RNAs radioativos não foi determinada por microscopia; em vez disso, foi inferida usando uma abordagem molecular. As células foram coletadas imediatamente após o pulso, bem como após a caça, e rompidas; os núcleos foram separados do citoplasma por centrifugação, o RNA foi purificado das frações nucleares e citoplasmáticas (deixando para trás a uracila radioativa que não foi incorporada ao RNA), e a quantidade de radioatividade nas frações nucleares e citoplasmáticas foi determinada utilizando contador de cintilação (um instrumento que mede a radiação ionizante).

## Consequências das propriedades químicas distintas do RNA

Embora tanto o RNA quanto o DNA sejam ácidos nucleicos, os componentes do RNA diferem dos do DNA de três maneiras importantes que permitem que o RNA tenha maior diversidade estrutural e funcional.

1. O RNA tem açúcar **ribose** em seus nucleotídios, em vez da **desoxirribose** encontrada no DNA (**Figura 8.3A**). Como os nomes sugerem, os açúcares diferem na presença ou ausência de apenas um átomo de oxigênio no carbono 2'. O 2'-OH no RNA reduz a estabilidade do RNA de cadeia simples em relação à cadeia de fita única de DNA. A clivagem de RNA pode ocorrer quando um 2'-OH desprotonado atua como um nucleófilo em uma ligação fosfodiéster próxima. Além disso, o 2'-OH fornece um local extra para a ligação de hidrogênio, bem como um local extra para modificações químicas, como a metilação. As propriedades do 2'-OH contribuem para a capacidade dos RNAs, que geralmente são de fita simples, de se dobrarem em estruturas tridimensionais complexas.

2. O RNA contém a base pirimidina **uracila** (U), em vez da timina (T) encontrada no DNA (Figura 8.3B). A uracila forma duas ligações de hidrogênio com a adenina, assim como a timina no DNA (Figura 8.3C). Além disso, a uracila é capaz de se parear com G nas hélices de um RNA dobrado ou entre dois RNAs separados, mas não com G no DNA durante a transcrição. A capacidade de U de formar pares de bases com A e G é a principal razão pela qual o RNA consegue formar estruturas complexas.

Ao longo deste capítulo, revisitaremos as propriedades químicas e estruturais da ribose 2'-OH e da base de uracila, porque elas são cruciais para o dobramento, a função e o reconhecimento de RNAs em eventos de processamento de RNA.

3. O RNA geralmente é de fita simples, não de fita dupla, como o DNA. Como consequência, o RNA é muito mais flexível do que o DNA e pode formar uma variedade maior de estruturas tridimensionais. O pareamento de bases entre as regiões de um RNA (ou seja, o pareamento de bases intramolecular) é um importante determinante da estrutura do RNA. Por exemplo, a estrutura em grampo é o elemento estrutural fundamental do RNA (Figura 8.3D). As alças do grampo são constituídas por uma haste de fita dupla de regiões complementares de um RNA e uma alça de fita simples na extremidade da haste.

**CONCEITO-CHAVE** Ao contrário do DNA, o RNA contém 2'-hidroxilas nos açúcares da ribose, a uracila substitui a timina e ele é de fita simples, mas pareia consigo mesmo para formar regiões de fita dupla.

Conforme exemplificado pelos termos açúcar ribose e base de uracila, há uma terminologia específica para descrever os componentes do RNA. Existem termos para cada uma das quatro nucleobases de RNA (ou seja, a própria base), os nucleosídios (ou seja, a base com um açúcar ribose) e os nucleotídios (ou seja, a base com um açúcar ribose e um, dois ou três fosfatos) (**Figura 8.4**). Por exemplo, a uracila é uma nucleobase, a uridina é um nucleosídio e o trifosfato de uridina é um nucleotídio.

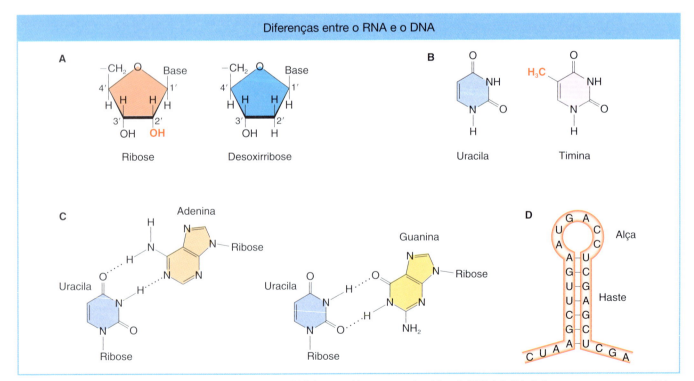

**Figura 8.3** **A.** O açúcar de 5 carbonos em nucleosídios de RNA (*esquerda*) *versus* nucleosídios de DNA (*direita*). A ribose carrega um grupo hidroxila, indicado em vermelho, no carbono 2', e não em um átomo de hidrogênio na desoxirribose. **B.** A base pirimidina uracila (*esquerda*) substitui a timina (*direita*) no RNA *versus* DNA, respectivamente. A uracila difere da timina por um grupo metil, indicado em vermelho. **C.** As bases de uracila pareiam através de duas ligações de hidrogênio com adenina (*esquerda*) e guanina (*direita*). **D.** Alças em grampo são características estruturais básicas do RNA. Observe que as bases U pareiam com A e G.

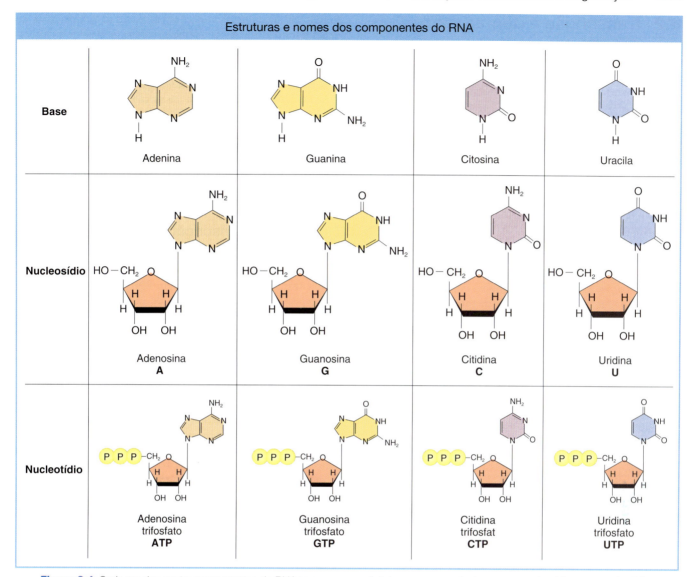

**Figura 8.4** Cada um dos quatro componentes do RNA tem um nome distinto para sua nucleobase, seu nucleosídio e seu nucleotídio.

## Classes de RNA

As moléculas de RNA podem ser agrupadas em duas classes gerais. Uma classe de RNA é o **RNA mensageiro (mRNA)** pois, como um mensageiro, ele serve como um intermediário que carrega informações. As informações do DNA são transferidas para o mRNA por meio do processo de transcrição, e o mRNA passa essas informações para as proteínas por meio do processo de tradução. A outra classe de RNA é o **RNA não codificador (ncRNA)**, porque não codifica proteínas. Em vez disso, o ncRNA é o produto final cuja função é determinada por sua sequência e estrutura tridimensional.

Os ncRNAs variam em comprimento e função, embora com frequência atuem de forma semelhante por pareamento de bases com outro RNA, servindo como um alicerce para proteínas de ligação ou catalisando uma reação química. Em bactérias e eucariotos, alguns ncRNAs, como os **RNAs de transferência (tRNAs)** e os **RNAs ribossômicos (rRNAs)**, atuam na tradução. Bactérias e eucariotos também expressam uma variedade de ncRNAs que têm cerca de 50 a 300 nucleotídios de comprimento e funcionam em várias etapas na expressão gênica. Nos eucariotos, os ncRNAs são categorizados com base em sua localização na célula: **pequenos RNAs *nucleares* (snRNAs)**, pequenos RNAs *nucleolares* (snoRNAs) e pequenos RNAs *citoplasmáticos* (scRNAs). O nucléolo é uma região não ligada à membrana no núcleo onde os ribossomos são produzidos. Os eucariotos também expressam **RNAs não codificadores longos (lncRNAs)** que normalmente são maiores do que 300 nucleotídios de comprimento. Milhares de lncRNAs foram identificados em humanos, mas apenas alguns receberam funções, e esses são principalmente reguladores da expressão gênica. Alguns eucariotos também codificam **microRNAs (miRNAs)** e geram **pequenos RNAs interferentes (siRNAs)** e outros RNAs muito pequenos, com cerca de 21 nucleotídios de comprimento, que suprimem a expressão de genes e ajudam a manter a estabilidade do genoma.

**CONCEITO-CHAVE** Há duas classes gerais de RNAs: as que codificam proteínas (mRNAs) e as que não codificam proteínas (ncRNAs). Os ncRNAs participam de uma variedade de processos celulares, incluindo síntese de proteínas (tRNA e rRNA), processamento de RNA (snRNA), regulação da expressão gênica (siRNA e miRNA) e defesa do genoma (siRNA).

## 8.2 Transcrição e degradação do mRNA em bactérias

> **OA 8.2** Explicar como as RNA polimerases são direcionadas para iniciar e terminar a transcrição em sítios específicos do genoma.

O primeiro passo na transferência de informações do DNA para a proteína é produzir uma fita de RNA cuja sequência de nucleotídios corresponda à sequência de nucleotídios de um segmento de DNA. Como esse processo lembra a transcrição (cópia) de palavras escritas, a síntese de RNA é chamada de *transcrição*. Diz-se que o DNA é transcrito em RNA, e o RNA é chamado de **transcrito**. Volkin e Astrachan mostraram que o RNA é transcrito e degradado rapidamente dentro da célula, e experimentos posteriores mostraram que a abundância de um determinado RNA é regulada pelo controle de sua taxa de transcrição e de degradação. Esses processos, embora quimicamente simples, são controlados por uma variedade de fatores.

### Visão geral: DNA como modelo de transcrição

A informação codificada no DNA é transferida para o transcrito do RNA pelo pareamento complementar das bases do DNA e do RNA. Considere a transcrição de um segmento cromossômico que constitui um gene. Primeiro, as duas fitas da dupla-hélice do DNA se separam localmente para formar uma **bolha de transcrição**. Uma das fitas separadas atua como um molde para a síntese de RNA e é chamada de **fita molde** (ou fita não codificadora) e a outra fita é chamada **fita não molde** (ou fita codificadora) (**Figura 8.5A**). A sequência resultante de RNA é complementar à fita molde e idêntica (exceto para o uso de uracila no lugar de timina) à fita não molde. Quando a sequência de DNA é citada na literatura científica, a sequência da fita não molde é quase sempre fornecida porque é idêntica à sequência do RNA.

> **CONCEITO-CHAVE** A sequência de RNA é complementar à fita molde e é idêntica à fita codificadora (não molde), exceto por conter U no lugar de T.

Em todo o genoma, ambas as fitas de DNA podem ser usadas como moldes, mas em qualquer gene, apenas uma fita é usada (Figura 8.5A). Começando na extremidade 3' da estrutura helicoidal da matriz, os ribonucleotídios formam pares de bases por ligação de hidrogênio com seus nucleotídios de DNA complementares. O ribonucleotídio A é pareado com T no DNA, C com G, G com C e U com A. Cada ribonucleotídio é posicionado em oposição ao seu nucleotídio complementar pela enzima **RNA polimerase**. Essa enzima se move ao longo da fita molde de DNA na direção 3'-para-5', formando **ligações fosfodiéster** que criam ligações covalentes entre ribonucleotídios alinhados para construir RNA na direção 5'-para-3', como mostrado nas Figuras 8.5B e C. À medida que a fita de RNA é progressivamente alongada, a extremidade 5' é deslocada do molde de DNA e a bolha de transcrição fecha atrás da RNA polimerase. Múltiplas RNA polimerases, cada uma sintetizando uma molécula de DNA, conseguem se mover ao longo de um gene ao mesmo tempo (**Figura 8.6**). Portanto, já vemos dois mecanismos fundamentais que realizam a transferência de informações do DNA para o RNA: a complementaridade de bases e as interações ácido nucleico-proteína.

> **CONCEITO-CHAVE** O RNA é transcrito na direção 5'-para-3' usando um molde de DNA de fita simples orientado na direção 3'-para-5'. Assim, os RNAs começam com um 5'-trifosfato (5'-ppp) e terminam com um 3' hidroxila (3'-OH).

> **CONCEITO-CHAVE** Um gene pode ser transcrito por várias moléculas de RNA polimerase ao mesmo tempo.

### Estágios de transcrição

Os genes são segmentos de DNA embutidos em moléculas de DNA extremamente longas (cromossomos). Como, então, um gene é transcrito com precisão em RNA com um início e um fim específicos? Como o DNA de um cromossomo é uma unidade contínua, a maquinaria transcricional deve ser direcionada ao início de um gene para começar a transcrição, continuar transcrevendo o comprimento do gene e, por fim, parar de transcrever no final do gene. Esses três estágios distintos de transcrição são chamados de **iniciação**, **alongamento** e **término**, respectivamente. Embora o processo geral de transcrição seja notavelmente semelhante em bactérias e eucariotos, existem diferenças importantes. Por esse motivo, acompanharemos os três estágios, primeiro em bactérias, usando a bactéria intestinal *E. coli* como exemplo, e depois repetiremos o processo em eucariotos, enfatizando as semelhanças e diferenças entre bactérias e eucariotos.

**Iniciação da transcrição em bactérias.** Como a RNA polimerase encontra o ponto de partida correto para a transcrição? Em bactérias, a RNA polimerase geralmente se liga a uma sequência de DNA específica chamada de **promotor**, localizada próximo ao início da região transcrita. Os promotores são uma parte importante da região reguladora da transcrição de um gene (**Figura 8.7**). A primeira base transcrita é chamada *local de iniciação* ou **local de início da transcrição**. O promotor é referido como **ascendente** ao local de iniciação porque está localizado anteriormente ao local de iniciação (5' do gene). Um sítio **descendente** está localizado posteriormente na direção da transcrição. As posições dos nucleotídios ascendentes em relação ao local de iniciação são indicadas por um sinal negativo (−) e as descendentes, por um sinal positivo (+). Por convenção, a primeira base de DNA a ser transcrita é numerada +1.

> **CONCEITO-CHAVE** Os nucleotídios nos genes são numerados em relação ao local de início da transcrição; aqueles antes do local de início têm números negativos e são chamados de ascendentes, e aqueles depois do local de início têm números positivos e são chamados de descendentes.

A Figura 8.7 mostra as sequências promotoras de sete genes diferentes em *E. coli*. Como a mesma RNA polimerase se liga às sequências promotoras desses diferentes genes, as semelhanças entre os promotores não são de surpreender. Em particular, duas regiões de grande similaridade aparecem em praticamente todos os casos. Essas regiões foram chamadas de regiões −35

**Capítulo 8** RNA: Transcrição, Processamento e Degradação **263**

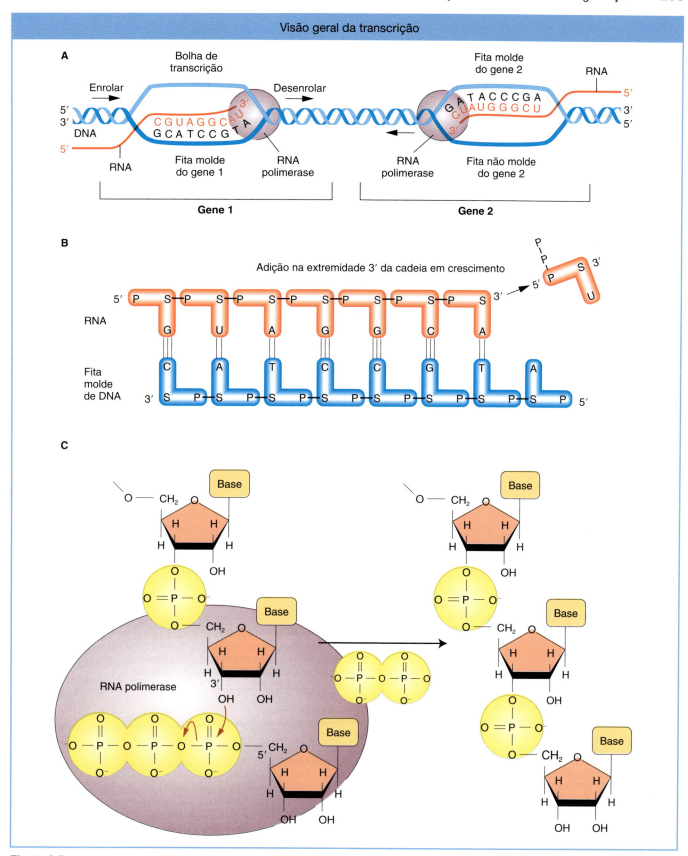

**Figura 8.5 A.** Apenas uma fita de DNA é o molde para a transcrição do gene, mas a fita pode variar com o gene. O RNA é transcrito na direção 5'-para-3' usando DNA orientado na direção 3'-para-5' como molde. Portanto, os genes transcritos em diferentes direções usam fitas opostas de DNA como moldes. **B.** À medida que um gene é transcrito, o grupo 3'-hidroxila no açúcar (S) no final da fita de RNA em crescimento se liga ao grupo 5'-fosfato (P) no ribonucleotídio de entrada (A, C, G ou U) que pareia as bases com o nucleotídio molde de DNA. **C.** Para formar uma ligação fosfodiéster, o 3'-hidroxila é desprotonado e atua como um nucleófilo no α-fosfato do nucleotídio de entrada, quebrando a ligação entre os fosfatos α e β e produzindo a energia necessária para formar a nova ligação fosfodiéster.

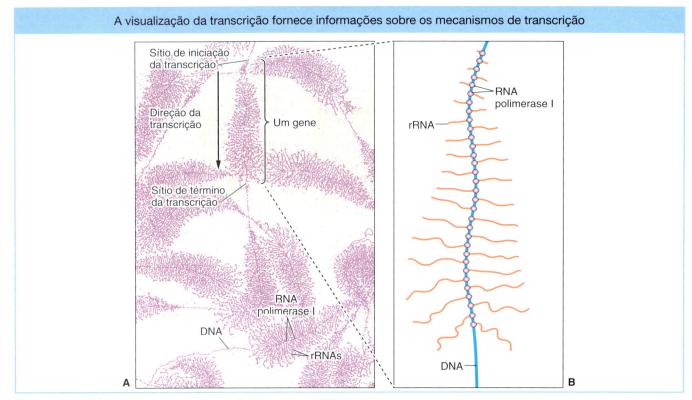

**Figura 8.6** Essa imagem de um microscópio eletrônico mostra a transcrição de genes de rRNA repetidos em tandem no genoma nuclear de um ovócito de salamandra (um óvulo imaturo). Ao longo de cada gene, muitas RNA polimerases (nesse caso, RNA polimerase I eucariótica) são transcritas em uma direção. As transcrições crescentes de rRNA aparecem como fios que se estendem para fora do DNA. A transcrição começa (inicia) e acaba (termina) em sítios específicos. Transcrições mais curtas estão mais próximas do início do gene; as mais longas estão mais próximas do fim do gene. Com base em sua aparência, essas estruturas são chamadas de "árvores de Natal". Elas também são chamadas de "propagações de Miller" em homenagem ao seu descobridor, Oscar Miller [*W Fawcett Don/Getty Images*].

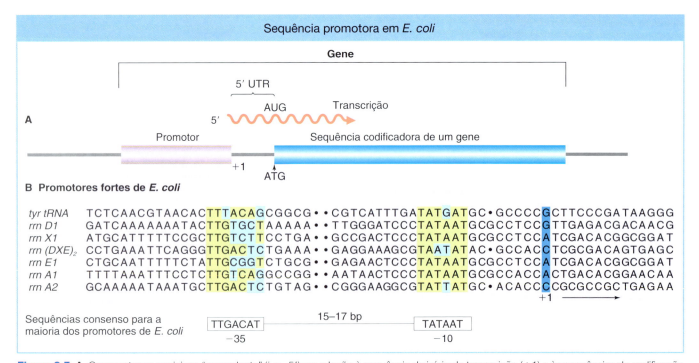

**Figura 8.7 A.** O promotor se posiciona "ascendente" (*i. e.*, 5′) em relação à sequência de início da transcrição (+1) e às sequências de codificação de proteínas. **B.** Os promotores têm regiões de sequências similares, como indicado pelo sombreado amarelo em sete diferentes sequências promotoras em *E. coli*. Os espaços (pontos) são inseridos na sequência para alinhar as sequências comuns. Os números se referem ao número de bases antes (−) ou depois (+) do sítio de início da transcrição.

(menos 35) e −10 (menos 10), pois estão localizadas a 35 pares de bases e 10 pares de bases, respectivamente, ascendente à primeira base transcrita. Elas são mostradas em amarelo na Figura 8.7. Como você pode ver, as regiões −35 e −10 de genes diferentes não precisam ser idênticas para desempenhar uma função semelhante. No entanto, é possível chegar a uma sequência de nucleotídios, chamada de **sequência consenso**, que está em harmonia com a maioria das sequências. A sequência consenso do promotor de *E. coli* é mostrada na parte inferior da Figura 8.7. Uma holoenzima de RNA polimerase (ver o próximo parágrafo) liga-se ao DNA neste ponto, então desenrola a dupla-hélice do DNA e começa a síntese de uma molécula de RNA. Observe na Figura 8.7 que a parte do gene que codifica a proteína geralmente começa em uma sequência AUG no mRNA (*i. e.*, ATG no DNA), mas o local de início da transcrição, onde a transcrição começa, geralmente está bastante ascendente à essa sequência. A região entre o início da transcrição e o início da tradução é referida como a **região 5' não traduzida (5' UTR)**.

A RNA polimerase bacteriana que escaneia o DNA em busca de uma sequência promotora é chamada de **holoenzima da RNA polimerase** (**Figura 8.8A**). Esse complexo multiproteico é composto de uma **enzima central** de cinco subunidades (duas subunidades α, uma β, uma β' e uma de ω) mais uma subunidade chamada **fator sigma (σ)**. As duas subunidades α ajudam a montar a enzima e promover interações com proteínas regulatórias, a subunidade β é ativa na catálise, a subunidade β' se liga ao DNA e a subunidade ω tem funções na montagem da holoenzima e na regulação da expressão gênica. A subunidade σ liga-se às regiões −10 e −35, posicionando assim a holoenzima para iniciar a transcrição corretamente no local de início (Figura 8.8A). A subunidade σ também tem uma função na separação das fitas de DNA em torno da região −10, de modo que a enzima central possa se ligar firmemente ao DNA em preparação para a síntese de RNA. Após a holoenzima estar ligada, a transcrição se inicia e a subunidade σ se dissocia (Figura 8.8B). A enzima central, então, alonga-se através do gene (Figura 8.8C).

A *E. coli*, como a maioria das outras bactérias, apresenta vários fatores σ diferentes. Um, denominado σ$^{70}$ em razão de sua massa em kilodaltons (kDa) ser 70, é o principal fator σ usado para iniciar a transcrição da grande maioria dos genes de *E. coli*. Um fator σ alternativo reconhece os promotores com diferentes sequências consenso. Assim, ao se associar a diferentes fatores σ, a mesma enzima RNA polimerase do núcleo pode transcrever diferentes genes para responder a tensões, mudanças na forma celular e absorção de nitrogênio. Isso é discutido com mais detalhes no Capítulo 11.

> **CONCEITO-CHAVE** Uma sequência chamada promotor controla onde a RNA polimerase começa a transcrição. Em bactérias, os promotores são ligados por fatores σ da RNA polimerase.

**Alongamento da transcrição em bactérias.** À medida que a RNA polimerase se move ao longo do DNA, ela desenrola o DNA à sua frente e reenovela o DNA que já foi transcrito (Figura 8.8C). Dessa forma, ele mantém uma região de DNA de fita simples, chamada bolha de transcrição, dentro da qual a fita modelo é exposta. Na bolha, a RNA polimerase monitora a ligação de um ribonucleosídio trifosfato livre à próxima base exposta no molde de DNA e, se houver uma correspondência complementar, adiciona-o à cadeia (Figura 8.5B). A energia para a adição de um nucleotídio é derivada da quebra de uma ligação de fosfato. A RNA polimerase sintetiza RNA a uma taxa de 50 a 90 nucleotídios por segundo. Dentro dessa faixa, taxas mais lentas de síntese podem fornecer tempo para o RNA se dobrar adequadamente e para a tradução sincronizar-se com a transcrição.

Dentro da bolha de transcrição, os últimos 8 a 9 nucleotídios adicionados à cadeia de RNA formam um híbrido RNA-DNA por pareamento de bases complementares com a fita molde. À medida que a cadeia de RNA se alonga em sua extremidade 3', a extremidade 5' vai sendo expulsa da polimerase. Os pares de bases complementares são quebrados no ponto de saída, deixando a região extrudada do RNA de fita simples.

**Término da transcrição em bactérias.** A transcrição continua além do segmento de codificação de proteína de um gene, criando uma **região 3' não traduzida (3' UTR)** no final da transcrição. O alongamento prossegue até que a RNA polimerase reconheça sequências de nucleotídios especiais que atuam como um sinal para interromper a transcrição e liberar a RNA polimerase e o RNA nascente (ou seja, recém-sintetizado) do molde. Existem dois tipos principais de mecanismos de terminação em *E. coli* (e outras bactérias), **terminação independente de fator** (também chamada intrínseca ou independente de Rho) e **terminação dependente de Rho** (também chamada dependente de fator) (**Figura 8.9**).

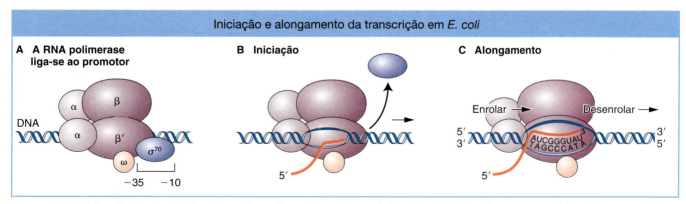

**Figura 8.8 A.** A ligação da subunidade σ às regiões −10 e −35 posiciona a holoenzima da RNA polimerase para a iniciação correta. **B.** Logo após o início da síntese de RNA, a subunidade σ se dissocia da enzima central, que continua a transcrição. **C.** A síntese de uma fita de RNA complementar à região de fita simples do molde de DNA está na direção 5'-para-3'. O DNA que é desenrolado antes da RNA polimerase é reenovelado após ser transcrito.

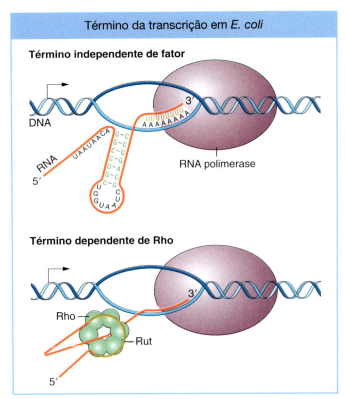

**Figura 8.9** O término da transcrição ocorre por dois mecanismos que envolvem sequências diferentes no RNA. **A.** A terminação independente de fator depende de um sinal de terminador que consiste em uma estrutura da alça em grampo rica em GC seguida por um trecho de U. **C.** A terminação dependente de Rho depende de um local de ligação rico em C para a proteína Rho (denominado sítio Rut), que está localizado ascendente em relação ao local de terminação.

O término independente de fator ocorre após a transcrição de um trecho rico em GC seguido por um trecho rico em A na fita molde. No RNA, a sequência rica em GC é autocomplementar e forma uma alça em grampo de 7 a 20 pares de bases seguida por um trato rico em U de 7 a 8 nucleotídios. As alças em grampo também são chamadas de grampos de cabelo porque se parecem com os clipes de metal usados para segurar o cabelo de uma pessoa no lugar (Figura 8.9A). Normalmente, no decorrer do alongamento da transcrição, a RNA polimerase fará uma pausa se o híbrido curto de RNA–DNA na bolha de transcrição estiver fraco e retrocederá para estabilizar o híbrido. A força do híbrido é determinada pelo número relativo de pares de bases de 3 ligações de hidrogênio G-C e C-G em comparação com pares de bases de 2 ligações de hidrogênio A-T e U-A. No mecanismo independente de fator, acredita-se que a polimerase faça uma pausa após sintetizar os U (U-A forma um híbrido RNA–DNA fraco). No entanto, a polimerase em retrocesso encontra o grampo de cabelo. Esse bloqueio desencadeia a liberação de RNA da polimerase e da polimerase do molde de DNA.

No mecanismo de terminação dependente de Rho, uma proteína chamada fator Rho reconhece as sequências de nucleotídios no RNA que atuam como um sinal de terminação para a RNA polimerase. Os RNAs com sinais de terminação dependentes de Rho não apresentam a cadeia de resíduos U em sua extremidade 3′ e geralmente não apresentam um grampo de cabelo (Figura 8.9B). Em vez disso, eles apresentam uma sequência de cerca de 50 a 90 nucleotídios, que é rica em resíduos C e pobre em resíduos G, e inclui um segmento ascendente chamado de sítio Rut (do inglês *Rho utilization*). Os sítios Rut estão localizados ascendentemente (lembre-se de que ascendente significa 5′) em relação às sequências nas quais a RNA polimerase tende a pausar. Rho é um homo-hexâmero que consiste em seis subunidades idênticas que demonstram atividade **helicase**. As helicases usam energia da hidrólise de ATP para se mover ao longo de um ácido nucleico e desenrolar suas hélices. Uma vez vinculado ao sítio Rut, Rho viaja em direção ao final 3′ da transcrição. Quando Rho encontra uma RNA polimerase em pausa, ela desenrola o híbrido RNA–DNA dentro da bolha de transcrição, dissociando o RNA e encerrando a transcrição. Assim, o término dependente de Rho implica na ligação de Rho ao sítio Rut, na pausa da RNA polimerase e na liberação mediada por Rho da RNA polimerase do RNA.

**CONCEITO-CHAVE** Sequências especiais dentro da 3′ UTR de mRNA direcionam o término de transcrição usando mecanismos que são independentes de fator ou dependentes de Rho.

## Degradação do mRNA em bactérias

A abundância de RNA nas células é determinada não só pela transcrição de mecanismos que controlam a síntese de RNA pela RNA polimerase, mas também por mecanismos de degradação que são responsáveis pela destruição de RNAs. A destruição do RNA, comumente chamada de **degradação** ou **decaimento** do RNA, é realizada pelas ribonucleases. As bactérias têm cerca de 25 ribonucleases diferentes. Algumas estão envolvidas na degradação e outras funcionam no processamento preciso de precursores de RNA, como o corte do precursor longo do rRNA em rRNAs funcionais individuais. A medida do decaimento é a **meia-vida** (também denominada $t_{1/2}$), que é a quantidade de tempo que leva para a metade do *pool* de uma molécula de RNA se degradar. Em bactérias, os mRNAs normalmente têm meia-vida de menos de dois minutos. Acredita-se que o declínio rápido do mRNA permita que as bactérias alterem rapidamente a expressão do gene em resposta às mudanças nas condições nutricionais e ambientais.

**CONCEITO-CHAVE** A abundância de um RNA nas células é determinada pela transcrição e pela degradação.

A degradação do mRNA em bactérias é comumente iniciada por uma **endonuclease** que corta o mRNA em pedaços, seguida pela digestão dos pedaços de RNA por **exonucleases** que removem os nucleotídios um de cada vez da extremidade 3′ (**Figura 8.10**). Em *E. coli*, a degradação geralmente começa com a conversão do trifosfato na extremidade 5′ do RNA em monofosfato por meio da remoção do pirofosfato ($PP_i$) por uma RNA pirofosfo-hidrolase. O 5′-monofosfato serve como sítio de ligação para a endonuclease principal RNase E, que corta o RNA de fita simples. Os produtos da RNase E são então digeridos pelas exonucleases 3′-para-5′. Como o acesso ao mRNA pela RNAse E é crucial para a degradação, a presença de ribossomos podem afetar a meia-vida de um mRNA. Lembre-se de que a tradução em bactérias ocorre enquanto os mRNAs estão sendo transcritos. O início da tradução ineficiente presumivelmente aumenta a distância entre a tradução dos ribossomos, proporcionando maior oportunidade de clivagem pela RNase E e diminuindo a meia-vida de um mRNA.

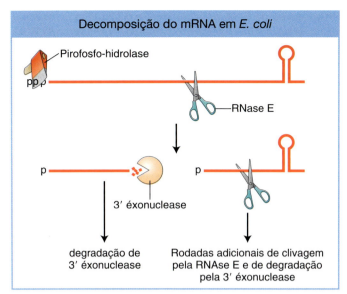

**Figura 8.10** A degradação do mRNA em *E. coli* é realizada pelas atividades sequenciais de uma endonuclease (RNase E), que gera fragmentos de RNA e éxonucleases 3'-para-5'. A RNase E reconhece um 5'-monofosfato, que é gerado pela pirofosfo-hidrolase. As éxonucleases são comumente ilustradas como o personagem do jogo Pac-Man, uma vez que elas comem nucleotídios das extremidades dos RNAs de forma análoga à maneira como o Pac-Man se alimenta em um labirinto de Pac-Dots.

**CONCEITO-CHAVE** A primeira etapa de degradação em bactérias é realizada por uma endonuclease, que corta um RNA em dois pedaços, e a etapa seguinte é realizada por éxonucleases, que digerem os pedaços de RNA em nucleotídios únicos, começando em sua extremidade 3'.

## 8.3 Transcrição em eucariotos

**OA 8.3** Descrever como os mecanismos de transcrição e degradação do mRNA em eucariotos são semelhantes aos das bactérias.

A transcrição em organismos eucarióticos, incluindo humanos, é semelhante à transcrição em bactérias, pois retêm muitos dos eventos associados à iniciação, ao alongamento e ao término. No entanto, em eucariotos, o fenômeno é mais complexo de quatro maneiras principais.

1. **Os eucariotos têm muitos genes bastante espaçados.** Os genomas eucarióticos maiores têm muito mais genes a serem reconhecidos e transcritos. Enquanto as bactérias geralmente têm alguns milhares de genes, os eucariotos podem ter dezenas de milhares de genes. Além disso, há muito mais DNA não transcrito em eucariotos. O DNA não transcrito se origina por uma variedade de mecanismos que serão discutidos no Capítulo 16. Portanto, embora os eucariotos tenham mais genes do que as bactérias, em média, seus genes estão mais distantes uns dos outros. Por exemplo, enquanto a densidade genética média na bactéria *E. coli* é de 1 gene por 1.400 pares de bases, esse número cai em organismos eucarióticos para 1 gene por 9.000 pares de base para a mosca da fruta *Drosophila melanogaster* e 1 gene por 100.000 pares de base para humanos.

2. **Os eucariotos apresentam três RNA polimerases.** Em contraste com as bactérias, que demonstram uma RNA polimerase que transcreve os genes no genoma celular, os eucariotos apresentam três RNA polimerases que atuam com iniciação, alongamento e término distintos. A **RNA polimerase I** transcreve o rRNA, excluindo o 5S rRNA. A **RNA polimerase II** transcreve todos os mRNAs e alguns ncRNAs, incluindo miRNAs e alguns snRNAs. A **RNA polimerase III** transcreve uma variedade de ncRNA, incluindo tRNA, 5S rRNA e alguns snRNA. Cada RNA polimerase é uma enzima de múltiplas subunidades composta por cerca de 12 proteínas, algumas das quais são idênticas ou semelhantes entre as polimerases e outras das quais são exclusivas de uma polimerase.

    As características únicas das RNA polimerases realizam funções específicas da polimerase. Por exemplo, a maior proteína da RNA polimerase II contém uma sequência única chamada **domínio carboxiterminal** (CTD), que ajuda a coordenar eventos de processamento de RNA que são exclusivos de seus transcritos. Além disso, uma vez que as RNA polimerases eucarióticas não conseguem se ligar a promotores ou iniciar a transcrição por conta própria, cada polimerase funciona junto com seu próprio conjunto de **fatores gerais de transcrição** (GTFs), que são necessários para ligar promotores e recrutar a RNA polimerase para o sítio de início da transcrição. Os papéis dos GTFs e suas interações com RNA polimerases serão descritos na seção sobre iniciação da transcrição eucariótica.

3. **A transcrição em eucariotos ocorre no núcleo.** Uma importante diferença celular entre bactérias e eucariotos é a presença de um núcleo nos eucariotos (ver Figura 8.2). Como as bactérias não têm núcleo, a informação no RNA é quase imediatamente traduzida em proteína, conforme descrito no Capítulo 9. Nos eucariotos, a membrana nuclear separa espacialmente a transcrição e a tradução – a transcrição ocorre no núcleo e a tradução, no citoplasma. Isso também significa que existem mecanismos para exportar RNAs do núcleo para o citoplasma. Além disso, antes dos RNAs deixarem o núcleo, eles são modificados de várias maneiras. Ambas as extremidades de um mRNA são quimicamente modificadas para protegerem-se contra a degradação: capeamento na extremidade 5' e poliadenilação na extremidade 3'. Essas modificações e outras são coletivamente chamadas **processamento de RNA**. Os RNAs recém-sintetizados que ainda não foram processados são chamados de transcritos primários ou **RNAs precursores** (pré-RNAs), por exemplo, pré-mRNA e pré-rRNA. O processamento do RNA geralmente ocorre de forma cotranscricional, isto é, enquanto o RNA está sendo transcrito. Assim, as RNA polimerases sintetizam RNA ao mesmo tempo em que coordenam uma variedade de eventos de processamento.

4. **O DNA nos eucariotos é empacotado com proteínas na cromatina.** O molde para a transcrição, o DNA genômico, é firmemente enrolado em proteínas para formar a cromatina nos eucariotos, enquanto o DNA é menos compactado nas bactérias. A estrutura da cromatina pode afetar o início, o alongamento e o término da transcrição por todas as três RNA polimerases, bem como o processamento de seus transcritos. Esses mecanismos baseados em cromatina serão abordados no Capítulo 12.

**CONCEITO-CHAVE** As diferenças na transcrição entre eucariotos e bactérias estão relacionadas a (1) genomas eucarióticos maiores com genes que estão mais espaçados, (2) a divisão da transcrição em eucariotos entre três RNA polimerases, (3) a membrana nuclear em células eucarióticas que desacopla a transcrição e a tradução e necessita de exportação de RNA nuclear e (4) o empacotamento apertado de DNA genômico eucariótico em cromatina.

## Iniciação da transcrição em eucariotos

As RNA polimerases I, II e III não conseguem reconhecer sequências promotoras por conta própria. No entanto, ao contrário das bactérias, nas quais os promotores são reconhecidos pelo fator σ como parte integrante da holoenzima da RNA polimerase, os promotores eucarióticos são reconhecidos por GTFs que primeiro ligam-se a sequências específicas no promotor e, em seguida, ligam-se à RNA polimerase. No entanto, os mecanismos em bactérias e eucariotos são conceitualmente semelhantes. Em ambos os casos, a informação que define um promotor é fornecida por curtas sequências de DNA localizadas próximo do local de início da transcrição, e as sequências são ligadas pelas proteínas que se associam com RNA polimerase e a posicionam no local correto para iniciar a transcrição.

**CONCEITO-CHAVE** Os genes da RNA polimerase I, II e III apresentam promotores únicos que direcionam a iniciação da transcrição. Os promotores são primeiro reconhecidos por fatores de transcrição gerais específicos da RNA polimerase (GTFs). Uma das principais funções dos GTFs é recrutar uma RNA polimerase específica e posicioná-la para iniciar a síntese de RNA no local de início da transcrição.

**Promotores de RNA polimerase I e GTFs.** Em organismos eucarióticos, o RNA ribossômico (rRNA) é transcrito pela RNA polimerase I a partir de centenas de cópias quase idênticas de genes de rDNA que são repetidos em tandem no genoma e residem no **nucléolo**, uma região no núcleo na qual os transcritos de rRNA são sintetizados, processados e montados com proteínas em ribossomos (ver Figura 8.6). Cada gene rDNA codifica um único transcrito de rRNA que contém RNAr 18S, 5.8S e 28S, juntamente com um espaçador transcrito externo (ETS) e espaçadores transcritos internos (ITSs) (**Figura 8.11**, parte superior). Após a transcrição, as regiões espaçadoras são removidas por enzimas de processamento, o rRNA 18S é montado com proteínas ribossômicas para formar a pequena subunidade ribossômica 40S e os rRNA 5.8S, 28S e 5S são montados com proteínas ribossômicas para formar a subunidade ribossômica 60S. A RNA polimerase III transcreve o rRNA 5S de arranjos em tandem de centenas de cópias de genes localizados em sítios do genoma diferentes daqueles dos genes da RNA polimerase I. Observe que o "S" em 18S, 5.8S, 28S, 5S, 40S e 60S representa unidades de Svedberg, que é uma medida do tamanho de uma molécula que se baseia em sua taxa de sedimentação após a centrifugação.

Entre os genes de rDNA repetidos em tandem estão os espaçadores intergênicos (IGSs), que contêm dois elementos promotores importantes para o início da transcrição. Um elemento Core, ou Central, está localizado no sítio de início da transcrição e um Elemento de Controle Ascendente, ou Upstream, (UCE) está localizado de 100 a 150 pares de bases ascendentemente em relação ao local de início da transcrição (Figura 8.11, parte inferior). Em humanos, o elemento Core é ligado por um complexo multiproteico denominado Fator de Seletividade 1 (SL1), que contém a proteína de ligação a TATA (TBP), e o UCE é ligado pelo Fator de Ligação Ascendente (UBF). Além de SL1 e UBF, a proteína TIF-1A (Fator de Iniciação de Transcrição

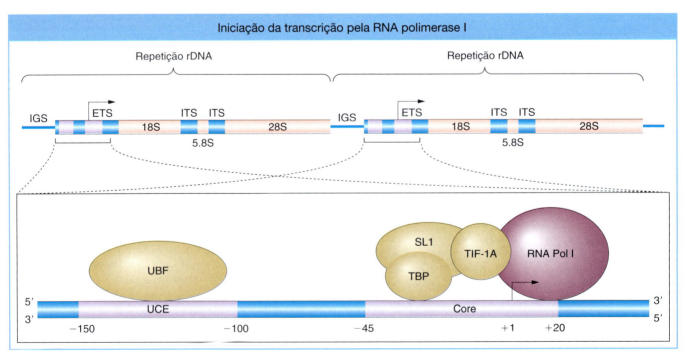

**Figura 8.11** A informação que controla a iniciação da transcrição pela RNA polimerase I está contida nas sequências promotoras de rDNA (UCE e Core) que estão localizadas ascendentemente em relação ao local de início da transcrição (+1) e são ligadas por fatores proteicos (UBF e SL1). Um terceiro fator, TIF-1A, não se liga diretamente ao DNA, mas é importante para o recrutamento e a função da RNA polimerase I. UCE = elemento de controle ascendente, UBF = fator de ligação ascendente, TBP = proteína de ligação a TATA, SL1 = fator de seletividade 1, TIF-1A = fator de iniciação da transcrição 1A.

**Capítulo 8** RNA: Transcrição, Processamento e Degradação

1A) também é necessária para o recrutamento de RNA polimerase I para o local de início da transcrição de genes de rDNA. Ao contrário de SL1 e UBF, TIF-1A não se liga ao DNA, mas, em vez disso, funciona por meio de interações proteína-proteína e forma uma ponte entre SL1 e a RNA polimerase I.

Cada vez que uma célula se divide, o número de ribossomos deve ser dobrado para manter o número de ribossomos nas duas células-filhas igual ao da célula-mãe. As células de mamíferos têm de um a dois milhões de ribossomos. Portanto, cada divisão celular envolve a produção de um a dois milhões de transcritos de rRNA pela RNA polimerase I. Como consequência, o mecanismo de transcrição da RNA polimerase I evoluiu para ser extremamente sensível às condições ambientais que promovem ou inibem a proliferação celular (ou seja, um aumento no número de células). As condições que afetam a proliferação celular podem atuar na iniciação da transcrição pela RNA polimerase I, alterando as atividades de SLI, UBF e TIF-1A. Por exemplo, as condições que promovem a proliferação celular levam à fosforilação de TIF-1A em um resíduo de serina específico, aumentando sua capacidade de recrutar a RNA polimerase I e desencadear a iniciação da transcrição.

**CONCEITO-CHAVE** No nucléolo, a iniciação da transcrição do gene rDNA pela RNA polimerase I é regulada por elementos promotores UCE e Core e fatores regulatórios UBF, SL1 e TIF-1A.

**Promotores de RNA polimerase II e GTFs.** A RNA polimerase II é responsável por transcrever todos os mRNAs, bem como numerosos ncRNAs, incluindo snRNAs envolvidos no *splicing*, ou recomposição, e miRNAs envolvidos na degradação do mRNA e na inibição da tradução. A transcrição pela RNA polimerase II é o sistema de transcrição mais complexo em eucariotos devido ao grande número de alvos gênicos com padrões únicos de expressão.

Os promotores da RNA polimerase II, que são definidos de forma um tanto arbitrária como sequências localizadas dentro de 100 pares de bases do local de início da transcrição, contêm uma variedade de elementos promotores, alguns dos quais são relativamente comuns (**Figura 8.12**). Cerca de 25% dos promotores em leveduras e humanos contêm uma **caixa TATA**, um elemento de sequência assim denominado porque a sequência de nucleotídios TATA aparece na sequência consenso TATAAAA. Em animais, a caixa TATA está localizada a cerca de 30 nucleotídios ascendentemente em relação ao local de início da transcrição (ou seja, −30), mas em leveduras sua localização é mais variável (entre −50 e −125). Outro elemento promotor comum é o iniciador (Inr), que está localizado exatamente no sítio de início da transcrição em cerca de 40% dos genes.

Coletivamente, apenas cerca de 50% dos genes da RNA polimerase II contêm uma caixa TATA e/ou um Inr. Isso prevê a existência de outros elementos promotores. As análises

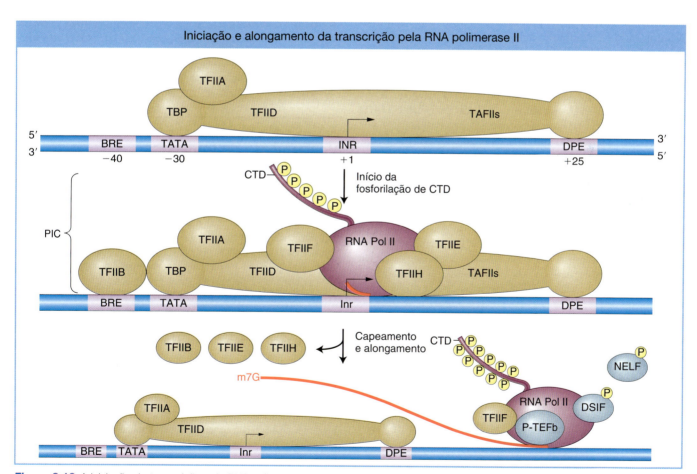

**Figura 8.12** A iniciação da transcrição pela RNA polimerase II é dirigida por uma variedade de elementos promotores, incluindo BRE, a caixa TATA, Inr e DPE, localizados dentro de 100 pares de bases ascendente ou descendentemente em relação ao local de início da transcrição (+1). A montagem do PIC ocorre de forma sequencial, começando com TFIID, que contém proteínas (TBP e TAFs) que se ligam a elementos promotores. A montagem de TFIID leva ao recrutamento dos outros GTFs e da RNA polimerase II. O TFIIH é necessário durante a iniciação para abrir a bolha de transcrição e a fosforilação do CTD. Logo após a iniciação, o pré-mRNA é capeado e o alongamento é promovido pela P-TEFb quinase, que fosforila a RNA polimerase II CTD, DSIF e NELF.

computacionais que buscaram sequências comuns em torno dos sítios de início da transcrição de genes de RNA polimerase II identificaram elementos promotores adicionais, incluindo o elemento promotor descendente (DPE), que está localizado em cerca de +25, e o elemento de reconhecimento TFIIB (BRE), que está localizado a cerca de −40. No entanto, uma vez que muitos genes carecem de todos os elementos promotores conhecidos, é provável que ainda haja elementos do tipo a serem descobertos.

**CONCEITO-CHAVE** Cerca de metade dos genes da RNA polimerase II contém caixa TATA e/ou elementos promotores Inr. A outra metade contém elementos promotores menos comuns, alguns dos quais ainda não foram definidos.

Todas as proteínas que se ligam aos elementos promotores da RNA polimerase II são subunidades de GTFs. O fator de transcrição IIB (TFIIB) se liga ao BRE e o TFIID, aos outros elementos promotores. O complexo TFIID contém TBP (a mesma proteína envolvida na transcrição da RNA polimerase I) e cerca de 15 fatores associados à TBP (TBP). O TBP se liga à caixa TATA e os TAFs se ligam ao Inr e ao DPE. A ligação de TFIID em um promotor é a primeira etapa na montagem sequencial de outros GTFs e da RNA polimerase II. A ligação de TFIID instrui a montagem de TFIIA e TFIIB, seguida por TFIIF e RNA polimerase II como um complexo pré-montado e terminando com adição de TFIIE e TFIIH. A montagem de GTFs e RNA polimerase II constitui o **complexo de pré-iniciação (PIC)**, que serve para posicionar a RNA polimerase II no local de início da transcrição, gerar a bolha de transcrição e posicionar o DNA no sítio ativo da RNA polimerase II. O TFIIA estabiliza a ligação de TFIIB e TFIID no promotor. O TFIIH, que é recrutado para o promotor por TFIIE, contém proteínas com atividade de helicase que desenrolam o DNA em duas fitas para formar a bolha de transcrição. Por último, o TFIIF coloca o DNA do promotor em uma posição na RNA polimerase II que é apropriada para o desenrolamento do DNA e a iniciação da transcrição no local de início. Após o início da transcrição, a RNA polimerase II se dissocia da maioria dos GTFs para alongar o transcrito do RNA. Alguns GTFs, incluindo TFIID, permanecem no promotor para atrair a próxima RNA polimerase II. Dessa forma, várias moléculas de RNA polimerase II são capazes de sintetizar simultaneamente transcritos de um único gene.

**CONCEITO-CHAVE** Os fatores gerais de transcrição (GTFs) TFIIB e TFIID recrutam a RNA polimerase II e outros GTFs para o promotor, formando um complexo de pré-iniciação (PIC) e uma bolha de transcrição.

**Promotores da RNA polimerase III e GTFs** A RNA polimerase III transcreve RNAs não codificadores (ncRNA) menores que 300 nucleotídios. Os alvos do gene da RNA polimerase III são classificados em três tipos com base em seus elementos promotores. Os genes de rRNA 5S são do Tipo 1 e contêm três elementos promotores, Caixa A, elemento intermediário (IE) e Caixa C, todos localizados descendentemente em relação ao local de início da transcrição (**Figura 8.13A**). Os genes de tRNA são do Tipo 2 e contêm o mesmo elemento da Caixa A que os genes 5S, mas em vez de uma Caixa C eles têm uma Caixa B (Figura 8.13B). Por último, os genes do Tipo 3, como o gene snRNA U6 que está envolvido no *splicing* pré-mRNA, contêm elementos promotores que estão localizados ascendentemente em relação ao local de início da transcrição e são muito semelhantes aos elementos promotores encontrados nos genes da RNA polimerase II, incluindo uma caixa TATA (Figura 8.13C).

Os GTFs para transcrição de RNA polimerase III são designados TFIIIA, TFIIIB, TFIIIC (fator de transcrição para RNA polimerase III) e SNAPc (complexo de proteínas ativadoras de snRNA). O TFIIIB é necessário para a transcrição de todos os três tipos de genes de RNA polimerase III e atua no recrutamento da RNA polimerase III, bem como na abertura da bolha de transcrição. O TFIIIA se liga a elementos promotores em genes do Tipo 1 e ajuda a recrutar TFIIIC, que se liga a elementos promotores nos genes Tipo 1 e 2. Observe que, uma vez que TFIIIA e TFIIIC se ligam descendentemente em relação ao local de início da transcrição, eles precisam ser temporariamente deslocados conforme a RNA polimerase III transcreve ao longo do DNA promotor. Para genes do Tipo 3, o recrutamento de RNA polimerase III é auxiliado pela ligação da subunidade TBP de TFIIIB à caixa TATA e de SNAPc ao elemento de sequência proximal (PSE). A ligação de SNAPc ao PSE é auxiliada por fatores de transcrição que se ligam ao elemento de sequência distal (DSE). Os fatores de transcrição são discutidos em detalhes no Capítulo 12.

**CONCEITO-CHAVE** Os genes transcritos pela RNA polimerase III são divididos em três tipos, com base em seus elementos promotores. O Tipo 1 e o Tipo 2 têm elementos promotores descendentemente em relação ao local de início da transcrição. Os elementos promotores do tipo 3 incluem uma caixa TATA e são posicionados ascendentemente em relação ao local de início da transcrição.

## Alongamento da transcrição pela RNA polimerase II

Logo após o início da transcrição, a fosforilação da RNA polimerase II por uma proteinoquinase em TFIIH ajuda a coordenar o processamento de mRNAs à medida que são transcritos. O domínio carboxiterminal (CTD) da maior subunidade de RNA polimerase II contém a sequência YSPTSPS (tirosina-serina-prolina-treonina-serina-prolina-serina) em tandem repetido 26 vezes em levedura e 52 vezes em seres humanos. A fosforilação da serina na posição 5 da repetição (S5) por TFIIH serve como um sinal para a ligação de enzimas que cobrem a extremidade 5′ do mRNA (discutido na próxima seção) (**Figura 8.14**). O CTD está localizado próximo ao local em que o RNA nascente emerge da RNA polimerase II, portanto é um local ideal para orquestrar a ligação e a liberação de proteínas necessárias para processar o transcrito nascente enquanto a síntese de RNA continua. A modificação pós-tradução de S5 e outros aminoácidos no CTD mudam conforme a RNA polimerase II transcreve ao longo de um gene, criando diferentes sítios de ligação para outros fatores de processamento, bem como fatores que regulam o alongamento e a terminação da transcrição.

**CONCEITO-CHAVE** Durante o alongamento, o CTD da RNA polimerase II é quimicamente modificado para servir como um local de ligação para outras proteínas envolvidas na transcrição e no processamento do RNA.

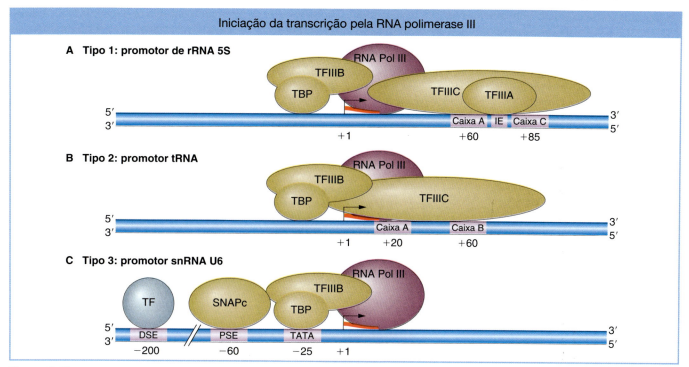

**Figura 8.13** A RNA polimerase III transcreve genes com três tipos de promotores, Tipos 1, 2 e 3 (a–c). Os TFIIIA, TFIIIC e SNAP$_c$ ligam-se a elementos promotores (IE, Box B e PSE, respectivamente) que são únicos para cada tipo de gene da RNA polimerase III e podem ser vistos como os fatores de especificidade para o tipo de gene. A principal função desses fatores é recrutar TFIIIB para o promotor, que então leva ao recrutamento da RNA polimerase III e ao início da transcrição.

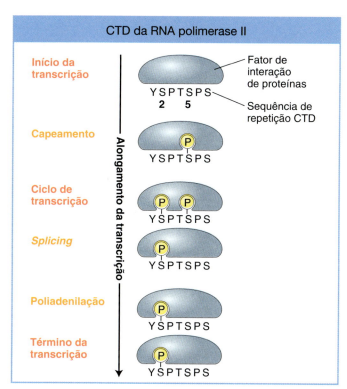

**Figura 8.14** O padrão de modificações de aminoácidos no CTD da RNA polimerase II muda à medida que a polimerase transcreve ao longo de um gene. As modificações, incluindo fosforilação das serinas 2 e 5 por quinases e desfosforilação por fosfatases, criam um código que direciona a ligação de fatores em estágios específicos de transcrição. Os fatores que ligam o CTD incluem reguladores de alongamento e terminação da transcrição, bem como eventos de processamento de RNA, incluindo capeamento, *splicing* e clivagem e poliadenilação.

A iniciação da transcrição não é uma luz verde que libera a RNA polimerase II para transcrever completamente um gene desimpedido. Na verdade, a transcrição continua a ser regulada ao longo de todo o comprimento de um gene. Por exemplo, para uma grande fração de genes humanos, o alongamento da transcrição é temporariamente interrompido (ou seja, pausado) cerca de 50 pares de bases descendentemente em relação ao local de início da transcrição. Uma pausa desse tipo é causada pelos fatores de proteína NELF (fator de alongamento negativo) e DSIF (fator de indução de sensibilidade DRB) e aliviada por P-TEFb (fator de alongamento da transcrição positiva b) (ver Figura 8.12). Para liberar a RNA polimerase II em pausa no alongamento produtivo, o P-TEFb fosforila NELF e DSIF. NELF dissocia-se do complexo de alongamento e DSIF desloca-se juntamente com a RNA polimerase II e funciona como um factor de alongamento positivo. P-TEFb também fosforila o RNA polimerase II CTD na serina 2 (S2) dentro das repetições YSPTSPS (ver Figura 8.14), que serve como um sinal para a ligação de fatores envolvidos no processamento do pré-mRNA e no término da transcrição.

## Término da transcrição em eucariotos

A terminação da transcrição para as três RNA polimerases ocorre por diferentes mecanismos. O alongamento da RNA polimerase I é interrompido por fatores proteicos ligados a sequências específicas de DNA, denominadas elementos terminadores, e é liberado do DNA por outros fatores. Em contraste, a RNA polimerase III termina o alongamento e se dissocia do DNA após a síntese de um trecho poli(U), semelhante à terminação independente de fator em bactérias.

Dois modelos foram propostos para a terminação da transcrição pela RNA polimerase II – o modelo torpedo e o modelo alostérico.

Os modelos são conceitualmente semelhantes aos mecanismos dependentes de Rho e independentes de fator, respectivamente, em *E. coli* (ver Figura 8.9), mas diferentes fatores estão envolvidos. Ambos os modelos de terminação de RNA polimerase II acoplam a formação da extremidade 3′ à terminação. Conforme descrito na seção sobre poliadenilação, as extremidades 3′ dos mRNAs são determinadas pela clivagem do pré-mRNA e pela adição de uma cauda poli(A) à nova extremidade 3′.

No **modelo de terminação torpedo** (**Figura 8.15A**), a RNA polimerase II continua a transcrever após o local de clivagem, o pré-mRNA é clivado e a nova extremidade 5′-monofosforilada que é formada é um substrato para uma éxonuclease 5′-para-3′ chamada Xrn2, que digere o RNA, um nucleotídio por vez até atingir a RNA polimerase II e fazer com que ela se dissocie do DNA. A Xrn2 está posicionada para atuar no término por meio de sua associação com o CTD fosforilado na serina 2 (ver Figura 8.14).

No **modelo de terminação alostérica** (Figura 8.15B), a transcrição por meio do local de clivagem causa a dissociação dos fatores de alongamento, levando a uma mudança conformacional dentro do sítio ativo da RNA polimerase II e sua liberação do DNA. Nesse modelo, ainda falta determinar como a RNA polimerase II percebe a passagem pelo sítio de clivagem e como isso leva à dissociação de fatores de alongamento.

**CONCEITO-CHAVE** A terminação da transcrição pelas RNA polimerases I, II e III ocorre por diferentes mecanismos. A terminação da transcrição do mRNA pela RNA polimerase II pode ocorrer por mecanismos alostéricos ou torpedo que são análogos aos mecanismos independentes de fator e dependentes de Rho, respectivamente, em *E. coli*, e são direcionados por sequências de formação da extremidade 3′ no mRNA.

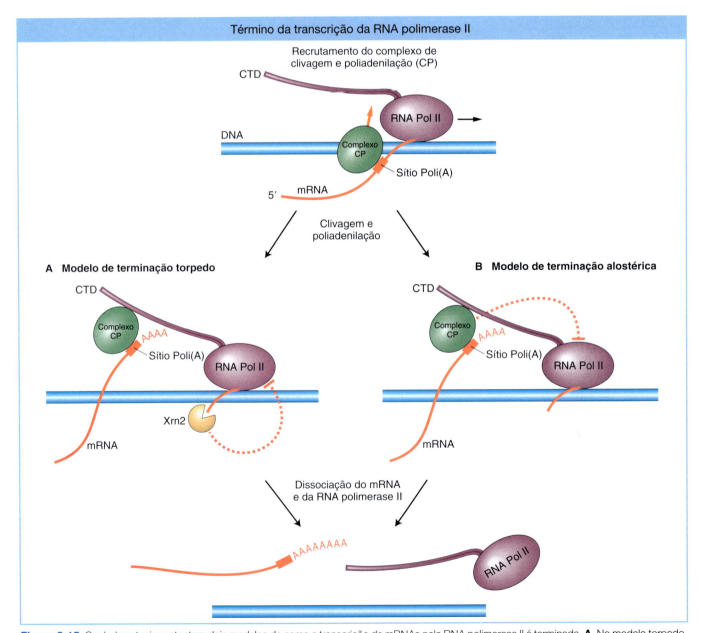

**Figura 8.15** Os dados atuais sustentam dois modelos de como a transcrição de mRNAs pela RNA polimerase II é terminada. **A.** No modelo torpedo, o pedaço de RNA que permanece associado com a RNA polimerase II e continua a ser sintetizado após a clivagem é um substrato para a éxonuclease 5′-para-3′ Xrn2, que degrada o RNA para provocar a terminação. **B.** No modelo alostérico, ao encontrar sinais de clivagem e poliadenilação, a RNA polimerase II sofre uma alteração de conformação que a envolve na terminação.

## 8.4 Processamento do mRNA em eucariotos

**OA 8.4** Explicar como o processamento, a edição e a modificação do mRNA ocorrem e podem afetar a abundância e a sequência de proteínas em eucariotos.

Ao contrário dos mRNAs bacterianos, os mRNAs eucarióticos passam por vários eventos de processamento que afetam sua estrutura e função. Muitos desses eventos ocorrem ao mesmo tempo que a transcrição (ou seja, cotranscricionalmente) e são coordenados com o início, o alongamento ou o término da transcrição, bem como entre si. Alguns temas surgem na comparação dos eventos de processamento: (1) elementos de sequência dentro de mRNAs muitas vezes direcionam onde ocorre o processamento e (2) elementos de sequência são ligados por proteínas ou ncRNA que são enzimas ou que recrutam enzimas para realizar o processamento.

### Capeamento

Os RNAs sintetizados pela RNA polimerase II, incluindo mRNAs e snRNAs, são modificados em sua extremidade 5′ pela adição de um nucleotídio de guanina metilado, **7-metilguanosina (m⁷G)**, mais comumente referido como um **capuz** porque cobre a "cabeça" do RNA (**Figura 8.16A**). O capuz 5′ é adicionado durante a transcrição quando o RNA tem cerca de 25 nucleotídios de comprimento e acaba de emergir do canal de saída da RNA polimerase II. O processo de adicionar um capuz (capeamento) envolve a ação sequencial de três enzimas (Figura 8.16B): a RNA trifosfatase remove o gama fosfato do primeiro nucleotídio na cadeia de RNA, a guanililtransferase usa GTP como substrato e liga o GMP ao primeiro nucleotídio por uma ligação 5′, 5′-trifosfato incomum (GpppN, em que N é o primeiro nucleotídio no mRNA) e 7-metiltransferase adiciona um grupo metil (CH₃) de S-adenosilmetionina (SAM) à posição N-7 da base de guanina recém-adicionada. Por meio de sua interação com o CTD da RNA polimerase II, essas enzimas estão em posição de agir sobre os RNAs no início do processo de transcrição (ver Figura 8.14).

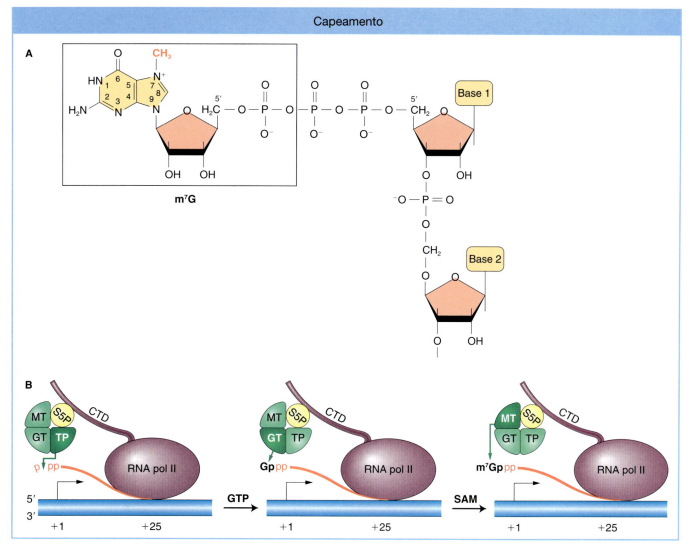

**Figura 8.16 A.** O primeiro nucleotídio em um mRNA é modificado pela adição de um capuz m⁷G. **B.** O capeamento é iniciado por uma enzima trifosfatase (TP) que remove o fosfato terminal do primeiro nucleotídio. Em seguida, uma guanililtransferase (GT) adiciona um nucleotídio monofosfato de guanina e uma metiltransferase (MT) adiciona um grupo metil (CH₃). Todas as três enzimas são posicionadas para agir no mRNA logo após ele emergir do túnel de saída da RNA polimerase II por causa de sua associação com o CTD que é fosforilado na serina 5 (S5 P) de sequências repetidas.

Os capuzes têm várias funções. Eles protegem os RNAs da decomposição por exonucleases, que com frequência exigem 5′-fosfatos para reconhecer seus substratos. Os capuzes em mRNAs também servem como um sítio de ligação para proteínas, como o complexo de ligação de capuz (CBC), que serve de mediador para eventos subsequentes, incluindo *splicing*, poliadenilação e exportação nuclear, interagindo com fatores de processamento e exportação. O CBC também é crucial para a primeira rodada de tradução, enquanto outra proteína de ligação de capuz, eIF4E, é necessária para as rodadas subsequentes de tradução, conforme descrito no Capítulo 9.

**CONCEITO-CHAVE** A extremidade 5′ de um mRNA eucariótico é modificada para prevenir a degradação e servir como um sítio de ligação para fatores que servem de mediadores para o processamento e a exportação de mRNA. O capeamento de mRNAs está programado para ocorrer no início da transcrição por meio da associação de enzimas de capeamento com a serina 5 fosforilada no CTD da RNA polimerase II.

## Poliadenilação

Como a extremidade 5′, a extremidade 3′ de um mRNA também é processada para protegê-lo da deterioração e para promover a tradução. O processamento na extremidade 3′ consiste em dois eventos: a clivagem, que corta o mRNA transcrito da RNA polimerase II, e a poliadenilação, que adiciona 50 a 250 resíduos de adenosina (A) ao final do mRNA clivado. Os elementos de sequência dentro da 3′ UTR determinam onde ocorre a clivagem.

Em humanos, a sequência altamente conservada de seis nucleotídios (hexanucleotídio) AAUAAA está localizada a 10 a 30 nucleotídios ascendentemente em relação ao local de clivagem, também conhecido como local poli(A) (**Figura 8.17A**). Um elemento da sequência descendente (DSE), menos bem conservado e rico em U ou rico em GU, está localizado em 20 a 40 nucleotídios descendentemente em relação ao sítio poli(A). A clivagem no local poli(A) geralmente ocorre após um CA ou UA (Figura 8.17B). A AAUAAA é importante tanto para a clivagem quanto para a poliadenilação, porque é ligada por um complexo de proteínas denominado fator de especificidade de clivagem e poliadenilação (CPSF), que contém a enzima endonuclease, que executa a etapa de clivagem. O CPSF também recruta a **polimerase poli(A)** (**PAP**), a enzima que usa ATP como substrato para adicionar uma cadeia de A no 3′-OH do mRNA, que é referida como **cauda poli(A)**. A PAP é uma RNA polimerase incomum, porque, ao contrário de DNA polimerases e outras RNA polimerases, ela não copia um modelo de ácido nucleico. Além do CPSF, a etapa de clivagem envolve o

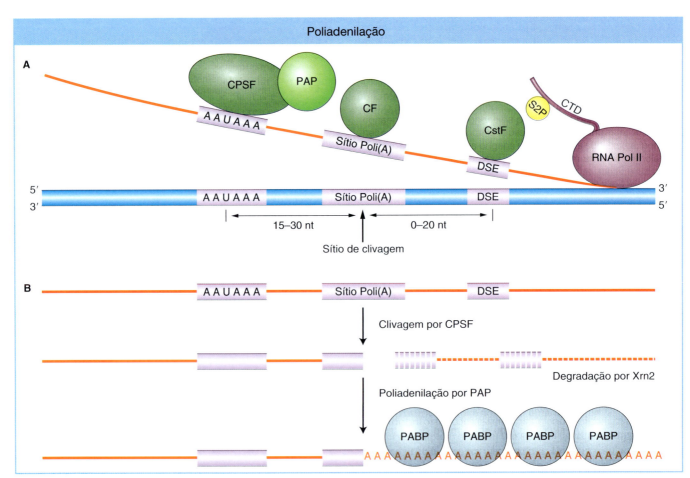

**Figura 8.17** A extremidade 3′ de um mRNA é gerada por reações consecutivas de clivagem e poliadenilação. **A.** Em humanos, o local de clivagem é dirigido por três sequências na 3′ UTR de um mRNA (ou seja, AAUAAA, sítio poli(A) e DSE), cada um dos quais é ligado por fatores proteicos (ou seja, CPSF, CF e CstF, respectivamente) que são recrutados para as extremidades dos genes por associação com o CTD de RNA polimerase II fosforilada na serina 2 (S2 P) de sequências repetidas. **B.** A clivagem no sítio poli(A) por CPSF é seguida pela adição de uma cauda poli(A) à nova extremidade 3′ por PAP e pela associação de PABP com a cauda poli(A).

CstF (Fator Estimulador de Clivagem), que se liga ao DSE e ajuda a determinar o local de clivagem que é ligado pelos Fatores de Clivagem I e II (CFI e CFII). Durante sua síntese, a cauda poli(A) é ligada pela proteína de ligação poli(A) (PABP), que no citoplasma protege o mRNA da degradação por exonucleases e promove a tradução ao interagir com o mecanismo de tradução.

**CONCEITO-CHAVE** A extremidade 3' dos mRNAs é modificada pela adição de um longo trecho de nucleotídios de adenosina, que protege o mRNA da degradação e dá suporte à tradução. A cauda poli(A) é adicionada por um tipo especial de RNA polimerase após a clivagem do mRNA em um local que é determinado por fatores proteicos que ligam os elementos da sequência no mRNA.

## A descoberta do splicing

A transcrição copia a sequência de DNA de genes que codificam proteínas em mRNA, embora a comparação das sequências da maioria dos pares de mRNA e genes humanos mostre que eles são diferentes: grandes trechos de sequência de DNA são transcritos em RNA e depois removidos do RNA. Em 1977, os laboratórios de Philip Sharp e Richard Roberts descobriram de forma independente esse processo de *splicing*, ou **recomposição** do mRNA, que remove segmentos de mRNA chamados **íntrons** e une os segmentos restantes chamados **éxons**. O corte de íntrons e a junção de éxons são chamados de *splicing* porque se assemelha à maneira como uma película de filme é cortada e reunida para excluir um segmento específico.

**CONCEITO-CHAVE** A sequência de um mRNA nem sempre é idêntica à sua sequência gênica porque, conforme os pré-mRNA são transcritos, os íntrons são removidos e os éxons remanescentes são unidos pelo processo de *splicing*.

O número e o tamanho dos íntrons variam de gene para gene e de organismo para organismo. Por exemplo, apenas cerca de 5% dos genes em leveduras (*S. cerevisiae*) têm íntrons. Genes contendo íntrons em leveduras quase sempre apresentam um único íntron que varia em comprimento de 50 a 1.000 nucleotídios, com um comprimento médio de 250 nucleotídios. Em contraste, 85% dos genes humanos apresentam pelo menos um íntron, e um gene humano médio tem oito íntrons e nove éxons. Um exemplo extremo é o gene que sofre mutação na distrofia muscular de Duchenne, que tem 78 íntrons e 79 éxons espalhados por 2,3 milhões de pares de bases. Os íntrons humanos variam em comprimento de 50 a 300.000 nucleotídios, com uma média de 6.000 nucleotídios, enquanto o comprimento médio do éxon é de 300 nucleotídios. O tamanho médio 20 vezes maior dos íntrons em relação aos éxons significa que os íntrons são responsáveis por uma fração muito maior do genoma humano do que os éxons.

## O mecanismo de splicing

Após a descoberta dos éxons e dos íntrons, os pesquisadores voltaram sua atenção para o mecanismo de *splicing* do mRNA. Como o *splicing* deve ocorrer com a precisão de um único nucleotídio para manter as informações que direcionam a tradução, o precursor do mRNA contendo o íntron (pré-mRNA) deve conter as informações que indicam para a máquina de *splicing*, chamada **spliceossomo**, onde agir. Os pesquisadores criaram a hipótese de que as informações seriam fornecidas por sequências nas fronteiras entre éxons e íntrons. Na verdade, os alinhamentos das sequências de fronteira para muitos pré-mRNAs revelaram que quase todos os íntrons começam com GU e terminam com AG (**Figura 8.18A**). Além disso, há alta conservação de nucleotídios de íntron e éxon adjacentes ao GU e AG. Os elementos de sequência GU e AG definem o **sítio de *splicing* 5'** e o **sítio de *splicing* 3'**, respectivamente, onde os cortes são feitos pelo spliceossomo para remover o íntron. Além disso, uma terceira sequência conservada chamada **ponto de ramificação** está localizada em 15 a 45 nucleotídios ascendentemente em relação ao sítio de *splicing* 3'. Uma adenosina invariante dentro do ponto de ramificação participa da primeira etapa catalítica do *splicing*. A existência de sequências de nucleotídios conservadas em sítios de *splicing* e no ponto de ramificação sugere que os componentes do spliceossomo são direcionados para atuar em sítios específicos em pré-mRNAs por ligação a essas sequências.

Um achado fortuito no laboratório de Joan Steitz levou à descoberta de componentes do spliceossomo. Pacientes com uma variedade de doenças autoimunes, incluindo lúpus eritematoso sistêmico, produzem anticorpos contra suas próprias proteínas. No decurso da análise de amostras de sangue de pacientes com lúpus, Steitz e colegas identificaram anticorpos que se ligam a complexos de proteína nuclear de RNA chamados **ribonucleoproteínas nucleares pequenas (snRNPs)**, pronunciados "snurps", que são compostos por um pequeno RNA nuclear (snRNA) 100 a 200 nucleotídios de comprimento e que serve como uma estrutura para a ligação de várias proteínas. Eles observaram que a sequência na extremidade 5' do snRNA denominado U1 demonstra extensa complementaridade com a sequência nos sítios de *splicing* 5', sugerindo que a U1 do snRNA identifica os sítios de *splicing* 5' por pareamento de bases (Figura 8.18B). Para testar essa hipótese, o laboratório de Alan Weiner realizou uma análise mutacional. Eles descobriram que o *splicing* foi drasticamente reduzido por mutações em uma sequência de local de *splicing* 5' que interrompeu parcialmente o pareamento de base com a U1 do snRNA (Figura 8.18C). Além disso, eles descobriram que o *splicing* do pré-mRNA mutante foi recuperado por mutações na extremidade 5' da U1 do snRNA, que restauraram o pareamento de bases. Essa análise de "mutação compensatória" demonstrou que o pareamento de bases entre os snRNA e o pré-mRNA é importante para a seleção de sítios de *splicing*.

**CONCEITO-CHAVE** Os snRNAs facilitam o *splicing* por pareamento de bases com sequências conservadas no pré-mRNA.

Além da U1 snRNP, o spliceossomo contém snRNPs U2, U4, U5 e U6, bem como muitas proteínas que têm funções conservadas em eucariotos de levedura a humanos. A reação de *splicing* começa com o reconhecimento passo a passo dos elementos da sequência do pré-mRNA (**Figura 8.19A**). Em primeiro lugar, U1 liga o local de *splicing* 5' e U2 liga o ponto de ramificação, com o snRNA U2 sendo pareado aos nucleotídios por meio do ponto de ramificação, exceto para a adenosina-chave. A montagem do spliceossomo é concluída pela entrada dos snRNPs U4, U5 e U6 como um complexo tri-snRNP pré-montado. Nesse ponto, o spliceossomo passa por várias mudanças conformacionais para se tornar cataliticamente ativo.

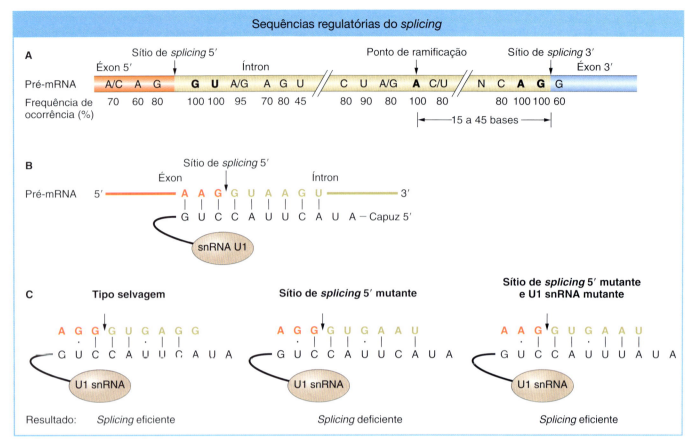

**Figura 8.18 A.** Sequências de nucleotídios conservadas estão presentes nas junções de éxons e íntrons (i. e., sítios de *splicing* 5′ e 3′), bem como no ponto de ramificação, que está próximo ao sítio de *splicing* 3′. Os nucleotídios invariantes (GU no sítio de *splicing* 5′, A no ponto de ramificação e AG no sítio de *splicing* 3′) são mostrados em negrito e N representa qualquer base. **B.** A snRNA U1 reconhece sítios de *splicing* 5′ por pareamento de bases. As sequências próximas à extremidade 5′ de snRNA U1 formam oito pares de bases consecutivas com um sítio de *splicing* 5′ de consenso. **C.** A eficiência do *splicing* é afetada pela força do par de bases na snRNA U1 no local de *splicing* 5′. Mutações no local de *splicing* 5′ que reduzem o número de ligações de hidrogênio levam a uma diminuição na eficiência do *splicing* (compare *esquerda* e *meio*); no entanto, a eficiência de *splicing* pode ser restaurada por mutações compensatórias na snRNA U1 (*direita*).

Os snRNPs U1 e U4 são liberados do spliceossomo, os pares de bases U6 snRNP para o local de *splicing* 5′ e os pares de bases snRNP U5 para ambas as sequências de éxon, colocando os sítios de *splicing* em estreita proximidade.

O *splicing*, então, ocorre por meio de duas reações de transesterificação (Figura 8.19B). A primeira etapa da reação envolve o ataque nucleofílico pelo 2′-OH da adenosina do ponto de ramificação não pareada na ligação fosfodiéster no local de *splicing* 5′, que corta o pré-mRNA entre o éxon 5′ e o íntron e produz um íntron com uma estrutura em alça chamada laço, pois se assemelha ao formato de um laço de vaqueiro. A segunda etapa da reação envolve o ataque nucleofílico pela 3′-OH do éxon 5′ na ligação fosfodiéster no sítio de *splicing* 3′, que cria uma ligação covalente entre os éxons 5′ e 3′ e libera o íntron como um laço. Por último, os snRNPs U2, U5 e U6 são liberados do laço excisado e participam de outro ciclo de *splicing* junto com os snRNPs U1 e U4 previamente liberados. Esse processo é repetido para todos os íntrons em um pré-mRNA.

**CONCEITO-CHAVE** O *splicing* é uma reação em duas etapas. A primeira etapa é a clivagem no sítio de *splicing* 5′ e a segunda é a clivagem no sítio de *splicing* 3′, o que resulta na remoção do íntron e na união dos éxons.

## Os snRNAs no spliceossomo podem realizar as etapas catalíticas de *splicing*

Os pesquisadores inicialmente presumiram que as proteínas no spliceossomo realizam a reação catalítica, mas, em 1981, estudos do laboratório de Thomas Cech levantaram a possibilidade de que o *splicing* do pré-mRNA pelo spliceossomo seja catalisado pelos snRNAs. Cech e colaboradores relataram que o RNA ribossômico precursor (pré-rRNA) do protozoário ciliado *Tetrahymena thermophila* poderia unir um íntron de 413 nucleotídios a partir de si mesmo sem a ajuda de proteínas, demonstrando assim que o RNA pode funcionar como uma enzima, uma **ribozima**.

Existem duas classes distintas de íntrons de *autosplicing*, chamadas de Grupo I e II, que são encontradas em bactérias e vírus bacterianos, bem como em alguns genes mitocondriais e cloroplásticos codificados no núcleo em fungos, algas e plantas. Uma vez que a estrutura do pré-mRNA pareado com as bases de snRNA U2 e snRNA U6 no sítio ativo do spliceossomo é semelhante à estrutura secundária dos íntrons do Grupo II e a química do *splicing* pelo spliceossomo é a mesma realizada pelos íntrons do grupo II (**Figura 8.20**), criou-se a hipótese de que os mecanismos de *splicing* do grupo II e spliceossômicos estão evolutivamente relacionados e que o spliceossomo é uma ribozima.

# Capítulo 8 RNA: Transcrição, Processamento e Degradação

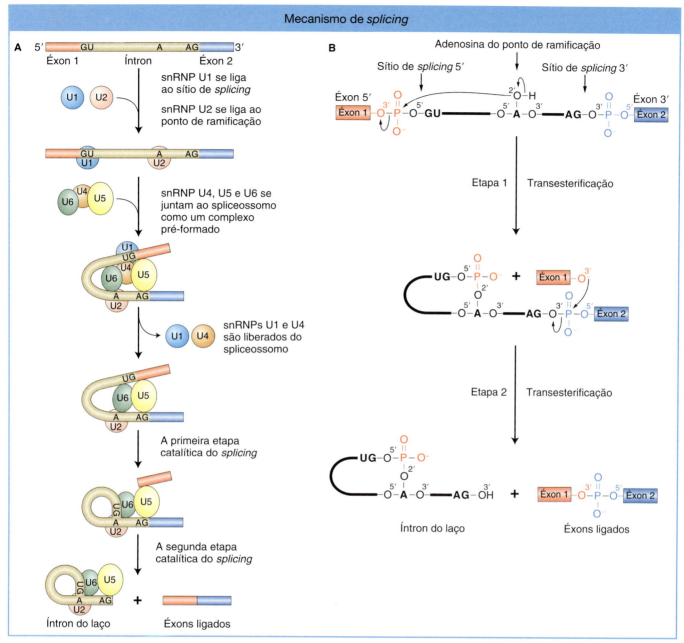

**Figura 8.19** **A.** O spliceossomo é formado pela montagem sequencial de cinco snRNPs (U1, U2, U4, U5 e U6) em um íntron. Mudanças conformacionais que levam à liberação das snRNPs U1 e U4 posicionam os snRNAs U2 e U6 e o ponto de ramificação da adenosina próximo ao local de *splicing* 5′ para a primeira etapa catalítica de *splicing*. **B.** Na primeira etapa do *splicing*, a 2′-hidroxila da adenosina do ponto de ramificação ataca a ligação fosfodiéster no local de *splicing* 5′. Isso produz dois intermediários, um éxon 5′ e um éxon do íntron-3′ em uma estrutura de laço. Na segunda etapa do *splicing*, a 3′-hidroxila do éxon 5′ ataca a ligação fosfodiéster no local de *splicing* 3′, produzindo éxons ligados e o íntron em laço liberado.

**CONCEITO-CHAVE** A remoção de íntron e a junção dos éxons são catalisadas por moléculas de RNA. Em eucariotos, os snRNAs do spliceossomo catalisam a remoção de íntrons do pré-mRNA. Alguns íntrons são autossuficientes; nesses casos, o íntron catalisa sua própria remoção. Os RNAs capazes de catálise são chamados de ribozimas.

## O *splicing* alternativo pode expandir o proteoma

A principal justificativa para ter genes com íntrons é que os íntrons fornecem um mecanismo para codificar proteínas diferentes (chamadas **isoformas** de proteínas) de um único gene. Através do processo de *splicing* alternativo, os éxons em um pré-mRNA podem ser unidos em diferentes combinações para produzir diferentes mRNAs maduros que codificam isoformas de proteínas. Um exemplo extremo é o gene *Dscam* em *Drosophila* que, por meio de *splicing* alternativo, pode produzir 38.016 proteínas *Dscam* diferentes.

O *splicing* alternativo pode produzir isoformas de proteínas com diferentes domínios funcionais. Isso é ilustrado pelo *FGFR2*, um gene humano que codifica um receptor que se liga a fatores de crescimento de fibroblastos e, em seguida, transduz um sinal dentro da célula (**Figura 8.21**). A proteína FGFR2 é composta por vários domínios, incluindo um domínio de ligação ao ligante

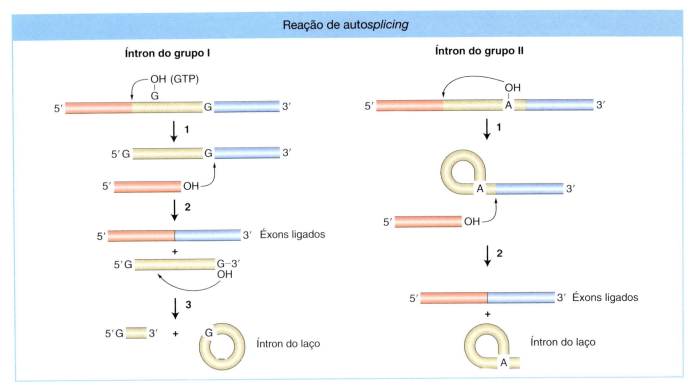

**Figura 8.20** Semelhante ao splicing pelo spliceossomo, o autosplicing catalisado por RNA dos íntrons do Grupo I e do Grupo II envolve duas reações de transesterificação. No splicing do Grupo I, a primeira reação é realizada por GTP, enquanto no splicing do Grupo II e splicing spliceossômico, a primeira reação é realizada pela adenosina do ponto de ramificação.

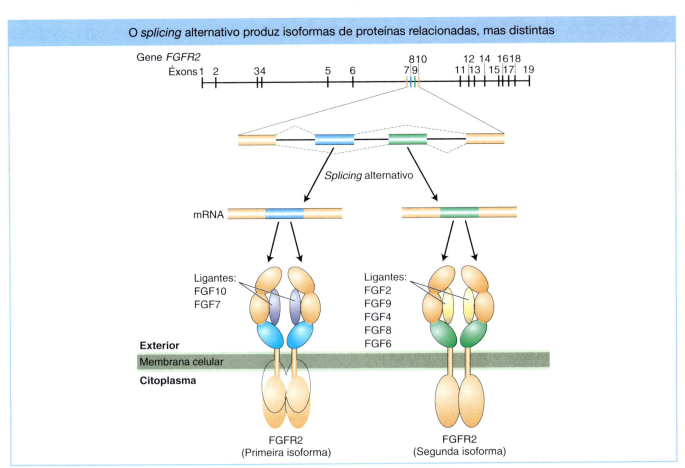

**Figura 8.21** O splicing alternativo de éxons mutuamente exclusivos no pré-mRNA de FGFR2 produz duas isoformas de proteínas que se ligam a diferentes proteínas FGF.

extracelular. O *splicing* alternativo resulta em duas isoformas de proteínas que diferem em seus domínios extracelulares. Em razão dessa diferença, cada isoforma se liga a diferentes fatores de crescimento. Além disso, conforme ilustrado pelo gene da α-*tropomiosina* (**Figura 8.22**), as isoformas de proteínas podem ser produzidas em células especiais por *splicing* alternativo específico do tipo de célula e também podem ser produzidas em diferentes estágios de desenvolvimento. Assim, o *splicing* alternativo expande o **proteoma** (o conjunto de todas as proteínas que podem ser expressas) de organismos eucarióticos.

Em humanos, cerca de 95% dos genes contendo íntrons passam por *splicing* alternativo para codificar duas ou mais isoformas de proteínas. Existem quatro tipos gerais de *splicing* alternativos, o mais comum dos quais é o salto de éxon, no qual um éxon é incluído ou excluído no mRNA maduro (**Figura 8.23**). Os outros tipos de *splicing* alternativos são sítios de *splicing* 3' alternativos (ou seja, um sítio de *splicing* 5' e uma escolha de dois sítios de *splicing* 3'), sítios de *splicing* 5' alternativos (ou seja, um sítio de *splicing* 3' e uma escolha de dois sítios de *splicing* 5') e éxons mutuamente exclusivos (ou seja, apenas um dos vários éxons está incluído no mRNA maduro, conforme ilustrado por FGFR2 na Figura 8.21).

Uma característica-chave dos mecanismos de *splicing* alternativos é que as sequências de sítios de *splicing* 5' e 3' diferem entre os éxons. Os éxons alternativos tendem a ter sequências de sítios de *splicing* fracas que têm menor afinidade para os componentes do spliceossomo do que os sítios de *splicing* associados a éxons constitutivos (ou seja, éxons que são sempre processados no mRNA maduro). Os sítios de *splicing* fracos estão sujeitos a *splicing* alternativo porque seu uso pelo spliceossomo não é ideal e pode, portanto, ser aumentado ou suprimido por fatores reguladores. O *splicing* alternativo também pode ser afetado pela velocidade de alongamento da transcrição. O fato de que a maioria dos eventos de *splicing* ocorrem durante a transcrição é importante para esse mecanismo. Os spliceossomos se reúnem nos íntrons assim que são transcritos. O alongamento lento pela RNA polimerase II fornece uma janela de oportunidade mais longa para o uso de um sítio de *splicing* alternativo fraco antes que um sítio de *splicing* forte seja transcrito.

**CONCEITO-CHAVE** A união de éxons em diferentes padrões por meio de *splicing* alternativo expande muito o número de proteínas codificadas no genoma humano e em outros genomas eucarióticos.

## Edição de RNA

Sequências de RNA codificadas em genomas eucarióticos não são alteradas apenas por eventos de processamento de RNA, como *splicing*, mas também por edição de RNA. **Edição de RNA** é um termo geral que descreve processos moleculares por meio dos quais as sequências de nucleotídios em RNAs são alteradas após a transcrição. Os eventos de edição incluem a inserção e a exclusão de nucleotídios, bem como a substituição de bases. Muitos tipos de RNA, incluindo tRNAs, rRNAs, mRNAs e snRNAs, são editados.

Em animais, o tipo mais comum de edição é a edição de adenosina para inosina (A para I), que converte adenosina em inosina por desaminação. A edição A para I é catalisada por enzimas de ligação ao RNA de fita dupla, chamadas adenosina desaminase, que atuam nos RNAs (ADARs) (**Figura 8.24A**). A inosina é um nucleosídio não canônico que pode parear com a

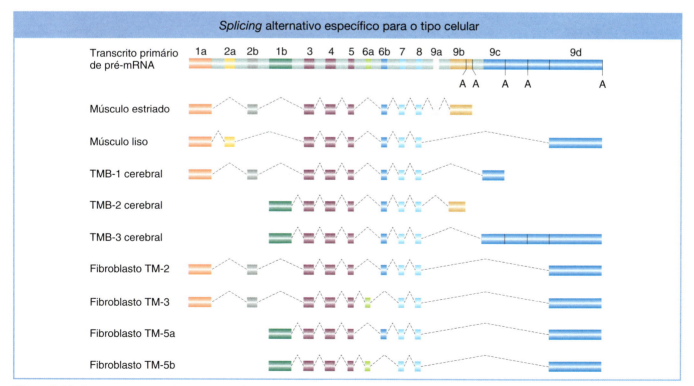

**Figura 8.22** O gene da α-*tropomiosina* de rato é alternativamente dividido em diferentes padrões em diferentes tipos de células. As caixas azuis claras representam íntrons; outras cores representam éxons. Observe que, além do *splicing* alternativo, o gene da α-*tropomiosina* sofre iniciação de transcrição alternativa (iniciando a transcrição no início dos éxons pêssego ou verdes) e poliadenilação alternativa (ocorrendo em cinco sítios indicados por As). As linhas tracejadas indicam íntrons que foram removidos por *splicing*. TM, tropomiosina.

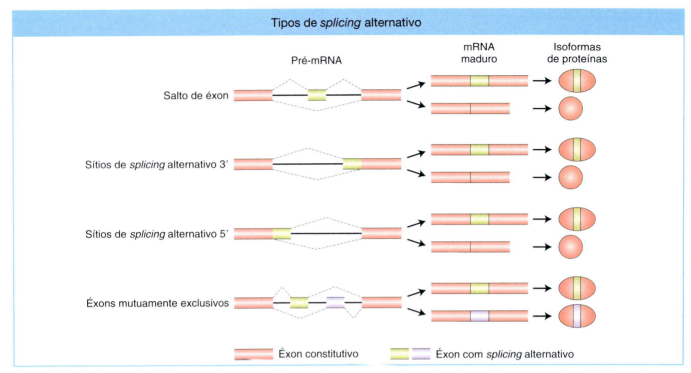

**Figura 8.23** Um único pré-mRNA que contém éxons e íntrons pode ser processado em diferentes padrões para produzir mRNAs maduros que codificam proteínas diferentes. Existem quatro tipos principais de *splicing* alternativo. As linhas pontilhadas na parte superior e inferior de cada pré-mRNA mostram como os sítios de *splicing* 5′ e 3′ podem ser alternativamente unidos para produzir diferentes mRNAs maduros.

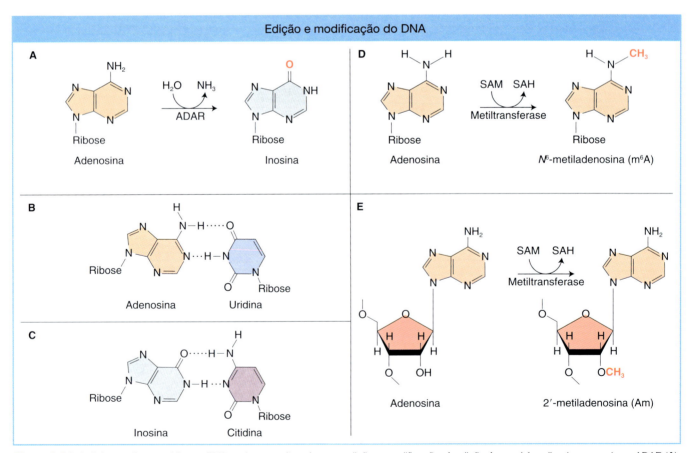

**Figura 8.24** As informações contidas no RNA podem ser alteradas por edição e modificação. A edição A para I é realizada por enzimas ADAR (**A**). As bases de adenosina pareiam com a uridina (**B**), mas as bases de inosina pareiam com a citidina (**C**). A estrutura química das bases ribonucleosídicas (**D**) e açúcares (**E**) da ribose podem ser alterados por metilação. Essas reações são catalisadas por diferentes metiltransferases, mas ambas as reações usam SAM como o doador do grupo metil.

citidina, portanto, durante a tradução, a inosina é lida como uma guanosina, em vez de adenosina (Figuras 8.24B e 8.24C), alterando a sequência de aminoácidos de uma proteína.

A edição A para I também pode afetar elementos reguladores em RNAs que funcionam por pareamento de base a outro RNA ou são ligados por uma proteína. Por exemplo, a conversão de um par de bases A-U estável em um par de bases I-U menos estável pode alterar o *splicing*, afetando o pareamento de bases entre snRNA e pré-mRNA. Os métodos de sequenciamento de RNA de alto rendimento identificaram mais de dois milhões de sítios editados de A para I no **transcriptoma** humano (o conjunto de todos os RNAs que podem ser expressos em humanos). A consequência fisiológica da edição de A para I na maioria desses sítios ainda deve ser determinada, mas os efeitos globais sobre a edição de A para I causada pela mutação de ADARs leva a anormalidades comportamentais e de locomoção na *Drosophila* e convulsões e morte precoce em ratos, destacando a importância dessa edição.

## Modificação de nucleotídio de RNA

A estrutura e a função dos RNAs podem ser alteradas por modificações químicas pós-transcricionais. A maioria das modificações de RNA consiste na adição de um grupo metil ($CH_3$) a uma base de nucleosídio, como $N^6$-metiladenosina ($m^6A$) (Figura 8.24D), a um açúcar ribose, como 2'-O-metiladenosina (Am) (Figura 8.24E), ou para ambos, como $N^6$, 2'-O-dimetiladenosina ($m^6Am$). Mais de 100 modificações químicas diferentes de RNA foram identificadas. Cada modificação pode ter efeitos distintos na estrutura do RNA e nas interações com outros RNAs e proteínas, que podem afetar todos os aspectos do metabolismo do RNA, incluindo o processamento, a estabilidade e a tradução de mRNAs.

$m^6A$ é a modificação mais comum em mRNAs humanos. Dos mais de 20.000 sítios $m^6A$ que foram identificados em humanos, 70% ocorrem no último éxon de uma transcrição e quase metade ocorrem no 3' UTR. As modificações de $m^6A$ são adicionadas durante a transcrição e antes da conclusão do *splicing*. Uma função principal de $m^6A$ é desestabilizar os mRNAs, conforme demonstrado pela descoberta de que o nocaute da meltiltransferase que escreve $m^6A$ em mRNA resulta em meias-vidas mais longas de mRNAs contendo $m^6A$. As novas tecnologias desenvolvidas que mapeiam os locais de modificações químicas em RNAs estão possibilitando aos pesquisadores identificar os escritores, leitores e apagadores das modificações, bem como determinar suas funções moleculares e biológicas.

**CONCEITO-CHAVE** Os RNAs estão sujeitos a edição e modificação. A edição pode alterar a sequência da proteína codificada por um mRNA, e tanto a edição quanto a modificação podem criar novos sinais em mRNA e ncRNA, que alteram sua estrutura, função e estabilidade.

## Exportação de RNA do núcleo

Muitos RNAs eucarióticos que são transcritos no núcleo do genoma nuclear passam parte de sua vida no citoplasma. Por exemplo, os mRNAs são exportados do núcleo para o citoplasma, onde são traduzidos em proteínas, e os snRNAs envolvidos no *splicing* são produzidos no núcleo, exportados para o citoplasma para montagem com proteínas e, em seguida, devolvidos ao núcleo. A exportação de mRNAs e snRNAs do núcleo ocorre por diferentes mecanismos, mas ambos os mecanismos envolvem proteínas adaptadoras que se ligam aos RNAs no início de sua biogênese e os escoltam até o citoplasma através de canais na membrana nuclear, chamados de poros nucleares. Em células humanas, os mRNAs são transportados para fora do núcleo pelo complexo TREX (exportador de transcrição), enquanto os snRNAs são transportados por PHAX (adaptador fosforilado para exportação de RNA). Tanto o TREX quanto o PHAX interagem com sua carga de RNA durante a transcrição por meio da ligação ao complexo de ligação cap (CBC).

**CONCEITO-CHAVE** Existem mecanismos nos organismos eucarióticos para transportar e localizar os RNAs em sítios específicos nas células.

## 8.5 Degradação do mRNA em eucariotos

**OA 8.5** Descrever como os siRNAs regulam a abundância de RNAs específicos e desempenham um papel na manutenção da integridade do genoma em eucariotos.

Como nas bactérias, a degradação contrabalanceia a transcrição para regular a abundância de mRNAs em eucariotos. A meia-vida de mRNAs eucarióticos pode variar muito. Por exemplo, o mRNA da β-*globina*, que codifica uma subunidade da hemoglobina nas células sanguíneas, tem meia-vida de 20 a 24 horas. Em contraste, o mRNA de *c-Myc*, que codifica um fator de transcrição que regula o ciclo celular, tem meia-vida de 20 a 30 minutos. Os mecanismos que controlam a meia-vida do mRNA ajudam a garantir que as proteínas estejam presentes nas células apenas quando necessário. Os mRNAs com meia-vida longa, como a β-*globina*, tendem a codificar proteínas com funções estruturais ou metabólicas, e os mRNAs com meia-vida curta, como o *c-Myc*, tendem a codificar proteínas com funções regulatórias.

A meia-vida de um mRNA é determinada experimentalmente ao desligar toda a transcrição da RNA polimerase II e medir quanto tempo leva para que metade das moléculas de mRNA existentes sejam degradadas. O método mais comum envolve o tratamento de células com Actinomicina D, um inibidor do alongamento pela RNA polimerase II, e a quantificação da abundância de mRNA por *Northern blot* ou análise de transcrição reversa-PCR (RT-PCR) (discutida no Capítulo 10).

### Mecanismos de degradação do mRNA

A degradação do mRNA normalmente ocorre no citoplasma e requer tradução. A maior parte da degradação do mRNA ocorre por duas vias gerais que são iniciadas pela remoção da cauda poli(A) por uma **deadenilase**, um tipo especial de exonuclease que cliva especificamente as ligações fosfodiéster entre os nucleotídios de adenosina, um de cada vez no sentido 3'-para-5' (**Figura 8.25**). A deadenilação algumas vezes é seguida pela remoção do capuz 5' $m^7G$ pela **enzima de decapeamento** Dcp1/Dcp2. Essa enzima corta 5'-$m^7$Gpp (ver Figura 8.16A), deixando para trás um mRNA com um 5'-monofosfato, que serve como substrato para a digestão completa por uma exonuclease Xrn1 3'-para-5'. Alternativamente, a deadenilação é seguida pela

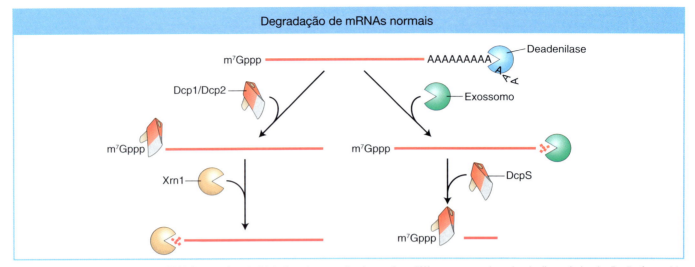

**Figura 8.25** A degradação do mRNA é normalmente iniciada pela remoção da cauda poli(A) por uma enzima deadenilase. A deadenilação é seguida ou por decapeamento por Dcp1/Dcp2 e degradação pela exonuclease Xrn1 de 5'-para-3' ou por degradação de 3'-para-5' pelo exossomo e decapeamento por DcpS.

digestão por uma exonuclease 3'-para-5' chamada exossomo. Após a degradação do corpo do mRNA pelo exossomo, uma enzima de decapeamento diferente, chamada enzima de decapeamento sequestradora (DcpS), catalisa a hidrólise do capuz 5' m⁷G, liberando 5'-m⁷Gp. A principal diferença entre a degradação em bactérias e em eucariotos é que a maior parte da degradação em eucariotos é iniciada por uma exonuclease, não uma endonuclease (compare as Figuras 8.10 e 8.25).

A eficiência das vias de degradação pode ser aumentada ou suprimida por RNAs e proteínas que se ligam a sequências específicas dentro de 3' UTRs de mRNAs e afetam o recrutamento de fatores de degradação. Por exemplo, o pareamento de base de miRNAs para sequências dentro da 3' UTR não apenas inibe a tradução (discutida no Capítulo 9), mas também aumenta a degradação ao recrutar a deadenilase e enzimas de decapeamento. Da mesma forma, as sequências na 3' UTR que são ricas em adenosina e uridina, conhecidas como elementos ricos em AU (AREs), servem como sítios de ligação para proteínas de ligação de RNA, que aumentam ou suprimem a degradação, afetando o recrutamento de fatores desse fenômeno.

Vias relacionadas, mas distintas, detectam e degradam rapidamente tipos particulares de mRNAs anormais durante sua tradução e evitam a produção de proteínas truncadas ou errôneas. A decomposição mediada por nonsense (NMD) detecta mRNAs que têm um sítio de parada de tradução prematuro, a degradação sem parada, ou non-stop, (NSD) detecta mRNAs que não apresentam um sítio de parada de tradução, e a degradação sem continuidade, ou no-go, (NGD) detecta mRNAs que contêm sequências ou estruturas como fortes laços e hastes que impedem o alongamento da tradução. A degradação de mRNAs anormais envolve muitas enzimas semelhantes à degradação de mRNAs normais, incluindo enzimas de decapeamento, deadenilases e exonucleases, mas também envolve endonucleases.

**CONCEITO-CHAVE** Após a remoção da cauda poli(A), a degradação do mRNA por enzimas especializadas ocorre nas direções 5' para 3' e 3' para 5'.

## A descoberta de RNA de interferência (RNAi)

Em 2002, uma das principais revistas científicas, a revista *Science*, nomeou "Small RNA" como a descoberta do ano. Os RNAs aos quais eles se referiam não eram os pequenos RNAs descritos anteriormente, como snRNAs ou tRNAs, que são considerados como tendo funções de manutenção e, como tal, são sintetizados o tempo todo (*i. e.*, constitutivamente). Em vez disso, esses outros pequenos RNAs são sintetizados em resposta a mudanças no estado de desenvolvimento de uma célula ou em seus arredores. Hoje sabemos que pequenos RNAs são extremamente importantes para a regulação da expressão gênica e a manutenção de um genoma estável. Os estudos que levaram à descoberta de uma classe de pequenos RNAs denominados pequenos RNA de interferência (siRNA) foram precedidos por vários relatos de mudanças imprevistas na expressão gênica quando RNAs foram injetados em um organismo ou expressos a partir de um **transgene** (um gene introduzido por pesquisadores no cromossomos de um organismo).

Uma das maiores alegrias de fazer pesquisa científica é observar um resultado completamente inesperado. Em 1990, foi exatamente o que ocorreu com Richard Jorgensen em seus estudos sobre a coloração de plantas. Para aumentar a pigmentação em plantas de petúnia que tinham flores rosa claro, Jorgensen inseriu um gene de petúnia que codifica uma enzima necessária para a síntese do pigmento de flor roxo-azulado (**Figura 8.26A**). Como controle, ele inseriu o mesmo gene em plantas com flores violetas escuras. Ele esperava que, em relação às plantas parentais, a cor das flores das plantas transgênicas rosa pálido fosse mais escura, mas as plantas transgênicas violeta escura permaneceriam inalteradas. No entanto, nenhuma das plantas transgênicas tinha flores mais escuras. Na verdade, todas as plantas transgênicas produziram flores que eram brancas puras ou uma variedade de padrões brancos (**Figura 8.27**). Em um resultado totalmente inesperado, Jorgensen descobriu que o transgene suprimia a expressão de seu próprio mRNA, bem como do mRNA produzido a partir do gene do pigmento endógeno (ou seja, aquele que está normalmente no genoma da petúnia). Portanto, ele chamou o fenômeno de cossupressão.

O mecanismo subjacente à cossupressão permaneceu um mistério até 1998, quando Andrew Fire e Craig Mello usaram o verme *C. elegans* para testar a hipótese de que o **RNA de fita dupla**

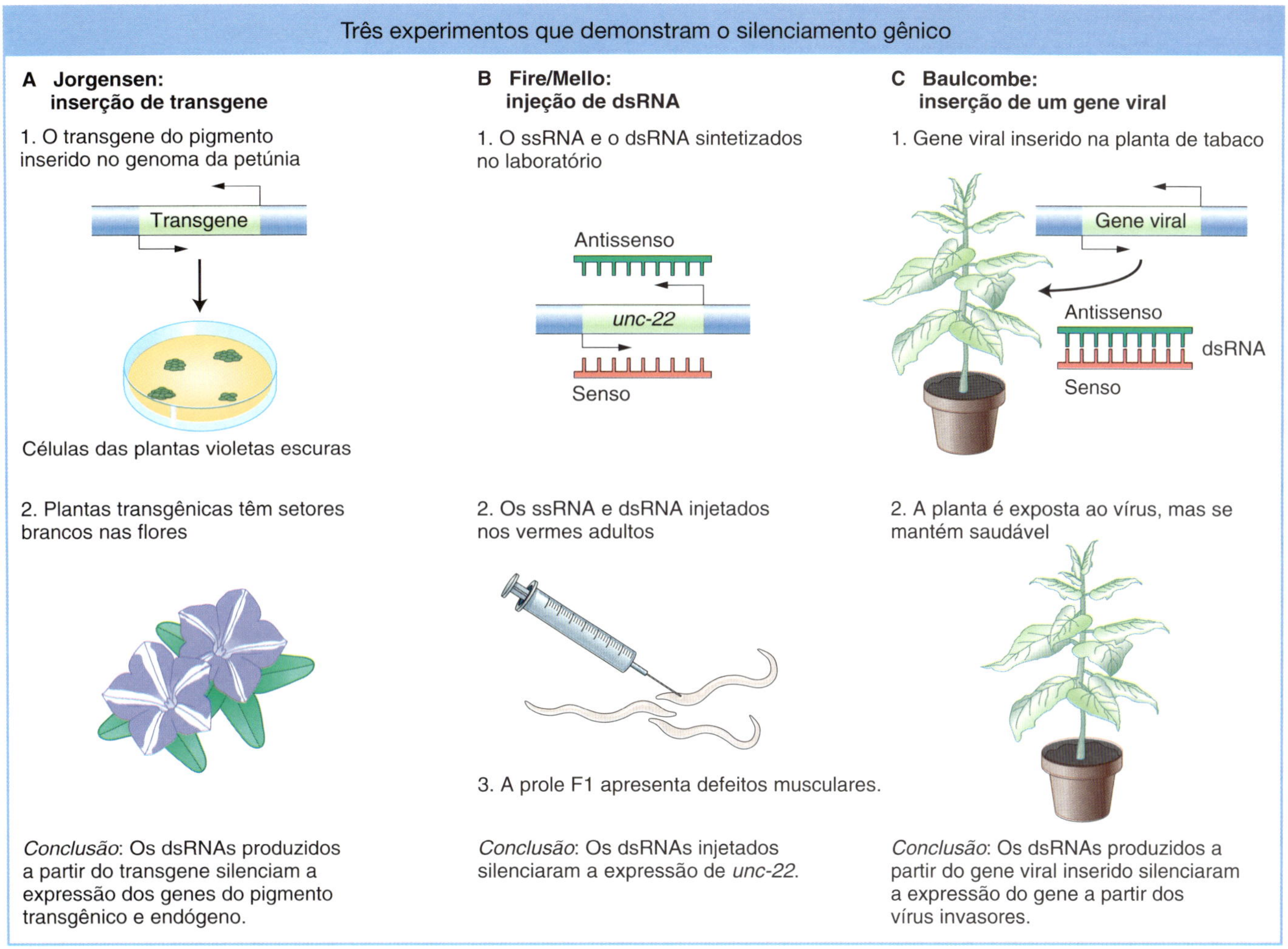

## Capítulo 8 RNA: Transcrição, Processamento e Degradação

### Três experimentos que demonstram o silenciamento gênico

**A Jorgensen: inserção de transgene**

1. O transgene do pigmento inserido no genoma da petúnia

2. Plantas transgênicas têm setores brancos nas flores

*Conclusão*: Os dsRNAs produzidos a partir do transgene silenciam a expressão dos genes do pigmento transgênico e endógeno.

**B Fire/Mello: injeção de dsRNA**

1. O ssRNA e o dsRNA sintetizados no laboratório

2. Os ssRNA e dsRNA injetados nos vermes adultos

3. A prole F1 apresenta defeitos musculares.

*Conclusão*: Os dsRNAs injetados silenciaram a expressão de *unc-22*.

**C Baulcombe: inserção de um gene viral**

1. Gene viral inserido na planta de tabaco

2. A planta é exposta ao vírus, mas se mantém saudável

*Conclusão*: Os dsRNAs produzidos a partir do gene viral inserido silenciaram a expressão do gene a partir dos vírus invasores.

**Figura 8.26** Três experimentos revelam características-chave do silenciamento de genes. **A.** Jorgensen descobriu que um transgene é capaz de silenciar um gene endógeno de petúnia necessário para a cor floral. **B.** Fire e Mello demonstraram que dsRNA é capaz de silenciar seletivamente genes em *C. elegans*. **C.** Baulcombe mostrou que as plantas com uma cópia de um transgene viral eram resistentes à infecção viral e produziram siRNAs complementares ao genoma viral.

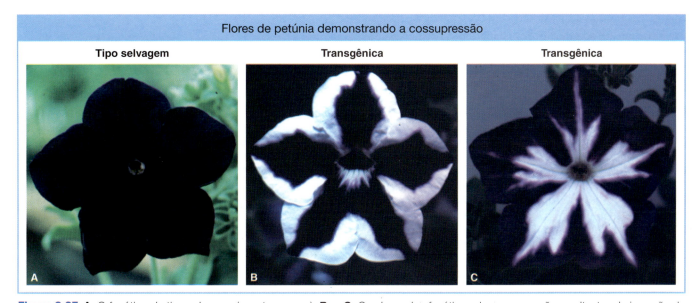

**Figura 8.27 A.** O fenótipo de tipo selvagem (sem transgene). **B.** e **C.** Os chamados fenótipos de cossupressão resultantes da inserção de um transgene que controla a pigmentação no genoma de uma petúnia de tipo selvagem. Nas regiões brancas das pétalas, tanto o transgene quanto a cópia cromossômica endógena do mesmo gene foram inativados. [*Richard Jorgensen, Departamento de Biologia Vegetal, Carnegie Institution for Science.*]

(**dsRNA**) foi o agente que desencadeou a cossupressão. Eles injetaram em *C. elegans* RNAs que eram idênticos em sequência a um gene endógeno que, quando mutado, fazia com que os vermes adultos se contraíssem (Figura 8.26B). Se os RNAs injetados ativassem a cossupressão, eles esperavam ver o fenótipo contrátil, embora o gene endógeno estivesse intacto. Na verdade, eles descobriram que, em relação à injeção de RNA de fita simples, a injeção de dsRNA causou um fenótipo de contração muito mais forte, demonstrando que o dsRNA medeia a supressão da expressão do gene endógeno em um processo que agora é chamado **interferência de RNA (RNAi)**. O estudo de Fire e Mello também descobriu outras características notáveis do RNAi: (1) o RNAi é muito específico e apenas os RNAs com complementaridade perfeita ao dsRNA são afetados; (2) O RNAi é extremamente potente, pois são necessárias apenas algumas moléculas de dsRNA por célula para inibir a expressão do gene alvo, indicando que o processo é catalítico; (3) O RNAi pode afetar células e tecidos distantes do sítio de introdução, indicando que existe um mecanismo de transporte de RNA; e (4) o RNAi afeta a prole de animais injetados, indicando que a informação de direcionamento é hereditária.

Muitos laboratórios continuam a estudar o mecanismo subjacente ao RNAi, que será discutido na próxima seção. No entanto, mesmo sem uma compreensão completa do mecanismo, o RNAi teve um tremendo impacto em quase todos os campos da pesquisa em biologia por meio de seu uso como uma ferramenta para realizar experimentos de perda de função. Os pesquisadores desenvolveram métodos criativos para introduzir ou expressar dsRNAs em células e organismos inteiros para reduzir a expressão de um gene específico e determinar sua necessidade para processos moleculares, celulares e orgânicos. Os termos *nocaute* e *silenciamento* são usados em conjunto com o RNAi, porque a redução na abundância de RNAs direcionados raramente é completa; em vez disso, é nocauteada ou silenciada.

As tecnologias de RNAi também foram desenvolvidas para realizar triagens de todo o genoma para genes envolvidos em processos celulares. Nessa abordagem, são geradas bibliotecas de dsRNAs que têm como alvo todos os genes que codificam proteínas em um organismo, e as análises são realizadas para identificar os poucos dsRNAs que produzem um fenótipo desejado. Assim, o RNAi tornou muito mais fácil realizar estudos genéticos em muitos organismos e sistemas de cultura de células para os quais não havia um método simples de manipular a expressão gênica.

## Degradação de RNA mediada por siRNA e silenciamento transcricional

O RNAi silencia a expressão do gene ao direcionar os RNAs para a degradação no citoplasma das células. O mecanismo de degradação de RNAi envolve três componentes principais: (1) pequenos RNAs interferentes (siRNAs) que suprem a especificidade de RNAi por pareamento de bases ao RNAs alvo, (2) Dicer, uma endonuclease que corta precisamente dsRNAs em siRNAs e (3) Argonauta (Ago), uma endonuclease de RNA que é programada para cortar RNAs que pareiam siRNAs ligados.

Os siRNAs são dsRNAs de aproximadamente 21 nucleotídios. Cada fita de um siRNA tem um 5'-monofosfato, um 3'-hidroxila e uma extremidade livre 3' de dois nucleotídios além da região de pareamento de base central de 19 nucleotídios (**Figura 8.28**). Essas características dos siRNAs são importantes para o seu reconhecimento por proteínas que executam o RNAi. A Dicer usa seu domínio PAZ para se ligar à extremidade 3' e gerar um siRNA a partir de um grampo de cabelo ou dsRNA longo por meio de seus dois domínios de endonuclease (**Figura 8.29**).

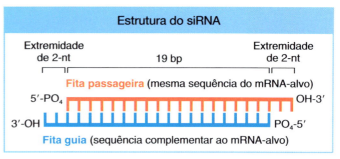

**Figura 8.28** Pequenos RNAs de interferência (siRNAs) que são produzidos a partir de dsRNAs longos ou em grampo pela Dicer apresentam características específicas que são importantes para o reconhecimento por Ago. Os siRNAs têm 19 a 21 pares de bases de comprimento e cada fita tem um 5'-fosfato e uma extremidade 3' de 2 nucleotídeos com um 3'-hidroxila.

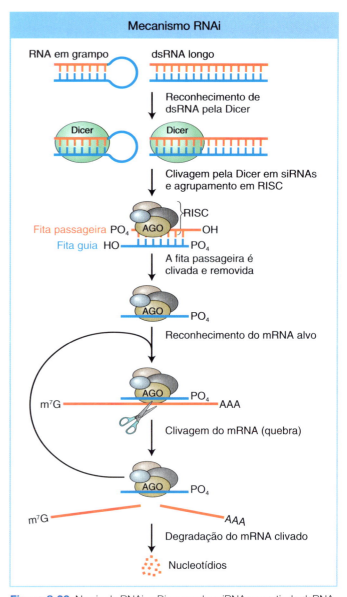

**Figura 8.29** Na via de RNAi, a Dicer produz siRNAs a partir de dsRNA, e siRNAs são ligados por RISC contendo Ago. A fita guia de siRNA direciona RISC para RNAs específicos por pareamento de bases. A atividade da endonuclease de Ago corta o RNA alvo em dois fragmentos que são degradados em nucleotídios pelas vias normais de degradação (ver Figura 8.25). O RNAi resulta em silenciamento (ou seja, nocauteamento) da expressão de genes-alvo.

Uma vez ligados ao final de um dsRNA, os domínios de endonuclease são posicionados para fazer cortes nas fitas que estão a 21 nucleotídios de distância e escalonados por dois nucleotídios. A Dicer pode repetir esse processo produzindo vários siRNAs a partir de um único dsRNA. Uma das extremidades 3′ dos siRNAs é, então, ligada pelo domínio PAZ da Ago, que faz parte de um complexo multiproteico denominado complexo de silenciamento induzido por RNA (RISC). A Ago também usa seu domínio de endonuclease PIWI para cortar e deslocar uma das fitas de siRNA chamada fita passageira, deixando para trás uma fita guia de siRNA de fita simples. O pareamento perfeito de bases entre um siRNA e um mRNA-alvo estimula a clivagem do alvo pelo domínio Ago PIWI. Os pedaços resultantes do RNA-alvo são degradados pelas vias normais, envolvendo deadenilação, decapagem e clivagem exonucleolítica das extremidades 5′ e 3′.

**CONCEITO-CHAVE** A Dicer corta o dsRNA para produzir siRNAs de 21 pb com extremidades de 2 nt em cada ponta. Os siRNAs são vinculados a RISC, que contém Ago, uma endonuclease que corta a fita passageira, deixando a fita guia intacta. Quando a fita guia se emparelha com um segmento complementar do mRNA, a Ago cliva o mRNA, desencadeando sua degradação.

Em alguns casos, os siRNAs conseguem entrar no núcleo e bloquear a transcrição de genes alvo induzindo a formação de heterocromatina (discutido no Capítulo 12). Por exemplo, em *C. elegans*, os siRNAs são transportados do citoplasma para o núcleo por uma proteína Ago que não apresenta atividade endonuclease. O complexo Ago-siRNA localiza-se em um gene específico, presumivelmente por pareamento de bases do siRNA a um mRNA durante sua síntese. Essa localização leva ao recrutamento de uma enzima metiltransferase que metila a histona H3 na lisina 9 (H3 K9 me) para gerar heterocromatina e desligar a transcrição do gene.

## O RNAi protege o genoma de DNA estranho

A função do RNAi claramente não é desligar genes por capricho dos cientistas. Na verdade, nas plantas, o RNAi é uma forma de defesa antiviral. Essa descoberta veio de experimentos conduzidos por David Baulcombe e colaboradores que projetaram o genoma das plantas do tabaco para expressar um gene viral (ver Figura 8.26C). Ele descobriu que as plantas modificadas com um transgene viral, mas não as plantas que não tinham o transgene, eram resistentes à infecção subsequente pelo vírus. Além disso, descobriu que as plantas resistentes, e apenas elas, produziam grandes quantidades de siRNAs complementares ao genoma viral. Assim, o RNAi atua como um sistema de defesa antiviral.

O RNAi também silencia a expressão de sequências endógenas repetidas, como os transpósons, que constituem uma grande parte de muitos genomas eucarióticos (Capítulo 16). Quando traduzidos em proteínas, os transpósons facilitam a inserção de seu DNA em novos sítios do genoma. A mobilização do transpóson pode interromper os genes do hospedeiro e promover rearranjos cromossômicos, levando a doenças como o câncer. No entanto, alguns transpósons contêm sequência de repetição invertida ou promotores antissenso que podem produzir dsRNA e disparar RNAi (ver Figura 16.28). Portanto, uma das funções normais do RNAi é proteger contra fontes invasoras de ácidos nucleicos, como vírus e transpósons, que ameaçam a integridade do genoma do hospedeiro.

**CONCEITO-CHAVE** Muitos organismos eucarióticos usam RNAi mediado por siRNA para silenciar a expressão de genes estranhos. Os pesquisadores tiraram proveito da maquinaria endógena do RNAi para derrubar a expressão de um gene específico, introduzindo nas células um dsRNA que é idêntico em sequência ao gene alvo.

## RESUMO

Os RNAs têm inúmeras e variadas finalidades em bactérias e células eucarióticas. O mRNA atrai grande parte da atenção neste livro e em outros lugares porque é o modelo para a síntese de proteínas, que desempenham a grande maioria dos papéis estruturais e enzimáticos nas células. No entanto, os ncRNAs também são importantes. Por exemplo, a tradução de mRNA em proteínas não pode ocorrer sem tRNA e rRNA, e os ncRNAs funcionam em muitas etapas na expressão gênica. Os ncRNAs operam de três maneiras gerais: eles interagem com outros RNAs e DNAs por pareamento de bases, servem como arcabouços para a montagem de proteínas e realizam reações enzimáticas. As atividades dos ncRNAs são essenciais para a transcrição e o processamento do RNA, bem como para outros eventos na expressão gênica, incluindo a tradução (Capítulo 9). Por exemplo, em ribossomos (as máquinas de síntese de proteínas), sequências nas bases dos tRNAs pareiam com sequências em mRNA, os rRNAs servem como estruturas para montagem de proteínas ribossômicas e os rRNAs catalisam a formação de ligações peptídicas entre os aminoácidos. A variedade de funções do RNA é possível devido às características químicas únicas da estrutura.

Nas bactérias, todos os RNAs são sintetizados por uma única RNA polimerase, enquanto nas células eucarióticas há uma divisão de trabalho entre três RNA polimerases (I, II e III). Independentemente do organismo ou da RNA polimerase, os sítios de iniciação da transcrição são marcados por elementos promotores conservados que estão localizados próximo ao local de início da transcrição e são ligados pelas proteínas. Em bactérias, uma subunidade de RNA polimerase se liga a elementos promotores, mas em eucariotos, os GTFs se ligam a elementos promotores e recrutam uma RNA polimerase específica. Após o recrutamento da RNA polimerase, o DNA é desenrolado localmente e a RNA polimerase começa a incorporar ribonucleotídios na direção 5′-para-3′, que são complementares à fita molde do DNA. À medida que a transcrição passa da fase de iniciação para a fase de alongamento, os fatores associados à RNA polimerase mudam. Isso é exemplificado por fatores sigma em bactérias e fatores que se associam a diferentes formas modificadas da RNA polimerase II CTD em eucariotos. No caso do CTD, os fatores associados estão envolvidos no processamento do pré-mRNA e podem alterar a velocidade de alongamento da RNA polimerase II, incluindo fazer com que a RNA polimerase II pareie em sítios específicos. Em bactérias e eucariotos, a RNA polimerase termina a transcrição após a transcrição dos sinais de terminação em um mRNA nascente, e vários mecanismos estão envolvidos no reconhecimento dos sinais de terminação e na liberação do mRNA e da RNA polimerase do DNA.

Em organismos eucarióticos, os RNAs passam por um processamento extenso, geralmente enquanto estão sendo transcritos. Por exemplo, os mRNAs são modificados com um capuz na extremidade 5' e uma cauda poli(A) na extremidade 3', e os íntrons são removidos. As modificações nas extremidades aumentam a estabilidade de um mRNA e auxiliam na tradução. As sequências dentro de um pré-mRNA junto com snRNAs ou fatores de proteína que os ligam definem as sequências como íntron ou éxon para o *splicing*, bem como ditam o local de clivagem e da poliadenilação. Fatores adicionais que ligam outros elementos da sequência de RNA podem aumentar ou suprimir o uso de sítios específicos para o *splicing*. Isso leva ao *splicing* alternativo, que pode aumentar os tipos de proteínas codificadas por um gene de um para, em alguns casos, milhares. Nas bactérias, os ribossomos se associam aos mRNAs à medida que são transcritos, enquanto nos eucariotos a associação e a tradução dos ribossomos podem ocorrer apenas depois que os mRNAs são exportados do núcleo para o citoplasma.

A última etapa do ciclo de vida de um RNA é a degradação. A degradação do mRNA em bactérias e eucariotos ocorre por meio de vias definidas que começam com o recrutamento de enzimas específicas. Nas bactérias, uma endonuclease é recrutada pela interação com um 5'-monofosfato e, nos eucariotos, uma exonuclease é recrutada pela interação com proteínas que se associam à 3' UTR. As etapas iniciais de degradação geram sítios de reconhecimento para posterior degradação por outras enzimas. Além disso, em alguns eucariotos, os RNAs muito curtos, como os siRNAs, formam pares de bases com mRNAs e trazem consigo uma endonuclease que inicia a degradação. Uma das funções normais dos siRNAs é silenciar a expressão de genes repetitivos em genomas, como os transpósons. Os pesquisadores tiraram proveito dessa atividade de degradação para realizar experimentos direcionados para perda de função.

O recente desenvolvimento de tecnologias que detectam RNAs de baixa abundância levou à descoberta de milhares de RNAs de função desconhecida. No entanto, os pesquisadores têm uma vantagem em descobrir como esses RNAs são transcritos, processados, transportados e degradados, bem como eles funcionam, porque é provável que aspectos dos mecanismos sejam compartilhados com mRNAs, tRNAs, rRNAs, snRNAs ou siRNAs.

## TERMOS-CHAVE

7-metilguanosina (m$^7$G) (p. 273)
alongamento (p. 262)
ascendente (p. 262)
bolha de transcrição (p. 262)
caixa TATA (p. 269)
capuz (p. 273)
cauda poli(A) (pág. 274)
complexo de pré-iniciação (PIC) (p. 270)
deadenilase (p. 281)
degradação (p. 266)
descendente (p. 262)
desoxirribose (p. 260)
domínio carboxiterminal (CTD) (p. 267)
edição de RNA (p. 279)
endonuclease (p. 266)
enzima central de RNA polimerase (p. 265)
enzima de decapeamento (p. 281)
éxon (p. 275)
exonuclease (p. 266)
fator de transcrição geral (GTF) (p. 267)
fator sigma (σ) (p. 265)
fita molde (fita não codificadora) (p. 262)
fita não molde (fita de codificação) (p. 262)
helicase (p. 266)
holoenzima de RNA polimerase (p. 265)
iniciação (p. 262)
interferência de RNA (RNAi) (p. 284)
íntron (p. 275)
isoforma (p. 277)
ligação fosfodiéster (p. 262)
meia-vida (p. 266)
microRNA (miRNA) (p. 261)
modelo de terminação alostérica (p. 272)
modelo de terminação de torpedo (p. 272)
nucléolo (p. 268)
poliadenilação (p. 274)
polimerase poli(A) (PAP) (p. 274)
ponto de ramificação (p. 275)
processamento de RNA (p. 267)
promotor (p. 262)
proteoma (p. 279)
região 3' não traduzida (3' UTR) (p. 265)
região 5' não traduzida (5' UTR) (p. 265)
ribonucleoproteína nuclear pequena (snRNP) (p. 275)
ribose (p. 260)
ribozima (p. 276)
RNA de fita dupla (dsRNA) (p. 282)
RNA de transferência (tRNA) (p. 261)
RNA mensageiro (mRNA) (p. 261)
RNA não codificador (ncRNA) (p. 261)
RNA não codificador longo (lncRNA) (p. 261)
RNA nuclear pequeno (snRNA) (p. 261)
RNA pequeno de interferência (siRNA) (p. 261)
RNA polimerase (p. 262)
RNA polimerase I (p. 267)
RNA polimerase II (p. 267)
RNA polimerase III (p. 267)
RNA precursor (pré-RNA) (p. 267)
RNA ribossômico (rRNA) (p. 268)
sequência consenso (p. 265)
local de início da transcrição (p. 262)
sítio de *splicing* 3' (p. 275)
sítio de *splicing* 5' (p. 275)
spliceossomo (p. 275)
*splicing* (p. 275)
*splicing* alternativo (p. 277)
terminação independente de fator (p. 265)
término (p. 262)
término dependente de Rho (p. 265)
transcrição (p. 258)
transcriptoma (p. 281)
transcrito (p. 262)
transgene (p. 282)
uracila (U) (p. 260)

# PROBLEMAS

### QUESTÕES SOBRE AS FIGURAS

1. Nas Figuras 8.1A e B, desenhe um mRNA genérico em cada estágio do ciclo de vida.
2. Na Figura 8.2, se a caça continuasse por um período mais longo, como mudaria a distribuição dos RNAs radioativos e por quê?
3. Na Figura 8.3, desenhe a base de ribonucleotídio uridina-5′-monofosfato (UMP) pareada com adenosina-5′-monofosfato (AMP).
4. Na Figura 8.4, o que teria que acontecer em uma célula para converter uracila em trifosfato de uridina?
5. Na Figura 8.5A, coloque uma seta no local do promotor transcricional para cada gene.
6. Na Figura 8.5C, coloque um círculo em torno de 5′ dos carbonos da ribose e um quadrado em torno de 3′ dos carbonos da ribose.
7. Na Figura 8.6, os genes de rDNA adjacentes são transcritos na mesma direção ou em direções diferentes?
8. Na Figura 8.7B, escreva a sequência dos primeiros 10 nucleotídios da transcrição *rrn* D1.
9. Na Figura 8.8, que mudança ocorre na RNA polimerase quando ela inicia a transcrição?
10. Na Figura 8.9, escreva a sequência das fitas molde e não molde do DNA que codificam o sinal de terminação em alça em grampo do mRNA independente de fator.
11. Na Figura 8.10, por que a pirofosfo-hidrolase é necessária apenas para a primeira clivagem endonucleolítica pela RNase E e não para eventos de clivagem subsequentes?
12. Na Figura 8.11, por que a RNA polimerase II ou III não é recrutada para os promotores do rDNA?
13. Na Figura 8.12, qual GTF tem maior probabilidade de reconhecer promotores que não apresentem BRE, caixa TATA, Inr e DPE? Justifique sua resposta.
14. Na Figura 8.13, qual GTF poderia ser mutado para bloquear a transcrição de todos os três tipos de genes de RNA polimerase III?
15. Na Figura 8.14, o que acontece com o CTD entre a terceira e a quarta etapas no modelo? Que tipo de enzima realiza essa reação?
16. Na Figura 8.15, a formação da extremidade 3′ é "acoplada" à terminação da transcrição. Explique o que isso significa no contexto dos modelos alostérico e torpedo.
17. Na Figura 8.16A, a identidade do primeiro nucleotídio na cadeia de RNA (A, C, G ou U) afeta o capeamento? Por que ou por que não?
18. Na Figura 8.17, qual dos elementos da sequência que regulam a clivagem e a poliadenilação são retidos no mRNA após a conclusão da reação?
19. Na Figura 8.18, as mutações de quais cinco nucleotídios do íntron têm maior probabilidade de bloquear o *splicing*? Que dados sustentam sua hipótese?
20. Na Figura 8.19A, quais snRNPs estão no spliceossomo quando ocorrem as etapas catalíticas do *splicing*?
21. Na Figura 8.20, qual é a principal diferença entre o auto*splicing* do Grupo I e do Grupo II?
22. Na Figura 8.21, que outros mRNAs poderiam ser produzidos por *splicing* alternativo dos éxons azuis e verdes?
23. Na Figura 8.22, quais éxons são unidos por um mecanismo mutuamente exclusivo?
24. Na Figura 8.23, para cada mecanismo, qual produto de *splicing* alternativo deve ser produzido com mais frequência se a transcrição for lenta?
25. Na Figura 8.24, desenhe $N^6$, 2′-O-dimetiladenosina ($m^6Am$).
26. Na Figura 8.25, a via de degradação de 5′-para-3′ está à esquerda ou à direita?
27. Na Figura 8.26, qual é a fonte do dsRNA estranho em cada um dos experimentos?
28. Nas Figuras 8.27B e C, em que parte da flor está ocorrendo a cossupressão (RNAi)?
29. Na Figura 8.28, desenhe a localização dos domínios Ago PAZ e PIWI no siRNA.
30. Na Figura 8.29, por que apenas algumas moléculas de siRNA são necessárias para derrubar centenas ou mesmo milhares de cópias de um mRNA?

### PROBLEMAS BÁSICOS

31. Desenhe a interação de pareamento de base contínua mais longa entre os seguintes RNAs:

    5′-AAUGCCGGUAACGAUUAACG-CCCGAUAUCCG-3′

    5′-GAGCUUCCAUAUCGGGCGUU-GGUGAUUCGAA-3′

32. Qual o papel do ponto de ramificação da ribose 2′-OH na reação de *splicing*?
33. Como as extremidades de um mRNA são protegidas para prevenir a degradação?
34. Por que uma mutação em um 3′ UTR pode afetar a taxa de degradação de um mRNA?
35. Como a Rho em bactérias funciona de forma semelhante a Xrn2 em eucariotos para terminar a transcrição?
36. Que problema é encontrado pelas exonucleases de 3′-para-5′ que podem bloquear a degradação completa dos íntrons excisados?
37. Qual é a função primária do fator sigma nas bactérias? Existe um fator no eucariotos que funcione de forma análoga ao fator sigma?
38. Escreva a sequência das fitas molde e não molde de DNA que codificam o seguinte fragmento de um mRNA bacteriano:

    pppGUUCACUGGGACUAAAGCCCGGGAACUAGG

39. Escreva a sequência das fitas molde e não molde de DNA que codificam o seguinte mRNA eucariótico, em que a sequência sublinhada é a cauda poli(A):

m⁷ GpppGUUCACUGGGACUGAAUAAAGGGAAC
UAGGA<u>AAAAAAAAAAAAA</u> ($_{n=150}$)

40. Desenhe os possíveis produtos de *splicing* alternativos do seguinte pré-mRNA, no qual as caixas brancas são éxons constitutivos e as caixas sombreadas são éxons alternativos:

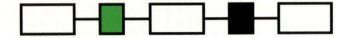

41. Desenvolva uma sequência consenso para as seis seguintes sequências de RNA:

UCGGUAGAUCCC
CCGCGAGGUUCC
CCGAAAGACCCC
UCGCGAGACUCC
UCGACAGGCUCC
CCGUAAGGUCCC

42. Desenhe a interação de pareamento de base entre o seguinte local de *splicing* 5' (o éxon está sublinhado e o íntron não está sublinhado) e o snRNA U1 e conte o número de ligações de hidrogênio:

5'-<u>CAG</u>GUGACU-3'

43. Um pesquisador repetiu o experimento de pulso-caça mostrado na Figura 8.2 com UTP que foi marcado radioativamente no fosfato gama (γ) e não conseguiu detectar RNA radioativo nas células. Por quê?

44. Além da fosforilação das serinas 2 e 5 nas repetições CTD da RNA polimerase II, a fosforilação também ocorre na serina 7. Que "códigos" adicionais são possíveis para o recrutamento de fator?

45. Com que frequência uma sequência aleatória de siRNA de 21 nucleotídios aparece no genoma humano? Como a resposta pode explicar a especificidade do RNAi?

46. Um promotor bacteriano pode dirigir a iniciação da transcrição em uma célula eucariótica? Por que ou por que não?

47. Um pesquisador descobriu que a abundância de um mRNA aumentou entre condições normais e de estresse. Quais são os dois processos que podem ser afetados pelo estresse?

48. Se você conhecesse a sequência de um mRNA e seus genes, como determinaria onde os íntrons estavam localizados no pré-mRNA?

49. Se você isolasse um mRNA de uma célula eucariótica, quais características ele teria em suas extremidades 5' e 3' se fosse de comprimento total?

50. Se você tivesse a sequência de um mRNA e o genoma de um novo organismo, como determinaria a localização no genoma do sítio de início da transcrição do gene que codifica o mRNA?

51. Descreva duas funções para ATP e GTP na produção de RNA.

52. Desenhe as fitas passageira e guia pareadas por base de um siRNA que podem ser usadas para degradar o seguinte mRNA:

5'-AAGUCCGGCAAUGCGACCAAGUCGUAAGCU-
UUAGGCGUCUUGGCAAAGA-3'

53. Em bactérias e eucariotos, descreva o que mais está acontecendo com um mRNA enquanto a RNA polimerase o está sintetizando a partir do molde de DNA.

54. Com base no experimento usado para testar o requisito de pareamento de base entre o U1 snRNA e o sítio de *splicing* 5' (Figura 8.18C), como você testaria o requisito de pareamento de base na estrutura alça em grampo para a terminação dependente de Rho (Figura 8.9A)?

55. Na Figura 8.29, proponha como o fragmento de 5' mRNA produzido por RNAi é degradado em nucleotídios.

56. O que torna a polimerase poli(A) uma polimerase de ácido nucleico incomum?

57. Um pesquisador sequenciou um RNA e descobriu que havia um G em uma posição onde havia um A no genoma. O que é provável que tenha acontecido com o RNA?

58. Qual dos tipos de genes de RNA polimerase III tem mais probabilidade de ser transcrito pela RNA polimerase II e por quê?

59. Por que o RNA de fita simples é menos estável em um tubo de ensaio do que o DNA de fita simples?

60. Liste quatro semelhanças e quatro diferenças entre mRNA e ncRNA eucarióticos.

### PROBLEMAS DESAFIADORES

61. Qual(is) informação(ões) argumenta(m) a favor e contra a possibilidade de o DNA ser usado diretamente como um molde para tradução?

62. Os dados a seguir representam as composições de base de DNA de fita dupla de duas espécies bacterianas diferentes e seus produtos de RNA obtidos em experimentos realizados *in vitro*:

| Espécies | $\dfrac{(A+T)}{(G+C)}$ | $\dfrac{(A+U)}{(G+C)}$ | $\dfrac{(A+G)}{(U+C)}$ |
|---|---|---|---|
| *Bacillus subtilis* | 1,36 | 1,30 | 1,02 |
| *E. coli* | 1,00 | 0,98 | 0,80 |

a. A partir desses dados, determine se o RNA dessas espécies é copiado de uma única fita ou de ambas as fitas do DNA. Desenhe um diagrama para demonstrar como você resolveria esse problema.

b. Como saber se o próprio RNA é de fita simples ou dupla?

63. Os pesquisadores realizaram uma triagem genética para genes que aumentam a expectativa de vida de *C. elegans*. Eles sequenciaram o genoma completo de um mutante com uma vida útil mais longa e encontraram uma única mudança de base A para T. Liste as possíveis maneiras pelas quais a mudança de A para T poderia alterar a expressão do gene para produzir o fenótipo de vida útil mais longa. Por exemplo, a edição de A para T poderia alterar a sequência de aminoácidos de uma proteína.

### GENÉTICA E SOCIEDADE

Em 2018, a primeira terapia baseada em RNAi (RNA de interferência) foi aprovada pela Food and Drug Administration (FDA) dos EUA. Uma empresa farmacêutica usou RNAi para tratar a amiloidose hereditária da transtirretina, uma doença progressiva e frequentemente fatal causada por uma mutação autossômica dominante no gene da transtirretina que produz uma forma tóxica da proteína transtirretina. A droga silencia a expressão do gene da transtirretina usando um siRNA (pequeno RNA de interferência) que tem como alvo degradar o mRNA da transtirretina. Com base no seu conhecimento de como RNAi funciona, por que você acha que esse primeiro fármaco RNAi tem proporcionado grande otimismo de que terapias baseadas em RNAi se tornarão uma abordagem difundida para tratar doenças genéticas?

# Proteínas e sua Síntese

**CAPÍTULO 9**

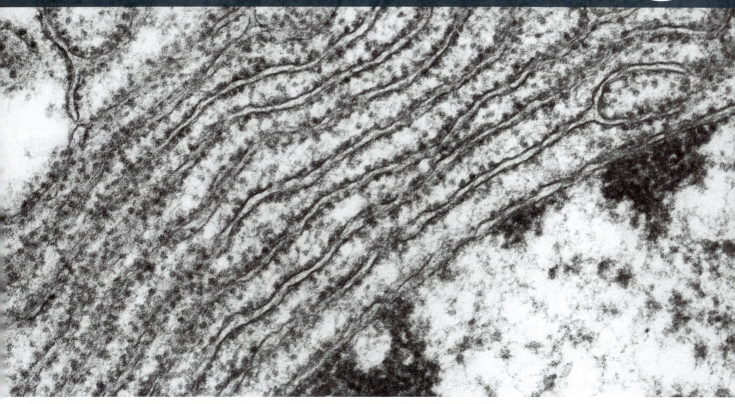

Ribossomos são máquinas de RNA-proteínas que sintetizam proteínas em bactérias e eucariotos. Muitos ribossomos (fileiras de pontos pretos) associam-se ao retículo endoplasmático no citoplasma das células eucarióticas. [*JOSEPH F. GENNARO JR./ Science Source.*]

## Visão geral do capítulo e objetivos de aprendizagem

**9.1** Estrutura da proteína, 293
- **OA 9.1** Explicar como as interações dos aminoácidos determinam a estrutura das proteínas.

**9.2** Código genético, 296
- **OA 9.2** Delinear as evidências experimentais que corroboram as regras do código genético.
- **OA 9.3** Descrever as características do código genético que minimizam os efeitos de mutações pontuais na função da proteína.

**9.3** tRNAs e ribossomos, 300
- **OA 9.4** Explicar como as estruturas dos tRNAs e dos ribossomos determinam como eles funcionam na síntese de proteínas.

**9.4** Tradução, 305
- **OA 9.5** Descrever os eventos moleculares que ocorrem durante o início, o alongamento e o término da tradução.

**9.5** Regulação da tradução e da pós-tradução, 310
- **OA 9.6** Descrever como a síntese e a função das proteínas são reguladas.

**Objetivo do capítulo**

Os Capítulos 7 e 8 descrevem os primeiros dois estágios da transferência de informações mostrados na Figura 1.10, replicação (a síntese de uma cópia de DNA a partir do DNA) e transcrição (a síntese de uma cópia de RNA a partir de um segmento de DNA). Neste capítulo, você vai aprender sobre a fase final de transferência de informação: a tradução (a síntese de uma cópia da proteína a partir de um RNA).

Os RNAs desempenham vários papéis importantes na tradução. Como você aprendeu no Capítulo 8, os RNAs são classificados como RNA mensageiro (mRNA) ou RNA não codificador (ncRNA). A maioria dos genes codifica mRNAs, cuja função é servir de intermediário na síntese de proteínas. Em contraste, os ncRNAs são ativos como RNAs funcionais; eles nunca são traduzidos em proteínas. Os ncRNAs envolvidos na síntese de proteínas incluem RNAs de transferência e RNAs ribossômicos. Os **RNAs de transferência (tRNAs)** realizam o trabalho de decodificação da tradução, associando sequências de três nucleotídios em um mRNA com seus aminoácidos correspondentes. Essa decodificação ocorre dentro dos ribossomos, que são compostos de vários tipos de **RNAs ribossômicos (rRNAs)** e muitas proteínas diferentes (**Figura 9.1**). Os ribossomos se agrupam em mRNAs e catalisam a síntese de proteínas, ligando quimicamente os aminoácidos transportados até os ribossomo pelos tRNAs. Como os tRNAs, os ribossomos têm funções gerais, no sentido de que podem traduzir qualquer mRNA.

Embora a maioria dos genes codifique mRNAs, os ncRNAs constituem a maior fração do RNA celular total. Em uma célula eucariótica típica em divisão ativa, o rRNA e o tRNA correspondem a quase 95% do RNA total, enquanto o mRNA responde por apenas cerca de 5%. Dois fatores explicam a abundância de rRNAs etRNAs. Primeiro, eles são muito mais estáveis do que os mRNAs, então permanecem intactos por muito mais tempo. Em segundo lugar, os ribossomos são um componente abundante das células. Existem dezenas de milhares de ribossomos em células bacterianas, cerca de 200.000 ribossomos em células de levedura e vários milhões de ribossomos em células de mamíferos.

Os componentes da máquina translacional e do processo de tradução são muito semelhantes em bactérias e eucariotos. Além dos ribossomos, tRNAs e mRNAs, cada fase da tradução envolve um conjunto distinto de fatores reguladores de proteínas; os **fatores de iniciação (IFs)** começam a tradução no início do quadro de leitura aberta (ORF) do mRNA, os **fatores de alongamento (EFs)** mantêm a tradução através do ORF e os **fatores de terminação**, também chamados de **fatores de liberação (RFs)**, param a tradução no final do ORF.

A principal característica que distingue a tradução em bactérias daquela em eucariotos é o local onde a transcrição e a tradução ocorrem na célula: os dois processos ocorrem no mesmo compartimento nas bactérias, enquanto eles são fisicamente separados nos eucariotos pela membrana nuclear. Após o processamento, os mRNAs eucarióticos são exportados do núcleo para tradução pelos ribossomos que vivem no citoplasma. Em contraste, a transcrição e a tradução são concomitantes nas bactérias: a tradução de um RNA começa na extremidade 5′, enquanto o restante do mRNA ainda está sendo transcrito.

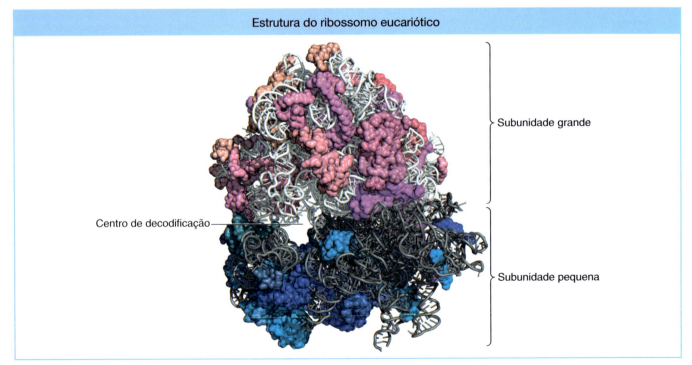

**Figura 9.1** No ribossomo de levedura (mostrado), existem quatro rRNAs individuais e cerca de 80 proteínas. Os RNAs são mostrados em branco e cinza nas subunidades grandes e pequenas, respectivamente. As proteínas são mostradas em tons de vermelho e tons de azul nas subunidades grandes e pequenas, respectivamente. [PDB ID 4V7R.]

**CONCEITO-CHAVE** A tradução ocorre dentro dos ribossomos e requer três tipos de RNAs: os mRNAs transportam as informações da sequência do DNA para os ribossomos, os tRNAs decodificam as sequências de nucleotídios do mRNA em aminoácidos e os rRNAs são componentes estruturais e funcionais dos ribossomos.

## 9.1 Estrutura da proteína

**OA 9.1** Explicar como as interações dos aminoácidos determinam a estrutura das proteínas.

Antes de considerar como as proteínas são feitas, vamos começar com uma discussão sobre sua estrutura. Proteínas são polímeros constituídas de componentes chamados **aminoácidos**. Em outras palavras, uma proteína é uma cadeia de aminoácidos. Como os aminoácidos já foram chamados de peptídeos, uma cadeia é às vezes chamada **polipeptídio**. Os aminoácidos têm a fórmula geral

Todos os aminoácidos apresentam dois grupos funcionais (um grupo amina e um grupo carboxila, mostrados acima) ligados ao mesmo átomo de carbono (chamado de carbono α). Também ligado ao carbono α está um átomo de hidrogênio (H) e uma **cadeia lateral**, conhecida como **grupo R (reativo)**. Existem 20 aminoácidos comuns que são capazes de formar proteínas, cada aminoácido tendo um grupo R diferente que lhe confere propriedades únicas (**Figura 9.2**). As cadeias laterais são categorizadas em quatro

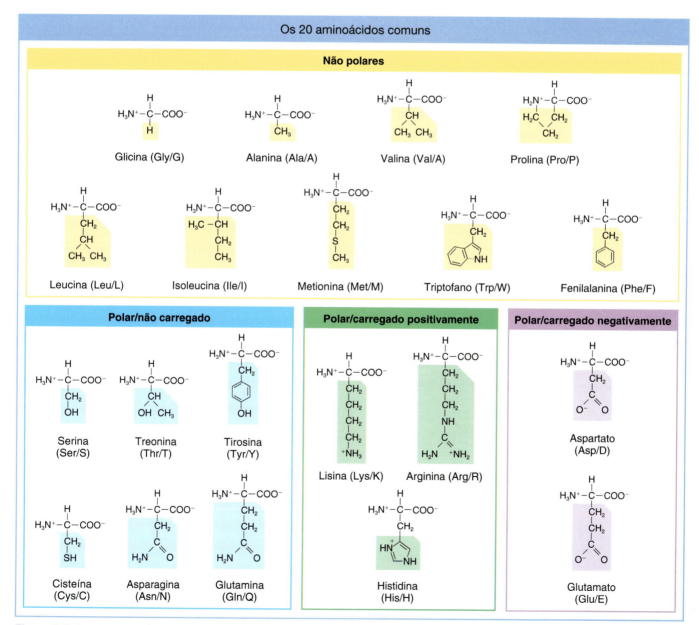

**Figura 9.2** As estruturas químicas das cadeias laterais (grupos R) dos 20 aminoácidos comuns são agrupadas com base em sua polaridade e carga. Cada aminoácido é indicado com seu nome completo, abreviatura e designação de uma única letra, como Glicina, Gly e G, respectivamente.

grupos com base em suas propriedades químicas: não polar, polar/sem carga, polar/positivamente carregada e polar/negativamente carregada. Conforme descrito neste capítulo, as propriedades químicas das cadeias laterais desempenham um papel na determinação das estruturas dobradas das proteínas.

Nas proteínas, os aminoácidos estão ligados entre si por ligações covalentes chamadas **ligações peptídicas**. Uma ligação peptídica é formada pela ligação de um **grupo amina** ($NH_3^+$) de um aminoácido com o **grupo carboxila** ($COO^-$) de outro aminoácido (**Figura 9.3**). Uma molécula de água é removida durante a reação. Devido ao modo como as ligações peptídicas se formam, uma cadeia polipeptídica sempre tem uma extremidade amino (extremidade N-terminal) e uma extremidade carboxila (extremidade C-terminal).

> **CONCEITO-CHAVE** Cada um dos 20 aminoácidos comuns tem um grupo amina e um grupo carboxila, bem como uma cadeia lateral (grupo R), cujas diferentes propriedades químicas e físicas determinam a estrutura e função das proteínas. Nos polipeptídios, os aminoácidos são ligados entre si por uma ligação peptídica entre o grupo carboxila de um aminoácido e o grupo amina do seguinte.

As estruturas das proteínas têm quatro níveis de organização, ilustrados na **Figura 9.4**. A sequência linear de aminoácidos em uma proteína constitui a **estrutura primária**. As regiões locais da proteína se dobram em formas específicas, chamadas de **estruturas secundárias**. Cada forma surge de forças de ligação entre aminoácidos, incluindo vários tipos de interações não covalentes, especialmente forças eletrostáticas, como ligações de hidrogênio, forças de van der Waals (um tipo de interação eletrostática envolvendo dipolos) e efeitos hidrofóbicos (ou seja, a tendência de moléculas apolares se reunirem para excluir as moléculas de água). As estruturas secundárias mais comuns são a α-hélice e a folha β (Figura 9.4B). As proteínas podem conter nenhuma, uma ou ambas as estruturas. Existem 3,6 aminoácidos por volta em uma α-hélice, o que significa que cada aminoácido ocupa 100° de rotação (360°/3,6). A estrutura da α-hélice é estabilizada por ligações de hidrogênio entre os átomos de oxigênio carbonil (C = O) e os grupos amida (NH) a quatro aminoácidos de distância. As folhas β consistem em pares de cadeias β (trechos de 3 – 10 aminoácidos em uma conformação estendida) lado a lado, que são mantidos juntos por ligações de hidrogênio entre as cadeias, novamente entre átomos de oxigênio carbonil e grupos amida. As cadeias β antiparalelas são orientadas (N-terminal para C-terminal) em direções opostas, como na Figura 9.4B, e as cadeias β paralelas são orientadas na mesma direção. Por último, voltas compostas por alguns aminoácidos e *loops* de trechos mais longos de aminoácidos com frequência conectam α-hélices a α-hélices, cadeias β a cadeias β e α-hélices a cadeias β.

As **estruturas terciárias** são a forma tridimensional geral de um polipeptídio inteiro. Além das interações não covalentes, as estruturas terciárias podem ser estabilizadas por pontes dissulfeto covalentes entre as cadeias laterais de cisteína. A cisteína é o único aminoácido cuja cadeia lateral é capaz de formar uma ligação covalente. Cada enzima tem uma bolsa chamada de **sítio ativo** na qual seu substrato ou substratos se encaixam. Os sítios ativos das enzimas são boas ilustrações das interações precisas das cadeias laterais. Dentro do sítio ativo, as cadeias laterais de determinados aminoácidos estão estrategicamente posicionadas para interagir com um substrato e catalisar uma reação química específica.

A maioria das proteínas tem um núcleo hidrofóbico que contém cadeias laterais de aminoácidos não polares. Em contraste, a superfície das proteínas, que é exposta ao meio aquoso, é composta de aminoácidos polares, incluindo aqueles com carga positiva ou negativa. A localização na superfície dos aminoácidos polares, como serina, treonina, tirosina, lisina e arginina, os torna acessíveis à modificação pós-tradução por enzimas, um tópico discutido posteriormente neste capítulo. O aminoácido não polar prolina é único entre todos os aminoácidos, porque incorpora o grupo amina na cadeia lateral (ver Figura 9.2). As prolinas são raramente encontradas no meio das α-hélices e das folhas β pois são incapazes de contribuir para o padrão de ligações de hidrogênio das hélices. Em vez disso, elas com frequência são encontradas em voltas e *loops*, nas extremidades das α-hélices e nas bordas das cadeias em folhas β.

O dobramento de polipeptídios em sua conformação correta será discutido no final deste capítulo. Atualmente, as regras pelas quais a estrutura primária é convertida em estruturas secundárias e terciárias são mal compreendidas. No entanto, a partir do conhecimento da sequência de aminoácidos primária de um polipeptídio, é possível prever as funções de regiões específicas. Por exemplo, algumas sequências polipeptídicas características são os pontos de contato com a membrana de fosfolipídios que posicionam uma proteína em uma membrana. Outras sequências características atuam para ligar o DNA ou

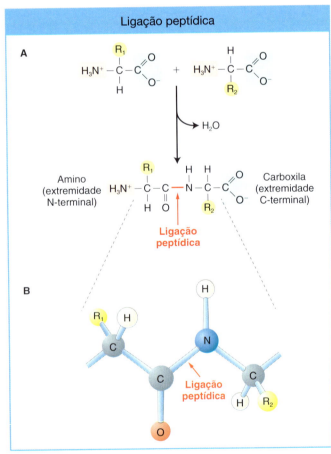

**Figura 9.3 A.** As ligações peptídicas se formam entre os aminoácidos pela remoção de água. $R_1$ e $R_2$ representam grupos R (cadeias laterais) de aminoácidos. **B.** As ligações peptídicas são unidades planas rígidas com grupos R se projetando para fora a partir do eixo carbono-nitrogênio (C-N).

Capítulo 9 Proteínas e sua Síntese 295

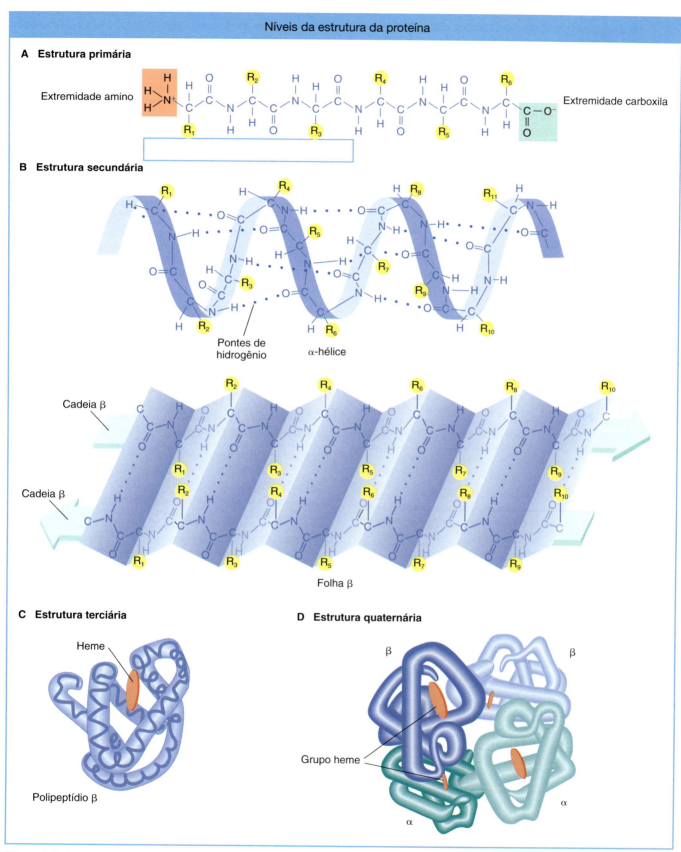

**Figura 9.4** As proteínas têm quatro níveis de estrutura. **A.** Estrutura primária: a sequência de aminoácidos. **B.** Estrutura secundária: a forma tridimensional das regiões de uma proteína. Os exemplos são α-hélices e folhas β. As folhas β antiparalelas têm dois segmentos polipeptídicos dispostos em polaridade oposta, conforme indicado pelas setas. **C.** Estrutura terciária: a forma tridimensional geral de um polipeptídio. Na hemoglobina, o heme é uma molécula não proteica. **D.** Estrutura quaternária: o arranjo de polipeptídios em um complexo de proteínas. Por exemplo, a hemoglobina é composta por quatro subunidades, duas subunidades α e duas subunidades β.

RNA. As sequências de aminoácidos ou dobras de proteínas associadas a funções específicas são chamadas de **domínios**. Um polipeptídio pode conter um ou mais domínios separados.

Por último, a **estrutura quaternária** se refere a como os polipeptídios interagem uns com os outros para formar um complexo de proteínas multipolipeptídico. Os polipeptídios individuais em complexos são chamados de **subunidades** e unidos por ligações fracas. As associações quaternárias podem ser entre diferentes tipos de polipeptídios (resultando em um heterodímero, se houver duas subunidades) ou entre polipeptídios idênticos (formando um homodímero). A hemoglobina é um exemplo de um heterotetrâmero (tetrâmero que significa quatro subunidades), composto por duas cópias de cada um dos dois polipeptídios diferentes (Figura 9.4D).

Existem dois tipos gerais de proteínas, as globulares e as fibrosas. As **proteínas globulares** têm forma compacta e redonda e desempenham papéis funcionais. Enzimas, hemoglobina e anticorpos são exemplos de proteínas globulares. Em contraste, as **proteínas fibrosas** apresentam uma forma longa e estreita e desempenham papéis estruturais. O colágeno e a queratina são exemplos de proteínas fibrosas. O colágeno é a principal proteína estrutural encontrada nos tecidos conjuntivos, como a pele, e a queratina está envolvida na estrutura do cabelo e das unhas.

**CONCEITO-CHAVE** As proteínas têm quatro níveis de estrutura. A estrutura primária é a sequência de aminoácidos. A estrutura **secundária** é a forma de uma região de aminoácidos, como α-hélices ou folhas β. A estrutura terciária é a forma tridimensional de um polipeptídio inteiro, e a estrutura quaternária é a reunião de vários polipeptídios em um complexo de proteínas.

## 9.2 Código genético

**OA 9.2** Delinear as evidências experimentais que corroboram as regras do código genético.

**OA 9.3** Descrever as características do código genético que minimizam os efeitos das mutações pontuais na função da proteína.

A hipótese de um-gene-um-polipeptídio de Beadle e Tatum (Capítulo 5) foi a fonte da primeira descoberta empolgante sobre as funções dos genes: os genes eram, de alguma forma, responsáveis pela função das enzimas, e cada gene aparentemente controlava uma enzima. Essa hipótese tornou-se um dos grandes princípios unificadores da biologia porque estabeleceu uma ponte entre os conceitos e as técnicas de pesquisa da genética e da bioquímica. Quando a estrutura do DNA foi deduzida em 1953, parecia provável que houvesse uma correspondência linear entre a sequência de nucleotídios do DNA e a sequência de aminoácidos de uma proteína. Foi logo deduzido que a sequência de nucleotídios no mRNA que vai de 5′ a 3′ corresponde à sequência de aminoácidos na proteína que vai do terminal N ao terminal C.

Se os genes são segmentos de DNA, e se uma fita de DNA é apenas uma cadeia de nucleotídios, a sequência de nucleotídios deve, de alguma forma, ditar a sequência de aminoácidos nas proteínas. Como a sequência de DNA dita a sequência da proteína? A lógica simples nos diz que, se os nucleotídios são as "letras" em um código, uma combinação de letras pode formar "palavras" que representam diferentes aminoácidos. No entanto, na década de 1960, os pesquisadores se depararam com muitas dúvidas sobre como o código é lido. Quantas letras constituem uma palavra, ou **códon**, no código? Os códons são sobrepostos ou não sobrepostos? O código é contínuo ou descontínuo? Qual códon ou códons representam cada aminoácido? A quebra do **código genético** é a história contada nesta seção.

### Um código genético degenerado de três letras especifica os 20 aminoácidos

Se um mRNA é lido de uma extremidade a outra, apenas uma das quatro bases diferentes, A, C, G ou U, é encontrada em cada posição. Assim, se as palavras que codificam os aminoácidos tivessem uma letra, apenas quatro palavras seriam possíveis. Esse vocabulário não pode ser o código genético, porque deve haver uma palavra para cada um dos 20 aminoácidos comumente encontrados nas proteínas. Se as palavras tivessem duas letras, $4 \times 4 = 16$ palavras seriam possíveis; por exemplo, AU, CU ou CC. Esse vocabulário ainda não é grande o suficiente. Mas se as palavras tivessem três letras, $4 \times 4 \times 4 = 64$ palavras seriam possíveis; por exemplo, AUU, GCG ou UGC. Esse vocabulário fornece palavras mais do que suficientes para descrever os 20 aminoácidos. Portanto, os códons devem consistir em pelo menos três nucleotídios. Porém, se todas as combinações de três nucleotídios especificam um aminoácido, o código genético deve ser **degenerado**, o que significa que alguns aminoácidos são especificados por duas ou mais trincas diferentes.

### O código genético não se sobrepõe e é contínuo

O código genético pode ser sobreposto ou não. A **Figura 9.5** ilustra essas possibilidades para um código de três nucleotídios, ou **trinca**. Para um código não sobreposto, os aminoácidos consecutivos são especificados por palavras consecutivas de

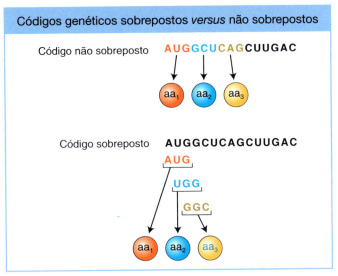

**Figura 9.5** Códigos genéticos não sobrepostos e sobrepostos se traduziriam em diferentes sequências de aminoácidos. O exemplo usa códons com três nucleotídios (um código trinca). *Acima*: em um código não sobreposto, uma proteína é traduzida pela leitura sequencial de nucleotídios em conjuntos de três. Cada nucleotídio é encontrado em apenas um códon. Nesse exemplo, o terceiro nucleotídio (G) no RNA está apenas no primeiro códon. *Abaixo*: em contraste, em um código de sobreposição, cada nucleotídio ocupa posições em múltiplos códons. Nesse caso, o terceiro nucleotídio (G) é encontrado em todos os três códons.

código (códons), e uma única mutação de nucleotídio alteraria apenas um códon e um aminoácido. Para um código sobreposto, aminoácidos consecutivos são especificados por códons que apresentam nucleotídios em comum; por exemplo, o terceiro nucleotídio em um códon pode ser o segundo ou o primeiro nucleotídio em códons adjacentes. Nesse caso, uma única mutação nucleotídica alteraria três códons e três aminoácidos. Em 1961, já estava claro que o código genético não se sobrepunha. As análises de proteínas mutantes mostraram que quase o tempo todo, apenas um aminoácido mudou, o que é previsto para um código não sobreposto.

O código genético pode ser contínuo ou descontínuo. Em um código contínuo, os códons são organizados lado a lado sem lacunas, enquanto em um código descontínuo, os códons são separados por um ou mais nucleotídios que agem para pausar a tradução e reiniciar no códon seguinte. Se o código fosse contínuo, o que acaba sendo o caso, a inserção ou a deleção de um único nucleotídio causaria uma mudança no quadro de leitura começando no local da mutação e seguindo até o final do quadro de leitura aberto (**Figuras 9.6B** e **C**). Em contraste, se o código fosse descontínuo, a inserção ou a deleção de um único nucleotídio afetaria apenas um códon, e esse erro não seria propagado pelo resto do quadro de leitura aberto.

Provas convincentes de que o código genético é contínuo vieram de experimentos genéticos relatados pela primeira vez em 1961 por Francis Crick, Sidney Brenner e colaboradores. Essas experiências utilizaram mutantes no *locus rII* do fago T4. O uso de mutações *rII* em análises de recombinação foi discutido no Capítulo 6. O fago T4, em geral, é capaz de crescer em duas cepas diferentes de *E. coli*, chamadas B e K. No entanto, as mutações no gene *rII* alteram a faixa de hospedeiro do fago: os fagos mutantes ainda conseguem crescer em um hospedeiro *E. coli* B, mas não conseguem crescer em um hospedeiro *E. coli* K. As mutações que causam o fenótipo *rII⁻* foram induzidas com o uso de uma substância química chamada proflavina, que causa a inserção ou a deleção de pares de bases simples no DNA. Começando com uma determinada mutação induzida por proflavina chamada FCO, Crick e seus colegas descobriram

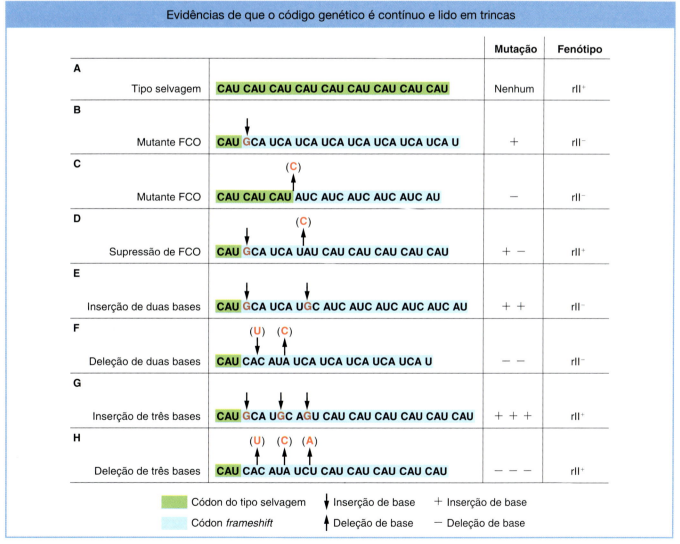

**Figura 9.6** A análise de mutações simples, duplas e triplas por Crick e colegas demonstrou que o código genético é contínuo e lido em trincas. Uma sequência de tipo selvagem A produz o fenótipo rII⁺ de tipo selvagem. Uma única inserção B ou deleção C de base causa o fenótipo rII⁻. O fenótipo é suprimido pela combinação dessas mutações D, mas não por uma segunda inserção E ou deleção F. A supressão restaura o quadro de leitura normal e indica que o código genético é contínuo. Além disso, uma dupla inserção ou deleção é suprimida por uma terceira inserção G ou deleção H, indicando que o código genético é lido em trincas.

"reversões" (reversões da mutação) que eram capazes de crescer na cepa K de *E. coli*. Análises genéticas dos fagos revelaram que os "revertentes" não eram idênticos aos tipos selvagens verdadeiros. Na verdade, as reversões foram encontradas devido à presença de uma segunda mutação em um local diferente do FCO, embora no mesmo gene. Essa segunda mutação "suprimiu" a expressão mutante do FCO original. Lembre-se, do Capítulo 5, de que uma mutação supressora neutraliza os efeitos de outra mutação, de modo que a bactéria se parece mais com o tipo selvagem.

Como esses resultados podem ser explicados? Se assumirmos que o gene é lido apenas de uma extremidade, a inserção ou a deleção original induzida pela proflavina poderia interromper o mecanismo de leitura normal que estabelece o agrupamento de bases a serem lidas como palavras. Por exemplo, se cada grupo de três bases em um mRNA formar uma palavra, o **quadro de leitura** pode ser estabelecido tomando as três primeiras bases do final como a primeira palavra, as três seguintes como a segunda palavra e assim por diante (Figura 9.6A). Nesse caso, uma inserção induzida por proflavina de um único par de bases no DNA mudaria o quadro de leitura no mRNA daquele ponto em diante, fazendo com que todas as palavras a seguir fossem lidas de maneira incorreta (Figura 9.6B). Essas **mutações de *frameshift*, ou alteração do quadro de leitura,** poderiam reduzir a maior parte da mensagem genética a lixo. No entanto, o quadro de leitura adequado poderia ser restaurado por uma exclusão compensatória em outro lugar, limitando o lixo ao segmento entre as duas mutações (Figura 9.6C). Presumimos aqui que a mutação *frameshift* original era uma inserção, mas a explicação também funciona se a mutação FCO original fosse uma deleção e o supressor fosse uma inserção (Figuras 9.6C e D). As poucas palavras erradas no genótipo suprimido poderiam explicar o fato de que os revertentes (fenótipos suprimidos) não se pareciam exatamente com os verdadeiros tipos selvagens. Esses dados demonstraram que o código genético é contínuo.

Crick e colaboradores também descobriram que as inserções ou as deleções de duas bases produziram o fenótipo mutante (Figuras 9.6E e F); porém, uma terceira mutação do mesmo tipo restaurou um fenótipo de tipo selvagem porque corrigiu o quadro de leitura (Figuras 9.6 G e H). Essa observação forneceu a primeira evidência experimental de que uma palavra no código genético consiste em três nucleotídeos sucessivos, ou uma trinca.

**CONCEITO-CHAVE** O código genético tem as seguintes características:
1. A sequência linear de nucleotídeos em um gene determina a sequência linear de aminoácidos na proteína codificada.
2. Um códon de três nucleotídeos especifica um aminoácido.
3. O código genético é degenerado; mais de um códon pode especificar o mesmo aminoácido.
4. O código genético não se sobrepõe; cada nucleotídeo é parte de apenas um códon.
5. O código genético é contínuo; é lido a partir de um ponto de partida fixo e segue ininterrupto até o final do quadro de leitura aberto.

## Decifrando o código

Decifrar o código genético – determinar o aminoácido especificado por cada trinca – é uma das descobertas genéticas mais interessantes que ocorreram desde a elucidação da estrutura do DNA. Depois que as técnicas experimentais necessárias se tornaram disponíveis, o código genético foi decifrado rapidamente.

Um avanço técnico foi a descoberta de que o RNA de fita simples pode ser sintetizado *in vitro* pela enzima polinucleotídeo fosforilase. Ao contrário da transcrição, nenhum molde de DNA é necessário para essa síntese, então os nucleotídeos são incorporados de modo aleatório. A capacidade de sintetizar RNA enzimaticamente ofereceu a empolgante perspectiva de criar sequências de RNA específicas e, em seguida, descobrir quais aminoácidos elas especificariam. O primeiro RNA sintético foi feito usando-se apenas nucleotídeos de uracila, produzindo... UUUU ... [poli (U)]. Em 1961, Marshall Nirenberg e Heinrich Matthaei misturaram poli (U) com o maquinário de síntese de proteínas de *E. coli in vitro* e observaram a formação de uma proteína. A principal empolgação concentrou-se na questão da sequência de aminoácidos desta proteína, que demonstrou ser uma polifenilalanina – uma sequência de aminoácidos de fenilalanina (Phe) (**Figura 9.7A**). Logo, a trinca UUU codifica a fenilalanina. Expandir essa abordagem para outros nucleotídeos únicos e combinações de nucleotídeos levou à atribuição de cerca de 40 códons a aminoácidos específicos (Figuras 9.7B e C). O avanço técnico que levou à atribuição de 61 dos 64 códons foi o desenvolvimento, por H. Gobind Khorana, de métodos para sintetizar quimicamente RNAs de sequências definidas. Em 1968, Nirenberg e Khorana receberam o Prêmio Nobel por decifrar o código genético.

Praticamente todos os organismos usam o mesmo código genético (**Figura 9.8**). Existem apenas algumas exceções nas quais um pequeno número de códons têm significados diferentes – por exemplo, em genomas mitocondriais e nucleares de ciliados e alguns outros protozoários. Como é possível que os genomas tenham composições de base muito diferentes, mas usem o mesmo código? Parte da resposta é que a degenerescência do código permite que a composição da base do DNA dos genomas varie em uma ampla faixa e ainda codifique todos os 20 aminoácidos. Por exemplo, o conteúdo G + C das regiões codificadoras

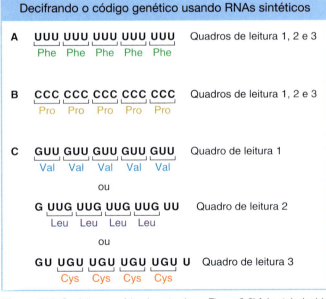

**Figura 9.7** O código genético (mostrado na Figura 9.8) foi estabelecido pela descoberta dos aminoácidos codificados por RNAs sintéticos contendo repetições de um único nucleotídeo (**A** e **B**) ou combinações de nucleotídeos **C**. Independentemente do quadro de leitura, as repetições de um único nucleotídeo codificam o mesmo aminoácido, enquanto as repetições de diferentes nucleotídeos podem codificar três aminoácidos diferentes nos três quadros de leitura diferentes.

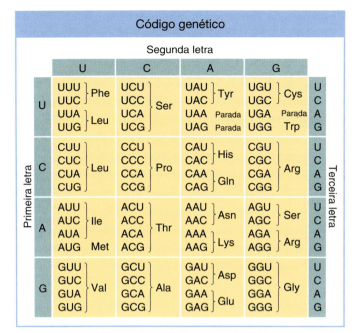

**Figura 9.8** O código genético designa os aminoácidos especificados por cada códon. Sessenta e um códons especificam aminoácidos e três códons especificam parada de tradução. Esse código é quase universal entre todos os organismos.

dos genomas bacterianos varia de cerca de 20% a 70%, mas codifica proteínas com sequências muito semelhantes. Além disso, nem todos os códons de um aminoácido, denominados **códons sinônimos**, são usados com a mesma frequência em um organismo, e essa frequência pode mudar drasticamente entre os organismos. O tópico de viés de uso de códon sinônimo é discutido com mais detalhes no Capítulo 14. De um ponto de vista prático, a quase universalidade do código genético significa que os mRNAs de um organismo podem ser traduzidos corretamente em outro organismo. Por exemplo, as bactérias podem ser usadas para produzir grandes quantidades de proteínas humanas, traduzindo sequências de mRNA humano.

## Códons de parada

Três dos 64 códons são **códons de parada**, ou **códons de terminação**, que, em vez de codificar um aminoácido, param a tradução. Eles podem ser considerados semelhantes a pontos finais assinalando a mensagem codificada no DNA. Uma das primeiras indicações da existência de códons de parada veio em 1965 do trabalho de Sydney Brenner com o fago T4. Brenner analisou determinadas mutações ($m_1 - m_6$) em um único gene que controla a proteína principal do fago. Ele descobriu que a proteína principal de cada mutante era mais curta do que a do tipo selvagem. Brenner analisou as extremidades das proteínas encurtadas e as comparou com a proteína do tipo selvagem. Para cada mutante, ele registrou o aminoácido seguinte que teria sido inserido para continuar a cadeia de tipo selvagem. Os aminoácidos para as seis mutações foram glutamina, lisina, ácido glutâmico, tirosina, triptofano e serina. Esses resultados não apresentaram um padrão imediatamente óbvio, mas Brenner deduziu que cada um desses códons pode sofrer mutação para o códon UAG por uma única mudança de nucleotídio (**Figura 9.9**). Ele, portanto, postulou que o UAG é um códon de parada (terminação) – um sinal para o mecanismo de tradução de que

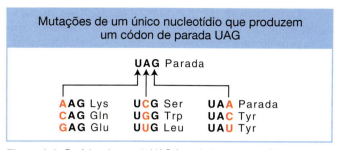

**Figura 9.9** O códon de parada UAG é produzido por uma única mutação de nucleotídio em qualquer um dos nove códons, oito que codificam para aminoácidos e um que codifica outro códon de parada. Observe que uma única mutação de nucleotídio não é suficiente para converter alguns códons em qualquer um dos três códons de parada.

a proteína agora está completa. Os outros dois códons de parada são UGA e UAA. Os códons de parada são com frequência chamados **códons sem sentido**, porque não designam um aminoácido.

## A degenerescência do código genético limita os efeitos das mutações pontuais

O código genético não é aleatório e sua degenerescência minimiza os efeitos potencialmente prejudiciais das mutações pontuais (mutações de nucleotídio único). O código genético pode ser entendido como 16 blocos, cada um contendo quatro entradas definidas pelos dois primeiros nucleotídios em um códon (**Figura 9.10**). Oito dos 16 blocos especificam apenas um aminoácido, o que significa que mutações na terceira posição de um códon não alteram o aminoácido codificado. Por exemplo,

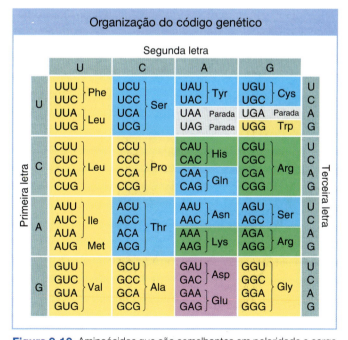

**Figura 9.10** Aminoácidos que são semelhantes em polaridade e carga são representados por códons, que são semelhantes em sequência e, portanto, localizados próximos uns dos outros na tabela. Os aminoácidos são codificados por cores com base em sua polaridade e carga, como na Figura 9.2 (amarelo: não polar, azul: polar/não carregado, verde: polar/carregado positivamente e roxo: polar/carregado negativamente). Os códons de parada são brancos.

GUA, GUC, GUG e GUU codificam valina. Além disso, as mutações na primeira posição de um códon geralmente levam a uma mudança conservadora no aminoácido – isto é, um aminoácido com propriedades químicas e tamanho semelhantes. Por exemplo, a mutação do primeiro nucleotídeo do códon da leucina CUU para AUU, GUU, ou UUU altera o aminoácido para isoleucina, valina ou fenilalanina, respectivamente, todos os quais são não polares e apresentam cadeias laterais de tamanho moderado (ver Figura 9.2). Nesses casos, a estrutura e a função de uma proteína mutante provavelmente não serão afetadas.

Considerando que existem mais de $10^{84}$ maneiras possíveis de criar um código de três letras com cada um dos 20 aminoácidos e três códons de parada atribuídos a pelo menos um códon, resta ser determinado como um único código que é quase perfeitamente conservado entre os organismos se originou e evoluiu. Diante dessas perguntas, é interessante notar que as probabilidades desse código específico ser selecionado aleatoriamente entre $10^{84}$ possibilidades é astronomicamente menor do que encontrar um grão específico de areia, dentre os cerca de $10^{19}$ grãos em todas as praias e desertos da Terra.

**CONCEITO-CHAVE** O código genético contém 64 códons (61 códons especificam aminoácidos e 3 códons especificam a parada da tradução). O código genético é quase universal e o arranjo dos códons na tabela de códons é altamente não aleatório.

## 9.3 tRNAs e ribossomos

**OA 9.4** Explicar como as estruturas dos tRNAs e dos ribossomos determinam como eles funcionam na síntese de proteínas.

Depois que o código genético foi decifrado, os cientistas começaram a se perguntar como a sequência de aminoácidos de uma proteína era determinada pelos códons em trincas de um mRNA. Um modelo inicial, rapidamente descartado como simplório e improvável, propunha que os códons de mRNA poderiam se dobrar e formar 20 cavidades distintas que se ligam diretamente a aminoácidos específicos na ordem correta. Em vez disso, em 1958, Crick reconheceu o seguinte:

> É, portanto, uma hipótese natural que o aminoácido seja transportado para o molde por uma molécula adaptadora e que o adaptador seja a parte que realmente se encaixa no RNA. Em sua forma mais simples [essa hipótese] exigiria vinte adaptadores, um para cada aminoácido.[1]

Ele especulou que o adaptador "poderia conter nucleotídeos. Isso permitiria que eles se unissem ao modelo de RNA pelo mesmo 'pareamento' de bases que é encontrado no DNA". Além disso, "uma enzima separada seria necessária para unir cada adaptador ao seu próprio aminoácido". Hoje sabemos que a "hipótese do adaptador" de Crick está amplamente correta. Os RNAs de transferência (tRNA) são os adaptadores que formam pares de bases com códons no mRNA.

As enzimas unem aminoácidos a tRNAs específicos, que então levam o aminoácido até o ribossomo, o complexo molecular que anexará o aminoácido a um polipeptídio em crescimento. Em todos os organismos, os ribossomos consistem em uma **pequena subunidade ribossômica** e uma **grande subunidade ribossômica**, cada uma composta de RNA (denominado RNA ribossômico, rRNA) e proteína. Cada subunidade é composta de um a três tipos de rRNA e até 50 proteínas.

### tRNAs são adaptadores

As características estruturais do tRNA servem como componentes das pontes que ligam os códons do mRNA a aminoácidos específicos. Os tRNAs de fita simples, que têm cerca de 75 nucleotídeos de comprimento, apresentam uma forma de trevo consistindo em quatro hastes de dupla-hélice e três alças de fita simples (**Figura 9.11A**). A alça do meio de cada tRNA é chamada de alça anticódon, pois carrega uma trinca de nucleotídeos denominado **anticódon**. Essa sequência é complementar ao códon do mRNA para o aminoácido transportado pelo tRNA. O anticódon no tRNA e o códon no mRNA interagem por um pareamento de bases RNA:RNA específico. Mais uma vez, vemos o princípio da complementaridade do ácido nucleico em ação, dessa vez na ligação de dois RNAs separados. Como os códons no mRNA são lidos na direção 5'-para-3', os anticódons são orientados e escritos na direção 3'-para-5' (Figura 9.11A).

Além do anticódon, os tRNAs apresentam outras características estruturais que são importantes para sua função.

1. A sequência 5'-CCA-3' é encontrada na extremidade 3' de todos os tRNAs. Em bactérias, o CCA é geralmente codificado em genes de tRNA, mas em eucariotos, ele é adicionado pós-transcricionalmente por uma enzima chamada nucleotidiltransferase, ou enzima de adição de CCA. O CCA se estende além da haste aceptora pareada por base, e a 3'-OH do A é o local de ligação do aminoácido.

2. Numerosos nucleotídeos em todos os tRNAs sofrem modificação pós-transcricional; isto é, os tRNAs são transcritos com os quatro nucleotídeos padrão, que são depois alterados por enzimas. Na levedura, cada tRNA contém entre 7 e 17 nucleotídeos modificados. Por exemplo, a alça D contém o nucleotídeo di-hidrouridina (D), que tem dois átomos de hidrogênio extras na base de uracila; o *loop* TψC contém pseudouridina (ψ), que tem uracila ligada ao açúcar ribose em um carbono em vez de nitrogênio; e o anticódon pode conter a base inosina (I), que é estruturalmente semelhante à guanosina (G). As modificações de nucleotídeos no anticódon afetam o pareamento de bases com o códon (consulte a discussão sobre oscilação na próxima seção) e as modificações de nucleotídeos em outros locais afetam o reconhecimento, o dobramento e a estabilidade do tRNA. No entanto, a função exata de muitas modificações ainda não foi determinada.

3. Um tRNA normalmente existe como uma estrutura tridimensional em forma de L invertido, como mostrado na Figura 9.11B, em vez do trevo achatado mostrado na Figura 9.11A. Embora os tRNAs difiram em sua sequência de nucleotídeos primária, todos eles dobram-se quase na mesma conformação em formato de L, indicando que a forma de um tRNA é importante para sua função.

**CONCEITO-CHAVE** Os tRNAs têm quatro características estruturais importantes: (1) a sequência CCA na extremidade 3'; (2) nucleotídeos modificados, tais como di-hidrouridina, pseudouridina e inosina; (3) uma forma em geral de L invertido; e (4) um anticódon.

---

[1] F. Crick, "On Protein Synthesis". *The Symposia of the Society for Experimental Biology* 12:138–163, 1958

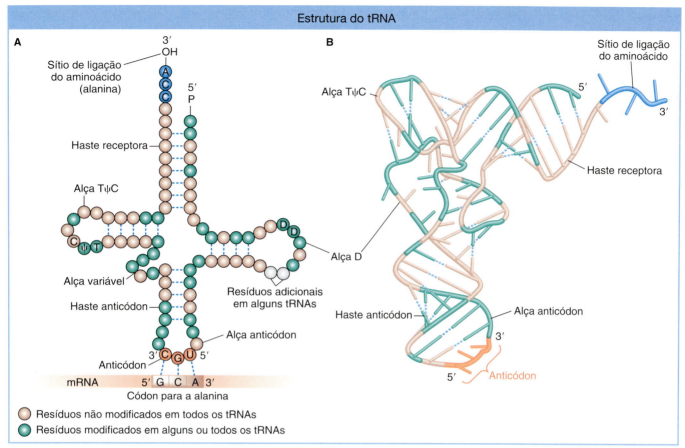

**Figura 9.11** **A.** Estrutura do tRNA de alanina de levedura. Os recursos marcados da estrutura são importantes para a função do tRNA e são discutidos em detalhes no texto. **B.** Diagrama da estrutura tridimensional do tRNA da alanina de levedura. [*Com base no PDB ID 3WQY.*]

Os aminoácidos são ligados aos tRNAs por enzimas chamadas **aminoacil-tRNA sintetases**. Diz-se que o tRNA com um aminoácido anexado é um **tRNA carregado**. Existem 20 sintetases, uma para cada um dos 20 aminoácidos. Como o código é degenerado, algumas sintetases atuam em vários tRNAs. O carregamento por aminoacil-tRNA sintetases ocorre em duas etapas (**Figura 9.12**). Na primeira, o grupo carboxila do aminoácido reage com o α-fosfato de ATP para formar 5′-aminoacil-AMP e liberar pirofosfato ($PP_i$). O 5′-aminoacil-AMP é referido como um aminoácido ativado. Na segunda etapa de carregamento, o aminoácido é transferido para a adenosina (A) da sequência invariante do CCA na extremidade 3′ do tRNA, e o AMP é liberado como um subproduto.

O que aconteceria se o aminoácido errado criasse uma ligação covalente com um tRNA? Um experimento conclusivo respondeu a essa pergunta. O experimento usou tRNA[Cys], o tRNA específico para a cisteína. Esse tRNA foi carregado com cisteína, o que

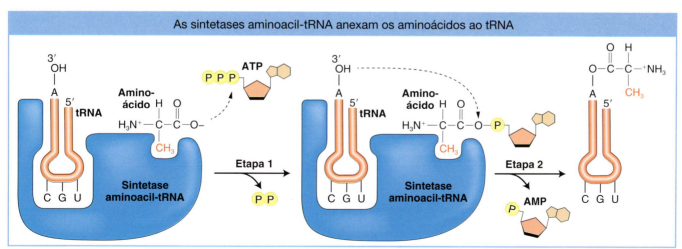

**Figura 9.12** Em uma reação de duas etapas, as aminoacil-tRNA sintetases carregam os tRNAs com o aminoácido correto. Na primeira etapa, o aminoácido é ligado ao AMP para formar o aminoacil-AMP, com o $PP_i$ como subproduto. Na segunda etapa, o tRNA substitui o AMP para formar o aminoacil-tRNA, com o AMP como subproduto.

significa que a cisteína foi anexada ao tRNA. O tRNA carregado foi tratado com hidreto de níquel, que converteu a cisteína (embora ainda ligada a tRNA$^{Cys}$) em outro aminoácido, alanina, sem afetar o tRNA:

$$\text{cisteína-tRNA}^{Cys} \xrightarrow{\text{hidreto de níquel}} \text{alanina-tRNA}^{Cys}$$

As proteínas sintetizadas com alanina-tRNA$^{Cys}$ tinham alanina onde quer que a cisteína fosse codificada. O experimento demonstrou que os aminoácidos são "analfabetos"; eles são inseridos na posição adequada porque os adaptadores de tRNA reconhecem os códons de mRNA. Assim, a ligação do aminoácido correto ao seu tRNA correspondente (também chamado de tRNA cognato) por uma aminoacil-tRNA sintetase é a etapa crucial para garantir que o código do mRNA seja traduzido corretamente. Se o aminoácido errado for anexado, não há como evitar que ele seja incorporado a uma cadeia polipeptídica em crescimento.

O carregamento correto de tRNAs depende da seleção de tRNAs e aminoácidos pareados de forma correta pelas aminoacil-tRNA sintetases. Essas enzimas são boas em reconhecer o tRNA correto porque os tRNAs apresentam várias características estruturais distintas, incluindo a sequência e as modificações de nucleotídios. No entanto, a única característica distintiva dos aminoácidos é sua cadeia lateral, que pode ser muito semelhante. Portanto, para evitar erros, as aminoacil-tRNA sintetases têm um mecanismo de duas etapas que distingue entre aminoácidos quimicamente semelhantes, como valina (Val) e isoleucina (Ile), que diferem apenas por um único grupo CH$_2$ (ver Figura 9.2). A primeira etapa de distinção ocorre no local de ativação da enzima em que o aminoácido é ligado e ativado para formar aminoacil-AMP. Essa etapa rejeita aminoácidos que não se encaixam no local de ativação porque são grandes demais. Portanto, a Val-tRNA sintetase rejeitará Ile porque ela é grande demais. Em contraste, a Ile-tRNA sintetase às vezes carrega tRNA$^{Ile}$ com valina para produzir Val-tRNA$^{Ile}$. Mas, na segunda etapa de distinção, Val-tRNA$^{Ile}$, e não Ile-tRNA$^{Ile}$, encaixa-se em um sítio ativo separado da sintetase e é hidrolisado em valina e tRNA$^{Ile}$. Por causa desse mecanismo de revisão, a taxa de erro da síntese de proteínas é muito baixa, na faixa de 1 em $10^4 - 10^5$ aminoácidos incorporados.

**CONCEITO-CHAVE** Os tRNAs são carregados por tRNA sintetases em uma reação de duas etapas que requer ATP. Existe uma sintetase diferente para cada aminoácido. Duas etapas de revisão garantem que as sintetases carreguem os tRNAs com o aminoácido correto.

## O pareamento oscilante de bases permite que os tRNAs reconheçam mais de um códon

Se o pareamento perfeito de bases de Watson-Crick entre anticódons de tRNA e códons de mRNA fosse necessário para reconhecer todos os códons, seria preciso que houvesse 61 tRNAs diferentes. No entanto, esse não é o caso; alguns tRNAs podem reconhecer múltiplos códons por meio de um tipo diferente de pareamento de bases na terceira posição de um códon, denominado posição **oscilante**. Por exemplo, o tRNA$^{Ser}$ carregado pode formar um par de bases Watson-Crick G–C normal ou um par oscilante de bases G–U incomum com códons de serina (**Figura 9.13**), logo, um tRNA pode ser usado para ambos os

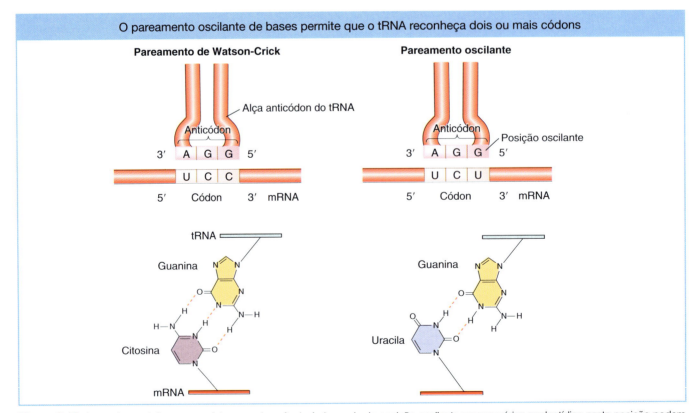

**Figura 9.13** A terceira posição em um códon com frequência é chamada de posição oscilante porque vários nucleotídios nesta posição podem parear com o mesmo nucleotídio 5' em um anticódon de tRNA. Nesse caso, as bases C e U na terceira posição pareiam com um G no anticódon. A Tabela 9.1 lista todos os pares oscilantes de bases. *Acima*: interações de pareamento de base normal (Watson-Crick) e oscilante de anticódons e códons de tRNA. *Abaixo*: ligações de hidrogênio formadas em pares de bases Watson-Crick e oscilantes.

**Tabela 9.1** Regras do pareamento oscilante de bases.

| Extremidade 5' do anticódon | Extremidade 3' do códon |
|---|---|
| A | U |
| C | G |
| G | C ou U |
| U | A ou G |
| I (Inosina) | A, C ou U |

Os pares oscilantes de bases são mostrados em vermelho.

códons de serina. Além disso, a inosina (I), uma base modificada rara em tRNA, pode parear com C, U e A (**Tabela 9.1**). Portanto, por causa do pareamento oscilante de base, as células necessitam de menos de 61 tRNAs para ler todos os códons.

**CONCEITO-CHAVE** O código genético é denominado degenerado porque, em muitos casos, mais de um códon é atribuído a um único aminoácido; além disso, o pareamento oscilante de base permite que o anticódon de alguns tRNAs pareie com mais de um códon.

## Estrutura e função do ribossomo

Os ribossomos são compostos de duas subunidades que foram originalmente caracterizadas por sua taxa de sedimentação quando giradas em uma ultracentrífuga. Portanto, seus nomes são derivados de seus coeficientes de sedimentação em unidades Svedberg (S), que é uma indicação do tamanho molecular. Nas bactérias, as subunidades pequenas e grandes são chamadas 30S e 50S, respectivamente, e se associam para formar uma partícula 70S (**Figura 9.14A**). As subunidades eucarióticas são chamadas de 40S e 60S, e o ribossomo eucariótico completo é chamado de 80S (Figura 9.14B).

Embora os ribossomos bacterianos e eucarióticos difiram em tamanho e composição, as etapas na síntese de proteínas são, em geral, semelhantes. As semelhanças indicam claramente que a tradução é um processo antigo que se originou no ancestral comum de bactérias e eucariotos. Por outro lado, devido às diferenças entre os ribossomos bacterianos e eucarióticos, os antibióticos são capazes de inativar os ribossomos bacterianos, mas deixar os ribossomos eucarióticos intocados. Mais da metade de todos os antibióticos atualmente em uso têm como alvo o ribossomo bacteriano, incluindo penicilina, tetraciclina, ampicilina e cloranfenicol.

Quando os ribossomos foram estudados pela primeira vez, o fato de quase dois terços de sua massa ser RNA e apenas um terço ser proteína foi surpreendente. Por décadas, presumiu-se que os rRNAs funcionavam como uma estrutura para a montagem de proteínas ribossômicas. Esse papel parecia lógico, porque os rRNAs se dobram por pares de bases intramoleculares em estruturas secundárias estáveis (**Figura 9.15**). De acordo com esse modelo, as proteínas ribossômicas catalisam a síntese proteica. Essa visão mudou com a descoberta, na década de 1980, dos RNAs catalíticos (ver Capítulo 8). Como você verá, hoje há evidências consideráveis de que os rRNAs, auxiliados pelas proteínas ribossômicas, catalisam a síntese de proteínas.

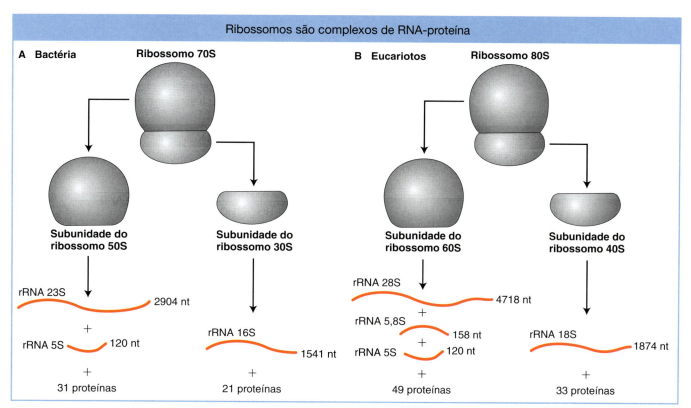

**Figura 9.14** Os ribossomos contêm uma subunidade grande e uma pequena. Cada subunidade contém um grande RNA e um conjunto de proteínas. Além disso, a grande subunidade dos ribossomos bacterianos contém um pequeno RNA, o rRNA5S, enquanto a grande subunidade dos ribossomos eucarióticos (**B**) contém dois pequenos rRNAs, o rRNA 5S e o rRNA5,8S.

## 304 Parte 2 Princípios Fundamentais em Genética Molecular e do Desenvolvimento

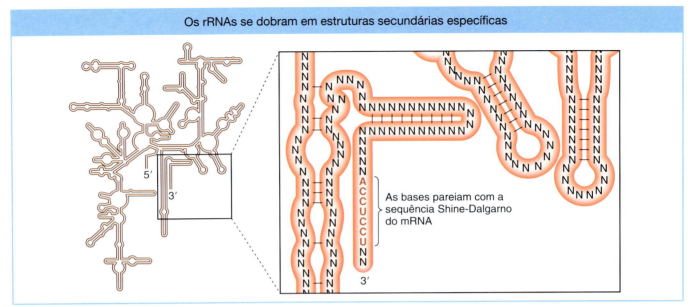

**Figura 9.15** A estrutura dobrada do rRNA 16S bacteriano. A área ampliada mostra os detalhes da estrutura secundária complexa do rRNA 16S e a sequência na extremidade 3′ de 16S que se liga a uma sequência de mRNA Shine-Dalgarno.

Os ribossomos reúnem os agentes importantes na síntese de proteínas – tRNA e mRNA carregados – para traduzir a sequência de nucleotídios de um mRNA na sequência de aminoácidos de uma proteína. Os tRNAs e os mRNAs são posicionados no ribossomo de forma que os códons do mRNA possam interagir com os anticódons dos tRNAs. Os principais sítios de interação estão ilustrados na **Figura 9.16**. O sítio de ligação para o mRNA está completamente dentro da pequena subunidade.

Existem três locais de ligação para moléculas de tRNA. Cada tRNA ligado faz a ponte entre as subunidades 30S e 50S, posicionadas com sua extremidade anticódon na subunidade 30S e sua extremidade aminoacil (carregando o aminoácido) na subunidade 50S. O **sítio A** (de **local de ligação do aminoacil-tRNA**) liga-se a um aminoacil-tRNA de entrada cujo anticódon é complementar ao códon do mRNA no sítio A da subunidade 30S. Prosseguindo na direção 5′ no mRNA, o códon

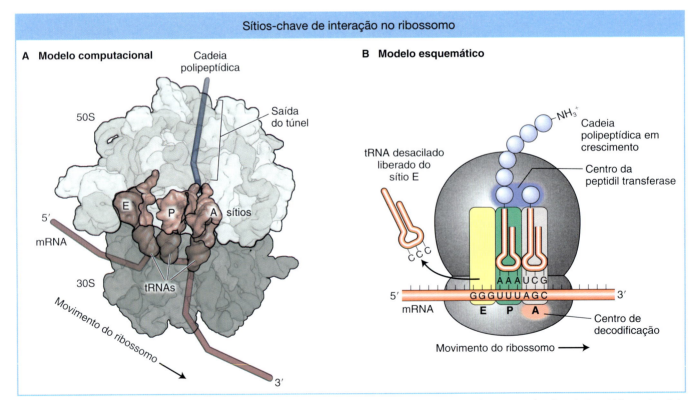

**Figura 9.16** Interações do ribossomo durante a fase de alongamento da tradução. **A.** Um modelo de computador da estrutura tridimensional do ribossomo com mRNA, tRNAs e a cadeia polipeptídica nascente à medida que emerge da subunidade ribossômica grande. **B.** Um modelo esquemático do ribossomo durante o alongamento da translação. [Parte A desenhada usando PDB IDs 1VSA, 2OW8 e 1 GIX.]

seguinte interage com o anticódon do tRNA no **sítio P** (de **sítio peptidil**) da subunidade 30S. Os sítios P e A são posicionados de modo a facilitar a formação de uma ligação peptídica entre seus aminoácidos, desconectando o aminoácido do sítio P de seu tRNA. A crescente cadeia de peptídeos se encaixa em uma estrutura semelhante a um túnel na subunidade 50S. O **sítio E** (de **sítio de saída**, "exit") contém um tRNA desacilado (ele não carrega mais um aminoácido) que está pronto para ser liberado do ribossomo. Se interações códon-anticódon ocorrem também entre o tRNA e o mRNA no sítio E ainda não está claro.

**CONCEITO-CHAVE** As bases do mRNA pareiam com o tRNA na subunidade pequena do ribossomo, enquanto os tRNAs se encaixam em locais que abrangem ambas as subunidades. Os tRNAs começam no sítio A, a formação da ligação peptídica ocorre no sítio P e os tRNAs saem do sítio E.

Duas regiões adicionais no ribossomo são cruciais para a síntese de proteínas. O **centro de decodificação** na subunidade 30S garante que apenas tRNAs carregando anticódons que correspondem ao códon serão aceitos no sítio A. O **centro da peptidiltransferase** na subunidade 50S é o local no qual a formação da ligação peptídica é catalisada. O Prêmio Nobel de Química foi concedido em 2009 a Thomas Steitz, Venkatraman Ramakrishnan e Ada Yonath pelo trabalho de seus laboratórios usando cristalografia de raios X para determinar a estrutura do ribossomo em nível atômico. Os resultados de seus sofisticados estudos mostram com clareza que os centros de decodificação e de peptidiltransferase são compostos inteiramente de rRNA. Portanto, acredita-se que a formação de ligações peptídicas seja catalisada por um sítio ativo no rRNA e auxiliada apenas por proteínas ribossômicas. Em outras palavras, a subunidade ribossômica grande funciona como uma ribozima para catalisar a formação de ligações peptídicas.

**CONCEITO-CHAVE** Em todos os organismos, os ribossomos têm subunidades grandes e pequenas, cada uma contendo rRNA e proteínas. Dois sítios-chave nos ribossomos, o centro da peptidiltransferase na subunidade grande que realiza a formação da ligação peptídica e o centro de decodificação na subunidade pequena que aceita o tRNA correto, são constituídos de rRNA.

## 9.4 Tradução

**OA 9.5** Descrever os eventos moleculares que ocorrem durante o início, o alongamento e o término da tradução.

A tradução é realizada por ribossomos que se movem ao longo do mRNA na direção 5'-para-3'. Os tRNAs trazem aminoácidos para o ribossomo e seu par de bases de anticódons para os códons do mRNA. Um aminoácido de entrada se liga à extremidade amino da crescente cadeia polipeptídica no ribossomo. O processo de tradução pode ser dividido em três fases: iniciação, alongamento e término. Além do ribossomo, mRNA e tRNAs, outras proteínas (fatores) são necessárias para cada fase (**Tabela 9.2**). Como certas etapas da iniciação diferem significativamente em bactérias e eucariotos, a iniciação é descrita em separado para os dois grupos. As fases de alongamento e término são descritas, em grande parte, conforme ocorrem em bactérias.

### Iniciação da tradução

A principal tarefa da iniciação é colocar o primeiro aminoacil-tRNA no sítio P do ribossomo e, dessa forma, estabelecer o quadro de leitura correto do mRNA. Na maioria das bactérias e em todos os eucariotos, o primeiro aminoácido em qualquer polipeptídio recém-sintetizado é a metionina (Met), especificada pelo **códon de iniciação** AUG. Nas bactérias, existem dois tRNAs para a metionina. O tRNA$^{Met}$ é usado em AUGs em posições internas no mRNA e um **tRNA iniciador**, o tRNA$^{fMet}$, é usado nos códons de iniciação de AUG. O tRNA$^{fMet}$ é carregado com metionina para formar Met-tRNA$^{fMet}$ e, em seguida, um grupo formil (f) é adicionado à metionina para gerar *N*-formilmetionil-tRNA$^{fMet}$ (fMet-tRNA$^{fMet}$). O grupo formil em fMet-tRNA$^{fMet}$ é removido durante ou logo após a síntese do polipeptídio. Os eucariotos também usam tRNAs de metionina distintos para códons internos e de iniciação AUG, chamados tRNA$^{Met}$ e tRNA$_i^{Met}$, respectivamente. O uso de Met-tRNA$_i^{Met}$ em vez de Met-tRNA$^{Met}$ para a iniciação é especificado por interações com fatores de iniciação de tradução.

Como a máquina de tradução sabe por onde começar? Em outras palavras, como o códon AUG de iniciação é selecionado entre os muitos códons AUG em um mRNA? Lembre-se de que,

**Tabela 9.2** Fatores da tradução.

|  | Bactérias | Eucariotos | Função |
|---|---|---|---|
| **Iniciação** | fMET-tRNA$^{fMET}$ | Met-tRNA$_i^{MET}$ | tRNA Iniciador |
|  | IF1 | eIF1A | Bloqueia o sítio A |
|  | IF2 | eIF2, eIF5B | Entrada do tRNA iniciador |
|  | IF3 | eIF3, eIF1 | Bloqueia a associação da subunidade grande |
|  |  | complexo eIF4F |  |
|  |  | eIF4A | Desenrola o mRNA |
|  |  | eIF4E | Liga o capuz m$^7$G |
|  |  | eIF4G | Liga o PABP para circularizar o mRNA |
| **Alongamento** | EF-Tu | eEF1α | Entrega a aminoacil-tRNA |
|  | EF-G | eEF2 | Transloca o ribossomo |
| **Término** | RF1 | eRF1 | Reconhece os códons de parada UAA e UAG |
|  | RF2 | eRF1 | Reconhece os códons de parada UAA e UGA |
|  | RF3 | eRF3 | Estimula a liberação peptídica |

em bactérias e eucariotos, o mRNA tem uma região 5' não traduzida (UTR) que consiste na sequência entre o local de início da transcrição e o local de início da tradução (ver Figura 8.7). Como você verá abaixo, a sequência de nucleotídios do 5' UTR adjacente ao códon de iniciação AUG é crucial para a ligação do ribossomo em bactérias, e o capuz 5' é crucial para a ligação do ribossomo e a varredura em busca do códon de iniciação do AUG em eucariotos.

Em bactérias, os códons de iniciação AUG no mRNA são precedidos por uma sequência especial chamada **sequência Shine-Dalgarno**, também conhecida como **sítio de ligação ao ribossomo (RBS)**, que forma pares de bases com a extremidade 3' do rRNA 16S na subunidade ribossômica 30S (**Figura 9.17**). Esse pareamento de bases posiciona corretamente o AUG no sítio P ao qual o tRNA iniciador se ligará. O mRNA pode interagir apenas com uma subunidade 30S que está dissociada do resto do ribossomo. Observe novamente que o rRNA desempenha a função-chave para garantir que o ribossomo esteja no lugar certo para iniciar a tradução. Uma vez que o tRNA iniciador é ligado, a subunidade ribossômica 50S se liga para formar o complexo de iniciação 70S.

Em eucariotos, a iniciação da tradução envolve a ligação da subunidade ribossômica 40S à extremidade 5' capeada de um mRNA, seguida pela varredura da 5' UTR em busca de um códon de iniciação AUG. O capuz 5' ($m^7G$) que é adicionado aos 5' mRNA durante a transcrição (descrito no Capítulo 8) é diretamente ligado por um fator de iniciação da tradução, que por sua vez se liga a outros fatores de iniciação para recrutar a subunidade ribossômica pequena para o mRNA. O ribossomo subsequentemente faz a varredura do mRNA na direção de 5'-para-3' até encontrar o primeiro códon AUG. Em 5% a 10% dos casos, o ribossomo contornará o primeiro AUG e iniciará no segundo, no terceiro ou no AUG subsequente. Marilyn Kozak descobriu que o desvio ocorre porque a sequência em torno do códon AUG afeta a eficiência de seu uso na iniciação. Kozak descobriu que é comum que a sequência CC($A^{-3}$/G) CC$A^{+1}$ UGG$^{+4}$, chamada de **sequência Kozak**, envolva os AUGs iniciais, e estudos de mutagênese mostraram que o A em −3 e o G em +4 são particularmente importantes para especificar o códon de iniciação AUG.

> **CONCEITO-CHAVE** A iniciação da tradução começa quando um iniciador tRNA anticódon carregado e um códon de iniciação mRNA AUG se reúnem no sítio P de uma subunidade ribossômica pequena. Em bactérias, a sequência Shine-Dalgarno na 5' UTR pareia suas bases do mRNA com o rRNA 16S para posicionar o códon de início no sítio P. Em eucariotos, o limite 5' do mRNA é ligado por um fator de iniciação que recruta a subunidade ribossômica pequena. Uma vez ligado, o ribossomo escaneia o mRNA buscando o códon de iniciação dentro da sequência de Kozak.

Nas bactérias, três proteínas – IF1, IF2 e IF3 (de fator de iniciação) – são necessárias para montar um ribossomo 70S ativo (**Figura 9.18A**). A montagem começa pelo posicionamento do códon de iniciação do mRNA AUG no sítio P da subunidade ribossômica 30S por meio do pareamento de bases da sequência Shine-Dalgarno com rRNA 16S e pelo pareamento de bases de fMet-tRNA$^{fMet}$ com o códon de iniciação AUG. Durante essas etapas iniciais de montagem, o IF2 ligado ao GTP promove a ligação do fMet-tRNA$^{fMet}$ ao sítio P. Além disso, a ligação de IF1 no sítio A bloqueia a ligação de tRNA ao segundo códon

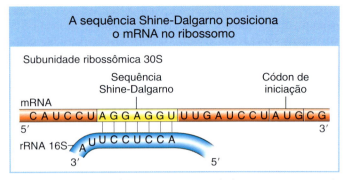

**Figura 9.17** Em bactérias, o pareamento de bases entre a extremidade 3' do RNAr 16S da subunidade ribossômica pequena (30S) e a sequência Shine-Dalgarno do mRNA posiciona o ribossomo para iniciar corretamente a tradução no códon de iniciação AUG descendente.

e a ligação de IF3, com a ajuda de IF1, bloqueia a associação da subunidade 50S. Uma vez que a formação do complexo de iniciação 30S está completa, IF3 e IF1 são liberados, o que permite a associação da subunidade 50S, e a hidrólise de GTP para GDP leva à liberação de IF2 para gerar um ribossomo 70S funcional. A hidrólise do GTP e às vezes do ATP fornece energia para mudanças de conformação que são necessárias para avançar por várias etapas de tradução.

Como as bactérias, os eucariotos usam um conjunto de fatores de iniciação (IFs) para montar o complexo de iniciação da tradução 80S contendo as subunidades ribossômicas pequenas e grandes, um mRNA ligado à subunidade pequena e um iniciador carregado tRNA (Met-tRNA$_i^{Met}$) no sítio P que é pareado com o códon de iniciação AUG (Figura 9.18B). Todos os nomes dos fatores eucarióticos começam com um "e" para distingui-los dos fatores bacterianos. Quatro eIFs têm funções semelhantes aos IFs em bactérias. Como o IF1 bacteriano, o eIF1A bloqueia a ligação do tRNA no sítio A da subunidade pequena (40S), bem como a associação prematura da subunidade grande (60S) com a subunidade pequena. Os eucariotos têm dois fatores, eIF2 e eIF5B, que desempenham funções semelhantes ao IF2 bacteriano. Um complexo ternário composto por eIF2, GTP e Met-tRNA$_i^{Met}$ associa-se com a subunidade ribossômica pequena, enquanto eIF5B promove a associação das subunidades pequenas e grandes. Além disso, tanto o eIF2 quanto o eIF5B usam a hidrólise do GTP para o GDP para realizar seus trabalhos. Por último, como o IF3 bacteriano, o eIF3 se liga à subunidade ribossômica pequena e bloqueia a associação da subunidade grande.

Devido às diferenças entre os mRNAs eucarióticos e bacterianos, existem outros eIFs que não têm contrapartes nas bactérias. Três eIFS – eIF4A, eIF4E e eIF4G – interagem um com o outro em um complexo chamado eIF4F que realiza atividades exclusivas de eucariotos. O eIF4E liga a estrutura de capuz na extremidade 5' de um mRNA. Os capuzes de $m^7G$ estão presentes apenas em mRNAs, portanto, o requisito de ligação de capuz por eIF4E garante que apenas os mRNAs sejam traduzidos. O eIF4A tem atividade de RNA helicase que desenrola regiões na 5' UTR que são RNA de fita dupla devido aos pares de bases intramoleculares. Isso permite que os ribossomos façam a varredura ao longo do RNA de fita simples em busca do códon de iniciação AUG. A hidrólise de ATP em ADP por eIF4A é necessária para sua atividade. Por último, eIF4G liga proteínas de ligação poli(A) (PABPs), que se associam à cauda poli(A) do mRNA, unindo, assim, as extremidades 5' e 3' do mRNA.

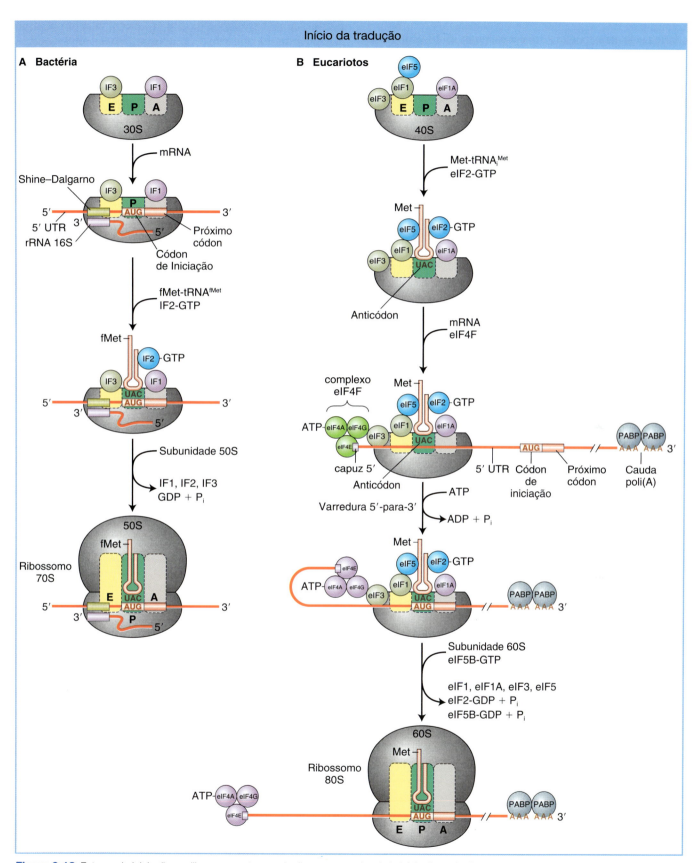

**Figura 9.18** Fatores de iniciação auxiliam na montagem do ribossomo no local de início da tradução e então se dissociam antes do alongamento da tradução. **A.** Em bactérias, três fatores de iniciação (IF1, IF2 e IF3) posicionam fMet-tRNA$^{fMet}$ no sítio P do ribossomo 70S. **B.** Em eucariotos, muitos eIFs são necessários para posicionar Met-tRNA$_i$ encontrado no sítio P do ribossomo 80S. Fatores que desempenham funções semelhantes em bactérias e eucariotos têm a mesma cor.

Acredita-se que a circularização do mRNA aumenta a taxa de tradução de mRNA encapuzados e poliadenilados por meio da coordenação da iniciação de ribossomos que recém-terminaram a tradução.

Na primeira rodada de tradução, a função de eIF4F é realizada pelo complexo de ligação cap (CBC), que se associa a mRNA recém-sintetizados no núcleo e é transportado junto com o mRNA para o citoplasma (Capítulo 8). Outro fator específico para eucariotos é o eIF1, que se associa ao eIF4G e promove a varredura em busca do códon de iniciação do AUG. Por fim, como nas bactérias, os fatores de iniciação eucarióticos dissociam-se do ribossomo antes do início da fase de alongamento da tradução. A exceção é o eIF4F, que permanece associado ao PABP, preparando o terreno para as rodadas adicionais de tradução.

**CONCEITO-CHAVE** Em bactérias e eucariotos, os fatores de iniciação levam o tRNA iniciador à subunidade ribossômica pequena e evitam a ligação prematura da subunidade grande. Alguns fatores de iniciação hidrolisam o GTP para prosseguir ao longo das etapas de iniciação. Em eucariotos, os fatores de iniciação adicionais facilitam a varredura e a circularização de mRNA.

## Alongamento da tradução

Durante o alongamento da tradução, o ribossomo funciona como uma fábrica, repetindo as mesmas etapas indefinidamente. O mRNA atua como um modelo, especificando a entrega de tRNAs, cada um levando como carga um aminoácido. Cada aminoácido é adicionado à cadeia polipeptídica em crescimento, enquanto o tRNA desacilado é reciclado ao ser carregado com outro aminoácido. A **Figura 9.19** detalha as etapas de alongamento. Em bactérias, dois fatores de alongamento de proteínas (EFs), chamados fator de alongamento Tu (EF-Tu) e fator de alongamento G (EF-G), auxiliam nesse processo.

Conforme descrito anteriormente neste capítulo, um aminoacil-tRNA é formado pela ligação covalente de um aminoácido à extremidade 3′ de um RNA que contém o anticódon correto. Antes que os aminoacil-tRNAs possam ser usados na síntese de proteínas, eles se associam ao fator proteico EF-Tu para formar um complexo ternário composto de EF-Tu, GTP e aminoacil-tRNA. O ciclo de alongamento começa com fMet-tRNA$^{fMet}$ no sítio P e com o sítio A pronto para aceitar um complexo ternário (Figura 9.19). O reconhecimento de códon-anticódon no centro de decodificação da subunidade pequena determina qual dos diferentes complexos ternários aceitar (ver Figura 9.16B). Quando a combinação correta foi feita, o ribossomo muda de forma, EF-Tu hidrolisa GTP em GDP e deixa o complexo ternário, e os dois aminoácidos são justapostos no centro de peptidiltransferase da subunidade grande (ver Figura 9.16B). Lá, uma ligação peptídica é formada com a transferência de fMet no sítio P para o aminoácido no sítio A.

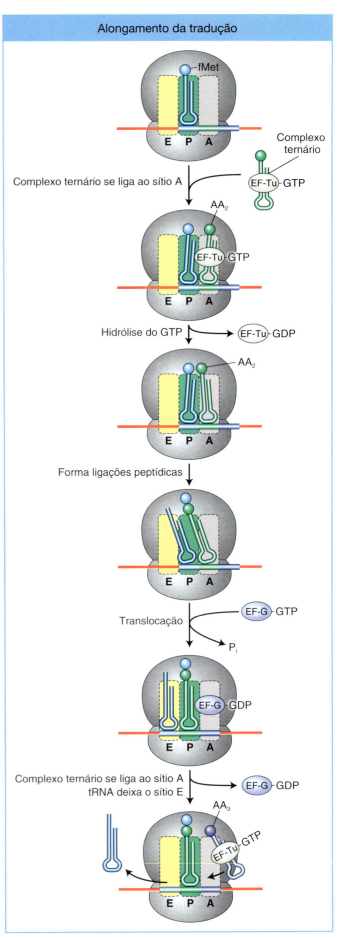

**Figura 9.19** Em bactérias, dois fatores de alongamento, EF-Tu e EF-G, executam funções repetitivas para cada aminoácido que é adicionado ao polipeptídeo em crescimento. EF-Tu escolta tRNAs carregados para o sítio A e os posiciona para a formação da ligação peptídica com o peptídeo ligado ao tRNA no sítio P. O fator de proteína EF-G então conduz o reposicionamento de tRNAs dos sítios P e A para os sítios E e P, respectivamente.

Nesse ponto, o segundo fator de alongamento, EF-G, desempenha seu papel. O EF-G apresenta estrutura semelhante a um complexo ternário e se encaixa no sítio A, deslocando o peptidil-tRNA. A hidrólise de GTP em GDP por EF-G muda sua estrutura, bem como a do ribossomo, e desloca os tRNAs nos sítios A e P para os sítios P e E, respectivamente. Quando EF-G deixa o ribossomo, o sítio A está aberto para aceitar o próximo complexo ternário. Conforme o alongamento progride, o número de aminoácidos no peptidil-tRNA (no sítio P) aumenta. Por fim, a extremidade aminoterminal do crescimento polipeptídico emerge do túnel na subunidade 50S e se projeta a partir do ribossomo.

O alongamento da tradução em eucariotos é muito semelhante. O fator de alongamento eucariótico 1α (eEF1α) funciona de forma semelhante ao EF-Tu, e o eEF2 funciona de forma semelhante ao EF-G.

**CONCEITO-CHAVE** Durante o alongamento da tradução, dois fatores de alongamento da proteína atuam repetidamente para fazer crescer a cadeia polipeptídica. Em bactérias, um fator de alongamento, EF-Tu, leva tRNAs carregados até o local do ribossomo A para se unir à cadeia polipeptídica no sítio P. O outro fator de alongamento, EF-G, liga-se ao sítio A e promove a translocação de tRNAs dos sítios P e A para os sítios E e P, respectivamente. Em eucariotos, os fatores de alongamento análogos são eEF1α e eEF2.

## Término da tradução

O ciclo de alongamento continua até que o códon no sítio A seja um dos três códons de parada: UGA, UAA ou UAG. Os tRNAs não reconhecem esses códons; em vez disso, proteínas chamadas fatores de liberação (RFs) reconhecem os códons de parada (**Figura 9.20**). Assim como a estrutura de EF-G imita a estrutura de um complexo ternário, RF1 e RF2 imitam a estrutura de um tRNA. Em bactérias, RF1 reconhece UAA ou UAG, enquanto RF2 reconhece UAA ou UGA. A interação entre RF1 ou RF2 e o sítio A difere daquela do complexo ternário de duas maneiras importantes. Primeiro, os códons de parada são reconhecidos por tripeptídeos nas proteínas de RF, não por um anticódon. Em segundo lugar, os RFs se encaixam no sítio A da subunidade 30S, mas não participam da formação da ligação peptídica. Em vez disso, uma molécula de água entra no centro da peptidiltransferase e sua presença leva à liberação do polipeptídeo do tRNA no sítio P. Após a liberação da cadeia peptídica, RF3 promove a liberação de RF1 ou RF2 do ribossomo. A hidrólise de GTP em GDP está envolvida na liberação de RF3 do ribossomo. Em eucariotos, o término da tradução é muito semelhante; eRF1 reconhece códons de parada e eRF3 estimula a liberação da cadeia de peptídeo por eRF1. No entanto, ao contrário das bactérias, o eRF1 reconhece todos os três códons de parada (UAA, UAG e UGA).

Para se preparar para uma nova rodada de tradução, o fator de reciclagem do ribossomo (RRF) desmonta o complexo pós-terminação (Figura 9.20). Com a ajuda de EF-G e IF-3, RRF liga-se ao sítio A, transloca-se para o sítio P, libera os tRNAs desacilados dos sítios E e P e dissocia as subunidades de ribossomo pequenas e grandes umas das outras e do mRNA. O IF-3 ligado à subunidade pequena agora está pronto para iniciar a tradução (ver Figura 9.18A).

**CONCEITO-CHAVE** Durante o término da tradução, fatores de liberação (proteínas, não tRNAs) ligam-se aos códons de parada e liberam a cadeia polipeptídica do tRNA no sítio P. Outros fatores reciclam o ribossomo para iniciar outra rodada de tradução.

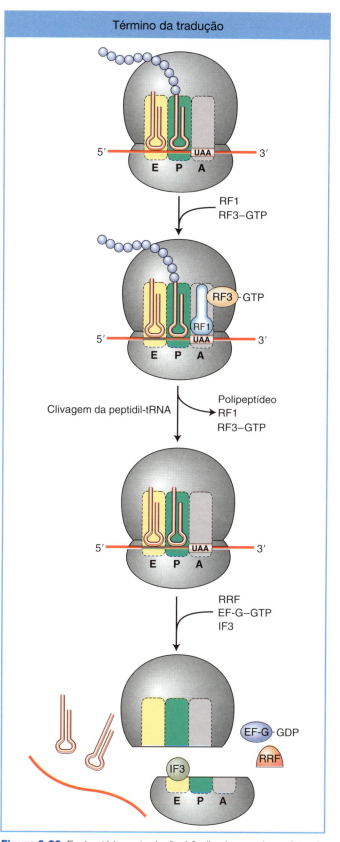

**Figura 9.20** Em bactérias, a tradução é finalizada quando um fator de liberação (RF1 ou RF2) reconhece um códon de parada no sítio A do ribossomo e libera a cadeia polipeptídica. O RF3 então promove a liberação de RF1 ou RF2 (RF1, nesse exemplo). Para se preparar para outra rodada de tradução, outros fatores (RRF, EF-G e IF3) deslocam os tRNAs não carregados e dissociam as subunidades do ribossomo umas das outras e do mRNA.

## Mutações supressoras sem sentido

Experimentos usando mutações supressoras sem sentido (*nonsense*) mostram que o ribossomo depende da interação anticódon-códon em seu centro de decodificação para garantir a fidelidade na tradução. Nesses experimentos, códons de tipo selvagem em fagos foram mutados para se tornarem códons de parada, criando mutações sem sentido que resultaram em proteínas de fago truncadas. No entanto, mutações supressoras no cromossomo hospedeiro neutralizaram os efeitos dessas mutações. Muitos desses supressores são mutações em genes que codificam tRNAs e são conhecidos como supressores de tRNA. Essas mutações alteram as alças anticódon de tRNAs específicos de tal forma que um tRNA se torna capaz de reconhecer um códon de parada no mRNA. Na **Figura 9.21**, uma mutação substitui um códon de tipo selvagem pelo códon de parada de terminação de cadeia UAG. Por si só, o UAG faria com que a proteína fosse cortada prematuramente na posição correspondente. O supressor de mutação nesse caso produz um tRNA$^{Tyr}$ com um anticódon que reconhece o códon de parada UAG mutante. Assim, no mutante suprimido, tRNA$^{Tyr}$ compete com o fator de liberação pelo acesso ao códon de parada UAG. Como resultado, se a tirosina for inserida, a tradução continua além dessa trinca.

Ao que tudo indica, os supressores de tRNA também se ligam aos sinais de terminação normais e resultam na síntese de proteínas anormalmente longas. Agora que muitos genomas foram sequenciados, sabe-se que o códon de parada UAA é usado com muito mais frequência do que UAG ou UGA para encerrar a síntese de proteínas. Assim, as células com supressores de UAA são geralmente mais doentes do que as células com mutações supressoras de UAG ou de UGA.

**CONCEITO-CHAVE** Experimentos com mutações supressoras mostram que o ribossomo não é capaz de revisar a correspondência entre o anticódon tRNA e o aminoácido.

## 9.5 Regulação da tradução e da pós-tradução

**OA 9.6** Descrever como a síntese e a função das proteínas são reguladas.

A tradução é um processo regulado em células eucarióticas. Como resultado, a quantidade de um mRNA nem sempre representa a quantidade de sua proteína codificada. Por exemplo, alguns mRNAs se localizam no citoplasma da célula, mas não são montados com ribossomos e traduzidos até que a célula receba um sinal específico. Em geral, a tradução é controlada por sinais de fora e de dentro de uma célula que alteram a função de fatores de iniciação ou alongamento de tradução gerais e específicos.

Distúrbios que não são favoráveis ao crescimento, incluindo privação de nutrientes, choque de temperatura e danos ao DNA, produzem sinais que causam uma interrupção geral da tradução e permitem apenas a tradução seletiva de alguns mRNAs que codificam proteínas necessárias para responder ao estresse. Em contraste, condições de crescimento favoráveis que são ricas em nutrientes e estímulos de crescimento levam a um aumento global na tradução e na tradução estimulada de mRNAs específicos que codificam proteínas envolvidas no crescimento celular (aumento no tamanho da célula), na proliferação (aumento no número de células) e na sobrevivência.

Estresse → diminuição na transcrição geral
aumento na transcrição de proteínas de resposta ao estresse

Estímulos de crescimento → permissivo à transcrição geral
aumento na transcrição de proteínas de crescimento celular

Em eucariotos, os sinais que inibem a tradução de muitos mRNAs em geral agem alterando diretamente a capacidade do

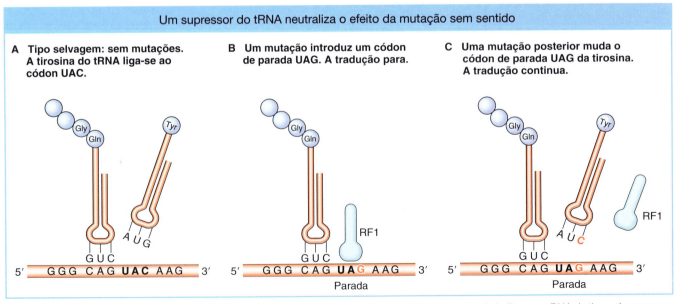

**Figura 9.21** Um supressor permite que a tradução continue após uma mutação sem sentido (*nonsense*). **A.** Em um mRNA de tipo selvagem, um Tyr-tRNA$^{Tyr}$ lê o códon UAC e o alongamento da tradução continua. **B.** A mutação do UAC para o códon de parada UAG termina a tradução pelo mecanismo RF1. **C.** Uma mutação no anticódon de Tyr-tRNA$^{Tyr}$ permite que o tRNA leia o códon UAG, adicione uma tirosina à cadeia polipeptídica e permita que o alongamento da tradução continue.

eIF4E de se ligar aos capuzes 5′ do mRNA e montar o eIF4F para iniciar a tradução (ver Figura 9.18). Por outro lado, os sinais que inibem a tradução de determinados mRNAs atuam por meio de microRNAs (miRNAs) ou proteínas de ligação a RNA (RNA-BPs) que se ligam a sequências específicas ou motivos estruturais em um mRNA 5′ ou 3′ UTR (**Figura 9.22**). Os fatores ligados, por sua vez, bloqueiam a tradução por meio de vários mecanismos, incluindo inibição da montagem e alongamento do ribossomo, inibição da circularização do mRNA e promoção da clivagem da cadeia polipeptídica.

Os miRNAs são pequenos RNAs (cerca de 21 nucleotídios) que se ligam com complementaridade imperfeita aos seus mRNAs alvo. Os humanos expressam mais de 2.500 miRNAs, e cerca de 50% dos mRNAs humanos estão sujeitos à regulação por miRNAs. Portanto, a maioria dos processos biológicos, incluindo diferenciação, crescimento e proliferação celular, são regulados por miRNAs. Os miRNAs de fita simples se associam com proteínas Argonauta (Ago) e outras proteínas para formar um complexo de silenciamento induzido por RNA (RISC). Conduzido para mRNAs específicos por sequência complementar entre o miRNA e o mRNA alvo, o RISC interage com outras proteínas para inibir a tradução e também para promover a degradação do mRNA.

A maioria das proteínas recém-sintetizadas é incapaz de atuar até que os mecanismos reguladores alterem sua estrutura e localização celular. Para se tornarem funcionais, as proteínas precisam ser dobradas corretamente, os aminoácidos de algumas delas precisam ser modificados quimicamente e elas precisam ser transportadas para seus locais de ação dentro ou fora da célula. Algum enovelamento, modificação e direcionamento de proteínas ocorrem na tradução conjunta (enquanto a proteína está sendo sintetizada), e o restante ocorre na pós-tradução (após a conclusão da síntese).

**CONCEITO-CHAVE** Sinais ambientais e de desenvolvimento regulam a tradução de muitos mRNAs ao mesmo tempo, alterando a função dos fatores de iniciação da tradução e de mRNAs selecionados por meio de fatores de ligação a RNA (proteínas e RNAs) que atuam nos fatores de iniciação e alongamento.

## Dobramento de proteínas

O dobramento de proteínas é o processo por meio do qual as proteínas atingem sua estrutura terciária funcional. Uma proteína que é dobrada corretamente é considerada como estando em sua conformação nativa (em comparação com uma proteína não dobrada ou dobrada erroneamente). O dobramento envolve a formação gradual de estruturas secundárias, como α-hélices e folhas β que são estabilizadas por ligações de hidrogênio não covalentes. As regiões dobradas, então, orientam e estabilizam o dobramento subsequente para construir progressivamente a estrutura terciária. As estruturas tridimensionais distintas das proteínas são essenciais para sua atividade enzimática, para sua capacidade de se ligar a outras moléculas e para seus papéis estruturais na célula. Embora já se soubesse desde os anos 1950 que a sequência de aminoácidos de uma

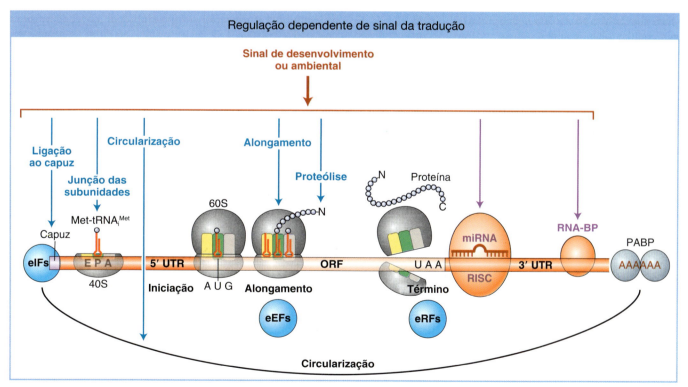

**Figura 9.22** Em eucariotos, a tradução é regulada por sinais de desenvolvimento e ambientais (*seta vermelha*) que afetam a função dos fatores de iniciação e alongamento (*setas azuis e roxas*). Os sinais provocam seus efeitos na tradução inibindo ou promovendo a ligação do capuz de mRNA por eIF4E, junção das subunidades ribossômicas pequenas e grandes, alongamento pelo ribossomo, proteólise do polipeptídeo nascente e circularização do mRNA por meio da interação de eIF4G e da proteína de ligação poli(A) (PABP) (*setas azuis*). A inibição da tradução dependente de sinal por meio desses mecanismos às vezes é mediada por microRNAs (miRNAs) e proteínas de ligação a RNA (RNA-BPs), que se ligam a sequências no mRNA 3′ UTR (*setas roxas*). AUG é o local de início da tradução, UAA é o local de parada da tradução, AAAAAA é a cauda poli(A), UTRs são regiões não traduzidas e as subunidades ribossômicas são indicadas em cinza.

proteína determina sua estrutura tridimensional, é também sabido que o meio aquoso no interior da célula não favorece o enrolamento correto da maior parte das proteínas. Considerando que as proteínas de fato se dobram corretamente na célula, uma questão antiga tem sido: como o dobramento correto é realizado?

A resposta aparentemente é que pode ser que o dobramento geralmente começa com a cotradução e é auxiliado por **chaperonas** – uma classe de proteínas encontradas em todos os organismos, de bactérias a plantas e humanos. As chaperonas normalmente se ligam a regiões hidrofóbicas de proteínas dobradas de maneira incorreta ou incompleta para suspender o dobramento ou promover o desdobramento e depois as liberam para que sejam submetidas ao redobramento espontâneo. Várias rodadas de ligação e liberação provocadas pela hidrólise de ATP ocorrem até que a proteína esteja adequadamente dobrada. Há chaperonas em todos os compartimentos da célula. Algumas delas são expressas o tempo todo em células, enquanto outras são reguladas por um choque de calor e outros distúrbios que aumentam os erros de dobramento de proteínas. Essa última classe de chaperonas é classificada como proteínas de estresse ou de choque de calor.

**CONCEITO-CHAVE** O dobramento de proteínas recém-sintetizadas em estruturas tridimensionais precisas é determinado pela sequência primária de aminoácidos e auxiliada por uma classe de proteínas denominadas chaperonas.

## Modificações pós-tradução das cadeias laterais de aminoácidos

As modificações químicas de aminoácidos aumentam consideravelmente a funcionalidade de proteínas. Mais de 200 tipos diferentes de modificações de aminoácidos foram identificados, muitos dos quais ocorrem após a tradução. Os aminoácidos que sofrem modificações pós-traducionais com frequência apresentam um grupo funcional que age como um nucleófilo na reação da modificação enzimática. Exemplos de nucleófilos incluem o grupo hidroxila da serina, da treonina e da tirosina; o grupo amina da lisina, da arginina e da histidina, o grupo tiólico da cisteína; e o grupo carboxila do ácido aspártico e do ácido glutâmico (ver Figura 9.2). As próprias modificações caem em cinco categorias amplas: a adição de grupos químicos, moléculas complexas ou polipeptídios aos aminoácidos; a modificação de aminoácidos; e a clivagem de ligações peptídicas entre aminoácidos para converter proteínas precursoras inativas em proteínas ativas menores (**Figura 9.23**).

**CONCEITO-CHAVE** As proteínas podem sofrer cinco tipos de modificação pós-tradução:
1. Adição de grupos químicos a aminoácidos (p. ex., fosforilação, metilação, acetilação, hidroxilação);
2. Adição de moléculas complexas a aminoácidos (p. ex., glicosilação, lipidização);
3. Adição de polipeptídios aos aminoácidos (p. ex., ubiquitinação, sumoilação);
4. Modificação de aminoácidos (p. ex., desamidação, formação de ligação dissulfeto);
5. Clivagem de ligações peptídicas para converter proteínas precursoras inativas em proteínas ativas menores (proteólise).

Três tipos de proteínas estão envolvidos nas modificações químicas: enzimas chamadas *escritoras*, que adicionam modificações químicas, enzimas chamadas *apagadoras*, que removem modificações químicas, e proteínas estruturais chamadas *leitoras*, que ligam modificações químicas. Às vezes, uma única proteína ou complexo de proteínas pode ser tanto escritora ou apagadora quanto leitora.

A adição e a remoção de modificações químicas serve como um interruptor reversível para controlar as características das proteínas, incluindo aumentar ou diminuir sua atividade biológica, promover ou inibir seu transporte entre compartimentos celulares, aumentar ou diminuir sua estabilidade e aumentar ou suprimir suas interações com DNA, RNA e outras proteínas. Duas das modificações pós-traducionais mais comumente encontradas – fosforilação e ubiquitinação – são analisadas a seguir.

**Fosforilação** Enzimas chamadas **quinases** (ou seja, escritores) catalisam a **fosforilação**, a adição de um grupo fosfato de ATP ao grupo hidroxila dos aminoácidos serina, treonina ou tirosina, enquanto enzimas chamadas **fosfatases** (ou seja, apagadores) catalisam a desfosforilação, resultando na remoção de grupos fosfato. A fosforilação de proteínas é um importante mecanismo regulador em células eucarióticas. Por exemplo, a fosforilação e outras modificações do domínio C-terminal (CTD) da RNA polimerase II regulam o processamento de mRNAs nascentes (ver Figura 8.13). Estima-se que mais de 30% das proteínas humanas são reguladas pela fosforilação, e a fosforilação anormal é a causa ou a consequência de muitas doenças humanas.

Modificações pós-traducionais também são usadas por células eucarióticas para converter rapidamente sinais do ambiente celular em mudanças na expressão gênica; isto é, mudanças na transcrição e na tradução de genes específicos que permitem que a célula responda ao sinal (**Figura 9.24**). Normalmente, as vias de sinalização começam quando um receptor ligado à membrana plasmática, como um receptor tirosinoquinase, é ativado pela ligação de um ligante (o sinal do ambiente). O receptor ativado fosforila a si mesmo (ou seja, ocorre a autofosforilação), o que cria um local de ligação para recrutar e ativar outras quinases no citoplasma da célula. Depois, essas quinases fosforilam outras quinases que, por sua vez, fosforilam fatores de tradução para alterar a tradução de mRNAs específicos, ou se translocam para o núcleo e fosforilam fatores de transcrição para alterar a transcrição de genes específicos. A transferência de informações de quinase para quinase serve para amplificar a força do sinal inicial. Assim, em resposta a sinais, cascatas sequenciais de modificações pós-traducionais transmitem informações de um lugar para outro em uma célula e com frequência culminam na regulação da expressão gênica.

**Ubiquitinação** Os aminoácidos também podem ser modificados por pequenos polipeptídios (ver Figura 9.23). Por exemplo, a ε-amina de lisinas em proteínas pode ser ligada a uma glicina no polipeptídeo de 76 aminoácidos denominado **ubiquitina** em um processo denominado **ubiquitinação**. Essa adição de ubiquitina tem como alvo proteínas para degradação por uma protease multiproteica chamada **proteassoma**. Duas grandes classes de proteínas são destinadas à destruição por ubiquitinação: proteínas de vida curta, como reguladores do ciclo celular, e proteínas que foram danificadas ou sofreram mutação. A ubiquitina também pode criar uma ligação covalente consigo mesma em muitas conformações diferentes para formar cadeias de poliubiquitina. Tanto a monoubiquitinação quanto a poliubiquitinação têm

Capítulo 9 Proteínas e sua Síntese 313

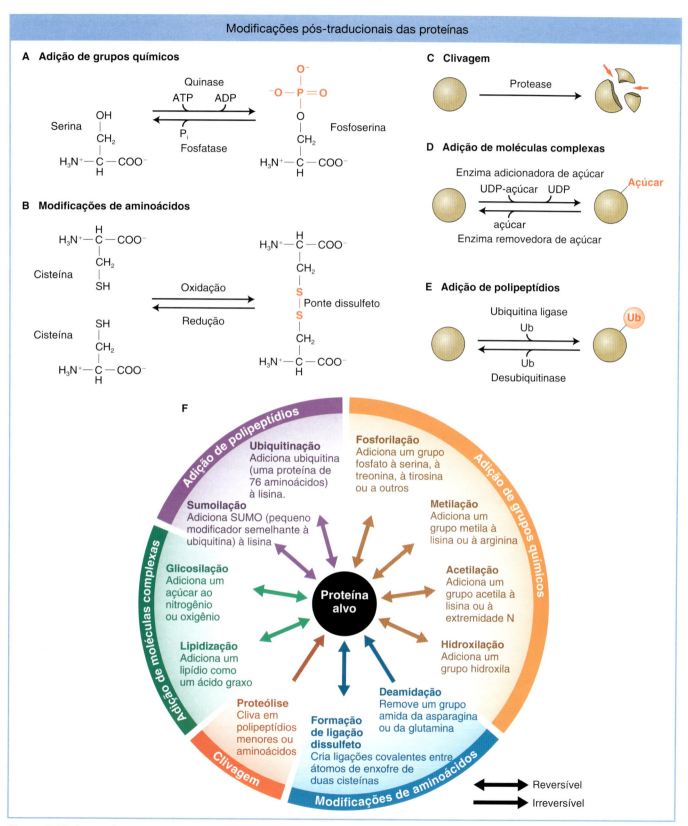

**Figura 9.23** As proteínas podem ser modificadas de forma reversível e irreversível de várias maneiras. **A** a **E**. Exemplos dos cinco tipos de modificações pós-tradução, mostrados em vermelho. **F.** Uma lista maior de exemplos dos cinco tipos de modificações pós-tradução.

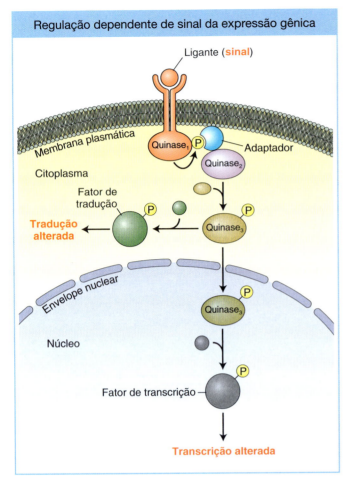

**Figura 9.24** Os sinais extracelulares alteram a expressão gênica por meio de vias de sinalização que usam modificações pós-traducionais para alterar a função dos fatores de tradução e transcrição. A sinalização começa com uma interação receptor-ligante na superfície celular, prossegue por meio de uma cascata de quinase no citoplasma celular e culmina na fosforilação de fatores de tradução no citoplasma ou fatores de transcrição no núcleo que alteram a expressão gênica. Os círculos coloridos indicam proteínas diferentes cuja função é marcada e os Ps circulados indicam um aminoácido fosforilado.

como alvo proteínas para degradação por proteassoma. A monoubiquitinação também é capaz de localizar proteínas em compartimentos celulares específicos e regular a formação de complexos de proteínas.

**CONCEITO-CHAVE** A modificação pós-traducional de aminoácidos altera a estrutura das proteínas com efeitos consequentes na atividade, em interações, na localização e na estabilidade das proteínas. A fosforilação é um mecanismo regulador comum usado em cascatas de sinalização. A ubiquitinação com frequência é usada para direcionar proteínas para degradação.

## Marcação de proteína

Em eucariotos, todas as proteínas são sintetizadas em ribossomos no citoplasma. No entanto, algumas delas acabam no núcleo, outras na mitocôndria e outras ainda ancoradas em uma membrana ou secretadas pela célula. Como essas proteínas "sabem" para onde devem ir? A resposta para esse problema aparentemente complexo é, na verdade, bastante simples: uma proteína recém-sintetizada contém uma sequência curta que direciona a proteína para o local ou compartimento celular correto. Por exemplo, uma proteína de membrana recém-sintetizada ou uma proteína destinada a uma organela apresenta um peptídeo líder curto, chamado **sequência de sinal**, em sua extremidade aminoterminal. Para proteínas de membrana, esse trecho de 15 a 25 aminoácidos direciona a proteína para os canais na membrana do retículo endoplasmático (RE), onde a sequência de sinal é clivada por uma peptidase (**Figura 9.25**). Do RE, a proteína é direcionada ao seu destino final. Um fenômeno semelhante existe para determinadas proteínas bacterianas que são secretadas.

As proteínas destinadas ao núcleo incluem RNA e DNA polimerases e fatores de transcrição. As sequências de aminoácidos embutidas no interior de tais proteínas ligadas ao núcleo são necessárias para o transporte do citoplasma para o núcleo. Essas **sequências de localização nuclear** (**NLSs**) são reconhecidas por proteínas receptoras citoplasmáticas que transportam proteínas recém-sintetizadas através de poros nucleares – locais na membrana através dos quais grandes moléculas são capazes de passar para dentro e para fora do núcleo. Uma proteína normalmente não encontrada no núcleo será direcionada ao núcleo se um NLS for artificialmente ligado a ela.

Por que as sequências de sinal são clivadas durante o direcionamento, enquanto um NLS, localizado no interior de uma proteína, permanece depois que a proteína se move para o núcleo? Uma explicação pode ser que, na dissolução nuclear que acompanha a mitose (ver Capítulo 2), as proteínas localizadas no núcleo podem se encontrar no citoplasma. Como essa proteína contém um NLS, ela pode se deslocar para o núcleo de uma célula filha resultante da mitose.

**CONCEITO-CHAVE** As sequências de sinal direcionam as proteínas de forma co- ou pós-tradução para o espaço interno das organelas, para as membranas plasmáticas ou de organela ou para o exterior de uma célula.

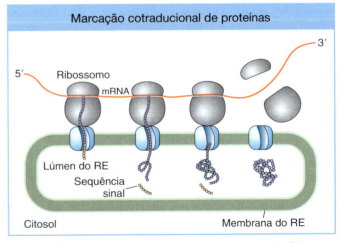

**Figura 9.25** As proteínas destinadas a ser secretadas pela célula apresentam uma sequência aminoterminal que é rica em resíduos hidrofóbicos. Esse sinal de sequência se liga a proteínas na membrana do retículo endoplasmático (RE), que leva o restante da proteína através da bicamada lipídica. A sequência de sinal é clivada da proteína nesse processo por uma enzima chamada peptidase de sinal (não mostrada). Uma vez dentro do retículo endoplasmático, a proteína é direcionada para a membrana celular, de onde será secretada.

# RESUMO

Este capítulo descreveu a tradução, processo pelo qual a sequência de nucleotídios de um mRNA é convertida na sequência de aminoácidos de uma proteína. A tradução é a última etapa na transferência de informações do DNA para as proteínas. Ocorre em três fases – iniciação, alongamento e término – que são reguladas por fatores distintos – IFs, EFs e RFs, respectivamente. Além disso, a iniciação, o alongamento e o término envolvem mudanças conformacionais conduzidas pela hidrólise de GTP, e o alongamento e a terminação envolvem fatores proteicos que mimetizam a função dos tRNAs. Algumas partes do mecanismo de iniciação são semelhantes entre bactérias e eucariotos e outras são diferentes, porque a tradução bacteriana ocorre cotranscricionalmente, enquanto a transcrição e a tradução eucariótica são fisicamente separadas no núcleo e no citoplasma, respectivamente. Além disso, os mRNAs eucarióticos têm capuzes 5' e caudas poli(A) 3' que desempenham papéis cruciais na tradução. Por outro lado, os mecanismos de alongamento e término da tradução são amplamente conservados entre bactérias e eucariotos.

Os ribossomos, os tRNAs carregados com aminoácidos e os mRNAs são os atores centrais na tradução. Ribossomos são estruturas complexas compostas de subunidades pequenas e grandes, cada uma contendo rRNAs e proteínas. Os rRNAs ocupam locais importantes nos ribossomos, como o centro de decodificação, que apresenta os sítios de ligação E, A e P para os tRNAs, e o centro da peptidiltransferase, onde as ligações peptídicas são formadas entre os aminoácidos. A precisão da tradução depende da ligação enzimática de um aminoácido com seu tRNA cognato, gerando uma molécula de tRNA carregada. Como adaptadores, os tRNAs decodificam a informação no mRNA por meio do pareamento de bases entre seus anticódons e um códon do mRNA, uma trinca de nucleotídios. Alguns tRNAs reconhecem mais de um códon, formando pares de bases Watson-Crick e oscilantes. O pareamento de bases de RNA também ocorre entre a sequência de mRNA Shine-Dalgarno e a extremidade 3' do rRNA 16S para posicionar os ribossomos bacterianos nos códons de iniciação da tradução. A tradução começa em um ponto de partida fixo (um códon de iniciação AUG que codifica para a metionina) e segue ininterrupta até o final do quadro de leitura aberto (um códon de parada no quadro que não codifica para um aminoácido).

Só porque um mRNA está presente em uma célula, isso não significa que ele seja traduzido. A tradução é regulada, e essa regulação ocorre principalmente nas fases de iniciação e de alongamento. Alguns sinais afetam toda a tradução, alterando a atividade dos fatores de iniciação que atuam na maioria dos mRNAs, enquanto outros sinais afetam a tradução de determinados mRNAs por meio de fatores que ligam sequências ou estruturas específicas em regiões não traduzidas de mRNA e influenciam as múltiplas etapas na iniciação e no alongamento da tradução.

O código genético que decifra a sequência do mRNA em aminoácidos é quase universal entre os organismos. Ele contém 64 códons em trincas, 61 que codificam para aminoácidos e 3 que codificam para códons de parada. O código é degenerado, não sobreposto, contínuo e organizado em um padrão não aleatório. A organização minimiza os efeitos de mutações não sinônimas na funcionalidade das proteínas por ter códons que diferem por um código de nucleotídio para aminoácidos com polaridade, carga e tamanho semelhantes.

As proteínas são polímeros de aminoácidos ligados entre si por ligações peptídicas. Todos os 20 aminoácidos comuns têm um grupo amina, um grupo carboxila e uma cadeia lateral exclusiva. As diferenças na polaridade, na carga e no tamanho das cadeias laterais de aminoácidos afetam a estrutura e a função das proteínas. Com a ajuda de chaperonas, as proteínas se dobram em estruturas secundárias, como α-hélices e folhas β, bem como em estruturas terciárias. As proteínas também se agrupam em complexos multiproteicos estáveis chamados estruturas quaternárias. As proteínas são as enzimas responsáveis pelo metabolismo celular, incluindo a síntese de DNA e RNA; elas são fatores regulatórios necessários para a expressão do programa genético e fatores estruturais que conferem rigidez a máquinas biológicas que, de outra maneira, seriam flexíveis. Por último, as proteínas contêm elementos de sequência curta que atuam como códigos postais para direcioná-las a locais distintos nas células, como dentro de organelas, membranas celulares ou de organelas, ou ao exterior de uma célula.

Uma imensa variedade de modificações de aminoácidos afeta a estrutura, a função e a localização das proteínas. Muitas modificações são reversíveis, portanto servem como interruptores liga/desliga que controlam processos moleculares, como transcrição e tradução, em resposta a sinais. As modificações se enquadram em cinco grandes categorias: clivagem da estrutura do peptídeo, modificações de aminoácidos ou adição de moléculas complexas, polipeptídios ou grupos químicos aos aminoácidos. O processo de modificações pós-traducionais envolve enzimas que adicionam modificações (escritoras), enzimas que removem modificações (apagadoras) e proteínas que interpretam modificações (leitoras). Em resumo, a versatilidade das proteínas como moléculas biológicas se manifesta na diversidade de formas que elas são capazes de assumir.

# TERMOS-CHAVE

aminoácido (p. 293)
aminoacil-tRNA sintetase (p. 301)
anticódon (p. 300)
centro de decodificação (p. 305)
centro de peptidiltransferase (p. 305)

chaperona (p. 312)
código degenerado (p. 296)
código genético (p. 296)
códon (p. 296)
códon de iniciação (p. 305)

códon de parada (códon de terminação) (p. 299)
códon sem sentido (*nonsense*) (p. 299)
códon sinônimo (p. 299)
domínio (p. 296)

estrutura primária
  (de uma proteína) (p. 294)
estrutura quaternária
  (de uma proteína) (p. 296)
estrutura secundária
  (de uma proteína) (p. 294)
estrutura terciária
  (de uma proteína) (p. 294)
fator de alongamento (EF) (p. 292)
fator de iniciação (IF) (p. 292)
fator de liberação (RF) (p. 292)
fator de terminação (p. 292)
fosfatase (p. 312)
fosforilação (p. 312)
grupo amina (p. 294)
grupo carboxila (p. 294)
grupo reativo (grupo R),
  cadeia lateral (p. 293)
ligação peptídica (p. 294)
mutação de alteração no
  quadro de leitura (p. 298)
oscilação (p. 32)
polipeptídeo (p. 293)
proteassoma (p. 312)
proteína fibrosa (p. 296)
proteína globular (p. 296)
quadro de leitura (p. 298)
quinase (p. 312)
ribossomo (p. 292)
RNA de transferência
  (tRNA) (p. 292)
RNA ribossômico (RNAr) (p. 292)
sequência de localização
  nuclear (NLS) (p. 314)
sequência Kozak (p. 306)
sequência Shine-Dalgarno (p. 306)
sequência sinal (p. 314)
sítio ativo (p. 294)
sítio de ligação ao
  ribossomo (RBS) (p. 306)
sítio de ligação de aminoacil-tRNA
  (sítio A) (p. 301)
sítio de peptidil (sítio P) (p. 305)
sítio de saída (site E) (p. 305)
subunidade (p. 296)
subunidade ribossômica
  grande (p. 300)
subunidade ribossômica
  pequena (p. 300)
trinca (p. 296)
tRNA carregado (p. 301)
tRNA iniciador (p. 305)
ubiquitina (p. 312)
ubiquitinação (p. 312)

## PROBLEMAS RESOLVIDOS

### PROBLEMA 1

Usando a Figura 9.8, mostre as consequências na tradução subsequente da adição de um nucleotídeo de adenina ao início da seguinte sequência de codificação:

Ⓐ
↓
–CGA–UCG–GAA–CCA–CGU–GAU–AAG–CAU–
– Arg – Ser – Glu – Pro – Arg – Asp – Lys – His –

### RESOLUÇÃO

Com a adição de A no início da sequência de codificação, o quadro de leitura muda, e um conjunto diferente de aminoácidos é especificado pela sequência, como mostrado aqui (observe que um conjunto de códons sem sentido é encontrado, o que resulta na terminação da cadeia):

–ACG–AUC–GGA–ACC–ACG–UGA–UAA–GCA–
– Thr – Ile – Gly – Thr – Thr – stop

### PROBLEMA 2

Uma única adição de nucleotídeo seguida por uma única deleção de nucleotídeo com aproximadamente 20 bp de diferença no DNA causa uma mudança na sequência da proteína de

–His–Thr–Glu–Asp–Trp–Leu–His–Gln–Asp–

para

–His–Asp–Arg–Gly–Leu–Ala–Thr–Ser–Asp–

Qual nucleotídeo foi adicionado e qual foi excluído? Quais são as sequências de mRNA originais e as novas? (*Dica*: consulte a Figura 9.8.)

### RESOLUÇÃO

Podemos desenhar a sequência de mRNA para a sequência da proteína original (com as ambiguidades inerentes neste estágio):

– His – Thr – Glu – Asp – Trp – Leu – His – Gln – Asp

–CA$^U_C$–ACC–GA$^A_G$–GA$^U_C$–UGG–CUC–CA$^U_C$–CA$^A_G$–GA$^U_C$

(com U, A, G variantes indicadas)

Como a mudança na sequência da proteína que nos foi dada no início do problema começa após o primeiro aminoácido (His) devido à adição de um único nucleotídeo, podemos deduzir que um códon Thr deve se transformar em um códon Asp. Essa mudança deve resultar da adição de um G diretamente antes do códon Thr (indicado por um quadrado), que desloca o quadro de leitura, conforme mostrado aqui:

–CA$^U_C$–Ⓖ AC–UGA–ⒶGA–ⓊUG–GⒸU–UCA–ⓊCA↑–GA$^U_C$–

– His – Asp – Arg – Gly – Leu – Ala – Thr – Ser – Asp –

Além disso, como uma deleção de um nucleotídeo deve restaurar o códon Asp final para o quadro de leitura correto, um A ou G deve ter sido excluído do final do próximo códon original, como mostrado pela seta. A sequência da proteína original nos permite desenhar o mRNA com uma série de ambiguidades. No entanto, a sequência da proteína resultante da mudança do quadro de leitura nos permite determinar qual nucleotídeo estava no mRNA original na maioria desses pontos de ambiguidade. Os nucleotídeos que poderiam ter aparecido na sequência original estão circulados. Apenas em alguns casos a ambiguidade permanece.

# PROBLEMAS

## QUESTÕES SOBRE AS FIGURAS

1. Na Figura 9.1, circule uma proteína α-hélice, uma haste de RNA e uma alça de RNA.

2. Na Figura 9.2, para quais aminoácidos a abreviação de uma letra não corresponde à primeira letra do nome do aminoácido?

3. Na Figura 9.3A, desenhe a reação que ocorre para adicionar um terceiro aminoácido à cadeia.

4. Na Figura 9.4C, onde os aminoácidos hidrofóbicos e hidrofílicos estão mais provavelmente localizados?

5. Na Figura 9.5, qual é a sequência do quarto códon no mecanismo de não sobreposição?

6. Na Figura 9.6, qual fenótipo (rII$^+$ ou rII$^-$) seria esperado para duas inserções e uma exclusão?

7. Na Figura 9.7, quais aminoácidos são codificados por uma repetição da sequência CCA?

8. Na Figura 9.8, liste os aminoácidos que são codificados por 1, 2, 3, 4 e 6 códons.

9. Na Figura 9.9, crie uma figura análoga para o códon de parada UAA.

10. Na Figura 9.10, em geral, qual o efeito que uma mutação de uma purina para uma purina ou uma pirimidina para uma pirimidina no primeiro nucleotídio de um códon pode ter na polaridade e na carga de um aminoácido codificado?

11. Na Figura 9.11, desenhe a estrutura secundária de tRNA$^{Trp}$, inclua a sequência do anticódon e marque as extremidades 5′ e 3′, bem como a localização da ligação do aminoácido.

12. Na Figura 9.12, desenhe 5′-aminoacil-AMP para prolina.

13. Na Figura 9.13 e na Tabela 9.1, quais códons são reconhecidos por tRNA$^{Val}$ com uma sequência anticódon 5′-UAC-3′?

14. Na Figura 9.14, em eucariotos, quais RNA polimerases são necessárias para transcrever rRNAs e genes de proteínas ribossômicas?

15. Na Figura 9.15, quantos nucleotídios são comumente encontrados na região da alça de alças em grampo?

16. Na Figura 9.16, qual subunidade do ribossomo se liga ao mRNA e qual subunidade realiza a formação da ligação peptídica?

17. Usando a Figura 9.17, circule a sequência Shine-Dalgarno na Figura 9.15.

18. Na Figura 9.18, descreva três diferenças mecanísticas entre o início da tradução em bactérias e em eucariotos.

19. Na Figura 9.19, desenhe a próxima etapa do alongamento.

20. Na Figura 9.20, RF1 é um tRNA ou uma proteína?

21. Na Figura 9.21, que mutação em tRNA$^{Tyr}$ suprimiria uma mutação sem sentido UAA?

22. Na Figura 9.22, por que miRNAs e RNA-BPs afetam apenas a tradução de mRNAs específicos?

23. Na Figura 9.23, desenhe a fosfotirosina.

24. Na Figura 9.24, como esse caminho pode ser desativado?

25. Na Figura 9.25, como esse diagrama proporciona uma visão da imagem dos ribossomos mostrada na primeira página do capítulo?

## PROBLEMAS BÁSICOS

26. a. Use a tabela de códons na Figura 9.8 para completar a tabela a seguir. Suponha que a leitura seja da esquerda para a direita e que as colunas representem alinhamentos transcricionais e translacionais.

|   |   |   | T | G | A |   | Dupla-hélice de DNA |
|---|---|---|---|---|---|---|---|
| C |   |   |   |   |   |   |   |
|   | C | A |   | U |   |   | mRNA transcrito |
|   |   |   |   | G | C | A | Anticódon tRNA apropriado |
|   | Trp |   |   |   |   |   | Aminoácidos incorporados em proteínas |

b. Identifique as extremidades 5′ e 3′ do DNA e do RNA, bem como as extremidades amina e carboxila da proteína.

27. Considere o seguinte segmento de DNA:

5′ GCTTCCCAA 3′
3′ CGAAGGGTT 5′

Suponha que a fita inferior seja a fita modelo usada pela RNA polimerase.
a. Desenhe o RNA transcrito.
b. Identifique as extremidades 5′ e 3′.
c. Desenhe a cadeia de aminoácidos correspondente, supondo que o quadro de leitura começa no primeiro nucleotídio.
d. Identifique as extremidades amina e carboxila.

Repita as partes de *a* até *d*, supondo que a fita superior seja a fita molde.

28. Um evento mutacional insere um par de bases extra no DNA. Qual dos seguintes resultados você espera? (1) Nenhuma proteína; (2) uma proteína na qual um aminoácido é alterado; (3) uma proteína na qual três aminoácidos são alterados; (4) uma proteína na qual dois aminoácidos são alterados; (5) uma proteína na qual a maioria dos aminoácidos após o local da inserção é alterada.

29. a. No código genético, em quantos casos você não seria capaz de descobrir o aminoácido especificado por um códon se conhecesse apenas os dois primeiros nucleotídios do códon?
    b. Em quantos casos você não seria capaz de descobrir os primeiros dois nucleotídios do códon se soubesse qual aminoácido é especificado por ele?
30. Se um polirribonucleotídio contém uma quantidade igual de bases de adenina e uracila posicionadas de forma aleatória, qual proporção de suas trincas codificará (a) fenilalanina, (b) isoleucina, (c) leucina, (d) tirosina?
31. No fungo *Neurospora*, foram obtidos alguns mutantes que não tinham atividade para uma determinada enzima. As mutações foram encontradas, por mapeamento, em um de dois genes não vinculados. Forneça uma explicação possível em referência à estrutura da proteína quaternária.
32. O que significa a afirmação "O código genético é universal"? Qual é o significado dessa descoberta?
33. Um mutante não tem atividade para a enzima isocitrato liase. Esse resultado prova que a mutação está no gene que codifica a isocitrato liase? Por quê?
34. Um determinado supressor sem sentido corrige um mutante que não está crescendo para um estado próximo, mas não exatamente igual, ao tipo selvagem (tem crescimento anormal). Sugira uma possível razão pela qual a reversão não é uma correção completa.
35. Em genes bacterianos, assim que um transcrito parcial do mRNA é produzido pela RNA polimerase, o ribossomo se monta sobre ele e começa a traduzir. Desenhe um diagrama desse processo, identificando as extremidades 5′ e 3′ do mRNA, as extremidades amina e carboxila da proteína, a RNA polimerase e pelo menos um ribossomo. Por que esse sistema não funcionaria em eucariotos?
36. Os pesquisadores descobriram que o ácido aspártico e o ácido glutâmico podem, às vezes, imitar a função da fosfoserina e da fosfotreonina. Por que isso acontece?
37. Por que uma mutação na região não traduzida de um mRNA bacteriano pode afetar a tradução? E em um mRNA eucariótico?
38. Foram desenvolvidos sistemas de tradução *in vitro* nos quais um mRNA específico pode ser adicionado a um tubo de ensaio contendo um extrato de célula bacteriana que inclui todos os componentes necessários para a tradução (ribossomos, tRNAs e aminoácidos). Se um aminoácido marcado radioativamente for incluído, qualquer proteína traduzida desse mRNA pode ser detectada em um gel. Se um mRNA eucariótico fosse adicionado ao sistema *in vitro*, seria produzida proteína radioativa? Explique por que ou por que não.
39. Um sistema de tradução *in vitro* contém um extrato de célula eucariótica que inclui todos os componentes necessários para a tradução (ribossomos, tRNAs e aminoácidos). Se RNA bacteriano for adicionado ao tubo de ensaio, será produzida uma proteína? Explique por que sim ou por que não.
40. Um sistema de tradução quimérico contendo a subunidade ribossômica grande de *E. coli* e a subunidade ribossômica pequena de levedura (um eucarioto unicelular) seria capaz de atuar na síntese de proteínas? Explique por que ou por que não.
41. Mutações que alteram um único aminoácido no sítio ativo de uma enzima podem resultar na síntese de quantidades do tipo selvagem de uma enzima inativa. Em que outras regiões de uma proteína uma única alteração de aminoácido pode ter o mesmo resultado?
42. Que evidência apoia a concepção de que os ribossomos são ribozimas?
43. Explique por que os antibióticos, como a eritromicina e a azitromicina, que se ligam à subunidade ribossômica grande não nos prejudicam.
44. Nosso sistema imunológico produz muitas proteínas diferentes que nos protegem de infecções virais e bacterianas. As empresas de biotecnologia precisam produzir grandes quantidades dessas proteínas imunológicas para testes em humanos e eventual venda ao público. Para esse fim, seus cientistas projetam culturas de células bacterianas ou humanas para expressar essas proteínas imunológicas. Explique por que as proteínas isoladas de culturas bacterianas são, com frequência, inativas, enquanto as mesmas proteínas isoladas de culturas de células humanas são ativas (funcionais).
45. Você esperaria encontrar sequências de localização nuclear (NLSs) nas proteínas que constituem o DNA e as RNA polimerases bacterianos e eucarióticos? Explique por que ou por que não.

### PROBLEMAS DESAFIADORES

46. Desenhe a estrutura e as ligações de hidrogênio de uma folha β paralela.
47. Como os RNAs sintéticos, como poli(U), sem a sequência Shine-Dalgarno, foram traduzidos em um extrato de *E. coli*?
48. Uma única adição de nucleotídio e uma única deleção de nucleotídio com aproximadamente 15 bases de distância no DNA causam uma alteração da proteína na sequência de

    Phe–Ser–Pro–Arg–Leu–Asn–Ala–Val–Lys

    para

    Phe–Val–His–Ala–Leu–Met–Ala–Val–Lys

    a. Quais são as antigas e as novas sequências de nucleotídios do mRNA? Use a tabela de códons na Figura 9.8.
    b. Qual nucleotídio foi adicionado? Qual foi excluído?
49. Você está estudando um gene de *E. coli* que especifica uma proteína. Uma parte de sua sequência é

    –Ala–Pro–Trp–Ser–Glu–Lys–Cys–His–

    Você recupera uma série de mutantes para esse gene que não apresentam atividade enzimática. Ao isolar os produtos enzimáticos mutantes, você encontra as seguintes sequências:

    Mutante 1:

    –Ala–Pro–Trp–Arg–Glu–Lys–Cys–His–

Mutante 2:

-Ala–Pro–

Mutante 3:

-Ala–Pro–Gly–Val–Lys–Asn–Cys–His–

Mutante 4:

-Ala–Pro–Trp–Phe–Phe–Thr–Cys–His–

Qual é a base molecular de cada mutação? Qual é a sequência de DNA que especifica essa parte da proteína?

50. Quais características estruturais são compartilhadas por spliceossomos (ver Figura 8.19) e ribossomos? Por que ambas as estruturas são usadas para apoiar a teoria do mundo de RNA?

51. Uma molécula de DNA de fita dupla com a sequência mostrada aqui produz, *in vivo*, um polipeptídio com cinco aminoácidos de comprimento.

TACATGATCATTTCACGGAATTTCTAGCATGTA
ATGTACTAGTAAAGTGCCTTAAAGATCGTACAT

a. Qual fita de DNA é a fita molde e em que direção ela é transcrita?
b. Identifique as extremidades 5′ e 3′ de cada fita.
c. Se ocorrer uma inversão entre a segunda e a terceira trinca das extremidades esquerda e direita, respectivamente, e a mesma fita de DNA for transcrita, qual será o comprimento do polipeptídio resultante?
d. Suponha que a molécula original esteja intacta e que a fita inferior seja transcrita da esquerda para a direita. Dê a sequência de base do RNA e marque as extremidades 5′ e 3′ do anticódon que insere o *quarto* aminoácido no polipeptídio nascente. Qual é esse aminoácido?

52. Uma das técnicas que Khorana usou para decifrar o código genético foi sintetizar polipeptídios *in vitro*, usando mRNA sintético com várias sequências de base repetidas. Por exemplo, (AGA)$_n$, que pode ser escrito como AGAAGA-AGAAGAAGA... Às vezes, o polipeptídio resultante continha apenas um aminoácido (um homopolímero) e às vezes continha mais de um aminoácido (um heteropolímero), dependendo da sequência de repetição usada. Khorana descobriu que, por vezes, polipeptídios diferentes eram produzidos a partir do mesmo mRNA sintético, sugerindo que o início da síntese de proteínas no sistema *in vitro* nem sempre começa no primeiro nucleotídio do mensageiro. Por exemplo, a partir de (CAA)$_n$, três polipeptídios podem ter sido produzidos: um homopolímero aa$_1$ (abreviado como aa$_1$-aa$_1$), um homopolímero aa$_2$ (aa$_2$-aa$_2$) e um homopolímero aa$_3$ (aa$_3$-aa$_3$). Esses polipeptídios provavelmente correspondem às seguintes leituras derivadas, começando em locais diferentes na sequência:

CAA CAA CAA CAA...
ACA ACA ACA ACA...
AAC AAC AAC AAC...

A tabela a seguir mostra os resultados do experimento de Khorana.

| mRNA sintética | Polipeptídio(s) sintetizado(s) |
|---|---|
| (UC)$_n$ | (Ser-Leu) |
| (UG)$_n$ | (Val-Cys) |
| (AC)$_n$ | (Thr-His) |
| (AG)$_n$ | (Arg-Glu) |
| (UUC)$_n$ | (Ser–Ser) e (Leu–Leu) e (Phe–Phe) |
| (UUG)$_n$ | (Leu–Leu) e (Val–Val) e (Cys–Cys) |
| (AAG)$_n$ | (Arg–Arg) e (Lys–Lys) e (Glu–Glu) |
| (CAA)$_n$ | (Thr–Thr) e (Asn–Asn) e (Gln–Gln) |
| (UAC)$_n$ | (Thr–Thr) e (Leu–Leu) e (Tyr–Tyr) |
| (AUC)$_n$ | (Ile–Ile) e (Ser–Ser) e (His–His) |
| (GUA)$_n$ | (Ser–Ser) e (Val–Val) |
| (GAU)$_n$ | (Asp–Asp) e (Met–Met) |
| (UAUC)$_n$ | (Tyr–Leu–Ser–Ile) |
| (UUAC)$_n$ | (Leu–Leu–Thr–Tyr) |
| (GAUA)$_n$ | Nenhum |
| (GUAA)$_n$ | Nenhum |

Nota: A ordem em que os polipeptídios ou os aminoácidos estão listados na tabela não é significativa, exceto para (UAUC)$_n$ e (UUAC)$_n$.

a. Por que (GUA)$_n$ e (GAU)$_n$ codificam, cada um, apenas dois homopolipeptídeos?
b. Por que (GAUA)$_n$ e (GUAA)$_n$ não estimulam a síntese?
c. Usando os resultados de Khorana, atribua um aminoácido a cada trinca na lista a seguir. Lembre-se de que geralmente existem vários códons para um único aminoácido e que as duas primeiras letras em um códon são normalmente as mais importantes (mas que a terceira letra é ocasionalmente significativa). Lembre-se também de que alguns códons de aparência muito diferente às vezes codificam o mesmo aminoácido. Tente resolver esse problema sem consultar a Figura 9.8.

| | | | |
|---|---|---|---|
| GUA | GAU | UUG | AAC |
| GUG | UUC | UUA | GAA |
| GUU | AGU | UAU | AGA |
| AUG | CUU | AUC | GAG |
| UGU | CUA | UAC | CAA |
| ACA | UCU | AAG | UAG |
| CAC | CUC | ACU | UGA |

Para resolver esse problema, use a lógica e também tentativa e erro. E não desanime: Khorana recebeu um Prêmio Nobel por isso. Boa sorte!

(Dados de J. Kuspira e GW Walker, *Genetics: Questions and Problems*. McGraw-Hill, 1973.)

### GENÉTICA E SOCIEDADE

Se fosse encontrada vida em outro planeta, você acha que ela teria o mesmo código genético? Justifique sua resposta.

# Isolamento e Manipulação de Genes

**CAPÍTULO 10**

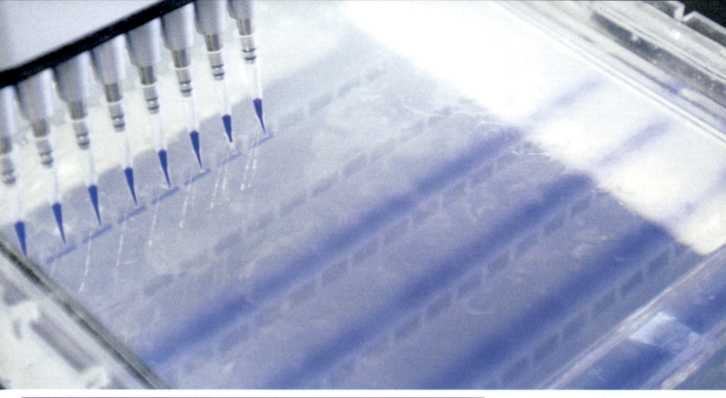

A eletroforese em gel de agarose é usada para separar fragmentos de DNA com base em seus tamanhos. [*SPL/Science Source.*]

## Visão geral do capítulo e objetivos de aprendizagem

**10.1** Detecção e quantificação de DNA, RNA e proteína, 324

> **OA 10.1** Descrever os métodos para detectar e quantificar um ácido nucleico específico e moléculas de proteína *in vitro* e *in vivo*.

**10.2** Geração de DNA recombinante, 332

> **OA 10.2** Descrever os componentes funcionais dos vetores que são úteis para clonar o DNA.
> **OA 10.3** Descrever métodos para gerar e isolar moléculas de DNA recombinante.

**10.3** Sequenciamento de DNA, 341

> **OA 10.4** Criar um diagrama das etapas do sequenciamento de didesóxi DNA.

**10.4** Engenharia de genomas, 343

> **OA 10.5** Explicar os métodos para gerar organismos transgênicos.
> **OA 10.6** Descrever a técnica CRISPR-Cas9 para engenharia precisa de genomas.

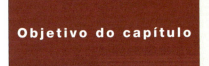

**Objetivo do capítulo**

Nos capítulos anteriores, vimos que o genoma contém as informações necessárias para construir e manter um organismo. Em geral, os pesquisadores interessam-se por estudar a função de um ou de alguns genes em um genoma. O principal objetivo deste capítulo é apresentar os métodos usados para fazê-lo, incluindo métodos para detectar e quantificar RNAs, proteínas e regiões específicas do DNA, bem como métodos para alterar a sequência e as quantidades dessas moléculas.

Neste capítulo, descrevemos técnicas experimentais usadas para isolar e manipular genes e seus produtos, RNAs e proteínas. Existem muitas boas razões para incluir essas informações em um livro introdutório à genética. Para desenvolver essas técnicas, os pesquisadores recorreram ao conhecimento das propriedades químicas e funcionais do DNA, de RNAs e de proteínas, bem como aos mecanismos subjacentes aos processos genéticos moleculares fundamentais, como replicação, transcrição e tradução do DNA. Logo, uma compreensão das técnicas experimentais reforçará os princípios que são apresentados em outros capítulos. Também ajudará na compreensão e na avaliação da literatura de pesquisa primária, bem como no planejamento de experimentos para abordar problemas genéticos ainda a serem resolvidos. Por último, a resolução ou não de um problema muitas vezes é determinada pelas técnicas disponíveis. Por conseguinte, alguns avanços importantes na genética só se tornaram possíveis devido ao desenvolvimento de uma nova técnica. Os destaques incluem técnicas para isolar e manipular fragmentos de DNA (clonagem de DNA), amplificação de DNA (PCR), sequenciamento de DNA (sequenciamento didesóxi) e introdução de DNA em um organismo (transgênese). Este capítulo termina com técnicas desenvolvidas recentemente, como a CRISPR-Cas9 para a engenharia precisa de genomas. Novas técnicas de engenharia de genoma possibilitaram estudos de genética reversa que visam entender a função de um gene por meio da análise das consequências fenotípicas de alterar a sequência do gene ou sua expressão.

Os genes são o foco central da genética e, portanto, claramente é desejável isolar um gene de interesse (ou qualquer região do DNA) do genoma para estudá-lo. Isolar genes individuais e produzir cópias suficientes deles para análise pode ser uma tarefa difícil, porque um único gene é uma fração minúscula de um genoma inteiro. Por exemplo, o genoma humano haploide contém mais de 3 bilhões de pares de bases, enquanto a região codificadora de um gene médio contém apenas alguns milhares de pares de bases. Como os cientistas encontram a proverbial agulha no palheiro – o gene – e depois produzem quantidades adequadas dele para análise?

Muitas investigações em genética começam com o desejo de estudar uma característica ou doença. No Capítulo 2, descrevemos abordagens genéticas avançadas para pesquisar mutantes que exibam um fenótipo alterado e cruzamentos ou análises de linhagem para determinar se esse fenótipo é estabelecido por um único gene. No Capítulo 4, discutimos como o mapeamento por recombinação ajuda a localizar o gene no nível do DNA. Neste capítulo, continuamos apresentando métodos moleculares para identificar um gene de interesse e estudar sua função molecular.

O primeiro passo para estudar a função do gene é isolar seu DNA e reproduzi-lo em quantidades adequadas para estudo. Assim como um trabalhador da construção civil, um engenheiro genético precisa de ferramentas. A maioria das caixas de ferramentas com as quais estamos familiarizados está repleta de instrumentos como martelos, chaves de fenda e chaves que são projetadas por pessoas e produzidas em fábricas. Em contraste, as ferramentas do engenheiro genético são moléculas isoladas de células. A maioria dessas ferramentas foi produto de descobertas científicas, nas quais o objetivo era responder a uma questão biológica. Só mais tarde alguns cientistas avaliaram o valor prático potencial dessas moléculas e inventaram maneiras de colocá-las em uso com o objetivo de isolar e amplificar fragmentos de DNA. Por exemplo, uma maneira de separar o gene de nosso interesse do resto do genoma é cortar o genoma com "tesouras moleculares" e isolar o pequeno fragmento que contém o gene. Werner Arber descobriu essas tesouras moleculares e, por essa descoberta, recebeu o Prêmio Nobel de Fisiologia ou Medicina em 1978. No entanto, Arber não estava procurando uma ferramenta para cortar o DNA com precisão. Em vez disso, estava tentando entender por que algumas bactérias são resistentes à infecção por vírus bacterianos. Ao responder a essa pergunta biológica, ele descobriu que as bactérias resistentes possuem um tipo de enzima até então desconhecido – uma endonuclease de restrição – que corta o DNA em sequências específicas. Como veremos neste capítulo, as enzimas de restrição são um dos pilares da engenharia genética e uma ferramenta comum encontrada na caixa de ferramentas do engenheiro genético.

Como outro exemplo, é improvável que alguém tivesse previsto que a DNA polimerase, descoberta por Arthur Kornberg, poderia ser transformada em duas ferramentas poderosas para isolamento e análise de DNA. Até hoje, muitas das técnicas usadas para determinar a sequência de nucleotídios do DNA dependem de sua síntese com a DNA polimerase. Da mesma forma, a maioria dos protocolos usados para isolar e amplificar regiões específicas de DNA de fontes tão díspares quanto uma cena de crime ou um fóssil incrustado em âmbar dependem da atividade da DNA polimerase.

As **tecnologias de DNA** são um conjunto de técnicas para obter, amplificar e manipular fragmentos de DNA específicos. Desde meados da década de 1970, o desenvolvimento de tecnologias de DNA revolucionou o estudo da biologia, abrindo muitas áreas de pesquisa para a investigação molecular. A **engenharia genética**, a aplicação de tecnologias de DNA a problemas biológicos, médicos ou agrícolas específicos, é hoje um ramo consolidado da tecnologia. A **genômica** é a extensão máxima das tecnologias para a análise global dos ácidos nucleicos presentes em um núcleo, uma célula, um organismo ou um grupo de espécies relacionadas (ver Capítulo 14).

Neste capítulo, ilustraremos técnicas de isolamento e manipulação de genes por meio de sua aplicação ao gene da insulina. O gene da insulina codifica uma proteína que funciona para manter os níveis normais de glicose no sangue, promovendo a captação de glicose do sangue para as células e regulando o metabolismo de carboidratos, lipídios e proteínas. Em mamíferos, incluindo humanos e camundongos, o gene da insulina está presente no genoma de todas as células, mas é expresso (*i. e.*, transcrito e traduzido) apenas em células beta (β) no pâncreas. O diabetes é uma doença humana na qual os níveis de glicose no sangue são anormalmente elevados, seja porque as células β não produzem insulina suficiente (diabetes tipo I) ou porque as células são incapazes de responder à insulina (diabetes tipo II). As formas leves de diabetes tipo I podem ser tratadas com restrições alimentares, mas, para muitos pacientes, injeções diárias de insulina são necessárias.

Até cerca de 35 anos atrás, as vacas eram a principal fonte de proteína insulínica. A proteína era colhida do pâncreas de animais processados em fábricas de empacotamento de carne e purificada em grande escala para eliminar a maioria das proteínas e outros contaminantes em extratos de pâncreas. Eram necessárias cerca de 8.000 libras (cerca de 3.629 kg) de pâncreas de 23.500 animais para purificar uma libra (0,46 kg) de insulina. Então, em 1982, a primeira insulina humana recombinante entrou no mercado. Por poder ser produzida em escala industrial em bactérias por técnicas de DNA recombinante usando a sequência do gene humano, a insulina poderia ser produzida de forma mais pura e com custo menor que o método anterior. Usaremos a geração de insulina humana recombinante como um exemplo das etapas gerais necessárias para produzir qualquer molécula de DNA recombinante. Essas etapas estão resumidas na **Figura 10.1**. Os usos de tecnologias de DNA recombinante são bastante amplos, variando do isolamento de genes para pesquisa biológica básica à terapia genética para tratar doenças humanas e à produção de herbicidas e pesticidas para plantas agrícolas.

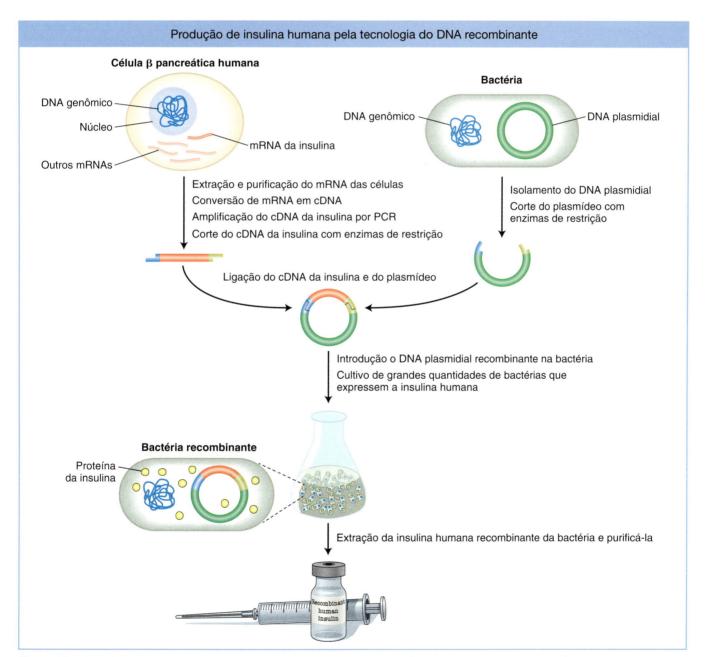

**Figura 10.1** A insulina humana recombinante é atualmente produzida em bactérias. O primeiro passo nesse processo é a construção de um plasmídeo de expressão que contém uma inserção de cDNA de insulina humana. O plasmídeo é então transformado em bactérias, e as bactérias são cultivadas em grandes quantidades. À medida que as bactérias recombinantes crescem, elas transcrevem o mRNA da insulina e traduzem o mRNA na proteína da insulina. Por fim, as bactérias são colhidas e a proteína da insulina é extraída e purificada para uso terapêutico em humanos.

## 10.1 Detecção e quantificação de DNA, RNA e proteína

**OA 10.1** Descrever os métodos para detectar e quantificar um ácido nucleico específico e moléculas de proteína *in vitro* e *in vivo*.

A capacidade de detectar e quantificar DNA, RNA e proteínas *in vivo* e *in vitro* é uma parte essencial da investigação da função dessas moléculas em estados normais e de doença. Por exemplo, podemos querer saber se o tamanho do gene da insulina, do mRNA ou da proteína varia entre as populações humanas. Ou então podemos querer determinar se um gene de insulina, mRNA ou proteína semelhante está presente em outros organismos, como camundongos. As técnicas descritas nesta seção e resumidas na **Figura 10.2** foram usadas para determinar que o genoma humano contém um único gene da insulina (*Ins*) no cromossomo 11. A transcrição de *Ins* produz um pré-mRNA de 1.431 nucleotídios que contém três éxons e dois íntrons (**Figura 10.3A**, acima). A tradução do mRNA do *Ins* após *splicing* produz uma proteína de 110 aminoácidos. Além disso, outros animais apresentam genes de insulina que são semelhantes em sequência aos *Ins* humanos. Por exemplo, os camundongos têm dois genes de insulina, *Ins1* e *Ins2*, nos cromossomos 19 e 7, respectivamente (Figura 10.3A, no meio e na parte inferior). O quadro de leitura aberta do mRNA de *Ins* humano é 81% idêntico em sequência de nucleotídios ao mRNA de *Ins1* de camundongo e 83% a *Ins2*, e a proteína *Ins* humana é 78% idêntica em sequência de aminoácidos à proteína *Ins1* de camundongos e 82% à *Ins2*. À medida que avançamos no capítulo, reflita sobre como os métodos apresentados podem ser usados para isolar e manipular os genes da insulina em outros animais, como a mosca-da-fruta *Drosophila melanogaster*, que não possui um pâncreas nem células β.

### Detecção e quantificação de moléculas por análise de Southern, Northern e Western blotting

O *blotting* é um método *in vitro* comumente usado para detectar e quantificar um DNA, RNA ou molécula de proteína específica dentro de uma mistura de muitos DNAs, RNAs ou moléculas de proteína diferentes. O *blotting* para DNA é chamado de **Southern blotting** porque a técnica foi desenvolvida por Edwin Southern. Técnicas de *blotting* semelhantes para RNA e proteína foram inventadas mais tarde, e os pesquisadores não resistiram à tentação de chamar de *blotting* para RNA de **Northern blotting** e *blotting* para proteína de **Western blotting**.

O *blotting* começa com a **eletroforese em gel** para separar as moléculas em uma mistura com base em suas propriedades físicas, como tamanho e carga. O termo "gel" refere-se à matriz usada para separar as moléculas. Normalmente, são usados géis de agarose para separar fragmentos de DNA, enquanto géis de poliacrilamida são usados para separar RNAs e também proteínas. A agarose é um polímero polissacarídeo extraído de algas marinhas. Os géis de agarose são produzidos ao derreter o pó de agarose em um tampão quente e resfriar a solução em uma bandeja retangular para formar uma placa de agarose semelhante a gelatina. Em contraste, os géis de poliacrilamida são produzidos por polimerização de acrilamida e um agente de reticulação, como bis-acrilamida, entre duas placas de vidro. Os poços que contêm amostras experimentais são formados quando a agarose endurece ou a acrilamida se polimeriza ao redor dos dentes quadrados de um pente colocado na bandeja ou entre as placas de vidro.

O termo "eletroforese" refere-se à voltagem que é aplicada aos géis que estão submersos em uma solução tampão. Os géis são orientados com eletrodos na parte superior e inferior. O cátodo (carga negativa) está no topo do gel, onde as amostras são carregadas nos poços, e o ânodo (carga positiva) está na parte inferior do gel. Por causa de seu esqueleto de fosfato carregado negativamente, o DNA e o RNA migram para fora dos poços em direção à carga positiva (cargas opostas se atraem). Moléculas de ácido nucleico menores se movem mais rápido através dos géis do que as maiores, então, após a eletroforese, as moléculas são separadas por tamanho; moléculas maiores ficam perto do topo do gel e as menores, perto da parte inferior. Moléculas do mesmo tamanho irão todas migrar na mesma distância e formar uma faixa no gel. As faixas podem ser visualizadas pela coloração dos géis com corantes como o azul de coomassie para proteínas e brometo de etídio para DNA. O brometo de etídio liga-se ao DNA intercalando-se entre os pares de bases e permite que o DNA fique fluorescente quando exposto

| Métodos para a detectar e quantificar DNA, RNA e proteína ||||
|---|---|---|---|
| | **DNA** | **RNA** | **Proteína** |
| *in vitro* | *Southern blotting* <br> Sonda: fragmento de DNA ou RNA <br><br> *Reação da polimerase em cadeia (PCR)* <br> Sonda: *Primers* de DNA | *Northern blotting* <br> Sonda: fragmento de DNA ou RNA <br><br> *PCR-transcrição reversa (RT-PCR)* <br> Sonda: *Primers* de DNA | *Western blotting* <br> Sonda: Anticorpo |
| *in vivo* | *Hibridização fluorescente in situ (FISH)* <br> Sonda: fragmento de DNA ou RNA | *Hibridização in situ* <br> Sonda: fragmento de DNA ou RNA | *Imunofluorescência* <br><br> Sonda: Anticorpo |

**Figura 10.2** Um resumo dos principais métodos usados para detectar e quantificar regiões específicas de DNA, RNAs e proteínas *in vitro* (ou seja, após a purificação das células) e *in vivo* (ou seja, em células, tecidos e organismos inteiros).

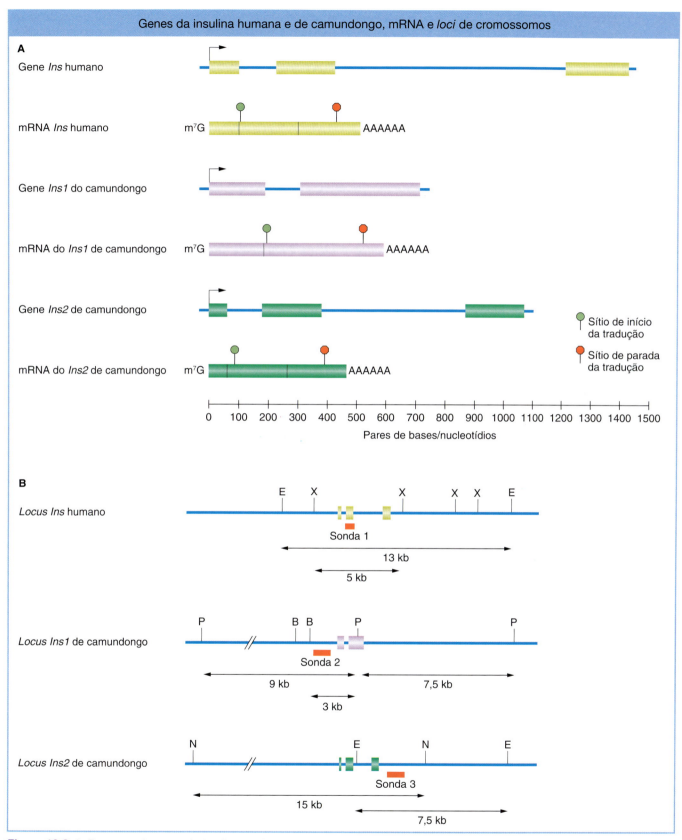

**Figura 10.3** A. Estruturas de genes de insulina e mRNAs em humanos e camundongos. As caixas representam éxons. Os mRNAs sofrem *splicing*, encapuzados na extremidade 5′ com m7 G e poliadenilados na extremidade 3′ (ver Capítulo 8). B. Estruturas de *loci* do gene da insulina em humanos e camundongos. As linhas vermelhas indicam regiões usadas como sondas para análises de *Southern* e *Northern blotting*. Os resultados do teste 1 são mostrados na Figura 10.6, e as questões relacionadas aos testes 2 e 3 estão na seção "Questões sobre as figuras" no fim do capítulo. As enzimas de restrição utilizadas para a análise de *Southern blotting* são indicadas por letras simples: B = *Bam*HI, E = *Eco*RI, N = *Nsi*I, P = *Pvu*II e X = *Xho*I (os sítios de restrição para essas enzimas são mostrados na Tabela 10.1). Linhas com setas indicam os tamanhos de alguns fragmentos de restrição.

à luz ultravioleta (UV) (**Figura 10.4**). O tamanho das moléculas dentro de cada faixa no gel pode ser determinado comparando a distância de migração de uma faixa com um conjunto de moléculas padrão de tamanhos conhecidos (também conhecidos como marcadores de tamanho). Se as faixas estiverem bem separadas, uma faixa individual pode ser cortada do gel e a amostra de DNA pode ser purificada a partir da matriz do gel. Portanto, a eletroforese de DNA pode ser indicativa (apresentando tamanhos e quantidades relativas de fragmentos de DNA presentes) ou preparativa (útil no isolamento de fragmentos de DNA específicos).

A eletroforese em gel pode ser realizada em condições não desnaturantes ou desnaturantes. As condições não desnaturantes mantêm as estruturas de ordem superior das moléculas, incluindo o pareamento de bases entre as fitas de DNA, o pareamento de bases em RNAs de fita simples dobrados, estruturas secundárias e terciárias em proteínas dobradas e as interações entre as moléculas. Normalmente, a eletroforese em gel de agarose de moléculas de DNA é realizada em condições não desnaturantes para manter a estrutura de fita dupla do DNA, enquanto a eletroforese em gel de poliacrilamida de RNAs e proteínas é realizada em condições desnaturantes para eliminar estruturas de ordem superior e permitir que as moléculas migrem fielmente ao tamanho. Por exemplo, o SDS-PAGE desnaturante (eletroforese em gel de dodecilsulfato de sódio-poliacrilamida) é normalmente usado para separar proteínas. O SDS é um detergente que não apenas interrompe o enovelamento de proteínas, mas também reveste uniformemente as proteínas com uma carga negativa, bloqueando as cargas nos grupos R de aminoácidos, de modo que a taxa de migração de uma proteína em direção ao ânodo positivo depende de seu peso molecular, e não de sua composição de aminoácidos.

**CONCEITO-CHAVE** A eletroforese em gel separa misturas complexas de fragmentos de DNA, RNAs ou proteínas com base no tamanho e na carga.

Depois que a eletroforese em gel é usada para separar misturas complexas de fragmentos de DNA, RNAs ou proteínas, a próxima etapa do *blotting* é transferir as moléculas do gel para um tipo especial de papel chamado membrana, que tem alta afinidade por essas moléculas. O procedimento de transferência mantém as posições das moléculas em relação umas às outras na membrana, assim como estavam no gel. A transferência é realizada por ação capilar, conforme ilustrado na **Figura 10.5**, ou por eletroforese. Neste ponto, as moléculas transferidas na membrana são invisíveis a olho nu. A última etapa do *blotting* é usar uma **sonda** para visualizar uma molécula específica na membrana. No *Southern* e no *Northern blotting*, as sondas são ácidos nucleicos radioativos de fita simples (marcados com $^{32}P$), que são complementares ao ácido nucleico de interesse. Quando a membrana é incubada com uma solução contendo a sonda, a sonda se emparelha com sequências de ácido nucleico complementares ligadas à membrana. Esse processo de anelamento é comumente chamado de **hibridização**. A sonda não ligada é lavada e os locais onde a sonda hibridizou são revelados por **autorradiografia**, isto é, expondo a membrana a um filme de raios X. Como a hibridização requer moléculas de fita simples, o *Southern blotting* tem uma etapa extra na qual o gel é embebido em uma solução alcalina como NaOH (hidróxido de sódio) para desnaturar o DNA de fita dupla em DNA de fita simples antes da etapa de transferência de membrana.

No *Western blotting*, as sondas são **anticorpos** que se ligam a proteínas específicas e são detectados de várias maneiras, incluindo a emissão de luz por quimioluminescência ou fluorescência. Os anticorpos são proteínas produzidas pelo sistema imunológico de alguns animais que se ligam a substâncias estranhas chamadas antígenos com alta afinidade. Uma forma de produzir um anticorpo é injetar uma grande quantidade de um antígeno (p. ex., uma proteína de interesse) em um animal (geralmente coelhos ou galinhas, mas às vezes animais maiores, como cabras), dando tempo para o sistema imunológico do animal criar uma resposta ao antígeno e, a seguir, coletar o soro do sangue do animal, que contém o anticorpo.

**CONCEITO-CHAVE** No *Southern blotting*, o material transferido para a membrana é o DNA. No *Northern blotting* é o RNA. E no *Western blotting*, a proteína.

Técnicas análogas ao *Southern blotting*, o *Northern* e o *Western blotting* são usados para detectar DNA, RNAs e proteínas *in vivo* em células cultivadas ou em organismos inteiros.

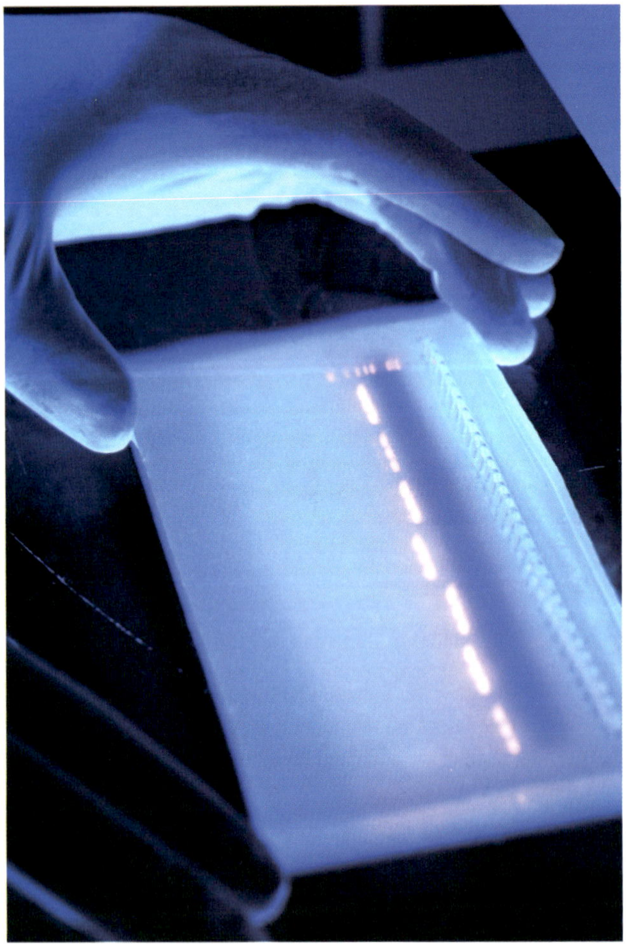

**Figura 10.4** A eletroforese em gel de agarose é usada para separar fragmentos de DNA com base no tamanho. Depois que os fragmentos de DNA são separados, eles são tingidos com brometo de etídio e visualizados com luz ultravioleta (UV). As linhas rosa/brancas visualizadas são faixas de DNA de um tamanho específico. [*SPL/Science Source.*]

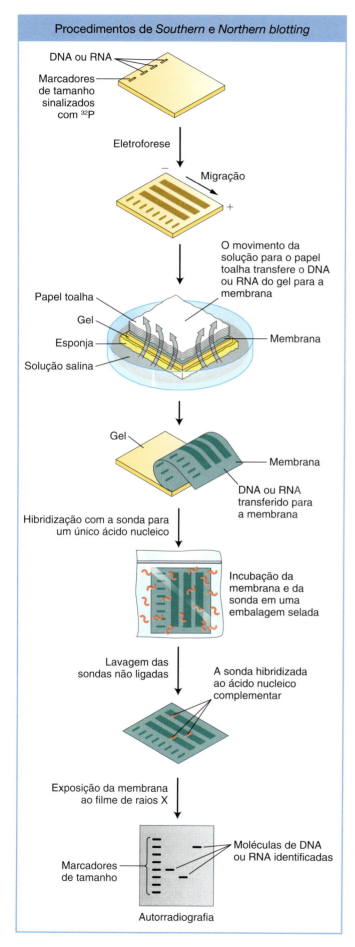

**Figura 10.5** Os procedimentos de transferência do *Southern* e do *Northern blotting* são semelhantes. A principal diferença é que no *Southern blotting*, o DNA é transferido para a membrana, enquanto no *Northern blotting* o RNA é transferido para a membrana. O *Western blotting* para proteínas é realizado por um procedimento semelhante, com a diferença de que a sonda é um anticorpo em vez de um ácido nucleico radioativo, e os marcadores de tamanho são proteínas de tamanhos diferentes.

## Capítulo 10 Isolamento e Manipulação de Genes 327

A detecção de DNA e RNA *in vivo* é realizada por hibridização com sondas radioativas de ácido nucleico de fita simples, seguida por autorradiografia. Essa técnica é chamada **hibridização *in situ*** (**ISH**). Uma forma modificada de ISH que usa sondas marcadas com fluorescência em vez de sondas radioativas é chamada de **hibridização fluorescente *in situ*** (**FISH**) (p. ex., ver Figura 13.6). As proteínas são detectadas *in vivo* por **imuno-fluorescência**, que usa sondas de anticorpos (p. ex., consulte a Figura 13.15). Um microscópio de fluorescência é usado para revelar a localização e a abundância do sinal de fluorescência em FISH e na imunofluorescência.

**CONCEITO-CHAVE** Fragmentos específicos de DNA ou RNAs são detectados *in vitro* e *in vivo* por hibridização com sondas de ácido nucleico e proteínas específicas são detectadas por interação com sondas de anticorpos.

Os resultados esperados das análises de *Northern* e *Western blotting* para a insulina são mostrados nas **Figuras 10.6A** e **10.6B**, respectivamente. A análise de *Northern blotting* de milhares de diferentes mRNAs expressos em células humanas com uma sonda complementar ao mRNA de *Ins* humana deve detectar uma faixa, isto é, um único tipo de mRNA de insulina em células β, mas não em células renais (Figura 10.6A, colunas 2 e 3). Como a sequência de nucleotídios do mRNA da insulina é muito semelhante entre humanos e camundongos, a sonda humana também deve detectar os dois mRNAs de insulina (*Ins1* e *Ins2*) em células β de camundongo (Figura 10.6B, coluna 5). Normalmente, os *blots* são sondados não apenas para uma molécula de interesse, mas também para outras moléculas que servem para confirmar se o experimento funcionou conforme o esperado ou que servem de base para comparação com ele ou entre amostras, o que é referido como um carregamento, normalização ou controle de especificidade. Nesse caso, a análise do mRNA da *proteína ribossômica S7* (*RpS7*), um transcrito que está presente em todas as células em níveis semelhantes, mostra que a falha em detectar o mRNA da insulina nas amostras de células renais (Figura 10.6A, colunas 2 e 4) não foi devido a um problema com o experimento. Além disso, a intensidade das bandas oferece informações sobre a abundância dos mRNAs. Os dados mostram que, em células β humanas, o mRNA de *Ins* é menos abundante do que o mRNA de *RpS7* e, em células β de camundongo, o *Ins2* é mais abundante do que o *Ins1*. A análise de *Western blotting* de proteínas dos mesmos tipos de células com um anticorpo para a insulina humana mostra que a expressão célula-específica da proteína da insulina é semelhante à do mRNA da insulina (Figura 10.6B). O tamanho esperado de uma proteína em um *Western blotting* pode ser estimado com base no peso molecular médio de um aminoácido, 110 Daltons (Da). Um Da é um grama por mol e um quilodalton (kDa) é 1.000 gramas por mol. Assim, a proteína de insulina de 110 aminoácidos tem cerca de 12 kDa (110 aminoácidos × 110 Da/aminoácido). Observe que apenas uma

**328** **Parte 2** Princípios Fundamentais em Genética Molecular e do Desenvolvimento

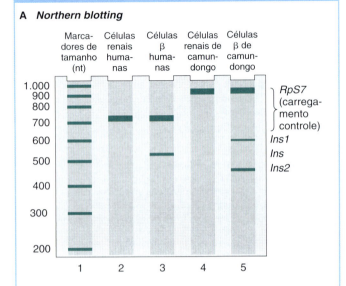

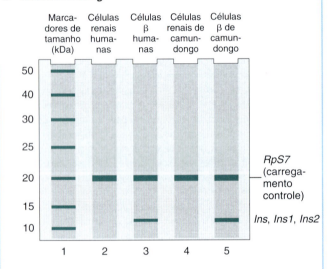

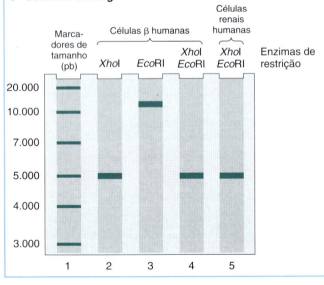

**Figura 10.6** Análises de *Northern* (**A**), *Western* (**B**) e *Southern* blotting (**C**) para insulina em diferentes tecidos humanos e de camundongo. O *Southern* e o *Northern* blotting foram analisados com sonda 1 para o éxon 2 do gene *Ins* humano (ver Figura 10.3B). O *Northern* blotting também foi analisado com uma sonda para o mRNA de *RpS7*. O *Western* blotting foi testado com anticorpos para insulina humana e proteínas RpS7.

banda de proteína de insulina deve ser detectada em células β de camundongo porque as proteínas Ins1 e Ins2 são do mesmo tamanho e, portanto, devem migrar para a mesma posição na eletroforese em gel.

Às vezes, o material de partida para a análise de *Southern blotting* são moléculas de DNA do tamanho de um cromossomo de DNA genômico. Essas moléculas grandes podem ser analisadas com mais precisão quando cortadas em fragmentos de tamanho muito menor. O corte é realizado por **enzimas de restrição** bacterianas. Essas enzimas são endonucleases que clivam ligações fosfodiéster entre nucleotídios em sequências de DNA específicas, chamadas de **sítios de restrição**, que geralmente têm de 4 a 8 pares de bases. A Tabela 10.1 mostra vários exemplos de enzimas de restrição e seus sítios de restrição. Os sítios de restrição são **palindrômicos**, o que significa que ambas as fitas apresentam a mesma sequência de nucleotídios, mas em orientação antiparalela (a mesma sequência mostra 5′ para 3′ em cada fita). Por exemplo, a enzima de restrição *Eco*RI reconhece a sequência $\begin{smallmatrix}5'-\overset{\downarrow}{\text{GAATTC}}-3'\\3'-\text{CTTAAG}-5'\\\phantom{3'-\text{CTTA}}\underset{\uparrow}{}\end{smallmatrix}$ e cliva a ligação entre G e A em cada fita. Os nomes das enzimas de restrição são baseados no organismo em que foram descobertos. Por exemplo, a enzima *Eco*RI foi descoberta em *E. coli*, o que também explica por que a primeira parte do nome de uma enzima de restrição está em itálico. Até a data, foram identificadas cerca de 3.000 enzimas de restrição que reconhecem mais de 230 sítios de restrição. Algumas enzimas de restrição cortam na mesma posição em cada fita, deixando pontas *cegas* (p. ex., *Msp*I; veja a Tabela 10.1), enquanto outras fazem cortes que são compensados, produzindo pontas *escalonadas* (p. ex., *Eco*RI). Logo, uma enzima de restrição cortará o DNA de qualquer organismo em um conjunto de **fragmentos de restrição** determinados pela localização dos sítios de restrição no DNA e produzirá o mesmo padrão de fragmentos cada vez que o DNA for cortado.

**CONCEITO-CHAVE** As enzimas de restrição cortam o DNA em sequências específicas, produzindo fragmentos com extremidades escalonadas ou cegas.

Os resultados esperados da análise de *Southern blotting* para o gene da insulina são mostrados na Figura 10.6C. Cada amostra no *blotting* contém DNA genômico que foi digerido com enzimas de restrição. Se a sequência do genoma humano de $3 \times 10^9$ pares de bases for completamente aleatória, o sítio de restrição de 6 pares de bases para *Eco*RI deve ocorrer a cada 4.096 pares de bases ($4^6$, o número de pares de bases possíveis em cada posição no sistema de restrição$^{\text{o número de pares de base no sítio de restrição}}$), o que significa que a digestão do genoma humano produziria cerca de 730.000 fragmentos pela *Eco*RI ($3 \times 10^9/4.096$). Com base nos **mapas de restrição** do DNA genômico, conforme mostrado na Figura 10.3B, a sonda complementar ao gene da insulina deve detectar uma única faixa *Eco*RI dentre as 730.000 faixas *Eco*RI estimadas (Figura 10.6C, coluna 3).

## Tabela 10.1 Enzimas de restrição.

| Enzima de restrição | Fonte bacteriana | Sítio de restrição | Comprimento (pb) | Escalonada (E) Cega (C) |
|---|---|---|---|---|
| BamHI | B. amyloliquefaciens | 5'-GGATCC-3'<br>3'-CCTAGG-5' | 6 | E |
| EcoRI | E. coli | 5'-GAATTC-3'<br>3'-CTTAAG-5' | 6 | E |
| MspI | Moraxella sp. | 5'-CCGG-3'<br>3'-GGCC-5' | 4 | C |
| NotI | N. otitdis | 5'-GCGGCCGC-3'<br>3'-CGCCGGCG-5' | 8 | E |
| NsiI | N. sicca | 5'-ATGCAT-3'<br>3'-TACGTA-5' | 6 | E |
| PvuII | P. vulgaris | 5'-CAGCTG-3'<br>3'-GTCGAC-5' | 6 | C |
| XhoI | X. holcicola | 5'-CTCGAG-3'<br>3'-GAGCTC-5' | 6 | E |

As setas indicam os sítios de clivagem.

A mesma sonda deve detectar uma faixa menor quando o DNA é digerido com a enzima de restrição XhoI ou com EcoRI e XhoI (Figura 10.6C, colunas 2 e 4), porque o fragmento XhoI está localizado dentro do fragmento EcoRI. A análise de Southern blotting de DNA de células β e células renais produz o mesmo resultado (Figura 10.6C, colunas 4 e 5) porque todas as células em um organismo apresentam o mesmo DNA genômico, ao passo que a análise de Northern e Western blotting de células β e células renais produz resultados diferentes (Figuras 10.6A e 10.6B), pois a insulina é expressa apenas em células β.

## Detecção e amplificação de DNA pela reação em cadeia da polimerase

Em 1985, a capacidade dos pesquisadores de analisar e manipular o DNA foi transformada pela invenção da reação em cadeia da polimerase (PCR), de Kary Mullis. O PCR possibilita a produção de bilhões de cópias de uma sequência específica de DNA, começando com apenas uma cópia. Isso é chamado de **amplificação de DNA**. Para desenvolver o PCR, Mullis reuniu diversas informações obtidas na pesquisa básica. Em primeiro lugar, ele sabia, a partir de estudos de replicação de DNA, que as DNA polimerases copiam um molde de DNA de fita simples ao se estender a partir da extremidade 3' de um *primer* hibridizado. Em segundo lugar, ele sabia, por meio de técnicas como o *Southern blotting*, que, em solução, um pequeno pedaço de DNA de fita simples denominado oligonucleotídio irá se hibridizar especificamente com sequências de DNA que são perfeitamente complementares. Terceiro, ele sabia que as altas temperaturas interrompem as ligações de hidrogênio entre as bases do DNA de fita dupla para produzir o DNA de fita simples. Por último, ele sabia que cerca de 20 anos antes, o microbiologista Thomas Brock conseguiu cultivar uma bactéria *Thermus aquaticus*, que cresce em altas temperaturas nas fontes termais do Parque Nacional de Yellowstone, nos EUA. A DNA polimerase dessa bactéria, chamada *Taq* polimerase, não apenas é ativa em altas temperaturas como também permanece ativa por muitos ciclos de aquecimento e resfriamento. Ao juntar essas informações, Mullis construiu um método simples para amplificar qualquer sequência de DNA *in vitro*.

A estratégia básica de PCR está resumida na **Figura 10.7**. O processo usa um par de oligonucleotídios iniciadores, ou *primers*, de DNA quimicamente sintetizados, cada um com cerca de 20 nucleotídios de comprimento. Cada *primer* é projetado para emparelhar uma extremidade do gene ou da região alvo a ser amplificada, de modo que eles pareiam fitas de DNA opostas com suas extremidades 3' apontando uma para a outra. Os *primers* são adicionados a uma solução contendo o molde de DNA (p. ex., DNA genômico), os quatro desoxirribonucleosídios trifosfatos (dATP, dCTP, dGTP e dTTP) necessários para a síntese de DNA (Figura 7.5) e a *Taq* DNA polimerase termoestável. O molde de DNA é desnaturado pelo calor (95°C), resultando em moléculas de DNA de fita simples. Após o resfriamento da reação entre 50°C e 65°C, os *primers* se hibridizam com suas sequências complementares no molde de DNA de fita simples. Após a temperatura ser elevada para 72°C, a *Taq*

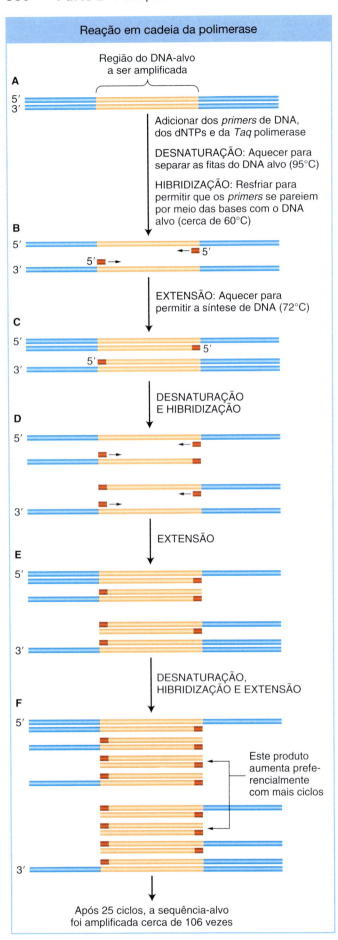

**Figura 10.7** A reação em cadeia da polimerase sintetiza rapidamente muitas cópias de uma sequência de DNA alvo. **A.** DNA de fita dupla (azul) contendo a sequência alvo (laranja). **B.** Adição de *Taq* polimerase, desoxirribonucleotídios e dois *primers* de DNA que apresentam sequências complementares às extremidades 3′ das duas fitas do DNA alvo. As fitas são desnaturadas (separadas) por aquecimento e, em seguida, resfriadas para permitir que os *primers* se emparelhem com o DNA alvo. **C.** Depois que a temperatura é elevada, a *Taq* polimerase sintetiza o primeiro conjunto de fitas complementares. Essas duas primeiras fitas são de comprimento variável porque o modelo se estende além do sítio de ligação pelo outro *primer*. **D.** Os dois dúplex são aquecidos mais uma vez, expondo quatro sítios de ligação, dois para cada *primer*. Após o resfriamento, os dois *primers* se ligam novamente às suas respectivas fitas nas extremidades 3′ da região alvo. **E.** Depois que a temperatura é elevada, a *Taq* polimerase sintetiza quatro fitas complementares. Embora as fitas molde nesse estágio tenham comprimento variável, duas das quatro fitas recém-sintetizadas a partir delas têm exatamente o comprimento da sequência alvo desejada. Esse comprimento exato é obtido porque cada uma dessas fitas começa no sítio de ligação do *primer*, em uma extremidade da sequência alvo, e prossegue até ficar sem molde, na outra extremidade da sequência. **F.** O processo é repetido por muitos ciclos, cada vez criando duas vezes mais moléculas de DNA de fita dupla que são idênticas à sequência alvo.

polimerase replica os segmentos de DNA de fita simples estendendo-se a partir dos *primers* hibridizados. Novas fitas complementares são sintetizadas, como na replicação do DNA nas células, formando duas moléculas de DNA de fita dupla idênticas à única molécula de DNA de fita dupla parental. Assim, um ciclo de PCR consiste em três etapas principais (desnaturação, hibridização e extensão) e resulta na duplicação da quantidade inicial da sequência alvo. Os ciclos subsequentes de desnaturação, hibridização e extensão também dobram a quantidade da sequência alvo, resultando em um aumento exponencial ($2^{\text{número de ciclos}}$) no número de cópias do DNA. Assim, um PCR típico com 30 ciclos de cinco minutos cada amplificará o DNA alvo cerca de um bilhão de vezes ($2^{30}$) em 2,5 h.

A PCR é uma técnica poderosa, rotineiramente usada para isolar regiões específicas do DNA quando há conhecimento prévio da sequência a ser amplificada. O que torna o PCR tão poderoso é que são necessárias apenas pequenas quantidades de material de partida, o que torna possível trabalhar com amostras de DNA difíceis de obter, como a partir de um pequeno número de células tumorais. Existem aplicações para o PCR em genotipagem, sequenciamento, clonagem, teste de paternidade, ciência forense, arqueologia molecular, detecção de doenças infecciosas e muitos outros esforços de pesquisa clínica e básica que envolvem o DNA. Em reconhecimento à importância do PCR, Kary Mullis recebeu o Prêmio Nobel de Química em 1993.

**CONCEITO-CHAVE** A reação em cadeia da polimerase usa *primers* especialmente projetados para amplificar regiões específicas do DNA em um tubo de ensaio.

**Quantificação de DNA por PCR em tempo real.** Como a quantidade de DNA produzida por PCR dobra a cada ciclo, é possível calcular a quantidade de DNA em uma amostra com base na quantidade de DNA produzida após um determinado número de ciclos de PCR. A quantificação de DNA por PCR, chamada de **PCR quantitativo (qPCR)**, é automatizada por instrumentos de PCR em tempo real que medem a quantidade de produto de DNA em "tempo real" durante cada ciclo de PCR. Para ser mais exato, esses instrumentos medem a intensidade de um sinal fluorescente gerado por um corante chamado SYBR green, que, como o brometo de etídio, intercala-se em DNA de fita dupla. À medida que a quantidade de DNA aumenta a cada ciclo de PCR, o sinal fluorescente aumenta (**Figura 10.8**). O número necessário de ciclos de PCR para que o sinal fluorescente seja detectado acima da fluorescência de fundo (*background*) é chamado de valor $C_T$ (limite, ou limiar, do ciclo). Se duas amostras têm valores de $C_T$ de 16 e 24, isso significa que a segunda amostra tem 256 vezes menos DNA do que a primeira amostra, porque mais oito ciclos foram necessários para obter um sinal fluorescente acima do *background*. Em outras palavras, a diferença na quantidade de DNA nas duas amostras é igual a $2^{-\Delta C_T}$. Portanto, neste caso,

$$2^{-(16-24)} = 2^8 = 256$$

O qPCR é frequentemente usado para comparar as quantidades relativas de diferentes moléculas de DNA em uma única amostra. Por exemplo, no diagnóstico de câncer devido a uma mutação somática, o qPCR é usado para determinar a fração de células em uma amostra de tumor que contém o gene mutante *versus* o gene do tipo selvagem. O qPCR também é usado para comparar a quantidade relativa da mesma molécula de DNA em diferentes amostras. Por exemplo, para determinar a taxa de progressão de uma infecção viral, o qPCR é usado para comparar a quantidade de DNA viral em amostras de sangue coletadas em momentos diferentes.

**CONCEITO-CHAVE** O PCR quantitativo (qPCR) é um método que usa uma máquina de PCR em tempo real para determinar a quantidade de uma molécula de DNA específica em uma amostra.

### Detecção e quantificação de mRNA por transcrição reversa seguida de reação em cadeia da polimerase (RT-PCR).

O PCR também pode ser usado para detectar, amplificar e quantificar o mRNA; entretanto, o RNA de fita simples deve primeiro ser convertido em DNA de fita dupla. O **DNA complementar** (**cDNA**) é uma versão de DNA de fita dupla de uma molécula de mRNA. O cDNA é produzido a partir do mRNA *in vitro* por uma enzima especial chamada **transcriptase reversa**, originalmente isolada a partir de retrovírus (ver Capítulo 16). A transcriptase reversa é um tipo de DNA polimerase que sintetiza uma fita de DNA complementar em um molde de RNA. Os retrovírus, como o vírus da imunodeficiência humana (HIV), usam a transcriptase reversa para converter seus genomas de RNA em DNA como parte de seu ciclo de replicação.

A síntese de cDNA começa com a purificação de mRNA a partir de um tecido ou células específicas, como o pâncreas ou células β. A purificação é necessária porque o mRNA representa apenas cerca de 5% da quantidade total de RNA celular, com o rRNA sendo responsável por cerca de 80% e o tRNA por 15%. Os mRNAs de células eucarióticas são comumente purificados usando métodos de afinidade que têm como alvo as características únicas do mRNA em relação a outros tipos de RNA, isto é, o capuz 5'-m⁷G e a cauda poli(A) 3'. Em seguida, o mRNA purificado é incubado com a transcriptase reversa, os quatro dNTPs e um *primer* oligo-dT (um oligonucleotídio de cerca de 20 resíduos T) (**Figura 10.9**). O *primer* oligo-dT se pareia com a cauda poli(A) do mRNA e, usando o mRNA como um

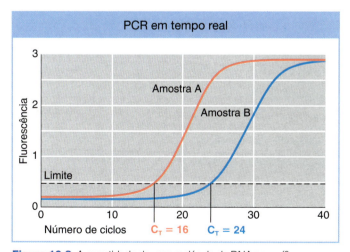

**Figura 10.8** A quantidade de uma molécula de DNA específica em uma amostra pode ser quantificada por PCR em tempo real. Uma máquina de PCR em tempo real mede o sinal de fluorescência em cada ciclo de PCR. Neste exemplo, a mesma molécula de DNA foi analisada em duas amostras, Amostra A e Amostra B. O limite de ciclo ($C_T$) é o ciclo de PCR no qual a fluorescência atingiu um limite. Os valores de $C_T$ para as duas amostras são usados na fórmula $2^{-\Delta C_T}$ para calcular a quantidade relativa da molécula de DNA específica nas amostras.

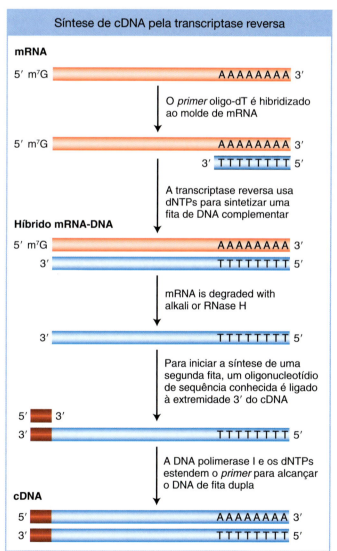

**Figura 10.9** O mRNA é convertido em cDNA pelas enzimas transcriptase reversa e DNA polimerase I. A transcriptase reversa sintetiza primeiro uma molécula de DNA de fita simples usando o mRNA como molde. Em seguida, a DNA polimerase I sintetiza uma molécula de DNA de fita dupla (cDNA) usando o DNA de fita simples como molde.

molde, a transcriptase reversa sintetiza DNA de fita simples começando do *primer* oligo-dT e terminando no capuz m⁷G. Isso é chamado de síntese da primeira fita de cDNA. A fita de RNA do híbrido RNA-DNA é então removida por hidrólise alcalina (conforme descrito no Capítulo 8, o RNA é suscetível à hidrólise catalisada por base devido ao grupo hidroxila na posição 2' do açúcar ribose) ou por RNase H, uma enzima que corta a fita de RNA de um híbrido de RNA-DNA. A síntese da segunda cadeia de cDNA é realizada pela DNA polimerase I de *E. coli* e iniciada por ligação de um oligonucleotídio de sequência conhecida à extremidade 3' da primeira cadeia de cDNA.

**CONCEITO-CHAVE** A transcriptase reversa sintetiza DNA usando um modelo de RNA e pode ser usada para criar cDNA, uma cópia de DNA de fita dupla de uma molécula de mRNA.

Esse método produz cópias de cDNA de fita dupla de todos os mRNAs que estavam nas células, no tecido ou no organismo de origem. Assim, a coleção de cDNAs pode ser usada para amplificar por PCR qualquer gene que esteja transcrito nas células, no tecido ou no organismo. Esse processo é denominado PCR de transcrição reversa (RT-PCR). Além disso, para o mRNA transcrito de um determinado gene, o número de cópias do cDNA é igual ao número de cópias do mRNA. Desse modo, usando cDNA como molde, uma máquina de PCR em tempo real pode quantificar os níveis de mRNA em tecidos e células. Por exemplo, para determinar se a transcrição reduzida do gene da insulina é a causa do diabetes tipo I em um indivíduo, o mRNA da insulina pode ser quantificado por análise de PCR em tempo real do cDNA gerado a partir de células β do indivíduo.

**CONCEITO-CHAVE** A conversão de mRNA em cDNA torna possível o uso de abordagens de PCR para amplificar e quantificar mRNAs específicos.

## 10.2 Geração de DNA recombinante

**OA 10.2** Descrever os componentes funcionais dos vetores que são úteis para clonar o DNA.

**OA 10.3** Descrever métodos para gerar e isolar moléculas de DNA recombinante.

Para investigar a função dos genes e seus produtos, é útil ser capaz de manipular as sequências de DNA. Por exemplo, a manipulação do gene da insulina tornou possível a realização de experimentos que explicam o efeito das mutações hereditárias no gene da insulina na expressão da proteína da insulina e em sua função no diabetes tipo I. Uma abordagem geral para manipular o DNA é a **clonagem de DNA**, que envolve isolar um trecho específico de DNA chamado **DNA doador** ou, mais informalmente, **inserto de DNA**, e combiná-lo com o **DNA do vetor** para formar uma molécula de **DNA recombinante**. Os vetores de clonagem são moléculas de DNA de ocorrência natural que servem como veículos para transportar DNA estranho para dentro de uma célula. As células hospedeiras aumentam a quantidade de uma molécula de DNA recombinante pela replicação do DNA. Portanto, o termo clonagem de DNA refere-se ao processo pelo qual muitas cópias idênticas de um trecho de DNA, um clone, são produzidas.

## Clonagem de DNA

Na clonagem de DNA, as enzimas de restrição e a DNA ligase são usadas para combinar insertos e vetor de DNAs em uma única molécula. Lembre-se de que as enzimas de restrição cortam o DNA em sequências específicas, produzindo fragmentos de DNA com extremidades escalonadas ou cegas (ver Tabela 10.1). Por outro lado, a **DNA ligase** une dois fragmentos de DNA catalisando a formação de ligações fosfodiéster. A **Figura 10.10** ilustra as etapas básicas na produção de uma molécula de DNA recombinante. No presente exemplo, a enzima de restrição *Eco*RI é utilizada para fazer um corte escalonado da cadeia dupla em um único local em um vetor circular, tal como um plasmídeo bacteriano, convertendo o DNA circular em uma única molécula linear com uma metade de um fragmento do sítio de *Eco*RI em cada extremidade. Os plasmídeos podem ser projetados para conter um **sítio de clonagem múltipla** (MCS) ou **poliligante** que contém sítios de reconhecimento de enzimas de restrição que não ocorrem em outro lugar no plasmídeo. Assim, a clivagem em qualquer um desses locais lineariza o plasmídeo, em vez de cortá-lo em vários pedaços. No caso da inserção, a digestão por *Eco*RI de um pedaço linear de DNA em dois locais produz um fragmento de DNA com metade de um sítio *Eco*RI em cada extremidade. Misturar o vetor linearizado com o inserto linear permite que as extremidades "adesivas" do vetor e do inserto hibridizem e formem uma molécula recombinante. A DNA ligase finaliza o trabalho criando ligações fosfodiéster nas junções entre o vetor e as sequências de inserção. Se uma única enzima de restrição for usada para clonagem, ou se duas enzimas de restrição forem usadas, ambas criando extremidades cegas, a inserção pode hibridizar em duas orientações em relação ao vetor (Figura 10.10A); ao passo que a clonagem com duas enzimas de restrição diferentes (pelo menos uma das quais produz um corte escalonado) limita a hibridização da inserção e do vetor a uma orientação (Figura 10.10B).

**CONCEITO-CHAVE** DNAs de insertos e vetores com as mesmas extremidades adesivas ou com extremidades cegas podem ser unidos de forma eficiente e ligados.

**Escolha do vetor de clonagem** Vários vetores de clonagem que atendem a uma ampla gama de necessidades experimentais estão em uso atualmente. Os vetores são usados sobretudo para expressar um RNA ou proteína específica ou para aumentar a quantidade de uma molécula de DNA específica, de modo que o DNA possa ser sequenciado ou posteriormente clonado. Conforme descrito anteriormente, todos os vetores devem ter sítios de restrição convenientes nos quais o DNA a ser clonado possa ser inserido. Outras características importantes dos vetores são maneiras de identificar com rapidez o vetor recombinante desejado, bem como expressar e purificar a proteína recombinante. A seguir, algumas classes gerais de vetores de clonagem.

*Vetores plasmidiais.* Os **plasmídeos** bacterianos, que encontramos pela primeira vez no Capítulo 6, são pequenas moléculas circulares de DNA que são replicadas independentemente do cromossomo bacteriano porque têm uma origem de replicação (ori). Os plasmídeos rotineiramente usados como vetores carregam um gene para resistência a fármacos e um gene para distinguir plasmídeos com e sem inserções de DNA. Genes que conferem resistência a antibióticos, como ampicilina (gene *amp*^R), tetraciclina (gene *tet*^R) e cloranfenicol (gene *cam*^R) fornecem uma maneira conveniente de selecionar células bacterianas transformadas por

**Capítulo 10** Isolamento e Manipulação de Genes **333**

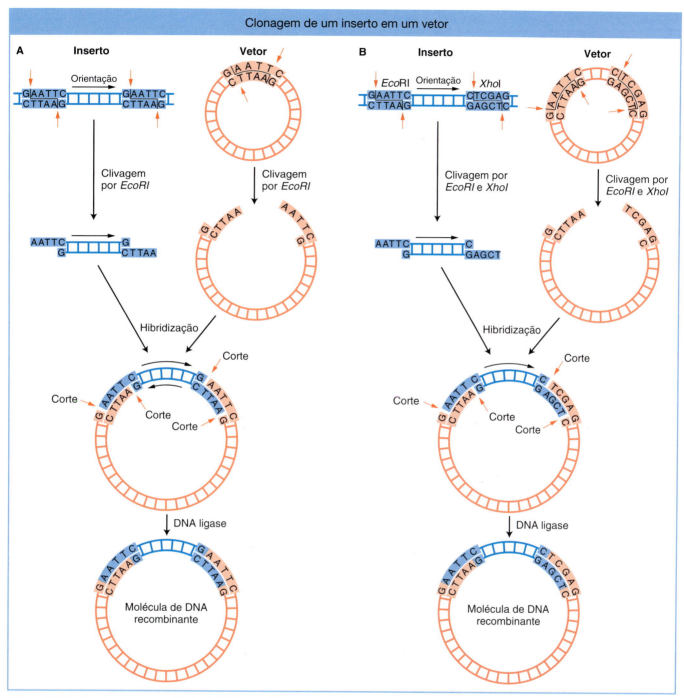

**Figura 10.10** Para formar uma molécula de DNA recombinante, as enzimas de restrição são usadas para cortar um vetor e um inserto. Em razão da complementaridade da sequência nas extremidades do vetor e do inserto, o vetor e o inserto são hibridizados. Depois, a DNA ligase liga permanentemente o vetor e o inserto. A depender das enzimas de restrição utilizadas, o inserto pode hibridar com o vetor em duas orientações (**A**) ou em apenas uma orientação (**B**).

plasmídeos: aquelas células ainda vivas após a exposição ao fármaco devem ser portadoras do vetor de plasmídeo. No entanto, como nem todos os plasmídeos em células transformadas conterão inserções de DNA, alguns vetores de plasmídeo também apresentam um sistema que permite aos pesquisadores identificar colônias de bactérias com plasmídeos contendo insertos de DNA. Tal característica é parte do vetor de plasmídeo pUC18 mostrado na **Figura 10.11A**; Insertos de DNA interrompem um gene (*lacZ*) no plasmídeo que codifica uma enzima (β-galactosidase) capaz de clivar um composto adicionado à placa de cultura bacteriana (X-gal) de modo que produza um pigmento azul. Assim, é mais provável que as colônias que contêm plasmídeos com um inserto sejam brancas do que azuis (*i. e.*, eles não conseguem clivar X-gal porque não são capazes de produzir a β-galactosidase).

Os plasmídeos chamados plasmídeos de expressão contêm sequências que controlam a transcrição e a tradução do DNA inserido, geralmente um gene na forma de um cDNA. Os plasmídeos de expressão podem conduzir a transcrição do gene inserido de forma constitutiva (ou seja, o tempo todo) ou de

**334** Parte 2 Princípios Fundamentais em Genética Molecular e do Desenvolvimento

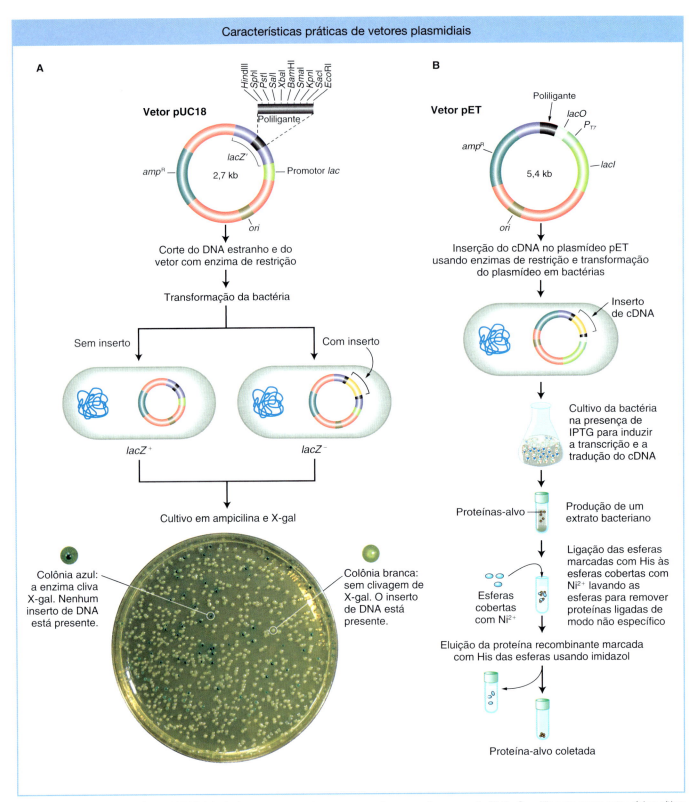

**Figura 10.11 A.** O plasmídeo pUC18 foi criado para ser usado como um vetor para clonagem de DNA. O poliligante apresenta vários sítios de restrição nos quais o DNA do doador pode ser inserido. O inserto de DNA em pUC18 é detectado por inativação da função β-galactosidase de *lacZ*, resultando em uma incapacidade de converter o substrato artificial X-gal em um corante azul. **B.** O plasmídeo pET foi criado para expressar e purificar proteínas recombinantes. A expressão induzível de uma proteína recombinante é controlada por três elementos do plasmídeo pET, o operador lac (*lacO*), o gene *lacI* que codifica a proteína repressora Lac e o promotor da polimerase T7. O plasmídeo também contém uma sequência que codifica um marcador histidina (His-tag), que é traduzido dentro do quadro de leitura com a proteína recombinante. O IPTG induz a expressão da proteína recombinante marcada com His, que é então purificada com base na afinidade do marcador His para esferas revestidas com $Ni^{2+}$. [A. Dr. James M. Burnette III e Dra. Leslie Bañuelos.]

forma induzida (ou seja, apenas em resposta a um sinal). Por exemplo, alguns plasmídeos pET são usados para a expressão constitutiva de proteínas recombinantes em *E. coli* (Figura 10.11B). Esses plasmídeos contêm o promotor do bacteriófago T7 que conduz a transcrição do gene inserido em *E. coli* que expressa a RNA polimerase do bacteriófago T7. Outro tipo de plasmídeo pET usa componentes do operon *lac* (descrito no Capítulo 11) para expressar de forma indutiva o gene inserido em *E. coli*. Esse tipo de plasmídeo contém o sítio do operador *lac* próximo do promotor T7 e também contém o gene *lacI* que codifica a proteína repressora Lac. Em células não induzidas, o repressor Lac liga o operador *lac* e reprime a transcrição do gene inserido pela polimerase T7. No entanto, quando o composto IPTG (isopropil β-D-1 tiogalactopiranosídeo) é adicionado ao meio de crescimento, o repressor Lac é inativado e a polimerase T7 consegue transcrever o gene inserido. Portanto, a proteína recombinante é expressa apenas na presença de IPTG. A expressão induzível é útil nos casos em que a expressão constitutiva da proteína recombinante produz uma grande quantidade de proteína que é tóxica para *E. coli*, ou torna a proteína insolúvel.

Uma característica final dos plasmídeos de expressão bacteriana, incluindo vetores pET, é uma sequência que codifica um marcador de epítopo que pode ser usado para purificar proteínas recombinantes. Os marcadores de epítopo são sequências curtas de proteínas que são traduzidas no quadro de leitura, muitas vezes no terminal N ou C de uma proteína recombinante. Os vetores pET contêm um marcador de epítopo denominado His-tag que consiste em seis aminoácidos histidina (6X-His-tag). Uma vez que a marcação é pequena, ela normalmente não afeta a estrutura ou a função da proteína recombinante. A purificação de proteínas marcadas com His é baseada na afinidade da histidina por íons metálicos, como o níquel ($Ni^{2+}$). Como mostrado na Figura 10.11B, proteínas recombinantes marcadas com His são purificadas por cromatografia de afinidade $Ni^{2+}$ a partir de um extrato de *E. coli*, uma solução de células de *E. coli* que são quebradas para liberar a proteína recombinante, bem como proteínas de *E. coli*. O extrato de *E. coli* é misturado com esferas inertes que apresentam $Ni^{2+}$ imobilizado em sua superfície. A proteína recombinante marcada com His liga-se fortemente às esferas. As esferas são lavadas várias vezes para remover proteínas de *E. coli* ligadas de modo não específico, deixando apenas proteínas recombinantes marcadas com His ligadas às esferas. As proteínas ligadas são então liberadas (*i. e.*, eluídas) das esferas em uma forma pura pela adição de uma substância química chamada imidazol, que compete com o His-tag pela ligação às esferas. Plasmídeos de expressão bacteriana e métodos desse tipo são usados para sintetizar e purificar a proteína de insulina humana.

> **CONCEITO-CHAVE** As características essenciais dos plasmídeos para clonagem são uma origem de replicação para que o plasmídeo seja replicado quando as bactérias se dividem, um gene de resistência a fármacos para que as bactérias contendo o plasmídeo possam ser identificadas e um poliligante para que o DNA possa ser inserido com enzimas de restrição.

> **CONCEITO-CHAVE** As características não essenciais, mas úteis, de plasmídeos incluem elementos de sequência para a identificação de plasmídeos que contêm insertos, a expressão constitutiva ou induzível de genes inseridos e a adição de um marcador de epítopo a uma proteína recombinante.

*Vetores bacteriófagos.* Um vetor bacteriófago abriga DNA como um inserto empacotado dentro da partícula de fago. Diferentes classes de vetores bacteriófagos podem carregar diferentes tamanhos de DNA inserido. O bacteriófago λ (lambda; discutido nos Capítulos 6 e 11) é um vetor de clonagem eficaz para inserções de DNA de fita dupla de até 15 kb. A parte central do genoma do fago não é necessária para a replicação ou empacotamento de moléculas de DNA λ em *E. coli* e, portanto, pode ser cortada por enzimas de restrição e descartada. A parte central excluída é depois substituída pelo DNA inserido.

*Vetores para insertos maiores de DNA.* O plasmídeo padrão e os vetores de fago λ que acabamos de descrever conseguem aceitar insertos de até 15 kb. No entanto, muitos experimentos exigem insertos bem acima desse tamanho. Para atender a essas necessidades, vetores especiais que exigem métodos mais sofisticados para a transferência de DNA para a célula hospedeira foram projetados. Em cada caso, os DNAs recombinantes replicam-se como grandes plasmídeos após terem sido introduzidos na bactéria.

Os **fosmídeos** são vetores que podem carregar insertos de 35 a 45 kb (Figura 10.12). Eles são híbridos projetados de DNA de fago λ e DNA de plasmídeo F bacteriano (Capítulo 6). Em razão de seus sítios cos do fago λ, os fosmídeos são empacotados em partículas de fago λ que introduzem esses grandes pedaços de DNA em células receptoras de *E. coli*. Os sítios cos (uma abreviatura para coesivo) são 12 pares de bases com extremidades adesivas sobrepostas que circularizam o DNA do fago linear por meio de pareamento de bases. Uma vez inseridos na bactéria, os fosmídeos formam moléculas circulares que se replicam extracromossomicamente de uma maneira semelhante aos plasmídeos. No entanto, por causa da presença de uma origem de replicação do plasmídeo F que acopla a replicação de plasmídeo à duplicação de cromossomo da célula hospedeira, poucas cópias se acumulam em uma célula.

Os **cromossomos bacterianos artificiais (BACs)** são outro tipo de vetor para transportar grandes insertos. Derivado do Plasmídeo F, os BACs são capazes de transportar insertos que variam de 100 a 200 kb, embora o próprio vetor tenha apenas cerca de 7 kb (ver Figura 10.12). O DNA a ser clonado é inserido no plasmídeo, e esse grande DNA circular recombinante é introduzido na bactéria. Os BACs eram os vetores que faziam o trabalho pesado na clonagem extensiva exigida por projetos de sequenciamento de genoma em larga escala, incluindo o projeto público para sequenciar o genoma humano (Capítulo 14).

> **CONCEITO-CHAVE** Os vetores de clonagem aceitam insertos de tamanhos pequenos para plasmídeos a tamanhos médios para bacteriófagos e tamanhos grandes para fosmídeos e BACs.

**Entrada de moléculas de DNA recombinante em células bacterianas.** Três métodos são usados para introduzir moléculas de DNA recombinante nas células bacterianas: transformação, transdução e infecção (Figura 10.13; ver também Seções 6.3, 6.4 e 6.5). Na **transformação**, as bactérias são incubadas em uma solução contendo a molécula de DNA recombinante. Como as células bacterianas usadas na pesquisa não absorvem naturalmente os plasmídeos, elas devem se tornar *competentes* (*i. e.*, capazes de absorver o DNA do meio circundante) por incubação em uma solução de cálcio (*transformação com cloreto de cálcio*) ou exposição a um pulso elétrico de alta tensão (*eletroporação*). Depois de entrar em uma célula competente através dos poros da membrana, a

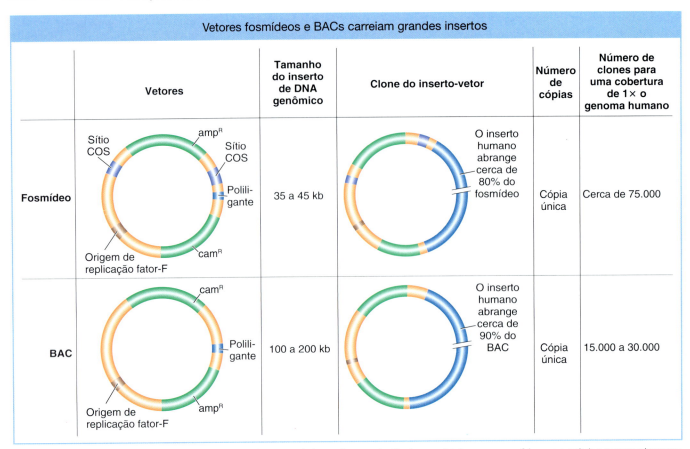

**Figura 10.12** Características de alguns vetores de clonagem de inserção grande. O número de clones necessários para cobrir o genoma humano uma vez (1×) é baseado em um tamanho de genoma de 3.000 Mb (3 bilhões de pares de bases).

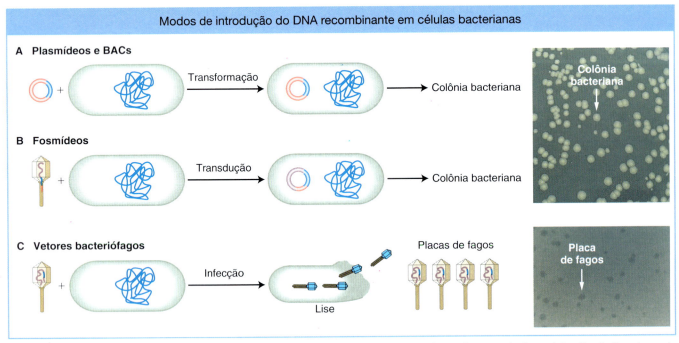

**Figura 10.13** O DNA recombinante pode ser introduzido em células bacterianas por transformação, transdução ou infecção. **A.** Os vetores de plasmídeo e BAC são introduzidos por transformação de DNA purificado. **B.** Determinados vetores, como os fosmídeos, são introduzidos em cabeças dos bacteriófagos (transdução); no entanto, após terem sido injetados na bactéria, eles formam círculos e replicam-se como grandes plasmídeos. **C.** Vetores bacteriófagos, como o fago λ, infectam e lisam as bactérias, formando uma placa que contém fagos descendentes, todos carregando a molécula de DNA recombinante idêntica dentro do genoma do fago. Exemplos de colônias bacterianas e placas de fago são mostrados à direita. Na imagem inferior, bactérias não infectadas são encontradas em regiões ao redor das placas. [A. JelenaMV/Medical Images; B. Branko Velebit/Medical Images.]

molécula recombinante se torna um cromossomo plasmídeo (Figura 10.13A). A eletroporação é o método de escolha para a introdução de DNAs especialmente grandes, como BACs, em células bacterianas. Na **transdução**, o DNA recombinante é combinado com proteínas de fago para produzir um vírus que contém, em grande parte, DNA não viral. Esses fagos modificados injetam seu DNA nas células bacterianas, mas novos fagos não se formam porque não carregam os genes virais necessários para a replicação fágica. Os fosmídeos são introduzidos nas células por transdução (Figura 10.13B). Em contraste com a transdução, que produz plasmídeos e colônias bacterianas, mas não novos vírus, a infecção de bactérias produz partículas de fago recombinantes (Figura 10.13C). Por meio de rodadas repetidas de infecção, uma placa cheia de partículas de fago λ se forma a partir de cada bactéria inicial que foi infectada. Cada partícula fágica em uma placa contém não apenas o DNA recombinante, mas também genes virais necessários para criar novas partículas de fagos infectantes.

## Bibliotecas de DNA

Para clonar genes e mRNAs específicos, como os da insulina, os pesquisadores colocaram em prática as informações apresentadas até agora neste capítulo. Uma abordagem comum de clonagem é gerar uma coleção de moléculas de DNA recombinante chamada biblioteca e pescar a molécula de interesse. Por exemplo, em 1982, o gene da insulina humana foi identificado a partir de uma biblioteca de fragmentos do genoma humano. Para criar uma **biblioteca genômica**, enzimas de restrição ou métodos físicos são usados para quebrar o DNA genômico humano em fragmentos de tamanho apropriado para um vetor de clonagem, e cada fragmento é inserido em uma cópia diferente do vetor. Se os fosmídeos que aceitam insertos de ~40 kb forem usados como o vetor de clonagem, ~75.000 clones independentes seriam necessários para representar o valor de um genoma humano de DNA ($3 \times 10^9$ pb no genoma humano/$4 \times 10^4$ pb por fosmídeo). Para garantir que todas as regiões do genoma sejam incluídas, as bibliotecas genômicas objetivam ter cada fragmento de DNA representado em média cinco vezes. Portanto, neste exemplo, seria necessário haver 375.000 clones independentes na biblioteca genômica ($5 \times 75.000$).

Para criar uma **biblioteca de cDNA**, o mRNA é purificado a partir de uma fonte celular, convertido em cDNA e inserido em um vetor. Um método para preparar cDNAs para inserção em um vetor de clonagem é adicionar sítios de restrição a ambas as extremidades de cada cDNA (**Figura 10.14**). Para isso, a DNA ligase é usada para ligar oligonucleotídios curtos de fita dupla, chamados **ligantes de DNA** ou **adaptadores de DNA**, que contêm um sítio de restrição, os cDNAs. Após a ligação, os cDNAs são digeridos com a enzima de restrição selecionada para gerar extremidades escalonadas para clonagem em um vetor que é digerido com a mesma enzima de restrição. As bibliotecas de cDNA necessitam de dezenas ou centenas de milhares de clones de cDNA independentes para representar por completo o conjunto de genes expressos em uma fonte celular particular. Suponha que queremos identificar cDNAs correspondentes a mRNAs de insulina. Uma vez que as células β do pâncreas são a fonte mais abundante de insulina, os mRNAs do pâncreas são a fonte apropriada para uma biblioteca de cDNA. Para representar integralmente todos os mRNAs expressos por um organismo, são necessárias muitas bibliotecas de cDNA de fontes como diferentes tecidos, estágios de desenvolvimento e condições ambientais.

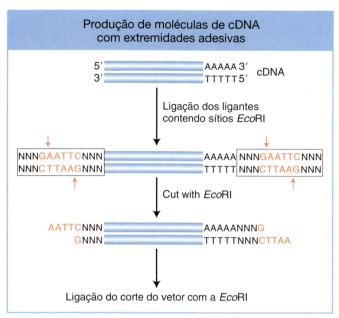

**Figura 10.14** Adição de sítios *Eco*RI às extremidades das moléculas de cDNA. As moléculas de cDNA vêm da última etapa da Figura 10.9. Adaptadores (regiões em caixas) são adicionados em ambas as extremidades das moléculas de cDNA. Esses adaptadores são oligonucleotídios de fita dupla que contêm um sítio de restrição (*Eco*RI é mostrado em vermelho) e sequência de DNA aleatória em ambas as extremidades (representada por N). Observe que, no exemplo mostrado, quaisquer cDNAs que contenham um sítio *Eco*RI interno serão cortados em pedaços, de modo que alguns clones não conterão cDNAs completos.

**CONCEITO-CHAVE** A tarefa de isolar um clone de um gene específico pode começar com a criação de uma biblioteca de DNA genômico ou cDNA.

**CONCEITO-CHAVE** As bibliotecas genômicas representam todos os genes em um organismo, enquanto as bibliotecas de cDNA representam apenas os genes que foram expressos nas células que foram a fonte do mRNA.

## Identificação de um clone de interesse a partir de uma biblioteca genômica ou de cDNA

Depois de gerar uma biblioteca genômica ou de cDNA, a próxima tarefa para encontrar um clone específico é a triagem da biblioteca. Essa triagem é realizada por um procedimento denominado hibridização de colônia ou placa, que é semelhante ao *Southern blotting*; mas, neste caso, o DNA sendo analisado vem de colônias bacterianas ou placas de fago. O procedimento mostrado na **Figura 10.15** é para uma biblioteca clonada em um vetor fosmídeo, mas as etapas são semelhantes para bibliotecas de plasmídeos, BACs ou fagos. Primeiro, as colônias da biblioteca em uma placa de Petri são transferidas para uma membrana, ao colocar a membrana nas colônias. Ela é então removida, as colônias aderidas à sua superfície são lisadas no lugar e o DNA é simultaneamente desnaturado de modo que se transforme em fita única. Em segundo lugar, a membrana é incubada em uma solução de uma sonda de fita simples que é específica para a sequência de DNA que está sendo buscada. Em geral, a própria

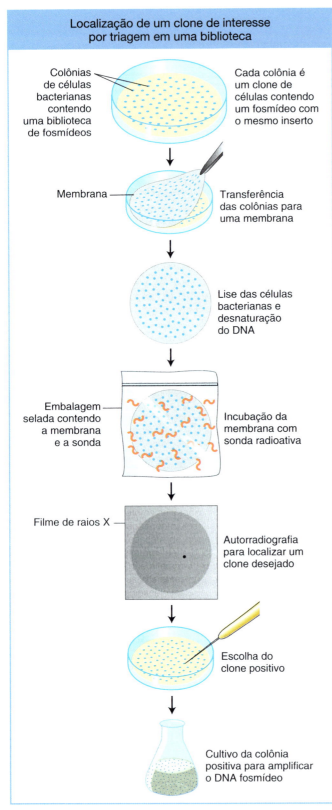

**Figura 10.15** O clone portador de um gene de interesse é identificado por sondagem de uma biblioteca genômica, nesse caso feita por clonagem de genes em um vetor fosmídeo, com DNA ou RNA que apresenta sequência complementar ao gene desejado. Uma sonda radioativa hibridiza com qualquer molécula de DNA recombinante que contenha uma sequência de DNA correspondente, e a posição do clone que possui o DNA é revelada por autorradiografia. Agora, o clone desejado pode ser selecionado a partir do local correspondente na placa de Petri e cultivado em níveis elevados em uma cultura bacteriana líquida.

sonda é um pedaço de DNA clonado cuja sequência é complementar à do gene desejado. Uma vez que a sonda é marcada com um isótopo radioativo ou um corante fluorescente, a posição do marcador radioativo ou fluorescente indicará a posição dos clones positivos. As sondas radioativas são detectadas por autorradiografia usando filme de raios X, e as sondas fluorescentes são detectadas fotografando-se a membrana após a exposição a um comprimento de onda de luz que ativa a fluorescência do corante.

## Clones genômicos e de cDNA são usados de maneiras diferentes

Os clones genômicos e de cDNA de um determinado gene eucariótico contêm sequências diferentes, o que determina como podem ser usados para a expressão do gene. Para fins ilustrativos, usaremos clones genômicos e de cDNA do gene da insulina *Ins1* de camundongo como exemplo (ver Figura 10.3A). Um clone genômico de *Ins1* pode conter todas as sequências regulatórias que são necessárias para direcionar o padrão de expressão normal de *Ins1* em camundongos. Isso inclui sequências regulatórias de transcrição e também sequências de processamento de RNA para *splicing* de íntrons de mRNA e poliadenilação de extremidades 3′ de mRNA. No entanto, o clone genômico de *Ins1* não pode ser expresso em bactérias porque as proteínas bacterianas não reconhecem as sequências regulatórias transcricionais eucarióticas e as bactérias não realizam *splicing*. Em contraste, um clone de cDNA de *Ins1* não pode ser expresso em camundongos porque não apresenta sequências regulatórias para transcrição e poliadenilação, uma vez que não são transcritas em mRNA. No entanto, é possível expressar o cDNA *Ins1* em camundongos usando vetores que contêm essas sequências regulatórias do gene *Ins1* ou de outro gene de camundongo. Da mesma forma, o cDNA *Ins1* não pode ser expresso em bactérias porque não apresenta sequências reguladoras da transcrição bacteriana; mas essas sequências podem ser fornecidas pelo vetor, conforme descrito na Figura 10.11B. Além disso, a falta de *splicing* em bactérias não é um problema, pois o *splicing* já ocorreu. As mesmas considerações se aplicam aos clones genômicos e de cDNA do gene da insulina humana, razão pela qual um clone de cDNA é usado para produzir insulina humana recombinante em bactérias (ver Figura 10.1).

**CONCEITO-CHAVE** Os clones genômicos e de cDNA de um gene não são funcionalmente intercambiáveis. Ambos podem ser usados para a expressão gênica, mas sob condições diferentes.

## Clonagem por PCR

Desde seu uso generalizado na década de 1990, o PCR, em vez de rastrear uma biblioteca, é rotineiramente usado para construir um clone genômico ou de cDNA específico. Por exemplo, para clonar o cDNA da insulina humana, são projetados *primers* oligonucleotídicos que são complementares às extremidades 5′ e 3′ do cDNA da insulina, e o PCR é realizado usando o cDNA gerado a partir do mRNA do pâncreas como molde. Para permitir a clonagem de um produto de PCR, uma abordagem comum é usar *primers* de PCR que apresentem sítios de restrição em sua extremidade 5′ (**Figura 10.16**). Assim, após digestão com uma enzima de restrição, o produto de PCR pode ser ligado a

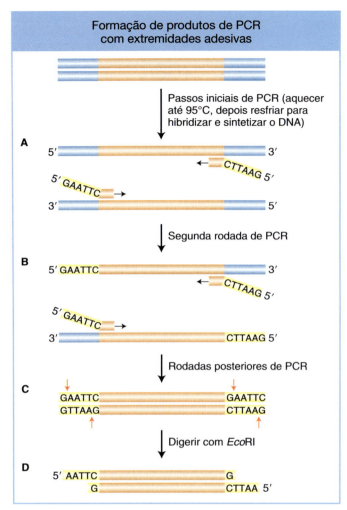

**Figura 10.16** Adição de sítios *Eco*RI às extremidades dos produtos de PCR. **A.** Um par de *primers* PCR é criado de modo que suas extremidades 3' se hibridizem com a sequência alvo, enquanto suas extremidades 5' contêm sequências que codificam um sítio de restrição (*Eco*RI neste caso). O DNA alvo é desnaturado e as extremidades 5' com os sítios de restrição permanecem em fita simples enquanto o restante de cada *primer* é hibridizado e estendido pela *Taq* DNA polimerase. **B.** Na segunda rodada de PCR – apenas as fitas recém-sintetizadas são mostradas – os *primers* de DNA hibridizam-se novamente, e dessa vez a síntese de DNA produz moléculas de DNA de fita dupla com sítios de restrição em uma extremidade. **C.** Os produtos de todas as rodadas subsequentes apresentam sítios *Eco*RI em ambas as extremidades. **D.** As extremidades adesivas são produzidas quando esses produtos de PCR são cortados com *Eco*RI.

um vetor que é linearizado com a mesma enzima de restrição. Um problema com essa abordagem é que o comprimento dos produtos de PCR é limitado a cerca de 2 kb. Para contornar essa questão, cDNAs e genes maiores que 2 kb podem ser clonados ao juntar vários produtos de PCR com sítios de restrição em suas extremidades que direcionam a ordem em que são montados (**Figura 10.17A**).

Como alternativa à clonagem com enzimas de restrição, os pesquisadores desenvolveram outros métodos de **montagem de DNA** que podem ser usados para construir grandes regiões genômicas e cDNAs e até mesmo cromossomos e genomas inteiros. Como exemplo, a *montagem de Gibson* pode juntar vários fragmentos lineares de DNA que apresentem regiões de similaridade de sequência de 15 a 40 pb, com frequência chamadas de regiões de homologia, em suas extremidades (Figura 10.17B). Os fragmentos podem ser produzidos por PCR ou por síntese química, o que pode gerar oligonucleotídios de até 200 nucleotídios de comprimento. A montagem é obtida incubando os fragmentos com três enzimas: (1) uma exonuclease que remove as extremidades 5' de cada fragmento, produzindo regiões de fita simples longas com complementaridade de sequência entre os fragmentos, (2) uma DNA polimerase para preencher as lacunas entre os fragmentos pareados e (3) uma ligase de DNA para formar as ligações fosfodiéster finais entre os fragmentos. A principal vantagem da montagem sobre a clonagem baseada em enzimas de restrição padrão é que a montagem permite a união de quaisquer dois fragmentos de DNA em qualquer posição, enquanto a clonagem baseada em enzimas de restrição é limitada a posições de sítios de restrição naturais ou modificados. Além disso, a montagem é mais rápida do que a clonagem baseada em enzimas de restrição padrão porque um número maior de fragmentos de DNA pode ser unido de forma eficiente em uma única reação.

Os métodos de montagem também podem ser usados para juntar partes de genes diferentes. Por exemplo, é comum que os pesquisadores combinem a região reguladora da transcrição de um gene com o cDNA de outro. Voltando ao gene da insulina, essa abordagem poderia ser usada para identificar as células β em um pâncreas de camundongo. Um pesquisador poderia juntar a região reguladora da transcrição de um gene de insulina de camundongo, que só é expresso em células β, e um cDNA de um gene repórter que codifica uma proteína fácil de detectar. O gene da proteína fluorescente verde (GFP) de uma água-viva é comumente usado como repórter, pois codifica uma pequena proteína (238 aminoácidos) que exibe fluorescência verde brilhante quando exposta à luz ultravioleta de um comprimento de onda específico. Em camundongos que têm esse gene modificado inserido em seu genoma (usando técnicas descritas posteriormente neste capítulo), é possível identificar as células β no pâncreas porque elas serão as únicas a expressar GFP e brilhar em verde. Alternativamente, um pesquisador poderia construir um gene que expressa uma única proteína, chamada de *proteína de fusão*, que é composta por sequências de aminoácidos de insulina e GFP. Isso poderia ser feito pela montagem de um gene de insulina junto com o cDNA de GFP, de modo que a insulina e as regiões de codificação da proteína GFP estejam translacionalmente no quadro. Nesse cenário, a proteína de insulina é considerada "marcada" com GFP. Outra forma de marcar uma proteína é anexar a ela alguns aminoácidos que podem ser reconhecidos por um anticorpo *in vitro* por *Western blotting* e *in vivo* por microscopia de imunofluorescência. Como os His-tags que são usados para purificação de proteínas, estes são chamados de **marcadores de epítopos**. Os marcadores de epítopos comumente usados para essa finalidade incluem o marcador FLAG de 7 aminoácidos (DYKDDDK), o marcador HA de 9 aminoácidos (YPYDVPDYA) e o marcador Myc de 10 aminoácidos (NNKLISEEDL). A vantagem dos marcadores de epítopos sobre a GFP é que, devido ao seu tamanho pequeno, eles são menos propensos a alterar a estrutura e a função da proteína à qual estão fundidos.

**CONCEITO-CHAVE** Os métodos de montagem tornam relativamente fácil modificar a sequência de genes para criar ferramentas úteis para a pesquisa, incluindo genes repórteres que revelam o padrão de expressão de elementos reguladores da transcrição e genes marcados com epítopo que permitem a detecção e a purificação de proteínas de fusão recombinantes.

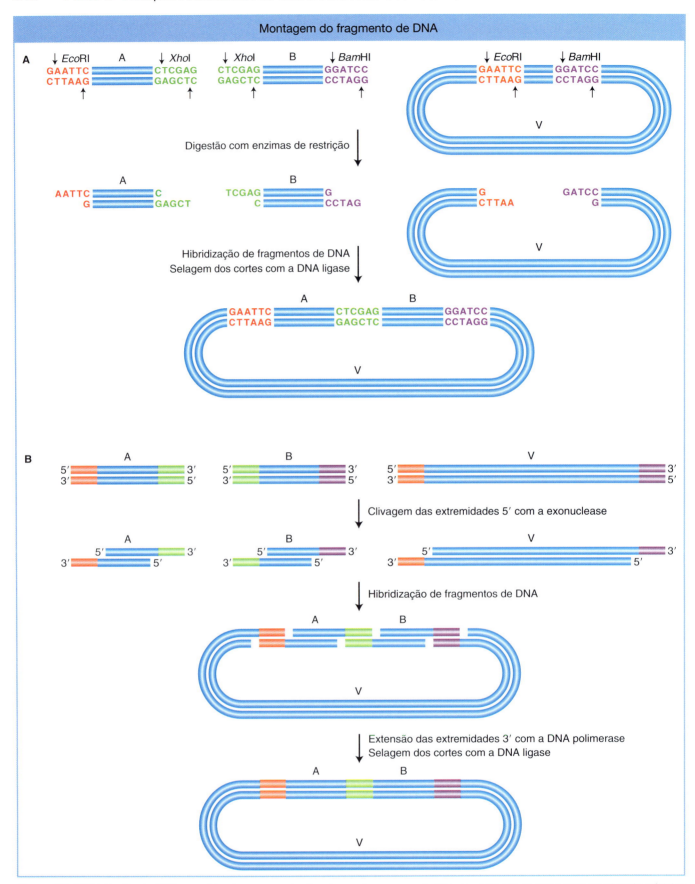

**Figura 10.17** Moléculas de DNA recombinante com grandes insertos podem ser construídas por métodos de montagem envolvendo múltiplos fragmentos de DNA (A e B) e um vetor (V) com sítios de restrição compatíveis em suas extremidades (**A**) ou, como na montagem de Gibson, regiões de similaridade de sequência (regiões de homologia) em suas extremidades (**B**). Ambos os sítios de restrição e regiões de similaridade de sequência podem ser construídos nos fragmentos de DNA pela criação adequada de *primers* de PCR.

## 10.3 Sequenciamento de DNA

**OA 10.4** Criar um diagrama das etapas do sequenciamento de didesóxi DNA.

Conforme descrito em muitos capítulos neste livro, as informações regulatórias e de codificação no DNA são determinadas por sua sequência de nucleotídeos. Para revelar essas informações, instituições públicas e privadas fizeram grandes investimentos no sequenciamento de genomas de DNA, incluindo o genoma humano, que foi concluído em 2001. Além disso, uma vez que o mRNA pode ser convertido em cDNA (ver Figura 10.9), as mesmas tecnologias usadas para sequenciar genomas foram amplamente aplicadas para sequenciar cDNAs e para desvendar as informações que fluem do DNA para o RNA por transcrição em células, tecidos e organismos. Por fim, o sequenciamento de DNA é uma atividade comum em laboratórios individuais para fins como a identificação de lesões de DNA específicas em alelos mutantes e a confirmação da sequência de moléculas de DNA recombinante e de produtos de PCR.

Desde o final da década de 1970, os pesquisadores têm feito um esforço considerável para desenvolver técnicas de sequenciamento do DNA. Hoje, a técnica mais comumente usada para o sequenciamento em pequena escala é chamada **sequenciamento didesóxi** ou **sequenciamento de Sanger**, em homenagem ao seu inventor, Fred Sanger. No entanto, como veremos no Capítulo 14, outras tecnologias de sequenciamento superaram amplamente essa técnica quando o objetivo é determinar a sequência de um genoma inteiro. O termo *didesóxi* vem de um nucleotídeo modificado, denominado didesoxinucleosídeo trifosfato (ddNTP). Esse nucleotídeo modificado é a chave para a técnica de Sanger em razão de sua capacidade de ser adicionado a uma cadeia de DNA em crescimento, mas para bloquear a síntese contínua de DNA. Um didesoxinucleotídeo não apresenta o grupo 3′-hidroxila do açúcar ribose, e nem o grupo 2′-hidroxila, que está ausente em um desoxinucleotídeo regular (**Figura 10.18A**). Para que a síntese de DNA ocorra, a DNA polimerase deve catalisar a formação da ligação fosfodiéster entre o grupo 3′-hidroxila do último nucleotídeo na cadeia em crescimento e o α-fosfato do nucleotídeo a ser adicionado. Como um didesoxinucleotídeo não tem o grupo 3′-hidroxila, essa reação não pode ocorrer e a síntese de DNA é encerrada.

> **CONCEITO-CHAVE** Os didesoxinucleotídeos (ddNTPs) causam a terminação da cadeia porque não apresentam o grupo 3′-hidroxila no açúcar ribose, que é essencial para a formação da ligação fosfodiéster.

O sequenciamento de DNA exige quatro reações separadas, cada uma contendo o segmento de DNA (p. ex., uma inserto de plasmídeo clonado ou um produto de PCR), um *primer* de DNA radioativo que hibridizará em um local exato no segmento de DNA, DNA polimerase e os quatro desoxinucleosídeos trifosfatos (dNTPs: dATP, dCTP, dGTP e dTTP). Além disso, cada reação recebe uma pequena quantidade de um trifosfato de didesoxinucleosídeo diferente (ddNTP: ddATP, ddCTP, ddGTP ou ddTTP). Como na replicação do DNA, a DNA polimerase adicionará desoxinucleotídeos à extremidade 3′ do *primer*, com a identidade do desoxinucleotídeo adicionado sendo determinada pela complementaridade do par de bases com a fita molde (Figura 10.18B). Como os dNTPs e cada ddNTP estão presentes em uma proporção de cerca de 300:1, na maioria das vezes, a DNA polimerase adicionará um dNTP e continuará a síntese. No entanto, de vez em quando, a DNA polimerase incorpora um ddNTP na nova fita, o que termina a síntese dessa fita de DNA. Portanto, no tubo que contém ddATP, o novo DNA que está sendo sintetizado terminará quando um ddATP for adicionado à fita, marcando, assim, as localizações dos nucleotídeos T no segmento de DNA que está sendo sequenciado. Quando completa, a reação no tubo ddATP resulta em uma coleção de fragmentos de DNA de fita simples radiomarcados de diferentes comprimentos, cada um terminando com um resíduo A. Esse processo é repetido para as reações com ddCTP, ddGTP e ddTTP. Os fragmentos de DNA nas quatro reações são separados por eletroforese em gel de poliacrilamida e visualizados por autorradiografia (Figura 10.18C). Já que os géis de poliacrilamida são capazes de separar os fragmentos de DNA que variam em apenas um nucleotídeo de comprimento, os fragmentos no gel são separados e ordenados por tamanho, com os comprimentos aumentando em uma base de cada vez. Fragmentos de DNA mais curtos migram mais rápido no gel, então as faixas na parte inferior do gel representam a sequência mais próxima do *primer*. Por esse motivo, a sequência é lida na direção 5′-para-3′ a partir de baixo até o topo do gel e é complementar à cadeia de DNA a ser sequenciada.

> **CONCEITO-CHAVE** O sequenciamento de DNA pelo método didesóxi (Sanger) usa didesoxinucleotídeos para terminar a síntese por DNA polimerase a partir de um molde de DNA, produzindo fragmentos de DNA de diferentes comprimentos que terminam em cada posição de nucleotídeo no molde.

Em 1986, foi desenvolvido um método de sequenciação didesóxi modificado que usa um sistema de eletroforese automatizado e marca fitas de DNA sintetizadas com didesoxinucleotídeos fluorescentes em vez de um *primer* radioativo. O método automatizado é superior ao método anterior porque mais amostras podem ser sequenciadas ao mesmo tempo e o comprimento das leituras de sequência é aumentado de cerca de 200 para 1.000 pares de bases. O sequenciamento automatizado é realizado em uma única reação contendo um *primer* não marcado e todos os quatro didesoxinucleotídeos, cada um marcado com um corante fluorescente de cor diferente. Assim, os fragmentos sintetizados não são marcados com fluorescência até que terminem, mas, uma vez marcados, a cor da fluorescência indica o nucleotídeo na extremidade 3′ do fragmento. Os fragmentos sintetizados são separados por tamanho por eletroforese em gel capilar, em que a matriz de gel está contida dentro de um tubo fino, em vez de entre placas de vidro. Como na eletroforese em gel de poliacrilamida, todos os fragmentos do mesmo tamanho migram como uma única faixa. Conforme as faixas atingem o fundo do tubo capilar, a fluorescência é detectada com um feixe de *laser*. A intensidade da luz em cada faixa é representada como um pico na saída do computador, conforme mostrado na **Figura 10.19**. Essa figura mostra a sequência de um fragmento de DNA que foi amplificado por PCR a partir do DNA genômico de um indivíduo. Na maioria das posições, há um único pico com verde = A, azul = C, preto = G e vermelho = T. A sequência também contém um único polimorfismo de nucleotídeo (SNP) na posição 144. Esse nucleotídeo é lido tanto como um T quanto um C, o que significa que o indivíduo diploide tem um alelo com um par de bases T-A e o outro com um par de base C-G. Essa tecnologia automatizada

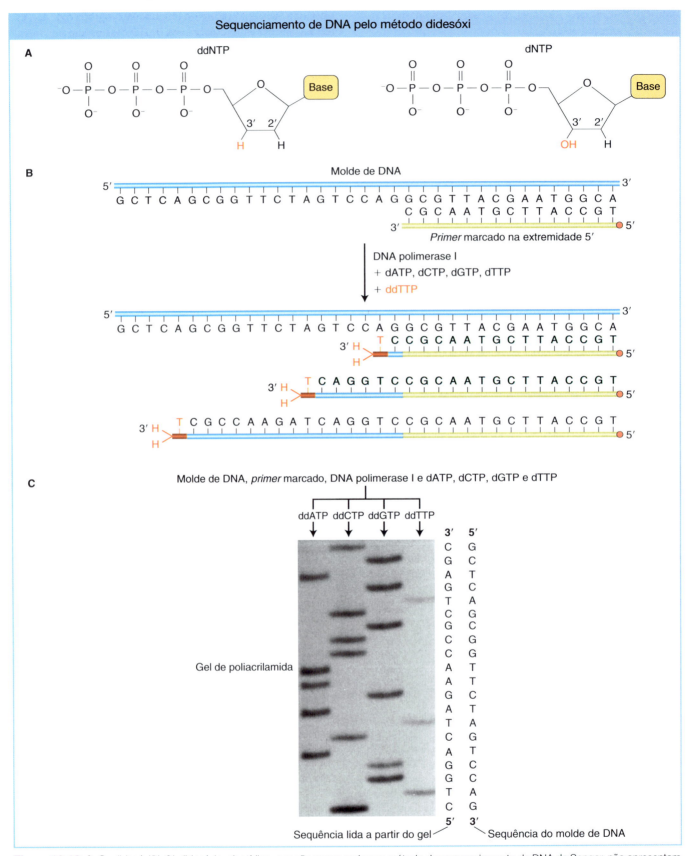

**Figura 10.18 A.** Os didesóxi2′, 3′-didesóxinucleotídios, que são empregados no método de sequenciamento de DNA de Sanger, não apresentam o grupo 3′-hidroxila da ribose, normalmente presente no DNA. O DNA é sequenciado de forma eficiente, incluindo didesoxinucleotídios entre os nucleotídios usados para copiar um segmento de DNA. **B.** Um *primer* marcado (criado a partir da sequência próxima à região a ser sequenciada) é usado para iniciar a síntese de DNA. A adição de quatro didesoxinucleotídios diferentes (o ddTTP é mostrado aqui) interrompe a síntese de forma aleatória. **C.** Os produtos das quatro reações de sequenciamento são separados por eletroforese em gel de poliacrilamida e submetidos a autorradiografia. [*C. Loida Escote-Carlson, Ph.D.*]

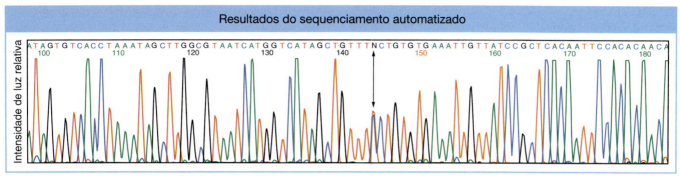

**Figura 10.19** Impressão de um sequenciador automático que usa corantes fluorescentes. Cada uma das quatro cores representa uma base diferente (A-verde, C-azul, G-preto e T-vermelho). A letra N representa uma base que não pode ser atribuída porque há picos sobrepostos para duas bases. Esse é o diagnóstico de um polimorfismo de nucleotídio único (SNP). Observe que, se esse fosse um gel de sequenciamento, como na Figura 10.18C, cada um dos picos corresponderia a uma das faixas escuras no gel; em outras palavras, os picos coloridos representam uma leitura diferente dos mesmos dados produzidos em um gel de sequenciamento.

foi usada para sequenciar o genoma humano, bem como os genomas de muitos outros organismos, mas tecnologias mais econômicas e rápidas estão sendo usadas atualmente em grandes projetos de sequenciamento (discutidos no Capítulo 14).

**CONCEITO-CHAVE** O sequenciamento automatizado é superior ao método de sequenciamento original que usa um *primer* radioativo porque envolve apenas uma reação, não quatro, e produz leituras de sequenciamento mais longas.

## 10.4 Engenharia de genomas

**OA 10.5** Explicar os métodos para gerar organismos transgênicos.

**OA 10.6** Descrever a técnica CRISPR-Cas9 para engenharia precisa de genomas.

Graças às tecnologias de DNA recombinante, os genes podem ser isolados e caracterizados como sequências específicas de nucleotídios. Mas mesmo essa conquista não é o fim da história. Veremos a seguir que o conhecimento de uma sequência costuma ser o início de uma nova rodada de manipulação genética. Quando caracterizada, uma sequência pode ser manipulada para alterar o genótipo de um organismo. A introdução de um gene alterado em um organismo tornou-se central para a pesquisa genética básica, mas também encontra ampla aplicação comercial. Três exemplos do último são (1) cabras que são modificadas para secretar em seu leite a proteína antitrombina humana, que é usada para tratar um distúrbio raro de coagulação do sangue humano, (2) arroz que é modificado para produzir betacaroteno, o precursor do vitamina A, cuja deficiência causa problemas de saúde a milhões de pessoas em todo o mundo, e (3) plantas que são modificadas para evitar o congelamento pela incorporação de genes "anticongelantes" de peixes árticos em seus genomas. O uso de técnicas de DNA recombinante para alterar o genótipo e o fenótipo de um organismo é denominado *engenharia genética*, e sua aplicação para fins práticos é chamada de *biotecnologia*.

As técnicas de engenharia genética descritas na primeira parte deste capítulo foram originalmente desenvolvidas em bactérias. Elas foram estendidas para modelos de eucariotos, que constituem uma grande proporção de organismos usados para pesquisa. Ainda é comum que os genes eucarióticos sejam clonados em vetores bacterianos, mas no fim eles são introduzidos em um eucarioto, seja a espécie doadora original ou uma espécie completamente diferente. O gene transferido é chamado de **transgene** e o produto criado é chamado de **organismo transgênico**.

Os transgenes são introduzidos em células eucarióticas por métodos químicos, físicos e biológicos (**Figura 10.20**). Os métodos químicos baseiam-se no princípio de que o DNA coprecipitado com minerais, como o fosfato de cálcio, ou empacotado dentro de minúsculas vesículas de fosfolipídios pode ser absorvido pelas células por endocitose, um processo natural pelo qual as células absorvem moléculas do ambiente engolfando-as. Os métodos físicos incluem eletroporação, distribuição de partículas biobalísticas e microinjeção. A eletroporação envolve a aplicação de um campo elétrico nas células por um curto período de tempo para criar buracos microscópicos na membrana plasmática, através dos quais o DNA consegue entrar. Os sistemas de entrega de partículas biobalísticas, também conhecidos como armas gênicas, bombardeiam as células com partículas de metal revestidas de DNA que são pequenas o suficiente para entrar nas células, mas sem destruí-las. O último método físico, a microinjeção, introduz o DNA diretamente nas células por meio de uma agulha de ponta fina. Os métodos biológicos usam bactérias ou vírus para transferir DNA para as células. Por exemplo, conforme descrito brevemente, a bactéria *Agrobacterium tumefaciens* pode transferir para um genoma de planta parte de seu próprio genoma que carrega um gene de interesse e os vírus podem transferir para células animais seu genoma, que é projetado para incluir um gene de interesse.

Quando um transgene entra em uma célula, ele viaja para o núcleo, onde se torna uma parte estável do genoma ao se inserir em um cromossomo ou (em algumas espécies) se replicar como parte de um plasmídeo. Se a inserção ocorrer, o transgene pode substituir o gene residente por recombinação homóloga ou se inserir **ectopicamente** – isto é, em outros locais do genoma. Os transgenes de outras espécies normalmente inserem-se ectopicamente. Agora vamos nos concentrar em alguns exemplos em fungos, plantas e animais.

**CONCEITO-CHAVE** A transgênese introduz material genético novo ou modificado em células eucarióticas.

## Métodos de introdução de um transgene

**A** Vesícula lipídica

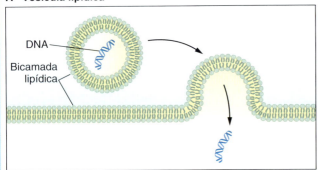

**B** Eletroporação

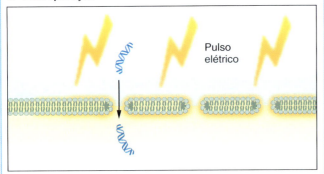

**C** Distribuição biobalística

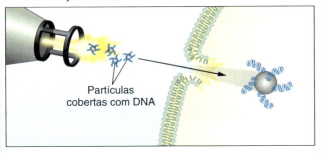

**D** Microinjeção  **E** Infecção por vírus

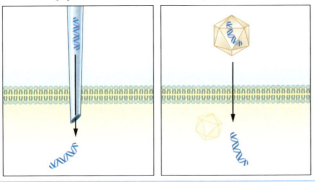

**Figura 10.20** Métodos químicos, físicos e biológicos são usados para inserir transgenes (i. e., moléculas de DNA recombinante) em células eucarióticas. Exemplos de métodos químicos incluem vesículas lipídicas (**A**); os métodos físicos incluem eletroporação (**B**), distribuição biobalística (**C**) e microinjeção (**D**); e os métodos biológicos incluem a infecção por vírus (**E**).

## Engenharia genética em *Saccharomyces cerevisiae*

É justo dizer que o *S. cerevisiae* é o modelo genético eucariótico mais facilmente manipulado. A maioria das técnicas normalmente usadas para engenharia genética de eucariotos foi desenvolvida em leveduras; então, vamos considerar os caminhos gerais de transgênese em leveduras.

Os vetores de levedura mais simples são plasmídeos integrativos de levedura (YIps), derivados de plasmídeos bacterianos nos quais o DNA de levedura de interesse foi inserido. Quando transformados em células de levedura, esses plasmídeos se inserem em cromossomos de levedura, geralmente por recombinação homóloga com o gene residente, por um cruzamento único ou duplo (**Figura 10.21**). Como resultado, o plasmídeo inteiro é inserido ou o alelo-alvo é substituído pelo alelo no plasmídeo. O último é um exemplo de *substituição de genes* – nesse caso, a substituição de um gene modificado pelo gene originalmente na célula de levedura. A substituição do gene pode ser usada para eliminar um gene ou substituir um alelo mutante por sua contraparte de tipo selvagem ou, inversamente, para substituir um alelo de tipo selvagem por um mutante.

**CONCEITO-CHAVE** As células transgênicas de levedura são geradas por recombinação homóloga entre um cromossomo de levedura e um plasmídeo que é transformado em levedura e carrega um gene de interesse.

## Engenharia genética em plantas

As tecnologias de DNA recombinante introduziram uma nova dimensão no esforço para desenvolver variedades de cultivo melhoradas. A diversidade genética não é mais alcançada apenas pela seleção de variantes dentro de uma determinada espécie. O DNA agora pode ser introduzido a partir de outras espécies de plantas, animais ou mesmo bactérias, produzindo **organismos geneticamente modificados** (**OGMs**). As modificações do genoma possibilitadas por essa tecnologia são quase ilimitadas. Em resposta às novas possibilidades, um setor da sociedade expressou preocupação com o fato de que a introdução de OGMs no abastecimento alimentar poderia produzir problemas de saúde inesperados. A preocupação com os OGMs é uma faceta de um debate público em andamento sobre questões complexas de saúde pública, segurança, ética e educação levantadas por novas tecnologias genéticas.

Um vetor comumente usado para produzir plantas transgênicas é derivado do **plasmídeo Ti**, um plasmídeo natural de uma bactéria do solo chamada *Agrobacterium tumefaciens*. Essa bactéria causa o que é conhecido como *doença da galha da coroa*, na qual a planta infectada produz crescimentos descontrolados chamados tumores ou galhas. A chave para a produção do tumor é um grande plasmídeo de DNA circular (200 kb) – o plasmídeo *Ti* (*indutor de tumor*) (**Figura 10.22**). Quando a bactéria infecta uma célula vegetal, uma parte do plasmídeo Ti é transferida e inserida, aparentemente mais ou menos ao acaso, no genoma da planta hospedeira. A região do plasmídeo Ti que se insere na planta hospedeira é chamada *T-DNA*, a transferência de DNA. Os genes cujos produtos catalisam essa transferência de T-DNA residem em uma região do plasmídeo Ti separada da própria região de T-DNA.

## Capítulo 10 Isolamento e Manipulação de Genes

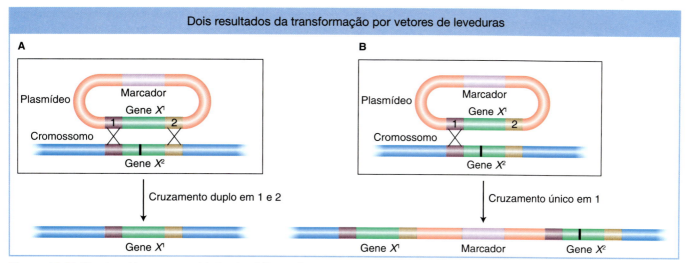

**Figura 10.21** Um plasmídeo com um alelo funcional (Gene $X^1$) insere-se em uma cepa de levedura receptora com um alelo defeituoso (Gene $X^2$) por recombinação homóloga. O resultado pode ser substituição de $X^2$ por $X^1$ (**A**) ou retenção de $X^2$ e adição simultânea de $X^1$ (**B**). O sítio mutante do Gene $X^2$ é representado como uma barra preta vertical. Cruzamentos simples na posição 2 também são possíveis, mas não são mostrados. A origem de replicação bacteriana é diferente das origens eucarióticas, logo, os plasmídeos bacterianos não se replicam na levedura. Portanto, a única maneira pela qual esses vetores podem gerar um genótipo modificado estável é se eles forem integrados ao cromossomo da levedura.

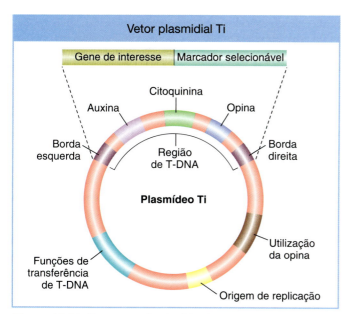

**Figura 10.22** Representação simplificada das principais regiões do plasmídeo Ti de *A. tumefaciens* contendo um T-DNA modificado.

O comportamento natural do plasmídeo Ti o torna bastante adequado para o papel de um vetor na engenharia genética de plantas. Em particular, qualquer DNA que é inserido entre as sequências de borda esquerda e direita do T-DNA (extremidades de 24 pares de bases) pode ser mobilizado por outras funções fornecidas pelo plasmídeo Ti e inserido em cromossomos de plantas. Desse modo, os cientistas são capazes de eliminar toda a sequência do T-DNA entre as fronteiras (incluindo os genes causadores do tumor) e substituí-la por um gene de interesse e um marcador selecionável (p. ex., resistência à canamicina). Um método de introdução do T-DNA no genoma da planta é mostrado na **Figura 10.23**. Bactérias contendo um plasmídeo Ti criado são usadas para infectar segmentos cortados de tecido vegetal, como discos de folhas recortados. Se os discos das folhas forem colocados em um meio contendo canamicina, apenas as células vegetais que adquiriram o gene $kan^R$ modificado no T-DNA passarão por divisão celular. As células transformadas crescem em um aglomerado, ou calo, que pode ser induzido a formar brotos e raízes. Esses calos são transferidos para o solo, onde se desenvolvem como plantas transgênicas. Normalmente, apenas uma única cópia da região do T-DNA insere-se em um determinado genoma de planta, onde se segrega na meiose como um alelo mendeliano regular. Portanto, um quarto da prole do cruzamento das plantas transgênicas originais obterá duas cópias do T-DNA. A presença do inserto pode ser verificada por análise *Southern blotting* de DNA purificado com uma sonda de T-DNA ou por PCR usando *primers* específicos para o T-DNA.

Plantas transgênicas dotadas de algum gene de uma variedade de genes estranhos estão sendo usadas atualmente, incluindo plantas de safra que carregam genes que conferem resistência a determinadas pragas bacterianas ou fúngicas, e muitas mais estão em desenvolvimento. Não apenas as qualidades das próprias plantas estão sendo manipuladas, mas, como os microrganismos, as plantas também estão sendo usadas como "fábricas" convenientes para produzir proteínas codificadas por genes estranhos.

**CONCEITO-CHAVE** As plantas transgênicas são geradas por inserção aleatória em um cromossomo de um plasmídeo Ti que carrega um gene de interesse e é introduzido por *Agrobacterium tumefaciens*.

### Engenharia genética em animais

As tecnologias transgênicas são empregadas hoje em muitos sistemas de modelos animais. Vamos nos concentrar em dois modelos animais largamente usados para pesquisas genéticas básicas: o nematoide *Caenorhabditis elegans* e o camundongo *Mus musculus*. Um método comumente usado para transformar um terceiro organismo modelo, a mosca-da-fruta *Drosophila melanogaster*, é descrito no Capítulo 16. Versões de muitas das técnicas consideradas até agora também podem ser aplicadas nesses sistemas animais.

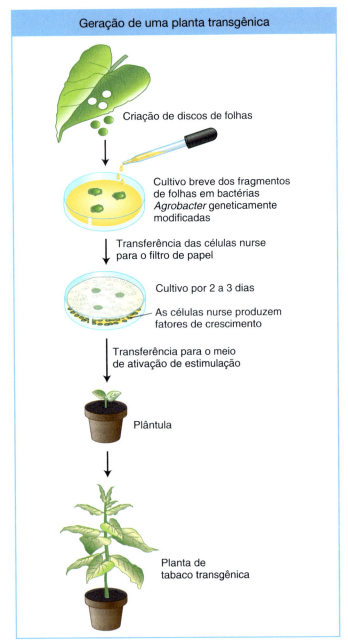

**Figura 10.23** Inserção de T-DNA nos cromossomos das plantas. A incubação de discos de folhas de tabaco com a bactéria *A. tumefaciens* contendo um T-DNA modificado leva a células de folhas com o T-DNA em seu genoma, que são capazes de crescer em placas com fatores de crescimento e podem ser induzidas a se diferenciar em plantas de tabaco transgênicas.

**Transgênese em *C. elegans*.** A microinjeção é usada para introduzir transgenes em *C. elegans*. Os DNAs transgênicos são injetados diretamente no organismo, em geral como plasmídeos, fosmídeos ou outros DNAs clonados em bactérias. A estratégia de injeção é determinada pela biologia reprodutiva da gônada hermafrodita do verme. As gônadas são sinciciais, o que significa que existem muitos núcleos dentro da mesma célula gonadal. Uma célula sincicial é uma grande proporção de um braço da gônada, e a outra célula sincicial é a maior parte do outro braço (**Figura 10.24A**). Esses núcleos não formam células individuais até a meiose, quando começam sua transformação em óvulos ou espermatozoides individuais. Uma solução de DNA é injetada na região sincicial de um dos braços, dessa maneira expondo mais de 100 núcleos ao DNA transgênico. Por acaso, alguns desses núcleos incorporarão o DNA (lembre-se de que a membrana nuclear se quebra no curso da divisão, e assim o citoplasma no qual o DNA é injetado torna-se contínuo com o nucleoplasma). Normalmente, o DNA transgênico forma *arranjos extracromossômicos multicópias* (Figura 10.24B) que existem como unidades independentes fora dos cromossomos. Os arranjos são herdados de forma estável, mas não com a mesma eficiência dos cromossomos. Mais raramente, os transgenes se integrarão em uma posição ectópica em um cromossomo, ainda como um arranjo multicópia.

**CONCEITO-CHAVE** Os vermes transgênicos são gerados pela injeção de um plasmídeo contendo um gene de interesse na gônada. O plasmídeo é normalmente herdado de forma estável como um arranjo extracromossômico multicópia.

## Transgênese em *M. musculus*

Os camundongos são um modelo muito importante para a genética de mamíferos porque são relativamente fáceis de reproduzir e manipular geneticamente. Além disso, muitas das tecnologias desenvolvidas em camundongos e das percepções biológicas obtidas em estudos com camundongos são potencialmente aplicáveis a humanos. Existem duas estratégias para a transgênese em camundongos, cada uma com suas vantagens e desvantagens:

- Inserções ectópicas. Os transgenes são inseridos de modo aleatório no genoma, geralmente como arranjos multicópias. Os camundongos gerados com uma inserção ectópica são chamados de camundongos *transgênicos*.
- Seleção de genes. Os transgenes são inseridos em um local ocupado por uma sequência homóloga no genoma. Ou seja, o transgene substitui sua contraparte homóloga normal. Os camundongos gerados pelo direcionamento de genes são chamados de camundongos *knock-in* ou *knock-out* (nocautes). Para os *knock-in*, o novo DNA é adicionado ao gene-alvo ou substituído por sequências de DNA no gene-alvo. Para os camundongos nocaute, parte ou todo, o gene direcionado é excluído, ou uma sequência de DNA é inserida no gene direcionado para interromper sua expressão, dessa forma criando uma mutação de perda de função.

*Inserções ectópicas.* Para inserir transgenes em locais aleatórios, uma solução de DNA clonado por bactérias é injetada no pró-núcleo masculino ou feminino de um óvulo fertilizado (**Figura 10.25**). Vários óvulos injetados são inseridos no oviduto de um rato receptor. A prole é analisada quanto à integração do transgene. Normalmente, o DNA extraído de um pedaço da cauda é usado para análise de *Southern blotting* ou análise de PCR para o transgene. Por vezes os camundongos são mosaico; ou seja, nem todas as células contêm o transgene porque a integração do DNA ocorreu em duas células ou em um estágio posterior da embriogênese. Camundongos positivos são subsequentemente acasalados, seus descendentes são analisados quanto à expressão do transgene e camundongos positivos são usados para estabelecer linhagens de camundongos transgênicos com integração e expressão estáveis do transgene. A técnica dá origem a alguns problemas: (1) o padrão de expressão dos genes inseridos aleatoriamente pode ser anormal devido aos **efeitos**

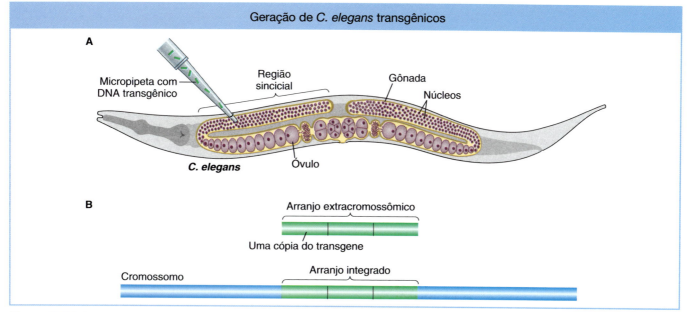

**Figura 10.24** Os *C. elegans* transgênicos são criados pela injeção de DNA transgene diretamente em uma gônada. **A.** O método de injeção. **B.** Os dois tipos principais de resultados transgênicos: arranjos extracromossômicos e arranjos integrados em localizações cromossômicas ectópicas.

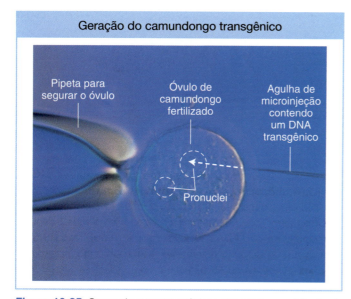

**Figura 10.25** Camundongos transgênicos são criados por injeção de DNA clonado em ovos fertilizados e subsequente inserção em locais cromossômicos ectópicos. [*RAPHO AGENCE/Science Source.*]

**de posição** do ambiente da cromatina local (consulte o Capítulo 12 para mais informações sobre os efeitos de posição) e (2) rearranjos de DNA podem ocorrer dentro dos arranjos multicópias (em essência, mutando as sequências). No entanto, essa técnica é muito mais eficiente e menos trabalhosa do que o direcionamento de genes. Devido à facilidade de geração de camundongos com inserções ectópicas, a espécie tem sido usada para produzir anticorpos humanos para uso como terapias.

*Direcionamento de genes.* O direcionamento de genes permite que os pesquisadores eliminem um gene ou modifiquem sua função. Em uma aplicação, chamada **substituição de gene**, um alelo mutante pode ser reparado ao substituir um alelo de tipo selvagem em sua localização cromossômica normal. A substituição de gene evita tanto os efeitos de posição quanto os rearranjos de DNA associados à inserção ectópica, porque uma única cópia do gene é inserida em seu ambiente cromossômico normal. Por outro lado, um gene pode ser inativado substituindo-se o gene normal por um gene inativo. Essa inativação direcionada é chamada de **nocaute do gene**.

O direcionamento de genes em camundongos é realizado em células-tronco embrionárias cultivadas (células ES). Em geral, uma célula-tronco é uma célula indiferenciada em um determinado tecido ou órgão que se divide assimetricamente para produzir uma célula-tronco da prole e uma célula que se diferenciará em um tipo de célula terminal. As células ES são células-tronco especiais chamadas células-tronco pluripotentes que podem se diferenciar para formar qualquer tipo de célula no corpo – incluindo, mais importante, a linhagem germinativa.

Para ilustrar o processo de direcionamento de genes, examinamos como ele atinge um de seus resultados típicos – a saber, a substituição de um gene inativo pelo gene normal, ou nocaute do gene. O processo requer três etapas:

1. Um gene inativo é direcionado para substituir o gene funcional em uma cultura de células ES, produzindo células ES que contêm um gene *knockout* (**Figura 10.26**).
2. As células ES que contêm o gene inativo são transferidas para embriões de camundongo (**Figura 10.27A**).
3. Camundongos *knockout* são identificados e criados para produzir camundongos de genótipo conhecido (Figura 10.27B).

**Estágio 1:** É gerada uma molécula de DNA recombinante que interrompe um gene de interesse. No exemplo mostrado na Figura 10.26A, o gene foi inativado pela inserção do gene de resistência à neomicina ($neo^R$) em uma região de codificação de proteína (éxon 2) do gene. O gene mutante foi então clonado em um vetor contendo o gene da *timidina quinase* (*tk*) do herpes-vírus. Em etapas posteriores, o gene $neo^R$ servirá como um marcador para indicar que o transgene foi inserido em um cromossomo, e a perda do gene *tk* garantirá que o transgene seja inserido no *locus* homólogo em vez de aleatoriamente em

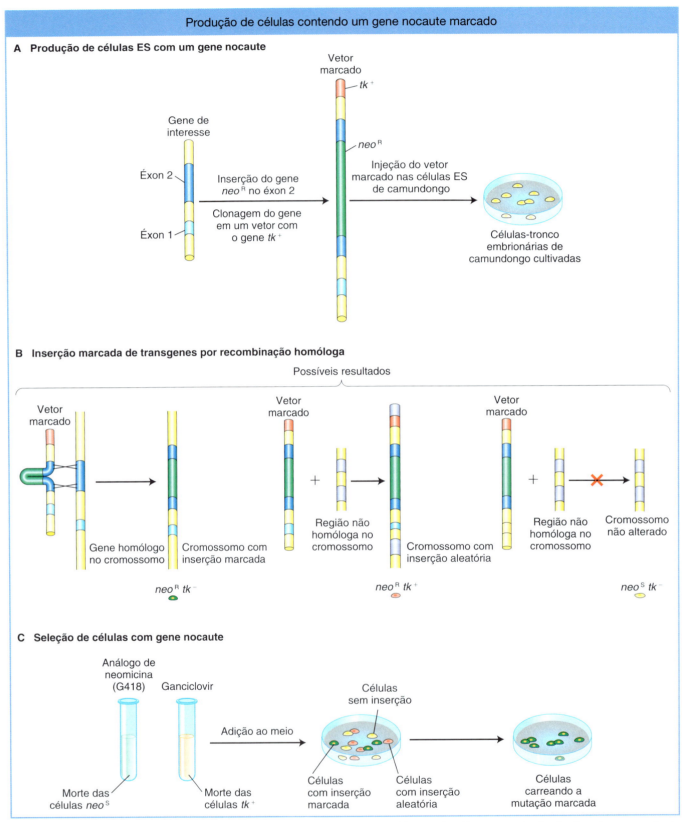

**Figura 10.26** Produção de células que contêm uma mutação em um gene específico, conhecida como mutação direcionada ou nocaute do gene. **A.** O gene de interesse (gene clonado) é inativado pela inserção do gene neo$^R$ no éxon 2 e clonado em um vetor de direcionamento contendo o gene tk. Cópias de um gene clonado são alteradas *in vitro* para produzir o vetor de direcionamento. O vetor é então injetado nas células ES. **B.** Quando ocorre recombinação homóloga (à esquerda), as regiões homólogas no vetor, juntamente com qualquer DNA intermediário, mas excluindo o marcador na ponta, tomam o lugar do gene original. Esse evento é importante porque as sequências do vetor servem como um marcador útil para detectar a presença desse gene mutante. Em muitas células, porém, o vetor completo (com o marcador extra na ponta) insere-se ectopicamente (no meio) ou não se integra (à direita). **C.** Para isolar células que transportam uma mutação direcionada, todas as células são cultivadas em meio contendo fármacos para selecionar células que apresentem o inserto direcionado.

**Capítulo 10** Isolamento e Manipulação de Genes **349**

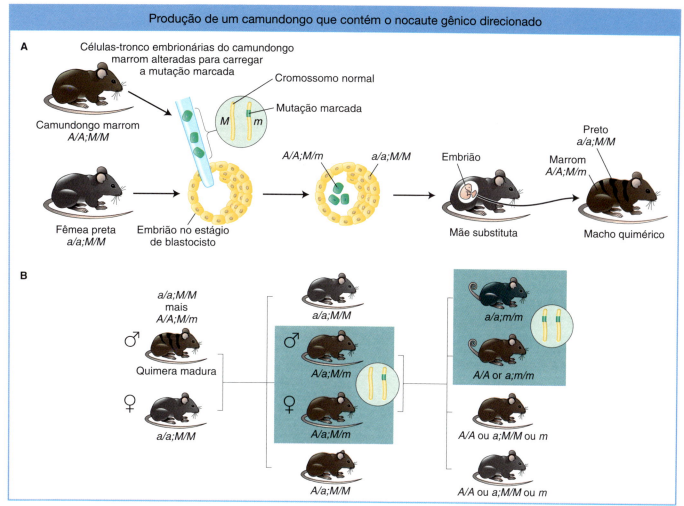

**Figura 10.27** Um camundongo nocaute é produzido pela inserção de células-tronco embrionárias que transportam a mutação direcionada até um embrião. **A.** As células-tronco embrionárias são isoladas a partir de uma linhagem de camundongo agouti (marrom) (*A/A*) e alteradas para carregar uma mutação alvo (*m*) em um cromossomo. As células-tronco embrionárias são então inseridas em embriões jovens, um dos quais é mostrado. A cor da pelagem dos futuros recém-nascidos é um guia para saber se as células-tronco embrionárias sobreviveram no embrião. Portanto, as células-tronco embrionárias são normalmente colocadas em embriões que, na ausência dessas células, adquiririam uma pelagem totalmente preta. Esses embriões são obtidos de uma linhagem preta que não apresenta o alelo agouti dominante (*a/a*). Os embriões contendo as células-tronco embrionárias desenvolvem-se durante toda a gestação em mães substitutas. A pelagem agouti misturada com preto indica aqueles recém-nascidos nos quais as células-tronco embrionárias sobreviveram e proliferaram. Esses camundongos são chamados de *quimeras* porque contêm células derivadas de duas linhagens diferentes de camundongos. A coloração preta pura, em contraste, indica que as células-tronco embrionárias morreram e esses camundongos foram excluídos. *A* representa agouti; *a* preto; *m* é a mutação alvo; e *M* é seu alelo de tipo selvagem. **B.** Os machos quiméricos são acasalados com fêmeas pretas (não agouti). A prole é examinada em busca de evidências da mutação direcionada (verde em destaque) no gene de interesse. O exame direto dos genes nos camundongos agouti revela quais desses animais (em caixas) herdaram a mutação alvo. Machos e fêmeas portadores da mutação são acasalados para produzir camundongos cujas células carregam a mutação escolhida em ambas as cópias do gene alvo (inserto) e, portanto, não apresentam um gene funcional. Esses animais (nas caixas) são identificados definitivamente por análise direta de seu DNA. O nocaute, nesse caso, resulta em um fenótipo de cauda enrolada.

um cromossomo (Figura 10.26B). Esses marcadores são padrão, mas outros podem ser usados em seu lugar. O DNA clonado é microinjetado no núcleo de células ES em cultura. O gene defeituoso insere-se com muito mais frequência em sítios não homólogos (ectópicos) do que em sítios homólogos, então a próxima etapa é selecionar as células raras nas quais o gene defeituoso substituiu o gene funcional conforme desejado (Figura 10.26C). Para isolar células que carregam uma mutação direcionada, as células são cultivadas em meio contendo fármacos – aqui, um análogo da neomicina (G418) e ganciclovir. O G418 é letal para as células, a menos que carreguem um gene *neo*$^R$ funcional, e, portanto, elimina aquelas nas quais não ocorreu integração do DNA do vetor (células amarelas). Enquanto isso, o ganciclovir mata todas as células que abrigam o gene *tk*, assim eliminando aquelas que carregam um vetor integrado ao acaso (células vermelhas). Consequentemente, as únicas células que sobrevivem e proliferam são aquelas que abrigam a inserção direcionada (células verdes).

**Estágio 2**: As células ES que contêm uma cópia do gene interrompido de interesse, ou seja, um gene nocaute, são injetadas em um embrião em estágio de blastocisto, que é então implantado em uma mãe substituta (Figura 10.27A). Algumas das células ES podem ser incorporadas ao embrião hospedeiro e, se isso acontecer, o camundongo que se desenvolve será **quimérico** – isto é, conterá células de duas linhagens diferentes de camundongos.

Estágio 3: Quando o camundongo quimérico atinge a idade adulta, ele é acasalado com um camundongo normal. Se o camundongo quimérico continha células da linhagem germinativa derivadas das células ES (com o gene nocaute), alguns dos descendentes resultantes herdarão o gene nocaute em todas as suas células. Camundongos irmãos que são identificados por *Southern blotting* ou análise de PCR como sendo heterozigotos para a versão nocaute do gene de interesse são então acasalados para produzir camundongos que são homozigotos para o alelo nocaute. Se o gene for essencial, os homozigotos serão letais e nenhum será obtido a partir desse cruzamento (Figura 10.27B).

**CONCEITO-CHAVE** Camundongos *knock-in* e *knock-out* (nocautes) são gerados por recombinação homóloga em células ES entre um cromossomo de camundongo e um plasmídeo. Células ES direcionadas ao gene são então injetadas em embriões para gerar camundongos quiméricos que são cruzados para avaliar a transmissão da linhagem germinativa hereditária.

**CONCEITO-CHAVE** Técnicas transgênicas de linhagem germinativa foram desenvolvidas para todas as espécies eucarióticas bem estudadas. Essas técnicas dependem de uma compreensão da biologia reprodutiva das espécies receptoras.

## Engenharia do genoma CRISPR-Cas9

Uma abordagem alternativa à transgênese para a engenharia de genomas aproveita a capacidade natural das células de reparar quebras de fita dupla de DNA (DSBs), tópico abordado em detalhes no Capítulo 15. Em resumo, as DSBs em eucariotos são geralmente reparadas por **junção de extremidade não homóloga (NHEJ)**, um mecanismo que reconecta os dois pedaços de cromossomo, mas de forma descuidada, fazendo com que os nucleotídios sejam inseridos ou removidos no local da DSB. Alternativamente, as DSBs são reparadas por **recombinação homóloga (HR)**, que corrige a quebra sem erros usando um DNA doador homólogo (p. ex., uma cromátide irmã ou um plasmídeo). Portanto, se as DSBs pudessem de alguma forma ser direcionadas para ocorrer em um local específico no genoma, o reparo por NHEJ criaria mutações que provavelmente resultariam na inativação do gene alvo, enquanto o reparo por HR usando um DNA doador homólogo com uma sequência alterada criaria mutações no gene. Até o momento, três tecnologias foram desenvolvidas para criar DSBs específicas do local: nucleases de dedo de zinco (ZFNs), nucleases efetoras semelhantes a ativadores de transcrição (TALENs) e nucleases Cas guiadas por RNA CRISPR (CRISPR-Cas). ZFNs e TALENS são proteínas que contêm dois domínios funcionais: um domínio com atividade de ligação de DNA concebido para se ligar a uma sequência específica de DNA e um domínio com atividade de endonuclease de DNA não específico que produz DSBs. Quando expressas em células, ZNFs e TALENs ligam sua sequência alvo no DNA genômico e geram um DSB em uma sequência próxima que é então reparada por NHEJ ou HR. Em contraste, no sistema CRISPR-Cas, o pareamento de bases entre um RNA não codificante e DNAs genômicos direcionam a Cas endonuclease para gerar uma DSB em um lugar específico no genoma. Uma grande vantagem técnica do CRISPR-Cas sobre ZNFs e TALENs é que é muito mais fácil produzir RNAs do que os domínios de ligação ao DNA que se ligam a uma sequência única em um genoma de DNA.

A tecnologia **CRISPR-Cas** (**proteína associada a CRISPR de repetições palindrômicas curtas agrupadas e regularmente intercaladas**) é derivada do sistema imunológico bacteriano que protege as bactérias contra plasmídeos estranhos e DNA bacteriófago (conforme discutido no Capítulo 6). Por exemplo, a bactéria *Streptococcus pyogenes*, que contém um sistema CRISPR-Cas relativamente simples, armazena a memória de encontros com DNA estranho integrando sequências de 20 nucleotídios do DNA estranho em um local específico no genoma bacteriano denominado arranjo CRISPR. Quando o *S. pyogenes* é atacado pela segunda vez pelo mesmo DNA estranho, RNAs guias (gRNAs) que contêm as sequências de 20 nucleotídios são produzidos cortando um longo transcrito de RNA do arranjo CRISPR. Uma sequência comum a todos gRNAs cria pares de base com outro RNA não codificador denominado RNA CRISPR transativador (tracrRNA) e os RNAs duplos formam um complexo com uma proteína Cas chamada Cas9. O gRNA então direciona Cas9 para produzir uma DSB em um local do DNA estranho que contém a sequência alvo complementar de 20 nucleotídios localizada ao lado de um trinucleotídio NGG do motivo adjacente ao protoespaçador (**PAM**). Cas9 tem dois domínios de endonuclease separados que cortam três nucleotídios ascendentemente ao PAM; um domínio corta a fita alvo que pareia-se com o gRNA e o outro corta a fita não alvo.

Em 2012, os laboratórios de Emmanuelle Charpentier e Jennifer Doudna demonstraram que quando um gRNA e um tracrRNA são modificados para estar no mesmo transcrito, chamado de **RNA guia único (sgRNA)**, o sgRNA retém a capacidade de separar RNAs para se unir com Cas9, as bases pareiam com as sequências direcionadas no DNA e ativam as atividades de endonuclease de Cas9. Essa simplificação tornou prático o emprego do sistema CRISPR-Cas9 em laboratório para fazer modificações em genomas eucarióticos com alta eficiência e especificidade. A aplicação da tecnologia CRISPR-Cas9 envolve dois plasmídeos: um expressa a proteína Cas9 e o outro expressa um sgRNA com uma sequência guia de 20 nucleotídios que é projetada por um pesquisador para ser complementar a um sítio genômico específico adjacente a um PAM (Figura 10.28). Depois que ambos os plasmídeos são introduzidos em células ou organismos, a proteína Cas9 e o sgRNA são expressos e formam um complexo que produz uma DSB no gene alvo. O reparo impreciso da DSB por NHEJ causa a inativação do gene. Em contraste, mutações específicas em um gene podem ser introduzidas pela inclusão de um terceiro plasmídeo, um plasmídeo doador, que é usado para o reparo da DSB por HR porque contém sequências idênticas àquelas que flanqueiam o local de clivagem além das mutações especificadas.

A edição do gene CRISPR-Cas9 ocorre em células reprodutivas de muitos organismos, tornando as modificações genéticas direcionadas hereditárias. Portanto, CRISPR-Cas9 pode ser usado para basicamente todos os mesmos propósitos genéticos reversos, como transgênese, e ainda mais. Por exemplo, para estudar as consequências fenotípicas da perda de um dos dois genes da insulina em camundongos, um alelo nulo de *Ins1* pode ser gerado pela deleção mediada por CRISPR-Cas9 do gene *Ins1*. Isso é realizado expressando dois sgRNAs que criam DSBs nas extremidades 5′ e 3′ do gene *Ins1*, que cortará o gene *Ins* e desencadeará o reparo do cromossomo quebrado

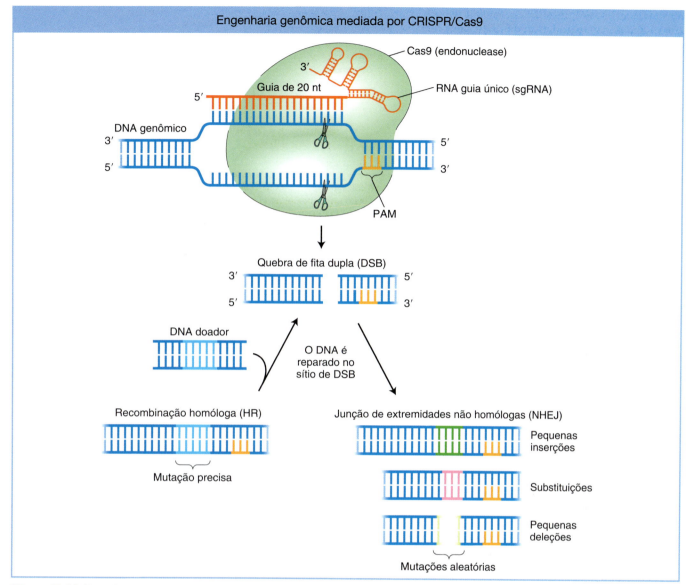

**Figura 10.28** Para direcionar uma DSB em um genoma, a sequência de um sgRNA é projetada para parear com um sítio-alvo, que é escolhido em parte em razão de sua proximidade a um PAM (DNA laranja). Um complexo que consiste no sgRNA e Cas9 se liga ao sítio-alvo e os domínios de endonuclease de Cas9 produzem uma DSB (tesoura). A DSB é então reparada por recombinação homóloga usando um DNA doador fornecido, que cria mutações precisas, ou por junção de extremidade não homóloga, que gera pequenas inserções, substituições de bases ou deleções.

por NHEJ (**Figura 10.29A**). Alternativamente, o gene *Ins1* pode ser substituído por um gene repórter, como GFP. Isso é feito expressando os mesmos dois sgRNAs, bem como um plasmídeo doador contendo o gene GFP flanqueado por braços de homologia, sequências idênticas às encontradas em direção ascendente e descendente em relação ao gene *Ins1* (Figura 10.29B). O reparo das DSBs por HR usando o plasmídeo doador substituirá o gene *Ins1* pelo gene GFP. Uma vantagem dessa abordagem é que os camundongos portadores de alelos nulos de *Ins1* podem ser facilmente identificados porque expressarão GFP em células β sob o controle de sequências regulatórias da transcrição de *Ins1*. Por último, um plasmídeo doador pode conter uma mutação com sentido trocado (missense) ou sem sentido (nonsense) que inativa ou altera a função do gene *Ins1* (Figura 10.29C).

Os pesquisadores também modificaram o sistema CRISPR-Cas9 para manipular a expressão gênica de maneiras específicas. A ideia por trás dessas tecnologias é que, quando complexada com um sgRNA, uma proteína Cas9 mutante sem sua atividade de endonuclease pode transportar qualquer proteína ou domínio de proteína para um local específico no genoma. Como mostrado na Figura 10.29D, a transcrição do gene *Ins1* de camundongo pode ser ativada por direcionamento mediado por sgRNA para o gene *Ins1* de uma proteína Cas9 que é convertida em um fator de transcrição pela adição de um domínio de ativação transcricional. Por outro lado, a transcrição de *Ins1* pode ser desligada pela fusão de um domínio de repressão de transcrição para Cas9. Pode-se imaginar que algum dia as tecnologias CRISPR-Cas9 serão usadas para tratar indivíduos com diabetes tipo I por meio da manipulação da sequência ou da expressão de genes.

**CONCEITO-CHAVE** O sistema CRISPR-Cas9 muda de forma eficiente e específica a sequência de genes direcionados em um organismo, e versões modificadas do sistema alteram a expressão do gene sem alterar suas sequências.

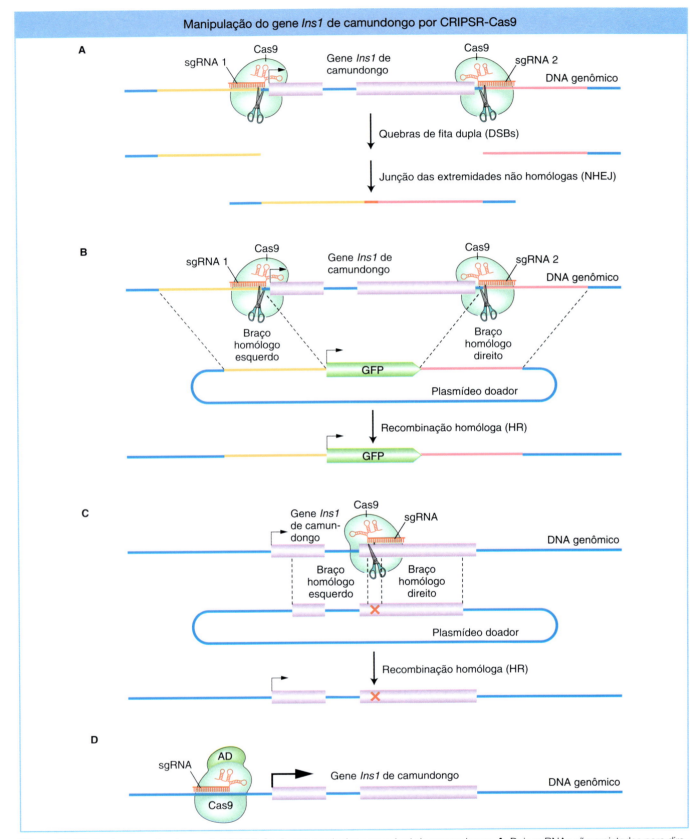

**Figura 10.29** Quatro exemplos do uso de CRISPR-Cas9 para manipular o gene *Ins1* de camundongo. **A.** Dois sgRNAs são projetados para direcionar DSBs para as extremidades do gene *Ins1*. A quebra cromossômica é então reparada por junção de extremidades não homólogas, o que exclui o gene *Ins1* e pode introduzir outras alterações na sequência, indicadas pela linha vermelha. **B.** A adição de um plasmídeo doador desencadeia o reparo por recombinação homóloga, que, neste caso, substitui o gene *Ins1* pelo gene GFP. **C.** O reparo por recombinação homóloga de um único DSB no gene *Ins1* usando um DNA doador *Ins1* alterado pode gerar mutações de sentido trocado e sem sentido, bem como inserções e deleções no gene *Ins1*. **D.** o direcionamento mediado por sgRNA de uma proteína Cas9 com domínios de endonuclease inativados fundidos a um domínio de ativação transcricional (AD) produz a transcrição aprimorada do gene **Ins1** (*seta em negrito*).

## RESUMO

O DNA recombinante é construído em laboratório para permitir que os pesquisadores manipulem e analisem segmentos de DNA (DNA doador) de qualquer genoma ou uma cópia de DNA do mRNA. Três fontes de DNA doador são (1) genomas digeridos com enzimas de restrição, (2) Produtos de PCR de regiões específicas de DNA e (3) cDNA de cópias de mRNA. O sequenciamento do DNA pelo método didesóxi (Sanger) é usado para confirmar a precisão das moléculas de DNA recombinante e também para descobrir informações armazenadas no DNA genômico e em genes mutantes.

A reação em cadeia da polimerase é um método poderoso para a amplificação direta de uma pequena sequência de DNA a partir de uma mistura complexa de DNA, sem a necessidade de uma célula hospedeira ou muito material de partida. A chave é ter *primers* que sejam complementares às regiões flanqueadoras em cada uma das duas fitas de DNA. Essas regiões atuam como locais de polimerização. Múltiplas rodadas de desnaturação, hibridização e extensão amplificam a sequência de interesse de maneira exponencial.

Para inserir o DNA do doador em vetores, tanto o DNA do doador quanto o do vetor são cortados pela mesma endonuclease de restrição, unidos por hibridização das extremidades adesivas que resultam da digestão e conectados para criar uma ligação covalente entre as moléculas. Os produtos de PCR e moléculas de cDNA são inseridos em vetores adicionando primeiros sítios de restrição à extremidade 5' dos *primers* de PCR ou ligando adaptadores curtos contendo sítios de restrição às suas extremidades antes da inserção no vetor. Os métodos de montagem que não necessitam de sítios de restrição tornam a construção de moléculas de DNA recombinante mais flexível e eficiente.

Existe uma grande variedade de vetores bacterianos. A escolha do vetor depende muito do tamanho do fragmento de DNA a ser clonado. Os plasmídeos são usados para clonar pequenos fragmentos de DNA genômico, produtos de PCR ou cDNAs. Fragmentos de tamanho intermediário, como os resultantes da digestão de DNA genômico, podem ser clonados em versões modificadas do bacteriófago λ (para inserções de 10 a 15 kb) ou em híbridos de fago-plasmídeo chamados fosmídeos (para inserções de 35 a 45 kb). Por fim, cromossomos artificiais bacterianos (BACs) com frequência são usados para clonar fragmentos genômicos muito grandes (cerca de 100 a 200 kb). Foi desenvolvida uma variedade de plasmídeos que contêm características que tornam mais fácil clonar fragmentos de DNA e controlar a expressão de genes constituintes em diferentes organismos.

A construção de vetor de DNA doador é amplificada dentro de células hospedeiras bacterianas como moléculas extracromossômicas que são replicadas quando o hospedeiro está replicando o próprio genoma. A amplificação de plasmídeos, fagos e BACs resulta em clones contendo múltiplas cópias de cada construção de DNA recombinante. Em contraste, apenas um único fosmídeo está presente em cada célula bacteriana.

Muitas vezes, encontrar um clone específico com um gene de interesse exige a triagem de uma biblioteca genômica, um conjunto de clones, ligados no mesmo vetor, que juntos representam todas as regiões do genoma do organismo em questão. O número de clones que constituem uma biblioteca genômica depende (1) do tamanho do genoma em questão e (2) do tamanho do inserto tolerado pelo sistema de vetor de clonagem específico. Da mesma forma, uma biblioteca de cDNA é uma representação do conjunto total de mRNA produzido por um tecido ou estágio de desenvolvimento em um determinado organismo.

A hibridização com sondas de ácido nucleico de fita simples é fundamental para os métodos *in vitro* e *in vivo* para a identificação de fragmentos de DNA ou RNAs de interesse. Esses métodos incluem *Southern blotting* para DNA, *Northern blotting* para RNA e triagem de bibliotecas genômicas e de cDNA. Em contraste, os anticorpos marcados são sondas que identificam proteínas específicas de misturas complexas em *Western blotting* ou imunofluorescência.

Os transgenes são moléculas de DNA projetadas que são introduzidas e expressas em células eucarióticas. Eles podem ser usados para criar uma nova mutação ou estudar as sequências regulatórias que constituem parte de um gene. Os transgenes podem ser introduzidos como moléculas extracromossômicas ou podem ser integrados em um cromossomo, seja em localizações aleatórias (ectópicas) ou no lugar do gene homólogo, dependendo do sistema. Normalmente, os mecanismos usados para introduzir um transgene dependem de uma compreensão e de uma exploração da biologia reprodutiva do organismo. Novos métodos de engenharia de genoma, como o sistema CRISPR-Cas9, estão sendo desenvolvidos, e suas características definidoras são a criação e o reparo de quebras de fita dupla de DNA específicas do local. Esses métodos abriram as portas para novos e animadores estudos de genética reversa em uma ampla variedade de organismos eucarióticos e podem ser usados em terapias de edição de genes para pacientes com doenças graves.

## TERMOS-CHAVE

anticorpo (p. 326)
amplificação de DNA (p. 329)
autorradiografia (p. 326)
biblioteca de cDNA (p. 337)
biblioteca genômica (p. 337)
clonagem de DNA (p. 332)
cromossomo bacteriano artificial (BAC) (p. 335)
DNA complementar (cDNA) (p. 331)
DNA doador (inserto de DNA) (p. 332)
DNA ligase (p. 332)
DNA recombinante (p. 332)
ectópico (ectopicamente) (p. 343)
efeito de posição (p. 346)
eletroforese em gel (p. 324)
engenharia genética (p. 322)
enzima de restrição (p. 328)
fosmídeo (p. 335)
fragmento de restrição (p. 328)

genômica (p. 322)
hibridização (p. 326)
hibridização fluorescente
 in situ (FISH) (p. 327)
hibridização in situ (ISH) (p. 327)
imunofluorescência (p. 327)
infecção (p. 322)
junção de extremidade
 não homóloga (NHEJ) (p. 350)
ligante de DNA
 (adaptador de DNA) (p. 337)
mapa de restrição (p. 328)
marcador de epítopo (p. 335)
montagem de DNA (p. 339)
nocaute do gene (p. 347)
*Northern blotting* (p. 324)
organismo geneticamente
 modificado (OGM) (p. 344)
organismo transgênico (p. 343)
palíndromo (palindrômico) (p. 328)
PCR quantitativo (qPCR) (p. 330)
plasmídeo (p. 332)
plasmídeo Ti (p. 344)
proteína associada a
 CRISPR (Cas) (p. 350)
quimera (quimérico) (p. 349)
reação em cadeia da
 polimerase (PCR) (p. 329)
recombinação
 homóloga (HR) (p. 350)
repetições palindrômicas
 curtas agrupadas e
 regularmente intercaladas
 (CRISPR) (p. 350)
RNA guia único
 (sgRNA) (p. 350)
sequenciamento didesóxi
 (Sanger) (p. 341)
sítio de clonagem múltipla
 (MCS) (poliligante) (p. 332)
sítio de restrição (p. 328)
sonda (p. 326)
*Southern blotting* (p. 324)
substituição
 de genes (p. 347)
tecnologias de DNA (p. 322)
transcrição reversa-PCR
 (RT-PCR) (p. 331)
transcriptase reversa (p. 331)
transdução (p. 337)
transformação (p. 335)
transgene (p. 343)
vetor (p. 332)
*Western blotting* (p. 324)

## PROBLEMAS RESOLVIDOS

### PROBLEMA RESOLVIDO 1

No Capítulo 9, estudamos a estrutura das moléculas de tRNA. Suponha que deseja clonar um gene fúngico que codifica um determinado tRNA. Você tem uma amostra do tRNA purificado e um plasmídeo de *E. coli* que contém um único local de corte *Eco*RI em um gene $tet^R$ (resistência à tetraciclina), bem como um gene para resistência à ampicilina ($amp^R$). Como você pode clonar o gene de interesse?

### RESOLUÇÃO

Você pode usar o próprio tRNA ou uma cópia clonada do cDNA dele para sondar o DNA que contém o gene. Um método é digerir o DNA genômico com *Eco*RI e então misturá-lo com o plasmídeo, que você também cortou com *Eco*RI. Após a transformação de um receptor $amp^S$ $tet^S$, selecione colônias $amp^R$, que indicam a transformação bem-sucedida. Dessas colônias $amp^R$, selecione aquelas que são $tet^S$. As colônias de $tet^S$ conterão vetores com inserções no gene $tet^R$, e um grande número deles é necessário para criar a biblioteca. Teste a biblioteca usando o tRNA como sonda. Os clones que hibridizam com a sonda conterão o gene de interesse. Alternativamente, você pode submeter o DNA genômico digerido com *Eco*RI à eletroforese em gel e, em seguida, identificar a faixa correta por sondagem com o tRNA. Essa região do gel pode ser cortada e usada como uma fonte de DNA enriquecido para clonagem no plasmídeo cortado com *Eco*RI. Em seguida, você testa esses clones com o tRNA para confirmar se eles contêm o gene de interesse.

## PROBLEMAS

### QUESTÕES SOBRE AS FIGURAS

1. Na figura de abertura, o que aconteceria se o cátodo e o ânodo fossem trocados durante a eletroforese em gel?

2. Na Figura 10.1, por meio de quais métodos o plasmídeo pode ser introduzido nas bactérias?

3. Na Figura 10.2, por que tanto o DNA quanto o RNA podem ser usados como sondas para as análises de *Southern* e *Northern blotting*?

4. Na Figura 10.3A, que mudanças ocorrem no pré-mRNA de *Ins* humano para produzir o mRNA de *Ins* maduro?

5. Na Figura 10.3B, que tamanho de fragmento a sonda 2 detectaria na análise de *Southern blotting* de DNA genômico de camundongo digerido com *Pvu*II e que fragmento de sítio a sonda 3 detectaria em uma digestão com *Nsi*I?

6. Na Figura 10.4, qual das sete colunas contém o menor pedaço de DNA?

7. Na Figura 10.5, qual é o propósito da transferência do ácido nucleico de um gel para uma membrana?

8. Na Figura 10.6C, que tamanho de banda seria detectado pela sonda 1 na análise de *Southern blotting* de DNA genômico de células de músculo liso humano digerido com *Eco*RI?

9. Examine a Tabela 10.1. Desenhe as extremidades escalonadas produzidas pela digestão com *Not*I e as extremidades cegas produzidas por *Msp*I.

10. Na Figura 10.7, por que o PCR não funcionaria se a *Taq* DNA polimerase fosse substituída por uma DNA polimerase de células humanas?

11. Na Figura 10.8, se a Amostra A tivesse um valor de $C_T$ de 24 e a Amostra B tivesse um valor de $C_T$ de 27, qual delas teria mais DNA, e quanto a mais?

**Capítulo 10** Isolamento e Manipulação de Genes **355**

12. Na Figura 10.9, explique por que a polimerase usada para sintetizar DNA a partir de um modelo de RNA é chamada de transcriptase reversa.
13. Na Figura 10.10A, na segunda etapa do procedimento, identifique as extremidades 5' e 3' do vetor linearizado e o inserto *Eco*RI.
14. Na Figura 10.11A, quais colônias (azul ou branca) contêm plasmídeos com uma inserção de DNA?
15. Na Figura 10.12, determine aproximadamente quantos clones BAC são necessários para fornecer cobertura de 1×
    a. do genoma de levedura (12 Mbp).
    b. do genoma de *E. coli* (4,1 Mbp).
    c. do genoma da mosca-da-fruta (130 Mbp).
16. Na Figura 10.13, qual é a diferença entre a transformação de plasmídeo e a transdução de fosmídeo?
17. Na Figura 10.14, é possível que mais de um inserto se ligue a um único vetor? Por que ou por que não?
18. Na Figura 10.15, como a triagem de uma biblioteca genômica é semelhante à análise de *Southern blotting*?
19. Na Figura 10.16, como você modificaria os sítios de restrição nos *primers* para que os produtos de PCR só se inserissem em um vetor em uma orientação?
20. Na Figura 10.17A, quais enzimas você usaria para cortar o comprimento total de um inserto do vetor.
21. Na Figura 10.18A, desenhe um ribonucleotídio que atuaria como um terminador de cadeia durante a transcrição.
22. Na Figura 10.18B, análogo ao desenho para a reação de sequenciamento que contém ddTTP, escreva a sequência dos três primeiros produtos de terminação da reação de sequenciamento que contém ddCTP.
23. Na Figura 10.19, o que aconteceria com a altura do pico na posição SNP em um indivíduo que não contivesse um SNP?
24. Na Figura 10.20, por que vários procedimentos são necessários para a introdução de DNA nas células?
25. Na Figura 10.21, como o marcador pode ser usado para determinar se um evento de cruzamento simples ou duplo ocorreu?
26. Na Figura 10.22, qual é o propósito do marcador selecionável? Forneça dois exemplos de marcadores selecionáveis.
27. Na Figura 10.23, todas as células de uma planta transgênica cultivada a partir de um grupo de células contêm T-DNA? Justifique sua resposta.
28. Na Figura 10.24, o que é incomum na região sincicial que a torna um bom local para injetar DNA?
29. Na Figura 10.25, por que os óvulos fertilizados têm dois núcleos? Qual é a ploidia de cada núcleo?
30. Na Figura 10.26C, o procedimento de seleção distingue se o vetor de direcionamento foi inserido em uma ou em ambas as cópias do gene homólogo em células ES diploides?
31. Na Figura 10.27A, por que os machos quiméricos, e não as fêmeas, são usados nos cruzamentos para gerar uma linhagem de camundongos mutantes homozigotos?
32. Na Figura 10.28, como você determinaria a mudança de sequência resultante da junção de extremidade não homóloga (NHEJ) em um local de quebra de fita dupla criado por CRISPR-Cas9?
33. Na Figura 10.29B, desenhe uma figura análoga que apresente um esquema para substituir o segundo éxon em *Ins1* pelo gene GFP.

### PROBLEMAS BÁSICOS

34. Por que uma faixa de temperaturas é indicada na etapa de hibridização da PCR?
35. No processo de PCR, se presumirmos que cada ciclo leva 5 min, qual amplificação seria realizada em 1 hora?
36. Se o RNA estivesse na membrana e a sonda fosse DNA de fita simples, o *blotting* seria do tipo *Southern*, *Northern* ou *Western blotting*?
37. Como as sequências genômicas e de cDNA podem ser usadas para determinar onde os íntrons estão localizados nos genes? Use a Figura 10.3A para ilustrar sua resposta.
38. Na Figura 10.10, é possível que duas ou mais cópias do inserto, em vez de uma, tenha se ligado ao vetor. Como você testaria essa possibilidade (a) usando enzimas de restrição, (b) por PCR e (c) por *Southern blotting*? **Dicas:** A sequência completa do vetor é conhecida e o sítio *Eco*RI é um dos muitos sítios de restrição no poliligante do vetor.
39. Escreva a sequência de *primers* de 20 nucleotídios a serem usados para PCR para amplificar a região de interesse no seguinte pedaço de DNA:

Região de interesse

5'–CCGTAACACGTCAGGGCCTAACAGG————————TTGACAATGCCTGGAATTCTGTAAC–3'
3'–GGCATTGTGCAGTCCCGGATTGTCC————————AACTGTTACGGACCTTAAGACATTG–5'

40. Desenhe um diagrama que explique como as reações de sequenciamento didesóxi automatizadas são analisadas por eletroforese em gel capilar e detecção a *laser*.
41. Explique por que didesóxinucleosídios, que são convertidos em didesoxinucleosídios em células humanas, são fármacos eficazes para bloquear a replicação do genoma do vírus da imunodeficiência humana (HIV) pela transcriptase reversa do HIV.
42. Compare e contraste o uso da palavra recombinante conforme usado nas frases (a) "DNA recombinante" e (b) "frequência recombinante".
43. Por que a DNA ligase é necessária para produzir DNA recombinante? Qual seria a consequência imediata no processo de clonagem se a DNA ligase não fosse incluída na reação?
44. Na Figura 10.26, descreva como a seleção positiva-negativa é usada para encontrar eventos raros de direcionamento de genes mediados por recombinação homóloga.
45. Na transformação de T-DNA de uma planta com um transgene de um fungo (não encontrado nas plantas), a presumível planta transgênica não exibe o fenótipo esperado do transgene. Como você determinaria se o transgene

está de fato inserido no genoma da planta? Como você determinaria se o mRNA e a proteína do transgene são expressos na planta?

46. Por que o cDNA, e não o DNA genômico, foi usado para expressar a insulina humana em *E. coli*?

47. Com base nas informações apresentadas nas Figuras 10.26 e 10.29, explique como CRISPR-Cas9 pode ser usado para eliminar o gene *Ins1* em camundongos. Em particular, quais RNAs e proteínas seriam expressos a partir de plasmídeos que são injetados em óvulos fertilizados de camundongos?

### PROBLEMAS DESAFIADORES

48. Usando as informações nas Figuras 10.3 e 10.26A, desenhe um vetor de direcionamento que poderia ser usado para marcar a proteína de insulina humana com GFP no terminal N.

49. Faça um diagrama de como a montagem de Gibson poderia ser usada para construir o vetor de direcionamento para a questão 48.

50. Um fragmento clonado de DNA foi sequenciado usando o método didesóxi. Uma parte da autorradiografia do gel de sequenciamento está representada a seguir.

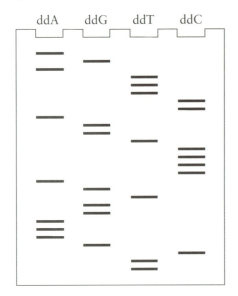

a. Escreva a sequência de nucleotídios da molécula de DNA sintetizada a partir do *primer*. Identifique as extremidades 5' e 3'.
b. Escreva a sequência de nucleotídios da molécula de DNA usada como a fita molde. Identifique as extremidades 5' e 3'.
c. Escreva a sequência de nucleotídios da dupla-hélice do DNA. Identifique as extremidades 5' e 3'.

51. Foram obtidas plantas de tabaco transgênicas nas quais o vetor plasmídeo Ti foi criado para inserir o gene de interesse mais um gene adjacente de resistência à canamicina. A herança da inserção cromossômica foi seguida pelo teste da prole para resistência à canamicina. Duas plantas tipificaram os resultados obtidos de maneira geral. Quando a planta 1 foi retrocruzada com tabaco de tipo selvagem, 50% da prole eram resistentes à canamicina e 50% eram sensíveis. Quando a planta 2 foi retrocruzada com o tipo selvagem, 75% da prole eram resistentes à canamicina e 25% eram sensíveis. Qual deve ter sido a diferença entre as duas plantas transgênicas? O que você preveria sobre a situação em relação ao gene de interesse?

52. A sequência do gene da *actina* no fungo haploide *Neurospora* é conhecida a partir da sequência completa do genoma. Se você tivesse um mutante de crescimento lento suspeito de ser um mutante de *actina*, como usaria (a) clonagem e sequenciamento de enzimas de restrição, (b) PCR e sequenciamento e (c) clonagem de enzimas de restrição e complementação funcional (resgate) para determinar se sua suspeita está correta?

53. A glucuronidase bacteriana converte uma substância incolor chamada X-Gluc em um pigmento azul índigo brilhante. O gene da glucuronidase também funciona em plantas, se houver uma região promotora de planta. De que maneira você usaria esse gene como um gene repórter para encontrar os tecidos nos quais um gene de planta que você acabou de clonar está normalmente ativo? (Suponha que o X-Gluc seja facilmente absorvida pelos tecidos da planta.)

54. A planta *Arabidopsis thaliana* foi transformada usando o plasmídeo Ti no qual um gene de resistência à canamicina foi inserido na região T-DNA. Duas colônias resistentes à canamicina (A e B) foram selecionadas e as plantas foram regeneradas a partir delas. Foi permitido que as plantas autopolinizassem e os resultados foram:

Planta A ⟶ ¾ da prole resistente à canamicina
autopolinizada ¼ da prole sensível à canamicina

Planta B ⟶ $^{15}/_{16}$ da prole resistente à canamicina
autopolinizada $^{1}/_{16}$ da prole sensível à canamicina

a. Desenhe os cromossomos relevantes em ambas as plantas.
b. Explique as duas proporções diferentes.

### GENÉTICA E SOCIEDADE

Em 2018, um pesquisador afirmou ter usado a técnica de edição do genoma CRISPR-Cas9 para produzir os primeiros bebês geneticamente modificados do mundo. O pesquisador anunciou ter editado o gene *CCR5* em dois embriões, que foram implantados em uma mulher. O *CCR5* codifica um receptor que é expresso na superfície dos glóbulos brancos e outras células, em que coordena as respostas imunológicas. Ele também é o principal receptor usado pelo vírus da imunodeficiência humana (HIV) para entrar nas células, o que é necessário para sua replicação. Foram identificadas na população humana variações genéticas no gene *CCR5* que conferem resistência natural à infecção pelo HIV. Isso inclui um alelo *CCR5* denominado delta-32 no qual estão ausentes 32 pares de bases da região codificadora do gene, causando uma deleção e um deslocamento de quadro de leitura na proteína *CCR5* codificada que bloqueia sua expressão na superfície celular. Portanto, para criar bebês resistentes à infecção pelo HIV, o pesquisador utilizou a técnica de edição CRISPR-Cas9 para produzir uma deleção no gene *CCR5* semelhante ao delta-32. Esse uso da técnica CRISPR-Cas9 gerou uma grande discussão sobre as implicações científicas e éticas de fazer alterações hereditárias no genoma humano. Considerando sua recente compreensão da técnica CRISPR-Cas9 e de fenômenos genéticos, quais são suas preocupações?

# CAPÍTULO 11

# Regulação da Expressão Gênica em Bactérias e seus Vírus

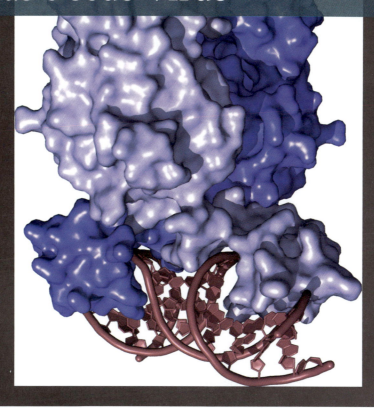

## Visão geral do capítulo e objetivos de aprendizagem

**11.1** Regulação gênica, 359

  **OA 11.1** Ilustrar como a regulação positiva e a negativa controlam a atividade do óperon *lac*.

**11.2** Descoberta do sistema *lac*: regulação negativa, 363

  **OA 11.2** Inferir os componentes dos interruptores genéticos a partir de dados experimentais e prever o efeito das mutações nos diferentes componentes sobre a expressão gênica.

**11.3** Repressão catabólica do óperon *lac*: regulação positiva, 367

**11.4** Regulação dupla positiva e negativa: o óperon arabinose, 370

  **OA 11.3** Ilustrar e comparar os mecanismos que coordenam a expressão de conjuntos de genes em bactérias e bacteriófagos.

**11.5** Vias metabólicas e níveis adicionais de regulação: atenuação, 370

**11.6** Ciclos de vida dos bacteriófagos: mais reguladores, óperons complexos, 374

  **OA 11.4** Explicar os papéis de proteínas de ligação do DNA específicas de sequências e sequências regulatórias do DNA na coordenação da expressão de conjuntos de genes em bactérias e bacteriófagos.

**11.7** Fatores sigma alternativos regulam grandes conjuntos de genes, 380

O controle da expressão gênica é regulado principalmente por proteínas de ligação ao DNA que reconhecem sequências de controle específicas dos genes. Aqui, é apresentado um modelo da ligação da proteína repressora Lac ao DNA operador lac.

**Parte 2** Princípios Fundamentais em Genética Molecular e do Desenvolvimento

> **Objetivo do capítulo**
>
> Bactérias e seus vírus usam uma lógica direta de regulação positiva e negativa para controlar de modo coordenado a expressão de genes em resposta às condições ambientais. O objetivo amplo deste capítulo é aprender como essa lógica regulatória pode ser revelada com o uso de abordagens genéticas em bactérias e seus vírus.

Em dezembro de 1965, o rei da Suécia concedeu o Prêmio Nobel de Fisiologia ou Medicina a François Jacob, Jacques Monod e André Lwoff, do Instituto Pasteur, por suas descobertas de como a expressão gênica é regulada (Figura 11.1). Os prêmios foram fruto de uma colaboração excepcional entre três cientistas extraordinários. Também foram triunfos sobre grandes desafios. As chances de que aqueles três homens vivessem para ver aquele dia, e ainda receber tais honrarias, eram pequenas.

Vinte e cinco anos antes, Monod fora aluno de doutorado na Sorbonne, em Paris, e trabalhou em um fenômeno em bactérias chamado "adaptação enzimática", que parecia tão obscuro para alguns que o diretor do laboratório de zoologia, onde ele trabalhava, declarou: "O que Jacques Monod está fazendo não tem qualquer interesse para a Sorbonne." Jacob, de 19 anos, era estudante de medicina e tinha a intenção de se tornar cirurgião. Lwoff, naquele tempo, era membro consolidado do Instituto Pasteur em Paris, chefe do departamento de fisiologia microbiana.

Então veio a Segunda Guerra Mundial.

Como a França foi invadida e rapidamente derrotada, Jacob se disparou para costa para se juntar às forças de Libertação da França que se reuniam na Inglaterra. Ele serviu como paramédico no norte da África e na Normandia até que foi gravemente ferido. Monod se juntou à Resistência Francesa enquanto continuava seu trabalho. Depois de um ataque da Gestapo ao seu laboratório na Sorbonne, ele decidiu que era perigoso demais trabalhar lá (seu antecessor na Resistência foi preso e executado) e André Lwoff lhe ofereceu um espaço no Pasteur. Monod, por sua vez, conectou Lwoff à Resistência.

Depois da libertação de Paris, Monod serviu no exército francês e apareceu em um artigo de Oswald Avery e colegas demonstrando que o DNA é o material hereditário nas bactérias (Capítulo 7). Seu interesse em genética foi reacendido, e ele voltou a se reunir com Lwoff depois da guerra. Nesse meio tempo, os ferimentos de Jacob foram graves demais para ele seguir carreira em cirurgia. Inspirado pelo enorme impacto dos antibióticos introduzidos ao final da guerra, Jacob enfim decidiu-se por fazer pesquisa científica. Ele aproximou-se de Lwoff várias vezes, procurando uma vaga em seu laboratório, mas não foi aceito. Fez uma última tentativa e pegou Lwoff de bom humor. O cientista sênior disse a Jacob: "Sabe, nós acabamos de descobrir a indução do prófago. Você estaria interessado em trabalhar com o fago?". Jacob não tinha ideia de sobre o que Lwoff estava falando. Gaguejou: "É exatamente o que eu gostaria de fazer".

A equipe foi montada. O que se desenvolveu na década seguinte foi uma das colaborações mais criativas e produtivas na história da genética, cujas descobertas ainda reverberam em toda a biologia hoje.

Um dos estalos mais importantes ocorreu não no laboratório, mas em um cinema. Sofrendo em razão de uma palestra que precisava preparar, Jacob optou por levar sua esposa, Lise, à matinê de domingo. Entediado e devaneando, Jacob traçou uma conexão entre o trabalho que estivera fazendo sobre a indução de prófago e o de Monod sobre a indução da síntese enzimática. Jacob foi "envolvido por uma súbita animação, misturada a um vago prazer... Ambos os experimentos ... sobre o fago ... e aquele feito com Pardee e Monod sobre o sistema da lactose ... são os mesmos! A mesma situação. O mesmo resultado... Em ambos os casos, um gene regula a formação... de um repressor que bloqueia a expressão de outros genes e, assim, impede a síntese da galactosidase ou a multiplicação do vírus... Onde o repressor pode agir para fazer tudo parar imediatamente? A única resposta simples... é no próprio DNA!"[1]

E assim nasceu o conceito de um repressor que atua sobre o DNA para reprimir a indução de genes. Levaria muitos anos até que os repressores da hipótese fossem isolados e caracterizados bioquimicamente. Os conceitos desenvolvidos por Jacob e Monod e explicados neste capítulo – RNA mensageiro, promotores, operadores, genes regulatórios, óperons e proteínas alostéricas – foram deduzidos inteiramente a partir de evidências genéticas, e esses conceitos moldaram o futuro campo da genética molecular.

Walter Gilbert, que isolou o primeiro repressor e, mais tarde, recebeu um Prêmio Nobel de Química por coinventar um método de sequenciamento de DNA, explicou o efeito do trabalho de Jacob e Monod naquela época: "A maior parte das descobertas cruciais na ciência são de uma natureza tão simplificadora, que são muito difíceis até de compreender sem realmente ter passado pela experiência envolvida na descoberta... A sugestão de Jacob e de Monod tornou muito simples coisas que eram totalmente obscuras".[2]

Os conceitos que Jacob e Monod esclareceram foram muito além de enzimas bacterianas e vírus. Eles entenderam e foram capazes de articular, com excepcional eloquência, como suas

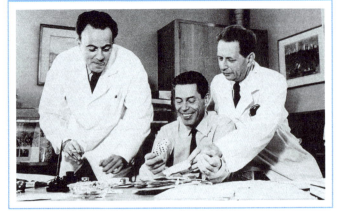

**Figura 11.1** François Jacob, Jacques Monod e André Lwoff foram laudeados com o Prêmio Nobel de Fisiologia ou Medicina pelo trabalho pioneiro a respeito de como a expressão gênica é regulada. [*Instituto Pasteur.*]

[1] E. Jacob, *The Statue Within: Na Autobiography*, 1988.
[2] H, E. Judson, *The Eighth Day of Creation: Makers of the Revolution in Biology*, 1979.

descobertas sobre regulação gênica pertenciam aos mistérios gerais da diferenciação celular e do desenvolvimento embrionário nos animais. Os dois uma vez gracejaram: "Qualquer coisa que tenha demonstrado ser verdadeira para *E. coli* também precisa ser verdadeira para elefantes".[3] Nos próximos três capítulos, veremos em que grau essa afirmação é verdadeira. Começaremos, neste capítulo, com exemplos bacterianos que ilustram temas e mecanismos essenciais na regulação da expressão gênica. Enfocaremos, de maneira geral, proteínas regulatórias únicas e os "interruptores" genéticos sobre os quais elas atuam. Depois, no Capítulo 12, abordaremos a regulação gênica em células eucarióticas, o que engloba maquinário bioquímico e genético mais complexo. Por fim, no Capítulo 13, examinaremos o papel da regulação gênica no desenvolvimento de animais multicelulares. Aí veremos como conjuntos de proteínas regulatórias atuam sobre variedades de interruptores genéticos para controlar a expressão gênica no tempo e no espaço e coreografam a construção de corpos e partes corporais.

## 11.1 Regulação gênica

**OA 11.1** Ilustrar como a regulação positiva e a negativa controlam a atividade do óperon *lac*.

Apesar de sua simplicidade de forma, as bactérias têm, em comum com organismos maiores e mais complexos, a necessidade de regular a expressão de seus genes. Uma das principais razões é que elas são oportunistas nutricionais. Considere como as bactérias obtêm os muitos compostos importantes, como açúcares, aminoácidos e nucleotídios, de que precisam para o metabolismo. As bactérias nadam em um mar de nutrientes em potencial. Podem adquirir os compostos de que precisam a partir do ambiente ou sintetizá-los por vias enzimáticas. No entanto, sintetizar esses compostos também exige gastar energia e recursos celulares para produzir as enzimas necessárias para essas vias. Desse modo, dada a escolha, as bactérias, em vez disso, retirarão compostos do ambiente. A seleção natural favorece a eficiência e seleciona de modo a evitar o desperdício de recursos e de energia. Para economizarem, as bactérias sintetizarão as enzimas necessárias para produzir compostos somente quando não houver outra opção – em outras palavras, quando os compostos não estiverem à disposição em seu ambiente local.

As bactérias desenvolveram sistemas regulatórios que acoplam a expressão de produtos gênicos a sistemas de sensores que detectam o composto relevante em um ambiente local da bactéria. A regulação das enzimas que fazem parte do metabolismo de açúcares oferece um exemplo. As moléculas de açúcar podem ser degradadas para fornecer energia ou podem ser usadas como componentes para uma ampla variedade de compostos orgânicos. No entanto, há muitos tipos diferentes de açúcar que as bactérias poderiam usar, incluindo lactose, glicose, galactose e xilose. É necessária uma proteína de importação diferente para permitir que cada um desses açúcares entre na célula. Além disso, é necessário um conjunto diferente de enzimas para processar cada um dos açúcares. Se uma célula tivesse de sintetizar simultaneamente todas as enzimas de que pudesse precisar, ela gastaria muito mais energia e material para produzir as enzimas do que se fosse capaz de derivá-las a partir da degradação de fontes prospectivas de carbono. A célula inventou mecanismos para desligar (reprimir) a transcrição de todos os genes que codificam enzimas que não sejam necessárias em um determinado momento e para ligar (ativar) os genes que codificam as enzimas necessárias. Por exemplo, se houvesse apenas lactose no ambiente, a célula desligaria a transcrição dos genes que codificam as enzimas necessárias para a importação e o metabolismo da glicose, da galactose, da xilose e de outros açúcares. Pelo contrário, a *E. coli* iniciaria a transcrição dos genes que codificam as enzimas necessárias para a importação e o metabolismo de lactose. Resumindo, as células precisam de mecanismos que preencham dois critérios:

1. Precisam ser capazes de reconhecer as condições ambientais nas quais devem ativar ou reprimir a transcrição dos genes relevantes.
2. Precisam ser capazes de, como um interruptor, alternar entre ativar ou reprimir a transcrição de cada gene ou grupo de genes específico.

**CONCEITO-CHAVE** As células precisam ser capazes de reconhecer as condições ambientais e de reagir a essas condições ativando ou reprimindo genes em particular.

Antes de tudo, vamos analisar o atual modelo para a regulação transcricional bacteriana e depois usar um exemplo já bem conhecido – a regulação dos genes no metabolismo do açúcar lactose – para examiná-lo detalhadamente. Em particular, enfocaremos como o sistema regulatório foi dissecado com o uso das ferramentas da genética clássica e da biologia molecular.

### Conceitos básicos da regulação transcricional bacteriana: interruptores genéticos

A regulação da transcrição depende principalmente de dois tipos de interações proteína-DNA. Ambas ocorrem próximo do local em que começa a transcrição gênica.

Uma dessas interações DNA-proteína determina onde começa a transcrição. O DNA que participa dessa interação é um segmento chamado **promotor** (Capítulo 8, Seção 8.2), e a proteína que se liga a esse sítio é RNA polimerase. Quando a RNA polimerase se liga ao DNA promotor, a transcrição pode começar a algumas bases de distância do sítio promotor. Cada gene precisa ter um promotor, ou não poderá ser transcrito.

O outro tipo de interação DNA-proteína determina se a transcrição impulsionada pelo promotor vai ocorrer. Segmentos de DNA próximos do promotor servem como sítios de ligação para proteínas regulatórias específicas da sequência chamadas **ativadoras** e **repressoras**. Nas bactérias, a maioria dos sítios de ligação para repressoras recebe o nome de **operadores**. Para alguns genes, uma proteína ativadora precisa ligar-se a seu sítio-alvo no DNA como pré-requisito necessário para o início da transcrição. Tais casos por vezes são denominados **regulação positiva** porque a *presença* da proteína ligada é necessária para a transcrição (**Figura 11.2**). Para outros genes, uma proteína repressora pode ser impedida de se ligar ao seu sítio-alvo como pré-requisito necessário para a transcrição começar. Tais casos são, por vezes, denominados **regulação negativa**, porque a *ausência* do repressor ligada permite que a transcrição comece.

---
[3] F. Jacob e J. Monod, *Cold Spring Harbor Quant. Symp. Biol.*, 26, 1963, 393.

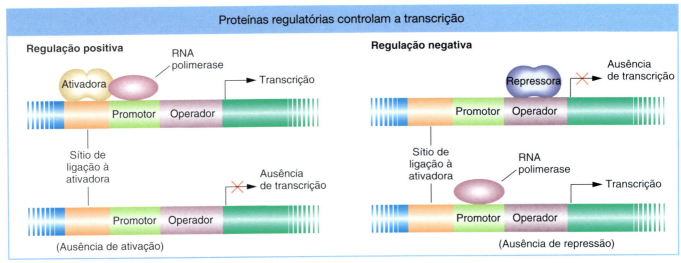

Figura 11.2 A ligação das proteínas regulatórias pode ativar ou bloquear a transcrição.

Como as ativadoras e repressoras regulam a transcrição? Muitas vezes, uma proteína ativadora ligada ao DNA ajuda fisicamente a prender a RNA polimerase à sua promotora próxima para que a polimerase comece a transcrição. Uma proteína repressora ligada ao DNA normalmente atua interferindo de maneira física na ligação da RNA polimerase à sua promotora (bloqueando o inicio da transcrição) ou impedindo seu movimento ao longo da cadeia do DNA (bloqueando a transcrição). Em conjunto, essas proteínas regulatórias e seus sítios de ligação constituem os **interruptores genéticos**, que controlam as eficientes alterações na expressão gênica que ocorre em resposta a condições ambientais.

**CONCEITO-CHAVE** Os interruptores genéticos são proteínas e sequências de DNA que controlam a transcrição gênica. As proteínas ativadoras ou repressoras ligam-se a sequências de operadores nas proximidades da região promotora para controlar sua acessibilidade à RNA polimerase.

Tanto as proteínas ativadoras como as repressoras precisam ser capazes de reconhecer quando as condições ambientais são apropriadas para suas ações e agir de acordo com isso. Desse modo, para proteínas ativadoras ou repressoras fazerem seu trabalho, cada uma precisa ser capaz de existir em dois estados: um que se ligue aos seus alvos de DNA e outro que não o faça. O estado de ligação precisa ser adequado ao conjunto das condições fisiológicas presentes na célula e em seu ambiente. Para muitas proteínas regulatórias, a ligação ao DNA é efetuada por meio da interação de dois sítios diferentes na estrutura tridimensional da proteína. Um sítio é o **domínio de ligação ao DNA**. O outro, o **sítio alostérico**, atua como sensor que estabelece o domínio de ligação ao DNA em um de dois modos: funcional ou não funcional. O sítio alostérico interage com pequenas moléculas chamadas **efetores alostéricos**.

No metabolismo da lactose, de fato é um isômero do açúcar lactose (chamado alolactose) que opera como efetor alostérico: o açúcar se liga a uma proteína regulatória que inibe a expressão de genes necessários para o metabolismo da lactose. Em geral, um efetor alostérico se liga ao sítio alostérico da proteína regulatória de tal modo a alterar sua atividade. Nesse caso, a alolactose altera a forma e a estrutura do domínio de ligação do DNA de uma proteína regulatória. Algumas proteínas ativadoras ou repressoras precisam se ligar a seus efetores alostéricos antes de se ligarem ao DNA. Outras podem se ligar ao DNA somente na ausência de seus efetores alostéricos. Duas dessas situações são mostradas na **Figura 11.3**.

**CONCEITO-CHAVE** Efetores alostéricos são pequenas moléculas que se ligam às proteínas ativadoras ou repressoras e controlam sua capacidade de se ligarem aos sítios-alvo no DNA.

## Um primeiro contato com o circuito regulatório *lac*

O trabalho pioneiro de François Jacob e de Jacques Monod na década de 1950 mostrou como o metabolismo da lactose é geneticamente regulado. Examinemos o sistema sob duas condições: a presença e a ausência de lactose. A **Figura 11.4** é uma imagem simplificada dos componentes desse sistema. O elenco

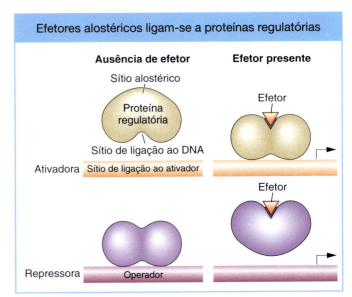

Figura 11.3 Efetores alostéricos influenciam as atividades de ligação ao DNA das ativadoras e repressoras.

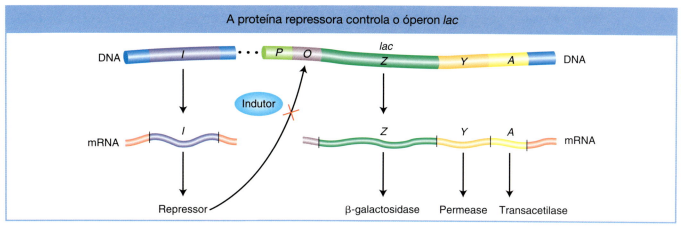

**Figura 11.4** Modelo simplificado do óperon *lac*. A expressão coordenada dos genes *Z*, *Y* e *A* está sob regulação negativa pelo produto do gene *I*, o repressor. Quando o indutor se liga ao repressor, o óperon se expressa completamente.

de personagens para a regulação do óperon *lac* inclui genes codificadores de proteínas e sítios no DNA que sejam alvos para as proteínas de ligação ao DNA.

**Os genes estruturais lac** O metabolismo da lactose exige duas enzimas: (1) uma permease para transportar a lactose até a célula e (2) β-galactosidase para modificar a lactose em alolactose e clivar a molécula de lactose para produzir glicose e galactose (**Figura 11.5**). As estruturas das proteínas β-galactosidase e permease são codificadas por duas sequências adjacentes, *Z* e *Y*, respectivamente. Uma terceira sequência contígua, *A*, codifica uma enzima adicional, denominada *transacetilase*, que não é necessária para o metabolismo da lactose. Chamaremos *Z*, *Y* e *A* de *genes estruturais* – em outras palavras, segmentos codificadores de proteínas – enquanto o julgamento sobre essa categorização fica reservado para mais tarde. Enfocaremos principalmente os genes *Z* e *Y*. Todos os três genes são transcritos para uma única molécula de RNA mensageiro. A regulação da produção desse mRNA coordena a síntese de todas as três enzimas. Isso quer dizer que ou todas ou nenhuma das três enzimas são sintetizadas. Diz-se que os genes cuja transcrição é controlada por meios comuns são **genes coordenadamente controlados**.

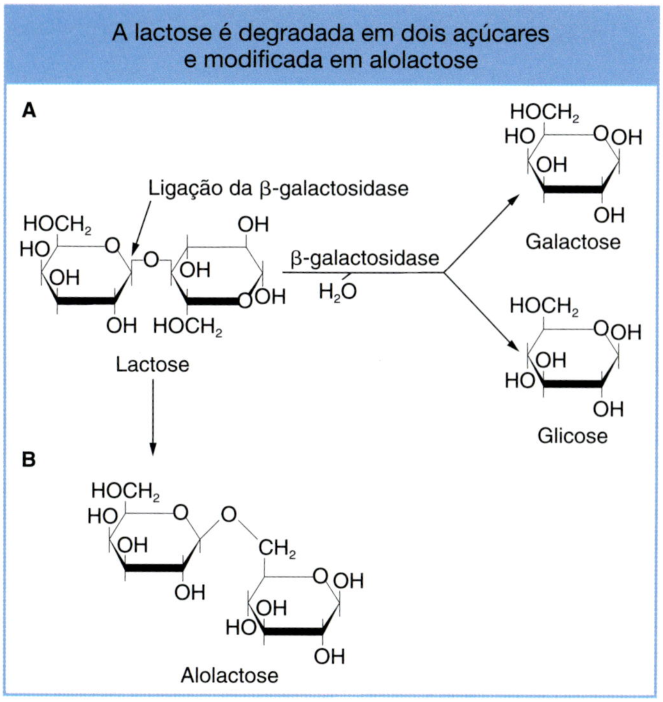

> **CONCEITO-CHAVE** Se os genes codificadores de proteínas constituírem uma única unidade de transcrição, a expressão de todos esses genes será coordenadamente regulada.

**Componentes regulatórios do sistema lac** Os componentes regulatórios essenciais do sistema metabólico da lactose incluem um gene codificador de uma proteína regulatória da transcrição e dois sítios de ligação no DNA: um sítio para a proteína regulatória e outro para a RNA polimerase.

1. *O gene para o repressor Lac*. Um quarto gene (além dos genes estruturais *Z*, *Y* e *A*), o gene *I*, codifica a proteína repressora Lac. É assim denominado porque consegue bloquear a expressão dos genes *Z*, *Y* e *A*. Acontece que o gene *I* é mapeado próximo dos genes *Z*, *Y* e *A*, mas essa proximidade não é importante para sua função porque codifica uma proteína difusível.
2. *O sítio promotor lac*. O promotor (*P*) é o sítio no DNA ao qual se liga a RNA polimerase para iniciar a transcrição dos genes estruturais *lac* (*Z*, *Y* e *A*).
3. *O sítio operador lac*. O operador (*O*) é o sítio no DNA ao qual se liga ao repressor Lac. Localiza-se entre o promotor e o gene *Z*, perto do ponto em que começa a transcrição do mRNA multigênico.

**A indução do sistema lac** Os segmentos *P*, *O*, *Z*, *Y* e *A* (mostrados na **Figura 11.6**) constituem, em conjunto, um óperon, definido como um segmento do DNA que codifica um mRNA multigênico, bem como uma região promotora e regulatória comum adjacente. O gene *lacI*, codificador do repressor Lac, não é considerado parte do óperon *lac* em si, mas a interação entre o repressor Lac e o sítio operador *lac* é crucial para a regulação adequada do óperon *lac*. O repressor Lac apresenta um sítio *de ligação ao DNA*, que consegue reconhecer a

**Figura 11.5** Metabolismo da lactose. **A.** A enzima β-galactosidase catalisa uma reação na qual a água é acrescentada à ligação da β-galactosidase para quebrar a lactose em moléculas separadas de glicose e galactose. **B.** A enzima também modifica uma proporção menor de lactose em alolactose, que atua como indutor do óperon *lac*.

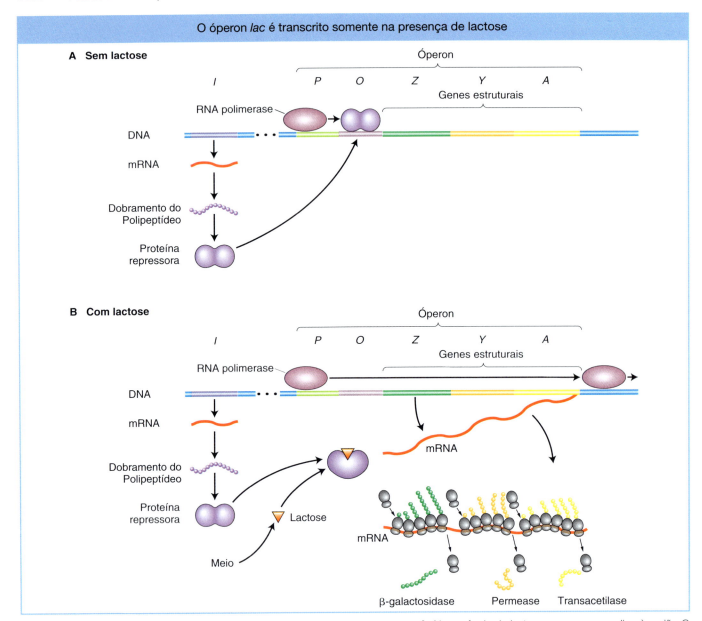

**Figura 11.6** Regulação do óperon *lac*. O gene *I* produz continuamente o repressor. **A.** Na ausência de lactose, o repressor se liga à região *O* (operador) e bloqueia a transcrição. **B.** A ligação da lactose muda a forma do repressor para que ele já não se ligue a *O* e se desprenda do DNA. A RNA polimerase torna-se, então, capaz de transcrever os genes estruturais *Z*, *Y* e *A*, de modo a serem produzidas as três enzimas.

sequência do DNA operador, e um *sítio alostérico*, que liga a alolactose ou análogos da lactose úteis experimentalmente. A repressora se ligará firmemente apenas ao sítio O no DNA, perto dos genes que está controlando, e não a outras sequências distribuídas em todo o cromossomo. Ao ligar-se ao operador, o repressor impede a transcrição pela RNA polimerase que se ligou ao sítio promotor adjacente; o óperon *lac* é "desligado".

Quando a alolactose ou seus análogos se ligam à proteína repressora, ela sofre uma **transição alostérica**, uma mudança de forma. Essa discreta alteração de forma, por sua vez, altera o sítio de ligação ao DNA, de modo que o repressor já não tenha alta afinidade pelo operador. Desse modo, em resposta à ligação à alolactose, o repressor se desprende do DNA, permitindo que a RNA polimerase prossiga (transcreva o gene): o óperon *lac* é "ligado". A resposta do repressor à alolactose cumpre um requisito para tal sistema de controle: que a presença da lactose estimule a síntese dos genes necessários para seu processamento. O alívio da repressão para sistemas como o *lac* é denominado **indução**. A alolactose e seus análogos que inativam alostericamente o repressor, levando à expressão dos genes *lac*, são denominados **indutores**.

Vamos resumir como o interruptor do *lac* funciona (Figura 11.6). Na ausência de um indutor (alolactose ou um análogo), o repressor Lac liga-se ao sítio operador *lac* e impede a transcrição do óperon *lac*, bloqueando o movimento da RNA polimerase. No mesmo sentido, a repressora Lac atua como uma barreira no DNA. Como consequência, todos os genes estruturais do óperon *lac* (*Z*, *Y* e *A*) são reprimidos e há pouquíssimas moléculas de β-galactosidase, permease ou transacetilase na célula. Ao contrário, quando um indutor está presente, ele se liga ao sítio alostérico de cada subunidade repressora Lac, assim inativando o sítio que se liga ao operador. O repressor Lac desprende-se do DNA, permitindo o começo da transcrição dos genes estruturais do óperon *lac*. As enzimas β-galactosidase, permease e transacetilase agora aparecem na célula de maneira coordenada. Assim sendo, quando a lactose está presente no ambiente da célula bacteriana, ela produz as enzimas necessárias para metabolizá-la. No entanto, os recursos não são perdidos quando a lactose não está presente.

## 11.2 Descoberta do sistema *lac*: regulação negativa

**OA 11.1** Ilustrar como a regulação positiva e a negativa controlam a atividade do óperon *lac*.

**OA 11.2** Inferir os componentes dos interruptores genéticos a partir de dados experimentais e prever o efeito das mutações nos diferentes componentes sobre a expressão gênica.

Para estudar a regulação gênica, idealmente, precisamos de três ingredientes: um ensaio bioquímico que permita medir a quantidade de mRNA, de proteína expressa ou ambos, condições confiáveis em que os níveis de expressão difiram em um genótipo do tipo selvagem e mutações genéticas que perturbem os níveis de expressão. Em outras palavras, precisamos de um modo para descrever a regulação do gene do tipo selvagem e precisamos de mutações que consigam interromper o processo regulatório do tipo selvagem. Com esses elementos à mão, podemos analisar a expressão em genótipos mutantes, tratando as mutações isolada ou combinadamente para desvendar qualquer tipo de evento de regulação gênica. A aplicação clássica dessa abordagem foi usada por Jacob e Monod, que realizaram os estudos definitivos de regulação gênica bacteriana.

Jacob e Monod usaram o sistema de metabolismo da lactose da *E. coli* (Figura 11.4) para dissecar geneticamente o processo de indução enzimática – isto é, o aparecimento de uma enzima específica somente na presença de seus substratos. Esse fenômeno tinha sido observado em bactérias há muitos anos, mas como uma célula poderia "saber" com precisão quais enzimas sintetizar? Como um substrato em particular induziria o aparecimento de uma enzima específica?

No sistema *lac*, a presença de lactose faz com que as células produzam mais de 1.000 vezes a enzima β-galactosidase do que produziriam quando cultivadas na ausência de lactose. Qual foi o papel da lactose no fenômeno da indução? Quando Monod e colaboradores seguiram o destino dos aminoácidos marcados radioativamente e acrescentados às células em crescimento antes ou depois do acréscimo de um indutor, eles verificaram que a indução resultava na síntese de novas moléculas de enzima, o que era indicado pela presença dos aminoácidos radioativos nas enzimas. Essas novas moléculas podiam ser detectadas já em três minutos depois do acréscimo de um indutor. Além disso, a retirada da lactose ocasionava uma suspensão abrupta da síntese da nova enzima. Portanto, tornou-se claro que a célula apresenta um mecanismo rápido e efetivo para ligar e desligar a expressão gênica em resposta a sinais ambientais.

### Genes controlados em conjunto

Quando Jacob e Monod induziram a β-galactosidase, eles verificaram que também induziam a enzima permease, que é necessária para transportar a lactose para o interior da célula. A análise de mutantes indicou que cada enzima era codificada por um gene diferente. A enzima transacetilase (com função dispensável e ainda desconhecida) também era induzida juntamente com a β-galactosidase e a permease, e foi demonstrado, mais tarde, que ela era codificada por um gene separado. Portanto, Jacob e Monod puderam identificar três genes controlados de modo coordenado. O mapeamento das recombinações mostrou que os genes *Z*, *Y* e *A* estavam ligados de maneira muito próxima no cromossomo (Seção 6.2).

### Evidências genéticas do operador e do repressor

Agora chegamos ao coração da obra de Jacob e Monod. Como eles deduziram os mecanismos de regulação gênica no sistema *lac*? A estratégia foi uma abordagem genética clássica: examinar as consequências fisiológicas das mutações. Desse modo, eles induziram mutações nos genes estruturais e nos elementos regulatórios do óperon *lac*. Como veremos, as propriedades das mutações, nesses diferentes componentes do óperon *lac*, são bem diferentes, oferecendo indícios importantes para Jacob e Monod.

Os indutores naturais, como a alolactose, não são ideais para esses experimentos, porque são degradados pela β-galactosidase. A concentração de indutor diminui durante o experimento e, assim sendo, as determinações da indução enzimática se tornam bem complicadas. Em vez disso, para tais experimentos, Jacob e Monod usaram indutores sintéticos, como o isopropil-β-D-tiogalactosídeo (IPTG; Figura 11.7). O IPTG não é hidrolisado pela β-galactosidase, mas ainda induz a expressão dessa enzima.

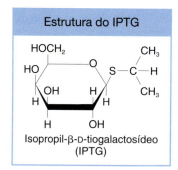

**Figura 11.7** IPTG é um indutor do óperon *lac*.

Jacob e Monod descobriram que várias classes diferentes de mutações podem alterar a expressão dos genes estruturais do óperon *lac*. Eles estavam interessados em avaliar as interações entre os novos alelos, por exemplo, saber quais alelos exibiam dominância. Mas, para realizar tais testes, são necessários diploides, e as bactéria são haploides. No entanto, Jacob e Monod conseguiram produzir bactérias parcialmente diploides, introduzindo fatores F′ portadores da região do *lac* do genoma (um fator F′ é um plasmídeo portador de um ou mais genes bacterianos que pode ser transferido de uma bactéria para outra por meio de um processo conhecido como conjugação; Seção 6.2). Eles conseguiram, então, criar linhagens que eram heterozigóticas para mutações selecionadas do *lac*, mas ainda haploides para o restante do genoma. Esses **diploides parciais** permitiram a Jacob e Monod distinguir mutações no sítio regulatório do DNA (o operador *lac*) de mutações na proteína regulatória (o repressor Lac codificado pelo gene *I*).

Começamos examinando mutações que inativam os genes estruturais para β-galactosidase e permease (designados $Z^-$ e $Y^-$ respectivamente). A primeira coisa que aprendemos é que $Z^-$ e $Y^-$ são recessivos para seus respectivos alelos do tipo selvagem ($Z^+$ e $Y^+$). Por exemplo, a linhagem 2 na **Tabela 11.1** pode ser induzida a sintetizar β-galactosidase (como a linhagem haploide do tipo selvagem nessa tabela), embora seja heterozigótica para os alelos *Z* mutantes e do tipo selvagem. Isso demonstra que o alelo $Z^+$ é dominante sobre seu correlativo $Z^-$.

### TABELA 11.1 Síntese de β-galactosidase e de permease em mutantes de operador diploides heterozigóticos.

| Linhagem | Genótipo | β-galactosidase (Z) Não induzida | β-galactosidase (Z) Induzida | Permease (Y) Não induzida | Permease (Y) Induzida | Conclusão |
|---|---|---|---|---|---|---|
| 1 | $O^+ Z^+ Y^+$ | − | + | − | + | Tipo selvagem é induzível |
| 2 | $O^+ Z^+ Y^+/F'\ O^+ Z^- Y^+$ | + | + | − | + | $Z^+$ é dominante sobre $Z^-$ |
| 3 | $O^C Z^+ Y^+$ | + | + | + | + | $O^C$ é constitutivo |
| 4 | $O^+ Z^- Y^+/F'\ O^C Z^+ Y^-$ | + | + | − | + | O operador tem atuação cis |

Nota: As bactérias foram cultivadas em glicerol (sem glicose presente) com e sem o indutor IPTG. A expressão dos níveis máximos de enzimas é indicada por +. A ausência ou níveis muito baixos de atividade enzimática é indicada por −. Todas as linhagens são $I^+$.

Jacob e Monod primeiramente identificaram duas classes de mutações regulatórias, chamadas $O^C$ e $I^-$. Elas foram chamadas **mutações constitutivas,** pois faziam os genes estruturais do óperon *lac* ser expressos independentemente da presença ou não do indutor. Jacob e Monod identificaram a existência do operador com base em sua análise das mutações $O^C$. Essas mutações tornam o operador incapaz de ligar-se à repressora; elas danificam o interruptor de tal modo que o óperon está sempre "ligado" (Tabela 11.1, linhagem 3). É importante observar que os efeitos constitutivos das mutações $O^C$ eram restritos unicamente aos genes estruturais do *lac no mesmo cromossomo* que a mutação $O^C$. Por essa razão, foi dito que o mutante operador tem **atuação cis,** conforme demonstrado pelo fenótipo da linhagem 4 na Tabela 11.1. Aqui, como o gene da permease do tipo selvagem ($Y^+$) é cis com relação ao operador do tipo selvagem, a permease é expressa somente quando a lactose ou um análogo estiver presente. Em contraste, o gene da β-galactosidase do tipo selvagem ($Z^+$) é cis com relação ao operador mutante $O^C$; por isso, a β-galactosidase se expressa constitutivamente. Essa propriedade incomum da ação cis sugeriu que o operador seria um segmento do DNA que influenciaria apenas a expressão dos genes estruturais ligados a ele (**Figura 11.8**). O operador, desse modo, atua simplesmente como sítio de ligação a proteínas e *não* gera produto gênico.

Jacob e Monod fizeram testes genéticos comparáveis com as mutações $I^-$ (**Tabela 11.2**). Uma comparação de $I^+$ do tipo selvagem induzível (linhagem 1) com linhagens $I^-$ mostra que as mutações $I^-$ são constitutivas (linhagem 2). Isso significa que elas fazem os genes estruturais serem expressos todas as vezes. A linhagem 3 demonstra que o fenótipo induzível de $I^+$ é dominante sobre o fenótipo constitutivo de $I^-$. Esse achado mostrou a Jacob e Monod que a quantidade de proteína do tipo selvagem codificada por uma cópia do gene é suficiente para regular ambas as cópias do operador em uma célula diploide. Algo ainda mais significativo é que a linhagem 4 mostrou a eles que o produto gênico $I^+$ tem **atuação trans,** significando que o produto gênico pode regular *todos* os genes estruturais do óperon *lac,* quer residam na mesma molécula de DNA ou em moléculas diferentes (em cis ou trans, respectivamente). Diferentemente do operador, o gene $I$ se comporta como um gene codificador de proteínas padrão. O produto proteico do gene $I$ é capaz de se difundir por toda a célula e atuar em ambos os operadores no diploide parcial (**Figura 11.9**).

**CONCEITO-CHAVE** As mutações do operador revelam que tal sítio tem atuação cis, isto é, ele regula a expressão de uma unidade de transcrição adjacente na mesma molécula de DNA. Por outro lado, as mutações no gene codificador de uma proteína repressora revelam que essa proteína tem atuação trans, isto é, pode atuar sobre qualquer cópia do DNA-alvo.

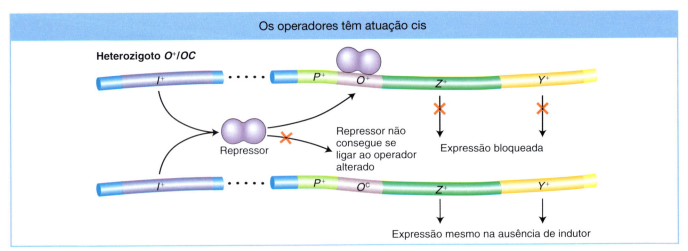

**Figura 11.8** Heterozigotos $O^+/O^C$ demonstram que os operadores têm atuação cis. Como um repressor não consegue se ligar aos operadores $O^C$, os genes estruturais do *lac* ligados a um operador $O^C$ se expressam mesmo na ausência de um indutor. No entanto, os genes do *lac* adjacentes a um operador $O^+$ ainda estão sujeitos à repressão.

## Capítulo 11 Regulação da Expressão Gênica em Bactérias e seus Vírus

**TABELA 11.2** Síntese de β-galactosidase e de permease em linhagens diploides heterozigotas portadoras de $I^+$ e $I^-$.

| Linhagem | Genótipo | β-galactosidase (Z) Não induzida | β-galactosidase (Z) Induzida | Permease (Y) Não induzida | Permease (Y) Induzida | Conclusão |
|---|---|---|---|---|---|---|
| 1 | $I^+ Z^+ Y^+$ | − | + | − | + | $I^+$ é induzível |
| 2 | $I^- Z^+ Y^+$ | + | + | + | + | $I^-$ é constitutivo |
| 3 | $I^+ Z^- Y^+/F'\ I^+ Z^- Y^+$ | − | + | − | + | $I^+$ é dominante sobre $I^-$ |
| 4 | $I^- Z^- Y^+/F'\ I^+ Z^+ Y^-$ | − | + | − | + | $I^+$ tem atuação trans |

Nota: As bactérias foram cultivadas em glicerol (sem glicose presente) com e sem o indutor IPTG. A expressão dos níveis máximos de enzimas é indicada por +. A ausência ou níveis muito baixos de atividade enzimática é indicada por −. Todas as linhagens são $O^+$.

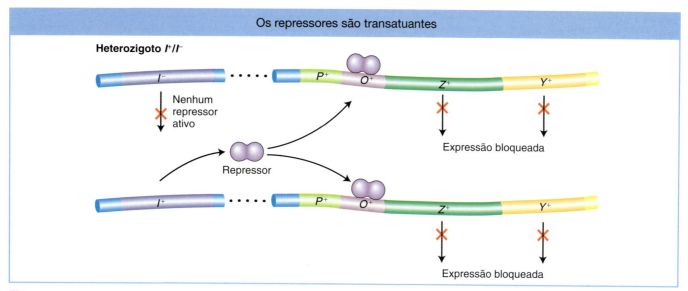

**Figura 11.9** A natureza recessiva das mutações de $I^-$ demonstra que o repressor tem atuação trans. Embora não seja sintetizado nenhum repressor ativo a partir do gene $I^-$, o gene do tipo selvagem ($I^+$) fornece um repressor funcional que se liga a ambos os operadores em uma célula diploide e bloqueia a expressão do óperon *lac* (na ausência de um indutor).

## Evidências genéticas para alosteria

Finalmente, Jacob e Monod conseguiram demonstrar alosteria por meio da análise de outra classe de mutações repressoras. Lembre-se de que a repressora Lac inibe a transcrição do óperon *lac* na ausência de um indutor, mas permite a transcrição quando o indutor está presente. Essa regulação é efetuada por meio de um segundo sítio na proteína repressora, o sítio alostérico, que se liga ao indutor. Quando ligada ao indutor, a repressora sofre alteração na estrutura global de tal modo que seu sítio de ligação ao DNA já não funciona.

Jacob e Monod isolaram mais uma classe de mutação repressora, as chamadas mutações super-repressoras ($I^s$). As mutações $I^s$ fazem com que a repressão persista mesmo na presença de um indutor (compare a linhagem 2, na **Tabela 11.3**, com a linhagem 1 do tipo selvagem induzível). Diferentemente das

**TABELA 11.3** Síntese de β-galactosidase e de permease pelo tipo selvagem e por linhagens portadoras de diferentes alelos do gene *I*.

| Linhagem | Genótipo | β-galactosidase (Z) Não induzida | β-galactosidase (Z) Induzida | Permease (Y) Não induzida | Permease (Y) Induzida | Conclusão |
|---|---|---|---|---|---|---|
| 1 | $I^+ Z^+ Y^+$ | − | + | − | + | $I^+$ é induzível |
| 2 | $I^s Z^+ Y^+$ | − | − | − | − | $I^s$ é sempre reprimido |
| 3 | $I^s Z^+ Y^+/F'\ I^+ Z^+ Y^+$ | − | − | − | − | $I^s$ é dominante sobre $I^+$ |

Nota: As bactérias foram cultivadas em glicerol (sem glicose presente) com e sem o indutor IPTG. A expressão dos níveis máximos de enzimas é indicada por +. A ausência ou níveis muito baixos de atividade enzimática é indicada por −.

mutações $I^-$, as mutações $I^S$ são dominantes sobre $I^+$ (Tabela 11.3, linhagem 3). Essa observação essencial levou Jacob e Monod a especularem que as mutações $I^S$ alteram o sítio alostérico, de modo que já não consiga se ligar a um indutor. Como consequência, a proteína repressora codificada por $I^S$ continuamente se liga ao operador – impedindo a transcrição do óperon *lac* mesmo quando o indutor estiver presente na célula. Com essa base, podemos ver por que $I^S$ é dominante sobre $I^+$. A proteína mutante $I^S$ se ligará a ambas as cópias do operador na célula diploide parcial mesmo na presença de um indutor e independentemente do fato de a proteína codificada por $I^+$ estar presente na mesma célula (**Figura 11.10**).

## Análise genética do promotor do *lac*

A análise mutacional também demonstrou que um elemento essencial para a transcrição de *lac* se localiza entre o gene para a repressora *I* e o sítio operador *O*. Esse elemento, denominado *promotor* (*P*), serve como sítio de início da transcrição pela RNA polimerase (ver Capítulo 8). Há duas regiões de ligação para a RNA polimerase em um promotor bacteriano típico, mostrado na **Figura 11.11** como as duas regiões altamente conservadas em −35 e −10. As mutações do promotor têm atuação cis, pois afetam a transcrição de todos os genes estruturais adjacentes no óperon. Como os operadores e outros elementos com atuação cis, os promotores são sítios na molécula do DNA ligados por proteínas, e eles próprios não geram produto de proteínas.

## Caracterização molecular da repressora Lac e do operador *lac*

Walter Gilbert e Benno Müller-Hill forneceram uma demonstração decisiva do sistema *lac* em 1966 por monitoramento da ligação do indutor IPTG marcado radioativamente à proteína repressora purificada. Eles mostraram que, no tubo de ensaio, a proteína repressora se liga ao DNA contendo o operador e sai do DNA na presença de IPTG. (Uma descrição mais

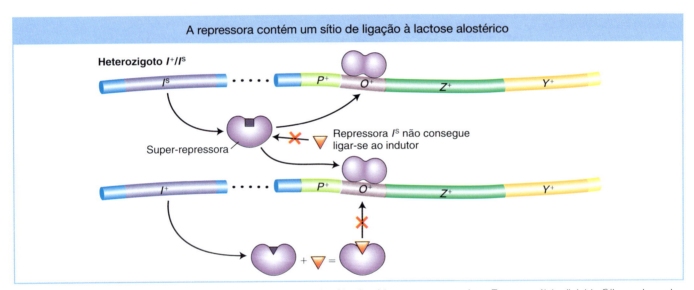

**Figura 11.10** A dominância da mutação $I^S$ se deve à inativação do sítio alostérico na repressora Lac. Em uma célula diploide $I^S/I^-$, nenhum dos genes estruturais *lac* é transcrito. A repressora $I^S$ não apresenta sítio funcional de ligação à alolactose (o sítio alostérico) e, desse modo, não é inativada por um indutor. Portanto, mesmo na presença de um indutor, a repressora $I^S$ se liga irreversivelmente a todos os operadores em uma célula, bloqueando a transcrição do óperon *lac*.

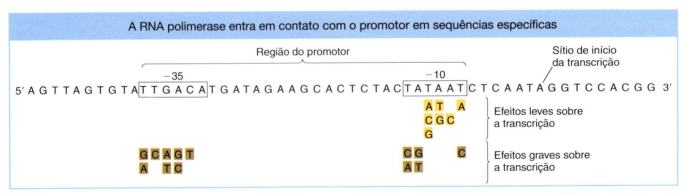

**Figura 11.11** Sequências específicas de DNA são importantes para a transcrição eficiente dos genes da *E. coli* pela RNA polimerase. Somente a fita de codificação (fita não molde) é mostrada aqui (ver Figura 8.5). A transcrição prosseguiria da esquerda para a direita (5′ para 3′), e o transcrito do mRNA seria homólogo à sequência mostrada. As sequências nos boxes são altamente conservadas em todos os promotores da *E. coli*, uma indicação de seu papel como sítios de contato no DNA para a ligação da RNA polimerase. Mutações nessas regiões têm efeitos leves (douradas) e graves (marrons) sobre a transcrição. [Dados de J. D. Watson, M. Gilman, J. Witkowski e M. Zoller, *Recombinant DNA*, 2nd ed.]

detalhada de como a repressora e outras proteínas de ligação ao DNA funcionam é dada adiante, ao final da Seção 11.6.)

Gilbert e colaboradores mostraram que a repressora pode proteger bases específicas no operador a partir de reagentes químicos. Essa informação permitiu a eles isolarem o segmento do DNA constituinte do operador e determinar sua sequência. Eles usaram o DNA do óperon ao qual a repressora estava ligada e o trataram com a enzima DNase, que degrada o DNA. Eles conseguiram recuperar as fitas curtas do DNA que tinham sido protegidas da atividade enzimática pela molécula repressora. Essas fitas curtas presumivelmente constituíram a sequência do operador. A sequência de base de cada fita foi determinada e foi demonstrado que cada mutação do operador é uma alteração na sequência (**Figura 11.12**). Esses resultados mostraram que o *locus* do operador é uma sequência específica de 17 a 25 nucleotídios situados imediatamente antes (a 5') do gene estrutural Z. Eles também mostraram a extraordinária especificidade do reconhecimento do repressor-operador, que pode ser rompido por uma única substituição de base. Quando foi determinada a sequência das bases no mRNA do *lac* (transcrito a partir do óperon *lac*), as primeiras 21 bases na extremidade de início de 5' provou ser complementar à sequência do operador que Gilbert tinha determinado, mostrando que a sequência do operador está transcrita.

Os resultados desses experimentos permitiram a confirmação crucial do mecanismo da ação do repressor formulado por Jacob e Monod.

**CONCEITO-CHAVE** A função dos elementos com atuação cis, como os promotores e os operadores, é determinada por sua sequência no DNA.

## 11.3 Repressão catabólica do óperon *lac*: regulação positiva

**OA 11.1** Ilustrar como a regulação positiva e a negativa controlam a atividade do óperon *lac*.

Por meio de um longo processo de evolução, o sistema *lac* existente tem sido selecionado para operar pela máxima eficiência de energia da célula bacteriana. Ao que tudo indica, para maximizar a eficiência de energia, é preciso satisfazer duas condições ambientais para que as enzimas metabólicas da lactose se expressem.

Uma condição é que a lactose precisa estar presente no ambiente. Essa condição faz sentido porque seria ineficiente para a célula produzir as enzimas metabólicas da lactose se não houver lactose a metabolizar. Já vimos que a célula é capaz de reagir à presença de lactose por meio da ação de uma proteína repressora.

A outra condição é que a glicose não esteja presente no ambiente da célula. Como a célula pode captar mais energia a partir da quebra da glicose do que da quebra de outros açúcares, é mais eficiente para a célula metabolizar a glicose, e não a lactose. Desse modo, evoluíram mecanismos que impedem a célula de sintetizar as enzimas para o metabolismo da lactose quando lactose e glicose estiverem presentes juntas. A repressão da transcrição dos genes metabolizadores de lactose, na presença de glicose, é um exemplo da **repressão catabólica** (a glicose é um produto de degradação, ou **catabólito**, da lactose). A transcrição de genes codificadores de proteínas necessárias para o metabolismo de muitos açúcares diferentes é reprimida do mesmo modo na presença da glicose. Veremos que a repressão de catabólitos funciona por meio de uma *proteína ativadora*.

### Conceitos básicos da repressão catabólica do *lac*: escolha do melhor açúcar a metabolizar

Se estiverem presentes lactose e glicose, a síntese de β-galactosidase não é induzida até que toda a glicose tenha sido metabolizada. Desse modo, a célula conserva sua energia metabolizando qualquer glicose existente antes de passar pelo processo de criar um novo maquinário para metabolizar lactose, o que consome muita energia. As bactérias têm desenvolvido múltiplos mecanismos para assegurar o uso preferencial de uma fonte de carbono e o crescimento ideal. Um mecanismo é excluir a lactose da célula. Um segundo mecanismo é regular a expressão do óperon por meio de catabólitos.

Os resultados de estudos indicam que um produto de degradação da glicose impede a ativação da lactose do óperon *lac* – a repressão catabólica recém-mencionada. Sabe-se que o produto da degradação da glicose modula o nível de um importante constituinte celular – o **monofosfato de adenosina cíclico** (**cAMP**), que é sintetizado a partir da principal fonte de energia na célula: o trifosfato de adenosina (ATP). Quando a glicose está presente em altas concentrações, ela inibe a conversão de ATP em cAMP, logo, a concentrações de cAMP na célula é baixa. À medida que a concentração de glicose diminui, a conversão de ATP em cAMP já não é inibida, e a concentração de cAMP na célula aumenta proporcionalmente (**Figura 11.13A**). A alta concentração de cAMP é necessária para a ativação do óperon *lac*. Mutantes que não convertem ATP em cAMP não podem ser induzidos a produzir β-galactosidase, porque a concentração de cAMP não é grande o suficiente para ativar o óperon *lac*.

Qual é o papel do cAMP na ativação do *lac*? Um estudo de diferentes grupos de mutantes proporcionou uma resposta. Esses mutantes fabricam cAMP, mas não podem ativar as enzimas Lac porque lhes falta mais uma proteína, chamada **proteína ativadora catabólica** (**CAP**), codificada pelo gene *crp*. A CAP

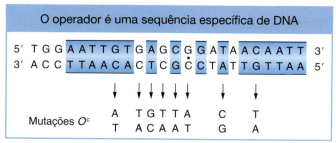

**Figura 11.12** Sequência de bases do DNA do operador da lactose e alterações de bases associadas a oito mutações $O^c$. As regiões com duas vezes a simetria rotacional são indicadas por cor e por um ponto em seu eixo de simetria. [Dados de W. Gilbert, A. Maxam e A. Mirzabekov in N.O Kjeldgaard e O. Malloe, eds., *Control of Ribosome Synthesis*. Academic Press, 1976.]

**368** Parte 2 Princípios Fundamentais em Genética Molecular e do Desenvolvimento

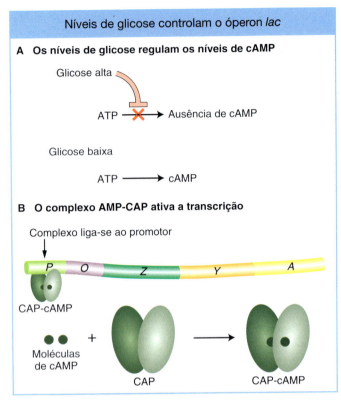

**Figura 11.13** Controle de catabólitos do óperon *lac*. A. Somente sob condições de glicose baixa o cAMP (monofosfato de adenosina cíclico) é formado a partir do ATP. B. Quando o cAMP está presente, ele forma um complexo com a CAP (proteína ativadora catabólica) que ativa a transcrição por ligação a uma região no promotor do *lac*.

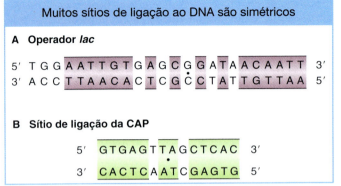

**Figura 11.14** As sequências de bases do DNA A. do operador *lac*, às quais se liga a repressora Lac, e B. o sítio de ligação à CAP, ao qual se liga o complexo CAP-cAMP. As sequências que exibem duas vezes a simetria rotacional são indicadas pelos boxes coloridos e por um ponto no centro da simetria. [A. Dados de W. Gilbert, A. Maxam e A. Mirzabekov in N. O. Kjeldgaard e O. Malloe, eds., *Control of Ribosome Synthesis*. Academic Press, 1976.]

se liga a uma sequência específica do DNA do óperon *lac* (sítio de ligação à CAP; **Figura 11.14B**). A CAP ligada ao DNA é então capaz de interagir fisicamente com a RNA polimerase e aumenta a afinidade dessa enzima pelo promotor do *lac*. Por si, a CAP não consegue se ligar ao sítio de ligação à CAP do óperon *lac*. No entanto, pela ligação ao cAMP, seu efetor alostérico, a CAP consegue se ligar ao sítio de ligação à CAP e ativar a transcrição pela RNA polimerase (Figura 11.13B). Ao inibir a CAP quando a glicose está disponível, o sistema de repressão catabólica assegura que o óperon *lac* seja ativado somente quando a glicose for escassa.

**CONCEITO-CHAVE** Os óperons que metabolizam um nutriente, como o óperon *lac*, costumam ter um nível acrescido de controle, de modo que o óperon fica inativo na presença de seu produto de degradação catabólica (p. ex., glicose) mesmo que o nutriente (p. ex., lactose) esteja presente.

## As estruturas dos sítios-alvo do DNA

As sequências de DNA às quais o complexo CAP-cAMP se liga (Figura 11.14) são diferentes das sequências às quais a repressora Lac se liga. Essas diferenças estão por trás da especificidade de ligação ao DNA dessas proteínas regulatórias tão diferentes. Uma propriedade que essas sequências de fato apresentam em comum a muitos outros sítios de ligação ao DNA é a simetria duplamente rotacional. Em outras palavras,

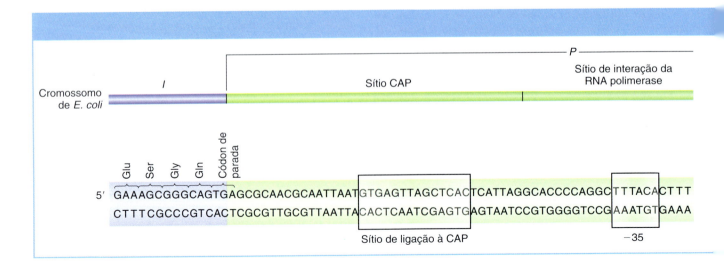

se girarmos em 180° a sequência do DNA mostrada na Figura 11.14 no plano da página, a sequência das bases destacadas dos sítios de ligação será idêntica. Acredita-se que elas constituem importantes sítios de contato para interação proteína-DNA. Essa simetria rotacional corresponde a simetrias nas proteínas de ligação ao DNA, muitas das quais são compostas por duas ou quatro subunidades idênticas. Consideraremos as estruturas de algumas proteínas de ligação ao DNA adiante no capítulo.

Como a ligação do complexo cAMP-CAP ao óperon promove a ligação da RNA polimerase ao promotor do *lac*? Na **Figura 11.15**, o DNA é mostrado como se curvando quando a CAP se liga. Essa curvatura do DNA pode auxiliar na ligação da RNA polimerase ao promotor. Também há evidências de que a CAP faz contato direto com a RNA polimerase. A sequência de bases mostra que a CAP e a RNA polimerase se ligam diretamente em posição adjacente entre si no promotor do *lac* (**Figura 11.16**).

> **CONCEITO-CHAVE** Generalizando a partir do modelo do óperon *lac*, as proteínas regulatórias se ligam ao DNA nos sítios do operador nos óperons que controlam. O padrão exato da ligação em um óperon dependerá de sinais fisiológicos e da regulação de óperons específicos por ativadoras ou repressoras.

## Resumo do óperon *lac*

Agora podemos encaixar os sítios de ligação de CAP-cAMP e RNA polimerase no modelo detalhado do óperon *lac*, como demonstrado na **Figura 11.17**. A presença de glicose impede o metabolismo da lactose porque um produto da degradação da glicose inibe a manutenção dos altos níveis de cAMP necessários para a formação do complexo CAP-cAMP, o que, por sua vez, é exigido para que a RNA polimerase se fixe ao sítio do promotor do *lac* (Figura 11.17A, B). Mesmo quando há escassez de catabólitos da glicose e a CAP-cAMP se forma, o mecanismo para o metabolismo da lactose será implementado somente se a lactose estiver presente (Figura 11.17C). Somente duas ou três moléculas de β-galactosidase estão presentes por célula na ausência de lactose ou na presença de lactose e glicose. A pequena

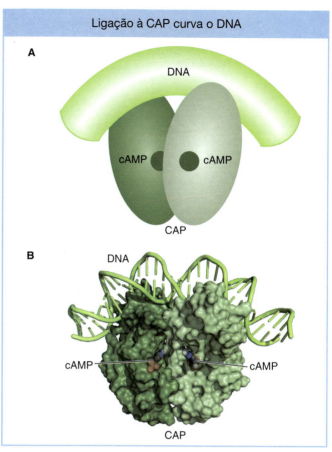

**Figura 11.15 A.** Quando CAP se liga ao promotor, cria uma curvatura maior do que 90° no DNA. **B.** Imagem derivada da análise estrutural de duas subunidades de CAP ligadas ao sítio de ligação da CAP. [*B. PBD ID 1 cgp.*]

quantidade de moléculas de β-galactosidase provavelmente se deve a um nível muito baixo de transcrição espúria, que resulta porque a repressora consegue se dissociar do DNA por um curto período. Há um aumento para aproximadamente 3.000 moléculas de enzima quando a lactose está presente e a glicose,

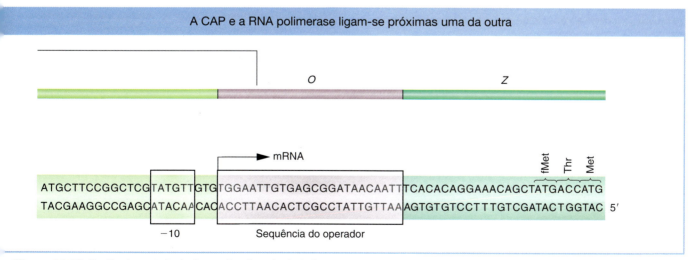

**Figura 11.16** Região de controle do óperon *lac*. Sequência de bases e fronteiras genéticas da região de controle do óperon *lac* com sequências parciais para os genes estruturais. Observe que as sequências de promotores do óperon *lac* nos sítios −35 e −10 diferem do consenso na Figura 11.11. [*Dados de R. C. Dickson, J. Abelson, W. M. Barnes e W. S. Reznikoff, Genetic Regulation: The Lac Control Region, Science 187, 1975, 27.*]

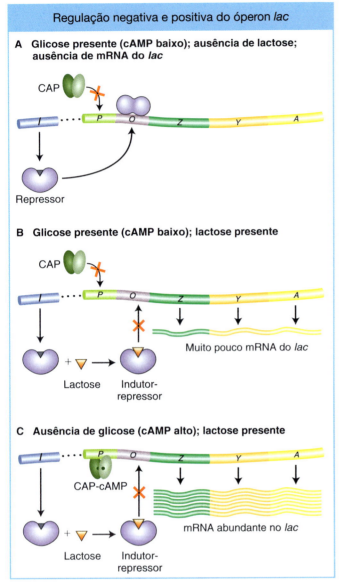

**Figura 11.17** O óperon *lac* é controlado em conjunto pela repressora Lac (regulador negativo) e pela proteína ativadora catabólica (CAP; regulador positivo). São produzidas grandes quantidades de mRNA somente quando a lactose está presente para inativar a repressora; e níveis baixos de glicose promovem a formação do complexo CAP-cAMP, que regula positivamente a transcrição.

ausente. Desse modo, a célula conserva sua energia e seus recursos, produzindo as enzimas metabolizadoras da lactose somente quando forem necessárias e úteis.

O controle indutor-repressor do óperon *lac* é um exemplo de repressão, ou regulação negativa, na qual a expressão normalmente é bloqueada. Em contraste, o sistema CAP-cAMP é um exemplo de ativação, ou regulação positiva, porque atua como sinal que ativa a expressão – nesse caso, o sinal ativador é a interação do complexo CAP-cAMP com o sítio de ligação a CAP no DNA. A **Figura 11.18** apresenta esses dois tipos básicos de sistemas de controle.

**CONCEITO-CHAVE** A regulação negativa promove expressão gênica na ausência do repressor, e a regulação positiva promove expressão gênica na presença de uma ativadora.

## 11.4 Regulação dupla positiva e negativa: o óperon arabinose

**OA 11.3** Ilustrar e comparar os mecanismos que coordenam a expressão de conjuntos de genes em bactérias e bacteriófagos.

Como com o sistema *lac*, o controle da transcrição em bactérias não é puramente positivo nem puramente negativo; em vez disso, a regulação positiva, assim como a negativa, podem controlar óperons individuais. A regulação do óperon arabinose oferece um exemplo em que uma única proteína de ligação ao DNA pode atuar *tanto como* repressora *quanto como* ativadora – um desvio do tema geral da regulação transcricional por proteínas de ligação ao DNA.

Os genes estruturais *araB*, *araA* e *araD* codificam as enzimas metabólicas que degradam o açúcar arabinose. Os três genes são transcritos em uma unidade como mRNA único. A **Figura 11.19** mostra um mapa do óperon *ara*. A transcrição é ativada em *araI*, a região **iniciadora**, que contém um sítio de ligação para uma proteína ativadora. O gene *araC*, mapeado nas proximidades, codifica uma proteína ativadora. Quando ligada à arabinose, essa proteína se liga a um sítio *araI* e ativa a transcrição do óperon *ara*, talvez ajudando a RNA polimerase a se ligar ao promotor. Além disso, o mesmo sistema de repressão de catabólitos CAP-cAMP, que impede a expressão do óperon *lac* na presença de glicose, também impede a expressão do óperon *ara*.

Na presença de arabinose, tanto o complexo CAP-cAMP quanto o complexo AraC-arabinose precisam se ligar a *araI* a fim de que a RNA polimerase se ligue ao promotor e transcreva o óperon *ara* (**Figura 11.20A**). Na ausência de arabinose, a proteína AraC assume uma conformação diferente e reprime o óperon *ara*, ligando-se tanto a *araI* quanto a um segundo sítio distante, *araO*, formando uma alça (Figura 11.20B) que impede a transcrição. Desse modo, a proteína AraC tem duas conformações, uma que atua como ativadora e outra que atua como repressora. O interruptor liga/desliga do óperon é "lançado" pela arabinose. As duas conformações, a depender de a arabinose efetora alostérica estar ou não ligada à proteína, diferem em suas capacidades de se ligarem a um sítio-alvo específico na região *araO* do óperon.

**CONCEITO-CHAVE** A transcrição do óperon é comumente regulada tanto pela ativação quanto pela repressão. No entanto, os mecanismos específicos que regulam a expressão dos óperons que controlam o metabolismo de compostos similares, como os açúcares, podem ser bem diferentes.

## 11.5 Vias metabólicas e níveis adicionais de regulação: atenuação

**OA 11.3** Ilustrar e comparar os mecanismos que coordenam a expressão de conjuntos de genes em bactérias e bacteriófagos

O controle coordenado dos genes em bactérias é generalizado. Como vimos nas seções precedentes, há uma necessidade da célula de regular as vias para degradação de açúcares específicos, dependendo da disponibilidade daquele açúcar. De modo

**Capítulo 11** Regulação da Expressão Gênica em Bactérias e seus Vírus **371**

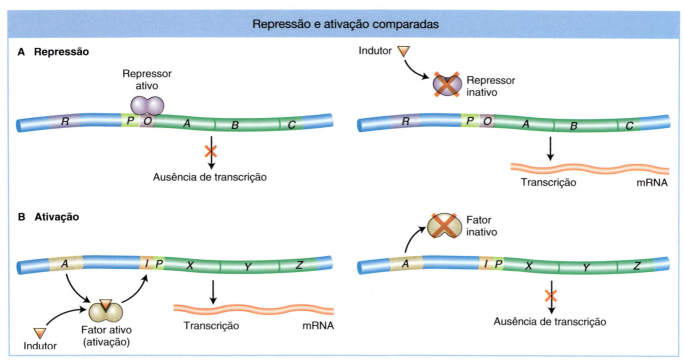

**Figura 11.18 A.** Na repressão, uma repressora ativa (codificada pelo gene *R* neste exemplo) bloqueia a expressão do óperon *A*, *B*, *C* ligando-se a um sítio operador (*O*). **B.** Na ativação, uma ativadora funcional é necessária para a expressão gênica. Uma ativadora não funcional resulta em ausência de expressão dos genes *X*, *Y*, *Z*. Pequenas moléculas podem converter uma ativadora não funcional em funcional, a qual, então, liga-se à região de controle do óperon, denominada *I* nesse caso. As posições de *O* e *I* com respeito ao promotor *P*, nos dois exemplos, são traçadas arbitrariamente porque suas posições diferem em óperons distintos.

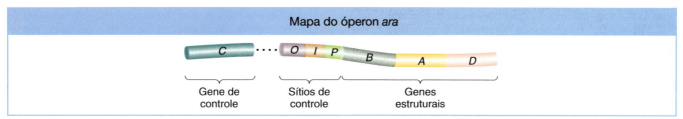

**Figura 11.19** Os genes *B*, *A* e *D*, juntamente com os sítios *I* e *O*, constituem o óperon *ara*. *O* é *araO*, e *I* é *araI*.

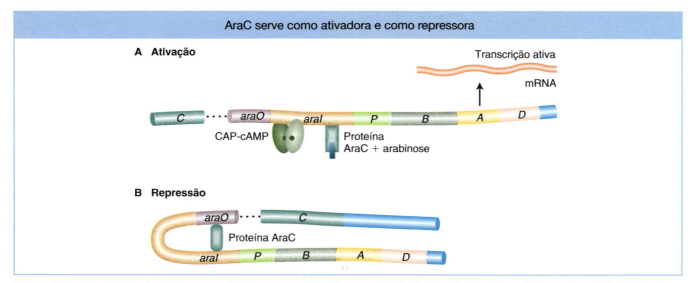

**Figura 11.20** Controle duplo do óperon *ara*. **A.** Na presença de arabinose, a proteína AraC se liga à região *araI*. O complexo CAP-cAMP se liga a um sítio adjacente a *araI*. Essa ligação estimula a transcrição dos genes *araB*, *araA* e *araD*. **B.** Na ausência de arabinose, a proteína AraC se liga às regiões *araI* e a *araO*, formando uma alça de DNA. Essa ligação impede a transcrição do óperon *ara*.

semelhante, as vias que sintetizam moléculas essenciais, como os aminoácidos, precisam ser reguladas para que as enzimas necessárias para sua síntese sejam produzidas pelas bactérias somente quando os aminoácidos não estiverem disponíveis no ambiente. Em vias que sintetizam moléculas essenciais, os genes que codificam as enzimas também são organizados em óperons, completos com mRNAs multigênicos. Além disso, em casos nos quais a sequência da atividade catalítica é conhecida, há notável congruência entre a ordem dos genes do óperon no cromossomo e a ordem em que seus produtos atuam na via metabólica. Essa congruência é visivelmente ilustrada pela organização do óperon triptofano na *E. coli* (**Figura 11.21**). O óperon triptofano contém cinco genes (*trpE*, *trpD*, *trpC*, *trpB*, *trpA*) que codificam enzimas que contribuem para a síntese do aminoácido triptofano.

**CONCEITO-CHAVE** Nas bactérias, os genes que codificam as enzimas que estão nas mesmas vias metabólicas, em geral, são organizados em óperons.

Há dois mecanismos para regular a transcrição do óperon triptofano e alguns outros óperons que funcionam na biossíntese de aminoácidos. Um fornece controle global da expressão do mRNA do óperon e o outro fornece controle de sintonia fina.

O nível de expressão gênica do óperon *trp* é regulado pelo nível de triptofano. Quando o triptofano está ausente no meio de crescimento, a expressão gênica do *trp* é alta; quando os níveis de triptofano estão altos, o óperon *trp* é reprimido. Um mecanismo para controle da transcrição do óperon *trp* é semelhante ao mecanismo da regulação negativa que já vimos controlar o óperon *lac*: uma proteína repressora se liga a um operador, impedindo o início da transcrição. Essa repressora é a repressora Trp, o produto do gene *trpR*. A repressora Trp se liga ao triptofano quando estão presentes níveis adequados de aminoácidos, e somente depois de se ligar ao triptofano a repressora Trp se ligará ao operador e desligará a transcrição do óperon. Esse mecanismo simples assegura que a célula não desperdice energia produzindo triptofano quando houver afluência suficiente do aminoácido no ambiente. Linhagens de *E. coli* com mutações no *trpR* continuam a expressar o mRNA do *trp* e, desse modo, continuam a produzir triptofano quando o aminoácido é abundante.

Ao estudar essas linhagens mutantes de *trpR*, Charles Yanofsky descobriu que, quando o triptofano era removido do meio, a produção de mRNA do *trp* aumentava em várias vezes. Esse achado foi a evidência de que, além da repressora Trp, existia um segundo mecanismo de controle regulando negativamente a transcrição. Esse mecanismo é chamado **atenuação**, porque a produção de mRNA é normalmente *atenuada*, significando "diminuída", quando o triptofano está presente em grande quantidade. Diferentemente dos outros mecanismos de controle bacterianos descritos até aqui, a atenuação atua como uma etapa *depois* do início da transcrição.

Os mecanismos que regulam a atenuação foram descobertos pela identificação de mutações que reduziam ou aboliam a atenuação. Linhagens com essas mutações produzem mRNA do *trp* em níveis máximos mesmo na presença de triptofano. Yanofsky mapeou as mutações em uma região entre o operador do *trp* e o gene *trpE*; essa região, denominada **sequência líder**, está na extremidade 5′ do mRNA do óperon *trp* antes do primeiro códon do gene *trpE* (**Figura 11.22**). A sequência líder do *trp* é excepcionalmente longa para um mRNA bacteriano, 160 bases, e análises detalhadas revelaram como uma parte dessa sequência funciona como um **atenuador** que regula a continuação da transcrição do mRNA do *trp*.

As principais observações são que, na ausência da proteína repressora TrpR, a presença de triptofano suspende a transcrição depois das primeiras 140 bases, mais ou menos, enquanto, na ausência de triptofano, a transcrição do óperon continua. O mecanismo para encerrar ou continuar a transcrição consiste em dois elementos-chave. No primeiro, a sequência líder do mRNA do *trp* codifica um peptídeo com 14 aminoácidos, incluindo dois códons adjacentes do triptofano. O triptofano é um dos aminoácidos menos abundantes nas proteínas, sendo codificado por um códon único. Esse par de códons do triptofano, portanto, é uma característica incomum. No segundo, a sequência líder do mRNA do *trp* consiste em quatro segmentos que formam estruturas do RNA com haste e alça capazes de alternar entre duas conformações. Uma dessas conformações favorece o encerramento da transcrição, enquanto a outra favorece sua continuação (**Figura 11.23**).

A lógica regulatória do óperon gira em torno da abundância de triptofano. Quando o triptofano é abundante, há suprimento suficiente de aminoacil-tRNA$^{Trp}$ para permitir a tradução do

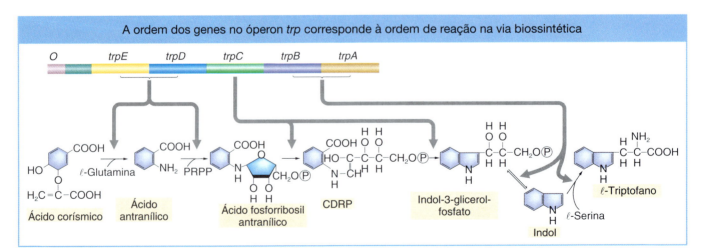

**Figura 11.21** Ordem cromossômica dos genes no óperon *trp* da *E. coli* e sequência de reações catalisadas pelos produtos enzimáticos dos genes estruturais *trp*. Os produtos gênicos *trpD* e *trpE* formam um complexo que catalisa etapas específicas, como fazem os produtos gênicos *trpB* e *trpA*. Abreviações: PRPP, fosforribosilpirofosfato; CDRP, 1-(*o*-carboxifenilamina)-1-desoxirribulose 5-fosfato.

# Capítulo 11 Regulação da Expressão Gênica em Bactérias e seus Vírus

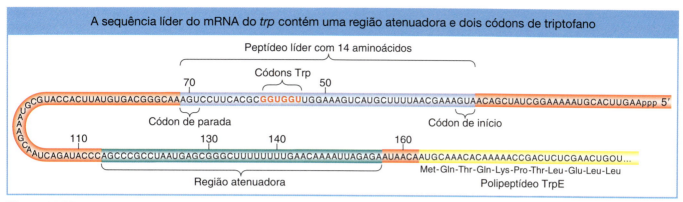

**Figura 11.22** Na sequência líder do mRNA do *trp*, a região atenuadora precede a sequência de codificação de *trpE*. Corrente acima, nas bases 54 a 59, há dois códons de triptofano (mostrados em vermelho) encontrados no peptídeo líder com 14 aminoácidos.

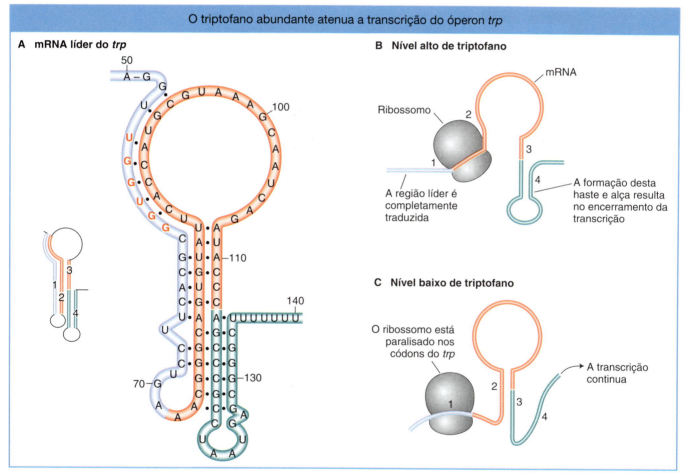

**Figura 11.23 A.** Estruturas secundárias propostas na conformação do mRNA líder do *trp* que favorecem o término da transcrição. Quatro regiões podem parear bases para formar três estruturas de haste e alça, mas apenas duas regiões pareiam bases entre si em um determinado momento. **B.** Quando o triptofano é abundante, o segmento 1 do mRNA do *trp* é traduzido. O segmento 2 entra no ribossomo, possibilitando que os segmentos 3 e 4 pareiem bases para formar uma haste-alça que faça com que a RNA polimerase encerre a transcrição. **C.** Em contraste, quando o triptofano é escasso, o ribossomo é parado nos códons do segmento 1. Desse modo, o segmento 2 pode interagir com o segmento 3, de modo que os segmentos 3 e 4 não pareiam. Consequentemente, a transcrição continua. [Dados de D. L. Oxender, G. Zurawski e C. Yanofsky, *Proc. Natl. Acad. Sci EUA* 76, 1979, 5524.]

peptídeo líder com 14 aminoácidos. Lembre-se de que a transcrição e a tradução em bactérias são associadas; portanto, os ribossomos podem engajar transcritos de mRNA e iniciar a tradução antes que a transcrição esteja completa. O engajamento do ribossomo altera a conformação do mRNA do *trp* de forma que favoreça o término da transcrição. Como o segmento 1 do mRNA líder do *trp* é traduzido na presença de triptofano, o segmento 2 do mRNA líder entrará no ribossomo. Isso permite o pareamento de bases entre a região de atenuação encontrada nos segmentos 3 e 4 do mRNA líder, o que leva ao término da transcrição pela RNA polimerase (Figura 11.23B). No entanto, quando o triptofano é escasso, o ribossomo é

**374 Parte 2** Princípios Fundamentais em Genética Molecular e do Desenvolvimento

parado nos códons de triptofano no segmento 1, de tal modo que os segmentos 2 e 3 formam pares de bases e a transcrição pode continuar (Figura 11.23C). Esse mecanismo é extraordinariamente sensível aos níveis de triptofano no ambiente porque o número de transcritos produzidos estará diretamente relacionado com o número de ribossomos parados, o que, por sua vez, relaciona-se com a quantidade de triptofano na célula. Portanto, a atenuação oferece uma maneira para que as bactérias rapidamente ajustem a síntese do triptofano, a depender das condições ambientais.

Outros óperons para enzimas nas vias biossintéticas têm controles de atenuação similares. Uma assinatura dos óperons da biossíntese de aminoácidos é a presença de múltiplos códons para o aminoácido a ser sintetizado em um peptídeo separado codificado pela sequência líder 5'. Por exemplo, o óperon *phe* apresenta sete códons fenilalanina em um peptídeo líder, e o óperon *his* apresenta sete códons histidina em tandem em seu peptídeo líder (Figura 11.24).

**CONCEITO-CHAVE** Um segundo nível de regulação nos óperons que controlam a biossíntese de aminoácidos é a atenuação da transcrição mediada pela abundância do aminoácido e pela tradução de um peptídeo líder.

## 11.6 Ciclos de vida dos bacteriófagos: mais reguladores, óperons complexos

**OA 11.3** Ilustrar e comparar os mecanismos que coordenam a expressão de conjuntos de genes em bactérias e bacteriófagos.

**OA 11.4** Explicar os papéis de proteínas de ligação do DNA específicas de sequências e sequências regulatórias do DNA na coordenação da expressão de conjuntos de genes em bactérias e bacteriófagos.

Naquele cinema de Paris, François Jacob teve um lampejo de que o fenômeno da indução de prófagos poderia ser estreitamente idêntica à indução da síntese de β-galactosidase. Ele estava certo. Aqui, veremos como é regulado o ciclo de vida do bacteriófago λ. Embora sua regulação seja mais complexa do que a de óperons individuais, ela é controlada por modos de regulação gênica que nos são agora familiares.

### Regulação do ciclo de vida do bacteriófago λ

O bacteriófago λ é um fago, chamado temperado, que tem dois ciclos de vida alternativos (Figura 11.25). Quando uma bactéria normal é infectada por um fago λ do tipo selvagem, podem se seguir dois resultados possíveis: (1) o fago pode se replicar e finalmente lisar a célula (o **ciclo lítico**) ou (2) o genoma do fago pode ser integrado ao cromossomo bacteriano como prófago inerte (o **ciclo lisogênico**). No estado lítico, a maior parte dos 71 genes do fago é expressa em algum ponto, enquanto, no estado lisogênico, a maioria desses genes fica inativa.

O que decide qual dessas duas vias é seguida? O controle fisiológico da decisão entre a via lítica ou a lisogênica depende dos recursos disponíveis na bactéria hospedeira. Se forem abundantes, o ciclo lítico é preferido, pois assim haverá nutrientes o suficiente para criar muitas cópias do vírus. Se forem limitados, a via lisogênica é assumida. O vírus, então, permanece presente como *prófago* até que as condições melhorem. O prófago inerte pode ser induzido por luz ultravioleta a entrar no ciclo lítico – fenômeno estudado por Jacob. Os estados lítico e lisogênico se caracterizam por programas muito distintos de expressão gênica que precisam ser regulados. Qual estado alternativo será selecionado é algo determinado por um complexo sistema de interruptores genéticos que compreende várias proteínas regulatórias de ligação ao DNA e um conjunto de sítios operadores.

Assim como ocorreu para o *lac* e outros sistemas regulatórios, as análises genéticas de mutantes foram fontes de esclarecimentos cruciais sobre os componentes e a lógica do interruptor genético λ. Jacob usou triagens fenotípicas simples para isolar mutantes que fossem defeituosos na via lítica ou lisogênica. Os mutantes de cada tipo podiam ser reconhecidos pelo aparecimento de placas infectadas em uma camada de bactérias. Quando partículas de fagos do tipo selvagem são colocadas em uma camada de bactérias sensíveis, aparecem clareiras (as chamadas "placas") nas quais as bactérias são infectadas e lisadas, porém essas placas são turvas, pois as

---

**Peptídeos líderes de óperons da biossíntese de aminoácidos**

**A** Óperon *trp*
Met - Lys - Ala - Ile - Phe - Val - Leu - Lys - Gly - **Trp** - **Trp** - Arg - Thr - Ser - Stop
5' AUG - AAA - GCA - AUU - UUC - GUA - CUG - AAA - GGU - UGG - UGG - CGC - ACU - UCC - UGA 3'

**B** Óperon *phe*
Met - Lys - His - Ile - Pro - **Phe** - **Phe** - **Phe** - Ala - **Phe** - **Phe** - **Phe** - Thr - **Phe** - Pro - Stop
5' AUG - AAA - CAC - AUA - CCG - UUU - UUU - UUC - GCA - UUC - UUU - UUU - ACC - UUC - CCC - UGA 3'

**C** Óperon *his*
Met - Thr - Arg - Val - Gln - Phe - Lys - **His** - **His** - **His** - **His** - **His** - **His** - **His** - Pro - Asp
5' AUG - ACA - CGC - GUU - CAA - UUU - AAA - CAC - CAC - CAU - CAU - CAC - CAU - CAU - CCU - GAC 3'

**Figura 11.24 A.** A parte traduzida da região líder do *trp* apresenta dois códons consecutivos de triptofano. **B.** A sequência líder *phe* apresenta sete códons de fenilalanina. **C.** A sequência líder *his* apresenta sete códons consecutivos de histidina.

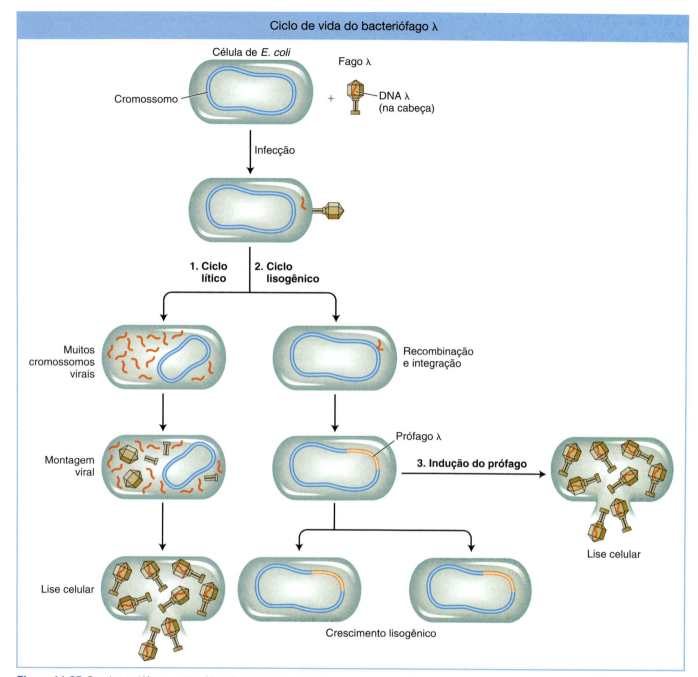

**Figura 11.25** Se o bacteriófago λ entrará imediatamente no ciclo lítico ou no ciclo lisogênico é algo que vai depender da disponibilidade de recursos. O vírus lisogênico insere seu genoma no cromossomo bacteriano, onde permanece latente até que as condições sejam favoráveis.

bactérias lisogenizadas crescem dentro delas (**Figura 11.26**). Os fagos mutantes incapazes de lisogenizar células formam placas claras.

Tais mutantes *claros* (designados por *c*) passam a ser análogos aos mutantes *I* e *O* do sistema *lac*. Esses mutantes muitas vezes foram isolados como mutantes sensíveis à temperatura que tinham fenótipos *claros* em temperaturas mais altas, mas fenótipos do tipo selvagem em temperaturas mais baixas. Três classes de mutantes levaram à identificação das características regulatórias essenciais do fago λ. Na primeira classe, os mutantes para os genes *cI*, *cII* e *cIII* formam placas claras, isto é, não são capazes de estabelecer lisogenia. Os mutantes isolados na segunda classe não lisogenizam células, mas podem replicar e entrar no ciclo lítico em uma célula lisogenizada. Esses mutantes passam a ser análogos aos mutantes operadores-constitutivos do sistema *lac*. Um terceiro mutante-chave pode lisogenizar, porém, não é capaz de lisar as células. O gene mutado, nesse caso, é o gene *cro* (para *c*ontrole da *r*epressora e *o*utras coisas). A decisão entre as vias lítica e lisogênica depende da atividade das proteínas codificadas pelos quatro genes *cI*, *cII*, *cIII* e *cro*, três dos quais são proteínas de ligação ao DNA.

**CONCEITO-CHAVE** O fago λ do tipo selvagem pode induzir o ciclo lisogênico na *E. coli*, resultando em placas turvas. Como placas claras indicam que ocorreu somente o ciclo lítico, pode-se usar uma triagem genética para placas claras para identificar mutações em genes necessários para o ciclo lisogênico do fago λ.

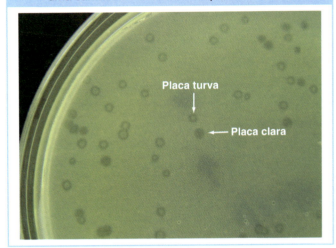

**Figura 11.26** As placas são claras onde ocorreu lise das células hospedeiras; ficam turvas onde as células sobreviveram à infecção e continuam a crescer como lisógeno. [*De Microbiology: An Evolving Science 1e, Figura 10.22 © John Foster.*]

Em primeiro lugar, nos concentraremos em dois genes, *cI* e *cro*, e nas proteínas que codificam (Tabela 11.4). O gene *cI* codifica uma repressora, muitas vezes denominada repressora de λ, a qual reprime o crescimento lítico e promove lisogenia. O gene *cro* codifica uma repressora que reprime a lisogenia, permitindo o crescimento lítico. O interruptor genético que controla os dois ciclos de vida do fago λ tem dois estados: no estado lisogênico, *cI* está ligado, mas *cro* está desligado, e, no ciclo lítico, *cro* está ligado, mas *cI* está desligado. Portanto, a repressora de λ e a Cro competem, e qualquer uma delas que prevaleça vai determinar o estado do interruptor e da expressão do genoma de λ.

A corrida entre a repressora de λ e Cro é iniciada quando o fago λ infecta uma bactéria normal. A sequência de eventos na corrida é crucialmente determinada pela organização dos genes no genoma de λ e dos promotores e operadores entre os genes *cI* e *cro*. O genoma de cerca de 50 kb do λ codifica proteínas que têm papéis na replicação e na recombinação do DNA e na montagem da partícula do fago, bem como na lise celular (Figura 11.27). Essas proteínas são expressas em uma sequência lógica, de tal modo que as cópias do genoma são feitas primeiro; essas cópias são então acondicionadas em partículas virais e, por fim, a célula hospedeira é lisada para liberar o vírus e começar a infecção de outras células hospedeiras (Figura 11.25). A ordem da expressão gênica viral vai do início da transcrição em dois promotores, $P_L$ e $P_R$ ($P_L$ para promotor em direção à esquerda e $P_R$ para promotor em direção à direita em relação ao mapa genético). Com a infecção, a RNA polimerase inicia a transcrição em ambos os promotores. Analisando o mapa genético (Figura 11.27), vemos que, a partir de $P_R$, *cro* é o primeiro gene transcrito, e, a partir de $P_L$, *N* é o primeiro gene transcrito.

O gene *N* codifica uma reguladora positiva, mas o mecanismo dessa proteína difere daquele de outras reguladoras que consideramos até aqui. A proteína N funciona habilitando a RNA polimerase a continuar a transcrever ao longo de regiões do DNA que, de outro modo, causariam o término da transcrição. Uma proteína regulatória como N, que atua impedindo o término da transcrição, é chamada **antiterminadora**. Desse modo, *N* permite a transcrição de *cIII* e de outros genes à esquerda de *N*, bem como de *cII* e de outros genes à direita de *cro*. O gene *cII* codifica uma proteína ativadora que se liga a um sítio que promove a transcrição em direção à esquerda a partir de um promotor diferente, $P_{RE}$ (promotor do estabelecimento da repressora), que ativa a transcrição do gene *cI*. Lembre-se de que o gene *cI* codifica uma repressora de λ, o que impedirá o crescimento lítico.

Antes de ocorrer a expressão do restante dos genes virais, será preciso tomar uma "decisão" – continuar com a expressão gênica viral e lisar a célula ou reprimir a via e lisogenizar a célula (Figura 11.28). A decisão de lisar ou lisogenizar uma célula gira em torno da atividade da proteína cII. Essa proteína é instável porque é sensível a proteases bacterianas – enzimas que degradam proteínas. Essas proteases respondem a condições ambientais: são mais ativas quando os recursos são abundantes nas células, porém menos ativas quando esses recursos são escassos.

Quando os recursos são abundantes, cII é degradada e pouca repressora de λ é produzida. Os genes transcritos de $P_L$ e $P_R$ continuam a ser expressos e o ciclo lítico prevalece. No entanto, se os recursos forem limitados, cII fica mais ativa e mais repressora de λ é produzida. Nesse caso, os genes transcritos de $P_L$ e $P_R$ são reprimidos pela repressora de λ e o ciclo lisogênico é iniciado. A proteína cII também é responsável por ativar a transcrição de *int*, um gene que codifica uma proteína adicional necessária para a lisogenia – uma integrase necessária para o genoma de λ integrar-se ao cromossomo da hospedeira. A proteína cIII blinda cII da degradação; portanto, também contribui para a decisão lisogênica.

## Anatomia molecular do interruptor genético

Para ver como é executada a decisão no nível molecular, vejamos as atividades da repressora de λ e de Cro. O operador $O_R$ está situado entre os dois genes que codificam essas proteínas e contém três sítios, $O_{R1}$, $O_{R2}$ e $O_{R3}$, que se sobrepõem a dois promotores oponentes: $P_R$, que promove a transcrição de genes líticos, e $P_{RM}$ (manutenção da repressora), que direciona a transcrição do gene *cI* (Figuras 11.27 e 11.28). Lembre-se de que o gene *cI* codifica a repressora de λ. Os três sítios operadores apresentam sequências semelhantes, mas não idênticas, e, embora Cro e repressora de λ possam se ligar a qualquer dos operadores, elas o fazem com diferentes afinidades: a repressora de λ se liga a $O_{R1}$ com a afinidade mais alta, enquanto Cro se liga a $O_{R3}$ com a afinidade mais alta. A ocupação da repressora da λ de $O_{R1}$ bloqueia a transcrição a partir de $P_R$ e, desse modo,

| TABELA 11.4 Principais reguladores do ciclo de vida do bacteriófago λ. |||
|---|---|---|
| **Gene** | **Proteína** | **Promove** |
| *cI* | Repressora de λ | Via lisogênica |
| *cro* | Repressora de Cro | Via lítica |
| *N* | Reguladora positiva | Expressão de cII e cIII |
| *cII* | Ativadora | Expressão de cI |
| *cIII* | Inibidora de proteases | Atividade de cII |

## Capítulo 11 Regulação da Expressão Gênica em Bactérias e seus Vírus

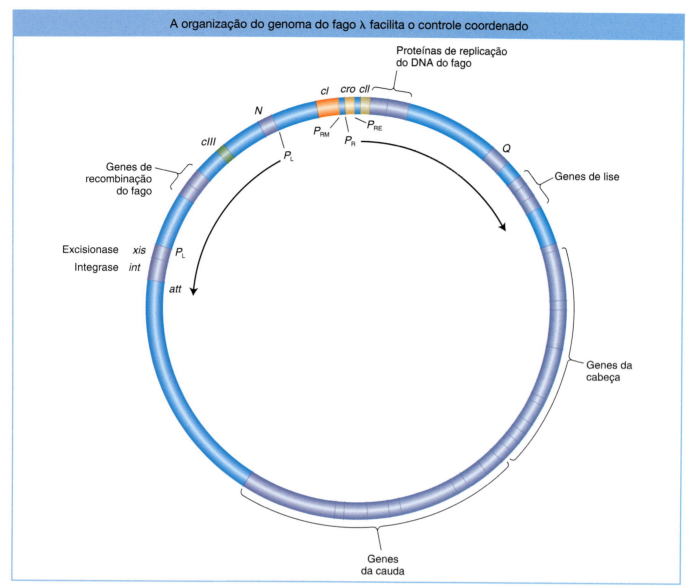

**Figura 11.27** Mapa do fago λ na forma circular. Os genes para recombinação, integração e excisão, replicação, montagem da cabeça e da cauda e lise celular estão agrupados e são regulados coordenadamente. A transcrição do lado direito do genoma começa em $P_R$, e a dos genes da esquerda começa em $P_L$. As interações regulatórias essenciais que controlam a decisão lisogênica *versus* lítica ocorrem nos operadores entre os genes *cro* e *cI*.

bloqueia a manutenção da transcrição de *cI*. Por isso, não se produz repressão de λ e a transcrição dos genes para o ciclo lítico pode continuar. A ocupação dos sítios dos operadores, portanto, determina os padrões líticos *versus* lisogênicos da expressão gênica de λ (**Figura 11.29**).

Depois de estabelecida a lisogenia, em geral, ela permanece estável. Mas a lisogenia pode ser induzida a entrar no ciclo lítico por várias alterações ambientais. A luz ultravioleta induz a expressão de genes da hospedeira. Um dos genes da hospedeira codifica uma proteína, RecA, que estimula a clivagem da repressora de λ, prejudicando a manutenção da lisogenia e resultando em crescimento lítico. A indução de prófagos, assim como deduziram Jacob e Monod, exige a liberação de uma repressora do DNA. O papel fisiológico da luz ultravioleta na indução de lisogenia faz sentido, pois esse tipo de radiação danifica o DNA da hospedeira e causa estresse às bactérias; o fago replica e sai da célula danificada e estressada, dirigindo-se a outra hospedeira.

**CONCEITO-CHAVE** O interruptor genético do fago λ ilustra que a lógica regulatória subjacente ao controle da expressão gênica em resposta a sinais fisiológicos permanece conservada. Assim como nos sistemas *lac*, *ara*, *trp* e outros, os estados alternativos da expressão gênica no fago λ são determinados pela interação de algumas proteínas regulatórias essenciais para a ligação do DNA com sítios de controle no DNA. A ordem e a orientação desses elementos genéticos no genoma é importante para a função de interruptor em todos esses sistemas.

### Ligação ao DNA das proteínas regulatórias específicas das sequências

Como a repressora de λ e Cro reconhecem diferentes operadores com diferentes afinidades? Essa pergunta direciona nossa atenção a um princípio fundamental no controle da transcrição gênica – as proteínas regulatórias se ligam a sequências de DNA

**378** Parte 2 Princípios Fundamentais em Genética Molecular e do Desenvolvimento

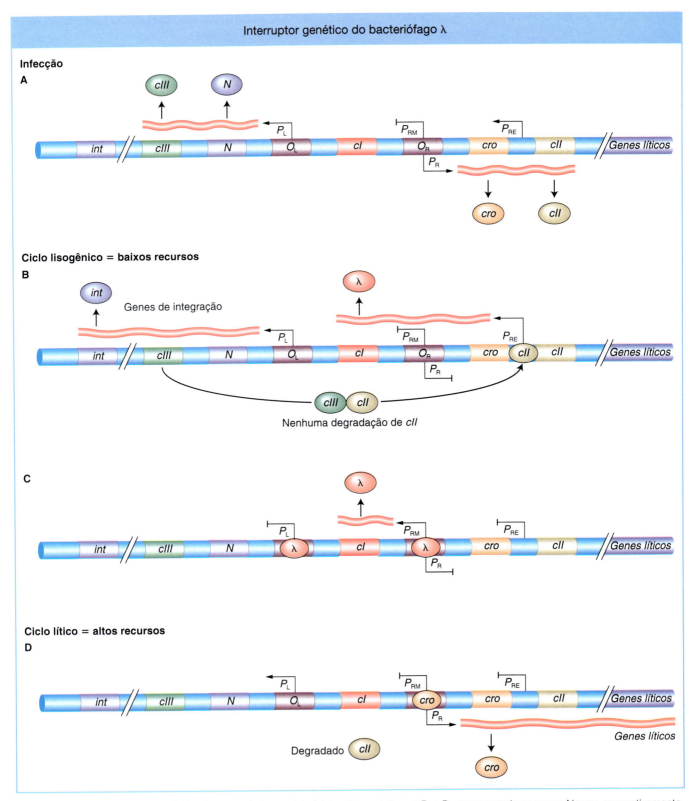

**Figura 11.28** Na infecção (**A**) a RNA polimerase da hospedeira inicia a transcrição em $P_L$ e $P_R$, expressando os genes *N* e *cro*, respectivamente. A proteína antiterminadora N possibilita a transcrição do gene *cIII* e dos genes de recombinação (ver Figura 11.27, esquerda), do gene *cII* e de outros genes. A seguir, (**B**) a proteína cII, protegida pela proteína cIII, liga *cI*, ativando a transcrição em $P_{RE}$ e também a transcrição de *int*. Se os recursos e as proteases não forem abundantes, cII permanece ativa, a transcrição de *cI* prossegue em alto nível e a proteína Int integra o cromossomo do fago. Finalmente (**C**) a proteína cI (repressora do λ) fecha todos os genes, exceto ela mesma. O fago, então, permanecerá no estado lisogênico. No entanto, se os recursos e as proteases foram abundantes (**D**) a proteína cII é degradada, Cro reprime a transcrição de *cI* a partir de $P_{RM}$ e ativa a transcrição de *Cro* e dos genes líticos a partir de $P_L$ e $P_R$, assim continuando o ciclo lítico.

## Capítulo 11 Regulação da Expressão Gênica em Bactérias e seus Vírus 379

**O ciclo lisogênico *versus* lítico é determinado pela ocupação da repressora sobre os operadores $O_R$**

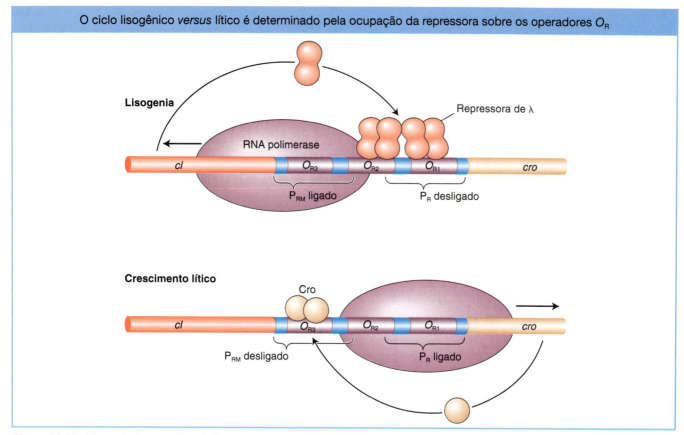

**Figura 11.29** A lisogenia é promovida pela ligação da repressora de λ a $O_{R1}$ e $O_{R2}$, o que impede a transcrição de $P_R$. Na indução ou no ciclo lítico, a ligação de Cro a $O_{R3}$ impede a transcrição do gene *cI* a partir de $P_{RM}$. [Dados de M. Plashne e A. Gann, *Genes and Signals*, p. 30, Fig. 1-13.]

específicas. Para proteínas individuais se ligarem a determinadas sequências, e não a outras, é preciso especificidade nas interações entre as cadeias laterais dos aminoácidos da proteína e os grupos químicos das bases do DNA. Estudos estruturais detalhados da repressora de λ, de Cro e de outras reguladoras bacterianas têm revelado como as estruturas tridimensionais das reguladoras e o DNA interagem e como a disposição de aminoácidos em particular possibilita que eles reconheçam sequências de bases específicas.

A análise cristalográfica identifica uma característica estrutural comum dos domínios de ligação ao DNA de λ e de Cro. Ambas as proteínas fazem contato com o DNA por meio de um domínio *hélice-giro-hélice* que consiste em duas hélices unidas por curta região de ligação flexível (**Figura 11.30**). Uma hélice, a de reconhecimento, se encaixa no sulco principal do DNA. Nessa posição, os aminoácidos na face externa da hélice conseguem interagir com os grupos químicos nas bases do DNA. Os aminoácidos específicos na hélice de reconhecimento determinam a afinidade de uma proteína por uma sequência específica do DNA.

As hélices de reconhecimento da repressora de λ e de Cro apresentam estruturas semelhantes e alguns resíduos de aminoácidos idênticos. As diferenças entre as hélices em resíduos de aminoácidos essenciais determinam suas propriedades de ligação ao DNA. Por exemplo, nas proteínas repressoras de λ e Cro, as cadeias laterais com glutamina e serina entram em contato com as mesmas bases, mas um resíduo alanina na repressora de λ e resíduos lisina e asparagina na proteína Cro conferem afinidades de ligação diferentes a sequências em $O_{R1}$ e $O_{R3}$ (**Figura 11.31**).

**Hélice-giro-hélice é motivo comum de ligação do DNA**

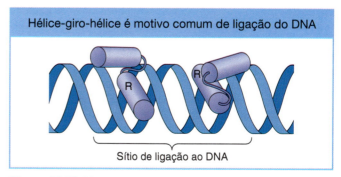

**Figura 11.30** Ligação de um motivo hélice-giro-hélice ao DNA. Os cilindros roxos são hélices alfa. Muitas proteínas regulatórias se ligam como dímeros ao DNA. Em cada monômero, a hélice de reconhecimento (R) faz contato com as bases no sulco principal do DNA.

As repressoras Lac e TrpR, bem como a ativadora AraC e muitas outras proteínas, também se ligam ao DNA por meio de motivos hélice-giro-hélice com diferentes especificidades, dependendo das sequências primárias de aminoácidos de suas hélices de reconhecimento. Em geral, outros domínios dessas proteínas, como os que ligam seus respectivos efetores alostéricos, não são semelhantes.

**CONCEITO-CHAVE** A especificidade biológica da regulação gênica se deve à especificidade química de interações aminoácidos-bases entre proteínas regulatórias individuais e sequência distintas de DNA.

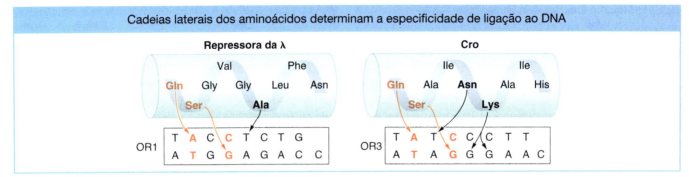

**Figura 11.31** As interações entre aminoácidos e bases determinam a especificidade e a afinidade das proteínas de ligação ao DNA. São mostradas as sequências de aminoácidos das hélices de reconhecimento da repressora de λ e as proteínas Cro. As interações entre os resíduos de glutamina (Gln), de serina (Ser) e de alanina (Ala) da repressora da λ e as bases no operador $O_{R1}$ determinam a força da ligação. De modo semelhante, as interações entre os resíduos glutamina, serina, asparagina (Asn) e lisina (Lys) da proteína Cro medeiam a ligação do operador $O_{R3}$. Cada sequência de DNA mostrada é aquela ligada por um monômero individual da respectiva repressora; metade do sítio do operador é ocupado pelo dímero da repressora. [Dados de M. Plashne, A Genetic Switch: Phage I e Higher Organisms, 2nd ed.]

## 11.7 Fatores sigma alternativos regulam grandes conjuntos de genes

**OA 11.4** Explicar os papéis de proteínas de ligação do DNA específicas de sequências e sequências regulatórias do DNA na coordenação da expressão de conjuntos de genes em bactérias e bacteriófagos.

Até aqui, vimos como interruptores únicos podem controlar a expressão de óperons únicos ou dois óperons contendo até uma dúzia de pares de genes. Algumas respostas fisiológicas a alterações do ambiente exigem a expressão coordenada de grandes conjuntos de genes não ligados localizados em toda a extensão do genoma para ocasionar drásticas alterações fisiológicas, e até morfológicas. As análises desses processos têm revelado mais uma reviravolta na regulação gênica bacteriana: o controle de grandes números de genes por fatores sigma (σ) alternativos da RNA polimerase. Um exemplo disso, o processo de esporulação de *Bacillus subtilis*, foi detalhadamente analisado nas últimas décadas. Sob estresse, a bactéria forma esporos bastante resistentes ao calor e ao ressecamento.

No início do processo de esporulação, a bactéria se divide de maneira assimétrica, gerando dois componentes de tamanho desigual que têm destinos muito diferentes. O compartimento menor, o pré-esporo, desenvolve-se e se torna esporo. O compartimento maior, a célula-mãe, nutre o desenvolvimento do esporo e sofre lise quando a morfogênese do esporo se completa para liberar o esporo (Figura 11.32A). A dissecção genética desse processo engloba o isolamento de muitos mutantes que não conseguem esporular. Investigações detalhadas têm levado à caracterização de várias proteínas regulatórias essenciais que regulam diretamente os programas de expressão gênica específicos do pré-esporo ou da célula-mãe. Quatro dessas proteínas são fatores σ alternativos.

Lembre-se de que, no Capítulo 8, vimos que o início da transcrição nas bactérias inclui a ligação da subunidade σ da RNA polimerase às regiões −35 e −11 dos promotores gênicos. O fator σ se dissocia do complexo quando a transcrição começa, e é reciclado. Em *B. subtilis*, dois fatores σ, $σ^A$ e $σ^H$, são ativos em células vegetativas. Durante a esporulação, um fator σ diferente, $σ^F$, torna-se ativo no pré-esporo e ativa um grupo de mais de 40 genes. Um gene ativado por $σ^F$ é uma proteína secretada que, por sua vez, desencadeia o processamento proteolítico do precursor inativo pró-$σ^E$, um fator σ distinto na célula-mãe. O fator $σ^E$ é necessário para ativar conjuntos de genes na célula-mãe. Dois fatores σ adicionais, $σ^K$ e $σ^G$, são ativados de maneira subsequente na célula-mãe e no pré-esporo, respectivamente (Figura 11.32A). A expressão de fatores σ distintos permite a transcrição coordenada de diferentes conjuntos de genes, ou **régulons**, por apenas uma RNA polimerase.

Novas abordagens para caracterizar a expressão de todos os genes em um genoma (Seção 14.7) tornaram possível monitorar a transcrição de cada gene de *B. subtilis* durante o crescimento vegetativo e a formação de esporos e em diferentes compartimentos do esporo. Foram identificadas várias centenas de genes desse modo, os quais são transcricionalmente ativados ou reprimidos durante a formação dos esporos.

Como os diferentes conjuntos de genes são controlados por meio de cada fator σ? Cada fator σ tem diferentes propriedades de ligação ao DNA específicas das sequências. Os óperons ou genes individuais regulados por fatores σ em particular apresentam sequências características nas regiões −35 e −11 de seus promotores, que são ligadas por um fator σ e não por outros (Figura 11.32B). Por exemplo, $σ^E$ se liga a pelo menos 121 promotores, dentre 34 óperons e 87 genes individuais, para regular mais de 250 genes, e $σ^F$ se liga a pelo menos 36 promotores para regular 48 genes.

**CONCEITO-CHAVE** A expressão sequencial de fatores σ alternativos que reconhecem sequências alternativas de promotores possibilita a expressão coordenada de grandes números de óperons independentes e de genes não ligados durante os programas de desenvolvimento da esporulação.

Fatores σ alternativos também desempenham papéis importantes na virulência dos patógenos humanos. Por exemplo, bactérias do gênero *Clostridium* produzem potentes toxinas responsáveis por doenças graves, como botulismo, tétano e gangrena. Recentemente, descobriu-se que os genes-chave das toxinas de *C. botulinum*, *C. tetani* e *C. perfringens* são controlados por fatores σ alternativos relacionados que reconhecem sequências similares nas regiões −35 e −10 dos genes das toxinas. Compreender os mecanismos de regulação dos genes de toxinas pode levar a novos meios de prevenção e terapias para as doenças.

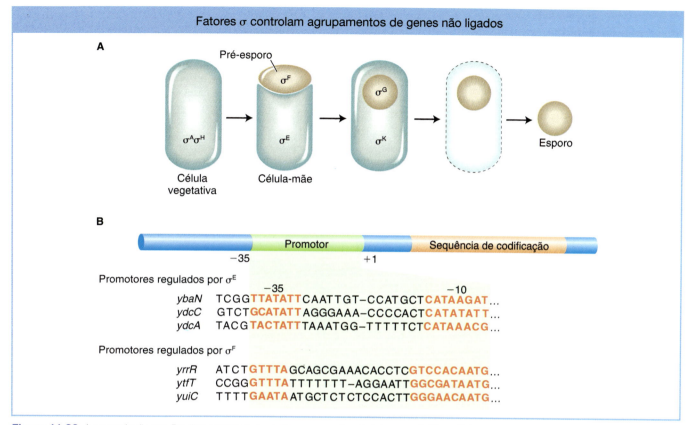

**Figura 11.32** A esporulação em *Bacillus subtillis* é regulada por cascatas de fatores σ. A. Nas células vegetativas, σ^A e σ^H são ativos. No início da esporulação, σ^F está ativo no pré-esporo e σ^E está ativo na célula-mãe. Esses fatores σ são então suplantados por σ^G e σ^K, respectivamente. A célula-mãe, por fim, sofre lise e libera o esporo maduro. B. Os fatores σ^E e σ^F controlam os régulons de muitos genes (*ybaN* e assim por diante nesta ilustração). São mostrados três exemplos do grande número de promotores regulados por meio de cada fator σ. Cada fator σ tem uma preferência de ligação distinta específica para sequência nas sequências −35 e −10 dos promotores-alvo. [Dados de P. Echenberger et al., *J. Mol. Biol* 327, 2003, 945-972; e S. Wang et al., *J. Mol. Biol.* 358, 2006, 16-37.]

## RESUMO

A regulação gênica costuma ser mediada por proteínas que reagem a sinais fisiológicos do interior das células e do seu entorno. As proteínas respondem elevando ou reduzindo as taxas de transcrição de genes específicos. A lógica dessa regulação é simples. Para que a regulação opere adequadamente, as proteínas regulatórias apresentam sensores embutidos que monitoram as condições celulares de maneira contínua. As atividades dessas proteínas dependeriam, então, do conjunto correto de condições ambientais.

Em bactérias e seus vírus, o controle de vários genes estruturais pode ser coordenado pelo agrupamento dos genes em óperons nos cromossomos, para que eles sejam transcritos em mRNAs multigênicos. O controle coordenado simplifica a tarefa para as bactérias porque um agrupamento de sítios regulatórios por óperon é suficiente para regular a expressão de todos os genes da estrutura. Alternativamente, o controle coordenado também pode ser obtido por meio de fatores σ distintos que regulam dúzias de promotores independentes de modo simultâneo.

No controle regulatório negativo, uma proteína repressora bloqueia a transcrição ligando-se ao DNA no sítio operador. O controle regulatório negativo é exemplificado pelo sistema *lac*. A regulação negativa é uma maneira muito simples de o sistema *lac* encerrar genes metabólicos na ausência dos açúcares adequados no ambiente. No controle regulatório positivo, são necessários fatores proteicos para ativar a transcrição. O controle regulatório positivo é exemplificado pela repressão do sistema *lac* na presença de seu produto de degradação catabólito, a glicose. Em contrapartida, a repressão de óperons que sintetizam aminoácidos costuma ser controlada por atenuação.

Muitas proteínas regulatórias são membros de famílias de proteína que apresentam vários motivos de ligação ao DNA semelhantes, como o domínio hélice-giro-hélice. Outras partes das proteínas, como os domínios de interação proteína-proteína, tendem a ser menos semelhantes. A especificidade da regulação gênica depende das interações químicas entre as cadeias laterais dos aminoácidos e os grupos químicos nas bases do DNA.

Os mecanismos do controle regulatório da expressão gênica podem ser inferidos a partir da análise dos efeitos fisiológicos das mutações genéticas.

## TERMOS-CHAVE

antiterminador (p. 376)
atenuação (p. 372)
atenuador (p. 372)
ativadora (p. 359)
atuação cis (p. 364)
atuação trans (p. 364)
catabólito (p. 367)
ciclo lisogênico (p. 374)
ciclo lítico (p. 374)
diploide parcial (p. 363)
domínio de ligação
   ao DNA (p. 360)
efetor alostérico (p. 360)
genes coordenadamente
   controlados (p. 361)
indução (p. 362)
indutor (p. 362)
iniciador (p. 370)
interruptor genético (p. 360)
monofosfato de adenosina
   cíclico (cAMP) (p. 367)
mutação constitutiva (p. 364)
operador (p. 359)
óperon (p. 359)
promotor (p. 359)
proteína ativadora
   catabólica (CAP) (p. 367)
regulação negativa (p. 359)
regulação positiva (p. 359)
régulon (p. 380)
repressão
   catabólica (p. 367)
repressora (p. 359)
sequência líder (p. 372)
sítio alostérico (p. 360)
transição alostérica (p. 362)

## PROBLEMAS RESOLVIDOS

Este conjunto de quatro problemas resolvidos, que são semelhantes ao Problema 15 dos Problemas Básicos no fim deste capítulo, é destinado a testar a compreensão do modelo do óperon. Aqui, são dados vários diploides e pede-se para determinar se os produtos gênicos Z e Y são gerados na presença ou na ausência de um indutor. Use uma tabela semelhante à do Problema 15 como base para suas respostas, exceto se o título da coluna for o seguinte:

| Genótipo | Gene Z | | Gene Y | |
|---|---|---|---|---|
| | Ausência de indutor | Indutor | Ausência de indutor | Indutor |

### PROBLEMA RESOLVIDO 1

$$\frac{I^-\ P^-\ O^C\ Z^+\ Y^+}{I^+\ P^+\ O^+\ Z^-\ Y^-}$$

### RESOLUÇÃO

Uma forma de resolver esses problemas é primeiro considerar cada cromossomo em separado e depois construir um diagrama. A ilustração a seguir diagrama esse diploide:

O primeiro cromossomo é $P^-$; portanto, a transcrição é bloqueada e não há sintetização da enzima Lac a partir dele. O segundo cromossomo ($P^+$) pode ser transcrito e, desse modo, a transcrição pode ser reprimida ($O^+$). No entanto, os genes estruturais ligados ao bom promotor são defeituosos; desse modo, não é possível gerar produto Z ou produto Y ativo. Os símbolos a acrescentar em sua tabela são "– – – –,".

### PROBLEMA RESOLVIDO 2

$$\frac{I^+\ P^-\ O^+\ Z^+\ Y^+}{I^-\ P^+\ O^+\ Z^+\ Y^-}$$

### RESOLUÇÃO

O primeiro cromossomo é $P^-$; portanto, nenhuma enzima é sintetizada a partir dele. O segundo cromossomo é $O^+$; portanto, a transcrição é reprimida pela repressora fornecida pelo primeiro cromossomo, a qual pode atuar em trans por toda a extensão do citoplasma. No entanto, somente o gene Z desse cromossomo está intacto. Assim sendo, na ausência de um indutor, nenhuma enzima é produzida; na presença de um indutor, somente o produto gênico Z e a β-galactosidase são gerados. Os símbolos a acrescentar à tabela são "–, + – –,".

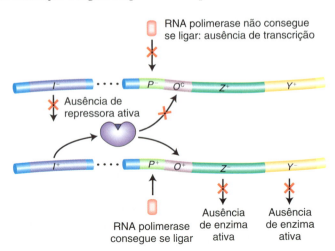

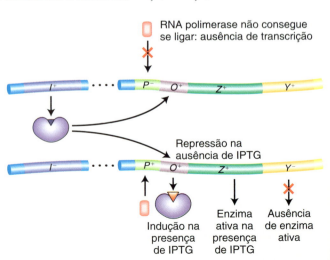

## PROBLEMA RESOLVIDO 3

$$\frac{I^+ \; P^+ \; O^C \; Z^- \; Y^+}{I^+ \; P^- \; O^+ \; Z^+ \; Y^-}$$

### RESOLUÇÃO

Como o segundo cromossomo é $P^-$, precisamos considerar apenas o primeiro cromossomo. Esse cromossomo é $O^C$; portanto a enzima é produzida na ausência de um indutor, embora, em razão da mutação $Z^-$, somente permease ($Y$) ativa seja gerada. As entradas na tabela devem ser "– –, +, +".

## PROBLEMA RESOLVIDO 4

$$\frac{I^S \; P^+ \; O^+ \; Z^+ \; Y^-}{I^- \; P^+ \; O^C \; Z^- \; Y^+}$$

### RESOLUÇÃO

Na presença de uma repressora $I^S$, todos os operadores do tipo selvagem são encerrados, seja com ou sem indutor. Portanto, o primeiro cromossomo não é capaz de produzir enzima alguma. No entanto, o segundo cromossomo tem um operador alterado ($O^C$) e pode produzir enzima na ausência e na presença de um indutor. Somente o gene $Y$ é do tipo selvagem no cromossomo $O^C$ e, portanto, somente a permease é produzida constitutivamente. As entradas na tabela devem ser "– –, +, +".

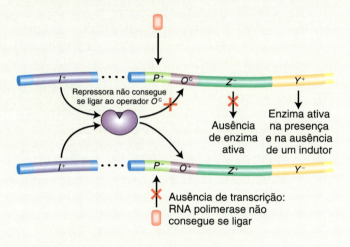

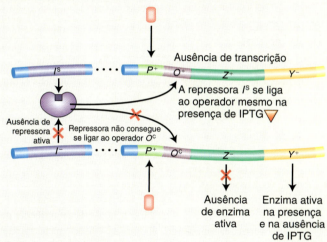

# PROBLEMAS

## QUESTÕES SOBRE AS FIGURAS

1. Com base na Figura 11.6, por que a ligação da proteína repressora à sequência do operador, na ausência de lactose, impede a expressão dos genes estruturais? Por que a ausência de ligação da proteína repressora à sequência do operador, na presença de lactose, permite a expressão dos genes estruturais?

2. Compare a estrutura do IPTG mostrada na Figura 11.7 com a estrutura da galactose mostrada na Figura 11.5. Por que o IPTG é ligado pela repressora Lac, mas não degradado pela β-galactosidase?

3. Observando a Figura 11.9, porque os diploides parciais foram essenciais para estabelecer a natureza com atuação trans da repressora Lac? Seria possível distinguir genes com atuação cis dos genes com atuação trans em haploides?

4. Por que as mutações do promotor se agrupam nas posições $-10$ e $-35$, como se vê na Figura 11.11? Qual interação proteína-DNA é rompida por essas mutações?

5. Comparando as Figuras 11.14, 11.15 e 11.30, por que muitos sítios regulatórios da ligação ao DNA são simétricos?

6. Analisando a Figura 11.16, atente-se à grande sobreposição entre o operador e a região do óperon *lac* que é transcrita. Qual proteína se liga especificamente a essa sequência sobreposta e qual efeito ela tem sobre a transcrição?

7. Observando a Figura 11.20B, por que você acha que a ligação da proteína AraC aos sítios de DNA *araO* e *araI* leva à repressão do óperon *ara*?

8. Examinando a Figura 11.21, qual efeito das mutações de *trpA* sobre os níveis de triptofano é possível prever? Qual efeito das mutações de *trpA* sobre a expressão do mRNA de *trp* é possível prever?

9. Com base na Figura 11.29, por que a ligação da repressora de λ impede a expressão a partir do promotor $P_R$? Por que a ligação de Cro impede a expressão a partir do promotor $P_{RM}$?

10. Com base nas sequências mostradas na Figura 11.32B, seria de se esperar que todas as mutações pontuais nas regiões $-35$ ou $-10$ afetassem a expressão gênica?

## PROBLEMAS BÁSICOS

11. Qual das seguintes moléculas é um indutor do óperon *lac*:
    a. Galactose
    b. Glicose
    c. Alolactose
    d. Isotiocianato

12. Explique por que os alelos $I^-$ no sistema *lac* normalmente são recessivos com relação aos alelos $I^+$ e porque os alelos $I^+$ são recessivos com relação aos alelos $I^S$.
13. O que significa dizer que as mutações $O^C$ no sistema *lac* têm atuação cis?
14. Os símbolos *a, b* e *c* na tabela a seguir representam os genes do sistema *lac* da *E. coli* para a repressora (*I*), a região do operador (*O*) e a β-galactosidase (*Z*), embora não necessariamente nessa ordem. Além disso, a ordem em que os símbolos são escritos nos genótipos não é necessariamente a sequência real no óperon *lac*.

    Atividade (+) ou inatividade (−) do gene Z.

| Genótipo | Indutor ausente | Indutor presente |
|---|---|---|
| $a^- b^+ c^+$ | + | + |
| $a^+ b^+ c^-$ | + | + |
| $a^+ b^- c^-$ | − | − |
| $a^+ b^- c^+/a^- b^+ c^-$ | + | + |
| $a^+ b^+ c^+/a^- b^- c^-$ | − | + |
| $a^+ b^+ c^-/a^- b^- c^+$ | − | + |
| $a^- b^+ c^+/a^+ b^- c^-$ | + | + |

   a. Qual símbolo (*a, b* ou *c*) representa cada um dos genes I, O e Z do *lac*?
   b. Na tabela, um sinal de menos sobrescrito em um símbolo de gene apenas indica um mutante, mas alguns comportamentos dos mutantes, nesse sistema, recebem designações especiais de mutantes. Usando os símbolos convencionais de genes para o óperon *lac*, designe cada genótipo na tabela.

15. O mapa do óperon *lac* é

    POZY

    A região promotora (*P*) é o sítio de início da transcrição por meio da ligação da molécula de RNA polimerase antes da produção real de mRNA. Promotores com alteração mutacional ($P^-$) aparentemente não conseguem se ligar à molécula de RNA polimerase. Pode-se fazer determinadas previsões sobre o efeito de mutações $P^-$. Use suas previsões e seu conhecimento do sistema lactose para completar a seguinte tabela. Insira um "+" onde uma enzima é produzida e um "−" onde não se produz enzima. A primeira linha foi preenchida como exemplo.

16. Explique por que faz sentido para a célula sintetizar β-galactosidase somente quando os níveis de lactose estiverem altos e os de glicose, baixos.
17. Explique as diferenças fundamentais entre regulação negativa e regulação positiva da transcrição nas bactérias.
18. Qual molécula regula o óperon *lac* e o óperon *ara*?
19. Compare os mecanismos de regulação negativa e positiva no óperon *lac* aos do óperon *ara*.
20. Mutantes *lacY*$^-$ retêm a capacidade de sintetizar β-galactosidase. No entanto, embora o gene *lacI* ainda esteja intacto, a β-galactosidase já não pode ser induzida ao se acrescentar glicose ao meio. Explique.
21. Qual é a função dos dois códons de triptofano no peptídeo líder com 14 aminoácidos na regulação do óperon *trp*?
22. O mecanismo de atenuação encontrado no óperon *trp* poderia regular a expressão gênica em células eucarióticas?
23. Quais são as semelhanças entre os mecanismos que controlam o óperon *lac* e os que controlam os interruptores genéticos do bacteriófago λ?
24. Compare a disposição dos sítios com atuação cis nas regiões de controle do óperon *lac* e do bacteriófago λ.
25. Qual proteína regulatória induz os genes da fase lítica do ciclo de vida do bacteriófago λ?
    a. cI
    b. Cro
    c. Int
    d. cIII
26. Qual proteína no bacteriófago λ serve para identificar o nível de recursos na célula?
27. Qual é a função da proteína cIII no interruptor genético bacteriófago λ?
28. Faça um prognóstico do efeito de uma mutação que elimine a atividade de ligação ao DNA da proteína $\sigma^E$ sobre a formação de esporos *Bacillus subtilis*.

| | β-galactosidase | | Permease | |
|---|---|---|---|---|
| Genótipo | Ausência de lactose | Lactose | Ausência de lactose | Lactose |
| $I^+ P^+ O^+ Z^+ Y^+/I^+ P^+ O^+ Z^+ Y^+$ | − | + | − | + |
| a. $I^- P^+ O^C Z^+ Y^-/I^+ P^+ O^+ Z^- Y^+$ | | | | |
| b. $I^+ P^+ O^C Z^- Y^+/I^- P^+ O^C Z^+ Y^+$ | | | | |
| c. $I^S P^+ O^+ Z^+ Y^-/I^+ P^+ O^+ Z^- Y^+$ | | | | |
| d. $I^S P^+ O^+ Z^+ Y^+/I^- P^+ O^+ Z^+ Y^+$ | | | | |
| e. $I^- P^+ O^C Z^+ Y^-/I^- P^+ O^C Z^+ Y^-$ | | | | |
| f. $I^- P^- O^+ Z^+ Y^+/I^- P^+ O^C Z^+ Y^-$ | | | | |
| g. $I^+ P^+ O^+ Z^- Y^+/I^- P^+ O^+ Z^+ Y^-$ | | | | |

# PROBLEMAS DESAFIADORES

29. Uma mutação interessante em *lacI* resulta em repressoras com aumento de 110 vezes a ligação com o DNA no operador e fora do operador. Essas repressoras exibem uma curva de indução "invertida", permitindo a síntese da β-galactosidase na ausência de um indutor (IPTG), mas reprimindo parcialmente a expressão da β-galactosidase na presença de IPTG. Como você pode explicar isso? (Observe que, quando o IPTG se liga a uma repressora, ele não destrói completamente a afinidade pelo operador; em vez disso, reduz a afinidade em 110 vezes. Adicionalmente, à medida que as células se dividem e são gerados novos operadores pela síntese de fitas filhas, a repressora precisa encontrar o novo operador fazendo buscas ao longo do DNA, ligando-se rapidamente a sequências fora do operador e dissociando-se delas.)

30. Certas mutações *lacI* eliminam a ligação ao operador pela repressora Lac, mas não afetam a agregação das subunidades para criar um tetrâmero, a forma ativa da repressora. Essas mutações são parcialmente dominantes sobre o tipo selvagem. Você consegue explicar o fenótipo $I^-$ parcialmente dominante dos heterodiploides $I^-/I^+$?

31. Você está examinando a regulação do óperon de lactose na bactéria *Escherichia coli*. Você isola sete novas linhagens de mutantes independentes que não apresentam nenhum dos produtos de todos os três genes estruturais. A suspeita é que algumas dessas mutações são do tipo *lacI*$^S$ e que outras mutações sejam alterações que impedem a ligação da RNA polimerase à região promotora. Usando os genótipos haploides ou diploides parciais que julgue necessários, descreva um conjunto de genótipos que lhe permitam distinguir entre as classes *lacI* e *lacP* de mutações não induzíveis.

32. Você está estudando as propriedades de um novo tipo de mutação regulatória do óperon lactose. Essa mutação, chamada S, leva à repressão completa dos genes *lacZ*, *lacY* e *lacA*, independentemente de a lactose estar presente ou não. Os resultados dos estudos dessa mutação em diploides parciais demonstram que ela é completamente dominante sobre o tipo selvagem. Quando você trata as bactérias da linhagem mutante S com um mutagênico e seleciona bactérias mutantes capazes de expressar as enzimas codificadas pelos genes *lacZ*, *lacY* e *lacA* na presença de lactose, algumas das mutações mapeiam a região operadora de *lac* e outras, o gene da repressora de *lac*. Com base em seus conhecimentos do óperon lactose, forneça uma explicação genética molecular para todas essas propriedades da mutação S. Inclua uma explicação a respeito da natureza constitutiva das "mutações reversas".

33. O óperon *trp* na *E. coli* codifica enzimas essenciais para a biossíntese do triptofano. O mecanismo geral para controlar o óperon *trp* é semelhante ao observado no óperon *lac*: quando a repressora se liga ao operador, a transcrição é impedida; quando a repressora não se liga ao operador, a transcrição prossegue. A regulação do óperon *trp* difere da regulação do óperon *lac* do seguinte modo: as enzimas codificadas pelo óperon *trp* são sintetizadas não quando o triptofano está presente, mas quando ele está ausente. No óperon *trp*, a repressora apresenta dois sítios de ligação: um para o DNA e o outro para a molécula efetora, o triptofano. A repressora *trp* precisa primeiro ligar-se a uma molécula de triptofano antes de conseguir ligar-se efetivamente ao operador *trp*.

    a. Trace um mapa do óperon triptofano, indicando o promotor (P), o operador (O) e o primeiro gene estrutural do óperon triptofano (*trpA*). Em seu mapa, indique onde, no DNA, a proteína repressora se liga quando é ligada ao triptofano.

    b. O gene *trpR* codifica a repressora; *trpO* é o operador; *trpA* codifica a enzima triptofano sintetase. Uma repressora *trpR*$^-$ não é capaz de se ligar ao triptofano, um operador *trpO*$^-$ não consegue ser ligado pela repressora e a enzima codificada por um gene mutante *trpA*$^-$ é completamente inativa. É esperado encontrar triptofano sintetase ativa em cada uma das seguintes linhagens mutantes quando as células crescem na presença de triptofano? E em sua ausência?
    1. $R^+ \ O^+ \ A^+$ (tipo selvagem)
    2. $R^- \ O^+ \ A^+/R^+ \ O^+ \ A^-$
    3. $R^+ \ O^- \ A^+/R^+ \ O^+ \ A^-$

34. Mede-se a atividade da enzima β-galactosidase produzida pelas células do tipo selvagem cultivadas em meios suplementados com diferentes fontes de carbono. Encontram-se os seguintes níveis de atividade em unidades relativas:

| Glicose | Lactose | Lactose + glicose |
|---------|---------|-------------------|
| 0       | 100     | 1                 |

Faça a previsão dos níveis relativos de atividade da β-galactosidase em células cultivadas sob condições semelhantes quando as células forem *lacI*$^-$, *lacI*$^S$, *lacO*$^C$ e *crp*$^-$.

35. Verifica-se que um bacteriófago λ é capaz de lisogenizar sua hospedeira *E. coli* a 30°C, mas não a 42°C. Quais genes podem ser mutantes nesse fago?

36. O que aconteceria com a capacidade do bacteriófago λ de causar lise de uma célula hospedeira se ela adquirisse uma mutação no sítio de ligação $O_R$ para a proteína Cro? Por quê?

37. Explique os efeitos da exposição das células hospedeiras à UV sobre o interruptor genético bacteriófago λ.

38. Confronte os efeitos de mutações nos genes que codificam fatores σ específicos para a esporulação com mutações nas regiões −35 e −10 dos promotores de genes em seus régulons. Mutações funcionais nos genes de fatores σ ou nos promotores individuais teriam maior efeito sobre a esporulação?

## GENÉTICA E SOCIEDADE

Como o conhecimento da regulação da expressão gênica em bactérias pode ser importante para o tratamento ou a prevenção de doenças humanas?

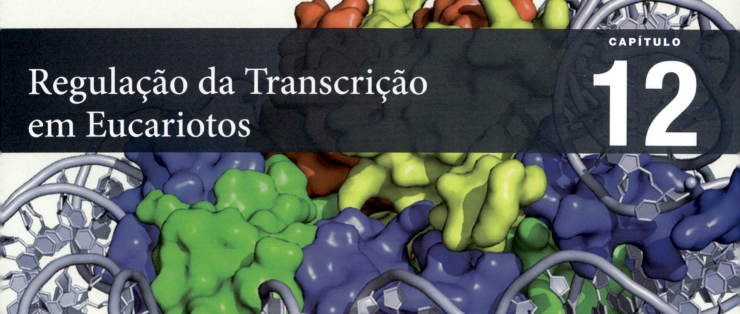

# Regulação da Transcrição em Eucariotos

## CAPÍTULO 12

### Visão geral do capítulo e objetivos de aprendizagem

**12.1** Fatores de transcrição regulam a transcrição, 388

*OA 12.1* Criar o diagrama de como os fatores de transcrição e os elementos acentuadores do DNA controlam a transcrição de genes individuais.

**12.2** Estrutura da cromatina, 394

*OA 12.2* Traçar um segmento de cromatina, rotulando cada histona, um nucleossomo e as características estruturais importantes para sua função na transcrição.

**12.3** Regulação da transcrição pela cromatina, 397

*OA 12.3* Comparar e contrastar como os mecanismos de modificação e de remodelação da cromatina contribuem para a regulação da transcrição específica para os genes.

**12.4** A cromatina na regulação epigenética, 404

*OA 12.4* Fornecer exemplos dos mecanismos baseados na cromatina que mantêm a expressão gênica ao longo de gerações de células ou organismos.

Nas células eucarióticas, o DNA (cinza) envolve proteínas histonas (azul, verde, vermelho e amarelo), o que afeta o acesso do mecanismo da transcrição ao DNA [*PDP ID 5y0c*].

387

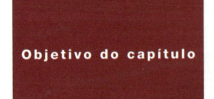

**Objetivo do capítulo**

O processo de transcrição em células bacterianas e eucarióticas é realizado por maquinários semelhantes em maior parte, como descrito no Capítulo 8. Em contrapartida, a regulação da transcrição em células eucarióticas é mais complexa do que nas células bacterianas. Esse aumento na complexidade é mediado por uma variedade maior de elementos regulatórios das sequências de DNA e fatores proteicos, inclusive proteínas que empacotam o DNA para que ele caiba no núcleo. O objetivo principal deste capítulo é descrever como a variedade de elementos de sequências de DNA e fatores proteicos em células eucarióticas funcionam em diferentes combinações para controlar precisamente a transcrição de genes individuais.

Nos Capítulos 8 e 11, você aprendeu que a transcrição em bactérias costuma ser regulada por proteínas ativadoras ou repressoras únicas que se ligam diretamente ao DNA. As expectativas iniciais eram de que a transcrição eucariótica fosse regulada por meios semelhantes. No entanto, na maioria dos eucariotos, múltiplas proteínas e sequências de DNA trabalham juntas para controlar a transcrição. Uma diferença adicional básica entre as bactérias e os eucariotos é que, nos eucariotos, o acesso às sequências regulatórias de transcrição no DNA são restringidas pelo empacotamento do DNA com proteínas no núcleo. A regulação gênica em eucariotos envolve proteínas que promovem ou restringem o acesso das RNA polimerases aos promotores gênicos. Este capítulo focalizará a transcrição de genes de codificação de proteínas pela RNA polimerase II, fornecendo a base para entender a regulação da transcrição no tempo e no espaço que coreografa o processo do desenvolvimento descrito no Capítulo 13.

## 12.1 Fatores de transcrição regulam a transcrição

**OA 12.1** Criar o diagrama de como os fatores de transcrição e os elementos acentuadores do DNA controlam a transcrição de genes individuais.

O maquinário exigido para gerar os padrões distintos da transcrição gênica que ocorrem em células eucarióticas tem muitos componentes, incluindo proteínas regulatórias com atuação trans e sequências de DNA regulatórias com atuação cis. As proteínas regulatórias podem ser divididas em dois grupos, as que se ligam diretamente ao DNA e as que não o fazem. O primeiro grupo de proteínas regulatórias consiste em **fatores de transcrição** que se ligam diretamente a sequências regulatórias de DNA, chamadas acentuadores, ou *enhancers*. Os acentuadores localizados próximo ao promotor central fazem parte dos **promotores proximais** e são chamados **acentuadores proximais**, e aqueles que estão a uma distância considerável do promotor fazem parte dos **acentuadores distais** e são chamados acentuadores (**Figura 12.1**). Além disso, alguns **fatores de transcrição gerais** (GTFs) se ligam diretamente a sequências regulatórias de DNA nos **promotores centrais** que circundam sítios de início da transcrição.

O segundo grupo de proteínas regulatórias consiste nas correguladoras, que não se ligam diretamente ao DNA. Há dois tipos de correguladoras: **coativadoras** e **correpressoras**. As coativadoras e as correpressoras, respectivamente, aumentam ou diminuem a quantidade de transcrito por meio de ligação ou de modificação enzimática de outros fatores regulatórios da transcrição. Por exemplo, algumas coativadoras servem de ponte entre fatores de transcrição e a RNA polimerase II (**Figura 12.2**), enquanto outras alteram a estrutura da cromatina, o que será descrito adiante neste capítulo.

**CONCEITO-CHAVE** Os acentuadores distais e proximais são sequências de DNA que regulam a transcrição dos genes. As correguladoras, que ligam fatores de transcrição, controlam o recrutamento para o DNA de fatores de transcrição gerais e da RNA polimerase II e o acesso a ele.

Os mecanismos regulatórios da transcrição eucariótica foram descobertos por meio de abordagens bioquímicas e genéticas. Essas últimas avançaram, em particular, por estudos da levedura unicelular *Saccharomyces cerevisiae* (ver boxe Organismo-modelo na p. 392). Esse organismo, que tem desempenhado um papel essencial na fabricação de vinho, de cerveja e na panificação há

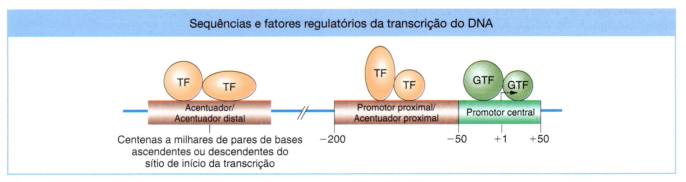

**Figura 12.1** A transcrição de genes eucarióticos é regulada por fatores de transcrição (TF), que se ligam a acentuadores distais e proximais, e por fatores de transcrição gerais (GTF), que se ligam a promotores centrais.

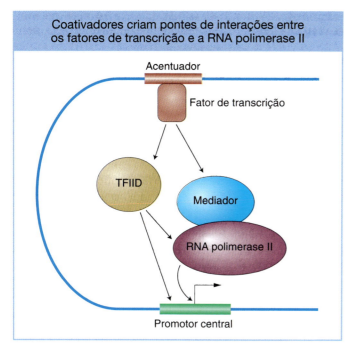

**Figura 12.2** Fatores de transcrição interagem fisicamente com coativadores, como TFIID e mediador, que recrutam a RNA polimerase II para um sítio de início de transcrição do gene.

## Fatores de transcrição se ligam a acentuadores distais e proximais

Estudos da mutagênese têm revelado a importância dos acentuadores proximais. Como se vê na **Figura 12.3**, mutações pontuais nos acentuadores proximais, bem como nos promotores centrais, reduzem a transcrição do gene β-*globina*. Esse exemplo revela características gerais dos acentuadores: eles contêm elementos que são sequências curtas (6 a 10 pares de bases), e múltiplos elementos costumam se agrupar. Os elementos acentuadores com frequência ocorrem como repetições invertidas da mesma sequência de DNA para ligação de dois fatores de transcrição semelhantes ou idênticos, lembrando as sequências de DNA que controlam o óperon *lac* nas bactérias (ver Figura 11.14). Como os elementos acentuadores são curtos, eles ocorrem muitas vezes e de maneira aleatória nos genomas. No entanto, não são ligados por fatores de transcrição porque a ligação quase sempre exige interações com fatores de transcrição parceiros ligados a outros acentuadores próximos.

Além da ligação a elementos acentuadores do DNA, os fatores de transcrição ligam outras proteínas (**Figura 12.4**). Isso é exemplificado por C/EBP (proteína acentuadora de ligação a CCAAT), o fator de transcrição que liga um dos elementos acentuadores proximais no gene β-*globina* e a caixa CCAAT (pronunciado caixa "cat"). C/EBP se caracteriza por um **domínio de ligação ao DNA** e um **domínio de dimerização**, e o segundo facilita a formação de homodímeros (ligação entre duas proteínas C/EBP) e heterodímeros (ligação entre diferentes membros da família C/EBP). C/EBP também contém um **domínio de ativação** que interage com outros componentes do maquinário de transcrição para ligar a transcrição.

muitos séculos, tem sido o passaporte para se entender muito da biologia molecular eucariótica. Várias décadas de pesquisa têm produzido muitos esclarecimentos fundamentais sobre princípios gerais de como funcionam as proteínas regulatórias da transcrição eucariótica.

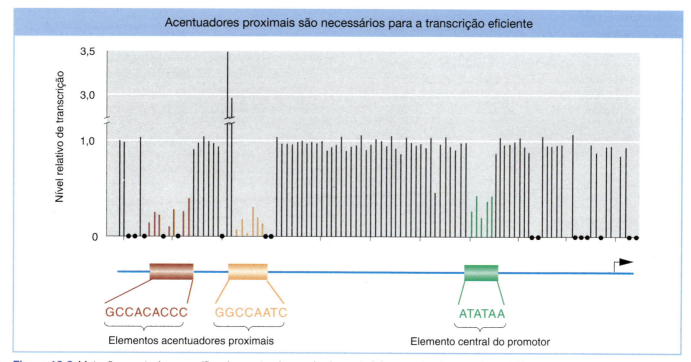

**Figura 12.3** Mutações pontuais nas regiões do acentuador proximal e central do promotor do gene da β-*globina* foram analisadas quanto a seus efeitos sobre o nível da transcrição. A altura de cada linha representa o nível de transcrição relativo a um gene do tipo selvagem (estabelecido como 1,0). Somente as substituições de bases que se situam nos três elementos marcados alteraram o nível de transcrição. Sequências do tipo selvagem são mostradas para os elementos acentuador proximal e promotor central. As posições com pontos pretos não foram testadas. [Dados de T. Maniatis, S. Goodboum e J. A. Fischer, "Regulation of inducible and Tissue-Specific Gene Expression", *Science* 236, 1987, 1237.]

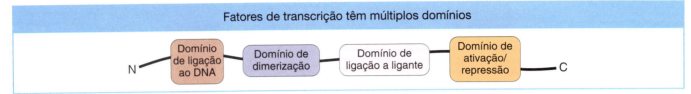

**Figura 12.4** Os fatores de transcrição podem ter quatro tipos de domínios funcionais. Todos os fatores de transcrição contêm um domínio de ligação ao DNA e um domínio de ativação/repressão. Alguns também contêm um domínio de dimerização e/ou ligação a ligante. Observe que a ordem do domínio pode divergir em diferentes fatores de transcrição.

Outros fatores de transcrição apresentam **domínios de repressão**, que usam mecanismos semelhantes para desligar a transcrição. Além disso, alguns fatores de transcrição incluem um **domínio de ligação a ligante**, que liga uma molécula ligante, como um hormônio ou uma vitamina, alterando a estrutura do fator de transcrição e ativando-o. Como exemplo, a ligação do hormônio estrogênio por um fator de transcrição chamado receptor estrogênico no citoplasma leva à sua dimerização, sua localização nuclear e sua ligação a elementos acentuadores chamados Elementos de Resposta do Estrogênio. Todos os fatores de transcrição contêm um domínio de ligação ao DNA e um domínio de ativação/repressão, mas somente alguns fatores de transcrição contêm domínios de dimerização e de ligação a ligantes.

**CONCEITO-CHAVE** Os fatores de transcrição usam seus domínios de ligação ao DNA, de ativação/repressão, de dimerização e de ligação a ligantes para ativar ou reprimir a transcrição gênica.

## Fatores de transcrição: lições do sistema GAL em leveduras

As leveduras fazem uso de galactose (gal) extracelular importando-a e convertendo-a em um tipo de glicose que possa ser metabolizado. Vários genes – *GAL1*, *GAL2*, *GAL7* e *GAL10* – no genoma da levedura codificam enzimas que catalisam etapas nessa via metabólica (**Figura 12.5**). Três genes adicionais – *GAL3*, *GAL4* e *GAL80* – codificam proteínas que regulam a transcrição dos genes codificadores de enzimas. Assim como no sistema *lac* da *E. coli*, a abundância do açúcar determina o nível de transcrição na via metabólica. Nas células de leveduras cultivadas em meios nos quais falta galactose, os genes *GAL* são amplamente silenciosos quanto à transcrição. No entanto, na presença de galactose (e ausência de glicose), os genes *GAL* são induzidos transcricionalmente. Assim como para o óperon *lac*, análises genéticas e moleculares dos mutantes têm sido essenciais para entender como é controlada a transcrição de genes na via galactose.

### Gal4 se liga a acentuadores chamados sequências de ativação ascendente

O regulador-chave da transcrição do gene *GAL* é o fator de transcrição Gal4, uma proteína de ligação ao DNA específica de sequência. Na presença de galactose, os níveis de mRNA para os genes *GAL1*, *GAL2*, *GAL7* e *GAL10* ficam cerca de 1.000 vezes mais altos do que em sua ausência. No entanto, em mutantes de *GAL4*, eles ficam inalterados, indicando que Gal4 é necessário para a transcrição desses genes. Cada um dos quatro genes tem dois ou mais sítios de ligação a Gal4 (acentuadores, ou *enhancers*) localizados a certa distância de 5' (ascendente, ou *upstream*) de seu promotor (**Figura 12.6**). Considere os genes *GAL 10* e *GAL1*, que são adjacentes entre

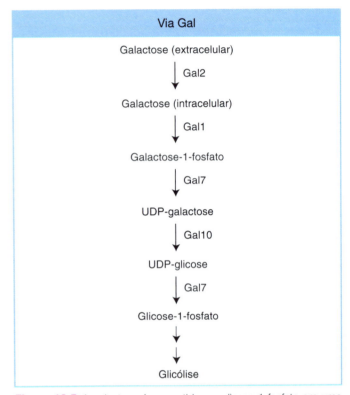

**Figura 12.5** A galactose é convertida em glicose-1-fosfato em uma série de etapas bioquímicas. Essas etapas são catalisadas pelas enzimas Gal1, Gal2, Gal7 e Gal10, que são codificadas pelos genes *GAL1*, *GAL2*, *GAL7* e *GAL10* respectivamente.

si e transcritos em direções opostas. Entre os sítios de início de transcrição de *GAL1* e *GAL10*, fica uma região com 118 pares de bases que contém quatro sítios de ligação a Gal4. Cada sítio de ligação a Gal4 tem 17 pares de bases de comprimento e é ligado por um homodímero de proteínas Gal4 (duas proteínas Gal4 ligadas em conjunto). Também há dois sítios de ligação para Gal4 ascendente ao gene *GAL2* e mais dois ascendentes ao gene *GAL7*. Esses sítios de ligação são necessários para a ativação da transcrição. Se os sítios de ligação forem removidos, os genes ficam silenciosos transcricionalmente até mesmo na presença de galactose. Como os acentuadores de Gal4 se localizam ascendentes aos genes que regulam, eles também são chamados elementos de **sequência de ativação ascendentes** (**UAS** – *upstream activation sequence*).

**CONCEITO-CHAVE** Os fatores de transcrição regulam coordenadamente a transcrição de múltiplos genes envolvidos no mesmo processo biológico, ligando acentuadores comuns aos genes.

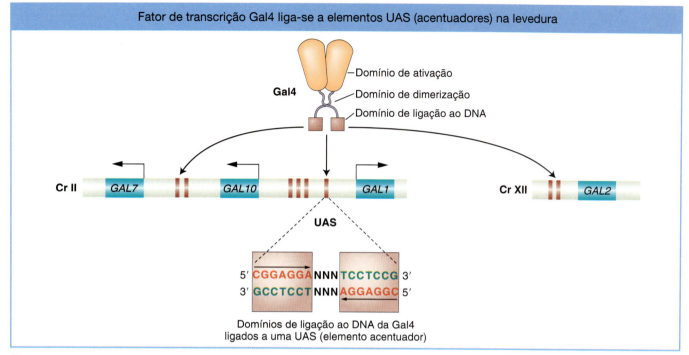

**Figura 12.6** Gal4 ativa a transcrição dos genes-alvo por ligação a elementos da sequência de ativação ascendente (UAS) (retângulos vermelhos). A proteína Gal4 tem três domínios funcionais. Ela se liga como um dímero a repetições invertidas da mesma sequência (as setas mostram a direcionalidade da sequência), localizadas de forma ascendente aos promotores dos genes da via Gal. Alguns dos genes *GAL* estão no mesmo cromossomo (*GAL7*, *GAL10*, *GAL1*), enquanto outros estão em cromossomos diferentes (*GAL2*).

Além de sua ação em células de leveduras, demonstrou-se que Gal4 ativa a transcrição de genes contendo UAS quando são introduzidos em células de insetos, em células humanas e em muitos outros organismos eucarióticos. Essa versatilidade sugere que os maquinários de transcrição e os mecanismos de ativação gênica são comuns a um amplo espectro de eucariotos e que as características reveladas na levedura, em geral, estão presentes em outros eucariotos e vice-versa. Além do mais, em razão de sua versatilidade, Gal4 e seus elementos de UAS tornaram-se as ferramentas favoritas para manipular a expressão gênica em uma ampla variedade de modelos de organismos.

**CONCEITO-CHAVE** A capacidade da Gal4 de funcionar em vários eucariotos indica que eles, em geral, apresentam maquinários e mecanismos regulatórios de transcrição em comum.

## Domínios da Gal4 funcionam independentemente entre si

Além do domínio de ligação ao DNA e do domínio de dimerização, Gal4 tem um domínio de ativação. Uma série de experimentos simples e elegantes demonstraram que os domínios de ligação a DNA e de ativação da Gal4, bem como outros fatores de transcrição, são modulares, isto é, funcionam de maneira independente entre si (**Figura 12.7**). Nesse estudo, os pesquisadores fundiram os domínios de ativação da Gal4 ao domínio de ligação ao DNA a partir do fator de transcrição LexA de *E. coli*. A transcrição foi medida com o uso de genes repórteres (Capítulo 10) que continham sítios de ligação a Gal4 (UAS) ou sítios de ligação a LexA (sítio LexA) ascendente a um promotor e da região de codificação do gene *lacZ* de *E. coli*. O nível de transcrição de do *lacZ* em células de levedura foi determinado medindo-se o nível de seu produto proteico codificado, a β-galactosidase. Gal4 em comprimento total ativou a transcrição quando ligado à UAS (Figura 12.7A), mas o domínio de ligação ao DNA da Gal4 que não apresentava domínio de ativação não o fez (Figura 12.7B). De modo semelhante, o domínio de ligação ao DNA do LexA não ativava a transcrição a partir de sítios do LexA (Figura 12.7C), mas uma fusão de proteínas do domínio de ativação da Gal4 com o domínio de ligação ao DNA do LexA o fez (Figura 12.7D). Da mesma maneira, uma fusão dos domínios de ligação a Gal4 com mais um domínio de ativação foi capaz de ativar a transcrição (não mostrado).

Os pesquisadores têm usado as modularidades dos fatores de transcrição para desenvolver tecnologias como o sistema de dois híbridos em leveduras usado para detectar interações proteína-proteína *in vivo* (Capítulo 14). A modularidade dos fatores de transcrição também é a causa de alguns cânceres, como a leucemia promielocítica aguda (LPA), um câncer de células iniciais formadoras de sangue. Em quase todos os casos de LPA, uma translocação cromossômica cria uma fusão gênica, que na proteína de fusão produzida corresponde ao local entre o domínio de ativação da LPM (leucemia promielocítica) e os domínios de ligação ao DNA e de ligação a ligante do RARA (receptor α do ácido retinoico). A proteína da fusão une-se a proteínas correpressoras, em vez de proteínas coativadoras, para bloquear a transcrição dos alvos normais do gene RARA que controlam a diferenciação de células mieloides (sanguíneas), o que leva à proliferação sem controle dessas células.

**CONCEITO-CHAVE** Os fatores de transcrição eucarióticos são modulares, apresentando domínios separáveis para ligação ao DNA, ativação/repressão, dimerização e ligação a ligante.

## ORGANISMO-MODELO | *Levedura*

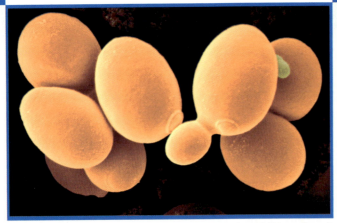

Micrografia eletrônica das células da levedura de brotamento. [SCIMAT/Science Source.]

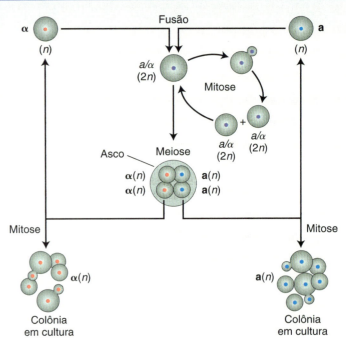

Ciclo de vida da levedura de panificação. Os alelos nucleares *MATa* e *MATα* determinam o tipo de cruzamento. As ploidias, *n* e 2*n*, são indicadas entre parênteses.

*Saccharomyces cerevisiae*, ou levedura de brotamento, é um sistema genético eucariótico importante. Os humanos têm cultivado leveduras há séculos porque são um componente essencial da cerveja, do pão e do vinho. As leveduras têm muitas características que as tornam um modelo ideal de organismo. Como eucarioto unicelular, elas podem ser cultivadas em placas de ágar e, com seu ciclo de vida de apenas 90 minutos, grandes quantidades podem ser cultivadas em meios líquidos. Seu genoma é muito compacto, com apenas 12 megas de pares de bases de DNA (em comparação com os quase 3.000 megas de pares de bases dos humanos) contendo aproximadamente 6.000 genes, que são distribuídos em 16 cromossomos. Foi o primeiro eucarioto a ter o genoma sequenciado.

O ciclo de vida da levedura a torna muito versátil para estudos laboratoriais. As células podem ser cultivadas como diploides ou haploides. Em ambos os casos, a célula-mãe produz um broto contendo uma célula-filha idêntica. As células diploides continuam a crescer por brotamento ou são induzidas a sofrer meiose, o que produz quatro esporos haploides mantidos juntos em um asco (também chamado tétrade). Os esporos haploides do tipo cruzamento oposto (**a** ou α) se fundirão e formarão um diploide. Os esporos do mesmo tipo de cruzamento continuarão a crescer por brotamento.

As leveduras têm sido chamadas a *E. coli* dos eucariotos, em razão da facilidade de análise direta e reversa de mutantes.

Para isolar mutantes usando uma abordagem genética direta, células haploides são mutagenizadas (com raios X, por exemplo) e triadas em placas para fenótipos mutantes. Em geral, esse procedimento é feito primeiramente semeando-se células em placas com um meio rico, no qual todas elas crescem, e depois copiando as colônias, ou criando réplicas delas, a partir da placa original em placas para réplicas contendo meios seletivos ou condições de crescimento especiais. Por exemplo, mutantes sensíveis à temperatura crescerão em uma placa original na temperatura permissiva, mas não em uma placa de réplica em uma temperatura restritiva. A comparação das colônias em placas originais e de réplica revelará os mutantes sensíveis à temperatura. Usando genética reversa, os cientistas conseguem substituir qualquer gene de levedura de função conhecida ou desconhecida por uma versão mutante para compreender a natureza do produto gênico.

## Regulação de Gal4

A atividade da Gal4 é regulada pelas proteínas Gal80 e Gal3 (**Figura 12.8**). Em mutantes *GAL80*, os genes estruturais *GAL* (*GAL1*, *GAL2*, *GAL7* e *GAL10*) são transcricionalmente ativos mesmo na ausência de galactose. Isso sugere que a função normal de Gal80 é inibir a transcrição do gene *GAL*. Inversamente, em mutantes *GAL3*, os genes estruturais *GAL* não são ativos na presença de galactose, sugerindo que Gal3 normalmente promove transcrição de todos os genes *GAL*.

Análises bioquímicas detalhadas revelaram que Gal80 é correpressora de Gal4. Gal80 se liga a Gal4 com alta afinidade e inibe diretamente a atividade de Gal4. Especificamente, Gal80 se liga no interior do domínio de ativação de Gal4, bloqueando sua capacidade de promover transcrição. Gal80 é expressa de modo contínuo, portanto está sempre atuando para reprimir a transcrição dos genes estruturais *GAL*, a menos que seja parada.

O papel de Gal3 é liberar os genes estruturais *GAL* de sua repressão por Gal80 quando a galactose estiver presente. Gal3, desse modo, é tanto um sensor quanto um indutor. Quando Gal3 se liga à galactose e ao ATP, sofre uma alteração de conformação que promove a ligação a Gal80, o que, por sua vez, faz com que Gal80 seja liberada de Gal4, que é então capaz de interagir com coativadoras e com a RNA polimerase II para ativar a transcrição. Desse modo, Gal80, Gal3 e Gal4 fazem todas parte de um interruptor cujo estado é determinado pela presença ou ausência de galactose (Figura 12.8). Nesse interruptor, a

## Capítulo 12  Regulação da Transcrição em Eucariotos

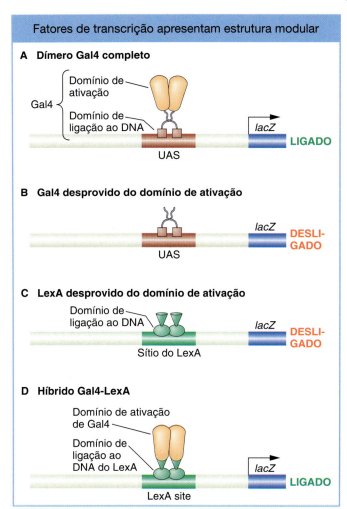

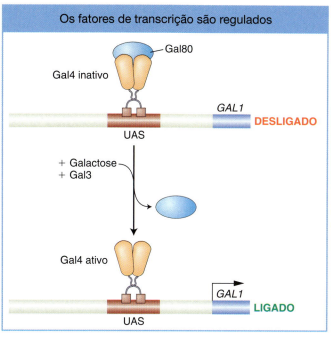

**Figura 12.7** Os fatores de transcrição contêm múltiplos domínios separáveis. **A.** Gal4, no total, apresenta três domínios e ativa a transcrição a partir de sítios de UAS. **B.** A remoção do domínio de ativação de Gal4 mostra que a dimerização e a ligação ao DNA não são suficientes para a ativação da transcrição. **C.** De modo semelhante, o domínio LexA de ligação ao DNA não consegue ativar a transcrição. (D) Porém, quando em fusão com o domínio de ativação de Gal4, pode ativar a transcrição por meio de sítios de ligação a LexA.

**Figura 12.8** A atividade de Gal4 é regulada por Gal80 e Gal3. (*Acima*) Na ausência de galactose, Gal4 é inativa mesmo que consiga se ligar a elementos de UAS ascendentes aos genes *GAL*, como *GAL1*. A atividade de Gal4 é reprimida pela ligação de Gal80. (*Abaixo*) Na presença de galactose, Gal3 induz uma alteração de conformação em Gal80, soltando-a de Gal4, que então pode ativar a transcrição do gene *GAL*.

ligação ao DNA pelo fator de transcrição não é a etapa fisiologicamente regulada (como no caso do óperon *lac* e do bacteriófago λ); em vez disso, é regulada a capacidade do domínio de ativação de executar sua função.

**CONCEITO-CHAVE** Sinais ambientais, como a galactose, alteram a atividade dos fatores de transcrição eucarióticos ao controlar suas interações com outras proteínas.

## Controle combinatório da transcrição: lições aprendidas com o tipo de cruzamento de leveduras

Até aqui, focalizamos a regulação da transcrição de genes isolados ou de alguns genes em uma via. Em organismos multicelulares, tipos distintos de células diferem na transcrição de centenas de genes. A ativação ou a repressão de conjuntos de genes, portanto, precisa ser coordenada na fabricação de tipos celulares em particular. Um dos exemplos mais bem compreendidos de regulação específica do tipo celular em eucariotos é a regulação do tipo de cruzamento nas leveduras. Esse sistema regulatório tem sido dissecado por uma combinação de genética, biologia molecular e bioquímica. O tipo de cruzamento serve como excelente modelo para compreender a lógica da regulação da transcrição em animais multicelulares.

A levedura *Saccharomyces cerevisiae* pode existir em qualquer um dos três tipos celulares diferentes conhecidos como **a**, α (alfa) e **a**/α. Os dois tipos de células **a** e α são haploides e contêm somente uma cópia de cada cromossomo. A célula **a**/α é diploide e contém duas cópias de cada cromossomo. Embora os dois tipos de células haploides não possam ser distinguidos por sua aparência, eles podem ser diferenciados por algumas características celulares específicas, principalmente o tipo de cruzamento (ver boxe Organismo-modelo na p. 392). Uma célula α cruza somente com uma célula **a**, e uma célula **a** cruza somente com uma célula α. Uma célula α secreta um feromônio oligopeptídico, ou hormônio sexual, chamado fator α, que para as células **a** no ciclo celular. De modo semelhante, uma célula **a** secreta um feromônio, chamado fator **a**, que para as células α. A parada celular de ambas as participantes é necessária para o sucesso do cruzamento. A célula diploide **a**/α não cruza, é maior do que as células **a** e α e não responde a hormônios de cruzamento.

A análise genética de mutantes defeituosos no cruzamento tem mostrado que o tipo celular é controlado por um único *locus* genético, o *locus* do tipo de cruzamento, *MAT*. Há dois alelos do *locus MAT*: as células haploides **a** contêm o alelo *MATa*, e as células haploides α contêm o alelo *MATα*. As diploides **a**/α contêm ambos os alelos. A levedura pode trocar o tipo de cruzamento por um evento de recombinação homóloga que substitui um alelo *MAT* por outro alelo *MAT*. Esses dois alelos ativam diferentes conjuntos de genes, porque codificam diferentes fatores de transcrição. Além disso, um fator de transcrição não codificado pelo *locus MAT*, chamado MCM1, tem um papel-chave na regulação do tipo de célula.

O caso mais simples é o tipo de célula **a** (**Figura 12.9A**). O *locus MATa* codifica um único fator de transcrição, a1. No entanto, a1 não tem efeito em células haploides, somente nas diploides. Em uma célula haploide **a**, o fator de transcrição MCM1 aciona a expressão dos genes estruturais necessários para uma célula **a**, ligando-se a acentuadores para genes específicos para **a**.

Em uma célula α, os genes estruturais específicos para α precisam ser transcritos, mas, além disso, é preciso impedir MCM1 de ativar os genes específicos para **a** (Figura 12.9B). A sequência de DNA do alelo *MAT*α codifica dois fatores de transcrição, α1 e α2, produzidos por genes separados. Essas duas proteínas desempenham diferentes papéis regulatórios na célula. A proteína α1 é um ativador da transcrição específica de α. Ela se liga em consonância com a proteína MCM1 a um acentuador que controla genes específicos para α. A proteína α2 reprime a transcrição dos genes específicos para **a**, ligando-se com MCM1 a acentuadores ascendentes a genes específicos para **a**.

Em uma célula de levedura diploide, são expressos os fatores de transcrição codificados em cada *locus MAT* (Figura 12.9C). Isso resulta na repressão de todos os genes envolvidos no cruzamento celular e de um conjunto separado de genes, chamado específico haploide, expressos em células haploides, mas não nas diploides. Enfim, o fator de transcrição a1 codificado por *MATa* tem um papel a desempenhar. a1 pode ligar-se a α2 e alterar sua especificidade de ligação, como aquela em que o complexo a1–α2 se liga a acentuadores encontrados ascendentes a genes específicos haploides e silencia esses genes. Nas células diploides, então, a proteína α2 existe sob duas formas: (1) como complexo α2–MCM1, que reprime genes específicos de **a**, e (2) em um complexo com a proteína a1, que reprime genes específicos haploides. Além disso, o complexo a1–α2 também reprime a expressão do genes α1, que, desse modo, não está mais presente para ligar os genes específicos de α. Assim, a transcrição específica para o tipo de célula de genes que controlam o tipo de cruzamento na levedura é obtida por múltiplos fatores de transcrição que trabalham em diferentes combinações.

> **CONCEITO-CHAVE** O controle do tipo de cruzamento de leveduras é um exemplo de como padrões de transcrição específicos do tipo celular em eucariotos podem ser regulados por diferentes combinações de fatores de transcrição interativos.

## 12.2 Estrutura da cromatina

**OA 12.2** Traçar um segmento de cromatina, rotulando cada histona, um nucleossomo e as características estruturais importantes para sua função na transcrição.

Nas células eucarióticas, o DNA é empacotado com proteínas para criar a **cromatina**. No núcleo da célula, o DNA na cromatina é compactado mais de 10.000 vezes, em comparação com sua forma linear. A estrutura da cromatina serve para adaptar o DNA ao núcleo e também como substrato para alterações reversíveis no DNA da proteína e nas interações proteína-proteína que regulam a transcrição. Nesta seção, descrevemos a estrutura das **histonas** (os principais componentes proteicos da cromatina), dos **nucleossomos** (unidades estruturais básicas da cromatina) e as estruturas da cromatina de ordem mais alta (montagens tridimensionais dos nucleossomos entre si). Como as estruturas de ordem mais alta da cromatina, nas células eucarióticas, podem

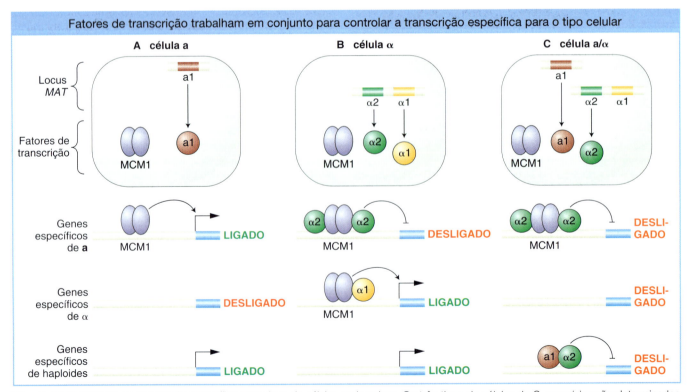

**Figura 12.9** Controle da transcrição específica para tipos de células na levedura. Os três tipos de células de *S. cerevisiae* são determinados por expressão diferencial dos fatores de transcrição **a**1, α1 e α2, que regulam diferentes subgrupos de genes-alvo. O fator de transcrição MCM1 é expresso em todos os três tipos de células, mas sua função é alterada por interações com α1 e α2.

tornar o DNA inacessível à ligação por fatores de transcrição, é essencial o conhecimento da estrutura da cromatina para se compreender como a transcrição é regulada.

## Histonas

As células eucarióticas expressam cinco tipos de proteínas histonas: H1, H2A, H2B, H3 e H4. As histonas H2A, H2B, H3 e H4 são conhecidas como **histonas centrais** (ou *core*), porque formam um complexo central (*core*) em torno do qual o DNA é enrolado para formar os nucleossomos. A histona H1 é conhecida como **histona de ligação**, porque se liga ao DNA que liga nucleossomos adjacentes. Além dessas **histonas canônicas** que empacotam o genoma recém-replicado, há as **histonas variantes**, que são incorporadas aos nucleossomos de maneira independente da replicação do DNA. Como exemplo, a variante de histona H2A-Z é 60% idêntica em sequência à histona canônica H2A. H2A-Z substitui H2A em nucleossomos nos promotores tanto nos genes transcricionalmente ativos como nos silenciosos. Em contraste, outra variante H2A, chamada H2A-X, é incorporada aos nucleossomos nos sítios de dano do DNA (Capítulo 15). As variantes de H1, H2B e H3 também desempenham papéis especializados, mas, por enquanto, não foram identificadas variantes de H4.

As proteínas histona apresentam características incomuns relevantes para seus papéis como componentes estruturais e regulatórios da cromatina. São extremamente abundantes. Nas células de mamíferos, as histonas constituem cerca de 70% do complemento proteico da cromatina. Há cerca de 10 milhões de cópias de cada histona central por célula e aproximadamente metade dessa quantidade de histonas H1. As proteínas histona centrais são pequenas (11 a 15 kDa), incomumente básicas (pelo menos 20% de seus aminoácidos são lisina ou arginina) e têm carga positiva em pH neutro. Interações eletrostáticas entre os aminoácidos com carga positiva e a cadeia de fosfato do DNA com carga negativa desempenham um papel importante em determinar a estrutura da cromatina. As sequências de proteínas histona centrais estão entre as mais altamente conservadas na evolução. Da levedura ao ser humano, tanto a sequência H2A como a H2B são mais de 70% idênticas, e tanto H3 como H4 são mais do que 90% idênticas. Em razão dessa conservação, estudos de histonas em organismos geneticamente controláveis, como a levedura e a *Drosophila*, têm fornecido consideráveis esclarecimentos sobre a função das histonas em organismos eucarióticos superiores, como os humanos.

As proteínas histonas centrais têm três tipos de domínios estruturais: **dobras da histona**, **extensões de dobras de histona** e **caudas flexíveis** (**Figura 12.10A**). As dobras da histona se

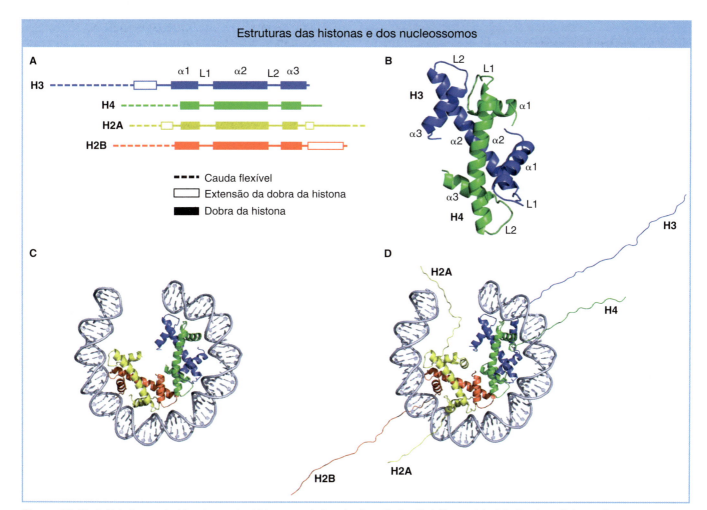

**Figura 12.10 A.** Estruturas primárias das quatro histonas centrais. α1, α2 e α3 são alfa-hélices e L1 e L2 são alças. **B.** Interações entre as estruturas de dobras da histona das histonas H3 e H4. **C.** Estrutura de um nucleossomo, mostrando as regiões de dobras da histona de uma cópia de cada uma das quatro histonas centrais envolvidas pelo DNA (cinza). **D.** Mesma visão do nucleossomo de **C**, acrescentando-se as extensões de dobras de histona H2A e H3 e caudas flexíveis para todas as quatro histonas core que se estendem além do DNA enrolado. [*PDB ID 5y0c and 1aoi.*]

localizam na região central das proteínas histonas. Têm cerca de 70 aminoácidos de comprimento e são compostas por três α-hélices, separadas por alças (Figuras 12.10B e C). Contatos hidrofóbicos entre α-hélices das dobras de histona são cruciais para o pareamento específico de H2A com H2B e H3 com H4. As extensões de dobras de histona também fazem uma contribuição significativa para a especificidade do pareamento de histonas. Por fim, como sugere o nome, as caudas flexíveis se localizam nas extremidades das proteínas histonas (Figura 12.10D). As caudas são amplamente não estruturadas e estão envolvidas em interações com proteínas não histona, bem como com nucleossomos das proximidades.

A estrutura da histona de ligação H1 é substancialmente diferente daquela das histonas centrais. Ela é maior (cerca de 21 kDa) e apresenta sequência e diversidade estrutural muito maiores. Por exemplo, nos seres humanos, a histona H1 tem três domínios – um domínio central de aproximadamente 80 aminoácidos, flanqueado por caudas N-terminais e C-terminais não estruturadas de cerca de 20 e 100 aminoácidos, respectivamente; enquanto isso, na levedura, a histona H1 contém apenas um único domínio não estruturado.

## Nucleossomos

Os nucleossomos são as unidades estruturais básicas da cromatina. Contêm 146 pares de bases de DNA que se enrolam aproximadamente 1,7 vez em torno de um **octâmero histona** (oito proteínas), consistindo em duas cópias de cada uma das quatro histonas centrais H2A, H2B, H3 e H4 (somente uma cópia é mostrada na Figura 12.10C). A estabilidade dos nucleossomos se deve às muitas interações proteína-proteína no octâmero da histona e às ligações eletrostáticas e de hidrogênio entre as histonas e o DNA. As caudas flexíveis das histonas se distanciam do DNA nucleossomal e estão envolvidas em interações com nucleossomos adjacentes e numerosos fatores nucleares (Figura 12.10D).

As máquinas moleculares que montam e desmontam os nucleossomos têm papéis importantes em regular a transcrição. Durante a replicação do DNA, a formação do nucleossomo começa com a montagem de um tetrâmero H3/H4 (dois dímeros H3/H4 reunidos) no DNA, seguida por acréscimo sequencial e dois dímeros H2A/H2B. A ligação da histona H1 aos nucleossomos organiza mais 20 pares de bases de DNA de ligação para formar um nucleossomo completo. A remoção das histonas do DNA ocorre na ordem inversa, começando com a remoção sequencial dos dímeros H2A/H2B, seguida pela remoção do tetrâmero H3/H4. Os nucleossomos das proximidades são separados entre si por cerca de 20 a 75 pares de bases de DNA de ligação.

**CONCEITO-CHAVE** Nos eucariotos, O DNA é empacotado com histonas na cromatina. Os nucleossomos, as unidades de cromatina, contêm duas cópias de cada uma das histonas centrais (H2A, H2B, H3 e H4), em torno das quais enrolam-se 146 pares de bases de DNA. Os nucleossomos completos também contêm histona H1 e DNA de ligação de comprimento variável.

## Dobramento da cromatina

O enrolamento do DNA em torno dos octâmeros de histona forma uma estrutura de cerca de 11 nanômetros (nm) de diâmetro e compacta o DNA aproximadamente seis vezes (**Figura 12.11**). Isso nem chega perto da compactação de

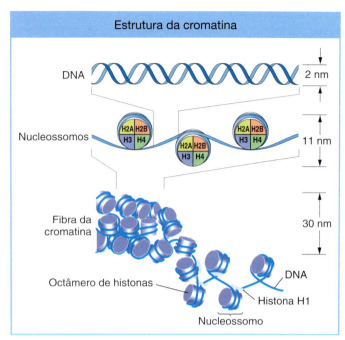

**Figura 12.11** A cromatina é composta por nucleossomos de 11 nm que se dobram sobre si mesmos, formando um filamento compacto de 30 nm.

10.000 vezes que ocorre nas células eucarióticas. Para alcançar níveis mais altos de compactação, os nucleossomos criam dobras sobre si mesmos. A ordem seguinte de dobramento de cromatina produz a fibra de 30 nm, uma estrutura com mais ou menos 30 nm de diâmetro, e há estruturas ainda mais compactas.

Durante o ciclo celular, os cromossomos variam o nível de compactação. Os nucleossomos em mitose são muito mais altamente compactados do que na interfase (ver Apêndice 2.1). Até mesmo na interfase, as regiões dos cromossomos variam o nível de compactação. Regiões mais compactadas são chamadas **heterocromatina** e regiões menos compactadas são chamadas **eucromatina**. A heterocromatina constitui uma fração significativa de alguns genomas eucarióticos (aproximadamente 20% em humanos e 30% em *Drosophila*) mas muito pouco para outros (menos de 1% em leveduras). A cromatina que permanece heterocromática ao longo de todo o ciclo celular, chamada **heterocromatina constitutiva**, concentra-se nos centrômeros e telômeros e é rica em sequências repetitivas, como transpósons, mas pobre em genes. Em contrapartida, a **heterocromatina facultativa** espalha-se ao longo dos braços dos cromossomos, é rica em genes e, por meio de mecanismos que ainda serão descritos neste capítulo, pode perder sua estrutura compacta e se tornar eucromatina transcricionalmente ativa.

**CONCEITO-CHAVE** Regiões do genoma com poucos genes, como os centrômeros e os telômeros, são compactadas em heterocromatina ao longo de todo o ciclo celular, ao passo que as regiões ricas em genes variam o nível de compactação da cromatina. Em geral, os genes são transcricionalmente silenciosos quando compactados na heterocromatina e podem ser transcricionalmente ativos quando menos compactados na eucromatina.

Ao longo dos últimos 20 anos, novas tecnologias, como a imunoprecipitação da cromatina (ChIP, Capítulo 14) tornaram possível determinar a distribuição de nucleossomos no genoma inteiro. Como exemplo, na levedura *S. cerevisiae*, Frank Pugh e colaboradores verificaram que cerca de 70.000 nucleossomos ocupam 81% do genoma e normalmente são separados por um DNA ligador com 18 pares de bases. Além disso, os nucleossomos não se distribuem por igual no genoma; eles cobrem 87% das regiões transcritas, mas apenas 53% das regiões intergênicas. Focalizando genes individuais, os sítios de início da transcrição costumam localizar-se dentro de uma **região livre de nucleossomos** (**NFR**) com 150 pares de bases que contém o promotor e é flanqueada por nucleossomos posicionados, denominados nucleossomos −1 e +1 (**Figura 12.12A**). O posicionamento preciso dos nucleossomos é gradualmente reduzido quanto mais ascendente e descendente em relação ao promotor. Os acentuadores também são flanqueados por um par de nucleossomos. Acentuadores de genes transcricionalmente reprimidos podem ter nucleossomos posicionados nos sítios de ligação para fatores de transcrição, mas esses nucleossomos são eliminados com a ativação da transcrição.

A organização tridimensional da cromatina no núcleo não é aleatória. Cromossomos individuais ocupam territórios distintos, localizando-se os cromossomos densos em genes perto do centro do núcleo e os cromossomos pobres em genes, perto da periferia nuclear. Dentro dos cromossomos e entre eles, grandes domínios de cromatina transcricionalmente ativa associam-se entre si. Do mesmo modo, domínios de cromatina inativa associam-se uns aos outros. Regiões menores de cromatina são organizadas em **domínios topologicamente associados** (**TADs**), cujas sequências de DNA preferencialmente fazem contato entre si. Por exemplo, as interações entre acentuadores e promotores gênicos ficam limitadas, em sua maior parte, a um TAD (Figura 12.12B). Pontos de âncoras para a formação de alças a partir da cromatina em TADs são definidos por sequências regulatórias especializadas chamadas **isoladoras** ou **de fronteiras**, que interagem entre si ou possivelmente com o envelope nuclear por meio de suas proteínas associadas. Em mamíferos, a maioria das sequências isoladoras conhecidas é ligada por uma proteína dedo de zinco de ligação do DNA chamada CTCF (fator de ligação a CCCTC). Portanto, as isoladoras dividem os cromossomos em alças precisamente definidas que determinam quais interações acentuador-promotor são permitidas e quais são impedidas.

**CONCEITO-CHAVE** O enrolamento de elementos acentuadores do DNA em nucleossomos pode impedir a ligação pelos fatores de transcrição. Isoladores impedem que os acentuadores e seus fatores de transcrição associados ativem a transcrição de genes fora de um TAD.

## 12.3 Regulação da transcrição pela cromatina

**OA 12.3** Comparar e contrastar como os mecanismos de modificação e de remodelação da cromatina contribuem para a regulação da transcrição específica para os genes.

O empacotamento do DNA eucariótico na cromatina significa que grande parte do DNA não está imediatamente acessível ao maquinário de transcrição. Desse modo, os genes eucarióticos, em geral, são inacessíveis e transcricionalmente silenciosos, a menos que sejam ativados. Dois mecanismos principais operam nas células eucarióticas para possibilitar o acesso dinâmico do maquinário de transcrição ao DNA, resultando em ampla variação de estados de transcrição, do silencioso ao altamente ativo.

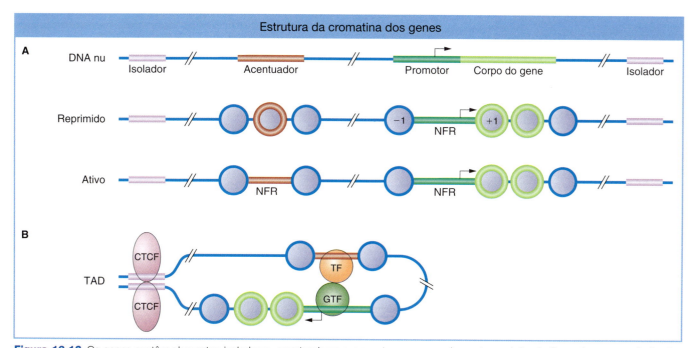

**Figura 12.12** Os genes contêm elementos isoladores, acentuadores e promotores que regulam a transcrição. A. Os nucleossomos, indicados pelos círculos roxos, cobrem a maior parte da região transcrita dos genes (os corpos dos genes), mas são excluídos dos acentuadores e promotores de genes ativos para criar regiões livres de nucleossomos (NFRs) B. Nos cromossomos, grupos de genes são segregados entre si por domínios de associação topológica (TADs), formados pela interação das proteínas de ligação isoladoras, como CTCF. Nos TADs, os acentuadores ligados por fatores de transcrição (TFs) são posicionados para atuar sobre os fatores de transcrição gerais (GTFs) em promotores particulares.

1. Em um mecanismo chamado **modificação da cromatina**, enzimas alteram a estrutura química dos aminoácidos nas histonas ou nos nucleotídeos no DNA para afetar o recrutamento de fatores de transcrição, correguladores e fatores gerais de transcrição para a cromatina.
2. Em um mecanismo chamado **remodelamento da cromatina**, a acessibilidade do DNA a fatores de transcrição, correguladores e fatores gerais de transcrição é alterada por enzimas que usam energia da hidrólise do ATP para remodelar os nucleossomos, isto é, reposicionar os octâmeros de histonas ao longo do DNA, remover octâmeros de histonas do DNA ou substituir histonas canônicas nos octâmeros por histonas variantes.

## Modificação de histonas: um tipo de modificação da cromatina

Em 1964, Vincent Allfrey descobriu que as histonas são encontradas nas formas acetiladas e não acetiladas. A acetilação é uma **modificação pós-traducional** (ocorre depois da tradução) e consiste no acréscimo de um grupo acetila ao grupo amina de uma cadeia lateral do aminoácido lisina (**Figura 12.13**). Allfrey formulou a hipótese de que a acetilação das histonas afeta a transcrição. Seu raciocínio era que a acetilação neutralizava a carga positiva da lisina e, assim, diminuía a afinidade da lisina pela cadeia de fosfato com carga negativa do DNA. Em consequência, a acetilação (acréscimo de um grupo acetila) da lisina reduziria a compactação da cromatina, aumentaria a acessibilidade do maquinário de transcrição ao DNA e promoveria a ativação da transcrição. Ao contrário, a desacetilação (remoção do grupo acetila) da lisina aumentaria a compactação da cromatina, reduziria a acessibilidade do maquinário de transcrição ao DNA e promoveria a repressão da transcrição.

Evidências que dão suporte a essa hipótese foram descobertas em 1996, quando David Allis e colaboradores identificaram a primeira **histona acetiltransferase (HAT)**, enzima que transfere um grupo acetila da acetil-CoA a lisinas em histonas (Figura 12.13). A HAT chamada p55 que o grupo identificou na alga *Tetrahymena* (um protozoário ciliado) demonstrou ter sequência semelhante à de uma proteína de levedura chamada GCN5, que funciona como coativadora de transcrição. GCN5 promove a transcrição, mas não se liga diretamente ao DNA. Desse modo, GCN5 estabelece uma ligação mecanística entre a acetilação de histonas e a ativação da transcrição. Mais tarde verificou-se que enzimas chamadas **histona desacetilases (HDACs)** reprimem a transcrição removendo grupos acetila das lisinas nas histonas.

A acetilação de resíduos lisina afeta a transcrição por dois mecanismos. No primeiro, como na hipótese de Allfrey, a acetilação leva a mais cromatina aberta por afrouxamento das interações entre as histonas e o DNA, bem como das interações entre nucleossomos próximos. No segundo, a acetilação cria um sítio de ligação para um motivo de proteína chamado bromodomínio. Vários fatores regulatórios da transcrição, incluindo a subunidade TAF1 do fator de transcrição geral TFIID, contêm bromodomínios que aumentam a afinidade do fator por genes específicos por ligação de histonas acetiladas. Usando a nomenclatura introduzida nos Capítulos 8 e 9, as HATs são escritoras, enquanto as HDACs são apagadoras e os bromodomínios são leitoras da acetilação das histonas (**Figura 12.14**).

> **CONCEITO-CHAVE** A acetilação das lisinas nas histonas pelas HATs (1) afrouxa as interações nos nucleossomos e entre eles e (2) cria um sítio de ligação para bromodomínios, encontrados em alguns correguladores de transcrição.

Em resumo, a acetilação de histonas tem um papel crucial nos mecanismos graduais que ativam a transcrição: um fator de transcrição se liga a um acentuador. Uma HAT, como a GCN5, liga-se ao fator de transcrição. A HAT acetila as histonas nos nucleossomos no promotor. Uma proteína de bromodomínio, como a TAF1, liga-se às histonas acetiladas, e a RNA polimerase II é recrutada direta ou indiretamente pela proteína do bromodomínio. De modo semelhante, um gene ativado é desligado por ligação mediada por fator de transcrição de uma HDAC, que desacetila as histonas e bloqueia o recrutamento de proteínas contendo bromodomínios. A acetilação afeta o início da transcrição e o alongamento, por ser direcionada a nucleossomos posicionados em diferentes regiões de genes, assim afetando o recrutamento de fatores de início e de alongamento contendo bromodomínios (Capítulo 8).

A acetilação é uma das muitas **modificações de histonas** que afetam a transcrição. Outras modificações abundantes incluem metilação de resíduos lisina e arginina; fosforilação de resíduos serina, treonina e tirosina; e ubiquitinação de resíduos lisina. Além disso, a lisina pode ser metilada uma, duas ou três vezes (monometil-lisina, dimetil-lisina e trimetil-lisina, respectivamente); enquanto isso, a arginina pode ser metilada uma vez (monometilarginina) ou duas vezes em configurações simétricas ou assimétricas (dimetilarginina) (**Figura 12.15**). A metilação é controlada por escritoras (metiltransferases de histonas, HMTs), apagadoras (desmetilases de histonas, HDMs) e leitoras (proteínas que contenham um bromodomínio ou homeodomínio em dedo de planta [PHD]). Também há escritoras, apagadoras e leitoras para a fosforilação, a ubiquitinação e outras modificações, e tanto histonas como o DNA podem ser modificados.

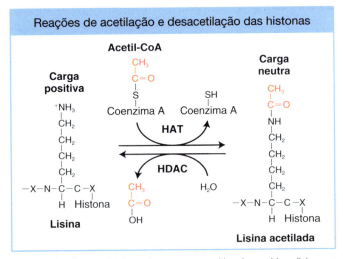

**Figura 12.13** A cadeia lateral com carga positiva dos resíduos lisina em histonas é neutralizada por acréscimo pós-traducional de um grupo acetila. A acetilação é catalisada pelas histona acetiltransferases (HATs), que usam acetil-CoA como doador do grupo acetila, indicado em vermelho. A reação inversa, a desacetilação, é catalisada por histona desacetilases (HDACs).

> **CONCEITO-CHAVE** A transcrição é regulada por modificações químicas de aminoácidos nas histonas e nos nucleotídeos no DNA. As modificações são acrescentadas por enzimas escritoras, removidas por enzimas apagadoras e ligadas por enzimas leitoras.

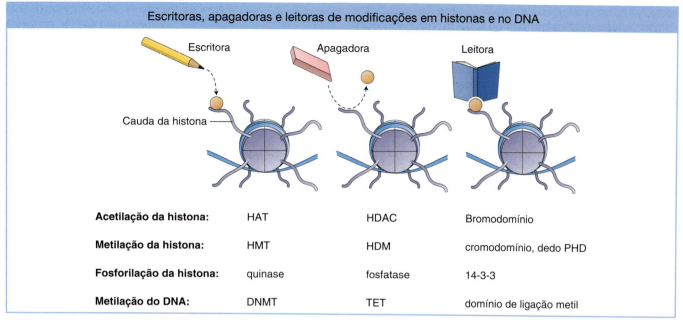

**Figura 12.14** O conteúdo informacional de histonas e do DNA é alterado por enzimas escritoras, que fazem acréscimos, e enzimas apagadoras, que removem modificações químicas. As proteínas leitoras interpretam a informação ao ligar modificações químicas. O texto oferece descrições detalhadas de proteínas escritoras, apagadoras e leitoras para acetilação, metilação e fosforilação de histonas, assim como para metilação do DNA.

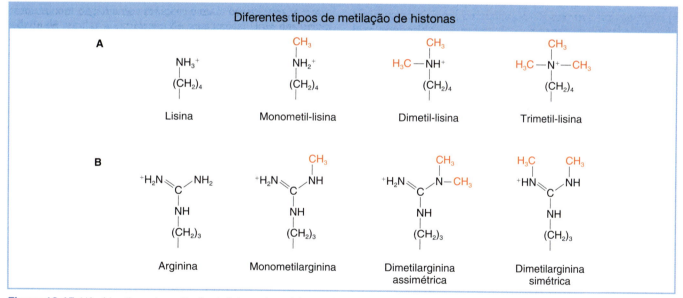

**Figura 12.15** Há vários tipos de metilação de lisina e de arginina, cada um dos quais transmitindo diferentes instruções para o maquinário regulatório da transcrição. **A.** Diferentes tipos de metilação da lisina. **B.** Diferentes tipos de metilação da arginina. Somente a cadeia lateral dos aminoácidos é escrita, sendo os grupos metila mostrados em vermelho.

## Hipótese do código de histonas

Ocorrem modificações pós-traducionais em todas as partes das proteínas histonas, mas se concentram nas caudas. Elas são detectadas experimentalmente *in vivo* e *in vitro* usando-se anticorpos específicos para a modificação e, *in vitro*, por espectrometria de massas de histonas purificadas a partir de células. Infelizmente, esses métodos não são muito capazes de detectar o grau em que as modificações coexistem em uma proteína histona individual. Essa informação pode ser muito importante porque diferentes combinações de modificações de histonas podem transmitir as informações e ocasionar diferentes produtos de transcrição. Em 2000, essa ideia foi formalizada por David Allis e Thoma Jenuwein na hipótese do **código de histonas**, que propõe que múltiplas modificações de histonas, atuando sequencialmente ou combinadas em uma ou várias caudas de histonas, especificam resultados de transcrição únicos.

Em apoio à hipótese do código de histonas, os nucleossomos nos promotores de genes transcricionalmente ativos são comumente trimetilados (me3) na lisina (K) 4 da histona H3 (H3K4me3), enquanto os promotores de genes transcricionalmente reprimidos são trimetilados em H3K9 (H3K9me3) (**Figura 12.16**). H3K4me3 ativa a transcrição servindo como sítio de ligação para coativadores de transcrição, como a

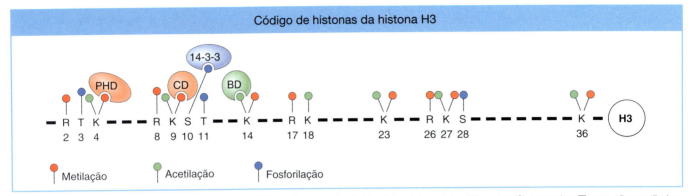

**Figura 12.16** A cauda flexível N-terminal da histona H3 contém os aminoácidos lisina (K), arginina (R), serina (S) e treonina (T), que são acetilados, metilados ou fosforilados após a tradução. Acredita-se que diferentes combinações de modificações, denominadas código de histonas, alterem o nível de transcrição em diferentes graus, transmitindo diferentes informações ao maquinário da transcrição. As informações são lidas por bromodomínios (BD), cromodomínios (CD), dedos de PHD, proteínas 14-3-3 e outras proteínas e domínios de proteínas.

subunidade TAF3 de TFIID contendo motivo em dedo PHD. Em contrapartida, H3K9me3 reprime a transcrição, servindo como sítio de ligação para as correpressoras da transcrição, como a proteína heterocromatina 1 (HP1) contendo proteína de cromodomínio, que promove a formação de heterocromatina. As combinações das modificações também são características diferenciadoras da atividade de transcrição – a combinação de fosforilação (P) da serina (S) 10 na histona H3 (H3S10P), que é ligada por proteínas 14-3-3, e da acetilação da lisina 14 na histona H3 (H3K14ac), que é ligada por proteínas contendo bromodomínio, sinaliza ativação da transcrição. É enorme o conteúdo de informações em potencial das modificações das histonas. Por exemplo, há mais de dois milhões de possíveis combinações de modificações que podem ocorrer na cauda N-terminal da histona H3.

**CONCEITO-CHAVE** A hipótese do código de histonas propõe que diferentes combinações de modificações de histonas criem sítios de ligação únicos que possam ser lidos por correguladores da transcrição, assim conferindo uma variedade de resultados transcricionais.

## Modificação do DNA: outro tipo de modificação da cromatina

Como as modificações das histonas, as **modificações do DNA** afetam a transcrição. Nos vertebrados, a modificação predominante do DNA é a 5-metilcitosina (5 mC), na qual ocorre metilação por uma DNA metiltransferase (DNMT) no quinto carbono do anel citosina do dinucleotídio CpG (guanosina de ligação ao fosfodiéster de citidina) (**Figura 12.17A**). As DNMTs usam S-adenosil metionina (SAM) como doadora de metila. Ao contrário dos vertebrados, nas plantas, ocorre 5 mC no dinucleotídio CpG, bem como em outros contextos nucleotídicos, e na *Drosophila*, no *C. elegans* e no *S. cerevisiae* detectou-se pouca ou nenhuma metilação do DNA, por enquanto.

A metilação por CpG é revertida por enzimas da família TET (translocação dez-onze) (Figura 12.17A). A reversão compreende três etapas, sendo cada uma catalisada por uma enzima TET; o segundo e o terceiro intermediários são rapidamente extirpados por um mecanismo descrito no Capítulo 15. Por outro lado, o primeiro intermediário é mais estável e particularmente abundante nas células-tronco embrionárias e nos neurônios adultos, nos quais é ligado por proteínas

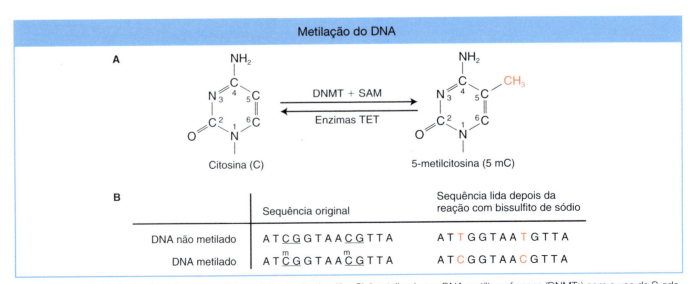

**Figura 12.17 A.** Metilação do carbono na quinta posição da citosina (5 mC) é catalisada por DNA metiltransferases (DNMTs) com o uso de S-adenosilmetionina (SAM) como doadora do radical metil. As enzimas TET revertem essa reação. **B.** Sítios de metilação de CpG são detectados pela reação do bissulfito de sódio. Os CpGs estão sublinhados e as diferenças de sequências depois da reação com bissulfito de sódio estão indicadas em vermelho.

leitoras que regulam genes envolvidos no desenvolvimento e na tumorigênese.

A 5 mC é detectada em laboratório pela reação com bissulfito de sódio. O DNA isolado de células é tratado com bissulfito de sódio, que, no DNA de fita única, converte eficientemente a citosina em uracila, mas converte de maneira ineficiente 5 mC em timina. Depois da reação com bissulfito de sódio, o DNA é sequenciado, e as citosinas convertidas em uracila são lidas como timina (T), enquanto a 5 mC inalterada é lida como citosina (C) (Figura 12.17B).

Nos vertebrados, as CpGs ocorrem com muito menos frequência do que se esperaria com base no conteúdo de C + G nos genomas. Isso se deve à metilação generalizada das CpGs e à subsequente conversão, ao longo do tempo de evolução, em TpG por desaminação. Em torno de 85% das CpGs são metiladas e se dispersam por todo o genoma (**Figura 12.18**). As CpGs restantes são desmetiladas, e muitas delas ficam intensamente agrupadas em regiões com 200 a 4.000 pares de bases chamadas **ilhas CpG**. Cerca de metade de todas as ilhas CpG se localizam nos promotores gênicos, e a metade restante se divide de modo quase igual entre localizações intragênicas e intergênicas. A maioria dos promotores gênicos está associada a uma ilha CpG.

Em geral, as ilhas CpG desmetiladas nos promotores estão associadas à cromatina aberta e à transcrição ativa, enquanto as ilhas metiladas estão relacionadas à cromatina fechada e à transcrição reprimida. Esses efeitos sobre a transcrição são mediados por proteínas que se ligam distintamente a CpGs não metiladas ou metiladas. Nos seres humanos, a proteína Cfp1 (proteína 1 contendo dedo CxxC) liga-se a CpGs não metiladas e recruta uma metiltransferase de histonas (HMT) que produz a transcrição ativando a modificação de histona H3K4me3. Em contrapartida, a metilação das CpGs reprime a transcrição ao interferir no fator de transcrição que se liga a acentuadores e ao servir como sítio de ligação para proteínas do domínio de ligação à metila (MBD) que recrutam as repressoras de transcrição, como as HDACs que desacetilam a lisina, ou as HMTs, que produzem H3K9me3. Portanto, as DNMTs são escritoras, as TETs são apagadoras e várias proteínas são leitoras de CpGs não metiladas e metiladas.

**CONCEITO-CHAVE** A metilação da citosina nas ilhas CpG nos promotores gênicos está relacionada à repressão da transcrição. Como as modificações das proteínas histona, a metilação da CpG do DNA reprime a transcrição alternando a afinidade dos fatores de transcrição, correguladores e fatores gerais de transcrição na cromatina.

## Remodelação da cromatina

A remodelação da cromatina é o carro-chefe no processo de alterar a estrutura da cromatina para regular a transcrição. Remodelar significa mudar as interações histona-DNA nos nucleossomos para tornar o DNA mais ou menos acessível aos reguladores de transcrição (**Figura 12.19**). Para permitir que os

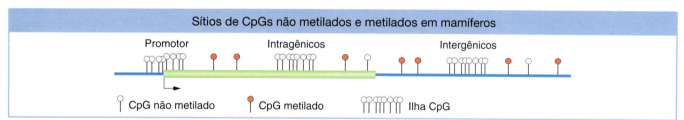

**Figura 12.18** Os genomas de mamíferos contêm agrupamentos de CpGs chamados ilhas CpG, bem como CpGs dispersos, que podem ser não metilados ou metilados. Um gene representativo é indicado pela barra verde.

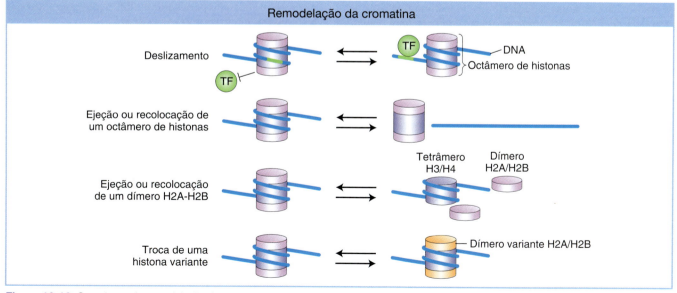

**Figura 12.19** Complexos de remodelação da cromatina usam energia produzida pela hidrólise do ATP para deslizar, ejetar ou recolocar octâmeros de histonas no DNA ou trocar histonas variantes por histonas canônicas nos octâmeros. TF indica um fator de transcrição que se liga ao elemento acentuador em verde.

fatores se liguem aos elementos acentuadores e promotores, a remodelação move os nucleossomos para novas localizações. Em genes moderadamente ativos, a remodelação desloca os dímeros H2A/H2B à frente da RNA polimerase II e os recoloca atrás da polimerase durante cada rodada de transcrição. Os tetrâmeros H3/H4 só podem ser deslocados e recolocados em genes altamente ativos. Por outro lado, a retirada das histonas do DNA pode não ser necessária para permitir a passagem da RNA polimerase II através dos genes sendo transcritos em níveis baixos.

Complexos de remodelação da cromatina usam energia da hidrólise do ATP para romper interações histona-DNA não covalentes. Organismos eucarióticos contêm quatro famílias de complexos de remodelação da cromatina dependentes do ATP, os quais podem ser caracterizados como associados à ativação ou à repressão da transcrição.

Duas triagens genéticas para mutantes em leveduras em processos aparentemente não relacionados levaram a descoberta de um complexo de remodelação da cromatina. Em um estudo, células de leveduras mutagenizadas foram triadas para ausência de crescimento em meio com sacarose (mutantes não fermentadores de açúcar, *snf* [para *s*ugar *n*on*f*ermenting], pronúncia "*sniff*"). No outro estudo, células de leveduras mutagenizadas foram triadas para trocas defeituosas do tipo de cruzamento (mutantes com troca, *swi*, [para *swi*tch] pronúncia "*switch*"). Muitos mutantes em diferentes *loci* foram recuperados em cada triagem, mas verificou-se que um gene mutante causa ambos os fenótipos. Mutantes no *locus swi2/snf2* não conseguiam usar sacarose efetivamente nem trocar o tipo de cruzamento porque a transcrição de genes específicos estava bloqueada. Verificou-se que a proteína codificada no *locus swi2/snf2* era a subunidade da ATPase do complexo de remodelação da cromatina da multissubunidade SWI/SNF ("*swith-sniff*").

SWI/SMF afeta a transcrição ao remodelar nucleossomos em duas etapas, inicialmente removendo um dímero H2A/H2B do DNA, sendo seguido pela remoção do restante do octâmero da histona. A especificidade gênica do complexo SWI/SNF é determinada pela ligação a fatores de transcrição, como Gal4, e por meio da ligação de uma subunidade contendo bromodomínio do complexo à lisina acetilada. Desse modo, fatores de transcrição, enzimas modificadoras da histona e fatores de remodelação da cromatina funcionam em conjunto para regular a transcrição.

Ao contrário de os outros complexos de remodelação da cromatina que deslizam, ejetam ou substituem octâmeros histona no DNA, o complexo SWR1 (pronuncia-se "swur one") remodela a cromatina fazendo a montagem da histona variante H2A-Z na cromatina. SWR1 o faz trocando os dímeros H2A-Z/H2B por H2A/H2B nos octâmeros histona. A subunidade de SWR1 contendo bromodomínio direciona essa atividade a acentuadores e promotores de genes específicos, ligando-se a lisinas acetiladas específicas nas caudas histona. Os nucleossomos que contêm H2A-Z são particularmente propensos à desmontagem por outros complexos de remodelação da cromatina, levando a aumento do acesso dos reguladores da transcrição ao DNA.

**CONCEITO-CHAVE** A cromatina é dinâmica; os nucleossomos não necessariamente ficam em posições fixas no cromossomo. Os complexos de remodelação da cromatina mudam a densidade, a posição e a composição de subunidades dos nucleossomos para controlar o acesso do maquinário de transcrição ao DNA.

## Conexão da estrutura da cromatina à transcrição: lições tiradas do gene *interferona* β

O gene *interferona-beta (IFN*-β) humano, que codifica uma proteína antiviral, é um dos genes mais bem caracterizados nos eucariotos. Sua transcrição normalmente está desligada, mas, com a infecção viral, ela é ativada a níveis muito altos. Uma característica central da ativação desse gene é a montagem de fatores de transcrição múltiplos e diferentes em um **acentuassomo** (*enhanceosome*) com cerca de 100 pares de bases ascendente ao elemento promotor da caixa TATA e do sítio de início da transcrição.

Um estudo do gene *IFN*-β ilustra como alterações reguladas na estrutura da cromatina afetam a transcrição. Dmitris Thanos e colaboradores usaram a técnica de imunoprecipitação da cromatina (ChIP) (Capítulo 14) para identificar modificações de histonas e outros eventos que ocorrem no promotor de *IFN*-β à medida que o gene muda de transcricionalmente inativo para ativo e de volta a inativo ao longo de um período de 24 horas em resposta à infecção por vírus em células humanas (**Figura 12.20A**). Eles também usaram PCR por transcrição reversa (RT-PCR) para quantificar os níveis de mRNA do *IFN*-β. Os seguintes tópicos percorrem a via temporal dos eventos moleculares descobertos no estudo e destacam os mecanismos gerais pelos quais a estrutura da cromatina afeta a transcrição:

- O mRNA do *IFN*-β é detectado pela primeira vez 6 horas depois da infecção viral, mas as modificações de histonas são detectadas já 3 horas depois da infecção viral (Figura 12.20A). Isso ilustra que as modificações das histonas ocorrem antes do primeiro evento de início da transcrição para gerar uma estrutura de cromatina que conduza ao início da transcrição e ao alongamento.

- O evento mais precoce é a ligação cooperativa de um grupo de fatores de transcrição ao acentuador proximal de *IFN*-β (Figura 12.20B) para formar um acentuassomo (Figura 12.20C). A histona acetiltransferase GCN5 então se liga ao acentuassomo montado e acetila H4 K8 e H3 K9, e uma quinase se liga e fosforila H3S10 em nucleossomos próximos do promotor do *IFN*-β (Figura 12.20D). Isso ilustra que os fatores de transcrição recrutam enzimas modificadoras de histonas para gerar modificações específicas das histonas em nucleossomos específicos.

- H3K8ac e H3AS10P são detectadas por último em 8 horas (Figura 12.20A), embora a transcrição ocorra em até 15 horas. Em contrapartida, H3 K9ac é detectada por último em 19 horas. HDACs e fosfatases desconhecidas estão envolvidas na remoção dessas marcas de histonas. Isso ilustra que tanto as modificações de escrita quanto as de apagamento das histonas, bem como o tempo relativo de suas modificações, são importantes para a regulação da transcrição.

- H3S10 P alcança um pico em 6 horas, tempo em que H3 K14ac é detectada pela primeira vez (Figura 12.20A), sugerindo que H3S10 P seja necessária para GCN5 acetilar H3 K14 (Figura 12.20E). Isso ilustra que a modificação de um aminoácido pode promover ou inibir modificação de outros aminoácidos, processo chamado comunicação cruzada, ou *crosstalk*.

- A ligação de TBP é detectada pela primeira vez em 6 horas, que é o mesmo tempo em que se inicia a transcrição de *IFN*-β (Figura 12.20A). O complexo TFIID é recrutado por meio da ligação direta de TBP ao elemento promotor TATA, bem como por ligação dos bromodomínios de TAF1 a H3K9ac e H3K14ac (Figura 12.20E). Além disso, o complexo de remodelação da

**Capítulo 12** Regulação da Transcrição em Eucariotos **403**

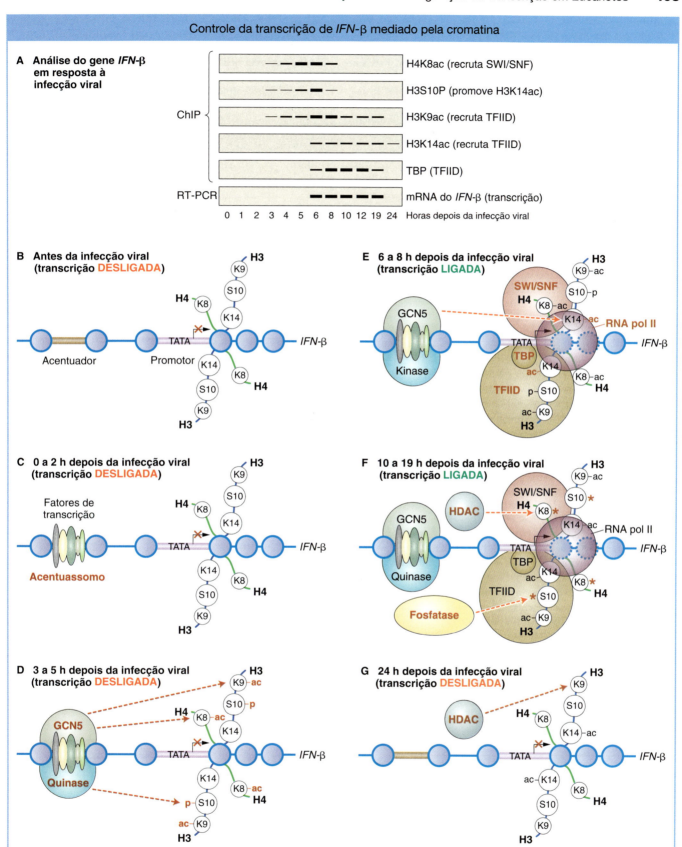

**Figura 12.20 A.** Análise de ChIP e RT-PCR do gene *IFN-β*. Para ChIP, a intensidade das faixas pretas é proporcional à quantidade de histonas ou TBPs modificadas associadas ao promotor de *IFN-β*. Para RT-PCR, a intensidade das faixas pretas indica a quantidade de RNA no *IFN-β*. As descrições entre parênteses indicam a consequência funcional do resultado experimental. **B-G.** Modelos que ilustram as interações moleculares sequenciais e os eventos enzimáticos que ocorrem ao longo do tempo depois da infecção viral. Os círculos roxos indicam nucleossomos. Os círculos roxos pontilhados indicam nucleossomos alterados por remodelação da cromatina. Observe que a transcrição é ligada somente 6 a 19 horas depois da infecção viral. [*Dados de Agalioti et al., "Deciphering the Transcriptional Histone Acetylation Code for a Human Gene", Cell 111, 2002, 381-392.*]

cromatina SWI/SNF é recrutado por ligação a H4 K8ac, bem como por interações com outra HAT chamada CBP (proteínas de ligação a CREB), que substitui GCN5 no acentuassomo. Para iniciar a transcrição do *IFN-β*, TFIID recruta a RNA polimerase II para o promotor e SWI/SNF remodela os nucleossomos para permitir que a polimerase inicie a transcrição. Isso ilustra que as modificações das histonas auxiliam na montagem do complexo de pré-iniciação da transcrição, bem como os fatores que remodelam a estrutura da cromatina.

- Por fim, a transcrição é desligada em 24 horas, tempo em que a ativação de modificações das histonas foi removida, em sua maior parte, por enzimas apagadoras (Figura 12.20G). Isso ilustra a rápida reversibilidade do controle de transcrição mediado pela cromatina.

As lições aprendidas com o gene *IFN-β* são generalizáveis. Os mecanismos moleculares que alteram a estrutura da cromatina ligam ou desligam a transcrição de genes específicos em resposta a sinais de desenvolvimento ou ambientais, permitindo ou impedindo que as proteínas regulatórias de transcrição tenham acesso ao DNA. As informações que controlam a transcrição consistem em sequências regulatórias de DNA (acentuadores, promotores e isoladores), no código de histonas (várias modificações químicas dos aminoácidos das histonas) e nas modificações do DNA (CpG e 5 mC não modificadas) (**Figura 12.21A**). As proteínas leem as informações por meio de interações físicas com os elementos contendo informações (Figura 12.21B). As sequências de DNA são ligadas por fatores de transcrição por meio de seu domínio leitor de ligação ao DNA. Histonas modificadas e DNA modificado são ligados por outros corregiladores que contêm vários domínios de leitores (bromodomínio, cromodomínio e domínio de ligação-metil). Uma vez ligadas à cromatina, as proteínas leitoras servem como andaimes para a montagem de enzimas que mudam a estrutura da cromatina (Figura 12.21C). As proteínas leitoras podem fazer parte de um complexo que contém enzimas (SWI/SNF) ou podem recrutar enzimas por meio de interações proteína-proteína. As enzimas, então, editam as informações no gene, modificando as histonas ou o DNA, ou alteram a estrutura da cromatina deslizando os nucleossomos, ejetando ou recolocando os octâmeros de histonas ou partes dos octâmeros ou fazendo trocas de histonas variantes por histonas canônicas (Figura 12.21D). Coletivamente, esses eventos alteram o acesso da RNA polimerase II, dos fatores de início da transcrição (p. ex., TFIID) e dos fatores de alongamento da transcrição (p. ex., P-TEFb) ao DNA (Figura 12.21E). Por fim, como esses mecanismos são reversíveis, a transcrição pode ser rapidamente ligada ou desligada em resposta aos sinais de desenvolvimento ou ambientais.

**CONCEITO-CHAVE** A transcrição do *IFN-β* exemplifica como as estratégias regulatórias da cromatina são usadas pelas células para alterar a transcrição de genes específicos em resposta a sinais.

## 12.4 A cromatina em regulação epigenética

**OA 12.4** Fornecer exemplos dos mecanismos baseados na cromatina que mantêm a expressão gênica ao longo de gerações de células ou organismos.

Quando as células se dividem, as informações armazenadas na sequência do DNA são fielmente replicadas e transferidas para as células-filhas. De modo semelhante, as informações armazenadas na estrutura da cromatina são herdadas por meio de divisões celulares. Esse tipo de herança recebe um nome especial – **herança epigenética** – porque afeta as características das células-filhas sem alterar a sequência do DNA. Nesta seção, descrevemos quatro exemplos do controle epigenético da transcrição: memória celular, variegação do efeito da posição, impressão genômica e inativação do cromossomo X. Em cada caso, a coleção de genes transcritos em uma célula parental é reproduzida nas células-filhas por meio da manutenção da estrutura da cromatina por mecanismos de modificação da histona e do DNA e de remodelação da cromatina.

### Memória celular

Diferentemente da sequência do DNA, a estrutura da cromatina pode mudar durante a vida de uma célula, e as alterações podem ser herdadas em gerações sucessivas de divisão celular. Alterações no destino da célula se baseiam em sinais com vida curta que afetam a transcrição de genes específicos. Mesmo depois que o sinal se vai, o destino da célula não muda porque o efeito sobre a transcrição permanece. Por exemplo, uma vez que uma célula embrionária se diferencia em célula intestinal, com seu espectro específico de genes transcricionalmente ativos e inativos de célula intestinal, ela geralmente permanece como célula intestinal enquanto viver.

Estudos que foram inicialmente realizados em *Drosophila* identificaram dois grupos de proteínas que funcionam para manter a memória celular da transcrição, as proteínas do grupo *Polycomb* e as proteínas do grupo *Trithorax*. As proteínas Polycomb e Trithorax muitas vezes atuam em oposição entre si: as proteínas Polycomb mantendo genes no estado transcricionalmente *reprimido*, e as proteínas Trithorax mantendo genes em um estado transcricionalmente *ativo*. Membros dos grupos Polycomb e Trithorax são componentes de complexos multiproteicos que modificam as histonas após a tradução e remodelam a cromatina. Por exemplo, um complexo Polycomb *trimetila* H3 K27 (modificação de histona comumente associada ao silenciamento da transcrição), enquanto o complexo Trithorax *acetila* H3 K27 (modificação de histona comumente associada à ativação da transcrição). Observe que, como a trimetil-lisina e a acetil-lisina não podem ocorrer ao mesmo tempo na H3 K27, a trimetilação pelo complexo Polycomb bloqueia a ativação da acetilação pelo complexo Trithorax. Como com outros corregiladores de transcrição, o direcionamento dos complexos Polycomb e Trithorax para a cromatina é influenciado por fatores de transcrição, modificações de histonas e metilação do DNA, bem como pelos RNAs longos não codificadores (p. ex., veja a inativação do cromossomo X adiante nesta seção).

**CONCEITO-CHAVE** As proteínas dos grupos Polycomb e Trithorax trabalham em oposição para manter os estados de transcrição reprimido e ativo das células parentais nas células-filhas.

### Variegação do efeito da posição

Em 1930, Hermann Muller descobriu um fenômeno genético interessante enquanto estudava a *Drosophila*. Ele verificou que a expressão dos genes pode ser silenciada quando eles são experimentalmente "relocados" em outra região de um cromossomo. Nesses experimentos, as moscas foram irradiadas com raios X para induzir mutações em suas células germinativas, e a prole

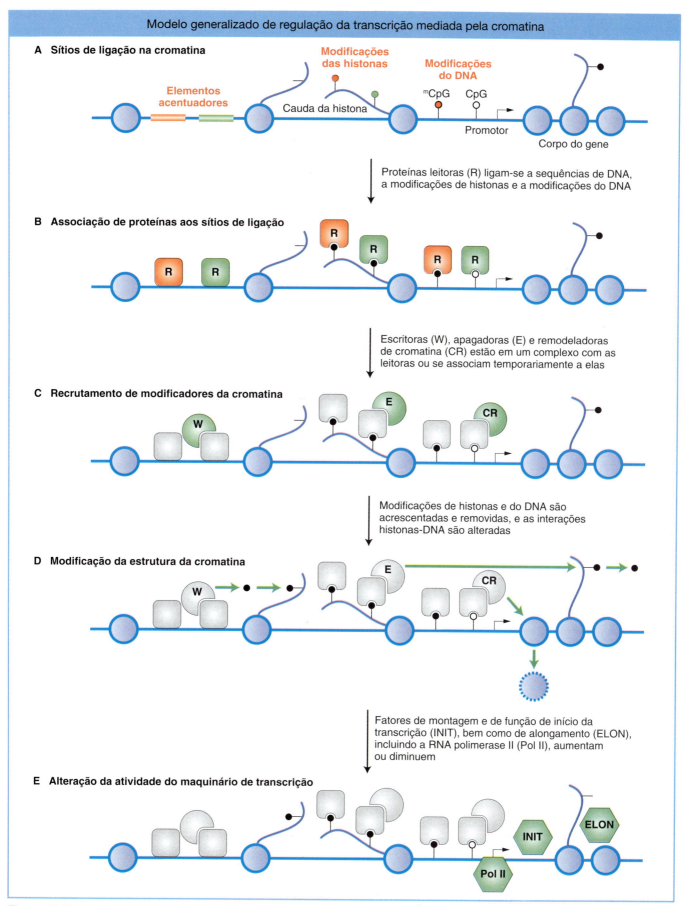

**Figura 12.21** Modelo descrevendo como as características estruturais da cromatina regulam a transcrição específica de genes em resposta a sinais. Vermelho e verde indicam fatores que, respectivamente, ativam ou reprimem a transcrição, e os círculos roxos indicam os nucleossomos.

das moscas irradiadas foi triada para fenótipos fora do comum. Entre a coleção de mutantes, Muller encontrou moscas com olhos que apresentavam regiões vermelhas e brancas. Isso é incomum, porque as moscas do tipo selvagem têm olhos uniformemente vermelhos e as moscas mutantes para o gene *branco*, que é necessário para a produção do pigmento vermelho, têm olhos uniformemente brancos.

O exame citológico revelou um rearranjo cromossômico nas moscas mutantes: uma região do cromossomo X contendo o gene *branco* estava invertida (**Figura 12.22**). Inversões e outros rearranjos cromossômicos serão discutidos no Capítulo 17. Nesse rearranjo, o gene *branco*, que normalmente se localiza em uma região de eucromatina do cromossomo X, agora estava perto do centrômero heterocromático. O fenótipo do olho manchado das moscas de Muller se deve à propagação da heterocromatina para o gene *branco* do tipo selvagem e ao silenciamento da transcrição do *branco* em algumas células, mas não em outras. As regiões de tecido branco no olho são derivadas de descendentes de uma única célula na qual o gene *branco* é silenciado e permanece silenciado ao longo de todas as divisões celulares futuras. Por outro lado, as partes vermelhas se originam de células nas quais a heterocromatina não se propagou no gene *branco* e, portanto, o gene *branco* permanece ativo em todos os seus descendentes.

A existência de partes vermelhas e brancas de células no olho de um único organismo ilustra notavelmente duas características da regulação da transcrição epigenética. Em primeiro lugar, como descrito anteriormente, diferenças na estrutura da cromatina entre os cromossomos podem ser herdadas de uma geração de células para a seguinte. Em segundo, diferenças na estrutura da cromatina entre os cromossomos afetam a expressão dos genes residentes.

Achados de estudos subsequentes na *Drosophila* e em leveduras demonstraram que muitos genes ativos são silenciados em forma de mosaicos quando são relocados nas proximidades de centrômeros ou telômeros que sejam heterocromáticos. Além disso, o efeito da estrutura da cromatina local sobre a transcrição não se limita aos centrômeros e telômeros. Nas células de camundongos, o grau de compactação da cromatina no sítio de integração de um transgene se correlaciona com o nível de transcrição do transgene e é responsável por cerca de uma variação de 1.000 vezes no nível transcricional por todo o genoma. Esse fenômeno foi chamado **variegação do efeito da posição** (**PEV**). Ele oferece fortes evidências de que a estrutura da cromatina é capaz de regular a expressão de genes – nesse caso, determinando se os genes com sequência de DNA idêntica serão ativos ou silenciosos.

Os geneticistas argumentaram que a PEV poderia ser explorada para identificar as proteínas necessárias para formar heterocromatina. Para essa finalidade, eles isolaram mutações que

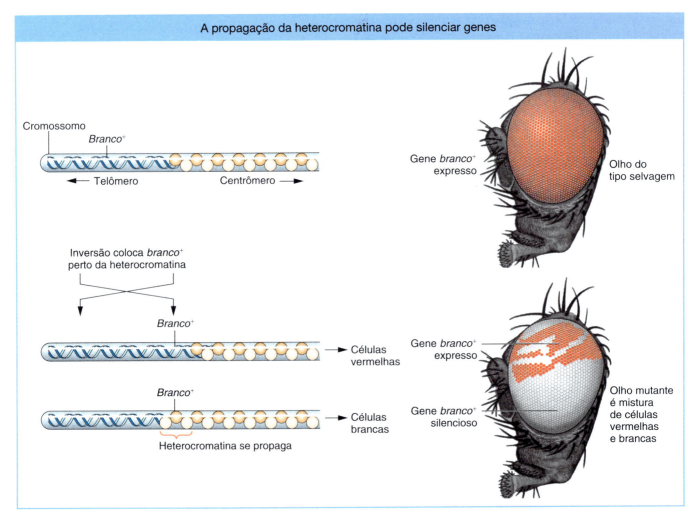

**Figura 12.22** O rearranjo cromossômico produz variegação por efeito de posição (PEV). Uma inversão cromossômica coloca o gene *branco* do tipo selvagem mais próximo da heterocromatina, e a propagação da heterocromatina em *branco* silencia a transcrição. Sempre que *branco* for silenciado, as células ficarão brancas porque não produzem o pigmento vermelho.

suprimiam ou acentuavam o padrão variegado (**Figura 12.23**). Um Supressor de variegação (*Su(var)*) é um gene que, quando mutado, reduz a propagação da heterocromatina, significando que o produto do tipo selvagem desse gene é exigido para a propagação. Ao contrário, um Acentuador de variegação (*E(var)*) é um gene que, quando mutado, aumenta a propagação da heterocromatina e normalmente atua bloqueando a propagação. Os genes *Su(var)* e *E(var)* demonstraram ser um tesouro para os cientistas interessados nas proteínas necessárias para estabelecer e manter o estado heterocromático.

Entre os mais de 300 mutantes de *Drosophila* identificados por essas triagens estavam *Su(var)2-5*, que codifica uma proteína leitora de histonas, a proteína 1 de heterocromatina (HP1), e a *Su(var)3-9*, que codifica uma metiltransferase de histonas (**Figura 12.24**). HP1 contém um cromodomínio que liga H3K9me3 e um domínio cromossombra (*chromoshadow domain*) envolvido na dimerização de proteínas HP1 e no recrutamento de vários fatores de modificação da cromatina. Por outro lado, *Su(var)3-9* trimetila H3 K9. HP1 e *Su(var)3-9* interagem entre si, criando uma alça de alimentação direta que propaga a

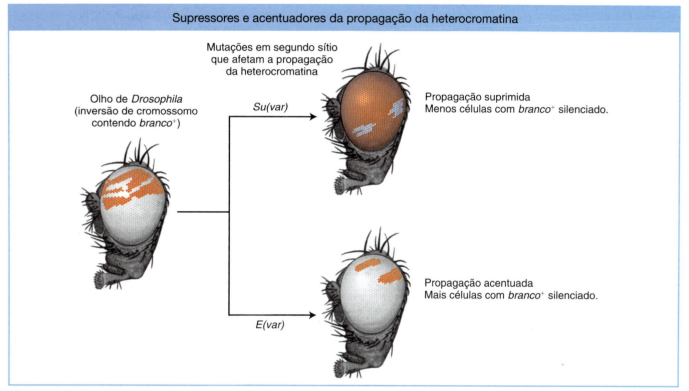

**Figura 12.23** Rastreios genéticos diretos foram usados para identificar genes que suprimem, *Su(var)*, ou acentuam, *E(var)*, a variegação por efeito da posição.

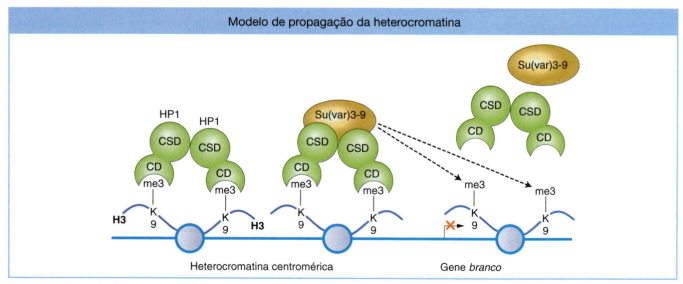

**Figura 12.24** As atividades coordenadas de HP1 e de *Su(var)3-9* propagam no gene *branco* reposicionado a heterocromatina do centrômero. As setas em linhas pontilhadas indicam a *Su(var)3-9* trimetila H3 K9 em nucleossomos adjacentes, recrutando HP1 e silenciando a transcrição do gene *branco*. CD e CSD indicam o cromodomínio HP1 e o domínio cromossombra, respectivamente, e os círculos roxos indicam nucleossomos.

heterocromatina. HP1 liga H3K9me3 e dimeriza com outra molécula HP1; o dímero recruta *Su(var)3-9*, que gera H3K9me3; e HP1 se liga a H3K9me3 para continuar o processo.

Na ausência de barreiras, a heterocromatina poderia se propagar para regiões adjacentes e inativar genes em algumas células, mas não em outras. Pode-se imaginar que a propagação da heterocromatina em regiões de genes ativos poderia ser desastrosa para um organismo porque os genes ativos seriam silenciados ao se converterem em heterocromatina. Para evitar esse desastre em potencial, elementos de fronteira/isoladores, que já foram discutidos no contexto dos domínios de associação topológica (TADs, Figura 12.12), impedem a propagação da heterocromatina, criando um ambiente local que não é favorável à formação de heterocromatina. As proteínas de ligação a isoladores podem bloquear a propagação da heterocromatina, recrutando enzimas ativadoras, como as histona acetiltransferases, metiltransferases de H3 K4 e remodeladores de cromatina SWI/SNF, ou podem bloquear o acesso às histonas ao ligá-las diretamente.

**CONCEITO-CHAVE** As proteínas envolvidas na propagação da heterocromatina incluem escritoras, leitoras e apagadoras das modificações das histonas.

## Impressão genômica

O fenômeno da **impressão genômica** (*genomic imprinting*) foi descoberto há cerca de 35 anos em mamíferos. Na impressão genômica, determinados genes autossômicos são expressos de uma maneira específica para a origem parental. Por exemplo, transcritos do gene *Igf2* (*fator de crescimento similar à insulina tipo 2*) em mamíferos vêm exclusivamente do alelo do pai (paterno), porque o alelo da mãe (materno) é silenciado – um exemplo de **impressão materna**, pois a cópia do gene derivada da mãe é transcricionalmente inativa. Em contrapartida, os transcritos *H19* vêm exclusivamente do alelo da mãe; *H19* é um exemplo de **impressão paterna**, porque a cópia paterna é transcricionalmente inativa. A consequência da impressão parental é que os genes impressos se expressam como se apenas uma cópia do gene estivesse presente na célula, embora haja duas. É importante destacar que não se observam alterações nas sequências de DNA dos genes impressos, isto é, o gene idêntico pode ser ativo ou inativo na prole, dependendo de ter sido herdado da mãe ou do pai. Os genes impressos são controlados por elementos regulatórios do DNA chamados regiões de controle de impressão (ICRs), que têm modificações de cromatina parentais-específicas. Isso então representa um fenômeno epigenético.

Voltemos para os genes *Igf2* e *H19* de camundongo para ver como a impressão funciona no nível molecular. Esses dois genes se localizam em um grupo de genes impressos no cromossomo 7 do camundongo. Há uma estimativa de 100 genes impressos no camundongo, e a maioria é encontrada em grupos contendo 3 a 12 genes impressos que se propagam ao longo de 20 quilobases para 3,7 megabases de DNA. Os seres humanos têm majoritariamente os mesmos genes impressos agrupados que os camundongos. Em todos os casos analisados, há um padrão específico de metilação do DNA e de modificação de histonas na ICR para cada cópia parental de um gene impresso. Para o grupamento *Igf2–H19*, o DNA da ICR que se situa entre os dois genes é metilado em células germinativas masculinas e não metilado em células germinativas femininas (**Figura 12.25**). Desse modo a metilação da ICR leva a *Igf2* sendo transcricionalmente ativo e *H19* sendo inativo, enquanto a falta de metilação leva

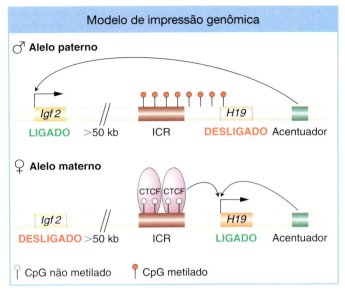

**Figura 12.25** Impressão genômica no camundongo. A região de controle da impressão (ICR) é metilada em gametas masculinos, bloqueando a ligação a CTCF a direcionando o acentuador para ativar a transcrição de *Igf2*. A ICR não metilada em gametas femininos liga-se a CTCF, formando um isolador que bloqueia a ativação do acentuador de *Igf2* e direciona a ativação de *H19*.

ao inverso. Essa diferença se deve ao fato de que apenas ICR não metilada (feminina) possa ser ligada pelo CTCF, a mesma proteína que liga elementos isoladores nos TADs (Figura 12.12). Quando ligado, o CTCF atua como um isolador bloqueador de acenturadores que impede a ativação do acentuador da transcrição de *Igf2*. No entanto, o acentuador em células femininas ainda é capaz de ativar a transcrição de *H19*. Nas células masculinas, o CTCF não consegue se ligar à ICR e o acentuador é capaz de ativar a transcrição de *Igf2* (lembre-se de que os acentuadores podem atuar a grandes distâncias). No entanto, o acentuador não consegue ativar *H19* porque a região metilada se estende ao promotor *H19*. Marcas epigenéticas, como a metilação do DNA, que faz com que os genes sejam expressos de maneira específica para a origem parental, são estabelecidas em células germinativas (espermatozoides e óvulos) e, à medida que os organismos se desenvolvem, são mantidas por meio da divisão celular mitótica de células somáticas.

**CONCEITO-CHAVE** Para a maioria dos organismos diploides, ambos os alelos de um gene são expressos de modo independente; entretanto, alguns genes em mamíferos passam por impressão genômica. Por meio desse mecanismo, marcas epigenéticas feitas nas células germinativas são retidas durante todo o desenvolvimento da prole, silenciando um alelo e permitindo a expressão do outro.

Observe que a impressão parental pode afetar enormemente a herança de doenças. Para a maioria dos genes diploides, a mutação da cópia herdada de um dos pais não produz um fenótipo de doença porque há uma cópia adicional do outro pai. No entanto, genes impressos são essencialmente haploides porque somente uma das duas cópias se expressa. Desse modo, como seria de se esperar, as doenças ocorrem devido a mutações na cópia não impressa e transcricionalmente ativa dos genes impressos. A síndrome de Prader-Willi e a síndrome de Angelman são exemplos de doenças de impressão derivadas da perda de genes paternos e maternos não impressos, respectivamente. Essas doenças ocorrem em cerca de 1 a cada 15.000 nascimentos e estão associadas a fenótipos distintos de neurodesenvolvimento. A síndrome de Prader-Willi está associada à obesidade grave em razão de um impulso de comer constantemente. As características da síndrome de Angelman incluem atraso mental grave, crises convulsivas e comportamentos anormais característicos, como comportamento feliz, mas irritável.

## Inativação do cromossomo X

A regulação epigenética da transcrição pode ocorrer em genes específicos ou pode ser mais global, como no caso da **compensação de dose** em animais. Nos mamíferos, as fêmeas têm dois cromossomos X e os machos, apenas um, criando um desequilíbrio em potencial na transcrição de genes residentes no cromossomo X. Esse desequilíbrio é corrigido por silenciamento transcricional de um dos dois cromossomos X nas fêmeas por meio de um processo chamado **inativação do cromossomo X** ou inativação de X, para abreviar. O cromossomo X inativado, chamado **corpúsculo de Barr**, pode ser visto no núcleo com uma estrutura heterocromática de coloração escura e altamente condensada (**Figura 12.26**). Esse é um exemplo clássico de regulação epigenética, pois os dois cromossomos X nas células femininas são quase idênticos em sequência; entretanto, um é transcricionalmente ativo e o outro é silenciado pela formação de heterocromatina. Nas células humanas, a escolha de inativar o cromossomo X materno ou paterno é aleatória, mas uma vez que um cromossomo X é inativado, ele permanecerá inativo por toda a vida da célula e de suas células-filhas.

Um RNA não codificador com 17 quilobases de comprimento (lncRNA) chamado *Xist* (*transcrito específico para X inativo*) desempenha um papel central no início do silenciamento de um dos cromossomos X, assim como ocorre com um transcrito antissenso *Tsix* ("Xist" soletrado de trás para frente) proveniente do mesmo *locus* (**Figura 12.27**). No começo do desenvolvimento do embrião, quando ambos os cromossomos X de fêmeas são transcricionalmente ativos, *Tsix* é expresso a partir de ambos os alelos. No começo da inativação do cromossomo X, o pareamento transitório dos cromossomos X reprime a transcrição de *Tsix* de um alelo, estabelecendo o futuro cromossomo X inativo (Xi). A transcrição que persiste a partir do outro alelo bloqueia a ativação da transcrição de *Xist* e isso estabelece o futuro cromossomo X ativo (Xa). O lncRNA *Xist* se propaga ao longo do futuro Xi e induz o silenciamento. A propagação é nucleada no *locus Xist* pela proteína YY1 (Yin-Yang 1), que se liga tanto ao lncRNA de *Xist* quanto ao DNA. Ao se propagar, *Xist* recruta PRC2 (Complexo Repressor Polycomb 2), que catalisa a modificação associada à heterocromatina H2K27me3. Ocorrem outras alterações de lncRNAs e estruturais na cromatina para estabelecer e/ou manter a inativação do cromossomo X, incluindo a metilação de H3 K9, a desacetilação de histonas, a metilação de ilhas CpG do DNA e a incorporação de macroH2A, variante da histona H2A nos nucleossomos.

A compensação de dose também ocorre na *Drosophila*, mas, nesse caso, o cromossomo X é duas vezes mais regulado positivamente na transcrição em machos para igualar a transcrição dos dois cromossomos X das fêmeas. Como nos mamíferos, a compensação de dose na *Drosophila* envolve lncRNAs (*roX1* e *roX2*) que são transcritos a partir do cromossomo X em machos, bem como alterações na estrutura da cromatina, que incluem acetilação de H4 K16, fosforilação de H3S10 e remodelação de nucleossomos por um complexo de remodelação da cromatina. A regulação duplamente positiva na transcrição dos genes do cromossomo X nos machos provavelmente é obtida por atividades precisamente equilibradas que condensam e descondensam o cromossomo X.

**CONCEITO-CHAVE** Na inativação de X, mecanismos epigenéticos implementados no início do desenvolvimento embrionário silenciam um cromossomo inteiro.

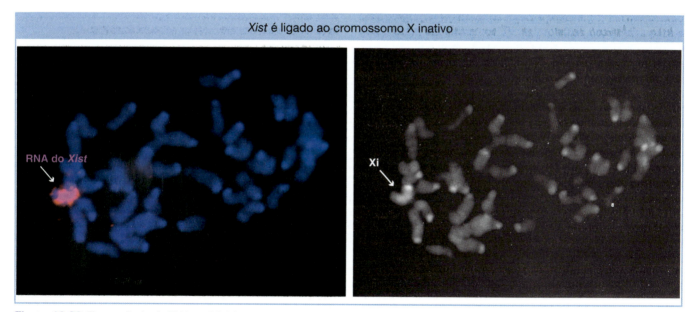

**Figura 12.26** Fluorescência de RNA em hibridização *in situ* (FISH; ver Capítulo 10) para RNA de *Xist* realizada em uma propagação de cromossomo em metáfase de célula fibroblasto feminina. *Xist* (marcado com corante fluorescente vermelho) cobre um dos dois cromossomos X. O DNA (azul) é visualizado com DAPI. A ligação do *Xist* faz parte do mecanismo de inativação de X que silencia a transcrição. [*Extraída de: J. T. Lee et al., "Lessons from X-chromosome inactivation: long ncRNA as guides and tethers to the epigenome". Genes Dev., 23 (16), 2009, 1831-1842, Fig. 2 © Cold Spring Harbor Laboratory Press. Fotografia de Jeannie Lee.*]

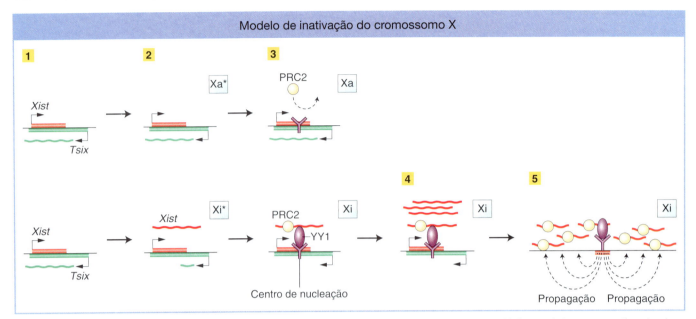

**Figura 12.27** Modelo mostrando como lncRNA, YY1 e PRC2 do *Xist* atuam inativando um cromossomo X, formando heterocromatina. As cinco etapas ilustram a progressão de eventos que começam logo no início do desenvolvimento embrionário para silenciar a transcrição de um cromossomo X (Xi) e manter a transcrição do outro (Xa). A propagação de *Xist* em todo Xa inicia um centro de nucleação no *locus Xist*. Xi* e Xa* indicam os futuros cromossomos X inativo e ativo, respectivamente.

## RESUMO

Este capítulo focalizou os papéis que os fatores de transcrição e a estrutura da cromatina desempenham em direcionar a transcrição específica para tipos celulares de genes eucarióticos. Os fatores de transcrição se ligam a acentuadores distais e proximais e alteram a transcrição, recrutando coativadoras e correpressoras. Um único fator de transcrição, como o Gal4, pode afetar a transcrição de múltiplos genes, ligando-se a um acentuador compartilhado pelos genes. Além disso, como demonstrado por MCM1 na especificação do tipo de cruzamento, um fator de transcrição pode afetar a atividade de ativação/repressão e os alvos transcricionais ou outros fatores de transcrição. Os fatores de transcrição são estimulados a entrar em ação por sinais ambientais, como a presença de galactose, hormônios e vírus ou por sinais de desenvolvimento, como os que especificam o destino das células intestinais. Além disso, as células controlam a transcrição por regulação da expressão, da localização celular, da estabilidade e da atividade (ligação ao DNA, dimerização, ligação a ligantes e interações) dos fatores de transcrição.

Nas células eucarióticas, é a cromatina, não o DNA nu, o substrato para os fatores de transcrição, os fatores gerais de transcrição e a RNA polimerase II. O enrolamento do DNA em torno de um octâmero de histonas centrais (H2A, H2B, H3 e H4) e a ligação das histonas de ligação (H1) para formar nucleossomos, bem como a reunião dos nucleossomos em estruturas compactas, em geral, são repressivos à transcrição. As atividades de modificação da cromatina reversível e de remodelação da cromatina trabalham juntas para superar os efeitos repressivos da cromatina, alterando sua estrutura.

A modificação da cromatina engloba modificações dos aminoácidos das histonas e dos nucleotídios do DNA. Os sistemas de modificação são compostos por proteínas coativadoras e correpressoras que acrescentam (escrevem) e removem (apagam) modificações, bem como se ligam (leem) a elas. Complexos de proteínas contendo uma ou várias dessas atividades têm afinidade por genes específicos em razão das interações com fatores de transcrição e das próprias modificações da cromatina. As modificações das histonas se concentram nas caudas flexíveis das histonas centrais. Há muitos tipos diferentes de modificações, incluindo acetilação, metilação e fosforilação, e um número enorme de diferentes combinações de modificações pode ocorrer em caudas isoladas de histonas e dentro de um octâmero de histonas. Desse modo, as modificações de histonas têm a capacidade de transmitir instruções complexas, chamadas de código de histonas, sobre como o maquinário da transcrição deva operar. De modo similar, as modificações do DNA, principalmente a metilação da citosina nos dinucleotídios CpG, oferecem um conjunto adicional de instruções para o maquinário da transcrição em alguns organismos eucarióticos, incluindo plantas e mamíferos. As modificações das histonas e do DNA controlam o recrutamento dos fatores de início da transcrição, como TFIID, e dos fatores de alongamento, como P-TEFb, para genes específicos. Além disso, eles recrutam complexos de remodelação da cromatina dependentes de ATP, como SWI/SNF, que mudam a acessibilidade dos fatores ao DNA. Os complexos de remodelação da cromatina tornam o DNA mais ou menos acessível por deslizamento, retirada, recolocação ou troca das histonas no DNA. Estudos como aqueles do gene *IFN*-β demonstram como os fatores de transcrição, os fatores modificadores da cromatina e os fatores de remodelação da cromatina funcionam em cooperação para ajustar o nível de transcrição de genes em particular em resposta a um sinal. Ao final, o nível de transcrição é determinado pelo equilíbrio dos mecanismos ativadores e repressivos que atuam sobre um gene.

A replicação do DNA copia fielmente tanto a sequência como a estrutura da cromatina das células parentais e filhas. Células recém-formadas herdam tanto a informação genética, inerente à sequência de nucleotídios do DNA, quanto a informação epigenética, construída em modificações das histonas e do DNA. Memória celular, variegação por efeito da posição, impressão genômica e inativação do cromossomo X são exemplos de fenômenos epigenéticos nos quais o estado de transcrição de genes únicos, de múltiplos genes e até de cromossomos inteiros é herdado sem alteração da sequência do DNA. Os mecanismos de herança epigenética envolvem fatores dos grupos Polycomb e Trithorax, fatoressupressor da variegação (*Su(var)*) e acentuador da variegação (*E(var)*), elementos isoladores e RNAs não codificadores longos (lncRNAs). Desse modo, a sequência de nucleotídios dos genomas não é suficiente para se compreender a herança de estados normais e patológicos da transcrição.

## TERMOS-CHAVE

acentuador (p. 388)
acentuador distal (p. 388)
acentuador proximal (p. 388)
acentuassomo (p. 402)
cauda flexível (p. 395)
coativadora (p. 388)
código de histonas (p. 399)
compensação de dose (p. 409)
corpúsculo de Barr (p. 409)
correpressora (p. 388)
cromatina (p. 394)
dobras das histonas (p. 395)
domínio com associação topológica (TAD) (p. 397)
domínio de ativação (p. 389)
domínio de dimerização (p. 389)
domínio de ligação a ligantes (p. 390)
domínio de ligação ao DNA (p. 389)
domínio de repressão (p. 390)
eucromatina (p. 396)
extensão da dobra das histonas (p. 395)

fator de transcrição (p. 388)
fator de transcrição geral (GTF) (p. 388)
fronteira (p. 397)
herança epigenética (p. 404)
heterocromatina (p. 396)
heterocromatina constitutiva (p. 396)
heterocromatina facultativa (p. 396)
histona (p. 394)
histona acetiltransferase (HAT) (p. 398)
histona canônica (p. 395)
histona central ou *core* (p. 395)
histona de ligação (p. 395)
histona desacetilase (HDAC) (p. 398)
histona variante (p. 395)
ilha CpG (p. 401)
impressão genômica (p. 408)
impressão materna (p. 408)

impressão paterna (p. 408)
inativação do cromossomo X (p. 409)
isolador (p. 397)
modificação da cromatina (p. 398)
modificação de histonas (p. 398)
modificação do DNA (p. 400)
modificação pós-tradução (p. 398)
nucleossomo (p. 394)
octâmero de histonas (p. 396)
promotora central ou *core* (p. 388)
promotora proximal (p. 388)
região livre de nucleossomos (NFR) (p. 397)
remodelamento da cromatina (p. 398)
sequência de ativação ascendente ou *upstream* (UAS) (p. 390)
variegação por efeito da posição (PEV) (p. 406)

## PROBLEMAS

### QUESTÕES SOBRE AS FIGURAS

1. Na Figura 12.1, nomeie os elementos da sequência com atuação cis e das proteínas com atuação trans que regulam a transcrição.

2. Na Figura 12.2, como uma correpressora poderia bloquear a transcrição pela RNA polimerase II?

3. Na Figura 12.3, quais proteínas se ligam às sequências GGCCAATC e ATATAA?

4. Na Figura 12.4, qual é a função de cada domínio dos fatores de transcrição?

5. Na Figura 12.5, como Gal4 regula a transcrição de quatro genes *GAL* diferentes ao mesmo tempo?

6. Na Figura 12.6, quantas proteínas Gal4 individuais podem ligar-se ao DNA entre os genes *GAL10* e *GAL1*?

7. Na Figura 12.7, qual o efeito uma proteína Gal4 que não apresenta domínio de ligação ao DNA teria sobre a transcrição do gene repórter UAS-*lacZ* e por quê?

8. Na Figura 12.8, Gal3 é um fator de transcrição, uma coativadora, uma correpressora ou nenhum deles?

9. Na Figura 12.9, proponha uma hipótese do motivo pelo qual MCM1 não se liga e ativa genes α-específicos em células **a** e em células **a/α**.

10. Na Figura 12.10, várias subunidade de proteínas do fator de transcrição geral TFIID contêm um domínio com dobra de histona. Com base na função da dobra de histona nas histonas, proponha uma função para a dobra de histonas nas proteínas TFIID.

11. Na Figura 12.11, como a estrutura da cromatina poderia aproximar os elementos acentuadores e promotores que estão distantes no DNA linear?

12. Na Figura 12.12, quais características da estrutura da cromatina são compartilhadas entre acentuadores e promotores?

13. Na Figura 12.13, qual efeito os níveis reduzidos de acetil-CoA poderiam ter sobre a transcrição?

14. As lisinas nas caudas de histonas podem ser propioniladas. O grupo propionila tem estrutura semelhante à de um grupo acetila. Usando as categorias mostradas na Figura 12.14, como você chamaria as enzimas que regulam a adição e a remoção de propionila?

15. Na Figura 12.15, quais são as implicações do código de histonas dos diferentes tipos de metilação de lisina e de arginina?

16. Na Figura 12.16, quantos códigos diferentes poderiam ser produzidos na cauda H3 da histona unicamente por fosforilação?

17. Com base na Figura 12.17, qual sequência seria lida depois da reação com bissulfito de sódio se todos os CpGs na sequência 5'-GGCGTCGAAGTCGAA-3' fossem metilados?

18. Na Figura 12.18, quais seriam as diferenças no funcionamento de uma ilha CpG em comparação a uma CpG isolada?

19. Na Figura 12.19, quais etapas precisariam ocorrer para trocar uma H2A variante por uma H2A canônica em um nucleossomo?

20. Na Figura 12.20, descreva dois modos pelos quais a HDAC poderia ser recrutada para o gene *IFN-β*?

21. Na Figura 12.21A, quais das instruções de transcrição, sob a forma de sítios de ligação na cromatina, são reversíveis?

22. Na Figura 12.22, todas as moscas com uma inversão do gene *branco* têm o mesmo padrão de células brancas e vermelhas que o olho mostrado na parte inferior? Por que ou por que não?

23. Na Figura 12.23, nomeie um tipo de gene que poderia ser um *E(var)* e explique sua resposta.

24. Na Figura 12.24, como esse mecanismo é semelhante ao mecanismo pelo qual os fatores de transcrição regulam a transcrição (p. ex., como na Figura 12.2)?

25. Na Figura 12.25, quais mecanismos poderiam posicionar o acentuador do alelo paterno para atuar no promotor de *Igf2* que está a mais de 50 quilobases de distância e por que isso não poderia acontecer para o alelo materno?

26. Na Figura 12.26, por que está especificado na legenda da figura que se trata de uma célula feminina?

27. Na Figura 12.27, qual modificação de histona se espera ser enriquecida no cromossomo X inativo relativamente ao cromossomo X ativo e por quê?

## PROBLEMAS BÁSICOS

28. Todos os nucleossomos têm as mesmas oito histonas centrais? Por que ou por que não?

29. Por que a ligação de um fator de transcrição ao DNA poderia ser inibida para o DNA que faça parte de um nucleossomo?

30. A estrutura de cristal do nucleossomo de Lugar e Richmond usou histonas de *Xenopus laevis* (um sapo). Por que se acredita que a estrutura seja uma boa representação dos nucleossomos humanos?

31. Por que as caudas das histonas não são visíveis na estrutura de cristal da partícula central do nucleossomo?

32. Como estruturas de cromatina com uma ordem mais alta poderiam ativar, em vez de reprimir, a transcrição?

33. Quais são os dois mecanismos gerais pelos quais a acetilação de histonas afeta a transcrição?

34. Quais funções poderiam ser cumpridas por modificações de aminoácidos no domínio de dobras de histonas?

35. Como a função das caudas das histonas é semelhante à do domínio C-terminal (CTD) da RNA polimerase II?

36. Por meio de quais dois mecanismos os níveis de acetilação de histonas poderiam aumentar em um promotor gênico?

37. Explique como a fosforilação da histona H3 serina 10 (H3S10 P) poderia aumentar a acetilação da histona H4 lisina 16 (H4 K16ac)?

38. A histona H1 de vertebrados pode ser fosforilada em muitos aminoácidos no domínio C-terminal não estruturado. Qual efeito você esperaria que a fosforilação da histona H1 tivesse sobre a estrutura da cromatina?

39. Qual tipo de fatores você esperaria que estivessem envolvidos na regulação da fosforilação da histona H1?

40. Quais interações moleculares precisam ser quebradas por complexos de remodelação da cromatina para remover um octâmero de histona do DNA?

41. Por que a ordem de montagem e desmontagem dos nucleossomos é importante para entender a regulação da transcrição?

42. Por que a inserção de um transgene em diferentes locais no genoma de *Drosophila* poderia fazer com que o transgene fosse transcrito em diferentes níveis?

43. Como você modificaria um transgene para que sua expressão não fosse afetada pela variegação por efeito da posição (PEV)?

44. Qual finalidade teria a longa meia-vida das histonas centrais?

45. O que se quer dizer com o termo herança epigenética? Descreva dois exemplos de tal herança.

46. Dê três funções dos elementos isoladores.

47. Quantos nucleossomos seriam necessários para cobrir o genoma humano ($3 \times 10^9$ pares de bases) se a distância média do elemento de ligação entre os nucleossomos fosse de 50 pares de bases?

48. Por que a concentração de ATP nas células poderia afetar a estrutura da cromatina?

## PROBLEMAS DESAFIADORES

49. Por que se usa ácido para extrair histonas dos núcleos celulares em experimentos realizados *in vitro*?

50. Um pesquisador identificou uma linhagem celular mutante que reduziu a transcrição do gene *X* relativamente à linhagem celular parental. A linhagem celular mutante tem uma única mutação pontual no genoma inteiro. Descreva os cinco mecanismos possíveis pelos quais a mutação pontual reduziria a transcrição do gene *X*.

51. Por que foi crucial que o gene *branco* estivesse no cromossomo X para que a variegação por efeito da posição tenha sido descoberta?
52. Como a metilação do DNA em um promotor poderia levar a H3K9me3 em nucleossomos próximos?
53. A superexpressão de um fator de transcrição altera a transcrição de diferentes genes em diferentes tipos de células. Por quê?
54. Trace o padrão da trimetilação de H3 K4 esperada no promotor de *IFN-β* durante as 24 horas após a infecção viral (Figura 12.20A).
55. Um fator de transcrição pode tanto ativar quanto reprimir a transcrição? Explique sua resposta.
56. Para entender a herança de doenças, pesquisadores estão mapeando genomas e epigenomas (modificações químicas de histonas e DNA por todo o genoma). Descreva as informações que podem estar contidas em um mapa de epigenoma.

### GENÉTICA E SOCIEDADE

Evidências que se acumulam sugerem que os efeitos epigenéticos podem ser herdados ao longo de múltiplas gerações. Por exemplo, em uma gestante tabagista, os efeitos desse ato sobre seu filho também poderiam afetar seus netos e bisnetos. Você acredita que isso se soma à responsabilidade moral de uma mãe?

# Controle Genético do Desenvolvimento

**CAPÍTULO 13**

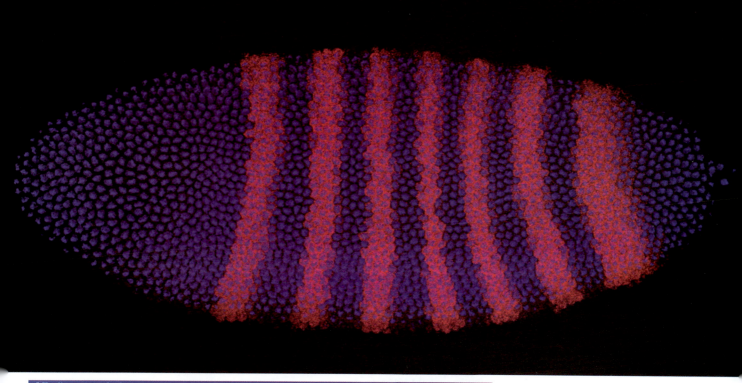

## Visão geral do capítulo e objetivos de aprendizagem

**13.1** Abordagem genética do desenvolvimento, 417
- **OA 13.1** Descrever, em linhas gerais, as abordagens experimentais para identificar e caracterizar membros *toolkit* para o desenvolvimento em diferentes filos animais.

**13.2** Genes *toolkit* para o desenvolvimento de *Drosophila*, 419
- **OA 13.2** Diferenciar de outros genes os membros *toolkit* para o desenvolvimento.

**13.3** Definição do conjunto completo de genes *toolkit*, 426
- **OA 13.3** Prever os efeitos fenotípicos das mutações nos genes *toolkit* com base em sua expressão durante o desenvolvimento, bem como os padrões de expressão dos genes *toolkit* com base nos efeitos fenotípicos das mutações dos genes *toolkit*.

**13.4** Regulação espacial da expressão gênica no desenvolvimento, 430
- **OA 13.4** Inferir como padrões da expressão gênica restritos espacial e temporariamente são gerados durante o desenvolvimento a partir de análises de mutações genéticas.

**13.5** Regulação pós-transcricional da expressão gênica no desenvolvimento, 434

**13.6** De moscas a dedos, penas e placas do assoalho: os muitos papéis dos genes *toolkit* individuais, 441
- **OA 13.5** Resumir as evidências de que os genes *toolkit* para o desenvolvimento se conservam entre os filos animais.

**13.7** Desenvolvimento e doenças, 442

A expressão gênica em um embrião da mosca-da-fruta em desenvolvimento. As sete listras magenta marcam as células que expressam o mRNA de um gene, que codifica uma proteína regulatória, que controla o número de segmentos no embrião de *Drosophila*. A regulação espacial da expressão gênica é fundamental para o controle do desenvolvimento animal. [*Dave Kosman, Ethan Bier e Bill McGinnis.*]

**416** Parte 2 Princípios Fundamentais em Genética Molecular e do Desenvolvimento

**Objetivo do capítulo**

Neste capítulo, veremos que o conjunto de ferramentas genéticas, ou genes *toolkit*, que controlam o desenvolvimento de estruturas complexas em organismos multicelulares compreende um pequeno número de genes altamente conservados entre as espécies. O objetivo amplo deste capítulo é saber como os princípios gerais que controlam a regulação espacial e temporal desses genes do *toolkit* podem ser inferidos a partir de estudos de organismos modelo genéticos, como a *Drosophila melanogaster*.

De todos os fenômenos na biologia, poucos ou nenhum inspiram mais admiração do que a formação de um animal complexo a partir de um ovo com célula única. Nessa transformação espetacular, forças invisíveis organizam a massa de células em divisão até uma forma com cabeça e cauda distintas, vários apêndices e muitos órgãos. O grande geneticista Thomas Hunt Morgan não ficou imune a seu apelo estético:

> Um ovo transparente, ao se desenvolver, é um dos objetos mais fascinantes no mundo dos seres vivos. A contínua mudança de forma que ocorre de hora a hora nos intriga por sua simplicidade. Os padrões geométricos que se apresentam a cada vez convidam à análise matemática... Esse desfile faz um apelo irresistível aos lados emocional e artístico de nossa natureza.[1]

Ainda assim, apesar de toda a sua beleza e encanto, os biólogos passaram décadas desnorteados a respeito de como a forma biológica é gerada durante o desenvolvimento. Morgan também disse que "se o mistério que cerca a embriologia jamais alcançar a nossa compreensão, precisaremos ... recorrer a outros meios além da descrição desse efêmero show".

A longa estiagem na embriologia durou muito além do apogeu de Morgan, nas décadas de 1910 e 1920, mas foi finalmente interrompida por geneticistas que trabalharam bem próximos à tradição genética ao estilo de Morgan e com seu modelo genético favorito e mais produtivo, a mosca-da-fruta, *Drosophila melanogaster*.

Os principais catalisadores para a compreensão da geração das formas animais foram as descobertas dos "monstros" da genética – moscas-da-fruta mutantes com extraordinárias alterações das estruturas corporais (**Figura 13.1**). Nos primórdios da genética de Drosophila, raros mutantes surgiam espontaneamente ou como derivados de outros experimentos com transformações espetaculares das partes do corpo. Em 1915, Calvin Bridges, então aluno de Morgan, isolou um espécime que tinha uma mutação que fazia com que as minúsculas asas traseiras (halteres) da mosca-da-fruta ficassem parecidas com as grandes asas dianteiras. Ele apelidou o mutante *bitórax*. A transformação em mutantes *bitórax* é chamada *homeótica* (em grego, *homeos* significa o mesmo ou similar) porque uma parte do corpo (a asa traseira) se transformou e ficou parecida com outra (a asa dianteira), como se vê na Figura 13.1B. Mais tarde, vários mutantes mais homeóticos foram identificados na *Drosophila*, como o notável mutante *Antennapedia*, cujas patas se desenvolvem no lugar das antenas (Figura 13.1C).

Os efeitos espetaculares dos mutantes homeóticos inspiraram o que se tornaria uma revolução na embriologia, uma vez que

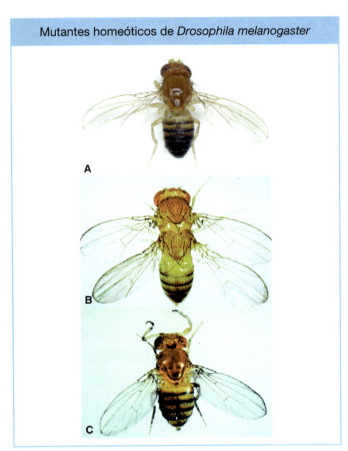

**Figura 13.1** Em mutantes homeóticos, a identidade de uma estrutura corporal muda para outra. **A.** Mosca normal com um par de asas dianteiras no segundo segmento torácico e um par de pequenas asas traseiras no terceiro segmento posterior. **B.** Mutações no gene *Ultrabithorax* levam à perda da função *Ubx* no tórax posterior, o que causa o desenvolvimento de asas dianteira no local das asas traseiras. **C.** Mutante *Antennapedia*, no qual as antenas são transformadas em patas. [Sean Carroll.]

as ferramentas da biologia molecular se tornaram disponíveis para entender o que os genes homeóticos codificavam e como exerciam influência tão enorme no desenvolvimento de partes do corpo inteiro. Surpreendentemente, esses estranhos genes da mosca-da-fruta vieram a ser o passaporte para o estudo do reino animal inteiro, já que foram descobertos equivalentes desses genes que tinham papéis semelhantes em quase todos os animais. Além disso, a mesma lógica regulatória que sustenta o desenvolvimento em animais também é usada para controlar o desenvolvimento em plantas.

O estudo do desenvolvimento de animais e plantas é uma disciplina muito ampla e ainda em crescimento. Assim sendo, não empreendemos uma perspectiva abrangente. Em vez disso, neste capítulo, teremos como foco alguns conceitos gerais que

---
[1] T. H. Morgan, *Experimental Embryology*. Columbia University Press, 1927.

ilustram a lógica do controle genético do desenvolvimento animal. Exploraremos como as informações para construir estruturas complexas são codificadas no genoma. Ao contrário do controle da regulação gênica em células bacterianas únicas ou em eucarióticas, o controle genético da formação do corpo e os padrões corporais são fundamentalmente uma questão de regulação gênica no *espaço* tridimensional e ao longo do *tempo*. Veremos que os princípios que regem o controle genético do desenvolvimento estão conectados aos já apresentados nos Capítulos 11 e 12, que regem o controle fisiológico da expressão gênica em bactérias e eucariotos unicelulares.

## 13.1 Abordagem genética do desenvolvimento

**OA 13.1** Descrever, em linhas gerais, as abordagens experimentais para identificar e caracterizar membros *toolkit* para o desenvolvimento em diferentes filos animais.

Por muitas décadas, o estudo do desenvolvimento embrionário envolveu, em grande parte, a manipulação física de embriões, células e tecidos. Estabeleceram-se vários conceitos-chave sobre as propriedades dos embriões em desenvolvimento por meio de experimentos nos quais uma parte de um embrião foi transplantada para outra. Por exemplo, mostrou-se que o transplante de uma parte de um embrião de um anfíbio em desenvolvimento para outro local em um embrião receptor induz o tecido adjacente a formar um segundo eixo corporal completo (**Figura 13.2A**). De modo semelhante, o transplante da parte posterior de um broto de extremidade de um embrião de frango em desenvolvimento para a parte anterior poderia induzir dedos extras, mas com polaridade invertida em relação aos dedos normais (Figura 13.2B). Essas regiões transplantadas do embrião do anfíbio e do broto da extremidade do embrião de frango foram denominadas **organizadores** em razão de sua notável capacidade de organizar o desenvolvimento dos tecidos circundantes. Postulou-se que as células nos organizadores produziam **morfógenos**, moléculas que induziam várias respostas no tecido circunvizinho de maneira dependente da concentração.

**CONCEITO-CHAVE** Organizadores são grupos de células em um embrião que têm a capacidade notável de instruir o desenvolvimento de outras células em um embrião por meio da produção de morfógenos, que são moléculas que atuam de maneira dependente da concentração. As células em estreita proximidade com o organizador são expostas a altas concentrações de morfógenos e, portanto, durante o desenvolvimento, tornam-se estruturas diferentes das células localizadas mais distantes do organizador.

Embora esses resultados experimentais fossem espetaculares e fascinantes, perdeu-se o interesse na continuação do progresso em compreender a natureza dos organizadores e dos morfógenos depois da primeira metade da década de 1900. Era essencialmente impossível isolar as moléculas responsáveis por essas atividades usando técnicas de separação bioquímica. As células embrionárias fabricam milhares de substâncias – proteínas, glicolipídios, hormônios e assim por diante. Um morfógeno poderia ser qualquer uma dessas moléculas, mas estaria presente em quantidades minúsculas – uma agulha em um palheiro de produtos celulares.

O longo impasse em definir embriologia em termos moleculares foi desfeito por abordagens genéticas – principalmente o isolamento sistemático de mutantes com defeitos de desenvolvimento distintos e a subsequente caracterização e estudo dos produtos gênicos que eles codificavam. A abordagem genética do estudo do desenvolvimento apresentou muitas vantagens sobre as estratégias bioquímicas alternativas. Em primeiro lugar, o geneticista não deve fazer suposições sobre o número ou a natureza das moléculas exigidas para um processo. Em segundo, a quantidade (limitada) de um produto gênico não é impedimento: todos os genes podem ser mutados independentemente da quantidade de produto fabricado por ele. Em terceiro lugar, a abordagem genética pode descobrir fenômenos para os quais não haja bioensaio bioquímico ou outro.

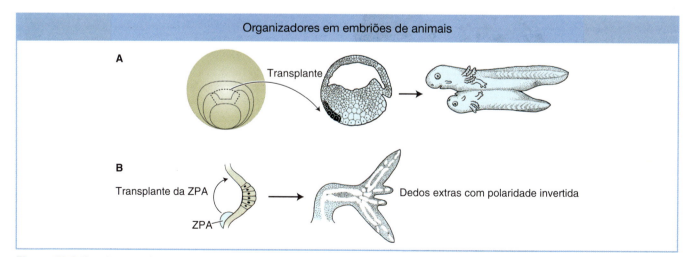

**Figura 13.2** Experimentos de transplante tiveram papel central no início da embriologia e demonstraram a atividade organizadora de longo alcance dos tecidos embrionários. **A.** Organizador de Spemann-Mangold. O "lábio" no blastóporo dorsal de um embrião inicial de anfíbio pode induzir um segundo eixo embrionário e embrião quando transplantado para a região ventral de um embrião receptor. **B.** No broto de extremidade de um embrião de frango em desenvolvimento, a zona de atividade polarizadora (ZPA) organiza o padrão ao longo do eixo anteroposterior. O transplante da ZPA de um broto de extremidade de doador para a posição anterior, em um broto de extremidade de receptor, induz dedos extras com polaridade invertida.

**ORGANISMO-MODELO** *Drosophila melanogaster*

## Análise mutacional do desenvolvimento inicial da *Drosophila*

Os esclarecimentos iniciais sobre o controle genético da formação de padrão emergiram de estudos da mosca-da-fruta *Drosophila melanogaster*. Provou-se que o desenvolvimento da *Drosophila* constitui uma mina de ouro para pesquisadores porque os problemas de desenvolvimento podem ser abordados pelo uso simultâneo de técnicas genéticas e moleculares.

O embrião da *Drosophila* tem sido especialmente importante para o conhecimento da formação do plano corporal animal básico. Uma razão importante é que uma anormalidade no plano corporal de um mutante é facilmente identificada no exoesqueleto da larva no embrião da *Drosophila*. O exoesqueleto da larva é uma estrutura acelular composta por um polímero de polissacarídeo chamado quitina produzido por secreção das células epidérmicas do embrião. Cada estrutura do exoesqueleto é formada a partir das células epidérmicas ou de células imediatamente subjacentes a essa estrutura. Com seu intrincado padrão de pelos, indentações e outras estruturas, o exoesqueleto oferece numerosos pontos referenciais para servir como indicadores dos destinos atribuídos às muitas células epidérmicas. Em particular, há muitas estruturas anatômicas ao longo dos eixos anteroposterior (A-P) e dorsoventral (D-V) (ver Figura 13.2). Além disso, como todos os nutrientes necessários para desenvolver o estágio larval são pré-acondicionados no ovo, os embriões mutantes nos quais os destinos das células A-P ou D-V forem drasticamente alterados podem, não obstante, desenvolver-se até o final da embriogênese e produzir uma larva mutante em aproximadamente 1 dia (ver figura a seguir). O exoesqueleto de tal larva mutante reflete os destinos mutantes atribuídos aos subgrupos das células epidérmicas e, desse modo, pode identificar genes dignos de análise detalhada.

O desenvolvimento do padrão corporal adulto de *Drosophila* leva pouco mais de 1 semana (ver figura na página seguinte). Pequenas populações de células separadas durante a embriogênese proliferam ao longo de três estágios larvais (instares) e

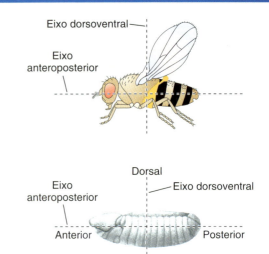

Relação entre os eixos corporais adulto e embrionário. Observe que a maioria das imagens dos embriões de *Drosophila* neste capítulo é orientada para que a parte anterior esteja à esquerda e a parte dorsal esteja no topo.

se diferenciam em estruturas adultas durante o estágio de pupa. Essas células colocadas à parte incluem os *discos imaginais*, que são regiões em forma de disco que dão origem a apêndices e tecidos específicos em cada segmento, como os discos da pata, da asa, do olho e da antena. Os discos imaginais são fáceis de remover para análise da expressão gênica (Figura 13.7).

Uma vez que um mutante com efeito sobre o plano corporal de *Drosophila* tenha sido identificado, o gene subjacente pode ser clonado e caracterizado no nível molecular com facilidade. A análise dos genes clonados costuma fornecer informações valiosas sobre a função do produto proteico – geralmente por identificação de parentes próximos na sequência de aminoácidos do polipeptídeo codificado por meio de comparações com todas as sequências de proteínas armazenadas em bases de dados públicas. Além disso, pode-se investigar os padrões espaciais e temporais de expressão de (1) um mRNA, usando sequências histoquimicamente marcadas de DNA com fita

Do ponto de vista genético, há quatro perguntas básicas referentes ao número, à identidade e à função dos genes que fazem parte do desenvolvimento:

1. Quais genes são importantes para o desenvolvimento?
2. Onde e em que ocasiões, no organismo em desenvolvimento, esses genes estão ativos?
3. Como é regulada a expressão dos genes do desenvolvimento?
4. Por meio de quais mecanismos moleculares os produtos gênicos afetam o desenvolvimento?

Para abordar essas perguntas, foi preciso inventar estratégias para identificar, catalogar e analisar os genes que controlam o desenvolvimento. Uma das primeiras considerações na análise genética do desenvolvimento animal foi qual animal estudar. Dos milhões de espécies vivas, quais se mostraram mais promissoras? A mosca-da-fruta *Drosophila melanogaster* emergiu como o principal modelo genético de desenvolvimento animal por sua facilidade de criação, seu ciclo de vida rápido, sua citogenética e décadas de análise genética clássica (incluindo o isolamento de vários mutantes muito dramáticos) forneceram importantes vantagens experimentais (ver acima o boxe Organismo-modelo sobre *Drosophila melanogaster*). O verme nematódeo *Caenorhabditis elegans* também apresentou muitas características atraentes, mais particularmente sua construção simples e linhagens celulares bem estudadas (ver boxe Organismo-modelo *Caenorhabditis elegans* na página 438). Entre os vertebrados, o desenvolvimento de técnicas de ruptura de genes-alvo apontou o camundongo de laboratório *Mus musculus* para estudo genético mais sistemático e o peixe-zebra *Danio rerio* recentemente tornou-se um modelo favorito devido à transparência do embrião e aos avanços em seu estudo genético. Entre as plantas, *Arabidopsis thaliana* tem um papel semelhante ao de *Drosophila* em iluminar mecanismos fundamentais no desenvolvimento das plantas. Mais informações sobre os organismos modelo mais comuns podem ser encontradas no guia para organismos-modelo no fim deste livro.

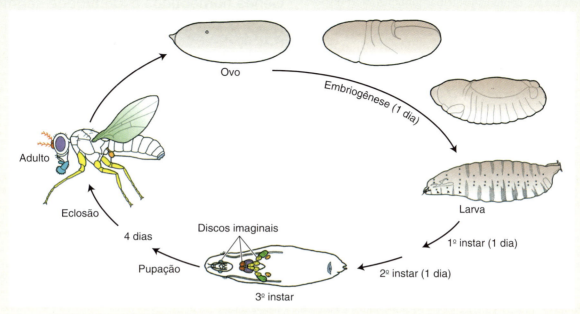

Visão geral do desenvolvimento de *Drosophila*. A larva se forma em 1 dia e então passa por vários estágios de crescimento, durante os quais proliferam os discos imaginais e outros precursores das estruturas do adulto. Essas estruturas se diferenciam durante a pupação e a mosca adulta eclode e começa o ciclo novamente.

única complementares ao mRNA para realizar hibridização *in situ* do RNA ou (2) uma proteína, usando anticorpos histoquimicamente marcados que se ligam especificamente àquela proteína (ver Figura 13.5).

## Uso dos conhecimentos de um modelo de organismo para acelerar a descoberta de genes em desenvolvimento em outros

Com a descoberta dos genes que regulam o desenvolvimento dentro do genoma de *Drosophila*, seria possível explorar as semelhanças entre as sequências de DNA desse genes em caças ao tesouro em busca de outros membros da família de genes. Essas caças dependem da complementaridade dos pares de bases do DNA. Para essa finalidade, foram realizadas hibridizações do DNA sob *condições de moderado rigor*, nas quais poderia haver certa falta de correspondência das bases entre as fitas em hibridização sem romper as ligações adequadas de hidrogênio dos pares de base próximos. Algumas dessas caças ao tesouro foram realizadas no próprio genoma de *Drosophila*, procurando-se mais membros da família. Outras buscaram genes semelhantes em outros animais por meio de *zoo blots* (*Southern blottings* de DNA de diferentes animais digerido por enzimas de restrição), usando-se DNA de *Drosophila* radioativo como sonda (Capítulo 10). Essa abordagem levou à descoberta de sequências de genes homólogas em muitos animais diferentes, incluindo seres humanos e camundongos. Agora, os genes homólogos são normalmente identificados por buscas computacionais de sequências genômicas (Capítulo 14).

Por meio de análise sistemática e direcionada, bem como por estudos genômicos comparativos, definiu-se grande parte dos **genes *toolkit***, ou **conjunto de ferramentas genéticas** – o conjunto de genes que controlam o desenvolvimento dos corpos, das partes corporais e dos tipos celulares de diferentes espécies de animais. Primeiramente, focalizaremos os genes *toolkit* de *Drosophila melanogaster* porque sua identificação foi fonte de grandes percepções sobre o controle genéticos do desenvolvimento; sua descoberta catalisou a identificação dos genes *toolkit* de outros animais, inclusive dos seres humanos.

**CONCEITO-CHAVE** Os organismos-modelo genéticos, particularmente *Drosophila melanogaster*, têm desempenhado um papel essencial na identificação do genes *toolkit* para o desenvolvimento. Notavelmente, muitos dos genes *toolkit* nos organismos modelo têm papéis fundamentais no desenvolvimento e em doenças em seres humanos.

## 13.2 Genes *toolkit* para o desenvolvimento de *Drosophila*

**OA 13.1** Descrever, em linhas gerais, as abordagens experimentais para identificar e caracterizar membros *toolkit* para o desenvolvimento em diferentes filos animais.

**OA 13.2** Diferenciar de outros genes os membros *toolkit* para o desenvolvimento.

Os genomas animais normalmente contêm cerca de 13.000 a 22.000 genes. Muitos desses genes codificam proteínas que funcionam em processos essenciais em todas as células do corpo (p. ex., no metabolismo celular ou na biossíntese de macromoléculas). Tais genes são muitas vezes denominados **genes de manutenção**. Outros genes codificam proteínas que executam as tarefas especializadas de vários sistemas de órgãos, tecidos e células do corpo, como as proteínas globinas no transporte de oxigênio ou as proteínas dos anticorpos mediadoras da imunidade. Aqui, estamos interessados em um grupo de genes diferente, aqueles relacionados à construção de órgãos e tecidos e à especificação de tipos celulares – genes *toolkit* para o desenvolvimento, que determinam o plano corporal total e o número, a identidade e o padrão das partes corporais.

Os genes *toolkit* da mosca-da-fruta, em geral, foram identificados por meio das monstruosidades ou catástrofes que surgem quando mutados. As mutações dos genes *toolkit* de duas fontes produziram a maior parte de nosso conhecimento. A primeira fonte consiste em mutações espontâneas que se originam em populações laboratoriais, como as encontradas no laboratório de Morgan. A segunda fonte compreende mutações induzidas aleatoriamente por tratamento com mutágenos (tais como substância químicas ou radiação) que aumentam bastante a frequência de genes danificados por todo o genoma. Refinamentos sofisticados dessa segunda abordagem tornaram possíveis buscas sistemáticas, chamadas **triagens genéticas**, nas quais os organismos são tratados com um mutágeno e se permite a sua reprodução, examinando-se depois a prole para pesquisa de defeitos visíveis em um fenótipo de interesse. Tais triagens têm identificado muitos membros *toolkit* da mosca-da-fruta. Os membros *toolkit* constituem apenas uma pequena fração, talvez algumas centenas de genes, dos aproximadamente 14.000 genes no genoma da mosca-da-fruta.

**CONCEITO-CHAVE** O conjunto de genes *toolkit* para o desenvolvimento de animais é composto por uma pequena fração de todos os genes. Somente um pequeno subgrupo do complemento inteiro de genes no genoma afeta o desenvolvimento de modos específicos.

## Classificação dos genes pela função no desenvolvimento

Uma das primeiras tarefas após a execução de uma triagem genética para mutações é selecionar aquelas de interesse. Muitas mutações são letais quando hemi ou homozigóticas, porque as células não conseguem sobreviver sem os produtos afetados por elas. As mutações mais interessantes são aquelas que causam algum defeito distinto no padrão corporal embrionário ou adulto ou em ambos. A triagem genética mostrou-se útil para agrupar os genes afetados pelas mutações em várias categorias com base na natureza de seus fenótipos mutantes. Muitos genes *toolkit* podem ser classificados de acordo com sua função em controlar a identidade das partes do corpo (p. ex., de diferentes segmentos ou apêndices), a formação de partes do corpo (p. ex., de órgãos ou apêndices), o número de partes do corpo, a formação dos tipos celulares e a organização dos eixos corporais primários (o eixo anteroposterior, ou A-P, e o dorsoventral, ou D-V; ver boxe Organismo-modelo na p. 418).

Começaremos nosso inventário dos genes *toolkit* de *Drosophila* examinando os genes que controlam a identidade de segmentos e apêndices. Seguimos esse caminho por motivos históricos e conceituais. Os genes que controlam a identidade segmentar e de apêndices estavam entre os primeiros genes *toolkit* identificados. Descobertas subsequentes sobre sua natureza foram fontes de profundos esclarecimentos não apenas sobre como seus produtos funcionam, mas também sobre o conteúdo e as funções dos conjuntos de ferramentas da maioria dos animais. Além disso, seus espetaculares fenótipos mutantes indicam que eles estão entre os genes com atuação mais global a afetar a forma animal.

## Genes homeóticos e identidade segmentar

Entre as anormalidades mais fascinantes a descrever em animais estão aquelas em que uma parte normal do corpo é substituída por outra. Tais **transformações homeóticas** têm sido observadas em muitas espécies na natureza, incluindo as moscas-serra, nas quais uma pata se forma no lugar de uma antena, e as rãs, nas quais uma vértebra torácica se forma no lugar de uma vértebra cervical (**Figura 13.3**). Embora seja comum que em muitas variantes de ocorrência na natureza apenas um membro de um par de estruturas bilaterais seja alterado, em mutantes homeóticos das moscas-da-fruta, ambos os membros de um par de estruturais bilaterais são alterados (Figura 13.1). No primeiro caso, as alterações não são hereditárias, mas os mutantes homeóticos se tornam raça pura de geração a geração.

A fascinação científica por mutantes homeóticos se origina em três propriedades. Em primeiro lugar, é surpreendente que uma única mutação gênica possa alterar uma via de desenvolvimento de maneira tão drástica. Em segundo, é impressionante que a estrutura formada no mutante tenha tamanha semelhança com outra parte do corpo. E em terceiro lugar, é importante observar que as mutações homeóticas transformam a identidade de **estruturas sequencialmente reiteradas**. Os corpos dos insetos e de muitos animais são compostos por partes repetidas de estrutura semelhante, como blocos de construção, dispostas em uma série. As asas dianteiras e as asas traseiras, os segmentos e as antenas, as patas e as partes da boca dos insetos são conjuntos de partes corporais sequencialmente reiteradas. As mutações homeóticas transformam as identidades no interior desses conjuntos.

Uma mutação pode causar perda da função de genes homeóticos onde eles normalmente atuam ou pode causar um ganho de função homeótica onde o gene homeótico normalmente não atua. Por exemplo, o gene *Ultrabithorax* (*Ubx*) atua no desenvolvimento da asa traseira para promover seu desenvolvimento e reprimir o desenvolvimento da asa dianteira. **Mutações com perda de função** no *Ubx* transformam a asa traseira em dianteira (ver Figura 13.1). **Mutações com ganho de função** no *Ubx* transformam a asa dianteira em asa traseira. De modo semelhante, as transformações de antena em pata nos mutantes *Antennapedia* (*Antp*) são causadas pelo ganho dominante da função *Antp* na antena (Figura 13.1). Além dessas transformações na identidade de apêndices, as mutações homeóticas podem transformar a identidade de segmentos, fazendo com que um segmento corporal do adulto ou da larva fique parecido com outro.

Embora os genes homeóticos tenham sido identificados pela primeira vez por meio de mutações espontâneas que afetavam moscas-da-fruta adultas, eles são necessários durante o transcorrer da maior parte do desenvolvimento de uma mosca. Buscas sistemáticas por genes homeóticos têm levado à identificação de oito *loci*, atualmente denominados **genes *Hox***, que afetam a identidade dos segmentos e de seus apêndices associados em *Drosophila*. Em geral, a perda completa da função de qualquer gene *Hox* é letal no início do desenvolvimento. As mutações dominantes que transformam adultos são viáveis em heterozigotos porque o alelo do tipo selvagem fornece função gênica normal para o animal em desenvolvimento.

## Organização e expressão dos genes *Hox*

Uma característica muito intrigante dos genes *Hox* é que eles se agrupam em dois **complexos de genes** localizados no terceiro cromossomo de *Drosophila*. O complexo *Bithorax* contém três genes *Hox* e o complexo *Antennapedia* contém cinco genes *Hox*.

**Capítulo 13** Controle Genético do Desenvolvimento 421

Em uma transformação homeopática, uma parte do corpo é substituída por outra

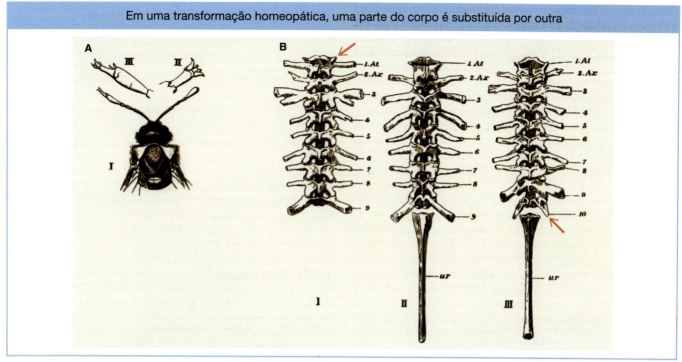

**Figura 13.3** Desenho do final do século XIX de um dos primeiros estudos de transformações de natureza homeótica. **A.** Homeose em uma mosca-serra, com a antena esquerda transformada em pata. **B.** Homeose em uma rã. O espécime do meio é normal. O espécime à esquerda tem estruturas extras crescendo a partir do topo da coluna vertebral, transformando uma vértebra cervical em torácica (seta vermelha). O espécime à direita tem um grupo extra de vértebras (seta vermelha). [De W. Bateson, *Material for the Study of Variation*. Macmillan, 1894.]

Além disso, a ordem dos genes nos complexos e no cromossomo corresponde à ordem das regiões corporais da cabeça à cauda, sendo influenciada por cada gene *Hox* (**Figura 13.4**).

A relação entre a estrutura dos complexos de genes *Hox* e os fenótipos dos mutantes dos genes *Hox* foi iluminada pela caracterização molecular dos genes. A clonagem molecular da sequência que engloba cada *locus Hox* forneceu os meios para analisar onde cada gene se expressa no animal em desenvolvimento. Esses aspectos espaciais da expressão gênica e da regulação gênica são cruciais para compreender a lógica do controle genético do desenvolvimento. Com referência aos genes *Hox* e a outros genes *toolkit*, o desenvolvimento da tecnologia que tornou possível a visualização do gene e a expressão das proteínas foi crucial para compreender a relação entre organização gênica, função dos genes e fenótipos dos mutantes.

Duas tecnologias principais para a visualização da expressão gênica em embriões ou outros tecidos são: (1) a expressão dos transcritos do RNA visualizada por hibridização *in situ* e (2) a expressão das proteínas visualizadas por métodos imunológicos. Cada tecnologia depende do isolamento dos clones de cDNA que representam o transcrito maduro de mRNA e a proteína (**Figura 13.5**).

No embrião em desenvolvimento, os genes *Hox* se expressam em domínios espacialmente restritos, algumas vezes em sobreposição no embrião (**Figura 13.6**). Os genes também se expressam nos tecidos larvais e pupais que darão origem às partes corporais do adulto.

Os padrões de expressão dos genes *Hox* (e de outros genes *toolkit*) em geral correlacionam-se com as regiões do animal afetadas pelas mutações dos genes. Por exemplo, a coloração azul escura na Figura 13.6 indica onde é expresso o gene *Ubx*. O gene *Hox* se expressa nos segmentos torácico posterior e na maioria dos segmentos abdominais do embrião. O desenvolvimento desses segmentos é alterado nos mutantes *Ubx*. O *Ubx* também é expresso na asa traseira em desenvolvimento, mas não na asa dianteira em desenvolvimento (**Figura 13.7**), como se esperaria, sabendo-se que *Ubx* promove desenvolvimento da asa traseira e reprime o desenvolvimento da asa dianteira nesse apêndice.

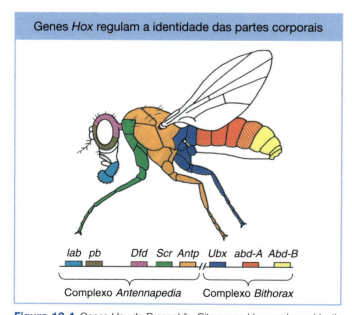

**Figura 13.4** Genes *Hox* de *Drosophila*. Oito genes *Hox* regulam a identidade das regiões no adulto. O código de cores identifica os segmentos e as estruturas que são afetados por mutações nos vários genes *Hox*. [Dados de S. B. Carroll, J. K. Grenier e S. D. Weatheerbee. *From DNA to Diversity: Molecular Genetics and the Evolution of Animal Design* 2. ed., Blackwell, 2005.]

**422** Parte 2 Princípios Fundamentais em Genética Molecular e do Desenvolvimento

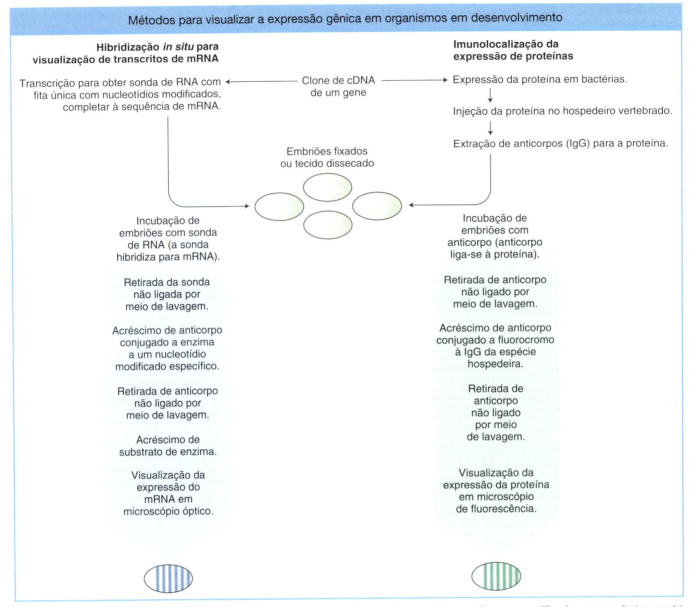

**Figura 13.5** As duas principais tecnologias para visualizar onde um gene é transcrito ou onde a proteína que o codifica é expressa são (*esquerda*) a hibridização *in situ* da sonda de RNA complementar ao mRNA e (*direita*) a imunolocalização da expressão da proteína. Os procedimentos para cada método estão descritos. Os padrões de expressão podem ser visualizados como o produto de uma reação enzimática ou de um substrato cromogênico ou usando-se compostos marcados por fluorescência.

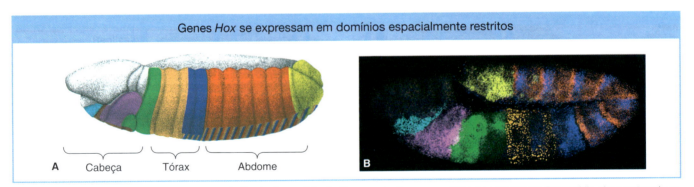

**Figura 13.6** Expressão dos genes *Hox* no embrião de *Drosophila*. **A.** Representação esquemática do embrião de *Drosophila*, demonstrando as regiões nas quais oito genes *Hox* individuais são expressos. **B.** Imagem real da expressão de sete genes *Hox* visualizados por hibridização *in situ*. As cores indicam expressão de *labial* (turquesa), *deformed* (lavanda), *Sex combs reduced* (verde), *Antennapedia* (laranja), *Ultrabithorax* (azul-escuro), *Abdominal-A* (vermelho) e *Abdominal-B* (amarelo). O embrião é dobrado para que a extremidade posterior (amarela) apareça perto do centro no topo. [B. Dave Kosman, Etham Bier e Bill McGinnis.]

**Capítulo 13** Controle Genético do Desenvolvimento **423**

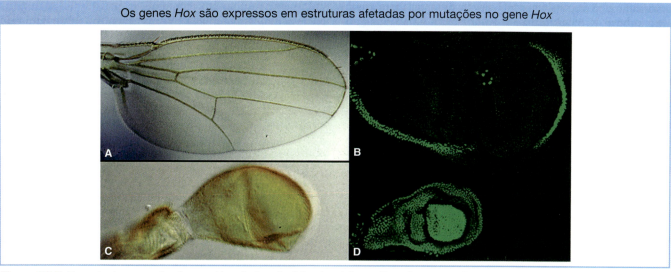

**Figura 13.7** Exemplo de expressão do gene *Hox*. **A.** Asa dianteira do adulto em *D. melanogaster*. **B.** A proteína Ubx não é expressa nas células do disco imaginal em desenvolvimento que formará a asa dianteira. As células enriquecidas nas proteínas *Hox* ficam tingidas de verde; nesta imagem, as células tingidas de verde são as que *não* formam a asa. **C.** Asa traseira do adulto (haltere). **D.** A proteína Ubx é expressa em altos níveis em todas as células do disco imaginal da asa traseira em desenvolvimento. [*Scott Weatherbee.*]

**CONCEITO-CHAVE** A expressão espacial dos genes *toolkit* em geral se correlaciona estreitamente com as regiões do animal afetadas por mutações de genes.

É crucial distinguir o papel dos genes *Hox* na determinação da *identidade* de uma estrutura daquele que controla sua *formação*. Na ausência de função de todos os genes *Hox*, formam-se segmentos, mas todos eles têm a mesma identidade; as patas também podem se formar, mas têm identidade de antena; e, de modo semelhante, as asas podem se formar, mas têm identidade de asa dianteira. Outros genes controlam a formação dos segmentos, das patas e das asas e serão descritos adiante. Em primeiro lugar, precisamos compreender como os genes *Hox* exercem seus impressionantes efeitos no desenvolvimento da mosca-da-fruta.

## Homeobox

Como os genes *Hox* têm grandes efeitos sobre as identidades de segmentos inteiros e outras estruturas corporais, a natureza e a função das proteínas que eles codificam são de especial interesse. Edward Lewis, pioneiro no estudo dos genes homeóticos, observou logo no início que o agrupamento de genes do complexo *Bithorax* sugeria que os múltiplos *loci* tinham sido originados por duplicação em série de um gene ancestral. Essa ideia levou os pesquisadores a investigarem semelhanças nas sequências de DNA dos genes *Hox*. Eles verificaram que todos os oito genes *Hox* dos dois complexos têm uma região curta de similaridade de sequências com 180 pb de comprimento. Como esse trecho de similaridade da sequência do DNA está presente em genes homeóticos, foi apelidado **homeobox**. O homeobox codifica um domínio proteico, o **homeodomínio**, que contém 60 aminoácidos. A sequência de aminoácidos do homeodomínio é muito semelhante entre as proteínas *Hox* (**Figura 13.8**).

Embora a descoberta de um motivo de proteínas comum em cada uma das proteínas *Hox* fosse muito animadora, a análise posterior da estrutura do homeodomínio revelou que ele forma um motivo hélice-giro-hélice – a estrutura comum à repressora Lac, à repressora λ, a Cro e a α2 e α1, proteínas regulatórias

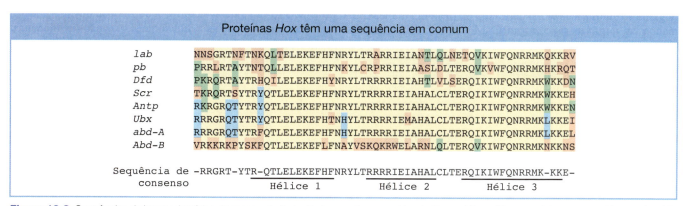

**Figura 13.8** Sequências de homeodomínios da mosca-da-fruta. Todos os oito genes *Hox* de *Drosophila* codificam proteínas que contém um domínio de 60 aminoácidos altamente conservado, o homeodomínio, composto por três α hélices. As hélices 2 e 3 formam um motivo hélice-giro-hélice de modo semelhante à repressora Lac, Cro e a outras proteínas de ligação ao DNA. Resíduos comuns aos genes *Hox* estão sombreados em amarelo; resíduos divergentes estão sombreados em vermelho; aqueles comuns a subgrupos de proteína são sombreados em azul ou verde. [*Dados de S. B. Carroll, J. K. Grenier e S. D. Weatherbee. Extraídos de DNA to Diversity: Molecular Genetics and the Evolution of Animal Design, 2. ed., Blackwell, 2005.*]

dos *loci* do tipo de cruzamento de leveduras! Essa similaridade sugeriu imediatamente (e foi subsequentemente corroborada) que as proteínas *Hox* são proteínas de ligação ao DNA específicas de sequências e que exercem seus efeitos controlando a expressão de genes nos segmentos e apêndices em desenvolvimento. Desse modo, os produtos desses genes notáveis funcionam por meio de princípios já familiares dos Capítulos 11 e 12 – por ligação aos elementos regulatórios de outros genes para ativar ou reprimir sua expressão. Veremos que isso também é verdadeiro para muitos outros genes *toolkit*: uma fração significativa desses genes codifica fatores de transcrição que controlam a expressão de outros genes.

> **CONCEITO-CHAVE** Transformações homeóticas resultam de mutações nos genes *Hox*, os quais contêm uma sequência conservada chamada homeobox. Essa sequência codifica um domínio de proteína chamado homeodomínio, que é semelhante ao motivo hélice-giro-hélice encontrado em muitos outros fatores de transcrição.

Examinaremos como as proteínas *Hox* e outras proteínas *toolkit* orquestram a expressão gênica no desenvolvimento um pouco mais à frente. Em primeiro lugar, há uma descoberta imensa a descrever, a qual revelou que o que descobrimos a respeito dos genes *Hox* da mosca-da-fruta tem implicações muito gerais para o reino animal.

## Agrupamentos de genes *Hox* controlam o desenvolvimento na maioria dos animais

Quando o homeobox foi descoberto nos genes *Hox* da mosca-da-fruta, levantou-se a questão de se essa característica era alguma peculiaridade desses genes bizarros da mosca ou se era mais amplamente distribuída, por exemplo, em outros insetos ou animais segmentados. Para abordar essa possibilidade, os pesquisadores buscaram homeoboxes nos genomas de outros insetos, bem como em minhocas, rãs, vacas e até em humanos. Eles descobriram muitos homeoboxes em cada um desses genomas de animais.

As similaridades nas sequências de homeoboxes de diferentes espécies foram surpreendentes. Nos 60 aminoácidos do homeodomínio, algumas proteínas *Hox* de camundongos e peixes eram idênticas às sequências da mosca em até 54 das 60 posições (**Figura 13.9**). À luz das vastas distâncias evolucionárias entre esses animais, mais de 500 milhões de anos desde seu último ancestral comum, o grau de similaridade das sequências indica uma pressão muito forte para manter a sequência do homeodomínio.

A existência de genes *Hox* com homeoboxes por todo o reino animal era inteiramente inesperada. Não era óbvio por que tipos diferentes de animais possuiriam os mesmos genes regulatórios, motivo pelo qual os biólogos ficaram ainda mais surpresos com os resultados quando a organização e a expressão dos genes *Hox* foram examinadas em outros animais. Em vertebrados, como no camundongo de laboratório, os genes *Hox* também se agrupam em quatro grandes complexos gênicos em quatro diferentes cromossomos. Além disso, a ordem dos genes nos complexos *Hox* do camundongo é paralela à ordem de seus correlatos mais relacionados nos complexos *Hox* da mosca, bem como em cada um dos outros agrupamentos de *Hox* no camundongo (**Figura 13.10A**). Essa correspondência indica que os complexos *Hox* dos insetos e dos vertebrados se relacionam e que existia algum tipo de complexo *Hox* em seu ancestral comum distante. Os quatro complexos *Hox* no camundongo surgiram por duplicações dos complexos *Hox* inteiros (talvez dos cromossomos inteiros) nos ancestrais dos vertebrados.

Por que animais tão diferentes teriam esses conjuntos de genes em comum? Sua ancestralidade comum indica que os genes *Hox* têm algum papel fundamental no desenvolvimento da maioria dos animais. Esse papel fica aparente em análises de como os genes *Hox* se expressam em diferentes animais. Em embriões de vertebrados, genes *Hox* adjacentes também se expressam em domínios adjacentes ou parcialmente sobrepostos ao longo do eixo corporal anteroposterior. Além disso, a ordem dos genes *Hox* nos complexos corresponde à ordem da cabeça à cauda das regiões corporais em que os genes se expressam (Figura 13.10B).

Os padrões de expressão do gene *Hox* dos vertebrados sugeriam que eles também especificam as regiões corporais, e análises subsequentes de mutantes dos genes *Hox* corroboram essa sugestão. Por exemplo, mutações dos genes *Hoxa11* e *Hoxd11* causam a transformação homeótica das vértebras sacrais para vértebras lombares (**Figura 13.11**). Desse modo, como na mosca, a perda ou o ganho de função dos genes *Hox* em vertebrados causa transformação da identidade de estruturas sequencialmente repetidas. Tais resultados têm sido obtidos em várias classes, incluindo mamíferos, aves, anfíbios e peixes. Além disso, foi demonstrado que conjuntos de genes *Hox* regulam o estabelecimento de padrões de outros insetos e que eles são mobilizados em regiões ao longo do eixo anteroposterior em anelídeos, moluscos, nematódeos, vários artrópodes, cordados primitivos,

---

**Proteínas *Hox* de *Drosophila* e vertebrados mostram similaridades impressionantes**

| | |
|---|---|
| *Dfd* de mosca | PKRQRTAYTRHQILELEKEFHYNRYLTRRRRIEIAHTLVLSERQIKIWFQNRRMKWKKDN KLPNTKNVR |
| *HoxB4* de anfíbio | TKRSRTAYTRQQVLELEKEFHFNRYLTRRRRIEIAHSLGLTERQIKIWFQNRRMKWKKDN RLPNTKTRS |
| *HoxB4* de camundongo | PKRSRTAYTRQQVLELEKEFHYNRYLTRRRRVEIAHALCLSERQIKIWFQNRRMKWKKDH KLPNTKIRS |
| *HoxB4* humano | PKRSRTAYTRQQVLELEKEFHYNRYLTRRRRVEIAHALCLSERQIKIWFQNRRMKWKKDH KLPNTKIRS |
| *HoxB4* de frango | PKRSRTAYTRQQVLELEKEFHYNRYLTRRRRVEIAHSLCLSERQIKIWFQNRRMKWKKDH KLPNTKIRS |
| *HoxB4* de rã | AKRSRTAYTRQQVLELEKEFHYNRYLTRRRRVEIAHTLRLSERQIKIWFQNRRMKWKKDH KLPNTKIKS |
| *HoxB4* de baiacu | PKRSRTAYTRQQVLELEKEFHYNRYLTRRRRVEIAHTLCLSERQIKIWFQNRRMKWKKDH KLPNTKVRS |
| *HoxB4* do peixe-zebra | AKRSRTAYTRQQVLELEKEFHYNRYLTRRRRVEIAHTLRLSERQIKIWFQNRRMKWKKDH KLPNTKIKS |

**Figura 13.9** As sequências do homeodomínio da proteína deformada de *Drosophila* e de vários membros dos genes do grupo 4 *Hox* de vertebrados são impressionantemente semelhantes. Os resíduos em comum estão sombreados em amarelo; resíduos divergentes estão sombreados em vermelho; resíduos comuns aos subgrupos de proteínas estão sombreados em azul. As regiões de flanqueamento C-terminal muito semelhantes fora do homeodomínio estão sombreadas em verde. [Dados de S. B. Carroll, J. K. Grenier e S. D. Weatherbee. Adaptada de *DNA to Diversity: Molecular Genetics and the Evolution of Animal Design* 2. ed., Blackwell, 2005.]

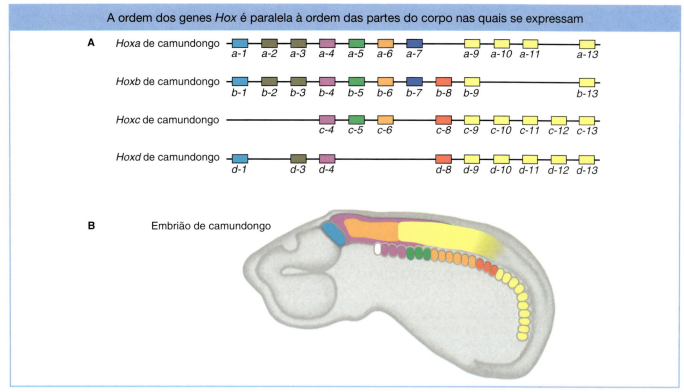

**Figura 13.10** Como os da mosca-da-fruta, os genes *Hox* dos vertebrados são organizados em agrupamentos e expressos ao longo do eixo anteroposterior. **A.** No camundongo, quatro complexos de genes *Hox*, compreendendo 39 genes ao todo, estão presentes em quatro cromossomos diferentes. Nem todo gene é representado em cada complexo; alguns se perderam no curso da evolução. **B.** Os genes *Hox* se expressam em domínios distintos ao longo do eixo anteroposterior do embrião do camundongo. As cores representam os diferentes grupos de genes mostrados na parte A. [S. B. Carroll, "Homeotic Genes and the Evolution of Arthropods and Chordates", Nature 376, 1995, 479-485.]

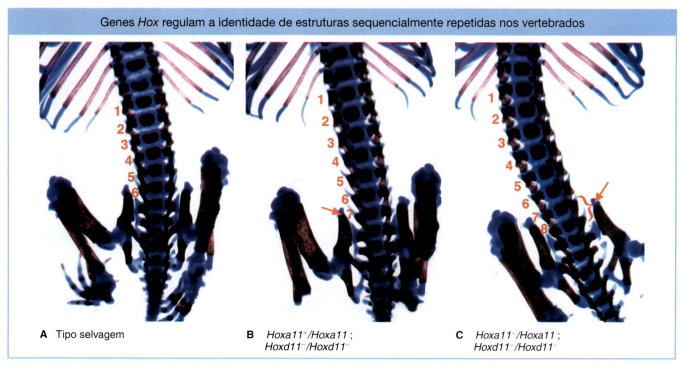

**Figura 13.11** As morfologias de diferentes regiões da coluna vertebral são reguladas por genes *Hox*. **A.** No camundongo, as vértebras lombares (números em vermelho) formam-se imediatamente anteriores às vértebras sacrais. **B.** Em camundongos que não disponham da função do gene *Hoxa11* atuando posteriormente, possuindo uma cópia funcional do gene *Hoxa11*, formam-se sete vértebras lombares e uma vértebra sacral é perdida **C.** Em camundongos que não apresentem a função de *Hoxa11* nem de *Hoxd11*, formam-se oito vértebras lombares e duas vértebras sacrais são perdidas. [Fotografias cortesia da Dra. Ann Boulet, HHMI, Universidade de Utah; extraídas de S. B. Carroll, J. K. Grenier, S. D. Weatherbee, a partir de Molecular Genetics and the Evolution of Animal Design 2. ed., Blackwell, 2005.]

tênias e outros animais. Portanto, apesar das enormes diferenças de anatomia, a posse de um ou mais conjuntos de genes *Hox* mobilizados nas regiões ao longo do eixo corporal principal é característica comum fundamental de pelo menos todos os animais bilaterais. Na verdade, as lições surpreendentes dos genes *Hox* anunciaram o que veio a ser uma tendência geral entre os genes *toolkit*; isto é, a maioria dos genes *toolkit* é comum a diferentes animais.

**CONCEITO-CHAVE** Apesar de grandes diferenças de anatomia, uma ampla coleção de diferentes filos de animais apresenta muitos genes *toolkit* em comum.

Agora, façamos um levantamento do restante dos genes *toolkit* para ver quais outros princípios gerais emergem.

## 13.3 Definição do conjunto completo de genes *toolkit*

**OA 13.1** Descrever, em linhas gerais, as abordagens experimentais para identificar e caracterizar membros *toolkit* para o desenvolvimento em diferentes filos animais.

**OA 13.2** Diferenciar de outros genes os membros *toolkit* para o desenvolvimento.

**OA 13.3** Prever os efeitos fenotípicos das mutações nos genes *toolkit* com base em sua expressão durante o desenvolvimento, bem como os padrões de expressão dos genes *toolkit* com base nos efeitos fenotípicos das mutações dos genes *toolkit*.

Os genes *Hox* talvez sejam os membros *toolkit* mais conhecidos, mas eles são apenas uma pequena família em um grupo muito maior de genes exigidos para o desenvolvimento de números, formas, tamanhos e tipos apropriados de partes corporais. Pouco se sabia sobre o restante dos genes *toolkit* até o final da década de 1970 e início da década de 1980, quando Christiane Nüsslein-Volhard e Eric Wieschaus, trabalhando no European Molecular Biology Laboratory, em Heidelberg, Alemanha, empenharam-se em encontrar os genes necessários para a formação da organização segmentar do embrião e da larva de *Drosophila*.

Até os esforços dos dois, a maior parte do trabalho a respeito do desenvolvimento de moscas se concentrava em fenótipos adultos viáveis, e não no embrião. Nüsslein-Volhard e Wieschaus perceberam que os tipos de genes que estavam procurando provavelmente eram letais para os embriões ou larvas em mutantes homozigóticos. Assim sendo, eles produziram um esquema para pesquisa de genes que eram necessários no **zigoto** (o produto da fertilização; **Figura 13.12**, parte inferior). Eles também desenvolveram triagens genéticas para identificar aqueles genes com produtos que funcionam no ovo antes de o genoma zigótico estar ativo e que fossem necessários para a padronização adequada do embrião. Genes com produtos fornecidos pela fêmea ao ovo são chamados **genes de efeito materno**. Os fenótipos mutantes de genes de efeito materno estrito dependem apenas do genótipo da mãe (Figura 13.2, parte superior).

Nessas triagens, foram identificados os genes necessários para fabricar o número e o padrão adequados dos segmentos larvais, para produzir suas três camadas teciduais (ectoderma, mesoderma e endoderma) e para padronizar os detalhes finos

**Triagens genéticas para genes *toolkit* necessários da parte materna ou do zigoto**

GENES DA PARTE MATERNA NECESSÁRIOS

| Pais | Prole | |
|---|---|---|
| m/+ ♂ × m/+ ♀ → | m/m, m/+, +/+ | todos normais |
| m/m ♂ × m/+ ♀ → | m/m, m/+ | todos normais |
| +/+, m/+, ou m/m ♂ × **m/m** ♀ → | m/+, m/m | **todos com fenótipo mutante** |

GENES DO ZIGOTO NECESSÁRIOS

| Pais | Prole | |
|---|---|---|
| m/+ ♂ × m/+ ♀ → | m/+, +/+ | normal |
| | **m/m** | **fenótipo mutante** |

**Figura 13.12** Triagens genéticas identificam se um produto gênico atua no ovo ou no zigoto. Os fenótipos da prole dependem de ser necessário o genótipo materno (*parte superior*) para os genes de efeito materno ou (*parte inferior*) o genótipo da prole (zigótico) para genes zigoticamente necessários (*m*, mutante; +, tipo selvagem).

da anatomia de um animal. A força das triagens genéticas foi sua natureza sistemática. Ao saturar cada um dos cromossomos de uma mosca (exceto o pequeno quarto cromossomo) com mutações quimicamente induzidas, os pesquisadores conseguiram identificar a maioria dos genes necessários para a formação do inseto. Por seus esforços pioneiros, Nüsslein-Volhard, Wieschaus e Lewis dividiram o prêmio Nobel de Fisiologia ou Medicina em 1995.

As características mais impressionantes e reveladoras dos mutantes recém-identificados foram que eles demonstraram defeitos contundentes, mas distintos, na organização ou na padronização do embrião. Isto é, a larva morta não era uma carcaça amorfa, mas exibia defeitos de padro-

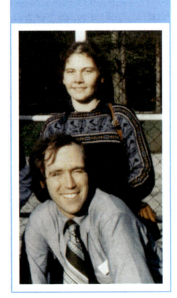

Christiane Nüsslein-Volhard e Eric Wieschaus no European Molecular Biology Laboratory. [*Christiane Nüsslein-Volhard.*]

nização específicos, muitas vezes impressionantes. O corpo larval de *Drosophila* tem várias características cujo número, posição ou padrão podem servir como pontos de referência para diagnosticar ou classificar as anormalidades nos animais mutantes. Cada *locus*, desse modo, poderia ser classificado de acordo com o eixo corporal afetado e o padrão de defeitos causados pelas mutações. Cada classe de genes parecia representar diferentes etapas no refinamento progressivo do plano corporal embrionário – desde aquelas que afetam grandes regiões do embrião até aquelas com esferas de influência mais limitadas.

**Capítulo 13** Controle Genético do Desenvolvimento **427**

**CONCEITO-CHAVE** As triagens genéticas são uma abordagem eficiente e sem vieses para identificar sistematicamente genes que afetam um processo biológico, tal como o desenvolvimento embrionário.

Para qualquer gene *toolkit*, três informações são fundamentais com relação a compreender a função gênica: (1) o fenótipo mutante, (2) o padrão da expressão gênica e (3) a natureza do produto gênico. O estudo extensivo de algumas dúzias de genes levou a um quadro razoavelmente detalhado de como o eixo corporal é estabelecido e subdividido em segmentos ou camadas germinativas.

## O eixo anteroposterior

Para ilustrar os princípios dos genes *toolkit*, enfocaremos o eixo corporal anteroposterior em *Drosophila*. No entanto, os mesmos princípios se aplicam à composição do eixo corporal dorsoventral de *Drosophila* e, na verdade, até ao estabelecimento dos eixos corporais em animais e plantas. Triagens genéticas têm mostrado que somente algumas dúzias de genes são necessárias para a organização apropriada do eixo corporal anteroposterior do embrião da mosca. Os genes são agrupados em cinco classes com base em sua esfera de influência sobre o padrão embrionário.

**CONCEITO-CHAVE** Os genes *toolkit* podem ser classificados por seus papéis no desenvolvimento, isto é, onde e quando atuam durante o desenvolvimento de um organismo.

- A primeira classe estabelece o eixo anteroposterior e consiste nos genes de efeito materno. Um membro-chave dessa classe é o gene *Bicoid*. Os embriões de mães mutantes para *Bicoid* não apresentam a região anterior do embrião, revelando-nos que o gene é necessário para o desenvolvimento daquela região.
- As três classes seguintes são genes zigoticamente ativos necessários para o desenvolvimento dos segmentos do embrião.
- A segunda classe contém os **genes *Gap***. Cada um desses genes afeta a formação de um bloqueio contíguo de segmentos; as mutações em genes *Gap* levam a grandes lacunas na segmentação (**Figura 13.13**, esquerda).
- A terceira classe compreende os **genes *pair-rule*** (**regra dos pares**), que podem atuam em uma periodicidade em segmentos

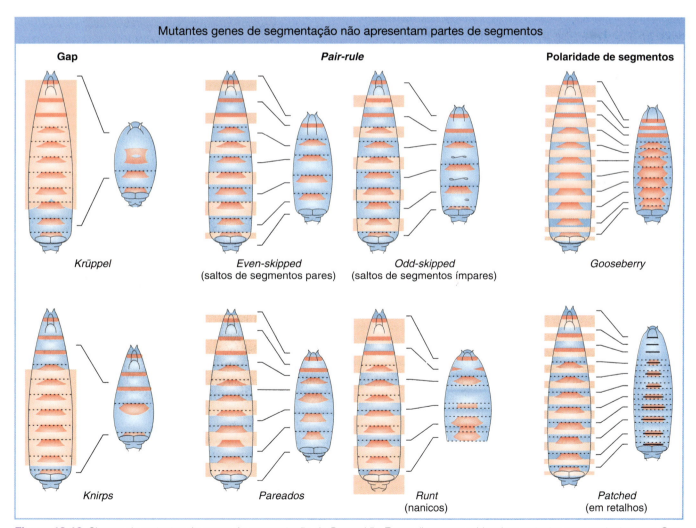

**Figura 13.13** Classes de mutantes de genes de segmentação de *Drosophila*. Esses diagramas evidenciam mutantes representantes para *Gap*, *pair-rule* (regra dos pares) e polaridade de segmentos. Os trapezoides vermelhos são bandas densas de exoesqueleto. O limite entre cada segmento é indicado por uma linha pontilhada. O diagrama à esquerda de cada par retrata uma larva do tipo selvagem e o diagrama da direita retrata o padrão formado em um determinado mutante. As regiões sombreadas em laranja claro no diagrama do tipo selvagem indicam os domínios da larva que estão ausentes ou que foram afetados no mutante.

**428** Parte 2 Princípios Fundamentais em Genética Molecular e do Desenvolvimento

duplos. Os mutantes *pair-rule* não apresentam parte de cada par de segmentos, mas diferentes genes *pair-rule* afetam diferentes partes de cada segmento duplo. Por exemplo, o gene *even-skipped* afeta um conjunto de limites segmentares e o gene *odd-skipped* afeta o conjunto de limites complementares (Figura 13.13, meio).

- A quarta classe consiste nos **genes de polaridade de segmentos**, que afetam a padronização em cada segmento. Os mutantes dessa classe exibem defeitos na polaridade e no número dos segmentos (Figura 13.13, direita).

A quinta classe de genes determina o destino de cada segmento

- A quinta classe inclui os genes *Hox* já discutidos; mutantes *Hox* não afetam o número de segmentos, mas alteram a aparência de um ou mais deles.

## Expressão dos genes *toolkit*

Para compreender a relação entre genes e fenótipo de mutantes, precisamos conhecer a cronologia e a localização dos padrões de expressão do gene e a natureza molecular dos produtos gênicos. Os padrões de expressão dos genes *toolkit* vêm a corresponder vividamente aos seus fenótipos na medida em que, com frequência, se correlacionaram precisamente com as partes do corpo em desenvolvimento alteradas nos mutantes. Cada gene é expresso em uma região que pode ser mapeada em coordenadas específicas ao longo de qualquer um dos eixos do embrião. Por exemplo, a proteína Bicoid de efeito materno é expressa em um padrão graduado emanado a partir do polo anterior do embrião inicial, a parte do embrião ausente em mutantes (**Figura 13.14A**). De modo semelhante, as proteínas *gap* se expressam em blocos de células que correspondem às futuras posições dos segmentos ausentes nos respectivos mutantes para os genes *gap* (Figura 13.14B). As proteínas *pair-rule* se expressam em impressionantes padrões em listras: uma listra transversa se expressa a cada dois segmentos, em um total de sete listras cobrindo os futuros 14 segmentos corporais (a posição e a periodicidade das listras correspondem à periodicidade dos defeitos nas larvas mutantes), como se vê na Figura 13.14C. Muitos genes de polaridade de segmentos se expressam em listras de células em cada segmento, 14 listras no total, correspondendo a 14 segmentos corporais (Figura 13.14D). Observe que os domínios de expressão gênica se tornam cada vez mais refinados à medida que prossegue o desenvolvimento: os genes se expressam primeiramente em grandes regiões (proteínas *gap*), depois em listras com três a quatro células de largura (proteínas *pair-rule*) e ainda em listras com uma a duas células de largura (proteínas de polaridade de segmentos).

Além daquilo que aprendemos sobre os padrões espaciais da expressão de genes *toolkit*, a ordem da expressão desses genes é lógica. A proteína Bicoid de efeito materno aparece antes das proteínas *gap* zigóticas, que se expressam antes dos padrões em sete listras das proteínas *pair-rule*, que, por sua vez, precedem os padrões de 14 listras das proteínas de polaridade de segmentos. A ordem de expressão gênica e o refinamento progressivo dos domínios no embrião revelam que a composição do plano corporal é um processo passo a passo, sendo as subdivisões maiores do corpo esboçadas primeiro e depois refinadas, até que se estabeleça um padrão detalhado. A ordem de ação do gene ainda sugere que a expressão de um conjunto de genes pode regular a expressão do conjunto de genes sucessivo.

Um indício de que essa progressão é realmente o caso vem da análise dos efeitos de mutações nos genes *toolkit* sobre a expressão de outros genes *toolkit*. Por exemplo, em embriões de mães

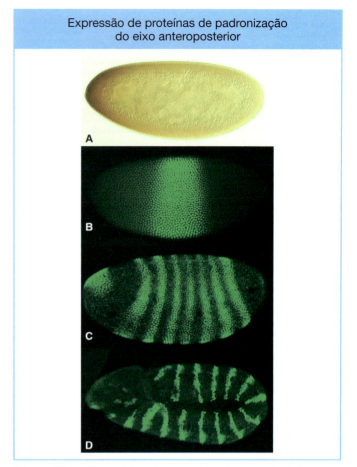

**Figura 13.14** Os padrões de expressão de genes *toolkit* correspondem a fenótipos mutantes. Os embriões de *Drosophila* foram tingidos com anticorpos contra proteína Bicoid derivada da mãe (**A**), proteína *gap* Krüppel (**B**), proteína *pair-rule* Hairy (**C**) e proteína de polaridade (**D**) de segmentos Engrailed e visualizados por método imunoenzimático (coloração castanha) (**A**) ou de imunofluorescência (coloração verde) (**B**-**D**). Cada proteína se localiza em núcleos nas regiões do embrião afetadas por mutações nos respectivos genes. [A. Microfotografia por cortesia de Ruth Lehmann. B, C e D. Microfotografias por cortesia de James A. Langeland.]

mutantes para *Bicoid*, a expressão de vários genes *gap* se altera, bem como dos genes *pair-rule* e de polaridade de segmentos. Esse achado sugere que a proteína Bicoid, de algum modo (direta ou indiretamente) influencia a regulação dos genes *gap*.

Outro indício de que a expressão de um conjunto de genes poderia regular a expressão do conjunto de genes sucessivo surge da análise dos produtos proteicos. A inspeção da sequência da proteína Bicoid revela que ela contém um homeodomínio relacionado com aqueles das proteínas Hox, porém distinto deles. Desse modo, Bicoid tem as propriedades de um fator de transcrição de ligação ao DNA. Cada gene *gap* também codifica um fator de transcrição, assim como cada gene *pair-rule*, vários genes de polaridade de segmentos e, como descrito anteriormente, todos os genes *Hox*. Esses fatores de transcrição incluem representantes das famílias mais conhecidas de proteínas ligação ao DNA específicas para sequências; portanto, embora não haja restrição referente a qual família possam pertencer, muitas proteínas *toolkit* com ação inicial são fatores de transcrição. Aquelas que não são fatores de transcrição tendem a ser componentes de vias de sinalização (**Tabela 13.1**). Essas vias, mostradas sob a forma genérica na **Figura 13.15**,

**Tabela 13.1** Exemplos de genes do eixo A-P de *Drosophila* que contribuem para a formação de padrões.

| Símbolo do gene | Nome do gene | Função da proteína | Papel (papéis) no desenvolvimento inicial |
|---|---|---|---|
| bcd | Bicoid | Fator de transcrição – proteína do homeodomínio | Gene de efeito materno |
| hb-z | hunchback-zygotic | Fator de transcrição – proteína dedos de zinco | Gene *gap* |
| Kr | Krüppel | Fator de transcrição – proteína dedos de zinco | Gene *gap* |
| kni | knirps | Fator de transcrição – proteína do tipo receptor de esteroides | Gene *gap* |
| eve | even-skipped | Fator de transcrição – proteína do homeodomínio | Gene *pair-rule* |
| ftz | fushi tarazu | Fator de transcrição – proteína do homeodomínio | Gene *pair-rule* |
| opa | odd-paired | Fator de transcrição – proteína dedos de zinco | Gene *pair-rule* |
| prd | paired | Fator de transcrição – proteína de homeodomínio classe pareada | Gene *pair-rule* |
| en | engrailed | Fator de transcrição – proteína do homeodomínio | Gene de polaridade de segmentos |
| wg | wingless | Ligante secretado por proteína de sinalização | Gene de polaridade de segmentos |
| hh | hedgehog | Ligante secretado por proteína de sinalização | Gene de polaridade de segmentos |
| ptc | patched | Receptor transmembrana de proteína de sinalização | Gene de polaridade de segmentos |
| lab | labial | Fator de transcrição – proteína do homeodomínio | Gene de polaridade de segmentos |
| Dfd | Deformed | Fator de transcrição – proteína do homeodomínio | Gene de polaridade de segmentos |
| Antp | Antennapedia | Fator de transcrição – proteína do homeodomínio | Gene de polaridade de segmentos |
| Ubx | Ultrabithorax | Fator de transcrição – proteína do homeodomínio | Gene de polaridade de segmentos |

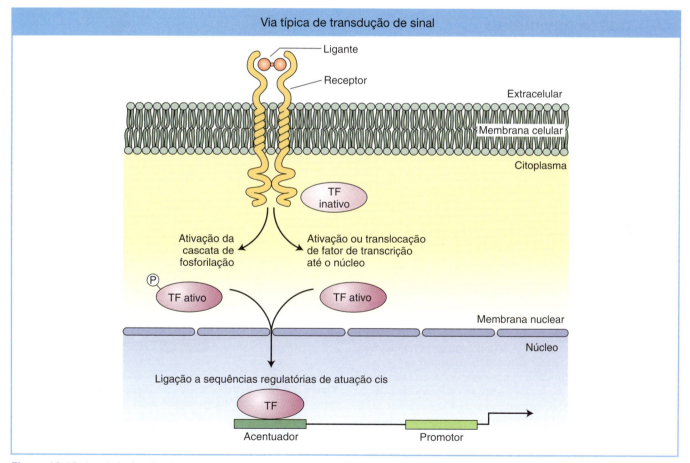

**Figura 13.15** A maioria das vias de sinalização operam por meio de lógica semelhante, mas têm diferentes componentes proteicos e mecanismos de transdução de sinais. A sinalização começa quando um ligante se acopla a um receptor de membrana, levando à liberação ou à ativação de proteínas intracelulares. A ativação do receptor muitas vezes leva à modificação de fatores de transcrição (TF) inativos. Os fatores de transcrição modificados são translocados até o núcleo da célula, onde se ligam a sequências regulatórias de DNA com atuação cis ou a proteínas de ligação ao DNA e regulam o nível de transcrição de genes-alvo. [Dados de S. B. Carroll, J. K. Grenier e S. D. Weatherbee, *De DNA to Diversity: Molecular Genetics and the Evolution of Animal Design* 2. ed, Blackwell, 2005.]

fazem mediação em processos de sinalização induzidos por ligantes entre células, e sua produção, em geral, leva à ativação ou à repressão de genes. Assim, a maioria das proteínas *toolkit* afeta direta (como fatores de transcrição) ou indiretamente (como componentes de vias de sinalização) a regulação gênica.

**CONCEITO-CHAVE** A maioria das proteínas *toolkit* é constituída por fatores de transcrição que regulam a expressão de outros genes ou componentes de vias de transdução de sinal mediadas por ligantes.

Logo, o controle genético do desenvolvimento é fundamentalmente questão de regulação gênica no espaço e ao longo do tempo. Como o ligar e desligar dos genes *toolkit* constrói uma forma animal? E como isso é coreografado durante o desenvolvimento? Para responder a essas perguntas, examinaremos as interações entre as proteínas *toolkit* e os genes da mosca em mais detalhes. Os mecanismos que veremos para controlar a expressão dos genes *toolkit* no embrião de *Drosophila* surgiram como modelos para a regulação espacial da expressão gênica no desenvolvimento de animais e plantas em geral.

## 13.4 Regulação espacial da expressão gênica no desenvolvimento

**OA 13.4** Inferir como padrões da expressão gênica restritos espacial e temporariamente são gerados durante o desenvolvimento a partir de análises de mutações genéticas.

Vimos que os genes *toolkit* se expressam em referência a coordenadas no embrião. Mas de que forma as coordenadas espaciais do embrião em desenvolvimento são transmitidas como instruções aos genes para ligá-los ou desligá-los em padrões precisos? Como descrito nos Capítulos 11 e 12, o controle fisiológico da expressão gênica em bactérias e eucariotos simples é regulado, em última análise, por proteínas de ligação ao DNA específicas de sequências que atuam sobre elementos regulatórios com atuação cis (p. ex., elementos operadores e de sequência de ativação ascendente, ou UAS). De modo semelhante, o controle espacial da expressão gênica durante o desenvolvimento é amplamente regulado pela interação de fatores de transcrição com elementos regulatórios de atuação cis. No entanto, o controle espacial e temporal da regulação gênica no desenvolvimento de um embrião multicelular tridimensional exige a ação de mais fatores de transcrição em elementos regulatórios com atuação cis mais numerosos e mais complexos.

Para definir uma posição em um embrião, é necessário que existam informações que façam distinção entre aquela posição e as regiões adjacentes. Se esquematizarmos um embrião tridimensional como um globo, é preciso especificar as **informações posicionais** que indicam longitude (localização ao longo do eixo anteroposterior), latitude (localização ao longo do eixo dorsoventral) e altitude ou profundidade (posição nas camadas germinativas). Ilustraremos os princípios gerais de como as posições da expressão gênica são especificadas com três exemplos. Esses exemplos devem ser considerados apenas um vislumbre do vasto número de interações regulatórias que controlam o desenvolvimento da mosca e do animal. O desenvolvimento é um *continuum* no qual cada padrão de atividade gênica tem base causal precedente. O processo inteiro inclui dezenas de milhares de interações regulatórias e produções.

Focalizaremos algumas conexões entre genes em diferentes níveis das hierarquias que exibem o plano corporal segmentar básico e os *pontos nodais* nos quais os genes elementares integram múltiplas informações recebidas e respondem produzindo elementos de expressão gênica mais simples.

### Gradientes maternos e ativação gênica

A proteína Bicoid é um fator de transcrição do tipo homeodomínio que é traduzido a partir do mRNA derivado da mãe depositado no ovo e localizado no polo anterior. Como o embrião inicial de *Drosophila* é um *sincício* com todos os núcleos em um citoplasma e não apresenta membranas celulares que impeçam a difusão de moléculas de proteínas, a proteína Bicoid consegue se difundir pelo citoplasma. Essa difusão estabelece um gradiente de concentração de proteínas (**Figura 13.16A**): a proteína Bicoid é altamente concentrada na extremidade

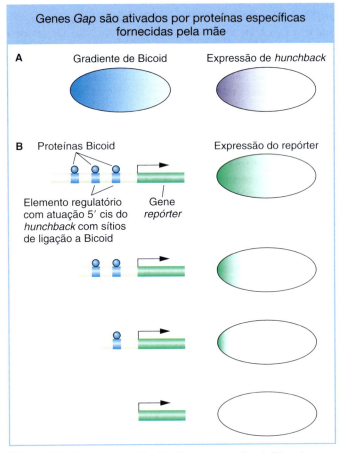

**Figura 13.16** A proteína Bicoid ativa a expressão zigótica do gene *hunchback* (do inglês "corcova"). **A.** A expressão da proteína Bicoid é graduada ao longo do eixo anteroposterior. O gene *gap hunckback* é expresso na metade anterior do zigoto. **B.** A proteína Bicoid (azul) liga-se a três sítios 5' do gene *hunchback*. Quando esse DNA 5' é colocado ascendente a um gene repórter, a *expressão* do gene repórter recapitula o padrão de expressão de *hunchback* (em cima, à direita). No entanto, a deleção progressiva de um, dois ou todos os três sítios de ligação a Bicoid leva à expressão mais restrita do gene repórter ou à sua completa supressão. Essas observações mostram que o nível e o padrão de expressão de *hunchback* são controlados por Bicoid em toda a extensão de sua ligação às sequências regulatórias do DNA de *hunchback*.

anterior, e essa concentração diminui de modo gradual à medida que a distância da extremidade aumenta, até que haja pouquíssima proteína Bicoid além da parte média do embrião. Esse gradiente de concentração fornece informações posicionais sobre a localização ao longo do eixo anteroposterior. Uma alta concentração significa extremidade anterior, concentração mais baixa significa parte média e assim por diante. Logo, um modo de garantir que um gene esteja ativado apenas em uma localização ao longo do eixo é ligar a expressão gênica ao nível de concentração. Um caso em questão é o dos genes *Gap*, que precisam ser ativados em regiões específicas ao longo do eixo.

Vários genes zigóticos, incluindo os genes *Gap*, são regulados por diferentes níveis de proteína Bicoid. Por exemplo, o gene *hunchback* é um gene *Gap* ativado no zigoto na metade anterior do embrião. Acredita-se que essa ativação direcione a ligação da proteína Bicoid a três sítios 5' do promotor do gene *hunchback*. Bicoid se liga a esses sítios *de maneira cooperativa*, isto é, a ligação de uma molécula de proteína Bicoid a um sítio facilita a ligação de outras moléculas Bicoid a sítios próximos.

Experimentos *in vivo* podem demonstrar que a ativação de *hunchback* depende do gradiente de concentração. Esses testes exigem ligação de sequências regulatórias gênicas a um gene repórter (gene codificador de enzima, como o gene *LacZ* ou a proteína verde fluorescente da água-viva; v. Capítulo 10), introduzindo a construção do DNA à linhagem germinativa da mosca e monitorando a expressão do repórter na prole do embrião de moscas transgênicas (a visão geral do método é mostrada na **Figura 13.17**). As sequências do tipo selvagem 5' do gene *hunckback*

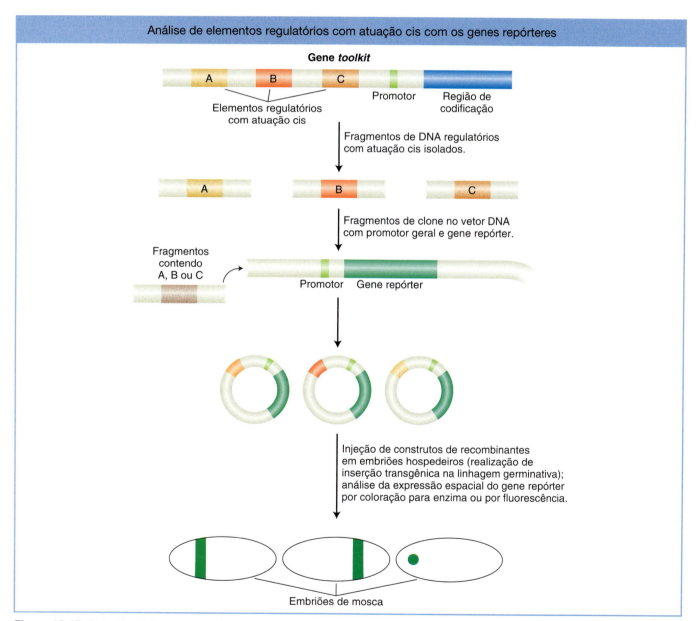

**Figura 13.17** Os *loci toolkit* (como o *hunckback*, descrito no texto) com frequência contêm múltiplos elementos regulatórios de atuação cis independentes que controlam a expressão gênica em diferentes locais ou em diferentes tempos durante o desenvolvimento ou em ambos (p. ex., A, B e C aqui). Esses elementos são identificados por sua capacidade, quando colocados em cis em relação a um gene repórter e inseridos de volta em um genoma hospedeiro, de controlar o padrão, a cronologia ou o nível, ou todos os três, da expressão do gene repórter. Neste exemplo, cada elemento promove um padrão diferente de expressão gênica em um embrião de mosca. A maioria dos genes repórteres codifica enzimas ou proteínas fluorescentes que podem ser facilmente visualizadas.

são suficientes para promover a expressão do repórter na metade anterior do embrião. Vale observar que deleções de sítios de ligação a Bicoid, nesse elemento regulatório de atuação cis, reduzem ou suprimem a expressão do repórter (Figura 13.17B). Mais de um sítio Bicoid precisa estar ocupado para gerar um limite nítido de expressão do repórter, o que indica ser necessário um limiar de concentração da proteína Bicoid para ocupar múltiplos sítios antes da ativação da expressão gênica. Um gene *gap* com menos sítios de ligação não será ativado em localizações com concentração mais baixa de proteína Bicoid.

Cada gene *gap* contém elementos regulatórios com atuação cis com diferentes arranjos dos sítios de ligação, e esses sítios de ligação podem ter diferentes afinidades pela proteína Bicoid. Consequentemente, cada gene *gap* se expressa em um domínio distinto particular no embrião em resposta a diferentes níveis de Bicoid e outros gradientes de fatores de transcrição. Um tema semelhante é encontrado na padronização do eixo dorsoventral: elementos regulatórios com atuação cis contêm diferentes números e arranjos de sítios de ligação para a proteína Dorsal fornecida pela mãe e para outros fatores de transcrição zigóticos. Como resultado, os genes são ativados em domínios distintos ao longo do eixo dorsoventral.

**CONCEITO-CHAVE** A resposta dependente da concentração dos genes a informações recebidas graduadas é uma característica crucial da regulação gênica no embrião inicial de *Drosophila*. Os elementos regulatórios de atuação cis que controlam respostas distintas contêm diferentes números e arranjos de sítios de ligação aos fatores de transcrição.

## Desenho de listras: integração das informações recebidas das proteínas *gap*

A expressão de cada gene *pair-rule* em sete listras é o primeiro sinal da organização periódica do embrião e futuro animal. Como tais padrões periódicos são gerados a partir de informações aperiódicas prévias? Antes da análise molecular da regulação de genes *pair-rule*, foram lançados vários modelos para explicar a formação das listras. Cada uma dessas ideias considerava todas as sete listras como resultados idênticos em resposta a informações idênticas recebidas. No entanto, o modo real em que os padrões de alguns genes *pair-rule* essenciais são codificados e gerados é uma listra por vez. A solução do mistério da geração de listras destaca um dos conceitos mais importantes referentes ao controle espacial da regulação gênica nos animais em desenvolvimento; a saber, os elementos regulatórios distintos de atuação cis de genes individuais são controlados de maneira independente.

A descoberta-chave foi que cada uma das sete listras que compõem os padrões de expressão dos genes *even-skipped* e *pair-rule hairy* é controlada de maneira independente. Considere a segunda listra expressa pelo gene *even-skipped* (**Figura 13.18A**). Essa listra se situa na região larga da expressão de *hunchback* e nas bordas das regiões de expressão de duas outras proteínas *gap*, Giant e Krüppel (Figura 13.18B). Assim, dentro da área da futura listra, haverá grandes quantidades de proteína Hunchback e pequenas quantidades das proteínas Giant e Krüppel. Também haverá certa concentração da proteína Bicoid de efeito materno. Nenhuma outra listra do embrião conterá essas proteínas nessas proporções. A formação da listra 2 é controlada por um elemento regulatório de atuação cis, um **acentuador**, que contém alguns dos sítios de ligação para essas quatro proteínas (Figura 13.18C). A análise detalhada do elemento regulatório de atuação cis na listra 2 do *eve* revelou que a posição dessa listra "simples" é controlada pela ligação desses quatro fatores de transcrição distribuídos aperiodicamente, incluindo uma proteína materna e três proteínas *gap*.

Especificamente, o elemento listra 2 de *eve* contém múltiplos sítios para a proteína Bicoid materna e as proteínas *gap* Hunchback, Giant e Krüppel (Figura 13.18D). Análises mutacionais de diferentes combinações de sítios de ligação revelaram que Bicoid e Hunchback ativam a expressão do elemento listra 2 de *eve* ao longo de uma ampla região. As proteínas Giant e Krüppel são repressoras que aprimoram as fronteiras da listra a apenas algumas células de largura. O elemento listra 2 de *eve* atua, então, como interruptor genético, integrando múltiplas atividades de proteínas regulatórias na produção de uma listra a partir de três a quatro células de largura no embrião.

O padrão periódico inteiro das sete listras da expressão *even-skipped* é a soma de diferentes conjuntos de informações recebidas em elementos regulatórios com atuação cis separados. Os acentuadores para outras listras contêm diferentes combinações de sítios de ligação a proteínas.

**CONCEITO-CHAVE** A regulação dos elementos regulatórios com atuação cis por combinações de ativadoras e repressoras é um tema comum na regulação espacial da expressão gênica. Padrões complexos de recebimento de informações muitas vezes são integrados para produções de padrões mais simples.

## Diferenciação dos segmentos: integração de informações *Hox* recebidas

A atividade combinada e sequencial das proteínas de efeito materno, *gap*, *pair-rule* e de polaridade de segmentos estabelece o plano corporal segmentado básico do embrião e da larva. Como as diferentes identidades segmentares são estabelecidas por proteínas *Hox*? Esse processo tem dois aspectos. O primeiro é que os genes *Hox* se expressam em diferentes domínios ao longo do eixo anteroposterior. A expressão dos genes *Hox* é amplamente controlada por proteínas de segmentação, em especial proteínas *gap*, por meio de mecanismos semelhantes aos já descritos neste capítulo para *hunckback* e a listra 2 de *eve* (bem como certa regulação cruzada pelas proteínas *Hox* de outros genes *Hox*). A regulação dos genes *Hox* não será considerada em profundidade aqui. O segundo aspecto do controle por *Hox* da identidade segmentar é a regulação dos genes-alvo pelas proteínas *Hox*. Examinaremos um exemplo que ilustra muito bem como uma característica principal do plano corporal da mosca-da-fruta é controlada por meio da integração de muitas informações recebidas por um único elemento com atuação cis.

Os pares de patas, as partes da boca e as antenas de *Drosophila* podem se desenvolver individualmente a partir de populações inicialmente pequenas de cerca de 20 células em diferentes segmentos. Diferentes estruturas se desenvolvem a partir dos diferentes segmentos da cabeça e do tórax, ao passo que o abdome não tem patas. O primeiro sinal do desenvolvimento dessas estruturas é a ativação de genes regulatórios nos pequenos agrupamentos de células, que são chamados *primórdios* de apêndices. A expressão do gene *Distal-less* (*Dll*) marca o início do desenvolvimento dos apêndices. Esse gene

**Capítulo 13** Controle Genético do Desenvolvimento **433**

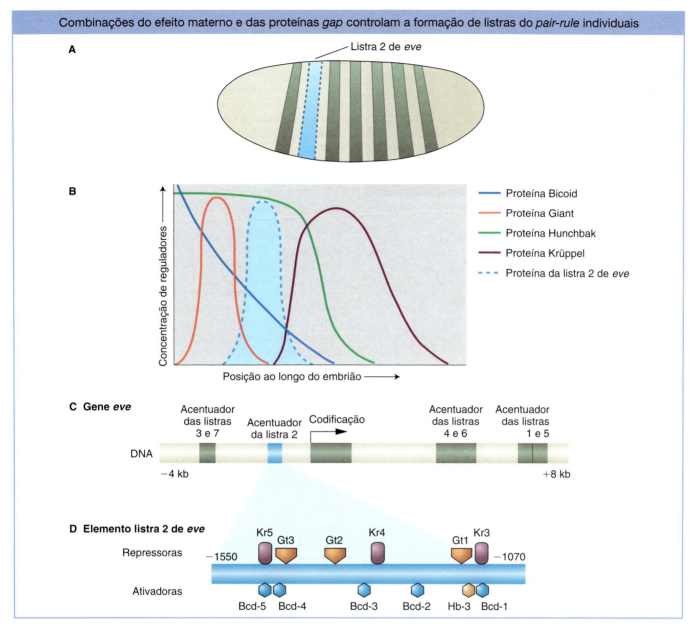

**Figura 13.18** Regulação de uma listra *pair-rule*: controle combinatório de um elemento regulatório independente com atuação cis. **A.** A regulação do elemento regulatório com atuação cis da listra 2 em *eve* controla a formação da segunda listra de expressão de *eve* no embrião inicial, apenas uma das sete listras da expressão de *eve*. **B.** A listra se forma no interior dos domínios das proteínas Bicoid (Bcd) e Hunckback (Hb) e nas bordas das proteínas *gap* Giant (Gt) e Krüppel (Kr). Bcd e Hb são ativadoras, Gt e Kr são repressoras da listra. **C.** O elemento listra 2 de *eve* é apenas um dos vários elementos regulatórios com atuação cis do gene *eve*, cada um dos quais controla diferentes partes da expressão de *eve*. O elemento listra 2 de *eve* abarca de aproximadamente 1 a 1,7 kb ascendente da unidade de transcrição de *eve*. **D.** No interior do elemento listra 2 de *eve* existem vários sítios de ligação para cada fator de transcrição (as repressoras são mostradas acima do elemento; as ativadoras, abaixo). A produção líquida dessa combinação de ativadoras e repressoras é a expressão da listra estreita de *eve*.

é um dos principais alvos dos genes *Hox*, e sua atuação é necessária para o subsequente desenvolvimento das partes distais de cada um desses apêndices. Os pequenos agrupamentos de células que expressam *Distal-less* se originam em vários segmentos da cabeça e em cada um dos três segmentos torácicos, mas não no abdome (**Figura 13.19A**).

De que forma a expressão *Distal-less* se restringe aos segmentos mais anteriores? Várias linhas de evidências têm revelado que o gene *Distal-less* é reprimido no abdome por duas proteínas *Hox* – a Ultrabithorax e a Abdominal-A – trabalhando em colaboração com duas proteínas de segmentação. Observe, na Figura 13.6, que Ultrabithorax é expressa nos segmentos abdominais de um a sete, e Abdominal-A é expressa nos segmentos abdominais de dois a sete, sobrepondo-se a todos os segmentos regulados por Ultrabithorax, exceto o primeiro. Nos embriões mutantes para *Ultrabithorax*, a expressão de *Distal-less* expande-se ao primeiro segmento abdominal (Figura 13.19B) e, em *Ultrabithorax/Abdominal-A*, embriões duplamente mutantes, a expressão de *Distal-less* estende-se aos primeiros sete segmentos abdominais (Figura 13.19C), indicando que ambas as proteínas são necessárias para a repressão da expressão de *Distal-less* no abdome.

O elemento regulatório com atuação cis responsável pela expressão de *Distal-less* no embrião foi identificado e caracterizado

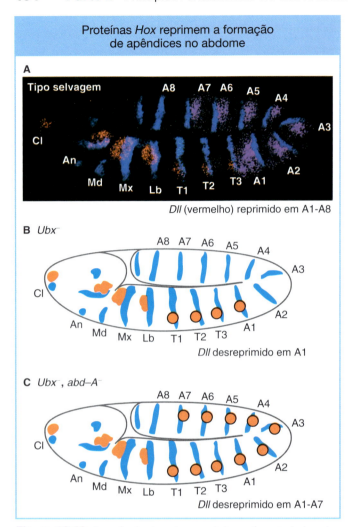

**Figura 13.19** A ausência de patas no abdome é controlada pelos genes *Hox*. **A.** A expressão do gene *Distal-less* (*Dll*) (vermelho) marca a posição dos futuros apêndices, a expressão do gene *Hox Ultrabithorax* (roxo) marca a posição dos segmentos abdominais A1 a A7 e a expressão do gene *engrailed* (azul) marca a parte posterior de cada segmento. **B.** Representação esquemática do embrião *Ubx*⁻ indicando que a expressão de *Dll* (círculos vermelhos) é desreprimida no segmento A1. **C.** Representação esquemática do embrião *Ubx*⁻ e *abd-A*⁻, indicando que a expressão de *Dll* (círculos vermelhos) está desreprimida nos sete primeiros segmentos abdominais. [A. Microfotografia de Dave Kosman, Ethan Bier e Bill McGinnis; B e C. Dados de B. Gebelein, D. J. McKay e R. S. Mann, "Direct integration of Hox and Segmentations Gene Inputs During Drosophila Development", Nature 431, 2004, 653-659.]

em detalhes (**Figura 13.20A**). Ele contém dois sítios de ligação para as proteínas *Hox*. Se esses dois sítios de ligação forem mutados de tal modo que as proteínas *Hox* não consigam se ligar, a expressão de *Distal-less* é desreprimida no abdome (Figura 13.20B). Várias proteínas adicionais colaboram com as proteínas *Hox* para reprimir *Distal-less*. Duas são proteínas codificadas por genes de polaridade de segmentos, *Sloppy-paired* (*Slp*) e *engrailed* (*en*). As proteínas Sloppy-paired e Engrailed são expressas em listras que marcam os compartimentos anterior e posterior de cada segmento, respectivamente. Cada proteína também se liga ao elemento regulatório de atuação cis de *Distal-less*. Quando o sítio de ligação a Sloppy-paired é mutado no elemento regulatório com atuação cis, a expressão do gene repórter é desreprimida nos compartimentos anteriores dos segmentos abdominais (Figura 13.20C). Quando o sítio de ligação a Engrailed é mutado, a expressão do repórter é desreprimida nos compartimentos posteriores de cada segmento abdominal (Figura 13.20D). E quando os sítios de ligação para ambas as proteínas são mutados, a expressão do gene repórter é desreprimida em ambos os compartimentos de cada segmento abdominal, assim como quando os sítios de ligação a *Hox* são mutados (Figura 13.20E). Duas outras proteínas, chamadas Extradenticle e Homothorax, que são expressas amplamente em todos os segmentos, também se ligam ao elemento regulatório de atuação cis de *Distal-less* e são necessárias para a repressão transcricional do abdome (Figura 13.20F).

Desse modo, ao todo, duas proteínas *Hox* e quatro outros fatores de transcrição se ligam em um espaço de 57 pares de bases e atuam em conjunto para reprimir a expressão de *Distal-less* e, portanto, a formação de apêndices no abdome. A repressão da expressão de *Distal-less* é uma demonstração nítida de como as proteínas *Hox* regulam a identidade de segmentos e o número de estruturas corporais reiteradas. Também é uma boa ilustração de como recebimentos de informações regulatórias diversas atuam de maneira combinatória sobre elementos regulatórios com atuação cis. Nesse caso, a presença de sítios de ligação a *Hox* não é suficiente para a repressão transcricional: são necessárias interações colaborativas e cooperativas entre várias proteínas para reprimir inteiramente a expressão gênica no abdome.

**CONCEITO-CHAVE** A regulação combinatória e cooperativa da transcrição gênica impõe maior especificidade sobre os padrões espaciais de expressão gênica e permite sua maior diversidade.

Embora a diversidade evolutiva não tenha sido explicitamente abordada neste capítulo, a presença de múltiplos elementos regulatórios independentes com atuação cis para cada gene *toolkit* tem profundas implicações para a evolução da forma. Especificamente, a modularidade desses elementos permite alterações em um aspecto da expressão gênica independente de outras funções gênicas. A evolução da regulação gênica tem um papel importante na evolução do desenvolvimento e da morfologia. Retornaremos a esse tópico no Capítulo 20.

## 13.5 Regulação pós-transcricional da expressão gênica no desenvolvimento

**OA 13.4** Inferir como padrões da expressão gênica restritos espacial e temporariamente são gerados durante o desenvolvimento a partir de análises de mutações genéticas.

Embora a regulação transcricional seja um meio importante para restringir a expressão de produtos gênicos a áreas definidas durante o desenvolvimento, ele definitivamente não é o meio exclusivo para fazê-lo. O *splicing* alternativo do RNA também contribui para a regulação gênica, assim como a regulação da tradução do mRNA por proteínas e microRNAs (miRNAs). Em cada caso, as sequências regulatórias no RNA são reconhecidas – por fatores de *splicing*, proteínas de ligação ao mRNA ou miRNAs – e controlam a estrutura do produto proteico, sua quantidade ou a localização onde a proteína é produzida. Veremos um exemplo de cada tipo de interação regulatória ao nível do RNA.

**Capítulo 13** Controle Genético do Desenvolvimento **435**

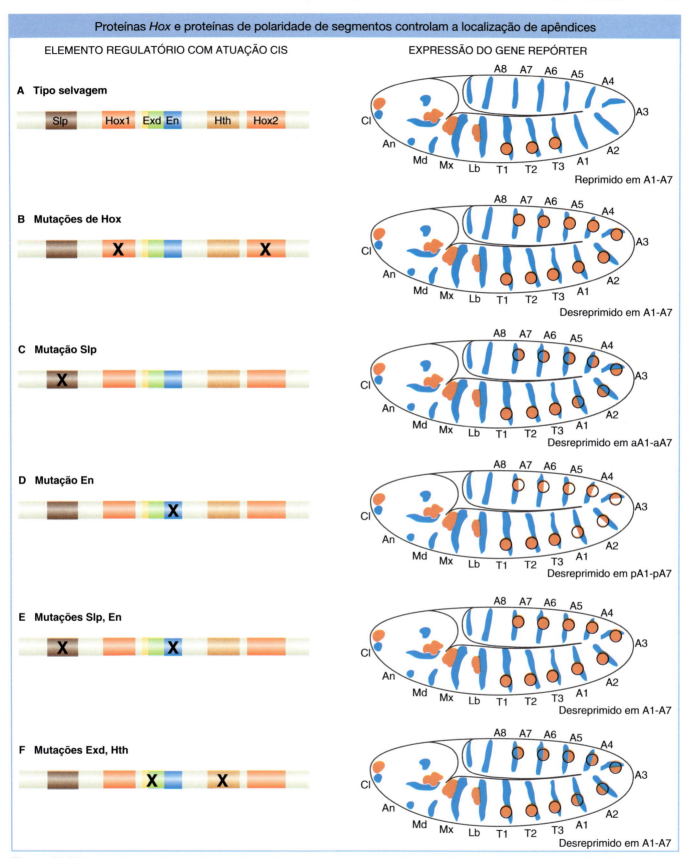

**Figura 13.20** Integração das informações recebidas de proteínas de segmentação e de *Hox* por um elemento regulatório de atuação cis. **A.** *Esquerda*: um elemento regulatório de atuação cis do gene *Dll* controla a repressão da expressão de *Dll* no abdome por um conjunto de fatores de transcrição. **A.** *Direita*: a expressão de *Dll* (vermelho) se estende ao tórax, mas não ao abdome, em um embrião do tipo selvagem. **B-F.** Mutações nos respectivos sítios de ligação mostram desrepressão da expressão de *Dll* em vários padrões no abdome. Os sítios de ligação são: Slp, Sloppy-paired; Hox1 e Hox2, Ultrabithorax e Abdominal-A; Exd, Extradenticle; En, Engrailed; Hth, Homothorax. [*Dados extraídos de B. Bebelein, D. J. McKay e R. S. Mann, "Direct integration of Hox and Segmentations Gene Inputs During Drosophila Development", Nature 431, 2004, 653-659.*]

## Splicing do RNA e determinação do sexo em Drosophila

Uma decisão fundamental para o desenvolvimento em organismos com reprodução sexuada é a especificação do sexo. Nos animais, o desenvolvimento de muitos tecidos segue diferentes caminhos, a depender do sexo do animal individual. Em *Drosophila*, foram identificados muitos genes que controlam a *determinação do sexo* por meio da análise de fenótipos de mutantes nos quais a identidade sexual esteja alterada ou seja ambígua.

O gene *doublesex* (*dsx*) tem papel central no controle da identidade sexual de tecido somático (fora da linhagem germinativa). Mutações nulas em *dsx* fazem com que fêmeas e machos desenvolvam intermediários *intersexo*, que perderam as diferenças distintivas entre os tecidos de machos e fêmeas. Embora seja necessária a função do *dsx* em ambos os sexos, diferentes produtos gênicos são formados a partir do *locus* em diferentes sexos. Nos machos, o produto é uma isoforma específica mais longa, Dsx$^M$, que contém uma região C-terminal particular de 150 aminoácidos não encontrada na isoforma específica para fêmeas Dsx$^F$, que, por sua vez, contém uma sequência peculiar de 30 aminoácidos em sua terminação carboxila. Cada forma da proteína Dsx é um fator de transcrição de ligação do DNA que aparentemente se liga às mesmas sequências no DNA. No entanto, as atividades das duas isoformas diferem: Dsx$^F$ ativa, em fêmeas, determinados genes-alvo que Dsx$^M$ reprime nos machos.

As formas alternativas da proteína Dsx são geradas por *splicing* alternativo do transcrito primário do RNA de *dsx*. Então, nesse caso, a escolha dos sítios de *splicing* precisa ser regulada para produzir mRNAs maduros que codifiquem proteínas diferentes. Os variados fatores genéticos que influenciam a expressão de Dsx e a determinação do sexo foram identificados por mutações que afetam o fenótipo sexual.

Um regulador-chave é o produto do gene *transformer* (*tra*). Ao passo que as mutações nulas em *tra* não têm efeito em machos, as moscas fêmeas XX portadoras de mutações para *tra* se transformam em um fenótipo de macho. A proteína Tra é um fator de *splicing* alternativo que afeta as escolhas de *splicing* no transcrito do RNA de *dsx*. Na presença de Tra (e de uma proteína relacionada, Tra2), ocorre um processo de *splicing* que incorpora o éxon 4 do gene *dsx* ao transcrito *dsx*$^F$ maduro (**Figura 13.21**), mas não os éxons 5 e 6. Os machos não apresentam proteína Tra, portanto não ocorre esse *splicing* e os éxons 5 e 6 são incorporados ao transcrito do *dsx*$^M$, mas não o éxon 4.

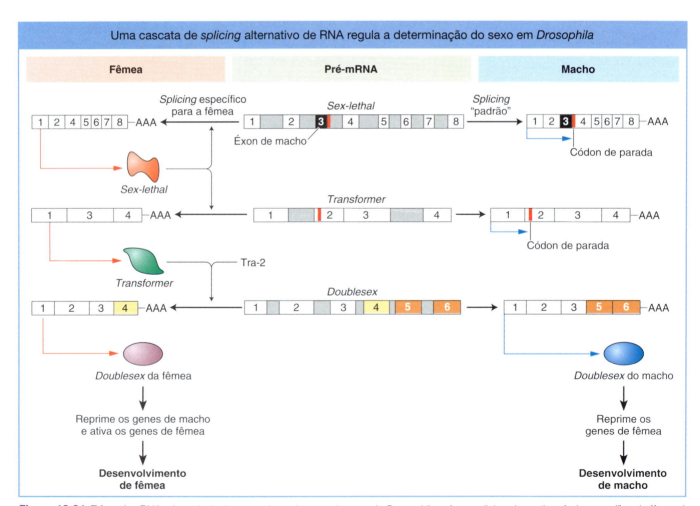

**Figura 13.21** Três pré-mRNAs dos principais genes determinantes do sexo de *Drosophila* sofrem *splicing* alternativo. A via específica da fêmea é mostrada à esquerda, e a via específica do macho, à direita. Os pré-mRNAs são idênticos em ambos os sexos, mostrados na parte do meio. No macho, os mRNAs de *Sex-lethal* e *Transformer* apresentam códons de parada que encerram a tradução. Essas sequências são removidas por *splicing* para produção de proteínas funcionais na fêmea. Há, então, *splicing* das proteínas Transformer e Tra-2 junto ao pré-mRNA do *Doublesex* para produzir a isoforma específica da fêmea da proteína Dsx, que difere da forma específica do macho por *splicing* alternativo de vários éxons.

A proteína Tra explica como formas alternativas de Dsx são expressas, mas como a expressão da própria Tra é regulada para diferir em fêmeas e machos? O próprio RNA do *tra* sofre *splicing* alternativo. Nas fêmeas, está presente um fator de *splicing* codificado pelo gene *Sex-lethal* (*Sxl*). Esse fator de *splicing* se liga ao RNA do *tra* e impede um evento de *splicing* que, não fosse assim, incorporaria um éxon que contém um códon de parada. Nos machos, a proteína Tra não é produzida porque o códon de parada está presente.

A produção da proteína Sex-lethal é, por sua vez, regulada por *splicing* do RNA e por fatores que alteram o nível de transcrição. O nível de transcrição de *Sxl* é inicialmente controlado por ativadoras no cromossomo X e repressoras nos autossomos. Nas fêmeas, que têm dois cromossomos X e, portanto, uma dose dupla de ativadoras, prevalece a ativação de *Sxl* e a proteína Sxl é produzida, o que regula o *splicing* do RNA de *tra* e retroalimenta a regulação do *splicing* do próprio RNA de *Sxl*. Nas fêmeas, um códon de parada sofre *splicing* para que a produção da proteína Sxl continue. No entanto, nos machos, que têm apenas um cromossomo X e, portanto, apenas metade da dose de ativadoras ligados a X, a transcrição de *Sxl* é inicialmente reprimida. Mais tarde, a transcrição de *Sxl* é ativada nos machos, mas a ausência de proteína Sxl significa que o códon de parada ainda está presente no transcrito do RNA de *Sxl* que não sofreu *splicing*, não sendo produzida, então, a proteína Sxl.

Essa cascata de *splicing* do RNA específico para o sexo em *D. melanogaster* ilustra um modo no qual o genótipo do cromossomo sexual leva a diferentes tipos de proteínas regulatórias expressas em um sexo e não no outro. É interessante observar que a regulação genética da determinação do sexo difere enormemente entre as espécies animais, pois o genótipo sexual pode levar à expressão diferencial de genes regulatórios por meio de vias muito distintas. No entanto, as proteínas relacionadas a Dsx de fato desempenham papéis na diferenciação sexual em ampla variedade de animais, inclusive nos humanos. Assim, embora haja muitos modos de gerar expressão diferencial de fatores de transcrição, uma família de proteínas similares desempenha papéis conservados na diferenciação sexual entre diversas espécies.

**CONCEITO-CHAVE** A via para determinação do sexo em *D. melanogaster* é um exemplo de como a expressão espacial e temporal de genes envolvidos nas vias de desenvolvimento podem ser reguladas por *splicing* diferencial.

## Regulação da tradução do mRNA e da linhagem celular em *C. elegans*

Em muitas espécies animais, o desenvolvimento inicial do embrião engloba a partição de células ou grupos de células em linhagens distintas que darão origem a tecidos distintos no adulto. Esse processo é compreendido melhor no verme nematódeo *C. elegans*, no qual o animal adulto é composto por apenas cerca de 1.000 células somáticas (um terço das quais é de células nervosas) e um número similar de células germinativas na gônada. A construção simples, o ciclo de vida rápido e a transparência de *C. elegans* o tornaram um modelo eficaz para a análise de desenvolvimento (ver boxe Organismo-modelo sobre *C. elegans* na p. 438). Todas as linhagens celulares desse animal foram mapeadas em uma série de estudos sofisticados liderados por John Sulston, no Medical Research Council (MRC) Laboratory of Molecular Biology, em Cambridge, Inglaterra.

Triagens genéticas sistemáticas para mutações que rompem ou prolongam as linhagens celulares têm fornecido informações abundantes a respeito do controle genético das decisões de linhagens. A genética de *C. elegans* tem sido especialmente importante para se compreender o papel da regulação pós-transcricional ao nível do RNA, e aqui examinaremos dois mecanismos: (1) o controle da tradução por proteína de ligação ao mRNA e (2) o controle da expressão gênica pelo miRNA.

### Controle traducional no embrião inicial

Em primeiro lugar, veremos como começa uma linhagem celular. Depois de duas divisões celulares, o embrião de *C. elegans* contém quatro células, chamadas blastômeros. Cada célula começará uma linhagem distinta, e os descendentes das linhagens separadas terão destinos diferentes. Já nesse estágio, observam-se diferenças nas proteínas presentes nos quatro blastômeros. No entanto, os mRNAs que codificam algumas proteínas *toolkit* do verme estão presentes em *todas* as células do embrião inicial, e a regulação pós-transcricional determina quais desses mRNA serão traduzidos em proteínas. Desse modo, no embrião do *C. elegans*, a regulação pós-transcricional é determinante para a especificação apropriada dos destinos das células iniciais. Durante a primeiríssima divisão celular, a polaridade no zigoto leva à partição das moléculas regulatórias para células embrionárias específicas. Por exemplo, o gene *glp-1* codifica uma proteína do receptor transmembrana (relacionada ao receptor Notch de moscas e outros animais). Embora o mRNA de *glp-1* esteja presente em todas as células no estágio de quatro células, a proteína GLP-1 é traduzida somente nas duas células anteriores, ABa e ABp (**Figura 13.22A**). Essa expressão localizada de GLP-1 é crucial para o estabelecimento de destinos distintos. As mutações que reprimem a função de *glp-1* no estágio de quatro células alteram os destinos das descendentes de ABp e ABa.

GLP-1 está localizada nas células anteriores por repressão de sua tradução nas células posteriores. A repressão da tradução de GLP-1 exige sequências em 3′ UTR do mRNA de *glp-1* – especificamente, uma região com 61 nucleotídios chamada região do controle espacial (SCR). A importância da SCR foi demonstrada pela ligação do mRNA transcrito a partir de genes repórteres a diferentes variantes da SCR. A deleção dessa região ou a mutação dos sítios-chave nela faz com que o gene repórter se expresse em todos os quatro blastômeros do embrião inicial (Figura 13.22C).

Com base em como temos visto o controle da transcrição, poderíamos imaginar que uma ou mais proteínas se ligam à SCR para reprimir a tradução do mRNA de *glp-1*. Para identificar essas proteínas repressoras, os pesquisadores isolaram proteínas que se ligam à SCR. Uma proteína, GLD-1, liga-se especificamente a uma região da SCR. Além disso, a proteína GLD-1 é enriquecida nos blastômeros posteriores, exatamente onde é reprimida a expressão de *glp-1*. Por fim, quando a expressão de GLD-1 é inibida pelo uso de interferência do RNA, a proteína GLP-1 é expressa nos blastômeros posteriores (Figura 13.22D). Essa evidência sugere que GLD-1 seja uma proteína repressora da tradução que controla a expressão de *glp-1*.

A regulação espacial da tradução de GLP-1 é nada mais do que um exemplo de controle traducional do desenvolvimento. O controle traducional também é importante no estabelecimento do eixo anteroposterior em *Drosophila* e no desenvolvimento dos espermatozoides em mamíferos. Mais uma vez vemos que a análise genética nos organismos modelo pode revelar mecanismos profundamente conservados para a regulação da expressão gênica.

## ORGANISMO-MODELO  *Caenorhabditis elegans*

### O nematódeo *Caenorhabditis elegans* como um modelo para decisões de destino da linhagem celular

Nos últimos 20 anos, estudos do verme nematódeo *Caenorhabditis elegans* enriqueceram enormemente nossa compreensão do controle genético das decisões de linhagem celular. A transparência e a estrutura simples desse animal levaram Sydney Brenner a estabelecer seu uso como organismo-modelo. O verme adulto contém aproximadamente 1.000 células somáticas, e os pesquisadores, liderados por John Sulston, mapearam cuidadosamente toda a série de decisões de células somáticas que produzem o animal adulto.

Algumas das decisões de linhagens, como a formação da vulva (abertura a partir da qual são postos os ovos), têm sido modelos-chave das chamadas *interações indutivas* no desenvolvimento, nas quais a sinalização entre as células induz alterações do destino celular e da formação de órgãos. Triagens genéticas exaustivas identificaram muitos componentes participantes da sinalização e da transdução de sinais envolvidas na especificação dos diferentes tipos celulares que formam a vulva.

Para algumas das divisões celulares embrionárias e larvais, particularmente aquelas que contribuirão para o sistema nervoso do verme, uma célula progenitora dá origem a duas células da prole, uma das quais então sofre morte celular programada. A análise dos mutantes nos quais a morte celular programada é aberrante, liderada por Robert Horvitz, revelou muitos componentes das vias da morte celular programada comuns à maioria dos animais. Sydney Brenner, John Sulston e Robert Horvitz dividiram o prêmio Nobel de 2002 em Fisiologia ou Medicina por seu trabalho pioneiro baseado em *C. elegans*.

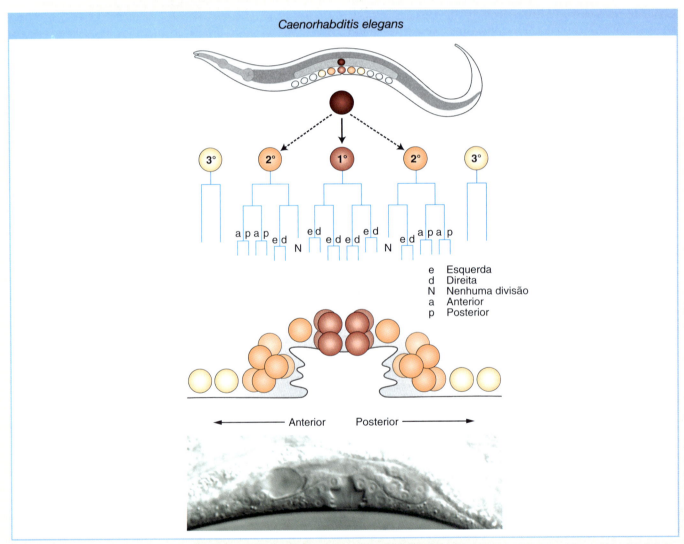

Produção das linhagens de células vulvares. Partes da anatomia vulvar são ocupadas pelas chamadas células primárias (1º), secundárias (2º) e terciárias (3º). As linhagens ou genealogias das células primárias, secundárias e terciárias são distinguidas por seus padrões de divisão celular e darão origem a diferentes partes da vulva no verme adulto, como se vê na imagem inferior. [Reproduzida com permissão de Jennifer L. Green, Takao Inoue e Paul W. Sternberg, *Development* and The Company of Biologists, The *C. elegans* RPR receptor tyrosine quinase, CAM-1, nonautomously inhibits the Wnt pathway, por Jennifer L. Green, Takao Inoue e Paul W. Sternberg. *Development* 134, 4053-4062 (2007) and The Company of Biologists, permissão transmitida por meio do Copyright Clearance Center, Inc.]

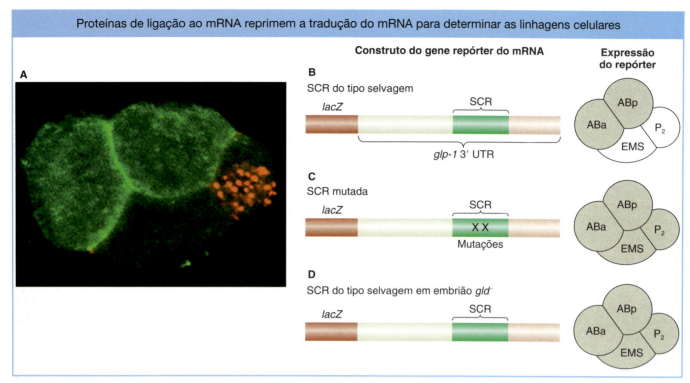

**Figura 13.22** Regulação traducional e as decisões de linhagem celular no embrião inicial de *C. elegans*. **A.** No estágio de quatro células do embrião de *C. elegans*, a proteína GLP-1 se expressa em duas células anteriores, ABa e ABp (verde brilhante), mas não na célula EMS ou P$_2$ (vermelho). A tradução do mRNA do *glp-1* é regulada pela proteína GLD-1 nas células posteriores. **B.** A fusão de 3′ UTR do *glp-1* com o gene repórter *lacZ* leva à expressão do repórter nas células ABa e ABp do estágio de quatro células do embrião de *C. elegans* (sombreado, à direita). **C.** Mutações nos sítios de ligação de GLD-1 na região do controle espacial (SCR) causam desrepressão da tradução nas linhagens EMS e P$_2$, assim como (**D**) a perda da função de *gld*. [A. Cortesia de Thomas C. Evans, University of Colorado, Anschutz Medical Campus.]

## Controle do ritmo do desenvolvimento pelo miRNA em *C. elegans* e outras espécies

O desenvolvimento é um processo ordenado temporalmente, bem como espacialmente. Quando um evento ocorre é tão importante quanto onde ele ocorre. Mutações nos **genes heterocrônicos** de *C. elegans* têm sido fontes de esclarecimentos a respeito do controle do ritmo do desenvolvimento. Mutações nesses genes alteram o ritmo dos eventos na especificação do destino das células, fazendo com que tais eventos sejam reiterados ou omitidos. Análises detalhadas dos produtos dos genes heterocrônicos levaram à descoberta de um mecanismo inteiramente inesperado para regular a expressão gênica – por meio de microRNAs (ver Capítulo 9).

Entre os primeiros membros dessa classe de moléculas regulatórias descobertas em *C. elegans* está o RNA produzido pelo gene *let-7*. O gene *let-7* regula a transição dos destinos celulares da fase larval tardia para o indivíduo adulto. Nos mutantes para *let-7*, por exemplo, os destinos das células larvais são reiterados no estágio adulto (**Figura 13.23A**). Inversamente, o aumento de dose do gene *let-7* causa especificação precoce dos destinos adultos nos estágios larvais.

O gene *let-7* não codifica uma proteína. Em vez disso, codifica um RNA maduro com 22 nucleotídeos regulado temporalmente que é processado a partir de um precursor com cerca de 70 nucleotídeos. O RNA maduro é complementar às sequências em regiões 3′ não traduzidas de vários genes com o desenvolvimento regulado, e a ligação do miRNA a essas sequências dificulta a tradução desses transcritos gênicos. Um desses genes-alvo, *lin-41*, também afeta a transição de larva para adulto. Os mutantes de *lin-41* causam especificação precoce dos destinos celulares adultos, sugerindo que o efeito da hiperexpressão de *let-7* se deva, pelo menos em parte, a um efeito sobre a expressão de *lin-41*. O mRNA de *let-7* se liga ao RNA de *lin-41 in vitro* em vários sítios complementares imperfeitos (Figura 13.23B).

O papel dos miRNAs no desenvolvimento de *C. elegans* se estende muito além de *let-7*. Várias centenas de miRNAs têm sido identificadas, e muitos genes-alvo demonstram ser regulados por miRNAs. Além disso, a descoberta dessa classe de RNAs regulatórios impulsionou a busca de tais genes em outros genomas e, em geral, têm sido detectadas centenas de genes de miRNAs candidatos em genomas de plantas e de animais, inclusive de humanos.

Causa surpresa que o gene do miRNA de *let-7* seja amplamente conservado e encontrado em genomas de *Drosophila*, ascídias, moluscos, anelídeos e vertebrados (inclusive humanos). O gene *lin-41* também é conservado, e evidências sugerem que a interação regulatória *let-7*–*lin-41* também controla a sequência de eventos no desenvolvimento de outras espécies, como o camundongo e o peixe-zebra (**Figura 13.24**).

As descobertas da regulação dos genes do desenvolvimento pelo miRNA e do escopo do repertório do miRNA são razoavelmente recentes. Geneticistas e outros biólogos estão bastante animados em relação aos papéis dessa classe de moléculas regulatórias no desenvolvimento normal, bem como em patologias e no tratamento de doenças, levando a uma área de novas pesquisas muito dinâmica e em ritmo acelerado.

**CONCEITO-CHAVE** Proteínas de ligação do RNA a sequências específicas e micro RNAs atuam por meio de sequências com atuação cis nas regiões 3′ não traduzidas dos mRNAs para regular o padrão espacial e temporal da tradução de proteínas.

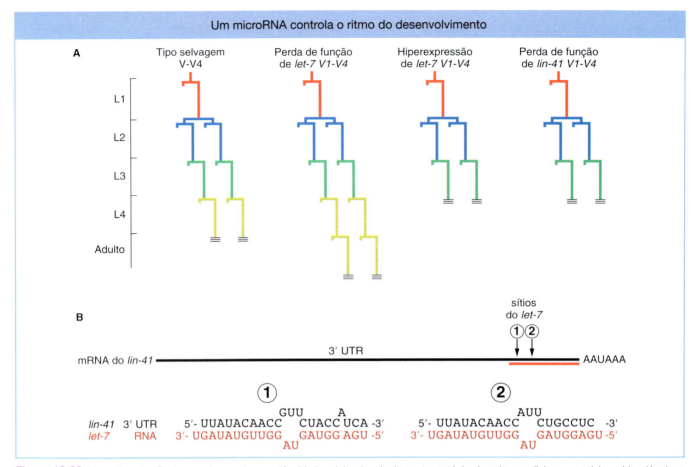

**Figura 13.23** Normalmente, *C. elegans* desenvolve-se até a idade adulta depois de quatro estágios larvais, e as linhagens celulares hipodérmicas concluem seu desenvolvimento em L4 (linhas tracejadas nas extremidades das linhagens V1-V4). **A.** Nos mutantes para *let-7*, a transição do estágio larval L4 para adulto é adiada e as linhagens celulares das células hipodérmicas laterais (V) são reiteradas. Inversamente, nos mutantes de *lin-41*, há desenvolvimento precoce dos destinos para células adultas no estágio larval L3. **B.** *let-7* codifica um miRNA que é complementar a sequências em dois sítios no 3′ UTR do mRNA do *lin-41*. [Dados de A. E. Rougvie, "Intrinsic and Extrinsic Regulators of Developmental Timing: From miRNAs to Nutritional Cues", Development 132, 2005, 3787-3798; e extraída de D. M. Eisenmann, "Wnt signaling" (25 de junho de 2006), WormBook, ed. The C. elegans Research Community, WormBook, doi/10.1895/wormbook. 1.7.1, 1.7.1, http://www.wormbook.org.]

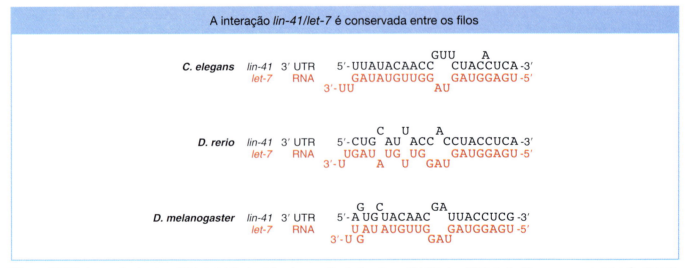

**Figura 13.24** As sequências do miRNA de *let-7* e também de seu sítio de ligação no 3′ UTR do mRNA de *lin-41* se conservam entre *C. elegans*, *D. rerio* (peixe-zebra) e *D. melanogaster*. [Dados extraídos de A. E. Pasquinelli et al., "Conservation of the Sequence and Temporal Expression of let-7 Heterochronic Regulatory RNA", Nature 408, 2000, 86-89.]

## 13.6 De moscas a dedos, penas e placas do assoalho: os muitos papéis dos genes *toolkit* individuais

**OA 13.1** Descrever, em linhas gerais, as abordagens experimentais para identificar e caracterizar membros *toolkit* para o desenvolvimento em diferentes filos animais.

**OA 13.5** Resumir as evidências de que os genes *toolkit* para o desenvolvimento se conservam entre os filos animais.

Vimos que as proteínas *toolkit* e os RNAs regulatórios têm múltiplos papéis no desenvolvimento. Por exemplo, lembre-se de que a proteína Ultrabithorax reprime a formação de patas no abdome da mosca e promove o desenvolvimento de asas traseiras em seu tórax. De modo semelhante, Sloppy-paired e Engailed participam da geração da organização segmentar básica do embrião e colaboram com as proteínas *Hox* na supressão da formação de patas. Esses papéis são apenas alguns dos muitos desempenhados por esses genes *toolkit* ao longo de todo o curso do desenvolvimento da mosca. A maioria dos genes *toolkit* funciona em mais de um momento e local, e a maioria pode influenciar a formação ou a padronização de muitas estruturas diferentes formadas em diferentes partes do corpo da larva ou do adulto. Aqueles que regulam a expressão gênica podem regular diretamente resultados para centenas de genes diferentes. A função de uma proteína individual *toolkit* (ou RNA) quase sempre depende do contexto, motivo pelo qual a analogia da caixa de ferramentas (*toolkit*) talvez se encaixe tão bem. Como com a caixa de ferramentas do carpinteiro, um conjunto comum de ferramentas pode ser usado para criar muitas estruturas.

Para ilustrar esse princípio mais vividamente, veremos o papel de uma proteína *toolkit* no desenvolvimento de muitas características dos vertebrados, inclusive características presentes nos humanos. Essa proteína *toolkit* é o homólogo vertebrado do gene *hedgehog* de *Drosophila*. O gene *hedgehog* foi identificado pela primeira vez por Nüsslein-Volhard e Wieschaus como gene de polaridade de segmentos. Ele foi caracterizado como codificador de uma proteína de sinalização secretada a partir de células de *Drosophila*.

Com o crescimento das evidências de que os genes *toolkit* são comuns a diferentes filos animais, a descoberta e a caracterização dos genes *toolkit* da mosca, como o *hedgehog*, tornaram-se um ponto de partida comum para a caracterização de genes em outros táxons, particularmente nos vertebrados. A identificação de genes homólogos com base em similaridade de sequências foi uma via rápida para a identificação de genes *toolkit* dos vertebrados. A aplicação dessa estratégia ao gene *hedgehog* ilustra o poder e as recompensas de usar a homologia para descobrir genes importantes. Vários homólogos distintos do *hedgehog* foram isolados a partir de vertebrados, inclusive do peixe-zebra, de camundongos, frangos e humanos. No espírito singular da nomenclatura dos genes de *Drosophila*, os três homólogos dos vertebrados receberam os nomes *Sonic hedgehog* (em homenagem ao personagem do videogame), *Indian hedgehog* e *Desert hedgehog*.

Um dos primeiros meios para caracterizar os papéis em potencial desses genes no desenvolvimento foi examinar onde eles se expressam. Verificou-se que o *Sonic hedgehog* (*Shh*) se expressa em várias partes dos frangos em desenvolvimento, tendo padrões similares de expressão em outros vertebrados. O mais intrigante foi sua expressão na parte posterior do broto de extremidade em desenvolvimento (**Figura 13.25A**). Essa parte do broto de extremidade era conhecida há décadas como *zona de atividade polarizante* (ZPA) porque é um organizador responsável por estabelecer a polaridade anteroposterior da extremidade e dos dedos (ver Figura 13.2). Para testar se *Shh* poderia desempenhar um papel na função da ZPA, Cliff Tabin e colaboradores da Harvard Medical School fizeram a proteína Shh ser expressa na região *anterior* dos brotos de extremidade em desenvolvimento do frango. Eles observaram o mesmo efeito que o transplante da ZPA – a indução de dedos extras com polaridade invertida. Seus resultados foram evidências formidáveis de que Shh era o morfógeno produzido pela ZPA há muito procurado.

Shh também é expressa em outros padrões intrigantes no frango e em outros vertebrados. Por exemplo, é expressa nos brotos de penas em desenvolvimento, onde desempenha um

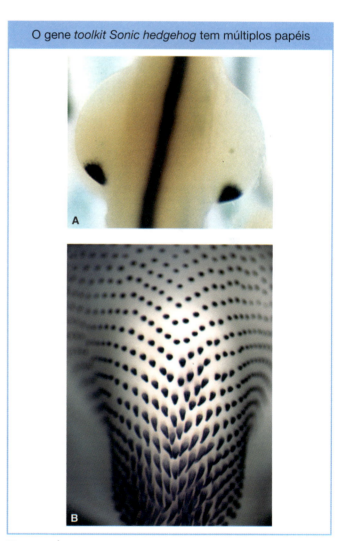

**Figura 13.25** O gene *Shh* expressa-se em muitas partes diferentes do embrião de frango em desenvolvimento (indicado pela coloração escura), incluindo a zona de atividade polarizante em cada um dos brotos de extremidade em desenvolvimento e no longo tubo neural (**A**) e os brotos das penas em desenvolvimento (**B**). O mRNA de *Shh* é visualizado por hibridização *in situ*. [A. Microfotografias são cortesia de Cliff Tabin. B. Microfotografias são cortesia do Dr. John Fallon, University of Wisconsin/Matthew Harris, Harvard Medical School, Departament of Genetics.]

papel em estabelecer o padrão e a polaridade da formação das penas (Figura 13.25B). Shh também se expressa no desenvolvimento do tubo neural de embriões vertebrados em uma região chamada *placa do assoalho* (Figura 13.25A). Experimentos subsequentes têm mostrado que a sinalização de Shh a partir dessas células da placa do assoalho é crucial para a subdivisão dos hemisférios cerebrais e a subdivisão do olho em desenvolvimento em lados esquerdo e direito. Quando a função do gene *Shh* é eliminada por mutação no camundongo usando técnicas descritas nos Capítulos 10 e 14, esses hemisférios e regiões oculares não se separam, e o embrião resultante é *ciclópico*, tendo um olho central e prosencéfalo único (também estão ausentes estruturas das extremidades).

*Shh* é apenas um exemplo impressionante dos papéis extraordinários e diversos desempenhados pelos genes *toolkit* em diferentes locais e momentos do desenvolvimento. Os desfechos da sinalização de Shh são diferentes em cada caso: a via de sinalização de Shh induzirá a expressão de um conjunto de genes na extremidade em desenvolvimento, um conjunto diferente no broto das penas e ainda mais um conjunto na placa do assoalho. Como diferentes tecidos e tipos celulares conseguem responder de modo distinto à mesma molécula de sinalização? Assim como aprendemos a partir da análise do controle genético da padronização do embrião de *Drosophila*, o resultado da sinalização de Shh depende da integração com os sinais fornecidos por outros genes *toolkit* atuando no mesmo momento e no mesmo local.

**CONCEITO-CHAVE** A maioria dos genes *toolkit* desempenham múltiplos papéis em diferentes tecidos e tipos de células. A especificidade de sua ação é determinada pelo contexto oferecido pelos outros genes *toolkit* que atuam em combinação com eles.

## 13.7 Desenvolvimento e doenças

**OA 13.5** Resumir as evidências de que os genes *toolkit* para o desenvolvimento se conservam entre os filos animais.

A descoberta de que os genes *toolkit* para o desenvolvimento da mosca se conservam amplamente nos vertebrados também teve um efeito profundo no estudo da base genética de doenças humanas, em particular os defeitos congênitos e o câncer. Um grande número de mutações de genes *toolkit* que afetam o desenvolvimento e a saúde dos seres humanos foi identificado. Focalizaremos aqui apenas alguns exemplos que ilustram como a compreensão da função e da regulação dos genes em modelos animais se traduziram em uma melhor compreensão da biologia humana.

### Polidactilia

Uma síndrome razoavelmente comum em humanos é o desenvolvimento de dedos extras parciais ou completos nas mãos e pés. Essa condição, chamada *polidactilia*, ocorre em cerca de 5 a 17 a cada 10.000 nascidos vivos. Nos casos mais graves, a condição está presente nas mãos e nos pés (**Figura 13.26**). Ela ocorre amplamente entre os vertebrados – em gatos, frangos, camundongos e outras espécies.

A descoberta do papel de Shh na padronização dos dedos levou os geneticistas a investigar se o gene *Shh* era alterado em humanos polidáctilos e em outras espécies. De fato, alguns casos de polidactilia em humanos (e também em gatos) resultam de mutações do gene *Shh*. É importante observar que as mutações não são na região de codificação do gene *Shh*; em vez disso, situam-se em um elemento regulatório com atuação cis, distante da região de codificação, que controla a expressão de *Shh* no broto de extremidade em desenvolvimento. Os dedos extras são induzidos pela expressão de *Shh* em uma parte da extremidade na qual o gene normalmente não se expressa. Mutações em elementos regulatórios com atuação cis têm duas propriedades importantes que são distintas das mutações em regiões de codificação. A primeira é que, como afetam a regulação em cis, os genótipos são com frequência dominantes. A segunda é que, como apenas um dos vários elementos regulatórios com atuação cis pode ser afetado, outras funções do gene podem permanecer completamente normais. A polidactilia pode ocorrer sem nenhum problema de desenvolvimento colateral que seria de se esperar dados os múltiplos papéis de *Shh* no desenvolvimento. Por motivos semelhantes, veremos, no Capítulo 20, que mutações em elementos regulatórios dos genes *toolkit* com atuação cis também têm papéis-chave durante a evolução das diferenças morfológicas entre as espécies. Mutações de codificação em *Shh*, contudo, contam uma história diferente, como veremos na próxima seção.

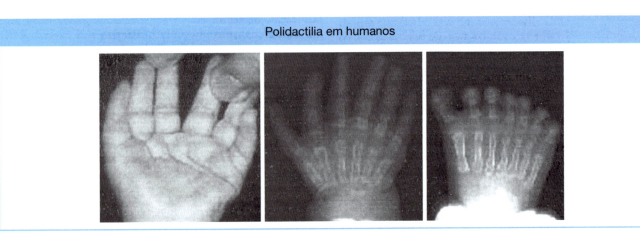

**Figura 13.26** Essa pessoa tem seis dedos em cada mão e sete dedos em cada pé devido a uma mutação regulatória no gene *Sonic hedgehog*. [*Cortesia do Dr. Robert Hill, MRC Human Genetics Unit. Edinburgo, Escócia; extraída de L. A. Lettice et al., "Disruption of a Long-Range Cis-Acting Regulator for Shh Causes Preaxial Polydactyly", Proc. Natl. Acad. Sci. USA 99, 7548. Copyright (2002) National Academy of Sciences, U.S.A.*]

## Holoprosencefalia

Também foram identificadas mutações na região de codificação de *Shh* humano. As alterações consequentes na proteína Shh estão associadas a uma síndrome denominada *holoprosencefalia*, na qual ocorrem anormalidades no tamanho do cérebro, na formação do nariz e em outras estruturas da linha média. Essas anormalidades parecem ser correlativas menos graves dos defeitos do desenvolvimento observados nos camundongos mutantes homozigóticos para *Shh*. Na verdade, as crianças afetadas vistas em clínicas são heterozigóticas. Uma cópia de um gene *Shh* normal parece ser insuficiente para o desenvolvimento normal da linha média (o gene é *haploinsuficiente*). Fetos humanos homozigóticos para mutações de *Shh* com perda de função muito provavelmente morrem na gestação com defeitos mais graves.

A holoprosencefalia não é causada exclusivamente por mutações de *Shh*. Shh é uma ligante em uma via de transdução de sinais. Como se poderia esperar, as mutações em genes codificadores de outros componentes da via afetam a eficiência da sinalização de Shh e também se associam à holoprosencefalia. Vários componentes da via Shh humana foram identificados primeiramente como homólogos de membros da via encontrada na mosca, demonstrando mais uma vez a conservação dos genes *toolkit* e o poder dos sistemas de modelos para a descoberta biomédica.

## Câncer como doença do desenvolvimento

Em animais com vida longa, como nós mesmos e outros mamíferos, o desenvolvimento não cessa no nascimento ou ao final na adolescência. Tecidos e vários tipos de células são constantemente repostos. A manutenção de muitas funções orgânicas depende do crescimento e da diferenciação controlados das células que substituem aquelas que se desprendem ou morrem. A preservação de tecidos e órgãos, em geral, é controlada por vias de sinalização. Mutações hereditárias ou espontâneas nos componentes de codificação dos genes dessas vias podem prejudicar a organização tecidual e contribuir para a perda de controle da proliferação celular. Como a proliferação celular sem controle é uma característica do câncer, a formação de cânceres pode ser uma consequência. O câncer, então, é uma doença do desenvolvimento, produto de processos normais de desenvolvimento que deram errado.

Alguns dos genes associados aos tipos de cânceres humanos são membros compartilhados entre os genes *toolkit* dos animais. Por exemplo, o gene *patched* codifica um receptor para as proteínas de sinalização Hedgehog. Além de causar distúrbios hereditários do desenvolvimento, como a polidactilia e a holoprosencefalia, mutações no gene humano *patched* estão associadas à formação de vários cânceres. Cerca de 30% a 40% dos pacientes com um distúrbio genético dominante chamado *síndrome do nevo basocelular* (SNBC) são portadores de mutações do *patched*. Essas pessoas têm forte predisposição a desenvolver um tipo de câncer de pele chamado carcinoma basocelular. Elas também têm grande aumento da incidência de meduloblastoma, um tipo muito mortal de tumor cerebral. Uma lista cada vez maior de cânceres hoje está associada a anomalias das vias de transdução de sinais – vias que foram elucidadas pela primeira vez por essas triagens genéticas sistemáticas iniciais para padronizar mutantes nas moscas-da-fruta (Tabela 13.2).

As descobertas das ligações entre mutações dos genes de transdução de sinais e o câncer humano têm facilitado enormemente o estudo da biologia do câncer e o desenvolvimento de novas terapias. Por exemplo, cerca de 30% dos camundongos heterozigóticos para uma mutação seletiva no gene *patched* desenvolvem meduloblastoma. Esses camundongos, portanto, servem como excelente modelo para a biologia da doença e como plataforma de testes para terapia.

Uma via promissora para o desenvolvimento de novas terapias para o câncer é identificar fármacos que possam mirar e matar especificamente células cancerosas sem afetar as células normais. Essas chamadas terapias-alvo já são empregadas hoje no tratamento de alguns cânceres. Por exemplo, o Herceptin é um fármaco usado para tratar cânceres de mama com expressão excessiva do *receptor 2 do fator de crescimento epidérmico* (*HER2* ou *ERBB2*), um homólogo do gene *torpedo* de *Drosophila* (Tabela 13.2). Muitas pesquisas atuais se concentram na

**Tabela 13.2** Alguns genes *toolkit* que têm papéis no câncer.

| | Gene da mosca | Gene mamífero | Tipo de câncer |
|---|---|---|---|
| **Componentes das vias de sinalização** | | | |
| Wingless | armadillo | β-catenina (CTNNB) | Cólon e pele |
| | TCF/pangolin | TCF/LEF | Cólon |
| Hedgehog | cubitus interruptus | GLI1 | Carcinoma basocelular |
| | patched | PTCH | Carcinoma basocelular, meduloblastoma |
| | smoothened | SMO | Carcinoma basocelular |
| Notch | Notch | NOTCH1 | Leucemia de células T, linfoma, mama |
| Receptor EGF | torpedo | ERBB2 | Mama e cólon |
| Decapentaplégico/TGF-β | Medea | SMAD4 | Pâncreas e cólon |
| Toll | dorsal | NF-κB | Linfoma |
| Homeobox | extradenticle | PBX1 | Leucemia aguda de células pré-B |

identificação de mais fármacos que visam especificamente às vias de transdução de sinais afetadas nos diferentes tipos de tumores e que muitas vezes foram identificadas pela primeira vez em triagens genéticas em moscas e vermes.

É razoável dizer que até os pesquisadores mais otimistas e perspicazes não esperavam que a descoberta dos genes *toolkit* para formação de uma mosca teria efeitos de tão longo alcance na compreensão do desenvolvimento e de doenças em humanos. Mas esses imensos dividendos não esperados são comuns na história recente da pesquisa genética básica. O advento de medicamentos geneticamente modificados, anticorpos monoclonais para diagnóstico e terapia e testes de DNA de uso em medicina legal tiveram todos origens semelhantes em investigações aparentemente não relacionadas.

**CONCEITO-CHAVE** A investigação do controle genético do desenvolvimento em organismos-modelo, como *Drosophila* e *C. elegans*, levou a consequências inesperadas e de longo alcance para a compreensão e o tratamento de doenças humanas.

## RESUMO

No Capítulo 11, mencionamos o gracejo de Jacques Monod e François Jacob de que "qualquer coisa que tenha demonstrado ser verdadeira para *E. coli* também precisa ser verdadeira para elefantes".[2] Será que agora que vimos os processos regulatórios que geram vermes, moscas, frangos, humanos e elefantes diríamos que eles estavam certos? Se Monod e Jacob estavam se referindo ao princípio de que a transcrição gênica é controlada por proteínas regulatórias específicas de sequências, vimos que a repressora bacteriana Lac e as proteínas *Hox* da mosca, de fato, atuam de modo semelhante. Além disso, suas proteínas de ligação ao DNA têm o mesmo tipo de motivo. As percepções fundamentais que Jacob e Monod tiveram em referência ao papel central do controle da transcrição gênica na fisiologia bacteriana e que, esperavam eles, seriam aplicáveis à diferenciação celular e ao desenvolvimento em organismos multicelulares complexos, foram confirmadas em muitos aspectos no controle genético do desenvolvimento animal.

Muitas características de eucariotos unicelulares e multicelulares, contudo, não são encontradas nas bactérias e seus vírus. Geneticistas e biólogos moleculares descobriram as funções de íntrons, do *splicing* do RNA, de elementos regulatórios com atuação cis distantes e múltiplos, da cromatina, do *splicing* alternativo e, mais recentemente, de miRNAs. Ainda assim, é fundamental ao controle genético do desenvolvimento o controle da expressão gênica diferencial.

Este capítulo apresenta um panorama da lógica e dos mecanismos para o controle da expressão gênica e do desenvolvimento em moscas-da-fruta e algumas outras espécies-modelo. Nós nos concentramos no *toolkit* de genes animais para os processos de desenvolvimento e os mecanismos que controlam a organização das principais características do plano corporal – o estabelecimento dos eixos corporais, a segmentação e a identidade de segmentos. Embora tenhamos explorado apenas um número modesto de mecanismos regulatórios em profundidade e apenas algumas espécies, as semelhanças de lógica e de mecanismos regulatórios nos permitem identificar alguns temas gerais referentes ao controle genético do desenvolvimento.

1. *Apesar das vastas diferenças de aspecto e de anatomia, os animais têm um conjunto de genes* toolkit *conservado que controla o desenvolvimento.* Esses genes *toolkit* são uma pequena fração de todos os genes do genoma, e a maioria deles controla os fatores de transcrição e os componentes das vias de transdução de sinal. Os genes *toolkit* individuais normalmente têm múltiplas funções e afetam o desenvolvimento de diferentes estruturas em diferentes estágios.

2. *O desenvolvimento do embrião em crescimento e de suas partes corporais ocorre em progressão espacial e temporalmente ordenada.* Os domínios no embrião são estabelecidos pela expressão dos genes *toolkit* que demarcam subdivisões cada vez mais refinadas ao longo de ambos os eixos embrionários.

3. *Padrões espacialmente restritos da expressão gênica são produtos de regulação combinatória.* Cada padrão de expressão gênica tem uma base causal precedente. Novos padrões são gerados por dados combinados recebidos de padrões precedentes. Nos exemplos apresentados neste capítulo, o posicionamento das listras de *pair-rule* e a restrição da expressão de genes regulatórios dos apêndices para segmentos individuais exige a integração de numerosos dados regulatórios positivos e negativos recebidos por elementos regulatórios com atuação cis.

    A regulação pós-transcricional ao nível do RNA acrescenta mais uma camada de especificidade ao controle da expressão gênica. O processamento alternativo do RNA e o controle traducional por proteínas e miRNAs também contribuem para o controle espacial e temporal da expressão dos genes *toolkit*.

    O controle combinatório é crucial para a *especificidade* e a *diversidade* da expressão gênica e para a função dos genes *toolkit*. Com referência à especificidade, os mecanismos combinatórios oferecem os meios para localizar a expressão gênica em populações celulares distintas pelo uso de informações recebidas que não sejam específicas do tipo de célula ou do tipo de tecido. As ações das proteínas *toolkit*, desse modo, podem ser bem específicas em diferentes contextos. Com referência à diversidade, mecanismos combinatórios oferecem os meios para gerar uma variedade quase ilimitada de padrões de expressão gênica.

4. *A modularidade dos elementos regulatórios com atuação cis permite o controle espacial e temporal independente da expressão e da função dos genes* toolkit. Assim como os operadores e os elementos UAS das bactérias e dos eucariotos simples atuam como interruptores no controle fisiológico da expressão gênica, os elementos regulatórios de

---
[2]F. Jacob e J. Monod, *Cold Spring Harbor Quant. Symp.* Biol., 26, 1963, 393.

**Capítulo 13** Controle Genético do Desenvolvimento **445**

atuação cis dos genes *toolkit* atuam como interruptores no controle do desenvolvimento da expressão gênica. A característica distintiva dos genes *toolkit* é a presença típica de numerosos elementos regulatórios independentes com atuação cis que controlam a expressão gênica em diferentes domínios espaciais e em diferentes estágios de desenvolvimento. A regulação espacial e temporal independente da expressão gênica possibilita que genes individuais *toolkit* tenham funções diferentes, mas específicas, em diferentes contextos. Sob essa luz, não é adequado nem correto descrever uma determinada função de genes *toolkit* unicamente com relação à proteína (ou miRNA) que eles codificam, porque a função do produto gênico quase sempre depende do contexto em que ele é expresso.

## TERMOS-CHAVE

acentuador (p. 432)
complexo de genes (p. 420)
estrutura sequencialmente
    reiterada (p. 420)
gene de efeito materno (p. 426)
gene de manutenção (p. 419)
gene de polaridade
    de segmentos (p. 428)
gene *Gap* (p. 427)

gene heterocrônico (p. 439)
gene *Hox* (p. 420)
gene *pair-rule* (p. 427)
genes *toolkit* (ou conjunto de
    ferramentas genéticas) (p. 419)
homeobox (p. 423)
homeodomínio (p. 423)
informação posicional (p. 430)
morfógeno (p. 417)

mutação com ganho
    de função (p. 420)
mutação com perda
    de função (p. 420)
organizador (p. 417)
transformação
    homeótica (p. 420)
triagem genética (p. 420)
zigoto (p. 426)

## PROBLEMAS RESOLVIDOS

### PROBLEMA RESOLVIDO 1

O gene *Bicoid* (*bcd*) é um gene de efeito materno necessário para o desenvolvimento da região anterior de *Drosophila*. Uma mãe heterozigótica para deleção de *bcd* tem apenas uma cópia do gene *bcd*. Com o uso de elementos P para inserir cópias do gene *bcd*⁺ clonado no genoma por transformação, é possível produzir mães com cópias extras do gene. O embrião inicial de *Drosophila* desenvolve uma indentação chamada sulco cefálico, que é mais ou menos perpendicular ao eixo corporal longitudinal anteroposterior (A-P). Na prole de mães com apenas uma cópia de *bcd*⁺, esse sulco fica muito próximo da ponta anterior, situando-se em uma posição a um sexto da distância da ponta anterior para a posterior. Na prole de diploides do tipo selvagem padrão (tendo duas cópias de *bcd*⁺), o sulco cefálico se origina mais posteriormente, em uma posição a um quinto de distância da ponta anterior para a posterior do embrião. Na prole de mães com três cópias de *bcd*⁺, ele é ainda mais posterior. À medida que se acrescentam mais doses, o sulco cefálico se move cada vez mais posteriormente até que, na prole de mães com seis cópias de *bcd*⁺, ele fica a meio caminho ao longo do eixo A-P do embrião. Explique o efeito da dosagem de genes *bcd*⁺ sobre a formação do sulco cefálico à luz da contribuição que *bcd*⁺ traz para a formação do padrão A-P.

### RESOLUÇÃO

A determinação de partes anteroposteriores do embrião é controlada por um gradiente de concentração da proteína Bicoid, que, portanto, é um morfógeno. O sulco se desenvolve em concentração crucial de *bcd*. À medida que a dose de genes *bcd*⁺ (e, portanto, a concentração da proteína Bicoid) diminui, o sulco se desloca anteriormente; à medida que dose de genes aumenta, o sulco se desloca posteriormente.

## PROBLEMAS

### QUESTÕES SOBRE AS FIGURAS

1. Na Figura 13.2, o transplante de certas regiões de tecido embrionário induz o desenvolvimento de estruturas em novos locais. Como são chamadas essas regiões especiais e quais são as substâncias que se propõe que elas produzem?

2. Na Figura 13.5, dois métodos diferentes são ilustrados para visualização da expressão gênica em animais em desenvolvimento. Qual método permitiria detectar onde, em uma célula, uma proteína é localizada?

3. A Figura 13.7 ilustra a expressão da proteína *Hox* Ultrabithorax (Ubs) no desenvolvimento de apêndices de voo. Qual é a relação entre onde a proteína é expressa e o fenótipo decorrente da perda de sua expressão (mostrada na Figura 13.1)?

4. Por que poderia haver mais diferenças entre as sequências de todas as proteínas *Hox* em *Drosophila* (mostrada na Figura 13.8) do que há entre as sequências das proteínas *Hox* do grupo 4 em *Drosophila* e diferentes espécies de vertebrados (mostradas na Figura 13.9)?

5. Na Figura 13.11, qual é a evidência de que genes *Hox* de vertebrados controlam a identidade de estruturas sequencialmente repetidas?

6. Como se vê na Figura 13.14, qual é a distinção fundamental entre um gene *pair-rule* e um gene de polaridade de segmentos?
7. Na Tabela 13.1, qual é a função mais comum das proteínas que contribuem para a formação de padrões? Por que isso ocorre?
8. Com base em informações fornecidas na Figura 13.17 e na Figura 13.19, você prevê que haja muitos ou poucos sítios de ligação a Bicoid nos elementos regulatórios que controlam a expressão do gene *Giant*?
9. Na Figura 13.19, qual proteína *Gap* regula o limite posterior da listra 2 de *eve*? Descreva como isso ocorre em termos moleculares.
10. Na Figura 13.20, o gene *Ultrabithorax* (*Ubx*) se expressa em segmentos abdominais de um a sete e o gene *Distal-less* (*Dll*) se expressa nos segmentos da cabeça e torácico. O que você prevê que aconteceria à expressão de *Dll* se *Ubx* se expressasse nos segmentos torácicos de um a três?
11. A Figura 13.21 mostra um elemento regulatório do gene *Distal-less* (*Dll*) com atuação cis.
    a. Quantos fatores de transcrição diferentes controlam onde o gene *Dll* será expresso?
    b. Existem combinações de mutações que levariam à expressão do gene *Dll* no segmento abdominal 8?
12. Examine a cascata de determinação do sexo de *Drosophila* mostrada na Figura 13.22.
    a. Qual isoforma do transcrito *doublesex* seria encontrada nos machos que expressa a proteína Sex-lethal?
    b. Qual isoforma do transcrito *doublesex* seria encontrada nos machos que têm uma mutação com perda de função no gene *Sex-lethal*?
    c. Qual isoforma do transcrito *doublesex* seria encontrada nas fêmeas que têm uma mutação com perda de função no gene *Sex-lethal*?
13. O que você prevê que aconteceria à expressão do gene repórter *lacZ* na Figura 13.23 se a proteína GLD-1 fosse expressa em todas as quatro células do embrião inicial de *C. elegans*?
14. Na Figura 13.24, vemos que a expressão excessiva do gene *let-7* tem o mesmo fenótipo que uma mutação com perda de função no gene *lin-41*. Explique esse resultado com base na função molecular do gene *let-7*.
15. Como se vê na Figura 13.26, o gene *Sonic hedgehog* se expressa em muitos locais em um frango em desenvolvimento. A proteína Sonic hedgehog é expressa de maneira idêntica em cada tecido? Caso se expresse, como os tecidos se desenvolvem e formam estruturas diferentes? Caso não se expresse, como são produzidas as diferentes proteínas Sonic hedgehog?
16. Mutações em um elemento regulatório com atuação cis do gene *Sonic hedgehog* levam à polidactilia nos humanos, como se vê na Figura 13.28. Onde você acredita que o gene *Sonic hedgehog* é expresso em humanos durante o desenvolvimento das extremidades?

**PROBLEMAS BÁSICOS**

17. *Engrailed, even-skipped, hunckback* e *Antennapedia*. Para um geneticista de *Drosophila*, o que eles são? Como diferem?
18. Descreva o padrão de expressão do gene *eve* de *Drosophila* no embrião inicial e os efeitos fenotípicos das mutações no gene *eve*.
19. Compare a função dos genes homeóticos com a dos genes *pair-rule*.
20. Quando um embrião é mutante homozigótico para o gene *Gap Kr*, a quarta e a quinta listras do gene *pair-rule ftz* (contando a partir da extremidade anterior) não se formam normalmente. Quando o gene *Gap kni* é mutante, a quinta e a sexta listras de *ftz* não se formam normalmente. Explique esses resultados com referência a como o número de segmentos é estabelecido no embrião.
21. Alguns dos genes *Hox* de mamíferos se mostram mais semelhantes a um dos genes *Hox* de insetos do que aos outros. Crie uma abordagem experimental que lhe possibilitaria demonstrar esse achado em um teste funcional em moscas vivas.
22. As três proteínas de homeodomínio Abd-B, Abd-A e Ubx são codificadas por genes no complexo *Bithorax* de *Drosophila*. Em embriões do tipo selvagem, o gene *Abd-B* se expressa nos segmentos abdominais posteriores, *Abd-A* nos segmentos abdominais médios e *Ubx* nos segmentos abdominal anterior e torácico posterior. Quando o gene *Abd-B* é eliminado, *Abd-A* se expressa nos segmentos abdominais médio e posterior. Quando *Ubx* é eliminado, os padrões de expressão de *Abd-A* e de *Abd-B* permanecem inalterados com relação ao tipo selvagem. Quando tanto *Abd-A* como *Abd-B* são eliminados, *Ubx* se expressa em todos os segmentos, do tórax posterior à extremidade posterior do embrião. Explique essas observações, considerando o fato de que os genes *Gap* controlam os padrões iniciais de expressão dos genes homeóticos.
23. Quais testes genéticos lhe permitem dizer se um gene é zigoticamente necessário ou se apresenta efeito materno?
24. Ao considerar a formação dos eixos A-P e D-V em *Drosophila*, notamos que, para mutações como *bcd*, as mães mutantes homozigóticas produzem uniformemente prole mutante com defeitos de segmentação. Esse resultado é sempre verdadeiro, independentemente de a própria prole ser *bcd⁺/bcd* ou *bcd/bcd*. Algumas outras mutações letais de efeito materno são diferentes, pois o genótipo mutante pode ser "resgatado" pela introdução de um alelo do tipo selvagem do gene proveniente do pai. Em outras palavras, para tais mutações letais de efeito materno resgatáveis, animais *mut⁺/mut* são normais, enquanto animais *mut/mut* apresentam o defeito mutante. Explique a diferença entre as mutações letais de efeito materno resgatáveis e as não resgatáveis.
25. Suponha que você isole uma mutação que afeta a padronização A-P do embrião de *Drosophila* na qual todos os segmentos da larva mutante em desenvolvimento estejam ausentes.
    a. Você consideraria essa mutação como tendo ocorrido em um gene *Gap*, um gene *pair-rule*, um gene de polaridade de segmentos ou em um gene de identidade de segmentos?
    b. Você clonou uma parte de DNA que contém quatro genes. Como poderia usar o padrão de expressão

espacial de seu mRNA em um embrião do tipo selvagem para identificar qual representa um gene candidato para a mutação descrita?

c. Suponha que você tenha identificado o gene candidato. Se examinar agora o padrão de expressão espacial de seu mRNA em um embrião mutante homozigótico para o gene *Gap Krüppel*, esperaria ver um padrão de expressão normal? Explique.

26. Em um embrião de uma fêmea mutante homozigótica para *Bicoid*, qual (quais) classe(s) de expressão gênica é (são) anormal(ais)?
    a. Genes *Gap*
    b. Genes *pair-rule*
    c. Genes de polaridade de segmentos
    d. Genes *Hox*
    e. Todas as opções estão corretas.

27. A proteína Hunchback normalmente se expressa na metade anterior do embrião de *Drosophila*. Você encontra uma mutação na região não traduzida 3' do gene *hunchback* que resulta na expressão da proteína Hunchback em todo o embrião. Forneça uma explicação molecular para esse resultado.

28. Durante o desenvolvimento do camundongo, um homólogo do gene *wingless* de *Drosophila* chamado *Wnt7a* se expressa no desenvolvimento das extremidades e no trato reprodutivo da fêmea. A ocorrência de quais fenótipos seria prevista em camundongos com uma mutação na região de codificação de *Wnt7a*?

29. Mutações no gene *Wnt7a* estão associadas a uma síndrome humana na qual há anormalidades nas extremidades e na genitália. Você prevê que essas mutações estejam na sequência de codificação ou em um elemento regulatório de atuação cis do gene *Wnt7a*?

### PROBLEMAS DESAFIADORES

30. Qual das proteínas envolvidas no desenvolvimento de *Drosophila* podem ser classificadas como um morfógeno?

31. Você está interessado nos genes que controlam o desenvolvimento dos olhos de *Drosophila*.
    a. Descreva as etapas que percorreria para identificar e caracterizar esses genes.
    b. Descreva as etapas que percorreria para determinar se os genes que você encontrar em *Drosophila* são encontrados em outras espécies.
    c. Resuma as vantagens de suas abordagens experimentais.

32. O gene *eyeless* é necessário para a formação do olho em *Drosophila*. Ele codifica um homeodomínio.

a. O que você preveria sobre a função bioquímica da proteína Eyeless?

b. Onde você preveria que o gene *eyeless* seria expresso no desenvolvimento? Como você testaria sua previsão?

c. Os genes *Small eye* e *Aniridia* de camundongos e humanos, respectivamente, codificam proteínas com similaridade de sequências muito contundente com a proteína Eyeless da mosca e receberam esses nomes por seus efeitos no desenvolvimento do olho. Invente um teste para examinar se os genes humano e do camundongo são funcionalmente equivalentes ao gene *eyeless*.

33. O gene X é expresso no cérebro, no coração e nos pulmões de camundongos em desenvolvimento. Mutações que afetam seletivamente a função do gene X nesses três tecidos são mapeadas em três regiões diferentes (A, B e C, respectivamente) 5' da região codificadora de X.
    a. Explique a natureza dessas mutações.
    b. Trace um mapa do *locus* de X compatível com as informações precedentes.
    c. Como você testaria a função das regiões A, B e C?

34. Por que mutações regulatórias no gene *Sonic hedgehog* do camundongo são dominantes e viáveis? Por que as mutações codificadoras causam defeitos mais generalizados?

35. Ocorre uma mutação no gene *doublesex* de *Drosophila*, impedindo que Tra se liguee ao transcrito RNA do *dsx*. Quais seriam as consequências dessa mutação para a expressão da proteína Dsx em machos? E nas fêmeas?

36. Você isola uma mutação de *glp-1* de *C. elegans* e descobre que a região do DNA que codifica a região do controle espacial (SCR) foi eliminada. Qual será o padrão de expressão da proteína GLP-1 em um embrião de quatro células em heterozigotos mutantes? Em homozigotos mutantes?

37. Avalie a validade do comentário de Monod e Jacob de que "qualquer coisa que tenha demonstrado ser verdadeira para *E. coli* também precisa ser verdadeira para elefantes".
    a. Compare as estruturas e os mecanismos de ação das proteínas *Hox* animais e a repressora Lac. De que modos são semelhantes? De que modos são diferentes?
    b. Compare a estrutura e a função do operador *lac* com o acentuador even-skipped da listra 2 (listra 2 de *eve*). Como o controle desses "interruptores genéticos" é semelhante ou diferente?

### GENÉTICA E SOCIEDADE

Justifique o estudo genético do desenvolvimento em organismos-modelo, como *Drosophila* e *C. elegans*, para compreender o desenvolvimento e as doença em seres humanos.

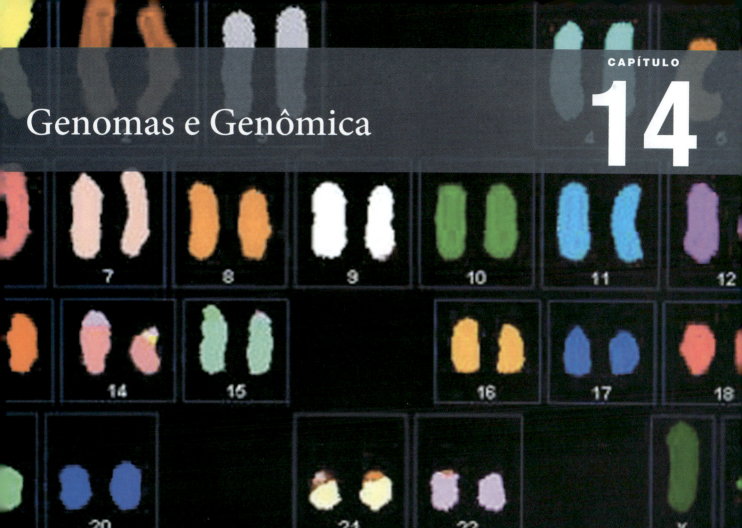

# Genomas e Genômica

## CAPÍTULO 14

Genoma nuclear humano visto como um conjunto de DNA marcado. O DNA de cada cromossomo foi marcado com um corante que emite fluorescência em um comprimento de onda específico (produzindo uma cor específica). [*Nallasivam Palanisamy, MSc., MPhil., PhD., Associate Professor of Pathology, Michigan Center for Translational Pathology, University of Michigan.*]

### Visão geral do capítulo e objetivos de aprendizagem

**14.1** A revolução genômica, 451

**14.2** Obtenção da sequência de um genoma, 452

> **OA 14.1** Descrever as combinações de estratégias tipicamente necessárias para obter e montar as sequências completas do DNA dos organismos.

**14.3** Bioinformática: significado da sequência genômica, 459

> **OA 14.2** Explicar o papel de vários elementos funcionais nos genomas e diferenciar entre métodos computacionais e experimentais para identificar esses elementos.

**14.4** Estrutura do genoma humano, 464

**14.5** Genômica comparativa dos humanos com outras espécies, 465

> **OA 14.3** Inferir a direção evolutiva das alterações genômicas entre espécies com base em suas relações filogenéticas.

**14.6** Genômica comparativa e medicina humana, 469

> **OA 14.4** Comparar métodos genômicos usados para identificar mutações que até o presente se associem a doença humana.

**14.7** Genômica funcional e genética reversa, 473

> **OA 14.5** Descrever abordagens de genética reversa para analisar a função de genes e elementos genéticos identificados por sequenciamento do genoma e genômica comparativa.

449

## Parte 2 Princípios Fundamentais em Genética Molecular e do Desenvolvimento

> **Objetivo do capítulo**
>
> Neste capítulo, veremos que a capacidade de sequenciar genomas inteiros revolucionou o campo da genética. Nosso objetivo maior é aprender como uma combinação de métodos experimentais e computacionais é usada tanto para sequenciar genomas quanto para identificar elementos funcionais nesses genomas.

No verão de 2009, o Dr. Alan Mayer, pediatra no Children's Hospital de Wisconsin em Milwaukee, escreveu a um colega sobre o comovente e desconcertante caso de um paciente seu com 4 anos de idade (Figura 14.1). Por 2 anos, o pequeno Nicholas Volker foi mais de 100 vezes para a sala de cirurgia enquanto os médicos tentavam manejar uma doença misteriosa que destruía seus intestinos, deixando-o vulnerável a infecções perigosas, muito abaixo do peso e muitas vezes sem condições de se alimentar.

Mayer e nenhum dos outros médicos jamais haviam visto uma doença como a de Nicholas; não conseguiam diagnosticá-la ou interromper seu avanço por meio de algum tratamento clínico, cirúrgico ou nutricional. Era difícil tratar uma condição que ninguém conseguia identificar. Assim, o Dr. Mayer perguntou a seu colega, Dr. Howard Jacob, da Faculdade de Medicina de Wisconsin, se havia algum modo "pelo qual conseguiríamos sequenciar seu genoma. Há uma boa chance de Nicholas ter um defeito genético, e é provável que se trate de uma nova doença. Além disso, um diagnóstico em breve poderia salvar sua vida e verdadeiramente colocar em evidência a medicina genômica personalizada".[1]

O Dr. Jacob sabia que seria um tiro no escuro. Encontrar uma única mutação responsável por uma doença exigiria peneirar milhares de variações no DNA de Nicholas. Uma decisão fundamental foi estreitar a busca apenas às sequências de éxons no DNA do Nicholas. A fundamentação era que, caso a mutação causal fosse uma alteração de codificação de proteína, então poderia ser identificada por sequenciamento de todos os éxons, do *exoma* do Nicholas, que compreende um pouco mais de 1% do genoma humano inteiro. Ainda assim, seria uma pesquisa cara – o sequenciamento custaria aproximadamente US$75.000 com a tecnologia disponível na época. Todavia, os recursos financeiros foram levantados por meio de doações, e Jacob e uma equipe de colaboradores realizaram a tarefa.

Como Jacob esperava, encontraram-se mais de 16.000 possíveis variações candidatas no DNA de Nicholas. Estreitou-se então essa longa lista concentrando-se naquelas mutações que não tinham sido previamente identificadas em humanos e que causavam substituições de aminoácidos não encontradas em outras espécies. Finalmente, foi identificada uma substituição de base única em um gene chamado inibidor da apoptose ligado a X (*XIAP*), que mudara um aminoácido na posição 203 da proteína – um aminoácido que era invariante entre os mamíferos, peixes e até nos correlatos do gene XIAP das moscas-das-frutas.

Felizmente, a identificação da mutação do *XIAP* no Nicholas sugeriu uma abordagem terapêutica. Previamente, sabia-se que o gene *XIAP* tem um papel na resposta inflamatória, bem como que mutações nesse gene associavam-se a um transtorno imune muito raro, mas potencialmente fatal (embora não aos sintomas intestinais de Nicholas). Com base nesses conhecimentos, os médicos de Nicholas estimularam seu sistema

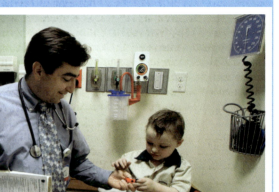

**Figura 14.1** O sequenciamento do DNA de todos os éxons do genoma de Nicholas Volker revelou que apenas uma mutação era responsável por sua debilitante doença, até então não identificada. [Gary Porter/Tribune News Service/WAUWATOSA/WI/USA/Newscom.]

imune com uma infusão de sangue do cordão umbilical de um doador compatível. Nos meses seguintes, a saúde de Nicholas melhorou ao ponto de ele ser capaz de comer bife e outros alimentos. Nos anos seguintes, Nicholas não precisou de mais cirurgias intestinais.

O diagnóstico e o tratamento de Nicholas Volker ilustram os dramáticos avanços na tecnologia e o impacto da **genômica** — o estudo dos genomas em sua totalidade. A aguardada promessa de que a genômica mudaria a forma da medicina clínica agora é muito mais uma realidade. O progresso tecnológico e biológico do que se iniciou a conta-gotas na década de 1990 tem sido surpreendente. Em 1995, o genoma de 1,8 Mb (1,8 megabase) da bactéria *Haemophilus influenzae* foi o primeiro genoma de um organismo de vida livre a ser sequenciado. Em 1996, veio o genoma de 12 Mb do *Saccaromyces cerevisiae*; em 1998, o genoma de 100 Mb do *caenorhabditis elegans*; em 2000, o genoma de 180 Mb da *Drosophila melanogaster*; em 2001, o primeiro esboço do genoma humano de 3.000 Mb; e, em 2005, o primeiro esboço do genoma do nosso parente vivo mais próximo, o chimpanzé. Essas espécies são apenas uma pequena amostra. Ao final de 2017, mais de 130.000 genomas bacterianos e quase 5.500 genomas eucarióticos (incluindo protistas, fungos, plantas e animais) tinham sido sequenciados. No começo de 2018, o Earth BioGenome Project anunciou sua intenção mais ousada de sequenciar todas as aproximadamente 1,5 milhão de espécies conhecidas de eucariotos nos próximos 10 anos.

---

[1]M. Johnson e K. Gallagher, *A Baffling Disease*, *Milwaukee Journal Sentinel*. Dec. 10, 2010. Acessed Mar. 5, 2014.

Não é hipérbole dizer que a genômica tem revolucionado o modo como a análise genética é realizada e tem aberto caminhos de investigação que não eram concebíveis há apenas alguns anos. A maioria das análises genéticas que temos até hoje considerava empregar uma **genética direta** como abordagem para analisar processos genéticos e biológicos. Isso quer dizer que a análise começa pela primeira triagem de mutantes que afetem algum fenótipo observável, e a caracterização desses mutantes finalmente leva à identificação do gene e da função do DNA, do RNA e da sequência de proteínas. Por outro lado, ter as sequências inteiras de DNA do genoma de um organismo permite que os geneticistas trabalhem em ambas as direções – diretamente do fenótipo ao gene e de modo reverso, do gene ao fenótipo (**Figura 14.2**). Sem exceção, sequências de genoma revelam muitos genes que não foram detectados por análise mutacional clássica. Usando a chamada **genética reversa**, os geneticistas agora podem estudar sistematicamente os papéis de genes antes não identificados. Além disso, a falta de estudo genético clássico prévio já não é impedimento para a investigação genética de organismos. As fronteiras da análise experimental estão crescendo muito além do número muito modesto de organismos-modelo há muito explorados (ver Guia Resumido de Organismos-Modelo, no fim deste livro).

Atualmente, análises de genomas completos contribuem para cada canto da pesquisa biológica. Na genética humana, a genômica vem oferecendo novos modos de localizar genes que contribuem para muitas doenças genéticas, como a de Nicholas, que previamente havia escapado dos investigadores. Aproxima-se o dia em que a sequência do genoma de uma pessoa seja parte do seu prontuário médico padrão. A disponibilidade há longa data de sequências de genoma de organismos-modelo e seus parentes tem acelerado dramaticamente a identificação de genes, a análise da função dos genes e a caracterização de elementos não codificadores do genoma. Novas tecnologias para a análise global e no genoma inteiro do papel fisiológico de todos os produtos gênicos estão impulsionando o desenvolvimento do novo campo chamado *biologia dos sistemas*. De um ponto de vista evolutivo, a genômica fornece uma visão detalhada de como genomas e organismos têm divergido e se adaptado ao longo do tempo geológico.

A sequência do DNA do genoma é o ponto de partida para uma série completamente nova de análises que visam a compreender a estrutura, a função e a evolução do genoma e de seus componentes. Neste capítulo, teremos como foco três aspectos principais da análise genômica:

- *Bioinformática*, ou a análise do conteúdo de informação de genomas inteiros. Essa informação inclui número e tipos de genes e de produtos de genes, bem como sua localização, numeração e tipos de sítios de ligação no DNA e no RNA que permitam que produtos funcionais sejam produzidos no tempo e no local corretos.
- *Genômica comparativa*, que considera os genomas de espécies próximas ou distantes para esclarecimentos evolutivos.
- *Genômica funcional*, ou o uso de uma crescente variedade de métodos, incluindo genética reversa, para compreender a função de genes e proteínas nos processos biológicos.

## 14.1 A revolução genômica

Depois do desenvolvimento da tecnologia do DNA recombinante na década de 1970, os laboratórios de pesquisa passaram tipicamente a realizar clonagem e sequenciamento de um gene por vez (Capítulo 10), e isso apenas depois de terem primeiramente descoberto algo interessante sobre aquele gene em uma análise mutacional clássica. As etapas desde o mapeamento genético clássico de um *locus* até o isolamento do DNA que codifica um gene (*clonagem*) para determinar sua sequência eram numerosas e demoradas. Na década de 1980, alguns cientistas perceberam que uma grande equipe de pesquisadores, fazendo um esforço concentrado, poderia clonar e sequenciar o genoma *inteiro* de um organismo selecionado. Tais **projetos de genomas** tornariam então os clones e a sequência recursos publicamente disponíveis. Uma vantagem de ter esses recursos à disposição é que, quando um grupo de pesquisadores se interessa por determinado gene de uma espécie cujo genoma já tenha sido sequenciado, eles só precisam descobrir onde aquele gene está localizado no mapa do genoma para conseguirem focar em sua sequência e, potencialmente, sua função. Por esse meio, um gene poderia ser caracterizado muito mais rapidamente do que por clonagem ou sequenciamento do zero – um projeto que, na época, poderia levar vários anos para ser executado. Essa abordagem mais rápida agora é uma realidade para todos os organismos-modelo.

De modo semelhante, o Projeto Genoma Humano visou revolucionar o campo da genética humana. A disponibilidade de sequências do genoma humano e a capacidade de sequenciar os genomas de pacientes e seus parentes têm auxiliado grandemente na identificação de genes causadores de doenças. Além disso, a capacidade de determinar sequências de genes em tecidos normais e doentes (p. ex., cânceres) tem sido um grande catalisador para a compreensão dos processos patológicos, o que apontou o caminho para novas terapias.

De uma perspectiva mais ampla, houve a expectativa de que os projetos de genomas poderiam fornecer vislumbres dos princípios sobre os quais são construídos os genomas. O genoma humano contém 3 bilhões de pares de bases de DNA. Ter a sequência inteira levantou questões como: Quantos genes ela contém? Como são distribuídos e por quê? Qual fração do genoma é a sequência de codificação? Qual fração é a sequência regulatória? Em que nosso genoma é semelhante ou diferente daquele de outros animais? Ainda que possamos nos convencer de que compreendemos um gene de interesse único, o principal desafio da genômica hoje é a alfabetização genômica: Como lemos o depósito de informações cifradas na sequência de genomas completos?

As técnicas básicas necessárias para sequenciar genomas inteiros já foram disponibilizadas na década de 1980. Contudo, a escala necessária para sequenciar um genoma complexo estava, como projeto de engenharia, muito além da capacidade da

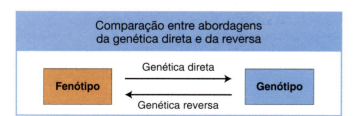

**Figura 14.2** A genética direta é direcionada pelo fenótipo e pergunta *quais genes são subjacentes a um fenótipo em particular*, enquanto a genética reversa é direcionada pelo genótipo e pergunta *quais fenótipos se associam a um gene em particular*.

comunidade de pesquisas de então. A genômica no final da década de 1980 e na década de 1990 evoluiu a partir dos grandes centros de pesquisa que podiam integrar as tecnologias elementares em uma linha de produção de nível industrial. Esses centros desenvolveram robótica e automação para executar muitos milhares de etapas de clonagem e milhões de reações de sequenciamento necessárias para montar a sequência de um organismo complexo. Igualmente importante, avanços na tecnologia da informação auxiliaram na análise dos dados resultantes.

Os primeiros sucessos no sequenciamento do genoma geraram ondas de inovação que culminaram em tecnologias de sequenciamento mais rápidas e muito menos caras. Agora, máquinas individuais podem produzir tantas sequências por dia quanto os centros costumavam efetuar em meses. Novas tecnologias agora podem obter mais do que $1 \times 10^{12}$ bases de sequência em 1 dia de trabalho em um único instrumento. Isso representa um aumento de aproximadamente *1 milhão de vezes* na produtividade, em comparação com os instrumentos mais antigos usados para obter as primeiras sequências do genoma humano (**Figura 14.3**).

A genômica, impulsionada pelo crescimento explosivo da tecnologia da informação, tem incentivado os pesquisadores a desenvolverem modos de experimentação no genoma como um todo, e não simplesmente em um gene por vez. A genômica também tem demonstrado o valor de coletar conjuntos de dados em larga escala antecipadamente para que possam ser usados mais tarde para abordar problemas de pesquisa específicos. Nas últimas seções deste capítulo, exploraremos alguns modos como a genômica atualmente direciona pesquisa básica e aplicada em genética. Nos capítulos subsequentes, veremos como a genômica está catalisando avanços nos conhecimentos da dinâmica da mutação, da recombinação e da evolução.

**CONCEITO-CHAVE** Caracterizar genomas completos é fundamental para se compreender o conjunto inteiro de informações genéticas subjacentes à fisiologia, o desenvolvimento e a evolução dos organismos vivos e para a descoberta de novos genes, como aqueles que têm papéis em doença genética humana.

## 14.2 Obtenção da sequência de um genoma

**OA 14.1** Descrever as combinações de estratégias tipicamente necessárias para obter e montar as sequências completas do DNA dos organismos.

Quando as pessoas têm um encontro com um novo território, uma de suas primeiras atividades é criar um mapa. Essa prática tem se mostrado verdadeira para exploradores, geógrafos, oceanógrafos e astrônomos, sendo igualmente verdadeira para os geneticistas. Esses usam muitos tipos de mapas para exploração do terreno de um genoma. Exemplos são os mapas de ligação baseados em padrões de herança de alelos de genes e mapas citogenéticos baseados na localização de características microscopicamente visíveis, como o rearranjo de pontos de quebra (Capítulos 4 e 17).

O mapa com mais alta resolução é a sequência completa do DNA do genoma, isto é, a sequência completa dos nucleotídios A, T, C e G de cada dupla-hélice no genoma. Uma vez que obter a sequência completa de um genoma trata-se de uma árdua tarefa não vista anteriormente na biologia, novas estratégias precisam ser usadas, todas baseadas em automação.

### Transformação de leituras de sequências em uma sequência montada

Você provavelmente já viu uma apresentação de mágica em que o mágico corta uma página de jornal em muitos pedaços, mistura-os em sua cartola, diz algumas palavras mágicas e, *voilà!*, a página reaparece intacta. Basicamente, é assim que as sequências são obtidas. A abordagem é: (1) quebrar as moléculas do DNA de um genoma em milhares a milhões de pequenos segmentos sobrepostos mais ou menos aleatórios; (2) ler a sequência de cada pequeno segmento; (3) encontrar computacionalmente a sobreposição entre os pequenos segmentos onde suas

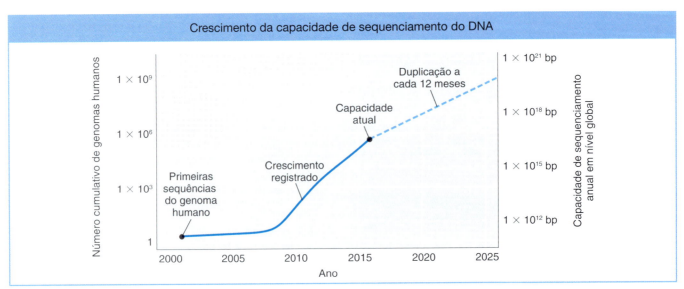

**Figura 14.3** Esse gráfico mostra o aumento da capacidade de sequenciamento do DNA desde a publicação das primeiras sequências do genoma humano, em 2001, até o final de 2015 (linha contínua), juntamente com o crescimento projetado se a capacidade duplicar a cada ano (linha tracejada). O número total de genomas humanos sequenciados está indicado no eixo y, à esquerda, e a capacidade total de sequenciamento anual no mundo todo, no eixo y, à direita. [*Dados extraídos de Z. D Stephens et al., "Bid Data: Astronomical or Genomical?" PLoS Biology, 13(7), 2015, 31002195, https://doi.org/10.1371/journal.pbio.1002195.*]

sequências sejam idênticas; e (4) continuar a sobrepor pedaços cada vez maiores até que todos os pequenos segmentos estejam ligados (**Figura 14.4**). Nesse ponto, a sequência de um genoma estará montada.

Por que esse processo exige automação? Para compreender por quê, consideremos o genoma humano, que contém cerca de $3 \times 10^9$ pb de DNA, ou 3 bilhões de pares de bases (3 gigapares de bases = 3 Gpb). Suponha que pudéssemos purificar o DNA intacto de cada um dos 24 cromossomos humanos (os 22 autossomos mais os cromossomos sexuais X e Y), coloque em separado cada uma dessas 24 amostras de DNA em uma máquina de sequenciamento e leia suas sequências diretamente de um telômero a outro. Obter uma sequência completa desse modo seria absolutamente descomplicado, como ler um livro com 24 capítulos – ainda que muito, muito longo, com 3 bilhões de caracteres (aproximadamente o comprimento de 3.000 romances). Infelizmente, tal máquina de sequenciamento ainda não existe.

O que se tem de mais avançado na atualidade é o sequenciamento automatizado na tecnologia de sequenciamento do DNA. Inicialmente com base no método pioneiro de sequenciamento de término de cadeias didesóxi desenvolvido por Fred Sanger (ver Capítulo 10; Figura 10.18), o sequenciamento automatizado agora emprega vários dos métodos químicos e de detecção óptica. Os métodos atualmente à disposição variam na obtenção do comprimento da sequência de DNA, nas bases determinadas por segundo e na acurácia bruta. Para projetos de sequenciamento em larga escala que busquem analisar grandes genomas individuais ou os genomas de muitos indivíduos ou espécies diferentes, a escolha de um método exige equilíbrio entre velocidade, custo e acurácia.

Reações de sequenciamento individuais (chamadas *leituras de sequenciamento*) fornecem linhas com letras que, dependendo da técnica de sequenciamento empregada, variam, em média, de aproximadamente 100 a 15.000 bases de comprimento. Tais comprimentos são minúsculos, comparados com o DNA de um único cromossomo. Por exemplo, uma leitura individual de 300 bases tem apenas 0,0001% do cromossomo humano mais longo (cerca de $3 \times 10^8$ pb de DNA) e apenas 0,00001% do genoma humano inteiro. Desse modo, um grande desafio a ser encarado em um projeto de genoma é a **montagem da sequência**, isto é, a construção de todas as leituras individuais em uma **sequência de consenso**, aquela para a qual haja consenso (ou acordo) de que seja representação autêntica da sequência para cada uma das moléculas de DNA naquele genoma.

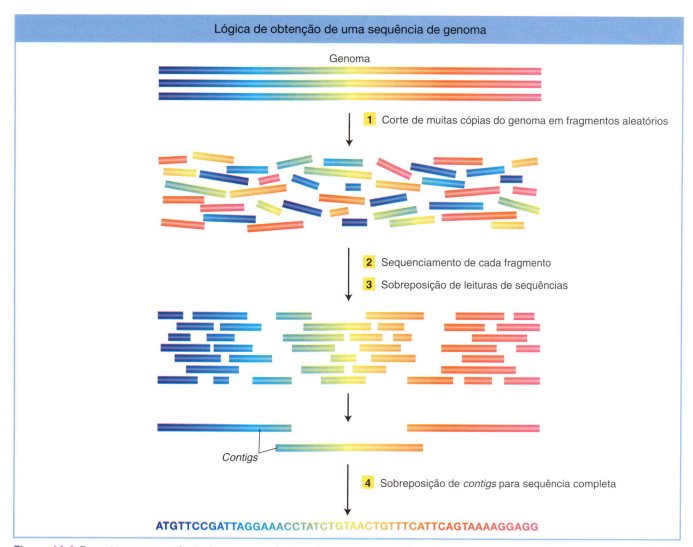

**Figura 14.4** Para obter uma sequência de genoma, múltiplas cópias do genoma são cortadas em pequenos pedaços a ser sequenciados. As leituras de sequência resultantes são sobrepostas por sequências idênticas correspondentes em diferentes fragmentos até que se produza uma sequência de consenso de cada dupla-hélice de DNA no genoma.

Olhemos para esses números de modo um pouco diferente para compreender a escala dos problemas. Como com qualquer observação experimental, as máquinas de sequenciamento automatizadas nem sempre dão leituras de sequências perfeitamente acuradas. Na verdade, as tecnologias de sequenciamento mais modernas e com produtividade mais alta geram uma frequência *maior* de erros do que os métodos mais antigos; a taxa de erros pode variar de menos de 1% e chegar a 15%, dependendo da tecnologia. Desse modo, para garantir a precisão, os projetos de genoma convencionalmente obtêm muitas leituras independentes de sequências de cada par de bases em um genoma. A cobertura múltipla assegura que os erros casuais nas leituras não deem uma reconstrução falsa da sequência de consenso.

Dada uma leitura de sequência de aproximadamente 100 bases de DNA e um genoma humano de 3 bilhões de pares de bases, são necessárias 300 milhões de leituras independentes para dar cobertura média de 10 vezes de cada par de bases. No entanto, nem todas as sequências são igualmente representadas, de modo que o número de leituras exigido seja ainda maior. Tipicamente, deseja-se uma cobertura média de 30 vezes ao sequenciar um genoma. A quantidade de informação a ser rastreada é enorme. Desse modo, o sequenciamento do genoma tem exigido muitos avanços de automação e da tecnologia da informação.

Quais são os objetivos de sequenciar um genoma? Em primeiro lugar, esforçamo-nos para produzir uma sequência de consenso que seja representação verdadeira e precisa do genoma, iniciando com um organismo individual ou cepa padrão, da qual foi obtido o DNA. Essa sequência servirá então como referência para a espécie. Agora sabemos que há muitas diferenças na sequência do DNA entre diferentes indivíduos em uma espécie e até entre os genomas de contribuição materna e paterna em um único indivíduo diploide. Desse modo, nenhuma sequência isolada do genoma representa verdadeiramente o genoma da espécie inteira. Não obstante, a sequência do genoma serve como padrão ou referência, com a qual outras sequências podem ser comparadas, e pode ser analisada para se determinarem as informações codificadas no DNA, como o inventário de RNAs e polipeptídeos codificados.

Como manuscritos, as sequências de genoma podem variar da qualidade de *rascunho* (o esboço geral está lá, mas há erros tipográficos, erros gramaticais, lacunas, seções que precisam ser rearranjadas e assim por diante) à qualidade de *terminadas* (taxa muito baixa de erros tipográficos, algumas seções faltando, mas todo o possível para o momento foi feito para preencher essas seções), até às verdadeiramente *completas* (sem erros tipográficos, cada par de bases absolutamente correto de telômero a telômero). Embora as montagens completas tenham sido obtidas para organismos com genomas pequenos, como as bactérias e leveduras, isso atualmente não é possível para genomas eucarióticos grandes e complexos, incluindo o humano. Nas seções a seguir, examinaremos a estratégia e alguns métodos para produzir montagens de sequências do genoma em rascunho ou terminadas. Também encontraremos algumas das características dos genomas que desafiam os projetos de sequenciamento deles.

## Sequenciamento do genoma completo

A atual estratégia geral para obter e montar a sequência de um genoma é chamada **sequenciamento** *shotgun* (sequenciamento de fragmentos aleatórios) **do genoma completo** (**WGS**, do inglês *whole-genome shotgun*). Essa abordagem se baseia em determinar a sequência de muitos segmentos do DNA genômico gerados por quebra dos cromossomos longos do DNA em muitos segmentos curtos. Duas abordagens do sequenciamento WGS são responsáveis pela maioria das sequências do genoma obtidas até o presente. As diferenças fundamentais entre elas são em como os segmentos curtos de DNA são obtidos e preparados para o sequenciamento e na química de sequenciamento empregada. O primeiro método, usado para sequenciar o primeiro genoma humano, baseava-se na clonagem do DNA em células microbianas e empregava a técnica de sequenciamento didesóxi. Vamos nos referir a essa abordagem como "sequenciamento WGS tradicional". Os métodos no segundo grupo, em geral, são isentos de células, que empregam novas técnicas para sequenciamento e são desenhados para produtividade muito alta (com referência ao número de leituras por máquina por unidade de tempo). Vamos nos referir a esse grupo de métodos como "sequenciamento WGS de nova geração".

## Sequenciamento do tipo WGS tradicional

A abordagem por WGS tradicional começa com a construção de bibliotecas genômicas, que são coleções desses segmentos curtos de DNA, representando o genoma inteiro. Os segmentos curtos de DNA em tal biblioteca são inseridos em um entre alguns dos tipos de cromossomos *acessórios* (elementos não essenciais, como plasmídeos, vírus bacterianos modificados ou cromossomos artificiais) e propagados em micróbios, geralmente bactérias ou leveduras. Esses cromossomos acessórios portadores de inserções de DNA são chamados vetores (v. Capítulo 10).

Para gerar uma biblioteca genômica, o pesquisador primeiro usa enzimas de restrição, que clivam o DNA em sequências específicas, para cortar em pedaços DNA genômico purificado. Algumas enzimas cortam o DNA em muitos locais, enquanto outras o cortam em menos locais; portanto, o pesquisador pode controlar se o DNA é cortado, em média, em pedaços mais longos ou mais curtos. Os fragmentos resultantes têm cadeias únicas curtas de DNA em ambas as extremidades. Cada fragmento é então unido à molécula de DNA do cromossomo acessório, que também foi cortado com uma enzima de restrição e que tem extremidades complementares àquelas dos fragmentos genômicos. A fim de que o genoma inteiro seja representado, múltiplas cópias do DNA genômico são cortadas em fragmentos. Por esse meio, são geradas milhares a milhões de diferentes moléculas recombinantes de vetores de fragmentos.

Conforme discutido no Capítulo 10, o *pool* resultante de moléculas de DNA recombinante é então propagado, tipicamente pela introdução das moléculas em células bacterianas. Cada célula aceita uma molécula recombinante. Então, cada molécula recombinante é replicada no crescimento e divisão normais de sua célula hospedeira, de modo que muitas cópias idênticas do fragmento inserido são produzidas para uso na análise da sequência de DNA do fragmento. Como cada molécula recombinante é amplificada a partir de uma célula individual, cada célula é um *clone* distinto. A biblioteca de clones resultante é chamada *biblioteca shotgun*, porque as leituras de sequências são obtidas de clones selecionados aleatoriamente da biblioteca do genoma completo sem nenhuma informação sobre onde esses clones encontram-se no mapa do genoma.

A seguir, os fragmentos do genoma em clones da biblioteca *shotgun* são parcialmente sequenciados. A reação de sequenciamento precisa iniciar-se a partir de um *primer* de sequência conhecida. Como a sequência de uma inserção clonada não é conhecida (e é o objetivo do exercício), os *primers* baseiam-se na sequência do DNA vetor adjacente. Esses *primers* são usados para guiar a reação de sequenciamento na inserção. Por isso, regiões curtas em uma ou em ambas as extremidades das inserções genômicas podem ser sequenciadas (**Figura 14.5**). Depois do sequenciamento, o produto é uma grande coleção de sequências curtas aleatórias, algumas das quais sobrepostas. Essas leituras de sequências são montadas em uma sequência de consenso que cobre o genoma inteiro, correspondendo a sequências homólogas compartilhadas por leituras de clones sobrepostos. As sequências de leituras sobrepostas são montadas em unidades chamadas *contigs* **de sequências**, que são sequências contíguas ou que se tocam.

**CONCEITO-CHAVE** Genomas completos podem ser montados a partir do sequenciamento de muitos segmentos curtos de DNA.

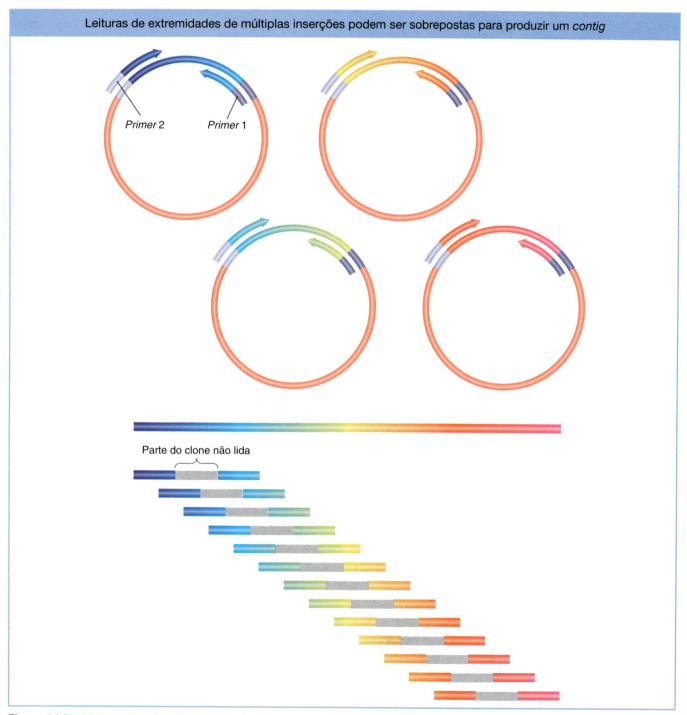

**Figura 14.5** As leituras de sequenciamento são feitas apenas das extremidades das inserções clonadas. O uso de dois diferentes pontos de iniciação das sequências, uma em cada extremidade do vetor, torna possível sequenciar até 600 pares de bases a cada extremidade da inserção genômica. Se ambas as extremidades do mesmo clone forem sequenciadas, as duas leituras de sequências resultantes serão chamadas *leituras com extremidades pareadas*. Quando se obtêm leituras com extremidades pareadas de muitos clones diferentes, elas podem ser montadas em um *contig* de sequência, embora a sequência do meio de cada clone isolado esteja faltando (barras cinzas).

## Sequenciamento do tipo WGS de nova geração

O objetivo do WGS de nova geração é o mesmo que o do WGS tradicional – obter um grande número de leituras de sequência sobrepostas que possam ser montadas em *contigs*. No entanto, as metodologias usadas diferem em vários modos substanciais do WGS tradicional. Foram desenvolvidos alguns sistemas diferentes que, conquanto difiram em sua química do sequenciamento e desenho da máquina, cada um emprega três estratégias que elevaram dramaticamente a produtividade.

1. As moléculas de DNA são preparadas para sequenciamento em reações *acelulares*, sem clonagem em hospedeiros microbianos.
2. Milhões de fragmentos de DNA individuais são isolados e sequenciados em paralelo durante cada operação da máquina.
3. Tecnologias avançadas de manipulação de líquidos, câmeras e *software* tornam possível detectar os produtos das reações de sequenciamento em volumes de reação extremamente pequenos.

Como o campo da tecnologia genômica está evoluindo rapidamente, não descreveremos cada sistema de nova geração. Aqui, examinaremos o *sequenciamento Illumina*, que atualmente é a abordagem mais amplamente usada e que emprega todas essas características. A abordagem Illumina ilustra os ganhos feitos na produtividade e o que tais ganhos possibilitam aos geneticistas fazerem. Pode-se considerar que a abordagem tenha três estágios:

**Estágio 1.** Constrói-se uma **biblioteca de sequenciamento de DNA** com moléculas de DNA. Depois que o DNA genômico é isolado de um organismo de interesse, é fragmentado em pedaços menores de um tamanho uniforme. Depois, sequências curtas chamadas *adaptadoras* são acrescentadas a ambas as extremidades dos fragmentos de DNA. Há duas sequências adaptadoras; uma é acrescentada a uma extremidade do fragmento de DNA, e a outra, à oposta extremidade do fragmento de DNA (**Figura 14.6A**).

**Estágio 2.** Os fragmentos de DNA são ligados a uma *célula de fluxo* do sequenciamento. É uma lâmina de vidro com pequenos canais revestidos por oligonucleotídios contendo sequências complementares a ambas as sequências adaptadoras (Figura 14.6B). Uma única molécula de DNA se ligará a um sítio particular na célula de fluxo devido à hibridização entre a sequência adaptadora, em uma extremidades da molécula de DNA, e o oligonucleotídio na célula de fluxo. Depois, a adaptadora na extremidade da molécula de DNA se ligará a seu oligonucleotídio complementar, o que é chamado *formação de ponte*. Uma vez imobilizada, cada molécula de DNA é amplificada ao longo da ponte pela PCR (ver Capítulo 10). Depois de uma rodada de *amplificação da ponte por PCR*, haverá duas moléculas de DNA com sequência complementar na mesma localização na célula de fluxo. Uma extremidade de cada uma das duas moléculas de DNA será dissociada da célula de fluxo. Essa *dissociação* permite que outra rodada de formação de ponte e de amplificação da ponte por PCR ocorra. Repetir esse processo muitas vezes gerará *agrupamentos ou clusters*. Cada *cluster* contém milhares de cópias do mesmo fragmento de DNA em um ponto minúsculo (Figura 14.6B). Cada canal da célula de fluxo contém de milhões a bilhões desses *clusters*.

**Estágio 3.** O sequenciamento de cada *cluster* é realizado usando-se uma nova abordagem de "sequenciamento por síntese" (Figura 14.6C). A DNA polimerase e um *primer* são adicionados à célula de fluxo para iniciação da síntese de uma cadeia de DNA complementar. Cada um dos quatro trifosfatos de desoxirribonucleotídios, dATP, dGTP, dTTP e dCTP, é marcado com um diferente corante fluorescente que emite um sinal em diferentes comprimentos de onda (e, portanto, aparece com uma cor diferente). Em cada ciclo de sequenciamento, será adicionado um único nucleotídio complementar à base seguinte na cadeia do molde em um dado *cluster*. Quando o nucleotídio é incorporado, a reação emite um comprimento de onda próprio, dependendo de qual base tenha sido adicionada. Depois de cada ciclo de sequenciamento, é feita uma imagem da célula de fluxo. Cada *cluster* terá acrescentado somente uma das quatro bases e, portanto, aparecerá como ponto de cor única na imagem. A reação é repetida por pelo menos 100 e até 300 ciclos, e os sinais de cada *cluster* ao longo de todos os ciclos são integrados para gerar as leituras de sequências de cada *cluster*.

O ritmo de desenvolvimento das tecnologias de sequenciamento de nova geração tem sido surpreendente e está continuando em uma velocidade estonteante. Recentemente, foram desenvolvidas as chamadas tecnologias de sequenciamento de "terceira geração", possibilitando o sequenciamento de moléculas únicas de DNA. Os métodos de terceira geração, como os desenvolvidos por Pacific Biosciences (PacBio) e Oxford Nanopore Technologies, oferecem algumas vantagens sobre os métodos de sequenciamento de segunda geração, como o Illumina. Eles incluem a capacidade de gerar leituras de sequências muito longas, o que prontamente possibilita a montagem de genomas completos, conforme será detalhado na próxima seção. No entanto, esses métodos mais modernos de sequenciamento atualmente oferecem menor produtividade e maior taxa de erros. Desse modo, o método escolhido pelos pesquisadores depende muito da aplicação, e essas escolhas continuarão a evoluir nos próximos anos.

**CONCEITO-CHAVE** Os métodos de sequenciamento do tipo WSG de nova geração já possibilitaram enormes ganhos em produção de sequenciamento e continuam a evoluir a passos largos.

## Montagem da sequência do genoma completo

Qualquer que seja o método utilizado para obter a sequência bruta, persiste o desafio de montar os *contigs* na sequência do genoma inteiro. A dificuldade desse processo depende fortemente do tamanho e da complexidade do genoma.

Por exemplo, os genomas de espécies bacterianas são relativamente fáceis de montar. O DNA bacteriano é essencialmente DNA de *cópia única*, sem sequências de repetição. Portanto, qualquer dada leitura de sequência de DNA de um genoma bacteriano virá de um lugar peculiar naquele genoma. Devido a essas propriedades, os *contigs* em genomas bacterianos muitas vezes podem ser montados em *contigs* maiores, representando a maior parte da sequência do genoma ou toda ela de maneira relativamente simples. Além disso, um genoma bacteriano típico tem tamanho de apenas alguns megapares de bases de DNA.

Para os eucariotos, a montagem do genoma costuma apresentar algumas dificuldades. Um grande obstáculo é a existência de numerosas classes de sequências repetidas, algumas dispostas

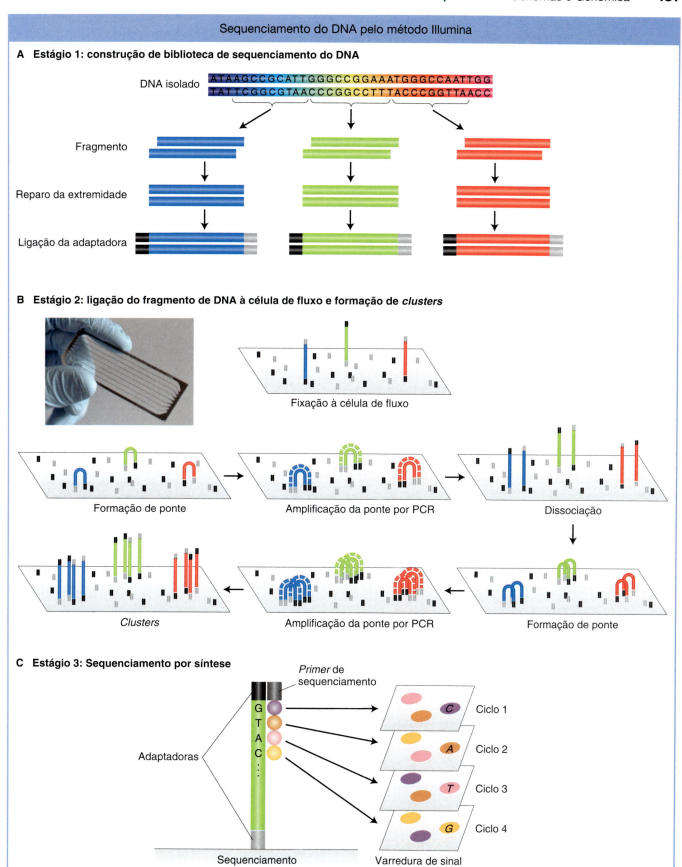

**Figura 14.6** O sequenciamento do DNA por Illumina consiste em três estágios: construção de biblioteca de sequenciamento do DNA (**A**); ligação do fragmento de DNA à célula de fluxo e formação de agrupamentos (*clusters*) (**B**); e sequenciamento por síntese (**C**). O texto traz os detalhes. [*Bainscou, Wikimedia Commons, Creativa Commons Atribution 3.0 Unported license, https://commons.wikimedia.org/wiki/File:Next_generation_sequencing_slide.jpg#filehistory.*]

em série e outras dispersas (Capítulo 16). Por que são um problema para o sequenciamento do genoma? Em resumo, porque uma leitura de sequenciamento de DNA repetitivo encaixa-se em muitos lugares no rascunho do genoma. Não é infrequente que uma sequência repetitiva em série seja, no total, mais longa do que o comprimento de uma leitura máxima de sequência. Nesse caso, não há como preencher a lacuna entre sequências adjacentes particulares. Os elementos repetitivos dispersos podem causar leituras de diferentes cromossomos, ou diferentes partes do mesmo cromossomo podem ser erroneamente interpretadas como montadas juntas em um único *contig* de sequência colapsada (**Figura 14.7**).

**CONCEITO-CHAVE** A paisagem dos cromossomos eucarióticos inclui uma variedade de segmentos de DNA repetitivos. Esses segmentos são difíceis de montar como sequências de leitura.

O sequenciamento WGS é particularmente bom para produzir sequências com qualidade de rascunho de genomas complexos com muitas sequências repetitivas. Como exemplo, consideraremos o genoma da mosca-das-frutas, *D. melanogaster*, que foi inicialmente sequenciado pelo método WGS tradicional. O projeto começou com o sequenciamento de bibliotecas de clones genômicos de diferentes tamanhos (2 kb, 10 kb, 150 kb). As leituras de sequências foram obtidas de *ambas* as extremidades de inserções de clones genômicos e alinhadas por uma lógica idêntica à usada para sequenciamento WGS bacteriano. Por meio dessa lógica, as sobreposições das sequências foram identificadas, e os clones, colocados em ordem, produzindo *contigs* de sequências – sequências de consenso para as extensões de cópias únicas do genoma. No entanto, diferentemente da situação em bactérias, os *contigs* finalmente corriam para um segmento de DNA repetitivo que impedia montagem sem ambiguidades dos *contigs* para um genoma completo. Os *contigs* de sequências tinham um tamanho médio de aproximadamente 150 kb. O desafio, então, foi como colar os milhares de *contigs* de tais sequências juntas em sua ordem e orientação corretas.

A solução para esse problema foi fazer uso dos pares de leituras de sequências das extremidades opostas das inserções genômicas no mesmo clone – leituras essas chamadas **leituras com extremidades pareadas**. A ideia foi encontrar leituras com extremidades pareadas que compreendessem as lacunas entre os dois *contigs* de sequências (**Figura 14.8**). Em outras palavras, se uma extremidade de uma inserção fizesse parte de um *contig*, e a outra, de um segundo *contig*, então essa inserção precisaria abranger o espaço entre dois *contigs*, e os dois *contigs* estavam claramente próximos um do outro. Na verdade, como o tamanho de cada clone era conhecido (*i. e.*, derivado de uma biblioteca contendo inserções genômicas de

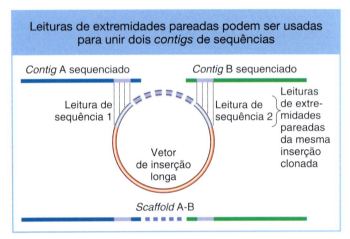

**Figura 14.8** Leituras de extremidades pareadas podem ser usadas para unir dois *contigs* de sequências em um único *scaffold* ordenado e orientado.

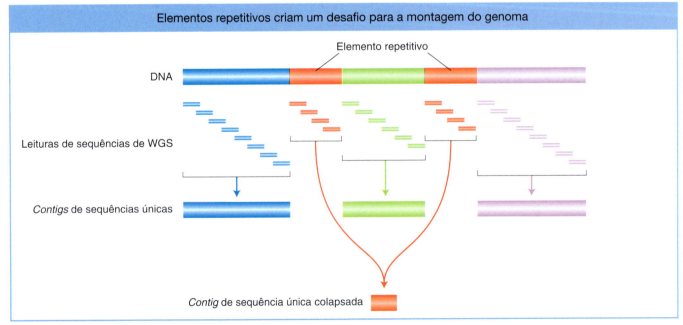

**Figura 14.7** As leituras de WGS de sequências encontradas apenas em uma localização no genoma podem ser montadas em muitos *contigs* com sequências peculiares. Por outro lado, sequências de WGS de elementos encontrados em muitas localizações no genoma serão colapsadas para um *contig* de sequência única.

tamanho uniforme da biblioteca de 2 kb, 100 kb ou 150 kb), a distância entre as leituras de extremidades era conhecida. Além disso, o alinhamento das sequências dos dois *contigs* pelo uso de leituras de extremidades pareadas automaticamente determina a orientação relativa dos dois *contigs*. Dessa maneira, *contigs* de cópias únicas poderiam ser unidos, ainda que com lacunas nos pontos onde residem os elementos repetitivos. Essas coleções com lacunas de *contigs* de sequências unidas são chamados **scaffolds** (que significa "andaimes", em inglês) – algumas vezes também denominados *supercontigs*. Como a maioria das repetições da *Drosophila* é grande (3 a 8 kb) e amplamente espaçada (uma repetição aproximadamente a cada 150 kb), essa técnica foi extremamente efetiva para produzir uma sequência de rascunho corretamente montada do DNA de cópia única. Um resumo da lógica para essa abordagem é mostrado na **Figura 14.9**.

O sequenciamento WGS de nova geração não contorna o problema das sequências repetitivas e lacunas. Como essa abordagem tem a intenção de contornar a construção de bibliotecas, o que facilitaria a formação de pontes nas lacunas entre os *contigs* por meio de leituras com extremidades pareadas, os pesquisadores usuários de WGS de nova geração tiveram de inventar um modo para fazer a ponte nesses espaços sem construir bibliotecas genômicas em vetores. Uma solução foi construir uma biblioteca de fragmentos de DNA genômico circularizado de tamanhos desejados. A circularização permite que segmentos curtos de sequências antes distantes, localizadas nas extremidades de cada fragmento, justaponham-se. O corte dessas moléculas circulares, a amplificação e o sequenciamento de fragmentos contendo a junção produzem leituras com extremidades pareadas equivalentes às obtidas a partir de sequenciamento de inserções de bibliotecas genômicas tradicionais (**Figura 14.10**).

**CONCEITO-CHAVE** Leituras com extremidades pareadas são cruciais para montar genomas a partir de dados de sequenciamento WGS tradicional e de nova geração.

Tanto no sequenciamento WGS tradicional quanto no de nova geração, algumas lacunas geralmente permanecem. Precisam ser usados procedimentos específicos voltados a lacunas individuais para preencher os dados faltantes nas montagens de sequências. Se os espaços forem curtos, os fragmentos faltantes podem ser gerados pelo uso das sequências conhecidas nas extremidades das montagens como *primers* para amplificar e analisar a sequência genômica entre as extremidades. Se as lacunas forem mais longas, podem-se tentar isolar as sequências faltantes como partes de inserções maiores que tenham sido clonadas em um vetor e depois sequenciar as inserções. No futuro, as leituras de sequenciamento mais longas geradas por métodos de sequenciamento de terceira geração também contribuirão para preencher os espaços nas montagens das sequências, particularmente em regiões do genoma que contenham muitas sequências de repetições.

Determinar se um genoma é sequenciado para os padrões "rascunho" ou "terminado" é um julgamento de custo-benefício. Atualmente, é relativamente simples criar um rascunho, porém muito difícil completar uma sequência terminada.

## 14.3 Bioinformática: significado da sequência genômica

**OA 14.2** Explicar o papel de vários elementos funcionais nos genomas e diferenciar entre métodos computacionais e experimentais para identificar esses elementos.

A sequência genômica é um código altamente criptografado, contendo as informações brutas para a construção e a operação dos organismos. O estudo do conteúdo em informação dos genomas é chamado **bioinformática**. Estamos longe de ser capazes de ler essas informações do começo ao fim do modo como leríamos um livro. Embora se saiba quais trincas codificam quais aminoácidos nos segmentos de codificação de proteínas, grande parte das informações contidas em um genoma não são decifráveis por mera inspeção.

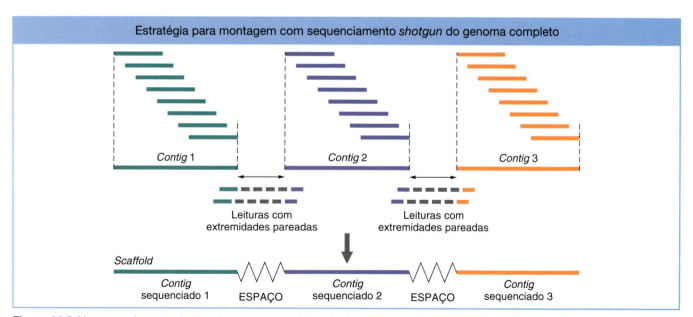

**Figura 14.9** No sequenciamento *shotgun* do genoma completo, primeiramente, as sobreposições da sequência particular entre leituras de sequências são usadas para construir *contigs*. Utilizam-se então leituras de extremidades pareadas para corresponder aos espaços e para ordenar e orientar os *contigs* em unidades maiores, chamadas *scaffolds*.

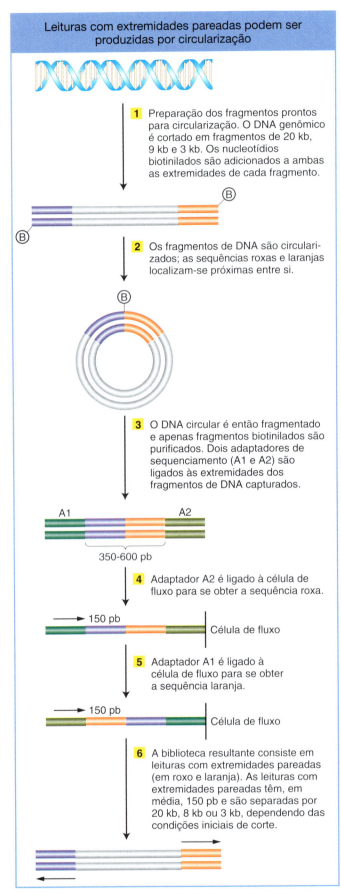

**Figura 14.10** Leituras com extremidades pareadas para sequenciamento de alta produtividade podem ser produzidas sem construção de bibliotecas genômicas.

## Natureza do conteúdo de informação do DNA

O DNA contém informação, mas de que modo é codificada? Convencionalmente, acredita-se que as informações sejam a soma de todos os produtos dos genes, tanto proteínas como RNAs. No entanto, o conteúdo de informação do genoma é mais complexo do que isso. O genoma também contém sítios de ligação para diferentes proteínas e RNAs. Muitas proteínas ligam-se a sítios localizados no próprio DNA, enquanto outras proteínas e RNAs ligam-se a sítios localizados no mRNA (**Figura 14.11**). A sequência e as posições relativas desses sítios permitem que os genes sejam devidamente transcritos, processados e traduzidos no tempo e no tecido apropriados. Por exemplo, os sítios de ligação a proteínas determinam quando, onde e em que nível um gene se expressará. No nível de RNA em eucariotos, as localizações dos sítios de ligação para os RNAs e as proteínas dos spliceossomos determinarão os sítios de processamento 5' e 3', onde são removidos os íntrons. Independentemente de o sítio de ligação funcionar como tal no DNA ou no RNA, ele precisa ser codificado no DNA. Pode-se pensar na informação no genoma como a soma de todas as sequências que codificam proteínas e RNAs mais os sítios de ligação que governam o tempo e o local de suas ações. Como um rascunho do genoma continua a ser melhorado, o objetivo principal é a identificação de todos os elementos funcionais do genoma. Esse processo é denominado **anotação**.

**CONCEITO-CHAVE** Os elementos funcionais do genoma incluem as sequências que codificam proteínas e RNAs, bem como os sítios de ligação para as proteínas e RNAs que regulam a expressão dos genes.

## Dedução dos genes codificadores de proteínas pela sequência genômica

Como as proteínas presentes em uma célula determinam, em grande parte, sua morfologia e suas propriedades fisiológicas, é regra de ouro em análise do genoma e anotação tentar determinar um inventário de todos os polipeptídeos codificados pelo genoma de um organismo. Esse inventário é denominado *proteoma* do organismo. Pode ser considerado uma "lista de peças" para a célula. Para determinar a lista de polipeptídeos, é preciso deduzir a sequência de cada mRNA codificado pelo genoma. Em razão do processamento dos íntrons, essa tarefa é particularmente desafiadora em eucariotos multicelulares, nos quais os íntrons são a norma. Nos humanos, por exemplo, um gene médio tem aproximadamente 10 éxons. Além disso, muitos genes codificam éxons alternativos, isto é, alguns éxons são incluídos em algumas versões de mRNA processado, mas não são incluídos em outras (Capítulo 8). Os mRNA processados alternativamente codificam polipeptídeos que têm grande parte, mas não todas as sequências de aminoácidos em comum. Embora haja muitíssimos exemplos de genes e mRNA completamente sequenciados, ainda não podemos identificar os sítios de *splicing* 5' e 3' meramente pela sequência do DNA com alto grau de precisão. Portanto, não podemos ter certeza de que sequências sejam íntrons. As previsões de éxons usados alternativamente ainda têm mais propensão ao erro. Por tais razões, deduzir a lista de peças total de polipeptídeos em eucariotos superiores é um grande problema. Seguem algumas abordagens.

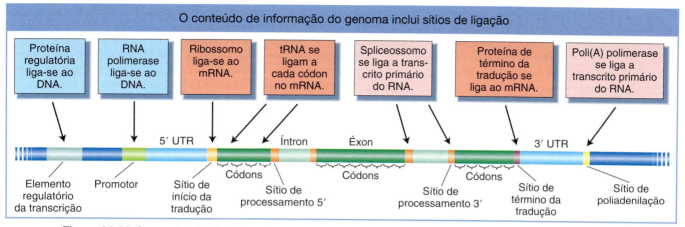

**Figura 14.11** Gene no interior do DNA pode ser visualizado como uma série de sítios de ligação para proteínas e RNAs.

**Detecção por ORF.** A principal abordagem na produção de uma lista de polipeptídeos é usar a análise computacional da sequência do genoma para prever as sequências do mRNA e dos polipeptídeos, parte importante da bioinformática. O procedimento é usado para procurar sequências que tenham as características dos genes. Essas sequências seriam do tamanho dos genes e compostas por códons com sentido depois da remoção de possíveis íntrons. Estariam presentes as sequências 5′ e 3′-terminais apropriadas, tais como os códons de início e de parada. As sequências com essas características típicas dos genes são chamadas **fases de leitura aberta** (**ORFs**, do inglês *open reading frames*). Para encontrar ORFs candidatas, programas de computador fazem a varredura da sequência do DNA em ambas as cadeias em cada fase de leitura. Como há três fases de leitura possíveis em cada cadeia, há seis fases de leitura possíveis ao todo.

**Evidências diretas a partir das sequências do cDNA.** Outro meio de identificar ORFs e éxons ocorre pela análise da expressão do mRNA. Essa análise pode ser feita de dois modos. Ambos os métodos envolvem a síntese de bibliotecas de moléculas de DNA complementares às sequências do mRNA, o chamado cDNA (Capítulo 10). O método mais longo estabelecido engloba a clonagem e a amplificação dessas moléculas de cDNA em um vetor. No entanto, as tecnologias de sequenciamento de nova geração descritas na seção anterior também permitem sequenciamento direto de moléculas curtas de cDNA sem a etapa de clonagem, o chamado **sequenciamento do RNA** ou, do modo abreviado, "**RNA-seq**" (essa técnica será descrita em mais detalhes na Seção 14.7). Qualquer que seja o método utilizado, as sequências de DNA complementar são extremamente valiosas por duas razões. Em primeiro lugar, são evidências diretas de que um dado segmento do genoma é expresso e, desse modo, pode codificar um gene. Em segundo lugar, como o cDNA é complementar ao mRNA maduro, os íntrons do transcrito primário foram removidos, o que facilita muito a identificação dos éxons e íntrons de um gene (**Figura 14.12**).

O alinhamento de cDNA com sua correspondente sequência genômica delineia claramente os éxons e, assim, revelam-se os íntrons como as regiões que caem entre os éxons. Na sequência de cDNA montada, a ORF deve ser contínua desde o códon de iniciação até o códon de parada. Desse modo, as sequências de cDNA auxiliam fortemente na identificação da fase de leitura correta, incluindo os códons de início e de parada. As evidências do cDNA com um comprimento total são tomadas como a "prova padrão ouro" de que se identificou a sequência de uma unidade de transcrição, incluindo seus éxons e sua localização no genoma.

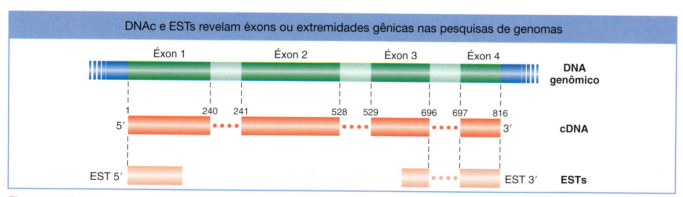

**Figura 14.12** Alinhamento de DNAs complementares (cDNA) inteiramente sequenciados e marcadores de sequências expressas (ESTs, do inglês *expressed sequence tags*). As linhas interrompidas indicam regiões de alinhamento; para o cDNA, essas regiões são os éxons do gene. Os pontos entre os segmentos de cDNA ou ESTs indicam regiões no DNA genômico que não se alinham com as sequências do cDNA ou dos ESTs; essas regiões são as localizações dos íntrons. Os números acima da linha do DNAc indicam as coordenadas de base da sequência do DNAc, onde a base 1 é a base mais a 5′, e a base 816 é a base mais a 3′ do DNAc. Para os ESTs, obtém-se apenas uma leitura de sequência curta de cada extremidades (5′ e 3′) do DNAc correspondente. Essas leituras de sequências estabelecem os limites da unidade de transcrição, mas não são informativas sobre a estrutura interna do transcrito, a menos que as sequências EST atravessem um íntron (o que é verdade para o EST 3′ retratado aqui).

Além das sequências de cDNA de comprimento total, há grandes conjuntos de dados de cDNA para os quais somente as extremidades 5′ ou 3′ foram sequenciadas. Essas leituras de sequências curtas de cDNA são chamadas **marcadores de sequências expressas** (ESTs). Os marcadores de sequências expressas podem ser alinhados com o DNA genômico e, então, usados para determinar as extremidades 5′ e 3′ dos transcritos – ou, em outras palavras, para determinar os limites do transcrito, como se vê na Figura 14.12.

**Previsões de sítios de ligação.** Como já foi discutido, um gene consiste em um segmento de DNA que codifica um transcrito, bem como em sinais regulatórios que determinam quando, onde e quanto do transcrito será feito. Por sua vez, aquele transcrito tem os sinais necessários para determinar seu processamento em mRNA e a tradução daquele mRNA em um polipeptídeo (**Figura 14.13**). Existem atualmente programas de computador estatísticos "para procura de genes", que fazem buscas pelas sequências previstas dos vários sítios de ligação usados para os promotores, para os sítios de início da transcrição, para os sítios de processamento 3′ e 5′ e para os códons de início da tradução no DNA genômico. Essas previsões baseiam-se em motivos de consenso para tais sequências conhecidas, mas não são perfeitas.

**Uso da similaridade de polipeptídeos e DNA.** Como os organismos têm ancestrais afins, também em comum possuem muitos genes com sequências similares. Por isso, um gene provavelmente terá parentes entre os genes isolados e sequenciados e outros organismos, especialmente nos parentes próximos. Os genes candidatos previstos pelas técnicas precedentes muitas vezes podem ser verificados por comparação deles com todas as outras sequências de genes já encontradas. Uma sequência candidata é apresentada como "sequência de questionamento" às bases de dados públicas contendo um registro de todas as sequências de genes conhecidas. Esse procedimento é chamado busca BLAST (do inglês *basic local alignment search tool*, ou seja, ferramenta de busca de alinhamento local básico). A sequência pode ser apresentada como sequência de nucleotídios (busca BLASTn) ou como sequência de aminoácidos traduzida (BLASTp). O computador faz a varredura da base de dados e devolve uma lista de "acertos", iniciando com as correspondências mais próximas. Caso a sequência candidata assemelhe-se muito à de um gene previamente identificado em outro organismo, então essa semelhança fornece forte indicação de que o gene candidato seja um gene real. Correspondências menos próximas ainda são úteis. Por exemplo, uma identidade de aminoácidos de apenas 35%, mas em posições idênticas, é forte indicativo de que duas proteínas tenham uma estrutura tridimensional comum.

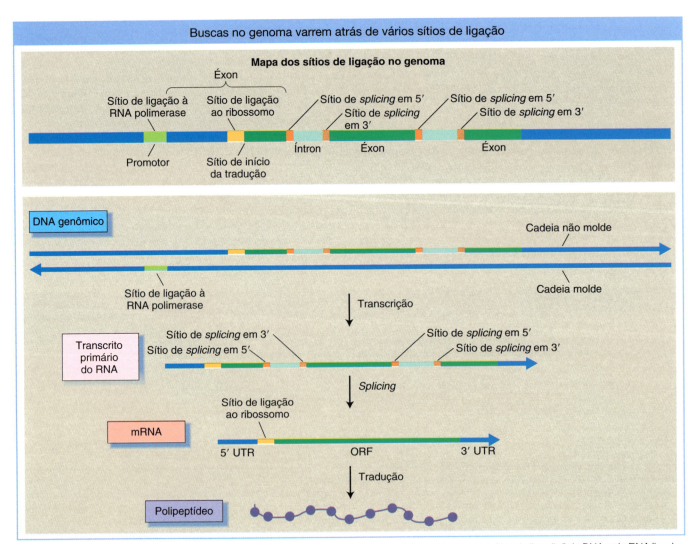

**Figura 14.13** Informações eucarióticas transferem-se do gene para a cadeia polipeptídica. Observe os "sítios de ligação" do DNA e do RNA ligados por complexos de proteínas para início dos eventos de transcrição, processamento e tradução.

As buscas BLAST são usadas de muitos outros modos, mas sempre o objetivo é descobrir mais sobre alguma sequência de interesse identificada.

**Previsões com base em viés de códon.** Lembre-se, do Capítulo 9, que o código em trinca para aminoácidos é degenerado, isto é, a maioria dos aminoácidos é codificada por dois ou mais códons (Figura 9.8). Os múltiplos códons para um único aminoácido são denominados *códons sinônimos*. Em uma dada espécie, nem todos os códons sinônimos para um aminoácido são usados com igual frequência. Em vez disso, certos códons estão presentes muito mais frequentemente nos mRNA (e, por isso, no DNA que os codifica). Por exemplo, na *D. melanogaster*, dos dois códons para cisteína, UGC é usada 73% do tempo, enquanto UGU é usado 27%. Esse uso é um diagnóstico para a *Drosophila* porque, em outros organismos, esse padrão de "viés de códon" é muito diferente. Acredita-se que os vieses de códon sejam causados pela relativa abundância dos tRNA complementares a esses variados códons em uma dada espécie. Se o uso do códon de um ORF previsto for correspondente ao padrão conhecido para aquela espécie de uso de códon, então essa correspondência dará suporte a evidências de que a ORF proposta seja genuína.

**Junção das peças.** A **Figura 14.14** retrata um resumo de como diferentes fontes de informação combinam-se para criar as melhores possíveis previsões de mRNA e genes. Esses diferentes tipos de evidências são complementares e podem dar validação cruzada entre si. Por exemplo, a estrutura de um gene pode ser inferida a partir de evidências de similaridade de proteínas em uma região do DNA genômico ligado por ESTs 5' e 3'. Previsões úteis são possíveis mesmo sem uma sequência de cDNA ou uma evidência de similaridades de proteínas. Um programa de previsão de sítios de ligação pode propor uma ORF hipotética, de modo que o viés de códon apropriado seria a evidência de apoio.

**CONCEITO-CHAVE** As previsões de estrutura do mRNA e dos polipeptídeos a partir da sequência do DNA genômico dependem da integração de informações a partir da sequência de cDNA e de EST, das previsões dos sítios de ligação, das similaridades de polipeptídeos e do viés de códon.

Consideremos alguns conhecimentos provenientes de nossa primeira visão das estruturas globais do genoma e de listas de peças globais de algumas espécies cujos genomas foram sequenciados. Iniciaremos por nós mesmos. O que podemos aprender ao olhar o próprio genoma humano? Então veremos o que podemos aprender ao comparar nosso genoma com outros.

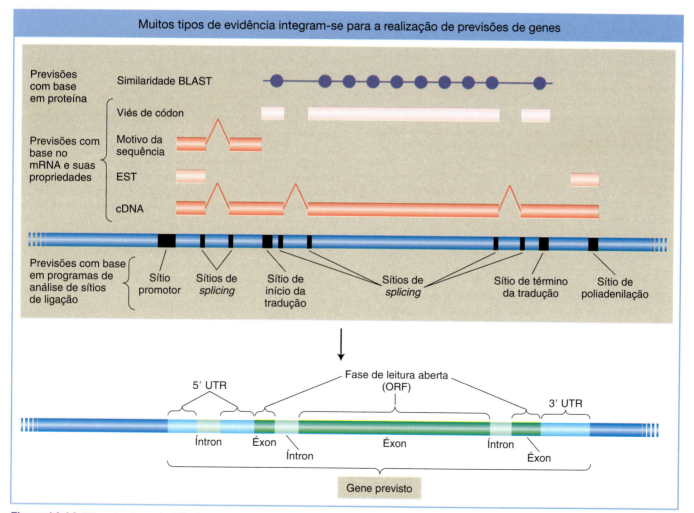

**Figura 14.14** Diferentes tipos de vidências de produtos gênicos – cDNA, ESTs, acertos de similaridade BLAST, viés de códon e acertos de motivos – são integrados para fazer previsões gênicas. Onde se verificarem múltiplas classes de evidências associadas a uma sequência particular de DNA genômico, haverá maior confiança na probabilidade de que uma previsão de gene seja acurada.

## 14.4 Estrutura do genoma humano

**OA 14.2** Explicar o papel de vários elementos funcionais nos genomas e diferenciar entre métodos computacionais e experimentais para identificar esses elementos.

**OA 14.5** Descrever abordagens de genética reversa para analisar a função de genes e elementos genéticos identificados por sequenciamento do genoma e genômica comparativa.

Ao descrever a estrutura global do genoma humano, precisamos primeiro confrontar sua estrutura de repetições. Uma fração considerável do genoma humano, cerca de 45%, é repetitiva. Muito desse DNA repetitivo é composto por cópias de elementos transponíveis (discussão no Capítulo 16). Na verdade, mesmo no DNA de cópia única restante, uma fração tem sequências sugestivas de que poderiam descender de elementos antigos transponíveis agora imóveis e que acumularam mutações aleatórias, fazendo com que sua sequência divergisse dos elementos transponíveis ancestrais. Desse modo, muito do genoma humano parece ser composto por "caronas" genéticas.

Apenas uma pequena parte do genoma humano codifica polipeptídeos, isto é, pouco menos de 3% dele codificam éxons de mRNA. Os éxons são tipicamente pequenos (cerca de 150 bases), enquanto os íntrons são grandes, muitos se estendendo por mais de 1.000 bases, e outros, por mais de 100.000 bases. Os transcritos são compostos por uma média de 10 éxons, embora muitos tenham substancialmente mais. Finalmente, os íntrons podem ser processados a partir do mesmo gene em localizações que variam. Essa variação de localização de sítios de processamento gera considerável acréscimo de diversidade na sequência do mRNA e do polipeptídeo. Com base nos atuais dados de cDNA e EST, pelo menos 60% dos genes de codificação de proteínas humanas provavelmente têm duas ou mais variantes de processamento. Em média, há várias variantes de processamento por gene. Por isso, o número de proteínas distintas codificadas pelo genoma humano é várias vezes maior do que o número de genes reconhecidos.

**CONCEITO-CHAVE** Somente uma pequena proporção do genoma humano consiste em genes codificadores de proteínas.

O número de genes no genoma humano não tem sido fácil de localizar. No rascunho inicial do genoma humano, havia uma estimativa de 30.000 a 40.000 genes codificadores de proteínas. No entanto, a arquitetura complexa desses genes e do genoma pode tornar difícil a anotação. Algumas sequências marcadas como genes podem, na realidade, ser éxons de genes maiores. Além disso, há aproximadamente 15.000 **pseudogenes**, que são ORFs ou ORFs parciais e que podem, em princípio, parecer genes, mas não são funcionais nem ativos devido ao modo de sua origem ou a mutações. Os chamados **pseudogenes processados** são sequências de DNA que passaram por transcrição reversa a partir do RNA e inseriram-se aleatoriamente no genoma. Por volta de 70% dos pseudogenes humanos parecem ser desse tipo. A maioria dos outros pseudogenes no genoma humano parece ter surgido de eventos de duplicação gênica em que uma das duplicatas adquiriu uma ou mais mutações de ruptura de ORF no curso da evolução. À medida que os desafios de anotação foram superados, o número estimado de genes no genoma humano tem caído continuamente. Uma estimativa recente é de que há cerca de 20.000 genes de codificação de proteínas.

A anotação do genoma humano progrediu conforme as sequências de cada cromossomo foram terminadas uma a uma. Essas sequências então se tornaram o solo de busca na caçada por genes candidatos para doenças humanas. Tais previsões estão sendo continuamente revisadas à medida que novos dados são disponibilizados. O atual estado das previsões pode ser visto em muitos sites da web, mais notavelmente nas bases de dados públicas do DNA nos EUA e na Europa (ver Apêndice B). Essas previsões são as melhores inferências atuais dos genes de codificação de proteínas nas espécies sequenciadas, ainda que, de fato, sejam trabalhos em andamento.

### Elementos funcionais não codificadores no genoma

A discussão até aqui enfocou exclusivamente as regiões de codificação de proteínas do genoma. Essa ênfase deve-se mais à facilidade analítica do que à importância biológica. Em razão da simplicidade e da universalidade do código genético, bem como da capacidade de sintetizar cDNA do mRNA, a detecção de ORFs e éxons é muito mais fácil do que a detecção de sequências não codificadoras funcionais. Como declarado anteriormente, somente 3% do genoma humano codifica éxons de mRNA, e menos de metade dessas sequências de éxons, pouco mais de 1% do DNA total do genoma, codifica sequências de proteínas. Portanto, quase 99% de nosso genoma não codifica proteínas. Como então identificamos outras partes funcionais do genoma?

Íntrons e sequências 5' e 3' não traduzidas são prontamente anotados por análise de transcritos gênicos, enquanto promotores de genes geralmente são identificados por sua proximidade com unidades de transcrição e sequências de DNA de assinatura. No entanto, outras sequências regulatórias, como as intensificadoras, não são identificáveis por mera inspeção de sequências de DNA, e outras sequências que codificam vários tipos de transcritos de RNA (microRNAs, pequenos RNAs de interferência, RNAs de interação com a subfamília Piwi, longos RNAs não codificadores; ver Capítulo 8) exigem detecção e anotação de seus transcritos. Conquanto muitos desses elementos não codificadores tenham sido identificados no curso do estudo de genética molecular humana, o número potencialmente vasto de tais elementos justifica uma abordagem mais sistemática. O projeto Enciclopédia de Elementos de DNA (ENCODE) foi, desse modo, lançado com a meta ambiciosa de identificar todos os elementos funcionais no genoma humano.

Esse empreendimento colaborativo em larga escala empregou uma série diversa de técnicas para detectar sequências potencialmente envolvidas no controle da transcrição gênica, bem como todas as regiões transcritas. Como se espera que tais sequências sejam ativas apenas em tipos celulares individuais ou em subconjuntos, os pesquisadores estudaram 147 tipos de células humanas. Pesquisando regiões associadas a fatores de ligação ou de transcrição, o projeto ENCODE estimou que haja aproximadamente 500.000 acentuadores e promotores em potencial associados a genes conhecidos. O projeto também detectou transcritos provenientes de quase 80% do genoma humano.

Trata-se de uma fração muito maior do genoma do que se esperava. Afinal, como afirmado antes, somente pouco mais de 1% do genoma é sequência de codificação de proteínas.

No entanto, a produção de um transcrito não significa necessariamente que ele contribua para a biologia humana. É possível que certa proporção desses transcritos represente "ruído" na célula – transcritos que não tenham função biológica, mas também não causem dano. Não é sensato atribuir função a uma sequência sem algum tipo de dados adicionais. Portanto, que tipos de dados adicionais podem ser usados para resolver questões de função?

A conservação evolutiva das sequências comprovou ser bom indicador de função biológica. As sequências não serão preservadas ao longo do tempo de evolução a menos que mutações que as alterem sejam extirpadas por seleção natural. Um modo de localizar elementos não codificadores potencialmente funcionais então é procurar sequências conservadas, que não tenham mudado muito ao longo de milhões de anos de evolução.

Por exemplo, pode-se fazer uma busca por sequências muito altamente conservadas com um comprimento modesto entre algumas espécies ou por sequências menos perfeitamente conservadas com um comprimento maior entre um número maior de espécies. Comparações entre genomas do humano, do rato e do camundongo levaram à identificação dos chamados *elementos ultraconservados*, que são sequências perfeitamente conservadas entre as três espécies. Pesquisas desses genomas encontraram mais de 4.000 sequências com mais de 100 pb e 418 sequências com mais de 200 pb absolutamente conservadas. Quase todos esses elementos estavam altamente conservados no genoma do frango, e cerca de dois terços também estavam conservados em um genoma de peixe. Embora muitos desses elementos fossem encontrados em regiões pobres em genes, concentram-se mais ricamente perto de genes regulatórios importantes para o desenvolvimento. A maioria dos elementos não codificadores altamente conservados pode fazer parte amplamente da regulação da expressão dos genes *toolkit* para o desenvolvimento dos mamíferos e outros vertebrados (Capítulo 13).

Como podemos verificar se tais elementos conservados têm um papel na regulação gênica? Eles podem ser testados da mesma maneira que os elementos regulatórios transcricionais com atuação cis examinados em capítulos anteriores com o uso de genes repórteres (ver Figura 13.18). Um pesquisador coloca regiões regulatórias candidatas adjacentes a um promotor e ao gene repórter e introduz o gene repórter em uma espécie hospedeira. Um elemento altamente conservado entre mamíferos, frangos e uma espécie de rã situa-se a 488 kb da extremidade 3' do gene humano *ISL1*, que codifica uma proteína necessária para diferenciação de neurônios motores. Esse elemento foi colocado ascendente a um promotor e do gene repórter da β-galactosidase (*LacZ*), e a construção foi injetada nos pronúcleos de óvulos fertilizados de camundongo (ver Figura 10.25). A proteína repórter expressa-se ao longo da medula espinal e no crânio, como se esperaria para a localização dos futuros neurônios motores. O mais significativo é que o padrão de expressão corresponde à parte do padrão de expressão do gene nativo *ISL1* do camundongo (presumivelmente outros elementos não codificadores controlam as outras características de expressão de *ISL1*). O padrão de expressão sugere fortemente que o elemento conservado seja uma região regulatória para o gene *ISL1* em cada espécie. O sucesso dessa abordagem sugere que muitos elementos regulatórios não codificadores provavelmente serão identificados com base na conservação da sequência e na atividade daqueles elementos em ensaios com repórteres.

## 14.5 Genômica comparativa dos humanos com outras espécies

**OA 14.3** Inferir a direção evolutiva das alterações genômicas entre espécies com base em suas relações filogenéticas.

**OA 14.5** Descrever abordagens de genética reversa para analisar a função de genes e elementos genéticos identificados por sequenciamento do genoma e genômica comparativa.

Fundamentalmente, grande parte da ciência da genômica engloba uma abordagem comparativa. Por exemplo, a maioria do que sabemos sobre a função das proteínas humanas baseia-se na função daquelas proteínas analisadas em espécies-modelo. E muitas das perguntas que podem ser abordadas por meio da genômica são comparativas. Por exemplo, frequentemente queremos saber, como no caso de Nicholas Volker, como um indivíduo com certa característica ou doença difere geneticamente daqueles que não as possuem.

A **genômica comparativa** também tem o potencial de revelar como as espécies divergem. As espécies evoluem, e as características ou traços mudam por meio de alterações na sequência do DNA. O genoma, desse modo, contém um registro da história evolutiva de uma espécie. Comparações entre os genomas de espécies podem revelar eventos únicos de linhagens particulares que contribuam para diferenças de fisiologia, comportamento ou anatomia. Tais eventos poderiam incluir, por exemplo, o ganho e a perda de genes individuais ou de grupos de genes. Aqui exploraremos os princípios-chave de como as comparações revelam o que é similar e diferente entre humanos e outras espécies. Na seção a seguir, examinaremos como as diferenças são identificadas entre indivíduos humanos.

### Inferência filogenética

O primeiro passo para comparar genomas entre espécies é decidir quais espécies comparar. A fim de que as comparações sejam informativas, é crucial compreender as relações evolutivas entre as espécies a ser comparadas. A história evolutiva de um grupo é chamada árvore evolutiva ou **filogenia**. As filogenias são úteis porque nos permitem inferir como os genomas de espécies têm mudado ao longo do tempo.

O segundo passo ao comparar genomas é a identificação dos genes mais estreitamente relacionados, os chamados **genes homólogos** (Figura 14.15). Esses genes podem ser reconhecidos por similaridades em suas sequências de DNA e nas sequências de aminoácido das proteínas que codificam. É importante distinguir aqui duas classes de genes homólogos. Alguns homólogos são genes no mesmo *locus* genético em diferentes espécies. Esses genes teriam sido herdados de um ancestral comum e são denominados **ortólogos**. No entanto, muitos genes homólogos pertencem a famílias que se expandiram (e contraíram) em número no curso da evolução. Esses genes homólogos estão em diferentes *loci* genéticos no mesmo organismo. Eles se originaram quando genes em um genoma foram duplicados. Os genes relacionados por eventos de duplicação em um genoma são chamados **parálogos**. A história das famílias de genes pode ser bem reveladora sobre a história evolutiva de um grupo.

Por exemplo, suponha que queiramos saber como o genoma de mamíferos evoluiu ao longo da história do grupo. Gostaríamos de saber se os mamíferos como grupo poderiam ter

## Relacionamentos entre homólogos, ortólogos e parálogos

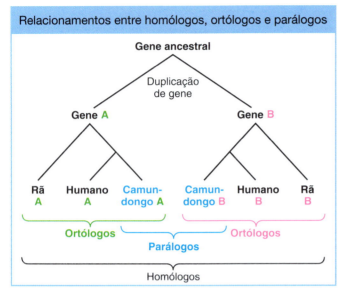

**Figura 14.15** Um gene de ancestral comum de um grupo particular de espécies (nesse caso, rãs, camundongos e humanos) é duplicado, criando os genes A e B, que são conhecidos como homólogos. O gene A presente no genoma da rã é ortólogo do gene A presente no genoma do camundongo ou humano. De modo semelhante, o gene B presente no genoma da rã é um ortólogo do gene B presente no camundongo ou genoma humano. O gene A presente no genoma do camundongo é um parálogo do gene B no genoma do camundongo.

adquirido alguns genes peculiares, se os mamíferos com diferentes estilos de vida poderiam possuir diferentes conjuntos de genes e qual foi o destino dos genes que existiam nos ancestrais dos mamíferos.

Felizmente, agora temos um conjunto grande e em rápida expansão de sequências do genoma dos mamíferos para comparar, incluindo representantes dos três ramos principais de mamíferos – monotremados (p. ex., ornitorrinco), marsupiais (p. ex., *wallaby* [pequeno canguru], gambá) e mamíferos eutérios (p. ex., humanos, chimpanzé, cão, camundongo). Os relacionamentos entre esses grupos, de alguns membros dentro dos grupos e com outros vertebrados amniotas (os amniotas são principalmente vertebrados que vivem na terra e têm um ovo adaptado para a terra) são mostrados na **Figura 14.16**.

Para ilustrar a importância de compreender filogenias e como utilizá-las, consideremos o genoma do ornitorrinco. Os monotremados diferem de outros mamíferos, pois põem ovos. A inspeção do genoma do ornitorrinco revelou que contém um gene para a gema do ovo chamado vitelogenina. As análises dos genomas dos marsupiais e eutérios não revelaram tais genes da gema funcionais. A presença de vitelogenina no ornitorrinco e sua ausência em outros mamíferos poderia ser explicada por uma de duas maneiras: (1) a vitelogenina é uma nova invenção do ornitorrinco ou (2) a vitelogenina existia em ancestral comum dos monotremados, marsupiais e eutérios, mas foi subsequentemente perdida dos marsupiais e eutérios. A direção da mudança evolutiva é oposta nessas duas alternativas.

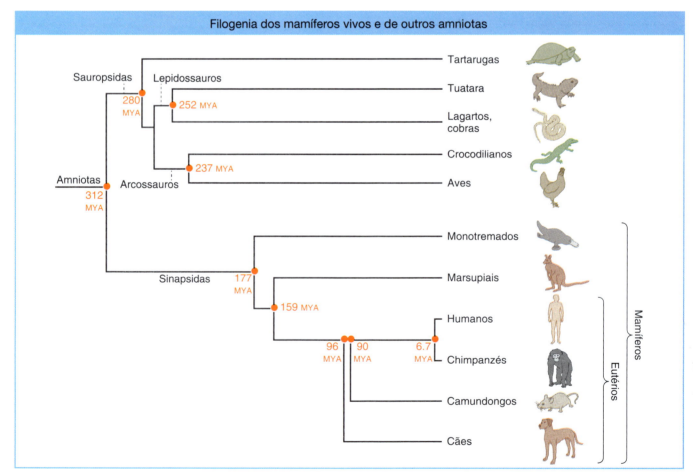

**Figura 14.16** A árvore filogenética retrata as relações evolutivas entre os três principais grupos de mamíferos (monotremados, marsupiais e eutérios) e outros amniotas, incluindo aves e vários répteis. Mapeando a presença ou a ausência de genes em grupos particulares para filogenias conhecidas, pode-se inferir a direção da mudança evolutiva (ganho ou perda) em linhagens particulares.

Uma comparação simples de pares entre o ornitorrinco e outro mamífero não distingue entre essas alternativas. Para chegar a isso, primeiramente temos de inferir se a vitelogenina provavelmente estaria presente no último ancestral comum do ornitorrinco, dos marsupiais e dos eutérios. Fazemos essa **inferência filogenética** examinando se a vitelogenina é encontrada em táxons fora desse grupo inteiro de mamíferos, o que é denominado **grupo evolutivo externo**. Na verdade, existem três genes de vitelogenina homólogos nos frangos. A seguir, consideramos a relação dos frangos com os mamíferos. Os primeiros pertencem a outro ramo maior dos amniotas. Olhando para a árvore evolutiva da Figura 14.16, podemos explicar a presença de vitelogeninas em frangos e no ornitorrinco em decorrência de duas aquisições independentes (na linhagem do ornitorrinco e na linhagem do frango respectivamente) ou como resultado de apenas uma aquisição em um ancestral comum do ornitorrinco e do frango (o que, com base na árvore, seria um ancestral comum de todos os amniotas), seguida pela perda dos genes da vitelogenina nos marsupiais e eutérios.

Como decidimos entre essas alternativas? Ao estudar eventos infrequentes, como a invenção de um gene, os biólogos evolucionistas preferem confiar no princípio da **parcimônia**, isto é, favorecer a explicação mais simples envolvendo o menor número de alterações evolutivas. Portanto, a explicação preferida para o padrão de evolução da vitelogenina nos mamíferos é que essa proteína da gema do ovo e o gene correspondente estavam presentes em algum ancestral amniota que punha ovos e foram mantidos no ornitorrinco, que põe ovos, e perdidos nos mamíferos que não põem ovos.

Ao que parece, há uma peça de evidência adicional e muito atraente que sustenta essa inferência. Conquanto a inspeção dos genomas de eutérios não revela nenhum gene intacto funcional de vitelogenina, traços de sequências de genes de vitelogenina são detectáveis nos genomas humano e do cão em posições que são as mesmas (sintênicas) dos genes da vitelogenina dos ornitorrincos e dos frangos (**Figura 14.17**). Essas sequências são relíquias moleculares de nossos ancestrais que punham ovos. Como nossos ancestrais de mamíferos afastaram-se dos ovos com gema, a seleção natural foi relaxada sobre as sequências de genes da vitelogenina, de tal modo que quase foram varridos pela erosão por mutações ao longo de dezenas de milhões de anos. Nosso genoma contém numerosas relíquias de genes que já funcionaram em nossos ancestrais e, como veremos novamente nesta seção, as identidades daqueles pseudogenes refletem como a biologia humana divergiu daquela de nossos ancestrais.

Naturalmente, a evolução também tem a ver com a aquisição de novos traços. Por exemplo, a produção de leite é um traço compartilhado entre todos os mamíferos. Uma família de genes codificadores das proteínas caseína do leite é peculiar dos mamíferos, estando firmemente agrupada em seus genomas, inclusive no do ornitorrinco. Uma breve passada de olhos por alguns genomas de mamíferos nos informa que, na verdade, alguns mamíferos têm genes que outros não têm; alguns genes são compartilhados por todos os mamíferos, e a presença ou ausência de certos genes correlaciona-se com o estilo de vida dos mamíferos. Essa última informação é um achado difundido em genômica comparativa.

**CONCEITO-CHAVE** Determinar quais elementos genômicos foram ganhos ou perdidos durante a evolução é algo que exige conhecimento da filogenia das espécies comparadas. A presença ou ausência de genes costuma se correlacionar com os estilos de vida dos organismos.

Vejamos alguns outros exemplos que evidenciam a história evolutiva de nosso genoma e como somos diferentes de outros mamíferos ou parecidos com eles.

## De camundongos e humanos

A sequência do genoma do camundongo tem sido particularmente informativa para compreender o genoma humano em razão do papel de longa duração do camundongo como espécie genética modelo, do vasto conhecimento de sua genética clássica e da relação evolutiva do camundongo com os humanos. As linhagens do camundongo e dos humanos divergiram há aproximadamente 90 milhões de anos, o que é tempo suficiente para as mutações fazerem seus genomas tornarem-se diferentes

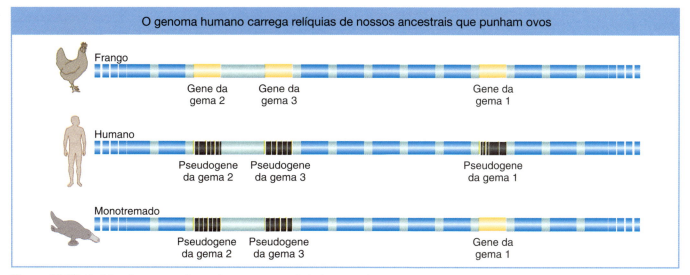

**Figura 14.17** Cadeias de genes ao longo do cromossomo 8 do frango e do cromossomo 1 humano e no ornitorrinco estão na mesma ordem relativa (*quadros*). Enquanto o genoma do frango tem três genes que codificam proteínas de gema de ovo, o ornitorrinco, que põe ovos, tem um gene funcional e dois pseudogenes, e os humanos têm remanescentes muito curtos e fragmentados dos genes da gema.

em cerca de um a cada dois nucleotídios. Desse modo, sequências comuns aos genomas do camundongo e do humano provavelmente indicam funções comuns.

Os homólogos são identificados porque têm sequências semelhantes de DNA. A análise do genoma do camundongo indica que o número de genes de codificação de proteína que ele contém é similar ao do genoma humano. Maior inspeção dos genes do camundongo revela que pelo menos 99% de todos os genes do camundongo têm algum homólogo no genoma humano e que pelo menos 99% de todos os genes humanos têm algum homólogo no genoma do camundongo. Desse modo, os tipos de proteína codificadas em cada genoma são essencialmente os mesmos. Além disso, cerca de 80% de todos os genes de camundongos e humanos são claramente ortólogos identificáveis.

As similaridades entre os genomas estendem-se muito além do inventário de genes codificadores de proteínas: chegam à organização global do genoma. Mais de 90% dos genomas do camundongo e humano podem ser particionados em regiões correspondentes de **sintenia**, onde a ordem dos genes nos blocos com tamanhos variados é a mesma do ancestral comum mais recente das duas espécies. Essa sintenia é muito útil para relacionar os mapas dos dois genomas. Por exemplo, o cromossomo 17 humano é ortólogo a um cromossomo único do camundongo (cromossomo 11). Embora tenha havido extensos rearranjos intracromossômicos no cromossomo humano, há 26 segmentos de sequências colineares com tamanho superior a 100 kb (**Figura 14.18**).

**CONCEITO-CHAVE** Os genomas do camundongo e do humano contêm conjuntos de genes similares, muitas vezes dispostos em ordem similar. Essa ordem de genes conservada entre espécies é conhecida como sintenia.

Há algumas diferenças detectáveis entre os inventários de genes de camundongo e humanos. Em uma família de genes envolvida na visão em cores, as opsinas, os seres humanos possuem um parálogo adicional. A presença dessa opsina tem equipado os seres humanos com a chamada visão tricromática, de modo que podemos perceber cores ao longo do espectro inteiro de luz visível – violeta, azul, verde, vermelho – enquanto os camundongos não o fazem. No entanto, a presença desse parálogo adicional em humanos e sua ausência nos camundongos não nos diz, em si, se foi ganha na linhagem humana ou perdida na linhagem do camundongo. A análise de outros genomas de primatas e mamíferos tem revelado que os primatas do Velho Mundo, como os chimpanzés, gorilas e o macaco-fidalgo possuem esse gene, mas todos os não mamíferos não o possuem. Pode-se inferir seguramente, por essa distribuição filogenética do gene opsina adicional, que ele evoluiu em um ancestral de primatas do Velho Mundo (que inclui os humanos).

Por outro lado, o genoma do camundongo contém mais cópias funcionais de alguns genes que refletem seu estilo de vida. Os camundongos têm cerca de 1.400 genes envolvidos na olfação – essa é a maior categoria funcional isolada em seu genoma. Cães também têm grande número de genes olfatórios. Isso certamente faz sentido para os estilos de vida das espécies. Camundongos e cães dependem intensamente de seu sentido de olfação e percebem odores diferentes daqueles percebidos pelos humanos. E o conjunto de genes olfatórios humanos, em comparação com o dos camundongos e cães, é notavelmente

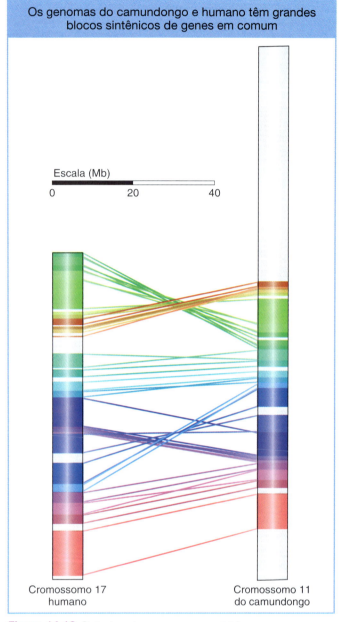

**Figura 14.18** Sintenia entre o cromossomo 17 humano e o cromossomo 11 do camundongo. Grandes blocos sintênicos conservados com tamanho de 100 kb ou mais são mostrados entre o cromossomo 17 humano e o cromossomo 11 do camundongo.

inferior. Temos muitos genes olfatórios, mas uma fração muito grande deles é de pseudogenes que portam mutações inativantes. Por exemplo, em uma classe de genes olfatórios, chamados genes *V1r*, os camundongos têm cerca de 160 genes funcionais, mas apenas 5 dos mais ou menos 200 genes *V1r* do genoma humano são funcionais.

Ainda assim, essas diferenças no conteúdo gênico são relativamente modestas à luz das vastas diferenças de anatomia e comportamento. A similaridade global nos genomas do camundongo e humano corresponde ao quadro que obtemos por exame dos genes *toolkit* que controlam o desenvolvimento em diferentes táxons (Capítulo 13) – essas grandes diferenças podem evoluir a partir dos genomas contendo conjuntos de genes similares. Esse mesmo tema é ilustrado por comparação do nosso genoma com o do parente vivo mais próximo, o chimpanzé.

## Genômica comparativa de chimpanzés e humanos

Chimpanzés e humanos tiveram um ancestral em comum há cerca de 5 a 7 milhões de anos. Desde então, as diferenças genéticas acumularam-se por mutações ocorridas em cada linhagem. O sequenciamento do genoma tem revelado que há cerca de 35 milhões de diferenças em nucleotídios únicos entre os chimpanzés e os humanos, correspondendo a um grau de aproximadamente 1,06% de divergência. Além disso, mais ou menos 5 milhões de inserções e deleções, com o comprimento variando de apenas um nucleotídio a mais de 15 kb, contribuem para um total de 90 Mb de sequência divergente de DNA (cerca de 3 por cento do genoma total). A maioria dessas inserções ou deleções situa-se fora das regiões de codificação.

De modo geral, as proteínas codificadas pelos genomas humano e do chimpanzé são extremamente similares. Vinte e nove por cento de todas as proteínas ortólogas têm sequência *idêntica*. A maioria das proteínas que diferem o fazem apenas por aproximadamente duas substituições de aminoácidos. Há algumas diferenças detectáveis entre os chimpanzés e os humanos nos conjuntos de genes funcionais. Cerca de 80 genes que eram funcionais em seu ancestral comum já não são funcionais nos humanos devido à sua deleção ou ao acúmulo de mutações. Algumas dessas alterações podem contribuir para diferenças de fisiologia.

Além das alterações nos genes particulares, duplicações dos segmentos dos cromossomos em uma única linhagem contribuíram para a divergência do genoma. Mais de 170 genes no genoma humano e mais de 90 genes no genoma do chimpanzé estão presentes em grandes segmentos duplicados. Essas duplicações são responsáveis por uma quantidade maior de divergência total do genoma do que todas as mutações de nucleotídios únicos combinados. É interessante observar que duplicações peculiares do genoma humano são enriquecidas por genes previstos a desempenhar um papel no desenvolvimento cerebral. Tem sido sugerido que pelo menos algumas dessas duplicações de genes estiveram envolvidas na expansão do neocórtex em humanos em relação a outros primatas. No entanto, ainda não está claro se esses genes duplicados contribuem para importantes diferenças fenotípicas entre os humanos e nossos parentes mais próximos.

Apesar da existência dessas poucas diferenças de conteúdo gênico entre chimpanzés e humanos, vê-se que a vasta maioria dos genes está altamente conservada, com pouquíssimas alterações das regiões codificadoras de proteínas. Como, então, podemos explicar as dramáticas diferenças de morfologia, comportamento e fisiologia entre chimpanzés e humanos? Em 1975, bem antes do advento do sequenciamento do genoma completo, Mary-Claire King e Allan Wilson propuseram ousadamente que a maioria das diferenças fenotípicas entre os humanos e os chimpanzés resulta de mutações que afetam a regulação gênica. Atualmente, a genômica comparativa forneceu uma ferramenta para identificar mutações regulatórias que poderiam ser responsáveis por diferenças fenotípicas entre chimpanzés e humanos.

**CONCEITO-CHAVE** Grandes diferenças fenotípicas podem evoluir a partir de genomas contendo conjuntos similares de genes. Muitas das diferenças fenotípicas entre espécies provavelmente se devam a alterações genéticas que afetam a regulação gênica.

Aqui, discutiremos apenas um exemplo das muitas abordagens usadas para identificar supostos elementos regulatórios com atuação cis que diferem entre chimpanzés e humanos. Nesse caso, os pesquisadores buscaram sequências não codificadoras que eram altamente conservadas nos genomas do chimpanzé, no macaco e em outros mamíferos, mas faltante no genoma humano. Houve 510 de tais deleções no genoma humano, e essas deleções enriqueceram genes próximos com função neural ou de sinalização para hormônios esteroides. Uma dessas deleções está próxima do gene do receptor androgênico, que codifica uma proteína necessária para respostas aos andrógenos circulantes, como a testosterona. Usando os ensaios com genes repórteres previamente apresentados em camundongos transgênicos (Capítulo 10), os pesquisadores mostraram que tanto a sequência do camundongo como a do chimpanzé dirigiram a expressão no desenvolvimento de vibrissas sensoriais, bem como espinhas penianas, ambas estruturas responsivas a andrógenos presentes na maioria dos mamíferos, mas perdidas nos humanos. Testar as funções de outros supostos elementos regulatórios com atuação cis faltantes no genoma humano provavelmente levará à descoberta de conhecimentos adicionais nas alterações genéticas subjacentes às diferenças entre humanos e nossos parentes mais próximos.

**CONCEITO-CHAVE** Alterações genéticas subjacentes a diferenças fenotípicas entre humanos e nossos parentes mais próximos podem ser identificadas usando uma combinação de abordagens computacionais e ensaios com gene repórter.

Naturalmente, todas as diferenças genéticas entre espécies originam-se como variações dentro das espécies. O sequenciamento do genoma humano e o advento de métodos de sequenciamento de alta produtividade mais rápidos e menos caros abriram as portas para a análise detalhada da variação genética humana.

## 14.6 Genômica comparativa e medicina humana

**OA 14.4** Comparar métodos genômicos usados para identificar mutações que até o presente se associem a doença humana.

A espécie humana, *Homo sapiens*, originou-se na África há aproximadamente 200.000 anos. Em algum momento entre 50.000 e 100.000 anos atrás, as populações deixaram a África e migraram pelo mundo, povoando, finalmente, cinco continentes adicionais. Essas populações em migração encontraram climas diferentes, adotaram dietas diferentes e combateram diferentes patógenos em diferentes partes do mundo. Grande parte da história evolutiva recente de nossa espécie está registrada em nossos genomas, assim como as diferenças genéticas que tornam indivíduos ou populações mais ou menos suscetíveis a doença.

De modo geral, quaisquer dois genomas de humanos sem parentesco são 99,9% idênticos. Essa diferença de apenas 0,1% ainda corresponde a aproximadamente 3 milhões de bases. O desafio hoje é decifrar quais daquelas diferenças de bases sejam significativas com respeito a fisiologia, desenvolvimento ou doença.

Uma vez avançada a sequência do primeiro genoma humano, essa realização permitiu análise muito mais rápida e menos cara de outros indivíduos. A razão é que, com uma montagem conhecida do genoma como referência, é muito mais fácil alinhar as leituras de sequências brutas de indivíduos adicionais e elaborar abordagens para estudo e comparação das partes do genoma.

Uma das primeiras e maiores surpresas que emergiram da comparação de genomas humanos individuais é que os humanos diferem não simplesmente em uma base em mil, mas também no número de cópias de partes dos genes individuais, dos genes inteiros ou de conjuntos de genes. Essas **variações no número de cópias** (CNVs, do inglês *copy number variations*) incluem repetições e duplicações que aumentam o número de cópias e as deleções que reduzem o número de cópias. Entre quaisquer dois indivíduos sem parentesco, pode haver centenas de segmentos de DNA com mais de 1.000 pb que diferem no número de cópias. Algumas CNVs podem ser bem grandes e abranger até 5 milhões de pares de bases. Em conjunto, as CNVs são responsáveis por mais variação de sequências entre os humanos do que todas as 3 milhões de alterações de pares de bases únicas combinadas.

Existe intenso interesse sobre como tais números de cópias podem ter um papel em evolução e doença humanas. Um caso em que aumentou o número de cópias parece ter sido a adaptação referente à dieta. As pessoas com dietas ricas em amido têm, em média, mais cópias de um gene de amilase salivar (enzima que degrada o amido) do que as pessoas com dietas tradicionalmente pobres em amido. Em outros casos, as variações do número de cópias associaram-se a doenças humanas. Por exemplo, agora parece que pelo menos 15% das doenças do neurodesenvolvimento humano se devam a alterações no número de cópias encontradas em uma frequência muito baixa em populações humanas. Polimorfismos do número de cópias relativamente comuns em populações humanas também associam-se a doenças de imunocomprometimento, como a doença de Crohn, a psoríase e o lúpus.

## História evolutiva dos genes de doenças humanas

É possível questionar-se sobre quando e onde as mutações que causam doença humana originaram-se e por que alguns desses alelos de doença são mantidos em frequência relativamente alta nas populações humanas. Embora ainda haja um longo caminho a percorrer para responder a essas perguntas, alguns esclarecimentos vêm da análise das sequências do genoma de hominídeos antigos, incluindo aqueles da nossa própria espécie, *Homo sapiens*, bem como de linhagens arcaicas de hominídeos agora extintos, como o homem de Neandertal. Avanços no sequenciamento e em outras tecnologias tornaram possível extrair e sequenciar genomas inteiros a partir de amostras de DNA antigo mesmo quando quantidades muito pequenas de tecido são encontradas. Por exemplo, o sequenciamento do genoma completo do DNA antigo a partir de um único osso do dedo e de três dentes encontrados na Caverna de Denisova, na Sibéria, revelou a existência de uma linhagem arcaica de hominídeos, agora chamada denisovanos, geneticamente muito distintos dos homens de Neandertal, em uma divergência ocorrida há aproximadamente 640.000 anos.

As análises desses genomas arcaicos têm revelado que, porquanto os humanos anatomicamente modernos deixaram a África e espalharam-se pelo globo, intercruzaram-se com outras espécies de hominídeos que já viviam na Eurásia havia mais de 200.000 anos. Traços desses eventos de hibridização podem ser vistos nos genomas de humanos que vivem hoje. Refletindo as vias migratórias dos humanos modernos, todos os indivíduos não africanos sequenciados até o presente têm entre 1% e 4% de ancestralidade Neandertal, enquanto os indígenas australianos e da Melanésia também têm até 6% de ancestralidade denisovana (**Figura 14.19**). Muitos serviços de testes genéticos oferecidos diretamente ao consumidor hoje em dia já relatam qual porcentagem do DNA de uma pessoa foi herdada de seus ancestrais humanos arcaicos. O **Boxe 14.1** discute os vários tipos de opções de testes genéticos entregues diretamente ao consumidor à disposição atualmente, bem como algumas importantes implicações éticas e sociais de tais serviços.

Notavelmente, alguns dos alelos neandertalenses e de denisovanos presentes nos humanos modernos têm efeitos sobre a fisiologia. Por exemplo, variantes gênicas que causam pele mais clara nos eurasianos do norte estavam presentes nos neandertais, e uma das variantes gênicas que possibilitou aos tibetanos viverem em grandes altitudes (Capítulo 1) é de origem denisovana. No entanto, alelos derivados de Neandertais em alguns genes associam-se ao risco de doenças em humanos modernos.

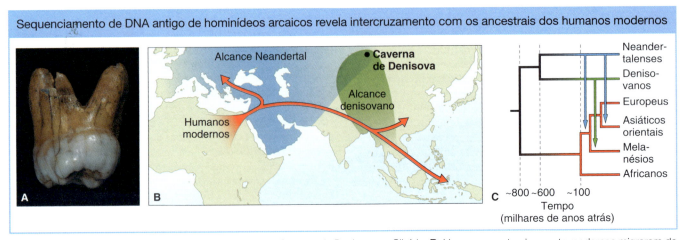

**Figura 14.19 A.** Visão lateral de um molar encontrado na Caverna de Denisova na Sibéria. **B.** Humanos anatomicamente modernos migraram da África para a Eurásia por meio das variedades neandertalenses e denisovanas. **C.** O sequenciamento do genoma fornece evidências de hibridização precoce entre neandertalenses e os ancestrais dos melanésios, asiáticos orientais e europeus, bem como hibridização tardia entre neandertalenses e ancestrais de asiáticos orientais modernos (setas azuis). Também há evidências de hibridização entre denisovanos e os ancestrais dos melanésios modernos (seta verde). [*Cortesia do Max Planck Institute for Evolutionary Anthropology.*]

## Boxe 14.1 Testes genéticos direto ao consumidor

A revolução da genômica também levou à democratização do acesso a informações genéticas pessoais. O Projeto Genoma Humano foi iniciado, em parte, devido à promessa de *genômica pessoal*, exemplificada pelo caso de Nicholas Volker no começo deste capítulo. Desse modo, logo depois de o primeiro rascunho do genoma humano estar completo, algumas das chamadas empresas de "testes genéticos direto ao consumidor" começaram a surgir com o objetivo de cumprir tal promessa. Atualmente, um punhado de empresas oferece testes genéticos direto ao consumidor. Pelo custo de aproximadamente 100 a 200 dólares, um consumidor pode fornecer uma amostra de saliva ou um *swab* do interior da boca a uma empresa. Seu DNA será então genotipado em aproximadamente 700.000 dos 3 milhões de sítios no genoma que se sabe variarem entre os humanos. O consumidor então pode receber os resultados das análises do seu genoma por meio de um site da Web ou um aplicativo. Atualmente, os serviços fornecidos por essas empresas caem em três categorias principais: testes médicos, genealogia genética e ancestralidade pessoal.

**Testes médicos.** As primeiras empresas de testes genéticos direto ao consumidor surgiram rapidamente em torno de 2005-2006, prometendo fornecer aos indivíduos informações personalizadas sobre seu risco genético para doenças comuns, como diabetes ou câncer. De modo igualmente rápido, surgiram preocupações com tais testes. Por exemplo, não se sabia se os consumidores entenderiam seus riscos genéticos pessoais sem a ajuda de um profissional da área da saúde ou se parariam de assumir medidas preventivas na saúde com base nos resultados desses testes. Além disso, havia preocupação com a privacidade e o potencial para mau uso dos dados. Com base nessas e em outras preocupações, ao final de 2013, a U.S. Food and Drug Administration (FDA) transmitiu cartas de "parem e desistam" a essas empresas, exigindo que obtivessem sua autorização para seus testes. A partir do início de 2018, apenas uma empresa, 23ªndMe, foi autorizada pela FDA a fornecer testes direto ao consumidor para fatores de risco genético associado a um número limitado de doenças, como câncer de mama, doença de Parkinson e doença de Alzheimer. Os consumidores atualmente podem usar seus serviços para avaliar estado de portador para mais de 40 doenças hereditárias, como fibrose cística e anemia falciforme.

**Genealogia genética.** O segundo passatempo mais comum nos EUA é a genealogia, ou o rastreamento de linhagens e história da família. Essa popularidade reflete-se no fato de que as empresas que oferecem testes genéticos direto ao consumidor com a finalidade de genealogia têm coletados atualmente dados genéticos de mais de 15 milhões de pessoas. Quando um indivíduo submete sua amostra de DNA, seu relacionamento com todos os outros indivíduo na base de dados é estimado a partir de dados genéticos. Por exemplo, se o indivíduo tivesse um gêmeo monozigótico na base de dados, apareciam como correspondência perfeita, enquanto um pai, filho ou irmão por parte de pai e mãe apareceria como parente em primeiro grau. A maioria das correspondências na base de dados compreende primos em segundo, terceiro ou quarto graus. Os clientes podem usar essas informações para identificar e entrar em contato com possíveis parentes para preencher sua árvore genealógica. É claro que essas correspondências genéticas podem revelar parentes ou relacionamentos que não eram previamente conhecidos, e os clientes precisam estar cientes das repercussões, tanto positivas como negativas, desse conhecimento. A International Society of Genetic Genealogy compilou um gráfico comparando características das cinco maiores empresas que oferecem testes do DNA autossômico disponível em https://isogg.org/wiki/Autosomal_DNA_testing_comparison_chart.

**Ancestralidade pessoal.** De onde viemos? Os humanos têm feito essa pergunta universal há milênios. Os testes genéticos direto ao consumidor prometem responder a essa pergunta, fornecendo aos consumidores informações sobre seus ancestrais genéticos, incluindo a porcentagem de ancestrais derivados de humanos arcaicos como os neandertais ou denisovanos. É importante observar, contudo, que a capacidade de atribuir ancestralidade depende de outros dados da base de dados. Por exemplo, se a base de dados de uma empresa compreender principalmente povos de descendência europeia, será mais difícil determinar a ancestralidade de uma pessoa asiática ou africana. Desse modo, os resultados fornecidos por qualquer empresa sobre a ancestralidade de um indivíduo devem ser interpretados como estimativa aproximada do que provavelmente foi a evolução ao longo do tempo à medida que cada vez mais pessoas decidem submeter amostras de seu próprio DNA para testes de ancestralidade.

**Implicações éticas, legais e sociais.** As implicações éticas, legais e sociais dos testes genéticos direto ao consumidor têm um alcance longo e precisam ser cuidadosamente consideradas. Desse modo, o futuro dos testes genéticos direto ao consumidor não é claro atualmente. No entanto, são contínuas as discussões entre ampla variedade de investidores, incluindo geneticistas, eticistas, prestadores de atendimento médico, empresas, reguladores e consumidores para assegurar que a avalanche de informações genéticas pessoais a que podemos ter acesso seja usada para benefício dos indivíduos e da sociedade.

---

Por exemplo, os humanos modernos com um alelo Neandertal em um gene envolvido na coagulação do sangue têm risco mais alto de coágulos sanguíneos e de acidente vascular encefálico. A coagulação rápida pode ter sido uma vantagem nos hominídeos iniciais, que caçavam animais perigosos e que também corriam riscos de sangramento excessivo durante os partos. No entanto, em nossos tempos modernos, esses riscos diminuíram, e os humanos vivem muito mais. Desse modo, a coagulação rápida já não é vantagem e leva a um aumento do risco de acidente vascular encefálico e de tromboses. As variantes genéticas com origem em Neandertais também estão ligadas a aumento do risco de doenças neurológicas, imunológicas e de pele nos humanos modernos. Esses exemplos servem como lembrete de que nossa suscetibilidade genética à doença é

**472** Parte 2 Princípios Fundamentais em Genética Molecular e do Desenvolvimento

moldada por nossa história evolutiva. A genômica forneceu uma ferramenta que permite explorar essa história evolutiva de modos antes inimagináveis.

**CONCEITO-CHAVE** A capacidade de sequenciar genomas completos dos humanos modernos e arcaicos fornece uma ferramenta para descobrir a história evolutiva dos humanos e identificar mutações associadas a doenças.

## Exoma e genômica personalizada

Avanços nas tecnologias do sequenciamento reduziram o custo de sequenciar genomas individuais de cerca de 300 milhões de dólares, em 2000, para 1 milhão de dólares em 2008 e para 1.000 dólares em 2017. Mas para muitos estudos em larga escala, esse número ainda é proibitivo. Para algumas aplicações, apenas como um informativo, é mais prático e custo-efetivo sequenciar somente parte do genoma. Por exemplo, já que muitas mutações causadoras de doenças ocorrem em sequências de codificação, foram elaboradas estratégias para sequenciar todos os éxons, ou o **exoma**, do indivíduo, como foi feito no caso de Nicholas Volker.

A estratégia para sequenciamento do exoma envolve gerar uma biblioteca de DNA genômico enriquecida para sequências de éxon (**Figura 14.20**). O DNA é preparado por: (1) corte do DNA genômico, diminuindo-o para fragmentos curtos com cadeia única, (2) hibridização dos fragmentos com cadeia única a sondas marcadas com biotina complementares às regiões exônicas conhecidas do genoma humano e purificação dos dúplices, (3) amplificação dos dúplices ricos em éxons e (4) sequenciamento dos dúplices ricos em éxons. Dessa maneira, 30 a 60 megabases do genoma humano são o alvo para sequenciamento, opostamente a 3.200 megabases da sequência total.

A partir do final de 2017, os exomas de mais de 120.000 indivíduos foram sequenciados ao custo atual de apenas algumas centenas de dólares por exoma. Um ponto forte particularmente importante do sequenciamento do exoma é identificar as mutações *de novo* em indivíduos (mutações que não estão presentes

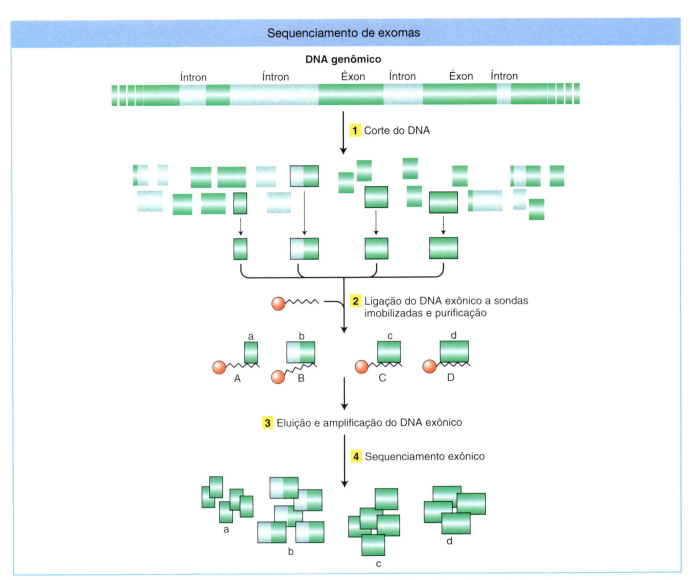

**Figura 14.20** A fim de sequenciar exatamente a fração de éxons do genoma, o DNA genômico é fragmentado e desnaturado, e os fragmentos contendo éxons são hibridizados com sondas marcadas com biotina complementares às sequências de éxons no genoma. Dúplices contendo sondas hibridizadas são então purificadas e preparadas para sequenciamento.

em nenhum dos pais). Tais mutações são responsáveis por muitas doenças genéticas espontâneas, cujas origens não seriam reveladas por estudos baseados em genealogias tradicionais. Assim, o sequenciamento do exoma completo agora é uma ferramenta de diagnóstico clínico em rápida propagação, particularmente para transtornos do neurodesenvolvimento e outros nas populações pediátricas.

E da mesma forma como o sequenciamento do exoma pode ser usado para identificar diferenças genéticas entre indivíduo, também pode ser usado para identificar diferenças entre células normais e anormais, como as células de câncer. O câncer é um conjunto de doenças genéticas nas quais combinações de mutações de genes tipicamente contribuem para a perda do controle do crescimento e para metástases. Compreender quais alterações genéticas são comuns a cânceres em particular ou a subgrupos de cânceres não apenas melhorará nossos conhecimentos sobre câncer, mas também traz promessas de impactar fortemente o diagnóstico e o tratamento. Pesquisadores no mundo todo recentemente completaram um "atlas" de genomas de câncer que descobriu a extraordinária heterogeneidade genética presente nas células de câncer e forneceram uma estrutura para classificar subtipos de tumores com base nas alterações genômicas. Esses conhecimentos abrem novas oportunidades para desenvolver terapias que visem especificamente às alterações genéticas encontradas em um particular tumor, e não em tratar o câncer como doença homogênea. (Outras informações em http://cancer-genome.nih.gov/.)

**CONCEITO-CHAVE** O sequenciamento de exomas é abordagem poderosa para identificar mutações associadas a doenças humanas de maneira barata e rápida.

A capacidade de analisar rapidamente genomas de organismos também impacta outras dimensões da medicina. Veremos um de tais casos a seguir.

## Genômica comparativa de *E. coli* não patogênica e patogênica

A *Escherichia coli* é encontrada em nossa boca e no trato intestinal em grande número, e essa espécie, em geral, é um simbionte benigno. Em razão de seu papel central em pesquisa genética, foi um dos primeiros genomas bacterianos sequenciados. O genoma da *E. coli* tem aproximadamente 4,6 Mb de tamanho e contém 4.405 genes. No entanto, realmente não é preciso chamá-lo "genoma da *E. coli*". O primeiro genoma sequenciado foi derivado da cepa de *E. coli* comum de laboratório K-12. Existem muitas outras cepas de *E. coli*, inclusive várias importantes para a saúde humana.

Em 1982, um surto de doença humana em múltiplos estados foi associado ao consumo de carne bovina moída mal cozida. Identificou-se a cepa O157:H7 da *E. coli* como culpada, e, desde então, ela se associou a alguns surtos de infecção em larga escala. De fato, há uma estimativa de 75.000 casos de infecção por *E. coli* anualmente nos EUA. Embora a maioria das pessoas se recupere da infecção, uma fração desenvolve a síndrome hemolítico-urêmica, doença renal potencialmente letal.

Para compreender as bases genéticas da patogenicidade, o genoma de uma cepa O157:H7 da *E. coli* foi sequenciada. As cepas O157 e K-12 têm uma estrutura de 3.574 genes codificadores de proteínas em comum, e a identidade média dos nucleotídios entre genes ortólogos é de 98,4%, comparável à dos ortólogos humanos e do chimpanzé. Cerca de 25% dos ortólogos de *E. coli* codificam proteínas idênticas, semelhantes a 29% dos ortólogos humanos e do chimpanzé.

Apesar das similaridades em muitas proteínas, os genomas e proteomas diferem enormemente em conteúdo. O genoma da *E. coli* O157 codifica 5.416 genes, enquanto o genoma da *E. coli* K-12 codifica 4.405 genes. O genoma da *E. coli* O157 contém 1.387 genes não encontrados no genoma da K-12, e o genoma da K-12, 528 genes não encontrados no genoma da O157. A comparação dos mapas de genomas revela que as estruturas básicas comuns das duas cepas são intercaladas com ilhas de genes específicos de K-12 ou O157 (**Figura 14.21**).

Entre os 1.387 genes específicos para *E. coli* O157, encontram-se muitos genes suspeitos de codificarem fatores de virulência, incluindo toxinas, proteínas de invasão celular, proteínas de adesão e sistemas de secreção para toxinas, bem como possíveis genes metabólicos que possam ser necessários para transporte de nutrientes, resistência a antibióticos e outras atividades que podem conferir a capacidade de sobrevivência em diferentes hospedeiros. A maioria desses genes não era conhecida antes do sequenciamento e não seria conhecida hoje houvessem os pesquisadores dependido unicamente da *E. coli* K-12 como guia para todas as *E. coli*.

O nível surpreendente de diversidade entre dois membros da mesma espécie mostra como pode ser a evolução dinâmica do genoma. Acredita-se que a maioria dos novos genes nas cepas de *E. coli* tenha sido introduzida por transferência horizontal a partir dos genomas de vírus e outras bactérias (Capítulo 6). As diferenças também podem evoluir devido à deleção de genes. Outras *E. coli* e outras espécies patogênicas também exibem muitas diferenças do conteúdo gênico a partir de suas primas não patogênicas. A identificação de genes que possam contribuir diretamente para a patogenicidade abre novos rumos para entendimento, prevenção e tratamento de doença infecciosa.

## 14.7 Genômica funcional e genética reversa

**OA 14.2** Explicar o papel de vários elementos funcionais nos genomas e diferenciar entre métodos computacionais e experimentais para identificar esses elementos.

**OA 14.5** Descrever abordagens de genética reversa para analisar a função de genes e elementos genéticos identificados por sequenciamento do genoma e genômica comparativa.

Geneticistas têm estudado a expressão e interações de produtos gênicos individuais nas últimas décadas. Com o advento da genômica, temos uma oportunidade de expandir esses estudos para um nível global pelo uso de abordagens do genoma inteiro para estudar a maioria ou todos os produtos gênicos sistemática e simultaneamente e em espécies que não estabeleceram previamente modelos experimentais (ver *Guia Resumido de Organismos-Modelo*, no fim deste livro). Essa abordagem global do estudo da função, expressão e interação dos produtos gênicos é denominada **genômica funcional**.

### "Ômica"

Além do genoma, outros conjuntos de dados globais são de interesse. Seguindo o exemplo do termo *genoma*, no qual "gene" e "oma" formam uma palavra para "todos os genes", os

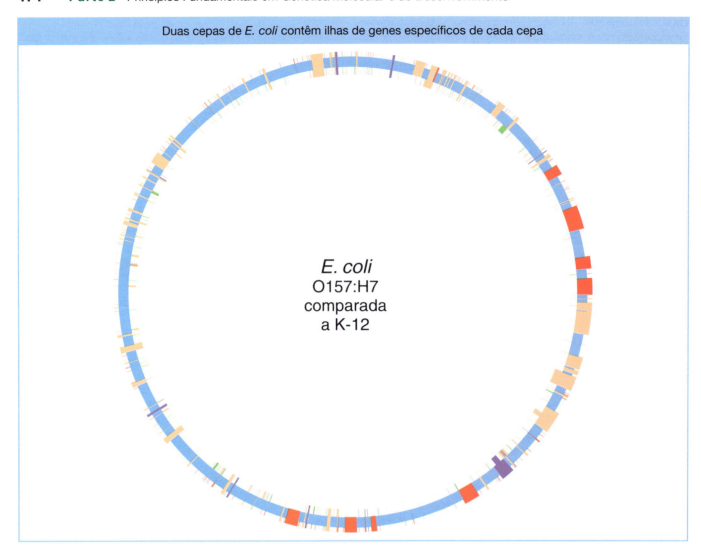

**Figura 14.21** Mapas de genoma circular das cepas de *E. coli* K-12 e O157:H7. O círculo retrata a distribuição das sequências específicas de cada cepa. A estrutura básica colinear comum a ambas as cepas é mostrada em azul. As posições das sequências específicas de O157:H7 são mostradas em vermelho. As posições das sequências específicas da K-12 na mesma localização são mostradas em cor bronze. Sequências hipervariáveis são mostradas em roxo. [*Dados extraídos de N. T. Perna et al., "Genome Sequence of Enterohaemorrhagic Escherichia coli O157:H7", Nature 409, 2001, 529-533. Cortesia de Guy Plunkett III e Frederick Blattner.*]

pesquisadores em genômica têm cunhado alguns termos para descrever outros conjuntos de dados globais sobre os quais estejam trabalhando. Essa lista de favoritos "*oma*" inclui:

O **transcriptoma**. Padrões de sequência e expressão de todos os transcritos de RNA (quais tipos, onde nos tecidos, quando, quanto).

O **proteoma**. Padrões de sequência e expressão de todas as proteínas (onde, quando, quanto).

O **interactoma**. Conjunto completo de interações físicas entre proteína e segmentos de DNA, entre proteínas e segmentos de RNA e entre proteínas.

Não consideraremos todos esses "*omas*" nesta seção, mas enfocaremos algumas das técnicas globais que estão começando a ser exploradas para obter esses conjuntos de dados.

**Uso de RNA-seq para estudar as transcrições.** Suponha-se que queiramos responder à seguinte pergunta: quais genes são ativos em determinada célula sob certas condições? As condições poderiam ser um ou mais estágios no desenvolvimento ou poderiam ser a presença ou ausência de um patógeno ou um hormônio. Genes ativos são transcritos em RNA e, desse modo, o conjunto de transcritos de RNA presentes na célula podem informar quais genes estão ativos. Aqui, a aplicação de tecnologias de sequenciamento de nova geração tem sido poderosa em permitir o ensaio de transcritos do RNA para todos os genes simultaneamente, em um único experimento. Vejamos como esse processo funciona em mais detalhes.

A primeira etapa é isolar o conjunto total das moléculas de RNA das células de interesse. Por exemplo, um conjunto poderia ser extraído de um tipo celular em particular, cultivado sob condições típicas. Um segundo conjunto poderia ser feito de RNA extraído de células cultivadas sob alguma condição experimental. Embora existam métodos para capturar e sequenciar diferentes tipos de RNAs na célula, focalizaremos aqui o sequenciamento do mRNA, que é a fração do RNA que codifica proteínas. O mRNA pode ser capturado a partir do RNA total, usando-se um *primer* oligo-dT, que é complementar à cauda 3' poli (A) do mRNA. Depois, o mRNA é sujeito à transcrição reversa, que o transforma em cDNA (Capítulo 10), a ser usado como substrato para bibliotecas de sequenciamento de nova geração, assim como para DNA genômico (Figura 14.6). As leituras de sequenciamento são então mapeadas no genoma, onde se alinham às regiões transcritas dos genes. O número de leituras presentes para um transcrito em particular deve refletir seus níveis de expressão na célula; genes expressos em baixo nível em um tipo de célula em particular terá poucas leituras, e os genes expressos em alto nível em um tipo de célula em particular terão muitas leituras (**Figura 14.22**). Dessa maneira, identificam-se os genes cujos níveis de expressão aumentarem ou diminuírem sob a dada condição experimental. De modo semelhante, podem-se identificar genes ativos em um dado tipo de célula ou em um dado estágio de desenvolvimento.

Com um conhecimento de quais genes estão ativos ou inativos em um dado estágio de desenvolvimento, em um tipo de célula em particular ou em variadas condições ambientais, podem-se identificar os conjuntos de genes a reagir a dados recebidos regulatórios similares. Além disso, os perfis de expressão gênica podem pintar um quadro de diferenças entre células normais e doentes. Identificando os genes cuja expressão seja alterada por mutações, em células de câncer ou por um patógeno, os pesquisadores podem conseguir elaborar novas estratégias terapêuticas.

**Uso do teste de dois híbridos para estudar o interactoma proteína-proteína.** Uma das atividades mais importantes das proteínas é sua interação com outras proteínas. Em razão do grande número de proteína em qualquer célula, os biólogos têm buscado modos de estudar sistematicamente todas as interações de proteínas individuais em uma célula. Um dos modos mais comuns de estudar o interactoma usa um sistema de engenharia em células de levedura, o que é chamado **teste dos dois híbridos**, que detecta interações físicas entre duas proteínas. A base para o teste é o ativador transcricional codificado pelo gene de levedura *GAL4* (Capítulo 12).

Lembre-se de que essa proteína tem dois domínios: (1) um domínio de ligação ao DNA que se liga ao sítio de início da transcrição e (2) um domínio de ativação que ativará a transcrição, mas que não pode, por si mesmo, ligar-se ao DNA. Desse modo, os dois domínios precisam estar em estreita proximidade a fim de que ocorra a ativação transcricional. Suponha que você esteja investigando se duas proteínas interagem. A estratégia do sistema de dois híbridos é separar os dois domínios do ativador codificados por *GAL4*, tornando impossível a ativação de um gene repórter. Cada domínio é conectado a uma proteína diferente. Se as duas proteínas interagirem, unirão os dois domínios. O ativador então se tornará ativo e iniciará a transcrição do gene repórter.

Como esse esquema é implementado na prática? O gene *GAL4* é dividido entre dois plasmídeos, para que um deles contenha a parte codificadora do domínio de ligação ao DNA, e o outro, a parte codificadora do domínio de ativação. Em um plasmídeo, um gene para uma proteína em investigação é processado próximo ao domínio de ligação ao DNA, e essa proteína de fusão atua como "isca". No outro plasmídeo, um gene para outra proteína em investigação é processado próximo ao domínio de ativação, e se diz que essa proteína de fusão é o "alvo" (**Figura 14.23**).

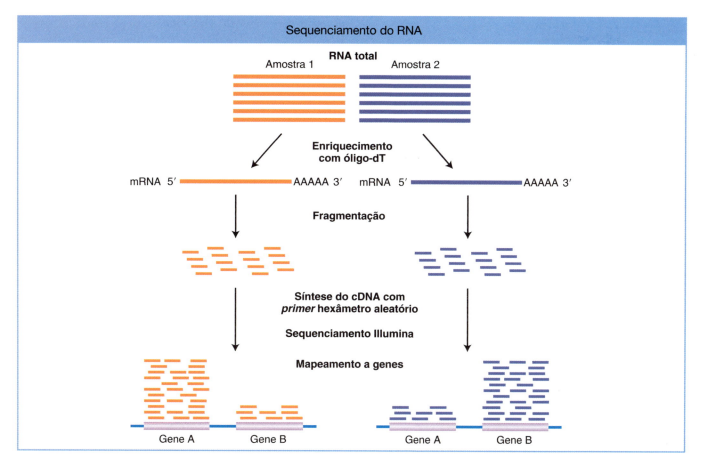

**Figura 14.22** O RNA total é isolado das células em duas condições diferentes, seguidas por enriquecimento do mRNA e síntese do cDNA. O cDNA resultante é sequenciado usando-se um método de sequenciamento de nova geração. As leituras do sequenciamento resultante são alinhadas às sequências exônicas no genoma, quando então se compara, nas diferentes condições, o número de leituras mapeadas para genes.

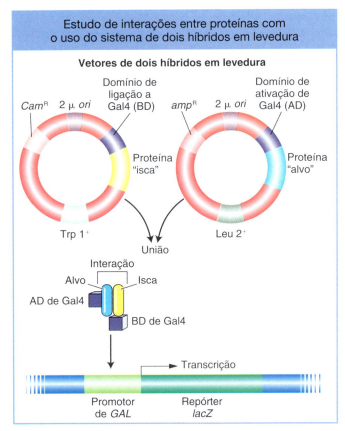

**Figura 14.23** O sistema usa a ligação de duas proteínas, uma proteína "isca" e uma proteína "alvo", para restaurar a função da proteína Gal4, que ativa um gene repórter. Cam, Trp e Leu são componentes dos sistemas de seleção para mover os plasmídeos entre as células. O gene repórter é *lacZ*, que reside em um cromossomo de levedura (azul).

Os dois plasmídeos híbridos são então introduzidos na mesma célula de levedura – talvez cruzando células haploides contendo os plasmídeos isca e alvo. A etapa final é procurar ativação da transcrição por uma construção de gene repórter regulado por *GAL4*, o que seria a prova de que a isca e o alvo estão ligados. O sistema de dois híbridos pode ser automatizado para tornar possível caçar interações de proteínas em todo o proteoma.

### Estudo do interactoma proteína-DNA usando ensaio de imunoprecipitação da cromatina (ChIP).

A ligação específica da sequência de proteínas ao DNA é crítica para a correta expressão do gene. Por exemplo, proteínas regulatórias ligam-se a promotores e ativam ou reprimem a transcrição em bactérias e eucariotos (Capítulos 11, 12 e 13). No caso dos eucariotos, os cromossomos organizam-se na cromatina, na qual a unidade fundamental, o nucleossomo, contém DNA enrolado em torno de histonas. A modificação pós-tradicional das histonas costuma ditar quais e onde ligam-se as proteínas (Capítulo 12). Várias tecnologias têm sido desenvolvidas, permitindo que os pesquisadores isolem regiões específicas da cromatina para que o DNA e suas proteínas associadas sejam analisados em conjunto. O método mais amplamente usado é chamado **ChIP** (**imunoprecipitação da cromatina**), e sua aplicação é descrita a seguir (**Figura 14.24**).

Digamos que você isolou um gene de levedura e suspeite que ele codifique uma proteína que se liga ao DNA quando a levedura é cultivada em alta temperatura. Você quer saber se essa proteína se liga ao DNA e, se assim for, a qual sequência da levedura. Um modo de abordar essa questão é primeiramente tratar as células da levedura que foram cultivadas em alta temperatura com uma substância química que fará ligação cruzada das proteínas ao DNA. Desse modo, as proteínas ligadas ao DNA na ocasião do isolamento da cromatina permanecerão ligadas durante todos os tratamentos subsequentes. A etapa

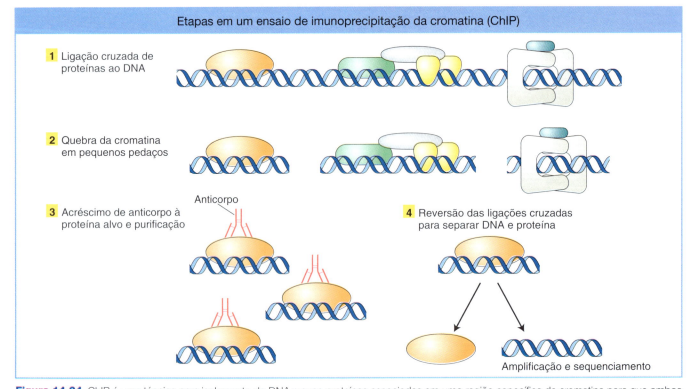

**Figura 14.24** ChIP é uma técnica para isolamento do DNA e suas proteínas associadas em uma região específica da cromatina para que ambos sejam analisados juntos.

seguinte é quebrar a cromatina em pequenos pedaços. Para separar o fragmento contendo seu complexo proteína-DNA de outros, você usa um anticorpo que reaja especificamente com a proteína codificada. Você acrescenta seu anticorpo à mistura para que se forme um imunocomplexo que possa ser purificado. O DNA ligado ao imunocomplexo pode ser analisado depois de revertida a ligação cruzada. O DNA ligado pela proteína pode ser amplificado em muitas cópias por PCR para preparar para o sequenciamento do DNA, ou ainda pode o DNA ser diretamente sequenciado.

Como vimos no Capítulo 12, as proteínas regulatórias costumam ativar a transcrição de muitos genes simultaneamente por ligação a várias regiões promotoras. Uma variação do procedimento ChIP, chamada **ChIP-seq**, foi elaborada para identificar todos os sítios de ligação de uma proteína em um genoma sequenciado. As proteínas que se ligam a muitas regiões genômicas são imunoprecipitadas como descrito anteriormente. Depois de revertida a ligação cruzada, os fragmentos de DNA são sujeitos ao sequenciamento do DNA utilizando um método de nova geração, como o sequenciamento Illumina. As leituras do sequenciamento são mapeadas no genoma de modo a revelar as localizações onde a proteína regulatória se liga em determinado tipo de célula, a condição ambiental ou o estado de doença em particular.

**CONCEITO-CHAVE** Avanços nas tecnologias genômicas têm tornado possível catalogar transcritos e proteínas, bem como interações proteína-DNA e proteína-proteína encontradas nas células normais e doentes.

## Genética reversa

Os tipos de dados obtidos por RNA-seq, ChIP-seq e triagens de interações de proteínas são sugestivos de interações no genoma e proteoma, mas não permitem que se tirem conclusões firmes sobre as funções dos genes e interações *in vivo*. Por exemplo, descobrir que a expressão de certos genes perde-se em alguns cânceres não é prova de causa e efeito. O padrão ouro para estabelecer a função de um gene ou elemento genético é interromper sua função e compreender os fenótipos em condições nativas. Iniciando com sequências de genes disponíveis, os pesquisadores agora podem usar vários métodos para interromper a função de um gene específico, denominados genética reversa. A análise por genética reversa inicia-se com uma molécula conhecida – uma sequência de DNA, um mRNA ou uma proteína –, e então se rompe essa molécula para avaliar o papel do produto gênico normal na biologia do organismo (Figura 14.2).

Há várias abordagens da genética reversa, e novas tecnologias estão constantemente sendo desenvolvidas e refinadas. Uma abordagem é introduzir mutações ao acaso no genoma, mas então ir aperfeiçoando o gene de interesse por identificação molecular de mutações no gene. Uma segunda abordagem é conduzir uma mutagênese orientada que produza mutações diretamente no gene de interesse. Uma terceira abordagem é criar *fenocópias* – efeitos comparáveis a fenótipos mutantes – geralmente por tratamento com agentes que interfiram com o transcrito de mRNA do gene.

Cada abordagem tem suas vantagens. A mutagênese aleatória está bem estabelecida, mas exige que se peneirem as mutações para encontrar aquelas que incluem o gene de interesse. A mutagênese direcionada também pode ser trabalhoso intensivo, mas, depois que a mutação pretendida é obtida, sua caracterização é mais simples. Criar fenocópias pode ser muito eficiente, especialmente na medida em que bibliotecas de ferramentas foram desenvolvidas particularmente para espécies-modelo. Os detalhes técnicos desses métodos são cobertos nos Capítulos 8 e 10; portanto, aqui consideraremos exemplos de cada uma dessas abordagens.

**Genética reversa por meio de mutagênese aleatória.** A mutagênese aleatória para genética reversa emprega os mesmos tipos de mutágenos gerais usados para genética direta: agentes químicos, radiação ou elementos genéticos transponíveis (ver Figura 6.38). No entanto, em vez de triar o genoma em grandes mutações que exerçam um efeito fenotípico em particular, a genética reversa focaliza o gene em questão, o que pode ser feito em um de dois modos gerais.

Uma abordagem é focalizar a localização do gene no mapa. Somente mutações que caiam na região do genoma onde o gene está localizado são retidas para análise molecular mais detalhada. Assim, nessa abordagem, as mutações recuperadas precisam ser mapeadas. Um modo descomplicado é cruzar um novo mutante com um que contenha uma deleção ou mutação conhecidas do gene de interesse (Figura 17.21). Somente os pareamentos que resultem em prole com um fenótipo mutante (mostrando falta de complementação) são salvos para o estudo.

Em mais uma abordagem, o gene de interesse é identificado no genoma mutagenizado e pesquisa-se a presença de mutações. Por exemplo, se o mutágeno causar pequenas deleções, então, depois de amplificação por PCR dos fragmentos gênicos, os genes dos genomas parentais e mutagenizados podem ser comparados, procurando-se um genoma mutagenizado em que o gene de interesse tem tamanho reduzido. De modo semelhante, inserções de elementos transponíveis para o gene de interesse podem ser prontamente detectadas porque aumentam seu tamanho. À medida que melhora a capacidade de sequenciar rapidamente e sem altos custos o genoma completo, está se tornando possível identificar mutações nos genes de interesse, incluindo substituições de pares de bases únicos, simplesmente sequenciando os genomas parental e mutagenizado. Desses modos, um conjunto de genomas contendo mutações aleatórias pode ser efetivamente triado para identificação da pequena fração de mutações em um gene de interesse do pesquisador.

**Genética reversa por mutagênese direcionada.** Na maior parte do século XX, os pesquisadores viram a capacidade de direcionar mutações para um gene específico como o "Santo Graal" inatingível da genética. No entanto, agora estão à disposição várias de tais técnicas. Depois de um gene ter sido inativado em um indivíduo, os geneticistas podem avaliar o fenótipo exibido quanto a indícios da função do gene. Conquanto as ferramentas para mutações gênicas direcionadas tivessem sido desenvolvidas primeiramente usando técnicas genéticas para organismos-modelo, novas tecnologias, particularmente aquelas baseadas em CRISPR (Capítulo 10), estão revolucionando a capacidade de romper e manipular genes em espécies-modelo ou não.

A mutagênese específica para genes geralmente exige a substituição de uma cópia do tipo selvagem residente de um gene inteiro por uma versão mutada daquele gene. O gene mutado insere-se no cromossomo por um mecanismo parecido com a recombinação homóloga, substituindo a sequência normal por um mutante (**Figura 14.25**). Essa abordagem pode ser usada

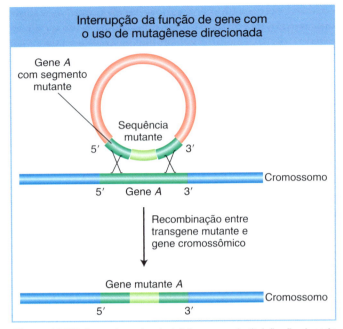

**Figura 14.25** O evento molecular básico para substituição direcionada de gene. Um transgene contendo sequências de duas extremidades de um gene, mas com segmento selecionável de DNA entre elas, é introduzido em uma célula. A recombinação dupla entre o transgene e um gene cromossômico normal produz um gene cromossômico recombinante que tem o segmento anormal incorporado.

para inativação direcionada de um gene, na qual um alelo nulo substitui a cópia do tipo selvagem. Algumas técnicas são tão eficientes que, na *E. coli* e no *S. cerevisiae*, por exemplo, tem sido possível mutar cada gene no genoma para tentar averiguar sua função biológica.

**CONCEITO-CHAVE** A mutagênese direcionada é o meio mais preciso de obter mutações em um gene específico e que agora pode ser praticada em vários sistemas de modelos, inclusive camundongos e moscas.

**Genética reversa por fenocópias.** A vantagem de inativar o próprio gene é que as mutações serão passadas de uma geração para a seguinte e, assim, uma vez obtida, uma linhagem de mutantes sempre estará disponível para futuro estudo. Por outro lado, as fenocópias podem ser aplicadas a muitíssimos organismos, independentemente de quanto esteja desenvolvida a tecnologia genética para uma dada espécie.

Uma das mais animadoras descobertas do século passado foi a de um mecanismo generalizado cuja função natural parece ser proteger uma célula de DNA estranho. Esse mecanismo é chamado **interferência por RNA** (**RNAi**), descrito no Capítulo 8. Os pesquisadores têm capitalizado nesse mecanismo celular para conseguir um método forte para inativar genes específicos. A inativação é obtida como se segue. Um RNA com dupla cadeia é feito com sequências homólogas de parte do gene em estudo e é introduzido em uma célula (**Figura 14.26**). O complexo de silenciamento induzido pelo RNA, ou RISC (do inglês *RNA-induced silencing complex*), então degrada o mRNA nativo que é complementar ao RNA de dupla cadeia. O resultado líquido é uma redução completa ou considerável dos níveis de mRNA que dura horas ou dias, assim anulando a expressão daquele gene. Como o RISC é encontrado na maioria dos eucariotos, a técnica tem sido amplamente aplicada em sistemas de modelos, como o *C. elegans*, *Drosophila*, peixe-zebra e várias espécies de plantas.

Mas o que torna a RNAi especialmente poderosa é que pode ser aplicada a organismos não modelo. Em primeiro lugar, os genes-alvo de interesse podem ser identificados por genômica comparativa. Então, as sequências de RNAi são produzidas para visar à inibição dos genes-alvo específicos. Essa técnica tem sido aplicada, por exemplo, a um mosquito portador da malária (*Anopheles gambiae*). Usando essas técnicas, os cientistas podem compreender melhor os mecanismos biológicos relacionados com o efeito médico ou econômico de tais espécies. Os genes que controlam o ciclo de vida complicado do parasita da malária, parcialmente dentro de um hospedeiro mosquito e parte no corpo humano, podem ser mais bem compreendidos, revelando novos modos para controlar a doença infecciosa mais comum no mundo.

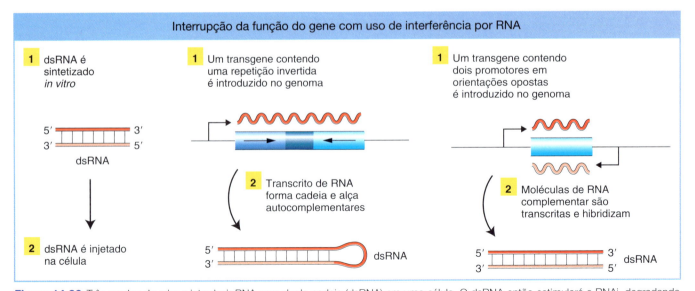

**Figura 14.26** Três modos de criar e introduzir RNA com dupla cadeia (dsRNA) em uma célula. O dsRNA então estimulará a RNAi, degradando sequências que correspondam àquelas no dsRNA.

**CONCEITO-CHAVE** Métodos baseados em RNAi fornecem modos gerais de interferir experimentalmente com a função de um gene específico sem alterar sua sequência de DNA (em geral, o que é chamado *fenocópias*).

### Genômica funcional com organismos não modelo.
Grande parte de nossa consideração de dissecção mutacional e de fenocópias tem se concentrado nos organismos-modelo genéticos. Um foco atual de muitos geneticistas é a aplicação mais ampla dessas técnicas a outras espécies, inclusive aquelas que têm efeitos negativos sobre sociedade humana, como parasitas, portadores de doenças e pragas agrícolas, ou ainda aquelas espécies que são de interesse para biólogos evolucionistas e ecologistas (Capítulo 20). Técnicas genéticas clássicas não são prontamente aplicáveis à maioria dessas espécies, mas o sequenciamento do genoma completo e a genômica funcional agora podem ser conduzidos em qualquer espécie da qual DNA e tecido possam ser obtidos. Além disso, os papéis de genes específicos podem ser avaliados por meio da geração de fenocópias por RNAi e mutagênese direcionada. Em particular, os métodos baseados em CRISPR recentemente desenvolvidos para engenharia de genomas já estão sendo usados em alguns sistemas de não modelos e prometem possibilitar abordagens de genética reversa em que qualquer espécie (Capítulo 10).

**CONCEITO-CHAVE** Os métodos de genética reversa são o padrão ouro para testar as funções de genes e elementos genéticos descobertos por meio de abordagens genômicas. Recentes avanços tecnológicos significam que esses métodos agora podem ser praticados em uma variedade de sistemas modelos e não modelos.

## RESUMO

A análise genômica toma as abordagens de análise genética e as aplica à coleção de conjuntos de dados globais para cumprir metas como o mapeamento e sequenciamento de genomas completos e a caracterização de todos os transcritos e proteínas. As técnicas genômicas exigem o processamento rápido de grandes conjuntos de material experimental, todo ele dependente de automação extensa.

O problema-chave ao compilar uma sequência acurada de um genoma é tomar leituras de sequências curtas e relacioná-las entre si por identidade de sequência para desenvolver uma sequência de consenso de um genoma inteiro. Isso pode ser feito de modo descomplicado para genomas bacterianos ou arcaicos por alinhamento de sequências que se sobreponham a partir de diferentes leituras de sequência para compilar o genoma inteiro, porque poucos ou nenhum segmento de DNA está presente em mais de uma cópia em tais organismos. O problema é que genomas complexos de plantas e animais são repletos de tais sequências repetitivas. Essas sequências repetitivas interferem na produção precisa de *contigs* de sequências. O problema é resolvido no sequenciamento *shotgun* do genoma completo (WGS) com o uso de leituras com extremidades pareadas.

Ter um mapa da sequência genômica oferece o texto criptografado bruto do genoma. O trabalho da bioinformática é interpretar essa informação criptografada. Para a análise dos produtos gênicos, usam-se técnicas computacionais para identificar ORFs e RNAs não codificadores e depois integrar esses resultados a evidências experimentais disponíveis para estruturas de transcritos de mRNA (sequências de cDNA), similaridades de proteínas e conhecimentos de motivos de sequências característicos.

Um dos meios mais poderosos para avançar a análise e a anotação de genomas é a comparação com os genomas de espécies aparentadas. A conservação de sequências entre espécies é um guia confiável para identificar sequências funcionais nos genomas complexos de muitos animais e plantas. A genômica comparativa também pode revelar como os genomas têm mudado no curso da evolução e como essas alterações podem se relacionar com diferenças de fisiologia, anatomia ou comportamento entre espécies. Comparações de genomas humanos modernos e arcaicos têm acelerado a descoberta de mutações nas doenças raras. Na genômica bacteriana, as comparações de cepas patogênicas e não patogênicas têm revelado muitas diferenças no conteúdo gênico que contribuem para a patogenicidade.

A genômica funcional tenta compreender a função do genoma como sistema completo. Dois elementos-chave são o transcriptoma, conjunto de todos os transcritos produzidos, e o interactoma, conjunto da interação de produtos gênicos com outras moléculas, que, em conjunto, possibilitam a uma célula ser produzida e funcionar. A função dos genes individuais e dos produtos gênicos para os quais as mutações clássicas não estão disponíveis pode ser testada por meio de genética reversa – por mutação direcionada ou fenocópias.

## TERMOS-CHAVE

anotação (p. 460)
biblioteca de sequenciamento do DNA (p. 456)
bioinformática (p. 459)
ChIP (imunoprecipitação da cromatina) (p. 476)
ChIP-seq (p. 477)
*contig* de sequência (p. 455)
exoma (p. 472)
fase de leitura aberta (ORF) (p. 461)
filogenia (p. 465)
gene homólogo (p. 465)
genética direta (p. 451)
genética reversa (p. 451)
genômica (p. 450)
genômica comparativa (p. 465)
genômica funcional (p. 473)
genômica pessoal (p. 471)

grupo externo (p. 467)
inferência filogenética (p. 467)
interactoma (p. 474)
interferência por RNA (RNAi) (p. 478)
leitura de extremidades pareadas (p. 458)
marcador de sequência expressa (p. 462)
montagem de sequência (p. 453)

ortólogo (p. 465)
parálogo (p. 465)
parcimônia (p. 467)
projeto genoma (p. 451)
proteoma (p. 474)
pseudogene (p. 464)
pseudogene processado (p. 464)
*scaffold* (p. 459)
sequência de consenso (p. 453)

sequenciamento do RNA (RNA-seq) (p. 461)
sequenciamento por *shotgun* do genoma completo (WGS) (p. 454)
sintenia (p. 468)
*supercontig* (p. 459)
teste dos dois híbridos (p. 475)
transcriptoma (p. 474)
variação no número de cópias (CNV) (p. 470)

## PROBLEMAS RESOLVIDOS

### PROBLEMA RESOLVIDO 1

Você quer estudar o desenvolvimento do sistema olfatório (recepção de cheiros) no camundongo. Sabe que as células sensíveis a odores químicos específicos (odorantes) estão localizadas no revestimento das passagens nasais do camundongo. Descreva algumas abordagens para usar genômica funcional e genética reversa para estudar a olfação.

### RESOLUÇÃO

Muitas abordagens podem ser imaginadas. Para genética reversa, você primeiramente há de identificar genes candidatos que são expressos no revestimento das passagens nasais. Dadas as técnicas de genômica funcional, essa identificação poderia ser efetuada por purificação do RNA das células de revestimento das passagens nasais e uso desse RNA para um experimento de RNA-seq. Por exemplo, você pode escolher examinar primeiramente mRNA expressos no revestimento das passagens nasais, mas em nenhum outro local no camundongo como candidatos importantes para um papel específico na olfação. (Muitas das moléculas importantes também podem ter outras funções em outra parte no corpo, mas você tem de iniciar em alguma parte.) Alternativamente, você pode escolher iniciar com aqueles genes cujos produtos proteicos são proteínas candidatas para ligação dos próprios odorantes. Independentemente de sua escolha, a etapa seguinte seria construir uma inativação direcionada do gene que codifica cada mRNA ou proteína de interesse ou usar interferência por RNA para tentar fenocopiar o fenótipo de perda de função de cada um dos genes candidatos.

## PROBLEMAS

### QUESTÕES SOBRE AS FIGURAS

1. Você identificou uma sequência não codificadora que é conservada entre todos os mamíferos, exceto os primatas. Você decidiu construir uma inativação direcionada dessa sequência nos camundongos. Com base na Figura 14.2, esse é um experimento genético direto ou reverso?

2. Com base na projeção mostrada na Figura 14.3, qual é o número aproximado de genomas humanos que será sequenciado em 2025? Quantos pares de bases isso representará?

3. Com base na Figura 14.4, por que os fragmentos de DNA sequenciados precisam sobrepor-se a fim de obter uma sequência do genoma?

4. Na Figura 14.6, a cor rosa indica a base T, a cor laranja indica a base A, a cor amarela indica a base G e a cor roxa indica a base C. Qual é a sequência submetida a varredura no grupo do meio nessa figura? Qual é a sequência submetida a varredura no grupo à esquerda?

5. Preencher lacunas nas sequências de rascunho do genoma é um desafio importante. Com base nas Figuras 14.8 e 14.9, leituras com extremidades pareadas de uma biblioteca de fragmentos de 2 kb preenchem uma lacuna de 10 kb?

6. Na Figura 14.11, como são determinadas as posições dos códons?

7. Na Figura 14.11, como são determinadas as posições dos elementos regulatórios transcricionais?

8. Na Figura 14.12, os marcadores de sequências expressas (ESTs) estão alinhados com sequência genômica. Como os ESTs são úteis na anotação do genoma?

9. Na Figura 14.12, as sequências do cDNA estão alinhadas com sequência genômica. Como as sequências do cDNA são úteis na anotação do genoma? Os cDNA são mais importantes para anotações do genoma bacteriano ou eucariótico?

10. Com base na Figura 14.15, a duplicação que criou os genes A e B ocorreu antes ou depois da especiação do ancestral comum de rãs, humanos e camundongos?

11. Com base na Figura 14.16, os humanos relacionam-se mais estreitamente com camundongos ou com cães?

12. A Figura 14.18 mostra regiões sintênicas do cromossomo 11 do camundongo e do cromossomo 17 humano. O que essas regiões sintênicas revelam sobre o genoma do último ancestral comum de camundongos e humanos?

13. Com base na Figura 14.19, qual percentual de ancestralidade de denisovanos você prediz que seria encontrado nos modernos europeus ocidentais?

14. Na Figura 14.20, qual etapa-chave possibilita sequenciamento do exame e a distingue do sequenciamento do genoma completo?

15. Os genomas de duas cepas de *E. coli* são comparados na Figura 14.21. Você esperaria que qualquer terceira cepa contivesse mais das regiões azul, bronze ou vermelha mostradas na Figura 14.21? Explique.

16. Na Figura 14.22, por que as leituras de sequenciamento do mRNA mapeiam apenas partes do genoma? Qual gene se expressa mais altamente na amostra 1?

17. A Figura 14.23 retrata o sistema com dois híbridos baseado em Gal4. Por que as proteínas "isca" fundidas à proteína de ligação ao DNA de Gal4 não ativam a expressão do gene repórter?

### PROBLEMAS BÁSICOS

18. Explique a abordagem que você aplicaria ao sequenciamento do genoma de uma espécie bacteriana recém-descoberta.

19. As leituras de sequenciamento terminal de inserções de clones são parte de rotina do sequenciamento do genoma. Como a parte central da inserção do clone é obtida?

20. Qual é a diferença entre um *contig* e um *scaffold*?

21. Suspeita-se que dois *contigs* particulares sejam adjacentes, possivelmente separados por DNA repetitivo. Na tentativa de ligá-los, as sequências de extremidades são usadas como *primers* para tentar fazer uma ponte na lacuna. Essa abordagem é aceitável? Em qual situação não funcionará?

22. Em uma análise genômica para busca de um gene específico de doença, verificou-se que um gene candidato tem uma substituição única em par de bases, resultando em uma alteração de aminoácidos não sinônimos. O que você teria de verificar antes de concluir que tinha identificado o gene causador da doença?

23. Um operador de bactéria é um sítio de ligação?

24. Um fragmento sequenciado de DNA na *Drosophila* é usado em uma pesquisa BLAST. A melhor (mais próxima) correspondência foi com um gene quinase de *Neurospora*. Essa correspondência significa que a sequência da *Drosophila* contém um gene quinase?

25. Em um teste com dois híbridos, certo gene A deu resultados positivos com dois clones, M e N. Quando M foi usado, deu positivos com três clones, A, S e Q. O clone N deu um positivo (com A). Desenvolva uma tentativa de interpretação desses resultados.

26. Você tem as seguintes leituras de sequências de um clone genômico do genoma da *Drosophila melanogaster*:

    Leitura 1: TGGCCGTGATGGGCAGTTCCGGTG
    Leitura 2: TTCCGGTGCCGGAAAGA
    Leitura 3: CTATCCGGGCGAACTTTTGGCCG
    Leitura 4: CGTGATGGGCAGTTCCGGTG
    Leitura 5: TTGGCCGTGATGGGCAGTT
    Leitura 6: CGAACTTTTGGCCGTGATGGGCAGTTCC

    Use essas seis leituras de sequências para criar um *contig* de sequência desta parte do genoma da *D. melanogaster*.

27. Algumas vezes, os cDNAs vêm a ser "quimeras", isto é, fusões de cópias de DNA de dois mRNA diferentes acidentalmente inseridos adjacentemente entre si no mesmo clone. Você suspeita que um clone de cDNA do nematódeo *Caenorhabditis elegans* seja uma de tais quimeras, porque a sequência da inserção do cDNA prevê uma proteína com dois domínios estruturais não observados normalmente na mesma proteína. Como você usaria a disponibilidade da sequência genômica inteira para avaliar se esse clone de cDNA é uma quimera ou não?

28. Ao navegar pela sequência do genoma humano, você identifica um gene que tem região de codificação aparentemente longa, mas há uma deleção de dois pares de bases que interrompe a estrutura de leitura.
    a. Como você determinaria se a deleção foi correta ou um erro de sequenciamento?
    b. Você verifica que a mesma deleção exata existe no homólogo do gene no chimpanzé, mas que a estrutura de leitura dos genes do gorila está intacta. Dada a filogenia dos grandes macacos na figura a seguir, o que você pode concluir sobre quando, na evolução dos macacos, teria ocorrido a mutação?

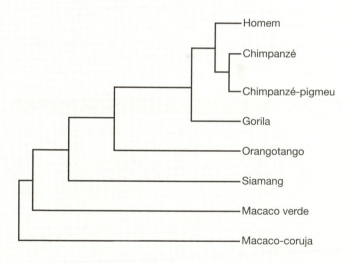

29. Navegando pelo genoma do chimpanzé, você verifica que há três homólogos de um gene em particular, enquanto os humanos têm apenas dois.
    a. Quais são as explicações alternativas para essa observação?
    b. Como você poderia distinguir entre essas duas possibilidades?

30. O ornitorrinco é um dos poucos mamíferos venenosos. O macho tem um esporão na pata traseira, por meio do qual pode transmitir uma mistura de proteínas venenosas. Vendo a filogenia na Figura 14.16, como você agiria para determinar se essas proteínas do veneno são peculiares do ornitorrinco?

31. Você sequenciou o genoma da bactéria *Salmonella typhimurium* e está usando análise BLAST para identificar similaridades no genoma da *S. typhimurium* com proteínas conhecidas. Você encontra uma proteína que é 100% idêntica na bactéria *Escherichia coli*. Quando compara as sequências de nucleotídios dos genes da *S typhimurium* e da *E. coli*, você verifica que suas sequências de nucleotídio são apenas 87% idênticas.
    a. Explique a observação.
    b. O que essas observações lhe dizem sobre os méritos de buscas de similaridades de nucleotídios *versus* similaridades de proteínas para identificar genes relacionados?

32. Se você sequenciasse os genomas de quaisquer dois humanos sem parentesco, quais tipos de alterações de sequências esperaria encontrar e quantos pares de bases no total seriam afetados por cada tipo de alteração de sequência?

33. Você tem acesso a células normais e a células cancerosas retiradas de uma biopsia de um paciente com câncer hepático. Descreva as abordagens genômicas que usaria para caracterizar as diferenças entre essas células.

34. Para inativar um gene por RNAi, qual informação você precisa? Você precisa da posição no mapa do gene-alvo?

35. Qual é a finalidade de gerar uma fenocópia?

36. Qual é a diferença entre genética direta e reversa?

37. Por que o sequenciamento do exoma falharia em identificar uma mutação causadora de doença em uma pessoa afetada?

38. Você identificou uma sequência não codificadora conservada em todos os mamíferos. Pode concluir que é funcional?

### PROBLEMAS DESAFIADORES

39. Você tem as seguintes leituras de sequências de um clone genômico do genoma do *Homo sapiens*:

Leitura 1: ATGCGATCTGTGAGCCGAGTCTTTA

Leitura 2: AACAAAAATGTTGTTATTTTTATTTCAGATG

Leitura 3: TTCAGATGCGATCTGTGAGCCGAG

Leitura 4: TGTCTGCCATTCTTAAAAACAAAAATGT

Leitura 5: TGTTATTTTTATTTCAGATGCGA

Leitura 6: AACAAAAATGTTGTTATT

   a. Use essas seis leituras de sequências para criar um *contig* de sequência dessa parte o genoma do *H. sapiens*.
   b. Traduza o *contig* da sequência em todas as fases de leitura possíveis.
   c. Acesse a página BLAST do National Center for Biotechnology Information, NCBI (http://www.ncbi.nih.gov/BLAST/, Apêndice B), e veja se consegue identificar o gene do qual essa sequência é parte, usando cada uma das fases de leitura como indagação para comparação proteína-proteína (BLASTp).

40. Algumas regiões de tamanho considerável de diferentes cromossomos do genoma humano têm mais de 99% de nucleotídios idênticos entre si. Essas regiões foram negligenciadas na produção da sequência do genoma do rascunho do genoma humano em razão de seu alto nível de similaridade. Das técnicas discutidas neste capítulo, qual permitiria aos pesquisadores do genoma identificarem a existência de tais regiões em duplicata?

41. Alguns éxons no genoma humano são bem pequenos (menos de 75 pb de comprimento). A identificação de tais "microéxons" é difícil porque essas distâncias são curtas demais para usar confiavelmente a identificação por ORF ou viés de códon para determinar se as pequenas sequências genômicas verdadeiramente fazem parte de um mRNA e um polipeptídeo. Quais técnicas de "encontro de gene" podem ser usadas para tentar avaliar se uma dada região de 75 pb constitui um éxon?

42. Certo cDNA com tamanho de 2 kb hibridizou com oito fragmentos genômicos de tamanho total de 30 kb e continha dois ESTs curtos. Os ESTs também foram encontrados em dois dos fragmentos genômicos, cada um com tamanho de 2 kb. Esboce uma possível explicação para esses resultados.

43. Você está estudando proteínas que têm papéis de tradução no camundongo. Em análise por BLAST das proteínas previstas do genoma do camundongo, você identifica um conjunto de genes de camundongo que codificam proteínas com sequências semelhantes às de fatores de tradução-início eucarióticas conhecidas. Você está interessado em determinar os fenótipos associados a mutações com perda de função desses genes.
    a. Você usaria abordagens de genética direta ou reversa para identificar essas mutações?
    b. Descreva brevemente duas abordagens diferentes que poderia usar para procurar fenótipos com perda de função em um desses genes.

44. Você está interessado em identificar alterações genéticas que poderiam contribuir para diferenças comportamentais entre duas espécies de camundongos: uma é promíscua e a outra monogâmica.
    a. Você conduziria um sequenciamento do genoma completo ou um sequenciamento de exoma dessas duas espécies? Defenda sua decisão.
    b. Quais experimentos adicionais de genômica funcional você faria para identificar diferenças entre essas duas espécies?
    c. Como você mostraria que as diferenças genéticas que identificou realmente contribuem para as diferenças comportamentais entre as espécies?

45. Diferentes cepas de *E. coli* são responsáveis por infecções êntero-hemorrágicas e infecções do trato urinário. Com base nas diferenças entre a cepa K-12 benigna e a cepa O157:H7 êntero-hemorrágica, você prediria que haja diferenças genômicas óbvias
    a. entre K-12 e cepas uropatogênicas?
    b. entre as cepas O157:H7 e uropatogênica?
    c. O que poderia explicar as diferenças par a par observadas no conteúdo do genoma?
    d. Como poderia ser testada a função de genes específicos das cepas?

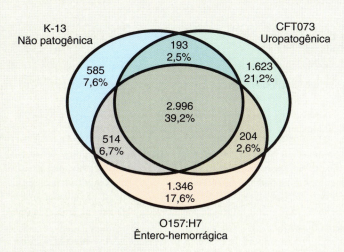

Proteínas totais = 7.638
2.996 (39,2%) em todas as 3
911 (11,9%) em 2 das 3
33.554 (46,5%) em 1 das 3

### GENÉTICA E SOCIEDADE

1. Você decide submeter amostras a duas empresas de "testes genéticos direto ao consumidor" diferentes para saber mais sobre seus ancestrais genéticos. No entanto, os resultados fornecidos pelas duas empresas lhe dão estimativas muito diferentes de suas origens genéticas. O que poderia explicar essas distinções?

2. Que recomendação você daria a um amigo que estivesse considerando fazer "testes genéticos direto ao consumidor" para saber mais sobre sua genealogia?

# PARTE 3
# Princípios Fundamentais de Mutação, Variação e Evolução

**CAPÍTULO 15**
Dano, Reparo e Mutação do DNA, 489

**CAPÍTULO 16**
Genoma Dinâmico: Elementos Transponíveis, 515

**CAPÍTULO 17**
Alterações Cromossômicas em Grande Escala, 545

**CAPÍTULO 18**
Genética de Populações, 587

**CAPÍTULO 19**
Herança de Traços Complexos, 627

**CAPÍTULO 20**
Evolução de Genes, Traços e Espécies, 663

Imagine, por um momento, que a primeira célula viva contivesse em si uma única molécula de DNA ou cromossomo e que essa molécula fosse replicada sem erro a cada vez que a célula e seus descendentes se dividissem. Houvesse a vida na Terra sido concebida assim, nosso mundo biológico seria monocromático. Haveria uma única espécie e todos os indivíduos seriam exatamente iguais. O que torna a vida como a conhecemos notável não é a fidelidade de replicação do DNA, mas sua imprecisão. Se as mutações geram imperfeições, então a vida exibe suas imperfeições.

A Parte 1 deste texto introduziu os papéis de constância e variação da hereditariedade, e a Parte 2 elucidou como essa constância mantém-se e é regulada por meio da transferência e da expressão de informações genéticas. Nesta seção final do texto, você aprenderá como o processo de *mutação* gera *variação* hereditária nas populações que proporcionam o material bruto para a evolução da diversidade da vida na Terra. No fluxo que corre da mutação à variação e à evolução, há pontos de checagem. Uma mutação criada por um erro na replicação do DNA ou por dano celular pode ser perdida, mantida *aleatoriamente* ou afetada por *seleção natural* a depender da *aptidão* da célula ou do indivíduo que a carrega.

Estes seis princípios centrais podem ser vistos nos ingredientes essenciais da vida:

1. *Mutação* gera variação nas populações.
2. *Variação* ocorre no nível do DNA e do fenótipo.
3. O *acaso* influencia o destino da variação nas populações.
4. A *aptidão* é medida pelo número de descendentes que contribuem para a geração seguinte.
5. *Seleção natural* ocorre quando indivíduos com uma variação em particular têm aptidão mais alta em um ambiente específico.
6. Com o passar do tempo, a seleção natural resulta na *evolução* darwiniana.

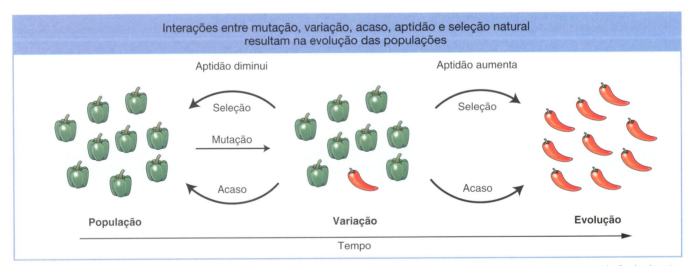

Como exemplo, uma população de pimentas pode evoluir, ao longo do tempo, de uma população de pimentas redondas e verdes para uma população de pimentas longas e vermelhas devido à atuação aleatória ou da seleção sobre a variação produzida pela mutação.

## PRINCÍPIOS CENTRAIS DA EVOLUÇÃO

### 1. Mutação gera variação em populações.

A mutação é uma mudança na sequência de nucleotídios de uma célula, podendo resultar de um erro nos processos celulares intrínsecos, como a replicação do DNA, ou de fatores extrínsecos, como a exposição à radiação ionizante ou luz UV. As mutações ocorrem sob muitas formas, variando de alterações em um único nucleotídio, movimento de elementos transponíveis no interior dos genomas ou entre eles, a alterações em número e estrutura dos cromossomos.

Estamos acostumados a pensar nos efeitos deletérios que as mutações podem ter sobre os indivíduos portadores. Na verdade, uma mutação pode ter impactos negativos sobre a saúde, a fertilidade ou a viabilidade de um indivíduo. No entanto, muitas, e talvez a maioria das mutações, não têm efeito sobre o fenótipo do indivíduo. Além disso, as mutações, algumas vezes, podem resultar em alterações fenotípicas benéficas. Uma mutação em particular é prejudicial, neutra ou benéfica muito a depender do ambiente, e isso afetará se a mutação será perdida, mantida ou fixada em uma população ou espécie.

## 2. Variação ocorre no nível do DNA e do fenótipo.

Como a mutação produz alteração nos genomas de alguns indivíduos, enquanto outros indivíduos mantêm um genoma do tipo selvagem, essa produz diferenças genéticas entre indivíduos, isto é, a mutação gera variação genética na população. O grau de variação em uma população pode ser medido de modos diferentes. Por exemplo, pode-se simplesmente contar o número de alelos diferentes em um *locus* como medida da variação. Um *locus* genético com 10 alelos encontrados em uma população seria mais variável do que um *locus* com apenas dois alelos. A frequência dos alelos em um *locus* na população é mais uma métrica útil. Para um *locus* com dois alelos, o grau de variação depende das frequências dos alelos na população. Uma população com 100 indivíduos em que 50 indivíduos são do tipo selvagem e 50 são portadores de alelo mutante é mais variável do que uma em que 99 são do tipo selvagem e apenas um é portador do alelo mutante.

A variação no nível do DNA pode criar variação no nível fenotípico. Alguns alelos mutantes criam novos fenótipos que diferem do tipo selvagem, embora outros alelos mutantes possam não ter efeito sobre o fenótipo e, desse modo, ser considerados neutros. As populações com muita variação genética tendem a ter muita variação fenotípica também. Quando há muitos genes que afetam um traço, a variação de fenótipo pode ser contínua, como para a altura dos humanos. O potencial evolutivo de uma população em responder a um ambiente em mudança depende do grau de variação fenotípica hereditária na população. Populações com mais variação hereditária têm maior repertório de soluções em potencial para um ambiente que tenha mudanças.

## 3. Acaso influencia o destino da variação nas populações.

Quando uma mutação do DNA surge pela primeira vez em uma espécie diploide, existirá, em um único indivíduo que seria heterozigótico para os alelos mutante e do tipo selvagem, *A/a*. Unicamente pelo acaso, esse indivíduo pode transmitir seu alelo do tipo selvagem a seus descendentes. Desse modo, a mutação pode ser perdida da população em uma geração pelo acaso. De modo semelhante, o indivíduo pode transmitir apenas o alelo mutante para seu descendente, caso em que o alelo mutante poderia estar presente em múltiplos indivíduos da geração seguinte, elevando sua frequência na população. Durante longos períodos de tempo, o acaso pode até fazer com que o alelo mutante substitua completamente o alelo do tipo selvagem na população.

A importância do acaso em determinar o destino de um alelo mutante depende do número de indivíduos ou do tamanho da população. Em uma população pequena, um alelo mutante tem maior chance de substituir o alelo do tipo selvagem do que em uma grande população. Se você jogar uma moeda duas vezes (pequena população de tentativas), terá chances muito boas de que tenha duas coroas e nenhuma cara; se jogar uma moeda 1.000 vezes (grande população de tentativas), a chance de obter só coroas é bem diminuta. Quando as mutações não têm efeito sobre o fenótipo, o acaso é a única força que afeta seu destino. Quando as mutações têm efeitos prejudiciais ou benéficos sobre o sucesso reprodutivo (aptidão), então seu destino pode ser governado pelo acaso e pela ação da seleção natural.

## 4. A aptidão é medida pelo número de descendentes que contribuem para a geração seguinte.

Há dois componentes na aptidão: sobrevivência e reprodução. Um indivíduo que não sobrevive não se reproduzirá. No entanto, a medida definitiva da aptidão é o sucesso reprodutivo, isto é, o número de descendentes de um indivíduo que contribuem para a geração seguinte. É possível medir a aptidão no nível dos alelos, genótipos, fenótipos ou indivíduos em uma população.

Tome o exemplo mostrado na figura: há uma população com dois tipos de pimentas, redondas-verdes e longas-vermelhas. Nessa população, podemos perguntar quantos descendentes de pimentas, em média, têm o fenótipo de redondas-verdes e quantos descendentes têm o fenótipo de longas-vermelhas. Se as pimentas longas-vermelhas tiverem mais descendentes do que as redondas-verdes, então o fenótipo longas-vermelhas terá uma aptidão mais alta. Se soubéssemos que o fenótipo longas-vermelhas resultasse do genótipo *a/a* em um *locus* em particular, e o fenótipo redondas-verdes, do genótipo *A/A* ou *A/a* naquele mesmo *locus*, então também poderíamos dizer que o genótipo *a/a* tem aptidão mais alta do que o genótipo *A/A* ou *A/a*. Também é importante ressaltar que a aptidão sempre é relativa; estamos interessados não no número absoluto de descendentes produzidos por um genótipo ou fenótipo em particular, mas em saber se um produz número mais alto de descendentes em relação ao outro.

### 5. *Seleção natural* ocorre quando indivíduos com uma variação em particular têm aptidão mais alta em um ambiente específico.

Para a seleção natural ocorrer em uma população, precisam ser cumpridas quatro condições: (1) os indivíduos em uma população precisam ser variáveis para o fenótipo de interesse; (2) a variação fenotípica entre os indivíduos precisa ser herdável; (3) precisa haver variação do sucesso reprodutivo na população, de tal modo que nem todos os indivíduo em uma população sobrevivam ou se reproduzam, mas alguns tenham mais sucesso do que outros, e (4) o sucesso na sobrevivência e na reprodução não é aleatório: os indivíduos que possuem as variações mais favoráveis em um fenótipo de interesse hão de sobreviver e reproduzir-se.

Quando essas condições são cumpridas e ocorre uma mutação que tenha efeito sobre um fenótipo, há três desfechos possíveis. Primeiro, o novo fenótipo pode ser neutro, isto é, os indivíduos com o novo fenótipo têm o mesmo sucesso reprodutivo que os indivíduos com o fenótipo do tipo selvagem. Nesse caso, somente o acaso governa o destino dessa mutação na população. Segundo, os indivíduos com o novo fenótipo podem ter sucesso reprodutivo mais baixo do que os indivíduos com o fenótipo do tipo selvagem. Nesse caso, há seleção natural contra esse fenótipo e a mutação subjacente. Terceiro, os indivíduos com o novo fenótipo podem ter um sucesso reprodutivo mais alto do que os indivíduos com o fenótipo do tipo selvagem. Nesse caso, há seleção natural para o novo fenótipo e a mutação subjacente. Se, em nosso exemplo, as pimentas com o fenótipo de longas-vermelhas (genótipo *a/a*) obtiverem sucesso reprodutivo mais alto do que as pimentas redondas-verdes em uma população, então a seleção natural trabalhará para que a população evolua e, com o passar do tempo, conterá apenas as pimentas longas-vermelhas com genótipo *a/a*.

### 6. Com o passar do tempo, a seleção natural resulta em evolução darwiniana.

A evolução pode ser definida simplesmente como uma alteração nas frequências dos genótipos ou fenótipos em uma população com o passar do tempo. Charles Darwin e Alfred Russel Wallace propuseram independentemente o processo de seleção natural como mecanismo para explicar a evolução. Embora a seleção natural frequentemente seja igualada à evolução, a seleção natural nada mais é do que um mecanismo pelo qual a evolução pode ocorrer. Como discutido anteriormente, outros mecanismos, como o acaso, também podem levar a alterações nas frequências de genótipos ou fenótipos em populações e, portanto, à evolução com o passar do tempo. É por isso que a evolução causada por seleção natural costuma ser denominada evolução darwiniana.

Crucialmente, é por vezes possível distinguir experimentalmente entre os efeitos do acaso e os da seleção natural sobre a evolução. Por exemplo, a população mostrada na figura evolui de conter principalmente pimentas redondas-verdes a conter apenas pimentas longas-vermelhas. Se a evolução resultasse da seleção, verificaríamos que as pimentas longas-vermelhas têm aptidão mais alta do que as pimentas redondas-verdes no atual ambiente da população. Vale observar que as assinaturas de seleção darwiniana também podem ser observadas no nível da sequência do DNA. Na genética evolutiva moderna, portanto, agora é possível identificar fenótipos que evoluíram devido à seleção e ligar esses fenótipos a seus genótipos subjacentes.

---

Na Parte 1 deste livro, você aprendeu sobre as descobertas de Mendel e outros que estabeleceram as regras básicas da herança, as quais são o fundamento para a ciência da genética. Na Parte 2, você leu sobre as descobertas de muitos outros geneticistas e bioquímicos que elucidaram os detalhes de como as informações codificadas no DNA controlam o metabolismo das células e o crescimento e o desenvolvimento de organismos inteiros. A parte final do livro versa sobre essas inovações e cobrem: (1) a geração de variação genética por meio de mutação; (2) as regras que governam a transmissão da variação genética de uma geração à seguinte nas populações completas; (3) a teoria de como a variação genética, em muitos genes funcionando juntos, pode dar origem à variação com traços contínuos entre indivíduos, como a diferença de altura entre as pessoas; e (4) a síntese da teoria de Mendel de herança com a teoria da evolução de Darwin. Quando combinadas, essas duas teorias fornecem um paradigma poderoso de como a diversidade de vida na Terra evoluiu.

# Dano, Reparo e Mutação do DNA

**CAPÍTULO 15**

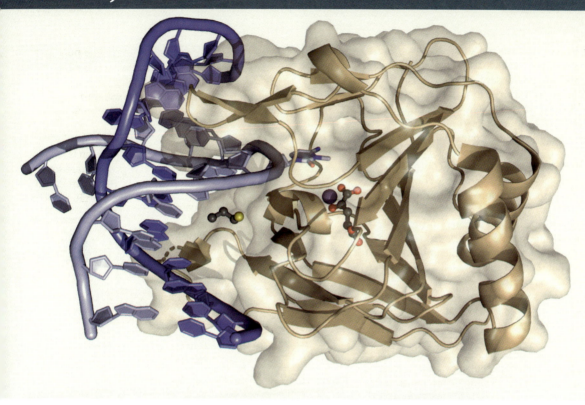

Modelo molecular do reparo do DNA pela enzima dioxigenase dependente de alfa-cetoglutarato, que remove grupos metil e alquil maiores das bases purinas e pirimidinas.

## Visão geral do capítulo e objetivos de aprendizagem

**15.1 Consequências moleculares de mutações pontuais, 491**

**OA 15.1** Explicar os efeitos de mutações pontuais sobre a sequência e a expressão de RNAs e proteínas.

**15.2 Base molecular de mutações espontâneas, 493**

**OA 15.2** Resumir as causas de dano espontâneo ao DNA que leve a mutações após a replicação do DNA.

**15.3 Base molecular de mutações induzidas, 497**

**OA 15.3** Listar as causas de dano induzido no DNA que resultam em mutações após a replicação do DNA.

**15.4 Mecanismos de reparo do DNA, 502**

**OA 15.4** Ilustrar os mecanismos moleculares que reparam tipos distintos de dano ao DNA.

**OA 15.5** Usando exemplos, descrever como tipos diferentes de mutações em diferentes genes levam a doenças genéticas humanas em particular.

489

## Parte 3 — Princípios Fundamentais de Mutação, Variação e Evolução

**Objetivo do capítulo:** Dando sequência aos capítulos precedentes que esclarecem como a sequência do DNA genômico determina as características de organismos, o objetivo deste capítulo é explicar como o dano ao DNA que não seja corretamente reparado leva a mutações na sequência do DNA que podem alterar as características dos organismos.

Os indivíduos são fenotipicamente diferentes por causa da variação no genótipo, a sequência do DNA genômico. Os capítulos precedentes descreveram a herança das variantes. Este capítulo aborda a origem das variantes. Dois processos principais são responsáveis pela variação genética: mutação e recombinação. As **mutações** são alterações na sequência de DNA que não podem ser reparadas. Portanto, as mutações são transmitidas durante a replicação do DNA a gerações sucessivas. As mutações são significativas como fonte de mudança evolutiva; novos alelos surgem em todos os organismos, alguns ocorrem espontaneamente, e outros são induzidos por exposição a fatores ambientais, como radiação e substâncias químicas. Novos alelos produzidos por mutações tornam-se o material bruto para um segundo nível de variação, executada pela recombinação. Como o nome sugere, a **recombinação** é o resultado de processos celulares que fazem os alelos de diferentes genes se agruparem em novas combinações (Capítulo 4). Para usar uma analogia, as mutações mudam as identidades das cartas de baralho individuais, e a recombinação embaralha as cartas e as distribui como mãos diferentes.

No ambiente celular, o DNA não é completamente estável: cada par de bases em uma dupla-hélice de DNA tem certa probabilidade de mutar. O termo mutação cobre ampla gama de diferentes tipos de alterações, que variam da simples permuta de um par de bases por outro até a eliminação de um cromossomo inteiro (**Figura 15.1**). As mutações se originam de **dano no DNA** (também chamada lesão), que é uma anormalidade física ou química na estrutura do DNA. Os tipos de dano no DNA incluem sítios abásicos, bases mal pareadas, bases modificadas, ligações cruzadas intercadeias e intracadeias, assim como quebras de cadeias. O Capítulo 17 aborda alterações mutacionais que afetam cromossomos inteiros ou grandes pedaços dos cromossomos, enquanto este capítulo foca mutações que ocorrem em genes individuais.

As células têm evoluído sistemas sofisticados para detectar e reparar DNA danificado, de modo a prevenir a ocorrência da maioria, mas não de todas as mutações. O DNA pode ser visto como sujeito a um cabo-de-guerra dinâmico entre processos químicos que danificam o DNA e levam a novas mutações e processos de reparo celular que constantemente monitoram o DNA para localizar os danos e corrigi-los. No entanto, esse cabo-de-guerra não é simples. Como já mencionado, as mutações fornecem material bruto para a evolução, de modo que a introdução de um nível baixo de mutações precisa ser tolerada. De fato, os sistemas de replicação e de reparo do DNA podem, na realidade, introduzir mutações.

Em organismos unicelulares, como a *E. coli* (bactéria) e o *S. cerevisiae* (levedura), as mutações são passadas de células parentais para células filhas quando as células se dividem por mitose. Ao contrário, nos organismos eucarióticos multicelulares, há dois tipos gerais de herança mutacional porque há dois tipos gerais de células, somáticas e da linhagem germinativa. As **mutações somáticas** originam-se em células únicas, como as células da pele ou do fígado humanos durante a vida de um organismo e são passadas às células filhas, mas não são herdadas pelos descendentes. Diferentemente, as **mutações na linhagem germinativa** em gametas,

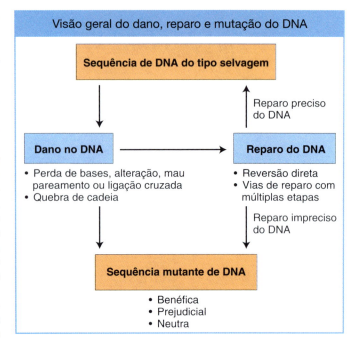

**Figura 15.1** O dano no DNA (também chamado lesão) ocorre por meio de mecanismos espontâneos e induzidos que alteram as bases e o estrutura de fosfodiéster. Vários mecanismos de reparo do DNA podem detectar e corrigir o dano no DNA. No entanto, o dano no DNA que escapa ao reparo ou que seja causado durante o processo de reparo leva a mutações (alterações nas sequências do DNA) que podem ter efeitos benéficos, prejudiciais ou neutros sobre os organismos.

como o espermatozoide e os óvulos humanos, são herdadas pelos descendentes e estão presentes em todas as suas células (somáticas e da linhagem germinativa). Neste capítulo, discutimos tanto as mutações somáticas como as da linhagem germinativa no contexto de doenças humanas. No entanto, lembre-se de que nem todas as mutações são prejudiciais. Algumas mutações são benéficas para um organismo, enquanto outras são neutras e não ajudam nem prejudicam o organismo.

**CONCEITO-CHAVE** Dano ao DNA e mutação não significam a mesma coisa. Dano no DNA é um defeito físico ou químico que pode ser consertado por mecanismos nas células. Diferentemente, mutações são alterações na sequência de bases de ambas as cadeias de DNA, não podendo ser reparadas. Portanto, as mutações são transmitidas durante a replicação do DNA às gerações sucessivas.

**CONCEITO-CHAVE** Nos organismos multicelulares, há dois tipos de mutações. As mutações na linhagem germinativa ocorrem em gametas e são passadas aos descendentes, enquanto as mutações somáticas ocorrem em todos os outros tipos de células e não são passadas aos descendentes.

## 15.1 Consequências moleculares de mutações pontuais

**OA 15.1** Explicar os efeitos de mutações pontuais sobre a sequência e a expressão de RNAs e proteínas.

**OA 15.5** Usando exemplos, descrever como tipos diferentes de mutações em diferentes genes levam a doenças genéticas humanas em particular.

O termo **mutação pontual** se refere a uma alteração única no par de bases na sequência do DNA. Nesta seção, consideraremos os efeitos sobre a expressão gênica das mutações pontuais nas regiões de codificação de proteína e nas regiões não codificadoras dos genes.

### Tipos de mutações pontuais

Há três tipos de mutações pontuais no DNA: substituições de bases, inserções de bases e deleções de bases. As **substituições de bases** são mutações nas quais um par de bases é substituído por outro. Podem ser divididas em dois subtipos: transições e transversões. Uma **transição** substitui purina por purina (de A para G ou de G para A) ou uma pirimidina (de C para T ou de T para C). Uma **transversão** substitui uma pirimidina por purina (de C para A, de C para G, de T para A ou de T para G) ou uma purina por pirimidina (de A para C, de A para T, de G para C ou de G para T). Desse modo, há quatro transições e oito transversões possíveis. Ao descrever as alterações no DNA de dupla cadeia, um exemplo de uma transição é G-C → A-T, e de uma transversão, G-C → T-A. Uma **inserção de bases** é o acréscimo de um par de bases, e uma **deleção de bases** é a remoção de um par de bases. Coletivamente, as inserções e deleções de bases são denominadas **mutações indel** (*in*serção-*del*eção).

### Consequências moleculares de uma mutação pontual em um quadro de leitura aberto

A **Figura 15.2** mostra os três tipos de mutações pontuais e seus efeitos quando ocorrem no quadro de leitura aberto (ORF, a região de codificação das proteínas) de um gene. A variedade de desfechos é consequência direta de características do código genético: códons de mRNA são lidos como trincas, o código é degenerado (múltiplos códons podem codificar o mesmo aminoácido), códons para aminoácidos com propriedades químicas e tamanho similares diferem em um nucleotídio, e 3 dos 64 códons sinalizam término (parada) da tradução (o código genético é mostrado na Figura 9.8). Novos códons de mRNA produzidos por substituições de bases no DNA podem codificar o mesmo

### Consequências de mutações pontuais em fases de leitura aberta

**A**

| | Nenhuma mutação | Substituição de base única |||||
|---|---|---|---|---|---|
| | | Mutação silenciosa (sinônima) | Mutação de troca de sentido (não sinônima) || Mutação sem sentido |
| | | | Conservadora | Não conservadora | |
| DNA | CAT AAG CAG AGT ACT<br>\|\|\| \|\|\| \|\|\| \|\|\| \|\|\|<br>GTA TTC GTC TCA TGA | CAT AA**A** CAG AGT ACT<br>\|\|\| \|\|\| \|\|\| \|\|\| \|\|\|<br>GTA TT**T** GTC TCA TGA | CAT A**GG** CAG AGT ACT<br>\|\|\| \|\|\| \|\|\| \|\|\| \|\|\|<br>GTA T**CC** GTC TCA TGA | CAT A**C**G CAG AGT ACT<br>\|\|\| \|\|\| \|\|\| \|\|\| \|\|\|<br>GTA T**G**C GTC TCA TGA | CAT **T**AG CAG AGT ACT<br>\|\|\| \|\|\| \|\|\| \|\|\| \|\|\|<br>GTA **A**TC GTC TCA TGA |
| mRNA | CAU AAG CAG AGU ACU | CAU AA**A** CAG AGU ACU | CAU A**GG** CAG AGU ACU | CAU A**C**G CAG AGU ACU | CAU **U**AG CAG AGU ACU |
| Proteína | His Lys Gln Ser Thr | His Lys Gln Ser Thr | His **Arg** Gln Ser Thr | His **Thr** Gln Ser Thr | His **Stop** |

**B**

| | Nenhuma mutação | Inserção de base única ou deleção de base (indel) ||
|---|---|---|---|
| | | Inserção (com mudança da fase de leitura) | Deleção (com mudança da fase de leitura) |
| DNA | CAT TGC GAC AAG GAT AGT ACT CCT<br>\|\|\| \|\|\| \|\|\| \|\|\| \|\|\| \|\|\| \|\|\| \|\|\|<br>GTA ACG CTG TTC CTA TCA TGA GGA | CAT **G**TG CGA CAA GGA TAG TAC TCC T<br>\|\|\| \|\|\| \|\|\| \|\|\| \|\|\| \|\|\| \|\|\| \|\|\|<br>GTA **C**AC GCT GTT CCT ATC ATG AGG A | CAT GCG ACA AGG ATA GTA CTC CT<br>\|\|\| \|\|\| \|\|\| \|\|\| \|\|\| \|\|\| \|\|\| \|\|<br>GTA CGC TGT TCC TAT CAT GAG GA |
| mRNA | CAU UGC GAC AAG GAU AGU ACU CCU | CAU **GUG CGA CAA GGA UAG** UAC UCC U | CAU **GCG ACA AGG AUA GUA CUC** CU |
| Proteína | His Cys Asp Lys Val Ser Thr Pro | His **Val Arg Gln Gly Stop** | His **Ala Thr Arg Ile Val Leu** |

**Figura 15.2 A.** Com relação aos aminoácidos codificados, mutações que alteram um único par de bases em um quadro de leitura aberto podem ser silenciosas, com troca de sentido ou sem sentido. **B.** Mutações que inserem ou deletam um único par de bases alteram a fase de leitura do códon posterior à mutação, o que costuma gerar um códon de parada, como se vê no exemplo da inserção.

aminoácido (mutações sinônimas), um aminoácido diferente (mutações de troca de sentido) ou uma parada de tradução (mutações sem sentido) (Figura 15.2A).

- **Mutações sinônimas** (também chamadas **mutações silenciosas**) mudam a sequência de um códon, mas não o aminoácido codificado. Como exemplo, para 32 dos 61 códons que codificam um aminoácido, mutar a terceira posição do códon de qualquer outra base não muda o aminoácido codificado. Por exemplo, GUA, GUC, GUG e GUU, todos, codificam valina (Figura 9.8, parte inferior à esquerda)
- **Mutações de troca de sentido** (também chamadas mutações não sinônimas) mudam a sequência de um códon para uma que codifica um aminoácido diferente. As mutações de troca de sentido podem resultar em um aminoácido ser substituído por um aminoácido quimicamente similar. Isso se chama **mutação conservadora**, uma vez que pode não afetar significativamente a estrutura nem a função da proteína. Uma troca de lisina para arginina é um exemplo de mutação conservadora, porque ambos os aminoácidos têm cargas positivas e tamanho semelhante (Figura 9.2, comparação de suas estruturas químicas). Alternativamente, um aminoácido pode ser substituído por um aminoácido quimicamente diferente. Isso é chamado mutação **não conservadora**, porque provavelmente produz uma alteração na estrutura e função da proteína. Uma troca de lisina para treonina é exemplo de mutação não conservadora, porque a lisina tem carga positiva e cadeia de hidrocarbonetos longa, enquanto a treonina não tem carga e tem cadeia de hidrocarbonetos curta.
- As **mutações sem sentido** transformam a sequência de um códon que codifica para um aminoácido em uma que para a tradução (*i. e.*, UAA, UAG ou UGA). Quanto mais próximo uma mutação sem sentido estiver da extremidade 3' da ORF, mais provável será que a proteína resultante manterá sua atividade biológica. No entanto, as mutações sem sentido costumam produzir proteínas completamente inativas. Além disso, nos eucariotos, as mutações sem sentido podem bloquear completamente a produção de proteínas por desencadearem degradação do mRNA por degradação mediada por códon sem sentido (NMD, do inglês, *nonsense-mediated decay*) (Capítulo 8).

**CONCEITO-CHAVE** Uma mutação pontual no quadro de leitura aberto de um gene muda a sequência de um códon único e tem três consequências em potencial sobre o aminoácido traduzido (1) nenhuma alteração, (2) troca por outro aminoácido ou (3) troca por uma parada de tradução.

Como o código genético consiste em trincas de nucleotídios, os outros dois tipos de mutações pontuais – inserções de pares de bases únicos e deleções de pares de bases na sequência do DNA – levam a uma mudança da fase de leitura, isto é, alteração na fase de leitura para todos os códons posteriores à mutação (Figura 15.2B). Por isso, inserções de bases únicas e deleções de bases também são chamadas **mutações com mudança do quadro de leitura**. A *cadeia* de aminoácidos errados codificada depois da mudança de fase do quadro de leitura não costuma continuar até o final da fase de leitura aberta original no mRNA porque há alta probabilidade de encontrar um códon de parada. Desse modo, o efeito de uma mudança da fase do quadro de leitura sobre a estrutura e a função normais de uma proteína pode variar, dependendo de onde a inserção ou a deleção ocorra na ORF e qual sequência é anexada posterior à mudança da fase de leitura. Como descrito na Figura 9.6, inserções ou deleções de dois pares de bases também causam mudanças da fase de leitura, mas inserções ou deleções de três pares de bases ou de qualquer múltiplo de três, não.

**CONCEITO-CHAVE** Uma inserção ou deleção de par de bases único no quadro de leitura aberto de um gene muda a fase de leitura de todos os códons posteriores, o que muda os aminoácidos codificados e costuma levar a uma parada da tradução.

Mutações pontuais nas ORFs podem ter consequências fenotípicas maiores, conforme ilustrado por uma mutação com troca de sentido no gene humano *ras*. A mutação em questão troca uma glicina na posição 12 da proteína Ras para uma valina (G12V) (**Figura 15.3A**). A glicina é um aminoácido que contém um hidrogênio em sua cadeia lateral, o que lhe dá muito mais flexibilidade de conformação relativamente a outros aminoácidos, todos eles com carbono nas cadeias laterais. Isso significa que trocar uma glicina por qualquer outro aminoácido pode ter graves efeitos sobre a função das proteínas. A proteína Ras é uma GTPase cujo ciclo alterna entre os estados ativo e inativo, ligando-se, respectivamente, ao GTP e ao GDP (Figura 15.3B). Em resposta a sinais recebidos pelas células, fatores de troca do GTP (GEFs) ativam Ras por troca de seu GDP por GTP, e as proteínas ativadoras de GTPase inativam Ras por ativação de sua atividade GTPase intrínseca que converte GTP em GDP. A mutação G12V bloqueia a atividade de GTPase, inadequadamente travando-a em sua forma ativa. Isso importa porque, quando Ras está ativa, afeta as células de alguns modos, inclusive promovendo proliferação celular. A proliferação das células sem controle decorrente da proteína Ras mutante pode levar ao **câncer**. De fato, aproximadamente 30% dos cânceres humanos são motivados por mutações de Ras.

## Consequências moleculares de mutação pontual em região não codificadora

As mutações pontuais não precisam ocorrer em uma região de codificação de proteínas para afetar o fenótipo de células e organismos. Capítulos anteriores chamaram a atenção para a importância dos elementos não codificadores das sequências do DNA para a regulação da replicação e a transcrição do DNA. Além disso, algumas sequências do DNA que são copiadas para o RNA funcionam como elementos de sequência para a regulação do *splicing*, bem como estabilidade, localização, tradução e função do RNA. Em geral, os elementos regulatórios do DNA e do RNA são curtos e servem como sítios de ligação para proteínas e RNAs que são *scaffold* ou que catalisam processos moleculares. Desse modo, mutações pontuais nos elementos regulatórios podem bloquear a ligação e romper processos moleculares.

Como se vê na **Figura 15.4**, mutações pontuais em elementos intensificadores ou promotores de transcrição que bloqueiam a ligação de fatores de transcrição ou de fatores gerais de transcrição, respectivamente, afetarão a ativação da transcrição do gene associado (Capítulos 8 e 12). Mutações pontuais em sítios de *splicing* no pré-mRNA que bloqueiam o pareamento de bases complementar de pequenos RNAs nucleares (snRNAs) afetarão a remoção de íntrons (Capítulo 8). Mutações pontuais em regiões não traduzidas (UTRs, do inglês, *untranslated regions*) do mRNA eucariótico que bloqueiam a ligação de proteínas ou microRNAs (miRNAs) afetarão a tradução (Capítulo 9), e

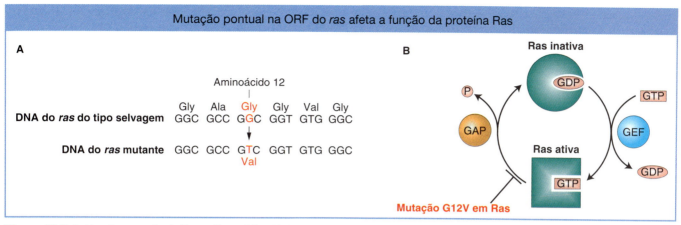

**Figura 15.3 A.** Uma transversão de G para T no códon 12 do gene *ras* troca uma glicina (gly, G) por valina (val, V) na proteína Ras. **B.** A mutação G12V bloqueia a conversão de Ras do estado ativo para o inativo. GAP, proteína ativadora da GTPase; GEF, fator de troca do GTP.

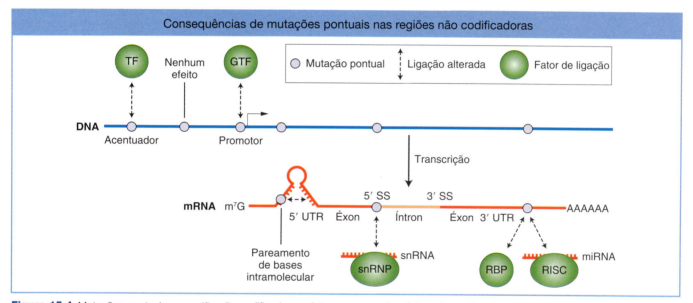

**Figura 15.4** Mutações pontuais em região não codificadoras afetam a expressão gênica, alterando a ligação de proteínas e RNAs ao DNA e a elementos regulatórios do RNA. Abreviações: TF, fator de transcrição; GTF, fator geral de transcrição; snRNP, ribonucleoproteína nuclear pequena; snRNA, RNA nuclear pequeno; RBP, proteína de liação ao RNA; RISC, complexo silenciador induzido pelo RNA; miRNA, microRNA; SS, sítio de processamento; UTR, região não traduzida; capuz de m⁷G, 7-metilguanosina; e AAAAAA, cauda de poli(A).

mutações pontuais que bloqueiam o pareamento de bases intramolecular afetarão a função dos RNAs (Capítulo 8). Além disso, mutações pontuais podem criar novos elementos regulatórios, como os acentuadores, que afetam a transcrição, e sítios de *splicing*, que afetam o processamento do RNA.

É importante ter em mente a distinção entre a ocorrência de uma mutação pontual – isto é, uma alteração na sequência do DNA – e a detecção de tal evento no nível fenotípico. Muitas mutações pontuais nas sequências não codificadoras desencadeiam pouca ou nenhuma alteração fenotípica; essas mutações costumam localizar-se entre os sítios de ligação para fatores regulatórios. Tais sítios podem ser funcionalmente irrelevantes ou outros sítios podem duplicar sua função.

**CONCEITO-CHAVE** Uma mutação pontual em uma região não codificadora de um gene pode afetar a expressão do RNA codificado por alteração dos sítios de ligação para proteínas e RNAs que regulam eventos de transcrição, de pós-transcrição e de tradução.

**CONCEITO-CHAVE** Mutações em ponto nas regiões de codificação ou de não codificação de genes podem ter consequências fenotípicas.

## 15.2 Base molecular de mutações espontâneas

**OA 15.2** Resumir as causas de dano espontâneo no DNA que leve a mutações após a replicação do DNA.

**OA 15.5** Usando exemplos, descrever como tipos diferentes de mutações em diferentes genes levam a doenças genéticas humanas em particular.

Mutações podem surgir de forma espontânea ou induzida. As **mutações espontâneas** ocorrem naturalmente e originam-se em todas as células. As **mutações induzidas** surgem por meio da

**494** Parte 3 Princípios Fundamentais de Mutação, Variação e Evolução

ação de agentes externos chamados **mutágenos**, que aumentam a taxa com que ocorrem mutações. Nesta seção, consideramos a natureza das mutações espontâneas. As mutações induzidas são o assunto da próxima seção.

## Evidências de mutações espontâneas: teste de flutuação de Luria e Delbrück

As causas das mutações são de considerável interesse porque são a base da evolução e da doença. Em 1943, Salvador Luria e Max Delbrück desenvolveram uma abordagem experimental para testar se ocorrem mutações espontaneamente em decorrência de processos celulares que atuam sobre o DNA. Naquele tempo, sabia-se que, caso a *E. coli* fosse espalhada em uma placa de meio nutriente na presença do fago T1, os fagos infectariam e matariam a bactéria. Raramente, mas regularmente, viam-se colônias de bactérias que eram resistentes ao ataque do fago; o fenótipo de resistência era hereditário e, portanto, parecia dever-se a mutações genuínas. No entanto, não se sabia se esses mutantes eram produzidos espontaneamente ou se eram induzidos pelo fago.

Luria raciocinou que, se as mutações fossem espontâneas, ocorreriam em diferentes tempos, em diferentes culturas de *E. coli*. As mutações que ocorreram precocemente no crescimento de uma cultura dariam origem a um número mais alto de células resistentes do que as mutações que ocorressem mais tarde, uma vez que as células mutantes teriam mais tempo para produzir muitos descendentes resistentes (**Figura 15.5**). Desse modo, se as mutações ocorressem espontaneamente, o número de colônias resistentes por cultura deveria mostrar alta variação (ou "flutuação", em suas palavras).

Luria e Delbrück elaboraram seu teste de *flutuação* como se segue. Eles inocularam 20 pequenas culturas, cada uma com poucas células, e as incubaram até que houvesse $10^8$ células por mililitro. Ao mesmo tempo, uma cultura maior foi inoculada e incubada até que houvesse $10^8$ células por mililitro. As 20 culturas individuais e as 20 alíquotas (amostras) da cultura grande foram semeadas na presença do fago. As 20 culturas individuais mostraram alta variação no número de colônias resistentes ao fago: 11 placas não tiveram colônias resistentes, e o restante teve 1, 1, 3, 5, 5, 6, 35, 64 e 107 por placa. Diferentemente, as 20 alíquotas da cultura grande mostraram muito menos variação de placa para placa, sempre na faixa de 14 a 26. Se o fago estivesse induzindo mutações, não haveria razão por que a flutuação fosse mais alta para as culturas individuais do que para as alíquotas, porque foram todas semelhantemente expostas ao fago. Esse resultado levou ao "paradigma" reinante da mutação, isto é, seja em bactérias ou eucariotos, as mutações podem ocorrer em qualquer célula em qualquer tempo, e sua ocorrência é aleatória. Por esse e outro trabalho, Luria e Delbrück foram premiados com o Nobel em Fisiologia ou Medicina de 1969. Vale observar que isso foi depois de o primeiro aluno graduado de Luria, James Watson, receber o Prêmio Nobel (com Francis Crick, em 1964) pela descoberta da estrutura de dupla-hélice do DNA.

**CONCEITO-CHAVE** As mutações podem ocorrer espontaneamente, isto é, independentemente de agentes externos.

## Mecanismos de mutações espontâneas

As mutações espontâneas originam-se de várias fontes. Uma delas é a replicação do DNA. Embora a replicação do DNA seja processo notavelmente preciso, cometem-se erros nas cópias dos milhões a bilhões de pares de bases em um genoma. As mutações espontâneas também se originam por causa de dano

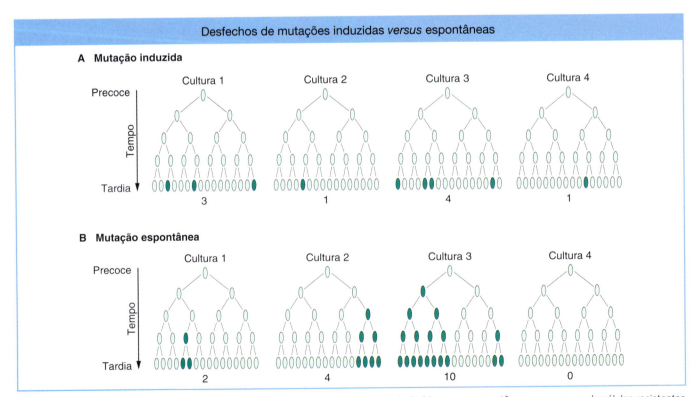

**Figura 15.5** Genealogias de células ilustram os desfechos esperados de mutação induzida *versus* espontânea como causa de células resistentes no experimento de flutuação de Luria e Delbrück. As células verde-escuras são resistentes à infecção pelo fago.

no DNA pelo ambiente celular. Por fim, como veremos no Capítulo 16, as mutações espontâneas podem ser causadas pela inserção de um elemento transponível.

### Erros na replicação do DNA causam mutações espontâneas.
Pode resultar um erro na replicação do DNA quando se forma um par de bases com mau pareamento, levando a uma substituição de base que pode ser uma transição ou uma transversão. A geração de uma transição por erro na replicação do DNA envolve o pareamento de uma pirimidina com a purina errada (p. ex., C-A, em vez de T-A, onde A é o molde) ou uma purina com a pirimidina errada (p. ex., G-T, em vez de A-T, onde T é o molde). Outros erros podem inserir ou deletar pares de bases.

Ocorre erro de pareamento em razão de **tautomerização** e **ionização** de bases (**Figura 15.6**). Cada uma das bases no DNA pode residir em uma entre várias formas, os chamados tautômeros, que são isômeros que diferem nas posições de seus átomos e nas ligações entre os átomos. As formas ficam em equilíbrio. A forma ceto- de cada base normalmente está presente no DNA, mas, em raras circunstâncias, uma base pode mudar para a forma imino ou enol. As formas imino e enol podem parear com a base errada, formando um par com erro. Por exemplo, quando um C muda para sua rara forma imino, a DNA polimerase incorpora um A, e não um G ao par com ele (Figura 15.6B). De modo semelhante, a ionização de bases ocasionada por trocas de prótons entre as pontes água e hidrogênio pode permitir que a DNA polimerase insira um erro de pareamento (Figura 15.6C) que se assemelha a uma oscilação do par de bases (Figura 15.6D). Felizmente, erros de pareamento de bases causados por tautomerização e ionização de bases geralmente são detectados e removidos pela atividade da exonuclease 3' para 5' (atividade de revisão) da DNA polimerase (Figura 7.17). Se não ocorrer a revisão, os erros de pareamentos de bases levam a mutações de transição, nas quais uma purina substitui uma purina ou uma pirimidina substitui uma pirimidina. Sistemas de reparo (descritos adiante neste capítulo) corrigem muitas das bases com erros de pareamento que escapam à correção pelas DNA polimerases.

Inserções e deleções de bases (*indels*) também são causadas por erros de replicação do DNA. O modelo prevalente (**Figura 15.7**) propõe que *indels* originem-se quando alças nas regiões com cadeia única do DNA são estabilizadas pelo "erro de pareamento por derrapagem" em sequências repetidas no curso da replicação do DNA. Esse mecanismo algumas vezes é chamado **derrapagem na replicação** ou mau pareamento por derrapagem da cadeia.

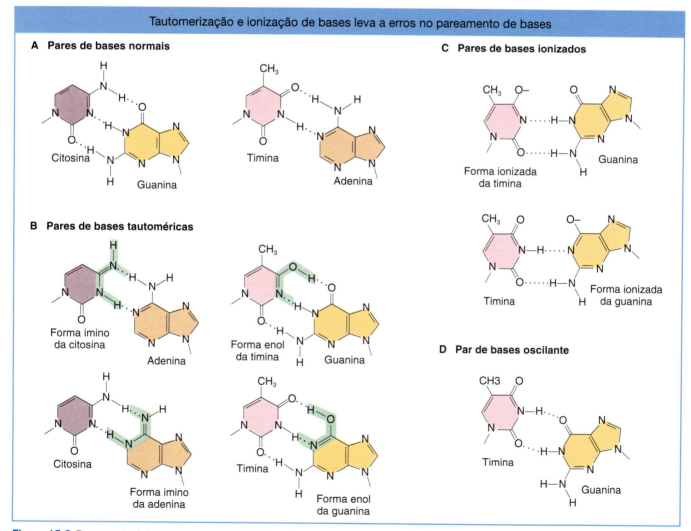

**Figura 15.6** Pareamento de bases normal, comparado com bases com mau pareamento. Pareamento entre as formas normal (ceto-) das bases (**A**). As formas de bases tautoméricas raras (formas imino e enol) resultam em erros de pareamento (**B**). A ionização de bases (**C**) resulta em erros de pareamento similares à oscilação dos pares de bases (**D**).

**496** Parte 3 Princípios Fundamentais de Mutação, Variação e Evolução

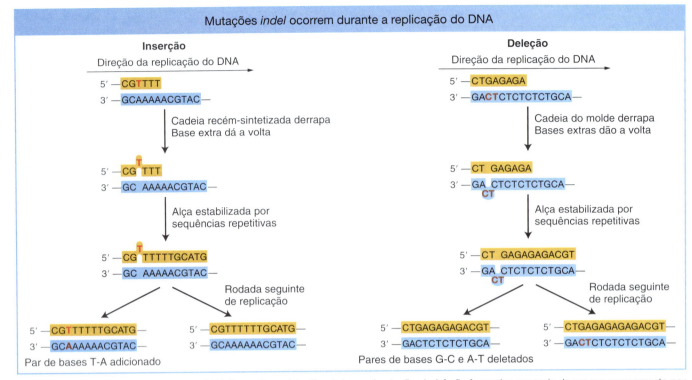

**Figura 15.7** No curso da replicação do DNA, inserções e deleções de bases (mutações *indel*) são formados por meio de um mau pareamento por derrapagem nas regiões de sequências repetidas.

**CONCEITO-CHAVE** Mutações espontâneas são geradas por erros na replicação do DNA.

A derrapagem na replicação do DNA e outros mecanismos levam à expansão de três repetições de pares de bases que são responsáveis por mais de 40 doenças neurodegenerativas humanas, coletivamente chamadas **doenças por repetições de trinucleotídios**. A síndrome do X frágil é um exemplo de uma doença por repetição de trinucleotídio. É o tipo mais comum de deficiência intelectual hereditária, afetando cerca de 1 em cada 4.000 pessoas do sexo masculino e 1 em cada 8.000 pessoas do sexo feminino. A síndrome do X frágil decorre de um aumento no número de repetições CGG na 5′ UTR do gene *FMR1* (*retardo mental por X frágil*, do inglês, *fragile X mental retardation*). Indivíduos normais têm menos do que 45 repetições CGG, mas a síndrome do X frágil ocorre quando o número de repetições de CGG expande-se a pelo menos 200 (**Figura 15.8**). Algumas vezes, pais e avós não afetados contêm aumento do número de repetições, mas apenas variando de 55 a 200. Por essa razão, diz-se que esses ancestrais são portadores de pré-mutações. As repetições nos alelos pré-mutação não são suficientes para causar

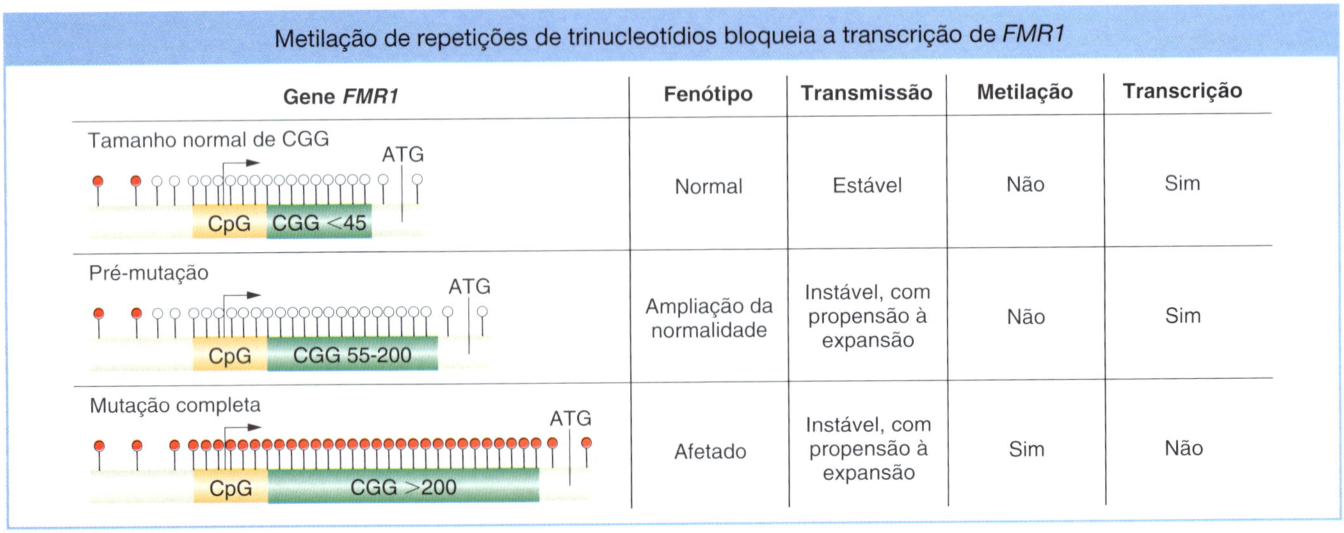

**Figura 15.8** O número de repetições do trinucleotídio CGG na 5′ UTR de *FMR1* afeta o fenótipo, a probabilidade de expansão da repetição, a metilação de CpG e a transcrição. Os "pirulitos" vermelhos e brancos indicam citosinas metiladas e não metiladas respectivamente, CpG indica uma ilha de CpG, a seta indica o sítio de início da transcrição, e ATG indica o sítio de início da tradução.

o fenótipo da doença, mas são muito mais propensas à expansão do que os alelos normais e, portanto, levam a uma expansão ainda maior em sua prole. A expansão ao longo de gerações até o alelo com mutação completa com mais de 200 repetições resulta em silenciamento da transcrição de *FMR1* por metilação do DNA de CpGs em uma ilha (Capítulo 12) no promotor de *FMR1*, nas regiões regulatórias em torno e nas repetições de CGG (a CpG está sublinhada). Como não é produzido nenhum mRNA do *FMR1*, não se produz proteína FMR1, o que leva ao comprometimento do desenvolvimento cognitivo.

Outras doenças por repetições de trinucleotídios associam-se à expansão de códons CAG dos trinucleotídios que codificam glutamina (Q na nomenclatura de aminoácido por letra única). A doença de Huntington (Capítulo 2) é uma das nove doenças causadas por expansão poliglutamina (poliQ) de uma proteína. Em indivíduos normais, o N-terminal da proteína Huntingtina tem cerca de 20 glutaminas codificadas por repetições CAG, mas quando o número de glutaminas é expandido a mais de aproximadamente 40, a proteína torna-se anormalmente dobrada. Agrega-se e causa doença do sistema nervoso central em algum ponto durante o tempo de vida humano normal. A idade de início da doença correlaciona-se com o número de cópias de repetição, isto é, mais repetições levam a um início mais precoce. Como o alelo de doença *Huntingtina* é autossômico dominante, um indivíduo precisa herdar apenas uma cópia do gene expandido para desenvolver o transtorno.

> **CONCEITO-CHAVE** Doenças por repetições de trinucleotídios originam-se por meio da expansão do número de cópias de uma sequência com três pares de bases normalmente presente em várias cópias nas regiões de codificação ou de não codificação de um gene.

**O ambiente celular causa mutações espontâneas.** Uma fonte importante de mutações pontuais é o dano ao DNA por água ou por espécies reativas de oxigênio que naturalmente residem nas células. Reações químicas do DNA com água (hidrólise) levam à despurinação e à desaminação, e as reações com moléculas reativas que contenham oxigênio levam a vários tipos de dano ao DNA.

A **despurinação** é a perda de uma base purina, seja a guanina ou a adenina (**Figura 15.9A**). É ocasionada pela hidrólise da ligação glicosídica entre a base e o açúcar desoxirribose. A despurinação resulta em perda da base com relação ao DNA, mas a estrutura básica fosfodiéster permanece intacta. Ocorrem aproximadamente 2.000 a 10.000 eventos de despurinação a cada dia em cada célula humana. Se as lesões persistirem, resultarão em dano genético significativo durante a replicação do DNA porque sítios apurínicos (AP) não conseguem especificar uma base complementar. No entanto, como será descrito adiante neste capítulo, sistemas de reparação eficiente removem os sítios apurínicos. Adicionalmente, sob certas condições, pode-se interpor a inserção de uma base em um sítio apurínico, mas tal inserção frequentemente resulta em mutação.

A **desaminação**, remoção hidrolítica de um grupo amina, altera três bases de DNA que contêm um grupo amina (citosina, adenina e guanina). A desaminação converte a citosina em uracila, a adenina a hipoxantina e a guanina a xantina (Figura 15.9B). A uracila faz par de bases com adenina na replicação, convertendo um par de bases C-G em T-A, e os pares de bases hipoxantina com citosina, convertendo um par de bases A-T em G-C. Por outro lado, a conversão de guanina em xantina é menos prejudicial, porque a xantina ainda faz pares de bases com a citosina, mas com apenas duas pontes hidrogênio, e não três. Por fim, como discutido no Capítulo 12, a desaminação da 5-metilcitosina (5 mC) produz tiamina, que converte um par de bases C-G em T-A. Embora os erros de pareamento T-G que resultam de desaminação de 5 mC sejam reparados (discussão à frente neste capítulo), os dinucleotídios CpG – principais sítios de metilação da citosina em genoma eucarióticos – permanecem áreas de tensão para mutações.

O **dano oxidativo** representa um terceiro tipo de lesão espontânea que gera mutações. As espécies reativas de oxigênio (ERO), como os radicais superóxido ($-O_2^-$), peróxido de hidrogênio ($H_2O_2$) e os radicais hidroxila (-OH) são produtos derivados do metabolismo aeróbico normal de oxigênio molecular pelas mitocôndrias. Mais de cem tipos diferentes de modificações oxidativas do DNA foram identificadas em genomas de mamíferos. Por exemplo, a timina é convertida a timina glicol, que não faz par de base com nenhum nucleotídio e bloqueia a replicação do DNA, e a guanina é convertida a 8-oxoguanina (8-oxoG), que faz um mau pareamento com A, resultando nas transversões G-C a T-A (Figura 15.9C).

> **CONCEITO-CHAVE** Mutações espontâneas são geradas por reações químicas de DNA com água e espécies reativas de oxigênio nas células.

## 15.3 Base molecular de mutações induzidas

> **OA 15.3** Tabular as causas de dano induzido no DNA que resultam em mutações após a replicação do DNA.

Conquanto algumas mutações sejam produzidas espontaneamente por moléculas reativas nas células, outras mutações são induzidas por agentes presentes no ambiente externo. Esses agentes exógenos, chamados *mutágenos*, pode estar presentes no ar, nos alimentos ou na água. Os mutágenos podem ser agentes químicos, como as espécies reativas de oxigênio (ERO), agentes alquilantes, adutos de DNA, análogos de bases e agentes intercalantes ou podem ser agentes físicos, como a luz ultravioleta (UV) e a radiação ionizante (RI). Os mutágenos induzem mutações por pelo menos três mecanismos diferentes. Eles podem *substituir* uma base no DNA, *alterar* uma base de modo que se estabeleçam erros de pareamento com outra base ou *danificar* uma base para que já não faça par com nenhuma base.

### Mecanismos de mutagênese induzida

**Modificação de bases por agentes alquilantes.** A alquilação é a adição de um grupo alquil ($C_nH_{2n+1}$, por exemplo), grupo metil [$CH_3$] ou um grupo etil [$C_2H_5$] a uma base de nucleotídio. A alquilação de bases pode ser mutagênica por impedir o pareamento de bases. Certos agentes alquilantes, incluindo o etilmetanossulfonato (EMS) e a metilnitronitrosoguanidina (MNNG), operam a adicionar grupos alquil a muitas posições em todas as quatro bases. Como exemplo, o EMS adiciona um grupo etil ao oxigênio na posição 6 da guanina para criar O-6-etilguanina (**Figura 15.10A**). A adição leva ao pareamento de bases com timina e resulta em transições G-C → A-T na rodada seguinte de replicação do DNA. De modo similar, MNNG adiciona um grupo metil ao oxigênio na posição 4 da timina,

**Mutações espontâneas causadas pelo ambiente celular**

| Tipo de dano ao DNA | Base original | Base modificada | Interação de pareamentos de bases | Consequências |
|---|---|---|---|---|
| **A Despurinação** | 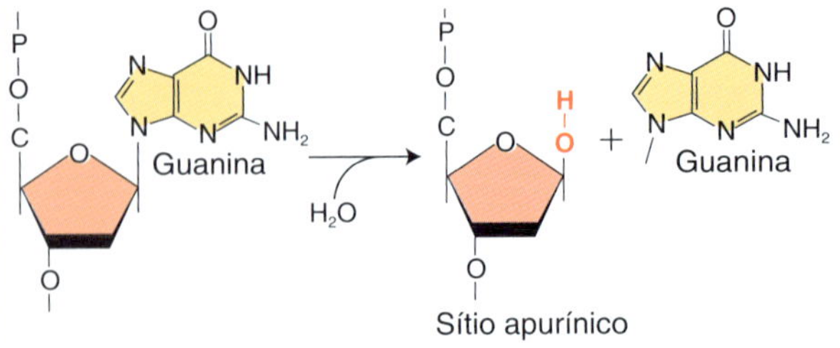 | | *Nenhuma* | Potencialmente mutagênica<br>Replicação do DNA e transcrição bloqueadas |
| **B Desaminação** | 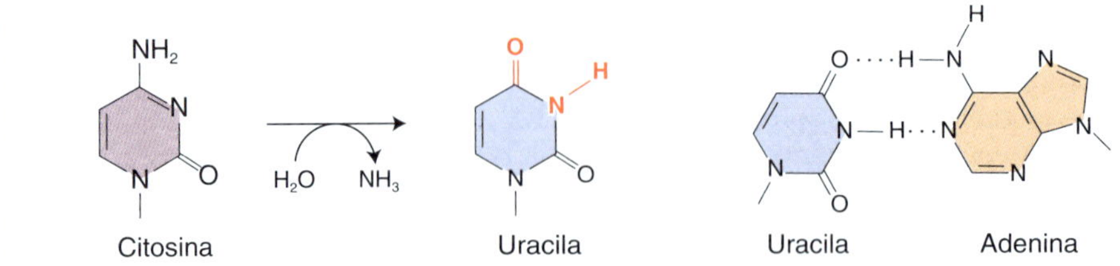 | | | C · G ⟶ T · A<br>Transição |
| | 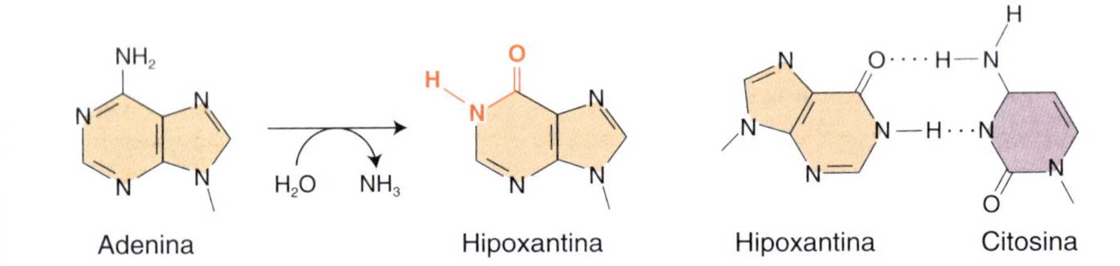 | | | A · T ⟶ G · C<br>Transição |
| | 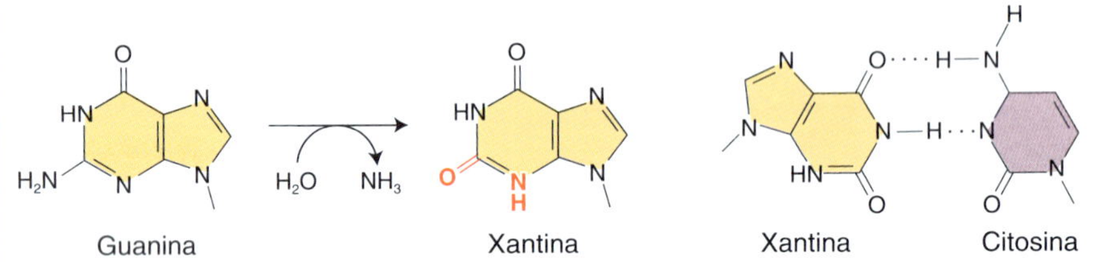 | | | G · C ⟶ G · C<br>Nenhuma alteração |
| | 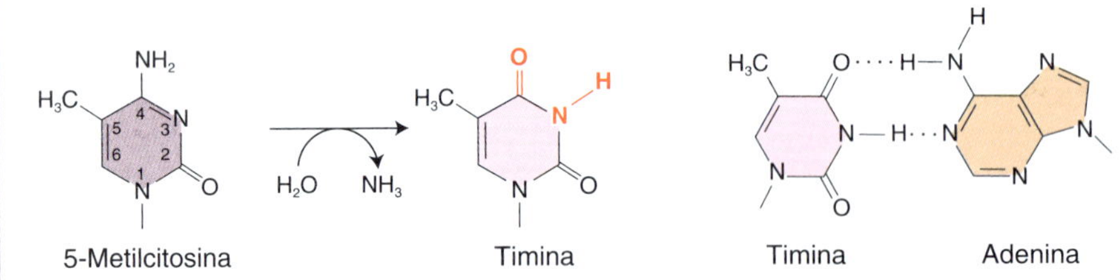 | | | C · G ⟶ T · A<br>Transição |
| **C Dano oxidativo** | 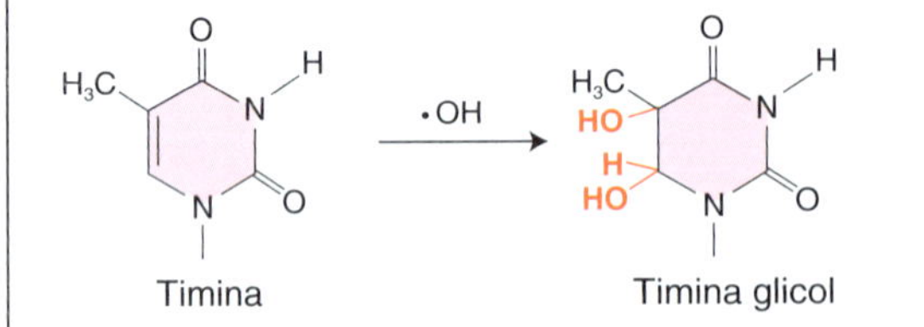 | | *Nenhuma* | Potencialmente mutagênica<br>Replicado do DNA e transcrição bloqueadas |
| | 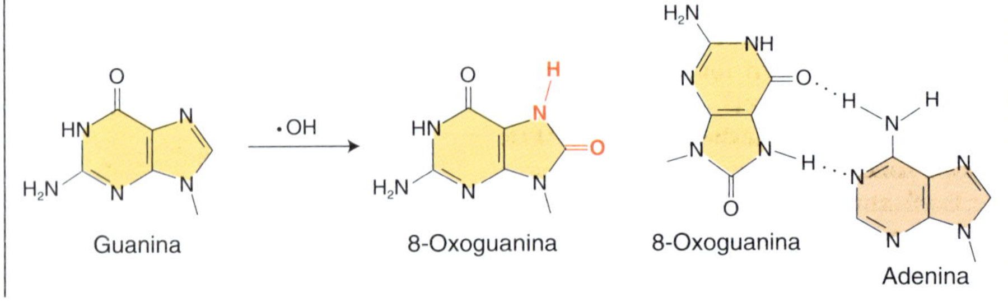 | | | G · C ⟶ T · A<br>Transversão |

**Figura 15.9** Exemplos de tipos de mutações espontâneas. **A.** Despurinação. **B.** Desaminação. **C.** Dano oxidativo. Os átomos mostrados em vermelho estão alterados pela reação química.

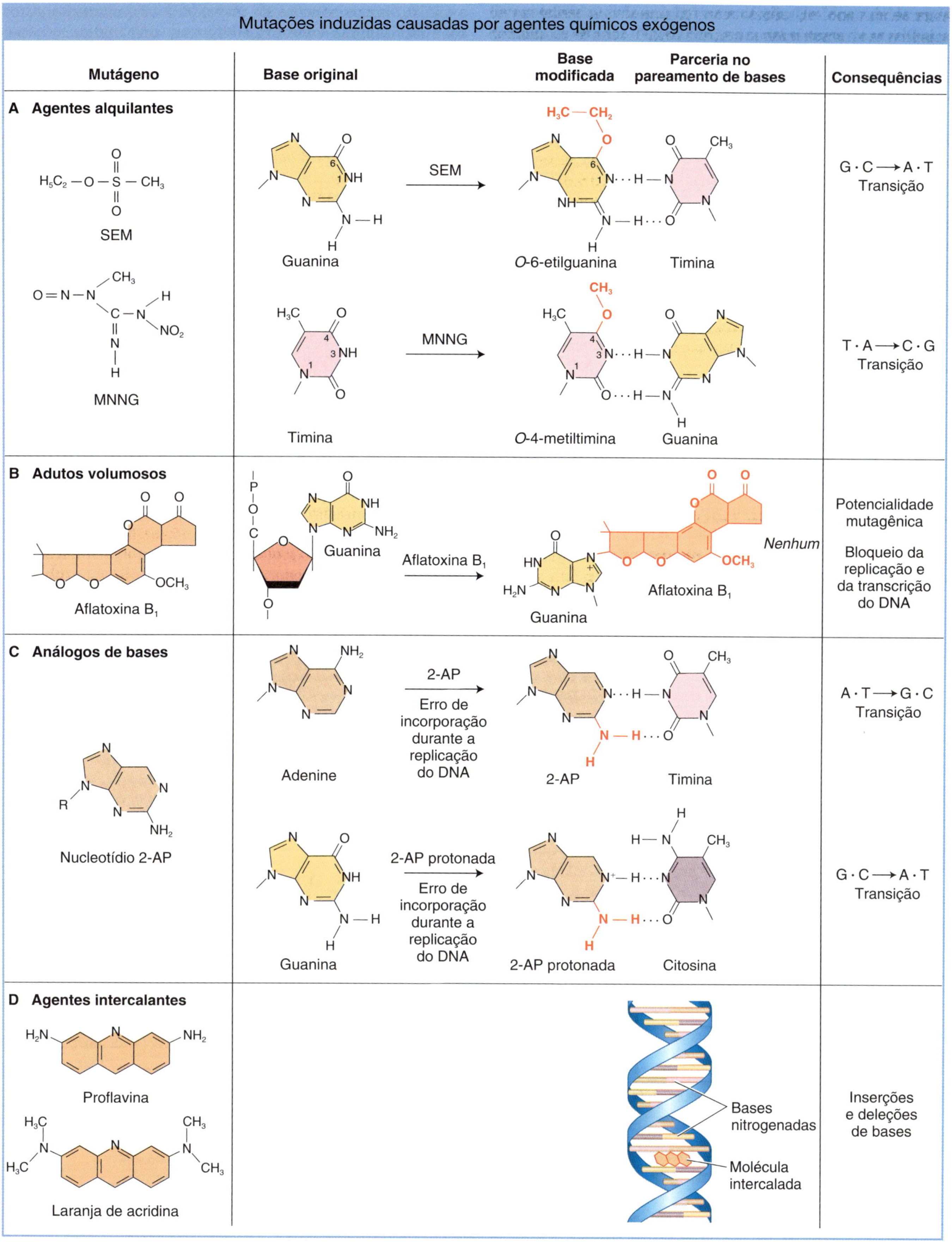

**Capítulo 15** Dano, Reparo e Mutação do DNA  **499**

## Mutações induzidas causadas por agentes químicos exógenos

| Mutágeno | Base original | | Base modificada | Parceria no pareamento de bases | Consequências |
|---|---|---|---|---|---|
| **A Agentes alquilantes** <br> EMS <br> MNNG | Guanina <br> Timina | SEM <br> MNNG | O-6-etilguanina <br> O-4-metiltimina | Timina <br> Guanina | G·C → A·T Transição <br> T·A → C·G Transição |
| **B Adutos volumosos** <br> Aflatoxina B$_1$ | Guanina | Aflatoxina B$_1$ | Guanina | Aflatoxina B$_1$ — Nenhum | Potencialidade mutagênica <br> Bloqueio da replicação e da transcrição do DNA |
| **C Análogos de bases** <br> Nucleotídio 2-AP | Adenine <br> Guanina | 2-AP Erro de incorporação durante a replicação do DNA <br> 2-AP protonada Erro de incorporação durante a replicação do DNA | 2-AP <br> 2-AP protonada | Timina <br> Citosina | A·T → G·C Transição <br> G·C → A·T Transição |
| **D Agentes intercalantes** <br> Proflavina <br> Laranja de acridina | | | Bases nitrogenadas / Molécula intercalada | | Inserções e deleções de bases |

**Figura 15.10** Exemplos de mutações induzidas causados por agentes alquilantes, EMS (etilmetanossulfonato) e MNNG (metilnitronitrosoguanidina) (**A**); adutos volumosos, aflatoxina B$_1$ (**B**); análogos de bases, 2-AP (2-aminopurina) (**C**); e agentes intercalantes, proflavina e laranja de acridina (**D**). Os átomos mostrados em vermelho são alterados pela reação química.

produzindo O-4-metiltimina, que faz pareamento de base com a guanina, resultando nas transições T-A → C-G. Uma das estratégias experimentais primárias usadas pelos geneticistas para compreender a relação entre genótipo e fenótipo é usar agentes exógenos, como o EMS, para induzir mutações nos genes e observar as consequências fenotípicas.

**Dano de bases por adultos volumosos.** A aflatoxina $B_1$ causa mutações por fixar-se à guanina na posição N-7 (Figura 15.10B). A formação desse produto de adição leva à quebra da ligação glicosídica entre a base e o açúcar, de modo a liberar a base e gerar um sítio apurínico. Quando covalentemente ligada ao DNA, a aflatoxina $B_1$ é chamada aduto do DNA. Outros compostos que formam adutos do DNA incluem os diol epóxidos do benzo(a)pireno, um composto produzido por motores de combustão interna. Todos os compostos dessa classe induzem mutações, embora nem sempre fiquem claros por quais mecanismos.

**Incorporação de análogos de bases.** Alguns compostos químicos são suficientemente similares às bases nitrogenadas normais do DNA que são ocasionalmente incorporadas ao DNA em lugar de bases normais; tais compostos são chamados **análogos de bases**. Para ser mutagênico, um análogo de base precisa estar em erro de pareamento mais frequentemente do que a base normal que substitui. O análogo de base existe somente em cadeia única, mas pode causar substituição em pares de bases que é replicada e todas as cópias de DNA descendentes da cadeia original. Um análogo de base amplamente usado na pesquisa é a 2-aminopurina (2-AP). Esse análogo de bases adenina pareia com timina, mas também estabelece erros de pareamento com citosina quando protonado, como se vê na Figura 15.10C. Portanto, quando 2-AP é incorporado ao DNA por pareamento de base com a timina, pode gerar transições A − T → G-C por erro de pareamento com citosina em rodadas subsequentes de replicação do DNA. Alternativamente, se a 2-AP for incorporada por erro de pareamento com a citosina, então resultarão as transições G-C → A − T quando faz pares de bases com a timina. Estudos genéticos têm mostrado que a 2-AP causa quase exclusivamente transições.

**Ligação de agentes intercalantes.** Um grupo de compostos chamados **agentes intercalantes** são moléculas planares que simulam pares de bases e têm capacidade de deslizarem para intercalarem-se entre bases nitrogenadas empilhadas dentro da dupla-hélice do DNA (Figura 15.10D). Compostos intercalantes, como a proflavina e a laranja de acridina, diferem de outros compostos mutagênicos, pois distorcem o dúplex de DNA, "enganando" a DNA polimerase para inserir bases extras ou saltando bases do molde, levando a inserções e deleções, respectivamente, em vez de substituições de bases.

**CONCEITO-CHAVE** Agentes químicos causam dano ao DNA ao acrescentarem grupos químicos às bases, simulando bases ou alterando a estrutura do DNA. Dessa maneira, esses agentes aumentam a frequência de mutações devido a erros de replicação do DNA.

**Dano de bases por luz ultravioleta.** A luz ultravioleta (UV) de comprimentos de onda em torno de 300 nanômetros pode formar vários tipos de **dímeros de pirimidina** no DNA, que se ligam covalentemente a pirimidinas adjacentes na mesma cadeia de DNA. Dois tipos comuns de dímeros de pirimidina são dímeros de ciclobutano pirimidina, que se caracterizam por um anel ciclobutano envolvendo os carbonos 5 e 6 de pirimidinas adjacentes, e fotoprodutos 6 a 4, que contêm carbonos 6 e 4 de pirimidinas adjacentes ligados. A Figura 15.11A ilustra esses dois tipos de dímeros de timina induzidos por UV. Durante a replicação do DNA, os dímeros de pirimidina fazem parar as DNA polimerases porque as bases não podem especificar uma parceira complementar por pontes de hidrogênio. Mecanismos que reparam os dímeros de pirimidina frequentemente introduzem mutações como as transições T-T → T-C (v. a seção sobre reparo por excisão de base). Além disso, dímeros de pirimidina não reparados podem causar erros de transcrição.

**Dano e modificação de bases e quebras de cadeias do DNA por radiação ionizante.** A radiação ionizante (RI) dos raios gama e dos raios X causa mutações por geração de espécies reativas de oxigênio (ERO) por meio de radiólise de água e ruptura de funções mitocondriais. A RI produz muitos tipos diferentes de ERO, mas as que causam mais dano às bases do DNA são os radicais superóxido ($-O_2^-$), o peróxido de hidrogênio ($H_2O_2$) e os radicais hidroxila ($-OH$). Como ilustrado na Figura 15.8C, os ERO levam à geração de timina glicol e 8-oxoguanina, ambos os quais podem levar a mutações. A RI também pode lesar diretamente o DNA. Quebra ligações glicosídicas, levando à formação de **sítios apurínicos** (**AP**) ou **sítios apirimidínicos** (**AP**) (mais geralmente chamados **sítios abásicos**) e produz quebras de cadeia única e de dupla cadeia no DNA, partindo a estrutura de fosfodiéster (Figura 15.11B). De fato, as quebras de cadeias do DNA são responsáveis pela maioria dos efeitos letais da radiação ionizante, porque, caso quebras de cadeias não reparadas puderem direcionar uma célula a sofrer morte celular, ou caso forem incorretamente reparadas, podem levar a translocações cromossômicas (Capítulo 17).

**CONCEITO-CHAVE** Agentes físicos, como a luz UV e a radiação ionizante, causam dano ao DNA por indução de ligações cruzadas intracadeias ou a quebras de cadeias e, assim, aumentam a frequência de mutações causadas por erros de replicação do DNA.

## Identificação de mutágenos no ambiente: teste de Ames

Na década de 1970, Bruce Ames reconheceu que há forte correlação entre a capacidade dos compostos químicos de causarem câncer e sua capacidade de causarem mutações. Ele deduziu que a medida das taxas de mutações em bactérias seria um modo efetivo de avaliar a mutagenicidade dos compostos como primeiro nível de detecção de carcinógenos (agentes causadores de câncer) em potencial. O **teste de Ames** que ele desenvolveu usa cepas da bactéria *Salmonella typhimurium* que podem crescer somente em meio que inclua o aminoácido histidina, pois a cepa contém alelos mutantes de um gene responsável pela síntese de histidina. Esses mutantes são conhecidos como **auxotrofos**, porque exigem nutrientes para crescimento que não são necessários pela cepa do tipo selvagem. Adicionalmente, sabia-se que os mutantes de *S. typhimurium* "revertem", isto é, crescem em meio livre de histidina, somente por certos tipos de mutações adicionais. Por exemplo, um alelo chamado TA100 poderia ser revertido ao tipo selvagem somente por uma mutação de substituição de base, enquanto

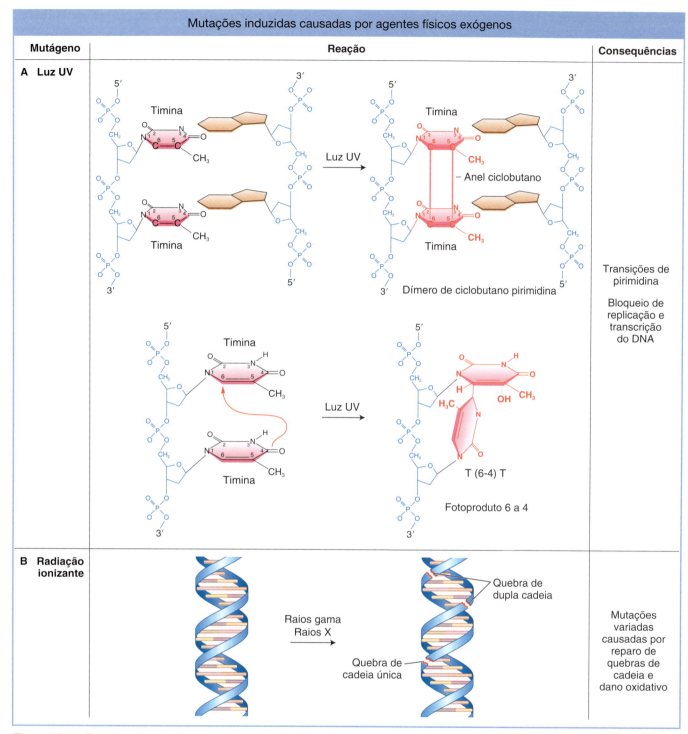

**Figura 15.11** Exemplos de mutações causadas por luz UV (**A**) e radiação ionizante (**B**). Os átomos mostrados em vermelho estão alterados por reação química.

TA1538 e TA1535 poderiam ser revertidos somente por mutações de inserção ou deleção de bases que resultem em uma mudança de fase do quadro de leitura da proteína. Desse modo, conforme ilustrado por um estudo do mutágeno aflatoxina $B_1$, essas cepas podem ser usadas no teste de Ames não apenas para identificar mutágenos, mas também para determinar os tipos de mutações que induzem (**Figura 15.12**).

O teste de Ames funciona da seguinte maneira: Um composto mutagênico em potencial, como a aflatoxina $B_1$, é absorvido para um disco de filtro, que é colocado no centro de uma placa que tenha *S. typhimurium* espalhada uniformemente por todo o meio, que não possui histidina. O composto difunde-se do disco para o meio em volta, criando um gradiente de concentrações, ficando a concentração mais alta mais perto do disco. A ausência de histidina assegura que somente bactérias revertidas contendo a substituição de base apropriada ou mutação da fase de leitura crescerão e formarão colônias. Depois da incubação, o número de colônias em cada placa e o número total de bactérias testadas são determinados, permitindo uma determinação da frequência da reversão (Figura 15.12).

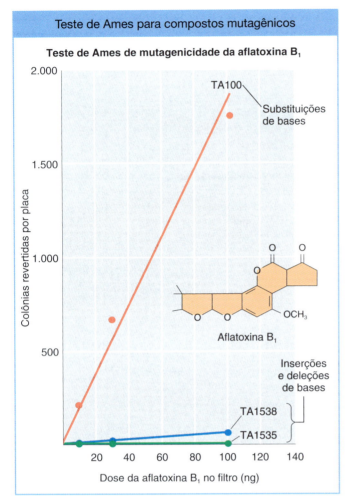

**Figura 15.12** Resultados dos testes de Ames de aflatoxina B₁ com três cepas de *S. typhimurium* (TA100, TA1538 e TA1535) contendo diferentes mutações auxotróficas de histidina. Os dados mostram que a aflatoxina B₁ é mutação potente que causa substituições de bases, mas não inserções ou deleções de bases. [*Permissão por meio do Copyright Clearance Center, Inc.*]

Conquanto isso funcione bem, tornou-se claro que nem todos os compostos eram diretamente mutagênicos; em vez disso, o agente mutagênico real algumas vezes é um metabólito do composto que é produzido no corpo. Tipicamente, esses metabólitos são produzidos no fígado, e as reações enzimáticas que convertem o composto em metabólitos bioativos não ocorre nas bactérias. Ames percebeu que poderia superar esse problema pré-tratando os compostos com extratos de fígado de rato contendo as enzimas metabólicas. Os compostos tratados que produziam níveis elevados de reversão relativamente ao composto ou ao extrato de fígado isoladamente seriam definidos como mutagênicos e possivelmente carcinogênicos. Portanto, o teste de Ames oferece um modo importante de triagem de milhares de compostos e de avaliação de um aspecto de seu risco à saúde e ao ambiente. O teste de Ames ainda está em uso hoje como ferramenta importante para avaliar a segurança de compostos químicos.

**CONCEITO-CHAVE** O teste de Ames é usado para determinar a atividade mutagênica de substâncias químicas, testando se aumentam a frequência de mutações nas bactérias.

## 15.4 Mecanismos de reparo do DNA

**OA 15.4** Ilustrar os mecanismos moleculares que reparam tipos distintos de dano ao DNA.

**OA 15.5** Usando exemplos, descrever como tipos diferentes de mutações em diferentes genes levam a doenças genéticas humanas em particular.

Depois de pesquisar os numerosos modos pelos quais o DNA pode ser danificado – por fontes dentro da célula (replicação do DNA, água e espécies reativas de oxigênio) e fora dela (agentes químicos e físicos) – você pode se perguntar como a vida tem manejado sobreviver e se desenvolver há bilhões de anos. O fato é que os organismos que variam de bactérias a plantas a humanos podem reparar eficientemente seu DNA. Todos os organismos fazem uso de vários mecanismos de reparo. A principal via de reparo do DNA são o reparo por excisão de base (BER, do inglês, *base excision repair*), reparo por excisão de nucleotídio (NER, do inglês, *nucleotide excision repair*), reparo de mau pareamento (MMR, do inglês, *mismatch repair*), da síntese translesão (TLS, do inglês, *translesion synthesis*), pela recombinação homóloga (HR, do inglês, *homologous recombination*) e junção de extremidades não homólogas (NHEJ, do inglês, *nonhomologous end joining*) (**Figura 15.13**). Cada uma dessas vias envolve numerosas proteínas. Além disso, os dímeros de pirimidina e as bases O-alquiladas também são reparadas diretamente por enzimas únicas. Como você verá, a falha de algum desses mecanismos é causa significativa de doenças hereditárias humanas.

### Reparo direto do DNA danificado

O modo mais simples de reparar uma lesão de base é revertê-la diretamente, assim regenerando a base normal. Embora a maioria dos tipos de dano no DNA seja essencialmente irreversível e exija remoção e substituição da área danificada a fim de ser reparada, alguns podem ser revertidos diretamente. Um caso é um dímero pirimidina mutagênico causado por luz UV (Figura 15.11A). Os dímeros ciclobutano pirimidina (CPDs, do inglês, *ciclobutane pyrimidine dimers*) são reparados por uma enzima chamada CPD fotoliase (**Figura 15.14A**). A enzima liga-se aos dímeros de pirimidina e quebra as ligações covalentes para regenerar as bases originais. Esse mecanismo de reparo é chamado fotorreativação porque a enzima requer luz como fonte de energia para o reparo. Observe que os mamíferos placentários, incluindo os humanos, não possuem um gene funcional de CPD fotoliase e dependem de outros mecanismos, como o reparo por excisão de nucleotídio para consertar os CPDs.

A alquilação de bases (Figura 15.10A) é revertida por enzimas conhecidas como alquiltransferases. Por exemplo, um tipo de alquiltransferase. A $O^6$-metilguanina DNA metiltransferase (MGMT), repara a $O^6$-metilguanina de volta a guanina por transferência do grupo metil do $O^6$ (oxigênio 6) a um resíduo cisteína no sítio ativo da enzima (Figura 15.14B). Como consequência, MGMT fica irreversivelmente inativa e, desse modo, é conhecida como "enzima suicida".

**CONCEITO-CHAVE** O dano no DNA causado por dímeros da pirimidina ou alquilação de bases pode ser reparado diretamente por enzimas que reconhecem o dano e revertem o processo químico que o originou.

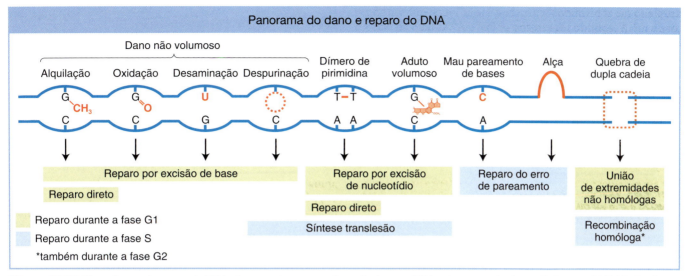

**Figura 15.13** Mecanismos de reparo do DNA são pareados com os tipos de dano ao DNA sobre os quais atuam. O dano no DNA é indicado em vermelho. Os mecanismos de reparo do DNA destacados em bege funcionam durante a fase G1 do ciclo celular, e os destacados em azul, durante a fase S do ciclo celular. A recombinação homóloga também funciona na fase G2 do ciclo celular.

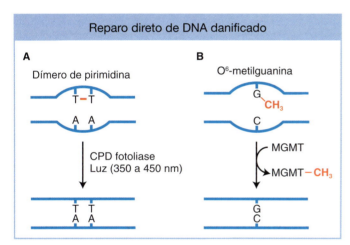

**Figura 15.14 A.** A enzima CPD fotoliase parte um dímero de ciclobutano pirimidina induzido por luz UV para reparar esse dano. **B.** A enzima $O^6$-metilguanina DNA metiltransferase (MGMT) reverte a $O^6$-metilguanina a guanina.

## Reparo por excisão de base

Um princípio abrangente que guia os sistemas genéticos é o poder da complementaridade da sequência de nucleotídios. Os sistemas de reparo exploram as propriedades da complementaridade antiparalela para restaurar segmentos de DNA danificados ao seu estado inicial não danificado. Nesses sistemas, os nucleotídios danificados em uma cadeia de DNA são removidos e substituídos por um segmento de nucleotídios recém-sintetizados que seja complementar à cadeia não danificada. Diferentemente dos exemplos de reparo direto do dano descritos na seção anterior, essas vias envolvem a remoção e substituição de uma ou mais bases.

O primeiro sistema de reparo desse tipo é o **reparo por excisão de base** (BER). O principal alvo do BER é o dano não volumoso das bases produzido por alquilação, oxidação e desaminação (Figura 15.13). Nas bactérias, a base danificada é detectada por uma DNA glicosilase, que cliva a ligação glicosídica entre a base e o açúcar, assim criando um sítio apurínico ou apirimidínico (AP) (Figura 15.15A). Uma enzima chamada AP endonuclease corta a cadeia danificada a montante do sítio AP, e a DNA fosfodiesterase remove o açúcar-fosfato do AP. Depois, a DNA polimerase preenche o espaço com um nucleotídio complementar, e a DNA ligase sela o corte restante na estrutura.

Nos eucariotos, as primeiras duas etapas do BER são as mesmas que nas bactérias; entretanto, a terceira etapa é executada pela DNA polimerase β (Pol β), e não pela DNA fosfodiesterase (Figura 15.15B). Pol β pode inserir um único nucleotídio antes de remover o resíduo AP, o que é chamado BER com reparo curto. Alternativamente, no BER com reparo longo, Pol β tipicamente insere 2 a 10 nucleotídios, o que impede a remoção do resíduo AP pela Pol β. Em vez disso, a Pol β gera um "retalho", uma região de DNA com cadeia única, que é removido pela Flap endonuclease. A DNA ligase completa o reparo em ambos os ramos da via.

As células contêm várias DNA glicosilases, cada uma das quais reconhece um ou vários tipos de bases danificadas. Por exemplo, a uracila-DNA glicosilase remove uracila do DNA. Os resíduos uracila, que resultam da desaminação espontânea da citosina (Figura 15.9B), podem levar a uma transição de C para T depois da replicação do DNA. Uma vantagem de ter timina (5-metiluracil), e não uracila, como parceira do pareamento natural da adenina no DNA é que os eventos de desaminação espontânea da citosina no DNA podem ser reconhecidos como anormais e depois removidos e reparados. Se a uracila fosse um constituinte normal do DNA, tal reparo não ocorreria.

No entanto, a desaminação não apresenta problemas para bactérias e eucariotos. Analisando um grande número de mutações no gene *lacI*, Jeffrey Miller identificou locais no gene onde uma ou mais bases eram propensas a mutação frequente. Miller verificou que essas chamadas áreas quentes mutacionais correspondiam a desaminações nos resíduos citosina. A análise das sequências do DNA de áreas quentes para transições C − T → T-A no gene *lacI* mostraram que os resíduos 5-metilcitosina estavam presentes em cada área quente. Como descrito no Capítulo 12, em alguns organismos eucarióticos, a metilação da citosina regula a transcrição (Figura 12.17). De modo similar, na *E. coli* e em outras bactérias, o DNA é metilado

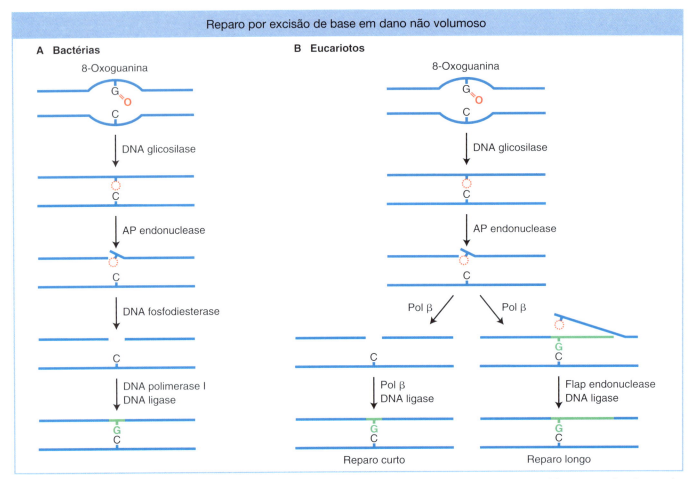

**Figura 15.15** No reparo por excisão de bases nas bactérias (**A**) e eucariotos (**B**), as bases danificadas são removidas e reparadas de maneira gradual por meio da ação sequencial de enzimas. O dano no DNA é indicado em vermelho, os sítios abásicos são indicados por círculos formados por pontos, e o DNA para substituição é indicado em verde.

nas citosinas, mas com finalidades diferentes. As 5-metilcitosinas são pontos quentes para mutações (*hotspots*), porque a desaminação da 5-metilcitosina gera timina (5-metiluracil) (Figura 15.9B), que não é reconhecida pela uracila-DNA glicosilase e, desse modo, não é reparada. Uma consequência da frequente mutação de 5-metilcitosina a timina é que as regiões metiladas do genoma são convertidas, ao longo do tempo de evolução, em regiões ricas em AT.

**CONCEITO-CHAVE** No reparo por excisão de base, o dano não volumoso ao DNA é detectado por uma de várias DNA glicosilases que clivam a ligação base-açúcar, liberando a base danificada. O reparo consiste na remoção do sítio abásico e inserção do nucleotídio correto, conforme guiado pelo nucleotídio complementar na cadeia não danificada.

## Reparo por excisão de nucleotídio

Embora a vasta maioria dos danos do DNA sofridos por um organismo seja pequena, podendo ser manejados por BER, esse mecanismo não pode reparar adutos volumosos que distorçam a hélice do DNA (Figura 15.10B), os dímeros de pirimidina causados por luz UV (Figura 15.11A) ou o dano de mais de uma base. Se ficarem sem reparo, essas lesões podem afetar gravemente a fisiologia celular porque obstruem o progresso da DNA e da RNA polimerases, resultando, respectivamente, em bloqueios de replicação e transcrição do DNA. As vias de **reparo por excisão de nucleotídio** (**NER**) aliviam os bloqueios de replicação e transcrição, reparando o DNA danificado. Nas bactérias e eucariotos, as vias de NER compreendem um conjunto comum de etapas: detecção do dano, separação das cadeias, incisão (clivagem), excisão (remoção), polimerização e ligadura.

Na *E. coli*, adutos volumosos e dímeros de pirimidina são detectados por UvrA agindo juntamente com UvrB ou por RNA polimerase, que paralisa durante a transcrição no sítio danificado e recruta UvrA-UvrB. As vias são, respectivamente, chamadas **reparo por excisão de nucleotídio no genoma global** (**GG-NER**, do inglês, *global genoma nucleotide excision repair*) e **reparo por excisão de nucleotídio acoplada à transcrição** (**TC-NER**, do inglês, *transcription-coupled nucleotide excision repair*) (**Figura 15.16A**). Em ambos os casos, o sítio onde houve dano ao DNA é manipulado de UvrA para UvrB, uma helicase que separa as cadeias de DNA e promove liberação de UvrA. UvrB então serve como andaime para recrutamento de UvrC, que usa domínios separados de endonucleases para clivar o fosfodiéster que liga 8 nucleotídios 5′ e 4 a 5 nucleotídios 3′ do sítio danificado do DNA. A seguir, a DNA helicase UvrD e a DNA polimerase I (Pol I) trabalham juntas para remover a região com 12 a 13 nucleotídios entre os dois pontos de incisão e preenchem o espaço com nucleotídios complementares. Por fim, a DNA ligase sela o corte deixado por Pol I.

**Capítulo 15** Dano, Reparo e Mutação do DNA **505**

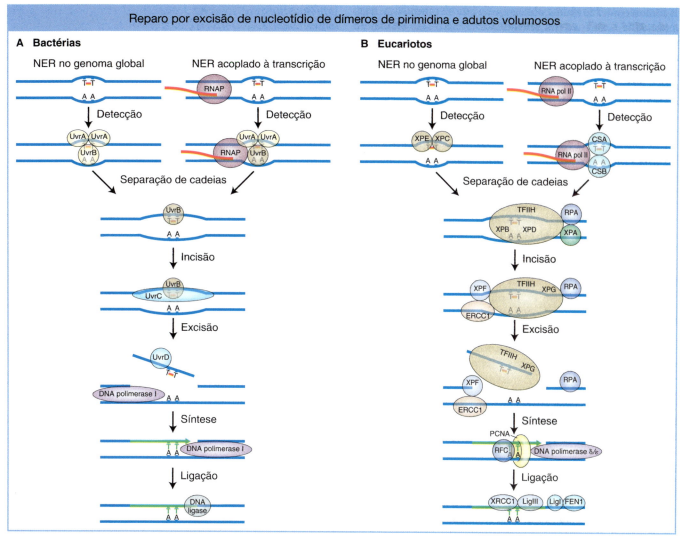

**Figura 15.16** As vias de NER em bactérias (**A**) e eucariotos (**B**) compreendem as mesmas etapas básicas, mas envolvem diferentes fatores proteicos. Tanto nas bactérias como nos eucariotos, os dímeros de pirimidina são detectados por mecanismos de genoma global e acoplado à transcrição que alimentam uma via comum de reparo, consistindo em separação de cadeias, incisão, excisão, polimerização e ligadura. O dano ao DNA é indicado em vermelho, e o DNA reparado, em verde.

Nos eucariotos, as vias de NER seguem as mesmas etapas, mas envolvem um grupo distinto de enzimas e removem uma região maior, com cerca de 27 nucleotídios, abrangendo o sítio de dano no DNA. Muito do que se sabe sobre NER em humanos vem de estudos de doenças humanas, incluindo a síndrome de Cockayne (CS, do inglês, *Cockayne syndrome*), o xeroderma pigmentoso (XP) e a tricotiodistrofia (TTD), que são causadas por mutações autossômicas recessivas nos genes que codificam componentes proteicos do maquinário de NER. Os pacientes com CS têm mutações em genes de codificação das proteínas CSA e CSB, que reconhecem complexos de transcrição paralisados em TC-NER. Os pacientes com XP são portadores de mutações em genes de codificação de componentes da via GG-NER (XPC e XPE) e componentes compartilhados das vias GG-NER e TC-NER (XPBm XPD, XPF e XPG). Por fim, os pacientes com TTD também são portadores de mutações em genes de codificação de componentes da via compartilhada (TTD-A, XPB e XPA). Como têm redução da capacidade de reparar o dano ao DNA causado por exposição à luz solar (luz UV), os pacientes com XP têm milhares de vezes mais probabilidade de desenvolver certos tipos de câncer de pele. Ao contrário, a CS caracteriza-se por sintomas do desenvolvimento e neurológicos, e os pacientes com TTD têm cabelos quebradiços e ictiose (transtorno de pele seca). Além disso, alguns indivíduos apresentam sintomas de XP e CS ou XP e TTD.

Semelhantemente ao processo em bactérias, nos eucariotos, GG-NER é iniciado quando os complexos XPC e XPE detectam DNA danificado, enquanto TC-NER é iniciado quando a RNA polimerase II paralisa no sítio de dano ao DNA e recruta CSA e CSB (Figura 15.16B). Depois da detecção da lesão, as vias GG-NER e TC-NER usam principalmente as mesmas proteínas para remover e reparar o DNA danificado porque tanto XPC-XPE como CS-CSB recrutam o complexo de multiproteínas TFIIH, que também funciona na transcrição da RNA polimerase II (Capítulo 8). Duas das 11 subunidades do TFIIH, XPB e XPD, são helicases (3' para 5' e 5' para 3' respectivamente) que separam as cadeias de DNA em torno do sítio de dano ao DNA. XPA, juntamente com RPA (proteína de replicação A), ainda expande a bolha de DNA em torno do dano. Depois, a XPF-ERCC1 endonuclease cliva uma ligação 5' de fosfodiéster do dano e a TFIIH endonuclease XPG cliva 3' do dano, removendo uma região de aproximadamente 27 nucleotídios. O espaço é preenchido por fatores de replicação do DNA (Tabela 7.2): RPC (fator de replicação C), PCNA (antígeno nuclear de células em proliferação) e DNA polimerases δ e ε. Por fim, o corte é selado por DNA ligase, III-XRCC1 (proteína 1 de complementação cruzada do reparo de raios X) ou por DNA ligase I-FEN1 (Flap endonuclease 1).

**CONCEITO-CHAVE** Reparo por excisão de nucleotídio corrige o dano no DNA causado por luz UV e adutos volumosos por mecanismos de genoma global e acoplado à transcrição, cada um envolvendo seis etapas (detecção, separação de cadeias, incisão, excisão, síntese e ligação). Desse modo, aliviam-se a replicação e a transcrição do DNA paralisado.

**CONCEITO-CHAVE** Indivíduos portadores de mutações em genes que codifiquem componentes das vias NER têm menos capacidade de reparar dano ao DNA causado por luz solar, resultando em mutações que levam a certos tipos de câncer de pele.

## Reparo de mau pareamento

Na *E. coli*, a DNA polimerase III, a principal enzima de replicação tanto para cadeias contínuas como descontínuas ou atrasadas, tem atividade de revisão, que reduz a taxa de erros a aproximadamente $10^{-7}$ (um erro em aproximadamente 10.000.000 de pares de bases). A principal via que corrige os erros de replicação restantes é chamada **reparo de mau pareamento** (**MMR**). Essa via de reparo reduz a taxa de erros a menos de $10^{-9}$, reconhecendo e reparando bases com erro de pareamento e pequenas alças causadas por inserções e deleções de nucleotídios (indels) que ocorrem no curso da replicação do DNA (Figura 15.13). Dessa forma, a perda da via MMR aumenta a frequência de mutações até 100 vezes e, como os defeitos em outras vias de reparo, associa-se a tipos específicos de câncer.

Os sistemas de MMR precisam detectar pares de bases com erro, identificar a nova cadeia de DNA que contém a base com erro de pareamento, remover a base com erro de pareamento e executar o reparo por síntese (**Figura 15.17**). Muito do que se sabe sobre o mecanismo MMR vem de décadas de análise genética e bioquímica em *E. coli*. É especialmente digna de nota a reconstituição do sistema MMR *in vitro* no laboratório de Paul Modrich. A conservação de muitas das proteínas de MMR de bactérias a humanos indica que essa via é antiga e importante em todos os organismos vivos. Focalizaremos o sistema de *E. coli* muito bem caracterizado e destacaremos brevemente as similaridades e diferenças em eucariotos.

A primeira etapa em MMR é a detecção de mau pareamento no DNA recém-replicado pela proteína MutS. A ligação de MutS a distorções na dupla-hélice do DNA recruta MutL e MutH. A proteína-chave é MutH, que corta a cadeia recém-sintetizada contendo a base incorreta. Sem a capacidade de discriminar entre as cadeias parental e recém-sintetizada, o sistema MMR não poderia determinar qual base remover. O reconhecimento de cadeias por MutH é dirigido pela metilação da adenina nas sequências GATC. Como a metilação da adenina ocorre depois da síntese do DNA, o DNA recém-sintetizado fica temporariamente sem modificação, e essa ausência temporária de metilação direciona o reparo a nova cadeia. A MutH endonuclease corta a cadeia não metilada em uma sequência GATC hemimetilada, e essa atividade é dramaticamente estimulada por interações com MutS-MutL. MutH é orientada por

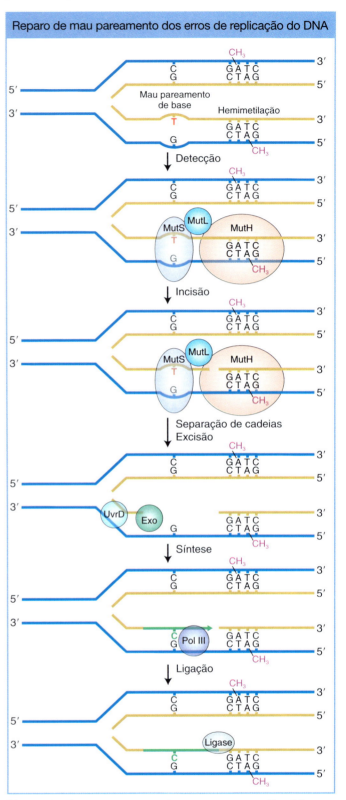

**Figura 15.17** Modelo para reparo de mau pareamento na *E. coli*. Durante a replicação do DNA, erros de pareamento de bases são incorporados à cadeia recém-sintetizada. Para iniciar o reparo, MutS detecta um mau pareamento de bases e MutH determina qual das bases está incorreta, ligando-se a uma sequência GATC próxima e distinguindo a cadeia parental daquela recém-sintetizada pela presença de uma adenosina metilada. O mau pareamento de bases é então reparado por meio de uma série de etapas enzimáticas que remove uma região de DNA contendo o nucleotídio incorreto e sintetizando a sequência correta por uso da cadeia parental como molde.

sequências GATC hemimetiladas que podem ser 5' ou 3' com relação ao erro de pareamento e estar a várias centenas de pares de bases de distância. MutS-MutL também ativa a excisão, que envolve a DNA helicase UvrD e quatro exonucleases com cadeia única. Depois da incisão, UvrD é carregada no DNA de tal modo que desenrole o DNA na direção do erro de pareamento. Para encerrar, a DNA polimerase III repara o espaço com cadeia única, e a DNA ligase gera um suporte básico de DNA covalente contínuo.

Nos eucariotos, MMR inicia-se quando um complexo MutS-*like* das proteínas Msh2 e Msh6 liga-se a um erro de pareamento. Msh2-Msh6 então interage com um complexo MutL-*like* de proteínas Mls1 e Pms1, que é ativado para fazer a incisão da cadeia recém-sintetizada por uma interação com o PCNA (antígeno nuclear de células em proliferação, do inglês, *proliferating cell nuclear antigen*) da β-cinta de replicação do DNA. Depois de removido o erro de replicação, as DNA polimerases δ e ε sintetizam a sequência correta, e a ligação vem a seguir. Assim, conquanto muitas das etapas e MMR sejam similares entre bactéria e eucariotos, o mecanismo de discriminação de cadeias é diferente. Nos eucariotos, a especificidade de cadeias da endonuclease é dirigida por PCNA, e não por metilação do DNA.

Mutações em componentes da via MMR são responsáveis por doenças humanas, especialmente cânceres. Um caso em questão é a síndrome de Lynch, muitas vezes chamada câncer colorretal hereditário não poliposo (HNPCC, do inglês, *hereditary nonpoliposis colorectal cancer*), que, apesar de seu nome, não é propriamente um câncer, mas aumenta o risco de câncer. A doença afeta até 1 em 200 pessoas no mundo ocidental, o que a torna uma das mais comuns predisposições hereditárias a câncer. O HNPCC decorre de mutações nos genes *Msh2*, *Msh6*, *Mlh1* e *Pms1*, e sua hereditariedade é autossômica dominante. As células com uma cópia funcional de genes com MMR têm atividade normal de MMR, mas as células tumorais originam-se de células que perderam a cópia funcional e, desse modo, são deficientes para MMR. À medida que as células mutantes replicam seu DNA e se dividem, acumulam o dano no DNA, o que pode levar ao crescimento celular sem controle e ao câncer. O HNPCC é frequente porque um importante alvo do sistema MMR humano são as sequências de repetições curtas que podem ser expandidas ou deletadas durante a replicação do DNA pelo mecanismo de mau pareamento por derrapagem descrito anteriormente (Figura 15.7). Há milhares de repetições curtas localizadas por todo o genoma humano (Capítulo 4). Embora a maioria localize-se em região não codificadoras, porque a maioria do genoma é não codificador, algumas se localizam em genes críticos para o crescimento e o desenvolvimento normais.

**CONCEITO-CHAVE** O sistema de reparo de mau pareamento corrige erros na replicação do DNA que não são corrigidos pela função revisão das DNA polimerases replicativas. O reparo fica restrito à cadeia recém-sintetizada, que é identificada em bactérias pela falta de metilação do DNA e, nos eucariotos, por um fator de replicação do DNA.

**CONCEITO-CHAVE** Indivíduos portadores de mutações em genes que codificam componentes da via MMR têm aumento do risco de câncer porque as células em divisão acumulam dano ao DNA.

## Síntese translesão

Apesar de existirem mecanismos para reparo de lesões (dano ao DNA) que paralisam as forquilhas de replicação do DNA, algumas lesões persistem e, ao bloquearem a replicação do DNA, podem causar consequências graves às células, inclusive morte. Para evitar essas consequências, células bacterianas e eucarióticas usam várias DNA polimerases para replicar lesões que ficaram para trás e permitir que se complete a duplicação do genoma. Esse processo, chamado de **síntese translesão** (TLS, do inglês *translesion synthesis*), oferece tempo adicional para outros mecanismos repararem a lesão antes que a DNA polimerase replicativa retorne para terminar de sintetizar o genoma.

O mecanismo de TLS é conservado da *E. coli* para os humanos (**Figura 15.18**). Inicia-se com a DNA polimerase paralisada, que desencadeia o recrutamento de uma **polimerase translesão**

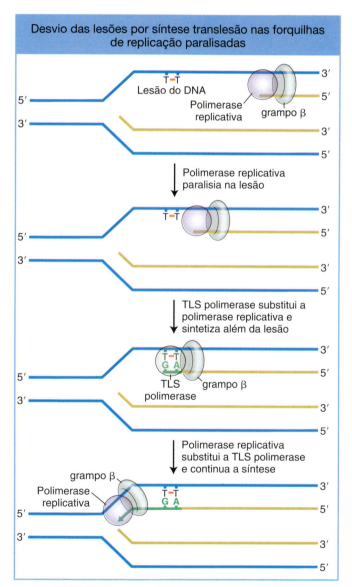

**Figura 15.18** Modelo generalizado para síntese translesão em *E. coli* e humanos. No curso da replicação do DNA, a polimerase replicativa paralisa em lesões e é temporariamente substituída por uma TLS polimerase que continua a replicar além da lesão. As TLS polimerases têm a tendência de erro, como se vê pelo erro de pareamento G-T. O DNA recém-sintetizado é indicado em verde. Fatores específicos da *E. coli* e de humanos estão descritos no texto.

(**TLS-polimerase**) que sintetiza após a lesão. Em alguns casos, a TLS polimerase se estende além da lesão e, em outros casos, a extensão é executada por outra DNA polimerase. Uma vez que a extensão passe a lesão, a TLS polimerase é substituída pela DNA polimerase replicativa.

Mais especificamente, as DNA polimerases replicativas, a Pol III da *E. coli* e a Pol ε eucariótica, paralisam em sítios de despurinação (Figura 15.9A), de adutos volumosos (Figura 15.10B) e de dímeros de pirimidina (Figura 15.11A). As TLS polimerases são então recrutadas por uma interação com o grampo β replicativo na *E. coli* e PCNA (equivalente ao grampo β) nos eucariotos. A *E. coli* tem três TLS polimerases (Pol II, Pol IV e Pol V), e os humanos têm pelo menos cinco (Pol η, Pol ι, Pol κ, Rev1 e Pol ζ). As TLS polimerases diferem das polimerases replicativas em três aspectos importantes. Primeiro, enquanto as polimerases replicativas paralisam porque as bases danificadas não se encaixam no sítio ativo, as TLS polimerases têm sítios ativos muito maiores, que podem acomodar bases danificadas. Segundo, dependendo do tipo de lesão, as TLS polimerases podem ser propensas ao erro, em parte porque não possuem atividade de revisão de 3′ a 5′. Terceiro, as TLS polimerases têm baixa processividade, isto é, podem adicionar apenas alguns nucleotídios antes de caírem do molde do DNA. Desse modo, as TLS polimerases podem desbloquear a forquilha de replicação, mas não conseguem sintetizar longas extensões de DNA.

Na *E. coli*, a TLS é ativada pela **resposta SOS**. Analogamente ao uso comum, o nome SOS remete à ideia de que esse sistema é induzido como resposta de emergência para prevenir a morte celular na presença de dano significativo ao DNA. A via SOS regula a produção de reparo do DNA e de proteínas de tolerância ao dano, incluindo TLS polimerases. Assim, a indução de SOS é um mecanismo de último recurso, um tipo de tolerância ao dano que permite à célula trocar a morte por certo nível mutagênese.

**CONCEITO-CHAVE** Na síntese translesão, as TLS polimerases são recrutadas às forquilhas de replicação que paralisaram em razão do dano na cadeia do molde. As TLS polimerases podem introduzir erros no transcorrer da síntese, que podem persistir como mutações ou ser corrigidos por outros mecanismos, como o reparo de mau pareamento.

## Reparo de quebras de cadeia dupla

Muitos dos sistemas de reparo de dano ao DNA cobertos até aqui exploram em muito a complementaridade do DNA para fazer reparos livres de erros. Tal reparo livre de erro caracteriza-se por dois eventos: (1) remoção das bases danificadas, talvez juntamente com o DNA das proximidades, de uma cadeia de dupla-hélice; e (2) uso da outra cadeia como molde para a síntese do DNA para preencher o espaço de cadeia única. No entanto, a complementaridade do DNA não pode ser explorada para reparar alguns tipos de dano ao DNA. Por exemplo, a exposição a raios X costuma causar quebra de ambas as cadeias da dupla-hélice em sítios que ficam próximos entre si. O tipo de dano é chamado **quebra de cadeia dupla** (DSB, do inglês, *double-strand break*). Se ficarem sem reparo, as DSBs podem causar várias aberrações cromossômicas, resultando em câncer ou morte celular. Vale observar que a geração de DSBs é uma característica integrante dos processos celulares normais que exigem rearranjos do DNA. Um exemplo é a recombinação meiótica (Capítulo 3). As células usam muitas das mesmas proteínas e vias para reparar DSBs que usam para executar recombinação meiótica.

As DSBs podem originar-se espontaneamente (p. ex., em resposta a espécies reativas de oxigênio produzidas como subproduto do metabolismo celular) ou de forma induzida (p. ex., por radiação ionizante). Há duas vias primárias usadas para reparar DSBs em eucariotos superiores, como os mamíferos: **junção de extremidades não homóloga** (**NHEJ**, do inglês, *nohomologous end joining*) e **recombinação homóloga** (**HR**, do inglês, *homologous recombination*). A NHEJ faz junção das extremidades do DNA independentemente da complementaridade das sequências, enquanto a HR usa sequência complementar em um cromossomo homólogo como molde para estender as extremidades do DNA adiante de ponto de quebra. Em razão das diferenças de mecanismo entre NHEJ e HR, NHEJ tem mais propensão de incorporar erros na junção do ponto de quebra do que HR. Além disso, NHEJ pode funcionar em células em divisão ou não, enquanto HR ocorre primariamente nas fases S (replicação do DNA) e G2 do ciclo celular e, desse modo, fica restrita a células que estão se dividindo ativamente. Como descrito no Capítulo 10, as vias NHEJ e HR são usadas para reparo de DSBs que são introduzidas por CRISPR-Cas9 com a finalidade de engenharia do genoma. O reparo da quebra do DNA por NHEJ costuma resultar em inativação do gene-alvo, enquanto o reparo por HR introduz uma alteração precisa na sequência do gene-alvo.

**Junção não homóloga de extremidades.** Um modo como os eucariotos superiores reparam DSBs é por NHEJ, que processa e depois reúne as extremidades da DSB, gerando, frequentemente, pequenas inserções e deleções no ponto da quebra (**Figura 15.19**). Como em outros mecanismos de reparo, a primeira etapa em NHEJ é a detecção do dano. A via NHEJ é iniciada quando as proteínas Ku70 e Ku80 formam um heterodímero que se liga a cada extremidade quebrada. A ligação de Ku70-Ku80 impede a continuação do dano às extremidades e recruta DNA-PK$_{CS}$ (DNA-proteinoquinase, subunidade catalítica) e a nuclease Ártemis. DNA-PK$_{CS}$ então fosforila Ártemis, ativando sua endonuclease e a 5′-exonuclease, que removem saliências e grampos de DNA. Pequenos espaços no DNA são preenchidos pela DNA polimerase μ ou a DNA polimerase λ, que saem das extremidades 5′-fosfato e 3′-hidroxi que são necessárias para a ligação por um complexo de XRCC4, XLF (fator XRCC4-*like*) e DNA ligase IV. Como se poderia esperar, as células deficientes em proteínas na NHEJ são mais sensíveis à radiação ionizante.

É importante observar que NHEJ não une telômeros, as extremidades em cadeia dupla dos cromossomos eucarióticos. Isso porque múltiplos mecanismos cooperam para inibir NHEJ nos telômeros, inclusive muitas proteínas que especificamente ligam sequências de telômeros (Figura 7.24A).

**CONCEITO-CHAVE** Junção de extremidades não homóloga é uma via propensa a erros que repara novamente quebras de cadeia dupla em eucariotos superiores por ligação das extremidades livres do DNA, independentemente de homologia de sequências extensiva.

**Recombinação homóloga.** O reparo de DSBs por recombinação homóloga exige um molde de DNA com cadeia dupla-homóloga não danificada. Durante a replicação do DNA, o

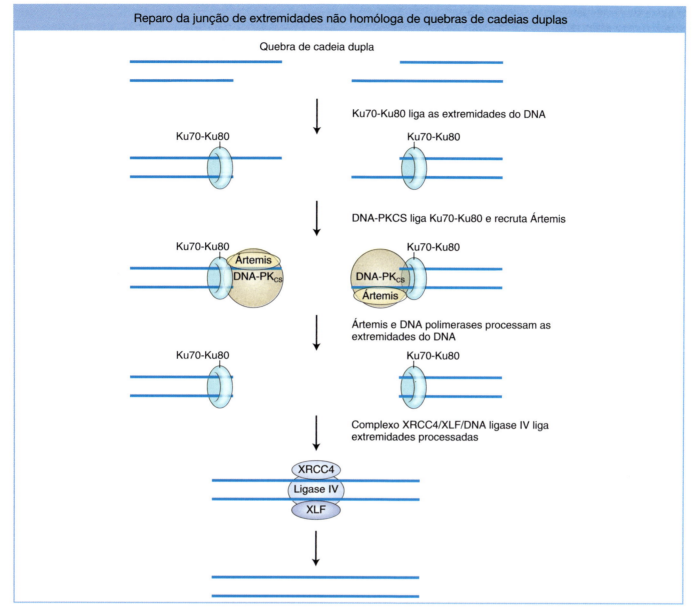

**Figura 15.19** Modelo para junção de extremidades não homóloga em eucariotos superiores. Como em outras vias de reparo, a junção de extremidades não homóloga envolve proteínas que detectam dano ao DNA, removem e sintetizam DNA no sítio do dano ao DNA e ligam as cadeias do DNA. Detalhes são fornecidos no texto. As DNA polimerases que preenchem pequenos espaços não são mostradas.

molde pode ser a cromátide irmã e, em células diploides, a segunda cópia cromossômica. As duas vias principais usadas para reparar DSBs por recombinação homóloga são a via de **reparo de quebras de cadeia dupla** (DSBR, do inglês, *double-strand break repair*) e a via de **hibridização de cadeia dependente de síntese** (SDSA, do inglês, *synthesis-dependent strand annealing*). As etapas iniciais dessas vias são compartilhadas (**Figura 15.20A**). Após formação de DSB, as extremidades quebradas do DNA são processadas por exonucleases para gerar DNA pendente com cadeia única 3', que participam da troca de cadeias com DNA homólogo com cadeia dupla. Por meio da ação de uma classe de enzimas chamadas recombinases, a extremidade de 3' invasiva desloca uma cadeia do DNA homólogo e faz par de bases com a outra. Isso cria uma estrutura chamada alça de deslocamento (*D-loop*). A cadeia invasiva é então estendida pela síntese de DNA usando a cadeia homóloga como molde. Nesse ponto, as vias DSBR e SDSA divergem. Para DSBR, a outra extremidade 3' invade, criando um intermediário cruzado duplo com quatro ramos chamado **junção de Holliday** (HJ), que recebeu o nome de Robin Holliday, que propôs, pela primeira vez, o modelo de recombinação (Figura 15.20B). A seguir, em um processo chamado resolução da HJ, endonucleases chamadas resolvases clivam as junções de Holliday para produzir segmentos de DNA com cruzamentos ou não. Por fim, os espaços são preenchidos por DNA polimerases, e a DNA ligase sela os cortes restantes. Para SDSA, as DNA helicases deslocam a cadeia invasiva estendida, o que é seguido por hibridização de pedaços do cromossomo quebrado original, síntese do DNA e ligação (Figura 15.20C).

Reparos de DSBs também são críticos durante a meiose, ponto em que contribuem para a formação de quiasmas necessários para o pareamento, trocas e segregação de cromossomos (Capítulo 4). Na meiose, a recombinação homóloga é iniciada pela introdução de DSBs em múltiplos sítios cromossômicos, o que é seguido por geração de extremidades de DNA de cadeia única 3' mediada por exonucleases, como na Figura 15.20C. Os cruzamentos são formados por resolução de HJs duplas por meio do mecanismo DSBR (Figura 15.20B), e os não cruzamentos são primariamente produzidos pelo mecanismo SDSA (Figura 15.20C).

**CONCEITO-CHAVE** A recombinação homóloga repara de maneira precisa as quebras de cadeias duplas no DNA usando cromossomos homólogos. Os mecanismos de reparo também são críticos para pareamento, trocas e segregação de cromossomos durante a meiose.

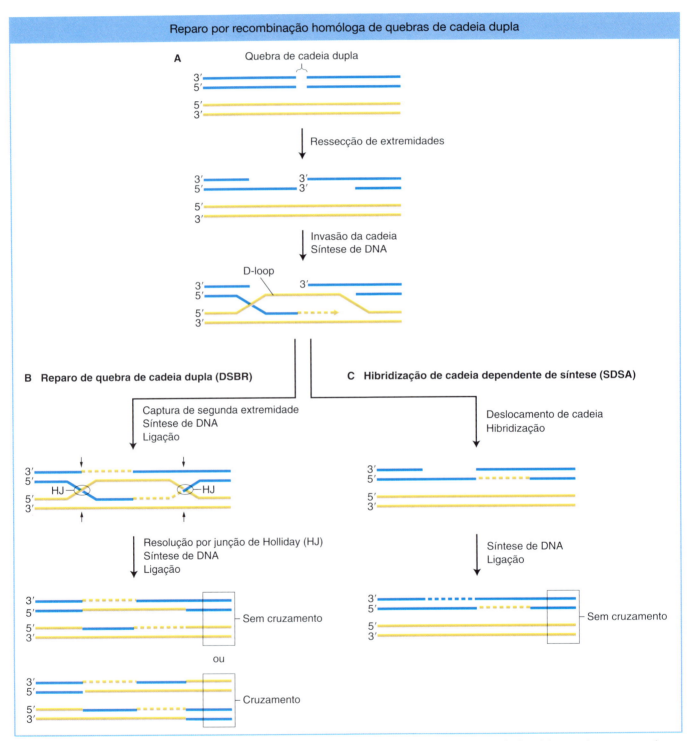

**Figura 15.20** Modelo para reparo de DSBs por recombinação homóloga. **A.** Tanto a via DSBR como a SDSA iniciam-se do mesmo modo por ressecção de extremidades de dSBs e invasão de cadeias em uma sequência homóloga. As cadeias azuis indicam o cromossomo quebrado, e as cadeias laranjas, o cromossomo homólogo. **B.** Na via DSBR, a estrutura da junção de Holliday dupla é resolvida com cruzamento ou sem cruzamento (setas pequenas indicam sítios de cruzamento em potencial). Os boxes pretos destacam as diferenças cromossômicas que resultam dos dois mecanismos. **C.** Na via SDSA, o deslocamento da cadeia, seguido por hibridização, leva exclusivamente a reparo por recombinação homóloga sem cruzamento.

# RESUMO

A sequência do genoma em células individuais de um organismo é sujeita a alteração durante o tempo de vida do organismo em razão de erros na replicação do DNA, bem como de dano ao DNA causado por fatores intrínsecos (celulares) e extrínsecos (ambientais). Mutações que resultam de erros de replicação do DNA e de dano ao DNA podem ter ampla variedade de efeitos fenotípicos, dependendo do tipo de mutação e da localização da mutação no genoma. Como exemplo, os erros de replicação do DNA que causam expansão de repetições de trinucleotídios em uma região não codificadora do gene *FMR1* levam à síndrome do X frágil, que se caracteriza por deficiência intelectual, enquanto uma expansão de repetições de trinucleotídios em uma região de codificação do gene *Huntingtina* leva à doença de Huntington, que se caracteriza por neurodegeneração. No caso de mutações pontuais que alteram um único par de bases, os desfechos podem variar de ausência de efeito sobre a expressão gênica ou a função da proteína codificada à perda completa de expressão ou função da proteína. Consequentemente, mutações pontuais podem causar alterações benéficas, prejudiciais ou neutras no fenótipo. Por exemplo, uma mutação pontual que altere um único aminoácido na proteína Ras causa câncer (Figura 15.3).

Células bacterianas e eucarióticas reduzem o potencial de efeitos mutagênicos de dano ao DNA, detectando e reparando o dano. Os mecanismos de reparo do DNA atuam sobre tipos específicos de dano e são funcionais durante fases específicas do ciclo celular (Figura 15.13). A especificidade dos mecanismos de reparo é amplamente dirigida por atividades peculiares das enzimas envolvidas. Alguns tipos de dano ao DNA podem ser diretamente reparados por enzimas únicas, porém a maioria dos tipos de dano ao DNA exige múltiplas enzimas e fatores de ligação ao DNA para o reparo. Em geral, o reparo do DNA é iniciado por proteínas que detectam o dano ao DNA. Após a detecção, nucleotídios danificados, muitas vezes os nucleotídios em torno deles, são removidos por helicases e nucleases, e a sequência correta é substituída pelas DNA polimerases, que preenchem os espaços usando a outra cadeia como molde, e a DNA ligase, que sela o corte final na estrutura fosfodiéster. O uso de um molde para reparo assegura que o reparo seja livre de erros. Como caso em questão, o reparo da quebra de cadeia dupla por recombinação homóloga, que usa uma cromátide irmã ou outra cópia do cromossomo como molde, é livre de erros, mas a junção de extremidades não homóloga, que não usa um molde, é propensa a erros. A importância do reparo do DNA é demonstrada por doenças como o xeroderma pigmentoso, a síndrome de Cockayne, a tricotiodistrofia e o câncer colorretal hereditário não polipose, que resultam da perda de fatores de reparo do DNA. Resta muito a ser aprendido pelos geneticistas sobre como os fatores celulares e ambientais produzem dano ao DNA, como o dano ao DNA é reparado para prevenir mutações e como as mutações levam a doenças.

# TERMOS-CHAVE

agente intercalante (p. 500)
alquilação (p. 497)
análogo de base (p. 500)
auxotrofo (p. 500)
câncer (p. 492)
dano ao DNA (p. 490)
dano oxidativo (p. 497)
deleção de base (p. 491)
derrapagem na replicação (p. 495)
desaminação (p. 497)
despurinação (p. 497)
dímero de pirimidina (p. 500)
doença por repetições de trinucleotídios (p. 496)
hibridização de cadeia dependente de síntese (SDSA) (p. 509)
inserção de base (p. 491)
ionização (p. 495)
junção de extremidades não homóloga (NHEJ) (p. 508)
junção de Holliday (HJ) (p. 509)
mutação (p. 490)

mutação com mudança do quadro de leitura (p. 492)
mutação com troca de sentido (não sinônima) (p. 492)
mutação conservadora (p. 492)
mutação espontânea (p. 493)
mutação *indel* (p. 491)
mutação induzida (p. 493)
mutação na linhagem germinativa (p. 490)
mutação não conservadora (p. 492)
mutação pontual (p. 491)
mutação sem sentido (p. 492)
mutação sinônima (silenciosa) (p. 492)
mutação somática (p. 490)
mutágeno (p. 494)
polimerase translesão (TLS) (p. 507)
quebra de cadeia dupla (DSB) (p. 508)
radiação ionizante (RI) (p. 500)
recombinação (p. 490)

recombinação homóloga (HR) (p. 508)
reparo de mau pareamento (MMR) (p. 506)
reparo de quebra de cadeia dupla (DSBR) (p. 509)
reparo por excisão de base (BER) (p. 503)
reparo por excisão de nucleotídio (NER) (p. 504)
reparo por excisão de nucleotídio acoplado à transcrição (TC-NER) (p. 504)
reparo por excisão de nucleotídio no genoma global (GG-NER) (p. 504)
resposta SOS (p. 508)
síntese translesão (TLS) (p. 507)
sítio abásico (p. 500)
sítio apirimidínico (p. 500)
sítio apurínico (p. 500)
substituição de base (p. 491)
tautomerização (p. 495)
teste de Ames (p. 500)
transição (p. 491)
transversão (p. 491)

# PROBLEMAS

## QUESTÕES SOBRE AS FIGURAS

1. Na Figura 15.1, descreva uma mutação neutra.
2. Na Figura 15.2, usando um exemplo, explique por que é essencial conhecer a fase do quadro de leitura para determinar como uma mutação em quadro de leitura aberto afeta a proteína codificada.
3. Na Figura 15.3, há outras alterações de bases únicas que converteriam o códon glicina GGC e um códon valina? Consulte a Figura 9.8.
4. Na Figura 15.4, quais são os dois tipos principais de interações moleculares afetados por mutações pontuais em região não codificadoras?
5. Na Figura 15.5, se a mutação ocorresse espontaneamente na célula original, qual porcentagem das células na quinta geração conteria a mutação?
6. Na Figura 15.6, quando uma G muda para sua forma enol rara, qual nucleotídio a DNA polimerase pode acrescentar, que não um C? De igual modo, após rodadas adicionais de replicação do DNA, células do tipo selvagem têm um par de bases G–C; qual par de bases terá células mutantes?
7. Na Figura 15.7, escreva uma sequência do molde de DNA que poderia levar a uma inserção de duas bases em razão da derrapagem durante a replicação do DNA.
8. Na Figura 15.8, como a metilação do DNA poderia inibir a transcrição de *FMR1* (v. Seção 12.3)?
9. Na Figura 15.9, a oxidação da guanina a 8-oxoguanina leva a uma transversão G-C → T-A depois da replicação do DNA. Escreva as etapas de replicação do DNA que levam à transversão de bases.
10. Na Figura 15.10, a reação de SEM com guanina gera O-6-etilguanina, que leva a uma transição G-C → A-T. Escreva as etapas de replicação do DNA que levam à transição das bases.
11. Na Figura 15.11, trace um fotoproduto 6 a 4 entre timina e citosina.
12. Na Figura 15.13, quais dos tipos de dano ao DNA são causados por erros de replicação do DNA?
13. Na Figura 15.14, as células precisam passar por replicação do DNA para esses mecanismos de reparo funcionarem? Explique sua resposta.
14. Na Figura 15.15, trace a reação química entre nucleotídios que é catalisada por DNA ligase.
15. Na Figura 15.16, por que o reparo dos dímeros de pirimidina poderiam ser mais rápidos e mais eficientes na cadeia de codificação de genes transcricionalmente ativos do que em outras partes do genoma?
16. Na Figura 15.17, trace as etapas de reparo de erro de pareamento com uma sequência GATC hemimetilada localizada 5' do erro de pareamento de base. Qual tipo de exonuclease, 5' para 3' ou 3' para 5', é necessária nesse caso?
17. Na Figura 15.18, por que o reparo por síntese translesão não ocorre em células onde não se faça divisão, como os neurônios?
18. Na Figura 15.19, trace três diferentes estruturas de extremidades do DNA que poderiam ser formadas por uma quebra de cadeia dupla e seriam substratos para reparo por junção de extremidades não homóloga. Com base nessas estruturas, explique por que as proteínas envolvidas em junção de extremidades não homóloga são descritas como distintas em sua versatilidade.
19. Na Figura 15.20, como os produtos de não cruzamento de DSBR e SDSA são diferentes?

## PROBLEMAS BÁSICOS

20. Qual é a diferença entre uma lesão no DNA e uma mutação no DNA?
21. Considere as seguintes sequências do tipo selvagem e mutante:

    Tipo selvagem        ...CTTGC<u>A</u>AGCGAATC...
    Mutante              ...CTTGC<u>T</u>AGCGAATC...

    A substituição mostrada parece ter criado um códon de parada. Qual informação adicional você precisa para ter confiança que isso ocorreu?
22. Uma mutação com troca de sentido de prolina para histidina pode ser feita com mutágeno causador de transição G-C → A-T? E uma mutação com troca de sentido prolina para serina? Consulte o código genético da Figura 9.8.
23. Por substituição de pares de bases, quais são as alterações sinônimas e não sinônimas que podem ocorrer iniciando-se com o códon CGG? Consulte o código da Figura 9.8.
24. Uma lesão mutacional resulta em uma sequência contendo um par de bases com mau pareamento:

    5' AGCTGCCTT 3'
    3' TCG<u>A</u>T<u>G</u>GAA 5'
    Códon

    Se ocorrer reparo do mau pareamento em qualquer direção, quais aminoácidos poderiam ser encontrados nesse sítio? Consulte a Figura 9.8.
25. Por que a laranja de acridina comumente produz alelos nulos?
26. Defenda a afirmação "Câncer é uma doença genética".
27. Onde em um gene poderia ocorrer uma expansão de repetições de trinucleotídios, e como a expansão nesses sítios poderia levar à doença?
28. Você acha que mutações na polimerase β do DNA do fator de reparo por excisão de base aumentam o risco de câncer? Por quê?
29. No reparo de mau pareamento, somente maus pareamentos na cadeia recém-sintetizada são corrigidos. Como as bactérias e os eucariotos são capazes de detectar a cadeia recém-sintetizada?

30. Por que muitas substâncias químicas que testam positivo no teste de Ames também são classificadas como carcinógenos?
31. Diferencie entre os elementos dos seguintes pares:
    a. Transições e transversões
    b. Mutações sinônimas e neutras
    c. Mutações com troca de sentido e sem sentido
    d. Mutações com mudança da fase do quadro de leitura e sem sentido
32. Descreva duas lesões espontâneas que podem levar a mutações.
33. O que são polimerases translesão? Como elas diferem das polimerases replicativas? Como suas características especiais facilitam seu papel no reparo do DNA?
34. Certo composto que é análogo da base citosina pode ser incorporado ao DNA. Normalmente, faz pontes de hidrogênio, como a citosina, mas é bem frequente isomerizar para uma forma que faz pontes de hidrogênio como a timina. Você espera que esse composto seja mutagênico e, se assim for, quais tipos de alterações poderia induzir no DNA?
35. Nas células que pararam de se dividir, quais tipos de sistemas de reparo do DNA são possíveis?
36. Duas vias, recombinação homóloga (HR) e junção de extremidades não homóloga (NHEJ), podem reparar quebras de cadeia dupla no DNA. Se HR for uma via livre de erros, enquanto NHEJ nem sempre seja livre de erros, por que NHEJ é usada na maior parte do tempo nos eucariotos?
37. Quais vias de reparo detectam dano ao DNA durante a transcrição?
38. Qual dos seguintes não é possível?
    a. Mutação não sinônima em um íntron
    b. Mutação não sinônima em um éxon
    c. Mutação indel em um íntron
    d. Mutação indel em um éxon
39. Quais das seguintes afirmações descrevem melhor a via de reparo de erro de pareamento:
    a. Faz parte da função de revisão de 3' para 5' das DNA polimerases.
    b. Atua depois da replicação do DNA por reconhecimento dos pares de bases com erro de pareamento.
    c. É ativada por forquilhas de replicação paralisadas.
    d. É acoplada à transcrição.

### PROBLEMAS DESAFIADORES

40. A hidroxilamina (HA) apenas causa transições G-C → A-T no DNA. HA produzirá mutação sem sentido? HA reverterá mutações sem sentido?
41. Você está usando metilnitronitrosoguanidina (MNNG) para "reverter" alelos mutantes *nic-2* (que exigem nicotinamida) em *Neurospora*. Você trata as células, semeia-as em meio sem nicotinamida e procura colônias prototróficas (colônias que cresçam em meios mínimos). Você obtém os seguintes resultados para dois alelos mutantes. Explique esses resultados no nível molecular e indique como testaria suas hipóteses.
    a. Com o alelo 1 de *nic-2*, você absolutamente não obtém prototrofos.
    b. Com o alelo 2 de *nic-2*, você obtém três colônias prototróficas A, B e C e cruza cada uma separadamente com uma cepa do tipo selvagem. Do cruzamento do prototrofo A × tipo selvagem, você obtém uma prole com 100 descendentes, toda a qual é prototrófica. Do cruzamento do prototrofo B × tipo selvagem, você obtém prole de 100, da qual 78 são prototróficos e 22 precisam de nicotinamida. Do cruzamento prototrofo C × tipo selvagem, você obtém prole de 1.000, dos quais 996 são prototróficos e 4 precisam de nicotinamida.

### GENÉTICA E SOCIEDADE

Apesar de consideráveis dados mostrando que os filtros solares oferecem proteção do dano ao DNA após exposição à irradiação UV, muitos indivíduos não têm disposição de proteger sua pele contra o sol. Com base no que você agora sabe sobre as causas e consequências do dano ao DNA e os mecanismos para seu reparo, quais argumentos apresentaria em apoio a programas de saúde pública que ofereçam orientação sobre proteção solar, particularmente em indivíduos mais jovens?

# Genoma Dinâmico: Elementos Transponíveis

**CAPÍTULO 16**

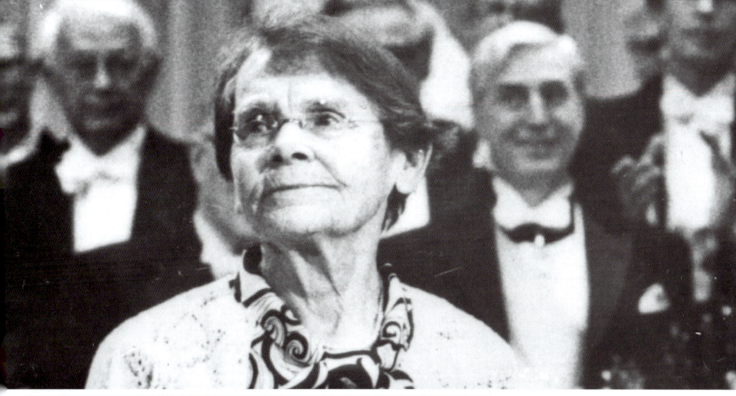

Barbara McClintock na cerimônia de recebimento do Prêmio Nobel de Fisiologia ou Medicina. McClintock fez vários avanços seminais na genética, mais notavelmente a descoberta de elementos transponíveis, pelos quais recebeu o Prêmio Nobel. [*Keystone/Getty Images.*]

## Visão geral do capítulo e objetivos de aprendizagem

**16.1 Descoberta de elementos transponíveis no milho, 517**

  OA 16.1  Projetar e interpretar experimentos relacionados a excisão, inserção, recombinação, repressão e transcrição de elementos transponíveis.

**16.2 Elementos transponíveis em bactérias, 521**

  OA 16.2  Determinar a classe de um transpóson a partir de sua estrutura de DNA e das proteínas que ele codifica e prever seu comportamento com base em sua classe.

**16.3 Elementos transponíveis em eucariotos, 525**

  OA 16.3  Comparar as estruturas de transpósons e vírus.

  OA 16.4  Usar transpósons como ferramentas para clonar genes e criar organismos transgênicos.

**16.4 Genoma dinâmico: elementos mais transponíveis do que jamais se imaginou, 532**

  OA 16.5  Prever o destino evolutivo e a curto prazo dos elementos transponíveis em uma espécie.

**16.5 Regulação de movimento de elementos transponíveis pelo hospedeiro, 536**

### Objetivo do capítulo

Elementos transponíveis (transpósons) são elementos genéticos com a capacidade de mover-se de um local para outro no genoma. Por meio de seu movimento, eles têm a capacidade de criar novas mutações, e os pesquisadores aproveitaram essa capacidade para uso em laboratório. O objetivo geral deste capítulo é descrever a genética e o comportamento dos transpósons em diferentes grupos de organismos, como bactérias, plantas, animais e humanos.

Na década de 1940, ocorreu uma das descobertas mais marcantes da história da genética. Isto é, existem *loci* genéticos que podem se mover de um local para outro no genoma. Essa classe especial de *loci* tornou-se conhecida como **elementos transponíveis** ou, abreviadamente, **transpósons**. Um determinado transpóson pode estar em um cromossomo em um indivíduo, mas aparecer em um diferente em sua prole. Na década de 1940, a ideia de que existem *loci* genéticos móveis era herética e, por isso, foi vista com ceticismo e nunca amplamente aceita até ser demonstrada no nível do DNA, décadas depois.

Talvez mais notável do que a descoberta dos próprios transpósons foi a mulher que os descobriu – Barbara McClintock. Ela era reconhecida por seus colegas como uma cientista excepcional. Na verdade, profundamente talentosa, desde o tempo como estudante de graduação na Universidade Cornell. Ela ganhou a distinta honra de ser eleita para a Academia Nacional de Ciências dos EUA com a idade relativamente jovem de 41 anos. No mesmo ano, foi eleita a primeira mulher presidente da Sociedade de Genética da América. Entre as inúmeras homenagens que ganhou pela ciência, recebeu o Prêmio Nobel de Fisiologia ou Medicina em 1983 – a primeira mulher a ganhar um Nobel não compartilhado. Em 2005, o Serviço Postal dos EUA emitiu um selo em sua homenagem.

McClintock começou sua carreira em genética de milho, na década de 1920, no laboratório de Rollins Emerson da Universidade Cornell (**Figura 16.1**). Notavelmente, naquela época, George Beadle, que também ganhou o Prêmio Nobel de pesquisa genética (a hipótese de um gene, uma enzima; ver Capítulos 6 e 9), era outro membro do grupo do laboratório. McClintock e Beadle são os únicos dois estudantes de pós-graduação contemporâneos em um único laboratório de genética que alcançaram prêmios Nobel separados. O grupo de Emerson também incluía Marcus Rhoades e Charles Burnham, dois importantes geneticistas de milho dessa época. Ainda assim, mesmo nessa companhia solene, McClintock destacou-se. George Beadle reconheceu que as habilidades da colega em citogenética excediam as suas. A história conta que um dia Beadle preparou algumas dispersões de cromossomos em lâminas de microscópio que ele sabia que levaria algum tempo para entender. Ao sair do laboratório naquele dia, instruiu os demais: "Não mostrem esses *slides* para Barbara", pois ele sabia que ela resolveria o quebra-cabeça antes que ele pudesse.

McClintock tinha um talento excepcional para discernir mecanismos genéticos subjacentes, combinando observações citológicas, as proporções de prole de cruzamentos genéticos e seu conhecimento sobre milho. Uma autodenominada introvertida com "a capacidade de ficar sozinha", ela tinha uma mente profundamente criativa, que enxergava muito além dos limites do conhecimento de seu tempo. Além de seu trabalho ganhador do Prêmio Nobel sobre transpósons, ela fez contribuições importantes para a compreensão do cruzamento citológico e recombinação genética (Capítulo 4) e telômeros (Capítulos 2 e 7). Ela definiu a morfologia dos cromossomos do milho e publicou o primeiro mapa genético para o vegetal. Descobriu então um ciclo em algumas células em divisão no qual um cromossomo quebrado é reparado para então quebrar-se novamente a cada divisão celular sucessiva, gerando uma série de mutações somáticas em grande escala. Esse ciclo continua importante na pesquisa do câncer atualmente.

Neste capítulo, você aprenderá sobre os elementos transponíveis, segmentos de DNA que podem se mover de um local para outro no genoma. Começaremos por alguns dos experimentos de McClintock e pela lógica que ela usou para inferir que alguns *loci* são móveis. Veremos que os transpósons são encontrados em praticamente todos os organismos da árvore da vida e que podem compreender uma porção substancial do genoma de um organismo. Existem duas classes de transpósons com diferentes propriedades biológicas, e a espécie hospedeira regula seus movimentos. Finalmente, os transpósons são fontes importantes de novas mutações e podem ser usados como ferramentas para genética reversa (Capítulo 14) e produção de organismos transgênicos.

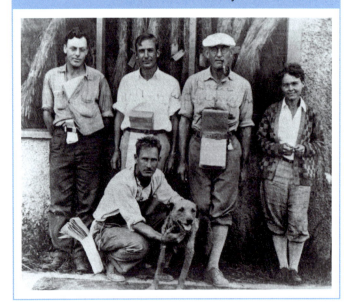

**Figura 16.1** Membros do laboratório Rollins A. Emerson na Universidade de Cornell, 1929. Em pé, da esquerda para a direita: Charles Burnham, Marcus Rhoades, Rollins Emerson e Barbara McClintock. Ajoelhado está George Beadle. Tanto McClintock quanto Beadle receberam o prêmio Nobel. [*Department of Plant Breeding, Cornwell University.*]

## 16.1 Descoberta de elementos transponíveis no milho

**OA 16.1** Projetar e interpretar experimentos relacionados a excisão, inserção, recombinação, repressão e transcrição de elementos transponíveis.

Para entender os experimentos de McClintock, vamos começar com um pouco de biologia do milho. Centenas de grãos estão presentes em cada espiga de milho (**Figura 16.2A**). Cada grão é uma fruta madura ou amadurecida que tem um embrião e um tecido nutritivo que o envolve, chamado endosperma. Cada grão se desenvolve depois que um grão de pólen pousa no cabelo do milho (estilete) unido ao grão imaturo e germina, de modo que, em seguida, o tubo polínico cresce através do cabelo até o grão imaturo (ovário) para completar a fertilização. Cada grão contém uma prole única (embrião) da planta-mãe em que a espiga é gerada.

Como a maioria das outras plantas com flores, o ciclo de vida do milho inclui um processo chamado fertilização dupla. Cada grão de pólen possui duas células espermáticas haploides – uma célula espermática combina-se com o óvulo haploide no ovário para formar o embrião diploide, e uma segunda célula espermática combina-se com uma célula diploide (a célula central) no ovário para formar uma célula triploide (3n) que se divide mitoticamente para formar o endosperma triploide que envolve e nutre o embrião (ver Figura 16.2A). As duas células espermáticas são geneticamente idênticas, assim como os conjuntos de cromossomos na célula-ovo e na célula diploide central. O endosperma constitui a maior parte do tecido amiláceo que constitui o grão de milho. É importante ressaltar que, uma vez que o endosperma carrega conjuntos de cromossomos tanto do pólen (masculino) quanto da espiga (feminino), ele expressa o genótipo da próxima geração.

Um ponto forte do milho para o trabalho de McClintock é que ele tem cromossomos relativamente grandes, que variam em tamanho e apresentam características distintas (*botões*), o que lhe permitiu identificar cromossomos individuais em suas lâminas de microscópio (Figura 16.2B). Os *botões* são segmentos densos de heterocromatina que produzem protuberâncias em locais específicos e diagnósticos nos diferentes cromossomos. O milho tem um número haploide de 10 cromossomos que são numerados de 1 a 10, do maior para o menor. Cada cromossomo tem um braço curto (S) e um braço longo (L), definidos citologicamente. Finalmente, McClintock tirou vantagem de vários genes ligados no braço curto do cromossomo 9 que são todos expressos no grão em desenvolvimento e têm fenótipos mutantes visíveis no grão. *Waxy* (*Wx*) tem um alelo mutante recessivo (*wx*) que converte amido normal em amido ceroso; *Bronze* (*Bz*) tem um mutante recessivo (*bz*) que converte um pigmento azul em uma cor de bronze; *Shrunken* (*Sh*) tem um mutante recessivo (*sh*) que dá grãos enrugados em vez de grãos cheios. O *locus Colorless* (*C*) tem três alelos: *C*, que condiciona um pigmento azul nos grãos; *c*, que não produz pigmento azul, e $C^I$, alelo inibidor dominante que reprime a produção de pigmento sendo dominante com relação a *C*. A ordem de dominância é $C^I > C > c$.

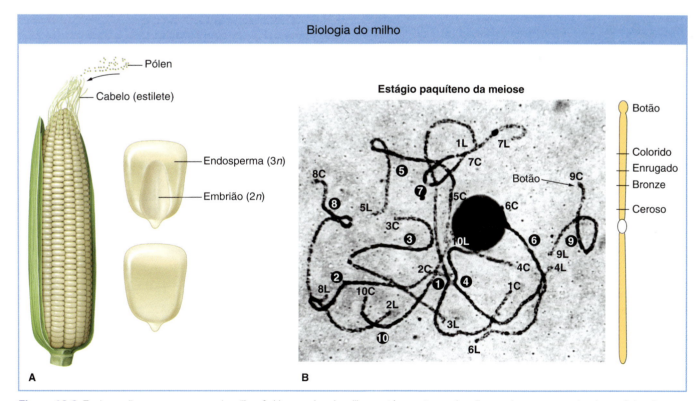

**Figura 16.2** Espiga, grão e cromossomos de milho. **A.** Uma espiga de milho contém centenas de grãos, cada um representando um único descendente da planta-mãe sobre a qual a espiga nasceu. O embrião descendente (2n) está localizado em um lado de cada grão e é cercado pelo endosperma (3n), um tecido nutritivo. O verso de cada grão mostra apenas o endosperma. **B.** Cromossomos meióticos em prófase do milho com os braços longo (L) e curto (C) dos 10 cromossomos rotulados. Um botão marca o final do braço curto do cromossomo 9. Um mapa genético dos *loci* no braço do cromossomo 9S usado por McClintock é mostrado. [B. Foto gentilmente fornecida por Ron Phillips, a partir de uma tirada por John Stout. William Sheridan, University of North Dakota.]

## Experimentos de McClintock: o elemento *Ds*

Na década de 1930, McClintock trabalhava com mutantes de milho induzidos por raios X que causam quebras cromossômicas frequentes. Foi quando ela encontrou uma planta cuja prole exibia uma grande variedade de anormalidades citológicas no cromossomo 9, incluindo perdas cromossômicas, translocações e inversões que ela podia observar citologicamente. Entre os descendentes dessa planta especial, havia uma planta carregando $C^I/C^I$ que deveria produzir todos os grãos heterozigotos $C^I/C$ incolores (sem pigmento azul) quando usado como o progenitor pólen com um progenitor espiga $C/C$. No entanto, quando ela fez esse cruzamento, recebeu uma surpresa: alguns dos grãos tinham vários setores azuis (**Figura 16.3A**).

McClintock suspeitou que o alelo $C^I$ estava sendo perdido nos setores com células azuis durante o desenvolvimento do

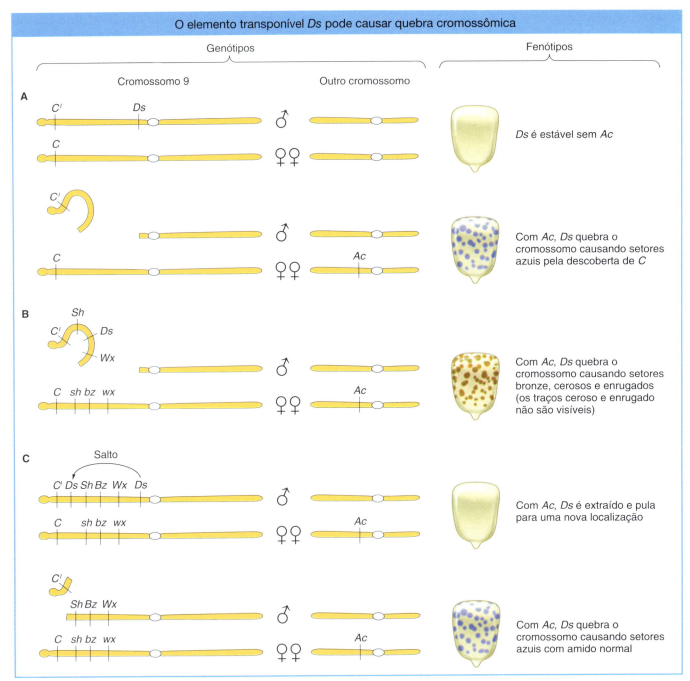

**Figura 16.3** O cromossomo 9 de milho quebra no *locus Ds*, onde o elemento transponível *Ds* foi inserido. **A.** Composição cromossômica do endosperma (3n) de um grão com o *Ds* próximo ao centrômero na cópia do cromossomo 9 fornecido pelo progenitor pólen. O endosperma é heterozigoto $C/C/C^I$, com duas cópias de *C* do progenitor feminino. Quando o ativador (*Ac*) não está presente (acima), o elemento *Ds* é estável. Quando *Ac* está presente em um cromossomo separado (abaixo), o elemento *Ds* quebra o cromossomo, produzindo um fragmento acêntrico com o alelo $C^I$ e setores de células sem $C^I$ nos quais o pigmento azul é produzido. **B.** Como o painel A., exceto que alelos recessivos em *shrunken, bronze* e *waxy* são incorporados nos cromossomos. Quando *C, sh, Bz* e *Wx* são descobertos por uma quebra de cromossomo, setores de bronze com tecido ceroso e enrugado são produzidos. **C.** Como o painel B, exceto que *Ds* mudou para um novo local entre *C* e *Sh* (acima). Quando *Ds* quebra o cromossomo entre *Sh* e *C*, apenas *C* é descoberto, então os setores são azuis, mas têm amido normal, não ceroso, e são cheios, não enrugados (abaixo).

grão, de modo que não inibia mais o alelo *C* e sua capacidade de produzir o pigmento azul. Uma maneira óbvia para essa perda acontecer seria pela quebra do cromossomo 9, que ela estava estudando. Caso o cromossomo 9 se quebrasse entre o *locus C* e o centrômero no cromossomo portador de $C^I$, então o alelo $C^I$ estaria em um fragmento acêntrico e seria perdido durante a mitose nas células descendentes, permitindo que o alelo *C* produzisse o pigmento azul (Figura 16.3A). Consistente com essa interpretação, essa linhagem especial de milho mostrou uma alta frequência de quebra do cromossomo 9 quando examinado citologicamente.

McClintock fez cruzamentos entre essa linhagem especial como o progenitor do sexo masculino e uma linhagem carregando *loci* marcadores adicionais no cromossomo 9 – o *waxy* recessivo, o *bronze* recessivo e o *shrunken* recessivo – bem como *C* para grãos coloridos (azuis) (Figura 16.3B). McClintock esperava que os grãos não apresentassem pigmento azul; tivessem amido normal, não ceroso; e fossem rechonchudos em vez de enrugados, uma vez que os alelos dominantes da linhagem especial devem obscurecer os alelos recessivos do progenitor feminino. No entanto, ela recebeu outra surpresa: em alguns grãos, havia vários setores cor de bronze que tinham amido ceroso e tecido enrugado em vez de cheio. Nesses setores, todos os alelos recessivos foram descobertos. Essa observação poderia ser explicada se o cromossomo estivesse sempre quebrando no mesmo local em algum lugar entre *Wx* e o centrômero, simultaneamente descobrindo todos os quatro alelos recessivos – *wx, bz, sh,* e *C*. Ela chamou esse *locus* de quebra cromossômica *Ds* (de **dissociação**).

McClintock confirmou a presença e a localização de *Ds* no cromossomo 9 por meio de suas observações citológicas. Quando ela examinou os cromossomos da prófase meiótica da linhagem especial, ela observou quebras cromossômicas recorrentes no mesmo local no braço curto do cromossomo 9, usando um *knob* do cromossomo como um marcador citológico para o cromossomo 9. Ela podia detectar *Ds* tanto geneticamente pelos grãos setorizados, quanto citologicamente pelas quebras cromossômicas.

**CONCEITO-CHAVE** Os setores do grão que revelavam os alelos recessivos em vários *loci* ligados no cromossomo 9 do milho indicaram que o cromossomo quebrou (foi dissociado) repetidamente na mesma posição durante o desenvolvimento do grão. Essa inferência foi confirmada pela observação citológica de quebras recorrentes no cromossomo 9 da linhagem especial de milho sendo utilizada.

---

Outra observação feita por McClintock foi que, em algumas famílias de retrocruzamento com a linhagem especial, cerca de 50% dos grãos eram incolores sem setores e cerca de 50% tinham setores azuis em um fundo incolor. A proporção de 1:1 desses tipos de grãos sugeria que outro fator mendeliano era necessário para que *Ds* quebrasse o cromossomo. Se o progenitor pólen era heterozigoto para esse fator adicional, então metade dos grãos na espiga o herdaria, o que "ativaria" a quebra do cromossomo 9 no *locus Ds,* descobrindo o alelo *C* e resultando um setor azul. A outra metade dos grãos não herdaria esse fator, então *Ds* não seria ativado, o cromossomo não se quebraria, e o $C^I$ estaria presente em todas as células, inibindo a formação de setores de cor azul. McClintock chamou esse segundo fator de *Ac* (de ativador). Ela sabia que *Ac* estava desvinculado de *Ds* da mesma maneira que você aprendeu como determinar que dois *loci* estão desvinculados no Capítulo 4.

Tendo hipotetizado outro fator, *Ac,* McClintock queria determinar onde ele estava localizado no genoma, ou seja, ela queria mapeá-lo. Ela fez isso cruzando plantas de linhagem com *Ac* e *Ds* com outras linhagens com genes marcadores em diferentes cromossomos. Se *Ac* estivesse perto de um dos genes marcadores em outro cromossomo, ela observaria a ligação de *Ac* e o *locus* marcador. Ao fazer esses experimentos de mapeamento, McClintock recebeu ainda outra surpresa: *Ac* mapeado em diferentes cromossomos em cruzamentos diferentes. Essas observações levantaram a questão: Seria *Ac* capaz de mover-se pelo genoma?

McClintock encontrou outra peça do quebra-cabeça quando descobriu outro derivado de sua linhagem especial na qual *Ds* parecia ter se movido. Com essa derivada, o cromossomo 9 não mais se dividiu entre *Wx* e o centrômero; em vez disso, ele quebrou entre *Sh* e *C* (Figura 16.3C). Ela pôde observar essa mudança citologicamente pela mudança na posição das quebras ao longo do cromossomo, bem como geneticamente uma vez que, quando o cromossomo quebrou, apenas o $C^I$ estava no fragmento acêntrico e se perdeu. Os alelos dominantes *Wx, Sh* e *Bz* estavam no lado do centrômero do ponto de interrupção. Assim, os setores nos grãos com o cromossomo quebrado eram azuis, já que o $C^I$ foi perdido, mas eram cheios, não enrugados; tinham amido normal, não cerosos; e eram azuis, não de cor bronze, porque os alelos dominantes *Wx, Sh* e *Bz* foram mantidos. Ela concluiu que *Ds* havia se mudado de um local entre *Wx* e o centrômero para um local entre *Sh* e *C*.

Aqui está uma última evidência que convenceu McClintock de que os *loci* podem se mover ao redor do genoma. McClintock fez a cruz mostrada na **Figura 16.4**. Para esse cruzamento, quando *Ac* não está presente, espera-se que o cromossomo permaneça intacto e que os grãos sejam inteiramente azuis. Quando *Ac* está presente, espera-se que o cromossomo quebre em *Ds* e que o alelo *C* dominante para a cor azul seja perdido, então se devem ver setores incolores em um grão que deveria ser azul. O resultado deve ser uma proporção de 1:1 de grãos azuis e setorizados.

Quando McClintock fez o cruzamento na Figura 16.4, ela observou uma proporção de 1:1 de grãos azuis para grãos setorizados. No entanto, entre os cerca de 4.000 grãos examinados, ela observou um grão que tinha um tipo invertido de setorização – setores azuis em um fundo incolor. Experimentos subsequentes revelaram que, nesse grão, *Ds* tinha se movido direto para o *locus C,* criando um novo alelo recessivo chamado por McClintock de *c-m1*. A presença de *Ds* no *locus C* interrompeu a capacidade do alelo *c-m1* de fazer o pigmento azul. No entanto, na presença de *Ac, Ds* salta de *c-m1* para restaurar um alelo *C* dominante funcional em setores do grão, dando pontos azuis em um fundo branco. O "m" em *c-m1* significa mutável e é um **alelo mutável ou instável**. Diz-se que o elemento *Ds* de saída é **removido** do cromossomo ou **transposto**. Essa foi mais uma evidência de que *Ds* era um *locus* móvel.

**CONCEITO-CHAVE** *Ds* é um elemento genético que pode saltar ao redor do genoma ou quebrar cromossomos na presença de *Ac*. O *Ac* também tem a capacidade de saltar de um local genômico para outro e fornece a funcionalidade que permite que o *Ds* se mova.

**520** **Parte 3** Princípios Fundamentais de Mutação, Variação e Evolução

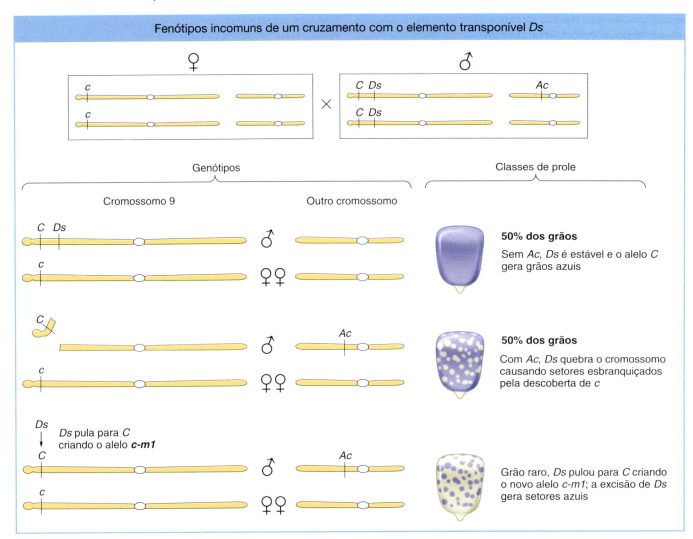

**Figura 16.4** Um progenitor feminino homozigoto para o alelo C recessivo é polinizado com um progenitor masculino homozigoto para o alelo C dominante que produz o pigmento azul e para Ds, mas heterozigoto para Ac em outro cromossomo. Dos grãos da prole, 50% são azuis porque Ac está ausente, então o cromossomo 9 permanece intacto, e todas as células do grão são heterozigotos – C/c. 50% dos grãos da prole são azuis com setores incolores porque Ac está presente e quebra o cromossomo nos setores, de modo que o alelo C é perdido no fragmento acêntrico e apenas o alelo c recessivo que não produz pigmento azul está presente nos setores. Em um grão raro, Ds salta para o *locus C*, criando um novo alelo mutante instável (*c-m1*) e gerando um heterozigoto C/c-m1 com um grão incolor. Quando Ds salta de c-m1 na presença de Ac, setores azuis são formados conforme c-m1 reverte para C.

Em resumo, três observações de seus experimentos convenceram McClintock de que existem *loci* que podem se mover pelo genoma, chamados de "genes saltadores" ou transpósons:

- Primeiro, *Ds* mudou de perto de *Wx* para entre *Sh* e *C*.
- Em segundo lugar, o *Ac* mapeado em diferentes localizações cromossômicas em cruzamentos diferentes, sugerindo que ele poderia se mover pelo genoma.
- Terceiro, quando *Ds* foi inserido em *C* e criou um alelo mutante recessivo (*c-m1*), ele poderia subsequentemente saltar de *C* para restaurar um alelo funcional do tipo selvagem que confere a cor azul.

## O *Ac* (ativador) e *Ds* (dissociação) hoje

Posteriormente, neste capítulo, examinaremos como a descoberta inovadora de McClintock de transpósons foi confirmada no nível do DNA quando os transpósons foram clonados; sua composição molecular, determinada, e o mecanismo pelo qual eles se movem, descrito. Nessa conjuntura, alguns recursos de *Ac* e *Ds* aprendidos após o trabalho inicial de McClintock são dignos de nota para unir a história de sua descoberta.

Primeiro, o *Ac* codifica uma enzima chamada **transposase**, que catalisa a excisão de *Ds* de um cromossomo e sua inserção em um novo local. *Ds* não codifica a transposase, e é por isso que *Ds* depende de *Ac* para ativá-lo. A transposase codificada por *Ac* pode cortar o elemento *Ds* de um lugar no genoma e colá-lo em outro. Assim, a transposase poderia "recortar" *Ds* do local próximo a *Wx* e colar entre *Sh* e *C*. Como *Ds* depende de *Ac*, é considerado um **elemento transponível não autônomo**.

Em segundo lugar, a transposase que *Ac* codifica não só pode ativar a transposição de *Ds*, como pode ativar sua própria transposição. *Ac* pode se mover de um local para outro exatamente como *Ds*. Como observado anteriormente, McClintock descobriu que se mapeava *Ac* em diferentes cromossomos em diferentes linhagens de milho, sugerindo que ele poderia se mover. Como prova adicional de que o *Ac* transpunha-se, McClintock encontrou um alelo instável adicional do gene *C* no qual o *Ac* foi inserido. Esse alelo é denominado *c-m(Ac)*. Como o *Ac* ativa o movimento dos transpósons, o *Ac* em *c-m(Ac)* poderia ativar sua própria transposição de *c-m(Ac)* para restaurar um alelo funcional de *C* que conferia setores azuis aos grãos. Como *Ac* pode se mover por conta própria, é considerado um **elemento transponível autônomo**.

Terceiro, os elementos *Ds* não são todos iguais, mas vêm em formas diferentes com propriedades diferentes. O elemento *Ds* que McClintock descobriu pela primeira vez perto de *Wx* tinha uma estrutura que o fazia quebrar o cromossomo em sua excisão, de modo que as duas extremidades do cromossomo quebrado não sejam unidas novamente pela transposase. Outros elementos *Ds* têm uma estrutura diferente, de modo que, quando são extirpados, a transposase junta as extremidades quebradas do cromossomo novamente. Esse tipo de *Ds* é encontrado no alelo *c-m1*. Quando o *Ds* em *c-m1* é extraído, as duas extremidades do cromossomo são unidas, restaurando um alelo *C* dominante funcional.

**CONCEITO-CHAVE** Elementos transponíveis no milho podem inativar um gene em que residem, causar quebras cromossômicas e transpor para novos locais dentro do genoma. Elementos autônomos podem executar essas funções sem ajuda; elementos não autônomos podem transpor apenas com a ajuda de um elemento autônomo em outra parte do genoma.

### Elementos transponíveis: apenas no milho?

McClintock foi uma geneticista altamente respeitada, mas a relevância da transposição para outros organismos foi questionada com argumento de que o milho não é um organismo natural, mas uma planta cultivada e que é produto da seleção e da domesticação humana. A existência de transpósons em todos os organismos implicaria que os genomas são inerentemente instáveis e dinâmicos. Essa visão era inconsistente com o fato de que os mapas genéticos de membros da mesma espécie eram os mesmos. Afinal, se os genes podem ser mapeados geneticamente para uma localização cromossômica precisa, essa observação pareceria indicar que eles não estão se movendo.

O ceticismo em relação à importância dos elementos transponíveis permaneceu até a década de 1960, quando os primeiros elementos transponíveis foram isolados do genoma de *E. coli* e estudados em nível de sequência de DNA. Elementos transponíveis foram subsequentemente isolados dos genomas de muitos organismos, incluindo leveduras e *Drosophila* (**Figura 16.5**). Só depois que se tornou evidente que os elementos transponíveis são um componente significativo dos genomas da maioria e talvez em todos os organismos, Barbara McClintock foi reconhecida por sua descoberta seminal ao receber o Prêmio Nobel de Medicina ou Fisiologia de 1983.

## 16.2 Elementos transponíveis em bactérias

**OA 16.2** Determinar a classe de um transpóson a partir de sua estrutura de DNA e das proteínas que ele codifica e prever seu comportamento com base em sua classe.

A natureza molecular dos elementos transponíveis foi entendida pela primeira vez em uma bactéria, *E. coli*. A descoberta de transpósons em *E. coli* é paralela ao trabalho de McClintock

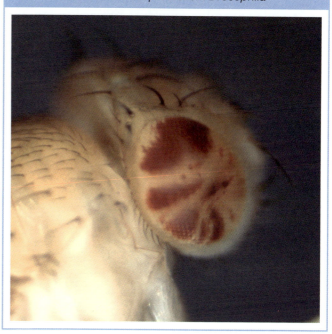

**Figura 16.5** A excisão do elemento transponível *mariner* do gene branco causa mosaicismo no olho de uma *Drosophila*. Nos setores vermelhos, o *mariner* foi extirpado do gene branco, restaurando um alelo funcional e a cor dos olhos vermelhos de tipo selvagem. [*Cortesia de Emilie Robillard, CNRS.*]

de várias maneiras – havia mutantes instáveis que podiam reverter para o tipo selvagem e um "*locus*" poderia aparecer em vários locais ao redor do genoma. No entanto, o conjunto de ferramentas moleculares que poderiam ser aplicadas em bactérias, juntamente com o pequeno tamanho do genoma das bactérias, permitiu resolver esses elementos no nível do DNA.

### Evidência de elementos transponíveis em bactérias

A história começa com o isolamento de alguns novos mutantes no operon *gal* de *E. coli* – um agrupamento de três genes que codificam as enzimas necessárias para o uso da galactose como fonte de energia (Capítulo 11). Esses mutantes não podem crescer em um meio no qual a galactose seja a fonte de energia. Como o alelo *c-m1* de McClintock, esses mutantes *gal* podem reverter para o tipo selvagem espontaneamente. A capacidade de reverter sugeria que não eram simples deleções do operon. Além disso, a adição de um mutagênico químico ao meio não aumentou a frequência da reversão. Se os mutantes eram substituições de nucleotídio em pares de base únicos sem sentido ou com troca de sentido e os revertentes estavam sendo restaurados para o nucleotídio original, então um mutagênico químico que aumentou a taxa de mutação de um único nucleotídio deve aumentar a taxa de reversão. Não aconteceu, então algo mais deve ter acontecido.

Os cientistas aproveitaram a capacidade do fago λ de pegar o operon *gal* de *E. coli*, inserindo-o no DNA do fago e, assim, nas partículas de fago resultantes. Tal fago λ com *gal* pode ser feito a partir do tipo selvagem (λd*gal*+) ou mutante (λd*gal*−) de *E. coli*. O "d" é para "defeituoso" porque quando *gal* se insere no fago, uma parte do cromossomo do próprio fago é deletada. Quando uma mistura do fago λdgal+ e λdgal− foi submetida a centrifugação de densidade (ver Capítulo 7), os dois tipos de partículas de fago podiam ser separados porque tinham densidades flutuantes diferentes (Figura 16.6A). O λdgal− tinha uma densidade ou peso molecular mais alto (mais DNA) do que o λdgal+. Por que o mutante tinha mais DNA?

O próximo experimento aproveitou a capacidade de hibridizar o DNA de λdgal+ e λdgal− um para o outro. Os DNAs desses dois fagos são misturados, depois desnaturados e, em seguida, podem se unir um ao outro por hibridização. Quando os heteroduplexes hibridizados (moléculas de DNA de fita dupla compostas por uma fita de λdgal+ e uma de λdgal−) são examinados sob um microscópio eletrônico, observa-se uma alça de DNA de fita simples onde o λdgal+ não tem complemento para a fita de λdgal− (Figura 16.6b). O tamanho da alça foi estimado em cerca de 1000 bp. Quando esse experimento foi feito com mutantes gal que são causados por mutações pontuais, não havia alça no heteroduplex. O experimento mostrou que os mutantes gal− continham DNA extra inserido em relação ao tipo selvagem.

Finalmente, outros experimentos mostraram que o DNA extra (a inserção) na cepa gal− hibridiza com diferentes regiões do genoma de E. coli em diferentes cepas de E. coli, ou seja, estava se movendo como Ac e Ds. Os DNAs de fagos pequenos podem ser prontamente sequenciados e as sequências do λdgal+ e λdgal− comparadas. Esse trabalho forneceu a primeira sequência de DNA de um elemento transponível. As sequências revelaram que o elemento inserido contém um único quadro de leitura aberto que codifica uma transposase flanqueada por **sequências curtas de repetição invertida** (IR) de cerca de 20 bp de comprimento (Figura 16.7A). O primeiro desses elementos de inserção isolado do operon gal foi denominado IS1 para o **elemento de sequência de inserção** (IS) 1. Posteriormente, descobriu-se que as diferentes cepas de E. coli abrigam outros elementos semelhantes chamados IS2, IS3 etc. O genoma da E. coli de tipo selvagem padrão é rico em elementos IS: contém oito cópias de IS1, cinco cópias de IS2 e cópias de outros tipos de IS menos estudados.

Para resumir, alguns mutantes do operon gal de E. coli contém elementos transponíveis:

- Os mutantes surgiram espontaneamente e podem reverter espontaneamente para o tipo selvagem.
- Os mutantes continham um segmento extra de DNA inserido no operon gal.

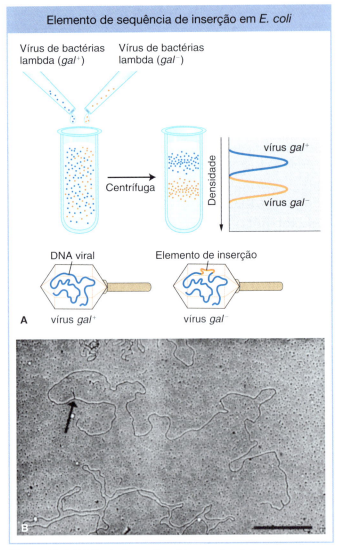

**Figura 16.6** Evidência de que E. coli tem um tipo de transpóson denominado sequência de inserção (IS). **A.** Uma mistura de partículas de fago do tipo selvagem (λdgal+) ou mutante λdgal−) são submetidas a centrifugação de densidade e separadas em duas bandas com baixa ((λdgal+) e alta (λdgal−) densidade, indicando que o último contém uma molécula de DNA mais longa. **B.** Micrografia eletrônica de um heteroduplex λdgal+/λdgal−. A seta indica um loop de fita simples causado pela presença do elemento IS em λdgal. [B. Reproduzida, com autorização, de Springer Science + Business Media, de A. Ahmed e D. Scraba, "The nature of the gal3 mutation of Escherichia coli," Molecular and General Genetics MGG, 1975, setembro; 136 (3) 233-242, Figura 2. Permissão concedida por meio do Copyright Clearance Center, Inc.]

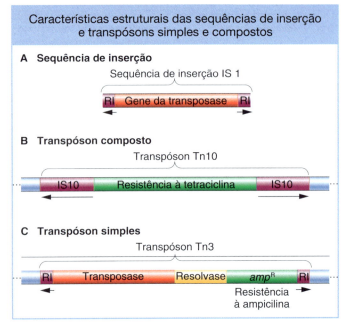

**Figura 16.7 A.** Estrutura de IS1 incluindo o gene da transposase e repetições invertidas terminais (RIs). **B.** Tn10, um exemplo de um transpóson composto. Os elementos IS são inseridos na orientação oposta e formam RIs. Cada elemento IS carrega uma transposase, mas apenas uma geralmente é funcional. **C.** Tn3, um exemplo de um transpóson simples que codifica sua própria transposase. A resolvase é uma proteína que promove a recombinação (ver Figura 16.10).

- O DNA inserido pode ser encontrado em diferentes locais no genoma de *E. coli*; ou seja, ele se move.
- O sequenciamento de DNA da inserção revelou que o DNA inserido codifica uma transposase flanqueada por repetições invertidas.

**CONCEITO-CHAVE** O genoma bacteriano contém segmentos de DNA, denominados elementos IS, que podem se mover a partir de uma posição do cromossomo para outra.

## Transpósons simples e compostos

No Capítulo 6, você aprendeu sobre **plasmídeos R**, que carregam genes que codificam resistência a vários antibióticos. Esses plasmídeos R (para resistência), também conhecidos como fatores R, são transferidos rapidamente de uma célula bacteriana para outra durante a conjugação, de forma semelhante ao fator F em *E. coli*. Os fatores R provaram ser apenas o primeiro de muitos fatores semelhantes ao F a serem descobertos. Descobriu-se que eles carregam muitos tipos diferentes de genes nas bactérias. Em particular, os fatores R captam genes que conferem resistência a diferentes antibióticos. Como eles adquirem suas novas habilidades genéticas?

Acontece que os genes de resistência aos medicamentos podem residir em transpósons. Existem dois tipos de transpósons bacterianos. Vamos primeiro discutir um tipo chamado **transpósons compostos**, que pode conter uma variedade de genes que residem entre dois elementos IS quase idênticos que são orientados na direção oposta (Figura 16.7B). Os dois elementos IS formam uma sequência de repetição invertida. A transposase codificada por um dos dois elementos IS é necessária para catalisar o movimento de todo transpóson composto. A Figura 16.7B mostra um transpóson composto (Tn10) que carrega um gene que confere resistência ao antibiótico tetraciclina flanqueado por dois elementos IS10 em orientação oposta.

Os elementos IS que compõem os transpósons compostos não são capazes de transpor por conta própria devido a mutações em suas repetições invertidas curtas.

Os **transpósons simples** são compostos por sequências repetidas invertidas curtas $< (50\ bp)$ que podem abranger genes bacterianos. A mobilidade de transpósons simples é catalisada por uma transposase que é codificada dentro do próprio transpóson, e não em um elemento IS. Os transpósons simples também codificam a resolvase, uma enzima que promove a recombinação específica do local. Um exemplo de um transpóson simples é o Tn3, mostrado na Figura 16.7C.

Para revisar, os elementos IS são sequências móveis curtas que codificam apenas as proteínas necessárias para sua mobilidade. Ambos os transpósons compostos e simples contêm genes adicionais que conferem novas funções às células bacterianas. Independentemente, os transpósons são geralmente chamados apenas de transpósons, e os diferentes são designados Tn1, Tn2, Tn505 e assim por diante.

Um transpóson pode saltar de um plasmídeo para um cromossomo bacteriano ou de um plasmídeo para outro plasmídeo. Desse modo, são gerados plasmídeos resistentes a múltiplas drogas. A **Figura 16.8** mostra um diagrama composto de um fator R, indicando os vários lugares em que os transpósons podem estar localizados. A seguir, consideramos a questão de como esses eventos de transposição ou mobilização ocorrem.

**CONCEITO-CHAVE** Alguns transpósons bacterianos foram detectados como elementos genéticos móveis que conferem resistência aos medicamentos. Esses elementos podem consistir em dois elementos IS que flanqueiam um gene, que codifica a resistência aos medicamentos. Essa organização promove a disseminação de bactérias resistentes a medicamentos, facilitando o movimento do gene de resistência do cromossomo de uma bactéria resistente para um plasmídeo que pode ser conjugado em outra (suscetível) cepa bacteriana.

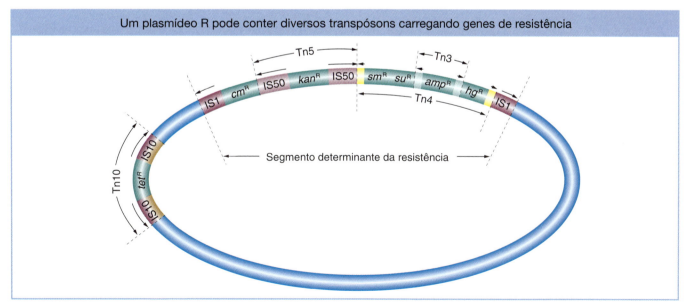

**Figura 16.8** Mapa esquemático de um plasmídeo com várias inserções de transpósons simples e compostos carregando genes de resistência. As sequências plasmídicas estão em azul. Os genes que codificam a resistência aos antibióticos tetraciclina (tetR), canamicina (kanR), estreptomicina (smR), sulfonamida (suR) e ampicilina (ampR) e ao mercúrio (hgR) são mostrados. O segmento determinante da resistência pode se mover como um agrupamento de genes de resistência. Tn3 está dentro de Tn4. Cada transpóson pode ser transferido independentemente. [Dados de SN Cohen e JA Shapiro, "Transposable Genetic Elements." Copyright 1980 da Scientific American, Inc. Todos os direitos reservados.]

## Mecanismo de transposição

Como já dito, o movimento de um elemento transponível depende da ação de uma transposase. Essa enzima desempenha papéis importantes nas duas fases da transposição: excisão (saída) do local original e inserção no novo local.

**Excisão do local original.** A maioria dos elementos transponíveis em bactérias (e em eucariotos) emprega um entre dois mecanismos de transposição, chamados de transposição replicativa e **transposição conservadora** (ou não replicativa), conforme ilustrado na **Figura 16.9**. Na via replicativa (como mostrado para Tn3), uma nova cópia do elemento transponível é gerada durante o evento de transposição. Os resultados da transposição são que uma cópia aparece no novo local e uma cópia permanece no sítio antigo. Na via conservadora (como mostrado para Tn10) não há replicação. Em vez disso, o elemento é extraído do cromossomo ou plasmídeo e integrado no novo local.

*Transposição replicativa.* Devido à complexidade desse mecanismo, ele será descrito aqui em detalhes. Como a Figura 16.9 ilustra, uma cópia de Tn3 é produzida a partir de uma única cópia inicial, resultando em duas cópias de Tn3 ao todo. A **Figura 16.10** mostra os detalhes dos intermediários na transposição de Tn3 de um plasmídeo (o doador) para outro plasmídeo (o alvo). Durante a transposição, os plasmídeos doador e receptor são temporariamente fundidos para formar um plasmídeo duplo. A formação desse intermediário é catalisada pela transposase codificada por Tn3, que faz cortes de fita simples nas duas extremidades de Tn3 e escalonados na sequência de destino e, em seguida, une as extremidades livres, formando um círculo fundido denominado cointegrado. O elemento transponível é duplicado no evento de fusão. A cointegração então se resolve por um evento semelhante à recombinação catalisado pela resolvase (ver a Figura 16.7), que transforma um cointegrado em dois círculos menores, deixando uma cópia do elemento transponível em cada plasmídeo. Como uma nova cópia do elemento é criada, esse mecanismo é denominado "copiar e colar".

*Transposição conservadora.* Alguns transpósons, como o Tn10, são extirpados do cromossomo e se integram ao DNA alvo. Nesses casos, o DNA do elemento não é replicado, e o elemento é perdido do local do cromossomo original (ver Figura 16.9). Esse mecanismo é chamado "copiar e colar". Assim como a transposição replicativa, essa reação é iniciada pela transposase codificada pelo elemento, que corta as extremidades do transpóson. No entanto, em contraste com a transposição replicativa, a transposase corta o elemento do local doador por meio de um corte de fita dupla. (Como visto por McClintock, essas quebras de fita dupla criam a oportunidade de uma quebra de cromossomo, caso a célula não consiga ligar as extremidades no local doador novamente). Em seguida, a transposase faz um corte em um local de destino e insere o elemento no local de destino. Vamos rever esse mecanismo com mais detalhes em uma discussão sobre a transposição de elementos transponíveis eucarióticos.

**Inserção em um novo local.** Vamos agora examinar um pouco mais de perto como a transposase catalisa a inserção no local de destino. Em uma das primeiras etapas de inserção, a transposase faz um corte escalonado no DNA do sítio-alvo (não muito diferente das quebras escalonadas catalisadas por endonucleases de restrição no esqueleto açúcar-fosfato do DNA). A **Figura 16.11** mostra as etapas na inserção de um elemento transponível genérico. Nesse caso, a transposase faz um corte escalonado de cinco pares de bases. O elemento transponível insere-se entre as extremidades escalonadas, e o mecanismo de reparo do DNA do hospedeiro (consulte o Capítulo 15) preenche a lacuna oposta a cada extremidade de fita única usando as bases da extremidade como molde. Agora existem duas sequências duplicadas, cada uma com cinco pares de bases de comprimento, nos locais das extremidades anteriores. Essas sequências são chamadas de **duplicação do sítio-alvo**. Praticamente todos os elementos transponíveis (em bactérias e eucariotos) são flanqueados por uma duplicação de sítio-alvo, indicando que todos usam um mecanismo de inserção semelhante ao mostrado na Figura 16.11. O que difere é o comprimento da duplicação; um determinado tipo de elemento transponível tem um comprimento característico para sua duplicação de sitio-alvo – tão pequeno quanto dois pares de base para alguns elementos. É importante ter em mente que os elementos transponíveis têm *repetições invertidas* em suas extremidades e que as repetições invertidas são flanqueadas pela duplicação do sítio-alvo – que é uma *repetição direta*.

**CONCEITO-CHAVE** Em bactérias, a transposição ocorre por pelo menos dois mecanismos diferentes. Alguns elementos transponíveis podem replicar uma cópia do elemento em um sítio-alvo, deixando uma cópia para trás no sítio original. Em outros casos, a transposição consiste na excisão do elemento e sua reinserção em um novo local.

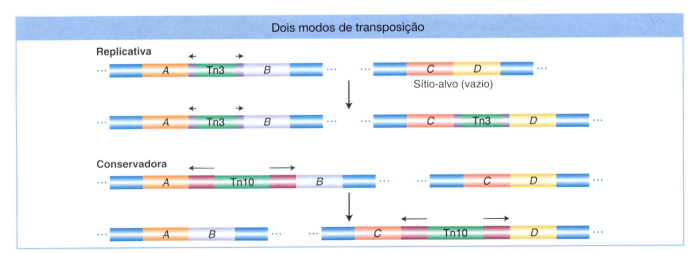

**Figura 16.9** A transposição de elemento móvel pode ser replicativa ou conservadora. Ver texto para detalhes.

Capítulo 16 Genoma Dinâmico: Elementos Transponíveis 525

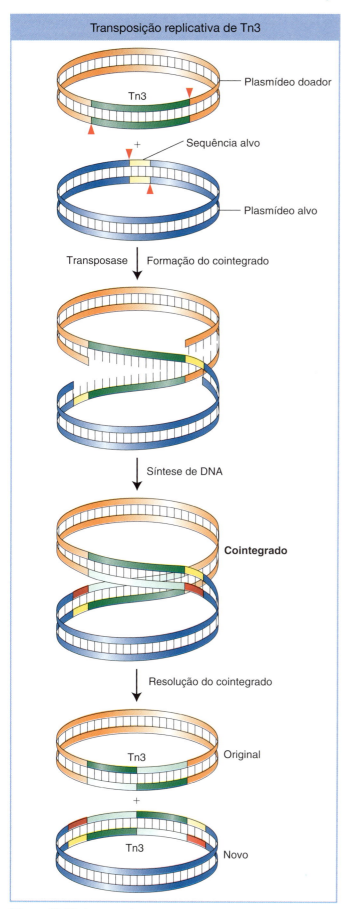

**Figura 16.10** A transposição replicativa de Tn3 ocorre por meio de um intermediário cointegrado.

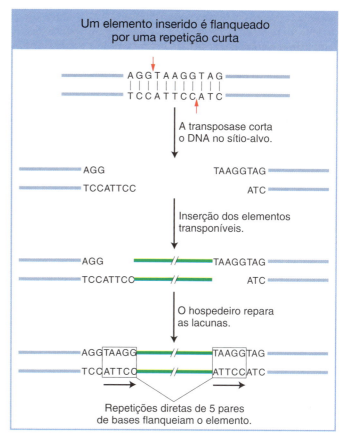

**Figura 16.11** Uma curta sequência de DNA é duplicada no local de inserção do transpóson. O DNA receptor é cortado em locais escalonados (um corte escalonado de 5 bp é mostrado), levando à produção de duas cópias da sequência de cinco pares de bases que flanqueia o elemento inserido.

## 16.3 Elementos transponíveis em eucariotos

**OA 16.2** Determinar a classe de um transpóson a partir de sua estrutura de DNA e das proteínas que ele codifica e prever seu comportamento com base em sua classe.

**OA 16.3** Comparar as estruturas de transpósons e vírus.

**OA 16.4** Usar transpósons como ferramentas para clonar genes e criar organismos transgênicos.

Embora os elementos transponíveis tenham sido descobertos no milho, os primeiros elementos eucarióticos a serem caracterizados no nível molecular foram isolados de leveduras mutantes e genes de *Drosophila*. Elementos transponíveis eucarióticos caem em duas classes: retrotranspósons de classe 1 e transpósons de DNA de classe 2. A primeira classe a ser isolada, os retrotranspósons, não são nada parecidos com os elementos transponíveis bacterianos.

### Classe 1: retrotranspósons

No final dos anos 70, os geneticistas de leveduras descobriram uma sequência repetida de 5,6 kb de comprimento no genoma da levedura que eles chamaram de *Ty1*, o membro fundador da família de **elementos *Ty*** dos transpósons. Esse elemento ocorreu em cerca de 35 cópias distribuídas nos 16 cromossomos de levedura. Esses elementos de 5,6 kb tinham sequências de **repetição terminal longa (LTR)** de cerca de 350 pb de comprimento (**Figura 16.12A**). Os geneticistas também descobriram que havia muito mais LTRs do que as 70 que faziam parte dos 35 elementos completos, sugerindo que algumas LTRs existiam por conta própria dentro do genoma. Uma tecnologia usada para fazer essas descobertas foi o *Southern blotting* padrão (Capítulo 10). Usando uma sonda de DNA clonado para *Ty*, foi possível visualizar cerca de 35 bandas no *Southern blotting*. Mais tarde, soube-se que os elementos *Ty* são flanqueados por uma repetição direta de 5 bp, bem como os transpósons bacterianos. Finalmente, a comparação de cepas de leveduras parentais e derivadas revelou que novas cópias "transpostas" de *Ty* apareceram no genoma dos derivados. Todas as evidências sugeriam que *Ty* era um transpóson.

Posteriormente, os geneticistas isolaram duas mutações de levedura instáveis que reverteriam para o tipo selvagem no gene *HIS4*, que catalisa a biossíntese de histidina. Os mutantes instáveis eram mais de 1.000 vezes mais propensos a reverter para o tipo selvagem do que os outros mutantes *HIS4*. Simbolicamente, dizemos que esses mutantes instáveis reverteram de *His*− para *His*+. Como os mutantes *gal*− de *E. coli*, descobriu-se que esses mutantes de levedura abrigavam uma grande inserção de DNA no gene *HIS4*. No entanto, para esse trabalho publicado em 1980, a inserção foi observada simplesmente determinando sua sequência de DNA com o sequenciamento Sanger (Capítulo 10) e não por centrifugação de densidade flutuante como usado com os elementos IS de *E. coli*.

As sequências das inserções no HIS4 mostraram que eram homólogas aos elementos *Ty* identificados uma década antes. Além disso, elas se assemelhavam a uma classe bem caracterizada de vírus animais chamados retrovírus (Figura 16.12B). Um retrovírus é um vírus de RNA de fita simples que emprega um intermediário de DNA de fita dupla para a replicação. O RNA é copiado para o DNA pela enzima **transcriptase reversa**. O DNA de fita dupla é integrado aos cromossomos do hospedeiro, a partir dos quais é transcrito para produzir o genoma viral do RNA e proteínas que formam novas partículas virais. Quando integrado nos cromossomos do hospedeiro como DNA de fita dupla, a cópia do DNA de fita dupla do genoma retroviral é chamada de **provírus**. O ciclo de vida de um retrovírus típico é mostrado na **Figura 16.13**. Alguns retrovírus, como o vírus do tumor mamário de camundongo (MMTV) e o vírus do sarcoma de Rous (RSV), são responsáveis pela indução de tumores cancerígenos. No caso do MMTV, isso acontece quando ele se insere aleatoriamente no genoma ao lado de um gene cuja expressão alterada leva ao câncer.

A Figura 16.12 mostra a similaridade na estrutura e no conteúdo do gene de um retrovírus e o elemento *Ty* isolado dos mutantes *HIS4*. Ambos são flanqueados por sequências LTR com várias centenas de pares de bases de comprimento. Os retrovírus codificam pelo menos três proteínas que participam da replicação viral: os produtos dos genes *gag*, *pol* e *env*. A proteína codificada por *gag* tem um papel na maturação do genoma do RNA, *pol* codifica a importante transcriptase reversa e *env* codifica uma proteína que está embutida na membrana viral. Essa proteína é necessária para o vírus deixar a célula para infectar outras células. Curiosamente, os elementos *Ty* têm genes relacionados a *gag* e *pol*, mas não a *env*. Essas características levaram à hipótese de que, como os retrovírus, os elementos *Ty* são transcritos em transcritos de RNA que são copiados em DNA de fita dupla pela transcriptase reversa. No entanto, ao contrário dos retrovírus, os elementos *Ty* não podem deixar a célula porque não codificam *env*. Em vez disso, as cópias de DNA de fita dupla são inseridas de volta no genoma da mesma célula. Essas etapas estão diagramadas na **Figura 16.14**.

Em 1985, os cientistas mostraram que, como os retrovírus, os elementos *Ty* de fato transpõem-se por meio de um intermediário de RNA. A **Figura 16.15** mostra seu projeto experimental. Eles começaram alterando um elemento *Ty* de levedura, clonado em um plasmídeo. Primeiro, perto de uma extremidade de um elemento, eles inseriram um promotor que pode ser ativado pela adição de galactose ao meio. Isso permitiu que eles controlassem a expressão do elemento adicionando galactose. Em segundo lugar, eles introduziram um íntron de outro gene de levedura na região codificadora do transpóson *Ty* como repórter. Se *Ty* fosse transcrito e o mRNA processado, o íntron seria dividido.

Ao testarem o *Ty* modificado, eles observaram que a adição de galactose aumentava muito a frequência de transposição do elemento. Esse aumento na frequência sugere a participação do RNA, porque a galactose estimula a transcrição do DNA de *Ty* no RNA, a começar pelo promotor sensível à galactose. O principal resultado experimental, entretanto, é o destino do DNA de *Ty* transposto. Os pesquisadores descobriram que o íntron tinha sido removido do DNA de *Ty* transposto. Como os íntrons são unidos apenas no decorrer do *splicing* do RNA (ver Capítulo 8), o DNA de *Ty* transposto deve ter sido copiado de um intermediário de RNA. A conclusão foi que o RNA é transcrito a partir do elemento *Ty* alterado e emendado. O mRNA emendado sofre transcrição reversa de volta em DNA de fita dupla, que é então integrado ao cromossomo da levedura.

Os elementos transponíveis que empregam transcriptase reversa para transpor através de um intermediário de RNA são denominados **retrotranspósons**. Eles também são conhecidos

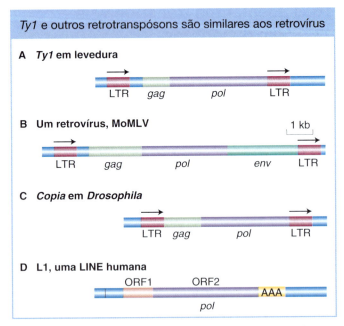

**Figura 16.12** Comparação estrutural de *Ty*, outro retrotranspóson, e um retrovírus. **A.** Um retrotranspóson, *Ty1*, em levedura. **B.** Um retrovírus, vírus da leucemia murina Moloney (MoMLV), de camundongos. **C.** Um retrotranspóson, *copia* em *Drosophila*. **D.** Um elemento longo intercalado (LINE) em humanos. Abreviaturas: LTR, repetição terminal longa; ORF, quadro de leitura aberto.

Capítulo 16 Genoma Dinâmico: Elementos Transponíveis 527

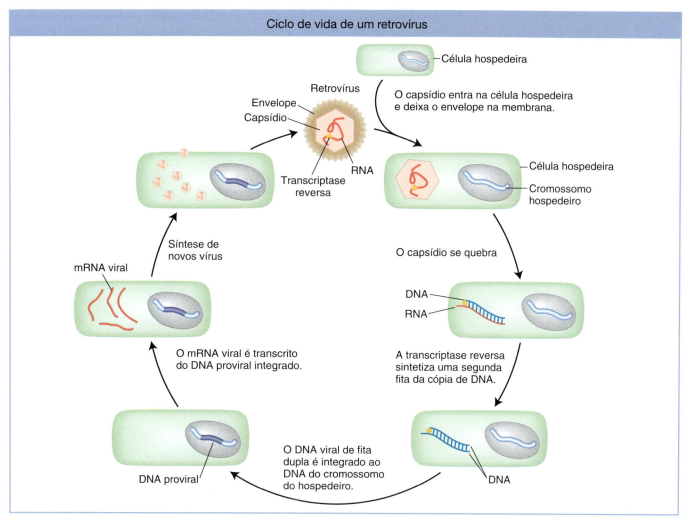

**Figura 16.13** O genoma do RNA do retrovírus sofre transcrição reversa em DNA de fita dupla dentro da célula hospedeira.

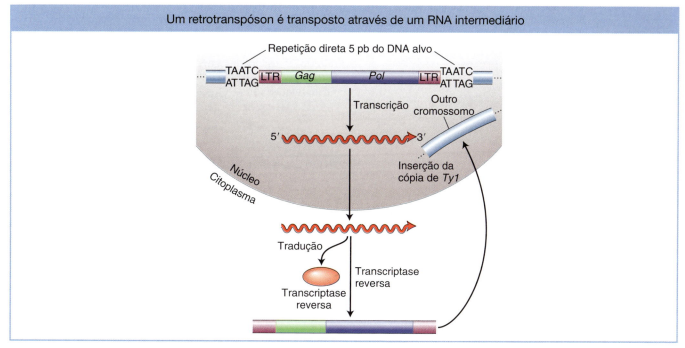

**Figura 16.14** Um transcrito de RNA do retrotranspóson sofre transcrição reversa em DNA, por uma transcriptase reversa codificada pelo retrotranspóson. A cópia do DNA é inserida em um novo local no genoma.

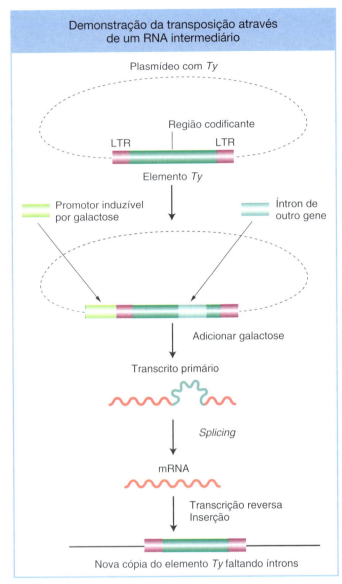

**Figura 16.15** Um elemento *Ty* é alterado pela adição de um íntron e um promotor que pode ser ativado pela adição de galactose. As sequências do íntron são processadas antes da transcrição reversa.

como **elementos transponíveis de classe 1**. Retrotranspósons como *Ty*, que têm *repetições terminais longas* em suas extremidades, são chamados de retrotranspósons LTR e usam um mecanismo de "copiar e colar" para transpor.

Várias mutações espontâneas isoladas ao longo dos anos em *Drosophila* também mostraram conter inserções de retrotranspósons. Os **elementos semelhantes à cópia** da *Drosophila* são estruturalmente semelhantes aos elementos *Ty* e aparecem em 10 a 100 posições em seu genoma (ver Figura 16.12C). Certas mutações clássicas da *Drosophila* resultam da inserção de elementos semelhantes a cópia e outros. Por exemplo, a mutação damasco branco ($w^a$) para a cor dos olhos é causada pela inserção de um elemento da família cópia no *locus* branco. A inserção de retrotranspósons-LTR em genes de plantas (incluindo milho) também demonstrou contribuir para mutações espontâneas nesse reino.

Antes de deixarmos os retrotranspósons, uma pergunta precisa ser respondida. Lembre-se de que o primeiro retrotranspóson-LTR foi descoberto em uma cepa de levedura *His*−

instável que revertia frequentemente para *HIS*+. No entanto, acabamos de ver que os retrotranspósons-LTR, ao contrário da maioria dos elementos transponíveis do DNA, não são excisados quando se transpõem. O que, então, seria responsável por esse aumento de cerca de 1.000 vezes na frequência de reversão desse alelo em comparação com outros alelos *His*? A resposta é mostrada na **Figura 16.16**, que mostra que o elemento *Ty* no alelo *His*− está localizado na região promotora do gene *His*, onde impede a transcrição do gene. Em contraste, os revertentes contêm uma única cópia do LTR, chamada de **LTR solo**. Essa inserção muito menor não interfere na transcrição do gene His. A LTR solo é o produto da recombinação entre as LTRs idênticas, o que resulta na exclusão do resto do elemento (ver os Capítulos 4 e 15 para mais informações sobre recombinação). As LTRs solo são uma característica muito comum nos genomas de praticamente todos os eucariotos, indicando a importância desse processo. O genoma de levedura sequenciado contém mais de cinco vezes mais LTRs solo do que elementos *Ty* completos.

**CONCEITO-CHAVE** Retrotranspósons, também conhecidos como elementos transponíveis de classe 1, codificam uma transcriptase reversa que produz uma cópia de DNA de fita dupla (de um intermediário de RNA) que é capaz de se integrar em uma nova posição no genoma.

## Classe 2: transpósons de DNA

Como os elementos IS, alguns elementos móveis eucarióticos usam um mecanismo de "cortar e colar" e movem-se fisicamente para uma nova posição no genoma após a excisão. Os elementos que se transpõem dessa maneira são chamados de **elementos de classe 2** ou **transpósons de DNA**. Os primeiros elementos transponíveis descobertos por McClintock no milho são agora conhecidos como transpósons de DNA. No entanto, os primeiros transpósons de DNA a serem caracterizados molecularmente foram os elementos *P* em *Drosophila*.

**Elementos P.** De todos os elementos transponíveis em *Drosophila*, o mais intrigante e útil para os geneticistas são os **elementos P**. O elemento *P* de tamanho real assemelha-se aos transpósons simples de bactérias em que suas extremidades são repetições invertidas curtas (31 pb) e codificam uma única proteína – a transposase – que é responsável por sua mobilização (**Figura 16.17**). Os elementos *P* variam em tamanho, entre 0,5 a 2,9 kb de comprimento. Essa diferença de tamanho deve-se

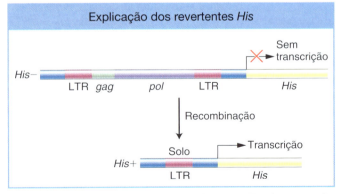

**Figura 16.16** Os revertentes *His*+ contêm uma LTR solo que resulta da recombinação entre as sequências de DNA idênticas nas duas LTRs do retrotranspóson-LTR no promotor *His*.

Capítulo 16 Genoma Dinâmico: Elementos Transponíveis 529

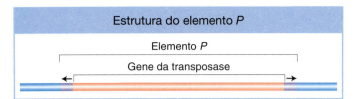

**Figura 16.17** A análise da sequência de DNA do elemento *P* autônomo de 2,9 kb revela um gene que codifica a transposase. Uma repetição invertida perfeita de 31 bp reside em cada um dos terminais do elemento.

à presença de muitos elementos *P* defeituosos nos quais partes do meio do elemento – que codificam o gene da transposase – foram excluídas, tornando-os elementos não autônomos.

A descoberta de elementos *P* remonta à década de 1970, quando Margaret Kidwell, uma professora da Brown University, estudava populações naturais (selvagens) de *Drosophila melanogaster* e cruzava espécies selvagens e de laboratório. Quando ela cruzou uma fêmea de linhagem selvagem com um macho de laboratório, os F1 foram normais. No entanto, quando ela cruzou uma linhagem de laboratório com um macho selvagem, percebeu que os F1 eram estéreis. De fato, os F1 mostraram uma gama de fenótipos surpreendentes nas células da linhagem germinativa, incluindo uma alta taxa de mutação e uma alta frequência de aberração cromossômica e não disjunção (**Figura 16.18**). Os defeitos na prole do híbrido F1 tornavam-nos *disgênicos*, isto é, incapazes de procriar. Esse fenômeno foi denominado **disgenesia híbrida**, que ocorre apenas quando as fêmeas de linhagens de laboratório são cruzadas com machos derivados de populações naturais.

Uma observação sobre as moscas disgênicas foi que uma grande porcentagem das mutações induzidas era instável; isto é, eles revertem para o tipo selvagem em uma alta frequência. Os mutantes de *Drosophila* instáveis tinham semelhanças com os mutantes instáveis de milho caracterizados por McClintock. Os investigadores levantaram a hipótese de que essas mutações instáveis foram causadas pela inserção de elementos transponíveis em genes específicos, tornando-os inativos. A reversão ocorreria quando os transpósons fossem extraídos dos genes. Essas observações sugeriram que a disgenesia híbrida estava de alguma forma ligada a elementos transponíveis.

O papel dos elementos transponíveis na disgenesia híbrida foi confirmado quando uma família ativa de elementos foi descoberta e isolada molecularmente das moscas disgênicas. Eles chamaram esses elementos de *P*. Curiosamente, os elementos *P* são encontrados em populações de moscas selvagens, mas estão ausentes em linhagens de laboratório. Assim, as linhagens selvagens tornaram-se conhecidas como linhagens *P*, e diz-se

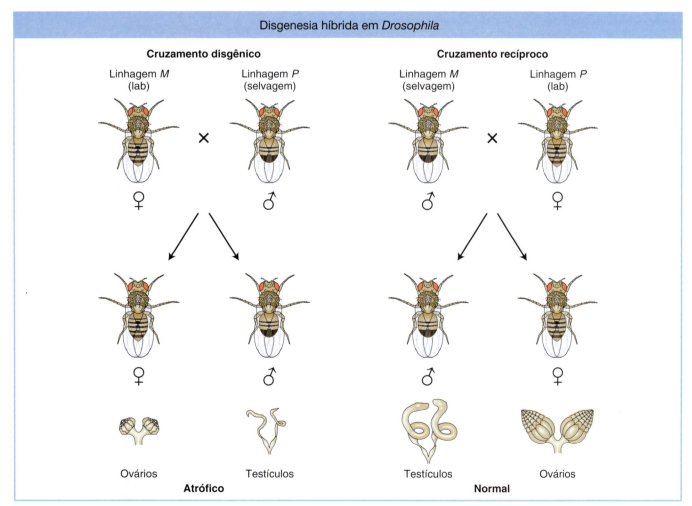

**Figura 16.18** Disgenesia e cruzamentos férteis entre uma linhagem de laboratório e uma linhagem selvagem de *Drosophila*. Quando a linhagem de laboratório é feminina, os F1 são disgênicos (estéreis). Quando a cepa de laboratório é do sexo masculino, os F1 são normais (férteis). Veja o texto para detalhes.

terem o **citótipo P** (tipo de célula). As linhagens de laboratório, por sua vez, são chamadas de linhagens M, e diz-se terem o **citótipo M**. M significa "materno" e P significa "paterno", simbolizando que a disgenesia ocorre quando a linhagem (M) do laboratório é materna e a linhagem (P) selvagem é paterna.

> **CONCEITO-CHAVE** Os elementos P são transpósons de DNA encontrados em linhagens selvagens de D. melanogaster. Eles foram identificados como causadores de disgenesia híbrida quando machos selvagens foram acasalados com fêmeas da linhagem de laboratório, mas não quando os machos da linhagem de laboratório foram acasalados com fêmeas selvagens.

Por que os elementos P são encontrados apenas em linhagens selvagens? A resposta a essa pergunta requer um pouco de história. A *Drosophila melanogaster* é nativa do Velho Mundo e foi trazida para as Américas apenas na era pós-colombiana. Outra espécie, *Drosophila willistoni*, é nativa das Américas e contém elementos P criticamente. No início dos anos 1900, a *D. melanogaster* foi trazida da natureza para o laboratório para uso em pesquisas genéticas por T.H. Morgan. Naquela época, era esperado que elementos P não existissem em populações selvagens de *D. melanogaster*. Como as linhagens de laboratório foram mantidas em cativeiro ao longo dos anos e compartilhadas entre os pesquisadores, elas permaneceram geneticamente isoladas de seus progenitores selvagens. Enquanto isso, na natureza, as populações de *D. melanogaster* evoluíam separadamente de seus primos cativos. A hipótese é que o elemento P foi transferido horizontalmente da *D. willistoni* para a *D. melanogaster* selvagem, e então se espalhou rapidamente por toda a população global. A transferência pode ter sido realizada por um vírus que infectou *D. willistoni*, pegou o elemento P e, em seguida, infectou *D. melanogaster*.

Quando o elemento P foi introduzido pela primeira vez na *D. melanogaster* selvagem, provavelmente causou disgenesia híbrida. No entanto, com o tempo, as populações naturais desenvolveram um mecanismo para reprimir a transposição do P na linhagem germinativa. O mecanismo para reprimir os elementos P nunca evoluiu nas linhagens de laboratório. Posteriormente, ainda neste capítulo, revisaremos o mecanismo de repressão do elemento P e como a disgenesia híbrida aparece quando uma fêmea M (sem elementos P) é acasalada com um macho P (elementos P), mas não no cruzamento recíproco.

**Elementos transponíveis de milho revisitados.** Embora o agente causador responsável por mutantes instáveis tenha sido demonstrado pela primeira vez geneticamente como sendo elementos transponíveis em milho, foi quase 50 anos antes que os elementos Ac e Ds do milho fossem isolados e relacionados a transpósons de DNA em bactérias e em outros eucariotos. Como o elemento P da *Drosophila*, o Ac tem repetições terminais invertidas e codifica uma única proteína, uma transposase. O elemento Ds não autônomo não codifica a transposase e, portanto, não pode transpor por conta própria. Quando o Ac está no genoma, a transposase que ele codifica pode se ligar às extremidades dos elementos Ac ou Ds e promover sua transposição (**Figura 16.19**).

Ac e Ds são membros de uma única família de transpósons, e existem outras famílias de elementos transponíveis no milho. Cada família contém elementos autônomos que codificam uma transposase que pode mobilizar elementos na mesma família, mas não elementos em outras famílias porque a transposase pode se ligar apenas à sequência de DNA repetida invertida

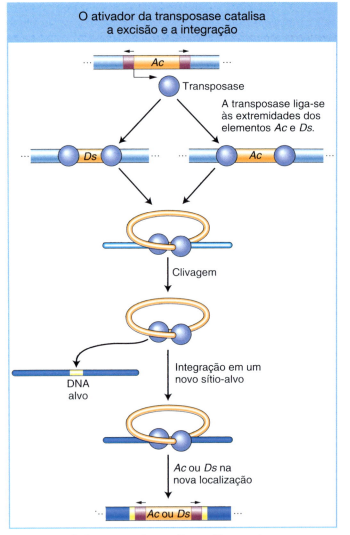

**Figura 16.19** O elemento Ac no milho codifica uma transposase que liga as suas próprias extremidades ou as de um elemento Ds, extraindo o elemento, clivando o sítio-alvo e permitindo que o elemento insira-se em outro lugar no genoma.

específica, no final dos elementos de seus membros da família. Embora alguns organismos, como a levedura, não tenham transpósons de DNA, elementos estruturalmente semelhantes aos elementos P ou Ac foram isolados de muitas espécies de plantas e animais.

> **CONCEITO-CHAVE** Os transpósons de DNA assemelham-se estruturalmente a elementos IS bacterianos de DNA e são encontrados em muitos eucariotos. Os transpósons de DNA codificam uma transposase que corta o transpóson do cromossomo e catalisa sua reinserção em outros locais cromossômicos.

## Utilidade dos transpósons de DNA como ferramentas para pesquisa genética

Além de seu interesse como fenômeno genético, os transpósons de DNA tornaram-se ferramentas importantes para os geneticistas que trabalham com uma variedade de organismos. Sua mobilidade foi explorada para gerar novas mutações em genes e para inserir transgenes em genomas.

**CONCEITO-CHAVE** O conhecimento da genética e da biologia molecular dos transpósons permitiu aos cientistas utilizá-los como ferramentas para clonar genes e criar organismos transgênicos.

### Usando transpósons na genética reversa.
A sequência completa dos genomas de todos os organismos modelos está agora disponível, revelando que os eucariotos normalmente contêm de 20.000 a 40.000 genes (Capítulo 14). A função da maioria desses genes é desconhecida, e os alelos mutantes deles não estão disponíveis. A criação de alelos mutantes por inserções de transpóson oferece um meio poderoso de interrogar as funções de todos os genes em um genoma. Mas como isso pode ser feito?

No milho, os pesquisadores usaram um transpóson de DNA chamado *Mutator* (Mu) para criar alelos de inserção em muitos genes. Cerca de 40 elementos *Mu* não autônomos estão no genoma de linhagens puras típicas de milho. O elemento *Mu* autônomo ativo, chamado *MuDr*, está apenas em algumas linhagens especiais de milho. Ao cruzar uma linhagem com o *MuDr* ativo com uma que não tem *MuDr*, os elementos não autônomos são ativados no F1. A ativação pode ser confirmada usando um alelo do *locus* de Bronze (*bz*-mum) que tem uma inserção *Mu* (**Figura 16.20A**). Quando *Mu* sai do Bronze, existem pequenos setores azuis em um fundo de bronze nos grãos. Uma vez ativados, os elementos *Mu* não autônomos causam novas mutações em muitos genes nos F1. Quando os F1 são autofecundados, ¾ da prole terão *MuDr* e grãos setorizados, mas ¼ não e terá grãos de bronze estáveis. Como o *MuDr* foi segregado nos núcleos de bronze não setorizados, os novos alelos de inserção que carregam serão alelos mutantes estáveis. Se alguém criar uma população grande o suficiente, potencialmente cada gene no genoma terá uma ou mais inserções de Mu.

A próxima etapa é encontrar um alelo de inserção *Mu* em um gene de interesse. Isso é feito criando um banco de dados das sequências de DNA que flanqueiam as inserções de *Mu*. Os DNAs das plantas com novos alelos de inserção *Mu* estáveis são usados como substratos para PCR (Figura 16.20B). O DNA é cortado e uma curta sequência adaptadora é ligada nas extremidades dos fragmentos de DNA. Em seguida, o PCR é realizado com um *primer* que corresponde à repetição do terminal *Mu* e um para a sequência do adaptador. O sequenciamento NextGen (Capítulo 10) é aplicado a *pools* de produtos de PCR marcados com "códigos de barras de DNA" para que as leituras de sequência individuais possam ser rastreadas até as plantas específicas. As sequências de DNA são coletadas em um banco de dados que pode ser consultado pelo BLAST (Capítulo 14) com a sequência de um gene conhecido da sequência do genoma do milho. O código de barras é usado para rastrear a sequência de volta a uma planta-mãe específica para a qual a semente autofecundada foi salva e que segregará para o alelo de inserção *Mu* no gene de interesse.

### Usando elementos P para inserir genes.
Os geneticistas também mostraram que o DNA do elemento *P* pode ser um veículo eficaz para a transferência de genes de doadores para a linhagem germinativa de uma mosca receptora; isto é, fazer uma mosca transgênica. Eles conceberam o seguinte procedimento experimental (**Figura 16.21**). Suponha-se que o objetivo seja transferir o alelo de tipo selvagem de *rosy* (*ry+*), que confere uma cor de olho característica, para o genoma da mosca. O genótipo receptor é homozigoto para a mutação rosada (*ry−*). Dessa linhagem, os embriões são coletados ao término de cerca de nove divisões nucleares. Nesse estágio, o embrião é uma célula multinucleada, e os núcleos destinados a formar as células germinativas estão agrupados em uma extremidade. Dois tipos de DNA são injetados em embriões desse tipo. O primeiro é um plasmídeo bacteriano carregando um elemento *P* defeituoso no qual o gene *ry+* foi inserido. O elemento *P* defeituoso não

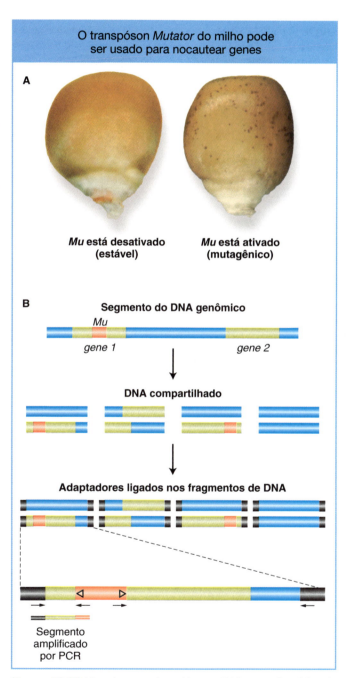

**Figura 16.20** Uso do transpóson *Mutator* (*Mu*) para criar alelos de inserção para marcar e clonar genes de milho. **A.** *Mu* é inserido no *locus* Bronze para que os núcleos tenham uma cor bronze estável quando o elemento *MuDr* autônomo não está presente (esquerda). Quando *MuDr* está presente, *Mu* está ativo, é extraído do Bronze, produzindo setores azuis (direita). **B.** Fluxograma das etapas necessárias para clonar genes nos quais *Mu* se inseriu. Ver o texto para detalhes. [A. John Doebley.]

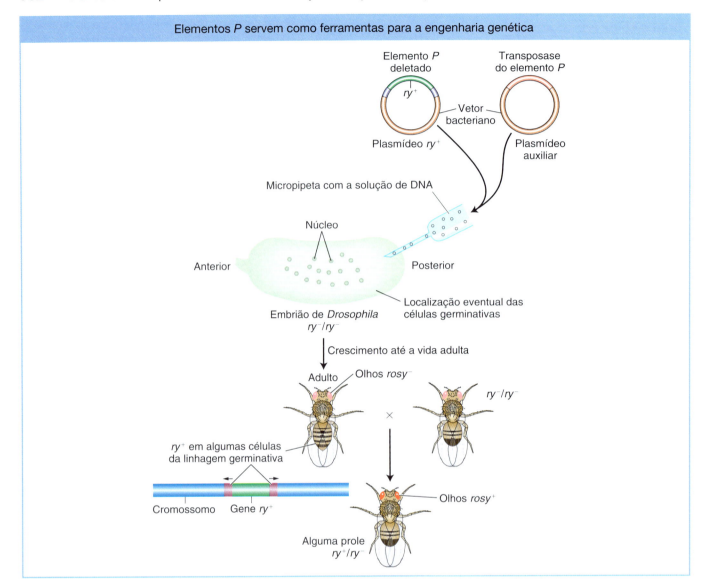

**Figura 16.21** Transferência de gene mediada por elemento P em *Drosophila*. O gene *rosy+* (*ry+*) da cor dos olhos é projetado em um elemento P excluído transportado em um vetor bacteriano. Ao mesmo tempo, é usado um plasmídeo auxiliar contendo uma transposase de elemento P intacta. Ambos são injetados em um embrião *ry−/ry−*, onde *ry+* se transpõe com as repetições terminais do elemento P nos cromossomos das células da linha germinativa.

codifica a transposase, mas ainda tem as extremidades que a ligam e permitem a transposição. Esse elemento defeituoso não é capaz de transpor, e, assim, um segundo plasmídeo (auxiliar) que codifica a transposase, mas sem as repetições terminais (portanto, que não pode transpor), também é injetado. As moscas que se desenvolvem a partir desses embriões são mutantes fenotipicamente ainda róseas, mas seus descendentes incluem uma grande proporção de moscas *ry+*. Experimentos de acompanhamento mostram que o gene *ry+* dentro do elemento P deletado foi inserido em uma das várias localizações cromossômicas distintas. Esses novos genes *ry+* são estáveis e herdados de forma mendeliana.

**CONCEITO-CHAVE** Os transpósons de DNA têm sido usados por cientistas de duas maneiras importantes: (1) para fazer novos alelos mutantes com inserções de transpósons; e (2) servir como vetores que podem introduzir genes estranhos em um cromossomo.

## 16.4 Genoma dinâmico: elementos mais transponíveis do que jamais se imaginou

**OA 16.5** Prever o destino evolutivo e a curto prazo dos elementos transponíveis em uma espécie.

Depois que os geneticistas descobriram os elementos transponíveis e determinaram as sequências de DNA e as estruturas moleculares, novos conjuntos de questões puderam ser resolvidos. Quão prevalentes são os elementos transponíveis nos genomas? Existem outras famílias de elementos transponíveis no genoma que permaneceram desconhecidos porque não causaram uma mutação que pudesse ser estudada em laboratório? Todos os organismos têm elementos transponíveis em seus genomas? Nesta seção, revisaremos como essas perguntas foram abordadas e as respostas que foram encontradas.

## Grandes genomas são elementos amplamente transponíveis

Muito antes do advento dos projetos de sequenciamento de DNA, cientistas usando uma variedade de técnicas moleculares descobriram que o tamanho do genoma variava dramaticamente entre as espécies eucarióticas e não se correlacionava com a complexidade biológica de um organismo. Por exemplo, os genomas das salamandras são 20 vezes maiores que o genoma humano, enquanto o genoma da cevada é mais de 10 vezes maior que o genoma do arroz. Além disso, os genomas de todos os eucariotos contêm elementos repetitivos de DNA. Especificamente, existem algumas sequências curtas de DNA (centenas a alguns milhares de bp de comprimento) que se repetem milhares, até centenas de milhares de vezes em um genoma, as quais podem constituir uma grande fração (até 90%) de genomas eucarióticos.

Graças aos muitos projetos para sequenciar os genomas completos de uma ampla variedade de organismos (incluindo *Drosophila*, humanos, o camundongo, *Arabidopsis*, milho e arroz), agora sabemos que existem muitas classes de sequências repetitivas nos genomas de organismos superiores e que alguns desses elementos repetidos são semelhantes aos transpósons e retrotranspósons de DNA discutidos neste capítulo. O mais notável é que essas sequências repetitivas constituem a maior parte do DNA nos genomas da maioria dos eucariotos multicelulares. A porção dos genomas que é composta pelas sequências repetitivas varia amplamente entre as espécies.

Agora vemos que a variação no tamanho do genoma resulta da variação no número de sequências repetitivas e não no número de genes. A cevada e o arroz têm cerca de 40.000 genes. O genoma 10 vezes maior da cevada é devido a uma quantidade muito maior de DNA repetitivo, a maioria dos quais são elementos transponíveis ou elementos transponíveis deteriorados. Em vez de correlacionar-se com quantidades e dimensões de gene, o tamanho do genoma frequentemente se correlaciona com a quantidade de DNA que é derivada de elementos transponíveis. Organismos com genomas grandes têm muitas sequências que se assemelham a elementos transponíveis, enquanto organismos com genomas pequenos têm muito menos. Dois exemplos, um do genoma humano e outro da comparação dos genomas das plantas, ilustram esse ponto.

**CONCEITO-CHAVE** Os genes constituem apenas uma pequena proporção dos genomas de organismos multicelulares. O tamanho do genoma geralmente se correlaciona com a quantidade de sequências de elementos transponíveis e não com o número de genes.

**Elementos transponíveis no genoma humano.** Quase metade do genoma humano é derivado de elementos transponíveis. A maioria desses elementos transponíveis são dois tipos de retrotranspósons chamados **elementos longos intercalados**, ou **LINEs**, e **elementos curtos intercalados**, ou **SINEs** (**Figura 16.22**). Os LINEs movem-se como um retrotranspóson com a ajuda de uma transcriptase reversa codificada por elemento, mas faltam algumas características estruturais de elementos semelhantes a retrovírus, incluindo LTRs (ver Figura 16.12D). Os SINEs podem ser melhor descritos como LINEs não autônomos, porque têm as características estruturais de LINEs, mas não codificam sua própria transcriptase reversa. Presumivelmente, são mobilizados por enzimas de transcriptase reversa codificadas por LINEs que residem no genoma.

O SINE mais abundante em humanos é chamado de *Alu*, assim chamado porque contém um sítio-alvo para a enzima de restrição *Alu*. O genoma humano contém mais de 1 milhão de sequências *Alu* inteiras e parciais, espalhadas entre os genes e dentro dos íntrons. Essas sequências *Alu* constituem mais de 10% do genoma humano. A sequência *Alu* completa tem cerca de 300 nucleotídios de comprimento e apresenta uma notável semelhança com o RNA 7SL, um RNA que é parte de um complexo pelo qual polipeptídeos recentemente sintetizados são direcionados ao retículo endoplasmático (ver Figura 9.25). As sequências *Alu* supostamente se originaram como transcrições reversas dessas moléculas de RNA.

Há cerca de 20 vezes mais DNA no genoma humano derivado de elementos transponíveis do que DNA que codifica todas as proteínas humanas. A **Figura 16.23** ilustra como diversos tipos de transpósons são distribuídos dentro e entre os genes no genoma humano. Os elementos *Alu* são frequentemente encontrados dentro dos íntrons.

Se uma fração tão grande do genoma humano e de outros genomas eucarióticos é composta de elementos transponíveis

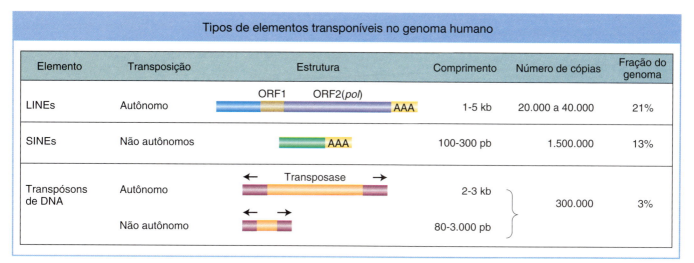

**Figura 16.22** Várias classes gerais de elementos transponíveis são encontradas no genoma humano. [Dados da Nature 409, 880 (15 de fevereiro de 2001), "Initial Sequencing and Analysis of the Human Genome", The International Human Genome Sequencing Consortium.]

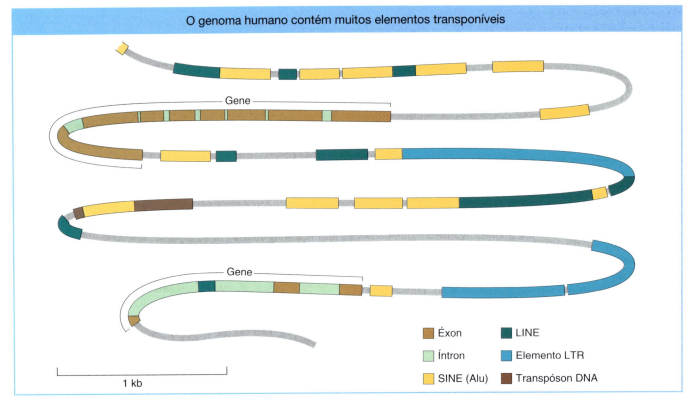

**Figura 16.23** Distribuição de elementos transponíveis em um segmento típico do genoma humano. Os transpósons são encontrados em íntrons e regiões intergênicas, mas não em éxons de alelos funcionais.

intactos ou deteriorados, surge uma questão óbvia: como os animais e as plantas sobrevivem e prosperam com tanto DNA móvel em seus genomas? Vários fatores entram em jogo. Como veremos na Seção 16.5, os organismos suprimem a atividade do transpóson de forma que os elementos ficam inativos na maior parte do tempo e não causam novas mutações. Quando os transpósons movem-se, eles podem se inserir em éxons, íntrons ou regiões não codificadoras do genoma entre os genes. Caso um transpóson insira-se em um éxon, ele interromperá a sequência de codificação, que é capaz de destruir a função da proteína. Essa inserção deletéria será removida da população por seleção darwiniana (Capítulos 19 e 20). Se eles se inserirem em um íntron, o mRNA produzido pelo gene não incluirá quaisquer sequências de elementos transponíveis porque eles terão sido separados do pré-mRNA com o íntron circundante. Portanto, muitos dos transpósons que sobrevivem nos genomas estão escondidos com segurança nos íntrons. Da mesma forma, se eles se inserem nas regiões não codificadoras entre os genes, podem não afetar a função do gene, a menos que sejam inseridos em um elemento regulador. Assim, os transpósons acumulam-se ao longo do tempo evolutivo em partes do genoma onde não afetam a função do gene.

Quando os transpósons inserem-se em regiões críticas do genoma, eles podem causar mutações graves que permanecem na população pelo menos temporariamente. Três inserções separadas de LINEs interromperam o gene do fator de coagulação VIII, causando hemofilia A. Foi demonstrado que pelo menos 11 inserções de *Alu* em genes humanos causam várias doenças, incluindo hemofilia B (no gene do fator de coagulação IX), neurofibromatose (no gene *NF1*), e câncer de mama (no gene *BRCA2*).

**CONCEITO-CHAVE** Elementos transponíveis compõem a maior fração do genoma humano, com LINEs e SINEs sendo os mais abundantes. A maioria dos elementos transponíveis não pode mais se mover ou aumentar seu número de cópias. Alguns elementos permanecem ativos, e seu movimento nos genes pode causar doenças.

## Plantas: retrotranspósons-LTR prosperam em grandes genomas

Em plantas, as diferenças nos tamanhos do genoma de diferentes espécies mostraram se correlacionar principalmente com o número de uma classe de elementos, os retrotranspósons-LTR. As plantas compartilham uma biologia comum e órgãos homólogos, incluindo raízes, caules, folhas e flores e, como tal, seus genomas são semelhantes no que diz respeito ao conteúdo genético. Apesar dessas semelhanças, o tamanho do genoma das plantas varia amplamente, de cerca de 125 Mbp para *Arabidopsis thaliana* (mostarda) a 5.100 Mbp para a cevada (**Figura 16.24**). Para plantas como *Arabidopsis*, com genomas pequenos, os retrotranspóson-LTR compreendem menos de 10% do genoma, mas para plantas como a cevada, com genomas grandes, essa classe de transpóson compreende cerca de 80% do genoma. A maior parte da expansão no tamanho do genoma da planta é devido ao crescimento no número de retrotranspósons-LTR.

## Refúgios seguros

A abundância de elementos transponíveis nos genomas de organismos multicelulares levou alguns pesquisadores a postular que elementos transponíveis bem-sucedidos (aqueles que atingem

**Capítulo 16** Genoma Dinâmico: Elementos Transponíveis **535**

## Os elementos transponíveis em plantas são responsáveis por diferenças no tamanho do genoma

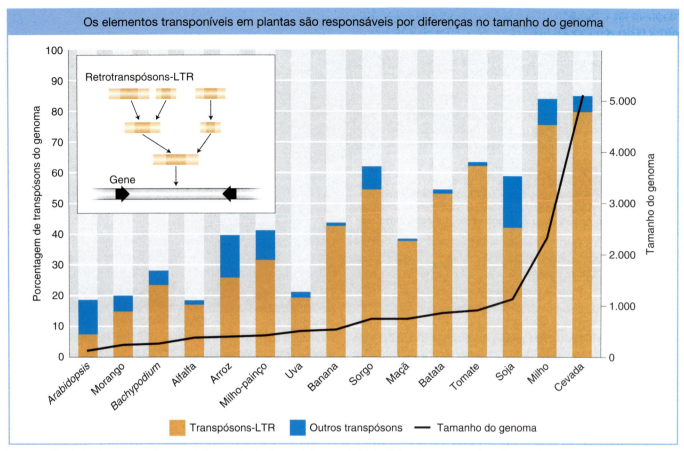

**Figura 16.24** As plantas com flores evoluíram pela primeira vez há cerca de 200 milhões de anos. Desde então, os elementos transponíveis acumularam-se em níveis diferentes em cada espécie. Milho e cevada têm genomas com grande número de retrotranspósons-LTR. *Arabidopsis* tem um genoma pequeno com menos retrotranspósons-LTR. A inserção mostra como eles preferencialmente se inserem em outros retrotranspósons-LTR (refúgios seguros) em vez de genes críticos.

números de cópias muito altos) desenvolveram mecanismos para prevenir danos aos seus hospedeiros ao não se inserirem nos genes do hospedeiro. Em vez disso, elementos transponíveis bem-sucedidos inserem-se nos chamados **portos seguros** (*safe havens*) no genoma. Para as gramíneas, um refúgio seguro para novas inserções parece ser em outros retrotranspósons que estão localizados nas regiões entre os genes (ver Figura 16.24). Outro refúgio seguro é a heterocromatina dos centrômeros, onde existem bem poucos genes, mas muito DNA repetitivo (consultar o Capítulo 12 para obter mais informações sobre heterocromatina). Muitas classes de elementos transponíveis em espécies vegetais e animais tendem a se inserir na heterocromatina centromérica.

Em contraste com os genomas de eucariotos multicelulares, o genoma da levedura unicelular é muito compacto, com genes muito próximos e poucos íntrons. Como quase 70% de seu genoma consiste em éxons, há uma grande probabilidade de que novas inserções de elementos transponíveis interrompam uma sequência de codificação. No entanto, como vimos anteriormente neste capítulo, o genoma da levedura suporta uma coleção de retrotranspósons-LTR chamados elementos *Ty*. Como então os elementos transponíveis são capazes de se espalhar para novos locais nos genomas com poucos refúgios seguros? Os investigadores identificaram centenas de elementos *Ty* no genoma de levedura sequenciado e determinaram que eles não são distribuídos aleatoriamente. Em vez disso, cada família de elementos *Ty* insere-se em uma região genômica específica. Por exemplo, a família *Ty3* insere-se quase exclusivamente perto, mas não em

genes de tRNA, em locais onde eles não interferem com a produção de tRNAs e, presumivelmente, não prejudicam seus hospedeiros. Essa integração específica da região é possível por um mecanismo que evoluiu em elementos *Ty*: as proteínas necessárias para a integração interagem com proteínas de levedura específicas ligadas ao DNA genômico. As proteínas Ty3, por exemplo, reconhecem e ligam-se a subunidades do complexo de RNA polimerase que se juntaram aos promotores de tRNA (**Figura 16.25A**).

A capacidade de alguns transpósons de inserirem-se preferencialmente em certas sequências ou regiões genômicas é chamada de **direcionamento** (*targeting*). Um exemplo notável de direcionamento é ilustrado pelos elementos *R1* e *R2* de artrópodes, incluindo *Drosophila*. *R1* e *R2* são LINEs (ver a Figura 16.22) que se inserem apenas nos genes que produzem RNA ribossômico. Em artrópodes, várias centenas de genes de rRNA são organizados em arranjos em tandem (Figura 16.25B). Com tantos genes codificando o mesmo produto, o hospedeiro tolera a inserção em um subconjunto. No entanto, muitas inserções de *R1* e *R2* mostraram diminuir a viabilidade do inseto, possivelmente por interferir na montagem do ribossomo.

**CONCEITO-CHAVE** Um elemento transponível bem-sucedido aumenta o número de cópias sem prejudicar seu hospedeiro. Uma maneira pela qual um elemento aumenta com segurança o número de cópias é direcionando novas inserções em refúgios seguros, regiões do genoma onde há poucos genes.

**536** Parte 3 Princípios Fundamentais de Mutação, Variação e Evolução

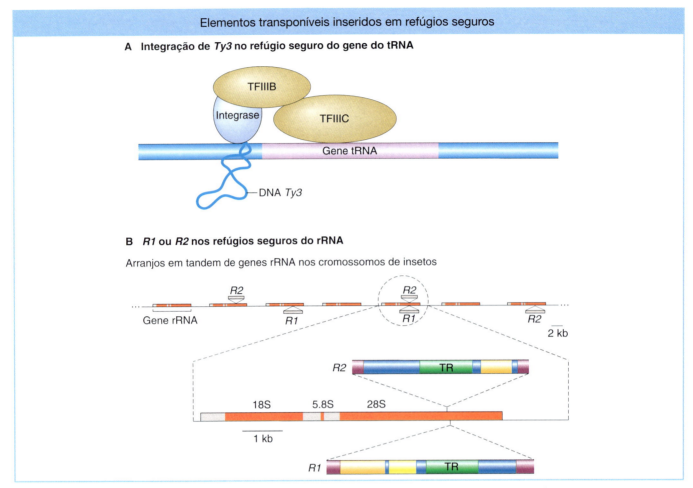

**Figura 16.25** Alguns elementos transponíveis são direcionados para refúgios seguros específicos. **A.** O retrotranspóson *Ty3* de levedura insere-se próximo aos genes de RNA de transferência. **B.** Os retrotranspósons não LTR (LINEs) de *Drosophila R1* e *R2* inserem-se nos genes que codificam o RNA ribossômico, que são encontrados em longos arranjos em tandem no cromossomo. Apenas os genes da transcriptase reversa (RT) de *R1* e *R2* são observados.

## 16.5 Regulação do movimento de elementos transponíveis pelo hospedeiro

**OA 16.5** Prever o destino evolutivo e a curto prazo dos elementos transponíveis em uma espécie.

A repressão de elementos transponíveis foi investigada pela primeira vez no final da década de 1990, com o uso do organismo-modelo *Caenorhabditis elegans* (um nematoide; consulte o boxe Organismo-modelo no Capítulo 13). Essa história começa com a observação de uma diferença marcante entre a mobilidade de um elemento transponível chamado *Tc1* em dois tipos diferentes de células desse organismo-modelo. O *Tc1* é um transpóson de DNA que, como o elemento *Ac* do milho, pode levar a um fenótipo mutante instável quando extraído de um gene com um fenótipo visível. Existem 32 elementos *Tc1* no genoma sequenciado da linhagem laboratorial comum de *C. elegans*. Significativamente, o *Tc1* transpõe-se nas células somáticas, mas não nas germinativas. Essa observação sugere que a transposição é reprimida na linha germinativa pelo hospedeiro. Evidentemente, a repressão da linhagem germinativa resulta do silenciamento dos genes da transposase de todas as 32 cópias de *Tc1* em células da linha germinativa.

## Silenciamento do RNAi de elementos transponíveis

Os pesquisadores deram início à identificação dos genes de *C. elegans* responsáveis por silenciar o gene da transposase. Eles começaram com uma cepa de *C. elegans* que tinha *Tc1* inserido no gene *unc-22* (designado de *unc-22/Tc1*; **Figura 16.26**). Considerando que o tipo selvagem de *C. elegans* desliza suavemente na superfície do ágar em uma placa de Petri (conforme ilustrado pelas setas horizontais na Figura 16.26), os vermes com o gene mutante *unc-22/Tc1* têm um movimento de contração (conforme ilustrado pelas setas verticais na Figura 16.26) que pode ser facilmente observado com um microscópio. Como o *Tc1* normalmente não pode transpor na linha germinativa, ele permanece inserido no gene *unc-22* e continua a interromper sua função. Assim, a cepa com o gene mutante *unc-22/Tc1* deve expressar um fenótipo de contração de geração em geração. No entanto, os pesquisadores argumentaram que as mutações que inativam os genes de *C. elegans* necessários para a repressão permitiriam que o *Tc1* se retirasse do alelo *unc-22/Tc1* na linhagem germinal e revertesse o fenótipo de contração para o tipo selvagem (*unc-22*). Para isso, eles expuseram a cepa mutante *unc-22/Tc1* a uma substância química (chamada mutagênica; consulte o Capítulo 16) que aumentou muito a frequência da mutação, e examinaram sua prole ao microscópio em busca de vermes raros que não se contraíam mais.

Capítulo 16 Genoma Dinâmico: Elementos Transponíveis 537

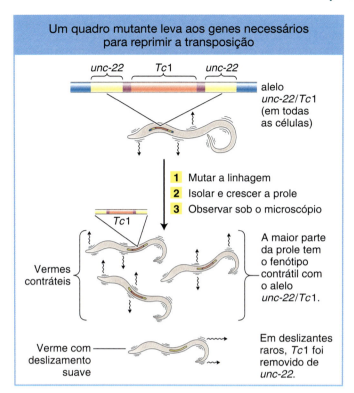

**Figura 16.26** Projeto experimental usado para identificar genes necessários para reprimir a transposição. Os investigadores procuram mutantes que recuperaram movimento normal porque as mutações nesses indivíduos teriam desabilitado o mecanismo de repressão que impede a transposição do elemento *Tc1* do gene *unc-22*.

Esse e os rastreios genéticos subsequentes identificaram mais de 25 genes de *C. elegans* que, quando mutados, permitiam ao hospedeiro extirpar *Tc1* na linhagem germinativa. Significativamente, muitos dos produtos desses genes são componentes integrais da via de silenciamento do RNAi, incluindo proteínas encontradas em Dicer e RISC (ver Capítulos 8 e 12). Lembre-se do Capítulo 8 que o Dicer liga-se aos dsRNAs longos e corta-os em pequenos fragmentos de dsRNA. Esses fragmentos são então desenrolados de modo que uma fita, o siRNA, possa ter como alvo RISC para fragmentar mRNAs complementares (ver Figura 8.29).

Começando com essa elegante triagem genética, muitos anos de experimentação levaram ao modelo a seguir para a repressão de elementos transponíveis em linhagem germinal de *C. elegans*. Com 32 elementos *Tc1* espalhados por todo o genoma de *C. elegans*, alguns elementos próximos aos genes são transcritos juntos com o gene vizinho (**Figura 16.27**). Uma vez que as extremidades do *Tc1* são repetições invertidas terminais de 54 pb, o RNA do *Tc1* forma espontaneamente dsRNA. Como todos os dsRNAs produzidos na maioria dos eucariotos, esse RNA é reconhecido por Dicer e, por fim, o siRNA é produzido, o que direciona o RISC para fragmentar os transcritos de *Tc1* complementares. Uma vez que todo o RNA *Tc1* é eficientemente cortado na linhagem germinal, o gene da transposase codificado pelo elemento é silenciado. Sem transposase, o elemento não pode cortar. Foi hipotetizado que o *Tc1* pode se transpor em células somáticas porque o RNAi não é tão eficiente, e alguma transposase pode ser produzida.

Ao longo da última década, vários laboratórios que trabalham com plantas e animais descobriram que as mutações que interrompem a via de RNAi muitas vezes levam à ativação de

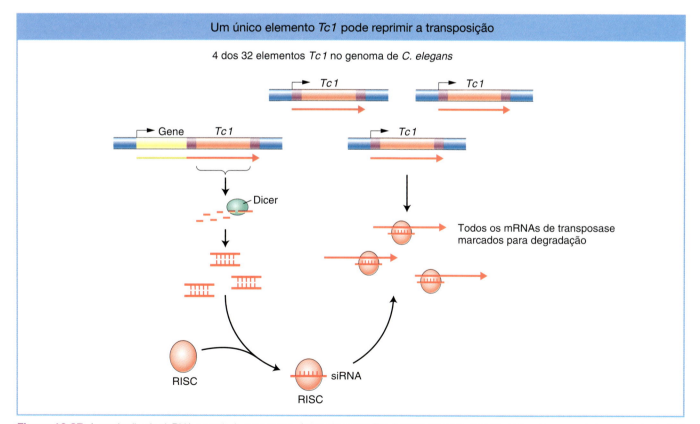

**Figura 16.27** A produção de dsRNA a partir de apenas um único elemento *Tc1* é suficiente para silenciar todos os genes da transposase de *Tc1* e, assim, reprimir a transposição na linhagem germinativa. O siRNA derivado de dsRNA de *Tc1* é ligado a RISC e tem como alvo todos os RNAs complementares para degradação.

elementos transponíveis em seus respectivos genomas. Por causa da abundância de elementos transponíveis em genomas eucarióticos, foi sugerido que a via de RNAi evoluiu para manter a estabilidade do genoma, reprimindo o movimento dos elementos transponíveis.

**CONCEITO-CHAVE** Os eucariotos usam RNAi para reprimir a expressão de elementos transponíveis ativos em seus genomas. Dessa forma, um único elemento que se insere próximo a um gene pode ser transcrito para produzir dsRNA que desencadeará o silenciamento de todas as cópias do elemento no genoma.

## Vigilância do genoma

A via de silenciamento do RNAi é semelhante a um radar, pois permite ao hospedeiro detectar novas inserções de transpósons no genoma se eles gerarem RNA antisenso. O hospedeiro então responde produzindo siRNAs que têm como alvo o mRNA da transposase, silenciando o gene e evitando o movimento de todos os membros da família de elementos transponíveis (ET). Dois outros tipos de radar do genoma (também chamados de vigilância do genoma) foram descritos e utilizam diferentes classes de pequenos RNAs não codificadores para atingir ácidos nucleicos "invasivos", incluindo transpósons e vírus (ver Capítulo 6). Esses mecanismos são apresentados aqui porque ilustram como diferentes soluções evoluem para resolver problemas biológicos semelhantes.

**piRNAs em animais.** Nas linhagens germinativas de espécies animais, incluindo Drosophila, os transpósons ativos são reprimidos por meio da ação de piRNAs (abreviação de RNAs que interagem com Piwi). Os genomas de animais contêm vários *loci* longos (frequentemente >100 kb) chamados de agrupamentos-pi, que servem como armadilhas que prendem os transpósons ativos à medida que se inserem aleatoriamente ao redor do genoma. Um agrupamento-pi pode conter remanescentes de várias famílias de transpósons diferentes que representam um registro histórico de inserções anteriores de transpósons ativos nele. Os RNAs longos são transcritos dos aglomerados pi e, em seguida, processados em piRNAs curtos de fita simples de 23 a 30 nt de comprimento. Os piRNAs formam um complexo RNA-proteína com a proteína Piwi-Argonauta. O complexo piRNA-Piwi tem dois efeitos. Em primeiro lugar, os complexos piRNA-Piwi guiam a degradação de mRNA complementar para o piRNA, isto é, os mRNAs a partir dos transpósons que compõem o agrupamento-pi (**Figura 16.28**). Ao degradar os mRNAs complementares às transposases, quaisquer transpósons

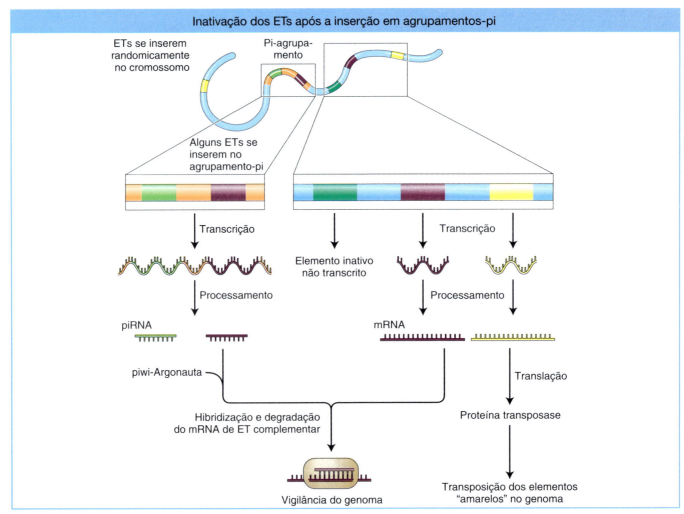

**Figura 16.28** A inserção dos transpósons verdes e roxos em um agrupamento-pi no genoma resulta na degradação dos transcritos desses dois transpósons pelas etapas mostradas e descritas no texto. Em contraste, o transpóson amarelo permanecerá ativo até que as cópias sejam inseridas por acaso em um agrupamento-pi.

representados em um agrupamento-pi são silenciados. Em segundo lugar, o complexo piRNA-Piwi direciona a colocação de marcas de histonas na cromatina do agrupamento-pi para promover a transcrição de seus longos RNAs. Essa última etapa permite a produção dos piRNAs necessários para a primeira etapa.

**piRNAs e disgenesia híbrida em *Drosophila*.** Agora, vamos voltar aos elementos P de *Drosophila*. Conforme discutido anteriormente, os elementos P entraram no genoma de *D. melanogaster* selvagem há pouco mais de 100 anos. No início, eles provavelmente estavam ativos e saltando, causando muitas mutações. Como os elementos inseridos aleatoriamente em torno do genoma, eventualmente um ou mais pousaram em um agrupamento-pi, após o qual os elementos P poderiam ser reprimidos na *Drosophila* selvagem pelo complexo piRNA-Piwi. As cepas laboratoriais de *D. melanogaster* não tinham elementos P, assim como seus agrupamentos-pi. Assim, não haveria meios para o complexo piRNA-Piwi reprimir o elemento P atividade em estoques de laboratório.

A seguir, vamos considerar por que a disgenesia híbrida não ocorre quando uma fêmea de citótipo P é acasalada com um macho de citótipo M, mas ocorre no acasalamento recíproco. Os elementos P de *Drosophila* são reprimidos na linhagem germinativa por piRNA-Piwi no início do desenvolvimento embrionário (Figura 16.29, à direita). A repressão é inicialmente ativada por piRNAs produzidos pela mãe a partir da fêmea P, que são carregados no embrião e depositados nas células da linhagem germinal primordial. Aqui, esses piRNAs direcionam as marcas de histonas para serem colocadas nos agrupamentos-pi, permitindo que sejam transcritos para fazer piRNAs para o complexo piRNA-Piwi. Essencialmente, os piRNAs maternos da fêmea P iniciam o sistema para reprimir os elementos P e permitir que a F1 saudável de P (fêmea) × M (macho) se desenvolva.

No cruzamento recíproco, uma fêmea M não tem elementos P em seus agrupamentos-pi e, portanto, nenhum piRNA materno complementar aos elementos P é carregado em seus embriões (Figura 16.29, à esquerda). Os espermatozoides de um estoque

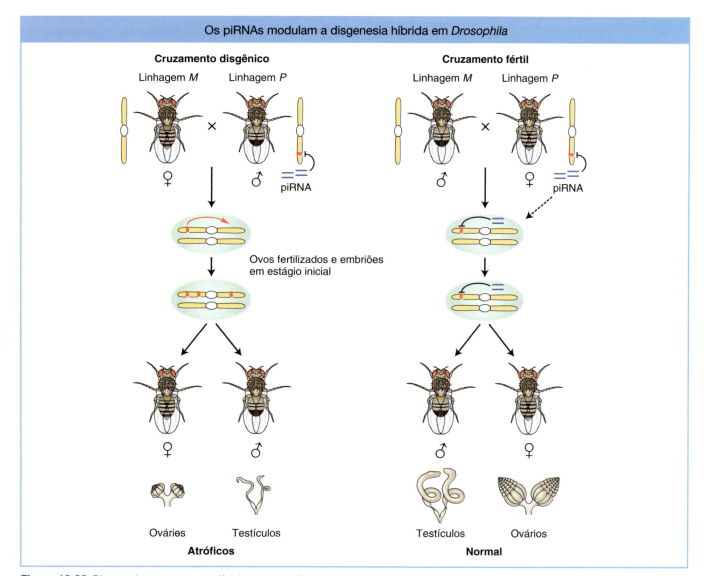

**Figura 16.29** Disgenesia e cruzamentos férteis entre uma linhagem de laboratório e uma linhagem selvagem de *Drosophila*. Quando a cepa de laboratório é a fêmea, os F1s são disgênicos (estéreis). Quando a cepa de laboratório é do sexo masculino, os F1s são normais (férteis). O piRNAs produzido em nas fêmeas de citótipo P são depositados nos seus embriões e reprimem os elementos P de transposição. Ver texto para mais detalhes.

P não depositam piRNAs no embrião. O resultado é que F1 tem elementos P do progenitor masculino, mas nenhum piRNA carregado pela mãe para ativar o complexo piRNA-Piwi de forma a reprimir seu movimento. À medida que o desenvolvimento prossegue, os elementos P são mobilizados, causando estragos genômicos na linhagem germinativa, de modo que os F1 s de M (fêmea) × P (macho) são disgênicos.

**CONCEITO-CHAVE** Como os siRNAs, os piRNAs em animais interagem com complexos de proteínas e orientam-nos para degradar sequências complementares em transpósons. Esses pequenos RNAs não codificadores têm sua origem em longos RNAs transcritos de agrupamentos-pi que capturam fragmentos de DNA invasivo.

## RESUMO

Elementos transponíveis foram descobertos no milho por Barbara McClintock como uma característica surpreendente do genoma, trechos de DNA (loci) que podem se mover de um local para outro. McClintock determinou que alguns transpósons, como Ac, são autônomos e capazes de mover-se por conta própria, mas outros, como Ds, não são autônomos e requerem a presença de um elemento autônomo para a mobilização. Os transpósons que se inserem nos genes podem produzir alelos mutantes instáveis que revertem para o tipo selvagem quando o elemento é extirpado.

Elementos de sequência de inserção bacteriana foram os primeiros elementos transponíveis isolados molecularmente. Há muitos tipos diferentes de elementos IS em cepas de *E. coli*, geralmente presentes em pelo menos várias cópias. Os transpósons compostos contêm elementos IS que flanqueiam um ou mais genes, como genes que conferem resistência a antibióticos. Transpósons com genes de resistência podem ser inseridos em plasmídeos e, então, transferidos por conjugação para bactérias não resistentes.

Existem dois grupos principais de elementos transponíveis em eucariotos: elementos de classe 1 (retrotranspósons) e elementos de classe 2 (transpósons de DNA). O elemento P de *Drosophila* foi o primeiro transpóson de DNA eucariótico de classe 2 a ser isolado molecularmente. Foi isolado de mutações instáveis que foram induzidas em cruzamentos entre as cepas de citótipos P e M. Quando os elementos P são mobilizados em cruzamentos P × M, os F1 s exibem disgenesia híbrida. Os elementos P foram desenvolvidos em vetores para a introdução de DNA estranho nas células germinativas de *Drosophila*.

*Ac*, *Ds* e *P* são exemplos de transpósons de DNA, assim chamados porque o intermediário de transposição é o próprio elemento de DNA. Elementos autônomos como o *Ac* codificam uma transposase que se liga às extremidades dos elementos autônomos e não autônomos e catalisa a excisão do elemento do local doador e a reinserção em um novo sítio-alvo em outra parte do genoma.

Os retrotranspósons foram isolados molecularmente, pela primeira vez, de mutantes de levedura, e sua semelhança com o retrovírus foi imediatamente aparente. Retrotranspósons são elementos de classe 1, assim como todos os elementos transponíveis que usam RNA como seu intermediário de transposição.

O sequenciamento de DNA de genomas inteiros levou à descoberta notável de que quase metade do genoma humano é derivado de elementos transponíveis. Para algumas plantas como o milho, os elementos transponíveis compõem 80% do DNA do genoma. Apesar de ter tantos elementos transponíveis, os genomas eucarióticos são extremamente estáveis, pois a transposição é relativamente rara devido a dois fatores. Em primeiro lugar, a maioria dos elementos transponíveis em genomas eucarióticos não pode se mover porque as mutações de inativação impedem a produção de transposase normal e transcriptase reversa. Em segundo lugar, a expressão da maioria dos elementos restantes é silenciada pelas vias de RNAi e/ou piRNA.

## TERMOS-CHAVE

Agrupamento-pi (p. 538)
Alelo instável (p. 520)
*Alu* (p. 533)
Citótipo M (p. 530)
Citótipo P (p. 530)
Cointegrado (p. 524)
Direcionamento (p. 535)
Disgenesia híbrida (p. 529)
Duplicação do sítio-alvo (p. 524)
Elemento *ativador* (*Ac*) (p. 518)
Elemento autônomo
　transponível (p. 521)
Elemento de classe 1
　(retrotranspóson) (p. 528)
Elemento de classe 2
　(transpóson de DNA) (p. 528)
Elemento de
　dissociação (*Ds*) (p. 520)
Elemento de sequência
　de inserção (IS) (p. 522)
Elemento curto
　intercalado (SINE) (p. 533)
Elemento longo
　intercalado (LINE) (p. 533)
Elemento P (p. 528)
Elemento semelhante à cópia (p. 528)
Elemento transponível autônomo (p. 521)
Elemento transponível
　não autônomo (p. 520)
Elemento *Ty* (p. 525)
Excisão (p. 524)
LTR solo (p. 528)
piRNAs (p. 538)
Plasmídeo R (p. 523)
Porto seguro (*safe haven*) (p. 535)
Provírus (p. 526)
Repetição terminal
　longa (LTR) (p. 526)
Retrotranspóson (p. 526)
Retrotranspóson-LTR (p. 528)
Retrovírus (p. 526)
Sequência de repetição
　invertida (IR) (p. 522)
Transcriptase reversa (p. 526)
Transposto (p. 519)
Transposase (p. 520)
Transposição (p. 524)
Transposição conservadora (p. 524)
Transposição replicativa (p. 5)
Transpóson (p. 516)
Transpóson composto (p. 523)
Transpóson de DNA (p. 528)
Transpóson simples (p. 523)
Vigilância do genoma (p. 538)

# Capítulo 16 Genoma Dinâmico: Elementos Transponíveis 541

## PROBLEMAS

### PROBLEMA RESOLVIDO 1

Os elementos transponíveis são chamados de "genes saltadores", porque eles parecem saltar de uma posição para outra, deixando o antigo *locus* e aparecendo em um novo *locus*. À luz do que agora sabemos sobre o mecanismo de transposição, quão apropriado é o termo "genes saltadores" para elementos bacterianos transponíveis?

### RESOLUÇÃO

Nas bactérias, a transposição ocorre por dois modos diferentes. O modo conservador resulta em verdadeiros genes saltadores porque, nesse caso, o elemento transponível é extraído de sua posição original e se insere em uma nova posição. O outro modo é o modo replicativo. Nesse caminho, um elemento transponível se move para um novo local, replicando-se no DNA alvo, deixando para trás uma cópia do elemento transponível no local original. Quando operando no modo replicativo, os elementos transponíveis não são genes saltadores porque uma cópia permanece no local original.

### PROBLEMA RESOLVIDO 2

A partir da questão 1, dado o que sabemos atualmente sobre o mecanismo de transposição, o quão apropriado é o termo "genes saltadores" para a maioria de elementos transponíveis no genoma humano e em genomas da maioria dos outros mamíferos?

### RESOLUÇÃO

A maioria dos elementos transponíveis nos genomas de mamíferos caracterizados são retrotranspósons. Em humanos, dois retrotranspósons (o LINE denominado *L1* e o SINE denominado *Alu*) respondem por um terço de todo o genoma. Os retrotranspósons não são eliminados do local original, portanto não são genes saltadores. Em vez disso, o elemento serve como um modelo para a transcrição de RNAs que podem ser transcritos reversamente pela enzima transcriptase reversa como uma etapa em direção à síntese de um DNA de fita dupla complementar ao retrotranspóson. Cada DNA de fita dupla pode potencialmente se inserir em sítios-alvo em todo o genoma.

## PROBLEMAS

### QUESTÕES SOBRE AS FIGURAS

1. Para a Figura 16.3B, se o elemento *Ds* estivesse localizado entre *C* e *Sh*, que fenótipo você esperaria nos setores?
2. Na Figura 16.5, a mosca tem um transpóson *mariner* inserido no *locus branco*.
   a. O alelo de tipo selvagem é *w+*. Faça uma designação de alelo para o alelo de inserção *mariner*.
   b. Voltando ao que você aprendeu no Capítulo 2, qual é o genótipo do *locus branco* nos setores vermelho e branco se a mosca mostrada for macho? E se for fêmea?
3. Para a Figura 16.8, desenhe uma série de etapas que poderiam explicar a origem desse grande plasmídeo contendo muitos elementos transponíveis.
4. Desenhe uma figura para o modo de transposição não mostrado na Figura 16.9, retrotransposição.
5. Na Figura 16.11, mostre onde a transposase teria de cortar para gerar uma duplicação do sítio-alvo de 6 pb. Também mostre a localização do corte para gerar uma duplicação de sítio de destino de 4 bp.
6. Se o elemento transponível na Figura 16.15 fosse um transpóson de DNA que tivesse um íntron em seu gene de transposase, o íntron seria removido durante a transposição? Justifique sua resposta.
7. Para a Figura 16.23, desenhe o pré-mRNA que é transcrito de um dos genes mostrados e, em seguida, desenhe seu mRNA.
8. Para a Figura 16.29, como você modificaria essa figura para um cruzamento de citótipo *P* × citótipo *P* e um cruzamento de citótipo *M* + citótipo *M*?

### PROBLEMAS BÁSICOS

9. Em uma loja de jardinagem, você percebe que existem três variedades de petúnias à venda: uma com corolas pigmentadas de azul, uma com corolas brancas e uma com pequenas manchas (setores) azuis sobre fundo branco. Que hipótese proporia para explicar esses três fenótipos? Você pode projetar algum experimento para testar suas hipóteses?
10. Trabalhando com as petúnias da Questão 9, você isola o DNA das folhas de cada uma e projeta *primers* de PCR para amplificar o gene da chalcona sintase, uma enzima envolvida na biossíntese de pigmentos. Se flores setorizadas são causadas por um transpóson nesse gene, como isso se manifestaria pelos resultados do PCR com as três amostras de DNA de folhas? O PCR com DNA foliar indica que há um transpóson no gene da chalcona sintase. Como você poderia investigar mais essa hipótese usando DNA isolado das corolas das flores setorizadas?
11. Proponha um modelo para a geração de um plasmídeo resistente a múltiplas drogas.
12. Proponha um experimento para provar que a transposição do elemento *Ty* na levedura ocorre por meio de um intermediário de RNA.
13. Explique como as propriedades dos elementos *P* na *Drosophila* tornam possíveis os experimentos de transferência de genes nesse organismo.
14. Embora os transpósons de DNA sejam abundantes nos genomas de eucariotos multicelulares, os elementos da classe 1 geralmente constituem a maior fração de genomas

muito grandes. Dado o que você sabe sobre a classe 1 e os elementos da classe 2, o que há nos seus distintos mecanismos de transposição que explicariam essa diferença consistente na abundância?

15. Como você viu na Figura 16.23, os genes de eucariotos multicelulares geralmente contêm muitos elementos transponíveis. Por que a maioria desses elementos não afeta a expressão dos genes?

16. O que são refúgios seguros? Há algum lugar nos genomas bacterianos muito mais compactos que possa ser um refúgio seguro para os elementos de inserção?

17. Os prêmios Nobel geralmente são concedidos muitos anos após a descoberta em si. Por exemplo, James Watson, Francis Crick e Maurice Wilkens receberam o Prêmio Nobel de Medicina ou Fisiologia em 1962, quase uma década após a descoberta da estrutura em dupla-hélice do DNA. Já Barbara McClintock recebeu o Prêmio Nobel em 1983, quase quatro décadas após sua descoberta dos elementos transponíveis no milho. Por que você acha que demorou tanto para que o significado de sua descoberta fosse reconhecido dessa maneira?

18. Por que os retrotranspósons não podem se mover de uma célula para outra como os retrovírus?
    a. Porque eles não codificam a proteína Env.
    b. Porque são elementos não autônomos.
    c. Porque requerem transcriptase reversa.
    d. Tanto a como b são verdadeiras.

19. Qual das afirmações a seguir é verdadeira para a transcriptase reversa?
    a. É necessária para o movimento dos transpósons de DNA.
    b. Catalisa a síntese de DNA a partir de RNA.
    c. É necessário para a transposição de retrotranspósons.
    d. Tanto b quanto c estão corretas.

20. Qual é a principal razão pela qual o genoma da cevada é muito maior que o genoma do arroz?
    a. A cevada tem mais genes do que o arroz.
    b. O arroz tem mais genes do que o milho.
    c. A cevada tem mais transpósons de DNA do que o arroz.
    d. A cevada tem mais retrotranspósons do que o arroz.

21. Se 80% ou mesmo 90% do genoma de um organismo é composto de retrotranspósons em grande parte decompostos e outras classes de transpósons, que custo, se houver, você esperaria que isso exercesse sobre o organismo? Por que você acha que o organismo não apaga simplesmente todo esse DNA "lixo"?

**PROBLEMAS DESAFIADORES**

22. A inserção de elementos transponíveis em genes pode alterar o padrão normal de expressão. Nas seguintes situações, descreva as possíveis consequências na expressão gênica.
    a. O LINE se insere em um acentuador de um gene humano.
    b. Um elemento transponível contém um local de ligação para um repressor transcricional e inserções adjacentes a um promotor.
    c. Um elemento *Alu* se insere no sítio de *splicing* 3′ (AG) de um íntron em um gene humano.
    d. Um elemento *Ds* que foi inserido no éxon de um gene do milho é extraído de maneira imperfeita e deixa três pares de bases no éxon.
    e. Outra excisão por esse mesmo elemento *Ds* deixa dois pares de bases para trás no éxon.
    f. Um elemento *Ds* que foi inserido no meio de um íntron é extraído imperfeitamente e deixa cinco pares de bases para trás no íntron.

23. Antes da integração de um transpóson, sua transposase faz um corte escalonado no DNA alvo do hospedeiro. Se o corte escalonado estiver nos locais das setas abaixo, desenhe qual será a sequência do DNA do hospedeiro após a inserção do transpóson. Represente o transpóson como um retângulo.

↓
AATTTGGCCTAGTACTAATTGGTTGG
TTAAACCGGATCATGATTAACCAACC
↑

24. Em *Drosophila*, há um alelo marcado ($sn^{cm}$) com algumas características incomuns. Fêmeas homozigóticas para esse alelo ligado ao X têm cerdas chamuscadas, mas têm numerosas cerdas $sn^+$ (tipo selvagem) manchadas em suas cabeças, tórax e abdomens. Quando essas moscas são acasaladas com machos $sn^-$, algumas fêmeas geram apenas uma prole chamuscada, mas outras geram tanto proles chamuscadas quanto do tipo selvagem em proporções variáveis. Explique esses resultados.

25. Considere duas plantas de milho:
    a. Genótipo $C/c^m$; $Ac/Ac^+$, onde $C^m$ é um alelo instável causado por uma inserção *Ds*
    b. Genótipo $C/C^m$, onde $C^m$ é um alelo instável causado pela inserção de *Ac*

    Quais fenótipos de grão seriam produzidos e em que proporções quando (1) cada planta é cruzada com um mutante $C/c$ com perda recessiva estável da função e (2) a planta na parte *a* é cruzada com a planta na parte *b*? Suponha que *Ac* e *C* não estejam vinculados, que a frequência de quebra do cromossomo seja negligível e que o mutante $C/C$ seja $Ac^+$.

26. O mutante de levedura $His^-$ com a inserção do retroelemento *Ty* é instável e sofre uma alta taxa de reversão para o tipo selvagem $His^+$. A alta taxa de reversão é notável porque os retroelementos não têm meios de excisão. O mecanismo de reversão é a recombinação entre as repetições diretas para deixar apenas um LTR solo, enquanto o resto do elemento é excluído. Faça um diagrama do evento de recombinação que daria esse resultado.

27. Os transpósons de DNA usam um mecanismo de "cortar e colar" pelo qual são extraídos de uma localização genômica e colados em outra. Este é um processo conservador ou não replicativo. No entanto, elementos de DNA, como o elemento *P* de *Drosophila*, podem entrar em um genoma

como uma única cópia e aumentar para 30 ou mais cópias ao longo do tempo. Descreva vários mecanismos pelos quais o número de cópias de tais elementos aumenta com o tempo em uma espécie.

28. Os dados indicam que os elementos P de *Drosophila* foram inseridos primeiramente no genoma de *D. melanogaster* nas Américas no início dos anos 1900 e, em seguida, espalhados em todo o mundo por todas as populações de *D. melanogaster* na década de 1980, de modo que hoje não há mais moscas selvagens sem elementos P. Como pode um elemento de DNA fundamentalmente parasita como o P se espalhar tão rápida e amplamente quando seu efeito é causar mutações deletérias ao ser inserido em genes?

29. Você lidera a equipe de bioinformática que analisa uma espécie recentemente descoberta de nematoide relacionado com o *C. elegans*. Você tem a sequência completa de DNA do genoma e um banco de dados de todos os RNAs expressos nessa espécie. Como você procederia para (1) identificar todos os transpósons de classe 1 e classe 2, (2) distinguir entre elementos autônomos e não autônomos, e (3) determinar se algum elemento da família está ativo?

30. O genoma da levedura tem elementos de classe 1 (*Ty1*, *Ty2*, e assim por diante), mas não de elementos de classe 2. Qual é a possível razão pela qual os elementos do DNA não tiveram sucesso no genoma da levedura?

31. Além de *Tc1*, o genoma de *C. elegans* contém outras famílias de transpósons de DNA, como *Tc2*, *Tc3*, *Tc4* e *Tc5*. Como *Tc1*, sua transposição é reprimida na linhagem germinativa, mas não nas células somáticas. Preveja o comportamento desses elementos nas cepas mutantes onde *Tc1* não é mais reprimido devido a mutações na via de RNAi. Justifique sua resposta.

32. Com base no mecanismo de silenciamento de genes, quais características dos elementos transponíveis a via do RNAi explora para garantir que os próprios genes do hospedeiro também não sejam silenciados?

33. Quais são as semelhanças e diferenças entre retrovírus e retrotranspósons? Há a hipótese de que os retrovírus evoluíram de retrotranspósons. Você concorda com esse modelo? Justifique sua resposta.

34. Você isolou um elemento transponível do genoma humano e determinou sua sequência de DNA. Como você usaria essa sequência para determinar o número de cópias do elemento no genoma humano com base nos métodos analíticos que aprendeu nos Capítulos 10 e 14?

35. Elabore uma triagem genética para identificar os componentes moleculares do mecanismo que reprime a transposição do elemento P em *Drosophila*. Descreva as linhagens genéticas que você usaria, como os trataria, quais cruzamentos faria e os resultados que espera obter.

36. Quando um elemento *Ds* solo de milho típico é extraído, as duas extremidades do cromossomo no local da excisão são normalmente ligadas novamente. Assim, quando *Ds* está em um gene, o gene pode reverter para o tipo selvagem quando *Ds* é extraído. O primeiro elemento *Ds* que McClintock descobriu era incomum, pois induzia uma alta frequência de quebra do cromossomo porque as pontas quebradas do cromossomo não eram ligadas novamente. Suponha que dois elementos *Ds* são vizinhos próximos em um cromossomo. Faça um diagrama de um mecanismo pelo qual a transposase poderia causar um evento de excisão envolvendo esses elementos vizinhos que promove a falha na religação das duas extremidades do cromossomo.

37. McClintock mapeou *Ac* e descobriu que ele podia ser mapeado em diferentes locais em diferentes cruzamentos. Vamos considerar um cruzamento que nos permitiria mapear *Ac* em relação ao *locus* do *Sugary* (*Su*) no cromossomo 4 que tem um alelo recessivo (*su*) que condiciona os grãos que acumulam açúcar, mas não amido (*su* é o alelo do milho doce). Temos duas linhagens-mãe – um estoque é homozigoto *c-m1/c-m1* no cromossomo 9 e homozigoto *Su/Su* para grãos amiláceos no cromossomo 4; o outro estoque é homozigoto *C/C* e *su/su*, e homozigoto para um elemento *Ac* em um local desconhecido. Lembre-se, *c-m1* é um alelo instável que contém um elemento *Ds*. Você cruza essas duas linhagens e autofecundam seu $F_1$.
   a. Quais são os fenótipos das duas linhagens-mãe?
   b. Faça uma tabela mostrando os genótipos e fenótipos e suas proporções entre os $F_2$, visto que o *Ac* está tão intimamente ligado ao *su* que não há cruzamentos entre eles.
   c. Faça a mesma tabela, visto que o *Ac* está em um cromossomo diferente dos cromossomos 4 e 9.

38. Você está usando nitrosoguanidina para "reverter" alelos mutantes nic-2 (que requerem nicotinamida) em *Neurospora*. Você trata as células, faz um plaqueamento em um meio sem nicotinamida e procura colônias prototróficas. Você obtém os seguintes resultados de dois alelos mutantes.
   a. Com o alelo 1 nic-2, você não obtém nenhum prototrófico.

39. Com o alelo 2 nic-2, você obtém três colônias prototróficas, A, B e C, e cruza cada uma separadamente com uma cepa do tipo selvagem de *Neurospora*. A partir do cruzamento prototrófico A × tipo selvagem, você obtém 100 descendentes, todos prototróficos. A partir do cruzamento prototrófico B × tipo selvagem, você obtém 100 descendentes, dos quais 78 são prototrófico e 22 são dependentes de nicotinamida. Do cruzamento prototrófico C × selvagem, você obtém 1.000 descendentes, dos quais 996 são prototróficos e 4 requerem nicotinamida. Explique esses resultados em nível molecular.

### GENÉTICA E SOCIEDADE

Pesquisadores na França desenvolveram uma técnica para mobilizar transitoriamente elementos transponíveis em plantas de cultivo para gerar rapidamente um grande número de novas mutações com a expectativa de que alguns desses mutantes melhorarão a coleta. Os criadores de plantas rastreariam os mutantes e identificariam aqueles que são benéficos. No passado, os melhoristas de plantas usaram a mutagênese de raios X para criar novas mutações em plantas cultivadas. A técnica não envolve "engenharia genética", ou a inserção de genes estranhos em uma espécie. Como os consumidores ou agências governamentais podem responder a essa nova tecnologia? Como você orientaria o processo de tomada de decisão com base em seu conhecimento sobre transpósons?

# Alterações Cromossômicas em Grande Escala

**CAPÍTULO 17**

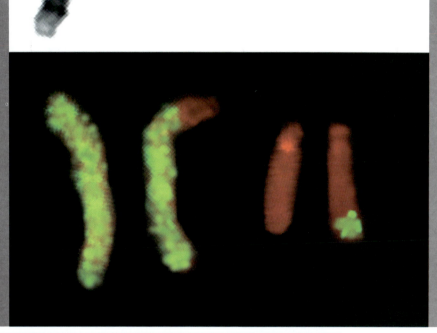

## Visão geral do capítulo e objetivos de aprendizagem

### 17.1 Alterações no número de cromossomos, 546

**OA 17.1** Distinguir entre os diferentes tipos de poliploidia e prever seus efeitos na meiose e na prole subsequente.

**OA 17.2** Prever o resultado da primeira e da segunda divisão meiótica não disjuncional.

### 17.2 Alterações na estrutura cromossômica, 560

**OA 17.3** Distinguir entre os principais tipos de rearranjos cromossômicos (translocações, inversões, deleções, duplicações) e diagnosticar sua presença na análise da prole.

**OA 17.4** Em um cruzamento envolvendo um rearranjo cromossômico conhecido, preveja a herança de genes ligados e não ligados ao rearranjo.

### 17.3 Consequências fenotípicas das alterações cromossômicas, 570

**OA 17.5** Distinguir entre as principais síndromes humanas decorrentes de alterações cromossômicas.

Uma translocação recíproca revelada por coloração cromossômica. Uma suspensão de cromossomos de muitas células é passada por um dispositivo eletrônico que classifica os cromossomos por tamanho. O DNA é extraído dos cromossomos individuais, desnaturado, ligado a um dos vários corantes fluorescentes e, em seguida, adicionado a cromossomos parcialmente desnaturados em uma lâmina. O DNA fluorescente "encontra" seu próprio cromossomo e liga-se ao longo de seu comprimento por complementaridade de bases, "colorindo-o". Neste exemplo, corantes vermelho e verde foram usados para colorir diferentes cromossomos. A figura mostra preparações não coradas (acima) e coradas (abaixo). A preparação corada mostra um cromossomo verde normal, um vermelho normal e dois com segmentos trocados. [SPL/Science Source.]

**546** Parte 3 Princípios Fundamentais de Mutação, Variação e Evolução

> **Objetivo do capítulo**
> 
> O objetivo geral deste capítulo é distinguir entre os principais tipos de mutações cromossômicas usando dados citológicos e genéticos, bem como prever os efeitos das mutações cromossômicas nos fenótipos do organismo.

Um jovem casal está planejando ter filhos. O marido sabe que sua avó teve um filho com síndrome de Down de um segundo casamento. A síndrome de Down é um conjunto de alterações físicas e mentais causadas pela presença de um cromossomo 21 extra (**Figura 17.1**). Não há registro disponível do nascimento daquela criança, ocorrido no início do século XX, mas o casal desconhece outros casos de síndrome de Down em suas famílias.

O casal ouviu dizer que a síndrome de Down resulta de um erro raro na produção dos óvulos, e, portanto, eles chegam à conclusão de que têm poucas chances de ter um filho assim; logo, eles decidem ter filhos. Seu primeiro filho não é afetado, mas na segunda gestação ocorre um aborto espontâneo. Na terceira gestação, eles têm uma criança com síndrome de Down. Esse fato foi uma coincidência ou uma combinação entre os genes da família? O aborto espontâneo foi significativo? Que testes podem ser necessários para investigar esta situação? A análise disso tudo é o tema deste capítulo.

Vimos ao longo deste livro que as mutações genéticas são uma fonte importante de mudança na sequência genômica. No entanto, o genoma também pode ser remodelado em uma escala maior por alterações na estrutura dos cromossomos ou por mudanças no número de cópias dos cromossomos em uma célula. Essas variações em grande escala são chamadas de mutações cromossômicas de modo a distingui-las das mutações genéticas. Em termos gerais, essas últimas são definidas como mudanças que ocorrem dentro de um gene, enquanto as primeiras, como alterações em uma região do cromossomo, abrangem múltiplos genes. Mutações genéticas nunca são detectáveis microscopicamente: um cromossomo que carrega uma mutação genética, sob o microscópio, parece semelhante àquele que carrega o alelo do tipo selvagem. Em contraste, muitas mutações cromossômicas podem ser detectadas por microscopia, por análise genética ou molecular, ou por uma combinação dessas técnicas. Mutações cromossômicas foram melhor caracterizadas em eucariotos, e todos os exemplos neste capítulo pertencem a esse grupo.

As mutações cromossômicas são importantes para cientistas e médicos por várias razões. Primeiro, eles podem ser fontes de *insights* sobre como os genes agem em conjunto em uma escala genômica. Em segundo lugar, eles revelam várias características importantes da meiose e da arquitetura cromossômica. Terceiro, eles constituem ferramentas úteis para manipulação genômica experimental. Em quinto lugar, eles são fontes de compreensão dos processos evolutivos. Quinto, mutações cromossômicas são regularmente encontradas em humanos, e algumas dessas mutações causam doenças genéticas.

Muitas mutações cromossômicas causam anomalias nas funções da célula e do organismo. Grande parte dessas anomalias resulta de mudanças no *número de genes* ou na *posição do gene*. Em alguns casos, uma mutação cromossômica resulta da quebra do cromossomo. Quando a quebra ocorre dentro de um gene, o resultado é a sua interrupção funcional.

Para os nossos propósitos, dividiremos as mutações cromossômicas em dois grupos: mudanças no *número* de cromossomos e mudanças na *estrutura* dos cromossomos. Esses dois grupos representam dois tipos de eventos fundamentalmente diferentes. Alterações no número de cromossomos não estão associados com alterações estruturais de nenhuma das moléculas de DNA da célula. Em vez disso, é o *número* dessas moléculas de DNA que é alterado, e essa mudança no número é a base de seus efeitos genéticos. Mudanças na estrutura dos cromossomos, por outro lado, resultam em novos arranjos de sequência dentro de uma ou mais duplas-hélices de DNA. Esses dois tipos de mutações cromossômicas são ilustrados na **Figura 17.2**, que é um resumo dos tópicos deste capítulo. Começamos explorando a natureza e as consequências das mudanças no número de cromossomos.

## 17.1 Alterações no número de cromossomos

**OA 17.1** Distinguir entre os diferentes tipos de poliploidia e prever seus efeitos na meiose e na prole subsequente.

**OA 17.2** Prever o resultado da primeira e segunda divisão meiótica não disjuncional.

Na genética como um todo, poucos tópicos afetam os assuntos humanos de forma tão direta quanto o das mudanças no número de cromossomos presentes em nossas células. O mais importante é o fato de que um grupo de doenças genéticas comuns resulta da presença de um número anormal de cromossomos.

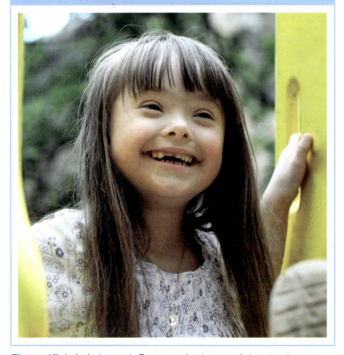

**Figura 17.1** A síndrome de Down resulta de uma cópia extra do cromossomo 21. [*DenKuvaiev/iStock.*]

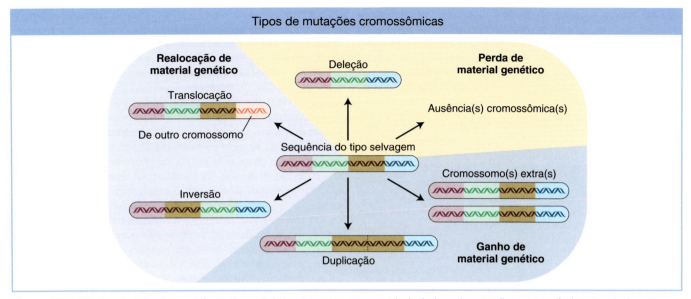

**Figura 17.2** A ilustração é dividida em três regiões coloridas para representar os principais tipos de mutações cromossômicas que podem ocorrer: perda, ganho ou realocação de cromossomos inteiros ou segmentos cromossômicos. O cromossomo de tipo selvagem é mostrado no centro.

Embora esse grupo de distúrbios seja pequeno, esses configuram a principal causa genética de aborto, defeitos de nascença e deficiências de desenvolvimento em humanos. Também é de grande importância para os seres humanos o papel das mutações cromossômicas no melhoramento de plantas: quando melhoradas, têm seu número de cromossomos rotineiramente manipulado para melhorar as colheitas agrícolas comercialmente importantes.

As alterações no número de cromossomos são de dois tipos básicos: em conjuntos *inteiros* de cromossomos, resultando em uma condição chamada *euploidia aberrante*, e em *partes* dos conjuntos cromossômicos, resultando em uma condição chamada *aneuploidia*.

## Euploidia aberrante

Organismos com múltiplos do conjunto básico de cromossomos (genoma) são chamados de **euploides**. Você aprendeu nos capítulos anteriores que eucariontes familiares, tais como plantas, animais e fungos carregam em suas células um conjunto cromossômico (haploidia) ou dois conjuntos cromossômicos (diploidia). Nessas espécies, tanto o estado **haploide** quanto o **diploide** são casos de euploidia normal. Organismos que têm mais ou menos do que o número normal de conjuntos são euploides aberrantes. **Poliploides** são organismos individuais que possuem mais de dois conjuntos de cromossomos. Eles podem ser representados por *3n* (**triploide**), *4n* (**tetraploide**), 5n (**pentaploide**), 6n (**hexaploide**) e assim por diante. O número de conjuntos de cromossomos é chamado de nível de ploidia ou simplesmente ploidia. O número de cromossomos em um conjunto é chamado de **número haploide de cromossomos**. Um membro individual de uma espécie normalmente diploide que tem apenas um conjunto cromossômico (n) é chamado de **monoploide** para distingui-lo de um membro individual de uma espécie normalmente haploide (também *n*). Exemplos dessas condições são mostrados na Tabela 17.1.

**Monoploides.** Abelhas, vespas e formigas machos são monoploides. Nos ciclos de vida normais desses insetos, os machos desenvolvem-se por partenogênese (o desenvolvimento de um

**Tabela 17.1** Constituições cromossômicas em um organismo normalmente diploide com três cromossomos (identificados como A, B e C) no conjunto básico*.

| Nome | Designação | Constituição | Número de cromossomos |
|---|---|---|---|
| *Euploide normal* | | | |
| Diploide | 2n | AA BB CC | 6 |
| *Euploides aberrantes* | | | |
| Monoploide | n | A B C | 3 |
| Triploide | 3n | AAA BBB CCC | 9 |
| Tetraploide | 4n | AAAA BBBB CCCC | 12 |
| *Aneuploides* | | | |
| Monossômico | 2n − 1 | A BB CC | 5 |
| | | AA B CC | 5 |
| | | AA BB C | 5 |
| Trissômico | 2n + 1 | AAA BB CC | 7 |
| | | AA BBB CC | 7 |
| | | AA BB CCC | 7 |

*No caso mostrado, o número de cromossomos no conjunto básico (número de cromossomos haploide) é três.

tipo especializado de ovo não fertilizado em um embrião sem a necessidade de fertilização). Na maioria das outras espécies, entretanto, os zigotos monoploides não se desenvolvem. A razão é que virtualmente todos os membros de uma espécie diploide carregam uma série de mutações recessivas deletérias, chamadas em conjunto de **carga genética**. Os alelos recessivos deletérios são mascarados por alelos do tipo selvagem na condição diploide, mas os efeitos desses alelos podem ser observados em um monoploide derivado de um diploide. Monoploides que se desenvolvem para estágios avançados são anormais. Se sobreviverem até a idade adulta, suas células germinativas não podem prosseguir por meio da meiose normalmente porque os cromossomos não têm parceiros de pareamento. Assim, os monoploides são caracteristicamente estéreis. (As abelhas, vespas e formigas machos contornam a meiose; nesses grupos, os gametas são produzidos por *mitose*).

**Poliploides.** A poliploidia é muito comum em plantas, mas rara em animais. As razões para essa diferença são atualmente desconhecidas. No entanto, está claro que o aumento do número de conjuntos de cromossomos tem sido um fator importante na origem de novas espécies vegetais. A evidência para esse benefício é que acima de um número haploide de cromossomos de cerca de 12, os números pares de cromossomos são muito mais comuns do que os ímpares. Esse padrão é uma consequência da origem poliploide de muitas espécies de plantas, porque a duplicação e o redobramento de um número podem dar origem apenas a números pares. As espécies animais não apresentam tal distribuição, devido à raridade relativa de animais poliploides.

Em euploides aberrantes, geralmente há uma correlação entre o número de cópias do conjunto de cromossomos e o tamanho do organismo. Um organismo tetraploide, por exemplo, normalmente se parece muito com sua contraparte diploide em suas proporções, exceto que o tetraploide é maior, tanto como um todo quanto em suas partes componentes. Quanto mais alto o nível de ploidia, maior o tamanho do organismo (**Figura 17.3**).

**CONCEITO-CHAVE** Os poliploides são geralmente maiores e têm componentes maiores do que seus parentes diploides.

No reino dos poliploides, devemos distinguir entre **autopoliploides**, que têm vários conjuntos de cromossomos provenientes de dentro de uma espécie, e **alopoliploides**, que têm conjuntos de duas ou mais espécies diferentes. Os alopoliploides formam-se apenas entre espécies estreitamente relacionadas; no entanto, os diferentes conjuntos de cromossomos são apenas **homeólogos** (parcialmente homólogos), não totalmente homólogos, pois são autopoliploides.

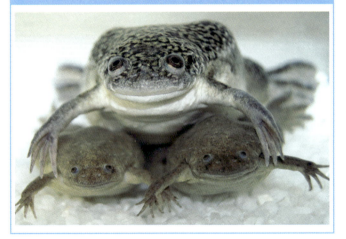

**Figura 17.3** Uma espécie de rã (*Xenopus laevis*) com um genoma tetraploide (acima das outras) é maior do que uma espécie intimamente relacionada (*X. tropicalis*) com um genoma diploide (as de baixo). [*Cortesia de Atsushi Suzuki, Amphibian Research Center, Hiroshima University.*]

*Autopoliploides.* Os triploides ($3n$) são geralmente autopoliploides. Eles surgem espontaneamente na natureza, mas podem ser construídos por geneticistas a partir do cruzamento de um $4n$ (tetraploide) e um $2n$ (diploide). Os gametas $2n$ e $n$ produzidos pelo tetraploide e pelo diploide, respectivamente, unem-se para formar um $3n$ triploide. Os triploides são caracteristicamente estéreis. Por exemplo, as bananas que estão amplamente disponíveis comercialmente são triploides estéreis com 11 cromossomos em cada conjunto ($3n = 33$). A expressão mais óbvia da esterilidade da banana é a ausência de sementes nas frutas que comemos (as partículas pretas nas bananas são óvulos, não sementes; as sementes da banana são duras como pedras – quebradores reais de dentes). As melancias sem sementes são outro exemplo da exploração comercial da triploidia em plantas.

O problema (que também é verdadeiro para os monoploides) está na presença de cromossomos não pareados na meiose. Os mecanismos moleculares para sinapses (ver Capítulo 2), ou pareamento verdadeiro, ditam que, em um triploide, o pareamento pode ocorrer entre apenas dois dos três cromossomos (**Figura 17.4**). Homólogos pareados (**bivalentes**) segregam em polos opostos, mas os homólogos não pareados (**univalentes**) passam para qualquer um dos polos aleatoriamente. Em um **trivalente** – um grupo pareado de três – os centrômeros pareados segregam como bivalente, e o não pareado, como univalente. Essas segregações ocorrem para cada trio de cromossomos; assim, para cada um dos tipos de cromossomos independentes (p. ex., A, B e C em um organismo com um número de cromossomos haploides de três), o gameta poderia receber um ou dois cromossomos. É improvável que um gameta receba dois para cada tipo cromossômico ou que receba um para cada tipo cromossômico. Por exemplo, um gameta pode receber duas cópias do cromossomo A, uma cópia do cromossomo B e duas cópias do cromossomo C. Portanto, é provável que os gametas tenham números cromossômicos intermediários entre o número haploide e o diploide; tais genomas são de um tipo denominado **aneuploide** ("não euploide").

Os gametas aneuploides geralmente não dão origem a uma descendência viável. Nas plantas, os grãos de pólen aneuploides são geralmente inviáveis e, portanto, incapazes de fertilizar o gameta feminino. Em qualquer organismo, os zigotos que podem surgir da fusão entre um gameta haploide e um aneuploide serão aneuploides – e, normalmente, esses zigotos também são inviáveis. Vamos examinar a razão subjacente para a inviabilidade de aneuploides quando considerarmos o balanço gênico no final do capítulo.

**CONCEITO-CHAVE** Poliploides com números ímpares de conjuntos de cromossomos, como triploides, são estéreis ou altamente inférteis porque seus gametas e descendentes são aneuploides.

Autotetraploides surgem da duplicação de um complemento $2n$ para $4n$. Essa duplicação pode ocorrer espontaneamente, mas também pode ser induzida artificialmente pela aplicação de agentes químicos que interrompem a polimerização dos microtúbulos. Conforme visto no Capítulo 2, a segregação cromossômica é alimentada por fibras do fuso, que são polímeros da proteína tubulina. Portanto, a interrupção da polimerização dos microtúbulos bloqueia a segregação cromossômica. O tratamento químico é normalmente aplicado ao tecido somático durante a formação das fibras do fuso em células em divisão. O tecido poliploide resultante (como um ramo poliploide de

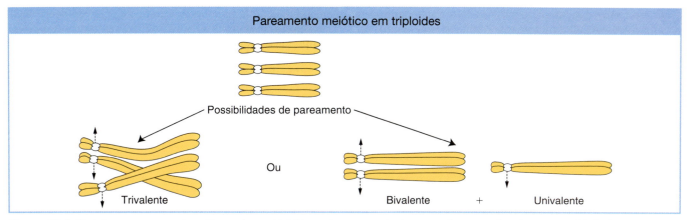

**Figura 17.4** Os três cromossomos homólogos de um triploide podem parear de duas maneiras na meiose I, como um trivalente ou como um bivalente mais um univalente.

uma planta) pode ser detectado examinando cromossomos corados do tecido em um microscópio. Tal ramo pode ser removido e usado como uma estaquia para gerar uma planta poliploide ou pode produzir flores, que, quando autofecundadas, produziriam uma prole poliploide. Um agente antitubulina comumente utilizado é colchicina, um alcaloide extraído do açafrão do prado. Em células tratadas com colchicina, as fases do ciclo celular ocorrem, mas a segregação de cromossomos ou divisão celular não. Conforme a célula tratada entra na telófase, uma membrana nuclear se forma ao redor de todo o conjunto duplo de cromossomos. Assim, o tratamento de células diploides ($2n$) com colchicina por um ciclo celular leva a tetraploides ($4n$) com exatamente quatro cópias de cada tipo de cromossomo (**Figura 17.5**). Observe que todos os alelos no genótipo são duplicados. Portanto, se uma célula diploide do genótipo A/a; B/b é duplicada, o autotetraploide resultante será do genótipo A/A/a/a; B/B/b/b. O tratamento em um ciclo celular adicional produz octoploides (8n), e assim por diante. Este método funciona em células vegetais e animais, mas, geralmente, as plantas parecem ser muito mais tolerantes a poliploides. Muitas plantas autotetraploides naturais, como batata, amendoim e café, e plantas autotetraploides induzidas, como melancia, foram desenvolvidas como safras comerciais para aproveitar seu tamanho aumentado (**Figura 17.6**). Frutas e flores grandes são mais apreciadas.

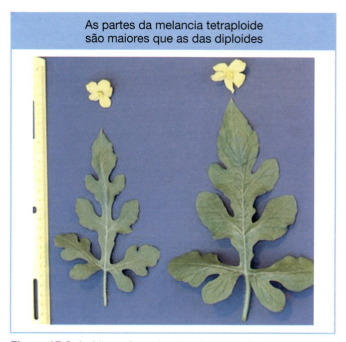

**Figura 17.6** As folhas e flores da melancia diploide (à esquerda) e tetraploide (à direita). [Michael E. Compton, University of Wisconsin – Platteville.]

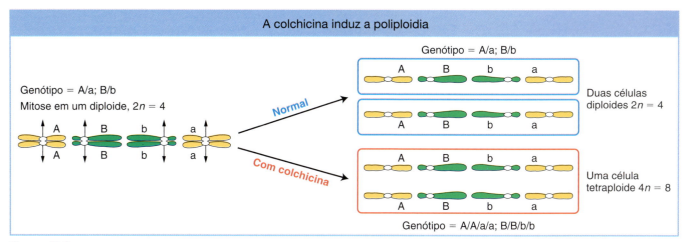

**Figura 17.5** A colchicina pode ser aplicada para gerar um tetraploide a partir de um diploide. Quando adicionada às células mitóticas durante a metáfase e a anáfase, interrompe a formação das fibras do fuso, evitando a migração das cromátides irmãs após a divisão do centrômero. É criada uma única célula que contém pares de cromossomos idênticos que são homozigotos em todos os *loci*.

Como quatro é um número par, os autotetraploides podem ter uma meiose regular, embora esse resultado nem sempre seja o caso. O fator crucial é como os quatro cromossomos de cada conjunto se pareiam e se segregam. Existem várias possibilidades, conforme mostrado na **Figura 17.7**. Se os cromossomos emparelham como bivalentes ou quadrivalentes, segregam normalmente, produzindo gametas diploides. A fusão dos gametas na fertilização regenera o estado tetraploide. Se trivalentes formarem-se, a segregação levará a gametas aneuploides não funcionais e, portanto, à esterilidade.

*Alopoliploides.* Um alopoliploide é uma planta híbrida de duas ou mais espécies, contendo duas ou mais cópias de cada um dos genomas de entrada. O alopoliploide prototípico era um alotetraploide sintetizado por Georgi Karpechenko em 1928. Ele queria fazer um híbrido fértil que tivesse as folhas do repolho (*Brassica*) e as raízes do rabanete (*Raphanus*), porque eram as partes agrícolas importantes de cada planta. Cada uma dessas duas espécies tem 18 cromossomos e, portanto, $2n_1 = 2n_2 = 18$ e $n_1 = n_2 = 9$. As espécies estão relacionadas o suficiente para permitir o intercruzamento. A fusão de um gameta $n_1$ e um $n_2$ produziu um indivíduo da prole híbrida viável de constituição $n_1 + n_2 = 18$. No entanto, esse híbrido era funcionalmente estéril, uma vez que os 9 cromossomos do progenitor repolho eram diferentes dos cromossomos de rabanete o suficiente para que os pares não fizessem sinapse e se segregassem normalmente na meiose, de modo que o híbrido não poderia produzir gametas funcionais.

Eventualmente, uma parte da planta híbrida produziu algumas sementes. No plantio, essas sementes produziram indivíduos férteis com 36 cromossomos. Todos esses indivíduos eram alopoliploides. Eles aparentemente foram derivados da duplicação espontânea e acidental do cromossomo para $2n_1 + 2n_2$ em uma região do híbrido estéril, presumivelmente no tecido que acabou se tornando uma flor e passou por meiose para produzir gametas. No tecido $2n_1 + 2n_2$, há um parceiro de pareamento para cada cromossomo, e os gametas funcionais do tipo $n_1 + n_2$ são produzidos. Esses gametas fundem-se para originar uma prole alopoliploide $2n_1 + 2n_2$, que também é fértil. Esse tipo de alopoliploide às vezes é chamado de **anfidiploide** ou diploide duplo (**Figura 17.8**). O tratamento de um híbrido estéril com colchicina aumenta muito as chances de que os conjuntos de cromossomos dobrem. Anfidiploides hoje são sintetizados rotineiramente dessa maneira.

Quando o alopoliploide de Karpechenko foi cruzado com as espécies parentais – o repolho ou o rabanete –, resultou em uma prole estéril. Os descendentes do cruzamento com repolho foram $2n_1 + n_2$, constituídos de um gameta $n_1 + n_2$ do alopoliploide e um gameta $n_1$ do repolho. Os cromossomos $n_2$ não tinham parceiros de pareamento; assim, uma meiose normal não poderia acontecer, e os descendentes eram estéreis. Assim,

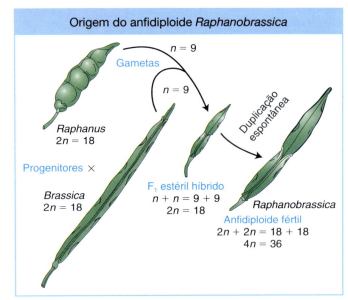

**Figura 17.8** Na prole de um cruzamento de repolho (*Brassica*) e rabanete (*Raphanus*), o anfidiploide fértil surgiu da duplicação espontânea no híbrido estéril $2n = 18$. Os esboços representam as vagens de cada espécie parental e os híbridos.

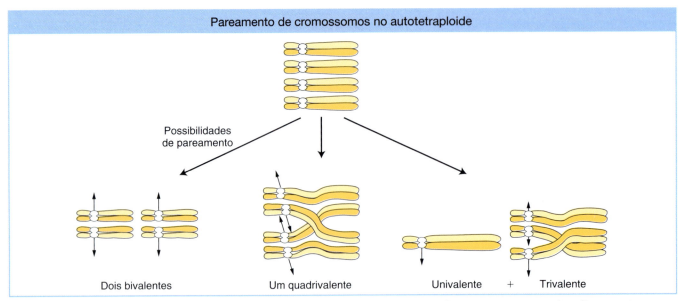

**Figura 17.7** Existem três possibilidades diferentes de pareamento na meiose I em tetraploides. Os quatro cromossomos homólogos podem parear como dois bivalentes ou como um quadrivalente, e cada uma pode produzir gametas funcionais. Uma terceira possibilidade, um trivalente mais um univalente, produz gametas não funcionais.

Karpechenko havia efetivamente criado uma nova espécie, sem possibilidade de troca gênica com repolho ou rabanete. Ele chamou sua nova planta de *Raphanobrassica*.

Na natureza, a alopoliploidia parece ter sido uma grande força na evolução de novas espécies de plantas. Um exemplo convincente é mostrado pelo gênero *Brassica*, conforme ilustrado na **Figura 17.9**. Aqui, três espécies parentais diferentes hibridizaram em todas as combinações de pares possíveis para formar novas espécies anfidiploides. A poliploidia natural já foi vista como uma ocorrência rara, mas trabalhos recentes mostraram que é um evento recorrente em muitas espécies de plantas. A utilização de marcadores de DNA tornou possível mostrar que poliploides em qualquer população ou área que aparentam ser os mesmos são o resultado de muitas fusões passadas independentes entre indivíduos geneticamente distintos das mesmas duas espécies parentais. Estima-se que 50% de todas as plantas angiospermas são poliploides, resultantes de auto ou alopoliploidia. Como resultado de múltiplas poliploidizações, a quantidade de variação alélica dentro de uma espécie poliploide é muito maior do que se pensava anteriormente, contribuindo, talvez, para seu potencial de adaptação.

A alopoliploidia tem também sido importante na produção de plantas de culturas modernas. Além dos exemplos de espécies de *Brassica*, o algodão do novo mundo é um alopoliploide natural que surgiu espontaneamente, assim como o trigo.

As células vegetais alopoliploides também podem ser produzidas artificialmente pela fusão de células diploides de diferentes espécies. Primeiro, as paredes de duas células diploides são removidas por tratamento com uma enzima, e as membranas das duas células fundem-se e tornam-se uma. Os núcleos também se fundem frequentemente, resultando no poliploide. Caso a célula for nutrida com os hormônios e nutrientes apropriados, ela se dividirá para se tornar uma pequena plântula alopoliploide, que pode então ser transferida para o solo.

**CONCEITO-CHAVE** As plantas alopoliploides podem surgir na natureza ou ser sintetizadas ao cruzarem-se espécies relacionadas, dobrando os cromossomos do híbrido, ou por fusão de células diploides. A alopoliploidia tem desempenhado um papel importante na formação de muitas espécies de plantas naturais e agrícolas.

**Animais poliploides.** Como observado anteriormente, a poliploidia é mais comum em plantas do que em animais, mas há casos de animais poliploides de ocorrência natural. As espécies poliploides de platelmintos, sanguessugas e camarões de salmoura se reproduzem por partenogênese. *Drosophilas* triploides e tetraploides foram sintetizadas experimentalmente. Anfíbios e répteis poliploides que ocorrem naturalmente são surpreendentemente comuns. Eles têm vários modos de reprodução: espécies

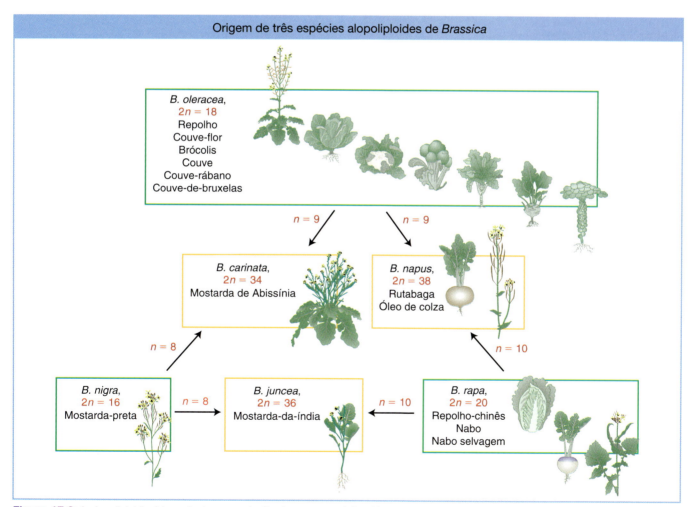

**Figura 17.9** A alopoliploidia é importante na produção de novas espécies. No exemplo mostrado, três espécies diploides de *Brassica* (*caixas verdes*) foram cruzadas em diferentes combinações para produzir seus alopoliploides (*caixas amarelas*). Alguns dos derivados agrícolas de algumas das espécies são mostrados nas caixas.

poliploides de rãs e sapos participam da reprodução sexuada, enquanto salamandras poliploides e lagartos são partenogenéticos. Os Salmonidae (a família de peixes que inclui o salmão e a truta) fornecem um exemplo familiar das numerosas espécies animais que parecem ter se originado da poliploidia ancestral.

A esterilidade dos triploides tem sido explorada comercialmente em animais e também em plantas. Ostras triploides foram desenvolvidas por oferecerem vantagem comercial sobre seus parentes diploides. Os diploides passam por uma estação de desova, quando são intragáveis, enquanto os triploides estéreis não desovam e são palatáveis o ano todo.

## Aneuploidia

A aneuploidia é a segunda categoria principal de aberrações cromossômicas em que o número de cromossomos é anormal. Um aneuploide é um organismo individual cujo número de cromossomos difere do tipo selvagem por parte de um conjunto de cromossomos. Geralmente, o conjunto cromossômico aneuploide difere do tipo selvagem por apenas um cromossomo ou por um pequeno número de cromossomos. Um aneuploide pode ter um número de cromossomos maior ou menor do que o do tipo selvagem. A nomenclatura (ver Tabela 17.1) é baseada no número de cópias do cromossomo específico no estado aneuploide. Para autossomos em organismos diploides, o aneuploide $2n + 1$ é **trissômico**, $2n - 1$ é **monossômico** e $2n - 2$ (o "$-2$" representa a perda de ambos os homólogos de um cromossomo) é **nulissômico**. Em haploides, $n + 1$ é problemático. Uma nomenclatura especial é usada para descrever aneuploides de cromossomos sexuais porque ela deve lidar com os dois cromossomos diferentes. A nomenclatura apenas lista as cópias de cada cromossomo sexual, como XXY, XYY, XXX ou XO (em que "O" significa ausência de um cromossomo e é incluído para mostrar que o símbolo X único não é um erro tipográfico).

**Não disjunção.** A causa da maior parte da aneuploidia é a não disjunção no curso da meiose ou da mitose. Disjunção é outra palavra para a segregação normal de cromossomos homólogos ou cromátides em polos opostos nas divisões meióticas ou mitóticas. A não disjunção é uma falha desse processo, na qual dois cromossomos ou cromátides vão incorretamente para um polo e nenhum para o outro.

A não disjunção *mitótica* pode ocorrer à medida que as células dividem-se durante o desenvolvimento. Como resultado, seções do corpo serão aneuploides (setores aneuploides). A não disjunção *meiótica* é mais comumente encontrada. Nesse caso, os produtos da meiose são aneuploides, levando a descendentes em que todo o organismo é aneuploide. Ainda na não disjunção meiótica, os cromossomos podem falhar ao se separar na primeira ou na segunda divisão meiótica (**Figura 17.10**). De qualquer maneira, são produzidos gametas $n - 1$ e $n + 1$. Se um gameta $n - 1$ é fertilizado por um gameta $n$, um zigoto monossômico ($2n-1$) é produzido. A fusão de um $n + 1$ e um gameta $n$ produz um trissômico $2n + 1$.

**CONCEITO-CHAVE** Organismos aneuploides resultam principalmente da não disjunção em uma meiose parental.

A não disjunção ocorre espontaneamente. Como a maioria das mutações genéticas, é um exemplo de falha de um processo celular básico. Os processos moleculares que falham não são conhecidos com exatidão, mas, em sistemas experimentais, a frequência de não disjunção pode ser aumentada pela interferência com a polimerização dos microtúbulos, inibindo assim o movimento normal do cromossomo. A disjunção parece ser

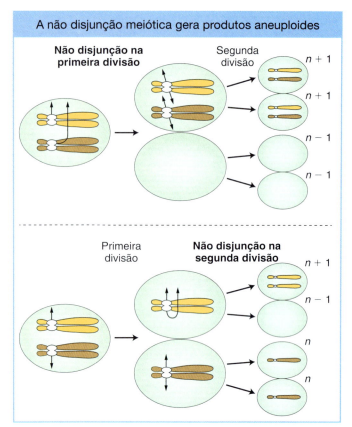

**Figura 17.10** Os produtos aneuploides da meiose (*i. e.*, gametas) são produzidos por não disjunção na primeira ou segunda divisão meiótica. Observe que todos os outros cromossomos estão presentes em número normal, inclusive nas células nas quais nenhum cromossomo é mostrado.

mais propensa a dar errado na meiose I. Essa falha não é surpreendente, porque a disjunção normal na anáfase I exige que as cromátides homólogas da tétrade permaneçam pareadas durante a prófase I e metáfase I, e isso requer *crossovers*. Em contraste, a disjunção adequada na anáfase II ou na mitose requer que o centrômero se divida apropriadamente, mas não requer pareamento cromossômico ou *crossing over*.

Os *crossovers* são um componente necessário do processo normal de disjunção. De alguma forma, a formação de um quiasma ajuda a manter um bivalente unido e garante que as duas díades irão para polos opostos. Na maioria dos organismos, a quantidade de *crossing over* é suficiente para garantir que todos os bivalentes tenham pelo menos um quiasma por meiose. Em *Drosophila*, muitos dos cromossomos não disjuncionais vistos nos gametas dissômicos ($n + 1$) são não recombinantes, mostrando que eles surgem de meioses em que não existe *crossing over* nesse cromossomo. Observações semelhantes foram feitas em trissomias humanas. Além disso, em vários organismos experimentais diferentes, as mutações que interferem na recombinação têm o efeito de aumentar massivamente a frequência da não disjunção da meiose. Todas essas observações fornecem evidências para o papel do *crossing over* na manutenção do par de cromossomos; na ausência dessas associações, os cromossomos são vulneráveis à não disjunção da anáfase I.

**CONCEITO-CHAVE** Os *crossovers* são necessários para manter os bivalentes pareados até a anáfase I. Se o *crossing over* falhar por algum motivo, ocorre não disjunção da primeira divisão.

## Monossômicos (2n − 1)

Nos monossômicos, está faltando uma cópia de um cromossomo. Na maioria dos organismos diploides, a ausência de uma cópia cromossômica de um par é deletéria. Em humanos, um monossômico de qualquer um dos autossomos morre no útero. Muitos monossômicos do cromossomo X também morrem no útero, mas alguns são viáveis. Um complemento de cromossomo humano de 44 autossomos mais um único X produz uma condição conhecida como síndrome de Turner, representada como XO. As pessoas afetadas têm um fenótipo característico: são mulheres estéreis, de baixa estatura e geralmente com um pescoço alado que se estende até os ombros (**Figura 17.11**).

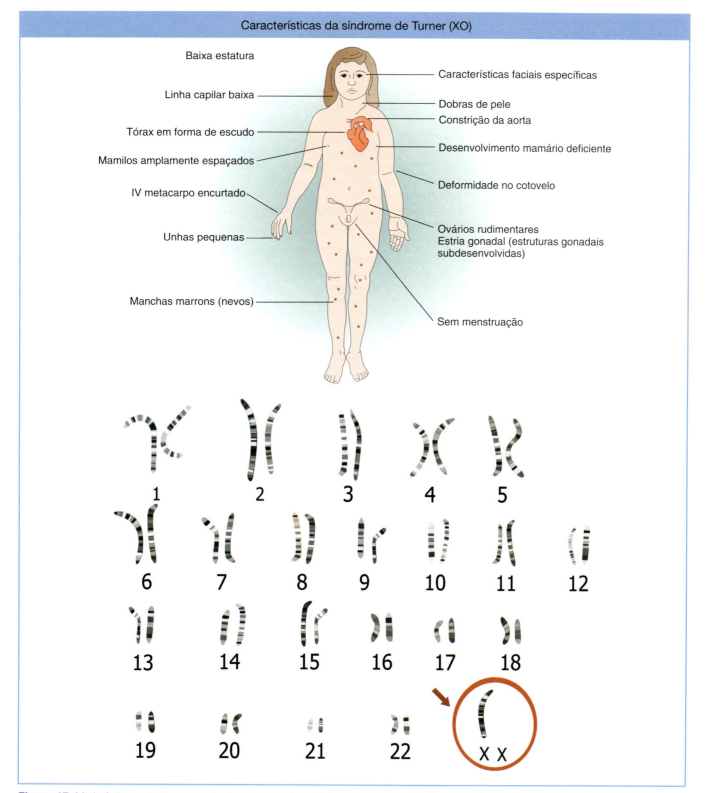

**Figura 17.11** A síndrome de Turner resulta da presença de um único cromossomo X (XO), que pode ser visto na imagem dos cromossomos de um indivíduo com tal síndrome. [*Zuzanae/Shutterstock.com.*]

Embora sua inteligência seja quase normal, algumas de suas funções cognitivas específicas são defeituosas. Cerca de 1 em 5 000 nascimentos de mulheres apresenta a síndrome de Turner.

Os geneticistas têm usado plantas viáveis monossômicas para mapear alelos mutantes recessivos recém-descobertos para um cromossomo específico. Por exemplo, pode-se fazer um conjunto de linhagens monossômicas, cada uma conhecida por não ter um cromossomo diferente. Homozigotos para o novo alelo mutante são cruzados com cada linhagem monossômica, e a prole de cada cruzamento é inspecionada para o fenótipo recessivo. O aparecimento do fenótipo recessivo identifica o cromossomo que tem uma cópia ausente como aquele em que o gene não está localizado normalmente. O teste funciona porque metade dos gametas de um $2n - 1$ monossômico fértil será $n - 1$ e; quando um gameta $n - 1$ é fertilizado por um gameta portador de uma nova mutação no cromossomo homólogo, o alelo mutante será o único alelo desse gene presente, de modo que seu fenótipo pode ser observado.

Como ilustração, vamos supor que um gene $A$ com um alelo mutante $a$ esteja no cromossomo 2. Os cruzamentos de $a/a$ e a monossomia para o cromossomo 1 e o cromossomo 2 devem produzir resultados diferentes (cromossomo é abreviado como chr):

## Trissômicos ($2n + 1$)

Os trissômicos contêm uma cópia extra de um cromossomo. Em organismos diploides em geral, o desequilíbrio cromossômico da condição trissômica pode resultar em anormalidade ou morte. No entanto, existem muitos exemplos de trissomia viável. Além disso, a trissomia pode ser fértil. Quando as células de organismos trissômicos são observadas sob o microscópio no tempo de pareamento de cromossomos durante a meiose, os cromossomos trissômicos são vistos formando um grupo associado de três (um trivalente), ao passo que os outros cromossomos formam bivalentes regulares.

Que razão genética podemos esperar para os genes no cromossomo trissômico? Vamos considerar um gene $A$ que está próximo ao centrômero nesse cromossomo, de forma que a probabilidade de recombinação seja baixa, e vamos supor que o genótipo seja $A/a/a$. Além disso, vamos postular que, na anáfase I, os dois centrômeros pareados no trivalente passam para polos opostos e que o outro centrômero passa aleatoriamente para qualquer um dos polos. Então, podemos prever as três segregações igualmente frequentes mostradas na **Figura 17.12**. As segregações resultam em uma razão gamética geral, conforme mostrado nos seis compartimentos da Figura 17.12; isto é,

$$1/6\ A$$
$$2/6\ a$$
$$2/6\ A/a$$
$$1/6\ a/a$$

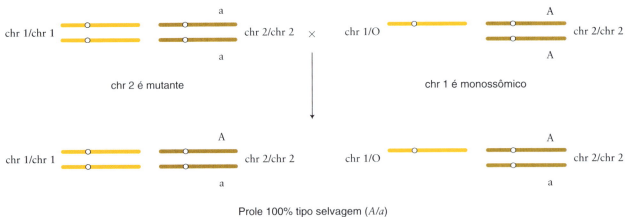

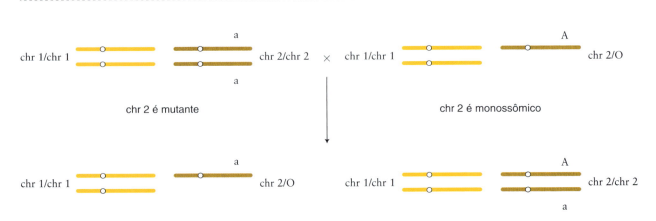

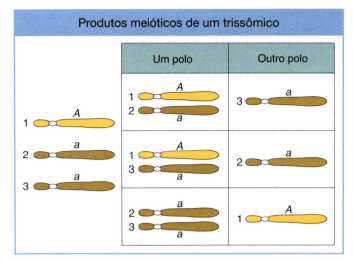

**Figura 17.12** Três segregações igualmente prováveis podem ocorrer na meiose de um trissômico A/a/a, produzindo os genótipos mostrados.

Existem vários exemplos de trissomias humanas viáveis. Vários tipos de trissômicos de cromossomos sexuais podem viver até a idade adulta. Cada um desses tipos é encontrado em uma frequência de cerca de 1 em 1 000 nascimentos do sexo relevante. (Ao considerar as trissomias dos cromossomos sexuais humanos, lembre-se de que o sexo dos mamíferos é determinado pela presença ou ausência do cromossomo Y.) A combinação XXY resulta na **síndrome de Klinefelter**. Pessoas com essa síndrome são do sexo masculino, com constituição magra, QI levemente prejudicado e estéreis (Figura 17.13). Outra combinação anormal, XYY, tem uma história controversa. Foram feitas tentativas de vinculá-la a uma predisposição à violência. No entanto, agora está claro que de forma alguma ela garante tal comportamento. A maioria dos machos com XYY são férteis. Meioses mostram pareamento normal do X com um dos Ys; o outro Y não pareia nem é transmitido aos gametas. Portanto, os gametas contêm X ou Y, mas nunca YY ou XY. Trissômicos triplo-X (XXX) são fêmeas fenotipicamente normais e férteis. A meiose mostra o pareamento de apenas dois cromossomos X; o terceiro não pareia. Consequentemente, os óvulos carregam apenas um X, e, como nos machos XYY, a condição não é transmitida à prole.

Das trissomias humanas, o tipo mais familiar é a **síndrome de Down** (Figura 17.14), discutida brevemente no início do capítulo. A frequência da síndrome de Down é de cerca de 0,15% de todos os nascidos vivos. A maioria das pessoas afetadas tem uma cópia extra do cromossomo 21 causada pela não disjunção do cromossomo 21 em um pai que é cromossomicamente normal. Nesse tipo esporádico de síndrome de Down, não há histórico familiar de aneuploidia. Alguns tipos mais raros da síndrome surgem de translocações (um tipo de rearranjo cromossômico discutido posteriormente neste capítulo); nesses casos, como veremos, ela é recorrente na prole porque a translocação pode ser transmitida de pai para filho.

Os fenótipos combinados que compõem a síndrome de Down incluem retardo mental (com um QI na faixa de 20 a 50); um rosto largo e achatado; olhos com prega epicântica (prega cutânea da pálpebra superior que cobre o canto interno do olho); baixa estatura; mãos curtas com um vinco em todo o meio, e uma língua grande e enrugada. As fêmeas podem ser férteis e produzir proles normais ou trissômicas, mas os machos são estéreis, com poucas exceções. Devido às melhorias no atendimento aos portadores da síndrome de Down, a expectativa média de vida é de 60 anos. A incidência da síndrome de Down está relacionada à idade materna: mães mais velhas correm um risco muito elevado de ter um filho com síndrome de Down (Figura 17.15). Por esse motivo, a análise do cromossomo fetal (por teste de DNA fetal livre de células, amniocentese ou amostra de vilosidades coriônicas) agora é recomendada para gestantes mais velhas. Embora a idade paterna não tenha sido associada a síndrome de Down, um efeito paterno sobre mutações pontuais também foi encontrado (ver Capítulo 1).

Embora o efeito da idade materna seja conhecido há muitos anos, as causas ainda são desconhecidas. No entanto, existem algumas correlações biológicas interessantes. Com a idade, possivelmente o cromossomo bivalente tem menos probabilidade de permanecer junto durante a prófase I da meiose. A parada meiótica de ovócitos (meiócitos femininos) no final da prófase I é um fenômeno comum em muitos animais. Em humanos do sexo feminino, todos os ovócitos estão presos no diploteno antes do nascimento. A meiose recomeça a cada período menstrual, o que significa que os cromossomos no bivalente devem permanecer devidamente associados por até cinco ou mais décadas. Se especularmos que essas associações têm uma probabilidade crescente de desfazerem-se por acidente com o passar do tempo, podemos imaginar um mecanismo que contribui para o aumento da não disjunção materna com a idade. Consistente com essa especulação, a maior parte das não disjunções relacionadas ao efeito da idade materna deve-se à não disjunção na anáfase I, não na anáfase II. No entanto, pesquisas recentes sugerem que fatores adicionais contribuem para a prevalência de aneuploidia em mães idosas, e a identificação desses fatores, bem como as intervenções preventivas, são áreas ativas de pesquisa.

Os únicos outros trissômicos autossômicos humanos que sobreviveram ao nascimento são aqueles com a trissomia do 13 (síndrome de Patau) e trissomia do 18 (síndrome de Edwards). Ambos têm graves anormalidades físicas e mentais. A síndrome fenotípica da trissomia do 13 inclui lábio leporino, cabeça pequena e malformada, pés "de rocha" e expectativa de vida média de 130 dias. A da trissomia do 18 inclui orelhas "semelhantes às de fauno", uma mandíbula pequena, uma pelve estreita e pés de balanço; quase todos os bebês com trissomia do cromossomo 18 morrem nas primeiras semanas após o nascimento. Todos os outros trissômicos morrem no útero.

## O conceito de balanço gênico

Ao considerar a euploidia aberrante, notamos que um aumento no número de conjuntos de cromossomos completos está correlacionado com o aumento do tamanho do organismo, mas que sua forma geral e suas proporções permanecem praticamente as mesmas. Em contraste, o aneuploide autossômico normalmente altera a forma e as proporções do organismo de maneiras características.

As plantas tendem a ser um pouco mais tolerantes à aneuploidia do que os animais. Estudos em estramônio (*Datura stramonium*) fornecem um exemplo clássico dos efeitos de aneuploidia e poliploidia. No estramônio, o número de cromossomos haploides é 12. Como esperado, o estramônio poliploide é proporcional ao diploide normal, só que maior. Em contraste, cada uma das 12 trissomias possíveis é desproporcional, mas de maneiras diferentes umas das outras, como exemplificado

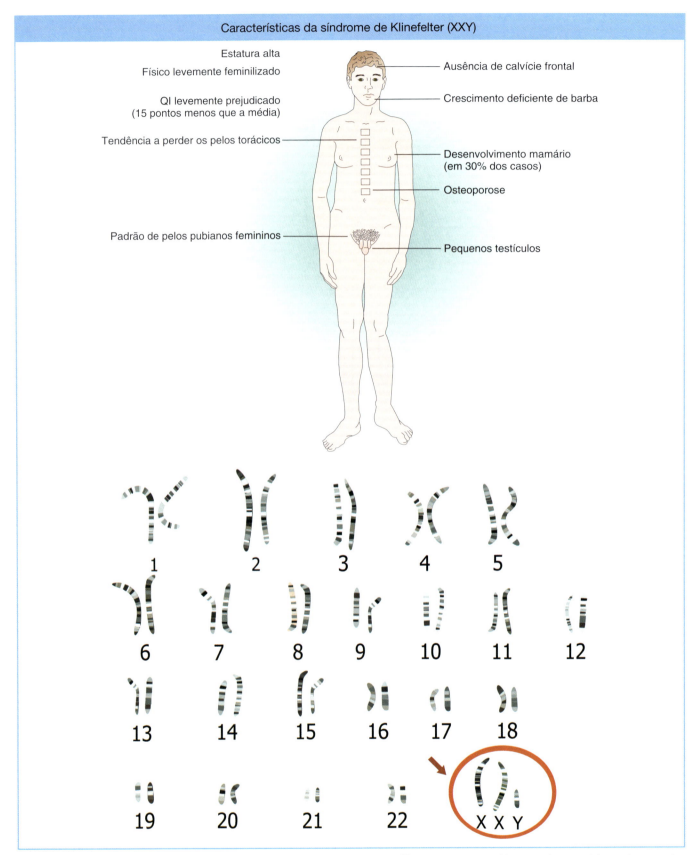

**Figura 17.13** A síndrome de Klinefelter resulta da presença de dois cromossomos X e um cromossomo Y, que podem ser vistos na imagem dos cromossomos de um indivíduo com síndrome de Klinefelter. [*Zuzanae/Shutterstock.com.*]

Capítulo 17 Alterações Cromossômicas em Grande Escala    557

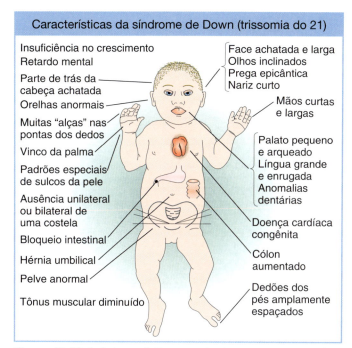

**Figura 17.14** A síndrome de Down resulta da presença de uma cópia extra do cromossomo 21.

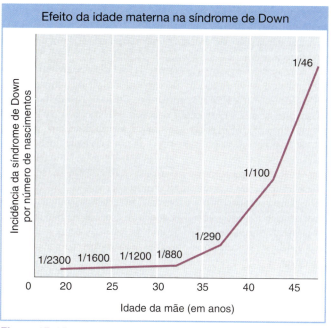

**Figura 17.15** Mães mais velhas têm mais chance de terem bebês com síndrome de Down do que mães mais jovens. [Dados de L.S. Penrose e G.F. Smith, Down's anomaly. Little, Brown and Company, 1966.]

pelas mudanças na forma da cápsula da semente (**Figura 17.16**). As 12 trissomias diferentes levam a 12 mudanças de forma diferentes e características na cápsula. Na verdade, essas características e outras da trissomia individual são confiáveis a ponto de a síndrome fenotípica poder ser usada para identificar plantas portadoras de uma trissomia particular. Da mesma forma, as 12 monossomias são diferentes umas das outras e de cada uma das trissomias. Em geral, uma monossomia para um cromossomo específico é mais severamente anormal do que a trissomia correspondente.

Vemos tendências semelhantes em animais aneuploides. Na mosca-de-fruta *Drosophila*, os únicos aneuploides autossômicos que sobrevivem até a idade adulta são os trissômicos e os monossômicos para o cromossomo 4, que é o menor cromossomo da *Drosophila*, representando apenas cerca de 1 a 2% do genoma. Os trissômicos para o cromossomo 4 são apenas muito ligeiramente afetados e muito menos anormais do que os monossômicos para o cromossomo 4. Em seres humanos, monossômicos não autossômicos sobrevivem ao nascimento, mas, como já foi dito, três tipos de trissomia autossômicas também o podem fazer. Como acontece com o estramônio aneuploide, cada uma dessas três trissomias mostra síndromes fenotípicas únicas.

Por que a aneuploidia para cada cromossomo tem seus próprios efeitos fenotípicos característicos? Por que a monossomia é tipicamente mais afetada do que a trissomia

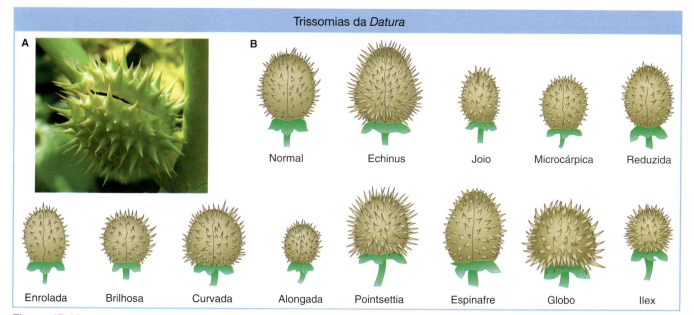

**Figura 17.16** Cada uma das 12 possíveis trissomias da *Datura* é desproporcional de uma maneira diferente. **A.** Fruta *Datura*. **B.** Os desenhos mostram o fruto de uma *Datura* normal (2n) ou *Datura* trissômica diferente (2n + 1), cada uma das quais foi nomeada. [A. Konrad Lange/Getty Images.]

**558** **Parte 3** Princípios Fundamentais de Mutação, Variação e Evolução

correspondente? E por que os aneuploides são geralmente muito mais anormais do que os poliploides? As respostas parecem ser uma questão de **balanço gênico**. Em um euploide, a proporção de genes em qualquer cromossomo para os genes em outros cromossomos é sempre 1:1, independentemente de estarmos considerando um monoploide, diploide, triploide ou tetraploide. Por exemplo, em um tetraploide, para o gene *A* no cromossomo 1 e o gene *B* no cromossomo 2, a proporção é 4 *A*:4 *B*, ou 1:1. Em contraste, em um aneuploide, a proporção de genes no cromossomo aneuploide para os genes nos outros cromossomos difere do tipo selvagem para cima ou para baixo em 50%: 50% para monossômicos e 150% para trissômicos. Por exemplo, em um trissômico para o cromossomo 2 com o gene *A* no cromossomo 1 e o gene *B* no cromossomo 2, descobrimos que a proporção dos genes *A* e *B* é 2 *A*: 3 *B*. Assim, os genes aneuploides estão desbalanceados. Como então isso nos ajuda a responder às questões levantadas no início deste parágrafo?

Em geral, a quantidade de transcrição produzida por um gene é diretamente proporcional ao número de cópias desse gene em uma célula. Ou seja, para um determinado gene, a taxa de transcrição está diretamente relacionada ao número de modelos de DNA disponíveis. Assim, quanto mais cópias do gene, mais transcritos são produzidos e mais do produto de proteína correspondente é feito (**Figura 17.17**). Essa relação entre o número de cópias de um gene e a quantidade do produto do gene feito é chamada de **efeito de dosagem de genes**.

Podemos inferir que a fisiologia normal em uma célula depende da proporção adequada de produtos gênicos na célula euploide. Essa proporção é o balanço normal do gene. Se a dosagem relativa de certos genes muda – por exemplo, devido à remoção de uma das duas cópias de um cromossomo (ou mesmo de um segmento dele) – podem surgir desequilíbrios fisiológicos nas vias celulares. Esses desequilíbrios são a razão de os aneuploides serem geralmente muito mais anormais do que os poliploides.

Em alguns casos, a falta de balanço gênico da aneuploidia resulta dos efeitos de alguns genes "majoritários" cuja dosagem foi alterada, em vez de alterações na dosagem de todos os genes no cromossomo. Esses genes podem ser vistos como *haplo-anormais* (resultando em um fenótipo anormal caso presente em apenas uma cópia) ou *triplo-anormais* (resultando em um fenótipo anormal caso presente em três cópias). Eles contribuem significativamente para as síndromes fenotípicas euploides. Por exemplo, o estudo de pessoas trissômicas para apenas parte do cromossomo 21 tornou possível localizar genes que contribuem para a síndrome de Down em várias regiões do cromossomo 21; os resultados sugerem que alguns aspectos do fenótipo podem ser decorrentes da triplo-anormalidade de um gene específico nessas regiões cromossômicas. No entanto, outros aspectos das síndromes aneuploides provavelmente resultam dos efeitos

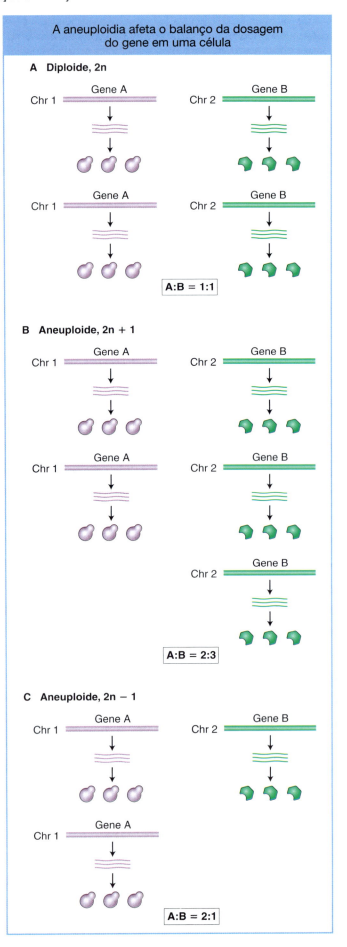

**Figura 17.17** O gene A está localizado no cromossomo 1 e produz uma proteína que interage fisicamente com a proteína produzida pelo gene B, que está localizado no cromossomo 2. **A.** Em uma célula diploide, o número de transcritos e proteínas produzidos pelos genes A e B é igual, e há balanço gênico normal. **B.** Em uma célula aneuploide (2*n* + 1) com uma trissomia do cromossomo 2, há mais proteína B produzida, levando a um desbalanceamento na proporção das proteínas A e B. **C.** Em uma célula aneuploide (2*n* − 1) com monossomia para o cromossomo 2, há mais proteína produzida, levando a um desbalanceamento na proporção das proteínas A e B.

cumulativos da aneuploidia para vários genes cujos produtos estão todos desbalanceados. Isso é corroborado pelo fato de que a única trissomia que sobrevive até a idade adulta em humanos é a do cromossomo 21, que é o menor cromossomo humano. As trissomias de cromossomos maiores com ainda mais genes desbalanceados não sobrevivem. Assim, os efeitos fenotípicos característicos associados com a aneuploidia para cada cromossomo diferente, como pode ser visto no estramônio ou em seres humanos, provavelmente resultam de uma combinação do desbalanceamento de genes com efeitos fenotípicos muito específicos e do número total de genes que estão fora de balanço.

No entanto, o conceito de balanço gênico não nos diz por que ter poucos produtos gênicos (monossomia) é muito pior para um organismo do que ter muitos produtos gênicos (trissomia). Paralelamente, podemos questionar por que há muito mais genes haplo-anormais do que triplo-anormais. Uma chave para explicar a extrema anormalidade de monossômicos relativa aos trissômicos é que os fenótipos que qualquer alelo recessivo deletério apresentar sobre um autossomo monossômico será automaticamente observado devido à ausência do alelo do tipo selvagem.

**Balanço gênico do cromossomo sexual.** Como aplicamos a ideia de balanço gênico aos casos de aneuploidia do cromossomo sexual? Ela também vale para os cromossomos sexuais, mas também devemos levar em consideração as propriedades especiais desses últimos. Em muitos organismos com determinação sexual XY, como mamíferos, o cromossomo Y parece ser uma versão degenerada do cromossomo X, no qual há poucos genes funcionais além de alguns relacionados à própria determinação sexual, produção de espermatozoides ou ambos (**Figura 17.18**). O cromossomo X, por outro lado, contém muitos genes relacionados a processos celulares básicos ou genes de manutenção ("*housekeeping genes*") que por acaso residem no cromossomo que eventualmente evoluiu para o cromossomo X. Os mecanismos de determinação do sexo XY provavelmente evoluíram de forma independente pelo menos algumas vezes em diferentes grupos taxonômicos. Por exemplo, parece haver um mecanismo de determinação do sexo para todos os mamíferos, mas é completamente diferente do mecanismo que governa a determinação do sexo nas moscas-de-frutas (ver Capítulo 13).

Em certo sentido, os cromossomos X são naturalmente aneuploides. Em espécies com um sistema de determinação do sexo XY, as fêmeas têm dois cromossomos X, enquanto os

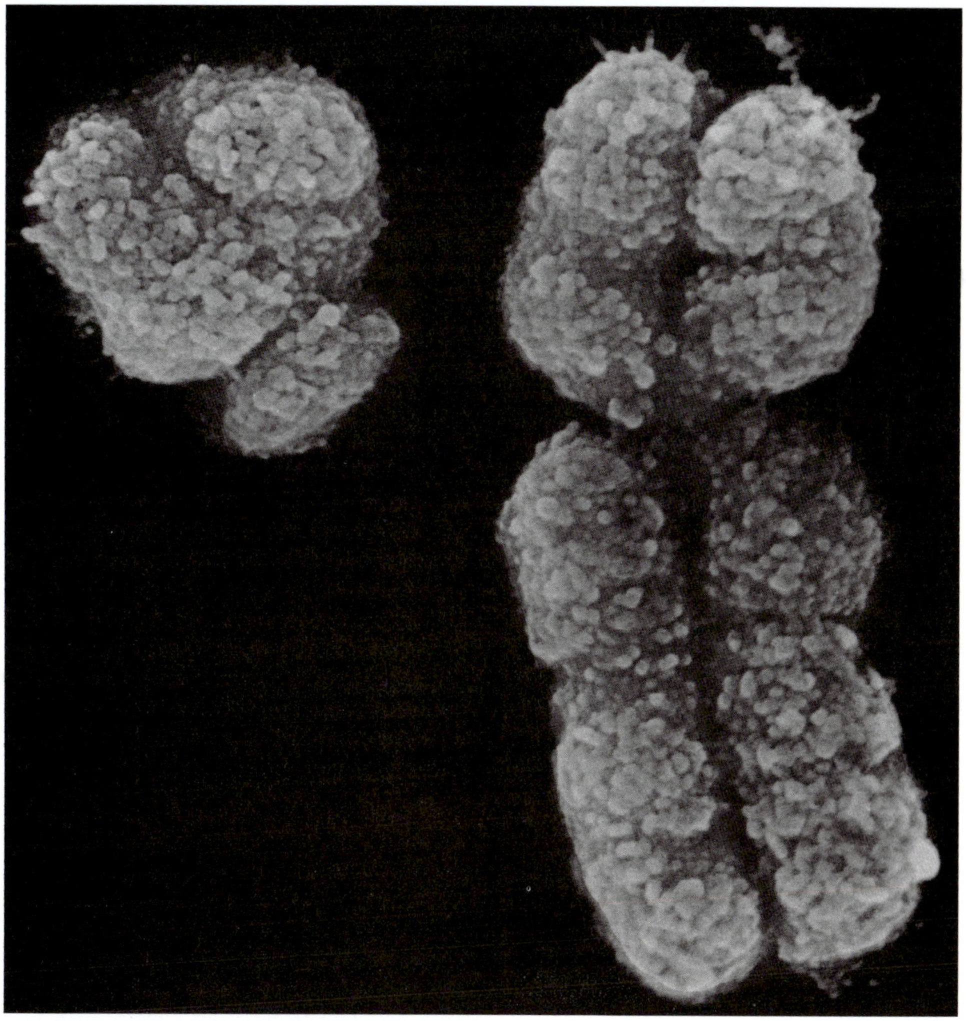

**Figura 17.18** Micrografia eletrônica de varredura de um par de cromossomos humanos Y (*à esquerda*) e X (*à direita*) mostrando que o cromossomo Y é muito menor do que o cromossomo X, devido à perda da maioria dos genes no cromossomo Y. [*Biophoto Associates/Getty Images.*]

machos, apenas um. No entanto, os genes de manutenção do cromossomo X são expressos em quantidades aproximadamente iguais por célula nas mulheres e nos homens. Em outras palavras, há **compensação de dosagem**. Como essa compensação é realizada? A resposta depende muito do organismo. Nas moscas-de-frutas, o cromossomo X masculino parece estar hiperativado, permitindo que seja transcrito com o dobro da taxa de qualquer um dos cromossomos X na mulher. Como resultado, a *Drosophila* macho XY tem uma dosagem do gene X equivalente à de uma fêmea XX. Em mamíferos, em contraste, a regra é que não importa quantos cromossomos X estejam presentes, há apenas um cromossomo XX transcricionalmente ativo em cada célula somática. Esta regra dá à fêmea do mamífero XX uma dosagem do gene X equivalente à de um macho XY. A compensação da dosagem em mamíferos é alcançada pela inativação do cromossomo X. Uma fêmea com dois cromossomos X, por exemplo, é um mosaico de dois tipos de células em que um ou outro cromossomo X é ativo. Examinamos esse fenômeno no Capítulo 12. Assim, os indivíduos XY e XX produzem as mesmas quantidades de produtos do gene de manutenção ou *housekeeping* do cromossomo X. A inativação do cromossomo X também explica por que os humanos triplo-X são fenotipicamente normais: apenas um dos três cromossomos X é transcricionalmente ativo em uma determinada célula. Da mesma forma, um homem XXY é apenas moderadamente afetado porque apenas um de seus dois cromossomos X está ativo em cada célula.

Por que indivíduos XXY são anormais em tudo, já que os indivíduos triplo-X são fenotipicamente normais? Acontece que alguns genes espalhados por um "X inativo" ainda são transcricionalmente ativos. Em homens XXY, esses genes são transcritos em duas vezes o nível Y em homens XY. Em mulheres XXX, por outro lado, os poucos genes transcritos são ativos a apenas 1,5 vez o nível que estão em mulheres XX. Esse nível mais baixo de "aneuploidia funcional" em XXX do que em XXY, mais o fato de que os genes X ativos parecem levar à feminização, podem explicar o fenótipo feminizado de homens XXY. A gravidade da síndrome de Turner (XO) pode ser devido aos efeitos deletérios da monossomia e à menor atividade dos genes transcritos das mulheres X (em comparação com XX). Como é geralmente observado para aneuploides, a monossomia do cromossomo X produz um fenótipo mais anormal do que ter uma cópia extra do mesmo cromossomo (mulheres triplo-X ou homens XXY).

A dosagem do gene também é importante nos fenótipos de poliploides. Os zigotos poliploides humanos surgem por meio de vários tipos de erros na divisão celular. A maioria morre no útero. Ocasionalmente, nascem bebês triploides, mas nenhum sobrevive. Esse fato parece violar o princípio de que os poliploides são mais normais do que os aneuploides. A explicação para essa contradição parece residir na compensação da dosagem do cromossomo X. Parte da regra para o balanço gênico em organismos que têm um único X ativo parece ser que deve haver um X ativo para cada duas cópias do complemento cromossômico autossômico. Assim, algumas células em mamíferos triploides têm um X ativo, enquanto outras, surpreendentemente, têm dois. Nenhuma das situações está em balanço com os genes autossômicos.

**CONCEITO-CHAVE** A aneuploidia é quase sempre deletéria por causa do desbalanço gênico: a proporção dos produtos gênicos é diferente da dos euploides, e essa diferença interfere no funcionamento normal do genoma.

## 17.2 Alterações na estrutura cromossômica

**OA 17.3** Distinguir entre os principais tipos de rearranjos cromossômicos (translocações, inversões, deleções, duplicações) e diagnosticar sua presença na análise da prole.

**OA 17.4** Em um cruzamento envolvendo um rearranjo cromossômico conhecido, preveja a herança de genes ligados e não ligados ao rearranjo.

Mudanças na estrutura dos cromossomos, chamadas de **rearranjos**, abrangem várias classes principais de eventos (ver Figura 17.2). Um segmento de cromossomo pode ser perdido, resultando em uma **deleção**, ou duplicado, para formar uma **duplicação**. A orientação de um segmento no interior do cromossomo pode ser invertida, chamada de **inversão**, ou um segmento pode ser movido para um cromossomo diferente, constituindo uma **translocação**. Esses rearranjos podem ser causados por quebra de DNA ou cruzamento entre DNA repetitivo (**Figura 17.19**).

A quebra do DNA é uma das principais causas de cada um desses rearranjos cromossômicos. Ambas as fitas de DNA devem se quebrar em dois locais diferentes, seguidas por uma reunião das pontas quebradas para produzir um novo arranjo cromossômico (Figura 17.19, lado esquerdo). Rearranjos cromossômicos por ruptura podem ser induzidos artificialmente, utilizando radiação ionizante. Esse tipo de radiação, especialmente com raios X e raios gama, é altamente energética e causa numerosas quebras de fita dupla no DNA. Para entender como os arranjos cromossômicos são produzidos pela quebra, vários pontos devem ser mantidos em mente:

1. Cada cromossomo é uma única molécula de DNA de fita dupla.
2. O primeiro evento na produção de um rearranjo cromossômico é a geração de duas ou mais quebras da cadeia dupla nos cromossomos de uma célula (ver Figura 17.19, linha superior à esquerda).
3. As quebras de fita dupla são potencialmente letais, a menos que sejam reparadas.
4. Os sistemas de reparo na célula corrigem as quebras da fita dupla juntando as pontas quebradas (consulte o Capítulo 15 para uma discussão detalhada sobre o reparo do DNA).
5. Se as duas extremidades do mesmo intervalo forem unidas novamente, a ordem original do DNA será restaurada. Se as extremidades de duas quebras diferentes forem unidas, no entanto, um dos resultados será algum tipo de rearranjo cromossômico (ver Figura 17.19, lado esquerdo).

Outra causa importante de rearranjos é o cruzamento entre segmentos de DNA repetitivos (duplicados). Esse tipo de cruzamento desigual é denominado **recombinação homóloga não alélica** (NAHR). Em organismos com sequências repetidas de DNA dentro de um cromossomo ou em diferentes cromossomos, há ambiguidade sobre qual das repetições vai parear com a outra na meiose. Caso as sequências emparelhadas não estejam nas mesmas posições relativas nos homólogos, o cruzamento pode produzir cromossomos aberrantes. Deleções, duplicações, inversões e translocações podem ser produzidas por esse cruzamento (consulte a Figura 17.19, lado direito).

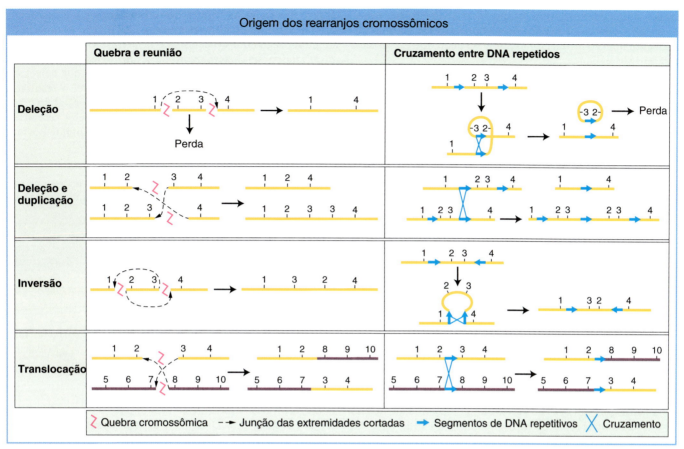

**Figura 17.19** Cada um dos quatro tipos de rearranjos cromossômicos pode ser produzido por um de dois mecanismos básicos: quebra do cromossomo e reunião ou cruzamento entre DNA repetitivo. As regiões cromossômicas são numeradas de 1 a 10. Os cromossomos homólogos são da mesma cor.

Independentemente do mecanismo de formação, os únicos rearranjos cromossômicos que sobrevivem à meiose são aqueles que produzem moléculas de DNA que possuem um centrômero e dois telômeros. Se um rearranjo produz um cromossomo que carece de um centrômero, esse **cromossomo acêntrico** não será arrastado para nenhum dos polos na anáfase da mitose ou meiose e não será incorporado a nenhum dos núcleos da prole. Portanto, cromossomos acêntricos não são herdados. Se um rearranjo produz um cromossomo com dois centrômeros (um **cromossomo dicêntrico**), ele frequentemente será puxado simultaneamente para polos opostos na anáfase, formando uma ponte de anáfase. Cromossomos de ponte de anáfase normalmente não serão incorporados em nenhuma das células da prole. Em caso de uma quebra de cromossomo produzir um cromossomo sem telômero, o DNA será progressivamente perdido a partir do final do cromossomo a cada rodada de replicação. Conforme vimos no Capítulo 7, isto ocorre porque os telômeros são necessários para preparar a replicação adequada do DNA nas extremidades (ver Figura 7.24).

Existem dois tipos gerais de rearranjos: desbalanceado e balanceado. Os **rearranjos desbalanceados** mudam a dosagem do gene de um segmento do cromossomo. Assim como ocorre com a aneuploidia para cromossomos inteiros, a perda da cópia de um segmento ou o acréscimo de uma cópia extra pode interromper o balanço normal do gene. Quanto maior o segmento perdido ou duplicado, mais provável é que o desbalanço gênico cause anormalidades fenotípicas. As duas classes simples de rearranjos desbalanceados são deleções e duplicações. Uma *deleção* é a perda de um segmento dentro de um braço do cromossomo e a justaposição dos dois segmentos em cada lado do segmento excluído, como neste exemplo, que mostra a perda do segmento C-D:

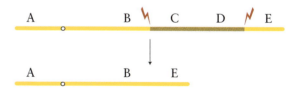

Uma *duplicação* é a repetição de um segmento de um braço cromossômico. No tipo mais simples de duplicação, os dois segmentos são adjacentes um ao outro (uma duplicação em tandem), como nessa duplicação do segmento C:

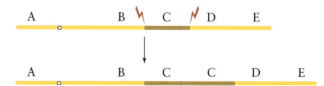

Contudo, o segmento duplicado pode terminar em uma posição diferente no mesmo cromossomo ou até mesmo em um cromossomo diferente.

Os **rearranjos balanceados** mudam a ordem dos genes cromossômicos, mas não removem ou duplicam DNA algum. As duas classes simples de rearranjos balanceados são inversões e translocações recíprocas. Uma *inversão* é um rearranjo no qual um segmento interno de um cromossomo foi quebrado duas vezes, girado 180° e reintegrado.

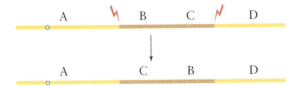

A *translocação recíproca* é um rearranjo no qual dois cromossomos não homólogos são quebrados uma vez, criando fragmentos acêntricos, que então trocam de lugar:

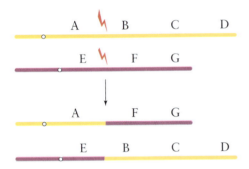

Às vezes, as quebras de DNA que precedem a formação de um rearranjo ocorrem dentro dos genes. Quando o fazem, eles interrompem a função do gene porque parte dele se move para um novo local, de forma que nenhuma transcrição completa possa ser feita. Além disso, as sequências de DNA em ambos os lados das extremidades reunidas de um cromossomo rearranjado são sequências que normalmente não são justapostas. Às vezes, a junção ocorre de tal modo que a fusão produz um gene híbrido composto de partes de dois outros genes. Normalmente, esses genes híbridos não são funcionais, mas, ocasionalmente, o gene híbrido pode adquirir uma nova função. Mais adiante neste capítulo, veremos um exemplo no qual a formação de um gene híbrido pode resultar em câncer.

As seções a seguir consideram as propriedades desses rearranjos balanceados e desbalanceados.

## Deleções

Uma deleção é simplesmente a perda de uma parte de um braço do cromossomo. O processo de deleção requer duas quebras cromossômicas para cortar o segmento intermediário. O fragmento deletado não tem centrômero; consequentemente, ele não pode ser puxado para um polo do fuso na divisão celular e é perdido. Os efeitos das deleções dependem de seu tamanho. Uma pequena deleção *dentro* de um gene, chamada **deleção intragênica**, inativa o gene e tem o mesmo efeito de outras mutações nulas desse gene. Se o fenótipo nulo homozigoto for viável (como, por exemplo, no albinismo humano), a deleção homozigótica também o será.

Na maior parte desta seção, lidaremos com **deleções multigênicas**, nas quais vários ou muitos genes estão ausentes. As consequências dessas deleções são mais graves do que as das deleções intragênicas. Se tal deleção torna-se homozigótica por consanguinidade (*i. e.*, se ambos os homólogos têm a mesma deleção), a combinação é quase sempre letal. Esse fato sugere que todas as regiões dos cromossomos são essenciais para a viabilidade normal e que a eliminação completa de qualquer segmento do genoma é deletéria. Mesmo um organismo individual heterozigoto para uma deleção multigênica – isto é, tendo um homólogo normal e outro que carrega a deleção – pode não sobreviver. Principalmente, o resultado letal é decorrente da interrupção do balanço normal do gene. Alternativamente, a deleção pode "revelar" alelos recessivos deletérios, permitindo que os efeitos do alelo mutante possam ser observados.

**CONCEITO-CHAVE** A letalidade de grandes deleções heterozigóticas pode ser explicada pelo desbalanceamento do gene e pela expressão de alelos recessivos deletérios.

Pequenas deleções às vezes são viáveis em combinação com um homólogo normal. Essas deleções podem ser identificadas examinando-se cromossomos meióticos sob o microscópio. A falha do segmento correspondente no homólogo normal em parear cria uma **alça de deleção** visível nos cromossomos meióticos (**Figura 17.20A**). Em *Drosophila*, alças de deleção também são visíveis nos **cromossomos politênicos**. Esses cromossomos são encontrados nas células das glândulas salivares e em outros tecidos específicos de certos insetos. Nessas células, os homólogos pareiam-se e replicam-se muitas vezes sem se separarem, e, portanto, cada par de cromossomos homólogos é representado por um grosso feixe de réplicas. Esses cromossomos politênicos fornecem uma rara oportunidade de visualizar cromossomos interfásicos sob a microscopia óptica. Cada cromossomo possui um conjunto de faixas de coloração escura de posição e número fixos. Essas bandas atuam como marcos cromossômicos úteis. Um exemplo de um cromossomo politênico no qual um homólogo original carregava uma deleção é mostrado na Figura 17.20B. Uma deleção pode ser atribuída a uma localização cromossômica específica ao examinarem-se cromossomos politênicos microscopicamente, determinando a posição do ponto de deleção.

Outra pista para a presença de uma deleção é que a perda de um segmento em um homólogo às vezes desmascara os alelos recessivos presentes no outro homólogo, levando ao aparecimento de fenótipos associados a essas mutações. Considere, por exemplo, a deleção mostrada no diagrama a seguir:

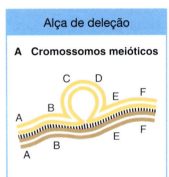

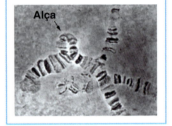

**Figura 17.20 A.** Esquema do pareamento meiótico em um heterozigoto de deleção. O homólogo normal forma uma alça porque os genes nessa alça não têm alelos com os quais pode fazer sinapses. **B.** Uma alça de deleção é visível nos cromossomos politênicos de *Drosophila*, em que o cromossomo homólogo normal é incapaz de alinhar-se com o homólogo de deleção. [*William M. Gelbart, Harvard University.*]

Capítulo 17 Alterações Cromossômicas em Grande Escala 563

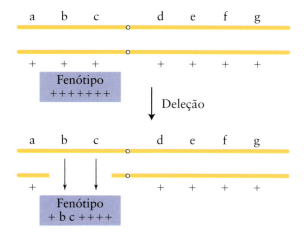

Se não houver deleção, nenhum dos fenótipos associados aos sete alelos recessivos deve ser observado; no entanto, se os fenótipos associados com *b* e *c* são observados, então uma deleção abrangendo os genes $b^+$ e $c^+$ provavelmente ocorreu no outro homólogo. Como os alelos recessivos parecem estar mostrando dominância em tais casos, o efeito é chamado de **pseudodominância**.

No caso inverso – se já sabemos a localização da deleção – podemos aplicar o efeito de pseudodominância na direção oposta para mapear as posições dos alelos mutantes. Esse processo, chamado **mapa de deleção**, pareia mutações contra um conjunto de deleções sobrepostas definidas. Um exemplo na *Drosophila* é mostrado na **Figura 17.21**. Neste diagrama, o mapa de recombinação é mostrado na parte superior, marcado com distâncias em unidades de mapa a partir da extremidade esquerda. A localização de uma deleção específica é identificada pela presença de alças de deleção nos cromossomos politênicos, conforme descrito anteriormente. As barras horizontais abaixo do cromossomo mostram a extensão das deleções listadas à esquerda. Cada supressão está pareada com cada mutação sob teste, e o fenótipo é examinado para verificar se a mutação é pseudodominante. A mutação *pn* (ameixa), por exemplo, mostra pseudodominância apenas com a deleção 264-38, resultado que determina sua localização na região 2E-1 a 3A-2.

No entanto, *fa* (faceta) mostra pseudodominância com todas as deleções, exceto duas (258-11 e 258-14), de modo que sua posição pode ser identificada na banda 3C-7, que é a região que todas as deleções, à exceção de duas, têm em comum.

**CONCEITO-CHAVE** As deleções podem ser reconhecidas por alças de deleção e pseudodominância.

Deleções em cromossomos humanos não são incomuns. Embora essas deleções sejam geralmente pequenas, elas ainda podem abranger muitos genes. Nesse caso, uma deleção provavelmente terá efeitos adversos, mesmo quando heterozigotos, devido à interrupção do balanço gênico normal para muitos genes. As deleções de regiões específicas de cromossomos humanos causam síndromes únicas de anomalias fenotípicas. Um exemplo é a síndrome *cri-du-chat*, causada por uma deleção heterozigótica da ponta do braço curto do cromossomo 5 (**Figura 17.22**). As bandas específicas excluídas em tal síndrome são 5p15.2 e 5p15.3, sendo as duas bandas mais distais identificáveis em 5 p. (Os braços curtos e longos dos cromossomos humanos são tradicionalmente chamados de p e q, respectivamente.) O fenótipo mais característico da síndrome é o que lhe dá o nome, os choros semelhantes a um miado de gato feitos por crianças afetadas. Outras manifestações da síndrome são microencefalia (cabeça anormalmente pequena) e um rosto em forma de lua. Como as síndromes causadas por outras deleções, a síndrome *cri-du-cha*t inclui retardo mental. As taxas de mortalidade são baixas, e muitas pessoas com essa deleção chegam à idade adulta.

Outro exemplo instrutivo é a síndrome de Williams. Essa síndrome é autossômica dominante e é caracterizada pelo desenvolvimento incomum do sistema nervoso, bem como por certas características externas. A síndrome de Williams é encontrada com uma frequência de cerca de 1 em 10.000 pessoas. Os pacientes muitas vezes têm habilidade musical ou de canto pronunciada, bem como hipersociabilidade. A síndrome é quase sempre causada por uma deleção de 1,5 Mb em um homólogo do cromossomo 7, especificamente na banda 7q11.23. A análise de sequência mostrou que essa deleção abrange entre 26 e 28 genes de função tanto conhecida como desconhecida. É provável que a haploinsuficiência de diferentes genes dentro da deleção contribua para diferentes fenótipos associados à síndrome. A análise de sequência também revela a origem dessa deleção porque a sequência normal é limitada por cópias repetidas de um gene chamado *PMS*, que codifica uma proteína de reparo de DNA. Como vimos, as sequências repetidas podem atuar como substratos para *crossing overs* desiguais. Um *crossover* entre as cópias flanqueadoras de *PMS* em extremidades opostas do segmento cromossômico leva a uma deleção e duplicação da síndrome de Williams, como mostrado na **Figura 17.23**.

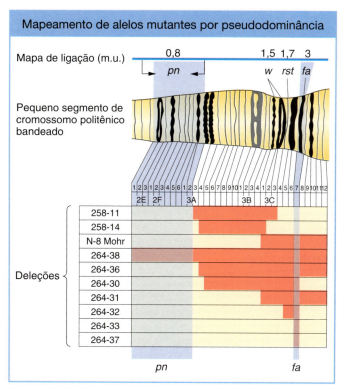

**Figura 17.21** Uma cepa de *Drosophila* heterozigótica para deleção e cromossomos normais pode ser usada para mapear alelos mutantes. As barras vermelhas mostram a extensão dos segmentos excluídos em 10 deleções. Quando um indivíduo é heterozigoto para um cromossomo com um alelo recessivo e para o cromossomo homólogo com uma deleção que cobre a localização do alelo de tipo selvagem, o fenótipo mutante será observado.

**564** Parte 3 Princípios Fundamentais de Mutação, Variação e Evolução

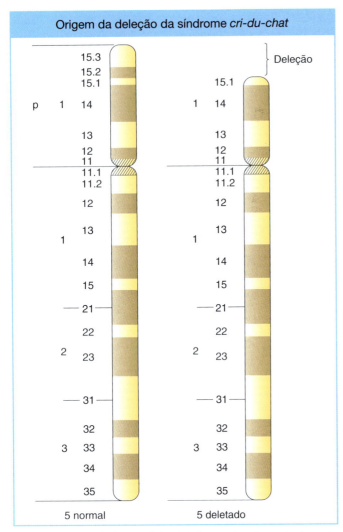

**Figura 17.22** A síndrome *cri-du-chat* é causada pela perda da ponta do braço curto de um dos homólogos do cromossomo 5.

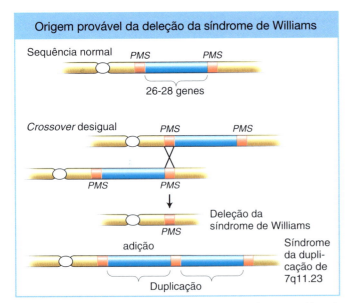

**Figura 17.23** Um *crossover* entre genes flanqueadores repetitivos à esquerda e à direita resulta em dois rearranjos recíprocos, um correspondendo à deleção da síndrome de Williams e o outro à síndrome de duplicação 7q 11.23.

Embora atualmente se saiba menos sobre as características associadas a uma duplicação na região do 7q11.23, os indivíduos afetados parecem ter traços que são o oposto daqueles indivíduos com uma deleção dessa região do cromossomo 7. Esse achado é consistente com o conceito de balanço gênico que consideramos na seção anterior ao comparar os efeitos de monossomias e trissomias do cromossomo inteiro.

A maioria das deleções humanas, tais como as que acabamos de considerar, surgem espontaneamente nas gônadas de um pai normal de uma pessoa afetada; portanto, nenhum sinal de deleção é geralmente encontrado nos cromossomos dos pais. Menos comumente, indivíduos portadores de deleção aparecem entre os filhos de um indivíduo com um rearranjo balanceado não detectado de cromossomos. Por exemplo, a síndrome do *cri-du-chat* pode resultar de um pai heterozigoto para uma translocação recíproca, porque (como veremos) a segregação produz deleções. As deleções também podem resultar da recombinação dentro de um heterozigoto com uma inversão pericêntrica (uma inversão que abrange o centrômero) em um cromossomo. Ambos os mecanismos serão detalhados posteriormente no capítulo.

Animais e plantas mostram diferenças na sobrevivência de gametas ou descendentes que apresentam deleções. Um animal macho com uma deleção em um cromossomo produz espermatozoides carregando um ou outro dos dois cromossomos em números aproximadamente iguais. Esses espermatozoides parecem funcionar até certo ponto, independentemente de seu conteúdo genético. Em plantas diploides, por outro lado, o pólen produzido por uma deleção heterozigota é de dois tipos: pólen funcional transportando o cromossomo normal e pólen não funcional (abortado) transportando o homólogo deficiente. Assim, as células de pólen parecem ser sensíveis a mudanças na quantidade de material cromossômico, e essa sensibilidade pode atuar para eliminar deleções. Esse efeito é análogo à sensibilidade do pólen a uma aneuploidia de um cromossomo inteiro, descrita anteriormente neste capítulo. Ao contrário das células de esperma animais, cuja atividade metabólica depende de enzimas que já foram depositadas nele durante a sua formação, as células de pólen devem germinar e então produzir um tubo de pólen longo que cresce para fertilizar o óvulo. Esse crescimento exige que a célula do pólen fabrique grandes quantidades de proteínas, tornando-a sensível a anormalidades genéticas em seu próprio núcleo. Ovócitos de plantas, em contraste, são bastante tolerantes com eliminações, presumivelmente porque eles recebem sua nutrição dos tecidos maternos circundantes.

## Duplicações

Os processos que causam mutações cromossômicas às vezes produzem uma cópia extra de uma região cromossômica. As regiões duplicadas podem ser localizadas adjacentes umas às outras, chamadas de **duplicação em tandem**; ou a cópia extra pode estar localizada em outro lugar no genoma, chamada de **duplicação insercional**. Uma célula diploide que contenha uma duplicação terá três cópias da região cromossômica em questão: duas em um conjunto de cromossomos e uma no outro. Isso é conhecido como heterozigoto de duplicação. Na prófase meiótica, os heterozigotos de duplicação em tandem são vistos como uma alça que consiste na região extra não pareada.

As análises das sequências de DNA do genoma revelaram um alto nível de duplicações em humanos e na maioria dos organismos modelo. Sequência simples repetidas, que estão presentes em todo o genoma e úteis como marcadores moleculares no mapeamento, foram discutidos em capítulos anteriores. No entanto, outra classe de duplicações é baseada em unidades duplicadas que são muito maiores do que simples repetições de sequência, sendo chamadas de **duplicações segmentares**. As unidades duplicadas em duplicações segmentares geralmente variam de 10 a 50 quilobases de comprimento e abrangem genes inteiros e as regiões intermediárias. Um exemplo de duplicações segmentares no cromossomo 7 humano é mostrado na **Figura 17.24**. A maioria das duplicações está dispersa no cromossomo 7, mas há algumas duplicações em tandem e até mesmo alguns segmentos duplicados do cromossomo 7 que são encontrados em outros cromossomos. Uma das segmentares em tandem sobrepõe-se ao rearranjo cromossômico discutido anteriormente, associado à síndrome de Williams. As unidades duplicadas dispersas no mesmo cromossomo são chamadas de intracromossômicas, enquanto os segmentos duplicados encontrados em outros cromossomos são conhecidos como intercromossômicos. Cada cromossomo no genoma humano contém numerosas duplicações segmentares intra e intercromossômicas.

Acredita-se que as duplicações segmentares têm um papel importante como substratos para recombinação homóloga não alélica (NAHR). Conforme mostrado na Figura 17.19, o *crossing over* entre duplicações segmentares pode levar a vários rearranjos cromossômicos. Esses rearranjos parecem ter sido importantes na evolução humana. Por exemplo, as principais inversões que são diferenças importantes entre as sequências humanas e de macacos quase certamente vêm da NAHR mediada por duplicações segmentares. Também parece provável que a NAHR seja responsável por rearranjos que causam algumas doenças humanas. Além da associação previamente discutida entre a duplicação segmentar no cromossomo 7 com a síndrome de Williams (Figura 17.23), as duplicações segmentares são encontradas com mais frequência do que o esperado em regiões do genoma que foram associadas a dezenas de outras doenças genéticas humanas, incluindo neurofibromatose, hemofilia A e discromatopsia.

**CONCEITO-CHAVE** O *crossing over* entre duplicações segmentares pode levar a outros rearranjos cromossômicos.

## Inversões

Vimos que, para criar uma inversão, um segmento de um cromossomo é cortado, invertido e reinserido. As inversões são de dois tipos básicos. Se o centrômero estiver fora da inversão, a inversão é considerada uma **inversão paracêntrica**. As inversões que abrangem o centrômero são **inversões pericêntricas**.

| Sequência normal | A | B | | C | D | E | F |
|---|---|---|---|---|---|---|---|
| Paracêntrica | A | B | | C | E | D | F |
| Pericêntrica | A | D | C | | B | E | F |

Como as inversões são rearranjos balanceados, não alteram a quantidade geral de material genético e, portanto, não resultam em desbalanceamento gênico. Indivíduos com inversões geralmente são normais, se não houver quebras dentro dos genes. Uma pausa que interrompe um gene produz uma mutação que pode ser detectada como um fenótipo anormal. Se o gene tem uma função essencial, o ponto de quebra atua como uma mutação letal ligada à inversão. Nesse caso, a inversão não pode se tornar homozigótica. No entanto, muitas inversões podem se tornar homozigóticas, e, além disso, as inversões podem ser detectadas em organismos haploides. Nesses casos, os pontos de quebra da inversão claramente não são em regiões essenciais. Algumas das possíveis consequências da inversão no nível do DNA são mostradas na **Figura 17.25**.

A maioria das análises de inversões são realizadas em células diploides que contêm um conjunto de cromossomos normais mais um conjunto carregando a inversão. Esse tipo de célula é chamado de **inversão heterozigota**, mas observe que essa designação não implica que qualquer *locus* gênico seja heterozigoto; em vez disso, significa que para o par de cromossomos com a inversão, há um cromossomo normal e um cromossomo invertido presentes na célula. A localização do segmento invertido pode frequentemente ser detectada microscopicamente. Na meiose, um cromossomo faz uma torção uma vez nas extremidades da inversão para parear com seu homólogo não torcido, de modo que os homólogos pareados formam uma **alça de inversão** visível (**Figura 17.26**).

Em uma inversão *paracêntrica*, o cruzamento dentro da alça de inversão na meiose conecta centrômeros homólogos em uma **ponte dicêntrica** enquanto também produz um **fragmento acêntrico** (**Figura 17.27**). Então, uma vez que os cromossomos separam-se na anáfase I, os centrômeros permanecem ligados pela ponte. O fragmento acêntrico não pode se alinhar ou se mover; consequentemente, está perdido. A tensão eventualmente quebra a ponte dicêntrica, formando dois cromossomos com deleções terminais. Tanto os gametas contendo tais cromossomos quanto os zigotos que eles eventualmente formam serão provavelmente inviáveis. Portanto, um evento de *crossing over*, que normalmente gera a classe recombinante de produtos meióticos, é letal

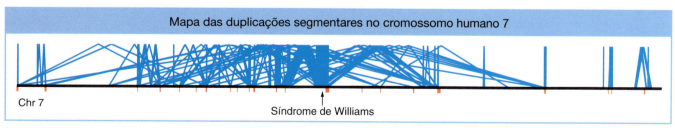

**Figura 17.24** Um mapa do cromossomo humano 7 mostra as posições de duplicações maiores do que 10 quilobases de tamanho. As linhas de conexão azuis mostram duplicações intracromossômicas (a grande maioria). Duplicações intercromossômicas são mostradas com barras vermelhas. A localização onde a recombinação entre duplicações originou a deleção da síndrome de Williams é indicada. [*Dados de J.A. Bailey et al., "Recent Segmental Duplications in the Human Genome", Science, 297, 2002, 1003-1007.*]

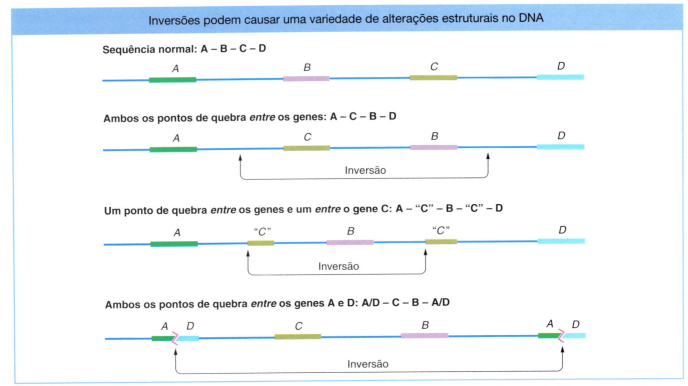

**Figura 17.25** Uma inversão pode não ter efeito sobre os genes, pode interromper um gene ou pode fundir partes de dois genes, dependendo da localização dos pontos de quebra. Os genes são representados por A, B, C e D. As setas indicam as posições dos pontos de quebra.

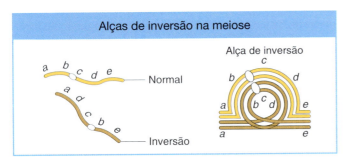

**Figura 17.26** Os cromossomos do par de heterozigotos de inversão em uma alça na meiose.

para esses produtos. O resultado geral é uma frequência drasticamente menor de recombinantes viáveis. Na verdade, para genes dentro da inversão, a frequência recombinante é próxima de zero. (Não é exatamente zero, porque raros *crossovers* duplos entre apenas duas cromátides são viáveis.) Para genes que flanqueiam a inversão, a frequência de recombinação (RF) é reduzida em proporção ao tamanho da inversão pois, para uma inversão mais longa, há uma probabilidade maior de ocorrer um *crossover* dentro dele e produzir-se um produto meiótico inviável.

Em uma inversão *pericêntrica* heterozigótica, o efeito genético final é o mesmo de uma inversão paracêntrica – produtos de *crossovers* não são recuperados – mas as razões são diferentes. Em uma inversão pericêntrica, os centrômeros estão contidos na região invertida. Consequentemente, os cromossomos que iniciaram o *crossing over* se separam da maneira normal, sem a criação de uma ponte (**Figura 17.28**). No entanto, o *crossover* produz cromátides que contêm uma duplicação e uma deleção para diferentes partes do cromossomo. Nesse

caso, se um gameta carregando um cromossomo do *crossover* for fertilizado, o zigoto morre por causa do desbalanço de gene. Novamente, o resultado é que apenas cromátides sem *crossover* estão presentes na prole viável. Consequentemente, o valor de RF dos genes dentro de uma inversão pericêntrica também é zero.

As inversões também afetam a recombinação de outra maneira. A inversão heterozigótica muitas vezes gera problemas de pareamentos mecânicos na região da inversão. A alça de inversão causa uma grande distorção que pode se estender além da própria alça. Essa distorção reduz a oportunidade de *crossing over* nas regiões vizinhas. Vamos considerar um exemplo dos efeitos de uma inversão na frequência recombinante. Um espécime de *Drosophila* de tipo selvagem de uma população natural é cruzada com uma linhagem de laboratório homozigoto recessivo *dp cn/dp cn* (o alelo *dp* codifica asas atarracas, e *cn* codifica olhos de cinábrio). Os dois genes são conhecidos por serem mapeados a 45 unidades de distância no cromossomo 2. A geração $F_1$ é tipo selvagem. Quando uma fêmea $F_1$ é cruzada com o progenitor recessivo, as proles são

| 250 | Tipo selvagem | + +/dp cn |
| 246 | Olhos de cinábrio | dp cn/dp cn |
| 5 | Atarracadas | dp +/dp cn |
| 7 | Cinábrio | + cn/dp cn |

Nesse cruzamento, que é efetivamente um teste cruzado di-híbrido, espera-se que 45% da prole seja corpulenta ou cinábrio (eles constituem as classes *crossover*), mas apenas 12 de 508, cerca de 2%, são obtidos. Algo está diminuindo o *crossing over*

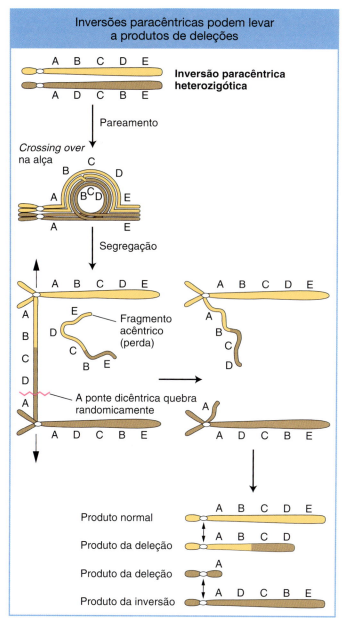

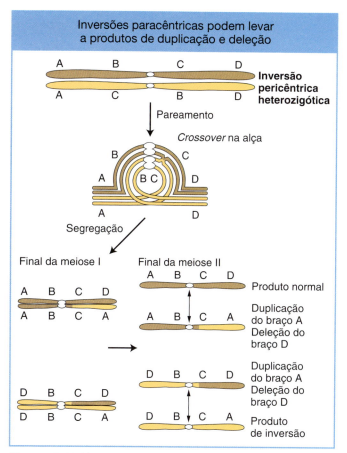

**Figura 17.28** Um *crossover* na alça de uma inversão pericêntrica heterozigótica dá origem a cromossomos contendo duplicações e deleções.

As inversões pericêntricas também podem ser detectadas microscopicamente por meio de novas proporções de braço. Considere a seguinte inversão pericêntrica:

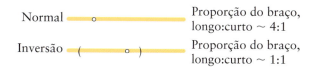

Observe que a proporção do comprimento do braço longo para o braço curto foi alterada de cerca de 4:1 para cerca de 1:1 pela inversão. As inversões paracêntricas não alteram a proporção do braço, mas podem ser detectadas microscopicamente pela observação de mudanças nas faixas ou outros marcos cromossômicos, se disponíveis. A capacidade de sequenciar genomas inteiros (ver Capítulo 14) também permitiu a descoberta de inversões que não são citologicamente visíveis e revelou que existem muitas inversões dentro e entre as espécies. Por exemplo, uma comparação entre os genomas do chimpanzé e de humanos revelou que existem mais de 1 500 inversões entre estas duas espécies, incluindo 33 que se estendem por mais do que 100 kb (ver **Figura 17.29**). Anteriormente, apenas nove inversões pericêntricas entre essas duas espécies tinham sido identificadas utilizando os métodos de citogenética. As consequências fenotípicas dessas inversões não são conhecidas, mas tais inversões têm sido propostas para desempenhar papéis-chave na formação e na manutenção de barreiras reprodutivas entre espécies (ver o Capítulo 20).

**Figura 17.27** Um *crossover* na alça de uma inversão paracêntrica heterozigótica dá origem a cromossomos contendo deleções.

nesta região, e uma provável explicação seria uma inversão que abrange a maior parte da região $dp - cn$. Como a RF esperada foi baseada em medições feitas em cepas de laboratório, a mosca selvagem da natureza foi a fonte mais provável do cromossomo invertido. Portanto, o cromossomo 2 no $F_1$ pode ser representado da seguinte forma:

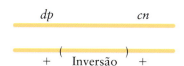

**CONCEITO-CHAVE** As principais características diagnósticas das inversões heterozigóticas são alças de inversão, frequência recombinante reduzida e fertilidade reduzida devido a produtos meióticos desbalanceados ou deletados.

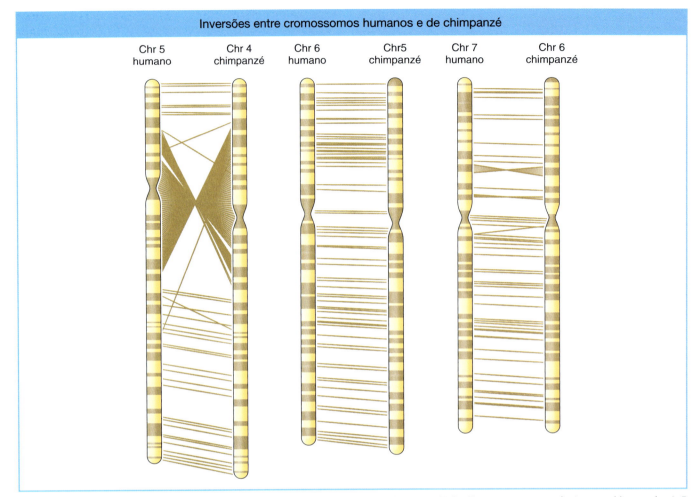

**Figura 17.29** Apresentam-se padrões de bandas citológicas dos cromossomos humanos 5, 6 e 7 e seus correspondentes em chimpanzés, 4, 5 e 6. As linhas cruzadas indicam que as sequências homólogas são encontradas em uma orientação invertida nos cromossomos humanos e chimpanzés. Exceto para a grande inversão pericêntrica entre o cromossomo humano 5 e o cromossomo de chimpanzé 4, todas essas inversões foram descobertas sequenciando os genomas dessas duas espécies. Observe a diferença na relação de comprimentos dos braços entre o cromossomo humano 5 e cromossomo de chimpanzé 4. [Adaptada de Feuk L, Macdonald Jr, Tang T, Carson AR, Li M, Rao et al. (2005) Discovery of Human Inversion Polymorphisms by Comparative Analysis of Human and Chimpanzee DNA Sequence Assemblies. PLos Genet, 1(4): e56, Figura 1. https://doi.org/10.1371/journal.pgen.001 0056.]

## Translocações recíprocas

Existem vários tipos de translocações, mas consideraremos apenas as recíprocas – o tipo mais simples. Lembre-se de que, para formar uma translocação recíproca, dois cromossomos não homólogos trocam fragmentos acêntricos criados por duas quebras cromossômicas simultâneas (ver a foto de abertura do Capítulo 17). Como acontece com outros rearranjos, a meiose em heterozigotos com dois cromossomos translocados e suas contrapartes normais produz configurações características. A **Figura 17.30** ilustra a meiose em um indivíduo que é heterozigoto para uma translocação recíproca. Observe a configuração de pareamento em forma de cruz. Como a lei da distribuição independente ainda está em vigor, existem dois padrões comuns de segregação. Vamos usar $N_1$ e $N_2$ para representar os cromossomos normais e $T_1$ E $T_2$ como os cromossomos translocados. A segregação de cada um dos cromossomos estruturalmente normais com um dos translocados ($T_1 + N_2$ e $T_2 + N_1$) é chamada de **segregação adjacente-1**. Cada um dos dois produtos meióticos é deficiente para um braço diferente da cruz e tem um duplicado do outro. Esses produtos são inviáveis. Por outro lado, os dois cromossomos normais podem segregar juntos, assim como as partes recíprocas dos translocados, para produzir os produtos $N_1 + N_2$ e $T_1 + T_2$. Esse padrão de segregação é chamado de **segregação alternada**. Esses produtos são balanceados e viáveis.

As segregações adjacente-1 e alternada são iguais em número, de forma que metade da população geral de gametas será não funcional – uma condição conhecida como **semiesterilidade** ou "meia-esterilidade". A semiesterilidade é uma importante ferramenta de diagnóstico para identificar heterozigotos de translocação. No entanto, a semiesterilidade é definida de forma diferente para plantas e animais. Em plantas, os 50% dos produtos meióticos que são da segregação adjacente-1 geralmente abortam no estágio gamético (**Figura 17.31**). Em animais, esses produtos são viáveis como gametas, mas não são válidos para os zigotos que eles produzem na fertilização.

Lembre-se de que os heterozigotos para inversões também podem apresentar alguma redução na fertilidade, mas em quantidade a depender do tamanho da região afetada. Assim, a redução exata de 50% em gametas ou zigotos viáveis é geralmente uma pista diagnóstica confiável no que diz respeito à presença de translocação.

**Capítulo 17** Alterações Cromossômicas em Grande Escala **569**

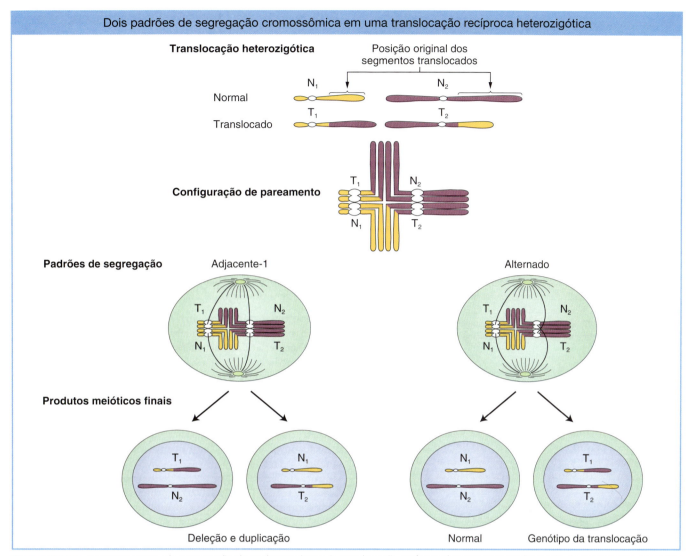

**Figura 17.30** Os cromossomos de segregação de um heterozigoto de translocação recíproca formam uma configuração de pareamento em forma de cruz. Os dois padrões de segregação mais comumente encontrados são o "adjacente-1" frequentemente inviável e o "alternado" viável. $N_1$ e $N_2$ são cromossomos não homólogos normais; $T_1$ e $T_2$, apenas translocados.

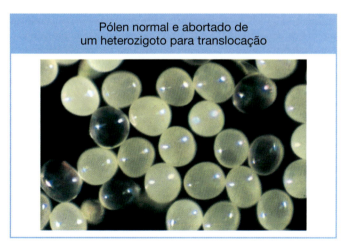

**Figura 17.31** Pólen de uma planta de milho semiestéril. Os grãos de pólen claros contêm produtos meióticos cromossomicamente desbalanceados de uma translocação recíproca heterozigótica. Os grãos de pólen opacos, que contêm o genótipo de translocação completo ou cromossomos normais, são funcionais na fertilização e no desenvolvimento. [*William Sheridan.*]

Geneticamente, os genes em cromossomos translocados agem como se estivessem ligados caso seus *loci* estejam próximos do ponto de quebra da translocação. A **Figura 17.32** mostra um heterozigoto de translocação que foi estabelecido pelo cruzamento de um indivíduo *a/a;b/b* com um homozigoto de translocação portando os alelos de tipo selvagem. Quando o heterozigoto é cruzado em teste, recombinantes são criados, mas não sobrevivem, porque eles carregam genomas desequilibrados (duplicação e deleções). A única prole viável é aquela que carrega os genótipos parentais; assim, a ligação é vista entre *loci* que estavam originalmente em cromossomos diferentes. A ligação aparente de genes normalmente conhecidos por estarem em cromossomos não homólogos separados – às vezes chamada de **pseudoligação** – é uma pista de diagnóstico genético quanto à presença de translocação.

**CONCEITO-CHAVE** Translocações recíprocas heterozigóticas são diagnosticadas geneticamente por semiesterilidade e pela ligação de genes aparentes cujos *loci* normais estão em cromossomos separados.

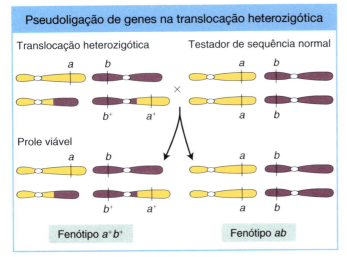

**Figura 17.32** Quando um fragmento translocado transporta um gene marcador, esse marcador pode mostrar ligação a genes no outro cromossomo. Toda a descendência viável que herda o cromossomo translocado vai mostrar os fenótipos de tipo selvagem associadas com os genes *a* e *b*, enquanto toda a descendência viável que não herda a translocação vai mostrar os fenótipos mutantes associados com os genes *a* e *b*.

## Translocações robertsonianas

Voltemos à família com a criança com síndrome de Down, apresentada no início do capítulo. O nascimento de dois filhos com síndrome de Down na família pode de fato ser uma coincidência – afinal, coincidências acontecem. No entanto, o aborto espontâneo dá uma pista de que algo mais pode estar acontecendo. Uma grande proporção de abortos espontâneos carrega anormalidades cromossômicas, então talvez seja esse o caso nesse exemplo. Nesse caso, o casal pode ter tido duas concepções com mutações cromossômicas, o que seria muito improvável, a menos que houvesse uma causa comum. No entanto, há uma pequena proporção de casos de síndrome de Down que resultam de uma translocação em um dos pais. Vimos que as translocações podem produzir uma prole com material extra de parte do genoma e que, portanto, uma translocação relativa ao cromossomo 21 pode produzir prole com material extra desse cromossomo. Na síndrome de Down, a translocação responsável é de um tipo chamado **translocação robertsoniana**, que envolve a quebra de dois cromossomos em seus centrômeros ou perto deles e subsequentes fusões dos braços longos, bem como a perda dos curtos nos cromossomos. Observe que, em humanos, as translocações robertsonianas geralmente envolvem os cinco cromossomos (13, 14, 15, 20 e 21) com quase nenhum gene exclusivo em seus braços curtos. Assim, a perda desses braços curtos pode ser tolerada. No caso de uma translocação robertsoniana envolvendo o cromossomo 21, a prole, portanto, carregará uma cópia extra quase completa do cromossomo 21. A translocação e sua segregação são ilustradas na **Figura 17.33**. Observe que, além dos complementos causando síndrome de Down, outros complementos de cromossomo aberrante são produzidos, a maioria dos quais são abortados. Em nosso exemplo, o homem pode ter essa translocação, possivelmente herdada de sua avó. Para confirmar essa possibilidade, os cromossomos dele seriam verificados, e seu filho não afetado pode tanto ter cromossomos normais quanto ter herdado sua translocação.

## Aplicações de inversões e translocações

As inversões e translocações provaram ser ferramentas genéticas úteis; seguem alguns exemplos de seus usos.

**Cromossomos balanceadores.** Em alguns sistemas de modelo experimentais, notadamente *Drosophila* e o nematoide *Caenorhabditis elegans*, as inversões têm um uso prático como balanceadores. Um **cromossomo balanceador** contém *múltiplas* inversões; então, quando ele é combinado com o cromossomo de tipo selvagem correspondente, não pode haver produtos de *crossover* viáveis. Em algumas análises, é importante manter todos os alelos em um cromossomo juntos, sem recombinação entre eles. O geneticista cria indivíduos com genótipos que combinam tal cromossomo de interesse com um balanceador. Essa combinação elimina a prole com *crossovers*, portanto, apenas as combinações parentais aparecem na prole. Por conveniência, cromossomos balanceadores são marcados com uma mutação morfológica dominante. O marcador permite que o geneticista rastreie a segregação de todo o balanceador ou de seu homólogo normal, observando a presença ou ausência do marcador.

**Mapeamento genético.** Inversões e translocações são úteis para mapeamento e subsequente isolamento de genes específicos. O gene para a neurofibromatose foi isolado dessa forma. A informação crítica veio de pessoas que não só tinham a doença, mas também carregavam translocações cromossômicas. Todas as translocações têm um ponto de quebra em comum, em uma banda próxima ao centrômero do cromossomo 17. Portanto, essa banda parecia ser o *locus* do gene da neurofibromatose, que havia sido interrompido pelo ponto de quebra da translocação. A análise subsequente mostrou que os pontos de quebra do cromossomo 17 não estavam em posições idênticas; no entanto, como deviam estar dentro do gene, a gama de suas posições revelou o segmento do cromossomo que constituía o gene da neurofibromatose. O isolamento de fragmentos de DNA dessa região acabou levando à recuperação do próprio gene.

**Sintetizando duplicações ou deleções específicas.** As translocações e inversões são rotineiramente usadas para deletar ou duplicar segmentos cromossômicos específicos. Lembre-se, por exemplo, de que as inversões pericêntricas, bem como as translocações, geram produtos da meiose que contêm uma duplicação e uma deleção (ver Figuras 17.28 e 17.30). Caso o segmento duplicado ou deletado seja muito pequeno, os produtos meióticos de duplicação e deleção são frequentemente viáveis. Duplicações e deleções são úteis para uma variedade de aplicações experimentais, incluindo o mapeamento de genes e a variação da dosagem do gene para o estudo da regulação, como visto nas seções anteriores.

## 17.3 Consequências fenotípicas das alterações cromossômicas

**OA 17.5** Distinguir entre as principais síndromes humanas decorrentes de alterações cromossômicas.

### Reorganizações e evolução de cromossomos

Como vimos neste capítulo, as mudanças cromossômicas dentro das espécies podem ter muitos efeitos prejudiciais. Assim, talvez seja surpreendente que haja grande variação tanto no número

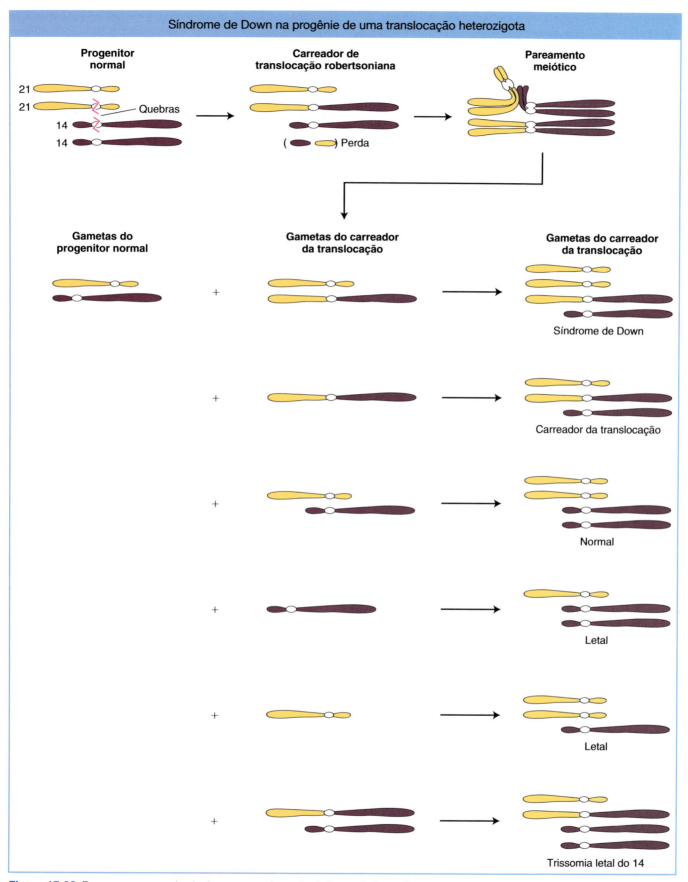

**Figura 17.33** Em uma pequena minoria de casos, a origem da síndrome de Down é um pai heterozigoto para uma translocação robertsoniana relativa ao cromossomo 21. A segregação meiótica resulta em alguns gametas carregando um cromossomo com um grande segmento adicional do cromossomo 21. Em combinação com um cromossomo 21 normal fornecido pelo gameta do sexo oposto, os sintomas da síndrome de Down são produzidos mesmo que não haja trissomia 21 completa.

quanto na estrutura dos cromossomos entre as espécies. Por exemplo, os genomas humano e do chimpanzé diferem não apenas por mais de 1 500 inversões, mas também pelo número de cromossomos. O cromossomo humano 2 é o resultado da fusão entre dois cromossomos, representados pelos cromossomos 12 e 13 no genoma do chimpanzé. Entre as espécies de mamíferos, o número de cromossomos diploides pode variar muito, de 6 a 102. A espécie de mamífero com o menor número de cromossomos é o muntíaco indiano: as fêmeas têm apenas 6 cromossomos (3 pares), e os machos, 7 (porque o cromossomo y não está pareado). Notavelmente, o muntíaco chinês, intimamente relacionado, tem 46 cromossomos (23 pares), sugerindo que houve muitos eventos de fusão cromossômica no muntíaco indiano (**Figura 17.34**). Observou-se que essas duas espécies acasalam e produzem descendentes viáveis em cativeiro. No entanto, esses descendentes são estéreis, o que é consistente com problemas de pareamento meiótico desses cromossomos. Diferenças dramáticas no número e na estrutura dos cromossomos também podem ocorrer dentro das espécies. Por exemplo, algumas populações de camundongos domésticos têm um número reduzido de cromossomos devido à presença de múltiplas translocações robertsonianas.

Esses exemplos de mamíferos são apenas alguns para destacar a notável diversidade de número e estrutura de cromossomos encontrados na natureza. Atualmente, quase nada se sabe sobre os mecanismos que evoluíram para superar os efeitos deletérios desses rearranjos cromossômicos. No entanto, muitos cientistas levantaram a hipótese de que rearranjos cromossômicos, como inversões, podem realmente facilitar a mudança evolutiva. Pesquisas recentes em um número de diferentes sistemas, incluindo plantas, formigas, borboletas e aves, apoiam essa hipótese. Um exemplo clássico é o mimetismo mülleriano em borboletas, no qual duas espécies desagradáveis imitam os padrões das asas uma da outra. Nessa comimética, os predadores aprendem mais facilmente a evitar um padrão de asa particular, proporcionando um benefício para ambas as espécies. Foi observado que os genes que controlam diferentes aspectos do padrão das asas estão intimamente ligados uns aos outros, criando um chamado *supergene*. Uma recombinação entre esses genes criaria padrões de asa híbridos que podem não ser reconhecidos como desagradáveis por predadores, o que aumenta o risco de a borboleta ser comida. Como vimos, a recombinação entre genes é rara em inversões e, portanto, foi previsto que esses supergenes de padrões de asa seriam encontrados em inversões. Na verdade, agora existem exemplos de espécies de borboletas em que supergenes de padrão de asas são encontrados em inversões cromossômicas (**Figura 17.35**). Evidências similares estão sendo acumuladas em outros sistemas, o que enfatiza que os rearranjos cromossômicos são um substrato importante para a evolução.

## Rearranjos cromossômicos e câncer

O câncer é uma doença de proliferação celular anormal. Como resultado de algum insulto, uma célula do corpo se divide fora de controle para formar uma população de células chamada de câncer. Um grupo localizado de células em proliferação é chamado de tumor, porque os cânceres de células móveis, como as células do sangue, se dispersam por todo o corpo. O câncer é mais frequentemente causado por mutações na sequência codificadora ou reguladora de genes cuja função normal é regular a divisão celular. Esses genes são chamados de proto-oncogenes antes que uma mutação causadora do câncer ocorra e de oncogenes após a ocorrência de uma mutação causadora do câncer. Os rearranjos cromossômicos, especialmente as translocações, podem interferir na função normal de tais proto-oncogenes.

Basicamente, existem duas maneiras pelas quais as translocações podem alterar a função dos proto-oncogenes. No primeiro mecanismo, a translocação realoca um proto-oncogene próximo a um novo elemento regulador. Um bom exemplo é fornecido pelo linfoma de Burkitt. O proto-oncogene desse câncer codifica a proteína MYC, um fator de transcrição que ativa genes necessários para a proliferação celular. Normalmente, o gene *MYC* é transcrito apenas quando uma célula precisa sofrer proliferação, mas, em células cancerosas, o proto-oncogene *MYC* é realocado próximo à região reguladora dos genes da imunoglobulina (Ig) (**Figura 17.36A**). Esses últimos são transcritos constitutivamente; ou seja, eles estão ligados o tempo todo. Consequentemente, o gene *MYC* é transcrito em todos os momentos, e os genes de proliferação celular são continuamente ativados.

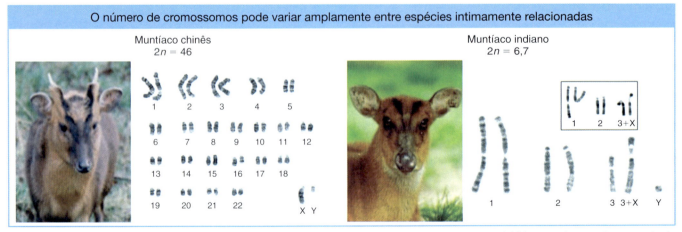

**Figura 17.34** Os muntíacos chineses têm $2n = 46$ cromossomos, incluindo um par de cromossomos sexuais XY em machos, conforme mostrado na imagem do cromossomo à esquerda. Os muntíacos indianos têm $2n = 7$ cromossomos no sexo masculino e $2n = 6$ cromossomos no sexo feminino, conforme mostrado nas imagens dos cromossomos à direita. [*Reproduzida com permissão de Springer Science + Business Media, de Markus O. Scheuermann, Andrea E. Merman et al., "Characterization of nuclear compartments identified by ectopic markers in. mammalian cells with distinctly different karyotype", Chromosoma, maio de 2005; 114 (1) 39-53, Figura 1. Permissão concedida por meio do Copyright Clearance Center, Inc.*]

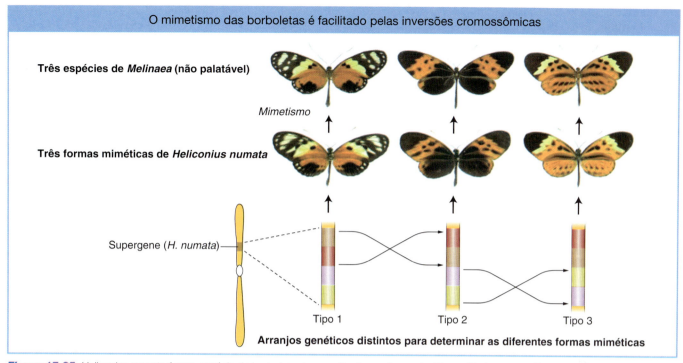

**Figura 17.35** *Heliconius numata* é uma espécie de borboleta desagradável, que é um mimético mülleriano com diferentes espécies da borboleta do gênero *Melinaea*. Quando as duas espécies coabitam, a *H. numata* tem um padrão de asa que imita as espécies locais de *Melinaea*. No entanto, esses padrões de asa diferem entre espécies *Melinaea*, de forma que os padrões de asa da *H. numata* diferem de local para local. Os genes que controlam essas diferenças no padrão da asa de *H. numata* são encontrados em um supergene no cromossomo 15. Padrões de asas distintos estão associados a diferentes inversões cromossômicas ao redor do supergene. [*Cortesia de Mathieu Joron.*]

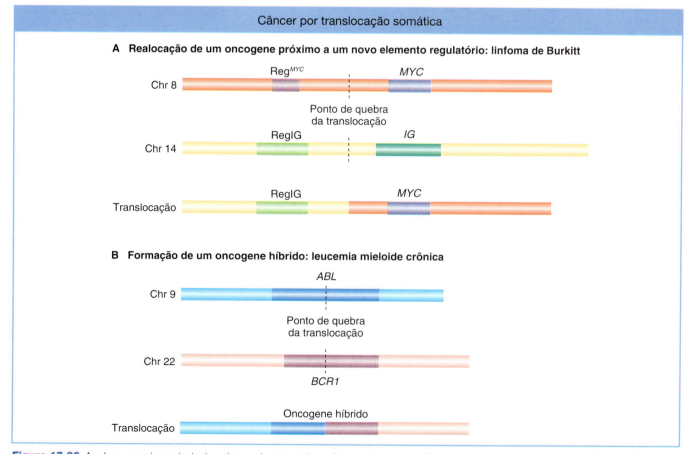

**Figura 17.36** As duas maneiras principais pelas quais as translocações podem causar câncer em uma célula do corpo (somática) são ilustradas pelos cânceres, linfoma de Burkitt (**A**) e leucemia mieloide crônica (**B**). Os genes *MYC*, *BCR1* e *ABL* são proto-oncogenes.

O outro mecanismo pelo qual as translocações podem causar câncer é a formação de um gene híbrido. Um exemplo é a doença leucemia mieloide crônica (LMC), um câncer de células brancas do sangue. Esse câncer pode resultar da formação de um gene híbrido entre os dois proto-oncogenes *BCR1* e *ABL* (Figura 17.36B). O proto-oncogene *ABL* codifica uma proteinoquinase em uma via de sinalização. A proteinoquinase transmite um sinal iniciado por um fator de crescimento que leva à proliferação celular. A atividade de proteinoquinase da proteína de fusão *BCR1-ABL* está sempre ativada. A proteína de fusão propaga continuamente seu sinal de crescimento para a frente, independentemente da presença do sinal de iniciação.

## Incidência geral de mutações no cromossomo humano

As mutações cromossômicas surgem de forma surpreendentemente frequente na reprodução sexual humana, mostrando que os processos celulares relevantes são propensos a alto nível de erro. A **Figura 17.37** mostra a distribuição estimada de mutações cromossômicas entre as concepções humanas que se desenvolvem o suficiente para se implantar no útero. Dos cerca de 15% das concepções que abortam espontaneamente (gravidezes que terminam naturalmente), metade apresenta anomalias cromossômicas. Alguns médicos geneticistas acreditam que mesmo esse nível alto é subestimado, porque muitos casos nunca são detectados. Entre nascidos vivos, 0,6% têm anormalidades cromossômicas, resultando tanto da aneuploidia quanto de rearranjos cromossômicos.

**CONCEITO-CHAVE** As mutações cromossômicas têm um grande impacto na fertilidade e na doença humanas.

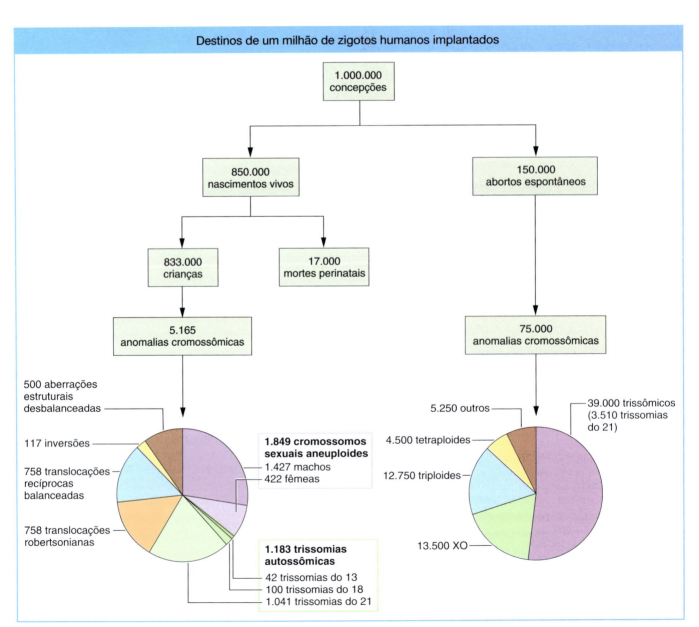

**Figura 17.37** A proporção de mutações cromossômicas é muito maior em abortos espontâneos. [Dados de K. Sankaranarayanan, *Mutat. Res.* 61, 1979, 249-257.]

# RESUMO

A poliploidia é uma condição anormal na qual há um número maior do que o habitual de conjuntos de cromossomos. Poliploides tais como triploides ($3n$) e tetraploides ($4n$) são comuns entre as plantas e são representados, mesmo entre os animais. Organismos com um número ímpar de conjuntos de cromossomos são estéreis porque nem todo cromossomo tem um parceiro na meiose. Cromossomos não pareados são segregados aleatoriamente para os polos da célula na meiose, levando a conjuntos desbalanceados de cromossomos nos gametas resultantes. Tais gametas desbalanceados não produzem descendência viável porque o balanço normal da dosagem gênica é interrompido. Em poliploides com um número uniforme de conjuntos, cada cromossomo tem um potencial parceiro de pareamento e, portanto, pode produzir gametas e prole balanceados. A poliploidia pode ocorrer em um organismo de dimensões maiores – descoberta essa que permitiu avanços importantes na horticultura e na criação de culturas.

Em plantas, alopoliploides (poliploides formadas por combinação de conjuntos de cromossomos a partir de espécies diferentes) podem ser feitos por cruzamento de duas espécies relacionadas e, em seguida, dobrando os cromossomos da prole por meio do uso de colchicina. Essas técnicas têm aplicações potenciais no melhoramento de culturas porque os alopoliploides combinam as características das duas espécies parentais.

Quando acidentes celulares mudam partes de conjuntos de cromossomos, surgem os aneuploides. A própria aneuploidia geralmente resulta de uma dosagem desbalanceada de produtos gênicos, o que leva a fenótipos anormais. Exemplos de aneuploides incluem a monossomia ($2n - 1$) e a trissomia ($2n + 1$). A síndrome de Down (trissomia do 21), a síndrome de Klinefelter (XXY) e a síndrome de Turner (XO) são exemplos bem documentados de condições aneuploides em humanos. O nível de aneuploidia espontânea em humanos é bastante alto e é responsável por uma grande proporção de doenças de base genética em populações humanas. O fenótipo do organismo aneuploide depende muito do cromossomo afetado em particular. Em alguns casos, como a trissomia do 21 humana, há uma constelação altamente característica de fenótipos associados.

A maioria dos casos de aneuploidia resultam de segregação acidental dos cromossomos na meiose (não disjunção). O erro é espontâneo e pode ocorrer em qualquer meiócito particular na primeira ou na segunda divisão. Em humanos, um efeito da idade materna está associado à não disjunção do cromossomo 21, resultando em uma maior incidência de síndrome de Down em filhos de mães mais velhas.

A outra categoria geral de mutações cromossômicas compreende rearranjos estruturais, que incluem deleções, duplicações, inversões e translocações. Essas mudanças resultam de quebra e reunião incorreta ou de cruzamento entre elementos repetitivos (recombinação homóloga não paralela). Em indivíduos heterozigotos para um rearranjo cromossômico (ou seja, com um cromossomo homólogo normal e um cromossomo homólogo rearranjado), existem estruturas de pareamento incomuns na meiose resultantes da forte afinidade de pareamento de regiões cromossômicas homólogas. Por exemplo, inversões heterozigóticas mostram alças, já as translocações recíprocas, estruturas em forma de cruz. A segregação dessas estruturas resulta em produtos meióticos anormais exclusivos do rearranjo.

Uma deleção é a perda de uma seção do cromossomo, seja por causa de quebras cromossômicas seguidas pela perda do segmento intermediário ou por causa da segregação em translocações ou inversões heterozigotas. Se os genes removidos em uma deleção são essenciais para a vida, a deleção homozigótica é letal. Já uma heterozigótica pode ser letal devido ao desbalanceamento da dosagem do gene ou porque revela alelos deletérios recessivos. Pode, ainda, não ser letal. Quando uma deleção em um homólogo permite a expressão fenotípica de alelos recessivos no outro, o desmascaramento dos alelos recessivos é denominado pseudodominância. As duplicações geralmente são produzidas a partir de outros rearranjos ou por *crossovers* aberrantes. Também desequilibram o material genético, produzindo efeito fenotípico deletério ou morte do organismo.

Duplicações segmentares também são substrato para rearranjos cromossômicos adicionais devido à recombinação homóloga não paralela. Muitos distúrbios do cromossomo humano estão associados a regiões do genoma que abrigam duplicações segmentares.

Uma inversão é uma volta de 180° de uma parte de um cromossomo. No estado homozigoto, as inversões podem causar poucos problemas para um organismo, a menos que uma das quebras interrompa um gene. Por outro lado, as inversões heterozigotas mostram alças de inversão na meiose, e *crossing over* dentro da alça resultam em produtos inviáveis. Os produtos de *crossover* de inversões pericêntricas, que abrangem o centrômero, diferem das inversões paracêntricas, que não o fazem, mas ambos apresentam frequência de recombinação reduzida na região afetada e geralmente resultam em fertilidade reduzida.

Uma translocação move um segmento do cromossomo para outra posição no genoma. Um exemplo simples é uma translocação recíproca, na qual partes de cromossomos não homólogos trocam de posição. No estado heterozigoto, as translocações produzem produtos meióticos de duplicação e deleção, o que pode levar a zigotos desbalanceados. Novas ligações de genes podem ser produzidas por translocações. A segregação aleatória de centrômeros em uma translocação heterozigota resulta em um percentual de 50% de produtos meióticos desequilibrados e, portanto, de 50% de esterilidade (semiesterilidade).

Os rearranjos cromossômicos são uma causa importante de esterilidade, defeitos de nascença e doenças nas populações humanas. No entanto, também são substratos para a evolução e úteis na engenharia de linhagens especiais de organismos para genética experimental e aplicada.

# TERMOS CHAVE

Alça de deleção (p. 562)
Alça de inversão (p. 565)
Alopoliploide (p. 548)
Aneuploide (p. 548)
Anfidiploide (p. 550)
Autopoliploide (p. 548)
Balanço gênico (p. 558)
Bivalente (p. 548)
Carga genética (p. 547)
Compensação de dosagem (p. 560)
Cromossomo acêntrico (p. 561)
Cromossomo balanceador (p. 569)
Cromossomo dicêntrico (p. 561)
Cromossomo politênico (p. 562)
Cromossomos homeólogos (p. 548)
Deleção (p. 560)
Deleção intragênica (p. 562)
Deleção multigênica (p. 562)
Diploide (p. 547)
Dissômico (p. 552)
Duplicação (p. 560)
Duplicação de inserção (p. 564)

Duplicação em tandem (p. 564)
Duplicação segmentar (p. 565)
Efeito de dosagem de genes (p. 558)
Euploide (p. 547)
Fragmento acêntrico (p. 565)
Haploide (p. 547)
Hexaploide (p. 547)
Inversão (p. 560)
Inversão heterozigótica (p. 565)
Inversão paracêntrica (p. 565)
Inversão pericêntrica (p. 564)
Mapa de deleção (p. 563)
Monoploide (p. 547)
Monossômico (p. 552)
Mutação cromossômica (p. 546)
Não disjunção (p. 552)
Nulissômica (p. 552)
Número do cromossomo haploide (p. 547)
Partenogênese (p. 547)
Pentaploide (p. 547)
Poliploide (p. 547)

Ponte da anáfase (p. 561)
Ponte dicêntrica (p. )565
Pseudodominância (p. 563)
Pseudoligação (p. 569)
Rearranjo (p. 560)
Rearranjo desbalanceado (p. 561)
Rearranjo balanceado (p. 561)
Recombinação homóloga não paralela (NAHR) (p. 560)
Segregação adjacente-1 (p. 568)
Segregação alternada (p. 568)
Semiesterilidade (p. 568)
Síndrome de Down (p. 555)
Síndrome de Klinefelter (p. 555)
Síndrome de Turner (p. 553)
Tetraploide (p. 547)
Translocação (p. 560)
Translocação robertsoniana (p. 570)
Triploide (p. 547)
Trissômico (p. 552)
Trivalente (p. 548)
Univalente (p. 548)

# PROBLEMAS RESOLVIDOS

### PROBLEMA RESOLVIDO 1

Uma planta de milho é heterozigótica para uma translocação recíproca e, portanto, é semiestéril. Essa planta é cruzada com uma cepa cromossômica normal que é homozigótica para o alelo braquítico recessivo (*b*), localizado no cromossomo 2. Uma planta F$_1$ semiestéril é então retrocruzada com a cepa braquítica homozigótica. A prole obtida apresenta os seguintes fenótipos:

| Não braquítico | | Braquítico | |
|---|---|---|---|
| Semiestéril | Fértil | Semiestéril | Fértil |
| 334 | 27 | 42 | 279 |

a. Qual proporção você esperaria como resultado se o cromossomo carregando o alelo braquítico não participasse da translocação?
b. Você acha que o cromossomo 2 participa da translocação? Explique sua resposta, mostrando a conformação dos cromossomos relevantes da F$_1$ semiestéril e o motivo dos números específicos obtidos.

### RESOLUÇÃO

a. Devemos começar com a abordagem metódica e simplesmente reafirmar os dados na forma de um diagrama, em que

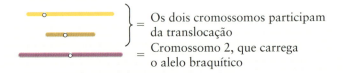

Para simplificar o diagrama, não mostramos os cromossomos divididos em cromátides (embora estivessem nesse estágio da meiose). Em seguida, diagramamos a primeira cruz:

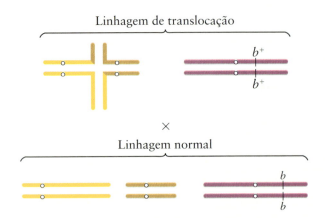

Todos os descendentes dessa cruz serão heterozigotos para o cromossomo portador do alelo braquítico, mas e os cromossomos que participam da translocação? Neste capítulo, vimos que apenas produtos de segregação alternada sobrevivem e que metade desses sobreviventes será cromossomicamente normal enquanto a outra carregará os dois cromossomos rearranjados. A combinação rearranjada regenera uma translocação heterozigota ao combinar-se com o complemento cromossomicamente normal do genitor normal. Esses últimos tipos – os F$_1$ semiestéreis – são divididos como parte do cruzamento com a cepa braquítica parental:

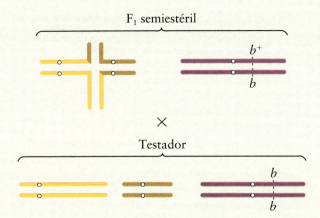

No cálculo da proporção esperada de fenótipos a partir desse cruzamento, podemos tratar o comportamento dos cromossomos translocados de forma independente com relação ao comportamento do cromossomo 2. Portanto, podemos prever que a prole será

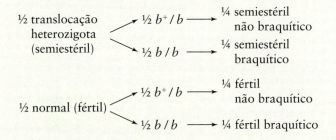

Esta proporção prevista de 1:1:1:1 é bastante diferente daquela obtida no cruzamento real.

b. Como observamos um desvio da proporção esperada com base na independência do fenótipo braquítico e na semiesterilidade, o cromossomo 2 provavelmente *participa* da translocação. Vamos supor que o *locus* braquítico (*b*) esteja no cromossomo laranja. Mas onde? Para o propósito do diagrama, não importa onde o colocamos, mas é geneticamente importante porque a posição do *locus b* afeta as proporções na prole. Se assumirmos que o *locus b* está próximo à ponta da peça que é translocada, podemos redesenhar o heredrograma:

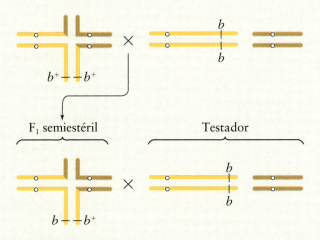

Se os cromossomos da $F_1$ semiestéril segregarem conforme diagramado aqui, poderíamos então prever

½ fértil, braquítica
½ semiestéril, não braquítica

A maioria da prole é certamente desse tipo, então devemos estar no caminho certo. Como são produzidos os dois tipos menos frequentes? De alguma forma, temos de colocar o alelo $b^+$ no cromossomo amarelo normal e o alelo $b$ no translocado. Esse posicionamento deve ser conseguido por *crossing over* entre o ponto de quebra da translocação (o centro da estrutura cruciforme) e o *locus* braquítico:

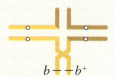

Os cromossomos recombinantes produzem alguns descendentes que são férteis e não braquíticos e outros que são semiestéreis e braquíticos (essas duas classes juntas constituem 69 de um total de uma prole de 682, ou uma frequência de cerca de 10%). Podemos ver que essa frequência é realmente uma medida da distância do mapa (10 m.u.) do *locus* braquítico do ponto de quebra (o mesmo resultado básico teria sido obtido se tivéssemos desenhado o *locus* braquítico na parte do cromossomo do outro lado do ponto de quebra).

### PROBLEMA RESOLVIDO 2

Temos linhagens de camundongos que se reproduzem fielmente a dois fenótipos comportamentais alternativos que sabemos serem determinados por dois alelos em um único *locus*: *v* faz com que um camundongo se mova com uma marcha "valsa", enquanto *V* determina uma marcha normal. Após cruzar as linhagens verdadeiras valsadoras e normais, observamos que a maior parte da $F_1$ é normal, mas, inesperadamente, há uma valsadora fêmea. Acasalamos a valsadora $F_1$ com dois machos valsadores diferentes e notamos que ela produz apenas descendentes valsadores. Quando a acasalamos com machos normais, ela produz descendentes normais e nenhum valsador. Nós acasalamos três de sua descendência feminina normal com dois de seus irmãos, e esses ratos produziram 60 descendentes, todos normais. Quando, no entanto, acasalamos uma dessas mesmas três fêmeas com um terceiro irmão, obtivemos seis normais e dois valsadores em uma ninhada de oito. Ao pensar nos genitores da valsadora $F_1$, podemos considerar algumas explicações possíveis para esses resultados:

a. Um alelo dominante pode ter sofrido mutação para um alelo recessivo em seu genitor normal.
b. Em um dos genitores, pode ter ocorrido uma mutação dominante em um segundo gene para criar um alelo epistático (ver Capítulo 5) que atua para prevenir a expressão de *V*, levando à valsa.
c. A não disjunção meiótica do cromossomo portador de *V* em seu genitor normal pode ter dado um aneuploide viável.
d. Pode ter havido uma deleção viável abrangendo *V* no meiócito de seu genitor normal.

Quais dessas explicações são possíveis e quais são eliminadas pela análise genética? Explique em detalhes.

## RESOLUÇÃO

A melhor maneira de responder à pergunta é pegar as explicações uma de cada vez e ver se cada uma se encaixa nos resultados fornecidos.

a. Mutação V para v

Essa hipótese requer que a fêmea valsadora excepcional seja homozigótica v/v. Essa suposição é compatível com os resultados do acasalamento dela com machos valsadores, que produziriam, se ela fosse v/v, todos os filhos valsadores (v/v), e com machos normais, que produziriam todos os filhos normais (V/v). No entanto, todos os acasalamentos irmão/irmã dentro dessa prole normal devem então produzir uma proporção normal/valsadores de 3:1. Como alguns dos acasalamentos irmão-irmã realmente não produziram valsadores, essa hipótese não explica os dados.

b. Mutação epistática de s para S

Aqui os genitores seriam V/V·s/s e v/v·s/s, e uma mutação germinativa em um deles daria à F$_1$ valsadora o genótipo V/v·S/s. Quando a cruzamos com um macho valsador, que seria do genótipo v/v·s/s, esperaríamos alguma prole V/v·S/s, que seria fenotipicamente normal. Contudo, não vimos uma prole normal a partir desse cruzamento, e assim a hipótese já está derrubada. A ligação poderia salvar a hipótese temporariamente se assumirmos que a mutação foi no genitor normal, originando um gameta V S. Então a F$_1$ valsadora seria V S/v s, e, se a ligação fosse forte o suficiente, poucos ou nenhum gameta V s seria produzido, o tipo que é necessário para combinar com o gameta v s do macho para dar V s/v s normais. No entanto, fosse a hipótese de ligação verdadeira, o cruzamento com os machos normais seria V S/v s × V s/V s, e isso daria uma alta porcentagem de descendentes de V S/V s, que seriam valsadores, nenhum dos quais foram vistos.

c. Não disjunção no genitor normal

Essa explicação daria um gameta nulisômico que se combinaria com v para dar à F$_1$ valsadora o genótipo hemizigótico v. Os acasalamentos subsequentes seriam

- v × v/v, o que dá origem a descendentes v/v e v, todos os valsadores. Isso se encaixa.
- v × V/V, que fornece descendentes V/v e V, todos normais. Isso também se encaixa.
- Primeiros intercruzamentos da prole normal: V × V. Esses cruzamentos fornecem V e V/V, que são normais. Isso se encaixa. Observe que esse cruzamento também produziria uma prole homozigótica para a perda do cromossomo, mas essa prole não sobreviveria.
- Segundos cruzamentos da prole normal: V × V/v. Esses cruzamentos fornecem 25% de cada um de V/V, V/v, V (todos normais) e v (valsadores). Isso também se encaixa. Essa hipótese é, portanto, coerente com os dados.

d. Deleção de V no genitor normal

Vamos chamar a deleção D. A F$_1$ valsadora seria D/v, e os acasalamentos subsequentes seriam

- D/v × v/v, que fornece v/v e D/v, que são valsadores. Isso se encaixa.
- D/v × V/V, que fornece V/v e D/v, que são normais. Isso se encaixa.
- Primeiros cruzamentos de prole normal: D/V × D/V, que dá D/V e V/V, todos normais. Isso se encaixa. Novamente, observe que a prole D/D produzida por esse intercruzamento provavelmente não sobreviveria.
- Segundos cruzamentos de prole normal: D/V × V/v, que dá 25% cada de V/V, V/v, D/V (todos normais) e D/v (valsadores). Isso também se encaixa.

Mais uma vez, a hipótese se ajusta aos dados fornecidos; assim, ficamos com duas hipóteses que são compatíveis com os resultados, e mais experimentos são necessários para distingui-las. Uma maneira de fazer isso seria examinar os cromossomos da fêmea excepcional ao microscópio: deve ser fácil distinguir a aneuploidia da deleção.

# PROBLEMAS

O  introduz uma "Análise do problema" que o antecede.

### QUESTÕES SOBRE AS FIGURAS

1. Com base na Tabela 17.1, como você categorizaria os seguintes genomas? (Letras H a J representam quatro cromossomos diferentes.)

    HH II J KK
    HH II JJ KKK
    HHHH IIII JJJJ KKKK

2. Com base na Figura 17.4, quantas cromátides estão em um trivalente?

3. Com base na Figura 17.5, se a colchicina for usada em uma planta em que 2n = 18, quantos cromossomos estariam no produto anormal?

4. Baseando seu trabalho na Figura 17.8, use canetas coloridas para representar os cromossomos do anfidiploide fértil.

5. Na Figura 17.9, podemos designar o genoma de B. Oleracea como "A", o genoma de B. nigra como "B" e o genoma de B. rapa como "C". Quais espécies mostradas nessa figura teriam um genoma "AC"?

6. Na Figura 17.10, qual seria a constituição de um indivíduo formado a partir da união de um monossômico de uma não disjunção de primeira divisão em uma mulher e um dissômico de uma não disjunção de segunda divisão em um homem, assumindo que os gametas eram funcionais?

7. Na Figura 17.12, qual seria a porcentagem esperada de cada tipo de segregação?

8. Na Figura 17.19, há alguma diferença entre os produtos de inversão formados a partir da quebra e aqueles formados a partir do cruzamento?

9. Referindo-se à Figura 17.19, desenhe um diagrama mostrando o processo pelo qual uma inversão formada a partir do cruzamento pode gerar uma sequência normal.

10. Na Figura 17.21, o fenótipo associado ao alelo *fa* recorrente seria visível quando pareado com a deleção 264-32? E com 258-11?

11. Observe a Figura 17.22 e indique quais bandas estão faltando na deleção do *cri-du-chat*.

12. Explique por que os fenótipos associados à deleção da síndrome de Williams e a duplicação 7q11.2 3 mostrada na Figura 17.23 não são os mesmos.

13. Referindo-se à Figura 17.25, desenhe o produto se as quebras ocorreram dentro dos genes *A* e *B*.

14. Na Figura 17.27, qual seria a consequência de um cruzamento entre o centrômero e o *locus* A?

15. Na Figura 17.29, qual dos três pares de homólogos de cromossomos humano e de chimpanzé mostrados diferem na proporção do seu comprimento de braço?

16. Com base na Figura 17.30, os gametas normais são formados a partir de uma segregação adjacente-1?

17. Referindo-se à Figura 17.32, desenhe um produto inviável da mesma meiose.

18. Com base na Figura 17.33, qual fração da prole seria fenotipicamente normal em um cruzamento entre um heterozigoto de translocação e um genitor normal?

19. Com base na Figura 17.36, escreva uma frase afirmando como a translocação pode levar ao câncer. Você pode pensar em uma outra causa genética de câncer?

20. Usando a Figura 17.37, calcule qual porcentagem de concepções são triploides. A mesma Figura mostra XO na categoria de aborto espontâneo; no entanto, sabemos que muitos indivíduos XO são viáveis. Em qual das categorias viáveis o XO seria agrupado?

### PROBLEMAS BÁSICOS

21. De acordo com o estilo da Tabela 17.1, o que você chamaria de organismos que são MM N OO; MM NN OO; MMM NN PP?

22. Uma grande planta surgiu em uma população natural. Qualitativamente, parecia igual aos outros, mas muito maior. É mais provável que seja um alopoliploide ou um autopoliploide? Como você testaria se ele é um poliploide e não apenas uma planta crescendo em um solo rico?

23. Um trissômico é um aneuploide ou um poliploide?

24. Melões verdes sem sementes são triploides estéreis. No entanto, às vezes, sementes viáveis são encontradas nessas melancias. Qual é a explicação para esse achado?

25. Quantos tipos diferentes de gametas podem ser produzidos por um organismo triploide com um número haploide de três (*i. e.*, cromossomos A, B, C)?

26. Em um tetraploide B/B/b/b, quantos pares quadrivalentes possíveis existem? Desenhe-os (ver Figura 17.5).

27. Alguém disse a você que a couve-flor é um anfidiploide. Você concorda? Explique.

28. Por que a *Raphanobrassica* é fértil, enquanto seu genitor não era?

29. Um produto dissômico da meiose é obtido. Qual é sua provável origem? Que outros genótipos você esperaria entre os produtos dessa meiose sob sua hipótese?

30. Pode um *A/A/a* trissômico produzir um gameta do genótipo a?

31. Quais, se houver, dos seguintes aneuploides de cromossomos sexuais em humanos são férteis: XXX, XXY, XYY, XO?

32. Se você observasse uma ponte dicêntrica na meiose, que rearranjo você diria que ocorreu?

33. Por que os fragmentos acêntricos se perdem?

34. Diagrama de uma translocação decorrente de DNA repetitivo. Repita para uma deleção.

35. De um grande estoque de rearranjos de *Neurospora* disponíveis no centro de estoque genético de fungos, que tipo você escolheria para sintetizar uma cepa que tivesse uma duplicação do braço direito do cromossomo 3 e uma deleção na ponta do cromossomo 4?

36. Você observa uma alça de pareamento muito grande na meiose. É mais provável que seja a partir de uma inversão heterozigótica ou uma deleção heterozigótica? Explique.

37. Um novo alelo mutante recessivo não mostra pseudodominância com nenhuma das deleções na extensão do cromossomo 2 de *Drosophila*. O que pode ser a explicação?

38. Compare e contraste as origens da síndrome de Turner, da síndrome de Williams, da síndrome de *cri-du-chat* e da síndrome de Down. Por que elas são chamadas de síndromes?

39. Liste as características de diagnóstico (genéticas ou citológicas) que são usadas para identificar essas alterações cromossômicas:
    a. Deleções
    b. Duplicações
    c. Inversões
    d. Translocações recíprocas

40. A sequência normal de nove genes em um certo cromossomo de *Drosophila* é 123 · 456789, onde o ponto representa o centrômero. Descobriu-se que algumas moscas da fruta tinham cromossomos aberrantes com as seguintes estruturas:
    a. 123 · 476589
    b. 1654 · 32789
    c. 123 · 46789
    d. 123 · 4566789

    Nomeie cada tipo de rearranjo cromossômico e desenhe diagramas para mostrar como cada um faria sinapse com o cromossomo normal.

41. Os dois *loci* P e Bz estão normalmente separados por 36 m.u. no mesmo braço de um determinado cromossomo de planta. Uma inversão paracêntrica abrange cerca de

um quarto dessa região, mas não inclui nenhuma parte dos *loci*. Que frequência recombinante aproximada entre *P* e *Bz* você preveria em plantas que são
   a. Heterozigotas para a inversão paracêntrica?
   b. Homozigotas para a inversão paracêntrica?

42. Conforme declarado na questão 2, a mutação recessiva em certos camundongos chamados *valsadores* faz com que eles executem passos bizarros. W.H. Gates cruzou camundongos valsadores com normais de raça pura e encontrou, entre centenas de descendentes normais, uma única fêmea valsadora. Ela foi cruzada com um macho valsador e sua prole era valsadora. Quando acasalada com um macho normal homozigoto, toda a sua prole era normal. Alguns desses machos e fêmeas normais foram cruzados, e, inesperadamente, nenhum de seus descendentes era valsador. T.S. Painter examinou os cromossomos de alguns dos camundongos valsadores de Gates, que mostraram um comportamento reprodutivo semelhante ao da fêmea valsadora original, incomum. Ele descobriu que esses camundongos tinham o número normal de 40 cromossomos. Nos valsadores incomuns, como sempre, um membro do par de cromossomos é anormalmente curto. Interprete essas observações da forma mais completa possível, tanto genética quanto citologicamente.

43. Um cromossomo de glândula salivar de *Drosophila* tem seis bandas, conforme mostrado na ilustração a seguir. Abaixo do cromossomo, é mostrada a extensão de cinco deleções

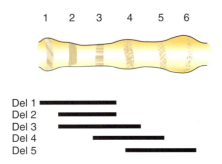

Sabe-se que os alelos recessivos *a*, *b*, *c*, *d*, *e* e *f* estão na região, mas sua ordem é desconhecida. Quando as deleções são combinadas com cada alelo, os seguintes resultados são obtidos:

|       | *a* | *b* | *c* | *d* | *e* | *f* |
|-------|-----|-----|-----|-----|-----|-----|
| Del 1 | −   | −   | −   | +   | +   | +   |
| Del 2 | −   | +   | −   | +   | +   | +   |
| Del 3 | −   | +   | −   | +   | −   | +   |
| Del 4 | +   | +   | −   | −   | −   | +   |
| Del 5 | +   | +   | +   | −   | −   | −   |

Nessa tabela, um sinal de menos significa que a deleção descobre o alelo recessivo (o fenótipo recessivo é observado), e um sinal de mais significa que o alelo de tipo selvagem correspondente ainda está presente. Combine cada banda salivar com um gene.

44. Descobriu-se que uma mosca-da-fruta é heterozigota para uma inversão paracêntrica. No entanto, a obtenção de moscas homozigóticas para a inversão foi impossível mesmo após muitas tentativas. Qual é a explicação mais provável para essa incapacidade de produzir uma inversão homozigótica?

45. Os orangotangos são agora reconhecidos como um grupo de três espécies em extinção em seus ambientes naturais (uma espécie na ilha de Bornéu e duas espécies na ilha de Sumatra). Antes de a distinção entre as três espécies ser esclarecida, um programa de reprodução em cativeiro foi estabelecido utilizando orangotangos mantidos em zoológicos por todo o mundo. Um componente desse programa é a pesquisa em citogenética de orangotangos. Essa pesquisa mostrou que todos os orangotangos de Bornéu carregam uma forma de cromossomo 2, conforme mostrado no diagrama a seguir, e todos os de Sumatra carregam a outra forma. Antes que essa diferença citogenética se tornasse conhecida, alguns acasalamentos foram realizados entre animais de diferentes ilhas, e 14 descendentes híbridos estão sendo criados em cativeiro.

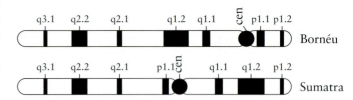

   a. Que termo ou termos descrevem as diferenças entre esses cromossomos?
   b. Desenhe os cromossomos 2, pareados na primeira prófase meiótica, desse orangotango híbrido. Certifique-se de mostrar todos os pontos de referência indicados no diagrama que acompanha e marque todas as partes de seu desenho.
   c. Em 30% das meioses, haverá *crossover* em algum lugar na região entre as bandas p1.1 e q1.2. Desenhe os cromossomos 2 do gameta que resultariam de uma meiose em que um único *crossover* ocorreu dentro da banda q1.1.
   d. Que fração dos gametas produzidos por um orangotango híbrido dará origem a uma prole viável, se esses cromossomos forem os únicos que diferem entre os genitores? (O problema 45 é de Rosemary Redfield.)

46. No caso do milho, os genes para o comprimento do pendão (alelos *T* e *t*) e resistência à ferrugem (alelos *R* e *r*) são conhecidos por estarem em cromossomos separados. Durante a realização de cruzamentos de rotina, um criador notou que uma planta *T/t;R/r* deu resultados incomuns em um cruzamento teste com o progenitor do pólen duplo-recessivo *t/t;r/r*. Os resultados foram

| Progênie: | *T/t;R/r* | 98 |
|-----------|-----------|-----|
|           | *t/t;r/r* | 104 |
|           | *T/t;r/r* | 3 |
|           | *t/t;R/r* | 5 |

Espigas de milho: apenas cerca de metade das sementes de costume

a. Quais características principais dos dados são diferentes dos resultados esperados?
b. Apresente uma hipótese concisa que explique os resultados.
c. Mostrar genótipos de genitores e descendentes.
d. Desenhe um diagrama mostrando a disposição dos alelos nos cromossomos.
e. Explique a origem das duas classes de prole com três e cinco membros.

### ANÁLISE DO PROBLEMA 46

*Antes de tentar resolver esse problema, tente responder às seguintes perguntas:*

1. O que significam um "gene para comprimento do pendão" e um "gene para resistência à ferrugem"?
2. Faz diferença que o significado preciso dos símbolos alélicos *T*, *t*, *R* e *r* não seja fornecido? Por que sim ou por que não?
3. Como os termos gene e alelo, conforme usados aqui, relacionam-se com os conceitos de *locus* e par de genes?
4. Qual evidência experimental anterior daria ao geneticista de milho a ideia de que os dois genes estão em cromossomos separados?
5. O que você acha que "cruzamentos de rotina" são para um criador de milho?
6. Qual termo é usado para descrever genótipos do tipo *T/t;R/r*?
7. O que é um "progenitor de pólen"?
8. O que são cruzamentos testes e por que os geneticistas os consideram tão úteis?
9. Quais tipos e frequências de prole o criador esperava do cruzamento teste?
10. Descreva como a prole observada difere das expectativas.
11. O que a igualdade aproximada das duas primeiras classes de prole diz a você?
12. O que a igualdade aproximada das duas segundas classes de prole diz a você?
13. Quais eram os gametas da planta incomum e quais eram suas proporções?
14. Quais gametas estavam na maioria?
15. Quais gametas estavam em minoria?
16. Qual dos tipos de prole parece ser recombinante?
17. Quais combinações alélicas parecem estar ligadas de alguma forma?
18. Como pode haver ligação de genes supostamente em cromossomos separados?
19. O que essas classes majoritárias e minoritárias nos dizem sobre os genótipos dos pais da planta incomum?
20. Que efeito poderia levar à ausência de metade das sementes?
21. Metade das sementes morreu? Em caso afirmativo, foi o genitor feminino ou masculino a razão das mortes?

*Agora tente resolver o problema. Se não conseguir, tente identificar o obstáculo e escreva uma frase ou duas descrevendo sua dificuldade. Em seguida, volte aos problemas de expansão e veja se algum deles se relaciona com a sua dificuldade. Se esta abordagem não funcionar, inspecione os objetivos de aprendizagem e os principais conceitos deste capítulo e pergunte a você mesmo quais podem ser relevantes para a sua dificuldade.*

47. Um corpo amarelo em *Drosophila* é causado por um alelo mutante de um gene localizado na ponta do cromossomo X (o alelo do tipo selvagem leva a um corpo cinza). Em um experimento de radiação, um macho do tipo selvagem foi irradiado com raios X e então cruzado com uma fêmea de corpo amarelo. A maior parte da prole masculina era amarela, como esperado, mas a varredura de milhares de moscas revelou dois machos de cor cinza (fenotipicamente do tipo selvagem). Esses machos de corpo cinza eram cruzados com fêmeas de corpo amarelo, com os seguintes resultados:

| | Prole |
|---|---|
| macho cinza 1 × fêmea amarela | todas as fêmeas amarelas todos os machos cinzas |
| macho cinza 2 × fêmea amarela | ½ fêmeas amarelas ½ fêmeas cinzas ½ machos amarelos ½ machos cinzas |

a. Explique a origem e o comportamento de cruzamento do macho cinza 1.
b. Explique a origem e o comportamento de cruzamento do macho cinza 2.

48. No milho, o alelo *Pr* significa hastes verdes, e *pr*, caules roxos. Uma planta de milho do genótipo *pr/pr* que possui cromossomos-padrão é cruzada com uma planta *Pr/Pr* que é homozigótica para uma translocação recíproca entre os cromossomos 2 e 5. A $F_1$ é semiestéril e fenotipicamente Pr. Um retrocruzamento com o genitor com cromossomos padrão dá 764 Pr semiestéril, 145 pr semiestéril, 186 Pr normal e 727 pr normal. Qual é a distância do mapa entre o *locus Pr* e o ponto de translocação?

49. Faça uma distinção entre as síndromes de Klinefelter, Down e Turner. Quais síndromes são encontradas em ambos os sexos?

50. Mostre como você poderia fazer um alotetraploide entre duas espécies de plantas diploides relacionadas, ambas $2n = 28$.

51. Na *Drosophila*, a trissomia e a monossomia para o minúsculo cromossomo 4 são viáveis, mas a nulissomia e a tetrassomia não. O *locus b* está nesse cromossomo. Deduza as proporções fenotípicas na prole dos seguintes cruzamentos de trissomia.
a. *b⁺/b/b × b/b*
b. *b⁺/b⁺/b × b/b*
c. *b⁺/b⁺/b × b⁺/b*

52. Descobriu-se que uma mulher com síndrome de Turner é daltônica (um fenótipo recessivo ligado ao X). Sua mãe e seu pai têm visão normal.
    a. Explique a origem simultânea da síndrome de Turner e do daltonismo pelo comportamento anormal dos cromossomos na meiose.
    b. Sua explicação pode distinguir se o comportamento cromossômico anormal ocorreu no pai ou na mãe?
    c. Sua explicação pode distinguir se o comportamento cromossômico anormal ocorreu na primeira ou na segunda divisão da meiose?
    d. Agora suponha que um homem Klinefelter daltônico tenha pais com visão normal e responda às partes a, b e c.

53. a. Como você sintetizaria um pentaploide?
    b. Como você sintetizaria um triploide do genótipo A/a/a?
    c. Você acabou de obter uma mutação recessiva rara $a^*$ em uma planta diploide, que a análise mendeliana diz que é $A/a^*$. A partir dessa planta, como você sintetizaria um tetraploide (4n) do genótipo $A/A/a^*/a^*$?
    d. Como você sintetizaria um tetraploide do genótipo A/a/a/a?

54. Suponha que você tenha uma linhagem de camundongos com formas citologicamente distintas do cromossomo 4. A ponta do cromossomo pode ter um botão (chamado $4^K$) ou um satélite ($4^S$) ou nenhum (4). Aqui estão os esboços dos três tipos:

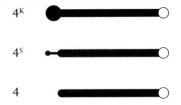

Você cruza uma fêmea de $4^K/4^S$ com um macho 4/4 e descobre que a maioria da prole é de $4^K/4$ ou $4^S/4$, como esperado. No entanto, você ocasionalmente encontra alguns tipos raros, como os que seguem (todos os outros cromossomos são normais):
a. $4^K/4^K4$
c. $4^K/4^S4$
c. $4^K$

Explique os tipos raros que você encontrou. Dê, como a maior precisão possível, as fases em que são originários, os estágios em que se originam no genitor masculino, no genitor feminino, ou no zigoto (com breves explicações).

55. Um cruzamento é feito em tomates entre uma planta fêmea que é trissômica para o cromossomo 6 e uma planta macho diploide normal que é homozigótica para o alelo recessivo para folha de batata (p/p). Uma planta $F_1$ trissômica é retrocruzada com o macho com folhas de batata.
    a. Qual é a proporção de plantas com folhas normais para plantas com folhas de batata quando você assume que p está localizado no cromossomo 6?
    b. Qual é a proporção de plantas com folhas de batata normal e folhas de batata quando você assume que p não está localizado no cromossomo 6?

56. Uma geneticista de tomate tenta atribuir cinco mutações recessivas a cromossomos específicos usando trissômicos. Ela cruza cada mutante homozigoto (2n) com cada um dos três trissômicos, nos quais os cromossomos 1, 7 e 10 participam. A partir desses cruzamentos, o geneticista seleciona a prole trissômica (que são menos vigorosas) e os retrocruza com o homozigoto recessivo apropriado. A prole *diploide* desses cruzamentos é examinada. Seus resultados, nos quais as proporções de tipo selvagem:mutante, são os seguintes:

| Cromossomo trissômico | *Mutação* | | | | |
|---|---|---|---|---|---|
| | d | y | c | b | cot |
| 1 | 48:55 | 72:29 | 56:50 | 53:54 | 32:28 |
| 7 | 52:56 | 52:48 | 52:51 | 58:56 | 81:40 |
| 10 | 45:42 | 36:33 | 28:32 | 96:50 | 20:17 |

Quais das mutações o geneticista pode atribuir a quais cromossomos? (Explique sua resposta completamente.)

57. Uma petúnia é heterozigótica para os seguintes homólogos autossômicos:

| A | B | C | D | E | F | G | H | I |
|---|---|---|---|---|---|---|---|---|
| a | b | c | d | h | g | f | e | i |

    a. Desenhe a configuração de pareamento que você veria na metáfase I e identifique todas as partes de seu diagrama. Numere as cromátides sequencialmente de cima para baixo da página.
    b. Um *crossover* duplo com as três fitas ocorre, com um entre os *loci* c e d nas cromátides 1 e 3 e o segundo entre os *loci* g e h nas cromátides 2 e 3. Esquematize os resultados desses eventos de recombinação como você os veria na anáfase I e identificar todas as partes de seu diagrama.
    c. Desenhe o padrão de cromossomo que você iria ver na anáfase II após os *crossovers* descritos na parte b.
    d. Forneça os genótipos dos gametas dessa meiose que levarão à formação de uma prole viável. Suponha que todos os gametas sejam fertilizados por pólen que possui a ordem genética A B C D E F G H I.

58. Dois grupos de geneticistas, na Califórnia e no Chile, começam a trabalhar para desenvolver um mapa de ligação da mosca do mediterrâneo (ver Capítulo 4). Ambos descobrem, independentemente, que os *loci* para a cor do corpo (B = preto, b = cinza) e o formato do olho (R = redondo, r = estrela) estão separados por 28 m.u. Eles enviam linhagens uns aos outros e fazem cruzamentos; um resumo de todas as suas descobertas é mostrado aqui:

## Capítulo 17 Alterações Cromossômicas em Grande Escala

| Cruzamento | F₁ | Prole de F₁ × qualquer b r/b r | |
|---|---|---|---|
| B R/B R (Calif.) × b r/b r (Calif.) | B R/b r | B R/b r | 36% |
| | | b r/b r | 36 |
| | | B r/b r | 14 |
| | | b R/b r | 14 |
| B R/B R (Chile) × b r/b r (Chile) | B R/b r | B R/b r | 36 |
| | | b r/b r | 36 |
| | | B r/b r | 14 |
| | | b R/b r | 14 |
| B R/B R (Calif.) × b r/b r (Chile) ou b r/b r (Calif.) × B R/B R (Chile) | B R/b r | B R/b r | 48 |
| | | b r/b r | 48 |
| | | B r/b r | 2 |
| | | b R/b r | 2 |

a. Forneça uma hipótese genética que explique os três conjuntos de resultados de cruzamento teste.
b. Desenhar as principais características cromossômicas da meiose em F₁ de um cruzamento das linhagens da Califórnia e do Chile.

59. Uma planta de milho aberrante dá os seguintes valores de RF quando testada:

| | *Intervalo* | | | | |
|---|---|---|---|---|---|
| | d-f | f-b | b-x | x-y | y-p |
| Controle | 5 | 18 | 23 | 12 | 6 |
| Planta aberrante | 5 | 2 | 2 | 0 | 6 |

(A ordem do *locus* é centrômero-*d*–*f*–*b*–*x*–*y*–*p*). A planta aberrante é uma planta saudável, mas produz muito menos óvulos normais e pólen do que a planta controle.

a. Proponha uma hipótese para explicar os valores de recombinação anormais e a fertilidade reduzida na planta aberrante.
b. Use os diagramas para explicar a origem dos recombinantes de acordo com suas hipóteses.

60. Os seguintes *loci* de milho estão em um braço do cromossomo 9 na ordem indicada (as distâncias entre eles são mostradas em unidades de mapa):

*c-bz-wx-sh-d*-centrômero

12 8 10 20 10

*C* dá aleurona colorida; *c*, aleurona branca.
*Bz* dá folhas verdes; *bz*, folhas de bronze.
*Wx* dá sementes amiláceas; *wx*, sementes cerosas.
*Sh* dá sementes lisas; *sh*, sementes murchas.
*D* dá plantas altas; *d*, anãs.

Uma planta de um estoque padrão que é homozigoto para todos os cinco alelos recessivos é cruzada com uma planta do tipo selvagem do México que é homozigótica para todos os cinco alelos dominantes. As plantas F₁ expressam todos os alelos dominantes e, quando retrocruzadas com o genitor recessivo, dão os seguintes fenótipos de prole:

| Colorido, verde, amiláceo, suave, alto: | 360 |
|---|---|
| Branco, bronze, ceroso, murcho, anão: | 355 |
| Colorido, bronze, ceroso, murcho, anão: | 40 |
| Branco, verde, amiláceo, liso, alto: | 46 |
| Colorido, verde, amiláceo, liso, anão: | 85 |
| Branco, bronze, ceroso, murcho, alto: | 84 |
| Colorido, bronze, ceroso, murcho, alto: | 8 |
| Branco, verde, amiláceo, liso, anão: | 9 |
| Colorido, verde, ceroso, liso, alto: | 7 |
| Branco, bronze, amiláceo, murcho, anão: | 6 |

Proponha uma hipótese para explicar esses resultados. Inclua:
a. Uma declaração geral de sua hipótese, com diagramas se necessário.
b. Porque existem 10 classes.
c. Um relato da origem de cada classe, incluindo sua frequência.
d. Pelo menos um teste de sua hipótese.

61. Plantas de milho cromossomicamente normais têm um *locus p* no cromossomo 1 e um *locus s* no cromossomo 5.

*P* dá folhas verdes escuras; *p*, folhas verdes claras.
*S* dá espigas grandes; *s*, espigas murchas.

Uma planta original do genótipo *P/p*; *S/s* tem o fenótipo esperado (verde escuro, espigas grandes), mas dá resultados inesperados nos cruzamentos a seguir:

- Na autofecundação, a fertilidade é normal, mas a frequência de *p/p*; tipos *s/s* é 1/4 (não 1/16 conforme o esperado)
- Quando cruzado com um testador normal de genótipo *p/p*; *s/s*, a prole F₁ é ½ *P/p*;*S/s* e ½ *p/p*;*s/s*; a fertilidade é normal
- Quando uma F₁ *P/p*; a planta *S/s* é cruzada com um testador *p/p*;*s/s* normal;, prova ser semiestéril, mas, novamente, a prole é ½ *P/p*;*S/s* e ½ *p/p*;*s/s*

Explique esses resultados, mostrando os genótipos completos da planta original, do testador e das plantas F₁. Como você testaria sua hipótese?

*Embrião (número médio)*

| Acasalamento | Implantado na parede uterina | Degeneração após a implantação | Normal | Degeneração (%) |
|---|---|---|---|---|
| ♂ excepcional × ♀ normal | 8,7 | 5,0 | 3,7 | 37,5 |
| ♂ normal × ♀ normal | 9,5 | 0,6 | 8,9 | 6,5 |

62. Um rato macho que é fenotipicamente normal mostra anomalias reprodutivas quando comparado com ratos machos normais, conforme mostrado na tabela acima. Propor uma explicação genética para esses resultados incomuns e indicar como sua ideia pode ser testada.

63. Um geneticista de tomate trabalhando em *Fr*, um alelo mutante dominante que causa o amadurecimento rápido dos frutos, decide descobrir qual cromossomo contém esse gene usando um conjunto de linhagens, cada uma delas trissômica para um cromossomo. Para isso, ela cruza um homozigoto diploide mutante com cada uma das linhas trissômicas do tipo selvagem.
   a. Uma planta trissômica $F_1$ é cruzada com uma planta diploide de tipo selvagem. Qual é a proporção de plantas de amadurecimento rápido e lento na prole diploide desse segundo cruzamento se *Fr* estiver no cromossomo trissômico? Use diagramas para explicar.
   b. Qual é a proporção de plantas de amadurecimento rápido para lento na prole diploide desse segundo cruzamento se *Fr* não estiver localizado no cromossomo trissômico? Use diagramas para explicar.
   c. Aqui estão os resultados dos cruzamentos. Em qual cromossomo está *Fr* e por quê?

| Cromossomo trissômico | Amadurecimento rápido: amadurecimento lento na prole diploide |
|---|---|
| 1 | 45:47 |
| 2 | 33:34 |
| 3 | 55:52 |
| 4 | 26:30 |
| 5 | 31:32 |
| 6 | 37:41 |
| 7 | 44:79 |
| 8 | 49:53 |
| 9 | 34:34 |
| 10 | 37:39 |

(A questão 63 é de Tamara Western)

### PROBLEMAS DESAFIADORES

64. O *locus Neurospora un-3* está perto do centrômero no cromossomo 1, e os *crossovers* entre *un-3* e o centrômero são muito raros. O *locus ad-3* está do outro lado do centrômero do mesmo cromossomo, e os cruzamentos ocorrem entre *ad-3* e o centrômero em cerca de 20% das meioses (não ocorrem *crossovers* múltiplos).
   a. Que tipos de asci linear (consulte o Capítulo 3) você prevê, e em quais frequências, em um cruzamento normal de *un-3 ad-3* × tipo selvagem? (especifique genótipos de esporos nos asci).
   b. Na maioria das vezes, esses cruzamentos se comportam de maneira previsível; mas em um caso, uma linhagem *un-3 ad-3* padrão foi cruzada com um tipo selvagem isolado de um campo de cana de açúcar no Hawaii. Os resultados são os seguintes:

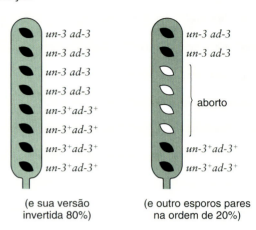

Explique esses resultados e diga como você pode testar sua ideia. (nota: em *Neurospora*, ascósporos com material cromossômico extra sobrevivem e são da cor preta normal, enquanto ascósporos sem nenhuma região cromossômica são brancos e inviáveis.)

65. Duas mutações em *Neurospora*, *ad-3* e *pan-2*, estão localizadas nos cromossomos 1 e 6, respectivamente. Uma linhagem incomum *ad-3* surge no laboratório, levando aos resultados mostrados na tabela a seguir. Explique todos os três resultados com a ajuda de diagramas claramente identificados. (nota: em *Neurospora*, ascósporos com material cromossômico extra sobrevivem e são da cor preta normal, enquanto ascósporos sem nenhuma região cromossômica são brancos e inviáveis.)

|  | Aparência do ascósporo | RF entre *ad-3* e *pan-2* |
|---|---|---|
| 1. Normal *ad-3* × normal *pan-2* | Todos pretos | 50% |
| 2. Anormal *ad-3* × normal *pan-2* | Cerca de ½ preto e ½ branco (inviável) | 1% |
| 3. Dos esporos pretos do cruzamento 2, cerca de metade era completamente normal e metade repetia o mesmo comportamento que a linhagem original anormal *ad-3* | | |

66. As espécies de algodão do novo mundo *Gossypium hirsutum* tem um número de cromossomos $2n$ de 52. As espécies do velho mundo *G. thurberi* e *G. herbaceum* têm, cada uma, um número $2n$ de 26. Quando essas espécies são cruzadas, os híbridos resultantes mostram os seguintes arranjos de pareamento de cromossomos na meiose:

| Híbrido | Arranjo de pareamento |
|---|---|
| *G. hirsutum* × *G. thurberi* | 13 bivalentes pequenos + 13 univalentes grande |
| *G. hirsutum* × *G. herbaceum* | 13 bivalentes grandes + 13 univalentes pequenos |
| *G. thurberi* × *G. herbaceum* | 13 univalentes grandes + 13 univalentes pequenos |

Interprete essas observações filogeneticamente, usando diagramas. Indique claramente as relações entre as espécies. Como você provaria que sua interpretação está correta?

**Capítulo 17** Alterações Cromossômicas em Grande Escala **585**

67. Existem seis espécies principais no gênero *Brassica*: *B. carinata, B. campestris, B. nigra, B. oleracea, B. juncea* e *B. napus*. Você pode deduzir a interrelação entre essas seis espécies da seguinte tabela:

| Espécies ou F₁ híbrida | Número do cromossomo | Número de bivalentes | Número de univalentes |
|---|---|---|---|
| *B. juncea* | 36 | 18 | 0 |
| *B. carinata* | 34 | 17 | 0 |
| *B. napus* | 38 | 19 | 0 |
| *B. juncea* × *B. nigra* | 26 | 8 | 10 |
| *B. napus* × *B. campestris* | 29 | 10 | 9 |
| *B. carinata* × *B. oleracea* | 26 | 9 | 8 |
| *B. juncea* × *B. oleracea* | 27 | 0 | 27 |
| *B. carinata* × *B. campestres* | 27 | 0 | 27 |
| *B. napus* × *B. nigra* | 27 | 0 | 27 |

a. Deduza o número de cromossomos de *B. campestris*, *B. nigra* e *B. oleracea*.
b. Mostre claramente quaisquer relações evolutivas entre as seis espécies que você pode deduzir no nível cromossômico.

68. Vários tipos de mosaicismo sexual estão bem documentados em humanos. Sugira como cada um dos exemplos a seguir pode ter surgido por não disjunção na mitose:
  a. XX/XO (ou seja, existem dois tipos de células no corpo, XX e XO)
  b. XX/XXYY
  c. XO/XXX
  d. XX/XY
  e. XO/XX/XXX

69. Em *Drosophila*, um cruzamento (cruzamento 1) foi feito entre duas moscas mutantes, uma homozigótica para a mutação recessiva asa dobrada (*b*) e a outra homozigótica para a mutação recessiva sem olhos (*e*). As mutações *e* e *b* são alelos de dois genes diferentes que são conhecidos por estarem intimamente ligados no minúsculo cromossomo autossômico 4. Toda a prole tinha um fenótipo de tipo selvagem. Uma das descendentes femininas foi cruzada com um macho do genótipo *b e/b e*; chamaremos esse de cruzamento 2. A maior parte da prole do cruzamento 2 era dos tipos esperados, mas havia também uma fêmea rara com fenótipo de tipo selvagem.
  a. Explique o que se espera da prole comum do cruzamento 2.
  b. A fêmea rara do tipo selvagem poderia ter surgido por (1) *crossing over* ou (2) não disjunção? Explique.
  c. A fêmea rara do tipo selvagem foi cruzada em teste com um macho do genótipo *b e/b e* (cruzamento 3). A prole era:

1/6 tipo selvagem 1/3 dobrada
1/6 dobrada, sem olhos 1/3 sem olhos

Qual das explicações da parte *b* é compatível com esse resultado? Explique os genótipos e fenótipos da prole do cruzamento 3 e suas proporções.

### ANÁLISE DO PROBLEMA 69

*Antes de tentar resolver esse problema, tente responder às seguintes perguntas:*

1. Defina homozigoto, mutação, alelo, proximamente ligado, recessivo, tipo selvagem, *crossing over*, não disjunção, cruzamento teste, fenótipo e genótipo.
2. Esse problema diz respeito à ligação ao sexo? Explique.
3. Quantos cromossomos a *Drosophila* possui?
4. Desenhe um heredograma claro resumindo os resultados dos cruzamentos 1, 2 e 3.
5. Desenhe os gametas produzidos por ambos os genitores no cruzamento 1.
6. Desenhe a constituição do cromossomo 4 da prole do cruzamento 1.
7. É surpreendente que a prole do cruzamento 1 seja do fenótipo do tipo selvagem? O que esse resultado lhe diz?
8. Desenhe a constituição do cromossomo 4 do testador masculino usado no cruzamento 2 e os gametas que ele pode produzir.
9. Com relação ao cromossomo 4, quais gametas o genitor feminino no cruzamento 2 pode produzir na ausência de não disjunção? O que seria comum e o que seria raro?
10. Desenhe a não disjunção meiótica de primeira e segunda divisão no genitor feminino do cruzamento 2, bem como nos gametas resultantes.
11. Algum dos gametas da parte 10 é aneuploide?
12. Você esperaria que gametas aneuploides dessem origem a uma prole viável? Essa prole seria nulissômica, monossômica, dissômica ou trissômica?
13. Quais fenótipos de prole seriam produzidos pelos vários gametas considerados nas partes 9 e 10?
14. Considere a proporção fenotípica na prole do cruzamento 3. Muitas proporções genéticas são baseadas em metades e quartos, mas essa proporção é baseada em terços e sextos. O que essa proporção pode estar indicando?
15. Poderia haver algum significado para o fato de que os cruzamentos dizem respeito a genes em um cromossomo muito pequeno? Quando o tamanho do cromossomo é relevante na genética?
16. Desenhe a prole esperada no cruzamento 3 sob as duas hipóteses e dê uma ideia de proporções relativas.

*Agora tente resolver o problema. Se não conseguir, tente identificar o obstáculo e escreva uma frase ou duas descrevendo sua dificuldade. Em seguida, volte aos problemas de expansão e veja se alguma delas se relaciona com a sua dificuldade. Se essa abordagem não funcionar, inspecione os objetivos de aprendizagem e os conceitos-chave deste capítulo e pergunte-se o que pode ser relevante para a sua dificuldade.*

70. No fungo *Ascobolus* (semelhante ao *Neurospora*), os ascósporos são normalmente pretos. A mutação *f*, produzindo ascósporos fulvos, está em um gene logo à direita do centrômero no cromossomo 6, enquanto a mutação *b*, produzindo ascósporos bege, está em um gene logo à esquerda do mesmo centrômero. Em um cruzamento de genitores fulvos e beges (+*f* × *b*+), a maioria dos grupos de oito apresentavam quatro ascósporos fulvos e quatro ascósporos bege, mas foram encontrados 3 grupos de oito excepcionais raros, conforme mostrado na ilustração a seguir. No esboço, o preto é o fenótipo do tipo selvagem, uma linha vertical é fulvo, uma linha horizontal é bege, e um círculo vazio representa um ascósporo abortado (morto).

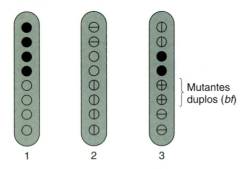

a. Forneça explicações razoáveis para esses três grupos de oito excepcionais.
b. Faça um diagrama da meiose que deu origem ao grupo de oito 2.

71. O ciclo de vida do fungo *Ascobolus* é semelhante ao do *Neurospora*. Um tratamento mutacional produziu duas cepas mutantes, 1 e 2, ambas as quais, quando cruzadas com o tipo selvagem, deram tétrades desordenadas, todas do seguinte tipo (fulvo é uma cor marrom claro; normalmente, os cruzamentos produzem todos ascósporos pretos):

   par de esporos 1 preto
   par de esporos 2 preto
   par de esporos 3 fulvo
   par de esporos 4 fulvo

a. O que este resultado mostra? Explique.

As duas cepas mutantes foram cruzadas. A maioria das tétrades não ordenadas eram do seguinte tipo:

   par de esporos 1 fulvo
   par de esporos 2 fulvo
   par de esporos 3 fulvo
   par de esporos 4 fulvo

b. O que esse resultado sugere? Explique.

Quando um grande número de tétrades não ordenadas foi analisado no microscópio, alguns raros que continham esporos pretos foram encontrados. Quatro casos são mostrados aqui:

|  | Caso A | Caso B | Caso C | Caso D |
|---|---|---|---|---|
| par de esporos 1 | preto | preto | preto | preto |
| par de esporos 2 | preto | fulvo | preto | aborto |
| par de esporos 3 | fulvo | fulvo | aborto | fulvo |
| par de esporos 4 | fulvo | fulvo | aborto | fulvo |

(Observação: Os ascósporos com material genético extra sobrevivem, mas aqueles com menos de um genoma haploide abortam.)

c. Proponha explicações genéticas razoáveis para cada um desses quatro casos raros.
d. Você acha que as mutações nas duas cepas mutantes originais estavam em um único gene? Explique.

### GENÉTICA E SOCIEDADE

Com base nos dados mostrados nas Figuras 17.15 e 17.37, com que idade você recomendaria o rastreamento de mulheres grávidas para anomalias cromossômicas fetais? E para quais anomalias cromossômicas? Que aspectos da história de saúde de uma gestante influenciariam nesse julgamento?

# Genética de Populações

**CAPÍTULO 18**

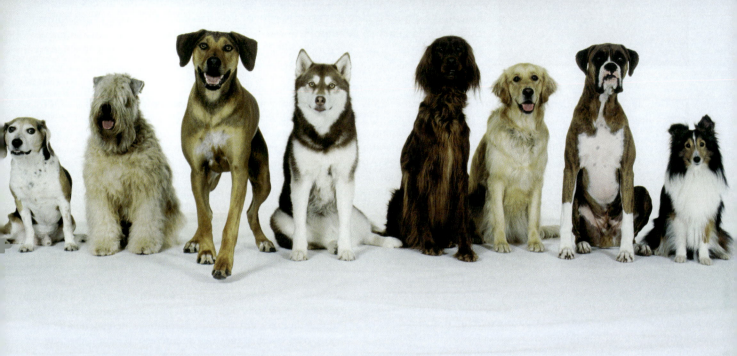

As raças de cães variam muito em tamanho, forma e cor da pelagem, demonstrando a variação genética considerável nas espécies. [*CAROLYN McKEONE/Science Source.*]

### Visão geral do capítulo e objetivos de aprendizagem

**18.1** Detecção da variação genética, 588

> **OA 18.1** Descrever e analisar dados para determinar quanta variação genética existe dentro de populações.

**18.2** Conceito do *pool* gênico e lei de Hardy-Weinberg, 593

> **OA 18.2** Aplicar a fórmula de Hardy-Weinberg para calcular as frequências esperadas de alelos e genótipos.

**18.3** Sistemas de acasalamento, 597

> **OA 18.3** Quantificar o efeito da endogamia em uma população.

**18.4** Variação genética e suas medições, 602

**18.5** Modulação de variação genética, 605

> **OA 18.4** Explicar como novos alelos entram uma população por mutação e migração.
> **OA 18.5** Medir o grau de desequilíbrio de ligação entre dois *loci*.
> **OA 18.6** Calcular o efeito da deriva genética nas frequências gênicas dentro das populações.
> **OA 18.7** Calcular o efeito da seleção nas frequências gênicas dentro das populações.

**18.6** Aplicações biológicas e sociais, 618

> **OA 18.8** Explicar como a genética de populações informa muitos problemas enfrentados pelas sociedades modernas.

# Parte 3 Princípios Fundamentais de Mutação, Variação e Evolução

**Objetivo do capítulo**

Nós já vimos que as leis de Mendel explicam como os genes são passados dos progenitores para a prole em linhagens conhecidas. Essas leis, no entanto, são insuficientes para entender a transmissão de genes de uma geração para a outra em populações naturais, nas quais não são todos os indivíduos que produzem descendentes, bem como nem todos destes últimos sobrevivem. Esta é a genética de populações, um campo que busca entender as leis que governam as mudanças ao longo do tempo e a quantidade de variação genética dentro de populações. Os métodos e resultados da genética de populações nos informam sobre os processos evolutivos e têm aplicações práticas para problemas enfrentados pelas sociedades modernas.

Em 2009, Sean Hodgson saiu de uma prisão britânica após cumprir 27 anos atrás das grades pelo assassinato, em 1979, de Teresa De Simone, escriturária e garçonete. Hodgson, que sofre de doença mental, inicialmente confessou o crime, mas retirou sua confissão durante o julgamento. Ao longo de seus anos na prisão, ele manteve a afirmação de inocência. Mais de duas décadas após o crime, os tribunais analisaram o DNA encontrado na cena do crime e determinaram que ele não era do Sr. Hodgson. A condenação de Hodgson foi revogada, e a polícia identificou posteriormente David Lace como o provável assassino. Estranhamente, em 1983 Lace apresentou-se e confessou o crime, mas, com Hodgson já condenado, a polícia recusou-se a acreditar em Lace. Em 1988, Lace cometeu suicídio, bem antes que as evidências de DNA o denunciassem. Como você vai aprender no presente capítulo, análises baseadas no DNA – como a utilizada para exonerar o Sr. Hodgson e centenas de outros prisioneiros condenados injustamente – dependeram da análise genética de populações.

Os princípios de genética de populações estão no coração de muitas perguntas que a sociedade de hoje enfrenta. Quais os riscos de um casal ter uma criança com uma doença genética? As práticas de reprodução de plantas e animais causaram uma perda de diversidade genética, então teria essa perda colocado nosso abastecimento de comida em risco? Conforme a população humana continua a expandir-se e os animais selvagens retraem-se em partes cada vez menores da Terra, serão as espécies animais selvagens capazes de evitar a endogamia e sobreviver? Os princípios da genética populacional também são fundamentais para a compreensão de muitas questões históricas e evolutivas. Como as populações humanas de diferentes regiões do mundo estão relacionadas umas às outras? Como o genoma humano respondeu conforme os seres humanos espalharam-se por todo o mundo e tornaram-se adaptados a diferentes ambientes e estilos de vida? Como as populações e espécies evoluem ao longo do tempo?

Uma **população** é um grupo de indivíduos da mesma espécie. A **genética de populações** analisa a quantidade e distribuição da variação genética nas populações e as forças que controlam essa variação. Ela tem suas raízes no início dos anos 1900, quando os geneticistas começaram a estudar como as leis de Mendel poderiam ser estendidas para compreender a variação genética dentro de populações inteiras de organismos. Embora tais leis expliquem como os genes são passados de pai para filho em linhagens conhecidas, são insuficientes para entender a transmissão de genes de uma geração para a próxima em populações naturais, nas quais não são todos os indivíduos que produzem descendentes, bem como nem todos destes últimos sobrevivem. Quando os geneticistas começaram a desenvolver os princípios de genética de populações, eles tinham ferramentas bastante limitadas para realmente medir a variação genética.

Com o desenvolvimento de tecnologias baseadas no DNA ao longo das últimas três décadas, os geneticistas hoje têm a capacidade de observar diretamente as diferenças entre as sequências de DNA de indivíduos em todos os seus genomas, além de poderem medir essas diferenças em grandes amostras de indivíduos de muitas espécies. O resultado tem sido uma revolução na nossa compreensão da variação genética nas populações.

No presente capítulo, consideraremos o conceito de *pool* gênico e como os geneticistas estimam frequências alélicas e genotípicas nas populações. Em seguida, examinaremos o impacto que os sistemas de acasalamento têm sobre as frequências de genótipos de uma população. Nós também discutiremos como os geneticistas medem a variação usando tecnologias baseadas no DNA, além das forças que modulam os níveis de variação genética dentro das populações. Por fim, analisaremos alguns estudos de casos envolvendo a aplicação de genética de populações com vistas a questões de interesse para a sociedade.

## 18.1 Detecção da variação genética

**OA 18.1** Descrever e analisar os dados para determinar quanta variação genética existe dentro das populações.

Os métodos de genética de populações podem ser utilizados para analisar qualquer *locus* variável ou polimórfico nas sequências de DNA de uma população de organismos. Ao longo das últimas décadas, várias tecnologias, tais como o sequenciamento de DNA, os microarranjos de DNA e o PCR (ver Capítulos 10 e 14), têm sido desenvolvidas permitindo que os geneticistas observem as diferenças nas sequências de DNA entre grandes amostras de indivíduos.

Na genética de populações, um *locus* é simplesmente um local no genoma, que pode ser um sítio de um único nucleotídeo ou um trecho de muitos nucleotídeos. A forma mais simples de variação que se pode observar entre indivíduos em um *locus* é a diferença no nucleotídeo presente em um sítio de nucleotídeo único, seja adenina, citosina, guanina ou timina. Esses tipos de variantes são chamados de **polimorfismos de nucleotídio único** (SNPs), e eles são as variantes mais extensamente estudadas em genética de populações humanas (**Figura 18.1**; ver também o Capítulo 4). A genética de populações também faz uso extensivo de *loci* de microssatélites (ver Capítulo 4). Esses *loci* têm sequência motivo curta, 2 a 6 pares de base de comprimento, que é repetida várias vezes com diferentes alelos possuindo diferentes números de repetições. Por exemplo, a sequência motivo AG de 2 pb em um *locus* pode ser repetida em tandem cinco vezes em um alelo (AGAGAGAGAG), mas três vezes em outro (AGAGAG) (ver Figura 18.1).

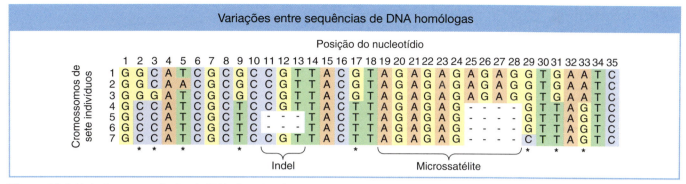

**Figura 18.1** Variação nas sequências de DNA alinhadas de sete cromossomos de diferentes pessoas. Os asteriscos mostram a localização dos SNPs. A localização de um Indel (inserção/deleção de uma cadeia de pares de nucleotídios) e um microssatélite também são indicados.

## Polimorfismos de nucleotídio único (SNPs)

Os SNPs são os tipos de polimorfismo mais prevalentes na maioria dos genomas. A maioria dos SNPs tem apenas dois alelos – por exemplo, A e C. Costumam ser considerados **SNPs comuns** em uma população quando o alelo menos comum ocorre em uma frequência de cerca de 5% ou mais. Os SNPs para os quais o alelo menos comum ocorre em uma frequência abaixo de 5% são considerados **SNPs raros**. Para os seres humanos, há um SNP comum a cada 300 a 1000 pb no genoma. Claramente, há um número muito maior de SNPs raros.

Os SNPs ocorrem dentro de genes, inclusive dentro de éxons, íntrons e regiões reguladoras. Os SNPs dentro de regiões de codificação de proteínas podem ser classificados em um de três grupos: *sinônimo* se os diferentes alelos codificam o mesmo aminoácido, *não sinônimo* se ambos codificam diferentes aminoácidos, e *sem sentido* se codificam, distintamente, um códon de parada e um aminoácido. Portanto, é possível às vezes relacionar um SNP com variação funcional em proteínas e uma alteração associada no fenótipo. Os SNPs localizados fora de sequências de codificação são chamados de SNPs *não codificadores* (ncSNPs), que, caso não tenham efeito na função do gene e no fenótipo, são chamados de *silenciosos*.

Para estudar a variação do SNP em uma população, pode-se primeiro determinar quais sítios de nucleotídios no genoma são variáveis – isto é, constituem um SNP. Esta primeira etapa é chamada de descoberta de SNP. Os SNPs são frequentemente descobertos por sequenciamento comparativo dos genomas de uma pequena amostra de indivíduos de uma espécie. Por exemplo, a descoberta de SNP em seres humanos começou ao sequenciarem-se parcialmente os genomas de um painel de descoberta de 48 indivíduos de todo o mundo. Sítios de nucleotídios variáveis foram descobertos ao compararem as sequências de genoma parciais desses 48 indivíduos entre si. Esse esforço inicial levou à descoberta de mais de 1 milhão de SNPs.

Uma vez que os SNPs foram descobertos, o genótipo (composição alélica) de diferentes indivíduos na população em cada SNP pôde ser determinado. Os microarranjos de DNA são uma tecnologia amplamente utilizada para esse propósito (**Figura 18.2**). Os microarranjos usados para ensaios de SNP podem conter milhares de sondas correspondentes a SNPs conhecidos. Biotecnólogos têm desenvolvido vários métodos diferentes para detectar variantes de SNP usando microarranjos. Em um método, o DNA de um indivíduo é marcado com marcadores fluorescentes e hibridizado para o microarranjo.

Cada ponto (SNP) no microarranjo apresentará fluorescência vermelha para uma classe homozigota, verde para o outro homozigoto e amarelo para um heterozigoto (ver Figura 18.2). O procedimento todo tem sido melhorado com robótica para permitir uma rápida *genotipagem*, ou atribuição de genótipos (p. ex., A/A *versus* A/C) em uma base em larga escala. Serviços de genotipagem direto para o consumidor como o 23andMe usam microarranjos de SNP, assim como alguns projetos de pesquisa médica de grande escala.

Mais recentemente, com a dramática redução nos custos do sequenciamento de DNA, tornou-se possível coletar as sequências genômicas de muitos indivíduos em uma espécie e, em seguida, comparar a diferença do SNP entre múltiplas sequências de genoma. Para muitas questões em genética de populações, uma amostra relativamente pequena de sequências genômicas de 20 a 100 indivíduos é adequada. Em outros casos, milhares ou mesmo dezenas de milhares de sequências

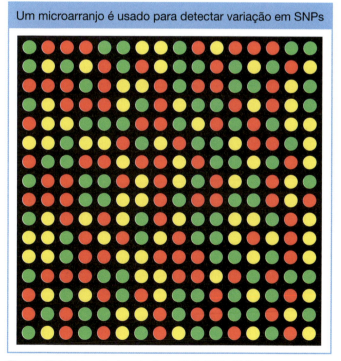

**Figura 18.2** Detecção de variação no DNA: SNPs. Vista de uma pequena porção de um microarranjo usado para escanear o genoma de um único indivíduo. Cada ponto representa um SNP, com vermelho e verde para as classes de homozigotos e amarelo para heterozigotos.

genômicas de indivíduos estão sendo reunidas. Tais grandes amostras são utilizadas quando os pesquisadores estão tentando identificar regiões do genoma que controlam um fenótipo, tal como o risco de ter uma doença, como diabetes tipo 2. Esse tipo de análise, chamado de estudo de associação genômica ampla, será abordado no Capítulo 19. Para nossas próprias espécies, o primeiro projeto de genoma múltiplo em grande escala foi chamado de *Projeto 1000 Genomas*, que coletou muitas sequências do genoma de pessoas de todo o mundo (www.1000 genomes.org).

## Microssatélites

Os microssatélites são *loci* poderosos para a análise genética de populações por várias razões. Primeiro, ao contrário dos SNPs, que normalmente têm apenas dois alelos por *locus* e nunca podem ter mais do que quatro alelos, o número de alelos em um microssatélite é frequentemente muito grande (20 ou mais). Em segundo lugar, eles têm uma alta taxa de mutação, tipicamente na gama de $10^{-3}$ a $10^{-4}$ mutações por *locus* por geração, como comparado a $10^{-8}$ a $10^{-9}$ mutações por local por geração dos SNPs. As elevadas taxas de mutação significam que os níveis de variação são mais elevados: mais alelos por *locus* e maior possibilidade de que quaisquer dois indivíduos terão diferentes genótipos. Terceiro, os microssatélites são muito abundantes na maioria dos genomas. Os humanos têm mais de um milhão de microssatélites. A descoberta de *loci* de microssatélites no genoma de uma espécie é feita através da execução de uma busca computadorizada de sua sequência genômica completa.

Os microssatélites são encontrados ao longo dos genomas da maioria dos organismos e podem estar presente em éxons, íntrons, regiões reguladoras e sequências não funcionais de DNA. Os microssatélites com repetições de trinucleotídios são encontrados nas sequências codificadoras de alguns genes; estes codificam cadeias de um único aminoácido. O gene da doença de Huntington (DH) (ver Capítulo 15) contém uma repetição do CAG, que codifica uma cadeia de glutaminas. Indivíduos portadores de alelos com mais de 30 glutaminas são predispostos a desenvolver a doença. Em geral, no entanto, a maioria dos microssatélites é localizada fora de sequências codificadoras, e a variação no número de repetições não está associada com diferenças no fenótipo.

Uma vez que um microssatélite e suas sequências flanqueadoras tenham sido identificados, as amostras de DNA a partir de um conjunto de indivíduos na população podem ser analisadas para determinar o número de repetições que estão presentes em cada indivíduo. Para realizar a análise, iniciadores de oligonucleotídios são desenvolvidos correspondendo às sequências flanqueadoras para uso em PCR. Se os *primers* foram marcados com um marcador fluorescente, logo, os tamanhos dos produtos PCR podem ser determinados no mesmo aparelho utilizado para determinar a sequência de DNA das moléculas (**Figura 18.3**). Esses tamanhos revelam o número de repetições em um alelo microssatélite. Por exemplo, o produto do PCR de um alelo microssatélite contendo sete repetições AG vai ser 8 pb mais longo do que um alelo contendo três repetições AG. Indivíduos heterozigotos possuem produtos de dois tamanhos diferentes. Uma vez que o PCR, o dimensionamento de produtos de PCR e a contagem de alelos podem todos ser automatizados, é possível determinar os genótipos de amostras grandes de indivíduos para grandes números de microssatélites de forma relativamente rápida.

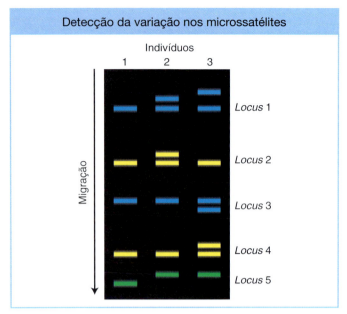

**Figura 18.3** Detecção de variação no DNA: microssatélites. Desenho esquemático de uma imagem de gel do *loci* para cinco microssatélites contados simultaneamente. As três faixas verticais correspondem a três indivíduos. Observe que há três alelos presentes para o *locus* 1 e que tanto o indivíduo 2 quanto o 3 são heterozigotos para esse *locus*.

## Haplótipos

Em genética populacional, por vezes é importante considerar os genótipos de *loci* ligados como um grupo em vez de individualmente. Os geneticistas usam o termo **haplótipo** para se referir à combinação de alelos em múltiplos *loci* no mesmo cromossomo homólogo. Dois cromossomos homólogos que compartilham o mesmo alelo em cada *loci* sob consideração têm o mesmo haplótipo. Se dois cromossomos têm genótipos diferentes em pelo menos um dos *loci* em questão, então eles têm diferentes haplótipos. Se o *locus A* com alelos *A* e *a* é ligado ao *locus B* com alelos *B* e *b*, então há quatro possíveis haplótipos para o segmento cromossômico no qual esses dois *loci* estão localizados:

| *A* | *B* |
|---|---|
| *A* | *b* |
| *a* | *B* |
| *a* | *b* |

Um exemplo mais complexo, mas mais realista, é mostrado na **Figura 18.4**. Na Figura 18.4A, há sete segmentos cromossômicos, mas apenas seis haplótipos porque os segmentos cromossômicos 5 e 6 têm o mesmo haplótipo (E).

Os haplótipos são usados com mais frequência na genética de populações para *loci* que estão fisicamente próximos. Por exemplo, os locais de nucleotídios variáveis em um único gene podem ser usados para definir haplótipos para esse gene. No entanto, o conceito de haplótipo funciona para regiões maiores quando há pouca ou nenhuma recombinação na região. Ele pode até mesmo ser aplicado para o cromossomo humano Y, que praticamente não sofre recombinação com o cromossomo X. Finalmente, ele é, por vezes, útil para agrupar os haplótipos em

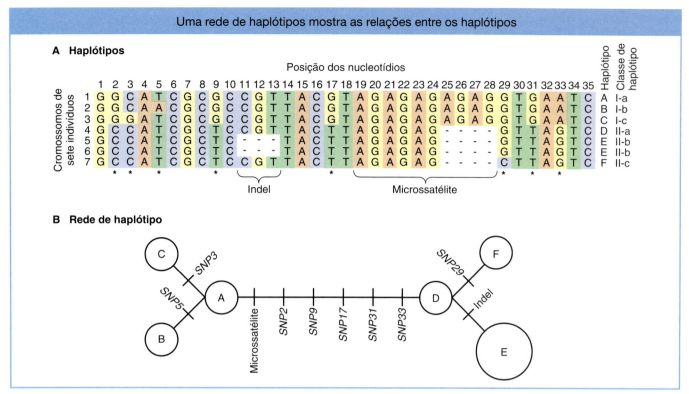

**Figura 18.4** **A.** Há um total de seis haplótipos (A-F) nas sequências alinhadas de DNA de sete cromossomos individuais de diferentes pessoas. **B.** Esses seis haplótipos são unidos em uma rede de haplótipos que mostra as relações entre os haplótipos. Cada círculo representa um dos seis haplótipos. Cada dois haplótipos diferem nos *loci* observados em todos os ramos que os ligam. Os asteriscos mostram a localização dos SNPs.

classes. Como mostrado na Figura 18.4A, existem duas classes principais de haplótipos (I e II) que diferem em cinco sítios de nucleotídios além de um microssatélite. No entanto, cada classe contém vários subtipos (Ia, Ib,...). A **rede de haplótipos** mostra as relações entre eles, colocando cada mutação em um dos ramos (Figura 18.4B).

Que percepções podemos obter da análise do haplótipo? Os geneticistas populacionais que estudam o cromossomo humano Y entre os homens asiáticos descobriram um haplótipo altamente prevalente, denominado *star-cluster* (aglomerado estelar), pois, na rede de haplótipos, sua distribuição assemelha-se a uma constelação (**Figura 18.5A**). Normalmente, a maioria dos homens tem apenas um haplótipo raro no cromossomo Y, mas o *star-cluster* está presente em 8% dos homens asiáticos. Usando taxa de mutação conhecida, os pesquisadores estimaram que esse haplótipo comum surgiu entre 700 e 1300 anos atrás (ainda neste capítulo, discutiremos a taxa de mutação e seu uso na genética populacional). Esse haplótipo é mais comum na Mongólia, sugerindo que ele surgiu lá. Os pesquisadores inferem que os *star-clusters* são vestígios antigos de um hominídio da Mongólia de cerca de 1000 anos atrás. O interessante é que a atual distribuição desse haplótipo segue os limites geográficos do Império mongol estabelecido por Genghis Khan há cerca de 1200 anos (Figura 18.5B). Parece que homens contemporâneos com esse haplótipo são todos descendentes de Genghis Khan (ou suas linhagens parentais masculinas).

*Star-clusters* do cromossomo Y, como aquela ligada a Genghis Khan, são um recurso comum na história genética das nossas espécies. Notavelmente, há várias *star-clusters* datadas do tempo em que a agricultura foi inventada, sugerindo que essa inovação cultural esteja associada com o sucesso reprodutivo diferencial dos hominídeos daquele tempo.

## Outras fontes e formas de variação

Além dos SNPs e microssatélites, qualquer variação na sequência de DNA dos cromossomos em uma população é passível de análise por genética populacional. As variações que podem ser analisadas incluem inversões, translocações, deleções ou duplicações e a presença ou ausência de um elemento transponível em um *locus* determinado no genoma. Outra forma comum de variação é o polimorfismo de inserção-deleção, ou *Indel*, para abreviar (ver Capítulo 15). Esse tipo de polimorfismo envolve a presença ou ausência de um ou mais nucleotídios em um *locus* de um alelo em relação a outro. Na Figura 18.1, os segmentos cromossômicos 5 e 6 diferiam dos outros cinco segmentos por um Indel de 3-pb. Ao contrário dos microssatélites, os Indels não contêm motivos de repetição, tais como AGAGAGAG.

Até o momento, a nossa discussão de SNPs e microssatélites focou o genoma nuclear. No entanto, uma variação genética interessante também pode ser encontrada no genoma mitocondrial (mtDNA) e do cloroplasto (cpDNA) em eucarióticos. Tanto os SNPs quanto os microssatélites são encontrados nesses genomas de organelas. Como o mtDNA e o cpDNA são geralmente herdados da mãe, sua análise pode ser usada para acompanhar a história das linhagens femininas. Em 1987, um proeminente estudo da linhagem mitocondrial humana traçou a história dos haplótipos de mtDNA humano e determinou que os genomas mitocondriais de todos os seres humanos modernos remontam a uma única mulher que viveu na África cerca de 150.000 anos atrás (**Figura 18.6**). Ela foi apelidada de "Eva mitocondrial" na imprensa popular. Esse estudo do mtDNA foi a primeira análise genética completa a sugerir que todos os humanos modernos vieram da África.

**592** Parte 3 Princípios Fundamentais de Mutação, Variação e Evolução

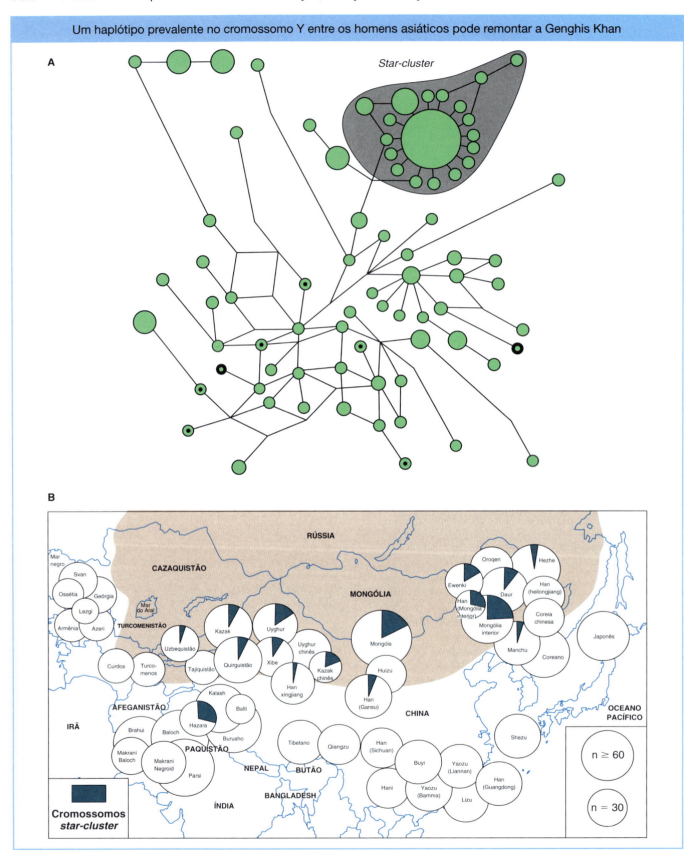

**Figura 18.5 A.** Rede de haplótipos para os cromossomos Y de homens asiáticos que mostram uma predominância do haplótipo *star-cluster* que se sabe que remonta a Genghis Khan. A área do círculo é proporcional ao número de indivíduos com o haplótipo específico que o círculo representa. **B.** Distribuição geográfica dos *star-clusters*. As populações são mostradas como círculos com uma área proporcional ao tamanho da amostra; a proporção de indivíduos que carregam cromossomos *star-clusters* é indicado por setores verdes. Nenhum cromossomo do tipo foi encontrado nas populações que não tinham setor verde no círculo. A área sombreada representa a extensão do império de Genghis Khan. [*Dados de T. Zerjal et al., Am. J. Hum. Genet. 72, 2003, 717-721.*]

### Haplótipos mitocondriais podem ser usados para traçar as origens humanas na África

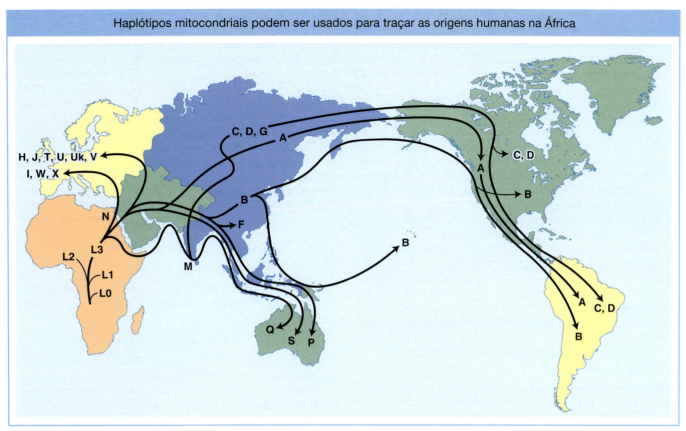

**Figura 18.6** Rede de haplótipos para grupos de haplótipos de mtDNA humano desenhados em um mapa mundial. O grupo haplótipo ancestral L aparece na África, e os grupos derivados (A, B e assim por diante) estão dispersos em todo o mundo. Essa rede de haplótipo é semelhante àquela mostrada na Figura 18.4, exceto que aqui os SNPs não estão marcados sobre os ramos. [*Dados de www.mitomap.org.*]

**CONCEITO-CHAVE** Os genomas estão repletos com diversos tipos de variação adequados para uma análise genética de populações. Os SNPs e microssatélites são os dois tipos de polimorfismo mais comumente estudados na genética de populações. As tecnologias de alto rendimento permitem que centenas de milhares de polimorfismos sejam contados em dezenas de milhares de indivíduos.

## 18.2 Conceito do *pool* gênico e lei de Hardy-Weinberg

**OA 18.2** Aplicar a fórmula de Hardy-Weinberg para calcular as frequências esperadas de alelos e genótipos.

Talvez você já tenha assistido alguém realizar atos que desafiam a morte e pensado que a pessoa estava em risco de ser eliminada do "*pool* gênico". Logo, você estava usando um conceito, o de **pool gênico**, ou conjunto de genes, que sai direto da genética de populações e tem trilhado seu caminho na cultura popular. Trata-se de uma ferramenta básica para pensar sobre a variação genética nas populações. Nós podemos defini-lo como a soma total de todos os alelos nos membros reprodutores de uma população em dado momento. Por exemplo, a **Figura 18.7** mostra uma população de 16 sapos, cada um dos quais carrega dois alelos no *locus* autossômico *A*. Por simples contagem, podemos determinar que há cinco homozigotos *A/A*, oito heterozigotos *A/a* e três homozigotos *a/a*.

O tamanho da população, geralmente simbolizada pela letra $N$, é 16, e há 32 ou $2N$ alelos em tal população diploide. Com esse simples conjunto de números, descrevemos o *pool* gênico com relação ao *locus A*.

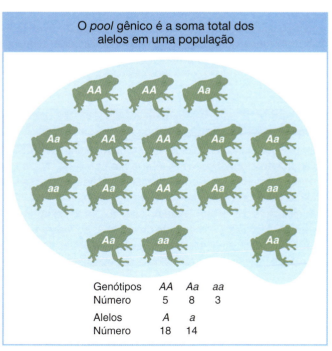

**Figura 18.7** *Pool* gênico de sapos.

Tipicamente, um geneticista de populações não se importa com as contagens absolutas dos diferentes genótipos de uma população, mas sim com as **frequências dos genótipos**. Nós podemos calcular a frequência do genótipo A/A simplesmente pela divisão do número indivíduos A/A pelo número total de indivíduos na população (N) para obter 0,31. A frequência dos heterozigotos A/a é de 0,50, e a frequência dos homozigotos a/a é 0,19. Como essas são as frequências, somam 1,0 no total e servem de medida mais prática do que as contagens absolutas porque raramente o geneticista de populações é capaz de estudar cada indivíduo em uma população. Em vez disso, deve-se selecionar um conjunto aleatório ou imparcial de indivíduos de uma população a ser usado para inferir as frequências genotípicas em toda a população.

Podemos fazer uma simples descrição do *pool* gênico desse sapo se calcularmos as **frequências alélicas** em vez das genotípicas (**Boxe 18.1**). Na Figura 18.7, 18 dos 32 alelos são A, então a frequência de A é 18/32 = 0,56. A frequência do alelo A é tipicamente simbolizada pela letra $p$, e no presente caso, $p$ = 0,56. A frequência do alelo a é simbolizada pela letra $q$, e no presente caso, $q$ = 14/32 = 0,44. Novamente, uma vez que estas são frequências, elas somam 1,0 no total: $p + q$ = 0,56 + 0,44 = 1,0. Nós agora temos uma descrição de nosso *pool* de genes do sapo utilizando apenas dois números, $p$ e $q$.

**CONCEITO-CHAVE** O *pool* gênico é um conceito fundamental para o estudo da variação genética em populações, pois se trata da soma total de todos os alelos dos membros reprodutores de uma população em dado momento. Podemos descrever a variação em uma população em termos de frequências genotípicas e alélicas.

Como mencionado anteriormente, um importante objetivo da genética populacional é compreender a transmissão de alelos de uma geração para a seguinte em populações naturais. Nesta seção, passaremos para a forma como isso funciona. Veremos como podemos usar as frequências alélicas no *pool* gênico para fazer previsões sobre as frequências genotípicas na próxima geração.

A frequência de um alelo no *pool* gênico é igual à probabilidade de este mesmo alelo ser escolhido ao escolher aleatoriamente um alelo a partir do *pool* gênico para formar um óvulo ou um esperma. Sabendo disso, podemos calcular a probabilidade de um sapo ser um homozigoto A/A na próxima geração. Se no *pool* gênico do sapo (ver Figura 18.7) escolhermos o primeiro alelo, a probabilidade de que ele seja um A é $p$ = 0,56 e, de forma semelhante, a de o segundo alelo escolhido também ser um A é $p$ = 0,56. O produto dessas duas probabilidades, ou $p^2$ = 0,3136, é a probabilidade de que um sapo seja A/A na próxima geração. Já de um sapo ser a/a na próxima geração é $q_2$ = 0,44 × 0,44 = 0,1936. Há duas maneiras de fazermos um heterozigoto. Primeiro podemos escolher um A com probabilidade $p$ e, em seguida, pegar um a com probabilidade $q$, ou podemos escolher o a primeiro e o A em segundo. Assim, a probabilidade de que um sapo seja heterozigoto A/a na próxima geração é $pq + qp = 2pq$ = 0,4928. No geral, as frequências (f) dos genótipos são

$$f_{A/A} = p^2$$
$$f_{a/a} = q^2$$
$$f_{A/a} = 2pq$$

Finalmente, como esperado, a soma da probabilidade de ser A/A, mais a probabilidade de ser A/a, mais a probabilidade de ser a/a é 1,0:

$$p^2 + 2pq + q^2 = 1,0$$

Esta equação simples é a **lei de Hardy-Weinberg**, parte elementar da teoria da genética de populações.

O processo de chegar a um *pool* gênico e escolher um alelo é chamado de *amostragem* do *pool* gênico. Uma vez que qualquer indivíduo que contribui para o *pool* pode produzir muitos óvulos ou espermatozoides que carregam exatamente a mesma cópia de um alelo, é possível escolher determinada cópia e, em seguida, ir novamente ao *pool* gênico e escolher exatamente a mesma cópia. Há também um elemento de acaso envolvido quando se faz uma amostragem do *pool* gênico. Apenas fortuitamente, algumas cópias podem ser escolhidas mais de uma vez e outras não serem pegas. Posteriormente no capítulo, veremos como essas propriedades de amostragem do *pool* gênico podem acarretar mudanças nele ao longo do tempo.

Utilizamos a lei de Hardy-Weinberg para calcular as frequências genotípicas na próxima geração a partir das frequências alélicas na geração atual. Podemos também usá-la para calcular frequências alélicas a partir das frequências genotípicas dentro de uma única geração. Por exemplo, algumas formas de albinismo em seres humanos devem-se a alelos recessivos no

---

**Boxe 18.1** Cálculo de frequências alélicas

Em um *locus* com dois alelos A e a, vamos definir as frequências dos três genótipos A/A, A/a, e a/a como $f_{A/A}$, $f_{A/a}$, e $f_{a/a}$, respectivamente. Nós podemos usar essas frequências genotípicas para calcular as frequências alélicas: $p$ é a frequência do alelo A, e $q$ é a frequência do alelo a. Como cada homozigoto A/A consiste unicamente de alelos A, do mesmo modo que ocorre com a metade dos alelos de cada heterozigoto A/a, o total de frequência $p$ dos alelos A na população é calculada como

$$p = f_{A/A} + \tfrac{1}{2} f_{A/a} = \text{frequência de } A$$

Da mesma forma, a frequência $q$ do alelo a é dada por

$$q = f_{a/a} + \tfrac{1}{2} f_{A/a} = \text{frequência de } a$$

Portanto,

$$p + q = f_{A/A} + f_{A/a} + f_{a/a} = 1,0$$

e

$$q = 1 - p$$

Se há mais do que duas formas alélicas diferentes, a frequência de cada alelo é simplesmente a frequência de seu homozigoto mais metade da soma das frequências para todos os heterozigotos em que ele aparece.

*locus* OCA2. Na África, uma forma de albinismo chamada de albinismo oculocutâneo castanho resulta de um alelo recessivo de *OCA2* (Figura 18.8). Indivíduos com essa condição, que têm dois alelos recessivos, estão presentes em frequências tão altas quanto 1 em 1100 entre alguns grupos étnicos na África. Nós podemos usar a lei de Hardy-Weinberg para calcular as frequências alélicas:

$$f_{a/a} = q^2 = 1/1100 = 0{,}0009$$

logo

$$q = \sqrt{0{,}0009} = 0{,}03$$

e

$$p = 1 - q = 0{,}97$$

Usando as frequências alélicas, também podemos calcular a frequência de heterozigotos na população como

$$2pq = 2 \times 0{,}97 \times 0{,}03 = 0{,}06$$

O último número prevê que cerca de 6% dessa população são heterozigotos ou portadores do alelo recessivo em *OCA2*.

Quando usamos a lei de Hardy-Weinberg para calcular frequências genotípicas ou alélicas, devemos fazer certas suposições.

- Em *primeiro* lugar, nós assumimos que o acasalamento é aleatório na população com relação ao gene em questão. O desvio do acasalamento aleatório viola essa suposição, tornando-a inadequada para aplicar a lei de Hardy-Weinberg. Por exemplo, a tendência de indivíduos que são fenotipicamente semelhantes ao companheiro de acasalar um com o outro viola a lei de Hardy-Weinberg. Se albinos acasalam mais frequentemente com outros albinos do que com não albinos, a lei de Hardy-Weinberg superestimaria a frequência do alelo recessivo
- Em *segundo* lugar, se um dos genótipos tem viabilidade reduzida de modo que alguns indivíduos com tal genótipo morram antes da frequência genotípica ser contada, logo a estimativa da frequência genotípica será imprecisa
- *Terceiro*, para que a lei Hardy-Weinberg se aplique, a população não deve ser dividida em subpopulações que são parcial ou totalmente isoladas geneticamente. Se há subpopulações separadas, os alelos podem estar presentes em frequências diferentes nas diferentes subpopulações. Logo, usar uma contagem genotípica a partir do total da população pode não dar uma estimativa exata das frequências alélicas gerais
- *Finalmente*, a lei de Hardy-Weinberg aplica-se estritamente apenas a populações infinitamente grandes. Para populações finitas, haverá desvios a partir das frequências previstas pela lei, devido ao acaso quando for feita a amostragem do *pool* gênico para produzir a próxima geração.

Nós já vimos como podemos usar a lei de Hardy-Weinberg e as frequências gênicas na geração atual ($t_0$) para calcular as frequências genotípicas na próxima geração ($t_1$) por meio de amostragem aleatória do *pool* gênico para a produção de óvulos e esperma. Da mesma forma, as frequências genotípicas previstas para a geração $t_1$ podem ser usadas para calcular as frequências gênicas para a próxima geração ($t_2$). Na geração $t_2$, permanecerão as mesmas da geração $t_1$. De acordo com a lei de Hardy-Weinberg, nem as frequências dos genes nem dos genótipos mudam de uma geração para a outra quando se amostra aleatoriamente uma população infinitamente grande no que diz respeito à formação de óvulos e espermatozoides. Logo, uma importante lição a partir da lei de Hardy-Weinberg é que, em grandes populações, a variação genética não é criada nem destruída pelo processo de transmissão de genes de uma geração para a seguinte. Diz-se que as populações que seguem esse princípio estão em **equilíbrio Hardy-Weinberg**.

| Geração | Frequências genotípicas ||| Frequências gênicas ||
|---|---|---|---|---|---|
| | A/A | A/a | a/a | A | a |
| $t_0$ | 0,64 | 0,32 | 0,04 | 0,8 | 0,2 |
| $t_1$ | 0,64 | 0,32 | 0,04 | 0,8 | 0,2 |
| ⋮ | ⋮ | ⋮ | ⋮ | ⋮ | ⋮ |
| $t_n$ | 0,64 | 0,32 | 0,04 | 0,8 | 0,2 |

Seguem mais alguns pontos sobre a lei de Hardy-Weinberg.

1. Para qualquer alelo que existe em uma frequência muito baixa, os indivíduos homozigotos serão encontrados muito raramente. Se o alelo *a* tem uma frequência de 1 em um mil ($q = 0{,}001$), então apenas 1 indivíduo em um milhão ($q^2$) será homozigoto para esse alelo. Uma consequência disso é que os alelos recessivos para distúrbios genéticos podem ocorrer no estado heterozigoto em muitos mais indivíduos do que os que realmente expressam o distúrbio genético em questão.

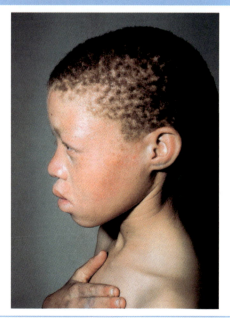

**Figura 18.8** Indivíduo de ascendência africana com albinismo oculocutâneo castanho (BOCA, do inglês *brown oculocutaneous albinism*), uma condição definida por pele pouco corada e cabelos bege a castanho-claro. [*Dr. Michele Ramsay Department of Human Genetics. School of Pathology, the National Health Laboratory Services University of Witwatersrand.*]

2. A lei de Hardy-Weinberg ainda se aplica onde há mais do que dois alelos por *locus*. Se houver N alelos, $A_1, A_2,... A_n$ com frequências $p_1, p_2,... p_n$, então a soma de todas as frequências individuais é igual a 1,0. As frequências de cada um dos genótipos homozigotos são simplesmente o quadrado das frequências dos alelos, e as das diferentes classes de heterozigotos são duas vezes o produto das do primeiro e do segundo alelo. A Tabela 18.1 dá um exemplo com $p_1 = 0,5$, $p_2 = 0,3$ e $p_3 = 0,2$.

3. A lógica Hardy-Weinberg aplica-se ao *locus* ligado ao X também. Os machos são hemizigóticos para genes ligados ao X, o que significa que um macho tem uma única cópia desses genes. Assim, para genes ligados ao X em homens, as frequências do genótipo são iguais às dos alelos. Já nas mulheres, as frequências do genótipo para genes ligados ao X seguem as expectativas normais de Hardy-Weinberg.

   A calvície de padrão masculino é uma característica ligada ao X (Figura 18.9). O receptor de andrógeno (AR) é um gene ligado ao X envolvido no desenvolvimento masculino. Há um haplótipo *AR* chamado *Eur-H1* que está fortemente associado com o padrão de calvície. É uma condição comum na Europa, onde o haplótipo *Eur-H1* ocorre em uma frequência de 0,71, o que significa que 71% dos homens europeus o carregam. Usando a lei de Hardy-Weinberg, pode-se calcular que 50% das mulheres europeias são homozigotas para *Eur-H1*, enquanto 41% são heterozigotas. A herança da calvície é complexa e afetada por vários genes, de modo que nem todos os homens que têm *Eur-H1* ficam calvos.

4. Pode-se testar se as frequências genotípicas observadas em um *locus* ajustam-se às previsões de Hardy-Weinberg por meio do teste do qui-quadrado (ver Capítulo 3). Um exemplo é fornecido pelo gene do antígeno de leucócito humano, *HLA-DQA1*, do complexo principal de histocompatibilidade (MHC). O MHC é um agrupamento de genes no cromossomo 6 que desempenham um papel no sistema imunológico. A Tabela 18.2 tem frequências genotípicas para um SNP (rs9272426) no *HLA-DQA1* referentes a 84 residentes da Toscana, na Itália. Este SNP tem alelos A e G. A partir das frequências genotípicas na Tabela 18.2, podemos calcular as frequências alélicas: $f(A) = p = 0,53$ e $f(G) = q = 0,47$, para, em seguida,

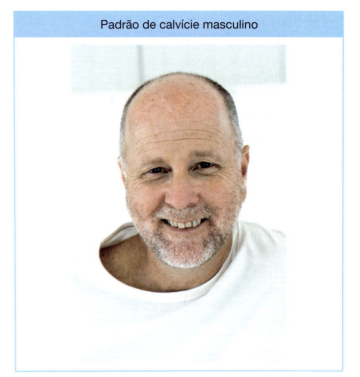

**Figura 18.9** Indivíduo com calvície de padrão masculino, uma condição ligada ao cromossomo X. [*B2 M Productions/Getty Images.*]

encontrar as frequências genotípicas esperadas sob a lei de Hardy-Weinberg: $p^2 = 0,281$, $2pq = 0,498$ e $q^2 = 0,221$. Ao multiplicarmos as frequências genotípicas esperadas pelo tamanho da amostra (N = 84), obtemos o número esperado de indivíduos para cada genótipo. Agora podemos calcular que o $\chi^2$ estatístico é 8,29. Usando a Tabela 3.1, percebemos que, sob a hipótese nula de que os dados observados se encaixem nas previsões de Hardy-Weinberg, a probabilidade é $p < 0,005$ com df = 1. Temos apenas um grau de liberdade (df) porque temos três categorias genotípicas e utilizamos dois números dos dados (n e p) para calcular os valores esperados (3 a 2 nos deixa 1 grau de liberdade). Nós não precisamos usar q, pois $q = p - 1$. Esta análise nos faz suspeitar fortemente de que os Toscanos não estão em conformidade com o esperado de Hardy-Weinberg com relação ao *HLA-DQA1*.

A lei de Hardy-Weinberg é parte dos fundamentos da genética de populações. Ela se aplica a uma população idealizada, que é infinita em tamanho, e em que o acasalamento é aleatório. Ela também assume que todos os genótipos se encaixam igualmente – que são todos igualmente viáveis e com o mesmo sucesso na reprodução. As populações reais desviam-se dessa idealização. No restante do capítulo, examinaremos a forma como fatores tal como o acasalamento não aleatório, o tamanho finito da população e a aptidão desigual de diferentes genótipos causam desvios das expectativas de Hardy-Weinberg.

**CONCEITO-CHAVE** A lei de Hardy-Weinberg descreve a relação entre frequências de alelos e genótipos. Essa lei nos informa que a variação genética não é criada nem destruída pelo processo de transmissão de genes de uma geração para a seguinte. A lei de Hardy-Weinberg aplica-se estritamente a populações infinitamente grandes e com acasalamento aleatório.

**Tabela 18.1** Frequências genotípicas de Hardy-Weinberg para um *locus* com três alelos, $A_1$, $A_2$ e $A_3$, com frequências 0,5, 0,3 e 0,2, respectivamente.

| Genótipo | Expectativa | Frequência |
|---|---|---|
| $A_1A_1$ | $p_1^2$ | 0,25 |
| $A_2A_2$ | $p_2^2$ | 0,09 |
| $A_3A_3$ | $p_3^2$ | 0,04 |
| $A_1A_2$ | $2p_1p_2$ | 0,30 |
| $A_1A_3$ | $2p_1p_3$ | 0,20 |
| $A_2A_3$ | $2p_2p_3$ | 0,12 |
| Soma | | 1,00 |

**Tabela 18.2** Frequências dos genótipos do SNP rs9272426 no *HLA-DQA1* do *locus* do MHC para pessoas da Toscana, na Itália.

|  | Genótipos |  |  |  |
|---|---|---|---|---|
|  | A/A | A/G | G/G | Soma |
| Número observado | 17 | 55 | 12 | 84 |
| Frequência observada | 0,202 | 0,655 | 0,143 | 1 |
| Frequência esperada | 0,281 | 0,498 | 0,221 | 1 |
| Número esperado | 23,574 | 41,851 | 18,574 | 84 |
| (Observado-esperado)²/esperado | 1,833 | 4,131 | 2,327 | 8,29 |

Fonte: International Hap/Map Project.

## 18.3 Sistemas de acasalamento

**OA 18.2** Quantificar o efeito da endogamia em uma população.

O acasalamento aleatório é uma suposição crítica da lei de Hardy-Weinberg. Ele só pode ocorrer se todos os indivíduos na população forem igualmente suscetíveis a serem escolhidos para acasalamento. No entanto, se um parente, vizinho ou indivíduo fenotipicamente semelhante for um companheiro mais provável do que um aleatório, viola-se o pressuposto de acasalamento aleatório. As populações que não acasalam de forma aleatória não exibem proporções de Hardy-Weinberg exatas para os genótipos em alguns ou todos os genes. Três tipos de viés na escolha do companheiro que violam a suposição de acasalamento aleatório são o acasalamento seletivo, o isolamento por distância e a endogamia.

### Acasalamento seletivo

O acasalamento seletivo ocorre se os indivíduos escolherem parceiros com base na semelhança ou não semelhança entre eles próprios. O **acasalamento seletivo positivo** ocorre quando tipos semelhantes se acasalam; por exemplo, se indivíduos altos acasalam-se preferencialmente com outros indivíduos altos ou se baixos acasalam-se com outros também baixos. Nesses casos, os genes que controlam a diferença na altura não vão seguir a lei de Hardy-Weinberg. Assim, temos de esperar um excesso de homozigotos para os alelos "altos" entre a prole de acasalamento de pares altos e um excesso de homozigotos para alelos "baixos" entre a prole de acasalamento de pares baixos. Em seres humanos, há um acasalamento seletivo positivo para a altura.

O **acasalamento seletivo negativo** ou **não seletivo** ocorre quando indivíduos diferentes acasalam – isto é, quando os opostos se atraem. Um exemplo de acasalamento seletivo negativo é fornecido pela autoincompatibilidade, ou S, *locus* em plantas, tais como a *Brassica* (brócolis e seus parentes). Há inúmeros alelos no *locus* S, $S_1$, $S_2$, $S_3$, e assim por diante. O estigma de uma planta não será receptivo ao pólen que transporta qualquer um de seus próprios dois alelos (**Figura 18.10**). Por exemplo, o estigma de um heterozigoto $S_1/S_2$ não permitirá que grãos de pólen que transportam tanto um alelo $S_1$ quanto $S_2$ germinem e fertilizem seus óvulos, o que não ocorre com os que transportam os alelos $S_3$ ou $S_4$. Esse mecanismo bloqueia a autofecundação, de modo a impor a polinização cruzada. O *locus* S viola a lei de Hardy-Weinberg, uma vez que os genótipos homozigotos para o S não são formados.

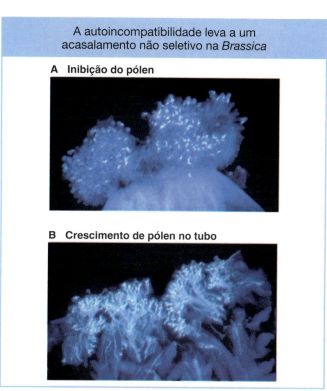

**Figura 18.10** Acasalamento não seletivo causado pela autoincompatibilidade do *locus* (S) da floração da planta do gênero *Brassica*. **A.** Um estigma autofecundado $S_1/S_2$ não mostra nenhum crescimento de pólen no tubo. **B.** Há crescimento de pólen no tubo para um estigma $S_1/S_2$ por polinização cruzada com pólen a partir de um heterozigoto $S_3/S_4$. [*June Bowman Nasrallah.*]

Um segundo exemplo de acasalamento seletivo negativo é fornecido pelo complexo principal de histocompatibilidade (MHC), conhecido por influenciar a escolha de parceiros em vertebrados. O MHC afeta o odor corporal em camundongos e ratos, fornecendo uma base para a escolha do parceiro. Em um estudo chamado "experimentos das camisetas suadas", os pesquisadores pediram a um grupo de homens que usassem as mesmas camisetas por 2 dias. Em seguida, pediram a um grupo de mulheres para que cheirassem as camisetas e classificassem-nas pela ordem de "agradabilidade". As mulheres preferiram o cheiro de homens cujos haplótipos MHC eram diferentes dos seus próprios. Dados do projeto humano HapMap têm confirmado que os casais americanos são significativamente mais heterozigotos no MHC do que o esperado pelo acaso. O MHC desempenha papel central em nossa resposta imunológica aos patógenos, aos quais os heterozigotos podem ser mais resistentes. Portanto, nossa prole beneficia-se se nos acasalarmos de forma seletiva em relação ao nosso genótipo MHC. Esse mecanismo pode explicar por que o SNP no gene do MHC *HLA-DQA1* que discutimos anteriormente não segue a lei de Hardy-Weinberg entre os moradores da Toscana. Volte à Tabela 18.2 e você vai notar que há mais heterozigotos do que o esperado: 55 contra 42. Parece que os toscanos vêm praticando acasalamento seletivo com respeito a esse SNP.

## Isolamento por distância

Outra forma de distorção na escolha do parceiro surge a partir da quantidade de distância geográfica entre os indivíduos. Os indivíduos são mais aptos a acasalar com um vizinho do que com outro membro da sua espécie no lado oposto do continente – isto é, os indivíduos podem mostrar **isolamento por distância**. Como consequência, as frequências genotípicas e alélicas muitas vezes diferem entre peixes de lagos separados ou entre árvores de pinho em diferentes regiões de um continente. Espécies ou populações que apresentam tal padronização de variação genética demonstram uma estrutura populacional. Uma espécie pode ser dividida em várias subpopulações, como sapos em diferentes lagos ou pessoas em diferentes cidades.

Sob a lei de Hardy-Weinberg, se uma espécie tem estrutura populacional, a proporção de homozigotos será maior do que o esperado em toda a espécie. Considere um exemplo hipotético de um girassol selvagem espalhado pelo Kansas, com um gradiente da frequência do alelo *A* de 0,9 perto de Kansas City e de 0,1 perto de Elkhart (**Figura 18.11A**). Com amostra de 100 plantas de girassol de cada uma dessas duas cidades, mais 100 de Hutchinson, no meio do estado, calculamos as frequências alélicas. Cada cidade representa uma subpopulação dos girassóis. Para qualquer das três cidades, a lei de Hardy-Weinberg funciona bem. Por exemplo, em Elkhart, esperávamos $Nq^2 = 100 \times (0,9)^2 = 81$ homozigotos *a/a*, e foi o que encontramos. No entanto, para todo o estado, a previsão era de $Nq^2 = 300 \times (0,5)^2 = 75$ homozigotos *a/a*, mas encontramos 107. Por causa da estrutura populacional, há mais plantas homozigóticas de girassol do que o esperado.

| Número de indivíduos |||||||
|---|---|---|---|---|---|---|
| | N | A/A | A/a | a/a | p | q |
| Kansas City | 100 | 81 | 18 | 1 | 0,90 | 0,10 |
| Hutchinson | 100 | 25 | 50 | 25 | 0,50 | 0,50 |
| Elkhart | 100 | 1 | 18 | 81 | 0,10 | 0,90 |
| Estado total (observado) | 300 | 107 | 86 | 107 | 0,50 | 0,50 |
| Estado total (esperado) | 300 | 75 | 150 | 75 | – | – |

Temos aqui um exemplo real de estrutura populacional da nossa própria espécie. Na África, o alelo $FY^{null}$ do grupo sanguíneo Duffy mostra um gradiente com baixa frequência no

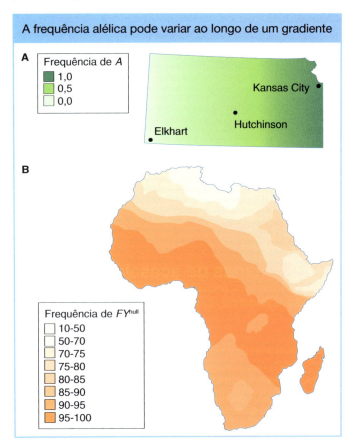

**Figura 18.11 A.** Variação da frequência alélica no estado norte-americano do Kansas para uma espécie hipotética de girassol selvagem. **B.** Variação de frequência para o alelo $FY^{null}$ do *locus* do grupo sanguíneo Duffy, na África. [Dados extraídos de P.C. Sabeti et al., *Science*, 312, 2006, 1614-1620.]

leste e no norte africanos, frequência moderada no sul e alta na área central da África (Figura 18.11B). Esse alelo é raro fora da África. Devido a tal gradiente, não se podem usar frequências alélicas gerais no continente africano para calcular as frequências genotípicas usando a lei de Hardy-Weinberg. Posteriormente, neste capítulo e também no 20, discutiremos a relação entre $FY^{null}$ e malária.

**CONCEITO-CHAVE** O acasalamento seletivo e o isolamento por distância violam a lei de Hardy-Weinberg e podem fazer com que as frequências genotípicas destoem das expectativas da lei.

## Endogamia

O terceiro tipo de viés no acasalamento é a endogamia (consanguinidade), ou acasalamento entre parentes. Muito antes de alguém saber sobre alelos recessivos deletérios, algumas sociedades reconheciam que transtornos tais como mudez, surdez e cegueira eram mais frequentes entre as crianças de casamentos entre parentes. Consequentemente, casamentos entre irmão e irmã, ou entre primos de primeiro grau foram proibidos ou desencorajados. No entanto, muitos indivíduos famosos, por exemplo, casaram-se com primos, como Charles Darwin, Albert Einstein, J.S. Bach, Edgar Allan Poe, Jesse James e a Rainha Vitória. Como veremos, a prole de casamentos entre parentes está sob maior risco de herdar algum distúrbio.

Em qualquer *locus*, a prole de consanguíneos é mais propensa a ser homozigótica do que a descendência de acasalamentos não consanguíneos. Logo, eles são mais propensos a serem homozigotos para alelos recessivos deletérios. Por essa razão, a endogamia pode levar a uma redução no vigor e no sucesso reprodutivo, chamada de depressão por endogamia. No entanto, a endogamia também pode ter vantagens. Muitas espécies de plantas são altamente autopolinizantes e puras. Estas incluem as culturas de cereais, arroz e trigo, e a planta-modelo *Arabidopsis*, uma erva daninha de sucesso. Uma vez que a maioria das espécies de plantas apresenta órgãos masculinos e femininos no mesmo indivíduo, a autopolinização pode ser feita mais facilmente do que um cruzamento. Outra vantagem da autopolinização é que, quando uma única semente é dispersa para uma nova localização, a planta que cresce a partir da semente tem um parceiro em si mesma, permitindo que uma nova população estabeleça-se a partir de uma única semente. Finalmente, caso uma planta individual tenha uma combinação benéfica de alelos em diferentes *loci*, a endogamia preserva essa combinação. Nas espécies de plantas autopolinizantes, benefícios como esses oferecem vantagens que superam o custo associado à depressão por endogamia.

**CONCEITO-CHAVE** A endogamia aumenta a frequência de homozigotos em uma população, e pode resultar em maior frequência de distúrbios genéticos recessivos.

## O coeficiente de endogamia

A endogamia aumenta o risco de que um indivíduo seja homozigótico para um alelo recessivo deletério e apresente alguma doença genética. A quantidade de aumento do risco depende de dois fatores: (1) a frequência do alelo deletério na população e (2) o grau de endogamia. Para medir o grau de endogamia, os geneticistas usam o **coeficiente de endogamia** ($F$), que é a probabilidade de que dois alelos em um indivíduo originem-se da mesma cópia em um ancestral comum. Vamos primeiro entender como calcular $F$ usando os heredogramas, para então examinar como $F$ pode ser usado para determinar o aumento no risco de herdar uma doença recessiva.

Considere um heredograma simples para um acasalamento entre meios-irmãos, indivíduos que têm um dos pais em comum (**Figura 18.12A**). Na figura, B e C são meios-irmãos que têm a mesma matriz, A, mas diferentes pais; B e C têm uma filha, I. Observe que há um circuito fechado que vai de I, passa por B e A e volta para I por C. A presença de um circuito fechado nos heredogramas nos informa que I é consanguínea. As duas cópias do gene em A são de cor azul e rosa – a partir do pai e da mãe, respectivamente. Como desenhado, I herdou a cópia rosa de seu pai (B) e de sua mãe (C). Uma vez que as duas cópias do gene de I se originaram da mesma cópia de sua avó, seus dois exemplares são **idênticos por descendência** (IBD). Geralmente, se as duas cópias de um gene em um indivíduo originam-se da mesma cópia em um antepassado, logo, as cópias são IBD. Nós gostaríamos de ter uma maneira de calcular a probabilidade de que os dois alelos de I sejam IBD. Essa probabilidade é o coeficiente de endogamia para I, que possui o símbolo $F_I$.

Em primeiro lugar, uma vez que estamos interessados apenas em traçar o caminho dos alelos IBD, podemos simplificar o heredograma para conter apenas os indivíduos no circuito fechado e ainda seguir a transmissão de quaisquer alelos IBD

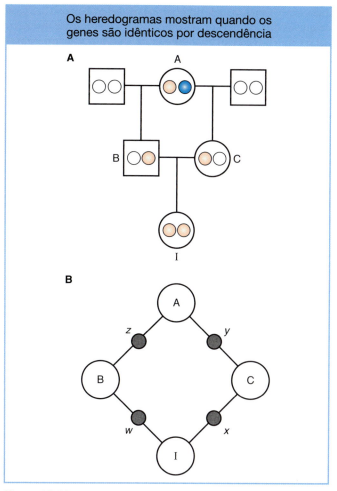

**Figura 18.12 A.** Heredrograma de um acasalamento de meios-irmãos desenhado no formato padrão. Pequenas bolas coloridas representam uma única cópia de um gene. Dentro de um indivíduo A, as cópias rosas e azuis representam as cópias do gene que ela herdou de sua mãe e pai, respectivamente. **B.** Heredrograma de um acasalamento de meios-irmãos desenhado no formato simplificado utilizado para a análise de endogamia. São desenhadas apenas as linhas que conectam pais e filhos, e incluídos apenas indivíduos em "circuito endogâmico fechado". Os símbolos *w*, *x*, *y* e *z* representam o alelo transmitido a partir do progenitor para a descendência.

(Figura 18.12B). Além disso, já que não importa o sexo do indivíduo, usamos os círculos para ambos os sexos. Os alelos transmitidos com cada acasalamento são rotulados como *w*, *x*, *y* e *z*. Usamos "~" para simbolizar o IBD. Queremos calcular a probabilidade de *w* e *x* serem IBD, mas façamos cálculo passo a passo. Primeiro, qual a probabilidade de que *x* e *y* sejam IBD ou, simbolicamente, qual é o P($x \sim y$)? Esta é a probabilidade de que C transmita a cópia herdada de A para I, que é 1/2, ou P($x \sim y$) = 1/2. Da mesma forma, a probabilidade de que B transmita a cópia herdada de A para I é 1/2, ou P($w \sim z$) = 1/2.

Agora precisamos calcular a probabilidade de que *z* e *y* sejam IBD. Há duas formas de *z* e *y* serem IBD. A primeira é quando *z* e *y* são ambos da mesma cópia (ambos rosas ou ambos azuis). Isso acontece em 1/2 das vezes, já que em 1/4 das vezes eles são ambos azuis, em outro 1/4, ambos rosas. A segunda maneira se dá quando *z* e *y* são cópias diferentes (uma rosa e outra azul), mas o indivíduo A era consanguíneo. Se um indivíduo A é consanguíneo, então há uma probabilidade de que os dois exemplares do gene sejam IBD. A probabilidade de que as duas cópias de A sejam IBD é o coeficiente de endogamia de A, $F_A$. A probabilidade de que $z$ e $y$ sejam cópias diferentes (uma rosa e outra azul) é de 1/2. Logo, a probabilidade de que $z$ e $y$ sejam cópias IBD diferentes é 1/2 multiplicado pelo coeficiente de endogamia ($F_A$) para dar $\frac{1}{2} F_A$. No total, a probabilidade de que $z$ e $y$ sejam IBD é a probabilidade de que eles sejam a mesma cópia (1/2) mais a probabilidade de que eles sejam cópias diferentes IBD ($\frac{1}{2} F_A$). Simbolicamente, escrevemos

$$P(z \sim y) = \tfrac{1}{2} + \tfrac{1}{2} F_A$$

$P(x \sim y)$, $P(w \sim z)$, e $P(z \sim y)$ são probabilidades independentes, de modo que podemos usar a regra do produto e colocá-la em conjunto para obter

$$\begin{aligned} F_I &= P(w \sim z) \times P(w \sim z) \times P(z \sim y) \\ &= \tfrac{1}{2} \times 1/2 \left( \tfrac{1}{2} + \tfrac{1}{2} F_A \right) \\ &= \left(\tfrac{1}{2}\right)^3 (1 + F_A) \end{aligned}$$

Na análise dos heredrogramas consanguíneos, podemos substituir o valor de $F_A$ na equação acima, se ele for conhecido. Caso contrário, podemos assumir que $F_A$ é zero, se não há nenhuma informação para sugerir que um indivíduo A seja consanguíneo. No exemplo atual, se nós assumimos que $F_A = 0$, logo

$$F_I = \left(\tfrac{1}{2}\right)^3 = \tfrac{1}{8}$$

Este cálculo nos diz que a prole dos acasalamentos de meios-irmãos vai ser homozigota para alelos que são IBD em pelo menos 1/8 de seus genes. Poderia ser mais do que 1/8 se o $F_A$ for maior do que zero. Os heredrogramas consanguíneos adicionais e uma fórmula geral para calcular $F$ podem ser encontrados no **Boxe 18.2**.

Quando há endogamia em uma população, viola-se a suposição de acasalamento aleatório de Hardy-Weinberg. No entanto, a lei pode ser modificada para corrigir as proporções genotípicas previstas para diferentes graus de endogamia usando $F$, o coeficiente médio de endogamia para a população. As frequências modificadas de Hardy-Weinberg são

$$\begin{aligned} f_{A/A} &= p^2 + pqF \\ f_{A/a} &= 2pq - 2pqF \\ f_{a/a} &= q^2 + pqF \end{aligned}$$

Essas proporções modificadas de Hardy-Weinberg fazem sentido intuitivo, mostrando como a endogamia reduz a frequência de heterozigotos por $2pqF$ e acrescenta metade desse montante para cada uma das classes de homozigotos. Com tais equações modificadas de Hardy-Weinberg, você também vai observar que, quando não há nenhuma endogamia ($F = 0$), você recupera as frequências genotípicas padrão de Hardy-Weinberg; já quando há endogamia completa ($F = 1$), você obtém $f_{A/A} = p$ e $f_{a/a} = q$.

Quanto a endogamia aumenta o risco de que descendentes exibam uma doença recessiva? A **Tabela 18.3** mostra os coeficientes de endogamia para a descendência de alguns acasalamentos consanguíneos diferentes e o número previsto de homozigotos recessivos para as diferentes frequências ($q$) do

---

### Boxe 18.2 Calculando os coeficientes de endogamia dos heredrogramas

No texto principal, vimos que o coeficiente de endogamia ($F_I$) para a prole de um acasalamento entre meios-irmãos é

$$F_I = \left(\tfrac{1}{2}\right)^3 (1 + F_A)$$

em que $F_A$ é o coeficiente de endogamia do antepassado. Esta expressão inclui o termo 1/2 para a terceira potência, $\left(\tfrac{1}{2}\right)^3$. Na Figura 18.12, você vai ver que há três indivíduos no circuito de endogamia, não contando I. A fórmula geral para calcular os coeficientes de endogamia das linhagens é

$$F_I = \left(\tfrac{1}{2}\right)^n (1 + F_A)$$

no qual $N$ é o número de indivíduos no circuito de endogamia, sem contar I. Vejamos outro heredrograma, em que os avós de I são meios-irmãos:

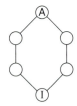

Há cinco indivíduos no circuito de endogamia além de I; por isso, se assumirmos que o ancestral não era consanguíneo ($F_A = 0$), então

$$F_I = \left(\tfrac{1}{2}\right)^5 (1 + F_A) = 0{,}03125$$

Em alguns heredrogramas, há mais de um circuito de endogamia. Aqui é mostrado um heredrograma em que I é a prole de um acasalamento entre irmãos completos:

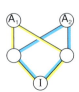

Para heredrogramas com vários circuitos de endogamia, você soma a contribuição de todos os circuitos onde $F_A$ é o coeficiente de endogamia do ancestral ($A$) do circuito apresentado:

$$F_I = \sum_{\text{circuitos}} \left(\tfrac{1}{2}\right)^n (1 + F_A)$$

Logo, para o heredrograma onde I é a prole de um acasalamento entre irmãos completos, temos

$$F_I = \left(\tfrac{1}{2}\right)^3 (1 + F_{A_1}) + \left(\tfrac{1}{2}\right)^3 (1 + F_{A_2}) = \tfrac{1}{4}$$

assumindo que os coeficientes de endogamia para ambos os ancestrais são 0.

**Tabela 18.3** Número de homozigotos recessivos para cada 10.000 indivíduos para frequências alélicas diferentes.

| Acasalamento | F | q = 0,01 | q = 0,005 | q = 0,001 |
|---|---|---|---|---|
| Genitores não relacionados | 0,0 | 1,00 | 0,25 | 0,01 |
| Pais-prole ou irmão-irmã | 1/4 | 25,75 | 12,69 | 2,51 |
| Meios-irmãos | 1/8 | 13,38 | 6,47 | 1,26 |
| Primos em primeiro grau | 1,16 | 7,19 | 3,36 | 0,63 |
| Primos em segundo grau | 1/64 | 2,55 | 1,03 | 0,17 |

alelo recessivo. Quando $q = 0,01$, há um aumento de 7 vezes (7,19/1,0) na prole homozigótica recessiva de acasalamentos entre primos de primeiro grau quando comparado com acasalamentos entre indivíduos sem parentesco. O risco aumenta 13 vezes (3,36/0,25) quando $q = 0,005$ e 63 vezes (0,63/0,01) quando $q = 0,001$. Em outras palavras, o grau de risco aumenta drasticamente para alelos raros. Os acasalamentos irmão-irmã e pais-prole são os mais arriscados: quando $q = 0,001$, eles apresentam um risco 250 vezes (2,51/0,01) maior em comparação com os acasalamentos entre indivíduos não aparentados.

O impacto da endogamia sobre a frequência de distúrbios genéticos em populações humanas pode ser visto na **Figura 18.13**. Filhos de acasalamentos de primos de primeiro grau mostram uma frequência quase duas vezes maior de distúrbios quando comparados aos de pais não relacionados. Registros históricos sugerem que os riscos da endogamia eram compreendidos muito antes de o campo da genética existir.

**CONCEITO-CHAVE** O coeficiente de endogamia (F) é a probabilidade de que dois alelos se originem da mesma cópia de um ancestral comum.

## Tamanho da população e endogamia

O tamanho da população é um fator importante no que diz respeito ao nível de endogamia nas populações. Em populações pequenas, os indivíduos são mais suscetíveis a acasalarem-se com um parente relacionado do que nas populações grandes. O fenômeno é visto em pequenas populações humanas tais como a das Ilhas Tristão da Cunha, no Atlântico Sul, que tem menos de 300 pessoas. Vejamos o efeito do tamanho da população no nível global de endogamia em uma população conforme medido por F.

Considere uma população com $F_t$ como o nível de endogamia na geração $t$. Para formar um indivíduo na próxima geração $t + 1$, selecionamos o primeiro alelo a partir do *pool* gênico. Suponhamos que o tamanho da população é $N$. Após o primeiro alelo ser selecionado, a probabilidade de o segundo alelo escolhido ser exatamente a mesma cópia é $1/2N$, e o coeficiente de endogamia para esse indivíduo é 1,0. A probabilidade de que o segundo alelo escolhido seja uma cópia diferente do primeiro alelo é $1 - 1/2N$ e o nível de endogamia para o indivíduo resultante seria $F_t$, o coeficiente de endogamia médio para a população inicial na geração $t$. O nível de endogamia na próxima geração é a soma desses dois possíveis resultados, ou

$$F_{t+1} = \left[\frac{1}{2N}\right]1 + \left[1 - \frac{1}{2N}\right]F_t$$

Esta equação nos informa que $F$ aumentará ao longo do tempo em função do tamanho da população. Quando $N$ é grande, $F$ aumenta lentamente com o tempo; quando pequeno, rapidamente. Por exemplo, suponha que o $F_t$ na população inicial é 0,1 e $N = 10.000$. Assim, $F_{t+1}$ seria 0,10005, um valor um pouco maior. No entanto, se $N = 10$, então $F_{t+1}$ iria ser 0,145, um valor muito maior. Nós também podemos usar essa equação recursivamente para calcular $F_{t+2}$ usando $F_{t+1}$ no lugar de $F_t$ no lado direito. O resultado com $N = 10$ e $F_t = 0,1$ seria $F_{t+2} = 0,188$. Os efeitos do tamanho populacional sobre a endogamia nas populações são adiante explorados no **Boxe 18.3**.

Uma consequência do aumento de endogamia é que os indivíduos em populações pequenas são mais propensos a serem homozigóticos para alelos deletérios, assim como a descendência de uniões entre primos de primeiro grau é mais propensa a ser homozigótica para tais alelos. Esse efeito é observado em grupos étnicos que vivem em comunidades pequenas e isoladas reprodutivamente. Por exemplo, uma forma de nanismo em que os indivíduos afetados têm seis dedos ocorre em uma frequência de mais de 1 em 200 entre uma população de cerca

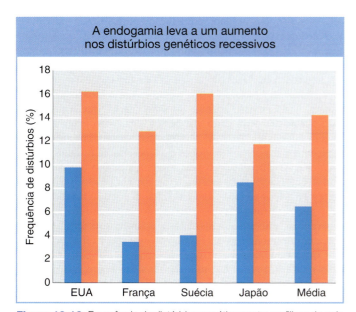

**Figura 18.13** Frequência de distúrbios genéticos entre os filhos de pais não relacionados (*colunas azuis*) em comparação com os filhos de pais que são primos de primeiro grau (*colunas vermelhas*). [Dados de C. Stern, Principles of Human Genetics, WH Freeman, 1973.]

## Boxe 18.3 Endogamia em populações finitas

No texto principal, derivamos a fórmula para o aumento na endogamia entre gerações em populações finitas como

$$F_{t+1} = \left[\frac{1}{2N}\right]1 + \left[1 - \frac{1}{2N}\right]F_t$$

que pode ser reescrito como

$$(1 - F_{t+1}) = \left[1 - \frac{1}{2N}\right](1 - F_t)$$

Nós também apresentamos a fórmula para a frequência de heterozigotos (H) com a endogamia como

$$H = f_{A/a} = 2pq - 2pqF$$

que pode ser reescrita como

$$(1 - F) = H/2pq$$

Combinando essas duas equações, podemos obter

$$H_{t+1}/2pq = \left[1 - \frac{1}{2N}\right]H_t/2pq$$

e então

$$H_{t+1} = \left[1 - \frac{1}{2N}\right]H_t$$

Logo, para cada geração, o nível de heterozigotos é reduzido pela fração $(1 - 1/2N)$. A redução de $H$ ao longo de $t$ gerações é

$$H_t = \left[1 - \frac{1}{2N}\right]^t H_0$$

e a mudança em $F$ ao longo de $t$ gerações é dada por

$$F_t = 1 - \left[1 - \frac{1}{2N}\right]^t (1 - F_0)$$

Tal como mostrado na figura abaixo, a endogamia aumentará com o tempo em uma população finita mesmo quando não há endogamia na população inicial.

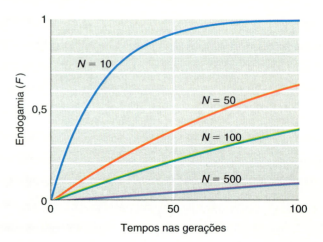

Aumento na endogamia (F) ao longo do tempo para várias populações de tamanhos diferentes.

---

de 13.000 Amish no Condado de Lancaster, Pensilvânia, embora a sua frequência na população norte-americana geral seja de apenas 1 em 60.000.

**CONCEITO-CHAVE** O coeficiente de endogamia (F) aumenta com o tempo em função do tamanho da população (N). Para um N menor, a taxa em que F cresce é mais rápida do que para valores maiores de N. Em pequenas populações, há um risco maior de homozigose para alelos recessivos deletérios.

## 18.4 Variação genética e suas medições

**OA 18.2** Descrever e analisar os dados para determinar quanta variação genética existe dentro de populações.

Para estudarmos a quantidade e a distribuição da variação genética nas populações, precisamos de algumas formas de quantificar essa variação. Para descrever como podemos quantificar a variação, usaremos dados do gene da glicose-6-fosfato desidrogenase (G6 PD) de humanos. A G6 PD é um gene ligado ao X que codifica uma enzima que catalisa uma etapa da glicólise. O alelo do tipo selvagem (B) de G6 PD tem uma atividade enzimática completa. Um segundo alelo denominado $A^-$ leva a uma atividade enzimática fortemente reduzida, e os indivíduos que carregam esse alelo desenvolvem anemia hemolítica. No entanto, esse alelo também confere 50% de redução no risco de malária grave nos carreadores. Em regiões da África onde a malária é endêmica, o alelo $A^-$ atinge frequências próximas de 20%, embora esse alelo seja ausente ou raro em outros lugares. Outro alelo ($A^+$) conduz apenas a uma atividade enzimática modestamente reduzida. Ao contrário de indivíduos que carregam o alelo $A^-$, os indivíduos que transportam somente os alelos $A^+$ ou B não desenvolvem anemia hemolítica.

A **Figura 18.14** mostra SNPs em 18 sítios polimórficos em um segmento de 5102 pb da G6 PD de uma amostra mundial de 47 homens. Os 5.084 sítios restantes eram **fixados**, ou invariantes, isto é, existe apenas um único alelo (nucleotídeo) em toda a amostra para cada um desses locais. Ao fazer a amostragem apenas de machos, observamos apenas um alelo e um haplótipo para cada indivíduo, porque o gene é ligado ao X. Os alelos $A^+$ diferem de B pela mudança de um único aminoácido (ácido aspártico no lugar da asparagina) no SNP3 na Figura 18.14. O alelo $A^-$ difere do alelo B em dois aminoácidos: ele contém tanto alteração do "ácido aspártico no lugar da asparagina" encontrada no alelo $A^+$ quanto uma segunda diferença nos aminoácidos (metionina no lugar da valina) no SNP2.

Como podemos quantificar a variação no *locus* G6 PD? Uma medida simples é o número de **sítios segregantes** (S) ou polimórficos. Para os dados de G6 PD, S é 18 para a amostra total, 14 para a amostra africana e 7 para a não africana. Os africanos contêm duas vezes o número de *locus* segregantes, ainda que nossa amostra tenha menos africanos. Outra medida simples é o número de haplótipos (NH). O valor de NH é 12 para a amostra total, 9 para a amostra africana e 6 para a não africana.

**Capítulo 18** Genética de Populações  **603**

### Variação nucleotídica do gene *G6 PD* em humanos

| Indivíduo | Origem | Alelo | SNP 1 | 2 | 3 | 4 | 5 | 6 | 7 | 8 | 9 | 10 | 11 | 12 | 13 | 14 | 15 | 16 | 17 | 18 | Haplótipo |
|---|---|---|---|---|---|---|---|---|---|---|---|---|---|---|---|---|---|---|---|---|---|
|   |   |   | A | G | A | C | C | G | C | C | C | C | G | G | C | T | C | A | C |   |   |
| 1 | Sul da África | A− | G | A | G | • | G | • | • | T | • | T | • | • | • | • | C | • | G | • | 1 |
| 2 | África central | A− | G | A | G | • | G | • | • | T | • | T | • | • | • | • | C | • | G | • | 1 |
| 3 | África central | A− | G | A | G | • | G | • | • | T | • | T | • | • | • | • | C | • | G | • | 1 |
| 4 | Afro-americano | A− | G | A | G | • | G | • | • | T | • | T | • | • | • | • | C | • | G | • | 1 |
| 5 | Afro-americano | A− | G | A | G | • | G | • | • | T | • | T | • | • | • | • | C | • | G | • | 1 |
| 6 | África central | A− | G | A | G | • | G | • | • | T | • | T | • | • | • | • | C | • | G | • | 1 |
| 7 | África central | A+ | G | • | G | • | • | • | • | • | • | T | • | • | • | • | C | • | G | • | 2 |
| 8 | África central | A+ | G | • | G | • | • | • | • | • | • | T | • | • | • | • | C | • | G | • | 2 |
| 9 | África central | B | • | • | • | • | • | • | • | • | • | • | • | • | • | • | C | • | G | • | 3 |
| 10 | Sul da África | B | • | • | • | • | • | • | • | • | • | • | • | • | A | • | C | T | G | • | 4 |
| 11 | Sul da África | B | • | • | • | • | • | • | • | • | • | • | • | • | A | • | C | T | G | • | 4 |
| 12 | Sul da África | B | • | • | • | T | • | • | • | • | • | • | • | • | • | • | C | T | G | • | 5 |
| 13 | Sul da África | B | • | • | • | • | • | • | • | • | • | • | • | • | • | • | C | T | G | • | 6 |
| 14 | Sul da África | B | • | • | • | • | • | • | • | • | • | T | • | A | • | • | C | • | G | • | 7 |
| 15 | África Central | B | • | • | • | • | • | • | • | • | • | • | • | • | • | T | C | • | G | • | 8 |
| 16 | Europeu | B | • | • | • | • | • | • | • | • | • | • | • | • | • | T | C | • | G | • | 8 |
| 17 | Europeu | B | • | • | • | • | • | • | • | • | • | • | • | • | • | T | C | • | G | • | 8 |
| 18 | Europeu | B | • | • | • | • | • | • | • | • | • | • | • | • | • | T | C | • | G | • | 8 |
| 19 | Sudoeste da Ásia | B | • | • | • | • | • | • | • | • | • | • | • | • | • | T | C | • | G | • | 8 |
| 20 | Leste da Ásia | B | • | • | • | • | • | • | • | • | • | • | • | • | • | • | C | • | G | • | 3 |
| 21 | Nativo Americano | B | • | • | • | • | • | A | T | • | • | • | • | • | • | • | C | • | G | • | 9 |
| 22 | Sul da África | B | • | • | • | • | • | • | • | • | • | • | • | • | • | • | • | • | • | • | 10 |
| 23 | Nativo Americano | B | • | • | • | • | • | • | • | • | • | • | • | • | • | • | • | • | • | • | 10 |
| 24 | Nativo Americano | B | • | • | • | • | • | • | • | • | • | • | • | • | • | • | • | • | • | • | 10 |
| 25 | Nativo Americano | B | • | • | • | • | • | • | • | • | • | • | • | • | • | • | • | • | • | • | 10 |
| 26 | Nativo Americano | B | • | • | • | • | • | • | • | • | • | • | • | • | • | • | • | • | • | • | 10 |
| 27 | Nativo Americano | B | • | • | • | • | • | • | • | • | • | • | • | • | • | • | • | • | • | • | 10 |
| 28 | Nativo Americano | B | • | • | • | • | • | • | • | • | • | • | • | • | • | • | • | • | • | • | 10 |
| 29 | Nativo Americano | B | • | • | • | • | • | • | • | • | • | • | • | • | • | • | • | • | • | • | 10 |
| 30 | Nativo Americano | B | • | • | • | • | • | • | • | • | • | • | • | • | • | • | • | • | • | • | 10 |
| 31 | Nativo Americano | B | • | • | • | • | • | • | • | • | • | • | • | • | • | • | • | • | • | • | 10 |
| 32 | Europeu | B | • | • | • | • | • | • | • | • | • | • | • | • | • | • | • | • | • | • | 10 |
| 33 | Europeu | B | • | • | • | • | • | • | • | • | • | • | • | • | • | • | • | • | • | • | 10 |
| 34 | Europeu | B | • | • | • | • | • | • | • | • | • | • | • | • | • | • | • | • | • | • | 10 |
| 35 | Europeu | B | • | • | • | • | • | • | • | • | • | • | • | • | • | • | • | • | • | • | 10 |
| 36 | Europeu | B | • | • | • | • | • | • | • | • | • | • | • | • | • | • | • | • | • | • | 10 |
| 37 | Europeu | B | • | • | • | • | • | • | • | • | • | • | • | • | • | • | • | • | • | • | 10 |
| 38 | Sudoeste da Ásia | B | • | • | • | • | • | • | • | • | • | • | • | • | • | • | • | • | • | • | 10 |
| 39 | Leste da Ásia | B | • | • | • | • | • | • | • | • | • | • | • | • | • | • | • | • | • | • | 10 |
| 40 | Leste da Ásia | B | • | • | • | • | • | • | • | • | • | • | • | • | • | • | • | • | • | • | 10 |
| 41 | Leste da Ásia | B | • | • | • | • | • | • | • | • | • | • | • | • | • | • | • | • | • | • | 10 |
| 42 | Leste da Ásia | B | • | • | • | • | • | • | • | • | • | • | • | • | • | • | • | • | • | • | 10 |
| 43 | Leste da Ásia | B | • | • | • | • | • | • | • | • | • | • | • | • | • | • | • | • | • | • | 10 |
| 44 | Leste da Ásia | B | • | • | • | • | • | • | • | • | • | • | • | • | • | • | • | • | • | • | 10 |
| 45 | Leste da Ásia | B | • | • | • | • | • | • | • | • | • | • | • | • | • | • | • | • | • | • | 10 |
| 46 | Ilhas do Pacífico | B | • | • | • | • | • | • | • | • | T | • | • | • | • | • | • | • | • | • | 11 |
| 47 | Leste da Ásia | B | • | • | • | • | • | • | • | • | • | • | • | • | • | • | • | • | • | T | 12 |

**Figura 18.14** Variação de nucleotídios para 5102 pb do gene *G6 PD* em uma amostra de nível mundial de 47 homens. Apenas os 18 sítios variáveis são mostrados. A classe do alelo funcional (A−, A+ ou B) é mostrada para cada sequência. O *SNP2* é um SNP não sinônimo que causa a substituição de uma valina pela metionina provocando diferenças na atividade enzimática associada com o alelo A−. O *SNP3* é um SNP não sinônimo que causa a mudança do aminoácido ácido aspártico para a asparagina. [Dados de M.A. Saunders et al., *Genetics* 162, 2002, 1849-1861.]

Novamente, a primeira apresenta maior variação. Uma deficiência de medidas, tais como $S$ e $NH$, é que os valores observados dependem fortemente do tamanho da amostra. Se amostrarmos mais indivíduos, a tendência é de que os valores de $S$ e $NH$ aumentem. Por exemplo, nossa amostra tem 16 africanos em comparação com 31 não africanos. Embora $S$ seja duas vezes maior nos africanos do que nos não africanos, a diferença provavelmente seria ainda maior se tivéssemos um igual número (31) de africanos e não africanos.

No lugar de $S$ e $NH$, podemos calcular as frequências alélicas, que não são polarizadas por diferenças no tamanho da amostra. Para os dados de G6 PD, $B$, $A^-$ e $A^+$ têm frequências mundiais de 0,83; 0,13 e 0,04, respectivamente. No entanto, você vai notar que $A^-$ tem frequência de 0,0 fora da África e 0,38 em nossa amostra africana, o que é uma diferença substancial. Nós podemos usar dados das frequências alélicas para calcular a estatística chamada de **diversidade gênica** (GD), que é a probabilidade de dois alelos retirados de forma aleatória do *pool* gênico serem diferentes. A probabilidade de retirar dois alelos diferentes é igual a 1 menos a probabilidade de retirar duas cópias do mesmo alelo somada com todos os alelos do *locus*. Logo,

$$GD = 1 - \sum p_i^2$$
$$= 1 - (p_1^2 + p_2^2 + p_3^2 + \cdots p_n^2)$$

em que $p_i$ é a frequência do alelo, isto é, $\sum$ é o sinal somatório, indicando que adicionamos os quadrados de todos os valores observados $N$ de $p$ para $i = 1, 2$, até o enésimo alelo. O valor de GD pode variar de 0 a 1. Ele se aproximará de 1 quando houver um grande número de frequências alélicas aproximadamente iguais. Ele é 0 quando há um único alelo, e muito perto de 0 sempre que há um único alelo muito comum com frequência de 0,99 ou superior. A **Tabela 18.4** mostra que a diversidade genética é bastante alta em africanos (0,47). Como os não africanos têm apenas o alelo $B$, a diversidade genética é 0,0.

O valor de GD é igual para a proporção esperada de heterozigotos sob o equilíbrio de Hardy-Weinberg, que é a **heterozigose** ($H$). No entanto, $H$ como um conceito aplica-se unicamente aos diploides, e isso não se aplicaria aos *loci* ligados ao X nos machos. Assim, conceitualmente, a diversidade gênica (GD) é mais adequada mesmo quando é matematicamente a mesma quantidade de $H$ para populações de diploides sob o equilíbrio de Hardy-Weinberg.

A diversidade genética pode ser calculada para um único sítio de nucleotídio. Sua média pode ser medida para todos os locais de nucleotídios em um gene, caso em que nos referimos a ela como **diversidade nucleotídica**. Como a grande maioria dos nucleotídios em qualquer uma das duas cópias de um gene de uma espécie é normalmente a mesma, os valores de diversidade de nucleotídios para os genes são geralmente muito pequenos. Para a *G6 PD*, existem apenas 18 sítios polimórficos de nucleotídios, mas 5.084 sítios invariantes. A média de diversidade nucleotídica para a totalidade da sequência do gene G6 PD é 0,0008 em africanos, 0,0002 em não africanos, e 0,0006 para a totalidade da amostra. Esses valores nos dizem que os primeiros têm quatro vezes mais diversidade nucleotídica na G6 PD do que os segundos.

A **Figura 18.15** mostra o nível de diversidade de nucleotídios em vários organismos. Os eucariotos unicelulares são os mais diversos, seguidos pelas plantas e depois pelos invertebrados. Os vertebrados são o grupo menos diverso; entretanto, a maioria dos vertebrados ainda possui grande diversidade de nucleotídios. Para os seres humanos, a diversidade nucleotídica é de cerca de 0,001, o que significa que dois cromossomos humanos escolhidos randomicamente diferirão em cerca de 1 pb a cada mil. Com 3 bilhões de pb no nosso genoma, isso adiciona um

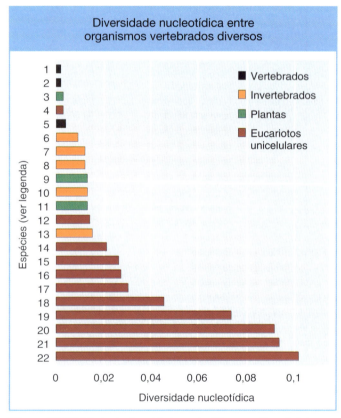

**Figura 18.15** Níveis de diversidade nucleotídica em sítios sinônimos e silenciosos em alguns organismos diferentes. (1) *Mus musculus*, (2) *Homo sapiens*, (3) *Oryza sativa*, (4) *Plasmodium falciparum*, (5) *Fugu rubripes*, (6) *Strongylocentrotus purpuratus*, (7) *Anopheles gambiae*, (8) *Ciona intestinalis*, (9) *Arabidopsis thaliana*, (10) *Caenorhabditis elegans*, (11) *Zea mays*, (12) *Encephalitozoon cuniculi*, (13) *Drosophila melanogaster*, (14) *Leishmania major*, (15) espécies de *Trypanosoma*, (16) *Toxoplasma gondii*, (17) *Giardia lamblia*, (18) *Neurospora crassa*, (19) *Dictyostelium discoideum*, (20) *Saccharomyces cerevisiae*, (21) *Cryptosporidium parvum*, (22) *Cryptococcus neoformans*. [Dados de M. Lynch e JS Conery, *Science* 302, 2003, 1401-1404.]

**Tabela 18.4** Dados de diversidade em relação à glicose-6-fosfato desidrogenase (*G6PD*) em seres humanos.

|  | Total da amostra | Africanos | Não Africanos |
|---|---|---|---|
| Tamanho da amostra | 47 | 16 | 31 |
| Número de sítios segregantes | 18 | 14 | 7 |
| Número de haplótipos | 12 | 9 | 6 |
| Diversidade gênica (GD) no SNP2 | 0,22 | 0,47 | 0,00 |
| Diversidade de nucleotídeos | 0,0006 | 0,0008 | 0,0002 |

total de aproximadamente 3 milhões de diferenças entre o conjunto de cromossomos herdados de sua mãe e o conjunto herdado de seu pai para indivíduos não consanguíneos.

**CONCEITO-CHAVE** A variação genética rica em populações biológicas pode ser quantificada por diferentes estatísticas, tais como o número de sítios segregantes, o número de haplótipos, diversidade gênica e diversidade nucleotídica, para comparar os níveis de variação entre populações e espécies.

## 18.5 Modulação de variação genética

**OA 18.4** Explicar como novos alelos entram em uma população por mutação e migração.
**OA 18.5** Medir o grau de desequilíbrio de ligação entre dois *loci*.
**OA 18.6** Calcular o efeito da deriva genética nas frequências gênicas dentro das populações.
**OA 18.7** Calcular o efeito da seleção nas frequências gênicas dentro das populações.

Quais são as forças que modulam a quantidade de variação genética em uma população? Como os novos alelos entram no *pool* gênico? Que forças removem os alelos do *pool* gênico? Como as variantes genéticas podem ser recombinadas para criar novas combinações de alelos? As respostas a estas perguntas estão no coração da compreensão do processo de evolução. Nesta seção, examinaremos os papéis da mutação, migração, recombinação, deriva genética (acaso) e seleção em esculpir a composição genética das populações.

### Novos alelos entram na população: mutação e migração

A mutação é a fonte final de todas as variações genéticas. No Capítulo 15, discutimos os mecanismos moleculares subjacentes às mutações de pequena escala, tais como mutações pontuais, Indels e alterações no número de repetição de unidades de microssatélites. Os geneticistas de populações estão particularmente interessados na **taxa de mutação**, que é a probabilidade de uma cópia de um alelo mudar para alguma outra forma alélica em uma geração. A taxa de mutação é tipicamente simbolizada pela letra grega μ. Como veremos na presente seção, caso saibamos a taxa de mutação e o número de nucleotídios diferentes entre as duas sequências, poderemos estimar há quanto tempo as duas sequências divergiram.

Os geneticistas podem estimar a taxa de mutação começando com um único indivíduo homozigoto e seguir o heredograma de seus descendentes por várias gerações. Em seguida, podem comparar a sequência de DNA dos indivíduos fundadores com as sequências de DNAs dos descendentes de várias gerações posteriores e gravar quaisquer novas mutações que ocorreram. O número de mutações observadas por genoma por geração proporciona uma estimativa da taxa, porque, quando buscamos eventos bastante raros, é necessário sequenciar bilhões de nucleotídios para encontrar apenas algumas mutações de SNPs. Em 2009, a taxa de mutação de SNP para uma parte do cromossomo humano Y foi estimada por essa abordagem como de 3,0 × $10^{-8}$ mutações/nucleotídio/geração, ou cerca de uma mutação a cada 30 milhões de bp. Se extrapolarmos para todo o genoma humano (3 bilhões pb), cada um de nós herdou 100 novas mutações de cada um dos nossos pais. Felizmente, a grande maioria das mutações não é prejudicial, uma vez que ocorre em regiões do genoma que não são críticas.

A **Tabela 18.5** lista as taxas de mutação para SNPs e microssatélites em vários organismos-modelo. A taxa de mutação de SNP é várias ordens de magnitude menor do que a taxa dos microssatélites. Sua taxa de mutação e variação maiores torna os microssatélites particularmente úteis na genética populacional e na análise forense de DNA. A taxa de mutação de SNP por geração parece ser menor para organismos unicelulares do que para grandes organismos multicelulares. Essa diferença pode ser explicada pelo menos parcialmente pelo número de divisões celulares por geração. Há cerca de 200 divisões celulares do zigoto para o gameta em seres humanos, mas somente 1 em *E. coli*. Se a taxa humana é dividida por 200, logo, a taxa de divisão por célula, nos seres humanos, é notavelmente próxima da taxa em *E. coli*.

Além da mutação, os únicos outros meios para uma nova variação entrar em uma população são a migração ou o fluxo gênico – o movimento de indivíduos (ou gametas) entre as populações. A maioria das espécies é dividida em um conjunto de pequenas populações locais ou subpopulações. Barreiras físicas, tais como oceanos, rios ou montanhas podem reduzir o fluxo gênico entre as subpopulações, mas muitas vezes algum grau de fluxo gênico ocorre apesar de tais barreiras. Dentro das subpopulações, um indivíduo pode ter a chance de acasalar com qualquer outro membro do sexo oposto; no entanto, indivíduos de diferentes subpopulações não podem acasalar, a menos que haja migração.

Subpopulações isoladas tendem a divergir à medida que cada uma acumula suas próprias mutações exclusivas. O fluxo gênico limita a divergência genética entre as subpopulações. Uma das consequências genéticas da migração é a **mistura genética**, a mistura de genes, que ocorre quando os indivíduos possuem ascendência de mais do que uma subpopulação. Esse fenômeno é comum em populações humanas. Ele é facilmente observado no sul da África, onde migrantes de todo o mundo foram reunidos. Como mostrado na **Figura 18.16**, os genomas dos

**Tabela 18.5** Taxas de mutação aproximadas por geração por genoma haploide.

| Organismo | Mutações SNP (por pb) | Microssatélite |
|---|---|---|
| *Arabidopsis* | 7 × $10^{-9}$ | 9 × $10^{-4}$ |
| Milho | 3 × $10^{-8}$ | 8 × $10^{-4}$ |
| *E. coli* | 5 × $10^{-10}$ | – |
| Levedura | 5 × $10^{-10}$ | 4 × $10^{-5}$ |
| *C. elegans* | 3 × $10^{-9}$ | 4 × $10^{-3}$ |
| *Drosophila* | 4 × $10^{-9}$ | 9 × $10^{-6}$ |
| Camundongo | 4 × $10^{-9}$ | 3 × $10^{-4}$ |
| Humano | 3 × $10^{-8}$ | 6 × $10^{-4}$ |

Nota: A taxa de microssatélites é para microssatélites com repetições de di e trinucleotídios. Fonte: Dados de múltiplos estudos publicados.

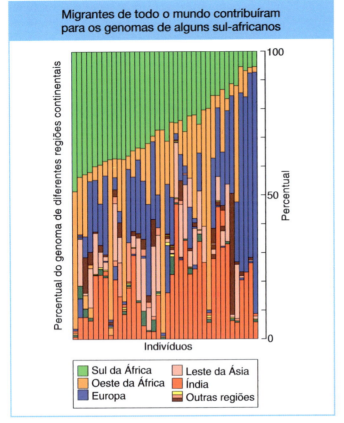

**Figura 18.16** Representação gráfica da mistura genética de 39 pessoas de ascendência mista da África do Sul. Cada coluna representa o genoma de uma pessoa, cujas cores representam as partes de seu genoma adquiridas de seus ancestrais, que vieram de muitas regiões do mundo. A figura é baseada na análise genética populacional de mais de 800 microssatélites e 500 Indels que foram marcados para cerca de 4.000 pessoas ao redor do mundo, incluindo os 39 de ascendência misturada do Sul da África. [Dados de S.A. Tishkoff et al., Science 324, 2009, 1035-1044.]

sul-africanos de ascendência misturada são complexos e incluem partes dos indígenas do sul da África, mais contribuições de migrantes do oeste da África, Europa, Índia, Ásia Oriental e outras regiões.

**CONCEITO-CHAVE** Mutação é a fonte definitiva de todas as variações genéticas. A migração pode adicionar uma variação genética a uma população através do fluxo gênico de outra população da mesma espécie.

## Recombinação e desequilíbrio de ligação

A recombinação é uma força importante para esculpir padrões de variação genética nas populações. No presente caso, os alelos não são ganhos nem perdas; em vez disso, a recombinação cria novos haplótipos. Vamos observar a forma como isso funciona. Considere os *loci* ligados A e B. Poderia haver uma população em que apenas dois haplótipos são encontrados na geração $t_0$: AB e ab. Suponha que um indivíduo nesta população seja heterozigoto para estes dois haplótipos:

$$\frac{A \qquad B}{a \qquad b}$$

Se um *crossover* ocorre durante a meiose neste indivíduo, então gametas com dois novos haplótipos, Ab e aB, poderiam ser formados e entrariam na população na geração $t_1$.

$$\underline{A \qquad b} \qquad \underline{a \qquad B}$$

Assim, a recombinação pode criar variações que assumem a forma de novos haplótipos. Os novos haplótipos podem ter propriedades únicas que alteram a função da proteína. Por exemplo, suponha que um aminoácido variante em uma proteína de um haplótipo aumenta duas vezes a atividade enzimática de proteína e um segundo aminoácido variante em outro haplótipo também aumenta a atividade duplamente. Um evento de recombinação que combine essas duas variantes iria produzir uma proteína com atividade quatro vezes maior.

Vamos agora considerar as frequências observadas e esperadas dos quatro possíveis haplótipos de dois *loci*, cada um com dois alelos. Os *loci* ligados, A e B, têm alelos A e a e B e b com frequências $p_A$, $p_a$, $p_B$, e $p_b$, respectivamente. Os quatro possíveis haplótipos são AB, Ab, aB e ab com frequências observadas $P_{AB}$, $P_{Ab}$, $P_{aB}$ e $P_{ab}$. Em que frequência esperamos encontrar cada um destes quatro haplótipos? Se há uma relação aleatória entre os alelos nos dois *loci*, então a frequência de qualquer haplótipo irá ser o produto das frequências dos dois alelos que compõem este haplótipo:

$$P_{AB} = p_A \times p_B$$
$$P_{Ab} = p_A \times p_b$$
$$P_{aB} = p_a \times p_B$$
$$P_{ab} = p_a \times p_b$$

Por exemplo, suponhamos que a frequência de cada um dos dois alelos é de 0,5; ou seja, $p_A = p_a = p_B = p_b = 0,5$. Quando retirarmos uma amostra do *pool* gênico, a probabilidade de tirar um cromossomo com um alelo A é 0,5. Se a relação entre os alelos no *locus* A e os no B é aleatória, então a probabilidade de que o cromossomo selecionado tenha o alelo B também é 0,5. Assim, a probabilidade de tirarmos um cromossomo com o haplótipo AB é

$$P_{AB} = p_A \times p_B = 0,5 \times 0,5 = 0,25$$

Se a associação entre os alelos em dois *loci* é aleatória como descrito, então diz-se que os dois *loci* estão em **equilíbrio de ligação**. No presente caso, as frequências observadas e esperadas vão ser as mesmas. A **Figura 18.17A** diagrama um caso de dois *loci* em equilíbrio de ligação.

Se a associação entre os alelos em dois *loci* não é aleatória, então diz-se que os *loci* estão em **desequilíbrio de ligação** (DL). No presente caso, determinado alelo no primeiro *locus* está associado com determinado alelo do segundo *locus* mais frequentemente do que o esperado pelo acaso. A Figura 18.17B mostra um caso de DL completo entre dois *loci*. O alelo A está sempre associado ao B, enquanto o a está sempre associado ao b. Não há cromossomos com haplótipos Ab ou aB. No presente caso, as frequências observadas e esperadas não serão as mesmas. Nós podemos quantificar o nível de DL entre dois *loci* como a diferença (D) entre a frequência observada de um haplótipo e a frequência esperada, dada uma associação aleatória entre os alelos para os dois *loci*. Se ambos os *loci* envolvidos têm apenas dois alelos, logo

$$D = P_{AB} - p_A p_B$$

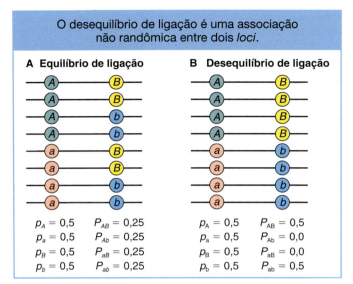

**Figura 18.17 A.** Equilíbrio de ligação. **B.** Desequilíbrio de ligação para os dois *loci* (*A* e *B*).

Na Figura 18.17A, $D = 0$ uma vez que não há nenhum DL, e na Figura 18.17B, $D = 0,25$, que é maior do que 0, indicando a presença de DL.

Como surge o *DL*? Sempre que uma nova mutação ocorre em um *locus*, a mutação aparece em um único cromossomo específico, e por isso ele é instantaneamente ligado aos (ou associado com) alelos específicos em quaisquer *loci* vizinhos a esse cromossomo. Considere uma população em que há apenas dois haplótipos: *AB* e *Ab*. Se uma nova mutação (*a*) surge em um *locus* de um cromossomo que já possui o alelo *b* no *locus B*, logo, um novo haplótipo *ab* seria formado. Com o tempo, este novo haplótipo *ab* poderia subir em frequência na população. Outros cromossomos na população passariam a possuir os haplótipos *AB* ou *Ab* nesses dois *loci*, mas nenhum dos cromossomos possuiria *aB*. Assim, os *loci* estariam em *DL*. A migração também pode causar *DL* quando uma subpopulação possui um único haplótipo *AB* e um outro único haplótipo *ab*. Qualquer migrante entre as subpopulações daria origem a *DL* dentro da subpopulação que recebe os migrantes.

O *DL* entre dois *loci* diminuirá ao longo do tempo conforme os *crossovers* entre eles randomizam a relação entre seus alelos. A taxa de declínio da *DL* depende da taxa em que o *crossing over* ocorre. A frequência de recombinantes (RF) entre os dois *loci* dentre os gametas que formam a próxima geração (ver Capítulo 4) proporciona uma estimativa de taxa de recombinação, que na genética de populações é simbolizada pela letra minúscula *r*. Se $D_0$ é o valor para o desequilíbrio de ligação entre dois *loci* na atual geração, logo, o valor da próxima geração ($D_1$) é dado pela equação:

$$D_1 = D_0(1 - r)$$

Em outras palavras, o desequilíbrio de ligação como medido por $D$ diminui a uma taxa de $(1 - r)$ por geração. Quando *r* é pequeno, $D$ diminui lentamente com o tempo. Quando *r* está em seu máximo (0,5), $D$ declina 1/2 a cada geração.

Uma vez que *DL* decai como uma função de tempo e da fração de recombinação, os geneticistas de populações podem usar o nível de *DL* entre uma mutação e o *loci* circundante para estimar o tempo em gerações desde que a mutação surgiu na população. As mutações mais antigas têm pouco *DL* com *loci* vizinhos, enquanto mutações recentes mostram um alto nível de *DL* com *loci* vizinhos. Se você olhar novamente na Figura 18.14, vai notar que há um *DL* considerável entre *SNP2* em *G6 PD* e os vizinhos SNPs. O *SNP2* codifica a mudança de aminoácido de valina para metionina no alelo $A^-$ que confere resistência à malária. Os geneticistas de populações usaram o *DL* em *G6 PD* para estimar que o alelo $A^-$ surgiu há cerca de 10.000 anos. A malária não era conhecida como uma doença prevalente na África até então. Assim, o $A^-$ surgiu por mutação aleatória, mas foi mantida na população porque fornecia proteção contra a malária.

**CONCEITO-CHAVE** O desequilíbrio de ligação é o resultado do fato de que novas mutações surgem em um único haplótipo. O desequilíbrio de ligação decairá ao longo do tempo por causa da recombinação.

## Deriva genética e o tamanho da população

A lei de Hardy-Weinberg nos diz que as frequências de alelos permanecem as mesmas de uma geração para a próxima em uma *população infinitamente grande*. No entanto, as populações reais de organismos na natureza são *finitas*, em vez de infinitas em tamanho. Em populações finitas, as frequências alélicas podem mudar de uma geração para a seguinte, como resultado do acaso (amostragem de erro) quando gametas são tirados do *pool* gênico para formar a próxima geração. A mudança nas frequências alélicas entre gerações, devido à amostragem de erro, é chamada de **deriva genética aleatória**, ou apenas **deriva**, para simplificar.

Vamos considerar um caso simples, mas extremo – uma população composta por um único indivíduo heterozigoto (*A/a*) ($N = 1$) na geração $t_0$. Será permitida a autofecundação. No presente caso, o *pool* gênico pode ser descrito como possuindo dois alelos, *A* e *a*, cada um presente em uma frequência de $p = q = 0,5$. O tamanho da população permanece o mesmo, $N = 1$, na geração subsequente, $t_1$. Qual é a probabilidade de que as frequências alélicas mudem ("deriva") para $p = 1$ e $q = 0$ na geração $t_1$? Em outras palavras, qual é a probabilidade de a população ficar fixa para o alelo *A*, de modo que ele seja composto de um único indivíduo homozigoto *A/A*? Uma vez que $N = 1$, precisamos extrair apenas dois gametas a partir do *pool* gênico para formar um único indivíduo. A probabilidade de tirar dois As é $p^2 = 0,5^2 = 0,25$. Logo, em 25% do tempo, esta população "derivará" para longe das frequências alélicas iniciais e se tornará fixa para o alelo *A* depois de apenas uma geração.

O que acontece se nós aumentarmos o tamanho da população para $N = 2$ e o primeiro *pool* gênico ainda tiver $p = q = 0,5$? As frequências alélicas mudarão para $p = 1$ e $q = 0$ na próxima geração somente se a população consistir de dois indivíduos *A/A*. Para isso acontecer, precisamos extrair quatro alelos *A*, cada um com uma probabilidade de $p = 0,5$, então a probabilidade de que a próxima geração vai ter $p = 1$ e $q = 0,0$ é $p^4 = (0,5)^4 = 0,0625$, ou pouco mais de 6%. Assim, uma população $N = 2$ tem menos probabilidade de derivar para fixação do alelo A do que uma população $N = 1$. Geralmente, a probabilidade de uma população derivar para a fixação do alelo *A* em uma única geração é $p^{2N}$, e, assim, essa probabilidade fica progressivamente menor conforme o tamanho da população *(N)* fica maior. A deriva é uma força mais fraca em grandes populações.

A deriva significa qualquer mudança nas frequências alélicas devido a erro de amostragem, não apenas perda ou fixação de um alelo. Em uma população de N = 500 com dois alelos em uma frequência de p = q = 0,5, há 500 cópias de A e 500 de a. Se a próxima geração tem 501 cópias de A (p = 0,501) e 499 cópias de a (q = 0,499), há deriva genética, embora um nível muito modesto de deriva. Uma fórmula geral para calcular a probabilidade de observar um número específico de cópias de um alelo na próxima geração, dadas as frequências da geração atual, é apresentada no **Boxe 18.4**.

Quando a deriva está operando em uma população finita, podemos calcular as probabilidades de diferentes resultados, mas não prever com precisão o resultado específico que vai ocorrer. O processo é como jogar dados. Em qualquer *locus*, a deriva pode continuar de uma geração para a próxima até que um alelo se torne fixo. Também, em uma população particular, a frequência do alelo A pode aumentar de geração, da $t_0$ para a $t_1$, mas, em seguida, diminuir da geração $t_1$ para a $t_2$. A deriva não ocorre em um sentido específico em direção a perda ou fixação de alelos.

As **Figuras 18.18A** e **18.18B** mostram ensaios aleatórios simulados por computador ("rolar dos dados") para seis populações de tamanho N = 10 e N = 500. Cada população começa tendo dois alelos a uma frequência de p = q = 0,5, em seguida os testes aleatórios prosseguem por 30 gerações. Em primeiro lugar, percebe-se a aleatoriedade do processo de uma geração para a seguinte. Por exemplo, a frequência de A na população representado pela linha amarela na Figura 18.18A salta para cima e para baixo de uma geração para a seguinte, atingindo uma baixa de p = 0,15 na $t_{16}$ mas, em seguida, recuperando p = 0,75 na $t_{30}$. Em segundo lugar, seja N = 10 ou N = 500, observe que nenhuma das duas populações tem exatamente a mesma trajetória. A deriva é um processo aleatório, e provavelmente não obteremos exatamente o mesmo resultado com diferentes populações em muitas gerações, exceto quando N é muito pequeno. Em terceiro lugar, observe que, quando N = 10, as populações tornaram-se fixas (tanto p = 1 quanto p = 0) antes da geração 30 em cinco dos seis ensaios. No entanto, quando N = 500, as populações mantiveram ambos os alelos em todos os seis ensaios, mesmo após 30 gerações.

Além do tamanho da população, o destino de um alelo é determinado pela sua frequência na população. Especificamente, a probabilidade de que um alelo vai derivar para a fixação em uma futura geração é igual à sua frequência na presente geração. Um alelo que está em uma frequência de 0,5 tem 50:50 de possibilidade de fixação ou perda na população de uma futura geração. Você pode ver o efeito da frequência alélica no destino de um alelo na Figura 18.18C. Para 10 populações com uma primeira frequência de p = 0,1, oito populações experimentaram a perda do alelo A, uma teve sua fixação, e uma população reteve ambos os alelos após 30 gerações. Isso é muito próxima da expectativa de que A vai passar por uma fixação 10% das vezes quando p = 0,1.

O fato de que a frequência de um alelo é igual à sua probabilidade de fixação significa que mutações mais recentemente adquiridas serão, em última análise, perdidas da população, por causa da deriva. A primeira frequência de uma nova mutação no *pool* gênico é

$$\frac{1}{2N}$$

Se N é pelo menos modestamente grande, tal como 10.000, então a probabilidade de que uma nova mutação, em última

---

### Boxe 18.4 Alterações de frequência alélica sob deriva

Considere uma população de N de indivíduos diploides segregando para dois alelos A e a em um *locus* com frequências p e q, respectivamente. A população sofre acasalamento aleatório, e o tamanho da população permanece o mesmo (N) em cada geração. Quando o *pool* gênico é amostrado para criar a próxima geração, o número exato de cópias do alelo A que são retirados pode não ser estritamente previsto por causa do erro de amostragem. No entanto, a probabilidade de que um determinado número de cópias de A seja retirado pode ser calculado usando a fórmula binomial. Seja k um número específico de cópias do alelo A. A probabilidade de tirar k cópias é

$$\text{Prob}(k) = \left[\frac{2N!}{k!(2N-k)!}\right] p^k q^{(2N-k)}$$

Se definirmos N = 10 e p = q = 0,5, então a probabilidade de tirar 10 cópias do alelo A é

$$\text{Prob}(10) = \left[\frac{20!}{10!(20-10)!}\right] 0,5^{10} 0,5^{(20-10)} = 0,176$$

Então, apenas 17,6% das vezes a próxima geração terá a mesma frequência de A e a como a geração original. Podemos usar essa fórmula para calcular os resultados para todos os possíveis valores de k e obter uma probabilidade de distribuição, mostrado na figura à direita.

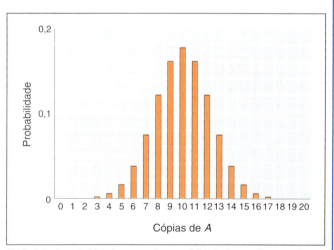

Distribuição da probabilidade mostrando a possibilidade de que diferentes números de A estarão presentes após uma geração.

O único resultado mais provável é sem deriva, com k = 10 e uma probabilidade de 0,176. No entanto, todos os outros resultados envolvem algum desvio, e por isso a probabilidade de que a população vá experimentar algum desvio é de 0,824.

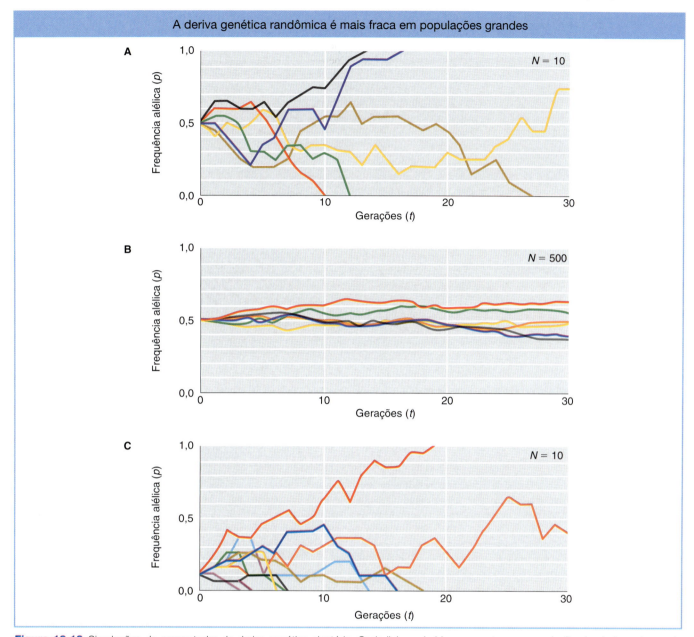

**Figura 18.18** Simulações de computador de deriva genética aleatória. Cada linha colorida representa uma população simulada ao longo de 30 gerações. **A.** $N = 10$, $p = q = 0,5$. **B.** $N = 500$, $p = q = 0,5$. **C.** $N = 10$, $p = 0,1$, $q = 0,9$.

instância, alcançará a fixação é extremamente pequena: $1/2N = 1/20.000 = 5 \times 10^{-5}$. A probabilidade de que uma nova mutação será, em última análise, perdida pela população é

$$\frac{2N - 1}{2N} = 1 - \frac{1}{2N}$$

que é próximo de 1,0 em grandes populações. Ela é de 0,99995 em uma população de 10.000.

A **Figura 18.19A** mostra um gráfico de representação do destino de novas mutações em uma população. O eixo $x$ representa o tempo, e o $y$ o número de cópias de um alelo. As linhas pretas na parte inferior de cada gráfico mostram o destino da maioria das novas mutações. Elas aparecem e, em seguida, são logo perdidas pela população. As linhas coloridas mostram as poucas novas mutações "sortudas" que se tornam fixas. A partir da teoria da genética populacional, pode-se demonstrar que o tempo médio necessário para que uma mutação sortuda se torne fixa é de $4N$ gerações. A Figura 18.19B mostra uma população que é 1/2 do tamanho da população na Figura 18.19A. Logo, as gerações $4N$ têm cerca de 1/2 do comprimento e as novas mutações sortudas são fixadas mais rapidamente.

Uma consequência importante da deriva é que alelos levemente deletérios podem ser levados à fixação ou alelos vantajosos perdidos por esse processo aleatório. Considere um novo alelo que surge em uma população e permite que o indivíduo possua um sistema imunológico mais forte. Esse indivíduo pode passar o alelo vantajoso para sua prole, mas os descendentes podem morrer antes de reproduzir por causa de eventos aleatórios, tais como ser atingido por um raio. Ou, se o indivíduo portador do alelo favorável for heterozigoto, ele ou ela pode passar unicamente o alelo menos favorável para sua descendência por acaso.

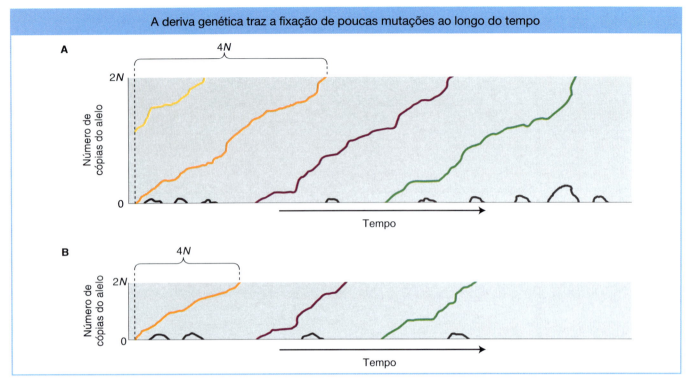

**Figura 18.19 A.** Representação gráfica de aparecimento, perda e eventual incorporação de novas mutações em uma população ao longo do tempo sob a ação de deriva genética. As linhas pretas mostram o destino da maioria das novas mutações, que aparecem e, em seguida, são perdidas pela população dentro de poucas gerações. As linhas coloridas mostram o destino das poucas mutações "sortudas" que continuam a subir em frequência até chegarem à fixação. **B.** Uma população que é 1/2 do tamanho da população na parte A. Nesta população, 4N gerações apresentam cerca de 1/2 do comprimento, e as novas mutações sortudas são fixadas mais rapidamente.

No cálculo das probabilidades de diferentes resultados sob deriva genética, estamos assumindo que os alelos A e a não fornecem diferenças na viabilidade ou no sucesso reprodutivo dos indivíduos que os carregam. Nós assumimos que indivíduos A/A, A/a e a/a são todos igualmente propensos a sobreviver e se reproduzir. No presente caso, A e a iriam ser denominados **alelos neutros** (ou variantes) em relação um ao outro. A mudança nas frequências dos alelos neutros ao longo do tempo devido à deriva é chamada de **evolução neutra**. O processo de evolução neutra é a base para o *relógio molecular*, a taxa constante de substituição de variantes alélicas recém-surgidas por outras preexistentes por longos períodos (**Boxe 18.5**). A evolução neutra é distinta da evolução darwiniana, na qual alelos favoráveis aumentam de frequência porque os indivíduos que os carregam deixam mais descendentes. Nós iremos discutir a evolução darwiniana na próxima seção do presente capítulo e no Capítulo 20.

Até agora, consideramos a deriva no contexto de populações que permanecem do mesmo tamanho de uma geração para a seguinte. Na realidade, as populações muitas vezes se contraem ou aumentam de tamanho com o tempo. Por exemplo, uma nova população de tamanho muito pequeno pode se formar de repente quando um número relativamente pequeno de seus membros migrarem para um local e estabelecerem uma nova população. Os migrantes, ou "fundadores", da nova população podem não levar todos os alelos presentes na população original, ou podem carregar os mesmos alelos, mas em diferentes frequências. A deriva genética causada pela amostragem aleatória da população original para criar a nova população é conhecida como **efeito fundador**. Um dos muitos eventos fundadores na história da humanidade ocorreu quando as pessoas cruzaram a ponte terrestre de Bering da Ásia para as Américas durante a era do gelo, cerca de 15.000 a 30.000 anos atrás. Como resultado, a diversidade genética entre os nativos americanos é menor do que entre as pessoas em outras regiões do mundo (**Figura 18.20**).

O tamanho da população também pode mudar dentro de um único local. Um período de uma ou várias gerações consecutivas de contração no tamanho da população é conhecido como **gargalo populacional**. Os gargalos ocorrem em populações naturais por causa de flutuações ambientais tal como uma redução no fornecimento de alimentos ou aumento na predação. O lobo-cinzento, o bisonte-americano, a águia-careca, o condor-da-califórnia, o grou-americano e muitas espécies de baleias são alguns exemplos conhecidos de espécies que têm experimentado gargalos recentes por conta de caça ou invasão humanas no seu hábitat. A redução no tamanho da população durante um gargalo aumenta o nível de deriva em uma população. Como explicado anteriormente no capítulo, o nível de endogamia em populações também é dependente do tamanho da população. Assim, os gargalos também causam aumento no nível de endogamia.

O condor-da-califórnia apresenta um exemplo notável de um gargalo. Essa espécie era amplamente distribuída, mas, nos anos 1980, declinou para uma população reprodutível de apenas 14 pássaros cativos. A população é agora de cerca de 450 indivíduos, mas a heterozigose média no genoma diminuiu em 8% durante o gargalo inicial. Além disso, um alelo recessivo deletério para uma forma letal de nanismo ocorre com uma frequência de cerca de 9% entre os animais sobreviventes, presumivelmente como resultado da deriva a partir de uma frequência menor na população pré-gargalo. Para gerenciar esses problemas, biólogos

## Boxe 18.5 Relógio molecular

Como as espécies divergem ao longo do tempo, suas sequências de DNAs tornam-se cada vez mais diferentes conforme as mutações surgem e também fixas na população. Com que taxa as sequências divergem? Para responder a essa pergunta, considere uma população na geração $t_0$. O número de mutações que aparecerão na geração $t_1$ é o produto do número de cópias da sequência no *pool* gênico (2N) vezes a taxa a que eles mutam (μ), que é 2Nμ. Se uma mutação é neutra, então a probabilidade de que ela derive para a fixação é 1/2N. Assim, a cada geração, novas mutações 2Nμ são introduzidas no *pool* gênico, e 1/2N destas vão se tornar fixas. O produto desses dois números é a taxa (k) na qual as sequências evoluem:

$$k = 2N\mu \times \frac{1}{2N} = \mu$$

O valor k é chamado de taxa de substituição, e é igual à de mutação para mutações neutras. Caso a taxa de mutação permaneça constante ao longo do tempo, a de substituição vai "tiquetaquear" regularmente como um relógio – o relógio molecular. Considere duas espécies A e B e seu ancestral comum. Vamos definir d (divergência) como o número de substituições neutras nos sítios de nucleotídios na sequência de DNA de um gene que tenha ocorrido desde o desvio de A e B a partir de seu antepassado.

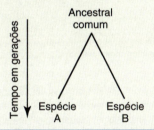

O valor esperado para d será o produto da taxa (k) em que as substituições ocorrem e duas vezes o tempo em gerações (2t) durante o qual a substituição se acumulou. Os dois são necessários porque há duas linhagens principais afastando-se do ancestral comum. Assim, temos

$$d = 2tk$$

Esta equação pode ser reescrita como

$$t = \frac{d}{2k}$$

de modo a mostrar como podemos calcular o tempo em gerações desde a divergência das duas espécies se sabemos d e k. A taxa de mutação SNP por geração (μ) é conhecida para diversos grupos de organismos (ver Tabela 18.5) e é a mesma que a de substituição (k) para mutações neutras. Pode-se sequenciar um ou mais genes a partir de duas espécies e determinar a proporção de sítios de nucleotídios silenciosos (neutros) em que elas diferem e usar essa proporção como uma estimativa para d. Assim, é possível calcular o tempo desde que duas sequências (duas espécies) divergiram usando o relógio molecular. Entre seres humanos e chimpanzés, há cerca de 0,018 diferenças de base em sítios sinônimos em sequências codificadoras. A taxa de mutação SNP para humanos é de $3 \times 10^{-8}$, e o tempo de geração é de cerca de 20 anos. Usando esses valores e a equação acima, o tempo estimado de divergência para humanos e chimpanzés é de 6,0 milhões de anos atrás. Esses cálculos assumem que as substituições são neutras e que a taxa de substituição tem sido constante ao longo do tempo.

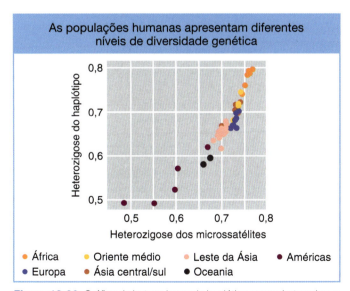

**Figura 18.20** Gráfico da heterozigose do haplótipo *versus* heterozigose dos microssatélites mostrando a diversidade genética de diferentes grupos geográficos de humanos. A diversidade genética é mais baixa para os nativos americanos por causa do efeito fundador. [Dados de D.F. Conrad et al., *Nat. Genet.* 38, 2006, 1251-1260.]

de conservação definem os acasalamentos de animais cativos para minimizar ainda mais a endogamia e para purgar alelos deletérios da população.

O **Boxe 18.6** discute o gargalo bem caracterizado que ocorreu durante a domesticação de espécies agrícolas. Esse gargalo explica por que nossas plantas cultivadas possuem muito menos diversidade genética do que seus ancestrais selvagens.

**CONCEITO-CHAVE** O tamanho da população é um fator-chave que afeta a variação genética nas populações. A deriva genética é uma força maior em pequenas populações do que nas grandes. A probabilidade de que um alelo se torne fixo (ou seja perdido) na população por deriva é uma função da sua frequência na população e do tamanho da população. A maioria das novas mutações neutras é perdida das populações por deriva.

## Seleção

Então agora nós já consideramos como os novos alelos são introduzidos em uma população através de mutação e migração e como estes alelos podem se tornar fixos ou ser perdidos na população por deriva aleatória. Entretanto, mutação, migração e deriva não podem explicar por que os organismos parecem

### Boxe 18.6 Gargalo da domesticação

Antes de 10.000 anos atrás, nossos ancestrais em todo o mundo cuidavam de si mesmos através da caça de animais selvagens e da coleta de alimentos vegetais silvestres. Por volta dessa época, as sociedades humanas começaram a desenvolver a agricultura. As pessoas pegaram plantas e animais selvagens locais e os transformaram em plantas cultivadas e animais domesticados. Alguns dos principais cultivos que foram domesticados nesse período incluem o trigo no Oriente Médio, o arroz na Ásia, o sorgo na África e o milho no México.

Quando os primeiros agricultores recolheram sementes a partir da natureza para começar a domesticação, eles retiraram uma amostra do *pool* gênico selvagem. Essa amostra possuía um subconjunto único da variação genética encontrada na natureza. As populações domesticadas foram colocadas em um gargalo. Como consequência, as plantas cultivadas e os animais domesticados normalmente têm menos variação genética que seus genitores selvagens.

A reprodução científica moderna de plantas destinada à melhoria na colheita criou um segundo gargalo. Por amostragem do *pool* gênico das variedades de culturas tradicionais, os criadores modernos de plantas criaram variedades de elite com características de valor comercial, tais como alto rendimento e adequação para coleta e processamento mecânico. Como consequência, as variedades de elite ou modernas têm ainda menos variação genética do que as variedades tradicionais.

A perda de variação genética resultante dos gargalos de domesticação e melhoramento podem representar uma ameaça. Uma vez que há menos alelos por *locus*, as culturas têm menor repertório de alelos em genes de resistência a doenças e, potencialmente, maior susceptibilidade para patógenos emergentes. Para reduzir essa vulnerabilidade, os criadores fazem cruzamentos entre variedades modernas e os parentes selvagens (ou variedades tradicionais) para reintroduzir alelos criticamente importantes em culturas modernas.

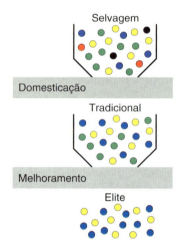

Gargalos da domesticação das culturas e melhoramentos. Os pontos coloridos representam os diferentes alelos. [*Dados de M. Yamasaki et al., Plant Cell 17, 2005, 2859-2872.*]

---

tão bem adaptados a seus ambientes. Elas não podem explicar as **adaptações**, características da forma ou fisiologia de um organismo que permitem que ele lide com as condições ambientais sob as quais vive. Para explicar a origem das adaptações, Charles Darwin, em seu icônico livro *A Origem das Espécies*, de 1857, propôs que as adaptações surgiam por meio da ação de outro processo, que ele chamou de "seleção natural". Nesta seção, exploraremos o papel da seleção natural na modulação da variação genética dentro das populações. Posteriormente, no Capítulo 20, consideraremos os efeitos da seleção natural sobre a evolução de genes e traços por períodos prolongados.

Vamos definir **seleção natural** como o processo pelo qual os indivíduos com certas características hereditárias são mais propensos a sobreviver e se reproduzir do que aqueles que não possuem essas características. Como descrito por Darwin, o processo funciona como segue. Em cada geração, são produzidos mais descendentes do que podem sobreviver e se reproduzir no ambiente. A natureza tem um mecanismo (mutação) para gerar novas formas ou variantes hereditárias. Indivíduos com variantes particulares de alguns recursos têm maior probabilidade de sobreviver e se reproduzir. Indivíduos com características que aumentam sua capacidade de sobrevivência e reprodução transmitirão essas características para seus filhos. Ao longo do tempo, a frequência dessas características subirá na população e as populações mudarão (*evolução*) à medida que o ambiente (*natureza*) favorece (*seleciona*) características que aumentam a capacidade de sobrevivência e reprodução. Esta é a teoria da evolução de Darwin por meio da seleção natural.

A evolução darwiniana é muitas vezes descrita com a frase "sobrevivência do mais apto" – que pode ser enganosa. Um indivíduo fisicamente forte, resistente a doenças e que vive uma longa vida, mas que não tem prole alguma, não se encaixa no sentido darwiniano. A **aptidão darwiniana** se refere à capacidade de sobreviver e se reproduzir. Ele considera a viabilidade e a fecundidade. Uma medida da aptidão darwiniana é simplesmente o número de filhos que um indivíduo tem. Essa medida é chamada de **aptidão absoluta**, e iremos simbolizá-la com um $W$ maiúsculo. Para um indivíduo com nenhuma prole, $W$ é igual a 0; para um indivíduo com um filho, $W$ é igual a 1; para um indivíduo com dois filhos, $W$ é igual a 2, e assim por diante. $W$ também é o número de alelos em um *locus* que um indivíduo contribui para o *pool* gênico.

A aptidão absoluta confunde o tamanho da população e as diferenças no sucesso reprodutivo entre os indivíduos. Os geneticistas de populações estão principalmente interessados no último, e por isso usam uma medida chamada de **aptidão relativa** (simbolizada por um $w$ minúsculo), que é a aptidão de um indivíduo em relação a algum outro indivíduo, normalmente o mais apto na população. Se o indivíduo X tem 2 filhos, e o indivíduo mais apto, Y, tem 10 filhos, então a aptidão relativa de X é $w = 2/10 = 0,2$. A relação da aptidão de Y é $w = 10/10 = 1$. Para cada 10 alelos com que Y contribui para a próxima geração, X contribuirá com 2.

O conceito de aptidão aplica-se tanto a genótipos quanto aos indivíduos. A aptidão absoluta para o genótipo $A/A$ ($W_{A/A}$) é o número médio de descendentes deixados por indivíduos com aquele genótipo. Caso saibamos as aptidões absolutas para todos os genótipos em um lugar, podemos calcular as aptidões relativas para cada um dos genótipos.

Vejamos agora como as frequências alélicas podem mudar ao longo do tempo quando diferentes genótipos têm diferentes aptidões, isto é, quando a seleção natural está em ação. Abaixo estão as aptidões e frequências genotípicas para os três genótipos no *locus A* em uma população. No presente caso, *A* é um alelo dominante favorável, já que as aptidões de indivíduos *A/A* e *A/a* são as mesmas e superiores às aptidões de indivíduos *a/a*. Assumimos que esta população segue a lei de Hardy-Weinberg, com $p = 0{,}1$ e $q = 0{,}9$.

|  | A/A | A/a | a/a |
|---|---|---|---|
| Número médio de descendentes (W) | 10 | 10 | 5 |
| Aptidão relativa (w) | 1,0 | 1,0 | 0,5 |
| Frequência genotípica | 0,01 | 0,18 | 0,81 |

A contribuição relativa de cada genótipo para o *pool* gênico é determinada pelo produto da sua aptidão e sua frequência. Quanto mais apta e mais elevada a frequência de um genótipo, mais ele contribui.

| Genótipos | A/A | A/a | a/a | Soma |
|---|---|---|---|---|
| Contribuição relativa | 1 × 0,01 = 0,01 | 1 × 0,18 = 0,18 | 0,5 × 0,81 = 0,405 | 0,595 |

As contribuições relativas não somam 1, de modo que precisamos redimensioná-las dividindo cada uma pela soma de todos os três (0,595) para obter as frequências esperadas dos genótipos que contribuem para o *pool* gênico.

| Genótipos | A/A | A/a | a/a | Soma |
|---|---|---|---|---|
| Frequência genotípica | 0,02 | 0,30 | 0,68 | 1,0 |

Usando essas frequências genotípicas esperadas e a lei de Hardy-Weinberg, podemos calcular as frequências dos alelos na próxima geração:

$$p' = 0{,}02 + \left(\tfrac{1}{2} \times 0{,}3\right) = 0{,}17$$

e

$$q' = 0{,}68 + \left(\tfrac{1}{2} \times 0{,}3\right) = 0{,}83$$

A diferença entre $p'$ e $p$ ($\Delta p = p' - p$) é $0{,}17 - 0{,}1 = 0{,}07$, de modo que concluímos que o alelo *A* aumentou 7% em uma geração devido à seleção natural. O **Boxe 18.7** apresenta o padrão de equações usadas para calcular as mudanças nas frequências dos alelos ao longo do tempo em função da seleção natural.

Poderíamos passar por esse processo de forma recursiva, utilizando as frequências alélicas a partir da primeira geração para calcular aquelas da segunda geração e, em seguida, as da segunda para calcular as da terceira, e assim por diante. Se plotarmos $p$ pelo tempo medido em número de gerações ($t$), teríamos uma imagem do ritmo com que frequências alélicas

---

### Boxe 18.7 Efeito da seleção nas frequências alélicas

A seleção causa mudanças nas frequências dos alelos entre as gerações porque alguns genótipos contribuem com mais alelos para o *pool* gênico do que outros. Vamos descrever um conjunto de equações para prever as frequências gênicas na próxima geração quando a seleção está operando. As frequências genotípicas e aptidões absolutas são simbolizadas da seguinte forma:

| Genótipo | A/A | A/a | a/a |
|---|---|---|---|
| Frequência | $p^2$ | $2pq$ | $q^2$ |
| Aptidão absoluta | $W_{A/A}$ | $W_{A/a}$ | $W_{a/a}$ |

O número médio de alelos que contribuíram por indivíduo de determinado genótipo é a frequência dos genótipos vezes a aptidão absoluta. Se *N* é o tamanho da população, o número total de alelos fornecidos por todos os indivíduos de determinado genótipo é *N* multiplicado pelo número médio de alelos fornecidos por indivíduos de determinado genótipo:

| Número médio | $p^2 W_{A/A}$ | $2pq W_{A/a}$ | $q^2 W_{a/a}$ |
|---|---|---|---|
| Número total | $N(p^2)W_{A/A}$ | $N(2pq)W_{A/a}$ | $N(q^2)W_{a/a}$ |

Logo, o *pool* de genes terá

número de alelos $A = N(p^2)W_{A/A} + \tfrac{1}{2}[N(2pq)W_{A/a}]$

número de alelos $a = N(q^2)W_{a/a} + \tfrac{1}{2}[N(2pq)W_{A/a}]$

A média de aptidão da população é

$$\overline{W} = p^2 W_{A/A} + 2pq W_{A/a} + q^2 W_{a/a}$$

que é o número médio de alelos fornecidos para o *pool* gênico por um indivíduo. $N\overline{W}$ é o total de número de alelos no *pool* gênico.

Podemos agora então calcular a proporção de alelos *A* no *pool* gênico para a próxima geração como

$$p' = \frac{Np^2 W_{A/A} + Npq W_{A/a}}{N\overline{W}}$$

Esta equação se reduz a

$$p' = p\,\frac{pW_{A/A} + qW_{A/a}}{\overline{W}}$$

Observe a expressão $pW_{A/A} + qW_{A/a}$. Esta é chamada de aptidão alélica ou aptidão média dos alelos *A* ($W_A$):

$$W_A = pW_{A/A} + qW_{A/a}$$

*(continua)*

**614** **Parte 3** Princípios Fundamentais de Mutação, Variação e Evolução

> **Boxe 18.7 Efeito da seleção nas frequências alélicas** (continuação)
>
> A partir da lei de Hardy-Weinberg, sabemos que a proporção $p$ de todos os alelos A está presente em homozigotos com outro A, caso em que eles têm uma aptidão de $W_{A/A}$, enquanto uma proporção $q$ de todos os alelos A está presente em heterozigotos com $a$ e tem uma aptidão de $W_{A/a}$. Ao substituirmos $W_A$ na equação anterior, obtemos
>
> $$p' = p\frac{w_A}{\overline{w}}$$
>
> Esta equação pode ser usada para calcular a frequência de A na próxima geração e de forma recursiva para acompanhar a mudança em $p$ ao longo do tempo.
>
> Embora tenhamos derivado tais fórmulas usando a aptidão absoluta, geralmente não estamos interessados no tamanho da população, de modo que usamos as fórmulas dessas equações com a aptidão relativa:
>
> $$\overline{w} = p^2 w_{A/A} + 2pq w_{A/a} + q^2 w_{a/a}$$
> $$w_A = p w_{A/A} + q w_{A/a}$$
> $$p' = p\frac{w_A}{\overline{w}}$$
>
> Finalmente, podemos expressar a mudança na frequência alélica entre gerações como
>
> $$\Delta p = p' - p = p\frac{w_A}{\overline{w}} - p$$
> $$= \frac{p(w_A - \overline{w})}{\overline{w}}$$
>
> Mas $\overline{w}$, a aptidão média relativa da população, é a média de $w_A$ e $w_a$, que são as aptidões alélicas dos alelos A e a, respectivamente:
>
> $$\overline{w} = p w_A = q w_a$$
>
> Ao substituirmos essa expressão por $\overline{w}$ na fórmula para $\Delta p$ e lembrando que $q = 1 - p$, obtemos
>
> $$\Delta p = \frac{pq(w_A - w_a)}{\overline{w}}$$

mudam sob a força da seleção natural. A **Figura 18.21** mostra o cenário tanto para um alelo dominante favorecido quanto para um recessivo favorecido. O alelo dominante sobe rapidamente no início, mas depois atinge um platô e aproxima-se lentamente da fixação. Uma vez que o alelo dominante favorecido está em alta frequência, o alelo recessivo desfavorecido ocorre principalmente em heterozigotos e raramente como homozigotos com aptidão reduzida, assim a seleção é ineficaz em livrar-se dele na população. O recessivo favorecido se comporta da maneira oposta – primeiro sobe lentamente na frequência, uma vez que homozigotos $a/a$ com aptidão reforçada são raros, mas posteriormente prossegue mais rapidamente para a fixação. Visto que a classe de heterozigotos tem aptidão reduzida, o alelo dominante desfavorecido pode, eventualmente, ser removido da população.

### Formas de seleção

A seleção natural pode operar de várias maneiras diferentes. A seleção direcional, que viemos discutindo, move a frequência de um alelo em uma direção até que ele atinja a fixação ou perda. A seleção direcional pode ser *positiva* ou *purificadora*. A seleção positiva funciona para trazer uma nova mutação ou alelo favorável para uma frequência mais alta. Esse tipo de seleção está em ação quando novas adaptações evoluem. Uma *varredura seletiva* ocorre quando um alelo favorável atinge a fixação. A seleção direcional também pode trabalhar para remover mutações deletérias da população. Essa forma de seleção é chamada de seleção de purificação, que impede que características adaptativas existentes sejam degradadas ou perdidas. A seleção nem sempre ocorre direcionalmente até a perda ou a fixação de um alelo. Caso a classe heterozigótica tenha maior aptidão do que qualquer uma das classes de homozigotos, a seleção natural favorecerá a manutenção de ambos os alelos na população. No presente caso, o *locus* está sob equilíbrio da seleção, e a seleção natural moverá a população na direção do ponto de equilíbrio em que ambos os alelos são mantidos na população (ver Capítulo 20).

Cada forma diferente de seleção deixa uma assinatura distinta sobre a sequência de DNA próximo ao *locus* alvo em uma população. Por exemplo, a seleção positiva pode ser detectada em sequências de DNA por seus efeitos na diversidade genética

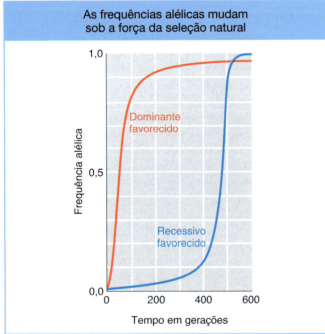

**Figura 18.21** Mudança na frequência do alelo de um alelo dominante favorecido (*vermelho*) e um alelo recessivo favorecido (*azul*) impulsionado pela seleção natural ao longo do curso de 600 gerações.

e no desequilíbrio de ligação. A **Figura 18.22** mostra haplótipos esquemáticos antes e depois de um episódio de seleção positiva. No painel que mostra os haplótipos antes da seleção, a região entre parênteses tem muitos polimorfismos e vários haplótipos. No entanto, após a seleção, há somente um único haplótipo nessa região e, portanto, sem polimorfismo. Quando a seleção é aplicada ao *locus* alvo (mostrado em vermelho), os sítios alvo e vizinhos podem todos ser levados à fixação antes que a recombinação quebre o haplótipo no qual a mutação favorável ocorreu primeiro. O resultado é uma menor diversidade e maior *DL* próximo ao alvo. Conforme a distância do alvo aumenta, há mais oportunidade para a recombinação, e por isso a diversidade vai, gradualmente, voltando.

A **Figura 18.23** mostra o padrão de diversidade na região circundante do gene *SLC24A5* em seres humanos. Esse gene influencia a deposição de melanina na pele. Quando as pessoas migraram da África para a Europa, uma varredura seletiva em *SLC24A5* causou perda de toda a diversidade desse *locus* (diversidade gênica ≅ 0.0). Como consequência, há um único alelo e um único haplótipo nesse *locus* na Europa. O único alelo que foi selecionado para a Europa produz uma pele de cor mais clara. Movendo-se para longe do gene em qualquer direção, a diversidade gênica aumenta em populações europeias uma vez que a recombinação interrompeu o desequilíbrio de ligação entre *SLC24A5* e sítios mais distantes. A pele clara pode ser adaptável nas latitudes do norte. As pessoas são capazes de sintetizar a vitamina D, mas para fazê-lo precisam absorver radiação UV através da pele. Nas latitudes equatoriais, as pessoas estão expostas a altos níveis de luz UV e podem sintetizar a vitamina D mesmo com peles altamente pigmentadas. Na maior distância a partir do equador, as pessoas são expostas a menos luz UV, e a pele de cor mais clara facilita a síntese de vitamina D nessas latitudes.

A **Tabela 18.6** lista alguns dos genes que mostram evidências de seleção natural em seres humanos modernos. Esses genes caem em algumas categorias básicas. Um grupo fortalece a resistência aos patógenos. Os genes *G6PD*, *FY$^{null}$* e *Hb* (*hemoglobina* β, o gene da anemia falciforme) ajudam os seres humanos a adaptarem-se à ameaça de malária. A Figura 18.11B mostra que a frequência do *FY$^{null}$* é mais alta na África central. A África central também tem a mais alta prevalência de malária, sugerindo que a seleção impulsionou *FY$^{null}$* para sua maior frequência na região onde a pressão de seleção é maior. Nos anos 1990, médicos geneticistas descobriram um alelo do gene *CCR5* (*receptor de quimiocina 5*) que fornece resistência à AIDS. Este alelo é agora um alvo da seleção natural. Enquanto houver agentes patogênicos, a seleção natural continuará a operar nas populações humanas.

Outro grupo de genes selecionados na Tabela 18.6 adapta as pessoas às dietas regionais. Antes de 10.000 anos atrás, todos os humanos eram caçadores-coletores. Mais recentemente, a maioria dos seres humanos mudou para alimentos oriundos da agricultura, mas há diferenças regionais nas dietas. No norte da Europa e em partes da África, os produtos lácteos são parte substancial da dieta. Na maioria das populações, a enzima lactase para digerir o açúcar do leite (lactose) é expressa durante a infância, mas é desligada em adultos. Em partes da Europa e África onde os adultos bebem leite, no entanto, alelos especiais do gene da lactase que continuam a expressar a enzima lactase durante a idade adulta têm aumentado em frequência devido à seleção natural. Finalmente, a Tabela 18.6 inclui alguns genes para adaptações fisiológicas ao clima. Entre esses estão os genes para a pigmentação da pele, como o *SLC24A5*, discutido anteriormente.

Considerando que a seleção direcional provoca uma perda de variação genética na região circundante ao *locus* alvo, a seleção de equilíbrio pode evitar a perda da diversidade por deriva genética aleatória, levando a regiões de diversidade genética anormalmente elevada no genoma. Uma região de alta diversidade genética rodeia o gene do complexo principal de histocompatibilidade (MHC) no cromossomo 6. A **Figura 18.24** mostra um distinto pico no número de SNPs no MHC. Esse complexo inclui os genes do antígeno leucocitário humano (HLA), que estão envolvidos no reconhecimento e na resposta do sistema imune a agentes patogênicos. A seleção de equilíbrio é uma hipótese proposta para explicar a alta diversidade observada no MHC. Como os heterozigotos têm dois alelos, eles podem ser resistentes a um repertório maior de tipos de patógenos, conferindo aos heterozigotos uma vantagem de aptidão.

Por fim, a seleção pode ser imposta por um agente diferente da natureza. Os humanos impuseram uma seleção no processo de domesticação e melhoramentos de plantas e animais cultivados. Essa forma de seleção é chamada de **seleção artificial**.

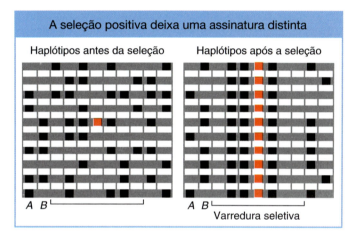

**Figura 18.22** Esquema de haplótipos encontrados em uma população antes e depois que um alelo favorecido (*vermelho*) é levado à fixação. Existem 11 *loci* no total. Há dois alelos (*vermelho e cinza*) no *locus* que foi o alvo da seleção. Há dois alelos (*preto e cinza*) em cada *locus* que está ligado ao alvo. Após a seleção, o sítio alvo e alguns vizinhos são todos levados à fixação.

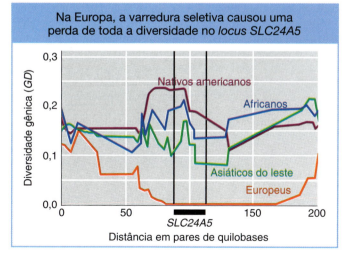

**Figura 18.23** Diversidade de genes em grupos continentais humanos ao longo de um segmento de 2 milhões de bp do cromossomo 15 humano em torno do gene *SLC24A5*. [*Dados do Human Genome Diversity Project, www.hagsc.org/hgdp.*]

## Parte 3 Princípios Fundamentais de Mutação, Variação e Evolução

**Tabela 18.6** Alguns genes que evidenciam a seleção natural em populações humanas específicas.

| Gene | Característica presumida | População |
|---|---|---|
| EDA2R (receptor de ectodisplasina A2) | Calvície de padrão masculino | Europeus |
| EDAR (receptor de ectodisplasina 2) | Morfologia capilar | Asiáticos do leste |
| $FY^{null}$ (antígeno Duffy) | Resistência à malária | Africanos |
| G6PD (glucose-6-fosfato desidrogenase) | Resistência à malária | Africanos |
| Hb (hemoglobina β) | Resistência à malária | Africanos |
| KITLG (ligante KIT) | Pigmentação da pele | Europeus e asiáticos do leste |
| LARGE (glicosiltransferase) | Resistência à febre de Lassa | Africanos |
| LCT (lactase) | Persistência da lactase; habilidade de digerir o açúcar do leite quando adulto | Africanos, europeus |
| LPR (receptor de leptina) | Processamento de gorduras alimentares | Asiáticos do leste |
| MC1R (receptor de melanocortina) | Pigmentação dos cabelos e pele | Asiáticos do leste |
| MHC (complexo principal de imunocompatibilidade) | Resistência a doenças infecciosas | Múltiplas populações |
| OCA2 (albinismo oculocutâneo) | Pigmentação da pele e cor dos olhos | Europeus |
| PPARD (receptor delta ativado por proliferador de peroxissomo) | Processamento de gorduras alimentares | Europeus |
| SI (sucrase-isomaltase) | Metabolismo da sucrose | Asiáticos do leste |
| SLC24A5 | Pigmentação da pele | Europeus e asiáticos do leste |
| TYRP1 | Pigmentação da pele | Europeus |

Fontes: P. C. Sabeti et al., Science 312, 2006, 1614–1620; P. C. Sabeti et al., Nature 449, 2007, 913–919;913 a 919; B. F. Voight et al., PLoS Biology 4, 2006, 446–458;446 a 458; J. K. Pickrell et al., Genome Research 19, 2009, 826–837.826 a 837.

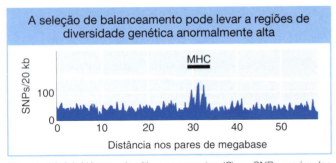

**Figura 18.24** Número de sítios segregantes (S) ou SNPs em janelas de 20 kbp ao longo do braço curto do cromossomo humano 6. Não é um pico de alta diversidade no *locus* do MHC. [*Dados do 1000 Genomes Project, www.internationalgenome.org.*]

No presente caso, indivíduos com características aprazíveis aos seres humanos contribuem com mais alelos para o *pool* gênico do que indivíduos com traços desfavorecidos. Com o tempo, os alelos que conferem os traços favoráveis aumentam de frequência na população. As muitas raças de cães e vacas leiteiras, bem como as variedades de culturas de legumes e cereais, são todas produtos de seleção artificial.

**CONCEITO-CHAVE** A seleção natural é uma força que tanto pode conduzir alelos favoráveis em um *locus* à fixação quanto manter múltiplos alelos em um *locus* em uma população. A seleção deixa uma assinatura no genoma na forma do padrão de diversidade genética em torno do alvo da seleção. Os geneticistas de populações têm identificado vários genes que têm sido alvos de seleção em humanos.

## Balanço entre mutação e deriva

Até então, consideramos as forças que regulam a variação em populações individualmente. Agora passamos aos efeitos opostos de mutação e deriva: o primeiro a adicionar variação e o último a removê-la das populações. Quando estas duas forças estão balanceadas, uma população pode atingir um equilíbrio no qual a perda e o ganho de variação sejam iguais. Vamos usar a heterozigosidade (H) como uma medida de variação. Lembre-se que H estará perto de 0 quando uma população está perto da fixação para um único alelo (baixa variação) e que H se aproxima de 1 quando há muitos alelos de frequência igual (alta variação).

Vamos usar H com um "chapéu", $\hat{H}$, como o símbolo para o valor de equilíbrio de H. Para encontrar $\hat{H}$, começamos com duas equações matemáticas: uma equação que relaciona a mudança em H com o tamanho da população (deriva) e outra que a relaciona com a taxa de mutação. Podemos então definir essas equações como iguais uma à outra e resolver $\hat{H}$.

Em primeiro lugar, precisamos de uma equação para o declínio na variação (H) entre as gerações como uma função do tamanho da população (deriva). Nós desenvolvemos uma equação assim no Boxe 18.3 quando discutimos endogamia:

$$H' = \left(1 - \frac{1}{2N}\right)H$$

Esta equação se aplica aos efeitos da deriva, bem como àqueles da endogamia. A partir desta equação, segue-se que a mudança em H entre as gerações devido à deriva é

$$\Delta H = H - H' = \frac{1}{2N}H$$

Em segundo lugar, precisamos de uma equação para o aumento na variação, como medido por H, entre gerações, devido a mutações. Qualquer nova mutação aumentará a heterozigosidade em uma taxa proporcional à frequência de homozigotos na população $(1 - H)$ vezes a taxa na qual a mutação converte-os em heterozigotos $(2\mu)$ (O 2 é necessário porque há dois alelos que poderiam sofrer mutação em um diploide). Assim, a mudança em H entre as gerações devido a mutações é

$$\Delta H = 2\mu(1 - H)$$

Quando a população atinge um equilíbrio, a perda de heterozigosidade por deriva será igual ao ganho por mutação. Assim, temos

$$\frac{1}{2N}\hat{H} = 2\mu(1 - \hat{H})$$

que pode ser reescrita como

$$\hat{H} = \frac{4N\mu}{4N\mu + 1}$$

Esta equação fornece o valor de equilíbrio de $\hat{H}$ quando a perda por deriva e o ganho por mutação estão balanceados. Tal equação aplica-se apenas à variação neutra; isto é, estamos assumindo que a seleção não está atuando. Também assumimos que cada nova mutação produz um único alelo.

Expressões como essa são úteis quando temos estimativas para duas das variáveis e gostaríamos de saber a terceira. Por exemplo, a diversidade nucleotídica (H em nível de nucleotídeo) para sequências não codificadoras, que são em grande parte neutras, é de cerca de 0,0013 em seres humanos, e $\mu$ para os seres humanos é de $3 \times 10^{-8}$ (ver Tabela 18.5). Usando esses valores e resolvendo a equação acima para N, produzimos uma estimativa do tamanho da população humana como de 10.498 seres humanos, que está muito abaixo dos 7,6 bilhões de nós vivos hoje. Onde está o problema? É que esta é uma estimativa para o valor de equilíbrio. Os seres humanos modernos são um grupo jovem, com apenas cerca de 150.000 anos de idade. Ao longo dos últimos 150.000 anos, a nossa população tem crescido dramaticamente conforme enchemos o mundo, mas a mutação é um processo lento, de modo que a diversidade genética não acompanhou, e a população humana não está em equilíbrio. O tamanho da população de 10.498 representa uma estimativa de nosso tamanho histórico, ou de quantos membros reprodutivos tínhamos há cerca de 150.000 anos.

## Balanço entre mutação e seleção

As frequências alélicas também podem atingir um equilíbrio estável quando a introdução de novos alelos por mutação repetida é balanceada por sua remoção por seleção natural. Esse balanço provavelmente explica a persistência de doenças genéticas como polimorfismos de baixo nível em populações humanas. Novas mutações deletérias surgem constantemente e podem ser completamente recessivas ou parcialmente dominantes. A seleção remove-as da população, mas não há um equilíbrio entre seu aparecimento e sua remoção.

Comecemos com o caso mais simples – a frequência de um recessivo deletério quando um equilíbrio é alcançado entre a mutação e a seleção. Para esse propósito, é conveniente expressar as aptidões relativas em termos do **coeficiente de seleção** (s), que é a desvantagem seletiva de (ou perda de adequação em) um genótipo:

| $W_{A/A}$ | $W_{A/a}$ | $w_{a/a}$ |
|---|---|---|
| 1 | 1 | $1 - s$ |

Então, como mostrado no **Boxe 18.8**, a equação para a frequência de equilíbrio de um alelo recessivo deletério é

$$\hat{q} = \sqrt{\frac{\mu}{s}}$$

A equação mostra que a frequência em equilíbrio depende da razão $\mu/s$. Quando a taxa de mutação de $A \rightarrow a$ fica maior, e a desvantagem seletiva, menor, a frequência de equilíbrio ($\hat{q}$) de um alelo recessivo deletério vai subir. Como um exemplo, um alelo recessivo letal ($s = 1$) que surge por mutação a partir do alelo do tipo selvagem na taxa de $\mu = 10^{-6}$ terá uma frequência de equilíbrio de $10^{-3}$.

Consideraremos o equilíbrio entre seleção e mutação para o caso um pouco mais complicado de um alelo deletério parcialmente dominante – isto é, um alelo com algum efeito deletério em heterozigotos, bem como seu efeito em homozigotos. Definiremos h como o grau de dominância do alelo deletério.

---

### Boxe 18.8 Balanço entre seleção e mutação

Se deixarmos q ser a frequência do alelo deletério a e $p = 1 - q$ ser a frequência do alelo normal A, então a mudança na frequência alélica devido à taxa de mutação $\mu$ é

$$\Delta q_{mut} = \mu p$$

Uma simples forma de expressar as aptidões dos genótipos no caso de um alelo recessivo deletério a é $w_{A/A} = w_{A/a} = 1{,}0$ e $w_{a/a} = 1 - s$, em que s, o coeficiente de seleção, é a perda da aptidão nos homozigotos recessivos. Agora podemos substituir essas aptidões em nossa expressão geral para a mudança na frequência alélica (ver Boxe 18.7) e obter

$$\Delta q_{sel} = \frac{-pq(sq)}{1 - sq^2} = \frac{-spq^2}{1 - sq^2}$$

O equilíbrio significa que o aumento na frequência do alelo devido à mutação balanceia exatamente a diminuição na frequência do alelo devido à seleção, então

$$\mu\hat{p} = \frac{-s\hat{p}\hat{q}^2}{1 - s\hat{q}^2}$$

A frequência de um alelo recessivo deletério ($\hat{q}$) em equilíbrio vai ser muito pequena, portanto $1 - s\hat{q}^2$, de modo que temos

$$\mu\hat{p} = -s\hat{p}\hat{q}^2$$

$$\hat{q} = \sqrt{\frac{\mu}{s}}$$

em equilíbrio.

Quando $h$ é 1, o alelo deletério é totalmente dominante, e quando é 0, o alelo deletério é totalmente recessivo. Então, os condicionamentos são

$$W_{A/A} \quad W_{A/a} \quad w_{a/a}$$
$$1 \quad 1-hs \quad 1-s$$

em que $a$ é um alelo deletério parcialmente dominante. A derivação semelhante à do Boxe 18.8 nos dá

$$\hat{q} = \frac{\mu}{hs}$$

Aqui está um exemplo. Se $\mu = 10^{-6}$, e o alelo letal não for totalmente recessivo, mas causar uma redução de 5% na aptidão em heterozigotos ($s = 1,0$, $h = 0,05$), então

$$\hat{q} = \frac{\mu}{hs} = 2 \times 10^{-5}$$

Este resultado é menor em duas ordens de magnitude do que a frequência de equilíbrio para o caso puramente recessivo descrito anteriormente. Em geral, então, podemos esperar que alelos deletérios, completamente recessivos, tenham frequências muito mais elevadas do que aqueles alelos parcialmente dominantes, uma vez que os recessivos estão protegidos nos heterozigotos.

**CONCEITO-CHAVE** A quantidade de variação genética nas populações representa um balanço entre forças opostas: mutação e migração, que adicionam nova variação, *versus* deriva e seleção, que removem a variação. A seleção de balanceamento também serve para manter a variação nas populações. Como um resultado desses processos, as frequências alélicas podem atingir valores em equilíbrio, que explicam por que as populações muitas vezes mantêm níveis elevados de variação genética.

## 18.6 Aplicações biológicas e sociais

**OA 18.2** Explicar como a genética de populações informa muitos problemas enfrentados pelas modernas sociedades.

Assim como os princípios de física guiam os engenheiros que desenvolvem pontes e aviões a jato, os princípios de genética de populações tocam toda a nossa vida em muitas maneiras, mesmo de forma não visível. No Capítulo 19, você vai ver como a genética de populações figura proeminentemente na busca de genes que contribuem para o risco de doença em pessoas, utilizando conceitos tal como o desequilíbrio de ligação, descrito no presente capítulo. Nesta última seção do capítulo, examinaremos três outras áreas em que os princípios da genética de populações estão sendo aplicados em questões que afetam as sociedades modernas.

### Genética de conservação

Os biólogos conservacionistas que tentam salvar espécies selvagens ameaçadas de extinção e os tratadores do zoológico que tentam manter pequenas populações de animais em cativeiro frequentemente realizam análises genéticas populacionais. No início deste capítulo, discutimos como um gargalo genético causou perda de variação genética no condor-da-califórnia e aumento na frequência de uma forma letal de nanismo. Os gargalos também podem aumentar o nível de endogamia em uma população, talvez levando a um declínio na aptidão por meio da depressão por endogamia. A questão é complexa, no entanto, porque a consanguinidade nem sempre está associada a um declínio na aptidão. A endogamia às vezes pode ajudar a eliminar alelos recessivos deletérios de uma população. A seleção purificadora é mais eficaz na eliminação de alelos recessivos deletérios com endogamia, uma vez que a classe recessiva homozigótica torna-se mais frequente em populações endogâmicas. Assim, os biólogos conservacionistas têm debatido se deveriam tentar maximizar a diversidade genética e minimizar a consanguinidade ou, deliberadamente, sujeitar as populações de zoológicos à consanguinidade com o objetivo de eliminar alelos deletérios.

Para ajudar a resolver essa questão, os pesquisadores procuraram evidências de depuração bem-sucedida entre as populações de zoológicos. Vamos definir a depressão por endogamia como delta ($\delta$)

$$\delta = 1 - \frac{w_f}{w_0}$$

em que $w_f$ é a aptidão de indivíduos consanguíneos, e $w_0$ a de não consanguíneos. O valor de $\delta$ será positivo quando houver um declínio na aptidão com consanguinidade, mas negativo quando a aptidão melhorar com a consanguinidade. Os pesquisadores calcularam para 119 populações de zoológicos, incluindo 88 espécies, e encontraram evidências de que a depuração melhorou a aptidão (valores negativos para $\delta$) em 14 populações. Ainda assim, não está claro se a endogamia deliberada de animais de zoológico é aconselhável. Por um lado, embora 14 das 119 populações tenham melhorado, a maioria delas diminuiu em aptidão quando consanguíneas. Portanto, se alguém começar com uma pequena população de zoológico e permitir o acasalamento endogâmico propositalmente aos animais, um declínio na aptidão é o resultado mais provável.

### Calculando os riscos de doenças

No Capítulo 2, vimos como os alelos para distúrbios genéticos poderiam ser rastreados em heredrogramas e discutimos como calcular o risco de que um casal tenha uma criança que herde tal distúrbio. Os princípios da genética de populações nos permitem estender esse tipo de análise. Consideraremos dois exemplos.

O alelo da doença para a fibrose cística (FC) ocorre com uma frequência de cerca de 0,025 em caucasianos. Na linhagem para uma família caucasiana abaixo, o indivíduo II-2 tem um primo de primeiro grau (II-1) com fibrose cística. II-2 é casado com uma caucasiana não aparentada (II-3), e eles estão planejando ter um filho. Qual é a chance de a criança (III-1) ter fibrose cística?

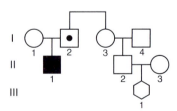

Um dos avós maternos do II-2 deve ter sido portador. Começamos calculando a probabilidade de que III-1 herde esse alelo de fibrose cística desse avô por meio de seu pai, II-2, usando métodos já familiares do Capítulo 2. A probabilidade de que esse avô tenha transmitido o alelo da doença para I-3 é 1/2. A probabilidade de I-3 transmiti-lo para II-2 e de II-2 transmiti-lo para III-1 também é 1/2. Portanto, a probabilidade de III-1 herdar o mesmo alelo da FC que II-2 é $(1/2)^3$, ou 1/8. Agora estendemos o cálculo para determinar a probabilidade de que III-1 possa herdar o alelo da fibrose cística de sua mãe, II-3. O indivíduo II-3 não tem FC, mas não temos certeza se ele é ou não portador. Se a frequência ($q$) do alelo da doença na população for 0,025, então a probabilidade de que um indivíduo não afetado como II-3 seja um portador é $2\,2pq/(1 - q^2) = 0,049$. Se II-3 for um portador, então há 1/2 chance de ele transmitir o alelo da doença para III-1. Todas essas são probabilidades independentes, então podemos usar a regra do produto. A probabilidade de III-1 ter fibrose cística é

$$\tfrac{1}{8} \times \tfrac{1}{2} \times 0,049 = 0,003$$

A frequência de fibrose cística entre os caucasianos é $q^2 = (0,025)^2 = 0,000625$. Esses cálculos nos dizem que indivíduos que possuem um primo de primeiro grau com fibrose cística têm um risco $0,003 \div 0,000625 = 4,9$ vezes maior de ter um filho com a doença do que membros da população em geral.

Aqui está outra aplicação da genética de populações para avaliar o risco de doenças. A anemia falciforme, uma doença recessiva, tem frequência de cerca de 0,25%, ou 1 em 400, entre os afro-americanos (ver Capítulo 5). Aplicando a lei de Hardy-Weinberg, estimamos a frequência do alelo da doença (*HbS*) em 0,05. Qual seria a frequência esperada dessa doença entre os filhos de afro-americanos que são primos de primeiro grau? Usando o método descrito no Boxe 18.2, calculamos que o coeficiente de endogamia (*F*) para a prole de casamentos de primos de primeiro grau é 1/16. Na seção anterior sobre consanguinidade, vimos que a frequência dos homozigotos quando há endogamia é aumentada, conforme mostrado pela seguinte equação:

$$f_{a/a} = q^2 = pqF$$

Com ela, obtemos

$$f(Hb^S/Hb^S) = (0,05)^2 + (0,05 \times 0,95)(1/16) = 0,0055$$

Isto representa um aumento de 2,2 vezes no risco de ter um filho com a doença em casamentos de primos de primeiro grau em comparação com o de um casamento entre pessoas não aparentadas.

## DNA forense

Os criminosos podem deixar evidências de DNA na cena de um crime na forma de sangue, sêmen, cabelos ou mesmo células bucais da saliva na ponta de um cigarro. A reação em cadeia da polimerase (PCR) permite que os cientistas forenses amplifiquem pequenas quantidades de DNA e determinem o genótipo do indivíduo que deixou a amostra. Se o DNA encontrado na cena do crime corresponder ao do suspeito, então eles "podem ser" o mesmo indivíduo. A frase-chave aqui é "pode ser", e é aqui que a genética de populações entra em jogo. Vamos ver como isso funciona.

Considere dois *loci* microssatélites, cada um com vários alelos: $A_1, A_2, \ldots A_n$ e $B_1, B_2, \ldots B_n$. Os cientistas forenses determinam que uma amostra de DNA da cena do crime e o suspeito são $A_3/A_8\ B_1/B_7$. Eles determinaram que há uma "correspondência" entre as evidências e o suspeito. A correspondência prova que a evidência de DNA veio do suspeito? Isso prova que o suspeito estava na cena do crime?

O que os geneticistas de populações fazem com esse tipo de evidência é testar uma hipótese específica: *a evidência veio de outra pessoa que não o suspeito*. Isso é o que os estatísticos chamam de "hipótese nula" ou a hipótese que é considerada verdadeira, a menos que a evidência mostre que há muita improbabilidade (ver Capítulo 4). Para a realização do teste, calcula-se a probabilidade de se observar coincidência entre a prova e o suspeito, visto que este último e o que deixou a prova são indivíduos diferentes. Simbolicamente, escrevemos

Prob(correspondência | indivíduos diferentes)

em que "|" significa "dado que". Se essa probabilidade for muito pequena, podemos rejeitar a hipótese nula e argumentar a favor de uma hipótese alternativa: *a evidência foi deixada pelo suspeito*. Nunca provamos formalmente que o suspeito deixou as evidências, pois pode haver hipóteses alternativas, como *a evidência foi deixada pelo gêmeo idêntico do suspeito*.

Para calcular a probabilidade de observar uma correspondência entre a evidência e o suspeito se a evidência for de um indivíduo diferente, precisamos saber as frequências dos alelos microssatélites na população.

| | |
|---|---|
| $A_4$ | 0,03 |
| $A_6$ | 0,05 |
| $B_1$ | 0,01 |
| $B_7$ | 0,12 |

A Prob(correspondência|indivíduos diferentes) é a mesma probabilidade de que a evidência veio de um indivíduo escolhido aleatoriamente. Podemos calcular essa probabilidade usando as frequências alélicas acima. Primeiro, vamos supor que a lei de Hardy-Weinberg se aplica, para então calcular a probabilidade de ser A4/A6 no primeiro *locus* e B1/B7 no segundo:

$$\text{Prob}(A_4/A_6) = 2pq = 2 \times 0,03 \times 0,05 = 0,003$$
$$\text{Prob}(B_1/B_7) = 2 \times 0,01 \times 0,12 = 0,0024$$

Para combinar essas duas probabilidades, precisamos fazer mais uma suposição. Precisamos assumir que os dois *loci* são independentes; isto é, que os *loci* estão em equilíbrio de ligação. Com essa suposição, podemos aplicar a regra do produto para eventos independentes (consulte o Capítulo 2) e determinar que

$$\text{Prob (correspondência|indivíduos diferentes)}$$
$$= \text{Prob}(A_4/A_6) \times \text{Prob}(B_1/B_7) = 7,2 \times 10^{-6}$$

Assim, a probabilidade sob a hipótese nula de que a evidência veio de outra pessoa que não o suspeito é $7,2 \times 10^{-6}$, ou cerca de 7 em um milhão. Trata-se de uma probabilidade pequena, de modo que a hipótese nula parece improvável nesse caso. No entanto, se Prob(correspondência|indivíduos diferentes) fosse 0,1, então 10% da população seria compatível e poderia ter deixado a evidência. Nesse caso, não poderíamos rejeitar a hipótese nula.

Dois microssatélites não fornecem muito poder de discriminação, então o FBI usa um conjunto de 20 microssatélites. Os *loci* microssatélites geralmente têm um grande número de alelos (10 a 20 ou mais); portanto, o número de genótipos possíveis com base em 20 microssatélites é astronomicamente grande. Com 10 alelos por *locus*, existem 55 genótipos possíveis em cada um e $55^{20}$, ou $6,4 \times 10^{34}$, possíveis genótipos *multilocus* para 20 *loci*. O FBI também montou um banco de dados denominado CODIS (*Combined DNA Index System*), que contém as frequências de diferentes alelos nesses *loci* da população, incluindo dados específicos para diferentes grupos étnicos e regiões do país.

## RESUMO

A genética de populações busca entender as leis que governam a quantidade de variação genética dentro das populações e as mudanças na variação genética ao longo do tempo. O conceito de *pool* genético fornece um modelo para pensar sobre a transmissão da variação genética de uma geração a outra para uma população inteira. A teoria genética populacional básica começa com uma população idealizada, infinita em tamanho e na qual o acasalamento é aleatório. Em tal população, a lei de Hardy-Weinberg define a relação entre frequências de alelos no *pool* genético e frequências de genótipos na população.

As populações reais desviam-se em vários graus do modelo Hardy-Weinberg. Uma fonte de desvio vem na forma de acasalamento não aleatório ou seletivo. Se os indivíduos acasalam preferencialmente com outros que compartilham um fenótipo semelhante, então haverá um excesso de homozigotos nos genes que controlam esse fenótipo em comparação com as expectativas de Hardy-Weinberg. Quando os indivíduos acasalam mais frequentemente com parentes do que o esperado ao acaso, então haverá um excesso de genótipos homozigotos em todo o genoma, e a população torna-se consanguínea. Mesmo quando as populações locais de uma espécie estão em conformidade com as expectativas de Hardy-Weinberg, essas populações tendem a ser isoladas de outras em locais distantes. Assim, uma espécie geralmente consiste em uma série de subpopulações geneticamente distintas – ou seja, as espécies apresentam estrutura genética populacional.

Várias forças podem adicionar uma nova variação a uma população ou remover uma variação existente nela. A mutação é a fonte final de todas as variações genéticas. Os geneticistas populacionais determinaram estimativas razoavelmente precisas da taxa em que novas mutações surgem nas populações. A migração também pode trazer novas variações para a população. A migração resulta em alguns indivíduos que são geneticamente misturados, tendo ancestrais de várias populações. A recombinação genética também pode adicionar variação às populações, recombinando alelos em novos haplótipos.

Duas forças controlam o destino da variação genética nas populações. Primeiro, a deriva genética é uma força aleatória que pode levar à perda ou à fixação de um alelo como resultado de erro de amostragem em populações finitas. A deriva é uma força forte em pequenas populações e fraca em grandes. Em segundo lugar, a seleção natural impulsiona mudanças nas frequências de alelos nas populações ao longo do tempo. Os alelos que aumentam a aptidão dos indivíduos que os carregam aumentarão em frequência e podem se tornar fixos, enquanto os alelos deletérios que reduzem a aptidão serão eliminados da população.

O objetivo fundamental da genética de populações é entender as contribuições relativas feitas pelos sistemas de acasalamento, mutação, migração, recombinação, deriva e seleção natural para a quantidade e a distribuição da variação genética nas populações. Neste capítulo, vimos como a pesquisa nesse campo desenvolveu a teoria básica e coletou uma vasta quantidade de dados para atingir tal objetivo. A compreensão da genética de populações referente à nossa própria espécie é extremamente detalhada.

Finalmente, os métodos e os resultados da genética de populações nos informam sobre o processo evolutivo e têm aplicações práticas para questões enfrentadas pelas sociedades modernas. A teoria e as análises de genética de populações desempenham papéis importantes no manejo de espécies ameaçadas de extinção, na identificação dos autores de crimes, na criação de plantas e animais e na avaliação dos riscos de um casal ter um filho com a doença.

## TERMOS-CHAVE

acasalamento não seletivo (p. 597)
acasalamento seletivo negativo (p. 597)
acasalamento seletivo positivo (p. 597)
adaptação (p. 612)
alelo neutro (p. 610)
aptidão absoluta (p. 612)
aptidão darwiniana (p. 612)
aptidão relativa (p. 612)
coeficiente de endogamia (f) (p. 599)
coeficiente de seleção (s) (p. 617)
depressão consanguínea (p. 599)
deriva genética aleatória (p. 607)
desequilíbrio de ligação ($dl$)($d\ell$) (p. 606)
diversidade gênica (GD) (p. 604)
diversidade nucleotídica (p. 604)
efeito fundador (p. 610)
endogamia (p. 588)

equilíbrio de Hardy-Weinberg (p. 595)
equilíbrio de ligação (p. 606)
estrutura populacional (p. 598)
evolução neutra (p. 610)
fixado (p. 602)
fluxo gênico (p. 605)
frequência alélica (p. 594)
frequência do genótipo (p. 594)
gargalo (p. 610)
genética populacional (p. 588)
haplótipo (p. 590)
heterozigosidade (H) (p. 604)
idênticos por descendência (IBD) (p. 599)
isolamento por distância (p. 598)
lei de Hardy-Weinberg (p. 594)
*locus* (p. 588)
microssatélite (p. 590)
migração (p. 605)

mistura genética (p. 605)
número de haplótipos (NH) (p. 602)
painel de descoberta (p. 589)
polimorfismo de nucleotídio único (SNP) (p. 588)
*pool* gênico (p. 593)
população (p. 588)
rede de haplótipos (p. 591)
relógio molecular (p. 610)
seleção artificial (p. 615)
seleção de balanceamento (p. 618)
seleção direcional (p. 614)
seleção natural (p. 612)
seleção positiva (p. 614)
seleção purificadora (p. 618)
sítios de segregação (s) (p. 602)
SNP comum (p. 589)
SNP raro (p. 589)
taxa de mutação ($\mu$) (p. 605)

# PROBLEMAS RESOLVIDOS

## PROBLEMA RESOLVIDO 1

Cerca de 70% de todos os caucasianos podem sentir o gosto da feniltiocarbamida química, e o restante não. A capacidade de saborear esse produto químico é determinada pelo alelo dominante *T*, e a incapacidade de saborear é determinada pelo alelo recessivo *t*. Se assumimos que a população está em equilíbrio de Hardy-Weinberg, quais são os genótipos e as frequências de alelos nessa população?

### RESOLUÇÃO

Como 70% são provadores (*T/T* e *T/t*), 30% não devem ser provadores (*t/t*). Essa frequência recessiva homozigótica é igual a $q^2$; então, para obter $q$, simplesmente obtemos a raiz quadrada de 0,30:

$$q = \sqrt{0,30} = 0,5$$

Como $p + q = 1$, podemos escrever $p = 1 - q = 1 - 0,55 = 0,45$.

Agora podemos calcular

| | | |
|---|---|---|
| $p^2$ | $= (0,45)^2 = 0,20,$ | a frequência de *T/T* |
| $2pq$ | $= 2 \times 0,45 \times 0,55 = 0,50,$ | a frequência de *T/t* |
| $q^2$ | $= 0,3,$ | a frequência de *t/t* |

## PROBLEMA RESOLVIDO 2

Em uma grande população experimental de *Drosophila*, a aptidão relativa de um fenótipo recessivo é calculada como 0,90, e a taxa de mutação para o alelo recessivo é $5 \times 10^{-5}$. Se for permitido que a população entre em equilíbrio, quais frequências de alelos podem ser previstas?

### RESOLUÇÃO

Aqui, a mutação e a seleção estão trabalhando em direções opostas, portanto um equilíbrio é previsto. Esse equilíbrio é descrito pela fórmula

$$\hat{q} = \sqrt{\frac{\mu}{s}}$$

Na presente questão,

$$\mu = 5 \times 10^{-5} \quad \text{e} \quad s = 1 - w = 1 - 0,9 = 0,1$$

Portanto,

$$\hat{q} = \sqrt{\frac{5 \times 10^{-5}}{0,1}} = 0,022$$

$$\hat{q} = 1 - 0,022 = 0,978$$

## PROBLEMA RESOLVIDO 3

Uma colônia de 50 papagaios-do-mar com chifres (*Fratercula corniculata*) é estabelecida em um zoológico e mantida lá por 30 gerações.
a. Se o coeficiente de endogamia dos membros fundadores era zero ($F = 0,0$), qual é o coeficiente de endogamia esperado para essa população no momento?

b. Para um alelo de doença deletéria com frequência de 0,001 na natureza, qual a frequência prevista de aves homozigotas afetadas na natureza e na população do zoológico atualmente?

### RESOLUÇÃO

a. No Boxe 18.3, vimos que a consanguinidade aumentará em função do tamanho da população (*N*) ao longo do tempo (*t*), conforme medido em gerações de acordo com a seguinte equação:

$$F_t = 1 - \left[1 - \frac{1}{2N}\right]^t (1 - F_0)$$

Substituindo $N = 50$, $t = 30$ e $F_0 = 0$, obtemos

$$F_{30} = 1 - \left[1 - \frac{1}{2 \times 50}\right]^{30} (1 - 0) = 0,26$$

b. Se a frequência de um alelo de doença recessiva ($q$) na natureza for 0,001, então, aplicando a lei de Hardy-Weinberg, predizemos que a frequência de indivíduos homozigotos afetados na natureza será $q^2 = 10^{-6}$. Para a população do zoológico, a frequência de homozigotos será maior por causa da endogamia de acordo com a seguinte equação:

$$f_{a/a} = q^2 + pqF$$

Substituindo $q = 0,001$, $p = 0,999$ e $F = 0,26$, obtemos

$$f_{a/a} = 10^{-6} - (0,001 \times 0,999 \times 0,26) = 2,61 \times 10^{-4}$$

A proporção de $2,61 \times 10^{-4}$ a $10^{-6}$ nos mostra que há um aumento de 261 vezes na frequência esperada de indivíduos afetados na população atual do zoológico em comparação com a população selvagem ancestral.

## PROBLEMA RESOLVIDO 4

Em um julgamento criminal, o promotor apresenta genótipos para três *loci* microssatélites do conjunto CODIS do FBI. Ele relata que uma amostra de DNA da cena do crime e uma do suspeito têm o genótipo $FGA_1/FGA_4$, $TPOX_1/TPOX_3$, $VWA_2/VWA_7$ nesses três microssatélites. Ele também apresenta as frequências alélicas para a população geral à qual o suspeito pertence (ver a tabela a seguir). Qual é a probabilidade de o genótipo da prova de DNA corresponder ao do suspeito, visto que o autor do crime e o suspeito são indivíduos diferentes? Que suposições você faz ao calcular essa probabilidade?

| Alelo | Frequência |
|---|---|
| $FGA_1$ | 0,30 |
| $FGA_4$ | 0,26 |
| $TPOX_1$ | 0,32 |
| $TPOX_3$ | 0,65 |
| $VWA_2$ | 0,23 |
| $VWA_7$ | 0,56 |

## RESOLUÇÃO

A probabilidade de que o genótipo da evidência de DNA corresponda ao do suspeito, dado que a pessoa que cometeu o crime e o suspeito são indivíduos diferentes, é a mesma que a de que um membro da população escolhido ao acaso tenha o mesmo genótipo que o DNA das evidências. A probabilidade de uma pessoa escolhida aleatoriamente ser $FGA_1/FGA_4 = 2pq = 2(0,30)(0,26) = 0,156$ e, da mesma forma, a probabilidade de uma pessoa aleatória ser $TPOX_1/TPOX_3 = 0,416$ e $VWA_2/VWA_7 = 0,2714$. Aplicando a regra multiplicativa, a probabilidade de um membro aleatório da população ser $FGA_1/FGA_4$, $TPOX_1/TPOX_3$, $VWA_2/VWA_7 = 0,156 \times 0,416 \times 0,2714 = 0,0176$. Ao calcular essa probabilidade, assumimos que a população está em equilíbrio de Hardy-Weinberg, e que os três *loci* em questão estão em equilíbrio de ligação entre si.

# PROBLEMAS

### QUESTÕES SOBRE AS FIGURAS

1. Qual indivíduo na Figura 18.3 tem mais *loci* heterozigotos e qual indivíduo tem menos?

2. Suponha que os sete cromossomos na Figura 18.4A representem uma amostra aleatória de cromossomos de uma população.
   a. Calcule a diversidade gênica (DG) separadamente para o Indel, o *locus* microssatélites e o SNP na posição 3.
   b. Se a sequência fosse encurtada para que você tivesse dados apenas para as posições 1 a 24, quantos haplótipos haveria?
   c. Calcule o parâmetro de desequilíbrio de ligação (D) entre os SNPs nas posições 29 e 33.

3. Olhando para a Figura 18.6, você pode contar quantos haplótipos mitocondriais foram transportados da Ásia para as Américas?

4. Na Figura 18.13, a coluna "não relacionada" (azul) para o Japão é maior do que a coluna "não relacionada" para a França. O que isso diz a você?

5. Na Figura 18.14, alguns indivíduos têm alelos SNP exclusivos – por exemplo, o alelo T no SNP4 ocorre apenas no indivíduo 12. Você pode identificar dois indivíduos, cada um dos quais com alelos exclusivos em dois SNPs?

6. Olhando para a Figura 18.20, as pessoas do Oriente Médio tendem a ter níveis mais altos ou mais baixos de heterozigosidade em comparação com as pessoas do Leste Asiático? Por que pode ser esse o caso?

### PROBLEMAS BÁSICOS

7. Quais são as forças que podem alterar a frequência de um alelo em uma população, e que efeito cada uma tem na variação em uma população?

8. Que suposições são feitas ao usar a fórmula de Hardy-Weinberg para estimar frequências genotípicas a partir de frequências alélicas?

9. Em uma população de camundongos, existem dois alelos do *locus* A ($A_1$ e $A_2$). Os testes mostraram que, nessa população, existem 384 camundongos do genótipo $A_1/A_1$, 210 de $A_1/A_2$ e 260 de $A_2/A_2$. Quais são as frequências dos dois alelos na população?

10. Em uma população natural de *Drosophila melanogaster*, o gene da álcool desidrogenase tem dois alelos chamados F (rápido) e S (lento) com frequências de *Adh-F* em 0,75 e *Adh-S* em 0,25. Em uma amostra de 480 moscas dessa população, quantos indivíduos de cada classe genotípica você esperaria observar sob o equilíbrio de Hardy-Weinberg?

11. Em uma população de *Drosophila* de acasalamento aleatório em laboratório, 4% das moscas têm corpos negros (codificados pelo autossômico recessivo *b*) e 96% têm corpos marrons (o tipo selvagem, codificado por *B*). Se assumirmos que essa população está em equilíbrio de Hardy-Weinberg, quais são as frequências alélicas de *B* e *b* e as frequências genotípicas de *B/B* e *B/b*?

12. Em uma população de uma espécie de besouro, você percebe que há uma proporção de 3:1 de coberturas de asas brilhantes e opacas. Essa proporção prova que o alelo brilhante é dominante? (Suponha que os dois estados sejam causados por dois alelos de um gene). Se não, o que isso prova? Como você elucidaria a situação?

13. A fibrose cística (FC) é uma doença autossômica recessiva que ocorre com relativa frequência entre pessoas de ascendência europeia. Em uma comunidade Amish em Ohio, pesquisadores médicos relataram a ocorrência de fibrose cística (FC) como 1/569 nascidos vivos. Usando a lei de Hardy-Weinberg, estime a frequência de portadores do alelo da doença nessa população Amish.

14. Os valores de aptidão relativa de três genótipos são $w_{A/A} = 1,0$, $w_{A/a} = 1,0$ e $w_{a/a} = 0,7$.
    a. Se a população começa na frequência do alelo $p = 0,5$, qual é o valor de $p$ na próxima geração?
    b. Qual é a frequência alélica de equilíbrio prevista se a taxa de mutação de A para a é $2 \times 10^{-5}$?

15. Os indivíduos A/A e A/a são igualmente férteis. Se 0,1 da população for a/a, que pressão de seleção existe contra a/a se a taxa de mutação de $A \rightarrow a$ for $10^{-5}$? Suponha que as frequências dos alelos estejam em seus valores de equilíbrio.

16. Quando os alelos em um *locus* agem de forma semidominante na aptidão, a aptidão relativa do heterozigoto está no meio do caminho entre as duas classes homozigotas. Por exemplo, genótipos com semidominância no *locus* A podem ter essas aptidões relativas: $w_{A/A} = 1,0$, $w_{A/a} = 0,9$ e $w_{a/a} = 0,8$.

a. Altere um desses valores de aptidão de modo que *a* torne-se um alelo recessivo deletério.
b. Altere um desses valores de aptidão de modo que *A* torne-se um alelo dominante favorecido.

17. Se o alelo recessivo para uma doença recessiva ligada ao X em humanos tem uma frequência de 0,02 na população, que proporção de indivíduos na população terá a doença? Suponha que a população seja 50:50 homens:mulheres.

18. O daltonismo vermelho-verde é um transtorno recessivo ligado ao X em humanos causados por mutações em um dos genes que codificam a opsina, proteína sensível à luz. Se o alelo mutante tem frequência de 0,08 na população, que proporção de mulheres serão portadoras? Suponha que a população seja 50:50 homens:mulheres.

19. É mais provável que uma nova mutação neutra alcance a fixação em uma população grande ou pequena?

20. Parece claro que a consanguinidade causa uma redução na aptidão. Você pode explicar por quê?

21. Em uma população de 50.000 indivíduos diploides, qual é a probabilidade de que uma nova mutação neutra finalmente alcance a fixação? Qual é a probabilidade de que, em última análise, seja perdida da população?

22. A consanguinidade em uma população causa um desvio das expectativas de Hardy-Weinberg, de modo que há mais homozigotos do que o esperado. Para um *locus* com um alelo deletério raro a uma frequência de 0,04, qual seria a frequência de homozigotos para o alelo deletério em populações com coeficientes de endogamia de $F = 0,0$ e $F = 0,125$?

23. A anemia falciforme é uma doença autossômica recessiva causada por uma substituição de aminoácido na proteína β-hemoglobina. A mutação de DNA subjacente a essa substituição é um SNP que altera um códon GAG do aminoácido glutamato para um GTG que codifica uma valina. A frequência da anemia falciforme entre afro-americanos é de cerca de 1/400. Qual é a frequência desse códon GTG no gene da β-hemoglobina entre os afro-americanos?

24. Você tem uma amostra de 10 sequências de DNA de 100 bp de comprimento de uma seção de um gene altamente conservado de 10 indivíduos de uma espécie. As 10 sequências são quase totalmente idênticas, porém cada sequência carrega um SNP exclusivo não encontrado em nenhum dos outros. Qual é a diversidade de nucleotídios para essa amostra de sequências?

### PROBLEMAS DESAFIADORES

25. A Figura 18.14 apresenta dados de haplótipos para o gene *G6 PD* em uma amostra mundial de pessoas.
    a. Desenhe uma rede de haplótipos para esses haplótipos. Identifique as ramificações em que cada SNP ocorre.
    b. Qual dos haplótipos tem mais conexões com outros haplótipos?
    c. Em que continentes esse haplótipo é encontrado?
    d. Contando o número de SNPs ao longo dos ramos de sua rede, quantas diferenças existem entre os haplótipos 1 e 12?

26. A Figura 18.12 mostra um heredrograma para a prole de um acasalamento de meios-irmãos.
    a. Se o coeficiente de endogamia para o ancestral comum (A) na Figura 18.12 é 1/2, qual é o coeficiente de endogamia de I?
    b. Se o coeficiente de endogamia do indivíduo I na Figura 18.12 é 1/8, qual é o coeficiente de endogamia do ancestral comum, A?

27. Considere 10 populações cujas frequências de genótipo são mostradas na tabela a seguir:

| População | A/A | A/a | a/a |
|---|---|---|---|
| 1 | 1,0 | 0,0 | 0,0 |
| 2 | 0,0 | 1,0 | 0,0 |
| 3 | 0,0 | 0,0 | 1,0 |
| 4 | 0,50 | 0,25 | 0,25 |
| 5 | 0,25 | 0,25 | 0,50 |
| 6 | 0,25 | 0,50 | 0,25 |
| 7 | 0,33 | 0,33 | 0,33 |
| 8 | 0,04 | 0,32 | 0,64 |
| 9 | 0,64 | 0,32 | 0,04 |
| 10 | 0,986049 | 0,013902 | 0,000049 |

a. Qual das populações está em equilíbrio de Hardy-Weinberg?
b. Quais são *p* e *q* de cada população?
c. Na população 10, descobriu-se que a taxa de mutação $A \rightarrow a$ é de $5 \times 10^{-6}$. Qual deve ser a adequação do fenótipo *a/a* se a população está em equilíbrio?
d. Na população 6, o alelo *a* é deletério; além disso, o alelo *A* é incompletamente dominante; portanto, *A/a* é perfeitamente adequado, *A/a* tem uma adequação de 0,8 e *a/a* tem uma adequação de 0,6. Se não houver mutação, quais serão *p* e *q* na próxima geração?

28. O gene da hemoglobina β (*Hb*) tem um alelo comum (*A*) de um SNP (*rs334*) que codifica a forma $Hb^A$ da hemoglobina (adulta) e outro raro (*T*) que codifica a forma falciforme da hemoglobina, $Hb^S$. Entre 571 residentes de uma aldeia na Nigéria, foram observados 440 indivíduos que eram *A/A* e 129 que eram *A/T*, mais 2 que eram *T/T*. Use o teste do qui-quadrado para determinar se essas frequências genotípicas observadas enquadram-se nas expectativas de Hardy-Weinberg.

29. Uma população tem as seguintes frequências gaméticas em dois *loci*: $AB = 0,4$, $Ab = 0,1$, $aB = 0,1$ e $ab = 0,4$. Se a população puder acasalar aleatoriamente até que o equilíbrio de ligação seja alcançado, qual será a frequência esperada de indivíduos heterozigotos em ambos os *loci*?

30. Duas espécies de palmeiras diferem em 50 pb em um trecho de DNA de 5.000 pb que é considerado neutro. A taxa de mutação para essas espécies é $2 \times 10^{-8}$ substituições por local por geração. O tempo de geração para essas espécies é de 5 anos. Faça uma estimativa do tempo decorrido desde que tais espécies tinham um ancestral comum.

31. O daltonismo em humanos é causado por um alelo recessivo ligado ao X. Dos machos de uma grande população de acasalamento aleatório, 10% são daltônicos. Um grupo representativo de 1.000 pessoas dessa população migra para uma ilha do Pacífico Sul, onde já há 1.000 habitantes e 30% dos homens são daltônicos. Assumindo que o equilíbrio de Hardy-Weinberg aplicava-se completamente (nas duas populações originais antes da migração e na população mista imediatamente após a migração), que fração de machos e fêmeas pode ser daltônica na geração imediatamente após a chegada dos migrantes?

32. Usando diagramas de heredrograma, calcule o coeficiente de endogamia ($F$) para a prole de (a) acasalamentos genitor-prole; (b) acasalamentos de primos de primeiro grau; (c) acasalamento tia-sobrinho ou tio-sobrinha; (d) autofecundação de um hermafrodita.

33. Um grupo de 50 homens e 50 mulheres estabelece uma colônia em uma ilha remota. Após 50 gerações de acasalamento aleatório, quão frequente seria um traço recessivo se estivesse a uma frequência de 1/500 no continente? A população permanece do mesmo tamanho ao longo das 50 gerações, e a característica não tem efeito sobre a aptidão.

34. A Figura 18.22 mostra 10 haplótipos de uma população antes de uma varredura seletiva e outros 10 haplótipos muitas gerações mais tarde após uma varredura seletiva ter ocorrido para essa região cromossômica. Há 11 *loci* que definem cada haplótipo, incluindo uma com um alelo vermelho que foi o alvo de seleção. Na Figura, dois *loci* são designados como $A$ e $B$. Cada um tem dois alelos: um preto e outro cinza. Calcule o parâmetro de desequilíbrio de ligação ($D$) entre $A$ e $B$, ambos antes e depois da varredura seletiva. Que efeito tem a varredura seletiva no nível de desequilíbrio de ligação?

35. A taxa de recombinação ($r$) entre os *loci* ligados $A$ e $B$ é 0,10. Em uma população, observamos as seguintes frequências haplotípicas:

    | | |
    |---|---|
    | $AB$ | 0,40 |
    | $aB$ | 0,10 |
    | $Ab$ | 0,10 |
    | $ab$ | 0,40 |

    a. Qual o nível de desequilíbrio de ligação medido por $D$ na geração atual?
    b. Qual será o valor de $D$ na próxima geração?
    c. Qual a frequência esperada do haplótipo $Ab$ na próxima geração?
    d. Usando um programa de edição de planilha, faça um gráfico do declínio em $D$ ao longo de 10 gerações.

36. O alelo $B$ é um dominante autossômico deletério. A frequência de indivíduos afetados é $4,0 \times 10^{-6}$. A capacidade reprodutiva desses indivíduos é de cerca de 30% com relação à de indivíduos normais. Estime $\mu$, a taxa na qual $b$ muda para seu alelo prejudicial $B$. Suponha que as frequências dos alelos estão em seus valores de equilíbrio.

37. Qual é a heterozigosidade de equilíbrio para um SNP em uma população de 50.000 quando a taxa de mutação é $3 \times 10^{-8}$?

38. De 31 crianças nascidas de acasalamentos pai-filha, 6 morreram na infância, 12 eram muito anormais e morreram na infância e 13 eram normais. A partir dessas informações, calcule aproximadamente quantos genes letais recessivos temos, em média, em nossos genomas humanos. (Dica: se a resposta fosse 1, então uma filha teria 0% de chance de carregar o alelo letal, e a probabilidade de a união produzir uma combinação letal seria $1/2 \times 1/4 = 1/8$. Então, 1 não é a resposta.)

    Considere também a possibilidade de fatalidades não detectadas no útero em tais acasalamentos. Como eles afetariam seu resultado?

39. O *locus* B tem dois alelos $B$ e $b$ com frequências de 0,95 e 0,05, respectivamente, em uma população na geração atual. Os valores adaptativos genotípicos nesse *locus* são $w_{B/B} = 1,0$, $w_{B/b} = 1,0$ e $w_{b/b} = 0,0$.
    a. Qual será a frequência do alelo $b$ em duas gerações?
    b. Qual será a frequência do alelo $b$ em duas gerações se os valores adaptativos forem $w_{B/B} = 1,0$, $w_{B/b} = 0,0$ e $w_{b/b} = 0,0$?
    c. Explique por que há uma diferença na taxa de mudança para a frequência do alelo $b$ nas partes *a* e *b* deste problema.

40. O gene *sd* causa uma doença letal na infância em humanos quando homozigotos. Um em cada 100.000 recém-nascidos morre a cada ano dessa doença. A taxa de mutação de *Sd* para *sd* é $2 \times 10^{-4}$. Qual deve ser a adequação do heterozigoto para explicar a frequência do gene observada em vista da taxa de mutação? Atribua uma aptidão relativa de 1,0 para homozigotos *Sd/Sd*. Suponha que a população esteja em equilíbrio com relação à frequência de *sd*.

41. Se definirmos o *custo total de seleção* para uma população de genes recessivos deletérios como a perda de aptidão por indivíduo afetado ($s$) multiplicado pela frequência de indivíduos afetados ($q^2$), então custo de seleção = $sq^2$.
    a. Suponha que uma população esteja em equilíbrio entre a mutação e a seleção de um alelo recessivo deletério, em que $s = 0,5$ e $\mu = 10 - 5$. Qual é o equilíbrio de frequência do alelo? Qual é o custo de seleção?
    b. Suponha que começamos a expor membros individuais da população à radiação, de modo que a taxa de mutação dobre. Qual é a nova frequência de equilíbrio do alelo? Qual é o novo custo de seleção?
    c. Se não alterarmos a taxa de mutação, mas diminuirmos o coeficiente de seleção para 0,3, o que acontecerá com a frequência de equilíbrio e o custo de seleção?

42. A seleção balanceadora atua para manter a diversidade genética em um *locus*, visto que a classe heterozigótica tem aptidão maior do que as classes homozigóticas. Sob essa forma de seleção, as frequências alélicas na

população aproximam-se de um ponto de equilíbrio em algum lugar entre 0 e 1. Considere um *locus* com dois alelos A e a com frequências p e q, respectivamente. As aptidões genotípicas relativas são mostradas abaixo, onde s e g são as desvantagens seletivas das duas classes de homozigotos.

| Genótipo | A/A | A/a | a/a |
|---|---|---|---|
| Aptidão relativa | $1-s$ | 1 | $1-g$ |

a. No equilíbrio, a aptidão média dos alelos A ($w_A$) será igual à aptidão média dos alelos a ($w_a$) (ver Boxe 18.7). Defina a aptidão média dos alelos A ($w_A$) como igual à aptidão média dos alelos a ($w_a$). Resolva a equação resultante para a frequência do alelo A. Esta é a expressão para a frequência de equilíbrio de A ($\hat{p}$).
b. Usando a expressão que você acabou de derivar, encontre $\hat{p}$ quando $s = 0,2$ e $g = 0,8$.

### GENÉTICA E SOCIEDADE

Os dados de SNPs de todo o genoma de empresas como a 23andMe permitem que as pessoas comparem seus genótipos com os de outras pessoas para identificar parentes distantes, como primos de terceiro grau. Um *site* gratuito (GEDmatch.com) permite que você carregue seus genótipos SNP e busque parentes em um banco de dados público. Em 2018, a polícia coletou genótipos SNP do DNA deixado pelo assassino conhecido por "Golden State Killer" em uma de suas cenas de crime. Usando o GEDmatch, a polícia identificou parentes da pessoa que deixou o DNA na cena do crime, levando-a a identificar e prender Joseph DeAngelo como o assassino do Golden State. Você vê algum problema ético no uso de bancos de dados públicos para rastrear criminosos? Você acha que as pessoas podem relutar em enviar seus dados pessoais para o GEDmatch caso achem que isso pode levar à prisão de um parente? Existem maneiras pelas quais tornar públicos seus próprios dados de DNA poderia causar danos injustificados a você ou a seus parentes?

# Herança de Traços Complexos

**CAPÍTULO 19**

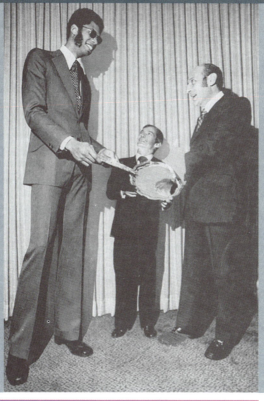

O ex-astro do basquete Kareem Abdul-Jabbar (2,18 m de altura) e o ex-jóquei Willie Shoemaker (1,50 m de altura) mostram alguns dos extremos da altura humana – uma característica quantitativa. [RF/API]

## Visão geral do capítulo e objetivos de aprendizagem

**19.1 Medição da variação quantitativa, 629**

- **OA 19.1** Compreender como a genética quantitativa usa modelos matemáticos e estatísticas para investigar traços complexos.
- **OA 19.2** Analisar os dados para avaliar a quantidade e a distribuição da variação de traços nas populações.

**19.2 Um modelo genético simples para traços quantitativos, 632**

- **OA 19.3** Avaliar as contribuições relativas de fatores genéticos e ambientais para traços fenotípicos.

**19.3 Herdabilidade de sentido amplo: natureza *versus* nutrição, 636**

- **OA 19.4** Calcular e interpretar a herdabilidade no sentido amplo.

**19.4 Herdabilidade de sentido restrito: predição de fenótipos, 639**

- **OA 19.5** Calcular e interpretar a herdabilidade no sentido restrito.
- **OA 19.6** Usar o conhecimento dos fenótipos parentais para prever o fenótipo da prole.

**19.5 Mapeamento de QTL em populações com heredrogramas conhecidos, 646**

- **OA 19.7** Determinar como muitos genes contribuem para a variação genética de um traço.

**19.6 Mapeamento da associação em populações de acasalamento aleatório, 652**

- **OA 19.8** Projetar e analisar experimentos para identificar os *loci* que controlam os traços quantitativos em populações.

627

# Parte 3  Princípios Fundamentais de Mutação, Variação e Evolução

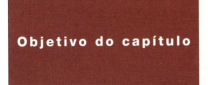

**Objetivo do capítulo**

Traços complexos, também conhecidos como traços quantitativos, são aqueles que não se comportam à moda mendeliana simples, mas sim com uma gama contínua de variação. Esses fenótipos são o resultado de um conjunto de interações entre vários genes e vários fatores ambientais. Os geneticistas utilizam modelos matemáticos e métodos estatísticos para analisar os traços complexos. Compreender os fatores e identificar os genes que controlam os traços complexos é de grande importância para criadores de plantas e animais, assim como para médicos.

Observe praticamente qualquer grupo grande de homens ou mulheres e você vai notar uma considerável gama em suas alturas – alguns são baixos, alguns altos e outros, medianos. Kareem Abdul-Jabbar, ex-astro do basquete dos anos 1970 e 1980, tinha 2,18 metros de altura, enquanto Willie Shoemaker, um renomado jóquei que venceu o Kentucky Derby quatro vezes, possuía apenas 1,50 m. Você pode ter notado também que, em algumas famílias, os pais e os filhos adultos são altos, enquanto, em outras famílias, os pais e seus filhos adultos são mais baixos. Essas observações sugerem que os genes desempenham um papel na determinação de nossas alturas. Ainda assim, não podemos segregar pessoas claramente nas categorias altas e baixas da mesma forma que Mendel fez com plantas de ervilha. Na primeira inspeção, os traços contínuos, tais como altura, não parecem seguir as leis de Mendel, apesar de serem hereditários.

Traços como a altura, que mostram uma gama contínua de variação e não se comportam à moda mendeliana simples, são conhecidos como **traços quantitativos** ou **complexos**. O termo *traço complexo* é frequentemente preferido porque a variação de tais traços é governada por um "complexo" de fatores genéticos e ambientais. A sua altura é em parte explicada pelos genes que você herdou de seus pais e, em parte, pelos fatores ambientais, tais como o quão bem você foi alimentado quando era uma criança. Separar as contribuições genéticas e ambientais do fenótipo de um indivíduo é um desafio substancial, mas os geneticistas têm um poderoso conjunto de ferramentas para alcançá-lo.

No início do século XX, quando as leis de Mendel foram redescobertas, surgiu uma controvérsia sobre se essas leis eram aplicáveis a traços contínuos. Um grupo composto dos chamados biometristas descobriu que há correlações entre parentes para os traços contínuos, já que pais altos tendem a ter crianças altas. No entanto, eles não viram evidências de que tais características seguissem as leis de Mendel. Alguns biometristas concluíram que os *loci* mendelianos não controlam as características contínuas. Por outro lado, alguns adeptos do mendelismo acreditavam que a variação contínua não era importante, ao ponto de ser ignorada ao estudar a herança. Em 1920, essa controvérsia foi resolvida com a formulação da **hipótese multifatorial**. Essa hipótese propôs que os traços contínuos são governados por uma combinação de múltiplos *loci* mendelianos, cada um com um pequeno efeito sobre a característica, e fatores ambientais. A hipótese multifatorial trouxe características quantitativas para o reino da genética mendeliana.

Embora a hipótese multifatorial forneça uma explicação sensata para a variação contínua, a análise mendeliana clássica é inadequada para o estudo de traços complexos. Se a prole não pode ser classificada em categorias com proporções esperadas, então a abordagem mendeliana tem pouca utilidade para a análise de traços complexos. Em resposta a esse problema, os geneticistas desenvolveram um conjunto de modelos matemáticos e métodos estatísticos para a análise de traços complexos.

Através da aplicação desses métodos analíticos, os geneticistas têm feito grandes progressos na compreensão de traços complexos. O subcampo da genética que desenvolve e aplica esses métodos para entender a herança de traços complexos é chamado de **genética quantitativa**.

No cerne do campo da genética quantitativa está o objetivo de definir a **arquitetura genética** de traços complexos, que é uma descrição de todos os fatores genéticos que influenciam uma característica. Isso inclui o número de genes que afetam a característica e a contribuição relativa de cada gene. Alguns genes podem ter um grande efeito sobre a característica, enquanto outros têm apenas um pequeno efeito. Como veremos no presente capítulo, a arquitetura genética é a propriedade de uma população específica e pode variar entre populações de uma espécie. Por exemplo, a arquitetura genética de uma característica tal como pressão arterial sistólica em seres humanos difere entre as diferentes populações. Isso ocorre porque diferentes alelos segregam em diferentes populações, e populações diferentes experimentam diferentes ambientes; portanto, populações diferentes estão aptas a ter diferentes arquiteturas para muitos traços.

Compreender a herança de traços complexos é um dos mais importantes desafios que os geneticistas enfrentam no século atual. Traços complexos são de extrema importância na genética médica e agrícola. Para os seres humanos, a pressão sanguínea, o peso corporal, a suscetibilidade à depressão, os níveis séricos de colesterol e o risco de desenvolvimento de câncer ou outros distúrbios são todos traços complexos. Para as culturas de plantas, o rendimento, a resistência a patógenos, a capacidade de tolerar o estresse da seca, a eficiência na absorção de fertilizante e até mesmo o sabor são todos traços complexos. Para o gado, a produção de leite em vacas leiteiras, a massa muscular na carne de gado, o tamanho da ninhada em porcos e a produção de ovos nas galinhas são todos traços complexos. Apesar da importância de tais traços, sabemos muito menos sobre a sua herança do que sobre a de traços simplesmente herdados, tais como fibrose cística ou anemia falciforme.

No presente capítulo, exploraremos a herança de traços complexos. Começaremos com uma revisão de alguns conceitos estatísticos básicos. Em seguida, vamos desenvolver o modelo matemático utilizado para conectar a ação de genes dentro da célula com os fenótipos que observamos no nível de todo organismo. Com esse modelo, mostraremos como os geneticistas quantitativos particionam a variação fenotípica em uma população em partes que são devidas a fatores genéticos e a fatores ambientais. Revisaremos os métodos utilizados por agricultores e criadores de animais para prever o fenótipo da prole a partir do fenótipo de seus parentais. Por fim, veremos que uma combinação de análises estatísticas e marcadores moleculares pode ser utilizada para identificar os genes específicos que controlam os traços quantitativos.

## 19.1 Medição da variação quantitativa

**OA 19.1** Compreender como a genética quantitativa usa modelos matemáticos e estatísticas para investigar traços complexos.

**OA 19.2** Analisar os dados para avaliar a quantidade e a distribuição da variação de traços nas populações.

Para estudar a herança de traços quantitativos, precisamos de algumas ferramentas estatísticas básicas. Nesta seção, apresentaremos a média (ou valor médio), que pode ser usada para descrever as diferenças entre os grupos, e a variância, que pode ser utilizada para quantificar a quantidade de variação que existe dentro de um grupo. Discutiremos também a distribuição normal, que é fundamental para compreender variação quantitativa em populações. Mas antes de discutir as ferramentas estatísticas, cabe definirmos os diferentes tipos de variações de características complexas que podem ocorrer em uma população.

### Tipos de traços e herança

O **traço contínuo** é aquele que pode assumir um número potencialmente infinito de estados ao longo de uma faixa contínua. A altura em humanos é um bom exemplo. As pessoas podem variar de cerca de 140 cm a 230 cm de altura. Se medirmos a altura precisamente, então o número de alturas possíveis é infinito. Por exemplo, uma pessoa pode ter 170 centímetros de altura, ou 170,2 cm, ou 170,02 cm. Traços contínuos normalmente têm **herança complexa**, que envolve vários genes mais fatores ambientais.

Para algumas características, os indivíduos em uma população podem ser classificados em grupos ou categorias discretas. Essas características são conhecidas como **traços categóricos**. Os exemplos incluem flores roxas *versus* flores brancas ou hastes altas *versus* curtas para as plantas de ervilha de Mendel, como visto no Capítulo 2. Os traços categóricos geralmente exibem **herança simples**, de modo que a prole dos cruzamentos segrega em razões mendelianas padrão, como 3:1 para um único gene ou 15:1 para dois genes. A herança é simples porque apenas um ou dois genes está envolvido, e o ambiente tem pouco ou nenhum efeito sobre o fenótipo.

Alguns traços categóricos não mostram herança simples. Estes incluem muitas doenças em seres humanos. Na genética médica, indivíduos podem ser classificados nas categorias "afetados" ou "não afetados" por uma doença. Por exemplo, um indivíduo pode ou não ter diabetes tipo 2. No entanto, o diabetes tipo 2 não segue regras mendelianas simples ou produz proporções mendelianas nos heredogramas. Em vez disso, existem vários fatores genéticos e ambientais que colocam alguém em risco de desenvolver essa doença. Os indivíduos que têm certo número de fatores de risco excederão um limite e desenvolverão a doença. O diabetes tipo 2 é uma forma de traço categórico chamado de **traço limítrofe**. O diabetes tipo 2 tem uma herança complexa.

Outro tipo de característica é o **traço merístico**, ou traço de contagem, que assume uma série de valores discretos. Um exemplo seria o tamanho da ninhada em aves. Uma ave pode botar 1, 2, 3 ou mais ovos, mas não pode botar 2,49 ovos. Os traços merísticos são quantitativos, mas eles estão restritos a certos valores discretos. Eles não apresentam uma gama contínua de valores. Traços merísticos geralmente têm herança complexa.

Os geneticistas quantitativos buscam entender a herança de traços que mostram uma herança complexa resultante de uma mistura de fatores genéticos e ambientais. Eles podem investigar traços que são categóricos, merísticos ou contínuos. A ênfase é sobre o tipo de herança – complexo. Por essa razão, o termo *traço complexo* é frequentemente preferido a *contínuo* ou *quantitativo*, porque inclui todos os tipos de traços com os quais a genética quantitativa está preocupada. Qualquer fenômeno biológico para o qual existe variação pode mostrar herança complexa e ser estudado como uma característica complexa. Assim, o tamanho e a forma das estruturas, a cinética das enzimas, os níveis de mRNA, os ritmos circadianos e o canto das aves podem ser tratados como traços complexos.

**CONCEITO-CHAVE** O traço complexo é qualquer característica que não mostre uma herança mendeliana simples. Uma característica complexa pode ser qualquer traço categórico tal como a presença ou ausência de uma doença, ou um traço continuamente variável, tal como a altura em seres humanos.

### Média

Quando os geneticistas quantitativos estudam a herança de uma característica, eles trabalham com determinado grupo de indivíduos, ou população. Por exemplo, nós podemos estar interessados na herança de altura para a população de homens adultos em Xangai, na China. Aqui, usamos *população* para denotar um grupo que compartilha certas características em comum, tais como idade, sexo, etnia ou origem geográfica. Uma vez que há mais de 5 milhões de homens adultos em Xangai, determinar a altura de cada um deles seria uma tarefa hercúlea. Portanto, os geneticistas quantitativos normalmente estudam apenas um subconjunto ou uma amostra da população total. Esta última deve ser escolhida aleatoriamente, de forma que cada um dos 5 milhões de homens tenha uma chance igual de ser incluído na amostra. Se a amostra segue esse critério, então podemos usar as medições feitas na amostra para fazer inferências sobre toda a população.

O exemplo de altura para homens a partir de Xangai pode ser usado para descrever a população usando a média ou o valor médio para a característica. Basta primeiro selecionarmos uma amostra aleatória de 100 homens da população e medirmos suas alturas. Alguns dos homens podem ter 166 cm de altura, outros 172 cm de altura, e assim por diante. Para calcular a média, simplesmente somamos todas as medições individuais e dividimos a soma pelo tamanho da amostra ($n$), que no presente caso é 100. Para os dados na **Tabela 19.1**, o resultado seria ter 170 cm de altura. Já que temos uma amostra aleatória, podemos inferir que a altura média na população é de 170 cm.

A altura é uma *variável aleatória*, o que significa que pode ter diferentes valores, e quando selecionamos alguém aleatoriamente a partir da população, o valor que observamos é governado por um elemento do acaso. Variáveis aleatórias são geralmente representadas pela letra $X$ na estatística. Temos medidas para $X_1, X_2, X_3, \ldots X_{100}$ para $n = 100$ homens na amostra. Simbolicamente, podemos expressar a média como

$$\bar{X} = \frac{1}{n}\sum_{i=1}^{n} X_i$$

em que $\bar{X}$ representa a média da amostra. A letra maiúscula grega sigma ($\sum$) é o sinal de soma, indicando que adicionamos

**TABELA 19.1** Dados simulados da altura de 100 homens de Xangai, China.

| Altura (em cm) | Contagem | Frequência × altura |
|---|---|---|
| 156 | 1 | 1,56 |
| 157 | 2 | 3,14 |
| 158 | 1 | 1,58 |
| 159 | 2 | 3,18 |
| 160 | 1 | 1,60 |
| 161 | 1 | 1,61 |
| 162 | 2 | 3,24 |
| 164 | 7 | 11,48 |
| 165 | 7 | 11,55 |
| 166 | 1 | 1,66 |
| 167 | 6 | 10,02 |
| 168 | 9 | 15,12 |
| 169 | 7 | 11,83 |
| 170 | 9 | 15,30 |
| 171 | 5 | 8,55 |
| 172 | 5 | 8,60 |
| 173 | 6 | 10,38 |
| 174 | 5 | 8,70 |
| 175 | 6 | 10,50 |
| 176 | 3 | 5,28 |
| 177 | 4 | 7,08 |
| 178 | 2 | 3,56 |
| 179 | 2 | 3,58 |
| 180 | 2 | 3,60 |
| 181 | 2 | 3,62 |
| 184 | 2 | 3,68 |
| Soma | 100 | 170,00 |

A média é útil tanto para descrever as populações quanto para comparar as diferenças entre as populações. Por exemplo, os homens nas áreas urbanas da China têm em média 170 cm de altura, enquanto os homens nas áreas rurais da China têm 166 cm de altura. Estes valores foram calculados usando amostras retiradas de cada região. Uma pergunta que um geneticista quantitativo pode fazer sobre a diferença observada na altura entre homens chineses rurais e urbanos é a seguinte: a diferença se dá devido a fatores genéticos ou a diferenças na nutrição, cuidados médicos e outros fatores ambientais? Posteriormente, no capítulo, veremos como os geneticistas quantitativos separam as contribuições genéticas e ambientais para uma característica.

Por último, segue outra utilidade observada da estatística que pode ser usada para definir a média. A média de uma variável aleatória, $X$, é *a expectativa* ou o *valor esperado* dessa variável aleatória. O valor esperado é a média de todos os valores que iríamos observar se medíssemos $X$ muitas vezes. O esperado é simbolizado por $E$, o qual escreveremos $E(X)$ para significar "o valor esperado de X". Simbolicamente, escrevemos

$$E(X) = \bar{X}$$

Usaremos a notação do valor esperado em vários lugares neste capítulo.

## Variância

Além da média, precisamos também da medida do quanto de variação existe nas populações. Podemos criar uma representação visual da variação apresentando a contagem ou frequência de cada classe de altura. A **Figura 19.1** mostra essa apresentação para os nossos dados simulados da altura de 100 homens de Xangai. O *eixo x* mostra diferentes classes de altura, e o *y* mostra a contagem ou frequência de cada classe. Na presente figura, os homens foram reunidos em grupos de 4 cm; por exemplo, de 155 a 158 centímetros. Esse tipo de gráfico é denominado um **histograma de frequência**. Se os valores estão

todos os valores observados $n$ de $X$ para $i = 1, 2,$ até $n$ (frequentemente, o $n$ acima de $\sum$ e o $i = 1$ abaixo de $\sum$ são omitidos para simplificar a aparência das equações).

Há uma distinção feita entre a média de uma amostra de ($\bar{X}$) e a verdadeira média da população. Para aprender a verdadeira média da altura dos homens em Xangai, precisaríamos determinar a altura de cada um dos homens. A verdadeira média é simbolizada pela letra grega $\mu$, de modo que temos diferentes símbolos para as médias da amostra e da população.

Outra maneira geralmente bastante útil de calcular a média é adicionar os produtos de cada classe de valores de $X$ do conjunto de dados *vezes* a frequência de cada classe no conjunto de dados. Esta operação é simbolizada como

$$\bar{X} = \sum_{i=1}^{k} f_i X_i$$

em que $f_i$ é a frequência da $i$-ésima classe de observações, $X_i$ é o valor da $i$-ésima classe, e há um total de $k$ classes. Para os dados na Tabela 19.1, um homem dos 100 ($f = 0,01$) tem 156 cm de altura, dois ($f = 0,02$) têm 157 cm, e assim por diante, de modo que podemos calcular a média da amostra como

$$\bar{X} = (0,01 \times 156) + (0,02 \times 157) + \ldots + (0,02 \times 184) = 170$$

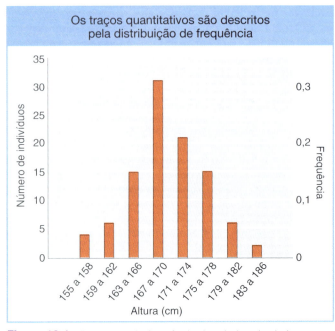

**Figura 19.1** Histograma de frequência dos dados simulados para a altura de homens adultos de Xangai, China.

agrupados firmemente em torno da média, então existe menos variação; já se os valores são distribuídos ao longo do eixo-*x*, há maior variação.

Podemos quantificar a quantidade de variação em uma população usando a medida estatística chamada de variância. A variância mede o quanto os indivíduos na população desviam da média da população. Em caso de todos os 100 homens em nossa amostra terem alturas muito perto da média, a variância é pequena. Já se suas alturas desviam muito da média, a variância será grande.

Uma vez que a variância é uma medida de desvio a partir da média, vamos definir o desvio matematicamente. Sabendo o valor da média para a variável aleatória *X*, podemos calcular o desvio de cada indivíduo a partir da média, subtraindo $\bar{X}$ a partir das observações individuais. Representaremos os desvios por um *x* minúsculo:

$$x = X - \bar{X}$$

Alguns indivíduos terão valores de *X* acima da média, bem como um desvio positivo. Outros terão valores de *X* abaixo da média e um desvio negativo. Para a população em geral, o valor esperado de *x* é 0 ou $E(x) = 0$.

Para medir a quantidade de variação de *X* na população, utilizamos a variância, que é a média dos quadrados dos desvios. Primeiro, vamos calcular a soma dos quadrados dos desvios (ou *soma dos quadrados*, para abreviar) como

$$\text{Soma dos quadrados} = \sum_i (X_i - \bar{X})^2$$
$$= \sum_i (x_i)^2$$

Já que desvios com valores negativos formam quadrados positivos, ambos, desvios negativos e positivos, contribuirão positivamente para a soma dos quadrados. A variância é a média dos quadrados dos desvios (ou a soma dos quadrados dividios por *n*). Simbolicamente, podemos expressar a variância da população como

$$V_X = \frac{1}{n} \sum_i (X_i - \bar{X})^2$$
$$= \frac{1}{n} \sum_i (x_i)^2$$

em que $V_X$ denota a variância de *X*. A variância da população é por vezes simbolizada com a letra minúscula grega sigma ao quadrado ($\sigma^2$). Em estatística, há também uma distinção feita entre a variância da população ($\sigma^2$) e a variância da amostra ($s_2$). A última é calculada por meio da divisão das somas dos quadrados por $n-1$ em vez de apenas *n*, de modo a corrigir algum tipo de viés causado pelo tamanho pequeno da amostra. Para simplificar, usaremos a variância da população e a fórmula acima em todo este capítulo.

Há vários pontos para entender sobre a variância. Primeiro, ela fornece uma medida de dispersão sobre a média. Quando a variância é alta, os valores individuais são distribuídos mais longe da média; quando baixa, eles se aglomeram mais perto da média. Em segundo lugar, a variância é medida em unidades quadradas de modo que, se nós medirmos a altura humana em centímetros, a variância também estará em centímetros². Terceiro, a variância pode variar de 0,0 a infinito. Em quarto e último lugar, a variância é igual ao valor esperado do desvio ao quadrado ($x^2$) ou $E(x^2)$.

A variância das características quantitativas é medida em unidades quadradas, que possuem propriedades matemáticas desejáveis, como veremos abaixo. No entanto, elas não fazem sentido intuitivamente. Se medirmos o peso em quilogramas, a variância teria de ser em quilogramas,² o que não tem nenhum significado claro. Portanto, outra estatística utilizada para quantificar o grau de desvio da média em uma população é o **desvio padrão** ($\sigma$), que é a raiz quadrada da variância:

$$\sigma = \sqrt{\sigma^2}$$

O desvio padrão é expresso nas mesmas unidades da característica em si, então seu significado é mais intuitivo. Usaremos o desvio padrão na descrição das características abaixo.

## A distribuição normal

Mesmo que você nunca tenha feito um curso estatístico, provavelmente já ouviu falar da **distribuição normal**, popularmente também conhecida como a "curva de sino". A distribuição normal é notavelmente útil na biologia em geral e em particular na genética quantitativa, porque a distribuição de frequência para muitas características biológicas aproxima-se de uma curva normal. Por esse motivo, os geneticistas podem tirar proveito de várias características da distribuição normal para descrever características quantitativas e dissecar a genética subjacente.

A distribuição normal é uma distribuição de frequência contínua semelhante ao histograma de frequência mostrado na Figura 19.1. A distribuição normal aplica-se às características contínuas. Como mencionado na seção anterior, traços contínuos podem assumir um número infinito de valores. Uma pessoa pode ter 170 centímetros de altura, ou 170,2 cm, ou 170,02 cm, e assim por diante. Para tais características, a frequência esperada dos diferentes valores da característica é melhor representada por uma curva do que por um histograma de frequência. Para a distribuição normal, a forma da curva é determinada por dois fatores – a média e o desvio padrão.

Aqui está um exemplo usando dados de altura para 660 mulheres dos EUA coletados pelos Centros de Controle e Prevenção de Doenças. O histograma de frequência mostra a forma clássica de "curva em sino" com o pico próximo ao valor médio de 164,4 cm e os valores fora da média distribuídos simetricamente em torno da média (**Figura 19.2A**). Podemos encaixar uma curva normal nessa distribuição com apenas duas informações – a média e o desvio padrão. A forma da curva é definida por uma equação chamada de função densidade de probabilidade normal, na qual a média e o desvio padrão estão ligados. A distribuição normal nos permite prever a porcentagem das observações que cairão dentro de determinada distância a partir da média (Figura 19.2B). Se medirmos a distância ao longo do eixo-*x* em desvios padrões, então esperamos que 68% das observações estejam dentro de 1 desvio padrão ($\sigma$) da média e 95,5% dentro de 2 desvios padrões. Para os dados de altura de mulheres dos EUA, 71% (449 mulheres) estão dentro de 1 desvio padrão da média, e 96% (633 mulheres), dentro de 2 desvios -padrão. Esses valores são muito próximos das previsões de 68,2% e 95,5% com base na curva normal.

Se soubermos apenas a média e o desvio padrão de uma característica, podemos prever a forma da distribuição do traço na população, bem como a probabilidade de observarmos certos valores quando obtivermos uma amostragem da população. Por exemplo, se a altura média para mulheres americanas é

**632 Parte 3** Princípios Fundamentais de Mutação, Variação e Evolução

### O uso de curvas normais para descrever a distribuição de um traço na população

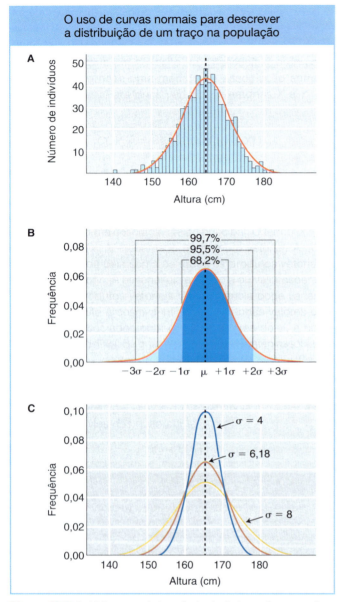

**Figura 19.2 A.** Histograma de frequência de dados reais para a altura de mulheres adultas dos EUA. A linha vermelha representa a curva normal ajustada a esses dados com média de 164,4 cm e desvio padrão de 6,18 cm. **B.** Curva normal para a altura de mulheres nos EUA, mostrando as porcentagens previstas de mulheres que cairão em diferentes números de desvios padrões da média. **C.** Curvas normais com a mesma média (164,4 cm), mas diferentes desvios padrões, mostrando o efeito do desvio padrão na forma da curva.

164,4 cm, e o desvio padrão é 6,18 cm, podemos prever que apenas 2% das mulheres terá mais do que 177 centímetros de altura. Como mostrado na Figura 19.2C, se o desvio padrão é maior (p. ex., 8), logo, a curva seria mais plana, e maior porcentagem cairia em 177 centímetros. No entanto, ainda seria verdade que apenas 2% seriam maiores do que $2\sigma$ acima da média, ou 180,4 cm [(164,4 + (2 × 8)].

**CONCEITO-CHAVE** O campo da genética quantitativa estuda a herança de traços complexos usando algumas ferramentas estatísticas básicas, incluindo média, variância, desvio padrão e distribuição normal.

## 19.2 Um modelo genético simples para traços quantitativos

**OA 19.3** Avaliar as contribuições relativas de fatores genéticos e ambientais para traços fenotípicos.

Um modelo matemático é uma representação simplificada de um fenômeno complexo. Os modelos nos permitem descrever um fenômeno em termos das variáveis que os influenciam, de modo a então usá-los para fazer previsões sobre o estado do fenômeno sob diferentes valores para essas variáveis. Nesta seção, definiremos o modelo matemático utilizado pelos geneticistas quantitativos para estudar traços complexos.

### Desvios genéticos e ambientais

Examinemos agora como os fenótipos podem ser decompostos em suas contribuições genéticas e ambientais, utilizando como um exemplo a altura de Yao Ming, o ex-pivô da equipe de basquete Houston Rockets. Yao Ming destaca-se com seus 229 cm (**Figura 19.3**). Isso mesmo: Yao Ming é quase 60 cm mais alto que a média dos homens de Xangai, que por acaso é a cidade natal de Yao Ming. Assim como para todos nós, a altura de Yao Ming é o resultado combinado de seu genótipo e do ambiente em que ele foi criado. Vamos fazer uma experiência imaginária e ver como nós podemos separar as contribuições genéticas e ambientais para a altura excepcional de Yao Ming.

Em primeira análise, definiremos um modelo matemático simples que pode ser aplicado a qualquer característica quantitativa. O valor de uma característica ($X$) para um indivíduo membro de uma população pode ser expressa em termos da média e dos desvios da média da população, devido a fatores genéticos ($g$) e ambientais ($e$).

$$X = \bar{X} + g + e$$

Estamos usando $g$ e $e$ minúsculos para os desvios genéticos e ambientais, assim como usamos um × minúsculo para o desvio de $X$ a partir da média. Assim, no caso de Yao Ming, sua altura

### A altura excepcional de Yao Ming

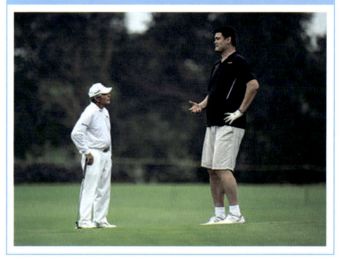

**Figura 19.3** Ex-astro pivô de basquete Yao Ming, que de pé mede 229 cm, conversando com o astro do golfe aposentado Gary Player, que mede 168 cm. [*Power Sport Images/Getty Images.*]

pode ser expressa como o valor médio para os homens de Xangai (170 cm) mais seus desvios genéticos e ambientais específicos ($g + e$ = 59 cm). Podemos simplificar a equação acima subtraindo $\bar{X}$ de ambos os lados para obter

$$x = g + e$$

em que x representa o desvio fenotípico do indivíduo. Para a altura de Yao Ming, $x = g + e$ = 59 cm.

Como podemos determinar os valores de $g$ e $e$ para Yao Ming? Uma maneira seria termos clones de Yao Ming (indivíduos geneticamente idênticos). Imaginemos que clonamos Yao Ming e distribuímos esses clones (quando recém-nascidos) para um conjunto de famílias escolhidas aleatoriamente em Xangai. Vinte e um anos depois, localizamos esse exército de clones de Yao Ming, medimos suas alturas e determinamos que sua média de altura era de 212 cm. A expectativa de $e$ sobre os muitos ambientes em que os clones de Yao Ming foram criados é 0. Em alguns domicílios, os clones obtêm um ambiente positivo ($+e$) e em outros um ambiente negativo ($-e$). No geral, $E(e) = 0$. Assim, a média dos clones menos a média da população é igual ao desvio genotípico de Yao Ming, ou $g$ = (212 a 170) = 42 cm. Os 17 cm restantes de seu notável desvio fenotípico de 59 cm são $e$ para o ambiente específico em que o verdadeiro Yao Ming foi criado. Esses valores podem se conectar com a equação de modo a obtermos

$$229 = 170 + 42 + 17$$

Concluímos assim que a altura excepcional de Yao Ming se deve principalmente a uma genética excepcional, mas ele também experimentou um ambiente que impulsionou sua altura.

Embora nosso experimento imaginário de clonagem de Yao Ming seja rebuscado, muitas espécies de plantas e algumas espécies de animais podem ser propagadas facilmente com clonagem. Por exemplo, podemos utilizar "cortes" de uma planta individual para produzir múltiplos indivíduos geneticamente idênticos. Outra maneira de criar geneticamente indivíduos idênticos é pela produção de estoques ou **linhagens endogâmicas** que sejam homozigotos em todos os *loci* em todo o seu genoma. Como os clones, todos os indivíduos de uma linhagem endogâmica são geneticamente idênticos uns aos outros. Pelo uso de clones ou linhagens endogâmicas, os geneticistas podem estimar as contribuições genéticas e ambientais para uma característica criando os clones em ambientes atribuídos aleatoriamente. Segue um exemplo.

A **Tabela 19.2** (experimento I) mostra dados simulados para 10 linhagens puras de milho que foram cultivadas em três ambientes diferentes e classificadas pelo número de dias entre o plantio e o momento em que as plantas liberaram o pólen pela primeira vez. A média geral é de 70 dias. Vamos considerar a linhagem A quando cultivada no ambiente 1. A média para todas as linhagens no ambiente 1 é 68, ou 2 a menos que a média geral, então $e$ para o ambiente 1 é −2. A média da linhagem A em todos os três ambientes é 64, ou 6 a menos que a média geral, então $g$ para a linhagem A é −6. Colocando esses dois valores em conjunto, decompomos o fenótipo da linhagem A, quando desenvolvido no meio 1, conforme

$$62 = 70 + (-6) + (-2)$$

Poderíamos fazer os mesmos cálculos para as outras nove linhagens endogâmicas, a fim de termos uma descrição completa de todos os fenótipos em cada ambiente no que tange à extensão em que seu desvio, a partir da média global, deve-se aos fatores genéticos e ambientais.

## Variações genéticas e ambientais

Podemos usar o modelo simples $x = g + e$ para pensar mais sobre a variância dos traços quantitativos. Lembre-se de que ela é uma forma de medir o quanto os indivíduos desviam da média da população. Sob esse modelo, a característica variância pode ser repartida em variância genética e ambiental:

$$V_X = V_g + V_e$$

Esta simples equação nos diz que a característica ou variação fenotípica ($V_X$) é a soma de dois componentes – a variância genética ($V_g$) e a variância ambiental ($V_e$). Como observado no **Boxe 19.1**, há um importante pressuposto por trás dessa equação: o genótipo e o ambiente não estão correlacionados

**TABELA 19.2** Dados simulados de dias da liberação de pólen por 10 linhagens endogâmicas de milho crescidas em dois experimentos.

**Experimento 1**

| Linhagens endogâmicas | A | B | C | D | E | F | G | H | I | J | Média |
|---|---|---|---|---|---|---|---|---|---|---|---|
| Ambiente 1 | 62 | 64 | 66 | 66 | 68 | 68 | 70 | 70 | 72 | 74 | 68 |
| Ambiente 2 | 64 | 66 | 68 | 68 | 70 | 70 | 72 | 72 | 74 | 76 | 70 |
| Ambiente 3 | 66 | 68 | 70 | 70 | 72 | 72 | 74 | 74 | 76 | 78 | 72 |
| Média | 64 | 66 | 68 | 68 | 70 | 70 | 72 | 72 | 74 | 76 | 70 |

**Experimento 2**

| Linhagens endogâmicas | A | B | C | D | E | F | G | H | I | J | Média |
|---|---|---|---|---|---|---|---|---|---|---|---|
| Ambiente 1 | 58 | 60 | 62 | 62 | 64 | 64 | 66 | 66 | 68 | 70 | 64 |
| Ambiente 2 | 64 | 66 | 68 | 68 | 70 | 70 | 72 | 72 | 74 | 76 | 70 |
| Ambiente 3 | 70 | 72 | 74 | 74 | 76 | 76 | 78 | 78 | 80 | 82 | 76 |
| Média | 64 | 66 | 68 | 68 | 70 | 70 | 72 | 72 | 74 | 76 | 70 |

> **Boxe 19.1 Variâncias genéticas e ambientais**
>
> Para entender melhor a equação básica $V_X = V_g + V_e$, precisamos recorrer a um conceito da estatística –, o de covariância. Ele fornece uma medida de associação entre as características. Para duas variáveis aleatórias $X$ e $Y$, sua covariância é
>
> $$COV_{X,Y} = \frac{1}{n}\sum_i (X_i - \bar{X})(Y_i - \bar{Y})$$
>
> $$= \frac{1}{n}\sum_i (x_i y_i)$$
>
> em que $x$ e $y$ são os desvios de $X$ e $Y$ de suas respectivas médias, conforme descrito no texto principal. O termo $(X_i - \bar{X})(Y_i - \bar{Y})$, ou $(x_i y_i)$, é chamado de *produto vetorial*. A covariância é obtida pela soma de todos os produtos vetoriais e sua divisão por $n$. A covariância é a média ou valor esperado, $E(xy)$, dos produtos vetoriais. A covariância pode variar de negativa infinita a positiva infinita. Se grandes valores de $X$ estiverem associados com grandes valores de $Y$, a covariância será positiva. Se grandes valores de $X$ estão associados com pequenos valores de $Y$, a covariância é negativa. Se não há associação alguma entre $X$ e $Y$, a covariância é zero. Para traços independentes, a covariância também é zero.
>
> No texto principal, vimos que a variância é o valor esperado dos desvios dos quadrados:
>
> $$V_X = E(x_2)$$
>
> Uma vez que o desvio fenotípico ($x$) é a soma dos desvios genotípicos ($g$) e ambientais ($e$), podemos substituir ($g + e$) por $x$ e obter
>
> $$\begin{aligned} V_X &= E[(g+e)^2] \\ &= E[g^2 + e^2 + 2ge] \\ &= E(g^2) + E(e^2) + E(2ge) \end{aligned}$$
>
> O primeiro termo $E(g^2)$ é a **variância genética**, o termo do meio $E(e^2)$ é a **variância ambiental** e o último termo é duas vezes a covariância entre o genótipo e o ambiente. Em experiências controladas, diferentes genótipos são colocados em diferentes ambientes de forma aleatória. Em outras palavras, o genótipo e o ambiente são independentes. Se o genótipo e o ambiente são independentes, a covariância entre genótipo e ambiente $E(ge) = 0$, e a equação se reduz a
>
> $$\begin{aligned} V_X &= E(g^2) + E(e^2) \\ &= V_g + V_e \end{aligned}$$
>
> Assim, a variância fenotípica é a soma da variância devido aos diferentes genótipos na população e à variância decorrente dos diferentes ambientes nos quais os organismos são criados.

– portanto, eles são independentes. Se os melhores genótipos forem colocados nos melhores ambientes e os piores genótipos nos piores ambientes, então essa equação dá resultados imprecisos. Discutiremos essa importante suposição posteriormente no capítulo.

Podemos utilizar os dados na Tabela 19.2 (experimento I) para explorar a equação para variações. Primeiro, usaremos todos os 30 valores fenotípicos para as 10 linhas nos três ambientes para calcular a variância. O resultado é $V_X = 14,67$ dias.² Agora, para estimar $V_g$, calculamos a variância dos meios entre as 10 linhagens endogâmicas. O resultado é $V_g = 12,0$ dias.² Finalmente, para estimar $V_e$, calculamos a variância dos meios entre os três ambientes. O resultado é $V_e = 2,67$ dias.² Assim, a variância fenotípica (14,67) é igual à variância genética (12,0), mais a variância ambiental (2,67). A equação funciona para esses dados porque o genótipo e o ambiente não estão correlacionados.

Se calcularmos o desvio padrão para os dados na Tabela 19.2 (experimento I), observamos que o desvio padrão fenotípico (3,83) não é a soma dos desvios padrões genéticos (3,46) e ambientais (1,63). As variações podem ser decompostas em diferentes fontes. Desvios padrões não podem ser decompostos dessa forma. Na seção 19.3, vamos ver como tal propriedade da variância é útil para quantificar o quanto a variação do traço é hereditária *versus* ambiental.

Finalmente, observaremos o que aconteceria com as variações se o genótipo e o ambiente fossem correlacionados. Para fazer isso, imagine que sabemos os desvios genéticos (*g*) de nove cavalos puro-sangue para o tempo que eles levavam para completar a Kentucky Derby. Também sabemos os desvios ambientais (*e*) com os quais seus treinadores contribuem para o tempo que cada cavalo leva para executar essa corrida. Suponhamos que, além de treinamento, não há outras fontes de variação ambiental. A média da população para esse conjunto de puro-sangue é de 123 s para correr a Derby. Atribuímos os melhores cavalos aos melhores treinadores e os piores cavalos aos piores treinadores. Ao fazer isso, criamos uma relação ou correlação não randômica entre cavalos (genótipos) e treinadores (ambientes).

A Tabela 19.3 mostra os dados para esse experimento imaginário. Você notará que $V_X$ (6,67) não é igual à soma de $V_g$ (2,22) e $V_e$ (1,33). Uma vez que o genótipo e o ambiente estão correlacionados, violamos a suposição da equação que afirma que $V_X = V_g + V_e$. A equação funciona apenas quando o genótipo e o ambiente não estão correlacionados.

## Correlação entre variáveis

Vamos explorar um pouco mais além o conceito de correlação, ou a existência de uma relação entre duas variáveis. Este é um conceito crítico na genética quantitativa, como veremos em todo este capítulo.

Para visualizar o grau de correlação entre duas variáveis, podemos construir gráficos ou diagramas de dispersão. A Figura 19.4 mostra um gráfico de dispersão que pode ser visto sob várias forças diferentes de correlação entre duas variáveis. Esses gráficos usam dados simulados para as alturas de conjuntos imaginários de gêmeos adultos idênticos do sexo masculino. A parte superior do painel da figura mostra uma correlação perfeita, que é o que veríamos se a altura de um gêmeo fosse

**TABELA 19.3** Simulação de dados para tempo em segundos (X) que cavalos levam para percorrer a Kentucky Derby, decompostos em desvios genéticos (g) e ambientais (e) a partir da média da população.

| Cavalo | Média da população | g | Treinador | e | x | X |
|---|---|---|---|---|---|---|
| Secretariado | 123 | −2 | Lúcio | −2 | −4 | 119 |
| Decididamente | 123 | −2 | Horácio | −1 | −3 | 120 |
| Bárbaro | 123 | −1 | Miguel | −1 | −2 | 121 |
| Desenfreado | 123 | −1 | Carlos | 0 | −1 | 122 |
| Ferdinando | 123 | 0 | Charles | 0 | 0 | 123 |
| Cavalgada | 123 | 1 | Roberto | 0 | 1 | 124 |
| Meridiano | 123 | 1 | Alberto | 1 | 2 | 125 |
| Whiskery | 123 | 2 | Frederico | 1 | 3 | 126 |
| Raposa galante | 123 | 2 | Tiago | 2 | 4 | 127 |
| Média (seg) | 123 | 0 | | 0 | 0 | 123 |
| Variância (seg²) | | 2,22 | | 1,33 | 6,67 | 6,67 |

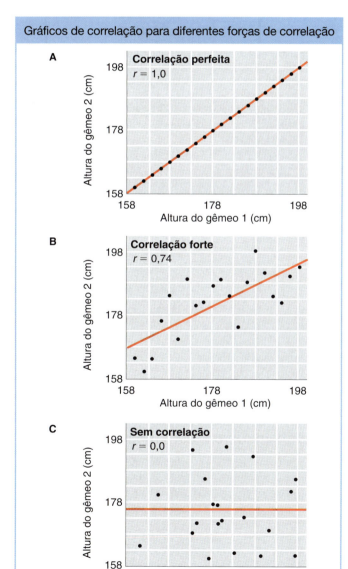

**Figura 19.4** Gráficos de dispersão para o caso de uma correlação perfeita (**A**), correlação forte (**B**) e sem correlação (**C**). A linha vermelha tem uma inclinação que é igual ao coeficiente de correlação.

exatamente a mesma do outro gêmeo para todos os conjuntos de gêmeos. O painel do meio mostra uma correlação forte, mas não perfeita. Aqui, quando um dos gêmeos é baixo, o outro tende a ser baixo, e, quando um é alto, o outro também tende a ser alto. O painel inferior mostra o relacionamento que veríamos se a altura de um gêmeo não estivesse correlacionada à do outro gêmeo do conjunto. Aqui, a altura de um gêmeo de cada conjunto é aleatória com relação ao outro gêmeo do conjunto. Na próxima seção, veremos que os dados de gêmeos reais pareceriam algo como o painel do meio.

Na estatística, há uma medida específica de correlação chamada de **coeficiente de correlação,** que é simbolizada por uma letra minúscula r. Trata-se de uma medida de associação entre duas variáveis. O coeficiente de correlação está relacionado à covariância, que foi introduzida no Boxe 19.1; no entanto, é dimensionada para variar entre −1 e +1. Se simbolizarmos uma variável aleatória por X e a outra por Y, o coeficiente de correlação entre X e Y será

$$r_{X,Y} = \frac{COV_{X,Y}}{\sqrt{V_X V_Y}}$$

O termo $\sqrt{V_X V_Y}$ é usado para dimensionar a covariância para variar entre −1 e +1. A equação expandida para o coeficiente de correlação é

$$r_{X,Y} = \frac{\sum(X_i - \bar{X})(Y_i - \bar{Y})}{\sqrt{\sum(X_i - \bar{X})^2 \sum(Y_i - \bar{Y})^2}}$$

A equação é complicada, e, na prática, o cálculo dos coeficientes de correlação é feito com o auxílio de computadores. Para duas variáveis que estão perfeitamente correlacionadas, r = +1,0 se, à medida que uma variável aumenta, a outra também aumenta, ou r = −1,0 se, à medida que uma aumenta, a outra diminui. Para variáveis completamente independentes, r = 0,0.

Na Figura 19.4, o coeficiente de correlação é mostrado em cada painel. Ela é de 1,0 no topo do painel para uma correlação positiva perfeita, 0,74 no meio do painel para uma forte correlação e 0,0 na parte inferior do painel para nenhuma correlação (X e Y são independentes). A inclinação da linha vermelha em cada painel é igual à do coeficiente de correlação e fornece um indicador visual da força da correlação. Como um exercício, use os dados na Tabela 19.3 para construir um diagrama de dispersão e calcular o coeficiente de correlação.

**636** Parte 3 Princípios Fundamentais de Mutação, Variação e Evolução

A melhor forma de fazer isso é com um computador e um programa de edição de planilha. Use os desvios genéticos *(g)* para o eixo x e os desvios ambientais *(e)* para o eixo y. Em seguida, calcule o coeficiente de correlação entre *g* e *e*. O diagrama de dispersão será semelhante ao da Figura 19.4 (painel do meio), e o coeficiente de correlação será 0,90. Logo, quando os melhores cavalos são colocados com os melhores treinadores, a genética e o ambiente são correlacionados, e o modelo $V_X = V_g + V_e$ não pode ser usado.

**CONCEITO-CHAVE** O fenótipo de um indivíduo para uma característica pode ser expresso em termos de seu desvio da média da população. O desvio fenotípico (*x*) de um indivíduo é composto da soma de seu desvio genético (*g*) e seu desvio ambiental (*e*). A variação fenotípica em uma população de uma característica ($V_x$) pode ser decomposta em variâncias genética ($V_g$) e ambiental ($V_e$).

## 19.3 Herdabilidade de sentido amplo: natureza *versus* nutrição

**OA 19.4** Calcular e interpretar a herdabilidade no sentido amplo.

Uma questão-chave na genética é a seguinte: quanto da variação em uma população se dá devido a fatores genéticos e quanto a fatores ambientais? Na imprensa popular, esta questão é muitas vezes formulada em termos de *natureza* contra *nutrição* – isto é, qual é a influência de fatores inatos (genéticos) em comparação a externos (ambientais)? As respostas a algumas questões de natureza *versus* nutrição são de importância prática. Se a pressão sanguínea alta é principalmente decorrente das escolhas de estilo de vida (ambiente), mudanças na dieta ou no hábito de praticar exercício seriam mais apropriadas. No entanto, se a pressão sanguínea alta é em grande parte determinada pelos nossos genes, uma terapia farmacológica pode ser recomendada.

Geneticistas quantitativos têm desenvolvido as ferramentas estatísticas necessárias para estimar a extensão em que a variação em traços complexos ocorre por conta dos genes e da relação com o ambiente. Abaixo, descreveremos essas ferramentas. No final da presente seção, discutiremos as suposições subjacentes dessas estimativas e os limites de sua utilidade.

Vamos começar pela definição de herdabilidade de sentido amplo ($H^2$) como a proporção de variância fenotípica decorrente das diferenças genéticas entre indivíduos em uma população. Matematicamente, escrevemos isso como a razão da variação genética para o total de variação na população:

$$H^2 = \frac{V_g}{V_X}$$

O *H* é ao quadrado porque ele é a relação de dois desvios, que são medidos em unidades ao quadrado. $H^2$ pode variar de 0 a 1,0. Quando todas as variações em uma população são decorrentes de fontes ambientais e não há nenhuma variação genética, logo, $H^2$ é 0. Quando todas as variações de uma população são decorrentes de fontes genéticas, então $V_g$ é igual $V_X$ e $H^2$ é 1,0. $H^2$ é chamado de "sentido amplo" porque abrange diferentes maneiras pelas quais os genes contribuem para a variação.

Por exemplo, algumas serão decorrentes de contribuições de genes individuais. Uma variação genética adicional pode ocorrer pela maneira como os genes funcionam em conjunto, pelas interações entre os genes conhecida como epistasia.

Na Seção 19.2, mostramos como podemos calcular as variações genéticas e ambientais quando temos linhagens endogâmicas ou clones. Para o exemplo imaginário de dias para a liberação de pólen em linhagens endogâmicas de milho na Tabela 19.2 (experimento I), viu-se que $V_g$ é 12,0 e $V_X$ é 14,67. Usando esses valores, a herdabilidade da característica é 12,0/14,67 = 0,82, ou 82%. Essa estimativa de $H^2$ nos diz que os genes contribuem com a maior parte da variação, e os fatores ambientais com uma parcela mais modesta da variação. Assim, podemos concluir que os dias para a liberação de pólen são um traço altamente hereditário no milho.

Vejamos dados de experimento II na Tabela 19.2. Os genótipos são exatamente os mesmos do experimento I; estes são os genótipos das linhagens endogâmicas A até J. Neste caso, entretanto, as linhagens são criadas em ambientes mais extremos. Se calcularmos a variância para as médias da linhagem endogâmica no experimento II, $V_g$ vai ser 12,0 dias² como na experiência I. Uma vez que os genótipos são os mesmos em ambos os experimentos, a variância genética é a mesma. Se calcularmos a variância para as médias dos diferentes ambientes ($V_e$) no experimento II, obteremos 24,0 dias², que é muito maior do que o valor para $V^e$ no experimento I (2,67). Como os ambientes são mais extremos, a variação ambiental é maior. Finalmente, se calcularmos $H^2$ para o experimento II, obteremos

$$H^2 = \frac{V_g}{V_g + V_e} = \frac{12}{12 + 24} = 0,33$$

A estimativa de $H^2$ para o experimento II está no lado menor – mais perto de 0 do que de 1. Assim, podemos concluir que os dias para a liberação de pólen não são um traço altamente hereditário no milho.

O contraste entre as estimativas da hereditariedade para o mesmo conjunto de linhagens endogâmicas de milho criados em diferentes ambientes destaca o ponto em que a *herdabilidade é a proporção da variância fenotípica ($V_X$) devido à genética*. Já que $V_X = V_g + V_e$, como $V_e$ aumenta, então $V_g$ representará uma menor parte de $V_X$, e $H^2$ diminuirá. Da mesma forma, se a variância ambiental for mantida a um mínimo, então $V_g$ representará uma maior parte de $V_X$, e $H^2$ aumentará. $H^2$ é um alvo em movimento, e os resultados de um estudo podem não se aplicar a outro.

### Estudos de gêmeos para medir a herdabilidade em humanos

Como podemos medir a herdabilidade em seres humanos? Embora não tenhamos linhagens endogâmicas para os seres humanos, temos indivíduos geneticamente idênticos – os gêmeos monozigóticos (**Figura 19.5**). Na maioria dos casos, os gêmeos idênticos são criados na mesma casa e, portanto, vivenciam um ambiente semelhante. Quando os indivíduos com os mesmos genótipos são criados nos mesmos ambientes, violam o pressuposto de nosso modelo genético em que genes e ambientes são independentes.

Então, para estimarmos a herdabilidade em seres humanos, usamos conjuntos de gêmeos idênticos que foram separados logo após o nascimento e criados separados por pais adotivos não relacionados.

## Capítulo 19 Herança de Traços Complexos

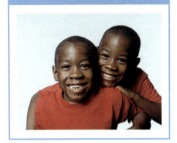

**Figura 19.5** Gêmeos idênticos. [Barbara Penoyar/Getty Images.]

Gêmeos monozigóticos são geneticamente idênticos

A equação para calcular $H^2$ em estudos de gêmeos idênticos que foram criados separados é relativamente simples. Ela faz uso da medida estatística chamada de covariância, que foi introduzida no Boxe 19.1. Como explicado no **19.2**, a covariância entre gêmeos idênticos que são criados separados é igual à variância genética ($V_g$). Assim, podemos estimar $H^2$ em seres humanos usando essa covariância como o numerador e a variância da característica ($V_X$) como o denominador:

$$H^2 = \frac{COV_{X',X''}}{V_X}$$

É assim que é feito. Em cada conjunto de gêmeos, designamos o valor da característica para um gêmeo como $X'$ e o outro como $X''$. Se temos $n$ conjuntos de gêmeos, os valores do traço para os $n$ conjuntos poderiam ser designados por $X'_1X''_1$, $X'_2X''_2$… $X'_nX''_n$.

Suponha que tivéssemos medidas de QI para cinco pares de gêmeos da seguinte forma:

|   | Gêmeos |    |
|---|--------|----|
|   | $X'$   | $X''$ |
| 1 | 100    | 110 |
| 2 | 125    | 118 |
| 3 | 97     | 90  |
| 4 | 92     | 104 |
| 5 | 86     | 89  |

Usando esses dados e a fórmula para a covariância do Boxe 19.1, calculamos que $COV_{X',X''}$ é 119,2 pontos². Com a fórmula para a variância do traço, calcularíamos que o valor da $V_X$ é 154,3 pontos². Assim, podemos obter

$$H^2 = \frac{119,2 \text{ pontos}^2}{154,3 \text{ pontos}^2} = 0,77$$

Os pontos² no numerador e no denominador cancelam-se, e somos deixados com uma medida sem unidade que é a proporção do total de variância decorrente da genética. O Boxe 19.2 fornece

### Boxe 19.2 Como estimar herdabilidade a partir de estudos com gêmeos humanos

Se tivéssemos muitos pares de gêmeos idênticos que foram criados separados, como poderíamos usá-los para medir $H^2$? Representemos o valor da característica para um membro de cada par de gêmeos como $X'$ e o valor da característica para o outro como $X''$. Temos muitos ($n$) conjuntos de gêmeos: $X'_1X''_1, X'_2X''_2, … X'_nX''_n$. Podemos expressar os desvios fenotípicos para um conjunto de gêmeos como a soma de seus desvios genéticos e ambientais,

$$x' = g + e' \quad \text{e} \quad x'' = g + e''$$

em que $X'$ é o desvio para um gêmeo e $X''$ para o outro. Observe que $g$ é o mesmo porque os gêmeos são geneticamente idênticos, mas $e'$ e $e''$ são diferentes porque eles foram criados em famílias separadas. A seguir, desenvolvemos uma expressão para a covariância entre os gêmeos. No Boxe 19.1, vimos que a covariância é o valor médio ou esperado dos produtos vetoriais $E(xy)$. Ao usar nossa notação para gêmeos, $x'$ e $x''$, no lugar de × e y, obtemos

$$COV_{X',X''} = E(x'x'')$$

Podemos substituir $(g + e')$ por $x'$ e $(g + e'')$ por $x''$, que nos dá

$$\begin{aligned}COV_{X',X''} &= E[(g + e')(g + e'')] \\ &= E(g^2 + ge' + ge'' + e'e'')] \\ &= E(g^2) + E(ge') + E(ge'') + E(e'e'')\end{aligned}$$

Vamos considerar os três últimos termos desta expressão. Em nosso modelo, os gêmeos são atribuídos aleatoriamente aos domicílios, de forma que não deve haver correlação entre os ambientes a que os gêmeos $X'$ e $X''$ de cada par são atribuídos. Assim, a covariância entre os ambientes $[E(e'e'')]$ será de 0,0. Da mesma forma, como a atribuição de gêmeos às famílias é aleatória, não esperamos correlação alguma entre o desvio genético de gêmeos ($g$) e a família a que são atribuídos, então $E(ge')$ e $E(ge'')$ serão 0,0. Portanto, a equação para a covariância entre os gêmeos reduz-se a

$$COV_{X',X''} = E(g^2) = V_g$$

Em outras palavras, a covariância entre gêmeos idênticos criados separadamente é igual à variância genética. Se tivermos um grande conjunto de gêmeos idênticos que foram criados separadamente, podemos usar a covariância entre eles para estimar a quantidade de variação genética para uma característica na população. Se dividirmos essa covariância pela variância fenotípica, temos uma estimativa de $H^2$:

$$H^2 = \frac{COV_{X',X''}}{V_X}$$

Esta equação é essencialmente o coeficiente de correlação entre os gêmeos. Espera-se que a variância para o gêmeo de cada conjunto designado como $X'$ e aquela do gêmeo designado como $X''$ sejam as mesmas em uma grande amostra. Assim, podemos reescrever o denominador da equação da seguinte forma:

$$r_{X',X''} = \frac{COV_{X',X''}}{\sqrt{V_{X'}V_{X''}}} = H^2$$

e veremos que $H^2$ é equivalente à correlação entre os gêmeos.

alguns detalhes adicionais sobre como estimar $H^2$ a partir de dados de gêmeos, incluindo a derivação da fórmula que acabamos de usar. Também discute a relação entre a razão $COV_{X', X''}/V_X$ e o coeficiente de correlação. Os geneticistas quantitativos têm desenvolvido vários meios para estimar a herdabilidade usando a correlação entre parentes. Os gêmeos idênticos compartilham 100% de seus genes, enquanto irmãos, irmãs, e gêmeos dizigóticos compartilham 50% dos seus genes. A força da correlação entre diferentes tipos de parentes pode ser dimensionada para a proporção de seus genes que eles compartilham e os resultados usados para estimar as contribuições genéticas e ambientais para a variação de características.

Ao longo dos últimos 100 anos, extensos são os estudos genéticos de gêmeos e outros conjuntos de parentes. Muito se tem aprendido sobre as variações hereditárias em seres humanos a partir desses estudos. A Tabela 19.4 lista alguns de seus resultados. Eles podem ou não ser surpreendentes para você, mas há uma contribuição genética para a variação de muitos traços diferentes, como atributos físicos, fisiológicos, de personalidade, distúrbios psiquiátricos e até mesmo as nossas atitudes sociais e crenças políticas. É evidente que traços tais como cor dos cabelos e dos olhos são transmitidos nas famílias, e sabemos que esses traços são a manifestação de processos de desenvolvimentos bioquímicos, geneticamente controlados. No presente contexto, não é tão surpreendente que os outros aspectos relacionados a quem somos como pessoas também tenham uma influência genética.

Os estudos com gêmeos e as estimativas de herdabilidade que eles fornecem podem ser facilmente interpretados em excesso ou incorretamente. Seguem, assim, alguns pontos importantes de se ter em mente. Primeiro, $H^2$ é uma propriedade de um caso particular de população e ambiente. Por esse motivo, as estimativas de $H^2$ podem diferir amplamente entre diferentes populações e ambientes. Vimos esse fenômeno acima no caso dos dias de liberação de pólen em linhagens endogâmicas de milho. Em segundo lugar, os conjuntos de gêmeos usados em muitos estudos foram separados no nascimento e colocados em casas adotivas. As agências de adoção não distribuem os bebês aleatoriamente para toda a gama de familiares de uma sociedade; eles colocam os bebês em famílias econômica, social e emocionalmente estáveis. Como um resultado, $Ve$ é menor do que na população em geral, e a estimativa de $H^2$ será superestimada. Assim, as estimativas publicadas provavelmente nos induzem a subestimar a importância do meio ambiente e superestimar a importância da genética. Terceiro, para gêmeos, os efeitos pré-natais podem causar uma correlação positiva entre o genótipo e o ambiente. Como se viu no caso anterior dos cavalos puro-sangue e dos jóqueis, tal correlação viola nosso modelo e polarizará $H^2$ para cima.

Finalmente, a herdabilidade não é útil para interpretar diferenças entre os grupos. A Tabela 19.4 mostra que a herdabilidade para altura em humanos pode ser muito alta: 0,88. No entanto, esse alto valor não nos informa se os grupos com diferentes alturas o são por causa da genética ou do ambiente. Por exemplo, os homens na Holanda hoje apresentam uma altura média de 184 cm, enquanto, em torno de 1800, os homens holandeses tinham cerca de 168 centímetros de altura em média – uma diferença de 16 cm. O *pool* gênico da Holanda provavelmente não mudou sensivelmente ao longo do tempo, de modo que a genética não pode explicar a enorme diferença na altura entre a população atual e aquela de 200 anos atrás. Em vez disso, melhorias na saúde e na nutrição são a causa

**TABELA 19.4** Herdabilidade de sentido amplo para alguns traços em humanos como determinado pelo estudo de gêmeos.

| Traço | $H^2$ |
|---|---|
| **Atributos físicos** | |
| Altura | 0,88 |
| Circunferência torácica | 0,61 |
| Circunferência da cintura | 0,25 |
| Contagem de cristas nas pontas dos dedos | 0,97 |
| Pressão sanguínea sistólica | 0,64 |
| Frequência cardíaca | 0,49 |
| **Atributos mentais** | |
| QI | 0,69 |
| Velocidade de processamento espacial | 0,36 |
| Velocidade de aquisição de informação | 0,20 |
| Velocidade de processamento de informação | 0,56 |
| **Atributos de personalidade** | |
| Extroversão | 0,54 |
| Conscienciosidade | 0,49 |
| Neuroticismo | 0,48 |
| Emocionalidade positiva | 0,50 |
| Comportamento antissocial em adultos | 0,41 |
| **Distúrbios psiquiátricos** | |
| Autismo | 0,90 |
| Esquizofrenia | 0,80 |
| Depressão profunda | 0,37 |
| Distúrbio de ansiedade | 0,30 |
| Alcoolismo | 0,50 a 0,60 |
| **Crenças e atitudes políticas** | |
| Religiosidade entre adultos | 0,30 a 0,45 |
| Conservadorismo entre adultos | 0,45 a 0,65 |
| Visão sobre oração escolar | 0,41 |
| Visão sobre pacifismo | 0,38 |

Fontes: J. R. Alford *et al.*, *American Political Science Review* 99, 2005, 1 a 15; T. Bouchard *et al.*, *Science* 250, 1990, 223 a 228; T. Bouchard, *Curr. Dir. Psych. Sci.* 13, 2004, 148 a 151; P. J. Clark, *Am. J. Hum. Genet.* 7, 1956, 49 a 54; C. M. Freitag, *Mol. Psychiatry* 12, 2007, 2 a 22.

provável. Logo, embora a altura seja altamente hereditária e as populações do passado e do presente de holandeses sejam significativamente diferentes na altura, a diferença tem uma base ambiental.

**CONCEITO-CHAVE** A herdabilidade de sentido amplo ($H^2$) é a proporção da genética ($V_g$) para a variância fenotípica ($V_x$). $H_2$ fornece uma medida da extensão em que as diferenças entre indivíduos dentro de uma população ocorrem por genética ou fatores ambientais. As estimativas de $H^2$ aplicam-se apenas para a população e o ambiente em que elas foram feitas. $H^2$ não é útil para interpretar diferenças nas médias de características entre as populações.

## 19.4 Herdabilidade de sentido restrito: predição de fenótipos

**OA 19.5** Calcular e interpretar a herdabilidade no sentido restrito.

**OA 19.6** Usar o conhecimento dos fenótipos parentais para prever o fenótipo da prole.

Em seu sentido amplo, a herdabilidade informa a proporção da variância em uma população que se deve a fatores genéticos. A herdabilidade de sentido amplo expressa o grau em que as diferenças nos fenótipos entre indivíduos em uma população são determinadas por diferenças em seus genótipos. No entanto, mesmo quando há variação genética em uma população como medido pela herdabilidade de sentido amplo, ela pode não ser transmissível para a próxima geração de maneira previsível. Nesta seção, exploraremos como a variação genética vem em duas formas – variação aditiva e de dominância (não aditiva). Enquanto a variação aditiva é previsivelmente transmitida de pais para filhos, a variação de dominância não é. Definiremos também outra forma de herdabilidade chamada de **herdabilidade de sentido restrito** ($h^2$), que é a proporção de variância aditiva para a variância fenotípica. A herdabilidade no sentido restrito fornece uma medida do grau em que a constituição genética dos indivíduos determina os fenótipos de sua prole.

Os diferentes modos de **ação gênica** (interação entre os alelos no *locus*) são o coração do entendimento da herdabilidade de sentido restrito, portanto iremos revê-los brevemente. Considere um *locus*, $B$, que controla o número de flores em uma planta. O *locus* tem dois alelos, $B_1$ e $B_2$, e três genótipos – $B_1/B_1$, $B_1/B_2$, e $B_2/B_2$. Como esquematizado na **Figura 19.6A**, plantas com o genótipo $B_1/B_1$ têm uma flor; plantas $B_1/B_2$ têm 2 flores e plantas $B_2/B_2$ têm 3. Em um caso como esse, quando o valor da característica do heterozigoto está no meio do caminho entre aqueles das duas classes homozigotas, a ação do gene é definida como uma **ação gênica aditiva**. Na Figura 19.6B, o heterozigoto tem 3 flores, o mesmo que o homozigoto $B_2/B_2$. Aqui, o alelo $B_2$ é dominante sobre o alelo $B_1$. No presente caso, a ação gênica é definida como uma **ação gênica dominante**, ainda que também pudesse ser definida como recessiva, com alelo $B_1$ recessivo para alelo $B_2$. A ação gênica não precisa ser puramente aditiva ou dominante, mas pode mostrar **dominância parcial**. Por exemplo, se heterozigotos $B_1/B_2$ tinham 2,5 flores em média, logo o alelo $B_2$ mostra dominância parcial.

### Ação gênica e a transmissão da variação genética

Vamos trabalhar com um exemplo simples para mostrar como o modo da ação gênica influencia a herdabilidade. Suponha que um criador de plantas queira criar uma melhoria na população, com mais flores por planta. O número de flores é controlado pelo *locus* $B$, o qual tem dois alelos, $B_1$ e $B_2$, como esquematizado na Figura 19.6A. As frequências desses alelos são ambas 0,5, e as frequências dos genótipos $B_1/B_1$, $B_1/B_2$ e $B_2/B_2$ são 0,25, 0,50, e 0,25, respectivamente. As plantas com o genótipo $B_1/B_1$ têm uma flor; plantas $B_1/B_2$, 2 flores e plantas $B_2/B_2$, 3. O número médio de flores por planta na população é 2,0 (lembre-se que nós podemos calcular a média como a soma dos produtos das frequências de cada classe vezes o valor para aquela classe).

| Genótipo | Frequência | Valor do traço (número de flores) | Contribuição para a média (frequência × valor) |
|---|---|---|---|
| $B_1/B_1$ | 0,25 | 1 | 0,25 |
| $B_1/B_2$ | 0,50 | 2 | 1,0 |
| $B_2/B_2$ | 0,25 | 3 | 0,75 |
|  |  |  | Média = 2,0 |

Uma vez que o heterozigoto tem um fenótipo que é caminho do meio entre as duas classes homozigóticas, a ação gênica é aditiva. Não há efeitos ambientais, e o genótipo sozinho determina o número de flores, então $H^2$ é 1,0. Se o criador de plantas seleciona plantas com 3 flores ($B_2/B_2$), intercruza-as e cria uma prole; toda a prole será $B_2/B_2$, e a média do número de flores por planta entre a descendência vai ser 3,0. Quando a ação gênica é completamente aditiva e não há efeitos ambientais, o fenótipo é totalmente hereditário. A seleção como praticada pelo criador de planta funciona perfeitamente.

Agora vamos considerar o caso diagramado na Figura 19.6B, no qual o alelo $B_2$ é dominante para o $B_1$. O heterozigoto $B_1/B_2$ apresenta 3 flores. A frequência dos alelos $B_1$ e $B_2$ são ambas 0,5, e as frequências de $B_1/B_1$, $B_1/B_2$ e $B_2/B_2$ são 0,25, 0,50, e 0,25, respectivamente. Mais uma vez, não há nenhuma contribuição ambiental para as diferenças entre os indivíduos, logo $H^2$ é de 1,0. O número médio de flores por planta na população inicial é 2,5.

| Genótipo | Frequência | Fenótipo | Contribuição para a média (frequência × valor) |
|---|---|---|---|
| $B_1/B_1$ | 0,25 | 1 | 0,25 |
| $B_1/B_2$ | 0,50 | 3 | 1,5 |
| $B_2/B_2$ | 0,25 | 3 | 0,75 |
|  |  |  | Média = 2,5 |

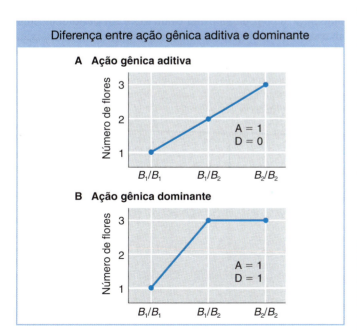

**Figura 19.6** Gráfico do genótipo (eixo *x*) pelo fenótipo (eixo *y*) para um *locus* hipotético, $B$, que regula o número de flores por planta. **A.** Ação gênica aditiva. **B.** Ação gênica dominante.

Se o criador de plantas seleciona um grupo de plantas com 3 flores, 2/3 vão ser $B_1/B_2$ e 1/3 $B_2/B_2$. Quando o criador intercruza as plantas selecionadas, 0,44 (3/2 × 3/2) dos cruzamentos seria entre heterozigotos, e 1/4 da descendência a partir desses cruzamentos seria $B_1/B_1$ e, portanto, teria uma flor. O restante da prole seria ou $B_1/B_2$ ou $B_2/B_2$ e, portanto, teria 3 flores. A média total para a prole seria 2,78, embora a média de seus genitores fosse 3.0. Por isso, quando há domínio, o fenótipo não é totalmente hereditário. A seleção praticada pelo criador de planta funcionou, mas não perfeitamente, porque algumas das diferenças entre indivíduos devem-se à dominância.

Em conclusão, quando há dominância, não podemos prever estritamente os fenótipos da prole a partir dos fenótipos dos genitores. Algumas das diferenças (variação) entre os indivíduos na geração parental são devidas às interações de dominância entre os alelos. Uma vez que os genitores transmitem seus genes, mas não os seus genótipos para sua prole, tais interações não são transmitidas para a prole.

## Efeitos aditivos e de dominância

Como descrito anteriormente, os traços controlados por genes com ação gênica aditiva responderão de forma muito diferente à seleção do que aqueles com dominância. Portanto, os geneticistas precisam quantificar o grau de dominância e aditividade. Nesta seção, vamos mostrar como isso é feito. Vamos considerar novamente o *locus B*, que controla o número de flores em uma planta (consulte a Figura 19.6). O **efeito aditivo (A)** fornece uma medida do grau de mudança no fenótipo que ocorre com a substituição de um alelo $B_2$ por um alelo $B_1$. O efeito aditivo é calculado como a diferença entre as duas classes de homozigotos divididas por 2. Por exemplo, como mostrado na Figura 19.6A, se o valor da característica do genótipo $B_1/B_1$ é 1 e o valor da característica do genótipo $B_2/B_2$ é 3, então

$$A = \frac{X_{B_2B_2} - X_{B_1B_1}}{2} = \frac{3-1}{2} = 1$$

O **efeito de dominância (D)** é o desvio do heterozigoto ($B_1/B_2$) a partir do ponto médio das duas classes homozigóticas. Como mostrado na Figura 19.6B, se o valor da característica do genótipo $B_1/B_1$ é 1, do genótipo $B_1/B_2$, 3, e do genótipo $B_1/B_2$, também 3, então

$$D = X_{B_1B_2} - \left(\frac{X_{B_2B_2} + X_{B_1B_1}}{2}\right) = 3 - 2 = 1$$

Se você calcular D para a situação representada na Figura 19.6A, você encontrará D = 0; ou seja, sem dominância.

A proporção de D/A fornece uma medida do grau de dominância. Para a Figura 19.6A, D/A = 0,0, o que indica aditividade pura ou nenhuma dominância. Para a Figura 19.6B, D/A = 1,0, ou dominância completa. A proporção D/A de −1 indicaria uma recessividade completa (a distinção entre dominância e recessividade depende de como os fenótipos são codificados e é, nesse sentido, arbitrária). Os valores que são maiores do que 0 e menores do que 1 representam dominância parcial, já os menores do que 0 e maiores do que −1 representam recessividade parcial.

Aqui temos um exemplo de cálculo de efeitos aditivos e de dominância em um único *locus*. O esgana-gato de três espinhos (*Gasterosteus aculeatus*) tem populações marinhas com longos espinhos pélvicos e populações que vivem perto do fundo de lagos de água doce com espinhos pélvicos altamente reduzidos (**Figura 19.7A**). Acredita-se que os espinhos desempenhem um

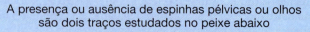

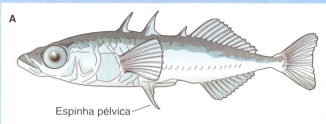

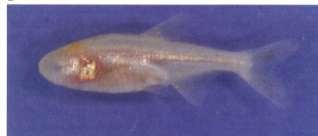

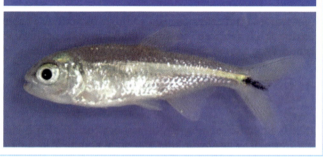

**Figura 19.7 A.** Esgana-gato de três espinhas (*Gasterosteus aculeatus*). **B.** Peixe de caverna cego (*Astíanax mexicanus*) (*acima*) e o seu parente capaz de enxergar, habitante da superfície (*abaixo*). [A e B: Masato Yoshizawa e William Jeffery, Universidade de Maryland.]

papel na defesa contra a predação. As populações de água doce que vivem no fundo são derivadas das populações marinhas ancestrais. Uma mudança na predação entre os ambientes marinho e de água doce pode explicar a perda de espinhos nos ambientes de água doce (ver Capítulo 20).

*Pitx1* é um dos vários genes que contribuem para o comprimento da espinha pélvica nos esgana-gato. Este gene codifica um fator de transcrição que regula o desenvolvimento da pelve em vertebrados, incluindo o crescimento da espinha pélvica no peixe em questão. Michael Shapiro e seus colegas na Universidade de Stanford mediram o comprimento dessa espinha em uma população $F_2$ que segregou tanto para alelos marinhos ou longos (*l*) quanto para alelos de água doce ou curtos (*s*) de *Pitx1*. Eles registraram os seguintes valores médios (em unidades de proporção do comprimento do corpo) para o comprimento da espinha pélvica para as três classes genotípicas:

| s/s | s/l | l/l |
|---|---|---|
| 0,068 | 0,132 | 0,148 |

Com os valores e as fórmulas acima, podemos calcular os efeitos aditivos e de dominância. O efeito aditivo (A) é

(0,148 a 0,068)/2 = 0,04

ou 4% do comprimento do corpo. O efeito de dominância (D) é

$$0{,}132 - [(0{,}148 + 0{,}068)/2] = 0{,}024$$

A razão de dominância/aditividade é

$$0{,}024/0{,}04 = 0{,}6$$

O valor de 0,6 para a proporção indica que o alelo longo (*l*) de *Pitx1* é parcialmente dominante para o alelo curto (*s*).

Podemos também calcular os efeitos aditivos e de dominância médios sobre todos os genes no genoma que afetam a característica. Aqui está um exemplo usando peixes de caverna (*Astyanax mexicanus*) e seus parentes de superfície (Figura 19.7B). As populações de cavernas têm olhos bastante reduzidos (pequeno diâmetro) em comparação às de superfície. Isso porque, sem luz nas cavernas, não se beneficiam de ter olhos. Uma vez que existem custos fisiológicos e neurológicos para formar e manter os olhos, a evolução pode ter favorecido uma redução no tamanho do olho em populações de cavernas. Horst Wilkins, da Universidade de Hamburgo, mediu o diâmetro médio do olho (em mm) para as populações da caverna e da superfície e de seu híbrido $F_1$:

| Caverna | $F_1$ | Superfície |
|---------|-------|------------|
| 2,10    | 5,09  | 7,05       |

Com as fórmulas acima, calculamos que A = 2,48, D = 0,52, e D/A = 0,21. No presente caso, a ação gênica é mais próxima de um estado puramente aditivo, embora a genoma de superfície seja ligeiramente dominante.

**CONCEITO-CHAVE** Quando o valor da característica para a classe heterozigótica está no meio do caminho entre as duas classes homozigóticas, a ação gênica é chamada de aditiva. Qualquer desvio do heterozigoto a partir do ponto médio entre as duas classes homozigóticas indica um grau de dominância de um alelo.

## Um modelo com aditividade e dominância

O exemplo fornecido anteriormente com o *locus B* e o número de flores mostra que não podemos prever com precisão os fenótipos da prole a partir dos fenótipos dos pais quando há domínio, embora possamos fazê-lo em casos de aditividade pura. Ao prever os fenótipos da prole, precisamos separar as contribuições aditivas e de dominância. Para fazer isso, precisamos modificar o modelo simples introduzido na Seção 19.2, $x = g + e$.

Vamos começar a olhar mais de perto a situação descrita na Figura 19.6B. Indivíduos com os genótipos $B_1/B_2$ e $B_2/B_2$ têm o mesmo fenótipo, 3 flores. Se subtrairmos a média da população (2.5) do valor de sua característica (3), vemos que eles têm o mesmo desvio genotípico (*g*):

$$g_{B_1B_2} = g_{B_2B_2} = 0{,}5$$

Agora vamos calcular os fenótipos médios de sua prole. Se autopolinizarmos um indivíduo $B_1/B_2$, a descendência será ¼ $B_1/B_1$, ½ $B_1/B_2$ e ¼ $B_2/B_2$, e a média do valor do traço desses descendentes, 2,75. No entanto, se autopolinizarmos um indivíduo $B_2/B_2$, a descendência será toda $B_2/B_2$ e a média do valor da característica desses descendentes, 3,0. Embora os indivíduos $B_1/B_2$ e $B_2/B_2$ tenham o mesmo valor da característica e o mesmo valor de desvio genotípico (*g*), eles não produzem a prole equivalente porque a base subjacente de seus fenótipos é diferente. O fenótipo do indivíduo $B_1/B_2$ depende do efeito de dominância (D), enquanto o indivíduo $B_2/B_2$ não envolve dominância.

Podemos assim expandir o modelo simples ($x = g + e$) para incorporar as contribuições aditivas e de dominância. O desvio genotípico (*g*) é a soma de dois componentes: *a*, o desvio aditivo, que é transmitido para a prole; e *d*, o desvio de dominância, que não é transmitido para a prole. Podemos reescrever o modelo simples e separar esses dois componentes assim:

$$x = g + e$$
$$x = a + d + e$$

O desvio aditivo é transmitido à descendência de forma previsível. O desvio da dominância não é transmitido dos genitores para a prole, já que novos genótipos e consequentemente novos alelos são formados a cada geração.

Vejamos a forma como o desvio genético é decomposto em desvios aditivos e desvios de dominância para o caso mostrado na Figura 19.6B.

|                        | $B_1B_1$ | $B_1B_2$ | $B_2B_2$ |
|------------------------|----------|----------|----------|
| Valor da característica | 1        | 3        | 3        |
| Desvio genético (*g*)   | −1,5     | 0,5      | 0,5      |
| Desvio aditivo (*a*)    | −1       | 0        | 1        |
| Desvio de dominância (*d*) | −0,5  | 0,5      | −0,5     |

Os desvios genotípicos (*g*) são calculados simplesmente ao subtrairmos a média da população (2.5) do valor da característica para cada genótipo. Cada desvio genotípico é, em seguida, decomposto em desvios aditivo (*a*) e de dominância (*d*), com fórmulas que estão além do escopo do presente livro. Essas fórmulas incluem os efeitos aditivos (A) e de dominância (D), bem como as frequências dos alelos $B_1$ e $B_2$ na população. Você vai notar que *a* + *d* resumem *g*. Os desvios aditivos (*a*) e de dominância (*d*) são dependentes das frequências dos alelos porque o fenótipo de uma descendência que recebe um alelo $B_1$ a partir de um genitor dependerá de esse alelo combinar com um alelo $B_1$ ou $B_2$ a partir do outro genitor, resultado que, por sua vez, depende das frequências dos alelos na população.

O desvio aditivo (*a*) tem significado importante na criação de plantas e animais. Trata-se do **valor genético**, ou da parte do desvio de um indivíduo da média da população que se deve aos efeitos aditivos. Esta é a parte que é transmitida à sua prole. Assim, se quisermos aumentar o número de flores por planta na população, os indivíduos $B_2/B_2$ têm o maior valor genético. Os valores de cruzamento também podem ser calculados para o genoma geral de um indivíduo. Os criadores de animais estimam os valores genéticos do genoma de animais individuais, e essas estimativas podem determinar o valor econômico do animal.

Já particionamos o desvio genético (*g*) em desvios aditivo (*a*) e de dominância (*d*). Com álgebra semelhante àquela descrita no Boxe 19.1, também podemos dividir a variância genética em aditiva e de dominância como segue:

$$V_g = V_a + V_d$$

em que $V_a$ é a variância genética aditiva, e $V_d$, de dominância. $V_a$ é a variância dos desvios aditivos ou a variância dos valores genéticos. Ele é a parte da variância genética que é transmitida dos genitores para sua prole. $V_d$ é a variância dos desvios de dominância. Finalmente, podemos substituir esses termos na equação para a variância fenotípica apresentada anteriormente no capítulo:

$$V_X = V_g + V_e$$

$$V_X = V_a + V_d + V_e$$

em que $V_e$ é a variância ambiental. Esta equação assume que os componentes aditivo e de dominância não estão correlacionados com os efeitos ambientais – suposição que será verdadeira em experimentos em que os indivíduos são aleatoriamente atribuídos aos ambientes.

Até o momento, descrevemos os modelos com variâncias e desvios genéticos, ambientais, aditivos e de dominância. Na genética quantitativa, os modelos podem ficar ainda mais complexos. Em particular, eles podem ser expandidos para incluir a interação entre fatores. Se um fator altera o efeito de outro fator, há uma interação. O **Boxe 19.3** analisa brevemente como as interações são fatoradas em modelos genéticos quantitativos.

**CONCEITO-CHAVE** O desvio genético (*g*) de um indivíduo em relação à média populacional é composto pelo desvio aditivo (*a*) e pelo desvio de dominância (*d*). O desvio aditivo é conhecido como o valor genético e representa o componente do fenótipo de um indivíduo que é transmitido para a sua descendência. A variância genética de uma característica em uma população ($V_g$) pode ser decomposta em variâncias aditiva ($V_a$) e de dominância ($V_d$).

## Boxe 19.3 Efeitos de interação

O modelo simples para decompor traços em desvios genéticos e ambientais, x = g + e, assume que não há interações genótipo-ambiente. Com essa declaração, definimos que as diferenças entre genótipos não mudam através dos ambientes. Em outras palavras, uma interação genótipo-ambiente ocorre quando o desempenho de diferentes genótipos é afetado de forma desigual por uma mudança no ambiente. Segue um exemplo. Considere duas linhagens endogâmicas, IL1 e IL2, que possuem genótipos diferentes. Criamos essas duas linhagens endogâmicas em dois ambientes, E1 ou E2. Podemos visualizar o desempenho dessas duas linhas nos dois ambientes utilizando um gráfico (abaixo). Seu tipo, que mostra o padrão dos valores da característica de diferentes genótipos de um cruzamento de dois ou mais ambientes, é chamado de *norma de reação*.

Se não há interação alguma, então a diferença no valor da característica entre as linhagens endogâmicas será a mesma em ambos os ambientes, como mostrado pelo gráfico da esquerda.

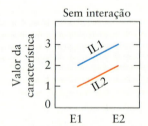
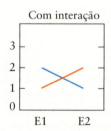

Sem interação, a diferença entre as duas linhagens endogâmicas é 1,0 em ambos os ambientes, e por isso a diferença entre a média das linhagens ao longo dos dois ambientes é 1,0.

Ambiente 1: IL1 − IL2 = 2 a 1 = 1,0
Ambiente 2: IL1 − IL2 = 3 a 2 = 1,0

A diferença na média geral mostra que as linhagens são geneticamente diferentes. A média em ambos os ambientes é 2,5 para IL1 e 1,5 para IL2.

O gráfico da direita mostra um caso de uma interação entre o genótipo e ambiente. IL1 funciona bem no Ambiente 1, mas mal no Ambiente 2. O oposto é verdadeiro para IL2. A diferença no valor da característica entre as duas linhagens é +1,0 no Ambiente 1, mas −1,0 no Ambiente 2.

Ambiente 1: IL1 − IL2 = 2 a 1 = +1,0
Ambiente 2: IL1 − IL2 = 1 a 2 = −1,0

A diferença entre a média das linhagens ao longo dos dois ambientes é 0,0, de modo que podemos concluir incorretamente que essas linhagens endogâmicas são geneticamente equivalentes se olharmos apenas para a média global.

O modelo simples pode ser expandido para incluir um termo de interação genótipo-ambiente (g × e):

$$x = g + e + g \times e$$

e

$$V_X = V_g + V_e + V_{g \times e}$$

em que $V_{g \times e}$ é a variância da interação genótipo-ambiente. Se o termo da interação não for incluído no modelo, então existe um pressuposto implícito de que não há interações genótipo-ambiente.

As interações também podem ocorrer entre os alelos em genes separados, em um tipo de interação denominado epistasia. Vejamos como as interações epistáticas afetam a variação nos traços quantitativos.

Considere dois genes, *A* com alelos $A_1$ e $A_2$, e *B* com alelos $B_1$ e $B_2$. O lado esquerdo da tabela abaixo mostra o caso de nenhuma interação entre esses genes. Começando com o genótipo $A_1/A_1;B_1/B_1$, sempre que substituirmos alelo um $A_2$ por um alelo $A_1$, o valor da característica aumenta em 1

*(continua)*

> **Boxe 19.3 Efeitos de interação** *(continuação)*
>
> independentemente do genótipo no *locus B*. O mesmo acontece quando substituímos alelos no *locus B*. Os efeitos dos alelos no *locus A* são independentes daqueles do *locus B* e vice-versa. Não há interação ou epistasia.
>
> | | Sem interação | | | | Interação | | |
> |---|---|---|---|---|---|---|---|
> | | $B_1/B_1$ | $B_1/B_2$ | $B_2/B_2$ | | $B_1/B_1$ | $B_1/B_2$ | $B_2/B_2$ |
> | $A_1/A_1$ | 0 | 1 | 2 | $A_1/A_1$ | 0 | 1 | 2 |
> | $A_1/A_2$ | 1 | 2 | 3 | $A_1/A_2$ | 0 | 1 | 3 |
> | $A_2/A_2$ | 2 | 3 | 4 | $A_2/A_2$ | 0 | 1 | 4 |
>
> Agora olhe para o lado direito da tabela. A partir do genótipo $A_1/A_1;B_1/B_1$, substituir um alelo $A_2$ por um alelo $A_1$ tem um efeito sobre o valor da característica somente quando o genótipo no *locus B* é $B_2/B_2$. Os efeitos dos alelos no *locus A* são dependentes dos alelos do *locus B*. Não há uma interação ou epistasia entre os genes.
>
> O modelo genético pode ser expandido para incluir um termo epistático ou de interação (*i*):
>
> $$x = a + d + i + e$$
>
> e
>
> $$V_X = V_a + V_d + V_i + V_e$$
>
> em que $V_i$ é a interação ou variação epistática.
>
> Se o termo da interação não for incluído no modelo, então há um pressuposto implícito de que os genes funcionam independentemente; isto é, não há epistasia. A variância de interação ($V_i$), assim como a variância de dominância, não é transmitida dos pais para seus filhos, uma vez que são formados, a cada geração, novos genótipos e, portanto, novas relações epistáticas.

## Herdabilidade de sentido restrito

Podemos agora definir a herdabilidade de sentido restrito, que é simbolizada por uma letra minúscula *h* ao quadrado ($h^2$), como a proporção da variância aditiva para o total da variância fenotípica:

$$h^2 = \frac{V_a}{V_X} = \frac{V_a}{V_a + V_d + V_e}$$

Esta forma de herdabilidade mede o grau a que a variação entre os indivíduos de uma população é previsivelmente transmitida para sua prole. A herdabilidade de sentido restrito é a forma de herdabilidade de interesse para plantas e animais reprodutores, porque ela fornece uma medida de quão bem uma característica responderá à procriação seletiva.

Para estimar $h^2$, precisamos medir $V_a$, mas como pode isso ser feito? Usando álgebra e uma lógica semelhante à que utilizamos para mostrar que $V_g$ pode ser estimado usando a covariância entre gêmeos monozigóticos criados separadamente (ver Boxe 19.2), podemos mostrar que a covariância entre um parente e sua prole é igual à metade da variância aditiva:

$$COV_{P,O} = \frac{1}{2} V_a$$

A covariância genitor-prole é metade de $V_a$ porque a prole herda somente metade de seus genes do genitor. Ao combinar essa fórmula com a de $h^2$, obtemos

$$h^2 = \frac{V_a}{V_X} = \frac{2 COV_{P,O}}{V_X}$$

Estimar a $V_a$ com a covariância entre genitores e prole requer o controle de fatores ambientais nos experimentos. Isso pode ser um desafio, porque os genitores e a prole são necessariamente criados em diferentes momentos. A $V_a$ também pode ser estimada com a covariância entre meios-irmãos caso todos os indivíduos no experimento possam ser criados ao mesmo tempo no mesmo ambiente. Meios-irmãos compartilham um quarto de seus genes, então $V_a$ é igual a 4× a covariância entre meios-irmãos.

Se você comparar a equação para $h^2$ com a de $H^2$ (ver Boxe 19.2), perceberá que ambas envolvem a relação de uma covariância com a variância. O coeficiente de correlação introduzido anteriormente no capítulo também é a razão de uma covariância para uma variância. Trata-se de usar o grau de correlação entre parentes para inferir o grau em que os traços são hereditários.

Aqui está um exercício que sua classe pode experimentar. Faça com que cada estudante apresente sua altura e a de seu genitor do mesmo sexo. Com esses dados e um programa de edição de planilha, calcule a covariância entre os pais e seus filhos (os alunos). Em seguida, estime $h^2$ como duas vezes a covariância dividida pela variância fenotípica. Para a variância fenotípica total ($V_X$) no denominador da equação, você pode usar a variância entre os pais. Os dados para alunos do sexo masculino e feminino devem ser analisados separadamente.

Normalmente, os valores de herdabilidade no sentido restrito da altura em humanos são cerca de 0,8, o que significa que cerca de 80% da variação é aditiva, ou transmissível, de pais para filhos. Os resultados para a sua classe poderiam se desviar a partir desse valor por várias razões. Em primeiro lugar, se a sua classe é pequena, um erro de amostragem pode afetar a precisão da sua estimativa de $h^2$. Em segundo lugar, você vai realizar um estudo experimental randomizado. Se os pais recriarem em suas famílias os ambientes promotores de crescimento (ou limitante de crescimento) que eles experimentaram quando crianças, então haverá uma correlação entre os ambientes dos pais e sua descendência. Essa correlação de ambientes viola uma suposição da análise. Terceiro, a população de alunos de sua classe pode não ser representativa da população na qual o valor de 0,8 foi obtido.

A **Figura 19.8** é um gráfico de dispersão com os dados de altura para alunos do sexo masculino e feminino e seus pais. Há uma clara correspondência entre as alturas dos estudantes e do genitor do mesmo sexo. Esses dados fornecem estimativas de herdabilidade no sentido restrito de 0,86 para mãe/filha e 0,82 para pai/filho.

**644** **Parte 3** Princípios Fundamentais de Mutação, Variação e Evolução

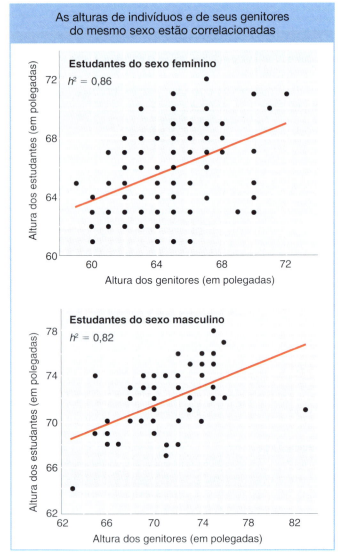

**Figura 19.8** Diagramas de dispersão para altura em polegadas de alunos do sexo feminino (*acima*) e masculino (*abaixo*) e seus pais do mesmo sexo. Os gráficos mostram correlações positivas entre as alturas dos alunos e de seus genitores. O declive da linha diagonal é igual ao do coeficiente de correlação.

Os resultados estão próximos ao valor de $h^2$ igual a 0,8 obtido a partir de estudos em que as crianças foram separadas de seus pais no nascimento e criadas em famílias adotivas.

Aqui estão mais alguns pontos sobre herdabilidade no sentido restrito. Primeiro, quando $h^2 = 1,0$ ($V_a = V_X$), o valor esperado para o fenótipo de uma prole será igual ao valor médio do genitor. Toda a variação na população é aditiva e hereditária no sentido restrito. Em segundo lugar, quando $h^2 = 0,0$ ($V_a = 0$), o valor esperado de qualquer fenótipo da prole será a média da população. Toda a variação na população deve-se tanto à dominância quanto a fatores ambientais e, portanto, não é transmissível aos descendentes. Finalmente, assim como a herdabilidade de sentido amplo ($H^2$), a de sentido restrito é uma propriedade do ambiente específico e da população em que ela foi medida. Uma estimativa da população e do ambiente pode não ser significativa para outra população ou ambiente.

A herdabilidade no sentido restrito é um conceito importante tanto na criação de plantas e animais quanto na evolução. Para um criador, a $h^2$ indica quais características podem ser melhoradas por seleção artificial. Para um biólogo evolutivo, a $h^2$ é crítica para entender como as populações mudam em resposta à seleção natural imposta por uma mudança de ambiente. A **Tabela 19.5** lista as estimativas de herdabilidade no sentido restrito para algumas características e organismos.

## Predição de fenótipos de descendência

De modo a melhorar as coletas e o gado para traços de importância agronômica, o criador deve ser capaz de prever o fenótipo de uma prole a partir do fenótipo de seus genitores. Tais previsões são feitas usando o conhecimento do criador sobre a herdabilidade de sentido restrito. O desvio fenotípico ($x$) de um indivíduo a partir da média da população é a soma dos desvios aditivo, de dominância e ambiental:

$$x = a + d + e$$

A parte aditiva é a parte hereditária que é transmitida para a prole. Vamos olhar para um conjunto de pais com desvios fenotípicos $x'$ para a mãe e $x''$ para o pai. Os desvios de dominância dos pais ($d'$ e $d''$) não são transmitidos aos seus descendentes, uma vez que novos genótipos e novas interações de dominância são criados a cada geração. Da mesma forma, os pais não transmitem seus desvios ambientais ($e'$ e $e''$) para sua prole.

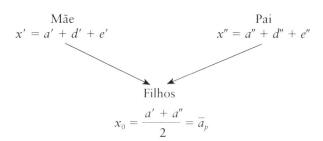

Assim, os únicos fatores que os pais transmitem aos seus filhos são seus desvios aditivos ($a'$ e $a''$). De tal forma, podemos estimar

**TABELA 19.5** A herdabilidade de sentido restrito para alguns traços em várias espécies diferentes.

| Traço | $h^2$ (%) |
|---|---|
| **Espécies agronômicas** | |
| Peso corporal no gado | 65 |
| Produção de leite no gado | 35 |
| Espessura da gordura das costas no porco | 70 |
| Tamanho da ninhada em porcos | 5 |
| Peso corporal em galinhas | 55 |
| Produção de ovos em galinhas | 50 |
| **Espécies naturais** | |
| Tamanho do bico nos fringilídeos de Darwin | 65 |
| Duração do voo do percevejo da serralha | 20 |
| Altura da planta joia da laranja | 8 |
| Fecundidade no veado vermelho | 46 |
| Longevidade do papa-moscas-de-colar | 15 |

Fonte: D. F. Falconer and T. F. C. Mackay, *Introduction to Quantitative Genetics*, Longman, 1996; J. C. Conner and D. L. Hartl, *A Primer in Ecological Genetics*, Sinauer, 2004.

desvio fenotípico ($x_o$) da prole como a média dos desvios aditivos de seus pais $\bar{a}_p$.

Logo, para prever o fenótipo da prole, precisamos saber os desvios aditivos de seus genitores. Não podemos observar diretamente os desvios aditivos dos genitores, mas podemos estimá-los. O desvio aditivo de um indivíduo é a parte hereditária de seu desvio fenotípico; isto é,

$$\hat{a} = h^2 x$$

em que $\hat{a}$ significa uma estimativa do desvio aditivo ou valor genético. Logo, podemos estimar a média dos desvios aditivos dos genitores como o produto de $h^2$ multiplicado pela média de seu desvio fenotípico, e esse produto vai ser uma estimativa do desvio fenotípico da descendência ($\bar{x}_p$):

$$\hat{x}_o = h^2 \left[ \frac{x' + x''}{2} \right]$$

ou

$$\hat{x}_o = h^2 \bar{x}_p$$

A prole terá seu próprio desvio de dominância e ambiental. No entanto, estes não podem ser previstos. Já que são desvios, eles terão valor zero, em média, ao longo de um grande número de descendentes.

Por exemplo, as ovelhas islandesas são valorizadas pela qualidade de sua lã. Uma ovelha adulta média em uma determinada população produz 6 libras de lã por ano. Um genitor que produz 6,5 libras por ano é acasalado com uma fêmea que produz 7,0 libras por ano. A herdabilidade de sentido restrito da produção de lã nesta população é 0,4. Qual é a produção prevista de lã dos descendentes desse acasalamento? Em primeiro lugar, podemos calcular os desvios fenotípicos para os genitores ao subtrair a média da população de seus valores fenotípicos:

| | |
|---|---|
| Pai | 6,5 − 6,0 = 0,5 |
| Mãe | 7,0 − 6,0 = 1,0 |
| Média parental ($\bar{x}_p$) | (0,5 + 1,0)/2 = 0,75 |

Agora multiplique $h^2$ por $\bar{x}_p$ para determinar $\hat{x}_o$, ou o desvio fenotípico estimado da prole:

$$0,4 \times 0,75 = 0,3$$

Finalmente, adicione a média da população (6,0) ao desvio fenotípico previsto da descendência (0,3) e obtenha o resultado de que o fenótipo previsto da descendência é 6,3 lb de lã por ano.

Pode parecer surpreendente prever que a prole produzirá menos lã do que qualquer genitor. No entanto, esse resultado é esperado para uma característica com herdabilidade modesta de 0,4. A maioria (60%) do desempenho superior dos genitores deve-se à dominância e aos fatores ambientais que são não transmissíveis para a prole. Se a herdabilidade fosse de 1,0, então o valor previsto para a prole seria caminho do meio entre aqueles dos genitores. Se a herdabilidade fosse 0,0, então o valor previsto para a prole seria a média da população, já que toda a variação seria atribuída a fatores não hereditários.

## Seleção em traços complexos

Nosso tópico final sobre herdabilidade no sentido restrito é a aplicação da seleção a longo prazo para melhorar o desempenho de uma população para uma característica complexa. Ao aplicar a seleção, os criadores de planta, ao longo dos últimos 10.000 anos, transformaram uma série de espécies de plantas selvagens em uma notável variedade de cultivos de frutas, legumes, cereais, e temperos de que desfrutamos atualmente. Da mesma forma, os de animais aplicaram a seleção para domesticar muitas espécies selvagens, transformando lobos em cães, aves selvagens em galinhas e javalis selvagens em porcos.

A seleção é um processo pelo qual apenas indivíduos com certas características contribuem para o *pool* de genes que forma a próxima geração (ver Capítulos 18 e 20). A seleção aplicada por humanos para melhorar a população de uma lavoura ou de gado é chamada de seleção artificial para distingui-la da seleção natural. Vejamos um exemplo de como a seleção artificial funciona.

A pró-vitamina A é um precursor na biossíntese da vitamina A, um nutriente importante para olhos saudáveis e bom funcionamento do sistema imunológico. Os produtos vegetais são uma fonte importante de pró-vitamina A para humanos, porém as pessoas, em muitas áreas do globo, têm pouca pró-vitamina A em suas dietas. Para resolver esse problema, um criador de planta procura aumentar o conteúdo de pró-vitamina A de uma população de milho usada em parte da América latina, onde a deficiência de vitamina A é comum. No momento, essa população produz 1,25 μg de pró-vitamina A por grama de sementes. A variância para a população é de 0,06 μg² (**Figura 19.9**). Para melhorar a população, o criador seleciona um grupo de plantas que produzem 1,5 μg ou mais de provitamina A por grama de sementes. A média para o selecionado do grupo é 1,63 μg. O criador aleatoriamente intercruza as plantas selecionadas e desenvolve a prole para produzir a próxima geração, a qual tem uma média de 1,44 μg por grama de sementes.

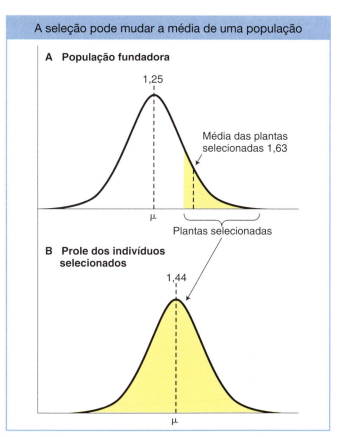

**Figura 19.9** Distribuição de valores de traços para a pró-vitamina A em linhagens de milho em uma população inicial (**A**) e na prole da população (**B**) após uma geração de seleção. A população inicial tinha uma média de 125 μg/g; os indivíduos selecionados, 1,63 μg/g, e a prole da população, 144 μg/g.

Caso a herdabilidade de sentido restrito de uma característica não seja conhecida antes de realizar um experimento de seleção artificial, pode-se utilizar os resultados de tais experimentos para estimá-la. Segue um exemplo com o caso da pró-vitamina A no milho. Vamos iniciar com a equação de cima:

$$\hat{x}_O = h^2 \bar{x}_p$$

e reescrevê-la como

$$h^2 = \frac{\bar{x}_o}{\bar{x}_p}$$

$\bar{x}_p$ é o desvio médio dos genitores (as plantas selecionadas) da média da população. Isso é conhecido como **diferencial de seleção (S)**, a diferença entre a média do grupo selecionado e a da população base. Para nosso exemplo,

$$\bar{x}_p = 1,63 - 1,25 = 0,38$$

$\bar{x}_p$ é o desvio médio da prole em relação à média da população. Isso é conhecido como **resposta de seleção (R)**, ou a diferença entre a média da prole e a da população base. Para nosso exemplo,

$$\bar{x}_o = 1,44 - 1,25 = 0,19$$

Agora podemos calcular a herdabilidade de sentido restrito para essa característica nessa população como

$$h^2 = \frac{R}{S} = \frac{\bar{x}_o}{\bar{x}_p} = \frac{0,19}{0,38} = 0,5$$

A lógica subjacente desse cálculo é que a resposta representa a parte hereditária ou aditiva da seleção diferencial.

Ao longo do último século, os geneticistas quantitativos têm realizado um grande número de experimentos de seleção como esse. Normalmente, esses experimentos são realizados em muitas gerações e são referidos como estudos de seleção a longo prazo. A cada geração, os melhores indivíduos são selecionados para produzir a geração seguinte. Tais estudos têm sido realizados em espécies economicamente importantes, como colheitas de plantas e animais domésticos e em muitos modelos de organismos, como *Drosophila*, camundongos e nematódeos. Este trabalho tem mostrado que praticamente qualquer espécie responderá à seleção para praticamente qualquer traço. As populações contêm pools profundos de variação genética aditiva.

Aqui estão dois exemplos de experimentos de seleção a longo prazo. No primeiro, as moscas-da-fruta foram selecionadas para aumentar a velocidade de voo ao longo de um período de 100 gerações (**Figura 19.10A**). A cada geração, as moscas mais rápidas foram selecionadas e criadas para formar a próxima geração. Ao longo das 100 gerações, a média da velocidade de voo das moscas da população aumentou de 2 a 170 cm/seg, e nem as moscas nem os ganhos feitos pela seleção mostraram quaisquer sinais de diminuição após 100 gerações. Na segunda experiência, os camundongos foram selecionados por mais de 10 gerações para a quantidade de "roda de exercício" que eles faziam por dia (Figura 19.10B). Houve um aumento de 75% em apenas 10 gerações. Estes estudos, e muitos outros como eles, demonstram o tremendo poder da seleção artificial.

**CONCEITO-CHAVE** A herdabilidade de sentido restrito ($h^2$) é a proporção da variância fenotípica que é atribuível a efeitos aditivos. Tal forma de herdabilidade mede o grau em que a variação entre os indivíduos de uma população é previsivelmente transmitida para sua prole. A herdabilidade de sentido restrito é uma grandeza importante na reprodução de plantas e animais, uma vez que fornece uma medida de quão bem uma característica responderá à procriação seletiva.

## 19.5 Mapeamento de QTL em populações com heredrogramas conhecidos

**OA 19.7** Determinar como muitos genes contribuem para a variação genética de um traço.

Os genes que controlam a variação em traços quantitativos (ou complexos) são conhecidos como *loci* **de traços quantitativos**, ou **QTL** para encurtar. Como veremos a seguir, QTL são genes como quaisquer outros que você já aprendeu no presente livro.

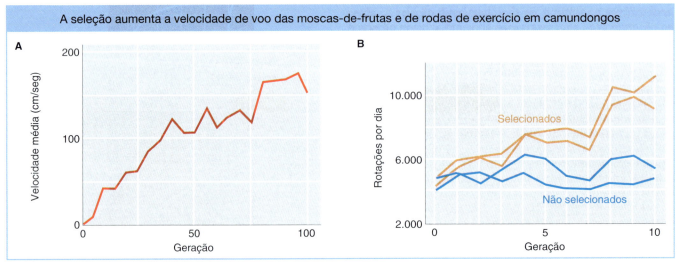

**Figura 19.10** Resultados de experimentos de seleção a longo prazo. **A.** Seleção para um aumento na velocidade de voo das moscas-de-frutas. A velocidade foi testada em um túnel de vento no qual as moscas voaram contra o vento para alcançar uma fonte de luz. **B.** Seleção de um aumento na quantidade voluntária de roda de exercício feita por camundongos. [*A.* Dados de K. E. Weber, *Genetics* 144, 996, 205-213, B. Dados de J. G. Swallow et al., *Behav. Genet.* 28, 1998, 227-237.]

Eles podem codificar enzimas metabólicas, proteínas da superfície celular, enzimas de reparação de DNA, fatores de transcrição, ou qualquer uma das muitas outras classes de genes. O que é de interesse aqui é que os QTLs têm variantes alélicas que normalmente fazem contribuições quantitativas relativamente pequenas para o fenótipo.

Podemos visualizar as contribuições dos alelos em um QTL para o valor da característica observando as distribuições de frequências associadas com cada genótipo em um QTL como mostrado na **Figura 19.11**. O *locus* de QTL é *B*, e as classes genotípicas são *B/B*, *B/b* e *b/b*. Os indivíduos *B/B* tendem a ter valores maiores do traço; *B/b*, valores intermediários, e *b/b*, pequenos. No entanto, suas distribuições sobrepõem-se, e não podemos determinar o genótipo simplesmente por observação do fenótipo de um indivíduo como se pode fazer com genes que segregam em proporções mendelianas. Na Figura 19.11, um indivíduo com valor de característica intermediário poderia ser *B/B*, *B/b* ou *b/b*.

Por causa desta propriedade de QTL, precisamos de ferramentas especiais para determinar a sua localização no genoma e caracterizar seus efeitos nos traços. Uma maneira de fazer isso é por meio de uma forma de análise chamada **mapeamento de QTL**. A ideia fundamental por trás do mapeamento de QTL é que a localização de QTL no genoma pode ser identificada usando *loci* marcadores ligados a um QTL. Aqui está como o método funciona. Suponha que você faça um cruzamento entre duas linhagens endogâmicas – genitor um ($P_1$) com um valor alto do traço e o genitor dois ($P_2$) com um valor de traço baixo. A $F_1$ pode ser retrocruzada com $P_1$ para criar uma população $BC_1$ na qual os alelos em todos os genes nos dois genomas parentais serão segregados. Os *loci* marcadores, tais como polimorfismos de nucleotídios únicos (SNPs) ou microssatélites (também denominados simplesmente de sequências de repetição, ou SSRs) podem ser marcados de forma não ambígua como $P_1$ homozigótico ou heterozigótico para cada indivíduo $BC_1$. Se houver um QTL ligado a um *locus* marcador, logo, o valor médio do traço para os indivíduos que são homozigóticos $P_1$ no *locus* marcador será diferente do valor médio do traço para os indivíduos heterozigotos. Com base em tal evidência, podemos inferir que um QTL está localizado perto do *locus* marcador.

## O método básico para o mapeamento de QTL

Vejamos um simples delineamento experimental usado no mapeamento de experimentos QTLs. Temos duas linhagens endogâmicas de tomate que diferem no peso do fruto – Beefmaster, com frutos de 230 g em peso, e Sungold, com frutos de 10 g em peso (**Figura 19.12**). Cruzamos as duas linhagens para

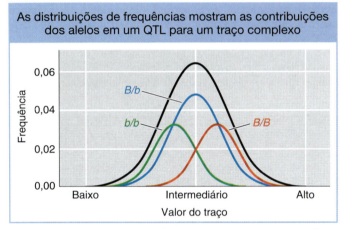

**Figura 19.11** Distribuições de frequência mostrando como as distribuições para as diferentes classes genotípicas no *locus B* de QTL relacionam-se com a distribuição geral da população (linha preta).

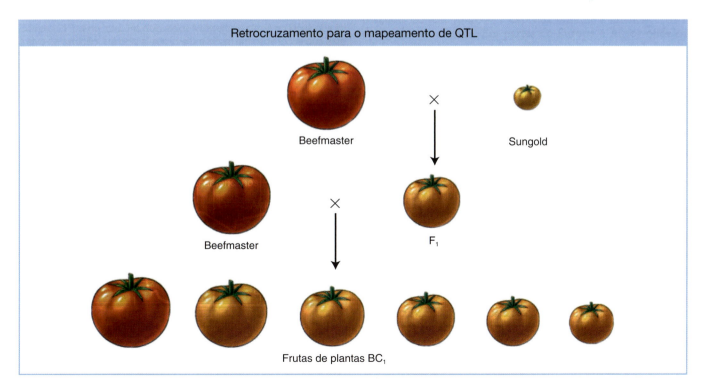

**Figura 19.12** Esquema de reprodução para uma população de retrocruzamento entre tomates Beefmaster e Sungold. Na geração $BC_1$, há uma faixa contínua de tamanhos do fruto.

produzir uma F₁ híbrida e, em seguida, retrocruzamos F₁ com a linhagem Beefmaster para produzir uma geração BC₁. Cultivamos várias centenas de plantas BC₁ até a maturidade e medimos o peso do fruto em cada uma delas. Também extraímos o DNA de cada uma das plantas BC₁. Utilizamos essas amostras de DNA para determinar o genótipo de cada planta em um conjunto de *loci* marcadores SNP (ou SSR) que estão distribuídos entre todos os cromossomos, de modo que temos um *locus* marcador a cada 5 centimorgans (lembre-se de que um centimorgan – cM – é uma unidade de mapa genético definida como a distância entre genes para os quais 1 produto da meiose por 100 é recombinante).

A partir desse processo, montaríamos um conjunto de centenas de plantas e 200 ou mais *loci* marcadores distribuídos em torno do genoma.

A Tabela 19.6 mostra parte de tal conjunto de dados de apenas 20 plantas e 5 *loci* marcadores que estão ligados em um único cromossomo. Para cada planta BC₁, temos o peso do seu fruto e os genótipos nos *loci* marcadores. Observe que os valores dos traços para as plantas BC₁ são intermediários entre os dois pais, como esperado, mas mais perto do valor de Beefmaster, porque esta é uma população BC₁,

e Beefmaster foi o pai do retrocruzamento. Além disso, uma vez que esta é uma população de retrocruzamento, os genótipos em cada *locus* marcador são ambos homozigóticos para o alelo Beefmaster (*B/B*) ou heterozigótica (*B/S*). Na Tabela 19.6, você pode ver as posições dos cruzamentos entre os *loci* marcadores que ocorreram durante a meiose no pai F₁. Por exemplo, a planta BC₁-001 tem um cromossomo recombinante com um cruzamento entre os *loci* marcadores M3 e M4.

O peso médio geral do fruto para a população BC₁ é 175,7. Podemos também calcular a média para as duas classes genotípicas em cada *locus* marcador como mostrado na Tabela 19.6. Para o marcador *M1*, as médias para as classes genotípicas *B/B* (176,3) e *B/S* (175,3) são muito próximas da média geral (175,7). Esta é a expectativa, se não houver nenhum QTL afetando o peso de fruto perto de *M1*. Para o marcador *M3*, as médias para as classes genotípicas *B/B* (180,7) e *B/S* (169,6) são bastante diferentes da média geral (175,7) e uma da outra. Esta é a expectativa, caso não haja um QTL afetando o peso do fruto próximo a *M3*. Logo, temos evidências de que um QTL afeta o peso do fruto perto do marcador *M3*. Também observamos que a classe *B/B* tem um fruto mais pesado do que a

**Tabela 19.6** Simulação de peso de frutos e dados do *locus* marcador de um retrocruzamento entre duas linhagens endogâmicas de tomate – Beefmaster e Sungold.

| Planta | Peso do fruto (g) | *M1* | *M2* | *M3* | *M4* | *M5* |
|---|---|---|---|---|---|---|
| Beefmaster | 230 | B/B | B/B | B/B | B/B | B/B |
| Sungold | 10 | S/S | S/S | S/S | S/S | S/S |
| BC₁-001 | 183 | B/B | B/B | B/B | B/S | B/S |
| BC₁-002 | 176 | B/S | B/S | B/B | B/B | B/B |
| BC₁-003 | 170 | B/B | B/B | B/B | B/S | B/S |
| BC₁-004 | 185 | B/B | B/B | B/B | B/B | B/B |
| BC₁-005 | 182 | B/B | B/B | B/B | B/B | B/B |
| BC₁-006 | 170 | B/S | B/S | B/S | B/S | B/B |
| BC₁-007 | 170 | B/B | B/S | B/S | B/S | B/S |
| BC₁-008 | 174 | B/S | B/S | B/S | B/S | B/S |
| BC₁-009 | 171 | B/S | B/S | B/S | B/B | B/B |
| BC₁-010 | 180 | B/S | B/S | B/B | B/B | B/B |
| BC₁-011 | 185 | B/S | B/B | B/B | B/S | B/S |
| BC₁-012 | 169 | B/S | B/S | B/S | B/S | B/S |
| BC₁-013 | 165 | B/B | B/S | B/S | B/S | B/S |
| BC₁-014 | 181 | B/S | B/S | B/B | B/B | B/S |
| BC₁-015 | 169 | B/S | B/B | B/S | B/S | B/B |
| BC₁-016 | 182 | B/B | B/B | B/B | B/S | B/S |
| BC₁-017 | 169 | B/S | B/S | B/B | B/B | B/B |
| BC₁-018 | 182 | B/B | B/B | B/B | B/B | B/B |
| BC₁-019 | 168 | B/S | B/S | B/S | B/B | B/B |
| BC₁-020 | 173 | B/B | B/B | B/B | B/B | B/B |
| Média de B/B | — | 176,3 | 179,6 | 180,7 | 176,1 | 175,0 |
| Média de B/S | — | 175,3 | 173,1 | 169,6 | 175,3 | 176,4 |
| Média geral | 175,7 | | | | | |

classe B/S de *M3*. As plantas que herdaram o alelo S a partir da linhagem Sungold que têm frutos menores do que aqueles que herdaram o alelo B a partir da linhagem Beefmaster.

A **Figura 19.13** é uma representação gráfica dos dados de mapeamento de QTL para muitas plantas ao longo de um cromossomo com os valores da Tabela 19.6. Os dados fenotípicos para as classes genotípicas *B/B* e *B/S* são representados como distribuições de frequência para que possamos ver as distribuições dos valores das características. No marcador *M1*, as distribuições estão totalmente sobrepostas, e as médias para as distribuições *B/B* e *B/S* são muito próximas. Parece que as classes *B/b* e *B/S* têm a mesma distribuição subjacente. No marcador *M3*, as distribuições estão apenas parcialmente sobrepostas, e as médias para as distribuições *B/B* e *B/S* são bastante diferentes. As classes *B/B* e *B/S* próximas de *M3* têm distribuições subjacentes diferentes semelhantes à situação na Figura 19.11. Mais uma vez, temos evidências de um QTL próximo a *M3*.

Conforme mostrado na Figura 19.13, as médias da característica para os grupos *B/B* e *B/S* em alguns marcadores são quase as mesmas. Em outros marcadores, essas médias são bastante diferentes. O quão diferentes elas precisam ser antes de declararmos que um QTL está localizado perto de um marcador? Os detalhes estatísticos para responder a tal questão estão além do escopo do presente texto. No entanto, vamos revisar a lógica básica por trás das estatísticas. A análise estatística envolve calcular a probabilidade de observação dos dados (os pesos específicos dos frutos e genótipos de *loci* marcadores para todas as plantas), caso haja um QTL perto do *locus* marcador, assim como a probabilidade de observar os dados, caso não haja. A proporção dessas duas probabilidades é chamada de "probabilidade":

$$\text{Probabilidade} = \frac{\text{Prob(dados|QTL)}}{\text{Prob(dados|sem QTL)}}$$

A linha vertical | significa "visto que", e o termo *Prob(dados|QTL)* lê-se como "a probabilidade de observar os dados apresentados quando existe um QTL". Se a probabilidade dos dados quando há um QTL é de 0,1, e de 0,001 quando não há QTL, logo, as chances são 0,1/0,001 = 100. Isto é, as probabilidades são de 100 para 1 em favor de ter um QTL. Os pesquisadores relatam o $\log_{10}$ das probabilidades, ou **valor de Lod** (***Lod score***). Assim, se a razão da probabilidade é 100, o $\log_{10}$ de 100, ou valor de Lod, é 2,0.

Além de testar para QTL nos *loci* marcadores onde os genótipos são conhecidos, os valores de Lod podem ser calculados em pontos entre os marcadores. Isso pode ser feito usando os genótipos dos marcadores que flanqueiam para inferir os genótipos nos pontos entre os marcadores. Por exemplo, na Tabela 19.6, a planta $BC_1$-001 é *B/B* nos marcadores *M1* e *M2* e, portanto, tem alta probabilidade de ser *B/B* em todos os pontos intermediários. A planta $BC_1$-003 é *B/B* no marcador *M1*, mas *B/S* em *M2*, e assim a planta pode ser tanto *B/B* quanto *B/S* nos pontos intermediários. A equação de probabilidades incorpora essa incerteza quando se calcula o valor de Lod em pontos entre os marcadores.

Os valores de Lod podem ser plotados ao longo do cromossomo, conforme mostrado pela linha azul na **Figura 19.14**. Esses gráficos normalmente mostram alguns picos de várias alturas, bem como trechos que são relativamente planos. Os picos representam um QTL putativo, mas o quão alto um pico deve ser antes de declararmos que ele representa um QTL? Como discutido nos Capítulos 4 e 18, podemos definir um limite estatístico para rejeitar a "hipótese nula". No presente caso, a hipótese nula é que "*não* há um QTL em uma posição específica ao longo do cromossomo." Quando o valor de Lod excede o valor limite, rejeitamos a hipótese nula em favor da alternativa de que um QTL está localizado naquela posição. Na Figura 19.14, o valor de Lod excede o valor limite (linha vermelha) próximo ao local do marcador *M3*. Concluímos assim que um QTL está localizado próximo a *M3*.

Além das populações de retrocruzamento, o mapeamento de QTL pode ser feito com populações $F_2$ e outros projetos criadouros. Uma vantagem de usar uma população $F_2$ é que se obtêm estimativas dos valores médios de características para todos os três genótipos de QTL: genitor homozigoto-1, genitor homozigoto-2 e heterozigoto. Com esses dados, podemos obter estimativas dos efeitos aditivos (A) e de dominância (D) do QTL, como discutido anteriormente no presente capítulo. Assim, o mapeamento de QTLs permite que compreendamos melhor a ação gênica, se é dominante ou aditiva, para cada QTL.

Aqui está um exemplo. Suponha que tenhamos estudado uma população $F_2$ de um cruzamento de tomates Beefmaster e

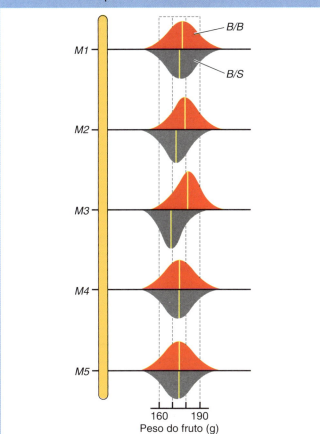

**Figura 19.13** Segmento cromossômico de tomate com *loci* marcadores *M1* a *M5*. Em cada *locus* marcador, são apresentadas as distribuições de frequência para o peso do fruto de uma população $BC_1$ de um cruzamento Beefmaster × Sungold. As distribuições em vermelho são para a classe genotípica homozigótica Beefmaster (*B/B*) no marcador; as em cinza, para a classe genotípica heterozigótica (*B/S*). As linhas amarelas representam a média de cada distribuição.

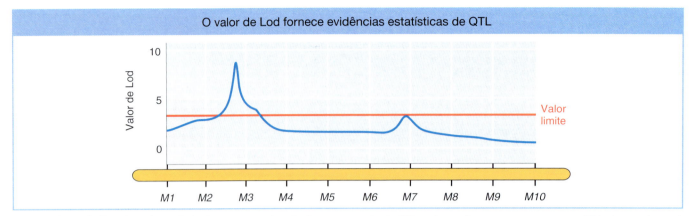

**Figura 19.14** Gráfico dos valores de Lod em um experimento de mapeamento de QTL ao longo de um cromossomo com 10 *loci* marcadores. A linha azul mostra o valor de Lod em cada posição. Quando este excede o valor limite, há evidência estatística para um QTL.

Sungold, em que identificamos dois QTL para o peso dos frutos. As médias dos pesos dos frutos para as diferentes classes genotípicas no QTL devem parecer com o seguinte:

|       | Pesos dos frutos |     |     | Efeitos |     |
|-------|------|------|------|-----|-----|
|       | B/B  | B/S  | S/S  | A   | D   |
| QTL 1 | 180  | 170  | 160  | 10  | 0   |
| QTL 2 | 200  | 185  | 110  | 45  | 30  |

Podemos usar esses valores do peso dos frutos para o QTL para calcular os efeitos aditivos e de dominância. O QTL 1 é puramente aditivo (D = 0), mas o QTL 2 tem grande efeito de dominância. Além disso, observe que o efeito aditivo de QTL 2 é mais de 4 vezes o de QTL 1 (45 *versus* 10). Alguns QTL têm grandes efeitos; outros, bem pequenos.

O que pode ser aprendido com o mapeamento de QTL? Com os mais poderosos projetos de mapeamento de QTL, os geneticistas podem estimar (1) o número de QTL (genes) que afetam uma característica, (2) as localizações genômicas desses genes, (3) o tamanho dos efeitos de cada QTL, (4) o modo de ação gênica para o QTL (dominante *versus* aditivo) e (5) se um QTL afeta a ação de outro QTL (interação epistática). Em outras palavras, podemos obter uma descrição completa da arquitetura genética para a característica.

Muito se tem aprendido sobre a arquitetura genética do mapeamento de QTL com base em estudos de diversos organismos. Seguem dois exemplos. Primeiro, o tempo de floração no milho é uma característica quantitativa, ou contínua clássica. A época de floração é uma característica de importância crítica no cultivo do milho, uma vez que as plantas devem florescer e amadurecer antes do final da estação de crescimento. O milho do Canadá está adaptado a florescer dentro de 45 dias após o plantio, enquanto o do México pode demandar 120 dias ou mais. O mapeamento de QTL tem mostrado que a arquitetura genética para o tempo de floração no milho envolve mais de 50 genes. Os resultados de um experimento são mostrados na **Figura 19.15A** e apontam evidências para 15 QTLs. O QTL para o tempo de floração do milho geralmente tem um efeito pequeno, de modo que substituir um alelo por outro em um QTL altera o tempo de floração em apenas 1 dia ou menos. Logo, a diferença no tempo de floração entre o milho tropical e o temperado envolve muitos QTLs.

Em segundo lugar, os camundongos têm sido usados para mapear QTL para muitos traços suscetíveis a doenças. O que aprendemos sobre genes de suscetibilidade a doenças em camundongos é frequentemente verdade também em seres humanos. A Figura 19.15B mostra os resultados de uma varredura genômica em camundongos para QTL para densidade mineral óssea (DMO), a característica subjacente à osteoporose. Essa verificação identificou dois QTLs, um no cromossomo 9 e um no cromossomo 12. A partir de estudos como esse, os investigadores têm identificado mais de 80 QTLs em camundongos que podem contribuir para a suscetibilidade à osteoporose. Estudos similares têm sido feitos sobre dezenas de outras condições de doenças.

## Do QTL para o gene

O mapeamento de QTL normalmente não revela a identidade do(s) gene(s) no QTL. No seu melhor, a resolução do mapeamento de QTL é da ordem de 1 a 10 cM, o tamanho de uma região que pode conter 100 ou mais genes. Para ir de QTL a um único gene, são necessários experimentos adicionais para fazer um **mapa fino** de um QTL. Para isso, o pesquisador cria um conjunto de estoques genéticos homozigotos (também chamados de linhagens), cada um com um cruzamento próximo ao QTL. Esses estoques ou linhagens diferem um do outro perto do QTL, mas são idênticos a um outro (**isogênico**) ao longo do resto de seus genomas. As linhagens que são idênticas em todo o seu genoma, exceto para uma pequena região de interesse, são chamadas de **linhagens congênicas** ou **linhagens quase isogênicas**. O isolamento de QTL em um fundo isogênico é crítico porque apenas uma única região de QTL difere entre as linhagens congênicas. Portanto, o uso de linhagens congênicas elimina as complicações causadas por ter múltiplos QTL a segregar simultaneamente.

No exemplo do peso do fruto do tomate fornecido anteriormente, a região cromossômica para um conjunto de tais linhagens congênicas é mostrada na **Figura 19.16**. Os genes (*flc*, *arf4*,...) são mostrados no topo, e a localização de cada cruzamento, indicada pela mudança na cor de vermelho (genótipo Beefmaster) para amarelo (genótipo Sungold). A média de pesos de frutos para as linhagens que transportam esses cromossomos recombinantes é indicada à direita. Por inspeção da Figura 19.16, você notará que todas as linhagens com o alelo Beefmaster de *kin1* (um gene de quinase) tem fruto de cerca de 180 g, enquanto aquelas com o alelo Sungold de *kin1* têm um fruto de cerca de 170 g.

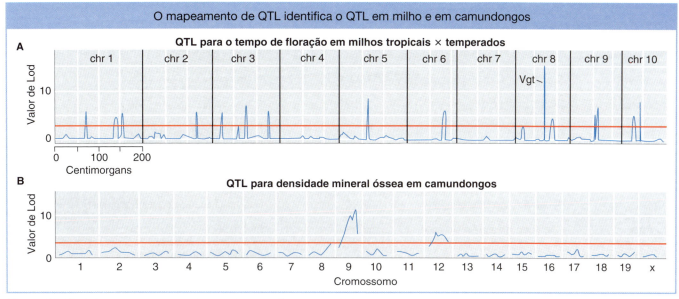

**Figura 19.15** Gráfico dos valores Lod de varreduras genômicas para QTL. **A.** Resultados de uma varredura para o tempo de floração QTL em milho. **B.** Resultado de uma verificação para densidade mineral óssea de QTL em camundongos. [A. Dados de E. S. Buckler et al., Science 325, 2009, 714-718; B. Dados de N. Ishimori et al., J. Bone Min. Res. 23, 2008, 1529-1537.]

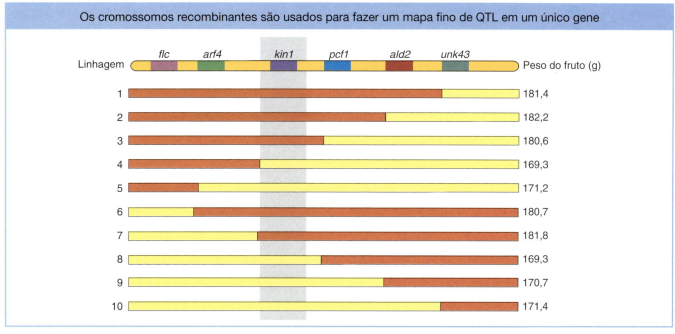

**Figura 19.16** Um segmento cromossômico de tomate para um conjunto de 10 linhagens congênicas que têm cruzamentos próximos a um QTL para o peso do fruto. Os segmentos cromossômicos vermelhos são derivados a partir da linhagem Beefmaster, e os amarelos, da linhagem Sungold.

Nenhum dos outros genes associa-se com o peso dos frutos dessa forma. Se confirmado por testes estatísticos adequados, esse resultado permite a identificação de *kin1* como o gene subjacente desse QTL.

A **Tabela 19.7** lista uma pequena amostra das centenas de genes ou QTL que afetam variação quantitativa a partir de diferentes espécies que tenham sido identificadas. A lista inclui o gene para o período de floração do milho, *Vgt*, que está por trás de um dos picos do Lod na Figura 19.15A. Um aspecto notável dessa lista é a diversidade de funções gênicas. Não parece haver uma regra a ditar que somente determinados tipos de genes podem ser um QTL. A maioria dos genes nos genomas de organismos, se não todos, é propensa a contribuir para a variação quantitativa em populações.

**CONCEITO-CHAVE** O mapeamento de *locus* de características quantitativas (QTL) é um procedimento para identificar as localizações genômicas dos genes (QTL) que controlam a variação de traços complexos. O mapeamento de QTL avalia a prole de cruzamentos controlados para seus genótipos em marcadores moleculares e para seus valores de características. Se os diferentes genótipos em um *locus* marcador têm diferentes médias de valores para a característica, então há evidência de um QTL perto do marcador.

**Tabela 19.7** Alguns genes que contribuem para a variação quantitativa e que foram identificados pela primeira vez com a utilização do mapeamento de QTL.

| Organismo | Traço | Gene | Função gênica |
|---|---|---|---|
| Levedura | Crescimento em alta temperatura | RHO2 | GTPase |
| Arabidopsis | Tempo para floração | CRY2 | Criptocromo |
| Milho | Ramificação | Tb1 | Fator de transcrição |
| Milho | Tempo para floração | Vgt | Fator de transcrição |
| Arroz | Sensibilidade ao fotoperíodo | Hd1 | Fator de transcrição |
| Arroz | Sensibilidade ao fotoperíodo | CK2α | Subunidade α da caseinoquinase |
| Tomate | Conteúdo de açúcar do fruto | Brix9-2-5 | Invertase |
| Tomate | Peso do fruto | Fw2.2 | Sinalização entre células |
| Drosophila | Número de cerdas | Scabrous | Glicoproteína secretada |
| Vaca | Produção leiteira | DGAT1 | Diacilglicerol acetiltransferase |
| Camundongos | Câncer de cólon | Mom1 | Modificador de um gene supressor de tumor |
| Camundongos | Diabetes melito do tipo 1 | I-Aβ | Antígeno de histocompatibilidade |
| Seres humanos | Asma | ADAM33 | Proteína contendo domínio de metaloproteinase |
| Seres humanos | Doença de Alzheimer | ApoE | Apolipoproteína |
| Seres humanos | Diabetes melito do tipo 1 | HLA-DQA | Glicoproteína de superfície de MHC de classe II |

Fonte: A. M. Glazier et al., Science 298, 2002, 2345-2349.

## 19.6 Mapeamento da associação em populações de acasalamento aleatório

**OA 19.7** Projetar e analisar experimentos para identificar os *loci* que controlam os traços quantitativos em populações.

O **mapeamento de associação** é um método para encontrar QTL no genoma com base no desequilíbrio de ligação que ocorre naturalmente (consulte o Capítulo 18) entre um *locus* marcador e o QTL em uma população de acasalamento aleatório. Como veremos, este método muitas vezes permite que pesquisadores identifiquem diretamente os genes específicos que controlam as diferenças no fenótipo entre os membros de uma população.

A ideia básica por trás do mapeamento de associação existe há décadas. Um exemplo da década de 1990 é o gene *ApoE* em humanos, envolvido no metabolismo de lipoproteínas (complexo lipídico-proteína). Por causa desse seu papel, o *ApoE* foi considerado um **gene candidato** a ser causador de doenças cardiovasculares por estar associado ao acúmulo de depósitos de gordura (lipídios) nas artérias. Os investigadores observaram as associações estatísticas entre os alelos de *ApoE* que as pessoas carregam e se eles tinham doença cardiovascular. Eles encontraram uma associação entre o alelo *e4* desse gene e a doença – pessoas que transportam o alelo *e4* eram 42% mais propensas a ter a doença do que aqueles que levavam outros alelos. Embora esse tipo de estudo tenha sido bem-sucedido, ele exigia que um gene candidato suspeito de afetar a característica fosse conhecido com antecedência.

Ao longo das últimas duas décadas, o mapeamento de associação tem sido revolucionado pelo desenvolvimento de mapas SNP de todo o genoma e por métodos de sequenciamento de DNA em larga escala que permitem que os genomas de milhares de indivíduos sejam sequenciados (ver Capítulo 18). A associação de mapeamento é agora rotineiramente usada para digitalizar a totalidade dos genes do genoma que contribuem para a variação quantitativa. Esse tipo de estudo é conhecido como estudo de associação ampla do genoma (estudo GWA, ou GWAS) e oferece a grande vantagem de não ser necessário eleger genes candidatos, uma vez que serão digitalizados todos os genes no genoma.

O mapeamento de associação oferece várias vantagens sobre o mapeamento QTL. Em primeiro lugar, uma vez que é realizado com populações de acasalamento aleatório, não há necessidade de fazer cruzamentos controlados ou trabalho com famílias humanas de relacionamentos pai-prole conhecidos. Em segundo lugar, ele testa muitos alelos no *locus* de uma vez. Em estudos de mapeamento de QTL, há dois genitores (tomates Beefmaster e Sungold no exemplo da seção anterior), portanto apenas dois alelos estão a ser comparados. Com o mapeamento de associação, todos os alelos da população são estudados ao mesmo tempo. Por fim, o mapeamento de associação pode levar à identificação direta dos genes no QTL, sem a necessidade de estudos de mapeamento fino subsequentes. Isso é possível porque os SNPs no gene que influenciam a característica mostrarão fortes associações com a característica de SNPs em outros genes ligados.

# Método básico para GWAS

Vamos começar a ver como a variação genética é padronizada em todo o genoma em uma população. No Capítulo 18, discutimos o desequilíbrio de ligação (DL), ou a associação não aleatória de alelos em dois *loci*. A **Figura 19.17** mostra como o DL pode aparecer entre uma amostra de cromossomos de 18 indivíduos diferentes. Os SNPs (ou outros polimorfismos) que estão perto um do outro tendem a estar em forte desequilíbrio, enquanto aqueles que estão mais longe estão em desequilíbrio fraco ou nenhum desequilíbrio. Os genomas também tendem a ter pontos de acesso de recombinação, pontos onde os *crossing overs* ocorrem a uma alta frequência. Os pontos quentes ou *hotspots* perturbam o desequilíbrio de ligação de modo que os SNPs estão em equilíbrio entre si em ambos os lados do *hotspot*. Os SNPs que não são separados por *hotspot* formam um bloco dos haplótipos de SNPs fortemente correlacionados.

Suponha que o SNP8 na Figura 19.17 é um SNP em um gene que provoca uma diferença no fenótipo tal que indivíduos com o genótipo *A/A* possuem um fenótipo diferente daqueles com *A/G* ou *G/G*. O SNP8 poderia afetar o fenótipo por causar uma mudança no aminoácido ou afetando a expressão do gene. O SNP8 ou qualquer SNP que afete diretamente um fenótipo são chamados de SNPs funcionais. Uma vez que o SNP8 está em

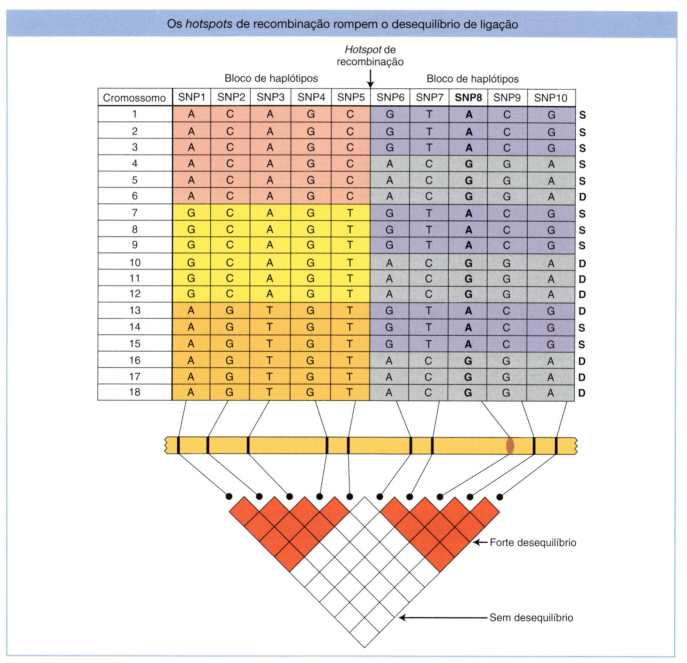

**Figura 19.17** *Acima*: diagrama da distribuição de SNPs e haplótipos para um segmento cromossômico (*barra amarela*) de 18 indivíduos. Os haplótipos geralmente ocorrem em blocos (regiões de baixa recombinação) separados uns dos outros por *hotspots* de recombinação (cores diferentes indicam blocos de haplótipos). (A coluna de S e D à direita são para a Questão 19.4). O SNP8 (*negrito*) controla uma diferença nos valores das características. *Abaixo*: podemos dizer se dois SNPs mostram desequilíbrio observando a cor do quadrado onde as linhas dos marcadores se cruzam. Dentro de um bloco de haplótipo, os SNPs mostram um forte desequilíbrio (*vermelho*). Os SNPs em diferentes blocos de haplótipos mostram desequilíbrio fraco ou nenhum desequilíbrio (branco). [Dados de David Altshuler et al., *Science* 322, 2008, 881-888.]

forte desequilíbrio com outros SNPs no bloco do haplótipo (SNPs 6, 7, 9 e 10), qualquer destes outros SNPs pode servir como um representante para o SNP8 funcional. Os indivíduos que são T/T no SNP7 terão o mesmo fenótipo que aqueles que são A/A no SNP8 porque SNP7 e SNP8 estão em DL. Quando os fenótipos SNP estão correlacionados (em desequilíbrio), logo, os valores do traço estarão correlacionados. Por esse motivo, os estudos GWA não precisam examinar os SNPs funcionais reais, mas precisam ter SNPs em cada bloco do haplótipo.

Para realizar um estudo GWA sobre uma doença em seres humanos, podemos levantar 50.000 indivíduos com um distúrbio, tal como um com manifestação na vida adulta, ou diabetes do tipo 2. Também selecionaríamos mais de 50.000 indivíduos controle que não têm esse distúrbio. Cada um dos 100.000 participantes doaria sangue do qual seu DNA seria extraído. As amostras de DNA seriam genotipadas para um conjunto de 500.000 SNPs que são distribuídos pela totalidade do genoma, ou seus genomas inteiros poderiam ser sequenciados com a tecnologia de sequenciamento de última geração (Capítulo 14). Queremos um número suficiente de SNPs, de modo que cada um dos blocos de haplótipos do genoma esteja marcado por um ou mais SNPs (ver Figura 19.17). O conjunto de dados resultante seria enorme – consistindo de 500.000 genótipos em 100.000 indivíduos, ou um total de 50 bilhões de pontos de dados. Uma pequena parte de tal conjunto de dados é mostrada na **Tabela 19.8**.

Uma vez reunidos os dados, o pesquisador realiza um teste estatístico em cada SNP para determinar se um de seus alelos está mais frequentemente associado ao diabetes do que o esperado de maneira aleatória. No caso de um traço categórico, como "afetado" ou "não afetado" por diabetes, testes estatísticos semelhantes ao qui-quadrado ($\chi^2$) teste (ver Capítulo 3) podem ser usados. Um teste estatístico é realizado separadamente em cada SNP, e os valores de P, plotados ao longo do cromossomo. A hipótese nula é que o SNP não está associado com a característica. Se o valor de P para um SNP desce abaixo de 0,05, então a evidência para a hipótese nula é fraca e favorecerá a hipótese alternativa de que os diferentes genótipos no SNP são associados com diferentes fenótipos para a característica. O mapeamento de associação não prova realmente que um gene ou um SNP dentro de um gene afeta uma característica. Ele apenas fornece evidências estatísticas para uma associação entre o SNP e a característica. A prova requer a caracterização molecular do gene e de seus diferentes alelos.

A **Figura 19.18A** mostra os resultados de um estudo de mapeamento de associação para o tamanho do corpo em cães. Cada ponto plotado ao longo dos cromossomos (eixo x) representa

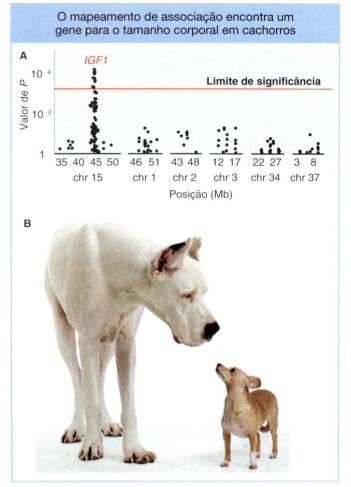

**Figura 19.18 A.** Resultados de um experimento de mapeamento de associação para o tamanho do corpo em cães. Cada ponto no gráfico representa o valor P para um teste de associação entre um SNP e o tamanho do corpo. Os pontos acima da "linha limite" mostram evidências de uma associação estatisticamente significativa. **B.** Exemplos de uma raça de cão pequena e grande. [B. Imagens Tetra/Getty Imagens.]

o valor de P (eixo y) para um teste de associação entre o tamanho do corpo e um SNP. Os valores de P são plotados com uma escala inversa, de forma que, quanto mais alto no eixo y, menor o valor. No cromossomo 15, há um *cluster* de SNPs acima da linha limite, indicando que a hipótese nula de nenhuma

| Indivíduo | SNP1 | SNP2 | SNP3 | Diabetes tipo 2 | Altura (cm) |
|---|---|---|---|---|---|
| 1 | C/C | A/G | T/T | sim | 173 |
| 2 | C/C | A/A | C/C | sim | 170 |
| 3 | C/G | G/G | T/T | não | 183 |
| 4 | C/G | G/G | C/T | não | 180 |
| 5 | C/C | G/G | C/T | não | 173 |
| 6 | G/G | A/G | C/T | sim | 178 |
| 7 | G/G | A/G | C/T | não | 163 |
| 8 | C/G | G/G | C/T | não | 168 |
| 9 | C/G | A/G | C/T | sim | 165 |
| 10 | G/G | A/A | C/C | sim | 157 |

**Tabela 19.8** Parte de um conjunto de dados simulados para um experimento de mapeamento de associação.

associação pode ser rejeitada para estes SNPs em favor da hipótese alternativa de que um gene que afeta o tamanho do corpo em cães está localizado nesta posição. O pico forte no cromossomo 15 envolve SNPs no gene do fator de crescimento semelhante à insulina-1 (*IGF1*), um gene que codifica um hormônio envolvido no crescimento juvenil em mamíferos. Esse gene é o principal contribuinte para a diferença de tamanho entre raças de cães pequenos e grandes (Figura 19.18B).

## GWA, genes, doença e hereditariedade

Um grande número de estudos GWA têm sido realizados, e muito se tem aprendido a partir deles sobre variação hereditária em seres humanos e noutras espécies. Esses estudos têm identificado milhares de genes de risco para centenas de doenças, e os números estão crescendo. Você pode explorar uma compilação dos resultados no *site* do Catálogo GWAS (www.ebi.ac.uk/gwas/). Esses dados estão inaugurando uma nova era de **medicina de precisão**, em que um indivíduo pode ter seu genoma digitalizado para determinar seu genótipo em genes conhecidos por aumentar o risco de uma doença. Embora tal ciência seja relativamente jovem, é possível identificar os indivíduos que têm 10 vezes mais risco de certas doenças do que outros membros da população. Essas informações podem ser usadas para iniciar medidas preventivas e mudanças no estilo de vida (ambiente) que contribuem para o risco de doenças. Algumas empresas oferecem serviços de genotipagem direto ao consumidor, incluindo informações sobre a presença de alelos de risco para doenças como câncer de mama, doença de Alzheimer, degeneração macular, entre outras.

Visto que a altura em humanos é uma característica quantitativa clássica, os geneticistas quantitativos tinham grande interesse em realizar estudos de GWA para essa característica. Os estudos GWA têm identificado mais de 180 genes que afetam a altura. Cada um deles tem um pequeno efeito aditivo (cerca de 1 a 4 mm), como o esperado para uma característica regulada por diversos genes. No entanto, um resultado desconcertante foi que os 180 genes foram responsáveis por apenas 10% da variação genética na altura. Isso fica muito aquém do valor de cerca de 80% da herdabilidade de sentido amplo para a altura. A diferença entre 10 e 80% tem sido apelidada de herdabilidade ausente. Para o risco de doença, também há muita herdabilidade ausente. Por exemplo, os estudos GWA conseguiram explicar apenas 10% da variação genética para a doença de Crohn e apenas 5% da variação genética do diabetes tipo 2.

Tem sido uma surpresa para muitos geneticistas que estudos GWA com centenas de milhares de SNPs cobrindo o genoma e amostras de mais de 10.000 indivíduos sejam capazes de explicar apenas uma minúscula fração da variação hereditária. Atualmente, ainda não se sabe por que isso acontece, embora haja algumas explicações possíveis. Por exemplo, mesmo com dezenas de milhares de indivíduos, os estudos GWA não têm poder estatístico suficiente para detectar genes de efeito muito pequeno. Assim, uma hipótese é que a suscetibilidade para muitas doenças comuns (ou para variação na altura) é em grande parte controlada por muitos genes, mas cada um com um efeito muito pequeno.

Apesar da incapacidade dos estudos GWA em explicar toda a variação hereditária dos traços, tal abordagem já forneceu grande avanço na compreensão quantitativa da variação genética. Centenas de novos genes que contribuem para a variação quantitativa do risco de doença têm sido identificados. Esses genes são agora alvos para o desenvolvimento de novas terapias. Além dos seres humanos, os estudos GWA têm avançado nossa compreensão da herança de traços quantitativos em *Arabidopsis*, *Drosophila*, levedura e milho.

**CONCEITO-CHAVE** O GWAS é um método para identificar associações estatísticas entre marcadores moleculares e variação fenotípica para traços complexos. O desequilíbrio de ligação em uma população entre o *locus* marcador e uma variante funcional em um gene pode causar a associação.

# RESUMO

A genética quantitativa busca compreender a herança de traços complexos – traços que são influenciados por uma mistura de fatores genéticos e ambientais e que não segregam em proporções mendelianas simples. Os traços complexos podem ser categóricos, limitantes, de contagem (merísticos) ou continuamente variáveis.

A arquitetura genética de uma característica é a descrição completa do número de genes que afetam a característica, as suas contribuições relativas para o fenótipo, a contribuição de fatores ambientais para o fenótipo e uma compreensão do modo como os genes interagem uns com os outros e com fatores ambientais. Para decifrar a arquitetura genética de traços complexos, os geneticistas quantitativos têm desenvolvido um modelo matemático simples que decompõe os fenótipos dos indivíduos em diferenças que ocorrem por fatores genéticos (*g*) e por fatores ambientais (*e*).

As diferenças nos valores das características entre os membros de uma população podem ser resumidas pela variância, uma medida estatística da extensão em que os indivíduos desviam-se da média da população. A variância de uma característica pode ser dividida em uma parte que se dá por fatores genéticos (a variação genética) e outra que se dá por fatores ambientais (a variação ambiental). Uma suposição fundamental por trás dessa partição é que fatores genéticos e ambientais não estão correlacionados, ou são independentes.

O grau no qual a variação de uma característica em uma população é explicado por fatores genéticos é medido pela herdabilidade de sentido amplo ($H^2$) da característica. $H^2$ é a razão entre a variância genética e a fenotípica. A herdabilidade no sentido amplo expressa o grau em que as diferenças no fenótipo entre os indivíduos em uma população são determinadas por diferenças em seus genótipos. A medida de $H^2$ em seres humanos tem revelado que a maioria das características têm algumas influências genéticas.

Os pais transmitem genes, mas não genótipos, para seus filhos. A cada geração, são criadas novas interações de dominância entre os alelos em um *locus*. Para incorporar esse fenômeno ao modelo matemático para a variação quantitativa, o desvio genético *(g)* é decomposto para em desvios aditivos (a) e de dominância (d). Apenas o desvio aditivo é transmitido de genitores para descendentes. O desvio aditivo representa a parte hereditária do fenótipo no sentido restrito. A parte aditiva da variância em uma população é a parte hereditária da variância. A herdabilidade no sentido restrito ($h^2$) é a razão entre a variância aditiva e a variância fenotípica. A herdabilidade de sentido restrito fornece uma medida do grau em que os fenótipos dos indivíduos são determinados pelos genes que eles herdam de seus genitores.

Um conhecimento da herdabilidade de sentido restrito de uma característica é essencial para compreender como uma característica responderá à reprodução seletiva ou à força da seleção natural. Os criadores de plantas e animais usam seu conhecimento de herdabilidade de sentido restrito para características de interesse para orientar programas de melhoramento de plantas e animais. A herdabilidade de sentido restrito é usada para prever os fenótipos dos descendentes e estimar a criação de valor de cada membro da população reprodutiva.

Os *loci* genéticos subjacentes à variação em traços complexos são conhecidos como *loci* de características quantitativas, ou QTL, para abreviar. Há dois métodos experimentais para a caracterização de QTL e para determinar as suas localizações no genoma. Em primeiro lugar, o mapeamento de QTL procura correlações estatísticas entre os genótipos em *loci* marcadores e valores de características em populações com linhagens conhecidas, como uma população $BC_1$. Subsequentemente, o QTL pode ser mapeado com precisão para o gene subjacente. Em segundo lugar, o mapeamento de associação procura correlações estatísticas entre os genótipos em *loci* marcadores e valores de características em populações de acasalamento aleatório. Os estudos de associação ampla do genoma (GWA) podem identificar diretamente o gene que está na base de um QTL.

A maioria das características de importância na medicina, agricultura, e biologia evolucionária mostram uma herança complexa. Os exemplos incluem o risco de doença em seres humanos, o rendimento em grãos de soja, produção de leite vacas leiteiras, e o espectro integral de fenótipos que diferenciam todas as espécies de plantas, animais e micróbios na terra. As análises genéticas quantitativas estão no cerne para a compreensão da base genética desses traços críticos.

## TERMOS-CHAVE

ação gênica (p. 639)
ação gênica aditiva (p. 639)
ação gênica dominante (p. 639)
amostra (p. 629)
arquitetura genética (p. 628)
associação ampla do genoma (GWA ou GWAS) (p. 652)
coeficiente de correlação (p. 635)
correlação (p. 634)
covariância (p. 634)
desvio (p. 631)
desvio-padrão (p. 631)
diferencial de seleção (S) (p. 646)
distribuição normal (p. 631)
dominância parcial (p. 639)
efeito aditivo (A) (p. 640)
efeito de dominância (D) (p. 640)

gene candidato (p. 652)
genética quantitativa (p. 628)
herança complexa (p. 629)
herança simples (p. 629)
herdabilidade de sentido amplo ($H^2$) (p. 636)
herdabilidade no sentido restrito ($h^2$) (p. 639)
hipótese multifatorial (p. 628)
histograma de frequência (p. 630)
isogênico (p. 650)
linhagem congênica (p. 650)
linhagem pura ou estoque (p. 633)
linhagem quase isogênica (p. 650)
*loci* de traços quantitativos (QTL) (p. 646)
mapa fino (p. 650)

mapeamento de associação (p. 652)
mapeamento de QTL (p. 647)
média (p. 629)
medicina de precisão (p. 655)
população (p. 629)
resposta de seleção (R) (p. 646)
traço categórico (p. 629)
traço complexo (p. 629)
traço contínuo (p. 629)
traço limite (p. 629)
traço merístico (p. 629)
traço quantitativo (p. 628)
valor genético (p. 641)
variação (p. 628)
variação ambiental (p. 634)
variância genética (p. 634)
variância genética aditiva (p. 642)

## PROBLEMAS RESOLVIDOS

### PROBLEMA RESOLVIDO 1

Em um rebanho de 100 frangos de corte, a média de peso é de 700 g, e o desvio padrão, 100 g. Suponha que os valores da característica seguem uma distribuição normal.

a. Espera-se que quantos frangos pesem mais do que 700 g?
b. Espera-se que quantos frangos pesem mais do que 900 g?
c. Se $H^2$ for 1,0, qual é a variância genética para essa população?

### RESOLUÇÃO

a. Uma vez que a distribuição normal é simétrica sobre a média, 50% da população terá um valor de característica acima da média, e os outros 50% terão um valor de característica abaixo da média. No presente caso, espera-se que 50 dos 100 frangos pesem mais do que 700 g.

b. O valor de 900 g é 2 desvios padrões maiores do que a média. Sob a distribuição normal, 95,5% da população cairá dentro de 2 desvios padrões da média, e os 4,5% restantes estarão a mais do que 2 desvios padrão a partir da média. Desses 4,5%, a metade (2,25%) será mais do que 2 desvios padrões menor do que a média, e a outra metade (2,25%), mais do que 2 desvios padrões maior do que a média. Logo, esperamos que cerca de 2,25% dos 100 frangos (ou cerca de 2 frangos) pesem mais do que 900 g.

c. Quando $H^2$ é 1,0, então toda a variância é genética. Sabemos que o desvio padrão é 100, bem como que a variância é o quadrado do desvio padrão.

$$\text{Variância} = \sigma^2$$

Logo, a variância genética seria $(100)^2 = 10.000\ g^2$.

### PROBLEMA RESOLVIDO 2

Duas linhagens endogâmicas de feijão são cruzadas. Em $F_1$, a variância no peso do feijão é medida em 15 $g^2$. A $F_1$ é autofecundada; na $F_2$, a variância do peso do feijão é de 61 $g_2$. Estime a herdabilidade de sentido amplo do peso do feijão na população $F_2$ desse experimento.

### RESOLUÇÃO

A chave aqui é reconhecer que toda a variância na população $F_1$ deve ser ambiental, porque todos os indivíduos têm o mesmo genótipo. Além disso, a variância $F_2$ deve ser uma combinação de componentes ambientais e genéticos, porque todos os genes que são heterozigotos em $F_1$ segregarão na $F_2$ para dar uma variedade de genótipos diferentes que se relacionam com o peso do feijão. Assim, podemos estimar

$$V_e = 15\ g^2$$
$$V_g + V_e = 61\ g^2$$

Portanto,

$$V_g = 61 - 15 = 46\ g^2$$

e herdabilidade de sentido amplo é

$$H^2 = \frac{46}{61} = 0{,}75\ (75\%)$$

### PROBLEMA RESOLVIDO 3

Em uma população experimental de *Tribolium* (besouros da farinha), o comprimento do corpo mostra uma distribuição contínua com uma média de 6 mm. Um grupo de machos e fêmeas com comprimento corporal significativo de 9 mm é removido e acasalado. O comprimento do corpo de sua prole é em média 7,2 mm. A partir destes dados, calcule a herdabilidade de sentido restrito do comprimento corporal nessa população.

### RESOLUÇÃO

O diferencial de seleção (S) é $9 - 6 = 3$ mm, e a resposta da seleção (R) é $7{,}2 - 6 = 1{,}2$ mm. Portanto, a hereditariedade de sentido restrito é

$$h^2 = \frac{R}{S} = \frac{1{,}2}{3{,}0} = 0{,}4\ (40\%)$$

### PROBLEMA RESOLVIDO 4

Uma equipe de pesquisa relata que a herdabilidade em sentido amplo para altura em humanos é 0,5 com base em um estudo de gêmeos idênticos criados separados na Islândia. Outra equipe relata que a herdabilidade no sentido restrito para a altura humana é de 0,8 com base em um estudo de correlação entre pais e filhos nos EUA. O que parece inesperado sobre esses resultados? Como poderíamos explicar os resultados inesperados?

### RESOLUÇÃO

A herdabilidade no sentido amplo é a razão da variância genética total ($V_g$) para a variância fenotípica ($V_X$). A variância genética total inclui tanto a variância aditiva ($V_a$) quanto a de dominância ($V_d$)

$$h^2 = \frac{V_g}{V_X} = \frac{V_a + V_d}{V_X}$$

A herdabilidade de sentido restrito é a proporção da variância aditiva ($V_a$) para a variância fenotípica ($V_X$).

$$h^2 = \frac{V_a}{V_X}$$

Logo, todas as outras variáveis sendo iguais, a $H^2$ deve ser maior do que ou igual a $h^2$. Ela será igual a $h^2$ quando $V_d$ for 0,0. É inesperado que $h^2$ seja maior do que $H^2$. No entanto, as duas equipes de pesquisa estudaram populações diferentes – na Islândia e nos EUA. As estimativas de herdabilidade se aplicam somente à população e ao ambiente em que elas foram medidas. As estimativas feitas em uma população podem ser diferentes daquelas feitas na outra população, pois as duas populações podem segregar para alelos diferentes em numerosos genes e as duas populações experimentar ambientes diferentes.

# PROBLEMAS

### QUESTÕES SOBRE AS FIGURAS

1. A Figura 19.9 mostra as distribuições de características antes e depois de um ciclo de seleção artificial. Será que a variância da característica parece ter mudado como resultado da seleção? Explique.
2. A Figura 19.11 mostra as distribuições esperadas para as três classes genotípicas se o *locus B* for um QTL afetando o valor da característica.

a. Conforme desenhado, qual é a razão dominância/aditivo (D/A)?
b. Como seria você redesenhar essa figura, se o *locus B* não tiver nenhum efeito sobre o valor da característica?
c. Como mudariam as posições ao longo do eixo $x$ das curvas para as diferentes classes genotípicas do *locus B* se D/A = 1,0?

3. A Figura 19.16 mostra os resultados de um experimento de mapeamento fino de QTL. Que gene seria implicado

como controlador do peso do fruto se a média de peso dos frutos para cada linhagem fosse dessa maneira?

| Linhagem | Peso dos frutos (g) |
|---|---|
| 1 | 181,4 |
| 2 | 169,3 |
| 3 | 170,7 |
| 4 | 171,2 |
| 5 | 171,4 |
| 6 | 182,2 |
| 7 | 180,6 |
| 8 | 180,7 |
| 9 | 181,8 |
| 10 | 169,3 |

4. A Figura 19.17 mostra um conjunto de haplótipos. Suponha que sejam haplótipos para um segmento cromossômico de 18 cepas de leveduras haploides. Na borda direita da figura, o S e D indicam se as linhagens sobrevivem (S) ou morrem (D) à alta temperatura (40°C). Com base no teste do $\chi^2$ (ver Capítulo 3) e na Tabela 3.1, seria qualquer SNP1 ou SNP6 que mostra evidência de associação com o fenótipo em crescimento? Explique.

5. A Figura 19.18A mostra a plotagem de valores de P (representados pelos pontos) ao longo dos cromossomos do genoma canino. Cada valor de P é o resultado de um teste estatístico de associação entre um SNP e o tamanho corporal. Além do conjunto de valores de P pequenos perto de *IGF1*, você vê alguma região cromossômica com evidências para uma associação significativa entre um SNP e o tamanho do corpo? Explique.

### PROBLEMAS BÁSICOS

6. Distinga entre variação contínua e descontínua em uma população, e dê alguns exemplos de cada um.
7. Quais são os pressupostos centrais da hipótese multifatorial?
8. A tabela abaixo mostra uma distribuição do número de cerdas em uma população de *Drosophila*. Calcule a média, a variância e o desvio padrão para esses dados.

| Número de cerdas | Número de indivíduos |
|---|---|
| 1 | 1 |
| 2 | 4 |
| 3 | 7 |
| 4 | 31 |
| 5 | 56 |
| 6 | 17 |
| 7 | 4 |

9. Suponha que o QI médio nos EUA seja de aproximadamente 100, e o desvio padrão, de 15 pontos. Pessoas com QI de 145 ou mais são consideradas "gênios" em algumas escalas de medição. Qual percentual da população espera-se que tenha um QI de 145 ou mais? Em um país com 300 milhões de pessoas, quantos gênios esperamos encontrar?

10. Em uma amostra de mulheres adultas dos EUA, a altura média foi de 164,4 cm, e o desvio padrão, de 6,2 cm. Mulheres que têm mais do que 2 desvios padrões acima da média são consideradas muito altas, e as mulheres que têm mais do que 2 desvios padrões abaixo da média são consideradas muito baixas. A altura nas mulheres é distribuída normalmente.
    a. Quais são as alturas de mulheres muito altas e muito baixas?
    b. Em uma população de 10.000 mulheres, quantas esperamos que sejam muito altas e quantas muito baixas?

11. Um criador de feijão está trabalhando com uma população em que o número médio de frutos por planta é 50, e a variância é de 10 frutos$^2$. Sabe-se que a herdabilidade de sentido amplo é 0,8. Dada esta informação, o criador pode ficar seguro de que a população vai responder à seleção com um aumento no número de vagens por planta na próxima geração?

12. A tabela abaixo mostra o número de leitões por ninhada para um grupo de 60 porcas. Qual é o número médio de leitões por ninhada? Qual é a frequência relativa de ninhadas com pelo menos 12 leitões?

| Número de leitões | Leitões/porcas |
|---|---|
| 1 | 6 |
| 3 | 7 |
| 7 | 8 |
| 12 | 9 |
| 18 | 10 |
| 20 | 11 |
| 17 | 12 |
| 14 | 13 |
| 6 | 14 |
| 2 | 15 |

13. Um criador de galinhas está trabalhando com uma população na qual o número médio de ovos postos por galinha em 1 mês é 28 e a variância é 5 ovos$^2$. A herdabilidade de sentido restrito é 0,8. Dada esta informação, o criador pode esperar que a população vá responder à seleção com um aumento no número de ovos por galinha na próxima geração?
    a. Não, aplicar a seleção é sempre arriscado, e um criador nunca sabe o que esperar.
    b. Não, um criador precisa conhecer a herdabilidade de sentido amplo para saber o que esperar.
    c. Sim, desde que a herdabilidade de sentido restrito esteja próxima a 1 (0,8), logo, seria de se esperar que a procriação seletiva levasse ao aumento da produção de ovos na próxima geração.
    d. Sim, uma vez que a variação é maior que 0.
    e. Tanto a *c* quanto a *d* estão corretas.

14. A herdabilidade de sentido restrito do número de ervilhas por vagem em uma população de ervilhas é 0,5. A média da população é de 6,2 ervilhas por vagem. Um criador

de plantas seleciona uma planta com 6,8 ervilhas por vagem e cruza com uma segunda planta que tem 8,0 ervilhas por vagem. Qual é o número esperado de ervilhas por vagem entre a prole deste cruzamento?

15. O mapeamento de QTL e o mapeamento de GWA (associação) são dois métodos diferentes usados para identificar genes que afetam traços complexos. Para cada uma das instruções a seguir, escolha se ela se aplica ao mapeamento de QTL, mapeamento de associação ou ambos.

| Afirmação | QTL | GWA | Ambos |
|---|---|---|---|
| Este método requer que o experimentador faça cruzamentos entre diferentes linhagens para produzir um mapeamento da população | | | |
| Este método pode escanear o genoma inteiro para encontrar QTLs para o traço | | | |
| Este método pode frequentemente identificar os genes específicos que representam o QTL | | | |
| Este método pode amostrar um grande número de indivíduos de uma população de acasalamento aleatório que tem uma variação para o traço que está sendo estudado | | | |
| Este método tipicamente testa dois alelos que diferem entre os dois genitores da população em mapeamento | | | |

## PROBLEMAS DESAFIADORES

16. Em um grande rebanho de gado, três diferentes características com distribuição contínua são medidas, e os desvios na seguinte tabela são calculados:

| | Traços | | |
|---|---|---|---|
| Variância | Comprimento da perna | Comprimento do pescoço | Conteúdo de gordura |
| Fenotípica | 310,2 | 730,4 | 106,0 |
| Ambiental | 248,1 | 292,2 | 53,0 |
| Genética aditiva | 46,5 | 73,0 | 42,4 |
| Genética de dominância | 15,6 | 365,2 | 10,6 |

a. Calcule as herdabilidades de sentido amplo e de sentido restrito para cada personagem.
b. Na população de animais estudados, qual traço iria responder melhor à seleção? Por quê?
c. Um projeto é realizado para diminuir o conteúdo médio de gordura no rebanho. A média do conteúdo de gordura é atualmente de 10,5%. Os animais com uma média de 6,5% de conteúdo de gordura são cruzados como pais da próxima geração. Qual a média de conteúdo de gordura que pode ser esperada nos descendentes desses animais?

17. Em uma espécie de fringilídeos de Darwin (*Geospiza fortis*), a herdabilidade de sentido restrito do comprimento do bico tem sido estimada como 0,79. O comprimento do bico está correlacionado com a capacidade dos fringilídeos comerem sementes grandes. O comprimento médio do bico da população é de 9,6 mm. Um macho com comprimento de bico de 10,8 mm é acasalado com uma fêmea com comprimento de bico de 9,8 mm. Qual o valor esperado para o comprimento do bico da prole do acasalamento desse par?

18. Duas linhas endogâmicas de camundongos de laboratório são cruzadas. Na $F_1$ (que têm genótipos idênticos em todos os *loci*), a variação no peso adulto é medida em 3 $g^2$. Os animais $F_1$ são cruzados para criar uma $F_2$ na qual a variação no peso adulto é de 16 $g_2$. Estime a herdabilidade de sentido amplo do peso adulto na população $F_2$ desse experimento (os ambientes em que os animais $F_1$ e $F_2$ foram criados eram equivalentes).

19. A tabela abaixo mostra os pesos de 100 camundongos individuais da mesma linhagem endogâmica criados em dietas diferentes. Para um camundongo individual que pesa 27 g, quanto de seu peso deve-se à sua genética e quanto à dieta específica com a qual foi alimentado (ambiente)? (Fora a dieta, os camundongos foram criados em ambientes equivalentes).

| Número de camundongos | Peso (g) |
|---|---|
| 5 | 21 |
| 13 | 22 |
| 18 | 23 |
| 21 | 24 |
| 22 | 25 |
| 16 | 26 |
| 5 | 27 |

20. A tabela abaixo contém medições do colesterol sérico total (mg/dℓ) para 10 pares de gêmeos monozigóticos que foram criados separados. Calcule o seguinte: média geral, variância geral, covariância entre os gêmeos e a herdabilidade no sentido amplo ($H^2$).

| X' | X" |
|---|---|
| 228 | 222 |
| 186 | 152 |
| 204 | 220 |
| 142 | 185 |
| 226 | 210 |
| 217 | 190 |
| 207 | 226 |
| 185 | 213 |
| 179 | 159 |
| 170 | 129 |

21. A próxima tabela contém a altura em centímetros para 10 conjuntos de mulheres adultas gêmeas. Calcule o coeficiente de correlação (r) entre as alturas das irmãs para cada par de gêmeas.

| Gêmea 1 | Gêmea 2 |
|---------|---------|
| 158 | 163 |
| 156 | 150 |
| 172 | 173 |
| 156 | 154 |
| 160 | 163 |
| 159 | 153 |
| 170 | 174 |
| 177 | 174 |
| 165 | 168 |
| 172 | 165 |

22. A população A consiste em 100 galinhas que são totalmente isogênicas e que são criadas em um ambiente uniforme. O peso médio dos ovos que elas põem é de 52 g, e a variância, 3,5 g². A população B consiste em 100 galinhas geneticamente variáveis que produzem ovos com uma média de peso de 52 g e uma variância de 21,0 g². A população B é levantada em um ambiente que é equivalente ao da população A. Qual é a variância ambiental ($V_e$) para o peso do ovo? Qual a variação genética na população B? Qual a herdabilidade em sentido amplo na população B?

23. As plantas de milho em uma população têm em média 180 cm de altura. A herdabilidade de sentido restrito para a altura da planta nessa população é 0,5. Um criador seleciona plantas que são 10 cm mais altas em média do que a média da população para produzir a próxima geração, e ele continua aplicando esse nível de seleção por oito gerações. Qual será a média de altura das plantas após oito gerações de seleção? Assuma que $H^2$ continua 0,5 e que $V_e$ não muda ao longo do curso do experimento.

24. Em uma população de *Drosophila melanogaster* criada em laboratório, o comprimento médio da asa é de 0,55 mm, e o intervalo é de 0,35 a 0,65. A geneticista seleciona um indivíduo do sexo feminino cujas asas medem 0,42 mm de comprimento e a acasala com um macho com asas de 0,56 mm de comprimento.
    a. Qual é o comprimento de asa esperado de sua prole se o comprimento da asa tem uma herdabilidade no sentido restrito de 1,0?
    b. Qual é o comprimento esperado da asa de sua prole se o comprimento da asa tem uma herdabilidade no sentido restrito de 0,0?

25. Diferentes espécies de grilos têm cantos distintos, e eles usam essas canções para o reconhecimento do companheiro. Os investigadores cruzaram duas espécies de grilos havaianos (*Laupala paranigra* e *G. Kohalensis*) cujos cantos são distinguidos por pulsação (o número de pulsos por segundo; Shaw *et al.*, *Molecular Ecology* 16, 2007, 2879-2892). Em seguida, eles mapearam o QTL na população $F_2$ derivada desse cruzamento. Seis QTLs autossômicos foram detectados. As médias dos valores do traço (pulsos por segundo) das três classes genotípicas em $F_2$ para cada QTL são mostradas na tabela abaixo, em que P indica o alelo *L. paranigra*, e K, o *L. kohalensis*.

| QTL | P/P | P/K | K/K |
|-----|-----|-----|-----|
| 1 | 1,54 | 1,89 | 2,10 |
| 2 | 1,75 | 1,87 | 1,94 |
| 3 | 1,72 | 1,88 | 1,92 |
| 4 | 1,70 | 1,82 | 2,02 |
| 5 | 1,67 | 1,80 | 2,13 |
| 6 | 1,57 | 1,88 | 2,19 |

   a. Calcule os efeitos aditivos (A) e de dominância (D) e a razão D/A para cada um dos seis QTLs.
   b. Quais destes QTLs mostram a maior quantidade de dominância?
   c. Qual destes tem o maior efeito aditivo?
   d. A taxa de pulso média para *L. kohalensis* é 3,72 e é de 0,71 para *L. paranigra*. Todos os seis QTLs atuam na direção esperada com o alelo *L. kohalensis* conferindo maior taxa de pulso do que o alelo *G. paranigra*?

26. A pergunta 26 se refere ao QTL nos autossomos de grilos. Para os cromossomos sexuais, os grilos fêmeas são XX, e grilos machos, XO, tendo apenas um cromossomo X, mas nenhum cromossomo Y. Pode o QTL para a taxa de pulso ser mapeado no cromossomo X dos grilos? Se a canção é cantada somente por grilos machos, podemos estimar os efeitos de dominância de QTL sobre o X?

27. Os estudos de GWA revelam correlações estatísticas entre os genótipos em *loci* marcadores em genes e traços complexos. Os estudos de GWA provam que a variação alélica em um gene realmente causa a variação na característica? Se não, que experimentos poderiam provar quais variantes alélicas em um gene de uma população são responsáveis pela variação em uma característica?

28. O gene do *albinismo ocular-2* (*OCA2*) e o gene do *receptor da melanocortina-1* (*MC1R*) estão ambos envolvidos no metabolismo da melanina nas células da pele em humanos. Para testar se a variação nesses genes contribui para a sensibilidade ao sol e o risco associado de sofrerem com câncer de pele, realizamos análises de associação. Mil pessoas da Islândia foram convidadas a se classificarem para uma amostra para verificar se apresentavam bronzeamento ou queimadura (sem bronzeamento) da pele quando expostas ao sol. Os indivíduos também

foram genotipados para um SNP em cada gene (rs7495174 e rs1805007). A tabela mostra o número de indivíduos em cada classe.

|  | OCA2 (rs7495174) |  |  | MC1R (rs1805007) |  |  |
|---|---|---|---|---|---|---|
|  | A/A | A/G | G/G | C/C | C/T | T/T |
| Queimadura | 245 | 56 | 1 | 192 | 89 | 21 |
| Bronzeamento | 555 | 134 | 9 | 448 | 231 | 19 |

a. Quais são as frequências dos fenótipos de bronzeamento e queimadura na Islândia?
b. Quais são as frequências alélicas em cada *locus* (SNP)?
c. Com o teste do $\chi^2$ (ver Capítulo 3) e a Tabela 3.1, teste a hipótese nula de que não há nenhuma associação entre esses SNPs e a sensibilidade da pele ao sol. Qualquer um dos SNPs mostra evidências de uma associação?
d. Se você encontrar evidências de uma associação entre o gene e a característica, qual é o modo de ação gênica?
e. Se o valor de P for maior que 0,05, isso prova que o gene não contribui para a variação da sensibilidade ao sol? Por quê?

### GENÉTICA E SOCIEDADE

Os bioéticos expressam uma preocupação de que as pessoas não estejam preparadas para avaliar adequadamente os resultados dos testes genéticos direto para o consumidor para alelos de risco de doenças, porque elas não têm conhecimento suficiente para interpretar os resultados de forma adequada e podem reagir aos resultados do teste de modo a tomar uma ação prejudicial para a sua saúde. A sociedade deveria proibir tais testes direto para o consumidor, exigir que um consultor genético seja consultado ou permitir tais testes?

# Evolução de Genes, Traços e Espécies

CAPÍTULO
20

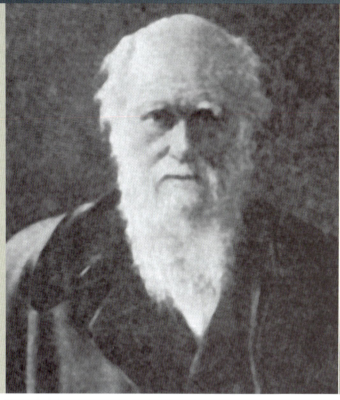
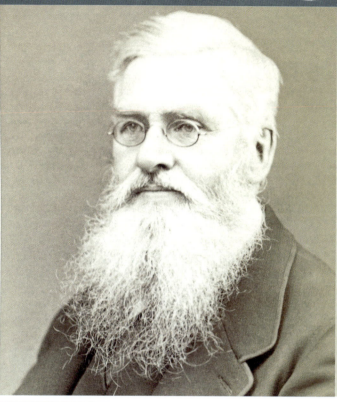

### Visão geral do capítulo e objetivos de aprendizagem

**20.1** Evolução por seleção natural, 666
- **OA 20.1** Identificar e explicar os princípios da evolução por seleção natural.

**20.2** Seleção natural em ação: um caso exemplar, 668
- **OA 20.2** Resumir os vários processos de evolução e o papel que desempenham na evolução de genes, características e espécies.

**20.3** Evolução molecular, 670
- **OA 20.3** Distinguir entre as assinaturas de evolução neutra, seleção positiva e seleção purificante no DNA e em sequências de proteínas.

**20.4** Evolução de genes e genomas, 673
- **OA 20.4** Identificar evidências de duplicações de genes e genomas, bem como avaliar o papel da duplicação gênica na evolução da função de proteínas, características e espécies.

**20.5** Evolução dos traços, 678
- **OA 20.5** Explicar o papel crítico de sequências reguladoras na evolução das características morfológicas.

**20.6** Evolução das espécies, 684
- **OA 20.6** Comparar exemplos de mecanismos genéticos que contribuem para barreiras de isolamento reprodutivo entre espécies.

A teoria da evolução por seleção natural foi desenvolvida de forma independente por dois intrépidos naturalistas britânicos, Charles Darwin (1809-1882) e Alfred Russel Wallace (1823-1913), durante suas longas viagens. [À esquerda: retrato de Charles Darwin, Victorian Book Print 1880's, Andrew_Howe/iStock; à direita: retrato de Alfred Russel Wallace; Maull & Fox photographers, Bibliothèque nationale de France, domínio público.]

**Objetivo do capítulo**

No presente capítulo, veremos que tanto a seleção natural quanto os processos evolutivos neutros podem levar a alterações nas sequências de DNA, que podem, então, impactar a evolução da variação fenotípica dentro e entre as espécies. Nosso objetivo maior é identificar e distinguir os mecanismos genéticos que estão subjacentes à evolução de genes, genomas, características e espécies.

Charles Darwin (1809-1882) chegou nas Ilhas Galápagos em 1835, ao longo do quarto ano do que deveria ser uma viagem de 2 anos. Pode-se pensar que essas ilhas, hoje intrinsicamente ligadas ao nome de Darwin, eram o paraíso do jovem naturalista. Longe disso. Darwin achou as ilhas terrivelmente quentes, com sua rocha vulcânica negra e quebrada a torrar sob o sol quente. Em seu diário, ele observou que "as árvores raquíticas mostram poucos sinais de vida... as plantas também têm um cheiro desagradável... As rochas negras de lava sobre a praia são frequentadas por lagartos grandes (60 a 90 cm), dos mais nojentos e desajeitados... Eles seguramente se tornam a terra que habitam".[1] Além dos lagartos e das tartarugas, a vida animal nas ilhas era escassa e inexpressiva. Ele mal podia esperar para deixar o local. O explorador de 26 anos de idade não sabia que suas 5 semanas nas Galápagos inspirariam uma série de ideias radicais que, cerca de 24 anos mais tarde, com a publicação de *A origem das espécies* (1859), mudaria nossa percepção de mundo e nosso lugar nele.

Vários meses depois de deixar as ilhas, na última parte da viagem para casa, na Inglaterra, Darwin teve seu primeiro lampejo de compreensão. Ele havia começado a organizar suas copiosas anotações de campo em seus quase 5 anos de exploração e coleta. Seu plano era que especialistas lá na Inglaterra liderassem o estudo de suas coleções de fósseis, plantas, animais e rochas. Voltando para suas observações sobre os pássaros do Galápagos, ele lembrou que encontrara umas formas um pouco diferentes de cotovias em três ilhas diferentes. Agora, havia um quebra-cabeça. Em 1835, a visão prevalecente da origem das espécies, compartilhada pela maioria dos professores de Darwin e por muitos dos estabelecimentos científicos, era que as espécies haviam sido especialmente criadas por Deus em sua presente forma, imutável, e colocadas no hábitat em que elas estavam mais bem adaptadas. Por que, então, haveria pássaros ligeiramente diferentes em tais ilhas semelhantes? Darwin anotou em seu caderno de ornitologia:

> Quando observo essas ilhas em vista uma da outra e dotadas de um escasso estoque de animais, alugadas por essas aves ligeiramente diferentes na estrutura, porém que ocupam o mesmo lugar na Natureza, devo suspeitar que eles todos são apenas variedades.... Se houver o menor fundamento nessas observações, vale muito a pena examinar a zoologia do Arquipélago; *pois tais fatos prejudicariam a estabilidade da espécie* [grifos nossos].[2]

O *insight* de Darwin foi que as espécies podiam mudar, e isso não foi o que ele tinha aprendido na Universidade de Cambridge. Tratava-se de uma heresia. Apesar de Darwin decidir manter tais pensamentos perigosos para si mesmo, ele foi agarrado pela ideia. Depois de chegar em casa na Inglaterra, ele preencheu uma série de cadernos com pensamentos sobre a mudança das espécies. Dentro de 1 ano, ele tinha convencido a si mesmo de que as espécies surgem naturalmente a partir de espécies preexistentes, assim como as crianças nascem naturalmente de pais, que nascem de avós. Ele então ponderou como as espécies mudam e adaptam-se às suas circunstâncias particulares. Em 1838, apenas 2 anos após a conclusão de sua viagem e antes de fazer 30 anos, ele concebeu a sua resposta – **seleção natural**. Nesse processo competitivo, indivíduos com alguma vantagem relativa sobre os outros vivem mais tempo e produzem mais descendentes, que por sua vez herdam a vantagem.

Darwin sabia que para convencer os outros acerca dessas duas ideias – a descendência das espécies a partir de antepassados e a seleção natural – ele precisaria de mais provas. Ele passou as duas décadas subsequentes reunindo todos os fatos que poderia sobre botânica, zoologia, embriologia e arqueologia.

Ele recebeu informações cruciais de especialistas que o ajudaram a classificar e caracterizar suas coleções. Por exemplo, o ornitólogo John Gould apontou para Darwin que aquilo que o jovem naturalista pensava que eram melros, *grosbeaks* e fringilídeos eram na verdade 13 novas e distintas espécies de tentilhões (**Figura 20.1**). Nós agora sabemos que as espécies de Galápagos, embora sejam claramente tentilhões, exibem uma imensa variação no comportamento alimentar e na forma do bico, que corresponde a suas fontes de alimento. Por exemplo, o tentilhão vegetariano de árvore usa seu bico pesado para comer frutas e folhas; o tentilhão insetívoro tem um bico com uma ponta mordaz para comer grandes insetos, e, o mais notável de todos, o tentilhão pica-pau agarra um galho em seu bico e usa-o para obter insetos fazendo buracos em árvores.

Darwin deduziu que essa diversidade de espécies deve ter surgido a partir de uma população original de tentilhões que chegou às Galápagos do continente sul-americano e povoou as ilhas. Os descendentes dos colonizadores originais espalharam-se para as diferentes ilhas e formaram populações locais que divergiram umas das outras e eventualmente formaram diferentes espécies.

Os tentilhões ilustram o processo de **adaptação**, no qual as características de uma espécie mudam ao longo do tempo caso essas características aumentem a possibilidade de sobrevivência e reprodução no ambiente em que as espécies vivem. A medida da capacidade de um organismo de sobreviver e se reproduzir é chamada de **aptidão**. Darwin forneceu um nível de explicação para o processo, a seleção natural, mas ele poderia não explicar como os traços variaram ou mudaram com o tempo, porque ele não entendia os mecanismos de herança. Compreender a base genética da adaptação tem sido um dos objetivos de longa-duração da biologia evolucionária.

Um primeiro passo em direção a esse objetivo foi dado quando o trabalho de Mendel apontando para a existência de genes foi redescoberto duas décadas após a morte de Darwin.

---
[1] Darwin C, *Charles Darwin's Beagle Diary*, Ed. R. D. Keynes, Cambridge University Press, 2001.
[2] Darwin Cm *Darwin's Beagle Diary*, Ed. R. D. Keynes, Cambridge University Press, 2001.

**Capítulo 20** Evolução de Genes, Traços e Espécies **665**

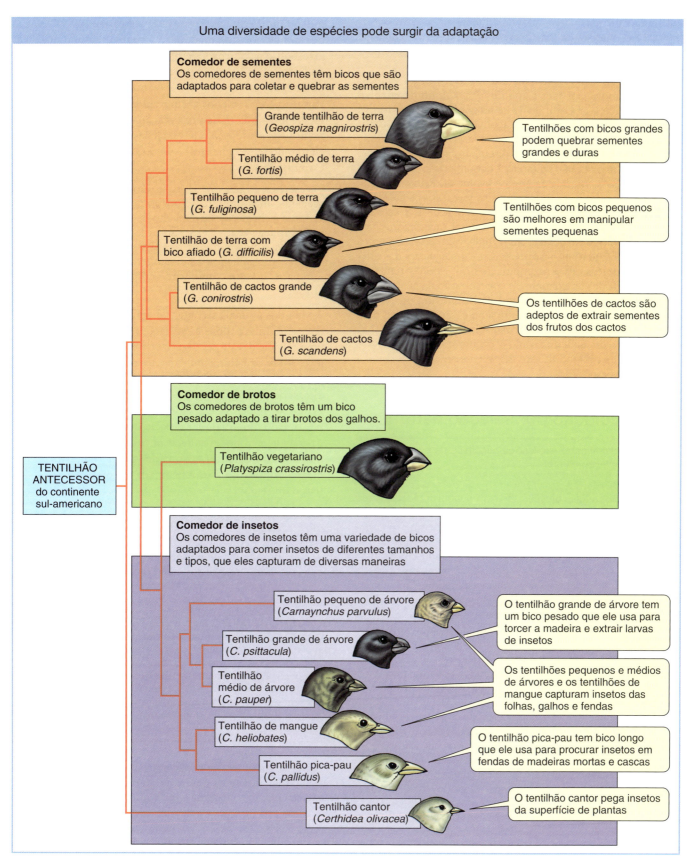

**Figura 20.1** As 13 espécies de tentilhões encontrados nas Ilhas Galápagos.

Outro ponto-chave emergiu meio século mais tarde, quando a base molecular da herança e o código genético foram decifrados. Por muitas décadas desde então, os biólogos têm visto que as espécies e os traços evoluem através de alterações na sequência de DNA. No entanto, a elucidação das alterações específicas na sequência de DNA subjacentes à evolução fisiológica ou morfológica tem sido repleta de desafios técnicos. Os avanços na genética molecular (ver Capítulos 7 a 12), no desenvolvimento genético (ver Capítulo 13) e na genômica comparativa (ver Capítulo 14), estão revelando agora os diversos mecanismos subjacentes à evolução de genes, genomas, traços e espécies.

O estudo da evolução é uma disciplina muito ampla e em expansão. Como tal, não tentaremos dar uma visão geral abrangente de todas as facetas da análise evolutiva. Pelo contrário, no presente capítulo, examinaremos os mecanismos genéticos moleculares subjacentes à variação na evolução de traços e a adaptação dos organismos a seus ambientes. Começaremos pelo processo evolutivo em geral e, em seguida, focaremos exemplos específicos nos quais as bases genéticas e moleculares das diferenças fenotípicas entre as populações ou espécies têm sido salientadas. Todos os exemplos se concentrarão na evolução de traços relativamente simples controlados por um ou poucos genes. Esses exemplos relativamente simples são suficientes para ilustrar o processo fundamental da evolução no nível do DNA e a variedade de maneiras como a evolução de genes afeta o ganho, a perda e a modificação de características, bem como a formação das espécies.

## 20.1 Evolução por seleção natural

**OA 20.1** Identificar e explicar os princípios da evolução por seleção natural.

A teoria moderna da evolução é tão completamente identificada com o nome de Darwin que muitas pessoas pensam que o próprio Darwin propôs primeiro o conceito de que os organismos tinham evoluído, mas este não é o caso. A ideia de que a vida mudou ao longo do tempo foi circulando em círculos científicos por muitas décadas antes da viagem histórica de Darwin. A grande questão era *como* a vida mudou. Para alguns, a explicação foi uma série de criações especiais de Deus. Para outros, tais como Jean-Baptiste Lamarck (1744-1829), as mudanças foram causadas pela ação direta do ambiente sobre o organismo, que foram adquiridas ao longo da vida do organismo e passadas para a sua prole.

O que Darwin forneceu foi uma explicação detalhada do mecanismo do processo evolutivo que incorporou corretamente o papel da herança. A teoria da evolução de Darwin por seleção natural começa com a variação que existe entre os organismos dentro de uma espécie. Os indivíduos de uma geração são qualitativamente diferentes uns dos outros. A evolução das espécies como um todo resulta do fato de que os vários tipos diferem em suas taxas de sobrevivência e reprodução. Os tipos mais adaptados deixam mais descendentes. Quando a prole herda o tipo de seus pais, as frequências relativas dos tipos vão mudando ao longo do tempo. Assim, os quatro ingredientes críticos para a mudança evolutiva que Darwin publicou foram variação, seleção, herança e tempo. Darwin disse:

> Poderia, então, ser considerado improvável... que variações úteis de alguma maneira para cada ser na grande e complexa batalha da vida, devam, por vezes, ocorrer no curso de milhares de gerações?... Podemos nós duvidar (lembrando que nascem muito mais indivíduos do que possivelmente sobrevivem) que indivíduos com qualquer vantagem, mesmo que leve, sobre os outros, tiveram uma melhor oportunidade de sobreviver e de procriar sua espécie? Por outro lado, podemos sentir a certeza de que qualquer variação com o menor grau prejudicial seria rigidamente destruída. Essa preservação de variações favoráveis e a rejeição de variações prejudiciais eu chamo de seleção natural (*On a Origin of Species*, Capítulo IV).[3]

Os escritos e ideias de Darwin são justicadamente bem conhecidos, mas é muito importante observar que ele não foi o único a chegar a este conceito de seleção natural. Alfred Russel Wallace (1823-1913), um colega inglês que explorou as selvas da Amazônia e do arquipélago de Malay por um total de 12 anos, chegou a uma conclusão muito semelhante em um papel que foi copublicado com um trecho de Darwin em 1858:

> A vida dos animais selvagens é uma luta pela existência.... Talvez todas as variações da forma típica de uma espécie devam ter algum efeito definitivo, mesmo leve, sobre os hábitos ou capacidades dos indivíduos.... Também é evidente que a maioria das alterações afeta, seja favorável ou desfavoravelmente, os poderes de prolongar a existência.... Se, por outro lado, qualquer espécie deva produzir uma variedade com poderes ligeiramente aumentados de preservar a existência, essa variedade deve inevitavelmente adquirir uma superioridade em números ao longo do tempo.[4]

Embora hoje o nome de Darwin tenda a estar exclusivamente ligado à evolução por seleção natural, em sua época, a teoria era reconhecida como a teoria de Darwin-Wallace. Talvez a atual percepção tenha uma participação menor do Wallace em si, que era sempre respeitoso com Darwin e referia-se à teoria emergente da evolução como "Darwinismo".

**CONCEITO-CHAVE** Darwin e Wallace propuseram uma nova explicação do fenômeno da evolução. Eles entenderam que a população de determinada espécie em determinado momento inclui indivíduos de características variadas. Eles perceberam que a população de sucessivas gerações há de conter uma maior frequência daqueles tipos que sobrevivem e reproduzem-se com mais sucesso sob as condições ambientais existentes. Logo, as frequências de vários tipos dentro das espécies vão mudar ao longo do tempo.

Há uma similaridade óbvia entre o processo de evolução como Darwin e Wallace descreveram e o processo pelo qual o criador de plantas ou animais melhora um estoque doméstico.

---
[3]Darwin C, *On the Origin of Species by Means of Natural Selection*, 80-81. John Murray, London, 1859.
[4]Darwin C, Wallace A, "On the Tendency of Species to Form Varieties; and on the Perpetuation of Varieties and Species by Natural Means of Selection," *Journal of the Proceedings of the Linnean Society of London. Zoology* 3, 1858, 45-50.

O criador de plantas seleciona plantas de produção mais altas da atual população e as usa como os genitores da próxima geração. Se as características causadoras de maior rendimento forem hereditárias, a próxima geração deve produzir um maior rendimento. Não foi por acidente que Darwin escolheu o termo *seleção natural* para descrever o modelo de evolução através de diferenças nas taxas de reprodução apresentados por diferentes variantes na população. Como um modelo para esse processo evolutivo na natureza, ele tinha em mente a seleção que os criadores exercem em sucessivas gerações de plantas e animais domésticos.

Podemos resumir a teoria da evolução por seleção natural em três princípios:

1. *Princípio da variação*. Entre os indivíduos dentro de qualquer população, há variação em morfologia, fisiologia e comportamento.
2. *Princípio da hereditariedade*. A prole se parece mais com seus genitores do que com indivíduos não aparentados.
3. *Princípio de seleção*. Algumas formas têm mais sucesso em sobreviver e reproduzir-se do que outras formas em determinado ambiente.

Um processo seletivo pode produzir alterações na composição da população somente se houver algumas variações entre as quais escolher. Se todos os indivíduos são iguais, nenhuma diferença nas taxas reprodutivas dos indivíduos, não importa quão extrema seja, alterará a composição da população. Além disso, a variação deve ser de alguma forma hereditária para que essas diferenças nas taxas reprodutivas sejam capazes de alterar a composição genética da população. Se grandes animais dentro de uma população têm mais filhos do que os pequenos, mas sua prole não é maior em média do que a prole dos pequenos animais, então não haverá mudança alguma na composição da população de uma geração para outra. Finalmente, se todos os tipos de variantes deixam, em média, o mesmo número de descendentes, então podemos esperar que a população permaneça inalterada.

**CONCEITO-CHAVE** Os princípios de variação, hereditariedade e seleção devem todos ser aplicáveis para a evolução ocorrer por meio da seleção natural.

A variação hereditária fornece a matéria-prima para as mudanças sucessivas dentro de uma espécie e para a multiplicação de novas espécies. Os mecanismos básicos dessas alterações (como discutido no Capítulo 18) são a origem da nova variação genética e fenotípica em uma população por mutação ou migração e a mudança na frequência de alelos e fenótipos dentro das populações por processos seletivos e aleatórios (**Figura 20.2**). A partir desses mecanismos básicos, um conjunto de princípios que regem as alterações na composição genética das populações pode ser derivado. A aplicação de tais princípios de população genética fornece uma teoria de evolução genética.

**CONCEITO-CHAVE** Evolução, ou mudança em populações e espécies ao longo do tempo, é a conversão da variação hereditária entre indivíduos dentro das populações em diferenças hereditárias entre populações ao longo do tempo e do espaço por mecanismos genéticos populacionais.

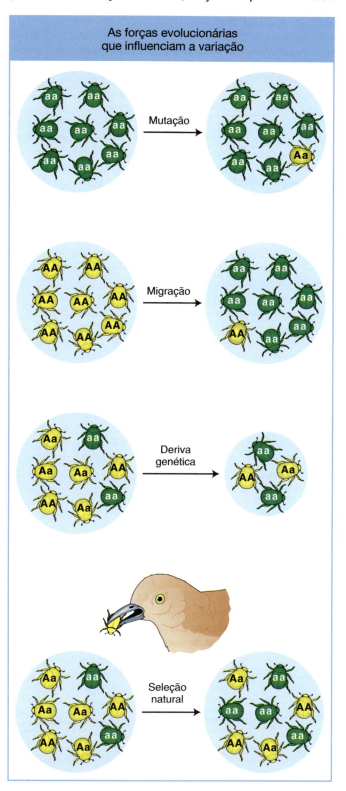

**Figura 20.2** Os efeitos de várias forças da evolução na genética e na variação fenotípica das populações. Insetos com um fenótipo amarelo têm o genótipo *AA* ou *Aa*, e insetos com um fenótipo verde têm o genótipo *aa*. Em uma população composta de insetos verdes com genótipo *aa*, o alelo *A* e o fenótipo amarelo podem aparecer devido a mutação ou migração a partir de uma população amarela. Em uma população com ambas as variações genética e fenotípica, uma mudança nas frequências dos alelos e dos fenótipos pode correr devido à deriva genética (p. ex., depois de um evento gargalo) ou devido à seleção natural (p. ex., insetos amarelos são mais consumidos por aves).

## 20.2 Seleção natural em ação: um caso exemplar

**OA 20.2** Resumir os vários processos de evolução e o papel que desempenham na evolução de genes, características e espécies.

Por quase um século após a publicação de *A origem das espécies*, nenhum exemplo de seleção natural havia sido totalmente elucidado, isto é, um em que o agente de seleção natural era conhecido, o efeito de diferentes genótipos podia ser medido, a base genética e molecular da variação era identificada e o papel fisiológico do gene ou proteína envolvida era bem compreendido.

O primeiro tal exemplo "integrado" de seleção natural em uma variante molecular foi elucidado nos anos 1950, antes de o código genético ser decifrado. Notavelmente, esse trabalho pioneiro revelou a ação da seleção natural em humanos. Ele ainda permanece hoje como um dos mais detalhados e importantes exemplos de evolução por seleção natural em qualquer espécie.

A história começou quando Tony Allison, um estudante de medicina queniano nascido em Oxford, empreendeu um estudo de campo dos tipos de sangue entre as tribos quenianas. Em um dos testes sanguíneos que ele fez, que era para células falciformes, eritrócitos assumem uma forma de foice quando expostos à redução pelo agente bissulfito de sódio ou após ficarem estagnados por alguns dias (**Figura 20.3**). As células deformadas são marca registrada da anemia falciforme, uma doença descrita pela primeira vez em 1910. Essas células causam complicações patológicas pela oclusão dos vasos sanguíneos e levam ao aparecimento precoce de mortalidade.

Em 1949, o mesmo ano em que Allison foi para o campo, o grupo de pesquisa de Linus Pauling demonstrou que pacientes com anemia falciforme tinham uma proteína hemoglobina com carga anormal (hemoglobina S, ou HbS) em seu sangue, em comparação com a hemoglobina de indivíduos não afetados (Hemoglobina ou HbA). Esta foi a primeira demonstração de uma anomalia molecular ligada a uma doença complexa. Foi compreendido naquele momento que os portadores das células falciformes eram heterozigotos e, portanto, tinham uma mistura de HbA e HbS (denotados *AS*), ao passo que indivíduos afetados eram homozigóticos para o alelo $Hb^S$ (denotado *SS*).

Allison coletou amostras de sangue de membros do Kikuyu, Masai, Luo e outras tribos em toda a geografia diversificada do Quênia. Embora ele não tenha visto associação particularmente notável entre os tipos de sangue ABO ou MN nas tribos, ele mediu as frequências notavelmente diferentes de $Hb^S$. Em tribos que vivem na região central árida do Quênia ou nas terras altas, a frequência de $Hb^S$ era de menos de 1%; no entanto, em tribos que vivem na costa ou perto de Lago Victoria, muitas vezes excedeu 10% e chegou a se aproximar de 30% em alguns locais (**Tabela 20.1**).

As frequências dos alelos foram surpreendentes por dois motivos. Em primeiro lugar, uma vez que a anemia falciforme geralmente é letal, por que as frequências do alelo $Hb^S$ eram tão altas? E, segundo, dadas as distâncias relativamente curtas entre as regiões, por que a frequência de $Hb^S$ era alta em alguns lugares e não em outros?

A familiaridade de Allison com o terreno, as tribos e doenças tropicais do Quênia o levou a uma explicação fundamental. Allison percebeu que o alelo $Hb^S$ estava em alta frequência em regiões baixas e úmidas com níveis muito altos de malária, e quase ausente em grandes altitudes, como em torno de Nairóbi. Transportado por mosquitos, o parasita intracelular *Plasmodium falciparum*, que causa a malária, multiplica-se dentro dos eritrócitos (**Figura 20.4**). Os mosquitos e a doença são prevalentes em toda a África Subsaariana, regiões úmidas de baixa altitude, perto de corpos de água, onde os mosquitos se reproduzem. Allison presumiu que o alelo $Hb^S$ poderia, ao alterar os eritrócitos, conferir algum grau de resistência à infecção malárica.

**Tabela 20.1** Frequência de $HB^S$ em tribos quenianas particulares.

| Tribo | Afinidade étnica | Distrito/região | %$Hb^S$ |
|---|---|---|---|
| Luo | Nilótica | Kisumu (Lago Vitória) | 25,7 |
| Suba | Bantu | Ilha Rusingo | 27,7 |
| Kikuyu | Bantu | Nairóbi | 0,4 |

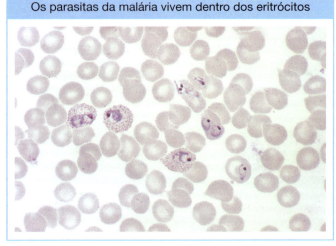

**Figura 20.4** Um esfregaço de sangue de um indivíduo infetado com parasitas da malária. Uma amostra de eritrócitos foi tratada com a coloração Giemsa para revelar parasitas dentro das células (pontos vermelhos). [*CDC/Dr. Mae Melvin.*]

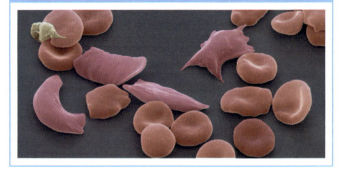

**Figura 20.3** Uma micrografia eletrônica colorizada mostrando células falciformes entre eritrócitos normais. [*Eye of Science/Science Source.*]

## A vantagem seletiva do Hb^S

Para testar essa ideia, Allison realizou uma pesquisa muito mais ampla das frequências de $Hb^S$ em todo o leste da África, incluindo Uganda, Tanzânia e Quênia. Ele examinou cerca de 5.000 indivíduos de mais de 30 tribos diferentes. Mais uma vez, ele encontrou frequências de $Hb^S$ de até a 40% em áreas com malária e frequências tão baixas quanto 0% onde a doença era ausente.

A conexão sugeriu que o alelo $Hb^S$ pode afetar os níveis de parasitas, de modo que Allison também realizou um estudo do nível de parasitas no sangue de crianças heterozigotas AS contra crianças do tipo selvagem AA. Em um estudo com quase 300 crianças, ele descobriu que a incidência de parasitas da malária era de fato menor em crianças AS (27,9%) do que em crianças AA (45,7%) e que a densidade do parasita também era menor em crianças AS. Os resultados indicaram que as crianças com AS tinham incidência e gravidade mais baixas da infecção malárica e, portanto, teriam uma vantagem seletiva em áreas onde a malária era prevalente.

A vantagem para os heterozigotos AS foi especialmente surpreendente frente à doença sofrida pelos homozigotos SS. Allison observou:

> A proporção de indivíduos com células falciformes em qualquer população... vai ser o resultado de um equilíbrio entre dois fatores: a gravidade da malária, que tenderá a aumentar a frequência do gene, e a taxa de eliminação dos genes falciformes em indivíduos que morrem de anemia falciforme.

A mutação da célula falciforme estava sob *seleção balanceada* (ver Capítulo 18) em áreas onde a malária estava presente. A ação favorável da seleção natural com relação aos indivíduos AS é balanceada pela seleção natural desfavorável contra indivíduos AA suscetíveis à malária e indivíduos SS que sucumbirão à anemia falciforme. Em outras palavras, o heterozigoto tem vantagem sobre qualquer dos homozigotos.

Quanto de vantagem esses indivíduos AS vivenciam? Isso pode ser calculado pela medição da frequência do alelo $Hb^S$ na população e pela análise de como essas frequências diferem das frequências esperadas sob as hipóteses da equação de Hardy-Weinberg (ver Capítulo 18). Uma pesquisa em grande escala com 12.387 africanos ocidentais revelou uma frequência do alelo $Hb^S$ ($q$) de 0,123 (ver Boxe 18.1 para obter ajuda no cálculo das frequências do alelo). As frequências calculadas a partir da equação de Hardy-Weinberg (frequências fenotípicas esperadas na Tabela 20.2) são maiores do que o que foi realmente observado para os fenótipos homozigotos e menores para o fenótipo heterozigoto (**Tabela 20.2**). Se assumimos que o heterozigoto AS tem uma aptidão de 1,0, então a aptidão relativa dos dois genótipos homozigóticos pode ser estimada. Por exemplo, a aptidão relativa do AA em comparação com o AS é de 0,88. O genótipo AS, portanto, tem vantagem seletiva de 1,136, ou de aproximadamente 14%, sobre o genótipo AA.

Essa vantagem seletiva tem sido bem documentada por estudos a longo prazo de sobrevivência de crianças AA, AS, e SS no Quênia. Tais estudos têm concluído que pessoas AS possuem vantagem de sobrevivência acentuada sobre os indivíduos AA e SS nos primeiros poucos anos de vida (**Figura 20.5**).

> **CONCEITO-CHAVE** O alelo da hemoglobina falciforme, $Hb^S$, está sob balanceamento da seleção em zonas de malária e transmite grande vantagem de sobrevivência em heterozigotos nos primeiros poucos anos de vida.

## As origens moleculares do Hb^S

Depois da descoberta de Allison, houve um forte interesse em determinar a base molecular da diferença(s) entre a $Hb^S$ e $Hb^A$. O sequenciamento da proteína determinou que a $Hb^S$ difere do $Hb^A$ por apenas um aminoácido, uma valina no lugar de um resíduo de ácido glutâmico. Essa mudança em um único aminoácido altera a carga da hemoglobina e faz com que ele se agregue em estruturas alongadas em forma cilíndrica dentro dos eritrócitos. Uma vez que o código genético foi decifrado e os métodos de sequenciamento do DNA foram desenvolvidos, determinou-se que o $Hb^S$ foi causado por um único ponto de mutação (CTC → CAC) no códon do ácido glutâmico que codifica o sexto aminoácido da subunidade β-globina dentro da proteína hemoglobina.

Curiosamente, Allison também observou uma alta incidência de $Hb^S$ fora da África, incluindo Itália, Grécia e Índia. Outros tipos de marcadores sanguíneos não indicaram fortes relações genéticas entre essas populações. Em vez disso, Allison observou que estas também eram áreas com alta incidência de malária. A correlação entre a frequência de $Hb^S$ e a incidência de malária manteve-se não apenas no leste da África, mas em todo o continente africano, no sul da Europa e no subcontinente indiano. Allison compôs mapas mostrando essas marcantes correlações (**Figura 20.6**) e inferiu que o alelo $Hb^S$ surgiu de forma independente nas diferentes regiões, em vez de um espalhamento por meio de migração. De fato, com o advento de ferramentas para genotipagem de DNA, está claro que a mutação do $Hb^S$ surgiu independentemente pelo menos cinco vezes e, em seguida, aumentou para uma alta frequência, em regiões particulares. Baseado na diversidade genética limitada das populações com malária, acredita-se que as mutações do $Hb^S$ surgiram apenas nos últimos milhares de anos, uma vez que as populações começaram a viver ao redor de corpos de água como parte do advento da agricultura.

**Tabela 20.2** A vantagem de aptidão de heterozigotos para a célula falciforme.

| Genótipo | Frequência observada do fenótipo | Frequência esperada do fenótipo | Razão observada/esperada | w (aptidão relativa) | Vantagem seletiva |
|---|---|---|---|---|---|
| SS | 29 | 187,4 | 0,155 | 0,155/1,12 = 0,14 | |
| AS | 2993 | 2672,4 | 1,12 | 1,12/1,12 = 1,00 | **1,0/0,88 = 1,136** |
| AA | 9365 | 9527,2 | 0,983 | 0,983/1,12 = 0,88 | |
| Total | 12.387 | 12.387 | | | |

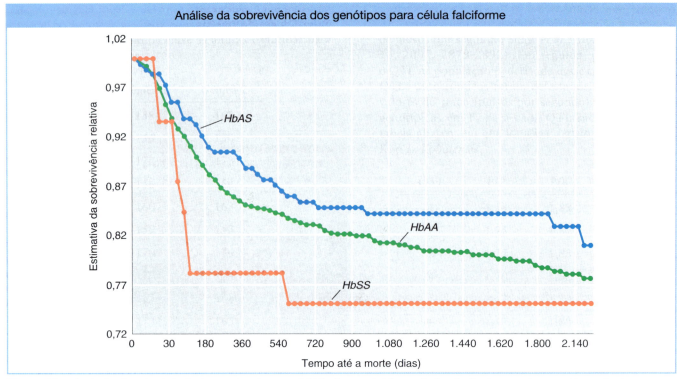

**Figura 20.5** A relação de sobrevivência de aproximadamente 1.000 crianças de Kisumu é plotada desde o nascimento até os primeiros poucos anos de vida. Os heterozigotos para a célula falciforme tiveram vantagem significativa na sobrevida geral dos 2 meses aos 16 meses. [Dados de M. Aidoo et al., *The Lancet* 359, 2002, 1311-12.]

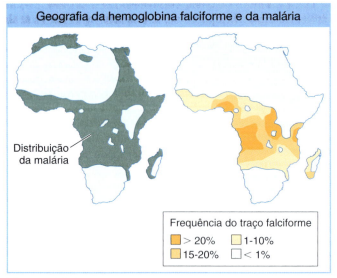

**Figura 20.6** Estes mapas mostram a estreita correspondência entre a distribuição da malária (*esquerda*) e a frequência do traço falciforme (*direita*) em toda a África. [Dados de AC Allison, *Genetics* 66, 2 004, 1591; redesenhado por Leanne Olds.]

Elucidar o papel do $Hb^S$ em conferir resistência à malária ilustrou três importantes facetas do processo evolutivo:

1. *A evolução pode e vai se repetir*. As múltiplas origens independentes e expansões da mutação do $Hb^S$ demonstram que as mesmas mutações podem surgir e propagar-se repetidamente. Muitos exemplos da repetição precisa e independente da evolução de mutações adaptativas são conhecidos hoje, e encontraremos muitos outros no presente capítulo.

2. *A aptidão é um estado relativo e condicional*. Se a mutação é vantajosa, desvantajosa ou nenhum dos dois, depende muito das condições do meio ambiente. Na ausência de malária, o $Hb^S$ é muito raro e desfavorecido. Onde a malária está presente, o $Hb^S$ pode atingir altas frequências, apesar das desvantagens conferidas aos homozigotos SS. Em afro-americanos, a frequência de $Hb^S$ está em declínio porque há uma seleção contra o alelo na ausência de malária na América do Norte.

3. *A seleção natural atua em qualquer variação que estiver disponível, e não necessariamente pelos melhores meios imagináveis*. A mutação no $Hb^S$, embora protetora contra a malária (no estado heterozigótico), também provoca condição potencialmente fatal (no estado homozigótico). Mais de 40% da população do mundo vive em áreas onde a malária é prevalente. Nesses lugares, o imperativo de combater a doença contrabalanceia o efeito deletério da mutação falciforme.

## 20.3 Evolução molecular

**OA 20.3** Distinguir entre as assinaturas de evolução neutra, seleção positiva e seleção purificante no DNA e em sequências de proteínas.

Darwin e Wallace conceberam a evolução em grande parte como "mudanças em organismos trazidas pela seleção natural". Na verdade, isto é o que a maioria das pessoas pensa sobre o significado de "evolução". No entanto, um século depois da teoria de Darwin, conforme os biólogos moleculares começaram a confrontar a evolução no nível de proteínas e de moléculas de

DNA, eles encontraram e identificaram outra dimensão do processo evolutivo, a evolução molecular neutra, que não envolve a seleção natural. Isso levou à compreensão de que é fundamental saber quando a evolução molecular ocorre devido a processos neutros ou seletivos para entender como os organismos mudam ao longo do tempo.

## O desenvolvimento da teoria da evolução neutra

Nos anos 1950 e início dos anos 1960, foram desenvolvidos métodos que permitiram que os biólogos determinassem as sequências de aminoácidos das proteínas. Essa nova capacidade levantou a perspectiva de que a base essencial da mudança evolucionária estava finalmente à mão. No entanto, na medida em que as sequências de proteínas de uma variedade de espécies foram decifradas, surgiu um paradoxo. As sequências de globinas e citocromo c, por exemplo, normalmente diferem entre quaisquer duas espécies em um número de aminoácidos, e esse número aumenta com o tempo decorrido desde sua divergência de um ancestral comum (**Figura 20.7**). No entanto, a função de tais proteínas é a mesma nas diferentes espécies – transportar e fornecer oxigênio aos tecidos no caso da hemoglobina e transportar elétrons durante a respiração celular no caso do citocromo c.

O quebra-cabeças, portanto, era sobre se as substituições de aminoácidos entre as espécies refletiam ou não as mudanças na função das proteínas e as adaptações às condições seletivas. Os bioquímicos Linus Pauling e Emile Zuckerkandl achavam que não. Eles observaram que muitas substituições eram de um aminoácido por outro com propriedades semelhantes. Concluíram que a maioria das substituições de aminoácidos era "neutra" ou "quase neutra" e que não alterava nenhuma função da proteína.

Essa linha de raciocínio foi rejeitada em princípio por muitos biólogos evolucionistas, que naquele momento viam todas as mudanças evolucionistas como o resultado de seleção natural e adaptação. O paleontólogo George Gaylord Simpson argumentou que "há um forte consenso de que genes ou alelos completamente neutros devem ser raros, se é que eles existem. Para um biólogo evolucionista, portanto, parece altamente improvável que as proteínas... deveriam mudar de forma regular, mas não adaptativa"[5].

Zuckerkandl e Pauling afirmaram que as semelhanças ou diferenças entre os organismos não precisam ser refletidas no nível da proteína – que a mudança molecular e a mudança visível não eram necessariamente ligadas ou proporcionais.

O debate sobre se as alterações moleculares poderiam ser neutras foi resolvido por um ataque de dados empíricos e decifração do código genético. Como múltiplos códons codificam o mesmo aminoácido, uma mutação que altera, por exemplo, CAG por CAC não altera o aminoácido codificado. Portanto, pode existir uma variação no nível do DNA que não tem efeito sobre as sequências de proteínas, de modo que existem alelos neutros. Ainda mais importante para a genética de populações foi o desenvolvimento da "teoria da evolução molecular neutra", por Motoo Kimura, Jack L. King e Thomas Jukes. Esses autores propuseram que a maioria, mas não todas, as mutações que são invariantes ou *fixas* entre as espécies são neutras ou quase neutras, bem como que quaisquer diferenças entre as espécies em tais locais no DNA evoluem por acaso devido à *deriva genética aleatória*.

A "teoria neutra" marcou uma mudança conceitual profunda da visão de que a evolução é sempre guiada pela seleção natural. Além disso, forneceu uma suposição básica de como o DNA deveria mudar ao longo do tempo se nenhum outro agente, como a seleção natural, interviesse.

**CONCEITO-CHAVE** A teoria da evolução molecular neutra propôs que a maioria das mutações no DNA ou substituições de aminoácidos entre as espécies é funcionalmente neutra ou quase neutra e fixada por deriva genética aleatória. A suposição de neutralidade oferece uma expetativa básica de como o DNA deve mudar ao longo do tempo quando a seleção natural está ausente.

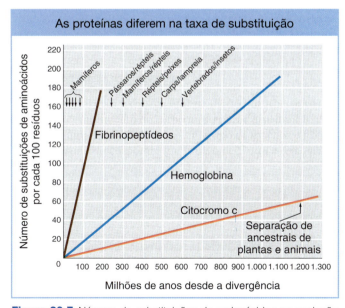

**Figura 20.7** Número de substituições de aminoácidos na evolução dos vertebrados em função do tempo desde a divergência. As três proteínas – fibrinopeptídeo, hemoglobina, e citocromo c – diferem na taxa de substituição porque diferentes proporções das substituições de aminoácidos são seletivamente neutras.

## Taxa de substituições neutras

Como vimos no Capítulo 18 (ver Boxe 18.5), podemos calcular a taxa esperada de alterações neutras nas sequências de DNA ao longo do tempo. Se $\mu$ é a taxa de novas mutações em um local por cópia do gene por geração, o número absoluto de novas mutações que aparecerão em uma população de $N$ indivíduos diploides é $2N\mu$. As novas mutações são sujeitas à deriva genética aleatória: a maioria vai ser perdida pela população, enquanto poucas vão se tornar fixas e substituir o alelo anterior. Se uma mutação recém-surgida é neutra, então existe uma probabilidade de $1/(2N)$ de que ela vá substituir o alelo anterior por causa da deriva genética aleatória. Cada uma das novas mutações $2N\mu$ que aparecerão em uma população tem uma probabilidade de $1/(2N)$ de, eventualmente, tomar conta dessa população. Assim, a taxa substituição absoluta $k$ é a taxa de mutação multiplicada pela probabilidade de que qualquer mutação assumirá, eventualmente, por deriva:

$$k = \text{taxa de substituição neutra} = 2N\mu \times 1/(2N) = \mu$$

---

[5]Simpson GG, "*Organisms and Molecules in Evolution,*" *Science* 146, 1964, 1535-8.

Isto é, nós esperamos que, em cada geração, haja μ substituições na população, puramente a partir da deriva genética de mutações neutras.

**CONCEITO-CHAVE** A taxa de substituições no DNA na evolução resultando de deriva genética aleatória de mutações neutras é igual à taxa de mutação de tais alelos, μ.

## A assinatura da seleção purificadora em sequências de DNA

Quando as medições de mudança molecular desviam-se do que é esperado para alterações neutras, trata-se de um sinal importante – sinaliza que a seleção interveio. Esse sinal pode revelar que a seleção tenha favorecido alguma mudança específica ou que ela tenha rejeitado outras. Vimos, no caso da mutação do $Hb^S$, como a seleção natural favorece a mutação na presença da parasita da malária, mas a rejeita onde a malária é ausente. A influência mais penetrante da seleção natural no DNA é, na verdade, para conservar a função do gene e sua sequência.

Todas as classes de sequências de DNA, incluindo éxons, íntrons, sequências reguladoras e sequências entre os genes, mostram diversidade nucleotídica entre indivíduos dentro de populações e entre espécies. A taxa constante de substituições neutras prevê que, se o número de diferenças de nucleotídios entre duas espécies for plotado contra o tempo desde sua divergência de um ancestral comum, o resultado deve ser uma linha reta com inclinação igual a μ. Ou seja, a evolução deve prosseguir de acordo com um relógio molecular (ver Boxe 18.5) que está funcionando a uma taxa μ. A **Figura 20.8** mostra um gráfico para o gene da β-globina. Os resultados são bastante consistentes com a reivindicação de que as substituições nucleotídicas nesse gene tenham sido neutras nos últimos 500 milhões de anos. Dois tipos de substituições nucleotídicas neutras estão representados graficamente: **substituições sinônimas**, que são de um códon para o outro, sem fazer qualquer mudança no aminoácido, e **substituições não sinônimas**, que resultam em uma mudança no aminoácido. A Figura 20.8 mostra uma inclinação muito menor para as substituições não sinônimas do que para as alterações sinônimas, o que significa que a taxa de substituição neutra das substituições não sinônimas é muito menor de que a das sinônimas.

Esse resultado é exatamente o que esperamos na seleção natural. As mutações que causam uma substituição de aminoácido devem ter um efeito deletério mais frequentemente do que as substituições sinônimas, que não alteram a proteína. Tais variantes deletérias serão removidas das populações por *seleção purificadora* (ver Capítulo 18). Uma proporção menor do que o esperado de mudanças não sinônimas para sinônimas é a assinatura da seleção purificadora. É importante notar que essas observações não significam que as substituições sinônimas não tenham qualquer restrição seletiva sobre elas; ao contrário, elas mostram que tais restrições são, no geral, não tão fortes quanto aquelas mutações que mudam os aminoácidos. Logo, uma mudança sinônima, embora não tenha efeito algum sobre a sequência de aminoácidos, altera o mRNA para essa sequência e, portanto, pode afetar a estabilidade do mRNA ou a eficácia com que o mRNA é traduzido.

A seleção purificadora é a faceta mais difundida, mas frequentemente subestimada, da seleção natural. A "rejeição de variações prejudiciais", como Darwin a chamou, é generalizada. A seleção purificadora explica por que encontramos muitas sequências de proteínas que permanecem inalteradas ou quase inalteradas ao longo de vastos períodos de tempo evolutivo. Por exemplo, há várias dúzias de genes que existem em todos os domínios de vida – Archaea, Bacteria e Eukarya (fungos, plantas, protistas e animais) – e codificam proteínas cujas sequências têm sido amplamente conservadas ao longo de 3 bilhões de anos de evolução. Para preservar essas sequências, variantes que surgiram de forma aleatória em bilhões de pessoas em dezenas de milhões de espécies têm sido rejeitadas pela seleção várias vezes.

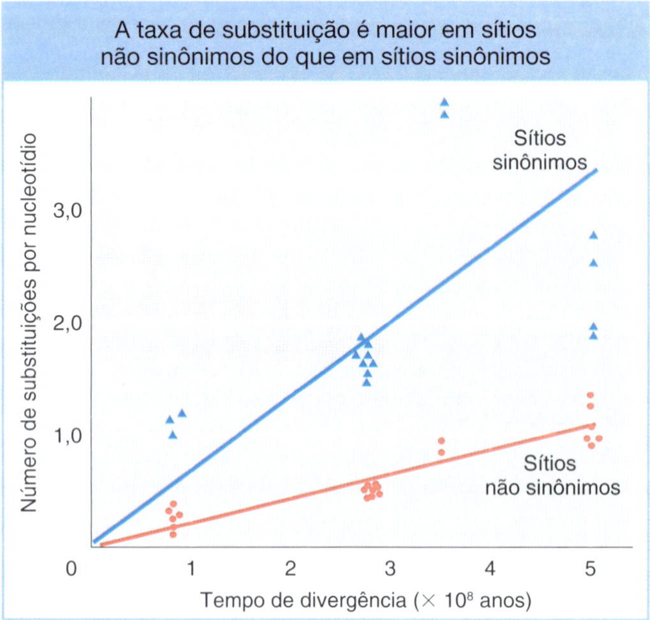

**CONCEITO-CHAVE** A seleção purificadora é um aspecto abrangente da seleção natural que reduz a variação genética e preserva as sequências de DNA e proteínas ao longo de eras do tempo.

Outra predição da teoria da evolução neutra é que diferentes proteínas terão diferentes taxas do relógio, já que as funções metabólicas de algumas proteínas serão muito mais sensíveis a alterações em suas sequências de aminoácidos. As proteínas que são mais sensíveis à mudança de aminoácido terão uma menor taxa de mutação neutra porque uma menor proporção de suas mutações será neutra em comparação com proteínas que são mais tolerantes à substituição. A Figura 20.7 mostra uma comparação dos relógios para fibrinopeptídeos, hemoglobina e citocromo c. É razoável que os fibrinopeptídeos tenham uma proporção muito maior de mutações neutras, já que não têm função conhecida após serem removidos do fibrinogênio para ativar a reação de coagulação do sangue. Não está claro por que as hemoglobinas são menos sensíveis às alterações de aminoácidos do que é o citocromo c.

**CONCEITO-CHAVE** A taxa de evolução neutra para a sequência de aminoácidos de uma proteína depende da sensibilidade da função da proteína às alterações de aminoácidos.

**Figura 20.8** A quantidade de divergência de nucleotídios em sítios sinônimos é maior do que o valor de divergência em sítios não sinônimos do gene da β-globina.

Como muitas evoluções de sequências são neutras, não há nenhuma relação simples entre a quantidade de mudança na sequência de DNA de um gene e a quantidade de alteração, se houver, na função da proteína codificada. Em um extremo, quase a totalidade das sequências de aminoácidos de uma proteína pode ser substituída enquanto mantém a função original caso esses aminoácidos que são substituídos mantiverem a estrutura tridimensional da enzima. Esse é o caso para os fibrinopeptídeos, em que quase qualquer aminoácido pode ser substituído em qualquer posição do peptídeo.

Em contraste, a função de uma enzima pode ser alterada pela substituição de um único aminoácido. A mosca-varejeira da ovelha, *Lucilia cuprina*, tem evoluído uma resistência a inseticidas organofosforados utilizados amplamente para controlá-la. Essa resistência é a consequência de uma única substituição de um ácido aspártico para um resíduo de glicina no local ativo de uma enzima da mosca varejeira que é normalmente uma carboxilesterase (divide um éster carboxil, R-COO-R, em um álcool e um carboxilato). A mutação causa a perda completa da atividade da carboxilesterase e sua substituição pela atividade da esterase (divide qualquer éster, R–O–R, em um ácido e um álcool). A modelagem tridimensional da molécula indica que a proteína com atividade de esterase ganha a capacidade de ligar uma molécula de água perto do local de ligação do organofosfato. A molécula de água então reage com o organofosfato, dividindo-o em dois.

**CONCEITO-CHAVE** Não há nenhuma relação proporcional entre quantas mudanças ocorrem no DNA na evolução e quantas resultam na mudança de função.

## A assinatura da seleção positiva nas sequências de DNA

Evidências para o relógio molecular suportam a ideia de que a maioria das substituições de nucleotídios que têm ocorrido na evolução foram neutras. No entanto, ele não mostra o quanto da evolução molecular se deve a mudanças adaptativas impulsionadas pela seleção positiva. Uma forma de detectar a evolução adaptativa de uma proteína é por meio de comparação dos polimorfismos de nucleotídios sinônimos e não sinônimos dentro das espécies com as mudanças nucleotídicas sinônimas e não sinônimas entre as espécies. Caso todas as mutações forem neutras, a razão dos polimorfismos de nucleotídios não sinônimos para os sinônimos dentro de uma espécie deve ser a mesma razão das substituições de nucleotídios não sinônimas para sinônimas entre as espécies. Por outro lado, se as mudanças de aminoácidos entre as espécies foram impulsionadas pela seleção positiva, deve haver um excesso de mudanças não sinônimas entre as espécies.

Um teste para detectar a seleção positiva em sequências de DNA foi desenvolvido por John McDonald e Martin Kreitman. Esse teste envolve várias etapas lógicas, mas simples:

1. A sequência de DNA de um gene é obtida a partir de um número de indivíduos separados a partir de cada uma das duas espécies. Sequências de dez ou mais indivíduos de cada espécie são desejáveis. As diferenças de nucleotídios fixas entre espécies são então classificadas em diferenças não sinônimas (*a* na tabela abaixo) e sinônimas (*b* na tabela abaixo).
2. As diferenças de nucleotídios entre indivíduos dentro de cada espécie (polimorfismos) são então tabuladas e classificadas como aquelas que resultam em mudanças de aminoácidos (polimorfismos não sinônimos; *c* na tabela abaixo) ou que não alteram o aminoácido (polimorfismos sinônimos; *d* na tabela abaixo).
3. Se a divergência entre as espécies é meramente o resultado de deriva genética aleatória, espera-se que *a/b* seja igual a *c/d*. Se, por outro lado, houve divergência seletiva, deve haver um excesso de diferenças não sinônimas fixas, e de modo que *a/b* deve ser maior do que *c/d*.

|   | Diferenças fixadas das espécies | Polimorfismos |
|---|---|---|
| Não sinônimos | a | c |
| Sinônimos | b | d |
| Razão | a/b | c/d |

A **Tabela 20.3** mostra uma aplicação desse princípio para o gene da álcool desidrogenase em três espécies estreitamente relacionados de *Drosophila*. Claramente, há um excesso de substituições de aminoácidos entre espécies mais do que o esperado. Portanto, podemos concluir que algumas das substituições de aminoácidos na enzima foram alterações adaptativas impulsionadas por seleção natural.

**CONCEITO-CHAVE** É possível detectar assinaturas de evolução adaptativa em nível de sequências de DNA.

## 20.4 Evolução de genes e genomas

**OA 20.4** Identificar evidências de duplicações de genes e genomas, bem como avaliar o papel da duplicação gênica na evolução da função de proteínas, características e espécies.

A evolução consiste em mais do que apenas substituições nas sequências de aminoácidos de genes codificadores de proteínas. Uma grande fração de genes codificadores de proteína e de RNA pertence a **famílias gênicas**, grupos de genes que estão relacionados em sequência e tipicamente também na função bioquímica. Por exemplo, há mais de 1.000 genes que codificam receptores olfatórios estruturalmente relacionados em um camundongo e, em seres humanos, há três genes da opsina estruturalmente relacionados que codificam as proteínas necessárias para a cor da visão.

**Tabela 20.3** Polimorfismos sinônimos e não sinônimos e diferenças das espécies para a álcool desidrogenase em três espécies de *Drosophila*.

|   | Diferenças das espécies | Polimorfismos |
|---|---|---|
| Não sinônimos | 7 | 2 |
| Sinônimos | 17 | 42 |
| Razão | 7/17 = 0,41 | 2/42 = 0,05 |

Dados de J. McDonald e M. Kreitman, "Adaptive Protein Evolution at the Adh *locus* in Drosophila", *Nature* 351, 1991, 652 a 654.

**Parte 3** Princípios Fundamentais de Mutação, Variação e Evolução

Dentro de famílias como essas, novas funções têm evoluído de modo a habilitar novas capacidades. Essas novas funções podem ser expansões das capacidades existentes. Nos exemplos apresentados anteriormente, os novos receptores apareceram em camundongos com a capacidade de detectar novos produtos químicos no ambiente. No caso de seres humanos e seus parentes primatas do Velho Mundo, as novas proteínas opsinas apareceram de forma a permitir que seus proprietários detectassem comprimentos de onda de luz que outros mamíferos não podiam. Em outros casos, a evolução das famílias gênicas pode levar a novas funções que abrem caminhos para novas formas de vida, tais como a aquisição de genes adicionais de globina em mamíferos placentários. Na presente seção, procuramos respostas para as perguntas: qual a origem do DNA para novos genes? Quais são os destinos dos novos genes? Quais são as consequências evolutivas quando genomas inteiros são duplicados?

## Expansão do número de genes

Existem vários mecanismos genéticos que podem expandir o número de genes ou partes do genoma em um organismo. Um processo em grande escala para a expansão do número de genes é a formação de poliploides, indivíduos com mais de dois conjuntos de cromossomos (ver Capítulo 17). Os poliploides resultam a partir da duplicação do todo genoma. Examinaremos as consequências das duplicações do genoma todo ao final desta seção.

Um segundo mecanismo que pode aumentar o número de genes é a **duplicação gênica**. A replicação incorreta de DNA durante a meiose pode fazer com que segmentos de DNA sejam duplicados. Os comprimentos dos segmentos duplicados podem variar a partir de apenas um ou dois nucleotídios até segmentos substanciais de cromossomos contendo pontuações ou até mesmo centenas de genes. Análises de variação detalhadas no genoma do ser humano têm revelado que seres humanos individuais normalmente carregam pequenas duplicações que resultam em variação no número de cópias do gene (ver Capítulo 14).

Um terceiro mecanismo que pode gerar duplicações dos genes é a *transposição*, algumas vezes quando um elemento transponível se move para uma outra parte do genoma, que pode levar junto um material genético adicional do hospedeiro e inserir uma cópia de alguma parte do genoma em outro local (ver Capítulo 16).

Um quarto mecanismo que pode expandir o número de genes é a retrotransposição. Muitos genomas de animais abrigam elementos genéticos semelhantes aos retrovirais (ver Capítulo 16) que codificam a atividade da transcriptase reversa. Os próprios retrotrárpóns tornam-se cerca de 40% do genoma humano. Ocasionalmente, um transcrito de mRNA do genoma hospedeiro é transcrito inversamente em cDNA e inserido de volta no genoma, produzindo uma duplicata sem íntrons do gene.

## O destino dos genes duplicados

A princípio pensava-se que, como a função ancestral é fornecida pelo gene original, os genes duplicados seriam essencialmente elementos genéticos dispensados que estariam livres para desenvolver novas funções (denominado **neofuncionalização**), e que este seria um destino comum. No entanto, a análise detalhada de genomas e as considerações genético-populacionais têm levado a uma melhor compreensão dos destinos alternativos de novos genes duplicados, com a evolução da nova função sendo apenas uma via.

Para simplificar, consideraremos um evento de duplicação que resulta na duplicação de toda a região codificadora e reguladora de um gene (**Figura 20.9A**). Muitos resultados diferentes podem se desdobrar a partir dessa duplicação. O resultado mais simples é que o alelo duplicado seja perdido pela população antes que sua frequência aumente significativamente,

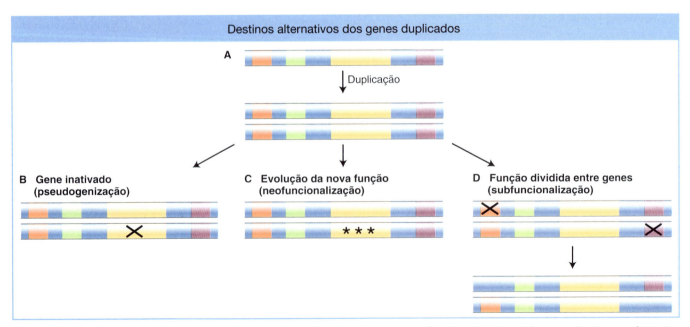

**Figura 20.9** Os destinos alternativos dos genes duplicados. **A.** Duplicação de um gene. Os blocos laranja, verde e roxo denotam os elementos reguladores de ação cis; o bloco bege denota a região de codificação. Após a duplicação, vários destinos dos duplicados são possíveis. **B.** Qualquer mutação inativadora em uma região codificadora transformará a duplicata em um pseudogene, e a seleção purificante, em seguida, operará no parálogo restante. **C.** Podem surgir mutações que alteram a função de uma proteína e podem ser favorecidas pela seleção positiva. **D.** As mutações podem afetar uma subfunção de qualquer uma das duplicatas, e enquanto os dois parálogos juntos fornecem as funções ancestrais, diferentes subfunções podem ser retidas, resultando na evolução de dois *loci* complementares.

como é o destino de muitas novas mutações (ver Capítulo 18). Consideremos a seguir os cenários mais interessantes: suponha que a duplicação sobreviva e que novas mutações comecem a ocorrer dentro do par de genes duplicado. Uma vez que os genes originais e duplicados são inicialmente cópias exatas e, portanto, redundantes ao surgirem novas mutações, os seguintes destinos são possíveis:

1. Uma mutação inativadora pode ocorrer na região codificadora de qualquer duplicata. O *parálogo* inativado é chamado de **pseudogene** e geralmente será invisível à seleção natural. Logo, ele acumulará mais mutações e evoluirá por deriva genética aleatória, enquanto a seleção natural manterá o parálogo funcional (Figura 20.9B).
2. Podem ocorrer mutações que alteram a regulação de uma duplicata ou a atividade de uma proteína codificada. Esses alelos podem então ficar sujeitos à seleção positiva e adquirir uma nova função (neofuncionalização) (Figura 20.9C).
3. Em casos em que o gene ancestral tem mais do que uma função e mais de um elemento regulador, como para a maioria dos genes *toolkit* envolvidos no desenvolvimento (ver Capítulo 13), um terceiro possível resultado é que as mutações iniciais inativam ou alteram um elemento regulatório em cada duplicata. A função original do gene está agora dividida entre os duplicados, que se complementam. Para preservar a função ancestral, a seleção natural manterá a integridade de ambas as regiões codificadoras do gene. Os *loci* que seguem esse caminho de duplicação e mutação e que produzem parálogos complementares são chamados de **subfuncionalizados** (Figura 20.9D).

**CONCEITO-CHAVE** Uma vez que um gene duplicado está fixo dentro de uma população e começa a adquirir mutações, ele pode seguir uma das seguintes trajetórias evolutivas alternativas: pseudogenização, neofuncionalização ou subfuncionalização.

Alguns desses destinos alternativos dos genes duplicados são ilustrados na história da evolução dos genes da globina de humanos. A evolução de nossa linhagem, desde antepassados písceos para amniotas terrestres que colocavam ovos até mamíferos placentários, exigiu uma série de inovações na oxigenação dos tecidos. Isso inclui a evolução de genes de globina adicionais com novos padrões de regulação e a evolução das proteínas hemoglobinas com propriedades distintas de ligação ao oxigênio.

A hemoglobina adulta é um tetrâmero que consiste em duas cadeias polipeptídicas α e duas cadeias β, cada uma com sua molécula heme ligada. O gene que codifica para a cadeia α adulta está no cromossomo 16, e o que codifica a cadeia β está no cromossomo 11. As duas cadeias são cerca de 49% idênticas em suas sequências de aminoácidos; essa semelhança reflete sua origem comum de um gene da globina ancestral no profundo do tempo evolutivo. O gene da cadeia α reside em um conjunto de cinco genes relacionados (α e ζ) no cromossomo 16, enquanto o gene da cadeia β reside em um agrupamento de seis genes relacionados no cromossomo 11 (ε, β, δ e γ) (**Figura 20.10**). Cada conjunto contém um pseudogene, $\psi_\alpha$ e $\psi_\beta$, respectivamente, que tem acumulado mutações inativadoras aleatórias.

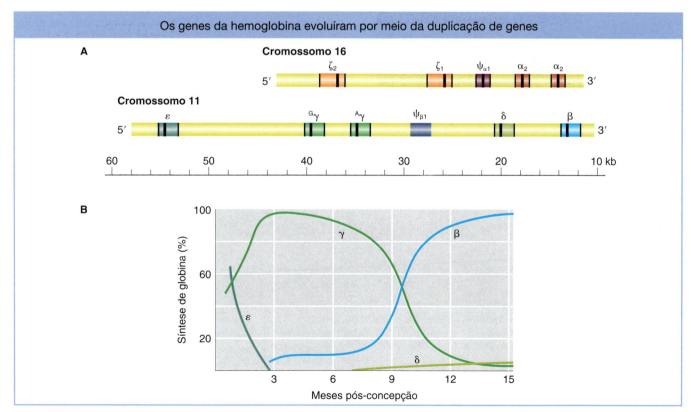

**Figura 20.10 A.** Distribuição cromossômica dos genes para a família α de globinas no cromossomo 16 e a família β de globinas no cromossomo 11 em seres humanos. A estrutura do gene é mostrada em barras pretas (éxons) e coloridas (íntrons). Algumas duplicatas dos genes da hemoglobina evoluíram para pseudogenes não funcionais ($\psi_\alpha$ e $\psi_\beta$). **B.** Os níveis de expressão relativa dos genes da globina durante o desenvolvimento embrionário e fetal e após o nascimento são indicados.

Cada conjunto também contém os genes que evoluíram perfis de expressão distintos, funções distintas ou ambos. Os dois genes γ no grupo β são os mais importantes para esse exemplo. Esses genes são expressos durante os últimos 7 meses de desenvolvimento fetal para produzir a hemoglobina fetal (também conhecida como hemoglobina F), que é composta por duas cadeias α e duas γ. A hemoglobina fetal tem maior afinidade com o oxigênio do que a hemoglobina adulta, o que permite que o feto extraia oxigênio da circulação materna através da placenta. No nascimento, até 95% de hemoglobina é do tipo fetal; em seguida, a expressão da forma adulta β substitui a γ, e uma pequena quantidade de δ globina também é produzida. A ordem de aparecimento das cadeias de globina durante o desenvolvimento é orquestrada por um conjunto complexo de sequências reguladoras atuantes em cis e, notavelmente, segue-se a ordem dos genes em cada cromossomo.

Os genes γ são restritos aos mamíferos placentários. Sua regulação de desenvolvimento distinta e os produtos de proteína significam que essas duplicatas evoluíram diferenças na função que têm contribuído para a evolução do estilo de vida placentário. Curiosamente, são conhecidas variantes reguladoras de tais genes que fazem com que a expressão da hemoglobina fetal persista na infância e na idade adulta. Tais variantes, que ocorrem naturalmente, parecem moderar a gravidade da anemia falciforme por suprimir os níveis de Hb$^S$ produzidos. Um tratamento generalizado da anemia falciforme é a administração de drogas que estimulam a reativação da expressão de hemoglobina fetal.

## O destino dos genomas duplicados

Já vimos que, em alguns organismos, tais como os poliploides, o atual genoma evoluiu como um resultado de evento de **duplicação total do genoma** (**WGD** do inglês *whole genome duplication*) (ver Capítulo 17). De aproximadamente 25 a 30% das plantas com flores são atualmente poliploides, e a formação de poliploides tem desempenhado papel importante na evolução das espécies de planta. Considere a distribuição de frequência dos números de cromossomos haploides entre as espécies de plantas dicotiledôneas mostradas na **Figura 20.11**. Acima de um número cromossômico de cerca de 12, números pares são muito mais comuns do que números ímpares – uma consequência da poliploidia frequente. Embora mais raros em animais, centenas de espécies de insetos e vertebrados, principalmente peixes e anfíbios, também são poliploides. Muitos eventos de poliploidia ocorrem nas extremidades das árvores evolucionárias, sugerindo que as linhagens poliploides são de curta duração e propensas à extinção. Isso é consistente com os problemas de mitose e meiose que podem ser causados por mudanças no número de cromossomos discutidos no Capítulo 17.

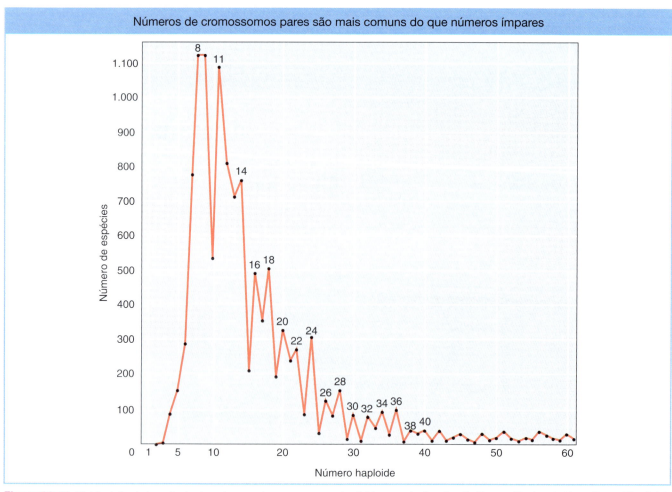

**Figura 20.11** Distribuição de frequência dos números de cromossomos haploides em plantas dicotiledôneas. [*Dados de Verne Grant, The Origin of Adaptations. Columbia University Press, 1963.*]

No entanto, há uma emergente evidência decorrente de estudos de sequenciamento de todo o genoma quanto ao fato de que algumas linhagens sofreram uma ou mais rodadas de WGD em algum momento de sua história evolutiva. O primeiro caso identificado foi na levedura do padeiro, *Saccharomyces cerevisiae*. A evolução desse genoma foi analisada por comparação da sequência do genoma inteiro de *S. cerevisiae* com o de outra levedura, *Kluyveromyces*, cujo genoma é semelhante ao genoma do ancestral de levedura. Aparentemente, no curso da evolução de *Saccharomyces*, o ancestral semelhante ao *Kluyveromyces* dobrou seu genoma, e por isso há dois conjuntos, cada um contendo o genoma inteiro. Após a duplicação, muitas cópias do gene foram perdidas a partir de um conjunto ou de outro, e os conjuntos restantes foram rearranjados, resultando no atual genoma do *Saccharomyces* (**Figura 20.12**). Linhas de evidência similares sugerem que uma WGD ocorreu na base da linhagem que conduz à floração das plantas (angiospérmicas), com muitas WGDs independentes a ocorrer posteriormente em diferentes linhagens de angiospermas. O genoma humano é o resultado de WGDs na base da linhagem de vertebrados. Depois que os antepassados de peixes e vertebrados de terra divergiram, outra WGD ocorreu na linhagem, levando aos peixes teleósteos.

**CONCEITO-CHAVE** Muitos genomas modernos de plantas, animais e fungos são o resultado de eventos ancestrais de duplicação do genoma inteiro.

Quais são as consequências evolucionistas dessas WGDs? O fato de que cada gene no genoma seria duplicado levou Susumu Ohno à hipótese de que as duplicações genômicas podem facilitar a evolução de novas características, particularmente **inovações principais** que permitiriam que uma linhagem tirasse vantagem de um novo ambiente e rapidamente se diversificasse. Incrivelmente, várias décadas antes de sua existência ser revelada por análises de sequências do genoma, Ohno previu que os vertebrados haviam passado por duas rodadas de duplicações do genoma. Consistente com a hipótese de Ohno, o surgimento de tais inovações principais como as flores em angiospermas e maxilas articuladas em vertebrados está associado à temporização das antigas WGDs. Como um suporte adicional a essa hipótese, o conjunto de genes que são acumulados como duplicados em genomas modernos não é aleatório. Genes *toolkit* importantes conhecidos por desempenhar um papel no desenvolvimento (ver Capítulo 13), tal como reguladores transcricionais e proteínas de sinalização, são preferencialmente mantidos após a WGD em plantas, animais vertebrados, peixes e levedura. Por exemplo, relembre do Capítulo 13 que os genes *Hox* são importantes reguladores da identidade segmentar encontrados em complexos gênicos, com múltiplos desses genes de um agrupamento no mesmo cromossomo. Em vertebrados, todos os quatro *Hox* aglomerados mantiveram-se das duas rodadas de WGD antigas, e até oito agrupamentos de genes *Hox* foram retidos da rodada adicional de WGD dos peixes teleósteos (**Figura 20.13**).

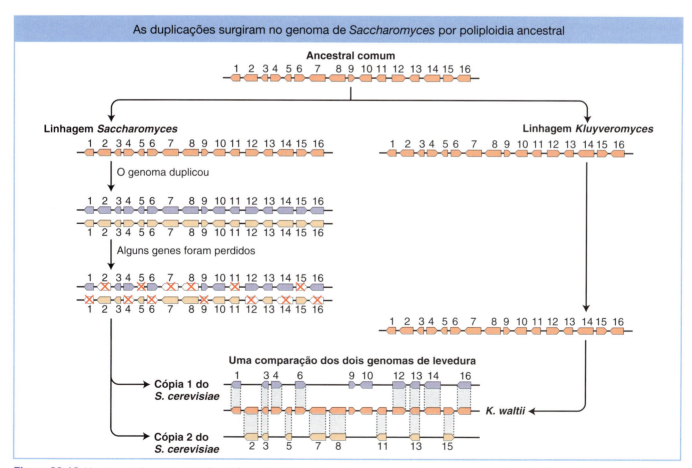

**Figura 20.12** Um ancestral comum semelhante à levedura *Kluyveromyces* moderna duplicou seu genoma. Para simplificar, são mostrados 16 genes em um cromossomo. Alguns genes foram perdidos. Os genes duplicados, tais como 3 e 13, estão na mesma ordem relativa. O painel inferior compara os dois genomas modernos. [*Dados da Figura 1: Manolis Kellis, Bruce W. Birren e Eric S. Lander, "Proof and Evolutionary Analysis of Ancient Genome Duplication in the Yeast Saccharomyces cerevisiae", Nature 428, 8 april 2004. Permissão concedida por Nature Publishing Group.*]

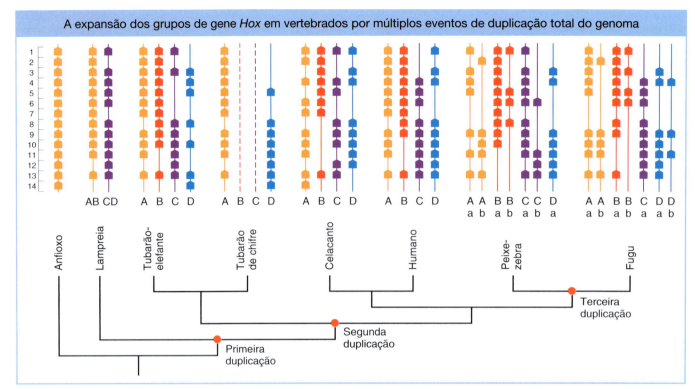

**Figura 20.13** Três rodadas de duplicação do genoma completo ocorreram na linhagem de vertebrados. A primeira ocorreu após a divisão entre invertebrados cordados (representados pelo Anfioxo) e vertebrados sem mandíbula (representados pela Lampreia) levando a dois agrupamentos Hox (AB e CD). A segunda ocorrida na linhagem levou aos vertebrados mandibulados (representados por tubarão-elefante, tubarão-de-chifre, celacanto e ser humano), conduzindo a quatro grupos Hox (A, B, C e D). A terceira ocorrida na linhagem levou aos peixes telósteos (representados por Fugu, peixe-zebra), levando a oito grupos Hox (Aa, Ab, Ba, Bb, Ca, Cb, Da e Db), com subsequente perda do aglomerado Cb em Fugu e do aglomerado Db no peixe-zebra. O agrupamento cordado ancestral Hox tinha 14 genes (numerados de 1 a 14), mas houve perdas independentes de diferentes genes em cada uma das linhagens.

A retenção de genes duplicados durante longos períodos evolutivos implica que eles são mantidos por seleção natural e não por deriva. No entanto, a função da maioria dos genes duplicados não foi diretamente testada. Logo, a evidência em apoio à hipótese de que todas as duplicações do genoma teriam facilitado a evolução de novas características continua sendo principalmente correlativa. Para testar essa hipótese, devemos identificar as mudanças genéticas específicas que estão subjacentes a essa evolução – um tópico que abordaremos a seguir.

## 20.5 Evolução dos traços

**OA 20.5** Explicar o papel crítico de sequências reguladoras na evolução das características morfológicas.

Uma das categorias mais aparentes e interessantes da evolução de características é a da morfologia dos organismos. Entre os animais, por exemplo, há uma grande diversidade em número, tipo, tamanho, forma e cor das partes corporais. Visto que a forma adulta é o produto do desenvolvimento embrionário, as mudanças na forma devem ser o resultado daquilo que acontece durante o desenvolvimento. Recentes avanços na compreensão do controle genético de desenvolvimento (ver Capítulo 13) permitiram que os pesquisadores investigassem as bases genéticas e moleculares da evolução da forma animal. Nós veremos que algumas alterações dramáticas na forma animal podem ter base genética e molecular relativamente simples, assim como a evolução de características regulada por muitos genes *toolkit* envolve mecanismos moleculares que são distintos daqueles que examinamos até o momento. Passaremos para os casos em que as substituições codificadoras, os genes de inativação e a sequência reguladora subjazem à divergência morfológica.

## Mudanças adaptativas em uma proteína reguladora de pigmento

Alguns dos exemplos mais impactantes e mais bem compreendidos de divergência morfológica são encontrados nos padrões de cores dos corpos animais. Os esquemas de cores do revestimento dos mamíferos, da plumagem dos pássaros, das escamas dos peixes e das asas dos insetos são maravilhosamente diversificados. Os investigadores têm feito muito progresso na compreensão do controle genético da formação de cor e seu papel na evolução das diferenças de cor dentro das espécies e entre elas.

Na região de Pinacate, no Arizona, afloramentos rochosos escuros são rodeados por granitos cor de areia clara (**Figura 20.14**). O rato-de-bolso, *Chaetodipus intermedius*, habita a Pinacate assim como outras áreas rochosas do sudoeste do estado. Aqueles encontrados nos afloramentos rochosos são tipicamente de cor escura, ao passo que aqueles encontrados nas áreas em torno do granito cor de areia clara ou sobre o piso do deserto são normalmente claros (**Figura 20.15**). Estudos de campo sugerem que os ratos cuja cor da pelagem é muito parecida com o ambiente são vistos com menos frequência por predadores.

Capítulo 20 Evolução de Genes, Traços e Espécies 679

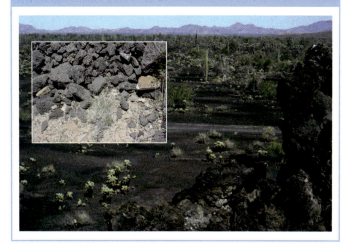

**Figura 20.14** O fluxo de lava no deserto de Pinacate tem produzido afloramentos de rocha de cor preta adjacentes a substratos cor de areia. [Michael Nachman, Universidade do Arizona.]

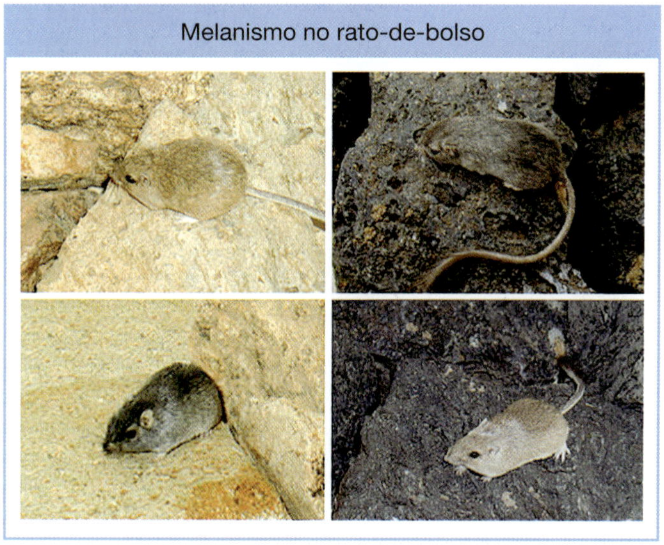

**Figura 20.15** *Chaetodipus intermedius* de cor clara e escura da região Pinacate no Arizona são mostrados nos fundos cor de areia e cor escura da rocha de lava. [Michael Nachman, de MW Nachman et al., "The Genetic Basis of Adaptive Melanism in Pocket Mice", Proc. Natl. Acad. Sci. EUA 100, 2003, 5268–5273. Copyright (2003) da National Academy of Sciences, EUA.]

Nos ratos-de-bolso ocorre um exemplo de *melanismo* – a presença de uma forma escura dentro de uma população ou espécie. O melanismo é um dos tipos mais comuns de variação fenotípica em animais. A cor escura da pele deve-se à deposição intensa do pigmento melanina, o mais difundido no reino animal. Em mamíferos, dois tipos de melanina são produzidos nos melanócitos (os pigmentos das células epidérmicas e folículos capilares): a eumelanina, que forma pigmentos pretos ou castanhos, e a feomelanina, que forma amarelos ou vermelhos. As quantidades relativas de eumelanina e feomelanina são controladas pelos produtos de vários genes. Duas proteínas-chave são o receptor de melanocortina 1 (MC1R) e a proteína Agouti. Durante o ciclo de crescimento capilar, o hormônio estimulante de melanócito-α (α-MSH) liga-se à proteína MC1R, que provoca a indução das enzimas produtoras de pigmento. A proteína Agouti bloqueia a ativação do MC1R e inibe a produção de eumelanina.

Quando os cientistas examinaram as sequências de DNA dos genes *Mc1r* de ratos-de-bolso claros e escuros, eles encontraram quatro mutações no gene *Mc1r* dos ratos escuros que fazem com que a proteína MC1R seja diferente em quatro resíduos de aminoácidos com relação à proteína correspondente nos ratos claros. Os resultados dos estudos bioquímicos sugerem que tais mutações fazem com que a proteína MC1R esteja constitutivamente ativa (ativa o tempo todo), contornando a regulação do receptor de atividade pela proteína Agouti. Na verdade, as mutações em *Mc1r* estão associadas ao melanismo em todos os tipos de vertebrados selvagens e domesticados. Muitas dessas mutações alteram resíduos na mesma parte da proteína MC1R e ocorreram de forma independente em algumas espécies (**Figura 20.16**).

De muitas maneiras, podemos pensar nos ratos escuros como análogos dos tentilhões-de-Darwin e nos afloramentos de lava como novos hábitats de "ilhas" produzidas pela mesma atividade vulcânica que produziu as Ilhas Galápagos. A forma cor de areia do rato parece ser de um tipo ancestral, semelhante ao continental dos tentilhões que colonizaram as Galápagos. A vantagem de ser menos visível para predadores resultou em seleção natural para a cor do revestimento, e a invasão das ilhas de rochas vulcânicas pelos ratos levou à propagação de um alelo que foi favorecido sobre o fundo rochoso negro e selecionado contra o fundo cor de areia. Novas mutações no gene Mc1r foram essenciais para essa adaptação às diferentes paisagens.

A evolução do melanismo nos ratos-de-bolso ilustra como a aptidão depende das condições em que um organismo vive. A nova mutação escura foi favorecida nos afloramentos de lava, mas desfavorecida na população ancestral que vive em terrenos cor de areia.

**CONCEITO-CHAVE** A relação de aptidão de uma nova variante depende das condições seletivas imediatas. Uma mutação que pode ser benéfica em uma população pode ser deletéria em outra.

## Inativação de genes

Já temos observado há bastante tempo que os animais habitantes de cavernas são muitas vezes cegos e sem cor. Darwin observou em *A origem das espécies* que "vários animais pertencentes à maioria das diferentes classes que habitam as cavernas de Carniola [na Eslovênia] e Kentucky são cegos. E é difícil imaginar que os olhos, embora inúteis, poderiam ser prejudiciais de alguma forma para os animais que vivem na escuridão... Eu atribuí a sua perda totalmente ao desuso".[6]

Muitas espécies de peixes que vivem em cavernas perderam seus olhos e a cor do corpo. Como essas espécies pertencem a muitas famílias diferentes que incluem espécies habitantes da superfície e portadoras de olhos, é evidente e recorrente a perda dos olhos e da pigmentação. Por exemplo, o peixe de caverna mexicano cego (*Astyanax mexicanus*) pertence à mesma ordem que a piranha e o tetra-neon colorido. Cerca de 30 populações

---
[6] C. Darwin, *On the Origin of Species by Means of Natural Selection*, 137. John Murray, London, 1859.

**680** Parte 3 Princípios Fundamentais de Mutação, Variação e Evolução

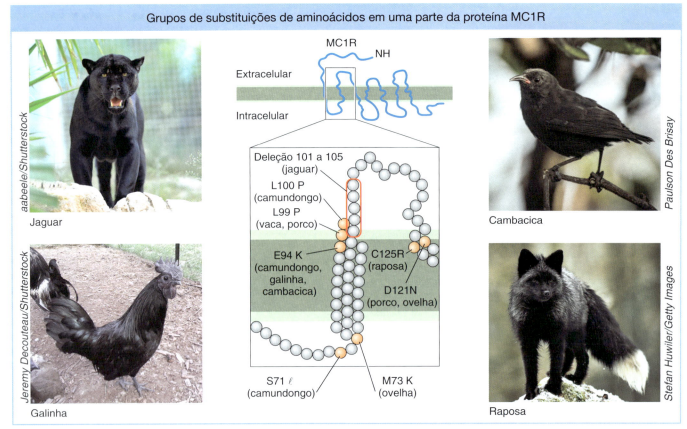

**Figura 20.16** As substituições de aminoácido (círculos laranjas) e as deleções (ovais vermelhos) associadas ao melanismo variam ligeiramente na sua localização em diferentes espécies, mas estão na mesma parte da proteína MC1R. A parte superior da figura mostra a topologia geral da proteína MC1R. A região em que as substituições ou deleções estão localizadas está aumentada na parte inferior da figura. (Note que a L100 P que significa leucina na posição 100 foi substituída por prolina. Para abreviaturas de letra única, ver a Figura 9.2.) [Dados de E. Eizirik et al., "Molecular Genetics e Evolução do Cat Family", Curr. Biol. 13, 2003, 448 a 453.]

de peixes de caverna no México perderam a cor do corpo de seus parentes que habitam na superfície (**Figura 20.17**).

Os estudos genéticos têm indicado que o albinismo na população de peixes-de-caverna Pachón deve-se a uma única mutação recessiva. Além disso, um teste complementar (ver Capítulo 5) foi realizado por meio de cruzamento entre um indivíduo de Molino e um de Pachón. Esse cruzamento produziu apenas proles albinas, sugerindo que o albinismo nas duas populações ocorre devido ao mesmo *locus* genético. Para identificar o gene responsável pelo albinismo no peixe, Meredith Protas e colaboradores realizaram um mapeamento de *locus* de um traço quantitativo (QTL) (ver Capítulo 19). Na descendência que foi criada por um retrocruzamento entre Molino e a prole $F_1$ do Molino de superfície ou por um intercruzamento entre a $F_1$ de Pachón de superfície, eles descobriram que há uma associação entre o fenótipo de albinismo e o genótipo do gene *Oca2*, que é conhecido por causar albinismo em ratos e humanos.

Além disso, a inspeção do gene *Oca2* revelou que a população Pachón era homozigótica para uma deleção que se estendia desde um íntron até um éxon, e que a população Molino era homozigótica para a eliminação de um éxon diferente. Análises funcionais provaram que cada exclusão no gene *Oca2* causou perda de função no *Oca2*.

A identificação de diferentes lesões no gene *Oca2* das duas populações de caverna indica que o albinismo evoluiu separadamente nelas. Há também evidências de que uma terceira população de caverna é portadora de uma terceira mutação

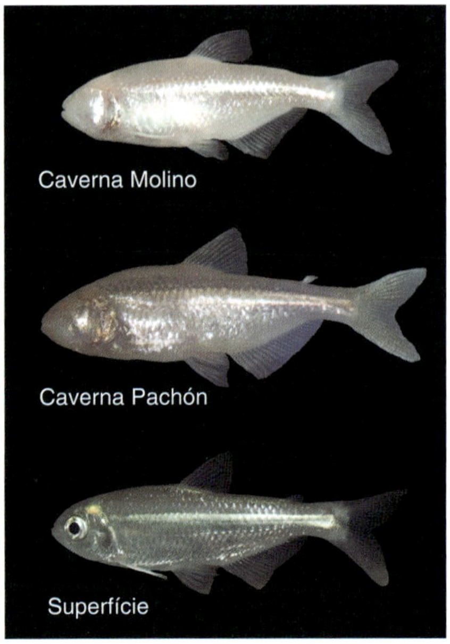

**Figura 20.17** As formas de superfície dos peixes *Astyanax mexicanus* parecem normais, mas as populações de caverna, tais como aquelas das cavernas Molino e Pachón, no México, têm evoluído repetidamente para cegueira e albinismo. [Cortesia de Richard Borowsky.]

distinta do *Oca2*. Sabe-se a partir de outros vertebrados que o albinismo pode evoluir através de mutações em outros genes. O que então pode explicar a inativação repetida do gene *Oca2*? Há duas prováveis explicações. Primeiro, as mutações em *Oca2* parecem não causar defeitos colaterais sérios além da perda da pigmentação e da visão. Alguns outros genes de pigmentação, quando mutados em peixes, causam reduções dramáticas na viabilidade. Os efeitos das mutações de *Oca2* parecem, portanto, ser menos *pleiotrópicas* e ter efeitos sobre a aptidão total que são menos prejudiciais do que os das mutações em outros genes de pigmentação de peixes. Em segundo lugar, o *locus Oca2* é muito grande, com cerca de 345 kb em humanos e 24 éxons. Ele representa um alvo muito grande para mutações aleatórias que interromperiam a função do gene; as mutações em *Oca2* são, portanto, mais propensas a surgir do que as mutações em *loci* menores.

A perda da função gênica não é o que normalmente imaginamos quando pensamos em evolução. Mas a inativação de genes é certamente o que devemos evitar que aconteça quando as condições seletivas mudam ou quando as populações ou espécies mudam seus hábitats ou estilos de vida e certas funções genéticas não são mais necessárias.

**CONCEITO-CHAVE** Mutações de inativação genética podem ocorrer e aumentar para uma alta frequência quando as mudanças de hábitat ou estilo de vida diminuem a seleção natural nas características e funções genéticas subjacentes.

## Evolução da sequência regulatória

Como discutido anteriormente, uma grande restrição na evolução gênica são os potenciais prejudiciais efeitos secundários causados por mutações em regiões codificadoras que alteram a função da proteína. Esses efeitos podem ser contornados por mutações em sequências reguladoras, que desempenham papel importante na evolução da regulação gênica e da forma corporal.

Os exemplos de evolução da coloração corporal que acompanhamos até agora têm o padrão de revestimento ou escama a mudar ao longo de todo o corpo. A evolução do preto sólido ou da coloração corporal totalmente não pigmentada pode surgir por meio de mutações nos genes de pigmentação. No entanto, muitos padrões de cores são frequentemente feitos de duas ou mais cores em algum padrão espacial. Em tais casos, a expressão de genes de pigmentação deve diferir em áreas do corpo que serão de cores diferentes. Em diferentes populações ou espécies, a regulação dos genes da pigmentação deve evoluir por algum mecanismo que não perturbe a função das proteínas de pigmentação.

As espécies do gênero de moscas-das-frutas *Drosophila* apresentam uma extensa diversidade de marcações do corpo e da asa. Um padrão comum é a presença de um local preto perto da ponta da asa nos machos (**Figura 20.18**). A produção das manchas negras requer enzimas que sintetizam melanina, o mesmo pigmento dos ratos-de-bolso. Muitos genes que controlam a via de síntese da melanina têm sido bem estudados no modelo do organismo de *Drosophila melanogaster*. Um gene é chamado de *Yellow*, porque as mutações nele causam áreas pigmentadas escurecidas no corpo que parecem amareladas ou amarronzadas. O gene *Yellow* desempenha papel central no desenvolvimento de padrões divergentes de melanina. Em espécies com pontos, a proteína *Yellow* é expressa em altos níveis nas células da asa onde produzirá a mancha negra, ao passo que em espécies sem manchas ela é expressa em baixo nível ao longo da lâmina da asa (**Figura 20.19A**).

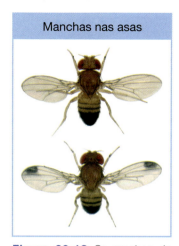

**Figura 20.18** Os machos de *Drosophila melanogaster* não apresentam manchas nas asas (*acima*), enquanto os machos de *Drosophila biarmipes* (*abaixo*) têm manchas escuras nas asas, que são exibidas em um ritual de cortejo. Esta simples diferença morfológica é decorrente de diferenças na regulação dos genes de pigmentação. [*Nicolas Gompel.*]

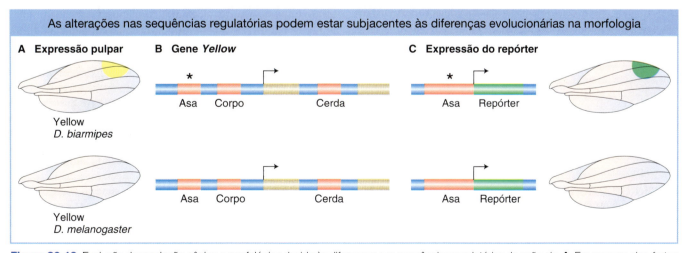

**Figura 20.19** Evolução da regulação gênica e morfológica devido às diferenças nas sequências regulatórias de ação cis. **A.** Em moscas-das-frutas manchadas, tais como *D. biarmipes*, a proteína de pigmentação *Yellow* é expressa em níveis elevados em células que irão produzir grandes quantidades de melanina. **B.** O *locus Yellow* das espécies de *Drosophila* contém vários elementos reguladores discretos de ação cis (*vermelho*) que governam a transcrição da amarela em diferentes partes do corpo. Os éxons são mostrados em dourado. As setas indicam o início e a direção da transcrição. **C.** O elemento regulador de ação cis da asa de um *D. biarmipes* direciona a expressão de unidades do gene repórter (*verde*) para uma mancha na asa, o que sugere que esta sequência (indicada por um asterisco) deve diferir da sequência homóloga de *D. melanogaster*.

A diferença na expressão Yellow entre espécies com e sem manchas poderia ser atribuída a diferenças na forma como o gene Yellow é regulado nas duas espécies. Qualquer um ou ambos os possíveis mecanismos poderiam estar atuando: as espécies poderiam diferir na implantação espacial de fatores de transcrição que regulam o Yellow (i. e., mudanças nas sequências de atuação trans para o gene), ou poderiam ser diferentes nas sequências regulatórias de atuação cis que o governam. Para examinar quais mecanismos estão envolvidos, os investigadores examinaram, em diferentes espécies, a atividade das sequências regulatórias de ação cis do Yellow, colocando essas sequências antes de um gene repórter (ver Figura 13.18) e introduzindo-as em D. melanogaster.

O gene Yellow é regulado por uma série de sequências regulatórias de ação cis que governam a transcrição gênica em diferentes tecidos e tipos de células e em diferentes momentos durante o desenvolvimento (Figura 20.19B). Essas sequências reguladoras controlam a transcrição em partes bucais das larvas, tórax e abdome da pupa e na lâmina da asa em desenvolvimento (rotuladas como cerdas, corpo e asa na Figura 20.19B).

Resultados dos experimentos do gene repórter mostraram que o elemento regulador da asa de D. biarmipes direciona a expressão do gene repórter no seu desenvolvimento, enquanto o elemento homólogo de D. melanogaster sem manchas não impulsiona expressão pontual do gene repórter (Figura 20.19C). Essa diferença nos elementos reguladores de ação cis na asa demonstra que as alterações nas sequências desses elementos são subjacentes às diferenças na expressão do Yellow e à pigmentação entre as duas espécies.

Logo, mudanças nas sequências regulatórias cis desempenham um importante papel na evolução do formato corporal. Alterações na sequência reguladora, em vez da sequência codificadora desse gene *toolkit*, exemplificam uma importante forma como a evolução pode ocorrer. No presente exemplo, o gene Yellow é altamente pleiotrópico: ele é necessário para a pigmentação de muitas estruturas e funções no sistema nervoso também. Uma mutação na sequência codificadora que altera a atividade da proteína Yellow modificará sua atividade em *todos* os tecidos, o que pode ser prejudicial para a aptidão. No entanto, como as sequências reguladoras de ação cis individuais normalmente afetam a expressão gênica em um único tecido ou tipo celular, ou ainda em determinado ponto do desenvolvimento, as mutações em tais sequências fornecem um mecanismo para a alteração da expressão gênica em determinado tempo ou local específico, preservando o papel de produtos proteicos em outros processos de desenvolvimento.

**CONCEITO-CHAVE** Mudanças evolutivas nas sequências reguladoras de ação cis desempenham importante papel na evolução da expressão gênica. Elas contornam os efeitos pleiotrópicos de mutações nas sequências gênicas codificadoras, que têm vários papéis no desenvolvimento.

## Perda de traços através da evolução da sequência regulatória

As características ou traços morfológicos podem ser perdidos, bem como adquiridos como o resultado de alterações adaptativas em sequências reguladoras de ação cis. Se não há nenhuma pressão seletiva para manter um traço, ele pode ser perdido ao longo do tempo. Mas algumas perdas são benéficas porque eles facilitam alguma mudança no estilo de vida. Os membros traseiros, por exemplo, foram perdidos muitas vezes nos vertebrados – em cobras, lagartos, baleias e peixe-boi – conforme esses organismos adaptaram-se aos diferentes hábitats e meios de locomoção. Mudanças evolutivas nas sequências regulatórias de ação cis também estão ligadas a essas mudanças dramáticas.

Os precursores evolutivos dos membros traseiros de vertebrados quadrúpedes são as barbatanas pélvicas dos peixes. Dramáticas diferenças na anatomia da nadadeira pélvica evoluíram em estreita colaboração com populações de peixes relacionadas. O peixe esgana-gatas de três espinhos ocorre em duas formas em diversos lagos na América do Norte – uma forma de águas profundas que tem uma pelve totalmente espinhosa e uma forma residente na parte inferior de águas rasas, com a pelve e espinhos dramaticamente reduzidos. Em águas profundas, os longos espinhos ajudam a proteger os peixes de serem engolidos por predadores maiores. Já no fundo do lago acredita-se que esses espinhos são dispensáveis, porque as larvas de libélula que se alimentam do peixe jovem podem agarrar os espinhos (**Figura 20.20**).

As diferenças na morfologia pélvica têm evoluído constantemente apenas nos últimos 10.000 anos, desde a recessão das geleiras da última era do gelo. Muitos lagos separados foram colonizados por esgana-gatas de espinhos longos oceânicos, e formas com espinhos pélvicos reduzidos evoluíram independentemente várias vezes. Uma vez que os peixes estão tão intimamente relacionados e são cruzados em laboratório, os geneticistas podem mapear os genes envolvidos na redução da pelve. O mapeamento de ligação genética foi utilizado para identificar um importante fator envolvido nas diferenças pélvicas para o gene *Pitx1*, que codifica para um fator de transcrição. Como a maioria dos outros genes *toolkit* de desenvolvimento, o gene *Pitx1* tem várias funções distintas no desenvolvimento dos peixes. No entanto, no esgana-gatas com a pelve reduzida, a expressão de *Pitx1* é perdida a partir da área do embrião de peixe em desenvolvimento que dará origem ao broto da barbatana e aos espinhos pélvicos (ver Figura 20.20C).

O fato de que a diferença na morfologia pélvica entre as duas formas foi mapeada para o *locus Pitx1* e foi associada com a perda da expressão gênica sugeriu que alterações nas sequências reguladoras de *Pitx1* eram responsáveis pela diferença nos fenótipos. Como a maioria dos genes toolkit pleiotrópicos, a expressão do gene de *Pitx1* em diferentes partes do peixe em desenvolvimento é controlada por elementos reguladores de ação cis separados. O elemento regulador que controla a expressão de *Pitx1* no desenvolvimento da pelve foi inativado por mutações deletérias em múltiplas populações independentes de peixe com a pelve reduzida (Figura 20.20D). Além disso, foi observado que a heterozigosidade era reduzida em torno das sequências reguladoras de ação cis que controlam a expressão pélvica em relação a outras sequências próximas. Essa observação é consistente com a eliminação do alelo sendo favorecida pela seleção natural na forma de pelve reduzida que habita o fundo de lagos.

Portanto, tais descobertas ilustram ainda mais como as mutações em sequências reguladoras contornam os efeitos pleiotrópicos das mutações codificadoras em genes *toolkit* e como as alterações adaptativas na morfologia podem ser decorrentes tanto da perda quanto do ganho de expressão gênica durante o desenvolvimento.

**CONCEITO-CHAVE** As alterações adaptativas na morfologia podem resultar da inativação de sequências reguladoras e da perda da expressão gênica, bem como na modificação de sequências reguladoras e no ganho de expressão gênica.

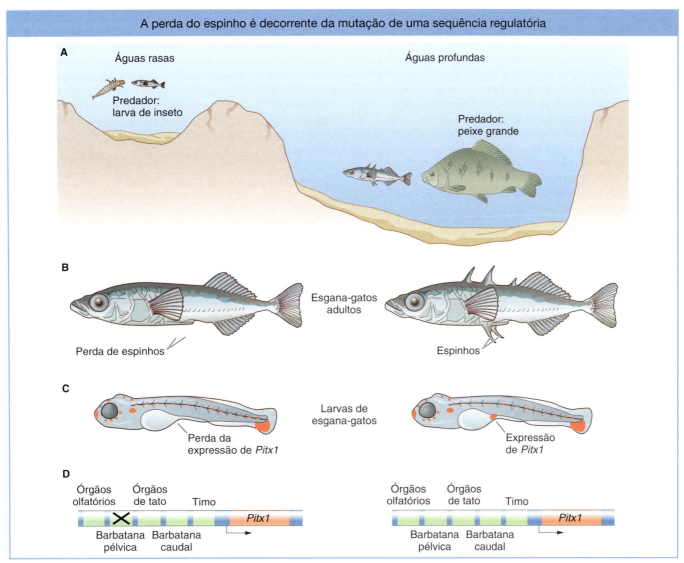

**Figura 20.20** Deleções dentro de um elemento regulador cis de *Pitx1* fundamentam a evolução adaptativa do esqueleto pélvico do peixe esgana-gato. **A.** Uma forma do peixe esgana-gata de três espinhos habita águas rasas, e uma forma diferente habita águas profundas. **B.** A forma de águas rasas tem um esqueleto pélvico reduzido (*esquerda*) em relação à forma de águas profundas (*direita*). **C.** Essa redução ocorre devido à perda seletiva da expressão do gene *Pitx1* (*laranja*) no broto da barbatana pélvica durante o desenvolvimento das larvas do esgana-gata (compare as da esquerda com as da direita). **D.** A perda da expressão de Pitx1 por sua vez é decorrente da mutação de um estimulador do gene *Pitx1* específico para as barbatanas pélvicas (o X marca o mutante estimulador). Outros estimuladores do gene *Pitx1*, que controla a expressão do gene em outros lugares no desenvolvimento do corpo, são inalterados e funcionam semelhantemente em ambas as formas do peixe.

Contornar os efeitos secundários potencialmente prejudiciais das mutações em áreas codificadoras é um fator muito importante na explicação de por que a evolução atua para gerar novas funções de fatores de transcrição que podem regular dezenas a centenas de genes-alvo. Alterações nas sequências que codificam um fator de transcrição – por exemplo, o domínio de ligação ao DNA – podem afetar todos os genes-alvo, com consequências catastróficas para o animal. A restrição sobre as sequências codificadoras de proteínas altamente pleiotrópicas, com muitas funções, explica a conservação extraordinária dos domínios de ligação ao DNA das proteínas *Hox* (ver Figura 13.9) e muitos outros fatores de transcrição ao longo de vastas extensões do tempo evolutivo. Contudo, embora as funções bioquímicas das proteínas sejam limitadas, sua regulação diverge. A evolução dos padrões de expressão de Hox e outros genes *toolkit* desempenha um papel importante na evolução da forma corporal.

## Evolução regulatória em humanos

A evolução regulatória não é limitada a genes que afetam o desenvolvimento. O nível, o tempo ou padrão espacial da expressão de qualquer gene podem variar dentro das populações ou divergir entre as espécies. Por exemplo, como observado anteriormente (ver Capítulo 18), as frequências de alelos no *locus* do grupo sanguíneo Duffy variam amplamente nas populações humanas. O *locus Duffy* (denominado *Fy*) codifica uma glicoproteína que serve como receptor para várias proteínas de sinalização intercelular. Na África Subsaariana, a maioria dos membros das populações indígenas carrega o alelo $Fy^{null}$. Os indivíduos com esse alelo não expressam nenhuma glicoproteína Duffy nos eritrócitos, embora a proteína ainda seja produzida em outros tipos celulares. Como e por que a glicoproteína Duffy está ausente nos eritrócitos desses indivíduos?

A explicação molecular para a ausência de expressão da glicoproteína Duffy nos eritrócitos é a presença de uma mutação pontual T → C na região promotora do gene Duffy na posição −46. Essa mutação está em um local de ligação para um fator de transcrição específico para os eritrócitos chamado GATA1 (Figura 20.21). A mutação nesse local abole a atividade do promotor gênico de Duffy nos ensaios de gene repórter (ver Figura 13.18).

Uma explicação evolutiva sugere que a falta de expressão da glicoproteína Duffy em eritrócitos entre africanos é o resultado da seleção natural favorecendo a resistência à infecção malariana. O parasita da malária *Plasmodium vivax* é a segunda forma mais prevalente (após o parasita *Plasmodium falciparum* discutido na Seção 20.2) na maioria das regiões tropicais e subtropicais do mundo, mas atualmente está ausente na África Subsaariana. Ele penetra nos eritrócitos e em seus precursores por meio da ligação na glicoproteína Duffy (ver Figura 20.21). A frequência muito alta de homozigotos $Fy^{null}$ na África impede que o *P. vivax* seja comum lá. Além disso, se supusermos que o *P. vivax* era comum na África, no passado, então teria havido uma seleção para o alelo $Fy^{null}$.

A completa ausência da proteína Duffy nos eritrócitos de uma grande subpopulação levanta a questão sobre se a proteína Duffy tem uma função realmente necessária, já que ela é aparentemente dispensável. Mas não é o caso nesses indivíduos que não têm expressão da proteína Duffy. A proteína é expressa em células endoteliais do sistema vascular e nas células Purkinje do cerebelo. Como com a evolução da expressão de *Yellow* nas asas manchadas de moscas-das-frutas e da expressão de *Pitx* nos peixes esgana-gatas, a mutação regulatória no *locus Fy* permite que um aspecto da expressão gênica (em eritrócitos) mude sem perturbar os outros (ver Figura 20.21).

As modificações nas sequências de codificação e regulatórias são meios comuns para a mudança evolutiva dentro das espécies. Examinaremos agora se mecanismos genéticos semelhantes levam à divergência entre espécies.

## 20.6 Evolução das espécies

**OA 20.5** Comparar exemplos de mecanismos genéticos que contribuem para barreiras de isolamento reprodutivo entre espécies.

Darwin começa *A origem das espécies* com a afirmação de que suas observações enquanto naturalista no HMS Beagle "para mim pareceram lançar alguma luz sobre a origem das espécies – o mistério dos mistérios".[7] De fato, na única figura presente na obra, Darwin ilustra sua ideia de que as espécies são formadas a partir da ramificação sucessiva de linhagens de um ancestral comum. Apesar de apresentar essa ideia revolucionária, Darwin por si só tinha pouco a dizer sobre como as espécies surgem através dos processos de seleção natural e evolução. Desde aquele tempo, no entanto, ganhamos muito mais compreensão da evolução de novas espécies, particularmente no nível da genética.

### Conceitos de espécie

Um desafio no estudo de especiação é que as espécies são surpreendentemente difíceis de definir. Muitas vezes reconhecemos conjuntos discretos na natureza, mas biólogos diferentes podem reunir diferentes grupos juntos como uma "espécie" baseados em diferentes critérios. Por exemplo, os seres humanos e os chimpanzés são reconhecidos como espécies diferentes, com muitas diferenças em características morfológicas, comportamentais e fisiológicas. No entanto, lembrando do Capítulo 14, os genomas de chimpanzés e humanos são muito semelhantes, com *polimorfismos de nucleotídio único* em apenas 1% de todos os sítios do genoma. No entanto, níveis semelhantes ou até maiores de polimorfismo podem ser encontrados em grupos que são reconhecidos como a mesma espécie. Logo, o reconhecimento de grupos discretos depende muito da perspectiva. Como diferentes perguntas biológicas requerem diferentes perspectivas, muitas definições de espécies, ou conceitos de espécies, foram propostos e estão em uso hoje. No entanto, o conceito de espécie favorecido pela maioria dos geneticistas evolutivos é o **conceito biológico de espécie**, como definido por Ernst Mayr: "Espécies são grupos de populações naturais capazes de intercruzar-se natural ou potencialmente, que são isoladas reprodutivamente doutros grupos."[8] Aqui, o foco principal está no **isolamento reprodutivo**. Com esse foco, o conceito de espécie biológica é útil para estudos empíricos de especiação porque o isolamento reprodutivo pode ser medido como a quantidade de *fluxo gênico*, ou movimento de gametas (ver Capítulo 18),

---

[7]Darwin C, *On the Origin of Species by Means of Natural Selection*, John Murray, London, 1859.
[8]Mayr E, *Systematics and the Origin of Species*, Columbia University Press, New York, 1942.

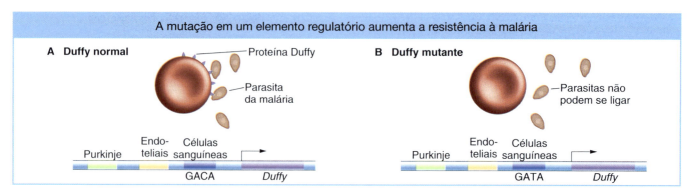

**Figura 20.21** Uma mutação reguladora em promotor do gene Duffy humano está associada com a resistência à malária. **A.** A proteína Duffy (*azul-escuro*) é tipicamente expressa em eritrócitos assim como em células de Purkinje no cérebro e células endoteliais. **B.** Uma elevada proporção de africanos do oeste não apresenta expressão de Duffy em seus eritrócitos devido a uma mutação em um estimulador de eritrócito (a sequência GATA é mutada para GACA). Uma vez que a proteína Duffy é parte do receptor para o parasita da malária *P. vivax* (*laranja*), os indivíduos com uma mutação regulatória são resistentes à infecção, mas têm a expressão normal de Duffy em outros lugares no corpo.

entre duas populações ou espécies. Um importante foco da especiação genética é, por conseguinte, identificar tanto as características quanto os genes que contribuem para o isolamento reprodutivo entre as espécies.

**CONCEITO-CHAVE** O conceito biológico de espécie coloca o foco dos estudos de especiação sobre a evolução do isolamento reprodutivo.

## Mecanismos de isolamento reprodutivo

Muitos tipos de **barreiras de isolamento reprodutivo** podem impedir o fluxo gênico entre as espécies. Estas são amplamente classificadas pelo tempo em que as barreiras para a troca de gametas entre as espécies agem (**Tabela 20.4**). A formação de híbridos pode ser reduzida ou completamente ausente, devido às **barreiras de isolamento pré-cruzamento**, que atuam antes de o acasalamento ocorrer. Tais barreiras podem envolver diferenças em onde (*isolamento de* hábitat) ou quando as espécies reproduzem-se (*isolamento temporal*). Mesmo que uma espécie possa se mover para o hábitat de reprodução de outras, ela pode ter capacidade reduzida de sobreviver nesse hábitat e, portanto, de se reproduzir (*inviabilidade de imigração*). Em animais, as diferenças nas preferências de acasalamento entre as espécies podem levar ao isolamento sexual, enquanto, em plantas com flores, as diferenças nas preferências de polinizadores para as espécies podem levar ao *isolamento de polinizadores*. Mesmo quando espécies encontram-se e acasalam-se, barreiras de **isolamento pré-zigóticas, pós-acasalamento**, podem evitar a formação de zigotos híbridos. Pode haver incompatibilidades entre as estruturas (*isolamento mecânico*), os comportamentos de acasalamento (*isolamento copulatório*), ou ainda entre o esperma e os ovos (*isolamento gamético*). Finalmente, os híbridos podem ser formados, mas com aptidão reduzida, isto é, viabilidade ou fertilidade, devido às **barreiras de isolamento pós-zigótico**.

Em muitos casos, inviabilidade ou esterilidade do híbrido são independentes do ambiente (*isolamento intrínseco*). Em outros casos, os híbridos são viáveis e férteis quando criados em laboratório ou zoológico, mas na natureza eles sofrem viabilidade ou fertilidade reduzidas que são dependentes das condições ambientais (*isolamento extrínseco*).

É importante reconhecer que o isolamento reprodutivo entre as espécies não precisa ser completo sob o conceito biológico de espécie. Isto é útil porque muitas visões sobre como uma nova espécie evolui podem ser adquiridas por estudar pares de espécies que estão em diferentes estágios do isolamento reprodutivo. Por exemplo, os investigadores têm comparado as barreiras de isolamento presentes entre pares de espécies que divergiram mais recentemente (*i. e.*, alto fluxo gênico e baixa divergência genética) com barreiras de isolamento entre pares de espécies que divergiram mais antigamente (*i. e.*, baixo fluxo gênico e alta divergência genética). Estudos em muitas espécies de *Drosophila* sugerem que barreiras de isolamento pré-acasalamento evoluem antes de barreiras de isolamento pré-zigóticas e pós-acasalamento e que os mecanismos intrínsecos de isolamento pós-zigótico como a esterilidade de híbrido e a inviabilidade do híbrido evoluem ainda mais tarde. Consistentemente com essa observação, muitas espécies estreitamente relacionadas de borboletas, aves, peixes, rãs e plantas ainda podem formar híbridos que não sofrem de esterilidade ou inviabilidade intrínsecas.

**CONCEITO-CHAVE** Sob o conceito biológico de espécies, o isolamento reprodutivo entre elas não precisa ser completo. O estudo de pares de espécies ao longo de um contínuo que varia desde pouco até completo isolamento reprodutivo fornece uma visão para os mecanismos que promovem a especiação.

No entanto, o isolamento reprodutivo geral entre espécies intimamente relacionadas ainda pode ser bastante forte porque várias barreiras de isolamento frequentemente trabalham juntas

**Tabela 20.4** Barreiras de isolamento reprodutivo.

| Pré-acasalamento | Pré-zigóticas, pós-acasalamento | Pós-zigóticas |
|---|---|---|
| Isolamento ecológico: as espécies não se encontram<br><br>    Isolamento de hábitat: espécies se acasalam em diferentes hábitats<br><br>    Isolamento temporal: espécies acasalam em momentos diferentes<br><br>    Inviabilidade do imigrante: os imigrantes não sobrevivem para se reproduzir no hábitat doutras espécies | Isolamento mecânico: estruturas de acasalamento de espécies não se encaixam | Extrínseco: os híbridos têm uma aptidão reduzida que depende do ambiente<br><br>    Esterilidade comportamental: os híbridos têm menor sucesso em encontrar parceiros<br><br>    Inviabilidade ecológica: os híbridos têm viabilidade reduzida em ambientes parentais |
| Isolamento comportamental: as espécies se encontram, mas não se acasalam<br><br>    Isolamento sexual (animais): os indivíduos preferem acasalar com sua própria espécie<br><br>    Isolamento de polinizadores (plantas): polinizadores não transferem pólen entre espécies | Isolamento copulatório: o comportamento de acasalamento de uma espécie não estimula as outras espécies | Intrínseco: os híbridos têm aptidão reduzida, que é independente do ambiente<br><br>    Esterilidade híbrida: os híbridos produzem menos gametas funcionais<br><br>    Inviabilidade do híbrido: os híbridos têm viabilidade reduzida |
|  | Isolamento gamético: a fertilização não ocorre |  |

para evitar a hibridização entre as espécies. Por exemplo, as barreiras de isolamento reprodutivas entre duas espécies de flores Mimulus estreitamente relacionadas na América do Norte ocidental foram analisadas em detalhe. Uma espécie, *Mimulus lewisii*, foi polinizada por abelhas e tem flores rosas com uma grande corola, enquanto a outra, *M. cardinalis*, foi polinizada por colibris e tem flores vermelhas com uma corola tubular estreita. No geral, o isolamento reprodutivo é quase completo entre as espécies. Cerca de 60% dele pode ser atribuído ao hábitat, pois as plantas vivem principalmente em altitudes diferentes. Onde as espécies têm sobreposição no hábitat, diferenças nas preferências dos polinizadores mantêm as espécies como distintas; apenas duas das 2.336 plantas examinadas em um sítio de sobreposição eram híbridos $F_1$. Os híbridos apresentam germinação e fertilidade reduzidas quando feitos em laboratório, mas essas barreiras de isolamento pós-zigóticas são menos importantes do que as barreiras de isolamento pré-acasalamento na manutenção dessas duas espécies na natureza. Identificar as barreiras de isolamento reprodutivo que mantêm as espécies selvagens é um desafio que requer observação e experimentação cuidadosas no campo e no laboratório. No entanto, é necessário identificá-las para verificar as alterações genéticas que estão subjacentes à especiação.

## Genética do isolamento reprodutivo

Identificar as mudanças genéticas que fundamentam a formação de novas espécies tem sido uma questão importante na genética evolutiva. No entanto, usar abordagens de mapeamento genético para resolver essa questão é um desafio porque as espécies são, por definição, isoladas reprodutivamente. Esse desafio vem sendo contornado em alguns casos, por se concentrar em pares de espécies intimamente relacionadas em que o isolamento reprodutivo ainda não é completo. Juntamente com os avanços em tecnologias de sequenciamento que permitiram estudos genéticos e genômicos de sistemas não modelo (ver Guia Resumido de Organismos-Modelo, ao fim deste livro), tem havido progresso na identificação da base genética de traços que estão na base das barreiras de isolamento entre espécies. Aqui, examinaremos uns poucos casos exemplares em que a base genética de traços envolvidos no isolamento pré-acasalamento ou no pós-zigótico tenha sido identificada.

### Base genética do isolamento pré-acasalamento

Uma diversidade de barreiras de isolamento contribui para o isolamento pré-acasalamento em plantas e animais (ver Tabela 20.4), e estudos genéticos das diferentes barreiras ainda são bastante raros. Uma exceção é o sistema das flores *Mimulus* discutido anteriormente, no qual o isolamento do polinizador é o principal componente do isolamento reprodutivo entre *M. lewisii* e *M. cardinalis*. Por meio de análises de QTL em um intercruzamento $F_2$ entre as duas espécies, foi identificado um *locus* chamado de YELLOW UPPER (YUP) que é responsável pela diferença na deposição do pigmento carotenoide amarelo sobre as pétalas das espécies. As flores rosa de *M. lewisii* não têm nenhum pigmento carotenoide, mas apenas pigmentos rosa de antocianina, enquanto as flores vermelhas de *M. Cardinalis* resultam da deposição de ambos esses pigmentos. Os pesquisadores criaram *linhagens quase isogênicas* em que a versão do *locus* YUP de *M. lewisii* foi substituída no genoma da *M. Cardinalis*, e vice-versa. Essas manipulações genéticas criaram *M. Cardinalis* com flores rosa-escuras e *M. lewisii* com flores laranja. Notavelmente, a mudança desse único *locus* genético resulta em uma mudança na visita do polinizador na natureza. As abelhas visitaram as flores rosa-escuras de *M. Cardinalis* quase 75 vezes mais do que o tipo selvagem de *M. Cardinalis* com flores vermelhas, e os beija-flores visitaram as flores laranja de *M. lewisii* quase 70 vezes mais do que o tipo selvagem com flores rosa. Embora o gene específico subjacente ao *locus* YUP ainda não seja conhecido, este estudo demonstra que a identificação da base genética de uma característica permite que os investigadores usem manipulações genéticas para testar especificamente a contribuição de cada traço para o isolamento reprodutivo.

**Base genética do isolamento pós-zigótico.** Até recentemente, a maioria dos estudos genéticos de especiação focavam as barreiras de isolamento pós-zigóticas intrínsecas da esterilidade e da inviabilidade de híbridos, que são difundidas através dos *taxa* (plural de *taxon*). No entanto, esses tipos de barreiras de isolamento eram um enigma para Darwin e muitos que o seguiram: como podem tais incompatibilidades evoluir entre as espécies, sem causar problemas dentro delas? Esse dilema evolutivo foi resolvido pelos geneticistas Theodosius Dobzhansky e Hermann Muller. Apesar de sua solução ser comumente referida como **modelo de Dobzhansky-Muller**, ela foi descoberta posteriormente por William Bateson, que chegou independentemente à mesma solução de 25 anos antes. Independentemente do nome, a chave para o modelo é a epistasia, ou interações entre dois ou mais *loci*. A versão mais simples do modelo de Dobzhansky-Muller com interação de dois *loci* (*A* e *B*) é mostrada na **Figura 20.22**. Imagine que uma espécie ancestral com genótipo *aabb* é dividida em duas espécies que não são mais capazes de se reproduzir entre si, quer devido à evolução de barreiras de isolamento pré-zigóticas entre as espécies, quer pela formação de barreiras geográficas. Cada espécie pode, consequentemente, acumular mutações independentemente da outra.

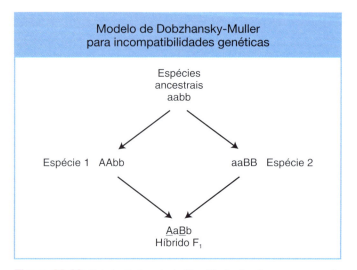

**Figura 20.22** Dois *loci* interagindo (*A* e *B*) são fixados para os genótipos *aa* e *bb* em uma espécie ancestral. Após um evento de especiação, a fixação de um novo alelo (*A*) ocorre no *locus* A na espécie 1, e a fixação de um novo alelo (*B*) ocorre no *locus* B da espécie 2. Em um híbrido $F_1$, o alelo *A* e o alelo *B* (sublinhados) estão agora no mesmo organismo pela primeira vez. Quando esses alelos não interagem adequadamente, um híbrido estéril ou inviável pode surgir.

Uma espécie pode fixar um novo alelo (*B*) no *locus* B, enquanto a outra fixa um novo alelo (*A*) no *locus* A. Se essas duas espécies juntam-se novamente e formam um híbrido $F_1$, os alelos *A* e *B* fixaram-se em diferentes populações e nunca foram testados juntos em combinação. Se esses dois *loci* interagem, pode haver uma incompatibilidade genética entre os alelos *A* e *B* que resulta em fertilidade ou viabilidade reduzida do híbrido.

**CONCEITO-CHAVE** O modelo de Dobzhansky-Muller explica como as incompatibilidades de híbridos entre espécies podem evoluir dentro das espécies.

Hoje há fortes suportes empíricos do modelo de Dobzhansky-Muller: muitos estudos demonstraram que as incompatibilidades genéticas entre dois ou mais *loci* realmente estão relacionadas à esterilidade ou à inviabilidade dos híbridos no decorrer de inúmeros grupos taxonômicos. Em alguns casos, os genes que estão subjacentes às incompatibilidades de Dobzhansky-Muller foram identificados. Esses estudos têm revelado dois mecanismos gerais que contribuem para as incompatibilidades genéticas entre as espécies: duplicação gênica e genética de conflito. Discutiremos agora um exemplo de cada um desses mecanismos.

Recorde que um destino evolutivo de genes duplicados é a perda de uma cópia do gene (ver Figura 20.9B). Foi previsto que a perda de diferentes cópias de genes em diferentes espécies proporcionaria um mecanismo molecular plausível para o modelo de Dobzhansky-Muller. Especificamente, se uma cópia de um gene duplicado é perdida em uma espécie, e a outra cópia, em outras espécies, poderia ser gerada uma prole híbrida com ausência de uma cópia completamente funcional do gene. Esse mecanismo hoje já foi relacionado à esterilidade de híbridos em *Drosophila* e à inviabilidade de híbridos em plantas.

Como um exemplo, voltaremos a atenção para duas espécies de *Mimulus*, *M. nasutus* e *M. guttatus* (estas são espécies de *Mimulus* diferentes daquelas discutidas anteriormente) que fazem hibridização na natureza até certo ponto. O cruzamento das duas espécies no laboratório produz híbridos $F_1$ que são férteis e viáveis. No entanto, o intercruzamento entre as plantas $F_1$ revela que um dezesseis avo da prole $F_2$ morrem após a germinação (**Figura 20.23**). Por mapeamento da ligação genética e clonagem posicional (ver Capítulo 10), Andrea Sweigart e Matthew Zuellig identificaram dois *loci* genéticos, um no cromossomo 13 e o outro no cromossomo 14, que contribuem para a letalidade de $F_2$. No cromossomo 13, *M. nasutus* possui um gene chamado *pTAC14*, que é essencial para o desenvolvimento do cloroplasto. Esse gene também está presente no cromossomo 13 em *M. guttatus*, mas abriga uma mutação com mudança de quadro de leitura, tornando o gene não funcional. No entanto, há uma cópia duplicada de *pTAC14* no cromossomo 14 em *M. guttatus*. Esse gene duplicado não está presente no *locus* do cromossomo 14 em *M. nasutus*. Assim, cada espécie tem uma única cópia funcional de *pTAC14*, e os híbridos $F_1$ têm ambas as duplicatas (Figura 20.24A, parte inferior). Contudo, um dezesseis avo dos híbridos $F_2$ não tem uma cópia funcional de *pTAC14*. Como resultado, eles são brancos porque não têm clorofila e morrem após a germinação (Figura 20.24B). No presente caso, a duplicação gênica não levou à evolução de novas características (como sugerido na Seção 20.4), mas, em vez disso, contribuiu para o isolamento reprodutivo entre as espécies.

Não está claro se a duplicação e a subsequente degeneração da cópia duplicada de *pTAC14* em *M. guttatus* ocorreram devido à deriva genética ou à ação de seleção natural. Ambas são mecanismos plausíveis para a fixação diferencial de mutações em diferentes espécies sob o modelo Dobzhansky-Muller. No entanto, agora há fortes evidências de que muitos genes relacionados às incompatibilidades de Dobzhansky-Muller têm sequências que evoluem rapidamente sob seleção positiva *dentro* das espécies (ver Seção 20.3). Nesses casos, parece que as incompatibilidades genéticas *entre* as espécies são simplesmente um subproduto da rápida evolução dentro das espécies. Por que esses genes estão evoluindo rapidamente?

Um possível mecanismo relacionado à evolução rápida dentro das espécies é o conflito genético entre um hospedeiro e seus patógenos ou parasitas. Esses agentes patogênicos também podem vir de uma fonte externa, tais como vírus ou bactérias. Mas os parasitas podem também ser incorporados no genoma do hospedeiro, como elementos transponíveis (ver Capítulo 16). Outro tipo de parasita genômico é um **elemento genético egoísta**, que é um alelo que viola as leis de segregação de Mendel e é transmitido para mais de 50% dos gametas. Tais alelos podem rapidamente aumentar em frequência em uma população, embora sejam muitas vezes associados com reduções na fertilidade. Em todos esses casos, o hospedeiro está envolvido em uma corrida evolutiva, em que o agente patogênico ou parasita está evoluindo rapidamente para escapar do mecanismo de defesa do hospedeiro, e o hospedeiro está evoluindo rapidamente, em resposta às reduções na aptidão causada pelo agente patogênico ou parasita.

Existem agora vários casos em que uma corrida evolutiva dentro de uma espécie pode ter levada ao isolamento reprodutivo entre espécies. Um exemplo foi identificado no cruzamento entre duas espécies intimamente relacionadas de *Drosophila*. Se uma fêmea de *Drosophila pseudoobscura bogotana* for cruzada com um macho de *Drosophila pseudoobscura pseudoobscura*, os machos híbridos são principalmente estéreis. No entanto, quando é permitido que estes envelheçam, eles têm poucos descendentes. Notavelmente, todos da prole são do sexo feminino. Isso ocorre porque o cromossomo X da *D. p. bogotana* abriga um elemento genético egoísta (*Overdrive*) que mata o esperma com um cromossomo Y. Se não fosse observado, esse elemento genético egoísta resultaria em uma perda completa dos machos e, assim, na extinção das espécies. Desse modo, os supressores do *Overdrive* evoluíram tanto nos cromossomos autossômicos quanto no cromossomo Y na *D. p. bogotana* (**Figura 20.24**). O gene *Overdrive* codifica uma proteína de ligação ao DNA que tem evoluído rapidamente dentro da linhagem de *D. p. bogotana*. Ele não parece ser um elemento genético egoísta em *D. p. pseudoobscura*, de modo que os supressores não evoluíram nessa espécie. Em híbridos $F_1$, o supressor ligado ao Y está ausente, e o autossômico é heterozigoto, o que libera o *Overdrive* e resulta em esterilidade masculina híbrida. Exemplos como esse sugerem que os conflitos genéticos dentro das espécies podem ser uma fonte importante de incompatibilidades híbridas entre as espécies.

**CONCEITO-CHAVE** Genes envolvidos em conflitos genéticos dentro das espécies frequentemente contribuem para incompatibilidades híbridas entre espécies.

**688** **Parte 3** Princípios Fundamentais de Mutação, Variação e Evolução

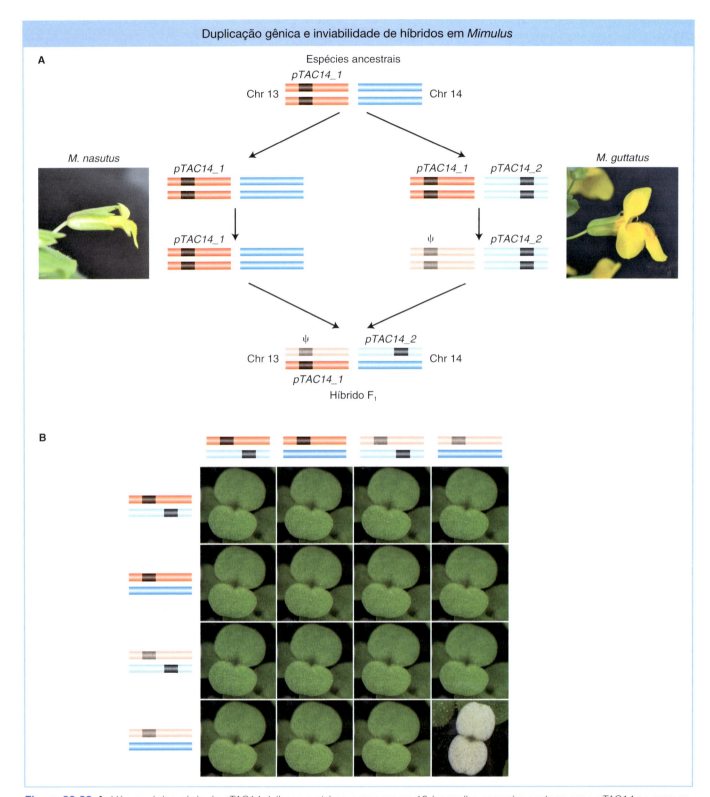

**Figura 20.23 A.** Há uma única cópia de *pTAC14*_1 (*barra preta*) no cromossomo 13 (*vermelho-escuro*) e nenhum gene *pTAC14* no cromossomo 14 (*azul-escuro*) nas espécies ancestrais hipotéticas e em *M. nasutus*. Houve duas alterações genéticas em *M. guttatus*: uma mutação que cria um pseudogene (ψ) no gene *pTAC14*_1 (*barra cinza*) no cromossomo 13 (*vermelho-claro*) e uma duplicação gênica criando o *pTAC14*_2 (*barra preta*) no cromossomo 14 (*azul-claro*). **B.** Segregação das versões de *M. nasutus* e *M. guttatus* dos cromossomos 13 e 14 quando híbridos $F_1$ são intercruzados para criar mudas $F_2$. A maioria das mudas é verde porque elas carregam ao menos uma cópia funcional de *pTAC14*. Um dezesseis avo das mudas é branco porque elas são homozigóticas para a versão de *M. guttatus* do cromossomo 13 (*vermelho-claro*) e a versão de *M. nasutus* do cromossomo 14 (*azul-escuro*) e, consequentemente, não têm nenhuma cópia funcional de *pTAC14*. [*As principais fotos são cortesia de Andrea L. Sweigart; foto inferior cortesia de Adam Bewick.*]

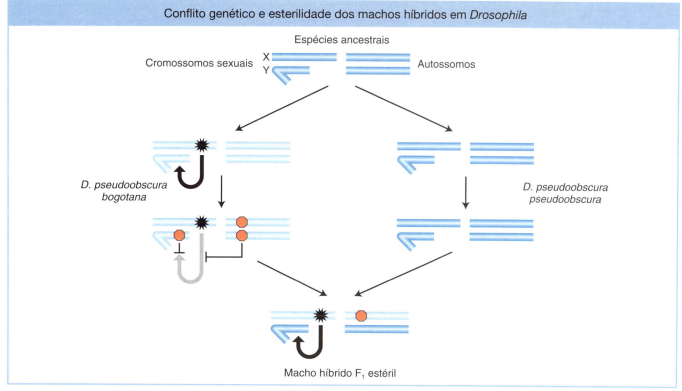

**Figura 20.24** Na *D. pseudoobscura bogotana* (*cromossomos azul-claros*), um elemento genético egoísta chamado *Overdrive* (*estrela preta*) localizado no cromossomo X mata os espermatozoides que abrigam um cromossomo Y (*seta preta*). Os supressores do *Overdrive* evoluíram no cromossomo Y e nos autossômicos (*octógonos vermelhos*) e impedem o *Overdrive* de matar o esperma contendo Y. Em *D. pseudoobscura pseudoobscura* (*cromossomos azuis-escuros*), nenhum supressor de elementos genéticos egoístas evoluiu. Logo, em alguns machos híbridos $F_1$, o *Overdrive* não é mais suprimido, levando à esterilidade. [Dados de Daven C. Presgraves, "The Molecular Evolutionary Basis of Species Formation", Nature Reviews: Genetics 11, 2010, 175-180.]

## RESUMO

A teoria da evolução por seleção natural explica as mudanças que ocorrem em populações de organismos como o resultado de mudanças nas frequências relativas de diferentes variantes na população. Se não há variação dentro de uma espécie para algum traço, não pode haver evolução. Além disso, essa variação deve ser influenciada por diferenças genéticas. Se as diferenças são não hereditárias, elas não podem evoluir, porque a vantagem reprodutiva de uma variante não será passada pelas linhagens geracionais. É fundamental compreender que os processos mutacionais que geram variação dentro do genoma atuam aleatoriamente, mas que o processo seletivo que define as variantes vantajosas e desvantajosas, não.

A capacidade de estudar a evolução no nível do DNA e das proteínas transformou nosso entendimento do processo evolutivo. Antes de termos a habilidade de estudar a evolução no nível molecular, não havia nenhum indício de que muito da evolução foi na verdade um resultado de deriva genética e não da seleção natural. Uma grande importância da evolução molecular parece ser a substituição da sequência de uma proteína por outra de função equivalente. Dentre as evidências da prevalência da evolução neutra está aquela em que as diferenças no número de aminoácidos entre duas espécies dessemelhantes em alguma molécula – por exemplo, hemoglobina – são diretamente proporcionais ao número de gerações, desde a sua divergência a partir de um antepassado comum no passado evolutivo. Não esperaríamos que existisse um "relógio molecular" com taxa constante de mudança se a seleção de diferenças fosse dependente de determinadas mudanças no ambiente.

Portanto, há tanta evolução neutra de sequência que não existe nenhuma relação simples entre a quantidade de mudança na sequência de DNA em um gene e a quantidade de alteração, se alguma, na codificação da proteína funcional. No entanto, é possível usar as sequências de dados para determinar se um gene está evoluindo de forma neutra ou sob a influência de seleção natural. A maioria dos genes em um genoma evolui sob a seleção purificante para manter a sequência de conservação, mas alguns genes mostram evidências de seleção positiva para alterações adaptativas de sequências.

Frequentemente, novas funções de proteínas surgem por meio da duplicação de genes e subsequente mutação. Novos DNAs podem surgir por duplicação da totalidade do genoma (poliploidia), uma ocorrência frequente em plantas, ou por vários mecanismos que produzem cópias de genes individuais ou conjuntos de genes. O destino dos genes duplicados depende muito da natureza das mutações adquiridas após a duplicação. Possíveis destinos são a inativação de um duplicado, a divisão de funções entre duas duplicatas ou o ganho de novas funções.

Antes do advento da genética molecular, não era possível saber se eventos evolutivos independentes podiam originar as mesmas adaptações várias vezes. Ao identificar os genes e as mutações exatas envolvidas nas mudanças funcionais, hoje podemos saber que a evolução pode e vai se repetir ao agir sobre os mesmos genes para produzir resultados semelhantes em casos independentes. Por exemplo, as alterações para os mesmos genes que são responsáveis por casos de melanismo e albinismo, que surgem independentemente, em alguns vertebrados e pela perda de espinhos pélvicos em diferentes populações de peixes esgana-gatas. A evolução pode se repetir alterando-se o mesmo nucleotídio em mutações falciformes que surgem independentemente e que levam à resistência adaptativa à malária.

Uma importante restrição na evolução de sequências codificadoras são os efeitos secundários de mutações potencialmente prejudiciais. Se uma proteína atua em múltiplas funções em diferentes tecidos, como é o caso de muitos genes envolvidos na regulação de processos do desenvolvimento, as mutações em sequências codificadoras podem afetar todas as funções e diminuir a aptidão. Os potenciais efeitos pleiotrópicos de mutações codificadoras podem ser contornados por mutações em sequências regulatórias não codificadoras. As mutações em tais sequências podem alterar seletivamente a expressão gênica em apenas um tecido ou parte corporal e não nos outros. A evolução das sequências regulatórias de ação cis é central para a evolução das características morfológicas e a expressão dos genes *toolkit* que controlam o desenvolvimento.

A genética molecular também começou a revelar as alterações genéticas que subjazem à evolução do isolamento reprodutivo entre espécies. Os mesmos princípios (variação, hereditariedade, seleção e deriva) que levam à evolução de genes, genomas e traços dentro das espécies também contribuem para a evolução de novas espécies. Em particular, a duplicação gênica diferencial e a rápida evolução das sequências devido à genética de conflitos dentro das espécies parecem ser mecanismos comuns de incompatibilidades reprodutivas intrínsecas entre as espécies.

No geral, a evolução genética está sujeita ao histórico de contingência e ao acaso, mas isso é limitado pela necessidade dos organismos de sobreviver e se reproduzir em um mundo em constante mudança. "O mais apto" é um estado condicional, sujeito a alterações conforme o planeta e os hábitats mudam.

## TERMOS-CHAVE

adaptação (p. 664)
aptidão (p. 664)
barreiras de isolamento pós-zigótico (p. 685)
barreiras de isolamento pré-acasalamento (p. 685)
barreiras de isolamento pré-zigóticas, pós-acasalamento, pré-zigóticas entre as espécies (p. 685)
barreiras de isolamento reprodutivo (p. 685)

conceito biológico de espécie (p. 684)
duplicação gênica (p. 674)
duplicação total do genoma (WGD) (p. 676)
elemento genético egoísta (p. 687)
famílias de genes (p. 673)
inovação principais (p. 677)
isolamento reprodutivo (p. 684)
modelo de Dobzhansky-Muller (p. 686)

neofuncionalização (p. 674)
pseudogene (p. 675)
retrotransposição (p. 674)
seleção natural (p. 664)
subfuncionalização (p. 675)
substituição não sinônima (p. 672)
substituição sinônima (p. 672)

## PROBLEMAS

### QUESTÕES SOBRE AS FIGURAS

1. A frequência do alelo *A* em uma população é 0,5. Com base na Figura 20.2, qual a frequência desse alelo após um gargalo ter ocorrido? Será que a frequência do alelo *A* aumenta, diminui ou permanece a mesma, caso não haja seleção natural contra os insetos amarelos? O que acontece com a frequência do alelo *A* se não há seleção natural contra os insetos verdes?

2. Na Tabela 20.2, qual é a vantagem seletiva do genótipo *AS* relativo ao genótipo *SS*? Qual a vantagem seletiva do genótipo *AA* em relação ao genótipo *SS*?

3. Na Figura 20.5, observe que a diferença nas taxas de sobrevivência entre os genótipos *AS* e *AA* diminui à medida que as crianças ficam mais velhas. Ofereça uma possível explicação para essa observação.

4. Como mostrado na Figura 20.7, por que a taxa de substituição nos fibrinopeptídeos é mais elevada do que a taxa de substituição no citocromo c?

5. Examinando a Figura 20.8, explique por que a taxa de substituição em sítios não sinônimos é mais baixa. Você espera que isso seja verdadeiro apenas para os genes de globina ou para a maioria dos genes?

6. Examine a Tabela 20.3. A interpretação dos resultados do teste de McDonald-Kreitman seria diferente se o número de espécies observadas não sinônimas fosse 1 em vez de 7?

7. Na Figura 20.9C, mutações na região codificadora do gene são responsáveis por neofuncionalização. Proponha um mecanismo pelo qual mudanças no elemento regulatório de ação cis podem levar à neofuncionalização do gene.

8. Na Figura 20.11, qual é a evidência de que a formação de poliploides tem sido importante na evolução das plantas?

9. Olhando para a Figura 20.12, quais genes podemos prever que sofreriam neofuncionalização ou subfuncionalização em *S. cerevisiae*?

10. Olhando a Figura 20.13, forneça uma explicação de por que os grupos B e C estão ausentes no tubarão de chifre.

11. Com base na Figura 20.20D, você pode prever se os esgana-gatas com mutações na sequência de codificação de *Pitx1* seriam viáveis na natureza?

12. Utilizando a Figura 20.21, explique como a mutação na sequência GATA do gene *Duffy* confere resistência à infecção por *P. vivax*.

13. Com base na Figura 20.24, por que os híbridos $F_1$ entre *M. guttatus* e *M. nasutus* são viáveis? Qual fração da prole $F_2$ tem quatro cópias de *pTAC14*?

14. Com base na Figura 20.25, ainda há um repressor autossômico segregando nos machos híbridos $F_1$. Por que esses machos ainda são inférteis?

## PROBLEMAS BÁSICOS

15. Compare a descrição de Darwin da seleção natural conforme citado na p. 684 com a descrição Wallace da tendência das variedades de partir de um tipo original citada na mesma página. Que ideias eles têm em comum?

16. Quais são os três princípios da teoria da evolução por seleção natural?

17. Explique por que o caso da anemia falciforme exemplifica os três princípios da teoria da evolução por seleção natural.

18. Por que a teoria da evolução molecular neutra era uma ideia revolucionária?

19. Qual seria a taxa relativa prevista de substituições sinônimas e não sinônimas no pseudogene da globina?

20. Seriam os heterozigotos *AS* completamente resistentes à infecção malárica? Explique as evidências da sua resposta.

21. Quais são os quatro mecanismos que podem levar à duplicação de genes?

22. Quais são os três destinos alternativos de uma nova duplicata de gene?

23. Resuma as evidências que apoiam a ocorrência de uma duplicação do genoma inteiro em uma linhagem específica.

24. São conhecidas mutações em mais de 100 genes que afetam a pigmentação em camundongos de laboratório. No entanto, mutações em apenas alguns desses genes têm sido relacionadas às diferenças na pigmentação em populações selvagens de ratos. Forneça uma explicação possível para esse resultado.

25. Por que as mutações em elementos regulatórios de ação cis levam tanto à perda quanto ao ganho de estruturas?

26. De acordo com o conceito biológico de espécie, qual a chave para determinar se dois grupos podem ser classificados como espécies?

27. Que tipo de barreira de isolamento reprodutivo geralmente evolui mais tarde do que outras?

28. Resuma como o modelo Dobzhansky-Muller pode explicar a evolução das incompatibilidades genéticas entre as espécies.

29. Quais são os dois mecanismos moleculares que têm sido implicados na evolução das incompatibilidades de Dobzhansky-Muller entre as espécies?

## PROBLEMAS DESAFIADORES

30. Se a taxa de mutação para um novo alelo é $10^{-5}$, assumindo que não há migração, o quanto as populações devem estar isoladas para evitar a possibilidade de diferenciação entre elas na frequência deste alelo?

31. A glicose-6-fosfato desidrogenase (G6 PD) é uma importante enzima envolvida no metabolismo da glicose, especialmente em eritrócitos. Deficiências nessa enzima são o defeito enzimático mais comum em humanos e ocorrem com alta frequência em certas populações de crianças do leste africano.
    a. Ofereça uma hipótese para a alta incidência de mutações da G6 PD em crianças da África Oriental.
    b. Como você testaria sua hipótese ainda mais?
    c. Foram encontrados escores de diferentes mutações de G6 PD que afetam a função enzimática em populações humanas. Ofereça uma explicação para a abundância de diferentes mutações G6 PD.

32. Grandes diferenças nas frequências de $Hb^s$ entre tribos quenianas e ugandenses foram observadas em pesquisas realizadas por pesquisadores além de Tony Allison. Estes pesquisadores ofereceram explicações alternativas diferentes do vínculo contra a malária proposto por Allison. Forneça um contra-argumento ou um teste experimental para as seguintes hipóteses alternativas:
    a. A taxa de mutação é maior em certas tribos.
    b. Há um baixo grau de mistura genética entre as tribos, portanto o alelo aumentou para uma alta frequência através da endogamia em certas tribos.

33. Como você determinaria se um gene foi duplicado por duplicação total do genoma, transposição ou retrotransposição?

34. O gene *MC1R* afeta a cor da pele e do cabelo em humanos. Há pelo menos 13 polimorfismos do gene em populações europeias e asiáticas, 10 dos quais são não sinônimos. Em africanos, há no mínimo 5 polimorfismos do gene, nenhum dos quais são não sinônimos. Qual pode ser uma explicação para as diferenças na variação *MC1R* entre africanos e não africanos?

35. As proteínas opsinas detectam luz nas células fotorreceptoras do olho e são necessárias para a cor da visão. O macaco-coruja noturno, o bebê-do-mato noturno e o rato-toupeira cego subterrâneo têm diferentes mutações em um gene da opsina que os torna não funcionais. Explique por que todas as três espécies podem tolerar mutações nesse gene que opera na maioria dos outros mamíferos.

36. A ausência completa ou parcial de membros tem evoluído muitas vezes em vertebrados (cobras, lagartos, peixes-boi, baleias). Espera-se que as mutações que ocorreram na evolução da ausência de membros sejam nas regiões de sequências codificadoras ou não codificadoras dos genes *toolkit*? Por quê?

37. Várias espécies *Drosophila* com ou sem manchas nas asas descendem de um ancestral manchado. Você pode prever se a perda das manchas está relacionada a alterações em regiões codificadoras ou não codificadoras dos genes de pigmentação? Como você testaria qual é o caso?

38. Várias populações independentes de esgana-gatas evoluíram com a perda de espinhos pélvicos. Sem saber a identidade do gene que provoca essa perda. Como você poderia testar geneticamente se ela se dá devido a mutações no mesmo *locus*?

39. Tem sido afirmado que "a evolução se repete". Qual é a evidência para essa afirmação com base na
    a. Análise dos alelos de Hb$^S$?
    b. Análise de mutações *Oca2* em peixes de caverna?
    c. Análise dos *loci Pitx1* no esgana-gatas?
    d. Análise de mutações *Mc1r* em mamíferos e pássaros melanísticos?

40. Defenda a alegação de que a aptidão é um estado relativo e condicional dos seguintes exemplos:
    a. A evolução da anemia falciforme na África.
    b. A evolução das diferenças de pigmentação entre ratos de bolso.
    c. A evolução dos peixes cegos das cavernas.

41. Qual é a evidência molecular de que a seleção natural inclui a "rejeição da mudança prejudicial"?

42. Defenda a declaração de que "a seleção natural atua em qualquer variação que esteja disponível, e não necessariamente pelos melhores meios imagináveis".

43. Qual é a evidência de que a duplicação gênica foi a fonte das famílias gênicas α e β para a hemoglobina humana?

44. Os estudos de sequenciamento de DNA para um gene em duas espécies intimamente relacionadas produzem os seguintes números de sítios que variam:

    | | |
    |---|---|
    | Polimorfismos sinônimos | 50 |
    | Polimorfismos não sinônimos | 20 |
    | Diferenças de espécies sinônimas | 18 |
    | Diferenças de espécies não sinônimas | 2 |

    Será que esse resultado apoia a evolução neutra do gene? Será que apoia uma adaptação da substituição de aminoácidos? Que explicação você ofereceria para as observações?

45. Em seres humanos, dois genes que codificam os pigmentos visuais da opsina que são sensíveis aos comprimentos de onda verde e vermelho da luz são encontrados adjacentes um ao outro no cromossomo X. Eles codificam proteínas que são 96% idênticas. Os mamíferos primatas possuem apenas um gene que codifica uma opsina sensível para o comprimento de onda vermelho/verde.
    a. Forneça uma explicação para a presença de dois genes da opsina no cromossomo X humano.
    b. Como você testaria a sua explicação ainda mais e apontaria quando na história evolucionária o segundo gene surgiu?

46. Cerca de 9% dos homens caucasianos são daltônicos e não conseguem distinguir objetos de cor vermelha e verde.
    a. Forneça um modelo genético para o daltonismo.
    b. Explique por que e como o daltonismo alcançou uma frequência de 9% nessa população.

47. Dentro de alguns lagos, há dois tipos de peixe esgana-gatas: aqueles com espinhos pélvicos e aqueles sem. Ambos são encontrados em diferentes hábitats dentro do lago. Além disso, as fêmeas sem espinhos preferem acasalar com os machos sem espinhos, e as fêmeas com espinhos preferem acasalar com machos com espinhos. No entanto, os peixes esgana-gatas com ou sem espinhos produzem proles viáveis e férteis no laboratório. Será que esses dois tipos de esgana-gatas seriam classificados como espécie, no seu conceito biológico? Por que sim ou por que não?

48. Qual seria a razão prevista entre substituições não sinônimas e sinônimas entre espécies em relação à proporção de polimorfismos não sinônimos para sinônimos dentro das espécies em um gene envolvido em uma incompatibilidade de Dobzhansky-Muller?

### GENÉTICA E SOCIEDADE

Defenda a relevância da teoria da evolução por seleção natural para a compreensão das doenças humanas.

# GUIA RESUMIDO DE ORGANISMOS-MODELO

- *Escherichia coli*
- *Saccharomyces cerevisiae*
- *Neurospora crassa*
- *Arabidopsis thaliana*
- *Caenorhabditis elegans*
- *Drosophila melanogaster*
- *Mus musculus*
- *Além dos organismos-modelo*

Este guia reúne em um só lugar as principais características de sete organismos-modelo no que se refere à genética. A cada um deles são dedicadas duas páginas; o formato é consistente, permitindo comparação e contraste de suas características. Cada tratamento enfoca as particularidades do organismo que o tornaram útil como modelo; as técnicas especiais que foram desenvolvidas para estudá-lo e as principais contribuições que esses estudos fizeram para a nossa compreensão da genética. Embora muitas diferenças sejam aparentes, as abordagens gerais da análise genética são semelhantes, mas devem ser adaptadas para levar em consideração o ciclo de vida individual, o nível de ploidia, o tamanho e a forma e propriedades genômicas, como a presença de plasmídeos naturais e transpósons.

Os organismos-modelo sempre estiveram na vanguarda da genética (**ver a Tabela 1, p. 710**). Inicialmente, no desenvolvimento histórico de um organismo-modelo, um pesquisador o seleciona por causa de alguma característica que serve particularmente bem ao estudo de um processo genético no qual ele está interessado. O conselho dos últimos cem anos tem sido: "Escolha bem o seu organismo". Por exemplo, os fungos ascomicetos, como *Saccharomyces cerevisiae* e *Neurospora crassa*, são adequados para o estudo de processos meióticos, como o *crossing over*, porque sua característica única, o asco, mantém juntos os produtos de uma única meiose.

Espécies diferentes tendem a mostrar processos notavelmente semelhantes, mesmo entre os membros de grandes grupos, como os eucariotos. Portanto, podemos razoavelmente esperar que o que é aprendido em uma espécie possa ser pelo menos parcialmente aplicado a outras. Em particular, os geneticistas estão atentos a novas descobertas de pesquisas que podem se aplicar à nossa própria espécie. Em comparação com outras espécies, os humanos são relativamente difíceis de estudar no nível genético, e, portanto, os avanços na genética humana muito devem a mais de um século de trabalho em organismos-modelo.

Todos os organismos-modelo têm muito mais do que uma característica útil para estudos genéticos ou outros biológicos. Consequentemente, depois que um organismo-modelo foi desenvolvido por algumas pessoas com interesses específicos, ele então atua como um núcleo para o desenvolvimento de uma comunidade de pesquisa – um grupo de pesquisadores com interesse em várias características de um organismo-modelo em particular. Existem comunidades de pesquisa organizadas para todos os organismos-modelo mencionados neste resumo. As pessoas nessas comunidades estão em contato umas com as outras regularmente, compartilham suas linhagens mutantes e frequentemente se encontram pelo menos uma vez por ano em conferências que podem atrair milhares delas. Essa comunidade possibilita a prestação de serviços importantes, como bancos de dados de informações de pesquisa, técnicas, estoques genéticos, clones, bibliotecas de DNA e sequências genômicas.

Outra vantagem para os pesquisadores individuais em pertencer a tal comunidade é que eles podem desenvolver "um *feeling* sobre o organismo" (uma frase da geneticista do milho e ganhadora do Nobel Barbara McClintock). Essa ideia é difícil de transmitir, mas implica uma compreensão dos modos gerais de um organismo. Nenhum processo vivo ocorre isoladamente, e, portanto, conhecer os modos gerais de um organismo costuma ser benéfico para tentar compreender um processo e interpretá-lo em seu contexto adequado.

À medida que o banco de dados de cada organismo-modelo se expande (o que atualmente está acontecendo em uma grande velocidade graças à genômica), os geneticistas estão cada vez mais capazes de ter uma visão holística, abrangendo o funcionamento integrado de todas as partes da composição do organismo. Dessa forma, os organismos-modelo tornam-se não apenas modelos para processos isolados, mas também modelos de processos de vida integrados. O termo *biologia de sistemas* é usado para descrever essa abordagem holística.

Recentemente, o advento do sequenciamento do genoma completo e novas ferramentas para manipulações genéticas levou ao desenvolvimento de muitos novos organismos-modelo "não tradicionais", que foram desenvolvidos para abordar questões específicas que não eram acessíveis com os mais tradicionais apresentados neste guia. Por exemplo, análises genéticas de desenvolvimento em sistemas-modelo como *Drosophila melanogaster*, *Caenorhabditis elegans* e *Mus musculus* revelaram que os genes *toolkit* para o desenvolvimento foram altamente conservados em metazoários. No entanto, essa conservação não pode explicar por que moscas, vermes e ratos são muito diferentes uns dos outros. Para responder a perguntas sobre como os genes *toolkit* são modificados para criar as diferenças dramáticas nos fenótipos que vemos na natureza, são necessários sistemas-modelo adicionais. Na seção "Além dos organismos-modelo", alguns desses novos sistemas-modelo e questões de pesquisa são introduzidos.

# *Escherichia coli*

**Organismo-chave para estudar:**

- Transcrição, tradução, replicação e recombinação
- Mutação
- Regulação gênica
- Tecnologia do DNA recombinante

**"Estatísticas vitais" genéticas**

| | |
|---|---|
| Tamanho do genoma: | 4,6 Mb |
| Cromossomos: | 1, circular |
| Número de genes: | 4.000 |
| Porcentagem com homólogos humanos: | 8% |
| Tamanho médio do gene: | 1 kb, sem íntrons |
| Transpósons: | específico da cepa, ~60 cópias por genoma |
| Genoma sequenciado em: | 1997 |

## Características especiais

Grande parte do sucesso de *E. coli* como organismo-modelo pode ser atribuída a duas estatísticas: seu tamanho de célula de 1 μm e um tempo de geração de 20 min. (A replicação do cromossomo leva 40 min, mas várias bifurcações de replicação permitem que a célula se divida em 20 min.) Consequentemente, essa bactéria pode ser cultivada em números surpreendentes, um recurso que permite aos geneticistas identificar mutações e outros eventos genéticos raros, como recombinantes intragênicos. A *E. coli* também é extremamente fácil de cultivar. Quando as células são espalhadas em placas de meio nutriente, cada célula divide-se *in situ* e forma uma colônia visível. Alternativamente, lotes de células podem ser cultivados em cultura de agitação líquida. Fenótipos como tamanho da colônia, resistência a drogas, capacidade de obter energia de fontes de carbono específicas e produção de corante colorido tomam o lugar dos fenótipos morfológicos da genética eucariótica.

Os geneticistas também tiraram vantagem de alguns elementos genéticos únicos associados à *E. coli*. Os plasmídeos bacterianos e fagos são utilizados como vetores para clonar os genes de outros organismos dentro da bactéria. Elementos de transposição da *E. coli* são aproveitados para interromper genes no DNA eucariótico clonado. Esses elementos bacterianos são participantes-chave na tecnologia do DNA recombinante.

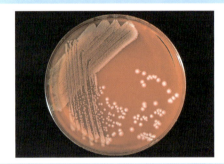

Colônias bacterianas

[BIOPHOTO ASSOC./Science Source.]

## Análise genética

Mutantes de *E. coli* espontâneos apresentam uma variedade de alterações no DNA, desde simples substituições de bases até a inserção de elementos transponíveis. O estudo de mutações espontâneas raras em *E. coli* é viável porque grandes populações podem ser rastreadas. No entanto, os mutagênicos também são usados para aumentar as frequências de mutação.

Para obter fenótipos mutantes específicos que podem representar defeitos em um processo estudado, análises ou seleções devem ser projetadas. Por exemplo, as mutações nutricionais e as que conferem resistência a fármacos ou fagos podem ser obtidas em placas suplementadas com produtos químicos, fármacos ou fagos específicos. Mutações nulas de qualquer gene essencial resultarão em nenhum crescimento; essas mutações podem ser selecionadas pela adição de penicilina (um medicamento antibacteriano isolado de um fungo), que mata as células em divisão, mas não os mutantes que não crescem. Para mutações letais condicionais, pode ser usada a replicação: colônias mutadas em uma placa máster são transferidas por uma almofada de feltro para outras placas que são então submetidas a algum ambiente tóxico. Mutações que afetam a expressão de um gene específico de interesse podem ser rastreadas fundindo-o a um gene repórter, como o gene lacZ, cujo produto proteico pode fazer um corante azul, ou o gene GFP, cujo produto fica fluorescente quando exposto à luz de determinado comprimento de onda. Após a obtenção de um conjunto de mutantes que afetam o processo de interesse, as mutações são classificadas em seus genes por análises de recombinação e complementação. Esses genes são clonados e sequenciados para obter pistas sobre seu funcionamento. A mutagênese direcionada pode ser usada para adaptar mudanças mutacionais em posições específicas da proteína (ver p. 477).

A bactéria unicelular *Escherichia coli* é amplamente conhecida como um patógeno causador de doenças, uma fonte de intoxicação alimentar e de doenças intestinais. No entanto, essa reputação negativa não é merecida. Embora algumas linhagens de *E. coli* sejam prejudiciais, outras são residentes naturais e essenciais do intestino humano. Como organismos-modelo, as linhagens de *E. coli* desempenham papel indispensável nas análises genéticas. Na década de 1940, vários grupos começaram a investigar a genética da *E. coli*. A necessidade era de um organismo simples que pudesse ser cultivado de forma barata para produzir um grande número de bactérias individuais que possibilitassem encontrar e analisar eventos genéticos raros. Como a *E. coli* pode ser obtida no intestino humano e é pequena e fácil de cultivar, foi uma escolha natural. O trabalho em *E. coli* definiu o início do raciocínio de "caixa preta" em genética: por meio da seleção e análise de mutantes, o funcionamento dos processos celulares podia ser deduzido mesmo que uma célula individual fosse muito pequena para ser vista.

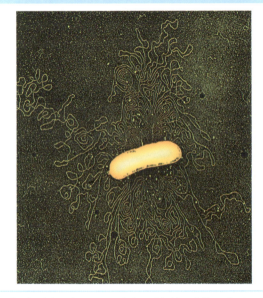

Genoma de *E. coli*

Micrografia eletrônica do genoma da bactéria *E. coli*, liberada da célula por choque osmótico. [SPL/Science Source.]

694

## CICLO DE VIDA

A *Escherichia coli* reproduz-se assexuadamente por simples fissão celular; seu genoma haploide replica-se e parte-se com a célula em divisão. Na década de 1940, Joshua Lederberg e Edward Tatum descobriram que a *E. coli* também tem um tipo de ciclo sexual pelo qual as células de "sexos" diferenciados fundem-se geneticamente e trocam parte ou todo o seu genoma, às vezes levando à recombinação (ver Capítulo 6). Os "machos" podem converter "fêmeas" em machos pela transmissão de um plasmídeo específico. Esse plasmídeo de DNA circular extragenômico de 100 kb, denominado F, determina um tipo de "masculinidade". As células F$^+$, agindo como "doadores" masculinos, transmitem uma cópia do plasmídeo F para uma célula receptora. O plasmídeo F pode se integrar ao cromossomo para formar um tipo de célula Hfr, que transmite o cromossomo linearmente para os receptores F$^-$. Outros plasmídeos são encontrados em *E. coli* na natureza. Alguns carregam genes cujas funções equipam a célula para a vida em ambientes específicos; os plasmídeos R que carregam genes de resistência a fármacos são exemplos.

**Duração total do ciclo de vida: 20 min**

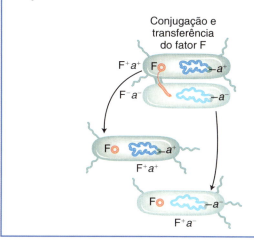

Em *E. coli*, os cruzamentos são usados para mapear mutações e produzir genótipos celulares específicos (ver Capítulo 6). Os recombinantes são produzidos pela mistura de células Hfr (tendo um plasmídeo F integrado) e células F. Geralmente, um doador Hfr transmite parte do genoma bacteriano, formando um merozigoto temporário no qual ocorre a recombinação. Os cruzamentos Hfr podem ser usados para realizar o mapeamento por tempo de entrada do marcador ou por frequência de recombinação. Por transferência de derivados F' carregando genes doadores para F$^-$, é possível fazer diploides parciais estáveis para estudar a interação ou dominância gênica.

### Técnicas de modificação genética

**Mutagênese padrão:**

Produtos químicos e radiação – Mutações somáticas aleatórias

Transpósons – Inserções somáticas aleatórias

**Transgênese:**

No vetor plasmídeo – Livre ou integrado

No vetor de fago – Livre ou integrado

Transformação – Integrada

**Nocautes de gene marcados:**

Alelo nulo no vetor – Substituição do gene por recombinação

Alelo construído no vetor – Substituição do gene por mutagênese direcionada ao sítio

## Engenharia genética

**Transgênese.** A *E. coli* desempenha papel fundamental na introdução de transgenes em outros organismos (ver Capítulo 10). É o organismo padrão usado para clonar genes de qualquer organismo. Os plasmídeos de *E. coli* ou bacteriófagos são usados como vetores, carregando a sequência de DNA a ser clonada. Esses vetores são introduzidos em uma célula bacteriana por transformação, se for um plasmídeo, ou por transdução, se for um fago, onde se replicam no citoplasma. Os vetores são especialmente modificados para incluir locais de clonagem únicos que podem ser cortados por uma variedade de enzimas de restrição. Outros vetores de "transporte" são concebidos para mover fragmentos de DNA de levedura ("*E. coli eucariótica*"), por sua maior facilidade de manipulação genética, e depois de volta à levedura para avaliação fenotípica.

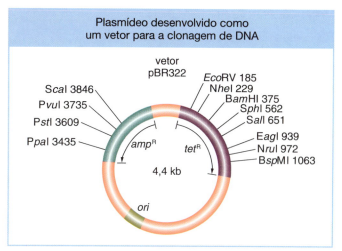

A inserção bem-sucedida de um gene estranho no plasmídeo é detectada pela inativação do gene de resistência a fármacos (*tet*$^R$ ou *amp*$^R$). Os sítios de restrição estão identificados.

**Nocautes de genes marcados.** Um conjunto completo de nocautes de genes foi gerado. Em um procedimento, um transpóson de resistência à canamicina é introduzido em um gene clonado *in vitro* (usando uma transposase). A construção é transformada, e as colônias resistentes são nocautes produzidos por recombinação homóloga.

## Principais contribuições

Estudos pioneiros da genética como um todo foram realizados em *E. coli*. Talvez o maior triunfo tenha sido a elucidação do código genético universal de 64 códons, mas tal conquista está longe de ser a única na lista de êxitos atribuídos a esse organismo. Outros fundamentos da genética que foram demonstrados em primeiro lugar em *E. coli* incluem a natureza espontânea da mutação (o teste de flutuação, p. 494), os vários tipos de alterações de base que causam mutações e a replicação semiconservativa do DNA (o experimento de Meselson e Stahl, p. 240). Essa bactéria ajudou a abrir áreas totalmente novas da genética, como a regulação gênica (o operon lac, Capítulo 11) e a transposição de DNA (elementos IS, p. 521). Por último, mas não menos importante, a tecnologia do DNA recombinante foi inventada em *E. coli*, e o organismo ainda hoje desempenha papel central nessa tecnologia.

## Outras áreas de contribuição

- Metabolismo celular
- Supressores *nonsense*
- Colinearidade de gene e polipeptídeo
- O óperon
- Resistência a medicamentos à base de plasmídeo
- Transporte ativo

# *Saccharomyces cerevisiae*

**Organismo-chave para estudar:**

- Genômica
- Biologia de sistemas
- Controle genético do ciclo celular
- Transdução de sinal
- Recombinação
- Tipo reprodutivo
- Herança mitocondrial
- Interação de genes; diíbrido

**"Estatísticas vitais" genéticas**

| | |
|---|---|
| Tamanho do genoma: | 12 Mb |
| Cromossomos: | haploide ou diploide, 16 autossomos ($n = 16$) |
| Número de genes: | 6.000 |
| Porcentagem com homólogos humanos: | 25% |
| Tamanho médio do gene: | 1,5 kb, 0,03 íntron/gene |
| Transpósons: | pequena proporção de DNA |
| Genoma sequenciado em: | 1996 |

O ascomiceto *Saccharomyces cerevisiae*, também conhecido como "fermento de padeiro", "fermento de brotamento" ou simplesmente "fermento", tem sido a base das indústrias de panificação e cerveja desde a antiguidade. Na natureza, provavelmente cresce na superfície das plantas, usando exsudatos como nutrientes, embora seu nicho preciso ainda seja um mistério. Embora as cepas de laboratório sejam em sua maioria haploides, as células na natureza podem ser diploides ou poliploides. Em cerca de 70 anos de pesquisa genética, a levedura tornou-se "a *E. coli* dos eucariotos". Como ela é haploide e unicelulares e forma colônias compactas em placas, pode ser tratada da mesma maneira que uma bactéria. No entanto, tem meiose eucariótica, ciclo celular e mitocôndrias, e essas características estão no centro da história de sucesso da levedura.

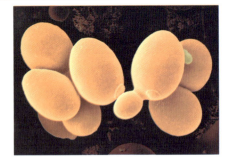

Células de levedura, *Saccharomyces cerevisiae*

[SCIMAT/Science Source.]

## Características especiais

Como organismo-modelo, a levedura combina o melhor de dois mundos: tem muito da conveniência de uma bactéria, mas com as características principais de um eucarioto. As células de levedura são pequenas (10 μm) e completam seu ciclo celular em apenas 90 min, permitindo que sejam produzidas em grande número em um curto espaço de tempo. Como as bactérias, a levedura pode ser cultivada em grandes lotes em um meio líquido que é continuamente agitado. E, como as bactérias, a levedura produz colônias visíveis quando plaqueada em meio ágar, pode ser rastreada para mutações e replicada em placas. Na maneira eucariótica típica, a levedura tem um ciclo de divisão celular mitótica, sofre meiose e contém mitocôndrias que abrigam um pequeno genoma único. As células de levedura podem respirar anaerobicamente por meio do ciclo de fermentação e, portanto, ficar sem mitocôndrias, permitindo que os mutantes mitocondriais sejam viáveis.

## Análise genética

Fazer cruzamentos com leveduras é bastante simples. As cepas do tipo reprodutivo oposto (*MATa* e *MATα*) são simplesmente misturadas em um meio apropriado. Os diploides a/α resultantes são induzidos a sofrer meiose usando um meio de esporulação especial. Os investigadores podem isolar ascósporos de uma única tétrade usando uma máquina chamada micromanipulador. Eles também têm a opção de sintetizar diploides a/a ou α/α para fins especiais ou criar diploides parciais usando plasmídeos especialmente projetados.

Como uma grande variedade de mutantes de levedura e construções de DNA estão disponíveis na comunidade de pesquisa, as cepas com propósito especial para triagens e seleções podem ser construídas pelo cruzamento de vários tipos de levedura. Além disso, novos alelos mutantes podem ser mapeados assim, com cepas contendo uma série de marcadores fenotípicos ou marcadores de DNA de posição conhecida no mapa.

A disponibilidade de células haploides e diploides fornece flexibilidade para estudos mutacionais. As células haploides são convenientes para seleções ou análises de grande escala porque os fenótipos mutantes sejam expressos diretamente. As células diploides são convenientes para a obtenção de mutações dominantes, abrigando mutações letais, realizando testes de complementação e exploração da interação gênica.

## CICLO DE VIDA

A levedura é uma espécie unicelular com um ciclo de vida muito simples, que consiste nas fases sexual e assexuada. A fase assexuada pode ser haploide ou diploide. Uma célula divide-se assexuadamente por brotamento: uma célula-mãe lança um broto para o qual é passado um dos núcleos resultantes da mitose. Para a reprodução sexuada, existem dois tipos de acasalamento, determinados pelos alelos *MATα* e *MATa*. Quando células haploides de diferentes tipos de acasalamento se unem, formam uma célula diploide, que pode se dividir mitoticamente ou sofrer divisão meiótica. Os produtos da meiose são uma tétrade não linear de quatro ascósporos.

Duração total do ciclo de vida: 90 min para completar o ciclo celular

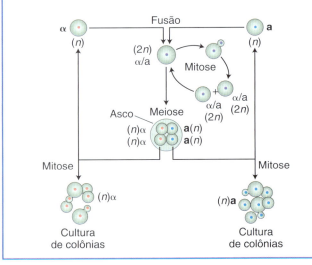

696

### Técnicas de manipulação genética

**Mutagênese padrão:**

Produtos químicos e radiação – Mutações somáticas aleatórias

Transpósons – Inserções somáticas aleatórias

**Transgênese:**

Plasmídeo integrativo – Inserções por recombinação homóloga

Plasmídeo replicativo – Pode se replicar de forma autônoma (2 μ ou origem de replicação ARS)

Cromossomo artificial de levedura – Replica e segrega como um cromossomo

Vetor de transporte – Pode se replicar em levedura ou *E. coli*

**Nocautes de gene marcados:**

Substituição gênica – A recombinação homóloga substitui o alelo do tipo selvagem com cópia nula

## Engenharia genética

**Transgênese.** A levedura em brotamento oferece mais oportunidades de manipulação genética do que qualquer outro eucarioto (ver Capítulo 10). O DNA exógeno é facilmente absorvido pelas células cujas paredes celulares foram parcialmente removidas por digestão enzimática ou abrasão. Vários tipos de vetores estão disponíveis. Para um plasmídeo se replicar livre dos cromossomos, ele deve conter uma origem de replicação de levedura normal (ARS) ou uma origem de replicação de um plasmídeo de 2 μm encontrado em certos isolados de levedura. O vetor mais elaborado, o cromossomo artificial de levedura (YAC), consiste em uma ARS, um centrômero de levedura e dois telômeros. Um YAC pode carregar grandes inserções transgênicas, que são herdadas da mesma forma que os cromossomos mendelianos. YACs têm sido vetores importantes na clonagem e sequenciamento de grandes genomas, como o humano.

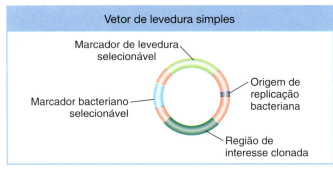

Este tipo de vetor é chamado de plasmídeo integrativo de levedura (YIp).

**Nocautes direcionados.** A mutagênese do transpóson (marcação de transpóson) pode ser obtida por meio da introdução de DNA de levedura em *E. coli* em um vetor de transporte; os transpósons bacterianos integram-se ao DNA da levedura, eliminando a função do gene. O vetor de transporte é então transferido de volta para a levedura, e os mutantes marcados substituem as cópias do tipo selvagem por recombinação homóloga. Os nocautes do gene também podem ser realizados substituindo os alelos do tipo selvagem por uma cópia nula projetada por meio de recombinação homóloga. Usando essas técnicas, os pesquisadores construíram sistematicamente um conjunto completo de cepas nocaute de levedura (cada uma carregando um nocaute diferente) para avaliar a função nula de cada gene no nível fenotípico.

## Principais contribuições

Graças a uma combinação de boa genética e boa bioquímica, os estudos com leveduras deram contribuições substanciais para a nossa compreensão do controle genético dos processos celulares.

**Ciclo celular.** A identificação de genes da divisão celular por meio de seus mutantes sensíveis à temperatura (mutantes *cdc*) levou a um modelo poderoso para o controle genético da divisão celular. Os diferentes fenótipos do *cdc* revelam os componentes da maquinaria necessária para executar etapas específicas na progressão do ciclo celular. Esse trabalho foi útil para compreender os controles anormais da divisão celular que podem levar ao câncer humano.

**Recombinação.** Muitas das ideias-chave para os modelos moleculares atuais de crossing over (como o modelo de quebra da dupla fita) são baseadas na análise de tétrades de conversão gênica em levedura (ver p. 114). A conversão gênica (proporções de alelos aberrantes, como 3:1) é bastante comum em genes de levedura, fornecendo um conjunto de dados apropriadamente grande para quantificar as características-chave desse processo.

**Interações gênicas.** A levedura liderou o estudo das interações gênicas. Técnicas da genética tradicional têm sido usadas para revelar padrões de epistasia e supressão, que sugerem interações gênicas (ver Capítulo 5). O sistema de plasmídeo de dois híbridos para encontrar interações de proteínas foi desenvolvido em leveduras e gerou mapas de interação complexos que representam o início da biologia de sistemas (ver Capítulo 14). Letais sintéticos – mutantes duplos letais criados pelo cruzamento de dois mutantes únicos viáveis – também são usados para traçar redes de interação (ver p. 167).

**Genética mitocondrial.** Mutantes com mitocôndrias defeituosas são reconhecíveis como colônias muito pequenas, chamadas de "petites". A disponibilidade dessas petites e de outros mutantes mitocondriais permitiu a primeira análise detalhada da estrutura e função do genoma mitocondrial em qualquer organismo.

**Genética do tipo reprodutivo.** Os alelos *MAT* de levedura foram os primeiros genes de tipo reprodutivo a serem caracterizados em nível molecular. Curiosamente, a levedura passa por uma mudança espontânea de um tipo reprodutivo para outro. Uma cópia "sobressalente" e silenciosa do alelo *MAT* oposto, que reside em outro lugar no genoma, entra no *locus* do tipo reprodutivo, substituindo o alelo residente por recombinação homóloga. A levedura forneceu um dos modelos centrais para a transdução de sinal durante a detecção e resposta aos hormônios reprodutivos do tipo reprodutivo oposto.

## Outras áreas de contribuição

- Genética da troca entre crescimento semelhante a levedura e filamentoso
- Genética do envelhecimento

# *Neurospora crassa*

**Organismo-chave para estudar:**

- Genética do metabolismo e absorção
- Genética do *crossing over* e meiose
- Citogenética fúngica
- Crescimento polar
- Ritmos circadianos
- Interações entre núcleo e mitocôndria

### "Estatísticas vitais" genéticas

| | |
|---|---|
| Tamanho do genoma: | 43 Mb |
| Cromossomos: | Haploides, 7 autossomos ($n = 7$) |
| Número de genes: | 10.000 |
| Porcentagem com homólogos humanos: | 6% |
| Tamanho médio do gene: | 1,7 kb, 1,7 íntrons/gene |
| Transpósons: | raros |
| Genoma sequenciado em: | 2003 |

*Neurospora crassa*, o fungo laranja do pão, foi um dos primeiros micróbios eucarióticos a serem adotados pelos geneticistas como organismo-modelo. Como a levedura, foi originalmente escolhido por causa de sua haploidia, seu ciclo de vida simples e rápido, assim como pela facilidade com que pode ser cultivada. De particular importância foi o fato de crescer em meio a um conjunto definido de nutrientes, possibilitando o estudo do controle genético da química celular. Na natureza, é encontrado em muitas partes do mundo, a crescer em vegetação morta. Como o fogo ativa seus ascósporos dormentes, é mais facilmente coletado após as queimadas – por exemplo, sob a casca de árvores queimadas e em campos de plantações como a cana-de-açúcar, que são queimados rotineiramente antes da coleta.

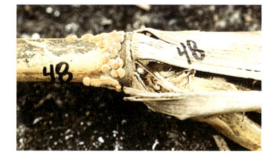

*Neurospora crassa* crescendo na cana-de-açúcar

[David J. Jacobson, Ph.D.]

### Características especiais

O *Neurospora* detém o recorde de velocidade para fungos porque cada hifa cresce mais de 10 cm por dia. Esse rápido crescimento, combinado com seu ciclo de vida haploide e a capacidade de crescer em meio definido, o tornou um organismo de escolha para o estudo da genética bioquímica da nutrição e absorção de nutrientes.

Outra característica única do *Neurospora* (e fungos relacionados) permite que os geneticistas rastreiem as etapas de meioses únicas. Os quatro produtos haploides de uma meiose ficam juntos em um saco chamado asco. Cada um dos quatro produtos da meiose sofre uma divisão mitótica adicional, resultando em uma octade linear de oito ascósporos (ver p. 88). Esse recurso torna o *Neurospora* um sistema ideal para estudar o crossing over, a conversão gênica, os rearranjos cromossômicos, a não disjunção meiótica e o controle genético da própria meiose. Os cromossomos, embora pequenos, são facilmente visíveis e, portanto, os processos meióticos podem ser estudados tanto em nível genético quanto cromossômico. Portanto, no *Neurospora*, estudos fundamentais foram realizados sobre os mecanismos subjacentes a esses processos (ver p. 114).

## CICLO DE VIDA

O *N. crassa* tem um ciclo de vida eucariótico haploide. Um esporo assexuado haploide (chamado conídio) germina para produzir um tubo germinativo que se estende em sua ponta. O crescimento e a ramificação progressivos da ponta produzem uma massa de fios ramificados (chamados hifas), que formam uma colônia compacta no meio de crescimento. Como as hifas não têm paredes cruzadas, uma colônia é essencialmente uma célula que contém muitos núcleos haploides. A colônia gera milhões de esporos assexuados, que podem se dispersar no ar e repetir o ciclo assexuado.

No ciclo sexual de *N. crassa*, existem dois tipos reprodutivos de aspectos idênticos MAT-*A* e MAT-*a*, que podem ser vistos como "sexos" simples. Como na levedura, os dois tipos reprodutivos são determinados por dois alelos de um gene. Quando colônias de diferentes tipos reprodutivos entram em contato, suas paredes celulares e núcleos fundem-se. Muitos núcleos diploides transitórios surgem, cada um dos quais sofre meiose, produzindo uma octade de ascósporos. Os ascósporos germinam e produzem colônias exatamente como aquelas produzidas por esporos assexuados.

Duração total do ciclo de vida: 4 semanas por ciclo sexual

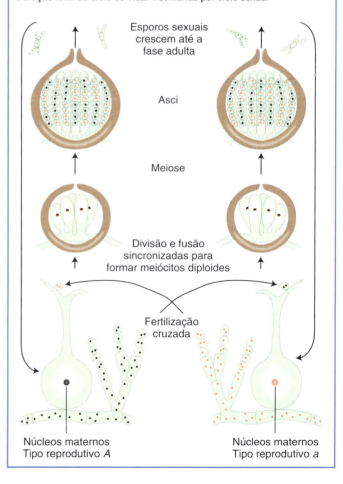

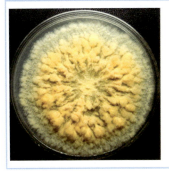
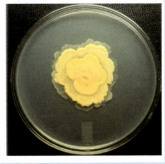

*Neurospora* selvagem (*esquerda*) e mutante (*direita*) cultivadas em uma placa de Petri

[Cortesia de Anthony Griffiths/Oliveira Gavric.]

## Análise genética

A análise genética é direta (ver p. 88). Os centros de estoque fornecem uma ampla gama de mutantes que afetam todos os aspectos da biologia do fungo. Os genes de *Neurospora* podem ser mapeados facilmente cruzando-os com um banco de cepas com *loci* mutantes conhecidos ou alelos polimórficos conhecidos. As linhagens do tipo reprodutivo oposto são cruzadas simplesmente fazendo-as crescerem juntas. Um geneticista com uma agulha pode escolher um único ascósporo para estudo. Consequentemente, as análises, nas quais tanto asci completos quanto ascósporos aleatórios são usados, são rápidas e diretas.

Como o *Neurospora* é haploide, os fenótipos mutantes recém-obtidos são facilmente detectados com o uso de vários tipos de análises e seleções. Um sistema favorito para o estudo do mecanismo de mutação é o gene *ad-3*, porque os mutantes *ad-3* são roxos e facilmente detectados.

Embora os diploides vegetativos de *Neurospora* não sejam facilmente obtidos, os geneticistas são capazes de criar um "diploide mimetizador", útil para testes de complementação e outras análises que requerem a presença de duas cópias de um gene (ver p. 161). Ou seja, a fusão de duas cepas diferentes produz um heterocarionte, um indivíduo que contém dois tipos diferentes de núcleos em um citoplasma comum. Os heterocários também permitem o uso de uma versão do teste do *locus* específico, uma forma de recuperar mutações em alelo recessivo específico (as células de um heterocarionte *a+/m* são plaqueadas, e são procuradas as colônias *m/m*).

---

**Técnicas de manipulação genética**

**Mutagênese padrão:**

Produtos químicos e radiação – Mutações somáticas aleatórias

Mutagênese do transpóson – Não disponível

**Transgênese:**

Transformação mediada por plasmídeo – Inserção aleatória

**Nocautes de gene direcionados:**

RIP – mutações GC → AT em segmentos duplicados transgênicos antes de um cruzamento

*Quelling* – Supressão da inativação pós-transcricional somática de transgenes

---

## Engenharia genética

**Transgênese.** A primeira transformação eucariótica foi realizada em *Neurospora*. Hoje, *Neurospora* é facilmente transformado com o uso de plasmídeos bacterianos carregando o transgene desejado, além de um marcador selecionável, como resistência à higromicina, para mostrar que o plasmídeo entrou. Nenhum plasmídeo replica-se no *Neurospora*, de modo que um transgene é herdado apenas caso ele se integre a um cromossomo.

**Nocautes direcionados.** Em cepas especiais de *Neurospora*, os transgenes frequentemente se integram por recombinação homóloga. Portanto, uma cepa transgênica normalmente possui o gene residente mais o transgene homólogo, inserido em um local ectópico aleatório. Por causa dessa duplicação de material, se a cepa for cruzada, ela fica sujeita ao RIP, um processo genético único para *Neurospora*. RIP é um mecanismo pré-biótico que introduz muitas transições GC para AT em ambas as cópias duplicadas, interrompendo efetivamente o gene. O RIP pode, portanto, ser aproveitado como uma forma conveniente de nocautear deliberadamente um gene específico.

## Principais contribuições

George Beadle e Edward Tatum usaram *Neurospora* como organismo-modelo em seus estudos pioneiros sobre as relações gene-enzima, nos quais foram capazes de determinar as etapas enzimáticas na síntese de arginina (ver p. 161). Seu trabalho com a *Neurospora* estabeleceu o início da genética molecular. Muitos estudos comparáveis sobre a genética do metabolismo celular com o uso de *Neurospora* seguiram seu trabalho.

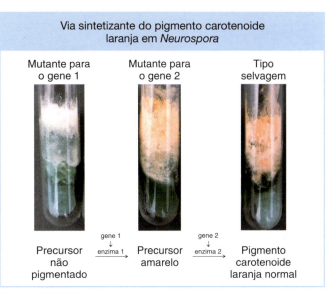

Via sintetizante do pigmento carotenoide laranja em *Neurospora*

[Anthony Griffiths]

Foi feito um trabalho pioneiro na genética dos processos meióticos, como *crossing over* e disjunção, e nos ritmos de esporulação. Culturas em crescimento contínuo mostram um ritmo diário de formação de esporos. Os resultados de estudos pioneiros usando mutações que alteram esse ritmo contribuíram para um modelo geral para a genética dos ritmos circadianos. O *Neurospora* serve como modelo para a multiplicidade de fungos filamentosos patogênicos que afetam as plantações e os humanos porque esses fungos costumam ser difíceis de cultivar e manipular geneticamente. É ainda usado como um sistema de teste eucariótico simples para produtos químicos mutagênicos e cancerígenos no ambiente humano. Como os cruzamentos podem ser feitos usando um dos genitores como fêmea, o ciclo é conveniente para o estudo da genética mitocondrial e da interação núcleo-mitocôndria. Uma ampla gama de plasmídeos mitocondriais lineares e circulares foi descoberta em isolados naturais. Alguns deles são retroelementos considerados intermediários na evolução dos vírus.

## Outras áreas de contribuição

- Diversidade e adaptação de fungos
- Citogenética (base cromossômica da genética)
- Genes do tipo reprodutivo
- Genes de compatibilidade heterocarionária (um modelo para a genética do autorreconhecimento e não autorreconhecimento)

**699**

# *Arabidopsis thaliana*

**Organismo-chave para estudar:**
- Desenvolvimento
- Expressão e regulação gênica
- Genômica de planta

**"Estatísticas vitais" genéticas**

| | |
|---|---|
| Tamanho do genoma: | 125 Mb |
| Cromossomos: | Diploides, 5 autossomos ($2n = 10$) |
| Número de genes: | 25.000 |
| Porcentagem com homólogos humanos: | 18% |
| Tamanho médio do gene: | 2 kb, 4 íntrons/gene |
| Transpósons: | 10% do genoma |
| Genoma sequenciado em: | 2000 |

*Arabidopsis thaliana*, um membro da família de plantas Brassicaceae (repolho), é relativamente recente como organismo-modelo genético. A maior parte do trabalho foi realizada nos últimos 25 anos. Não tem significado econômico: ela cresce prolificamente como uma erva daninha em muitas partes temperadas do mundo. No entanto, por causa de seu tamanho pequeno, ciclo de vida curto e genoma pequeno, superou os modelos genéticos de plantas mais tradicionais, como milho e trigo, e tornou-se o modelo dominante para a genética molecular de plantas.

## Características especiais

Em comparação com outras plantas, a *Arabidopsis* é pequena em termos de tamanho físico e de genoma – características que são vantajosas para um organismo-modelo. A *Arabidopsis* atinge uma altura inferior a 10 cm em condições adequadas; portanto, ela pode ser cultivada em grandes números, permitindo análises de mutantes em grande escala e análises de prole. Seu tamanho total do genoma de 125 Mb torna-o relativamente fácil de sequenciar em comparação a outros genomas de organismo-modelo de planta, como o do milho (2500 Mb) e o do trigo (16.000 Mb).

## Análise genética

A análise das mutações de *Arabidopsis* por meio do cruzamento baseia-se em métodos comprovados e verdadeiros – essencialmente aqueles usados por Mendel. Os estoques de plantas com mutações úteis relevantes para o experimento em questão são obtidos em centros de estoque públicos. As linhagens podem ser cruzadas manualmente ou autofecundadas. Embora as flores sejam pequenas, a polinização cruzada é facilmente realizada por remoção de anteras que não abriram (que são às vezes comidas pelo experimentador como um meio conveniente de descarte). Cada flor polinizada então produz uma longa vagem com grande número de sementes. Essa produção abundante de descendentes (milhares de sementes por planta) é uma bênção para os geneticistas que procuram mutantes raros ou outros eventos raros. Se uma planta carrega uma nova mutação recessiva na linhagem germinativa, a autofecundação permite que a prole homozigótica para a mutação recessiva seja recuperada nos descendentes imediatos da planta.

### CICLO DE VIDA

A *Arabidopsis* tem o ciclo de vida tradicional de planta, com um estágio diploide dominante. Uma planta dá várias flores, cada uma das quais produz muitas sementes. Como muitas ervas daninhas anuais, seu ciclo de vida é rápido: leva apenas cerca de 6 semanas para uma semente plantada produzir uma nova safra.

Duração total do ciclo de vida: 6 semanas

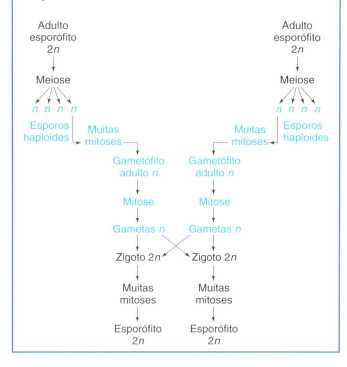

**Mutante de *Arabdopisis***

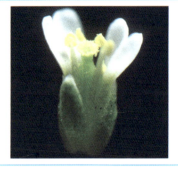 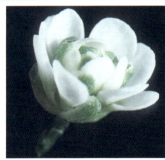 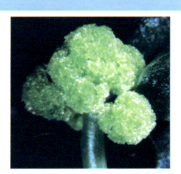

(*Esquerda*) Flor do tipo selvagem de *Arabidopsis*. (*Meio*) A mutação agamous (*ag*), que resulta em flores somente com pétalas e sépalas (sem estruturas reprodutivas). (*Direita*) Um duplo mutante *ap1*, *cal*, que produz uma flor que parece uma couve-flor. (Mutações similares no repolho são provavelmente a causa das verdadeiras couves-flores.) [*Cortesia de George Haughn.*]

### Técnicas de modificação genética

**Mutagênese padrão:**

Produtos químicos e radiação – Linhagem germinativa aleatória ou mutações somáticas

O próprio T-DNA ou transpósons – Inserções marcadas aleatoriamente

**Transgênese:**

O T-DNA carrega o transgene – Inserção aleatória

**Nocautes de gene direcionados:**

T-DNA ou mutagênese mediada por transpósonamento – Inserção aleatória; nocautes de mutagênese selecionados com PCR

RNAi – Mimetiza os alvos nocautes

### Engenharia genética

**Transgênese.** O T-DNA de *Agrobacterium* é um vetor conveniente para a introdução de transgenes (ver Capítulo 10). A construção vetor-transgene insere-se aleatoriamente em todo o genoma. A transgênese oferece uma forma eficaz de estudar a regulação gênica. O transgene é unido a um gene repórter como o GUS, que produz um corante azul em qualquer posição na planta em que o gene esteja ativo.

**Nocautes direcionados.** Como a recombinação homóloga é rara em *Arabidopsis*, genes específicos não podem ser facilmente eliminados pela substituição homóloga por um transgene. Assim, em *Arabidopsis*, os genes são nocauteados pela inserção aleatória de um vetor T-DNA ou transpóson (transpósons de milho, como *Ac-Ds* são usados), e, em seguida, nocautes de genes específicos são selecionados pela aplicação de análise de PCR ao DNA de grandes *pools* de plantas. O PCR usa uma sequência no T-DNA ou no transpóson como um primer e uma sequência no gene de interesse como o outro primer. Assim, o PCR amplifica apenas as cópias do gene de interesse que carregam uma inserção. A subdivisão do *pool* e a repetição do processo levam à planta específica que carrega o nocaute. Alternativamente, o RNAi pode ser usado para inativar um gene específico.

Grandes coleções de mutantes de inserção de T-DNA estão disponíveis; elas têm as sequências de plantas flanqueadoras listadas em bancos de dados públicos; portanto, se você estiver interessado em um gene específico, poderá ver se a coleção contém uma planta que tem inserção naquele gene. Uma característica conveniente das populações-nocaute em plantas é que elas podem ser mantidas de maneira fácil e econômica como coleções de sementes por muitos anos, talvez até décadas. Esse recurso não é possível para a maioria das populações de modelos animais. O verme *Caenorhabditis elegans* pode ser preservado como um animal congelado, mas as moscas-da-fruta (*Drosophila melanogaster*) não podem ser congeladas e revividas. Assim, as linhagens de mutantes de moscas-da-fruta devem ser mantidas como organismos vivos.

### Principais contribuições

Como primeiro genoma da planta a ser sequenciado, a *Arabidopsis* tem fornecido um modelo importante para a arquitetura do genoma de planta e a evolução. Além disso, os estudos de *Arabidopsis* deram contribuições importantes para a nossa compreensão do controle genético do desenvolvimento das plantas. Os geneticistas isolaram mutações homeóticas que afetam o desenvolvimento da flor, por exemplo. Em tais mutantes, um tipo de parte floral é substituído por outro. A integração da ação desses mutantes levou a um modelo elegante de determinação de verticilo de flores com base em padrões sobrepostos de expressão de genes regulatórios no meristema da flor. A *Arabidopsis* também contribuiu amplamente para a base genética da fisiologia vegetal, regulação gênica e interação das plantas e do meio ambiente (incluindo a genética da resistência a doenças). Por ser uma planta natural de distribuição mundial, a *Arabidopsis* possui grande potencial para o estudo da diversificação e adaptação evolutiva.

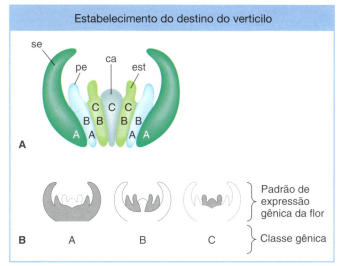

**A.** Padrões de expressão gênica correspondendo aos diferentes destinos do verticilo. De fora para dentro, os destinos são sépala (se), pétala (pe), estame (est) e carpelo (ca). **B.** As regiões sombreadas dos diagramas em corte cruzado da flor em desenvolvimento indicam os padrões de expressão gênica dos genes das classes A, B e C.

### Outras áreas de contribuição

- Resposta ao estresse ambiental
- Sistemas de controle hormonal

# *Caenorhabditis elegans*

**Organismo-chave para estudar:**

- Desenvolvimento
- Comportamento
- Nervos e músculos
- Envelhecimento

**"Estatísticas vitais" genéticas**

| | |
|---|---|
| Tamanho do genoma: | 97 Mb |
| Cromossomos: | Diploides, 5 autossomos, Cromossomo X ($2n = 12$) |
| Número de genes: | 19.000 |
| Porcentagem com homólogos humanos: | 25% |
| Tamanho médio do gene: | 5 kb, 5 éxons/gene |
| Transpósons: | vários tipos, ativos em algumas cepas |
| Genoma sequenciado em: | 1998 |

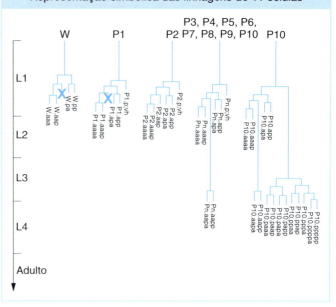

Uma célula que sofre morte celular programada é indicada por um X azul ao final de um ramo da linhagem.

O *Caenorhabditis elegans* pode não parecer muito ao microscópio, e, de fato, esta lombriga que vive no solo (um nematoide) e que tem 1 mm de comprimento, é relativamente simples no que diz respeito aos animais. Mas a simplicidade é parte do que faz *C. elegans* um bom organismo-modelo. Seu tamanho pequeno, crescimento rápido, capacidade de autoflagelação, transparência e baixo número de células corporais a tornaram ideal para o estudo da genética do desenvolvimento eucariótico.

## Características especiais

Os geneticistas podem ver através do *C. elegans*. Ao contrário de outros organismos-modelo multicelulares, como moscas-da-fruta ou *Arabidopsis*, este minúsculo verme é transparente, tornando-o eficiente para rastrear grandes populações para mutações interessantes que afetam virtualmente qualquer aspecto da anatomia ou comportamento. A transparência também funciona bem nos estudos de desenvolvimento: os pesquisadores podem observar diretamente todos os estágios de desenvolvimento simplesmente observando os vermes em um microscópio de luz (ver o boxe Organismo-modelo na p. 438). Os resultados de tais estudos demonstraram que o desenvolvimento do *C. elegans* é rigidamente programado e cada verme tem um número surpreendentemente pequeno e consistente de células (959 em hermafroditas e 1.031 em machos). Na verdade, os biólogos rastrearam o destino de células específicas à medida que o verme desenvolve-se e determinaram o padrão exato de divisão celular que leva a cada órgão adulto. Esse esforço rendeu um heredograma de linhagem para cada célula adulta (ver p. 438).

## Análise genética

Como os vermes são pequenos e reproduzem-se rápida e prolificamente (a autofecundação produz cerca de 300 descendentes, e o cruzamento, cerca de 1.000), eles produzem grandes populações de descendentes que podem ser rastreadas para eventos genéticos raros. Além disso, como o hermafroditismo em *C. elegans* torna a autofecundação possível, vermes individuais com mutações homozigotas recessivas podem ser recuperados rapidamente por autofecundação da prole de vermes individuais tratados. Em contraste, outros modelos animais, como moscas-da-fruta ou camundongos, requerem acasalamentos entre irmãos e levam mais gerações para recuperar mutações recessivas.

### CICLO DE VIDA

O *C. elegans* é o único entre os principais animais modelo em que um dos dois sexos é hermafrodita (XX). O outro é masculino (XO). Os dois sexos podem ser distinguidos pelo maior tamanho dos hermafroditas e pelas diferenças em seus órgãos sexuais. Os hermafroditas produzem óvulos e espermatozoides e, portanto, podem ser autofecundados. A prole de um hermafrodita autofecundado também é hermafrodita, exceto quando uma rara não disjunção leva a um macho XO. Se hermafroditas e machos forem misturados, os sexos copulam e muitos dos zigotos resultantes terão sido fertilizados pelo esperma ameboide dos machos. A fecundação e a produção do embrião ocorrem dentro do hermafrodita, que então põe os ovos. Os ovos terminam seu desenvolvimento externamente.

**Duração total do ciclo de vida: 3½ dias**

Desenho da anatomia de um adulto *Caenorhabditis elegans*

> **Técnicas de modificação genética**
>
> **Mutagênese padrão:**
>
> Química (EMS) e radiação – Mutações aleatórias da linha germinativa
>
> Transpósons – Inserções aleatórias da linhagem germinativa
>
> **Transgênese:**
>
> Injeção transgênica de gônadas – Matriz de transgênicos não integrada; integração ocasional
>
> **Nocautes de gene marcados:**
>
> Mutagênese mediada por transpóson – nocautes selecionados com PCR
>
> RNAi – mimetiza os nocautes marcados
>
> Ablação por *laser* – Nocaute de uma célula

**Nocautes marcados.** Em cepas com transpósons ativos, os próprios transpósons se tornam agentes de mutação ao se inserirem em locais aleatórios no genoma, eliminando os genes interrompidos. Se pudermos identificar organismos com inserções em um gene específico de interesse, podemos isolar um nocaute de gene direcionado. As inserções em genes específicos podem ser detectadas usando PCR se um primer de PCR for baseado na sequência do transpóson e outro for baseado na sequência do gene de interesse. Alternativamente, o RNAi pode ser usado para eliminar a função de genes específicos. Como alternativa à mutação, células individuais podem ser mortas por um feixe de *laser* para observar o efeito na função ou no desenvolvimento do verme (ablação a *laser*).

## Engenharia genética

**Transgênese.** A introdução de transgenes na linhagem germinativa é possível devido a uma propriedade especial das gônadas de *C. elegans*. As gônadas do verme são sinciciais, o que significa que há muitos núcleos em um citoplasma comum. Os núcleos não são incorporados às células até a meiose, quando a formação do óvulo ou espermatozoide individual começa. Assim, uma solução de DNA contendo o transgene injetado na gônada de um hermafrodita expõe mais de 100 núcleos precursores de células germinativas ao transgene. Por acaso, alguns desses núcleos incorporarão o DNA (ver Capítulo 10).

Os transgenes recombinam-se para formar matrizes em tandem de várias cópias. Em um ovo, as matrizes não se integram a um cromossomo, mas os transgenes das matrizes ainda são expressos. Portanto, o gene carregado em um clone de DNA de tipo selvagem pode ser identificado por sua introdução em uma cepa receptora recessiva específica (complementação funcional). Em alguns casos, mas não em todos, as matrizes transgênicas são transmitidas à prole. Para aumentar a chance de herança, os vermes são expostos à radiação ionizante, que pode induzir a integração de uma matriz em posição cromossômica ectópica e, nesse local, a matriz é transmitida de forma confiável para a prole.

## Principais contribuições

O *C. elegans* tornou-se um organismo-modelo favorito para o estudo de vários aspectos do desenvolvimento devido ao seu pequeno e invariante número de células. Um exemplo é a morte celular programada, um aspecto crucial do desenvolvimento normal. Algumas células são geneticamente programadas para morrer no decorrer do desenvolvimento (um processo chamado apoptose). Os resultados dos estudos de *C. elegans* contribuíram com um modelo geral útil para a apoptose, que também é conhecido por ser uma característica do desenvolvimento humano.

Outro sistema modelo é o desenvolvimento da vulva, a abertura para o exterior do trato reprodutivo. Os hermafroditas com vulvas defeituosas ainda produzem prole, que nas análises são facilmente visíveis agrupadas dentro do corpo. Os resultados dos estudos de hermafroditas sem vulva ou com muitas revelaram como as células que começam completamente equivalentes podem se separar em diferentes tipos de células (ver p. 438).

O comportamento também foi objeto de dissecação genética. O *C. elegans* oferece a vantagem de que vermes com comportamento defeituoso muitas vezes ainda podem viver e se reproduzir. Os sistemas nervoso e muscular do verme foram geneticamente dissecados, permitindo que comportamentos sejam ligados a genes específicos.

## Outras áreas de contribuição

- Sinalização célula a célula
- RNA de interferência

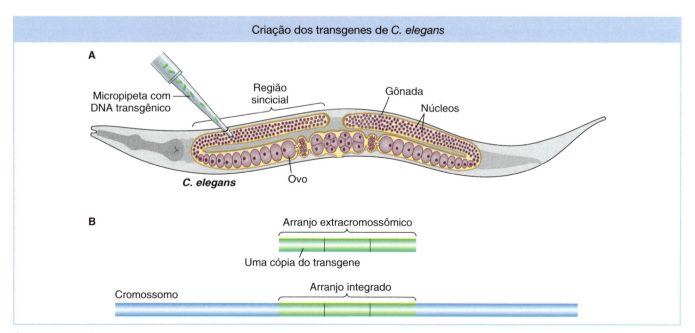

*C. elegans* transgênicos são criados por injeção do transgene diretamente em uma gônada. **A.** O método de injeção. **B.** Os dois métodos principais de resultados transgênicos: arranjos extracromossômicos e arranjos integrados em localizações cromossômicas ectópicas.

# Drosophila melanogaster

**Organismo-chave para estudar:**

- Genética de transmissão
- Citogenética
- Desenvolvimento
- Genética de populações
- Evolução

**"Estatísticas vitais" genéticas**

| | |
|---|---|
| Tamanho do genoma: | 180 Mb |
| Cromossomos: | Diploides, 3 autossomos, X e Y (2n = 8) |
| Número de genes: | 13.000 |
| Porcentagem com homólogos humanos: | ~50% |
| Tamanho médio do gene: | 3 kb, 4 éxons/gene |
| Transpósons: | elementos P, entre outras |
| Genoma sequenciado em: | 2000 |

A mosca-da-fruta *Drosophila melanogaster* foi um dos primeiros organismos-modelo a serem usados em genética. Foi escolhido em parte por estar prontamente disponível na natureza, ter um ciclo de vida curto, genoma diploide e ser simples de cultivar em laboratório. A análise genética inicial mostrou que seus mecanismos de herança têm fortes semelhanças com os de outros eucariotos, destacando seu papel como organismo-modelo. Sua popularidade nesse sentido entrou em declínio durante os anos em que *E. coli*, leveduras e outros microrganismos estavam sendo desenvolvidos como ferramentas moleculares. No entanto, a *Drosophila* experimentou um renascimento porque se presta muito bem ao estudo da base genética do desenvolvimento, uma das questões centrais da biologia (Capítulo 13). A importância da *Drosophila* como modelo para a genética humana é demonstrada pela descoberta de que aproximadamente 60% dos genes causadores de doenças conhecidos em humanos, bem como 70% dos genes do câncer, têm homólogos na *Drosophila*.

**Cromossomos politênicos**

[William M. Gelbart, Harvard University.]

## Características especiais

A *Drosophila* entrou em voga como um organismo experimental no início do século XX devido a características comuns à maioria dos organismos-modelo. É pequena (3 mm de comprimento), simples de criar (originalmente em garrafas de leite), de rápida reprodução (apenas 10 dias do ovo ao adulto) e de fácil obtenção (basta utilizar alguns frutos podres). Foi fácil acumular uma grande variedade de alelos mutantes interessantes que foram usados para estabelecer as regras básicas da genética da transmissão. Os primeiros pesquisadores também aproveitaram uma característica única da mosca-da-fruta: os cromossomos politênicos (ver p. 562). Nas glândulas salivares e em alguns outros tecidos, esses "cromossomos gigantes" são produzidos por várias rodadas de replicação de DNA sem segregação cromossômica. Cada cromossomo politênico exibe um padrão de bandas único, fornecendo aos geneticistas marcos que poderiam ser usados para correlacionar mapas baseados em recombinação com cromossomos reais (ver Capítulo 17). O ímpeto proporcionado por esses primeiros avanços, juntamente com a grande quantidade de conhecimento acumulado sobre o organismo, fez da *Drosophila* um modelo genético atraente.

## Análise genética

Cruzamentos em *Drosophila* podem ser realizados com bastante facilidade. Moscas machos de tipo selvagem ou mutante são cultivadas com moscas fêmeas virgens de tipo selvagem ou mutantes, as moscas machos e fêmeas acasalam-se, e, 10 dias depois, a prole $F_1$ é produzida.

**CICLO DE VIDA**

A *Drosophila* tem um ciclo de vida curto que se presta bem à análise genética. Após a eclosão de um ovo, a mosca passa por vários estágios larvais e um estágio de pupa, durante o qual sofre metamorfose e emerge como adulta, e logo se torna sexualmente madura. O número de cromossomos X em relação ao número de autossomos determina o sexo (ver p. 46). XX é feminino, e XY, masculino.

Duração total do ciclo de vida: 10 dias do ovo à fase adulta

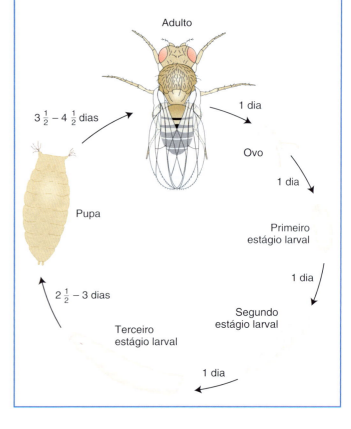

Para realizar um cruzamento, machos e fêmeas são colocados juntos em um frasco, cujo fundo as fêmeas cobrem ao colocar os ovos em alimento semissólido. Após a emergência das pupas, a prole

pode ser anestesiada para permitir a contagem de membros de classes fenotípicas e para distinguir machos e fêmeas (por seus diferentes padrões de listras abdominais). No entanto, como a prole feminina permanece virgem por apenas algumas horas após a emergência das pupas, devem ser imediatamente isoladas caso sejam usadas para fazer cruzamentos controlados. Os cruzamentos projetados para construir combinações específicas de genes devem ser cuidadosamente planejados, porque o cruzamento não ocorre em machos de *Drosophila*. Portanto, no macho, os alelos vinculados não se recombinam para ajudar a criar novas combinações.

Para obter novas mutações recessivas, programas especiais de reprodução fornecem sistemas de triagem convenientes. Nesses testes, as moscas mutagenizadas são cruzadas com um estoque que tem um cromossomo balanceador (ver p. 570). Mutações recessivas são eventualmente levadas à homozigose por endogamia por uma ou duas gerações, começando com moscas $F_1$ simples.

## Principais contribuições

Muito do desenvolvimento inicial da teoria cromossômica da hereditariedade baseou-se nos resultados dos estudos da *Drosophila*. Geneticistas que trabalhavam com *Drosophila* fizeram avanços fundamentais no desenvolvimento de técnicas para o mapeamento de genes, para a compreensão da origem e da natureza da mutação gênica, e na documentação da natureza e do comportamento de rearranjos cromossômicos (ver p. 111 e p. 115). Suas descobertas abriram portas para outros estudos pioneiros:

- Os primeiros estudos sobre a cinética de indução de mutação e a medição das taxas de mutação foram realizados com o uso de *Drosophila* devido aos métodos de rastreio convenientes para mutações recessivas
- Os rearranjos cromossômicos que movem genes adjacentes à heterocromatina foram usados para descobrir e estudar a variegação do efeito de posição
- Na última parte do século XX, após a identificação de certas classes mutacionais importantes, como as mutações homeóticas e de efeito materno, a *Drosophila* assumiu um papel central na genética do desenvolvimento que perdura até hoje (ver Capítulo 13). Mutações de efeito materno que afetam o desenvolvimento de embriões, por exemplo, têm sido cruciais na elucidação da determinação genética do plano corporal da *Drosophila*; essas mutações são identificadas pela triagem de fenótipos de desenvolvimento anormais nos embriões de uma fêmea específica. Técnicas de *screening* de acentuadores permitiram a descoberta de novas regiões regulatórias no genoma que afetam o desenvolvimento. Por meio desses e de outros métodos, os biólogos da *Drosophila* fizeram avanços importantes no entendimento da determinação da segmentação e dos eixos do corpo. Alguns dos principais genes descobertos, como os homeóticos, têm ampla relevância em animais em geral.

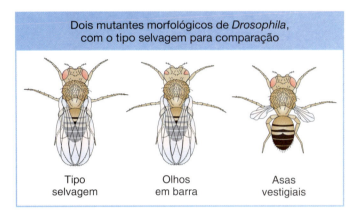

Dois mutantes morfológicos de *Drosophila*, com o tipo selvagem para comparação

Tipo selvagem | Olhos em barra | Asas vestigiais

### Técnicas de modificação genética

**Mutagênese padrão:**

Química (EMS) e radiação – Linhagem germinativa aleatória e mutações somáticas

**Transgênese:**

Mediada por elemento P – inserção aleatória

**Nocautes de gene marcados:**

Substituição induzida – Alelo ectópico nulo sai e recombina com o alelo de tipo selvagem

RNAi – Mimetiza os nocautes marcados

## Engenharia genética

**Transgênese.** A construção de moscas transgênicas requer a ajuda de um transpóson de *Drosophila* chamado elemento P. Os geneticistas constroem um vetor que carrega um transgene flanqueado por repetições do elemento P. O vetor transgene é então injetado em um ovo fertilizado junto com um plasmídeo auxiliar contendo uma transposase. Esta permite que o transgene salte aleatoriamente para o genoma nas células germinativas do embrião (ver Capítulo 16).

**Nocautes marcados.** O nocaute do gene direcionado é realizado por RNAi e os nocautes direcionados são gerados pela engenharia do gene CRISPR-Cas9.

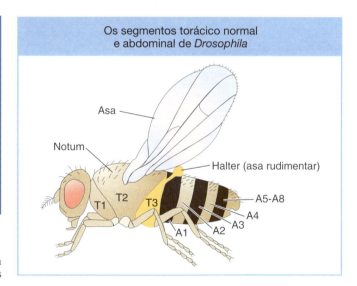

Os segmentos torácico normal e abdominal de *Drosophila*

Asa, Notum, Halter (asa rudimentar), T1, T2, T3, A1, A2, A3, A4, A5-A8

## Outras áreas de contribuição

- Imunidade inata
- Genética comportamental
- Neurobiologia
- Ritmos circadianos

# *Mus musculus*

**Organismo-chave para estudar:**
- Doença humana
- Mutação
- Desenvolvimento
- Cor da pelagem
- Imunologia

**"Estatísticas vitais" genéticas**

| | |
|---|---|
| Tamanho do genoma: | 2600 Mb |
| Cromossomos: | Diploides, 19 autossomos, X e Y (2n = 40) |
| Número de genes: | 30.000 |
| Porcentagem com homólogos humanos: | 99% |
| Tamanho médio do gene: | 40 kb, 8,3 éxons/gene |
| Transpósons: | 38% do genoma |
| Genoma sequenciado em: | 2002 |

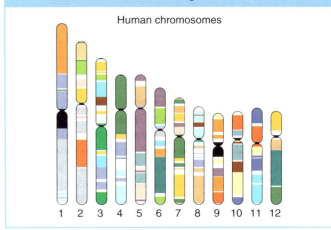

Código de cores usado para representar as áreas semelhantes de cada bloco do genoma humano às áreas correspondentes no genoma do camundongo. Cada cor representa um cromossomo diferente do camundongo.

Como os humanos e a maioria dos animais domesticados são mamíferos, sua genética é de grande interesse. No entanto, os mamíferos não são ideais para a genética: eles são relativamente grandes em tamanho em comparação com outros organismos-modelo, ocupando instalações grandes e caras; seus ciclos de vida são longos, e seus genomas são grandes e complexos. Em comparação com outros mamíferos, no entanto, os camundongos (*Mus musculus*) são relativamente pequenos, têm ciclos de vida curtos e são facilmente obtidos, o que os torna uma excelente escolha para um modelo de mamífero. Além disso, os camundongos tiveram uma vantagem na genética porque os "criadores" de camundongos já haviam desenvolvido muitas linhagens diferentes e interessantes de camundongos que forneciam uma fonte de variantes para análises genéticas. A pesquisa sobre a genética mendeliana de camundongos começou no início do século XX.

## Características especiais

Os camundongos não são humanos exatamente pequenos e peludos, mas sua composição genética é notavelmente semelhante à nossa. Entre os organismos-modelo, o camundongo é aquele cujo genoma mais se assemelha ao do humano. O genoma do camundongo é cerca de 14% menor que o dos humanos (o genoma humano tem 3.000 Mb), mas tem aproximadamente o mesmo número de genes (as estimativas atuais são de pouco menos de 30.000). Surpreendentes 99% dos genes de camundongos parecem ter homólogos em humanos. Além disso, uma grande proporção do genoma é sintênica com a dos humanos; ou seja, existem blocos grandes contendo os mesmos genes nas mesmas posições relativas (ver p. 468). Essas semelhanças genéticas são a chave para o sucesso do camundongo como organismo-modelo e permitem que os camundongos sejam tratados como "substitutos" de suas contrapartes humanas de várias maneiras. Potenciais mutagênicos e cancerígenos que suspeitamos causar danos aos humanos, por exemplo, são testados em camundongos, e modelos de camundongos são essenciais no estudo de ampla gama de doenças genéticas humanas.

### CICLO DE VIDA

Os camundongos têm um ciclo de vida diploide familiar, com um sistema de determinação de sexo XY semelhante ao dos humanos. As ninhadas têm de 5 a 10 filhotes; no entanto, a fecundidade das fêmeas, que raramente têm mais de cinco ninhadas, diminui após cerca de 9 meses.

Duração total do ciclo de vida: 10 semanas desde o nascimento até o parto, na maioria das linhagens de laboratório

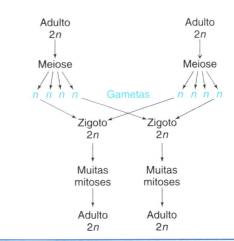

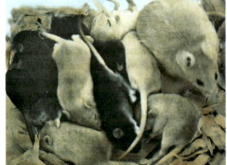

Camundongo adulto e sua prole

Anthony Griffiths

## Análise genética

Camundongos mutantes e "selvagens" (embora não sejam realmente selvagens) são fáceis de encontrar: eles podem ser encomendados em grandes centros de estoque que fornecem camundongos adequados para cruzamentos e vários outros tipos de experimentos.

Muitas dessas linhagens são derivadas de camundongos criados em séculos passados por criadores de camundongos. Os cruzamentos controlados podem ser realizados simplesmente pareando um macho com uma fêmea não grávida. A maioria das estimativas padrão das taxas de mutação em mamíferos (incluindo as de humanos) são baseadas em medições em camundongos. Na verdade, os camundongos fornecem o teste final de agentes suspeitos de causar mutações em humanos. As taxas de mutação na linhagem germinativa são medidas com o uso do teste de *locus* específico: mutagenizar +/+ as gônadas, cruzar para *m/m* (*m* é uma mutação recessiva conhecida no *locus* em estudo) e procurar prole *m\*/m* (*m\** é uma nova mutação). O procedimento é repetido para sete *loci* de amostra. A medição das taxas de mutação somática usa uma configuração semelhante, mas o mutagênico é injetado no feto. Os camundongos têm sido usados extensivamente para estudar o tipo de mutação somática que dá origem ao câncer.

---

**Técnicas de modificação genética**

**Mutagênese padrão:**

Produtos químicos e radiação – Linhagem germinativa e mutações somáticas

**Transgênese:**

Injeção de transgene no zigoto – Inserção aleatória e homóloga

Captação do transgene por células-tronco – Inserção aleatória e homóloga

**Nocautes de gene marcados:**

Captação nula de transgene pelas células-tronco – Seleção de células-tronco nocaute marcadas

---

## Engenharia genética

**Transgênese.** A criação de camundongos transgênicos é direta, mas requer a manipulação cuidadosa de um óvulo fertilizado (ver Capítulo 10). Primeiro, o DNA genômico de camundongo é clonado em *E. coli* com o uso de vetores bacterianos ou fágicos. O DNA é então injetado em um óvulo fertilizado, onde se integra em locais ectópicos (aleatórios) no genoma ou, menos comumente, no *locus* normal. A atividade da proteína do transgene pode ser monitorada pela fusão do transgene com um gene repórter, como GFP, antes que o gene seja injetado. Com o uso de um método semelhante, as células somáticas de camundongos também podem ser modificadas por inserção de transgene: fragmentos específicos de DNA são inseridos em células somáticas individuais, e essas células, por sua vez, são inseridas em embriões de camundongo.

**Nocautes marcados.** Nocautes de genes específicos para dissecção genética podem ser realizados pela introdução de um transgene contendo um alelo defeituoso e dois marcadores de resistência a drogas em uma célula-tronco embrionária de tipo selvagem (ver Capítulo 10). Os marcadores são usados para selecionar aquelas células transformantes específicas nas quais o alelo defeituoso substituiu o alelo homólogo de tipo selvagem. As células transgênicas são então introduzidas em embriões de camundongo. Um método semelhante pode ser usado para substituir alelos de tipo selvagem por um transgene funcional (terapia gênica).

## Principais contribuições

No início da carreira do camundongo como organismo-modelo, os geneticistas usaram camundongos para elucidar os genes que controlam a cor e o padrão da pelagem, fornecendo um modelo para todos os mamíferos peludos, incluindo gatos, cães, cavalos e gado (ver p. 153). Mais recentemente, estudos de genética de camundongos fizeram uma série de contribuições com influência direta na saúde humana:

- Uma grande proporção das doenças genéticas humanas tem uma contraparte no camundongo – chamada de "modelo de camundongo" – útil para estudo experimental
- Os camundongos servem como modelos para os mecanismos de mutação de mamíferos
- Estudos sobre os mecanismos genéticos do câncer são realizados em camundongos
- Muitos carcinógenos potenciais são testados em camundongos
- Os camundongos têm sido modelos importantes para o estudo da genética do desenvolvimento dos mamíferos (ver p. 424). Por exemplo, eles fornecem um sistema modelo para o estudo de genes que afetam a fenda labial e a fenda palatina, um distúrbio comum do desenvolvimento humano
- As linhagens celulares que são híbridas de fusão de genomas de camundongos e humanos desempenharam papel importante na atribuição de genes humanos a cromossomos humanos específicos. Há uma tendência em nossos cromossomos de se perderem desses híbridos, e, portanto, a perda de cromossomos específicos pode ser correlacionada com a perda de alelos humanos específicos.

## Outras áreas de contribuição

- Genética comportamental
- Genética quantitativa
- Genética evolutiva

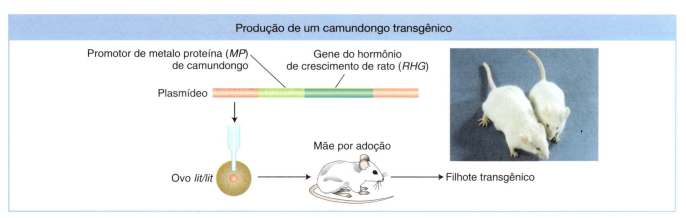

O transgene, um gene do hormônio de crescimento no rato combinado com um promotor de camundongo é injetado em um ovo de camundongo homozigótico para o nanismo (*lit/lit*). [R. L. Brinster, School of Veterinary Medicine, University of Pennsylvania.]

# Além dos organismos-modelo

**Organismos-modelo não tradicionais podem ser usados para estudar:**

- Evolução do desenvolvimento
- Genética populacional
- Genética quantitativa
- Genética evolutiva
- Genética agrícola

Embora a maior parte da pesquisa genética hoje seja realizada nos organismos-modelo descritos nas páginas anteriores, este não foi sempre o caso. Muitas descobertas importantes em genética foram feitas usando diferentes organismos (ver Tabela 1 no fim deste Guia). Por exemplo, Gregor Mendel descobriu os princípios de herança cruzando ervilhas (*Pisum sativum*) (ver Capítulo 1), Barbara McClintock descobriu elementos transponíveis no milho (*Zea mays*) (ver Capítulo 16), e Elizabeth Blackburn e Carol Greider descobriram telômeros e telomerase em um protozoário ciliado (*Tetrahymena thermophila*) (ver Capítulo 7). Nos últimos anos, a capacidade de sequenciar o genoma de qualquer espécie (ver Capítulo 14) permitiu o uso de uma gama diversificada de "organismos-modelo não tradicionais" para tratar de questões fundamentais da genética. Ainda mais recentemente, o desenvolvimento do CRISPR/Tecnologia Cas9 para engenharia de genoma (ver Capítulo 10) significa que muitos mais sistemas são receptivos a manipulações genéticas, como a da expressão de um gene ou a criação de um nocaute direcionado de um gene. Esses avanços significam que a escolha do organismo-modelo não está mais limitada aos avanços em que os recursos genéticos e genômicos já foram desenvolvidos. Em vez disso, um pesquisador pode escolher um organismo que seja mais adequado para tratar de uma questão biológica específica.

### Espécies de *Mimulus*

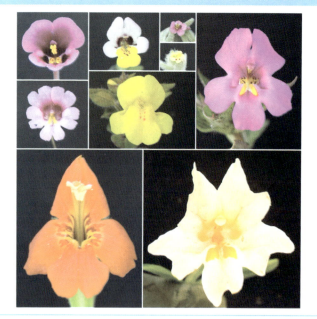

Há uma extensa diversidade fenotípica nas aproximadamente 170 espécies de *Mimulus*, distribuídas em todo o mundo, com a maior diversidade no oeste da América do Norte e na Austrália. Em toda a sua distribuição, estas flores desenvolveram diferenças marcantes em termos de morfologia, história de vida e fisiologia para se adaptar a hábitats variados e extremos. Os geneticistas identificaram genes que sustentam algumas dessas diferenças fenotípicas entre as espécies, incluindo tamanho, forma e cor, que são destacadas aqui. [*Cortesia de Dena Grossenbacher.*]

### Peixe esgana-gato (espécies de *Gasterosteus*)

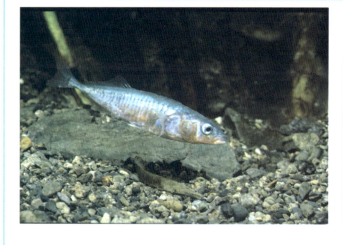
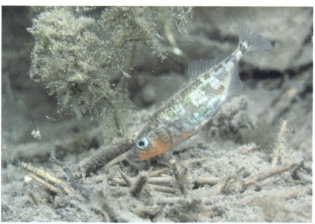

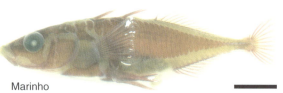
Marinho

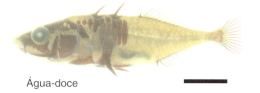
Água-doce

Os peixes esgana-gatos desenvolveram repetidamente muitas diferenças em características morfológicas, comportamentais e fisiológicas para se adaptarem aos hábitats marinhos e de água-doce. Por exemplo, diferenças na cor, no tamanho do corpo e na forma do corpo entre esgana-gatos marinhos (esquerda) e de água-doce (direita) são vistas nas fotos superiores. A base genética de algumas dessas diferenças foi elucidada, incluindo a identificação do gene responsável pela diferença nas placas laterais ósseas (destacadas pela mancha vermelha nas fotos inferiores) entre esgana-gatos marinhos e de água-doce. [*(Acima, à esquerda): cortesia de Seiichi Mori e R. Uchiyama; (acima, à direita): cortesia de Seiichi Mori e Y. Kano; (abaixo): cortesia de Jun Kitano.*]

**Borboletas da flor-da-paixão (*Heliconius*)**

*H. erato*

*H. melpomene*

*Heliconius erato* (acima) e *H. melpomene* (abaixo), de diferentes locais no Equador e norte do Peru. Em qualquer local, as duas espécies são comiméticas Müllerianas e desenvolveram padrões de cores muito semelhantes. No entanto, as principais diferenças geográficas nos padrões de cores evoluíram dentro de cada espécie e foram o foco de extensas análises genéticas. [*Cortesia de James Mallet, Biological Laboratories, Harvard University.*]

## Características especiais

Uma característica fundamental de muitos organismos-modelo não tradicionais é que eles são escolhidos especificamente pela diversidade genética e fenotípica que abrigam na natureza. Isso está em total contraste com os organismos-modelo tradicionais, que foram consanguíneos em laboratório por muitas centenas de gerações para criar origens geneticamente homogêneas. Embora as linhagens consanguíneas sejam poderosas para a dissecção genética de processos moleculares e de desenvolvimento conservados, elas são menos úteis para a dissecção genética de características complexas, que são afetadas por múltiplos fatores genéticos e ambientais. Como muitas características agrícolas e doenças humanas são características complexas, identificar sua arquitetura genética em sistemas de modelo não tradicionais é de fundamental importância.

## Análise genética

Em muitos casos, os pesquisadores que estudam organismos-modelo não tradicionais estão interessados na variação genética e fenotípica natural presente dentro ou entre as espécies. Por exemplo, se um pesquisador deseja identificar as mudanças genéticas que estão por trás da evolução da diversidade morfológica, então procurará por populações ou espécies que diferem em uma característica morfológica particular, mas que ainda podem ser cruzadas. Nesses casos, a natureza já fez a triagem genética para mutações que afetam o traço morfológico de interesse.

A próxima etapa para identificar as mudanças genéticas que fundamentam uma característica de interesse é muitas vezes cruzar as populações ou espécies que diferem e então realizar o mapeamento de ligação para identificar regiões do genoma associadas com diferenças no traço. Em casos raros, pode haver um único *locus* associado à variação fenotípica. No entanto, na grande maioria dos casos, muitos *loci* estão subjacentes à variação da característica. Nesses casos, é usado o *locus* de característica quantitativa ou mapeamento de QTL (ver Capítulo 19). Claro, essa abordagem é limitada aos sistemas em que temos a capacidade de cruzar populações em laboratório ou estufa. Como nos humanos, nem sempre é possível realizar cruzamentos controlados em organismos grandes e de vida longa. Assim, o mapeamento de associação em populações naturais também pode ser usado para identificar *loci* genéticos subjacentes à variação fenotípica (ver Capítulo 19).

## Engenharia genética

**Transgênese.** A geração de plantas e animais transgênicos agora é possível em muitos sistemas (ver Capítulo 10), mas o método particular usado dependerá muito da biologia específica do organismo. Em plantas, a transgênese é geralmente realizada pela inserção mediada por T-DNA de um transgene no genoma do hospedeiro (ver Capítulo 10). Em animais, a transgênese é geralmente conseguida através da injeção de DNA contendo o transgene em gônadas, como em *C. elegans*, ou em ovos fertilizados, como em *D. melanogaster* ou *M. musculus* (ver Capítulo 10). A capacidade de injetar ovos fertilizados é facilitada em espécies com fertilização externa, como muitos peixes, anfíbios e invertebrados marinhos. No entanto, os métodos para a cultivo e a re-implantação de ovos fertilizados foram desenvolvidos em *H. musculus* e outros mamíferos de importância econômica, de modo que também podem ser adaptados para sistemas mamíferos não tradicionais.

**Nocautes direcionados.** Mesmo em muitos organismos-modelo, criar mutações específicas em um gene de interesse tem sido um desafio. Em ambos os modelos e sistemas de modelos não tradicionais, o RNAi (ver Capítulo 14) tem sido usado para diminuir ou eliminar completamente a expressão de um gene. No entanto, esse método eliminará a expressão gênica apenas por alguns dias e, portanto, é menos útil para estudar os efeitos dos nocautes genéticos em fenótipos que aparecem mais tarde no desenvolvimento ou em adultos. No entanto, o sistema de edição de genes CRISPR/Cas9 (ver Capítulo 10) parece ser um método que pode ser universalmente aplicado a sistemas eucarióticos para criar mutações direcionadas. Até agora, CRISPR/Cas9 foi utilizado com sucesso em plantas e animais, incluindo sistemas modelo tradicionais de genética (*M. musculus, D. melanogaster, C. elegans, A. thaliana*), muitos sistemas modelo emergentes em genética evolutiva (peixe esgana-gatas, peixe de caverna, borboletas), bem como espécies importantes para a agricultura ou saúde humana (arroz, trigo, milho, tomate, porco, cabra, vaca, salmão, bicho-da-seda, mosquito).

## Principais contribuições

Como a principal razão para o desenvolvimento de novos organismos-modelo é abordar diversas questões em genética, apenas algumas áreas-chave de pesquisa são destacadas a seguir:

**Genética da evolução morfológica.** Uma diversidade de sistemas vegetais e animais, incluindo espécies de mímulos (*Mimulus*), borboletas (*Heliconius*), moscas-da-fruta (*Drosophila*), roedores (*Peromyscus*), peixes esgana-gatas (*Gasterosteus*) e peixes-caverna (*Astyanax*), foi usada para identificar mudanças genéticas que estão por trás das diferenças morfológicas dramáticas vistas na natureza. Esses estudos revelaram que as mutações subjacentes à evolução morfológica são, em grande parte, aquelas que evitam ter efeitos pleiotrópicos em fenótipos múltiplos (ver Capítulo 20). Em alguns casos, as mutações ocorrem em genes que têm poucos efeitos pleiotrópicos e, em outros casos, as mutações ocorrem nos elementos reguladores de ação cis dos genes *toolkit*, que normalmente afetam muitos processos de desenvolvimento (ver Capítulo 13).

**Genética da especiação.** Grande parte da pesquisa clássica sobre a base genética da especiação foi feita usando diferentes espécies de *Drosophila*. Desde então, uma gama crescente de sistemas tem sido usada para investigar a base genética de barreiras de isolamento pré e pós-zigóticas entre as espécies. Por exemplo, estudos genéticos de barreiras de isolamento pré-acasalamento, como a escolha do parceiro em animais como peixes esgana-gatas (*Gasterosteus*), grilos (*Laupala*) e borboletas (*Heliconius*) revelaram que muitas vezes há ligações entre *loci* genéticos que fundamentam a escolha de parceiros e aqueles que fundamentam características importantes para adaptação às diferenças de hábitat entre as espécies. Estudos genéticos de esterilidade e inviabilidade de híbridos em plantas (*Arabidopsis*, *Mimulus*) e animais (*Drosophila*, *Xiphophorus* [peixe plati] e *Mus*) revalaram papéis para duplicação de genes e conflitos genéticos na mediação de incompatibilidades híbridas (ver Capítulo 20).

**Genética agrícola.** Embora os animais e plantas de importância agrícola não sejam tradicionalmente considerados organismos-modelo em termos genéticos, a reprodução seletiva de plantas e animais para melhorar a produção e a qualidade dos alimentos conduziu a muitas descobertas fundamentais na genética. Talvez a mais famosa seja a descoberta de Barbara McClintock, dos elementos transponíveis, mas todo o campo da genética quantitativa tem seus fundamentos na criação de plantas e animais (ver Capítulo 19).

## Outras áreas de contribuição

- Genética comportamental
- Genética quantitativa para redistribuição

**Tabela 1** Lista de prêmios Nobel concedidos por pesquisas realizadas, pelo menos em parte, em organismos-modelo genéticos.

| Ano | Prêmio | Pessoa | Organismo-modelo | Descoberta |
|-----|--------|--------|------------------|------------|
| 1933 | Fisiologia ou Medicina | Thomas H. Morgan | *Drosophila melanogaster* | O papel desempenhado pelo cromossomo na hereditariedade |
| 1946 | Fisiologia ou Medicina | Hermann J. Muller | *Drosophila melanogaster* | A produção de mutações através da radiação de raios X |
| 1958 | Fisiologia ou Medicina | George W. Beadle<br>Edward L. Tatum<br>Joshua Lederberg | *Neurospora crassa; Escherichia coli* | Os genes atuam pela regulação de eventos químicos definidos; a recombinação genética e a organização do material genético das bactérias |
| 1965 | Fisiologia ou Medicina | François Jacob<br>Jacques Monod<br>André Lwoff | *Escherichia coli* | Controle genético da síntese de enzimas e vírus |
| 1969 | Fisiologia ou Medicina | Max Delbrück<br>Alfred D. Hershey<br>Salvador E. Luria | *Escherichia coli* | O mecanismo de replicação e a estrutura genética dos vírus |
| 1983 | Fisiologia ou Medicina | Barbara McClintock | *Zea Mays* | Elementos genéticos móveis |
| 1995 | Fisiologia ou Medicina | Edward B. Lewis<br>Christiane Nüsslein-Vollhard<br>Eric F. Wieschaus | *Drosophila melanogaster* | O controle genético do desenvolvimento embrionário inicial |
| 2001 | Fisiologia ou Medicina | Leland H. Hartwell<br>Tim Hunt<br>Paul M. Nurse | *Saccharomyces cerevisiae* | Principais reguladores do ciclo celular |
| 2002 | Fisiologia ou Medicina | Sydney Brenner<br>H. Robert Horvitz<br>John E. Sulston | *Caenorhabditis elegans* | Regulação genética do desenvolvimento dos órgãos e da morte celular programada |
| 2004 | Fisiologia ou Medicina | Richard Axel<br>Linda B. Buck | *Drosophila melanogaster* | Receptores olfatórios e a organização do sistema olfatório |
| 2006 | Fisiologia ou Medicina | Andrew Z. Fire<br>Craig C. Mello | *Caenorhabditis elegans* | RNA de interferência – silenciamento de genes por RNA de fita dupla |
| 2007 | Fisiologia ou Medicina | Mario R. Capecchi<br>Martin J. Evans<br>Oliver Smithies | *Mus musculus* | Princípios para a introdução de modificações gênicas específicas em camundongos pelo uso de células embrionárias humanas |
| 2008 | Química | Osamu Shinamura<br>Martin Chalfie<br>Roger Y. Tsien | *Caenorhabditis elegans* | Desenvolvimento de proteínas verde fluorescentes, GFP |
| 2009 | Fisiologia ou Medicina | Elizabeth H. Blackburn<br>Carol W. Greider<br>Jack W. Szostak | *Tetrahymena thermophila* | Como os cromossomos são protegidos pelos telômeros e a enzima telomerase |
| 2011 | Fisiologia ou Medicina | Jules A. Hoffman<br>Bruce A. Beutler<br>Ralph M. Steinman | *Drosophila melanogaster* | A ativação da imunidade nata; a célula dendrítica e seu papel na imunidade adaptativa |
| 2017 | Fisiologia ou Medicina | Jeffrey C. Hall<br>Michael Rosbash<br>Michael W. Young | *Drosophila melanogaster* | Mecanismos moleculares que controlam o ritmo circadiano |

# Nomenclatura em Genética

APÊNDICE A

Não há um conjunto de regras universalmente aceito para dar nome a genes, alelos, produtos de proteínas e fenótipos associados. A princípio, geneticistas individuais desenvolviam símbolos próprios para registrar seu trabalho. Mais tarde, grupos de pessoas que trabalhavam com determinado organismo reuniram-se e decidiram por um conjunto de convenções que todos usariam. Como *Drosophila* foi um dos primeiros organismos a serem usados extensamente pelos geneticistas, a maior parte dos sistemas atuais é uma variante do sistema *Drosophila*. No entanto, tem havido considerável divergência. Alguns cientistas hoje preconizam uma padronização desse simbolismo, mas ainda não se chegou a essa padronização. Na verdade, a situação se tornou mais complexa com o advento da tecnologia do DNA. Enquanto a maioria dos genes antigamente recebia nomes a partir dos fenótipos que produziam por meio de mutações no seu interior, essa nova tecnologia mostra a natureza precisa dos produtos de muitos desses genes. Por isso, parece mais apropriado fazer referência a eles por sua função celular. No entanto, os antigos nomes ainda estão na literatura, de modo que muitos genes têm dois grupos paralelos de nomenclatura.

Os exemplos a seguir não compreendem, de modo algum, todos os organismos usados na genética, porém a maioria dos sistemas de nomenclatura segue um desses tipos.

*Drosophila melanogaster* (inseto)

| | |
|---|---|
| *ry* | Um gene, *rosy*, que, quando mutado, causa olhos rosados |
| *ry$^{502}$* | Alelo mutante recessivo específico produtor de olhos rosados em homozigotos |
| *ry$^+$* | Alelo do tipo selvagem de *rosy* |
| ry | Fenótipo mutante de rosy |
| ry$^+$ | Fenótipo do tipo selvagem (olhos vermelhos) |
| Ry, Rosy | Produto proteico do gene *rosy* |
| Xdh | Xantina desidrogenase, uma descrição alternativa do produto proteico do gene *rosy*; recebe o nome da enzima que codifica |
| *D* | Gene, *Dichaete*, que, quando mutado, causa perda de determinadas cerdas e asas; é exibido lateralmente em heterozigotos e causa letalidade em homozigotos |
| *D$^3$* | Alelo mutante específico do gene *Dichaete* |
| *D$^+$* | Alelo do tipo selvagem de *Dichaete* |
| D | Fenótipo mutante de *Dichaete* |
| D$^+$ | Fenótipo do tipo selvagem |
| D | (Dependendo do contexto) Produto proteico do gene *Dichaete* (proteína de ligação ao DNA) |

*Neurospora crassa* (fungo)

| | |
|---|---|
| *arg* | Gene que, quando mutado, causa necessidade de arginina |
| *arg-1* | Um gene *arg* específico |
| *arg-1* | Alelo mutante não especificado do gene *arg-1* |
| *arg-1* (1) | Alelo mutante específico do gene *arg-1* |
| *arg-1$^+$* | Alelo do tipo selvagem |
| arg-1 | Produto proteico do gene *arg-1$^+$* |
| Arg$^+$ | Cepa que não necessita de arginina |
| Arg$^-$ | Cepa que necessita de arginina |

*Saccharomyces cerevisiae* (fungo)

| | |
|---|---|
| *ARG* | Gene que, quando mutado, causa necessidade de arginina |
| *ARG1* | Um gene *ARG* específico |
| *arg1* | Alelo mutante não especificado do gene *ARG1* |
| *arg1-1* | Alelo mutante específico do gene *ARG1* |
| *ARG1$^+$* | Alelo do tipo selvagem |
| ARG1p | Produto proteico do gene *ARG1$^+$* |
| Arg$^+$ | Cepa que não necessita de arginina |
| Arg$^-$ | Cepa que necessita de arginina |

*Homo sapiens* (mamífero)

| | |
|---|---|
| *ACH* | Gene que, quando mutado, causa acondroplasia |
| *ACH1* | Alelo mutante do gene *ACH* |
| ACH | Produto proteico do gene *ACH*; natureza desconhecida |
| *FGFR3* | Nome recente do gene para acondroplasia |
| *FGFR3$^1$* ou *FGFR3*1* ou *FGFR3 <1>* | Alelo mutante de *FGFR3* |
| FGFR3 | Produto proteico do gene *FGFR3* |

*Mus musculus* (mamífero)

| | |
|---|---|
| *Tyr* | Gene para tirosinase |
| *Tyr$^+$* | Alelo do tipo selvagem do gene *Tyr* |
| *Tyr$^{c-ch}$* | Alelo mutante causador da cor da chinchila |
| TYR | Produto proteico do gene *Tyr* |
| Tyr$^+$ | Fenótipo do tipo selvagem |
| Tyr$^{c-ch}$ | Fenótipo da chinchila |

*Escherichia coli* (bactéria)

| | |
|---|---|
| *lacZ* | Gene para utilização de lactose |
| *lacZ$^+$* | Alelo do tipo selvagem |
| *lacZ1* | Alelo mutante do gene *lacZ* |
| LacZ | Produto proteico do gene *lacZ* |
| Lac$^+$ | Cepa capaz de usar lactose (fenótipo) |
| Lac$^-$ | Cepa incapaz de usar lactose (fenótipo) |

*Arabidopsis thaliana* (planta)

| | |
|---|---|
| *YGR* | Gene que, quando mutante, produz folhas amarelo-esverdeadas |
| *YGR1* | Gene *YGR* específico |
| *YGR1* | Alelo de *YGR* do tipo selvagem |
| *ygr1-1* | Alelo mutante recessivo específico de *YGR1* |
| *ygr1-2D* | Alelo mutante dominante (D) específico de *YGR1* |
| YGR1 | Produto proteico de *YGR1* |
| Ygr$^-$ | Fenótipo amarelo-esverdeado |
| Ygr$^+$ | Fenótipo do tipo selvagem |

# APÊNDICE B
# Recursos de Bioinformática para Genética e Genômica

"Certamente, você encontrará algo se olhar, mas nem sempre é bem aquilo que procurava."

– *O Hobbit*, J. R. R. Tolkien

O campo da bioinformática engloba o uso de ferramentas computacionais para refinar conjuntos de dados complexos. Os dados de genética e de genômica são tão diversos que se tornou um desafio considerável identificar o(s) *site*(s) com autoridade para fornecer um tipo específico de informação. Além disso, o panorama dos *softwares* acessíveis à Web para analisar essas informações está em constante mudança à medida que ferramentas novas e mais poderosas são desenvolvidas. Este apêndice tenciona oferecer *alguns* pontos de partida valiosos para explorar o universo em rápida expansão dos recursos *online* para genética e genômica.

## 1. Busca por *sites* de genética e genômica

Aqui estão relacionados vários recursos centrais que contêm grandes listas de *sites* relevantes:

- O periódico científico chamado *Nucleic Acids Research (NAR)* publica uma edição especial a cada janeiro, relacionando ampla variedade de recursos em bases de dados *online* em https://academic.oup.com/nar
- A Virtual Library tem subdivisões de Organismos Modelo e de Genética com ricas coleções de recursos de Internet em http://ceolas.org/VL/mo/
- O National Human Genome Research Institute (NHGRI) fornece informações sobre o Projeto do Genoma Humano em https://www.genome.gov/10001772/
- O Swiss Institute of Bioinformatics traz extensa lista de bases de dados em https://www.expasy.org/links.html.

## 2. Bases de dados gerais

**Bases de dados de sequências de ácidos nucleicos e proteínas.** Por meio de um acordo internacional, três grupos colaboram para hospedar as sequências primárias de DNA e mRNA de todas as espécies: o National Center for Biotechnology Information (NCBI) hospeda o GenBank; o European Bioinformatics Institute (EBI) hospeda a Biblioteca de Dados do European Molecular Biology Laboratory (EMBL); e o National Institute of Genetics do Japão hospeda a DNA Data-Base of Japan (DDBJ).

Os registros de sequências primárias do DNA, chamados acessos, são submetidos por grupos de pesquisa individuais. Além de oferecer acesso a esses registros de sequências de DNA, esses *sites* fornecem muitos outros conjuntos de dados. Por exemplo, o NCBI também hospeda a RefSeq, uma síntese das informações sobre as sequências de DNA de genomas inteiramente sequenciados e os produtos genéticos codificados por tais sequências.

Muitas outras características importantes podem ser encontradas nos *sites* da NCBI, do EBI e da DDBJ. As *homepages* e alguns outros *sites* essenciais são:

- NCBI https://www.ncbi.nlm.nih.gov/
- NCBI-Genomes https://www.ncbi.nlm.nih.gov/genome
- NCBI-RefSeq https://www.ncbi.nlm.nih.gov/refseq/
- EBI https://www.ebi.ac.uk
- DDBJ https://www.ddbj.nig.ac.jp
- UniProt https://www.uniprot.org

Como as previsões das sequências de proteínas são parte natural da análise das sequências de DNA e mRNA, os mesmos *sites* oferecem acesso a várias bases de dados de proteínas. Uma base de dados importante sobre proteínas é a UniProt, que contém duas seções: SwissProt e TrEMBL. As sequências TrEMBL são automaticamente preditas a partir de sequências de DNA e/ou de mRNA. As sequências SwissProt são selecionadas, isto é, um cientista especializado analisa a saída de dados computacionais e toma decisões de perito a respeito de quais resultados aceitar ou rejeitar. Além dos registros de sequências de proteínas primárias, SwissProt também oferece bases de dados de domínios de proteínas e assinaturas de proteínas (cadeias de caracteres de sequências de aminoácidos que são características de proteínas de um tipo em particular).

**Bases de dados de domínios de proteínas.** Considera-se que as unidades funcionais nas proteínas sejam regiões de dobramentos locais chamadas domínios. A previsão dos domínios em proteínas recém-descobertas é um modo de cogitar sua função. Numerosas bases de dados de domínios de proteínas que preveem domínios de modos um tanto diferentes têm surgido. Algumas das bases de domínios individuais são Pfam, PROSITE, PRINTS, SMART, ProDom, TIGRFAMs, BLOCKS e CDD. A InterPro permite consultar múltiplas bases de dados de domínios de proteínas simultaneamente e apresenta os resultados combinados. Os *sites* para algumas bases de dados de domínios são:

- InterPro http://www.ebi.ac.uk/interpro/
- Pfam http://pfam.xfam.org
- PROSITE https://prosite.expasy.org
- PRINTS http://www.bioinf.man.ac.uk/dbbrowser/PRINTS/
- SMART http://smart.embl-heidelberg.de/
- ProDom http://prodom.prabi.fr/
- TIGRFAMs http://tigrfams.jcvi.org/cgi-bin/index.cgi
- BLOCKS http://130.88.97.239/bioactivity/newblocksrch.html
- CDD http://www.ncbi.nlm.nih.gov/Structure/cdd/cdd.shtml

**Bases de dados de estruturas de proteínas.** A representação de estruturas tridimensionais de proteínas tornou-se um importante aspecto da análise molecular global. As bases de dados de estruturas tridimensionais são disponibilizadas a partir de *sites* de bases de dados maiores de sequências de DNA/proteínas e de bases de dados independentes de estruturas de proteínas, notavelmente a Protein DataBase (PDB). A NCBI tem um aplicativo chamado Cn3D, que ajuda a visualizar dados da PDB.

- PDB http://www.rcsb.org/pdb/
- Cn3D http://www.ncbi.nlm.nih.gov/Structure/CN3D/cn3d.shtml

**Bases de dados de sequenciamento de genoma.** Os *sites* excelentes a seguir contêm a sequência de referência e as montagens de esboços de trabalho para uma grande coleção de genomas e algumas ferramentas para explorar esses genomas. O UCSC Genome Browser apresenta um *zoom* e faz uma rolagem dos cromossomos, mostrando o trabalho de comentaristas do mundo todo. O UCSC Gene Sorter mostra expressão, homologia e outras informações sobre grupos de genes que podem se relacionar de vários modos. O UCSC Table Browser oferece acesso à base de dados subjacente. Blat é uma ferramenta de alinhamento que mapeia rapidamente sequências para o genoma.

- Ensembl Genomes http://ensemblgenomes.org/
- The UCSC Genome Bioinformatics Site http://genome.ucsc.edu

A dura realidade é que, apesar de tantas informações biológicas, não se alcançou o objetivo de tornar esses recursos *online* "transparentes" para o usuário. Desse modo, a exploração desses *sites* exigirá familiaridade com o conteúdo de cada um e exploração de alguns dos modos que podem lhe ajudar a focalizar suas próprias consultas para receber a(s) resposta(s) certa(s). Para exemplificar o poder desses *sites*, considere a busca de uma sequência nucleotídica na NCBI. As bases de dados normalmente armazenam informações em caixas separadas chamadas "campos". Usando consultas que limitam a busca ao campo apropriado, é possível fazer uma pergunta direcionada. Usando a opção "Limites", é possível usar uma frase de consulta para identificar ou localizar uma espécie específica, o tipo de sequência (genômica ou de mRNA), o símbolo do gene ou qualquer dos vários outros campos de dados. Os mecanismos de consultas geralmente dão suporte à capacidade de unir múltiplas afirmações de pesquisa. Por exemplo: "recupere todos os registros de sequências de DNA que sejam da espécie *Caenorhabditis elegans*" e "que foram publicados depois de 1º de janeiro de 2000". Usando a opção "História", os resultados de múltiplas consultas podem ser unidos para que apenas aqueles comuns às múltiplas consultas sejam recuperados. Com o uso apropriado das opções de consulta disponíveis em um *site*, é possível eliminar computacionalmente muitíssimos falso-positivos, ao mesmo tempo não descartando nenhum dos acertos relevantes.

## 3. Bases de dados especializadas

**Bases de dados de genéticas específicas de organismos.** Para reunir algumas classes de informações genéticas e genômicas, especialmente informações fenotípicas, é necessário o conhecimento especializado de uma espécie em particular. Desse modo, surgiram as MODs (bases de dados de organismos modelo) para cumprir esse papel para os principais sistemas genéticos. Elas incluem bases de dados para *Saccharomyces cerevisiae* (SGD), *Caenorhabditis elegans* (WormBase), *Drosophila melanogaster* (FlyBase), o peixe-zebra *Danio rerio* (ZFIN), o camundongo *Mus musculus* (MGI), o rato *Rattus norvegicus* (RGD), *Zea mays* (MaizeGDB) e *Arabidopsis thaliana* (TAIR). As *homepages* dessas MODs podem ser encontradas acessando:

- SGD https://www.yeastgenome.org/
- WormBase http://www.wormbase.org/
- FlyBase http://flybase.org/
- ZFIN http://zfin.org/
- MGI http://www.informatics.jax.org/
- RGD http://rgd.mcw.edu/
- MaizeGDB http://www.maizegdb.org
- TAIR http://www.arabidopsis.org/

**Bases de dados de genética humana e genômica.** Em razão da importância da genética humana, na pesquisa clínica, bem como na pesquisa básica, surgiu um conjunto diverso de bases de dados de genética humana. Esse grupo inclui uma base de dados de doenças genéticas humanas chamada Online Mendelian Inheritance in Man (OMIM), uma base de dados de descrições breves de genes humanos chamada GeneCards, uma compilação de todas as mutações conhecidas em genes humanos chamada Human Gene Mutation Database (HGMD) e alguns links para bases de dados de doenças genéticas humanas:

- OMIM http://www.omim.org
- GeneCards http://genecards.org
- HGMD http://www.hgmd.org
- Disease InfoSearch http://diseaseinfosearch.org
- The Encyclopedia of Genome Elements (ENCODE) http://encodeproject.org
- GENCODE https://www.gencodegenes.org/
- The Cancer Genome Atlas Program http://cancergenome.nih.gov/

**Bases de dados de projetos de genomas.** Os projetos individuais de genomas também têm *sites* nos quais exibem seus resultados, muitas vezes incluindo informações que não aparecem em nenhum outro *site* no mundo. Os maiores centros de genomas que recebem investimentos públicos incluem:

- Broad Institute https://www.broadinstitute.org/
- Washington University School of Medicine McDonnell Genome Institute http://genome.wustl.edu/
- Baylor College of Medicine Human Genome Sequencing Center http://www.hgsc.bcm.tmc.edu
- Sanger Institute http://www.sanger.ac.uk/
- DOE Joint Genome Institute http://www.jgi.doe.gov/
- International Genome Sample Resource http://www.internationalgenome.org/

## 4. Relacionamentos de Genes nas Bases de Dados e Entre Elas

Os produtos gênicos podem estar relacionados em virtude de compartilharem uma origem evolutiva comum, uma função comum ou por participarem da mesma via.

**BLAST: Identificação de similaridades de sequências.** As evidências de uma origem evolutiva comum vêm da identificação de similaridades nas sequências entre duas ou mais sequências. Uma das ferramentas mais importantes para identificar tais similaridades é a BLAST (Basic Local Alignment Search Tool – Ferramenta de Busca de Alinhamento Local Básico), que foi desenvolvida pelo NCBI. A BLAST, na realidade, é uma suíte de programas e bases de dados relacionados, na qual correspondências locais entre longos trechos de sequência podem ser identificadas e ranqueadas. Uma consulta de DNA ou de sequências de proteínas na BLAST é uma das primeiras coisas que o pesquisador faz com um gene recentemente sequenciado. É possível ter acesso a diferentes bases de dados de sequências, organizadas pelo tipo de sequência (*genoma de referência, atualizações recentes, não redundante, ESTs etc.*), e uma espécie ou grupo taxonômico em particular pode ser especificado. Uma rotina BLAST faz a correspondência de uma sequência nucleotídica consultada, traduzida em todos os seis quadros de leitura para uma base de dados de sequências de proteínas. Outra faz a correspondência de uma consulta de sequência de proteínas para a tradução de seis quadros na base de dados de sequências nucleotídicas. Outras rotinas BLAST são específicas para identificar correspondências de padrões de sequências curtas ou alinhamentos em pares, para triar segmentos de DNA de tamanhos dos genomas e assim por diante, e podem ser acessadas por meio da mesma *homepage*:

- NCBI-BLAST http://www.ncbi.nlm.nih.gov/BLAST/

**Bases de dados de ontologia funcional.** Mais uma abordagem para desenvolver relacionamentos entre produtos gênicos é atribuir a esses produtos papéis funcionais com base em evidências experimentais ou previsões. Porando, é de grande importância existir um modo comum para descrever esses papéis, independentemente do sistema experimental. Um grupo de cientistas de diferentes bases de dados está trabalhando em conjunto para desenvolver um grupo comum de termos arranjados hierarquicamente – uma ontologia – para *função* (evento bioquímico), *processo* (o evento celular para o qual uma proteína contribui) e *localização subcelular* (onde se localiza um produto em uma célula) como modo de descrever as atividades de um produto gênico. Essa ontologia em particular é chamada Ontologia Gênica (OG), e muitas bases de dados diferentes de produtos gênicos agora incorporam termos de OG. É possível encontrar uma descrição completa acessando:

- The Gene Ontology Resource http://www.geneontology.org/

**Bases de dados de vias.** Outro modo ainda de relacionar produtos entre si é atribuindo a eles etapas nas vias bioquímicas ou celulares. Podem-se usar diagramas de vias como modos organizados de apresentar correlações desses produtos entre si. A Kyoto Encyclopedia of Genes and Genomes (KEGG) produz tal base de dados de vias:

- KEGG http://www.genome.ad.jp/kegg/

# Glossário

**7-metilguanosina (m⁷G)**   V. cap.

**abrigo seguro**   Sítio no genoma no qual é improvável que a inserção de um elemento transponível cause mutação, assim impedindo um mal ao hospedeiro.

**ação do gene dominante**   Situação em que o valor da característica para a classe heterozigótica em um QTL é igual ao valor da característica para uma das classes homozigóticas.

**ação gênica**   Interação entre alelos em um *locus*.

**ação gênica aditiva**   Quando o valor da característica para a classe heterozigótica em um QTL é exatamente intermediária entre os valores da característica para as duas classes homozigóticas.

**acentuador (*enhancer*)**   Sequência regulatória cis no DNA que é ligada por fatores de transcrição.

**acentuador distal**   Acentuador localizado distante do sítio de transcrição.

**acentuador proximal**   Acentuador localizado próximo ao sítio de início da transcrição.

**acentuassomo (*enhanceosome*)**   Montagem macromolecular responsável pela interação entre elementos acentuadores e regiões promotoras dos genes.

**acetiltransferase de histonas (HAT)**   Enzima que adiciona um grupo acetil aos aminoácidos lisina em histonas.

**ácido desoxirribonucleico**   V. DNA.

**ácido ribonucleico**   V. RNA.

**adaptação**   No sentido da evolução, alguma característica hereditária do fenótipo de um indivíduo que melhore suas chances de sobrevivência e de reprodução no ambiente existente.

**adenina (A)**   Base purina que faz par com a timina na dupla hélice do DNA.

**agente intercalante**   Mutágeno que é capaz de se inserir entre bases empilhadas no centro da dupla hélice do DNA, causando uma taxa elevada de *mutações indel*.

**agrupamento (*cluster*) pi**   Região nos genomas de vertebrados e invertebrados que codifica agrupamentos de piRNAs.

**alça de deleção**   Alça formada na meiose pelo pareamento de um cromossomo normal e um cromossomo contendo deleção.

**alça de inversão**   Alça formada por pareamento meiótico de homólogos em um heterozigoto por inversão.

**alça t**   V. alça telomérica.

**alça telomérica (alça t)**   Estrutura na extremidade de um telômero que mascara a extremidade dos fatores que detectam quebras do DNA.

**alelo**   Uma das diferentes formas de um gene que pode existir em um único *locus*.

**alelo fixo**   Alelo para o qual todos os membros da população em estudo são homozigóticos e, portanto, não existem outros alelos para esse *locus* na população.

**alelo instável**   Alelo que pode mudar de estado; por exemplo, entre produzir ou não produzir um produto funcional. Muitas vezes, são alelos mutantes com taxa alta de reversão ao tipo selvagem.

**alelo letal**   Alelo cuja expressão resulta na morte do organismo individual que o expresse.

**alelo neutro**   Alelo que não tem efeito sobre a aptidão de indivíduos que o possuem.

**alelo nulo**   Alelo cujo efeito é a ausência de produto gênico normal no nível molecular ou função normal no nível fenotípico.

**alelo pleiotrópico**   Alelo que afeta várias propriedades diferentes de um organismo.

**alelos múltiplos**   Conjunto de formas de um gene com diferenças na sequência de DNA, na expressão ou em ambas.

**alongamento**   Estágio de transcrição que vem após o início e que precede a terminação.

**alopoliploide**   V. anfidiploide.

**alquilação**   Transferência de um grupo alquil para o DNA.

**alta frequência de recombinação (Hfr)**   Em *E. coli*, célula que tem o fator de fertilidade integrado ao cromossomo bacteriano; célula doadora (masculina).

***Alu***   Elemento transponível curto que compõe mais de 10% do genoma humano. Os elementos *Alu* são retroelementos que não codificam proteínas e, como tal, são elementos não autônomos.

**aminoácido**   Um peptídeo; o componente básico das proteínas (ou polipeptídeos).

**aminoacil-tRNA sintetase**   Enzima que fixa um aminoácido a um tRNA antes de seu uso na tradução. Há 20 aminoacil-tRNA sintetases diferentes, uma para cada aminoácido.

**amostra**   Pequeno grupo de membros ou observações individuais com o objetivo de serem representantes de uma população maior da qual o grupo foi retirado.

**amplificação do DNA**   Produção de múltiplas cópias de uma sequência de DNA.

**análise de heredograma**   Dedução da herança de gene único de fenótipos humanos por um estudo da prole de cruzamentos dentro de uma família, muitas vezes estendendo-se retrogradamente por várias gerações.

**análogo de base**   Substância química cuja estrutura molecular imita a de uma base do DNA; em razão da imitação, o análogo pode atuar como mutágeno.

**anelamento síntese-dependente da fita (SDSA)**   Mecanismo livre de erros para corrigir quebras de fitas duplas que ocorram depois da replicação de uma região cromossômica em uma célula em divisão.

**aneuploide**   Genoma com um número de cromossomos que difere do número de cromossomos normal para a espécie por um pequeno número de cromossomos.

**anfidiploide**   Um alopoliploide; poliploide formado a partir da união de dois conjuntos separados de cromossomos e sua duplicação subsequente.

**anotação**   Identificação de todos os elementos funcionais de um genoma em particular.

**anticódon**   Trio de nucleotídios em uma molécula de tRNA que se alinha a um códon em particular no mRNA sob a influência do ribossomo; o aminoácido carreado pelo tRNA é inserido em uma cadeia de proteína em crescimento.

**anticorpo**   Molécula de proteína (imunoglobulina) produzida pelo sistema imunológico que reconhece uma substância em particular (antígeno) e se liga a ela.

**antígeno nuclear de proliferação celular (PCNA)**   Parte do replissomo, é a versão eucariótica da proteína procariótica grampo-deslizante (*clamp*).

**antiparalelo**   Termo usado para descrever as orientações opostas de duas fitas de um DNA com dupla hélice; a extremidade 5′ de uma fita se alinha à extremidade 3′ da outra fita.

**antiterminador**   Proteína que promove a continuação da transcrição impedindo seu término em sítios específicos no DNA.

**aptidão**   Sucesso reprodutivo ou número de descendentes com que um alelo, genótipo e/ou indivíduo contribui para a geração seguinte.

**aptidão absoluta**   Número de descendentes que um indivíduo tem.

**aptidão darwiniana**   Probabilidade relativa de sobrevivência e reprodução para um genótipo.

**aptidão relativa**   Medida da aptidão de um indivíduo ou genótipo em relação a algum outro indivíduo ou genótipo, em geral o indivíduo ou genótipo mais apto na população.

**arcabouço (*scaffold*)**   (1) Estrutura central de um cromossomo à qual a solenoide do DNA se fixa como alças; composto, na maior

# Glossário

parte, por topoisomerase. (2) Em projetos genoma, um conjunto organizado de contigs no qual pode haver espaços não sequenciados ligados por leituras de sequência com extremidades pareadas.

**arquitetura genética** Todos os fatores genéticos e ambientais que influenciam uma característica.

**ascendente (ou *upstream*)** Refere-se a uma sequência de DNA ou de RNA localizada no lado 5' de um ponto de referência.

**associação genômica ampla ou estudo de associação de genômica ampla (GWA ou GWAS).** Mapeamento por associação que usa *loci* de marcadores por todo o genoma.

**atenuação** Mecanismo regulatório no qual o nível de transcrição de um óperon (como o *trp*) é reduzido quando o produto final de uma via (p. ex., o triptofano) é abundante; a etapa regulada ocorre depois do início da transcrição.

**atenuadora** Região de sequência do RNA que forma estruturas secundárias alternativas que governam o nível de transcrição de óperons atenuados.

**ativador** Proteína que, quando ligada a um elemento regulatório do DNA com atuação cis, como um operador ou um acentuador, ativa a transcrição a partir de um promotor adjacente.

**atuação cis** Refere-se a um sítio em uma molécula de DNA (ou RNA) que funciona como sítio de ligação para uma proteína de ligação a DNA (ou RNA) específico da sequência. O termo *atuação cis* indica que a ligação da proteína a esse sítio afeta apenas sequências de DNA (ou RNA) na mesma molécula.

**atuação trans** Refere-se a uma molécula regulatória difusível (quase sempre uma proteína) que se liga a um elemento com atuação trans específico. O termo *atuação trans* indica que o fator pode regular todos os genes *downstream*, quer residam abaixo, quer na mesma molécula de DNA ou em moléculas diferentes.

**autofecundação (*self*)** Fertilização de óvulos com espermatozoides do mesmo indivíduo.

**autopoliploide** Poliploide formado a partir da duplicação de um único genoma.

**autorradiografia** Uso do filme de raios X para detectar material radioativo, inclusive ácidos nucleicos.

**auxotrofo** Linhagem de microrganismos que proliferará somente quando o meio for suplementado com uma substância específica não necessária para organismos do tipo selvagem (*compare* com **prototrofo**).

**BAC** *V.* cromossomo artificial bacteriano.

**bactéria lisogênica** Célula bacteriana contendo um prófago inerte integrado ao cromossomo do hospedeiro e replicado com ele.

**bacteriófago (fago)** Vírus que infecta bactérias.

**balanço gênico** Ideia de que um fenótipo normal exige uma proporção relativa de 1:1 dos genes no genoma.

**barreira de isolamento pós-zigótica** Barreira reprodutiva entre espécies que atua depois de formados zigotos híbridos.

**barreira de isolamento pós-zigótica pós-cruzamento** Barreira reprodutiva que atua depois de o cruzamento entre espécies ter ocorrido, mas antes da formação de zigotos híbridos.

**barreira de isolamento pré-cruzamento** Barreira reprodutiva que impede cruzamento entre espécies.

**barreira de isolamento reprodutivo** Qualquer mecanismo que reduza o fluxo de genes entre populações ou espécies.

**bases complementares** *V.* complementares (pares de bases).

**BER** *V.* reparo por excisão de base.

**biblioteca de cDNA** Coleção de cDNA derivada de células, tecidos ou organismos em particular.

**biblioteca de sequenciamento de DNA** Conjunto de fragmentos de DNA que serão usados para o sequenciamento.

**biblioteca genômica** Biblioteca que engloba um genoma inteiro.

**bioinformática** Sistemas de informação computacionais e métodos analíticos aplicados a problemas biológicos, como a análise genômica.

**bivalentes** Dois cromossomos homólogos pareados na meiose.

**bolha de transcrição** Sítio em que a dupla hélice está desenrolada para que a RNA polimerase use uma das fitas de DNA como molde para síntese de RNA.

**C** *V.* citosina.

**c.o.c.** *V.* coeficiente de coincidência.

**cadeia lateral** *V.* grupo reativo.

**caixa TATA** Sequência de DNA encontrada em muitos genes eucarióticos e que se localiza a aproximadamente 30 pb ascendente ao sítio de início da transcrição.

**cAMP** *V.* monofosfato de adenosina cíclico

**câncer** Classe de doença caracterizada pela proliferação rápida e sem controle de células em um tecido de um eucarioto com múltiplos tecidos. Acredita-se, em geral, que os cânceres sejam doenças genéticas de células somáticas, originando-se por meio de mutações sequenciais que criam oncogenes e inativam genes supressores tumorais.

**cap** Estrutura especial que consiste em um resíduo 7-metilguanosina ligado ao transcrito por três grupos fosfato que é adicionada ao núcleo até a extremidade 5' do mRNA eucariótico. A cap protege o mRNA da degradação e é necessária para a tradução do mRNA no citoplasma.

**CAP** *V.* proteína ativadora de catabólitos.

**característica categórica** Característica pela qual os indivíduos podem ser classificados em agrupamentos distintos ou descontínuos, como caules altos *versus* baixos para as ervilhas de Mendel.

**característica complexa** Característica que exibe herança complexa.

**característica contínua** Traço que pode assumir um número potencialmente infinito de estados ao longo de uma faixa contínua, como a altura em humanos.

**característica de limiar** Característica categórica para a qual a expressão dos diferentes estados fenotípicos depende de uma combinação de múltiplos fatores genéticos e/ou ambientais que coloque um indivíduo acima ou abaixo de um valor crítico para a expressão da característica.

**característica merística** Característica de contagem, assumindo uma faixa de valores distintos.

**característica quantitativa** Qualquer característica que exiba herança complexa, pois é controlada por uma mistura de fatores genéticos e/ou ambientais.

**caráter** Atributo de membros individuais de uma espécie para a qual se podem definir várias diferenças hereditárias.

**carga genética** Conjunto total de alelos deletérios no genótipo de um indivíduo.

**catabólito** Produto do catabolismo, a degradação de moléculas maiores em unidades menores.

**cauda flexível** Extremidades N-terminais das histonas centrais que são estruturalmente variáveis.

**cauda poli(A)** Cadeia de nucleotídios adenina adicionada ao mRNA depois da transcrição.

**cDNA** *V.* DNA complementar.

**centimorgan (cM)** *V.* unidade de mapa.

**centro (ou cerne) da enzima da RNA polimerase** RNA polimerase bacteriana sem fator sigma (σ).

**centro de decodificação** Região na subunidade ribossômica na qual a decisão sobre se um aminoacil-RNAt pode ou não se ligar no sítio A é tomada. Essa decisão se baseia na complementaridade entre o anticódon do tRNA e o códon do mRNA.

**centro de peptidiltransferase** Sítio na grande subunidade ribossômica no qual a junção de dois aminoácidos é catalisada.

**centrômero** Região especializada de DNA em cada cromossomo eucariótico que atua como sítio para a ligação de proteínas do cinetócoro.

**chaperona** Proteína que auxilia no dobramento de outras proteínas.

**ChIP** V. **imunoprecipitação da cromatina**.

**ChIP-seq** Variação do procedimento de ChIP em que todos os sítios de ligação do DNA de uma proteína regulatória em um genoma são identificados por sequenciamento.

*chromosome walk* Método para dissecção de grandes segmentos de DNA no qual um segmento clonado de DNA, geralmente eucariótico, é usado para triar clones de DNA recombinante do mesmo banco de genoma para outros clones que contêm sequências vizinhas.

**ciclo celular** Série de eventos que levam à divisão de uma célula mãe em duas células-filhas.

**ciclo lisogênico** Ciclo de vida de uma bactéria normal quando é infectada por um fago λ do tipo selvagem e o genoma do fago é integrado ao cromossomo bacteriano como prófago inerte.

**ciclo lítico** O ciclo de vida do bacteriófago que leva à lise da célula do hospedeiro.

**citosina (C)** Base pirimidina que pareia com a guanina.

**citotipo M** Estoques laboratoriais de *Drosophila melanogaster* em que o transpóson do elemento P está completamente ausente e que é encontrado nos estoques do tipo selvagem (citotipo P)

**citotipo P** Estoques naturais de *Drosophila melanogaster* que contêm 20 a 50 cópias do elemento *P*. Estoques laboratoriais não têm nenhum. V. *também* citotipo M.

**clonagem de DNA** Criação de moléculas de DNA recombinante que podem ser replicadas nas células.

**clone celular** Membros de uma colônia que têm ancestral genético único.

**cloroplasto DNA (cpDNA)** Pequeno componente genômico encontrado nos cloroplastos das plantas, envolvido com a fotossíntese e outras funções que têm lugar naquela organela.

**CNV** V. **variação do número de cópias**.

**coativador** Classe especial de complexo regulatório eucariótico que serve como ponte para reunir proteínas regulatórias e RNA polimerase II.

**código de histonas** Refere-se ao padrão de modificação (p. ex., acetilação, metilação, fosforilação) das caudas das histonas que carrega informações que regulam eventos dependentes do DNA, como a transcrição.

**código degenerado** Código genético em que alguns aminoácidos são codificados por mais de um códon cada.

**código genético** Conjunto de correspondências entre trincas de nucleotídios no RNA e os aminoácidos presentes nas proteínas.

**codominância** Situação em que um heterozigoto mostra os efeitos fenotípicos de ambos os alelos igualmente.

**códon** Seção de RNA (três nucleotídios de comprimento) que codifica um único aminoácido.

**códon de iniciação** Primeiro códon em um quadro de leitura aberta, sendo normalmente AUG, e especifica fMet em bactérias e metionina em eucariotos.

**códon de parada** Sequência de três nucleotídios (UAA, UAG e UGA) no mRNA que termina a tradução.

**códon de terminação** V. **códon de parada**.

**códon sem sentido** Códon que termina a tradução (UAA, UAG e UGA).

**códon sinônimo** Códon que codifica o mesmo aminoácido que outro códon.

**coeficiente de coincidência (c.o.c.)** Razão do número observado de recombinantes duplos para o número esperado.

**coeficiente de correlação** Medida estatística de associação que significa a extensão em que duas variáveis variam juntas.

**coeficiente de endogamia (F)** Probabilidade de que os dois alelos em um *locus* em um indivíduo sejam idênticos por descendência.

**coeficiente de seleção (s)** Perda de aptidão em um genótipo (ou sua desvantagem seletiva) em relação a outro genótipo.

**cointegrado** Produto da fusão de dois elementos transponíveis circulares para formar um círculo único e maior em transposição replicativa.

**colônia** Clone visível de células.

**compensação de dose** Processo em organismos que usam um mecanismo de determinação cromossômica de sexo (como XX *versus* XY) que permite que genes estruturais padrão no cromossomo sexual sejam expressos nos mesmos níveis nos sexos feminino e masculino independentemente do número de cromossomos sexuais. Nos mamíferos, a compensação de dose opera mantendo somente um cromossomo X ativo em cada célula; em *Drosophila*, opera hiperativando o cromossomo X masculino.

**complementação** Produção de fenótipo do tipo selvagem quando dois genomas haploides completos ou parciais são unidos na mesma célula.

**complementares (pares de bases)** Refere-se ao pareamento específico entre adenina e timina, guanina e citosina e adenina e uracila.

**complexo de pré-iniciação (PIC)** Complexo de proteínas eucarióticas muito grande que compreende a RNA polimerase II e os seis fatores gerais de transcrição (GTFs), cada um dos quais é um complexo de múltiplas proteínas.

**complexo de reconhecimento da origem (ORC)** Complexo eucariótico que se liga a origens de replicação para iniciar a replicação do DNA.

**complexo gênico** Grupo de genes adjacentes relacionados funcional e estruturalmente que normalmente se originam por duplicação de genes no curso da evolução.

**conceito de espécies biológicas** Grupos de indivíduos que efetiva ou potencialmente se intercruzam e que são reprodutivamente isolados de outros grupos como tal.

**conformação cis** Em um heterozigoto com dois sítios mutantes em um gene ou em um agrupamento de genes, o arranjo $A_1A_2/a_1a_2$.

**conformação trans** Em um heterozigoto com dois sítios mutantes em um gene ou em um agrupamento de genes, o arranjo $a_1 +/+ a_2$.

**conjugação** União de duas células bacterianas durante a qual material cromossômico é transferido da célula doadora para a receptora.

**constitutivo** Descreve um gene continuamente transcrito ou um transcrito de RNA continuamente produzido.

**contig de sequências** Grupo de segmentos clonados sobrepostos.

**corpúsculo de Barr** Massa com coloração densa que representa um cromossomo X inativado.

**correlação** Tendência de uma variável de variar em proporção a outra variável positiva ou negativamente.

**correpressor** Repressor que facilita a repressão gênica, mas não é, por si mesmo, um repressor da ligação ao DNA.

**cossupressão** Fenômeno epigenético no qual um transgene se torna reversivelmente inativado juntamente com a cópia do gene no cromossomo.

**cotransdutantes** Dois alelos doadores que transduzem simultaneamente uma célula bacteriana; sua frequência é usada como medida de proximidade dos genes doadores no mapa cromossômico.

**covariância** Medida estatística do grau em que duas variáveis mudam juntas. É usada para computar o coeficiente de correlação entre duas variáveis.

**cpDNA** Cloroplasto DNA.

**cromátide** Uma das duas réplicas que estão lado a lado produzidas pela divisão de cromossomos.

**cromatina** Complexo de DNA e proteínas do qual são compostos os cromossomos eucarióticos.

**cromossomo** Arranjo linear ponta a ponta de genes e outro DNA, algumas vezes com proteína e RNA associados.

**cromossomo acêntrico** Cromossomo que não apresenta centrômero.

**cromossomo artificial bacteriano (BAC)** Plasmídeo F modificado para atuar como vetor de clonagem capaz de carregar grandes inserções.

**cromossomo balanceador** Cromossomo com múltiplas inversões usado para reter combinações favoráveis de alelos no homólogo não invertido.

**cromossomo dicêntrico** Cromossomo com dois centrômeros.

**cromossomo politeno** Cromossomo gigante em tecidos específicos em alguns insetos produzido por um processo endomitótico em que múltiplos conjuntos de DNA permanecem ligados em número haploide de cromossomos.

**cromossomo sexual** Cromossomo cuja presença ou ausência se correlaciona ao sexo do portador; cromossomo que desempenha um papel na determinação do sexo.

**cromossomo X** Metade de um par de cromossomos sexuais, distinguindo-se do cromossomo Y.

**cromossomo Y** Metade de um par de cromossomos sexuais, distinguindo-se do cromossomo X.

**cromossomos homeólogos** Cromossomos parcialmente homólogos, geralmente indicando alguma homologia ancestral original.

*crossing over* Troca de partes correspondentes de cromossomos entre homólogos por quebra e reunião.

*crossing over* **desigual** *Crossover* que envolve pareamento sináptico impróprio de segmentos de DNA duplicados em série, resultando em uma cromátide com uma cópia do segmento e outra com três cópias. *V. também* **recombinação homóloga não alélica**.

**crRNA** RNA transcrito de *loci* CRISPR que orienta um complexo proteico a degradar ácidos nucleicos virais invasivos complementares.

**cruzamento** Cruzamento deliberado de dois tipos parentais de organismos em análise genética.

**cruzamento assortativo negativo** Cruzamento preferencial entre parceiros fenotipicamente distintos.

**cruzamento assortativo positivo** Situação em que fenótipos semelhantes cruzam mais comumente do que se esperaria pelo acaso.

**cruzamento desassortativo** *V.* **cruzamento assortativo negativo**.

**cruzamento di-híbrido** Cruzamento entre dois indivíduos identicamente heterozigotos em dois *loci* – por exemplo, $A\ B/a\ b \times A\ B/a\ b$.

**cruzamento interrompido** Técnica usada para mapear genes bacterianos por determinação da sequência em que os genes doadores entram nas células receptoras.

**cruzamento monoíbrido** Cruzamento entre dois indivíduos identicamente heterozigóticos em um par de genes – por exemplo, $A/a \times A/a$.

**cruzamento teste** Cruzamento de um organismo individual de genótipo desconhecido ou heterozigoto (ou um heterozigoto múltiplo) com um organismo para teste.

**cruzamento teste em três pontos (cruzamento teste com três fatores)** Cruzamento teste em que um dos indivíduos parentais tenha três pares de genes heterozigóticos.

**CTD** *V.* **domínio carboxi-terminal**.

**dano ao DNA** Anormalidade física ou química na estrutura do DNA.

**dano oxidativo** Dano ao DNA causado por espécies reativas de oxigênio.

**degradação** Processo pelo qual moléculas de RNA são enzimaticamente degradadas.

**deleção** Remoção de uma extensão de nucleotídios de um gene ou cromossomo.

**deleção de base** Mutação em que um par de bases é removido de uma sequência de DNA.

**deleção intragênica** Deleção no interior de um gene.

**deleção multigênica** Deleção de vários genes adjacentes.

**depressão endogâmica** Redução do vigor e do sucesso reprodutivo por endogamia.

**deriva** *V.* **deriva genética aleatória**.

**deriva genética aleatória** Alterações na frequência de alelos em uma população decorrente de diferenças ao acaso no número real de descendentes de diferentes genótipos produzidos por diferentes membros individuais.

**derrapagem de replicação** Mecanismo de replicação do DNA que leva a mutações indel.

**desadenilase** Ribonuclease que remove especificamente a cauda poli(A) dos mRNAs.

**desaminação** Remoção de um grupo amina das bases citosina, adenina ou guanina do DNA.

**descendente (*downstream* ou a jusante)** Modo de descrever a localização relativa de um sítio em uma molécula de DNA ou RNA. Um sítio descendente, *downstream* ou a jusante se localiza mais perto da extremidade 3′ de uma unidade de transcrição.

**descoberta de genes** Processo pelo qual os geneticistas encontram um conjunto de genes que afeta algum processo biológico pelos padrões de herança de gene único de seus alelos mutantes ou por análise genômica.

**desequilíbrio de ligação (LD)** Desvio nas frequências de diferentes haplotipos em uma população a partir das frequências esperadas se os alelos nos *loci* definidores dos haplotipos se associarem aleatoriamente.

**desoxinucleotídio** Componente do DNA que consiste em um açúcar desoxirribose, um fosfato e uma base.

**desoxirribose** Açúcar pentose na estrutura básica do DNA.

**despurinação** Processo de perda de uma base purina de um sítio no DNA.

**desvio** Diferença de valor de uma característica individual para o valor médio da característica na população.

**desvio padrão** Raiz quadrada da variância.

**diferencial de seleção (*S*)** Diferença entre a média de uma população e a média dos membros individuais selecionados para serem genitores da geração seguinte.

**di-híbrido** Heterozigoto duplo, como $A/a \cdot B/b$.

**dímero de pirimidina** Ligações covalentes entre as bases timina ou citosina.

**dimorfismo** Polimorfismo com apenas duas formas.

**diploide** Célula que tem dois conjuntos de cromossomos ou um organismo individual que tenha dois conjuntos de cromossomos em cada uma de suas células.

**diploide parcial** *V.* **merozigoto**.

**disgenesia híbrida** Síndrome de efeitos que incluem esterilidade, mutação, quebra de cromossomos e recombinação masculina na prole híbrida de cruzamento entre determinados isolados laboratoriais e naturais de *Drosophila*.

**dissecção genética** Uso de recombinação e mutação para recompor os vários componentes de uma dada função biológica.

**dissômico** Haploide anormal portador de duas cópias de um cromossomo.

**distribuição de Poisson** Distribuição matemática que dá a probabilidade de observar vários números de um evento em particular em uma amostra quando a probabilidade média de um evento em qualquer ensaio for muito pequena.

**distribuição independente** *V.* **segunda lei de Mendel**.

**distribuição normal** Distribuição contínua definida pela função de densidade normal com média especificada e desvio padrão mostrando as frequências esperadas para diferentes valores de uma variável aleatória (a "curva em forma de sino").

**diversidade de genes (*GD*)** Probabilidade de que dois alelos retirados aleatoriamente do *pool* de genes sejam diferentes.

**diversidade de nucleotídios** Heterozigosidade ou diversidade gênica média em relação a todos os sítios de nucleotídios em um gene ou em qualquer outra extensão do DNA.

**divisão celular sexual** Duas divisões celulares sucessivas de um meiócito que produzem células sexuais; a divisão de células sexuais é acompanhada pelas duas divisões nucleares sucessivas chamadas meiose.

**divisão celular somática** Divisão de uma célula corporal (somática) em duas células-filhas. A divisão celular somática é acompanhada pela divisão nuclear chamada mitose.

**DNA (ácido desoxirribonucleico)** Cadeia de nucleotídios ligados (tendo desoxirribose como seus açúcares). Duas de tais cadeias na forma com dupla hélice são a substância fundamental da qual os genes são compostos.

**DNA adaptador** *V. DNA ligador.*

**DNA complementar (cDNA)** DNA sintetizado a partir de um molde de RNA mensageiro por meio da ação da enzima transcriptase reversa.

**DNA doador (inserção de DNA)** Qualquer DNA usado em clonagem ou em transformação mediada por DNA.

**DNA girase** Enzima bacteriana que pertence a uma classe de enzimas chamadas topoisomerases, que remove superespirais do DNA.

**DNA heteroduplex** DNA em que há um ou mais pares de nucleotídios com erro de pareamento em um gene sob estudo.

**DNA ligador (DNA adaptador)** Pedaço curto de fita única ou fita dupla de DNA, muitas vezes contendo um sítio de restrição, que é ligado à extremidade de outra molécula de DNA.

**DNA ligase** Enzima envolvida na replicação e no reparo do DNA que sela a cadeia de fosfato do DNA, catalisando a formação de ligações de fosfodiéster.

**DNA mitocondrial (mtDNA)** Subconjunto do genoma encontrado na mitocôndria especializado em determinar algumas das funções da organela.

**DNA polimerase** Termo geral para qualquer das enzimas responsáveis por sintetizar o DNA em bactérias ou eucariotos.

**DNA polimerase I (DNA pol I)** Enzima bacteriana que sintetiza DNA para conectar-se a fragmentos Okazaki durante a replicação do DNA.

**DNA polimerase III (DNA pol III)** Enzima bacteriana que é a DNA polimerase primária durante a replicação do DNA.

**DNA recombinante** Molécula de DNA gerada no laboratório e que reúne pedaços de DNA de múltiplas fontes.

**doadora** Célula bacteriana usada em estudos de transmissão unidirecional do DNA a outras células; são exemplos Hfr em conjugação e fonte de fagos na trasdução.

**dobra de histonas** Elemento estrutural nas histonas centrais que facilita a heterodimerização, H2A com H2B e H3 com H4.

**doença de repetição de trinucleotídios** Doença causada por um tipo de mutação em que o número de repetições de três nucleotídios aumenta acima de um limiar estável.

**dominância completa** Descreve um alelo que se expressa igualmente tanto em cópia única (heterozigoto) quanto em cópia dupla (homozigoto).

**dominância incompleta** Situação em que um heterozigoto mostra fenótipo quantitativamente (mas não exatamente) intermediário entre os fenótipos de homozigotos correspondentes. (Condição intermediária exata significa ausência de dominância.)

**dominância parcial** Ação gênica sob a qual o fenótipo dos heterozigotos é intermediário entre os dois homozigotos, porém mais similar ao de um homozigoto do que ao de outro.

**dominância plena** *V. dominância completa.*

**dominante** O fenótipo demonstrado por um heterozigoto. Também um alelo que expressa seu efeito fenotípico mesmo quando heterozigótico com um alelo recessivo; desse modo, se *A* é dominante sobre *a*, então *A/A* e *A/a* têm o mesmo fenótipo.

**dominante homozigótico** Refere-se a um genótipo como *A/A*.

**domínio** Região de uma proteína associada a uma função em particular. Algumas proteínas contêm mais de um domínio.

**domínio carboxi-terminal (CTD)** Cauda na proteína da subunidade β da RNA polimerase II; coordena o processamento de pré-mRNAs eucarióticos, incluindo capeamento, *splicing* e terminação.

**domínio de ativação** Parte de um fator de transcrição necessária para a ativação da transcrição de genes-alvo; pode ligar-se a componentes do maquinário transcricional, pode recrutar proteínas que modificam a estrutura da cromatina ou ambos.

**domínio de dimerização** Região de proteínas que permite a ligação entre duas proteínas idênticas ou similares.

**domínio de ligação do DNA** Sítio em uma proteína de ligação ao DNA que interage diretamente com sequências de DNA específicas.

**domínio de ligação do ligante** Região em um fator de transcrição à qual pequenas moléculas, muitas vezes hormônios, ligam-se e alteram a atividade do fator de transcrição.

**domínio de repressão** Região de um fator de transcrição que inibe a transcrição.

**domínio topologicamente associado (TAD)** Regiões genômicas que fazem contato preferencial entre si e são ligadas por proteínas como CTCF.

**DSB** *V. quebra de fita dupla.*

**DSBR** *V. reparo de quebra de fita dupla.*

**dsRNA** *V. RNA com fita dupla.*

**dupla hélice** Estrutura do DNA proposta pela primeira vez por James Watson e Francis Crick, com duas hélices entrelaçadas unidas por pontes hidrogênio entre os pares de bases.

**duplicação** Mais de uma cópia de um segmento cromossômico em um conjunto de cromossomos.

**duplicação de gene** Duplicação de genes ou segmentos de DNA por meio de erro de replicação do DNA.

**duplicação do genoma completo** Duplicação de um genoma inteiro que leva à poliploidia.

**duplicação em local-alvo** Sequência de DNA com repetições diretas curtas (tipicamente 2 a 10 pb de comprimento) adjacentes às extremidades de um elemento transponível que foi gerado durante a integração do elemento no cromossomo do hospedeiro.

**duplicação em série (ou em tandem)** Segmentos cromossômicos idênticos adjacentes.

**duplicação insercional** Duplicação em que a cópia extra não é adjacente à normal.

**duplicação segmentar** Presença de duas ou mais repetições grandes, mas não em tandem.

**ectópico (de modo ectópico)** Em um organismo transgênico, a inserção de um gene introduzido em um sítio que não é seu *locus* habitual.

**edição do RNA** Processos moleculares que modificam nucleotídios específicos na síntese de moléculas de RNA.

**efeito aditivo (A)** Metade da diferença entre a média dos valores fenotípicos para as classes genotípicas homozigóticas em um QTL.

**efeito da posição** Descreve uma situação em que a influência fenotípica de um gene é alterada por mudanças na posição do gene no genoma.

**efeito de dominância** Diferença entre o valor da característica para a classe de heterozigotos em um QTL e o ponto médio entre os valores da característica em duas classes homozigóticas.

**efeito do fundador** Diferença aleatória de frequência de um alelo ou de um genótipo em uma nova colônia, em comparação com a população parental, que resulta de pequeno número de fundadores.

**efeito gene-dose** (1) Proporcionalidade da expressão de alguma função biológica para o número de cópias de um alelo presente na célula. (2) Alteração no fenótipo causada por um número anormal de alelos do tipo selvagem (observada nas mutações cromossômicas).

**efetor alostérico** Pequena molécula que se liga a um sítio alostérico.

**elemento *Ac*** V. Elemento *Ativador*.

**elemento *Ativador* (*Ac*)** Elemento transponível de DNA classe 2, assim chamado por sua descobridora, Barbara McClintock, porque é necessário para ativar a quebra cromossômica no *locus Dissociação* (*Ds*).

**elemento classe 1** Elemento transponível que se move por meio de um intermediário de RNA. Também chamado retrotranspóson.

**elemento classe 2** Elemento transponível que se move diretamente de um sítio no genoma para outro. Também chamado transpóson de DNA.

**elemento *cópia-like*** Elemento transponível (retrotranspóson) de *Drosophila* que é flanqueado por repetições terminais longas e normalmente codifica uma transcriptase reversa.

**elemento de sequência de inserção (IS)** Peça móvel de um DNA bacteriano (várias centenas de pares de nucleotídios de comprimento) capaz de inativar um gene em que se insere.

**elemento *Dissociação* (*Ds*)** Elemento transponível não autônomo batizado por Barbara McClintock em razão de sua capacidade de quebrar o cromossomo 9 do milho, mas somente na presença de outro elemento chamado *Ativador* (*Ac*).

**elemento genético egoísta** Qualquer sequência que melhore sua própria transmissão para a próxima geração à custa de outras sequências no genoma, mesmo que não tenha efeitos positivos ou negativos sobre a aptidão do organismo.

**elemento intercalado curto (SINE)** Tipo de elemento transponível classe 1 que não codifica transcriptase reversa, mas acredita-se que use a transcriptase reversa codificada por LINEs. V. *também Alu*.

**elemento intercalado longo (LINE)** Tipo de elemento transponível classe 1 que codifica uma transcriptase reversa. LINEs também são chamados retrotranspósons não LTR.

**elemento IS** V. elemento de sequência de inserção.

**elemento *P*** Elemento transponível de DNA em *Drosophila* que tem sido usado como ferramenta para mutagênese insercional e para transformação da linhagem germinativa.

**elemento regulatório** Motivo de sequência de DNA que influencia especificidade de cronologia, células ou tecidos ou ainda o nível de expressão de um gene.

**elemento transponível autônomo** Elemento transponível que codifica a(s) proteína(s) – por exemplo, transposase ou transcriptase reversa – necessário para sua transposição e para a transposição de elementos não autônomos na mesma família.

**elemento transponível não autônomo** Elemento transponível que depende de produtos proteicos de elementos autônomos para sua mobilidade. *Dissociação* (*Ds*) é um exemplo de elemento transponível não autônomo.

**elemento transponível** V. transpóson.

**elemento *Ty*** LTR-retrotranspósons de levedura; primeiro isolado de qualquer elemento.

**eletroforese em gel** Método de separação molecular em que DNA, RNA ou proteínas são separados em matriz de gel de acordo com tamanho molecular, fazendo-se uso de um campo elétrico para atrair as moléculas por todo o gel em uma direção predeterminada.

**endogamia** Acasalamento ou cruzamento entre parentes.

**endogenoto** V. merozigoto.

**endonuclease** Enzima que cliva internamente moléculas de RNA em fragmentos.

**engenharia genética** Processo de produzir DNA modificado em um tubo de ensaio e reintroduzir tal DNA em hospedeiros.

**enzima de decapeamento** Proteína que remove o cap m⁷G da extremidade 5′ dos mRNAs.

**enzima de restrição** Endonuclease que reconhecerá sequências de nucleotídios-alvo específicos no DNA e quebrará a cadeia do DNA naqueles pontos; várias dessas enzimas são conhecidas e usadas na engenharia genética.

**enzima distributiva** Enzima que pode adicionar somente um número limitado de nucleotídios antes de se deslocar do molde de DNA.

**enzima processiva** Conforme usado no Capítulo 7, descreve o comportamento da DNA polimerase III, que pode realizar milhares de rodadas de catálise sem se dissociar de seu substrato (a fita molde de DNA).

**epistasia** Situação em que a expressão fenotípica diferencial de um genótipo em um *locus* depende do genótipo em outro *locus*; mutação que exerce sua expressão enquanto cancela a expressão dos alelos de outro gene.

**equilíbrio de Hardy-Weinberg** Distribuição com frequência estável de genótipos *A/A*, *A/a* e *a/a* nas proporções de $p^2$, $2pq$ e $q^2$, respectivamente (nas quais $p$ e $q$ são as frequências dos alelos *A* e *a*), sendo consequência de acasalamento aleatório na ausência de mutação, migração, seleção natural ou deriva aleatória.

**espécie com dioicia** Espécie de planta em que órgãos masculinos e femininos estão em plantas separadas.

**EST** V. marcador de sequência expressa.

**estrutura populacional** Divisão de uma espécie ou população em múltiplas subpopulações geneticamente distintas.

**estrutura primária (de uma proteína)** Sequência de aminoácidos na cadeia polipeptídica.

**estrutura quaternária (de uma proteína)** Constituição multimérica de uma proteína.

**estrutura secundária (de uma proteína)** Regiões locais de dobramento de proteínas em formas específicas, como α-hélice e folha-β.

**estrutura terciária (de uma proteína)** Forma tridimensional total de um polipeptídeo.

**estruturas sequencialmente reiteradas** Partes corporais que são membros de séries repetidas, como dedos, costelas, dentes, extremidades e segmentos.

**eucromatina** Região cromossômica menos condensada rica em genes.

**euploide** Célula que tenha qualquer número de conjuntos completos de cromossomos ou um organismo individual composto por tais células.

**evolução neutra** Alterações evolutivas não adaptativas em razão de deriva genética aleatória.

**excisar** Descreve o que um elemento transponível faz quando deixa uma localização cromossômica. Também chamada *transpose* (transpor).

**exconjugante** Célula bacteriana feminina que acabou de estar em conjugação com uma célula masculina e contém um fragmento de DNA masculino.

**exogenoto** V. merozigoto.

**exoma** Sequência de todos os éxons em um genoma.

**éxon** Segmento de um pré-mRNA retido depois da remoção de íntrons por splicing (ou processamento).

**exonuclease** Enzima que remove nucleotídios sucessivamente da extremidade de moléculas de RNA.

**expressão constitutiva** Refere-se a genes expressos continuamente, independentemente das condições biológicas.

**expressão gênica** Processo pelo qual a sequência de DNA de um gene é transcrita para RNA e, para genes que codificam proteínas, para um polipeptídeo.

**expressividade** O grau em que um genótipo em particular é expresso no fenótipo.

**extensão das dobras de histonas** Região nas histonas centrais que contribui para a especificidade do pareamento das histonas, H2A com H2B e H3 com H4.

**extremidade carboxila** Extremidade de uma proteína que tenha um grupo carboxila livre. A extremidade carboxila é codificada pela extremidade 3′ do mRNA, sendo a última parte da proteína a ser sintetizada na tradução.

**F⁻ (receptora)**  Em *E. coli*, célula que não tem fator de fertilidade; célula feminina.

**F⁺ (doadora)**  Em *E. coli*, célula que tem fator de fertilidade livre; célula masculina.

**fago**  V. bacteriófago.

**fago temperado**  Fago que pode se tornar um prófago.

**fago virulento**  Fago que não pode se tornar um prófago; infecção por tal fago sempre leva à lise da célula hospedeira.

**famílias de genes**  Conjunto de genes em um genoma, todos originados do mesmo gene ancestral.

**fase do quadro de leitura**  Conjunto consecutivo de trincas de nucleotídios não sobrepostos que se iguala aos aminoácidos ou aos sinais de parada durante a tradução.

**fase do quadro de leitura aberto (ORF)**  Extensão de sequência de nucleotídios não interrompida por um códon de parada em determinada fase do quadro de leitura.

**fator de alongamento (EF)**  Proteína envolvida em trazer aminoacil-tRNA ao ribossomo ou translocação de ribossomo durante a fase de alongamento da síntese proteica.

**fator de fertilidade (fator F)**  Epissomo bacteriano cuja presença confere capacidade de doador (masculinidade).

**fator de iniciação (IF)**  Proteína necessária para o início correto da tradução.

**fator de liberação (RF)**  Proteína que se liga ao sítio A do ribossomo quando um códon de parada está no mRNA.

**fator de terminação**  Proteína envolvida em parar a tradução e liberar o ribossomo e a proteína recém-sintetizada.

**fator de transcrição**  Proteína que contém um domínio de ligação ao DNA específico de sequência e um domínio de ativação/repressão que regula a transcrição por ligação de elementos acentuadores e interagindo com correguladores.

**fator F**  V. fator de fertilidade.

**fator geral de transcrição (GTF)**  Proteína ou complexo de proteínas eucarióticas que não participa da síntese de RNA, mas liga-se à região promotora para atrair e posicionar corretamente a RNA polimerase II para o início da transcrição.

**fator sigma (σ)**  Proteína bacteriana que, como parte da holoenzima RNA polimerase, reconhece as regiões −10 e −35 dos promotores bacterianos, assim posicionando a holoenzima para iniciar a transcrição corretamente no sítio de início. O fator σ se dissocia da holoenzima antes da síntese de RNA.

**fenótipo**  (1) Forma assumida por alguma característica (ou grupo de características) em um indivíduo específico. (2) Manifestações exteriores detectáveis de um genótipo específico.

**filogenia**  História evolutiva de um grupo.

**FISH**  V. hibridização *in situ* por fluorescência.

**fita de codificação**  Fita não molde de uma molécula de DNA que tem a mesma sequência que no transcrito do RNA.

**fita descontínua ou atrasada**  Na replicação do DNA, a fita que é aparentemente sintetizada na direção 3′ para 5′ pela ligação de fragmentos curtos sintetizados individualmente na direção 5′ para 3′.

**fita molde (fita não codificadora)**  Fita do DNA que é copiada (transcrita) pela RNA polimerase.

**fita não codificadora**  V. fita molde.

**fita não molde**  V. fita de codificação.

**fita principal ou contínua**  Na replicação do DNA, a fita que é produzida na direção 5′ para 3′ por polimerização contínua na ponta em crescimento 3′.

**fluxo de genes**  V. migração.

**forquilha de replicação**  Ponto em que as duas fitas de DNA são separadas para permitir a replicação de cada fita.

**fosfatase**  Enzima que remove um grupo fosfato de uma molécula.

**fosfato**  Íon formado por quatro átomos de oxigênio fixados a um átomo de fósforo ou o grupo químico formado pela fixação de um íon fosfato a outra espécie química por uma ligação éster.

**fosforilação**  Adição de um grupo fosfato a uma molécula.

**fosmídeo**  Vetor que consegue carregar uma inserção com 35 a 45 kb de DNA estranho.

**fragmento acêntrico**  Fragmento de cromossomo que não apresenta centrômero.

**fragmento de Okazaki**  Pequeno segmento de DNA de fita única sintetizado como parte da fita descontínua na replicação do DNA.

**fragmento de restrição**  Fragmento de DNA resultante do corte do DNA por uma enzima de restrição.

**frequência de recombinação (RF)**  Proporção (ou porcentagem) de células ou indivíduos recombinantes.

**frequência do alelo**  Medida da presença de um alelo em uma população; a proporção de todos os alelos daquele gene na população que são desse tipo específico.

**frequência do genótipo**  Proporção de indivíduos em uma população que apresentam um genótipo em particular.

**fronteira**  V. isolador.

**função de mapeamento**  Fórmula que expressa a relação entre a distância em um mapa de ligações e a frequência recombinante.

**G**  V. guanina.

**gargalo**  Período de uma ou várias gerações consecutivas de contração do tamanho da população.

**GD**  V. diversidade de genes.

**gene**  Unidade física e funcional fundamental de hereditariedade, a qual é portadora de informações de uma geração para a seguinte; um segmento de DNA composto por uma região a ser transcrita e uma sequência regulatória que torna possível a transcrição.

**gene candidato**  Um gene que, em razão de sua posição cromossômica ou de alguma outra propriedade, torna-se candidato a uma função em particular, como de risco de doença.

**gene com efeito materno**  Gene que produz um efeito somente quando presente na mãe.

**gene de manutenção**  Termo informal para um gene cujo produto é necessário em todas as células e que executa uma função fisiológica básica.

**gene de polaridade de segmento**  Em *Drosophila*, membro de uma classe de genes que contribuem para os aspectos finais do estabelecimento do número correto de segmentos. As mutações de polaridade de segmento causam perda ou alteração em uma parte comparável de cada um dos segmentos corporais.

**gene essencial**  Gene em decorrência do qual na ausência de pelo menos uma cópia sua, o organismo morre.

**gene gap**  Em *Drosophila*, classe de genes cardinais ativados no zigoto em resposta a gradientes anteroposteriores de informação posicional.

**gene homólogo**  Genes que compartilham um ancestral comum. Genes homólogos podem ser **parálogos** ou **ortólogos**.

**gene pair-rule**  Em *Drosophila*, membro de uma classe de genes expressos zigoticamente e que atuam em um estágio intermediário no processo de estabelecimento do número correto de segmentos corporais. Mutações *pair-rule* têm metade do número normal de segmentos devido à perda de segmentos alternados.

**Gene *SRY***  Gene de masculinidade, residente no cromossomo Y.

**genes coordenadamente controlados**  Genes cujos produtos são ativados ou reprimidos simultaneamente em paralelo.

**genes heterocrônicos**  Regulam a cronologia dos eventos na especificação do destino das células. Mutações nesses genes fazem com que tais eventos sejam repetidos ou omitidos.

**genes *Hox*** Membros desta classe de genes são os genes homeóticos contendo homeoboxes em agrupamentos, genes homeóticos que controlam a identidade de partes corporais ao longo do eixo anteroposterior da maioria dos animais bilaterais.

**genes toolkit** Conjunto de genes responsáveis pela regulação do desenvolvimento animal, compreendendo amplamente os membros das vias de sinalização de célula a célula e os fatores de transcrição.

**genética** (1) Estudo de genes. (2) Estudo de herança.

**genética de populações** Estudo da variação genética em populações e alterações ao longo do tempo na quantidade ou na padronização daquela variação decorrente de mutação, migração, recombinação, deriva genética aleatória, seleção natural e sistemas de cruzamento.

**genética direta** Abordagem clássica da análise genética na qual os genes são primeiro identificados por alelos mutantes e fenótipos mutantes e depois clonados e sujeitos à análise molecular.

**genética molecular** Estudo dos processos moleculares subjacentes à estrutura e função de genes.

**genética quantitativa** Subespecialidade da genética que estuda a herança de características complexas ou quantitativas.

**genética reversa** Procedimento experimental que começa com um segmento de DNA ou uma sequência de proteínas clonados e os utiliza (por meio de mutagênese direcionada) para introduzir mutações programadas de volta no genoma para investigar função.

**genoma** Complemento inteiro de material genético em um conjunto de cromossomos.

**genômica** Clonagem e caracterização molecular de genomas inteiros.

**genômica comparativa** Análise das relações das sequências do genoma de duas ou mais espécies.

**genômica funcional** Estudo dos padrões de expressão de transcritos e de proteínas e de interações moleculares no nível do genoma inteiro.

**genômica pessoal** Análise do genoma de um indivíduo para entender melhor sua ancestralidade ou a base genética das características fenotípicas, como seu risco de desenvolver uma doença.

**genótipo** Composição alélica de um indivíduo ou de uma célula – do genoma inteiro ou, mais comumente, de determinado gene ou conjunto de genes.

**geração parental (P)** As duas linhagens ou organismos individuais que constituem o início de um experimento de cruzamento genético; sua prole constitui a geração $F_1$.

**GG-NER** V. reparo por excisão de nucleotídio genômico global.

**GMO** V. organismo geneticamente modificado.

**grampo deslizante** V. grampo β (beta).

**grampo β (beta)** Proteína que circunda o DNA, mantendo a enzima DNA pol III fixada à molécula de DNA na forquilha de replicação, convertendo-a de uma enzima distributiva em uma enzima processiva.

**grupo amino** Grupo funcional nos aminoácidos, consistindo em um átomo nitrogênio fixado a átomos de hidrogênio.

**grupo carboxila** Grupo funcional nos aminoácidos que consiste em um átomo de carbono fixado a dois átomos de oxigênio.

**grupo externo** Táxons fora de um grupo de organismos entre os quais as relações evolutivas estão sendo determinadas.

**grupo reativo (grupo R)** Grupo com função peculiar de um aminoácido.

**guanina (G)** Base purina que pareia com citosina.

**GWA** V. associação genômica ampla.

**H** V. heterozigosidade

**haploide** Célula que tem um conjunto de cromossomos ou organismo composto por tais células.

**haploinsuficiente** Descreve um gene que, em uma célula diploide, é insuficiente para promover função do tipo selvagem em apenas uma cópia (dose).

**haplossuficiente** Descreve um gene que, em uma célula diploide, consegue promover função do tipo selvagem em apenas uma cópia (dose).

**haplotipo** Tipo (ou forma) de um segmento haploide de um cromossomo, definido pelos alelos presentes nos *loci* naquele segmento.

**helicase** Enzima que catalisa a separação de ácidos nucleicos duplex, DNA e RNA, em fitas únicas.

**hemizigótico** Refere-se a um gene presente apenas em uma cópia em um organismo diploide – por exemplo, um gene encontrado na região diferencial do cromossomo X em um mamífero macho.

**herança complexa** Tipo de herança exibida por características afetadas por uma mistura de fatores genéticos e comportamentais. Características contínuas, como altura, tipicamente têm herança complexa.

**herança epigenética** Modificações hereditárias na função gênica não causada por alterações na sequência de bases do DNA do organismo. Exemplos de herança epigenética são a paramutação, a inativação do cromossomo X e a impressão parental.

**herança materna** Tipo de herança uniparental em que toda a prole tem o genótipo e o fenótipo da parte que atua como feminina.

**herança simples** Tipo de herança em que somente um (ou alguns) gene está envolvido e o ambiente tem pouco ou nenhum efeito sobre o fenótipo; características categóricas costumam exibir herança simples.

**herança uniparental** Padrão de herança em que a prole tem o genótipo e o fenótipo de apenas um dos genitores; por exemplo, a herança de genomas mitocondriais.

**herdabilidade no sentido amplo ($H^2$)** Proporção de variância fenotípica total no nível populacional que recebe a contribuição da variância genética.

**hereditariedade em sentido restrito ($h^2$)** Proporção de variância fenotípica que pode ser atribuída à variância genética aditiva.

**heterocário** Cultura de células composta por dois tipos nucleares diferentes em um citoplasma comum.

**heterocromatina** Regiões altamente condensadas de cromossomos eucarióticos.

**heterocromatina constitutiva** Regiões cromossômicas de cromatina permanentemente condensada, geralmente em torno dos telômeros e centrômeros.

**heterocromatina facultativa** Cromatina que pode estar empacotada como heterocromatina em um tipo celular ou sob uma condição, mas formar eucromatina em outro tipo celular ou sob outra condição.

**heterozigosidade (*H*)** Medida da variação genética em uma população; em relação a um *locus*, especificada como a frequência de heterozigotos para aquele *locus*.

**heterozigótico** Nos diploides, refere-se a um par de genes que consiste em dois alelos diferentes daquele gene específico – por exemplo, *A/a* ou $A^1/A^2$.

**heterozigoto** Organismo individual que tem um par de genes heterozigóticos.

**heterozigoto por inversão** Diploide com um homólogo normal e um invertido.

**hexaploide** Célula que tem seis conjuntos de cromossomos ou um organismo composto por tais células.

**Hfr** V. alta frequência de recombinação.

**hibridização *in situ* (ISH)** Detecção de RNA ou DNA *in vivo* por hibridização com sondas de ácidos nucleicos de fita única radioativos ou marcados com fluorocromo.

**hibridização *in situ* por fluorescência (FISH)** Método que usa sondas marcadas com fluorocromos para detecção de uma sequência específica de DNA *in vivo*.

**hibridizar (hibridização)** (1) Formar um híbrido, realizando um cruzamento. (2) Associar fitas complementares de ácidos nucleicos de diferentes fontes.

**hipótese de um gene, um polipeptídeo** Hipótese de meados do século XX, que originalmente propôs que cada gene (sequência de nucleotídeos) codificava uma sequência de polipeptídeos; em geral verdadeira, com exceção do RNA funcional não traduzido

**hipótese de um gene, uma enzima** *V.* **hipótese de um gene, um polipeptídeo.**

**hipótese multifatorial** Hipótese que explica a variação quantitativa, propondo que as características sejam controladas por um grande número de genes, cada um deles com pequeno efeito na característica.

**hipótese nula** Em estatística, a hipótese testada que faz uma previsão sobre os resultados esperados de um experimento. Se a probabilidade de observar os resultados sob a hipótese nula for menor do que 0,05, então a hipótese será rejeitada.

**histograma de frequências** "Curva de fases" em que as frequências de várias classes arbitrariamente ligadas são colocadas em gráfico.

**histona** Proteína alcalina que forma a unidade em torno da qual o DNA é espiralado nos nucleossomos de cromossomos eucarióticos.

**histona canônica** Histonas codificadas por genes dependentes de replicação que se expressam em altos níveis durante a fase S.

**histona central** Histonas H2A, H2B, H3 e H4 que compõem o octâmero do nucleossomo.

**histona desacetilase (HDAC)** Enzima que remove um grupo acetil de uma cauda de histona, o que promove a repressão da transcrição do gene.

**histona ligadora** Histona que liga o DNA ligador que sai das partículas centrais do nucleossomo.

**histona variante** Isoformas não alélicas de histonas canônicas incorporadas à cromatina fora da fase S e que realizam funções especializadas.

**holoenzima da DNA polimerase III (holoenzima da DNA pol III)** Em *E. coli*, o grande complexo de múltiplas subunidades na forquilha de replicação, consistindo em dois centros catalíticos e muitas proteínas acessórias.

**holoenzima da RNA polimerase** Complexo de multissubunidades bacterianas composto por quatro subunidades da enzima core mais o fator σ.

**holoenzima pol III** *V.* **holoenzima da DNA polimerase III.**

**holoenzima polimerase III** *V.* **holoenzima da DNA polimerase III.**

**homeobox (box homeótico)** Família de sequências de DNA com 180 pb muito similares que codificam uma sequência de polipeptídeos chamada homeodomínio, uma sequência de ligação do DNA específica de sequências. Embora o homeobox tenha sido descoberto primeiro em todos os genes homeóticos, agora sabe-se que ele codifica um motivo de ligação ao DNA muito mais generalizado.

**homeodomínio** Família de sequências altamente conservadas em proteínas, com 60 aminoácidos de comprimento e encontrada em um grande número de fatores de transcrição, podendo formar estruturas com hélice-volta-hélice e ligar-se ao DNA de maneira específica à sequência.

**homozigótico** Refere-se ao estado de carregar um par de alelos idênticos em um *locus*.

**homozigoto** Organismo individual homozigótico.

**HR** *V.* **recombinação homóloga.**

**IBD** *V.* **idêntico por descendência.**

**idêntico por descendência (IBD)** Quando duas cópias de um gene em um indivíduo remontam à mesma cópia em um ancestral.

**ilha de CpG** Dinucleotídeos CG não metilados ou metilados encontrados em agrupamentos perto de promotores de genes.

**impressão genômica (ou *imprinting* genômico)** Fenômeno em que um gene herdado de um dos pais não se expressa, embora ambas as cópias do gene sejam funcionais. Genes impressos são metilados e inativados na formação de gametas masculinos ou femininos.

**impressão materna (ou *imprinting* materno)** Expressão de um gene somente quando herdado do pai porque a cópia do gene herdada da mãe é inativa devido à metilação no curso da formação dos gametas.

**impressão paterna (ou *imprinting* paterno)** Expressão de um gene somente quando herdado da mãe porque o alelo do gene herdado do pai é inativo em razão de metilação no curso da formação de gametas.

**imunofluorescência** Técnica de microscopia que usa anticorpos ligados a fluorocromos.

**imunoprecipitação da cromatina (ChIP)** Uso de anticorpos para isolar regiões específicas da cromatina e para identificar as regiões do DNA às quais se ligam as proteínas regulatórias.

**inativação do cromossomo X** Processo pelo qual um de dois cromossomos X em células femininas é transcricionalmente silenciado.

**indução** (1) Alívio da repressão de um gene ou conjunto de genes sob controle negativo. (2) Interação entre duas ou mais células ou tecidos que seja necessária para uma daquelas células ou tecidos mudar seu destino de desenvolvimento.

**indução zigótica** Liberação súbita de um fago lisogênico de um cromossomo Hfr quando o prófago entra na célula F⁻ seguida por lise subsequente da célula receptora.

**indutor** Agente ambiental que desencadeia transcrição de um óperon.

**infecção** Invasão de um organismo e subsequente multiplicação por microrganismos, como bactérias e vírus.

**infecção dupla (mista)** Infecção de uma bactéria por dois fagos geneticamente diferentes.

**infecção mista (dupla)** Infecção de uma cultura bacteriana por fagos de dois genótipos diferentes.

**inferência filogenética** Determinação do estado de uma característica ou da direção de mudança em uma característica com base na distribuição daquela característica em uma filogenia de organismos.

**informação posicional** Processo pelo qual indícios químicos que estabelecem o destino da célula ao longo de um eixo geográfico são estabelecidos em um embrião em desenvolvimento ou em primórdio de tecido.

**iniciação** Primeiro estágio da transcrição ou da tradução. Sua função principal na transcrição é posicionar corretamente a RNA polimerase antes do estágio de alongamento e, na tradução, é posicionar corretamente o primeiro aminoacil-tRNA no sítio P.

**iniciadora** Região da sequência de DNA na qual a ligação de proteínas ativadoras inicia a transcrição gênica.

**inovação-chave** Característica que permite que uma linhagem tenha vantagem em um novo ambiente e diversifique rapidamente.

**inserção de base** Mutação em que um par de bases é adicionado a uma sequência de DNA.

**inserção DNA** *V.* **DNA doador.**

**interactoma** Conjunto inteiro de interações moleculares nas células, inclusive em interações proteína-proteína em particular.

**interferência** Medida da independência de *crossovers* entre si, calculada pela subtração do coeficiente de coincidência de 1.

**interferência do RNA (RNAi)** Sistema em alguns eucariotos para controlar a expressão de genes por meio da ação de siRNAs. *V. também* **silenciamento gênico.**

**interruptor genético** Segmento de DNA regulatório e a(s) proteína(s) regulatória(s) que se liga(m) a ele e que governam o estado transcricional de um gene ou conjunto de genes.

**íntron** Segmento de um pré-mRNA removido por *splicing*.

**inversão** Mutação cromossômica que consiste na remoção de um segmento de cromossomo, sua rotação em 180° e sua reinserção na mesma localização.

**inversão paracêntrica** Inversão que não inclui o centrômero.

**inversão pericêntrica** Inversão que inclui o centrômero.

**ionização** Processo pelo qual um átomo no DNA adquire carga negativa ou positiva.

**ISH** V. **hibridização** *in situ*.

**isoformas** Membros de um conjunto de proteínas similares que são produzidas a partir de um único gene por *splicing* alternativo ou por uma família de genes.

**isogênico** Geneticamente idêntico.

**isolador** Elemento de sequência de DNA que impede interações inapropriadas entre domínios de cromatina próximos.

**isolamento por distância** Viés na escolha de cruzamento que se origina do grau de distância geográfica entre indivíduos, fazendo com que sejam mais aptos para cruzar com um vizinho do que outro membro de sua espécie que esteja mais distante.

**isolamento reprodutivo** Redução na quantidade de fluxo de genes entre populações ou espécies.

**junção de extremidades não homólogas (NHEJ)** Mecanismo usado por eucariotos para reparar quebras em fitas duplas.

**junção de Holliday (HJ)** Estrutura com quatro ramificações que se forma durante a recombinação do DNA.

**lei da distribuição independente (segunda lei de Mendel)** Pares de genes segregantes não ligados ou ligados a distância se distribuem de maneira independente na meiose.

**lei de Hardy-Weinberg** Equação usada para descrever a relação entre frequências alélicas e genotípicas em uma população em acasalamentos aleatórios.

**lei de segregação igual (primeira lei de Mendel)** Produção de número igual (50%) de cada alelo nos produtos meióticos (p. ex., gametas) de um meiócito heterozigótico.

**leituras de extremidades pareadas** Na montagem de sequências *shotgun* do genoma completo, sequências do DNA correspondentes a ambas as extremidades de uma inserção de DNA genômico em um clone recombinante.

**letal sintética** Refere-se a uma mutação dupla que é letal, ao passo que mutações com componente único não o são.

**ligação fosfodiéster** Ligação química entre açúcares sucessivos em nucleotídios em uma molécula de RNA ou de DNA.

**ligação peptídica** Ligação química entre o grupo carboxila de um aminoácido e o grupo amina de outro aminoácido.

**ligação sexual** Localização de um gene em um cromossomo sexual.

**ligação X** Padrão de herança de genes encontrado no cromossomo X, mas não no cromossomo Y.

**ligação Y** Padrão de herança de genes encontrado no cromossomo Y, mas não no cromossomo X (raro).

**ligados** Situação em que dois genes estão no mesmo cromossomo, conforme deduzido por frequência de recombinação menor do que 50%.

**ligase** Enzimas que catalisam a formação de uma ligação fosfodiéster entre 3'-OH e 5'-monofosfato em fitas separadas de DNA ou RNA.

**LINE** V. **elemento intercalado longo**.

**linhagem ou estoque endogâmico** Estoque que consiste em indivíduos geneticamente idênticos inteiramente endogâmicos a partir de genitor(es) comum(ns).

**linhagem pura** População de indivíduos na qual todos são portadores de genótipo idêntico inteiramente homozigótico.

**linhagem quase isogênica** V. **linhagens congênicas**.

**linhagens congênicas** Linhagens ou estoques de uma espécie que são idênticos em todos os genomas, exceto em uma pequena região de interesse.

**lisado** População de prole de fagos.

**lise** Ruptura e morte de uma célula bacteriana na liberação de prole de fagos.

**lisógeno** V. **bactéria lisogênica**.

**lncRNA** V. **RNA não codificador longo**.

***loci* CRISPR** Regiões em cromossomos bacterianos que contêm repetições palindrômicas curtas interespaçadas regularmente e agrupadas envolvidas na imunidade contra vírus.

***locus* (plural, *loci*)** Local específico em um cromossomo no qual se localiza um gene.

***locus* de características quantitativas (QTL)** Gene que contribui para a variação fenotípica em uma característica que mostra herança complexa, como altura e peso.

**LTR** V. **repetição terminal longa**.

**LTR-retrotrásnpóson** Tipo de elemento transponível classe 1 que finaliza em repetições terminais longas e codifica várias proteínas, inclusive a transcriptase reversa.

**LTR-solo** Cópia única de uma *LTR*.

**m.u.** V. **unidade de mapa**.

**mapa cromossômico** Representação de todos os cromossomos do genoma na forma de linhas, marcada com as posições dos genes conhecidas a partir de seus fenótipos mutantes, mais os marcadores moleculares. Baseia-se na análise da frequência recombinante.

**mapa de ligações (*linkage map*)** Mapa cromossômico; mapa abstrato de *loci* cromossômicos baseado nas frequências de recombinantes.

**mapa de recombinações** Mapa cromossômico em que as posições dos *loci* mostradas se baseiam em frequências de recombinação.

**mapa de restrição** Mapa dos sítios de restrição em um segmento do DNA.

**mapa físico** Mapa organizado e orientado de fragmentos clonados de DNA no genoma.

**mapeamento de deleção** Uso de um conjunto de deleções conhecidas para mapear novas mutações recessivas por pseudodominância.

**mapeamento de *loci* de características quantitativas** V. **mapeamento de QTL**.

**mapeamento de QTL** Método para localização de QTL no genoma e para caracterizar os efeitos do QTL sobre a variação de características.

**mapeamento fino (também *fine-map*)** Encontrar a localização genômica de um gene de interesse (ou uma região funcional em um gene) com *loci* marcadores firmemente ligados a ela.

**mapeamento por associação** Método para localizar *loci* de características quantitativas no genoma com base em desequilíbrio de ligação entre um *locus* de marcador e um *locus* de traço quantitativo em uma população com acasalamento aleatório.

**marcador de epítopo** Sequência curta de polipeptídeos adicionada à extremidade de uma proteína recombinante que pode ser usada para a finalidade de purificação ou análise de proteínas.

**marcador de sequência expressa (EST)** Clone de cDNA para o qual apenas as extremidades 5' ou a 3', ou ainda ambas, tenham sido sequenciadas; usado para identificar extremidades de transcritos em análise genômica.

**marcador genético** Alelo usado como sonda experimental para monitorar um organismo individual, um tecido, uma célula, um núcleo, um cromossomo ou um gene.

**marcador molecular** Variante de sequência de DNA que pode ser usada para mapear um fenótipo de interesse em uma região específica do DNA.

**marcador não selecionado** Em um experimento de recombinação bacteriana, um alelo marcado na prole para a frequência de sua cossegregação com um alelo selecionado ligado.

**média** A média aritmética.

**medicina de precisão**  Categoria de medicina que usa informações sobre os genes de uma pessoa, proteínas e ambiente para prevenir, diagnosticar e tratar doenças.

**meia-vida**  Quantidade de tempo que leva para metade do *pool* de uma molécula de RNA se degradar.

**meio mínimo**  Meio contendo somente sais inorgânicos, uma fonte de carbono e água.

**meiócito**  Célula na qual ocorre a meiose.

**meiose**  Duas divisões nucleares sucessivas (com as correspondentes divisões celulares) que produzem gametas (em animais) ou esporos sexuais (em plantas e fungos) que têm metade do material genético da célula original.

**merozigoto**  Célula de *E. coli* parcialmente diploide formada a partir de um cromossomo completo (o endogenoto) mais um fragmento (o exogenoto).

**microRNA (miRNA)**  Classe de RNA funcional que regula a quantidade de proteína produzida por um gene eucariótico.

**microssatélite**  *locus* composto por várias cópias (repetições) de um motivo de sequência curta (cerca de 2 a 6 pb). Diferentes alelos têm diferentes números de repetições.

**migração**  Movimento de indivíduos (ou gametas) entre populações.

**miRNA**  *V.* **microRNA**.

**mistura genética**  Mistura de genes que resulta quando indivíduos têm ancestralidade de mais de uma subpopulação.

**mitose**  Tipo de divisão nuclear (que ocorre na divisão celular) que produz dois núcleos de células-filhas idênticos ao núcleo parental.

**MMR**  *V.* **reparo de mal pareamento**.

**modelo alostérico de terminação**  Modelo que propõe que a terminação da transcrição pela RNA pol II seja causada por uma alteração de conformação no seu sítio ativo.

**modelo de Dobzhansky-Muller**  Explica a evolução de incompatibilidades genéticas entre *loci* que resultam em esterilidade híbrida ou inviabilidade híbrida.

**modelo de terminação torpedo**  Modelo propondo que a terminação da transcrição seja causada por deslocamento da RNA polimerase II do DNA por uma exonuclease.

**modificação da cromatina**  Alteração catalisada por enzima da estrutura química de um aminoácido em histonas.

**modificação de histonas**  Alteração covalente de um ou mais resíduos de aminoácidos da proteína histona. As modificações incluem acetilação, fosforilação e metilação.

**Modificação do DNA**  Alteração química reversível dos nucleotídios no DNA genômico.

**modificação pós-traducional**  Alteração de resíduos de aminoácidos que ocorre depois que a proteína foi traduzida.

**modificador**  Mutação em um segundo *locus* que muda o grau de expressão de um gene mutado em primeiro *locus*.

**molde**  Molécula de DNA ou RNA com fita única que direciona a síntese de outra molécula; por exemplo, a sequência de nucleotídios do DNA atua como molde para determinar a sequência de nucleotídios do RNA durante a transcrição.

**molécula-filha**  Um dos dois produtos de replicação do DNA composto por uma fita molde e uma fita recém-sintetizada.

**molécula parental**  DNA em uma célula replicada quando a célula se divide.

**monofosfato de adenosina cíclico (cAMP)**  Molécula que contém uma ligação diéster entre os átomos de carbono 3′ e 5′ da parte ribose do nucleotídio. Esse nucleotídio modificado não pode ser incorporado ao DNA ou ao RNA. Ele tem papel-chave como sinal intracelular na regulação de vários processos.

**monoíbrido**  Heterozigoto de *locus* único do tipo *A/a*.

**monoploide**  Célula que tem somente um conjunto de cromossomos (geralmente como aberração) ou organismo composto por tais células.

**monossômico**  Célula ou organismo individual basicamente diploide, mas que apresenta apenas uma cópia de um tipo de cromossomo em particular e, desse modo, apresenta um número de cromossomos de $2n + 1$.

**montagem de sequência**  Compilação de milhares ou milhões de leituras de sequências independentes de DNA em um conjunto de contigs e arcabouços (*scaffolds*).

**montagem do DNA**  Reunião de múltiplos fragmentos de DNA.

**morfo**  Tipo de polimorfismo genético; o morfo pode ser um fenótipo ou uma sequência molecular.

**morfógeno**  Molécula que induz resposta em células circundantes de maneira dependente da concentração.

**mRNA**  *V.* **RNA mensageiro**.

**mtDNA**  *V.* **DNA mitocondrial**.

**mutação**  (1) Processo que produz um conjunto de gene ou cromossomos diferente daquele do tipo selvagem. (2) Conjunto de genes ou cromossomos que resulta de tal processo.

**mutação com ganho de função**  Mutação que confere uma nova função a um gene. Mutações com ganho de função são muitas vezes dominantes.

**mutação com mudança da fase do quadro de leitura**  Inserção ou deleção de um par ou pares de nucleotídios, causando ruptura da fase do quadro de leitura traducional.

**mutação com perda de função**  Mutação que interrompe a função de um gene. Mutações com perda de função costumam ser recessivas.

**mutação com vazamento**  Mutação que confere um fenótipo mutante, mas que ainda retém nível baixo, porém detectável, de função do tipo selvagem.

**mutação conservadora**  Substituição de par de nucleotídios em uma região de codificação de proteínas que leva à substituição de um aminoácido por outro que tenha propriedades químicas similares.

**mutação constitutiva**  Alteração em uma sequência de DNA que faz um gene reprimido algumas vezes ser expresso continuamente, ou "constitutivamente".

**mutação cromossômica**  Qualquer tipo de alteração na estrutura ou no número dos cromossomos.

**mutação de sentido trocado (não sinônima)**  Substituição de pares de nucleotídios em uma região de codificação de proteínas que leva à substituição de um aminoácido por outro.

**mutação espontânea**  Mutação que ocorre na ausência de exposição a mutágenos.

**mutação indel**  Mutação em que um ou mais pares de nucleotídios são adicionados ou suprimidos.

**mutação induzida**  Mutação que se origina por meio da intervenção de um agente que aumenta a taxa de ocorrência de mutações.

**mutação na linhagem germinativa**  Mutação no DNA das células germinativas – espermatozoide ou ovócito.

**mutação não conservadora**  Substituição de pares de nucleotídios em uma região de codificação de proteínas que leva à substituição de um aminoácido por outro que tenha diferentes propriedades químicas.

**mutação não sinônima**  *V.* **mutação de sentido trocado**.

**mutação negativa dominante**  Alelo mutante que, em dose única (heterozigoto), elimina a função gênica por um efeito sabotador sobre a proteína.

**mutação nula**  Mutação que resulta na ausência completa de função para o gene.

**mutação pontual**  Mutação que altera a posição de uma única base em uma molécula de DNA convertendo-a em uma base diferente ou por inserção/deleção de uma única base em uma molécula de DNA.

**mutação sem sentido**  Substituição de pares de nucleotídios em uma região de codificação de proteínas que transforma um códon para um aminoácido em um códon de terminação (sem sentido).

**mutação sensível à temperatura (ts)**  Mutação condicional que produz o fenótipo mutante em uma faixa de temperatura e o fenótipo do tipo selvagem em outra faixa de temperatura.

**mutação silenciosa**  *V.* mutação sinônima (silenciosa).

**mutação sinônima (silenciosa)**  Alteração na sequência de um códon que não muda o aminoácido codificado.

**mutação somática**  Mutação em uma célula que pode ser passada às células-filhas no curso da divisão celular.

**mutação ts**  *V.* mutação sensível à temperatura.

**mutagênese insercional**  Situação em que uma mutação se origina pela interrupção de um gene por DNA estranho, como de um construto transgênico ou um elemento transponível.

**mutágeno**  Agente capaz de aumentar a taxa de mutações.

**mutante**  Organismo ou célula portador(a) de uma mutação.

**mutante duplo**  Genótipo com alelos mutantes de dois genes diferentes.

**mutante resistente**  Mutante que consegue crescer em ambiente normalmente tóxico.

**NAHR**  *V.* recombinação homóloga não alélica.

**não disjunção**  Falha de homólogos (na meiose) ou de cromátides irmãs (na mitose) em separar-se apropriadamente para polos opostos.

**ncRNA**  *V.* RNA não codificador.

**neofuncionalização**  Evolução de uma nova função por um gene.

**NER**  *V.* reparo por excisão de nucleotídio.

**NH**  *V.* número de haplotipos.

**NHEJ**  *V.* junção de extremidades não homólogas.

**NLS**  *V.* sequência de localização nuclear.

**nocaute (ou inativação) de genes**  Inativação de um gene por mutação de ocorrência natural ou por meio da integração de um fragmento de DNA especialmente introduzido por engenharia genética. Em alguns sistemas, tal inativação é aleatória, com o uso de construtos transgênicos que se inserem em muitas localizações diferentes no genoma. Em outros sistemas, pode ser executada de maneira direcionada.

*Northern blotting*  Método para detectar um RNA em específico em uma mistura de muitos RNAs por hibridização com uma sonda de ácidos nucleicos complementares.

**nuclease**  Enzima que corta as moléculas de DNA em localizações específicas ou degrada uma molécula de DNA inteira a nucleotídios únicos.

**nucléolo**  Região não limitada por membrana no núcleo e que funciona como sítio de biogênese de ribossomos.

**nucleosídio**  Componente de DNA ou RNA que consiste em um açúcar e uma base.

**nucleossomo**  Unidade básica de estrutura cromossômica eucariótica; é uma esfera de oito moléculas de histona envolvida por duas espirais de DNA.

**nucleotídio**  Molécula composta por uma base nitrogenada, um açúcar e um grupo fosfato; componente básico dos ácidos nucleicos.

**nulissômico**  Refere-se a uma célula ou organismo individual com um tipo de cromossomo ausente, com o número cromossômico como $n - 1$ ou $2n - 2$.

**número cromossômico haploide**  Número total de cromossomos que compreende o conjunto de cromossomos básico em um organismo.

**número de haplotipos (NH)**  Contagem simples do número de haplotipos em um *locus* em uma população.

**O**  *V.* origem da replicação.

**óctade**  Asco que contém oito ascósporos produzido em espécie na qual a tétrade normalmente sofre divisão mitótica pós-meiótica.

**octâmero de histonas**  Oito proteínas encontradas no centro de um nucleossomo, duas cópias de H2A, H2B, H3 e H4.

**operador**  Região do DNA em uma extremidade de um óperon que atua como sítio de ligação para uma proteína repressora.

**óperon**  Conjunto de genes estruturais adjacentes cujo mRNA é sintetizado de uma só vez, além dos sinais regulatórios adjacentes que afetam a transcrição dos genes estruturais.

**ORF**  *V.* fase do quadro de leitura aberto.

**organismo geneticamente modificado (GMO)**  Termo popular para um organismo transgênico, especialmente aplicado a organismos transgênicos na agricultura.

**organismo modelo**  Espécie não humana usada em biologia experimental em razão de determinadas características, como tempo curto de geração, genoma pequeno e facilidade com que pode ser criado em laboratório. Presume-se que o que se aprende na análise dessa espécie será verdadeiro para outras espécies, em especial outras espécies estreitamente relacionadas.

**organismo para teste**  Organismo individual homozigoto para um ou mais alelos recessivos; usado em cruzamentos teste.

**organismo transgênico**  Organismo cujo genoma foi modificado por DNA novo aplicado externamente.

**organizador**  Grupo de células em um embrião que tem a capacidade de organizar o desenvolvimento das células ao redor.

**orientação**  Característica de determinados elementos transponíveis que facilita sua inserção em regiões do genoma nas quais não é provável que sejam inseridos em um gene que cause mutação.

**origem (O)**  *V.* origem da replicação.

**origem da replicação (O)**  Ponto de uma sequência específica em que a replicação do DNA é iniciada.

**ortólogos**  Genes em diferentes espécies que evoluíram de um gene ancestral comum por especiação.

**oscilante (*wobble*)**  Pareamento entre duas bases de RNA que não segue as regras dos pares de bases de Watson-Crick; o pareamento oscilante costuma ocorrer entre bases de anticódon de tRNA e bases de códon do mRNA durante a tradução.

**padrão de segregação de primeira divisão (padrão MI)**  Padrão linear de fenótipos de esporos em um asco para um par de alelos em particular, produzido quando os alelos entram em núcleos separados na primeira divisão meiótica, mostrando que ocorreu cruzamento (*crossover*) entre o par de alelos e o centrômero.

**padrão de segregação de segunda divisão (padrão MII)**  Padrão de genótipos de ascósporos para um par de genes, mostrando que os dois alelos se separam em diferentes núcleos somente na segunda divisão meiótica, em decorrência de um crossover entre aquele par de genes e seus centrômeros; pode ser detectado somente em um asco linear.

**padrão $M_I$**  *V.* padrão de segregação de primeira divisão.

**padrão $M_{II}$**  *V.* padrão de segregação de segunda divisão.

**painel de descobertas**  Grupo de indivíduos usados para detectar sítios variáveis de nucleotídios ao comparar sequências parciais do genoma desse indivíduo com outras.

**palíndromo (palindrômico)**  Sequência de DNA em que se lê o mesmo na direção de 5′ para 3′ em ambas as fitas.

**paradoxo do valor C**  Discrepância (ou falta de correlação) entre o conteúdo de DNA de um organismo e sua complexidade biológica.

**parálogos**  Genes que estão relacionados por duplicação gênica em um genoma.

**parcimônia**  Favorecimento à explicação mais simples envolvendo o menor número de alterações evolutivas.

**partenogênese**  Produção de descendente por uma fêmea sem contribuição de um macho.

**PCNA**  *V.* antígeno nuclear de proliferação celular.

**PCR por transcrição reversa (RT-PCR)**  Método para amplificar uma sequência de RNA.

**PCR quantitativa (qPCR)**  Método para medir a quantidade de uma molécula de DNA específica em uma amostra.

**PCR**  *V.* reação em cadeia da polimerase.

**penetrância**  Proporção de indivíduos com um genótipo específico que manifestam aquele genótipo no nível do fenótipo.

**pentaploide**  Organismo individual com cinco conjuntos de cromossomos.

**PEV**  *V.* variegação por efeito da posição.

**PIC**  *V.* complexo de pré-iniciação.

**pirimidina**  Tipo de base nitrogenada; as bases pirimidínicas no DNA são a citosina e a timina.

**piRNA**  *V.* RNA de interação com piwi.

**placa**  Halo em um tapete bacteriano deixado pela lise das bactérias por meio de infecções progressivas por um fago e seus descendentes.

**plasmídeo**  Molécula de DNA extracromossômica com replicação autônoma.

**plasmídeo F′**  Fator de fertilidade no qual uma parte do cromossomo bacteriano foi incorporada.

**plasmídeo R**  Plasmídeo contendo um ou vários transpósons portadores de genes de resistência.

**plasmídeo Ti**  Plasmídeo circular de *Agrobacterium tumifaciens* que possibilita que a bactéria infecte células de plantas e produza um tumor (tumor galha-da-coroa)

**poli(A) polimerase (PAP)**  Enzima que catalisa adição de AMP a partir do ATP à extremidade 3′ de mRNA independente de molde.

**poliadenilação**  Processo de adicionar uma cauda poli(A) a um mRNA.

**poligene (*locus* quantitativo de característica)**  Gene cujos alelos são capazes de interagir aditivamente com os alelos em outros *loci* para afetar um fenótipo (característica) que mostre distribuição contínua.

**poliligador**  *V.* sítio de clonagem múltipla (MCS).

**polimerase translesão (TLS)**  DNA polimerase capaz de continuar a replicar o DNA após um sítio de dano que suspenderia a replicação pela polimerase replicativa normal. As polimerases translesão contribuem para um mecanismo de tolerância a danos chamado síntese translesão (TLS).

**polimorfismo**  Ocorrência em uma população de múltiplas formas de uma característica ou de múltiplos alelos em um *locus* genético.

**polimorfismo de nucleotídio único (SNP) (snip)**  Diferença de um par de nucleotídio em uma dada localização nos genomas de dois ou mais indivíduos de ocorrência natural.

**polipeptídeo**  Cadeia de aminoácidos ligados; uma proteína.

**poliploide**  Célula que tem três ou mais conjuntos de cromossomos ou um organismo composto por tais células.

**ponte da anáfase**  Em um cromossomo dicêntrico, o segmento entre os centrômeros que é atraído para polos opostos na divisão celular.

**ponte dicêntrica**  Em um cromossomo dicêntrico, o segmento entre os centrômeros a ser atraído para os polos opostos na divisão nuclear.

**ponto de ramificação**  Sequência de íntrons perto do sítio de *splicing* 3′ que contém um resíduo adenosina envolvido na primeira etapa catalítica do *splicing*.

**pool de genes**  Soma total de todos os alelos nos membros de cruzamento de uma população em um dado tempo.

**população**  (1) Grupo de indivíduos que cruzam entre si para produzir a geração seguinte. (2) Grupo de indivíduos dos quais se retira uma amostra.

**primase**  Enzima que fabrica primers de RNA na replicação do DNA.

**primeira geração filial (F1)**  Indivíduos da prole que se originaram de um cruzamento de duas linhagens diploides homozigóticas.

**primeira lei de Mendel (lei da segregação igual)**  Os dois membros de um par de genes segregam entre si na meiose; cada gameta tem uma probabilidade igual de obter qualquer dos membros do par de genes.

**primer**  Oligonucleotídio de DNA ou RNA que serve como substrato para extensão pela DNA polimerase quando anelada a uma molécula mais longa de DNA.

**primossomo**  Complexo de proteínas na forquilha de replicação cujo componente central é a primase.

**procarioto**  Organismo unicelular que não apresenta núcleo limitado por membrana e outras organelas com membranas.

**processamento cotranscricional**  Transcrição e processamento simultâneos de pré-mRNA eucariótico.

**processamento do RNA**  Termo coletivo para modificações cotranscricionais e pós-transcricionais do RNA, como capeamento e processamento do mRNA nos eucariotos.

**produto de crossover**  Célula produto de meiose com cromossomos que participaram de um crossover.

**prófago**  "Cromossomo" de um fago inserido como parte da estrutura linear do cromossomo do DNA de uma bactéria.

**projeto genoma**  Esforço em larga escala, muitas vezes multilaboratorial, exigido para sequenciar um genoma complexo.

**promotor central**  Região de um promotor eucariótico que contém o sítio de início da transcrição, muitas vezes definido como −50 a +50 em relação ao sítio de início da transcrição.

**promotor proximal**  *V.* acentuador proximal.

**promotor**  Sequência de DNA que define onde a transcrição pela RNA polimerase começará.

**propósito**  Em um heredograma humano, a pessoa que primeiro chamou a atenção do geneticista.

**proteassoma**  Complexo de proteínas contendo proteases que degradam proteínas.

**proteína associada a CRISPR (Cas)**  Endonuclease de DNA de bactérias que funciona juntamente com sequências CRISPR para fornecer imunidade contra patógenos.

**proteína ativadora de catabólitos (CAP)**  Proteína que se une ao cAMP em baixas concentrações de glicose e se liga ao promotor *lac* para facilitar a ação da RNA polimerase.

**proteína Cas**  *V.* proteína associada a CRISPR (Cas).

**proteína de ligação ao DNA de fita única (SSB)**  Proteína que se liga a fitas únicas de DNA e impede que a fita dupla se forme novamente depois da replicação.

**proteína fibrosa**  Proteína com forma linear, tal como os componentes de cabelos e músculos.

**proteína globular**  Proteína com estrutura compacta, como uma enzima ou um anticorpo.

**proteoma**  Conjunto completo de proteínas expressas em uma célula, tecido ou organismo.

**prototrofo**  Linhagem de organismos que proliferará em meio mínimo (*compare* com **auxotrofo**).

**provírus**  DNA genômico cromossomicamente inserido de um retrovírus.

**pseudodominância**  Súbito aparecimento de um fenótipo recessivo em um heredograma em razão da deleção de um mascaramento do gene dominante.

**pseudogene**  Gene mutacionalmente inativo para o qual não existe correlato funcional nas populações do tipo selvagem.

**pseudogene processado**  Pseudogene originado pela transcrição reversa de um mRNA maduro e sua integração no genoma.

**pseudoligação**  Aparecimento de ligação de dois genes em cromossomos translocados.

**purina**  Tipo de base nitrogenada; as bases purínicas no DNA são a adenina e a guanina.

**qPCR** *V.* PCR quantitativa.

**QTL** *V. locus* de características quantitativas.

**quebra de fita dupla (DSB)** Uma quebra do DNA que cliva as cadeias de açúcar-fosfato de ambas as fitas da dupla hélice de DNA.

**quimera (quimérico)** Organismo com células de genótipo diferente.

**quinase** Enzima que transfere um grupo fosfato do ATP para uma molécula.

**radioisótopo** Forma instável de um elemento que emite radiação.

**reação em cadeia da polimerase (PCR)** Método *in vitro* para amplificar um segmento específico do DNA que usa dois *primers* que hibridizam com as extremidades opostas do segmento em polaridade oposta e, ao longo de ciclos sucessivos, realiza a replicação exponencial apenas daquele segmento.

**rearranjo** Produção de cromossomos anormais pela quebra e reunião incorreta de segmentos cromossômicos; exemplos são as inversões, deleções e translocações.

**rearranjo balanceado** Alteração na ordem dos genes cromossômicos que não remove nem duplica qualquer DNA. As duas classes de rearranjos balanceados são *inversões* e *translocações* recíprocas.

**rearranjo não balanceado** Rearranjo em que o material cromossômico é ganho ou perdido em um conjunto de cromossomos.

**receptora** Célula bacteriana que recebe DNA em uma transferência unilateral entre células; exemplos são F$^-$ em uma conjugação ou a célula transduzida em uma transdução mediada por fago.

**recessivo** Refere-se a um alelo cujo efeito fenotípico não se expressa em um heterozigoto.

**recessivo homozigótico** Refere-se a um genótipo como *a/a*.

**recombinação** (1) Em geral, qualquer processo em uma célula diploide ou parcialmente diploide que gere novo gene ou combinações cromossômicas não encontradas previamente naquela célula ou em seus genitores. (2) Na meiose, o processo que gera um produto haploide de meiose cujo genótipo seja diferente dos dois ou de um dos genótipos haploides que constituíam o diploide meiótico.

**recombinação de fagos** Produção de genótipos recombinantes de fagos em decorrência de infecção dupla de uma célula bacteriana por diferentes genótipos "parentais" de fagos.

**recombinação homóloga (HR)** Tipo de recombinação em que o DNA é trocado entre moléculas de DNA com sequências similares ou idênticas; mecanismo de reparo do DNA que depende de sequências homólogas para reparar quebras de fitas duplas.

**recombinação homóloga não alélica (NAHR)** *Crossing over* entre unidades homólogas curtas encontradas em diferentes *loci* cromossômicos. *V. também crossing over* desigual.

**recombinação meiótica** Recombinação por distribuição ou *crossing over* na meiose.

**recombinante** Refere-se a um organismo ou célula individual que tem genótipo produzido por recombinação.

**rede de haplotipos** Rede que mostra a relações entre haplotipos e as posições das mutações definidoras dos haplotipos nas ramificações.

**região livre de nucleossomos (NFR)** Segmentos de DNA, muitas vezes em promotores de genes ativos, que não apresentam nucleossomos.

**região não traduzida 3' (UTR 3')** Parte de um mRNA localizada descendente (a jusante ou depois) ao códon de parada de tradução.

**região não traduzida 5' (UTR 5')** Parte de um mRNA localizada ascendente (a montante ou antes) ao códon de início de tradução.

**regiões pseudoautossômicas 1 e 2** Pequenas regiões nas extremidades dos cromossomos sexuais X e Y; são homólogas e passam por pareamento e cruzamento na meiose.

**regra da soma** A probabilidade de que um ou o outro de dois eventos mutuamente exclusivos ocorra é a soma de suas probabilidades individuais.

**regra do produto** A probabilidade de dois eventos independentes ocorrerem em simultâneo é o produto das probabilidades individuais.

**regulação negativa** Regulação mediada por fatores que bloqueiam ou desligam a transcrição.

**regulação positiva** Regulação mediada por uma proteína necessária para a ativação de uma unidade de transcrição.

**régulon** Genes que são transcritos de maneira coordenada pela mesma proteína regulatória (p. ex., fator sigma).

**relógio molecular** Taxa constante de substituição de aminoácidos nas proteínas ou nucleotídios em ácidos nucleicos durante um longo tempo de evolução.

**remodelamento da cromatina** Processos enzimáticos que alteram as interações entre histonas e o DNA na cromatina.

**reparo de mal pareamento (MMR)** Sistema para reparo de dano ao DNA que já foi replicado.

**reparo de quebra de fita dupla (DSBR)** Uma das duas vias principais para reparo de quebras de DNA de fita dupla por recombinação homóloga.

**reparo por excisão de base (BER)** Uma das várias vias de reparo por excisão. Nesta via, distorções sutis de pares de bases são reparadas pela criação de sítios abásicos seguidos por síntese de reparo.

**reparo por excisão de nucleotídio (NER)** Via de reparo por excisão que quebra as ligações fosfodiéster de ambos os lados de uma base danificada, removendo aquela base e várias outras de ambos os lados, sendo seguido pela replicação do reparo.

**reparo por excisão de nucleotídio acoplado à transcrição (TC-NER)** Tipo de reparo por excisão de nucleotídio que é ativado por complexos de transcrição paralisados e corrige dano ao DNA em regiões transcritas do genoma.

**reparo por excisão de nucleotídio genômico global (GG-NER)** Mecanismo de reparo do DNA que atua sobre adutos volumosos e dímeros de pirimidina de modo independente da transcrição.

**repetição terminal longa (LTR)** Repetição direta de sequência de DNA nas extremidades 5' e 3' de retrovírus e retrotranspósons.

**repetições palindrômicas curtas agrupadas e regularmente interespaçadas (CRISPRs)** Sequências em bactérias que funcionam juntamente com enzimas Cas para oferecer imunidade contra patógenos.

**replicação conservadora** Modelo refutado de síntese de DNA que sugeria que metade das moléculas do DNA da molécula-filha deveria ter ambas as fitas compostas por nucleotídios recém-polimerizados.

**replicação dispersiva** Modelo refutado de síntese de DNA que sugeria intercalação mais ou menos aleatória de segmentos parentais e novos em moléculas-filhas de DNA.

**replicação do DNA** Processo de síntese de duas cópias idênticas de uma molécula de DNA a partir de uma cópia original.

**replicação por círculo rolante** Modo de replicação usado por algumas moléculas circulares de DNA em bactérias (como plasmídeos) no qual o círculo parece rodar enquanto gira uma fita contínua.

**replicação semiconservadora** Modelo estabelecido de replicação do DNA em que cada molécula de fita dupla é composta por uma linhagem parental e uma fita recém-polimerizada.

**replissomo** Máquina molecular na forquilha de replicação que coordena as numerosas reações necessárias para a replicação rápida e precisa do DNA.

**reposição de genes** Inserção de um transgene criado por engenharia genética em lugar de um gene residente; com frequência obtida por duplo cruzamento.

**repressão de catabólitos** Inativação de um óperon causada pela presença de grandes quantidades do produto final metabólico do óperon.

**repressora** Proteína que se liga a um elemento com atuação cis, como um operador ou silenciador, assim impedindo a transcrição de um promotor adjacente.

**resposta de seleção (R)** Quantidade de mudança no valor médio de alguma característica fenotípica entre a geração parental e a geração de descendentes em decorrência da seleção dos genitores.

**resposta SOS** Resposta global induzida quando bactérias são expostas a estresses que causem dano substancial ao DNA.

**retrotransposição** Mecanismo de transposição caracterizado pelo fluxo invertido de informação do RNA ao DNA.

**retrotrapóson** Elemento transponível que usa transcriptase reversa para transpor por meio de um intermediário de RNA. *V. também* elemento classe 1.

**retrovírus** Vírus de RNA que replica primeiramente sendo convertido em DNA com fita dupla.

**revertido** Alelo com função do tipo selvagem originada pela mutação de um alelo mutante; é causado por uma reversão completa do evento original ou por mutação compensatória em segundo sítio.

**RF** *V.* frequência de recombinação; fator de liberação.

**ribonucleoproteína nuclear pequena (snRNP)** Complexo contendo um snRNA e proteínas que residem no núcleo.

**ribose** Açúcar pentose do RNA.

**ribossomo** Complexos de RNAs e proteínas que catalisam a síntese de proteínas usando mRNA como molde.

**ribozima** RNA com atividade enzimática – por exemplo, as moléculas de RNA com autoprocessamento (*self-splicing*) em *Tetrahymena*.

**RNA (ácido ribonucleico)** Ácido nucleico similar ao DNA, mas contendo açúcar ribose, e não açúcar desoxirribose, e uracila, em vez de tiamina como uma das bases.

**RNA com fita dupla (dsRNA)** Molécula de RNA compreendendo duas fitas complementares.

**RNA de interação com piwi (piRNA)** RNA transcrito a partir de agrupamentos pi que ajuda a proteger a integridade dos genomas de plantas e animais e a prevenir a propagação de elementos transponíveis a outros *loci* cromossômicos. Os piRNAs restringem os elementos transponíveis em animais.

**RNA de transferência (tRNA)** Classe de pequenas moléculas de RNA que carregam aminoácidos específicos para o ribossomo no curso da tradução; um aminoácido é inserido na cadeia polipeptídica em crescimento quando o anticódon do tRNA correspondente faz par com um códon no mRNA que está sendo traduzido.

**RNA funcional** Tipo de RNA que desempenha um papel sem ser traduzido.

**RNA interferente pequeno (siRNA)** RNAs de fita dupla curtos produzidos pela clivagem de RNAs de fita dupla longos pela proteína Dicer.

**RNA mensageiro (mRNA)** Molécula de RNA transcrita a partir do DNA de um gene; uma proteína é traduzida a partir dessa molécula de RNA pela ação dos ribossomos.

**RNA não codificador (ncRNA)** RNA que não é traduzido em proteína.

**RNA não codificador longo (lcnRNA)** Transcrito não codificador de proteínas que têm um comprimento aproximadamente de 200 nucleotídios.

**RNA nuclear pequeno (snRNA)** Qualquer dos vários RNAs não codificadores curtos encontrados no núcleo eucariótico, onde auxiliam nos eventos de processamento do RNA.

**RNA polimerase** Enzima que catalisa a síntese de uma fita de RNA de um molde de DNA. Os eucariotos apresentam várias classes de RNA polimerase; genes estruturais codificadores de proteínas são transcritos pela RNA polimerase II.

**RNA polimerase I** Enzima em células eucarióticas especializada em sintetizar rRNA.

**RNA polimerase II** Enzima em células eucarióticas especializada em sintetizar mRNA e uma variedade de RNAs não codificadores.

**RNA polimerase III** Enzima em células eucarióticas especializada em sintetizar tRNA, 5S rRNA e vários RNAs não codificadores.

**RNA precursor (pré-RNA)** RNA nascente que ainda não sofreu *splicing*.

**RNA ribossômico (rRNA)** Vários RNAs não codificadores diferentes que são componentes do ribossomo e essenciais para a síntese proteica.

**RNAi** *V.* interferência do RNA.

**RNA-seq** *V.* sequenciamento do RNA.

**rRNA** *V.* RNA ribossômico.

**RT-PCR** *V.* PCR por transcrição reversa.

*s* *V.* coeficiente de seleção.

*S* *V.* sítios segregantes ou **seleção diferencial**.

*scaffold* (1) Estrutura central de um cromossomo à qual a solenoide do DNA se fixa como alças; composto, na maior parte, por topoisomerase. (2) Em projetos genoma, um conjunto organizado de contigs no qual pode haver espaços não sequenciados ligados por leituras de sequência com extremidades pareadas.

**SDSA** *V.* anelamento síntese-dependente da fita.

**segregação adjacente-1** Em uma translocação recíproca, a passagem de um cromossomo translocado para um normal a cada um dos polos.

**segregação alternada** Em uma translocação recíproca, a passagem de ambos os cromossomos normais para um polo e de ambos os cromossomos translocados para o outro polo.

**segregação citoplasmática** Segregação em que células-filhas geneticamente diferentes se originam de um progenitor que é um cytohet.

**segunda geração filial ($F_2$)** prole de um cruzamento entre dois indivíduos da geração $F_1$.

**segunda lei de Mendel (lei da distribuição independente)** Pares de genes segregantes não ligados ou ligados a distância se distribuem de maneira independente na meiose.

**seleção artificial** Cruzamento de gerações sucessivas por seleção humana deliberada de determinados fenótipos ou genótipos como genitores a cada geração.

**seleção balanceadora** Seleção natural que resulta em um equilíbrio com frequências intermediárias de alelos.

**seleção cumulativa** Situação em que a seleção natural promove múltiplas substituições que alteram a função de uma proteína ou de um elemento regulatório por meio de rodadas repetidas de mutação e seleção.

**seleção direcional** Seleção que muda a frequência de um alelo em uma direção constante, seja em direção à fixação ou afastando-se daquele alelo.

**seleção natural** Taxa diferencial de reprodução de diferentes tipos em uma população como resultado de diferentes características fisiológicas, anatômicas ou comportamentais dos tipos.

**seleção negativa** Eliminação de uma característica deletéria de uma população por seleção natural.

**seleção positiva** Processo pelo qual um alelo favorável é levado a uma frequência mais alta em uma população porque indivíduos portadores desse alelo têm descendentes mais viáveis do que outros indivíduos.

**seleção purificadora** Seleção natural que remove variantes deletérias de um DNA ou sequência de proteínas, assim reduzindo a diversidade genética.

**semeadura (ou plaqueamento)** Espalhamento das células de um microrganismo (bactérias, fungos) em uma placa de meio nutritivo para permitir que cada célula forme uma colônia visível.

**semidescontínua** Termo usado para descrever o fato de que a replicação do DNA é contínua em uma fita e descontínua na outra.

**semiesterilidade** Fenótipo de um organismo heterozigótico para certos tipos de aberrações cromossômicas; expressa-se como número reduzido de gametas viáveis e, portanto, fertilidade reduzida.

**sequência de ativação *upstream* (UAS)** Sequência de DNA de levedura localizada a 5′ do promotor gênico; fator de transcrição que se liga à UAS para regular positivamente a expressão gênica.

**sequência de consenso** Sequência de nucleotídios ou aminoácidos de um ácido nucleico ou proteína, respectivamente, derivada por alinhamento de sequências similares (dos mesmos organismos ou de organismos diferentes) e determinação do nucleotídio ou aminoácido mais comum em cada posição.

**sequência de Kozac**  Sequência de nucleotídios em torno do códon de iniciação de tradução AUG em mRNAs eucarióticos.

**sequência de localização nuclear (NLS)**  Parte de uma proteína necessária para seu transporte do citoplasma ao núcleo.

**sequência de repetição invertida (IR)**  Sequência encontrada na forma idêntica (porém invertida) – por exemplo, nas extremidades opostas de um transpóson de DNA.

**sequência de Shine-Dalgarno**  Sequência curta em mRNA bacteriano que precede o códon de iniciação AUG e os pares de bases para a extremidade 3′ do RNA 16S na subunidade ribossômica 30S. Isso posiciona o códon AUG no sítio P do ribossomo.

**sequência IR**  V. sequência de repetição invertida.

**sequência líder**  Sequência na extremidade 5′ de um RNA que não é traduzida para proteína. V. *também* região não traduzida 5.

**sequência sinal**  Sequência aminoterminal de uma proteína secretada; exigida para o transporte da proteína através da membrana celular.

**sequenciamento de Sanger**  V. sequenciamento didesoxi (de Sanger).

**sequenciamento didesoxi (Sanger)**  Método de sequenciamento do DNA que usa trifosfatos de didesoxinucleosídios misturados a trifosfatos de nucleosídios padrão para produzir uma escada de fitas de DNA que terminam em cada nucleotídio no DNA que está sendo sequenciado. Esse método foi incorporado às máquinas de síntese de DNA automatizadas. Também chamado sequenciamento de Sanger, em referência a seu inventor, Frederick Sanger.

**sequenciamento do DNA**  Processo usado para decifrar a sequência de As, Cs, Gs e Ts em uma molécula de DNA.

**sequenciamento do RNA (RNA-seq)**  Método usado pra determinar as regiões transcritas de um genoma em alguma população celular específica, amostra de tecido ou organismo.

**sequenciamento *shotgun* do genoma completo (WGS)**  Estratégia para obter a sequência de um genoma por sequenciamento e montagem de muitos segmentos curtos de DNA genômico.

**série alélica**  Conjunto de alelos conhecidos de um gene. V. *também* alelos múltiplos.

**sexo heterogamético**  Sexo que tem cromossomos sexuais heteromórficos (p. ex., XY) e, portanto, produz dois tipos diferentes de gametas com respeito aos cromossomos sexuais.

**sexo homogamético**  Sexo com cromossomos sexuais homólogos (p. ex., XX).

**sgRNA**  V. *single guide* RNA.

**silenciamento gênico**  Gene que não é expresso em virtude de regulação epigenética. Contrariamente aos genes mutantes em virtude de alterações na sequência do DNA, os genes inativados por silenciamento podem ser reativados.

**síndrome de Down**  Fenótipo humano anormal, incluindo atraso mental, causado por uma trissomia do cromossomo 21; mais comum em bebês nascidos de mães com mais idade.

**síndrome de Klinefelter**  Fenótipo masculino humano anormal devido a um cromossomo X extra (XXY).

**síndrome de Turner**  Fenótipo feminino humano anormal produzido pela presença de apenas um cromossomo X (XO).

**SINE**  V. elemento intercalado curto.

***single guide* RNA (sgRNA)**  Pequeno RNA projetado que direciona a clivagem do DNA pela tecnologia de edição CRISPR-Cas9.

**sintenia**  Situação em que os genes são dispostos em blocos similares em diferentes espécies.

**síntese translesão (TLS)**  Mecanismo de tolerância a dano nos eucariotos que usa polimerases translesão para replicar o DNA após um sítio de dano.

**siRNA**  V. RNA interferente pequeno.

**sistema seletivo**  Técnica de seleção mutacional que enriquece a frequência de genótipos específicos (geralmente raros) por estabelecimento de condições ambientais que impeçam o crescimento ou a sobrevivência de outros genótipos.

**sítio A**  V. sítio de ligação aminoacil-tRNA.

**sítio abásico**  Sítio no DNA que não apresenta base purina nem pirimidina.

**sítio alostérico**  Sítio, em uma proteína, ao qual se liga uma pequena molécula, causando uma alteração na conformação da proteína que modifica a atividade de seu sítio ativo.

**sítio apirimidínico (AP)**  Sítio no DNA que não apresenta base pirimidina.

**sítio apurínico (AP)**  Sítio do DNA que não apresenta base purina.

**sítio ativo**  Parte de uma proteína que precisa ser mantida em uma forma específica para a proteína ser funcional – por exemplo, em uma enzima, a parte que se liga ao substrato.

**sítio de clonagem múltipla (MCS) (poliligador)**  Região de um vetor que contém múltiplos sítios de restrição que ocorrem somente uma vez no vetor.

**sítio de fixação λ (lambda)**  Local em que o prófago λ se insere no cromossomo de *E. coli*.

**sítio de início da transcrição**  Localização de um gene onde a transcrição começa.

**sítio de ligação aminoacil-tRNA (sítio A)**  Sítio no ribossomo que liga aminoacil-tRNAs que chegam. O anticódon de cada aminoacil-tRNA que chega faz pareamento com o códon do mRNA.

**sítio de ligação aos ribossomos (RBS)**  Sequência em um mRNA bacteriano responsável pelo recrutamento de um ribossomo ascendente ao códon de iniciação para iniciar a tradução.

**sítio de restrição**  Sequência de DNA que é reconhecida e cortada por uma enzima de restrição.

**sítio de saída (sítio E)**  Sítio no ribossomo no qual se encontra o tRNA desacilado.

**sítio de *splicing* (ou processamento) 3′**  Sequência que abrange a fronteira entre íntrons-éxons na extremidade 3′ de um íntron e define onde ocorre a clivagem na segunda etapa catalítica do *splicing*.

**sítio de *splicing* (ou processamento) 5′**  Sequência que abrange a fronteira de éxons-íntrons na extremidade 5′ de um íntron e define onde ocorre a clivagem na primeira etapa catalítica do *splicing*.

**sítio E**  V. sítio de saída.

**sítio P**  V. sítio peptidil.

**sítio peptidil (sítio P)**  Sítio no ribossomo ao qual está ligado um tRNA com a cadeia polipeptídica em crescimento.

**sítios segregantes (S)**  Número de sítios de nucleotídios variáveis ou polimórficos em um conjunto de sequências homólogas de DNA.

**SNP comum**  Polimorfismo de nucleotídio único (SNP) para o qual o alelo menos comum ocorre em uma frequência de aproximadamente 5% ou mais.

**SNP raro**  Polimorfismo de nucleotídio único (SNP) para o qual o alelo menos comum ocorre em frequência abaixo de 5%.

**SNP**  V. polimorfismo de nucleotídio único.

**snRNA**  V. RNA nuclear pequeno.

**snRNP**  V. ribonucleoproteína nuclear pequena.

**sonda**  Segmento de ácidos nucleicos marcados que pode ser usado para identificar moléculas específicas de DNA portadoras da sequência complementar, geralmente por meio de autorradiografia ou fluorescência.

***Southern blot*ting**  Método para detectar, por hibridização, um fragmento em particular de DNA em uma mistura de muitos fragmentos de DNA com uma sonda de ácido nucleico complementar.

**spliceossomo**  Complexo de processamento de ribonucleoproteínas que remove íntrons de pré-mRNAs eucarióticos.

***splicing* (ou processamento)**  Reação que remove íntrons e reúne éxons no pré-mRNA.

***splicing* (ou processamento) alternativo**  Processo pelo qual diferentes RNAs mensageiros são produzidos a partir do mesmo transcrito primário por meio de variações no padrão de *splicing* do transcrito. É possível produzir múltiplas "isoformas" de mRNA em uma única célula, ou as diferentes isoformas podem exibir diferentes padrões de expressão específicos dos tecidos. Se os éxons alternativos caírem nas fases de quadro de leitura aberto das isoformas de mRNA, serão produzidas proteínas diferentes pelos mRNAs alternativos.

**SSB**   V. **proteína de ligação a fita única.**

**subfuncionalização**   Via de duplicação e mutação gênica que produz *parálogos* com funções complementares.

**substituição de base**   Mutação que troca um par de bases por outro em uma sequência de DNA.

**substituição não sinônima**   V. **mutação de sentido trocado.**

**substituição sinônima**   V. **mutação sinônima (silenciosa).**

**subunidade**   Polipeptídeo único em uma proteína que contém múltiplos polipeptídeos.

**subunidade ribossômica grande**   Parte do ribossomo que contém o centro de peptidil transferase, que catalisa a formação de ligações peptídicas e a liberação de peptídeos.

**subunidade ribossômica pequena**   Parte do ribossomo que contém o centro de decodificação no qual tRNAs fazem pares de bases com o mRNA.

**sulco maior**   Maior dos dois sulcos na dupla hélice do DNA.

**sulco menor**   O menor dos dois sulcos na dupla hélice do DNA.

**supercontig**   V. *scaffold*.

**supressora**   Mutação secundária que pode cancelar o efeito de uma mutação primária, resultando em fenótipo do tipo selvagem.

**T**   V. **timina.**

**tautomerização**   Isomerização espontânea de uma base nitrogenada de sua forma ceto normal para uma forma enol (ou imino) alternativa ligada a hidrogênio.

**taxa de mutação ($\mu$)**   Probabilidade de que uma cópia de um alelo se transforme em alguma outra forma alélica em uma geração.

**TC-NER**   V. **reparo por excisão de nucleotídio acoplado à transcrição.**

**tecnologias de DNA**   Conjunto de técnicas para obter, amplificar e manipular fragmentos específicos de DNA.

**telomerase**   Enzima que, com o uso de um RNA pequeno como molde, adiciona unidades repetitivas às extremidades de cromossomos lineares para impedir encurtamento depois da replicação.

**telômero**   A ponta ou extremidade de um cromossomo.

**temperatura permissiva**   Temperatura em que um alelo mutante sensível à temperatura se expressa do mesmo modo que o alelo do tipo selvagem.

**temperatura restritiva**   Temperatura em que uma mutação sensível à temperatura expressa o fenótipo mutante.

**teoria cromossômica**   Controle da herança de características por genes nos cromossomos.

**terminação**   Última fase da transcrição; resulta na liberação do RNA e da RNA polimerase do molde de DNA.

**terminação independente de fator**   Tipo de mecanismo de terminação da transcrição em bactérias que ocorre sem a ajuda da proteína Rho.

**terminal**   Extremidade representada pelo último monômero adicionado na síntese unidirecional de um polímero, como o RNA ou um polipeptídeo.

**término dependente de Rho**   Tipo de mecanismo de término da transcrição em bactérias que envolve a proteína Rho.

**teste da complementação**   Teste para determinar se duas mutações estão em genes diferentes (elas se complementam) ou no mesmo gene (não se complementam).

**teste de Ames**   Método para testar se um composto químico é mutagênico expondo linhagens bacterianas mutantes especiais ao produto formado pela digestão desse composto por extrato de fígado e depois contando o número de colônias. Somente mutações novas, presumivelmente produzidas pelo composto, podem produzir mutações reversas ao tipo selvagem capazes de formar colônias.

**teste do qui-quadrado ($\chi^2$)**   Teste estatístico usado para determinar a probabilidade de se obter proporções observadas ao acaso sob uma hipótese específica.

**teste dos dois híbridos**   Método para detectar interações de proteína com proteína, normalmente realizado em levedura.

**tetraploide**   Célula que tem quatro conjuntos de cromossomos; organismo composto por tais células.

**timina (T)**   Base pirimidina que faz par com a adenina.

**tipo reprodutivo (*mating type*)**   Em fungos, um tipo simples de sexo. Somente tipos reprodutivos diferentes podem unir-se e completar o ciclo sexual. Geralmente determinado por alelos de um ou dois genes.

**tipo selvagem**   Genótipo ou fenótipo encontrado na natureza ou no estoque laboratorial padrão para um dado organismo.

**TLS polimerase**   V. **polimerase translesão.**

**TLS**   V. **síntese translesão.**

**Tn**   V. **transpóson.**

**topoisomerase**   Enzima capaz de cortar e formar novamente as cadeias de polinucleotídios no DNA, permitindo que assumam uma configuração mais relaxada.

**traço**   Mais ou menos sinônimo de **característica.**

**tradução**   Produção mediada por ribossomo e tRNA de um polipeptídeo cuja sequência de aminoácidos é derivada da sequência de códon de uma molécula de mRNA.

**transcrição**   Síntese de RNA a partir de um molde de DNA.

**transcriptase reversa**   Enzima que catalisa a síntese de uma fita de DNA a partir de um molde de RNA.

**transcriptoma**   Conjunto de RNAs expressos em células, tecidos ou organismos.

**transcrito**   Molécula de RNA copiada da fita molde de DNA pela RNA polimerase.

**transdução**   Movimento de genes de uma bactéria doadora para uma bactéria receptora com um fago como vetor.

**transdução especializada**   Situação em que um fago em particular fará transdução somente de regiões específicas do cromossomo bacteriano.

**transdução generalizada**   Capacidade de certos fagos de transduzirem qualquer gene no cromossomo bacteriano.

**transformação**   Modificação direcionada de um genoma pela aplicação externa de DNA de uma célula de genótipo diferente.

**transformação dupla**   Transformação simultânea por dois marcadores de doadores diferentes.

**transformação homeótica**   Mutação em que a identidade de uma estrutura corporal normal é transformada em outra.

**transgene**   Gene que foi modificado por técnicas de DNA recombinante aplicadas externamente e reintroduzido no genoma por transformação da linhagem germinativa.

**transição alostérica**   Mudança de uma conformação, em uma proteína, para outra.

**transição**   Tipo de substituição de par de nucleotídios em que uma purina substitui outra purina ou em que uma pirimidina substitui outra pirimidina – por exemplo, G–C para A–T.

**translocação**   Relocalização de um segmento cromossômico para uma posição diferente no genoma.

**translocação robertsoniana**   Rearranjo cromossômico que envolve quebra de dois cromossomos em seus centrômeros ou perto deles e subsequentes fusões dos braços longos dos dois cromossomos.

**transmissão horizontal**   Herança de DNA de outro membro da mesma geração.

**transmissão vertical**   Herança de DNA de um membro de uma geração anterior.

**transpor** Mover de uma localização no genoma para outra; diz-se de um elemento genético móvel.

**transposase** Enzima codificada por elementos transponíveis que passam por transposição conservadora.

**transposição** Processo pelo qual elementos genéticos móveis se movem de uma localização a outra no genoma.

**transposição conservadora** Mecanismo de transposição que movimenta um elemento móvel para uma nova localização no genoma ao remover aquele elemento de sua localização prévia.

**transposição replicativa** Mecanismo de transposição que gera novo elemento de inserção integrado em outra parte do genoma enquanto deixa o elemento original em seu sítio original de inserção.

**transpóson** Pedaço móvel de DNA flanqueado por sequências de repetições terminais que tipicamente carrega genes que codificam funções de transposição. Transpósons bacterianos podem ser simples ou compostos.

**transpóson composto** Tipo de elemento transponível bacteriano contendo vários genes que residem entre dois elementos de sequência de inserção (IS) quase idênticos.

**Transpóson de DNA** Elemento transponível de classe 2 encontrado em bactérias e eucariotos e que recebeu esse nome porque o elemento do DNA participa diretamente da transposição.

**transpóson simples** Tipo de elemento transponível bacteriano contendo uma variedade de genes que residem entre sequências de repetições invertidas curtas.

**transversão** Tipo de substituição de pares de nucleotídios em que uma pirimidina substitui uma purina ou vice-versa – por exemplo, G–C para T–A.

**triagem** Procedimento de mutagênese em que essencialmente toda a prole mutagenizada é recuperada e avaliada individualmente em busca de fenótipo mutante; com frequência, o fenótipo desejado é marcado de algum modo para possibilitar sua detecção.

**triagem genética** *V.* triagem.

**trinca** Três pares de nucleotídios que compõem um códon.

**triploide** Célula que tem três conjuntos de cromossomos ou um organismo composto por tais células.

**trissômico** Basicamente, um diploide com cromossomo extra de um tipo, produzindo um número cromossômico do tipo $2n + 1$.

**trivalente** Refere-se ao arranjo de pareamento meiótico de três homólogos em um triploide ou trissômico.

**tRNA carregado** Molécula do RNA de transferência com um aminoácido fixado à sua extremidade 3′. Também chamado aminoacil-tRNA.

**tRNA iniciador** tRNA especial que insere o primeiro aminoácido de uma cadeia polipeptídica no sítio P ribossômico no início da tradução. O aminoácido carreado pelo iniciador em bactérias é a N-formilmetionina.

**tRNA** *V.* RNA de transferência.

**U** *V.* uracila.

**UAS** *V.* sequência de ativação *upstream* ou ascendente.

**ubiquitina** Proteína que, quando fixada como cadeia de múltiplas cópias a outra proteína, marca aquela proteína para degradação por uma protease chamada proteassomo 26S. A adição de molécula única de ubiquitina a uma proteína podem mudar as interações proteína-proteína, como no caso de PCNA e polimerases de *bypass*.

**ubiquitinação** Processo de adicionar cadeias de ubiquitina a uma proteína marcada para degradação.

**unidade de mapa (m.u.)** "Distância" entre dois pares de genes ligados em que 1% dos produtos de meiose são recombinantes; unidade de distância em um mapa de ligação.

**unidade de mapa genético (m.u.)** Distância, no mapa cromossômico, que corresponde a 1% de frequência recombinante.

**univalente** Cromossomo meiótico não pareado único, com frequência encontrado em trissômicos e triploides.

**uracila (U)** Base pirimidínica no RNA no lugar da timina, encontrada no DNA.

**UTR** *V.* região não traduzida 3′; região não traduzida 5′.

**valor C** Conteúdo em DNA de um genoma haploide.

**valor genético** Parte do desvio de um indivíduo da média populacional que é causado por efeitos aditivos e que é transmitido aos descendentes.

**variação do número de cópias (CNV)** Variação para um grande segmento de DNA entre cromossomos homólogos causada por diferenças no número de cópias em série de um ou de múltiplos genes.

**variância ambiental** Parte da variação fenotípica entre indivíduos em uma população que se deve a diferentes ambientes que os indivíduos tenham experimentado.

**variância** Medida estatística usada para quantificar o grau em que os valores de características de indivíduos se desviam da média da população.

**variância genética** Parte da variação fenotípica entre indivíduos em uma população que se deve a diferenças genéticas entre indivíduos.

**variância genética aditiva** Parte da variância genética para uma característica em uma população que é previsivelmente transmitida de pai para filho.

**variegação do efeito da posição (PEV)** Variegação causada pela inativação de um gene em algumas células por meio de sua justaposição anormal com heterocromatina.

**vetor** *V.* vetor de clonagem.

**vetor de clonagem** Na clonagem, o cromossomo do plasmídeo ou do fago usado para carrear o segmento de DNA clonado.

**vigilância do genoma** Coleção de mecanismos que reconhecem e destroem ácidos nucleicos invasores ou transpósons ativos.

**vigor híbrido** Situação em que uma $F_1$ é maior ou mais saudável do que suas duas linhagens parentais puras diferentes.

**vírus** Partícula que consiste em ácido núcleo e proteína que precisa infectar uma célula viva para se replicar e reproduzir.

***Western blotting*** Método para detectar uma proteína em particular em uma mistura de muitas proteínas por interação com uma sonda de anticorpo.

**zigoto** Célula formada pela fusão de um óvulo e um espermatozoide; célula diploide peculiar que se dividirá de modo mitótico para criar um organismo diploide diferenciado.

# Respostas para Problemas Selecionados

Esta seção inclui respostas selecionadas para problemas básicos e desafiadores.

## CAPÍTULO 1

1. Proporções aproximadamente iguais de roxo e branco.
4. a. As esferas azuis são átomos na cadeia de açúcar-fosfato.
   b. As placas marrons são bases dos nucleotídios.
6. Archaea.
10. A fita complementar lê CAAGCGCCGGCGCTTG. As duas fitas são complementares e palindrômicas.
12. 68 citosinas, 68 guaninas e 32 timinas.

## CAPÍTULO 2

1. *Ap3* não tem pétalas. *Ag* não tem estames.
5. $651 \times 2/3 = 434$
8. Na meiose, os homólogos replicados são pareados. Na mitose, cada homólogo fica sozinho.
12. Uma possibilidade é que uma mutação em um sítio não ativo possa afetar o enovelamento (e, portanto, a função) da proteína.
16. Metade dos machos teria olhos vermelhos e metade teria olhos brancos. Todas as fêmeas teriam olhos vermelhos. Metade delas seria homozigota para o alelo de tipo selvagem e metade seria heterozigota.
18. (1) Não.
    (2) Não; tamanhos de amostra pequenos muitas vezes não coincidem com as frequências esperadas.
19. *PARK7, HTT, PAH, EXA, ASPA, PRNP, NF2*
21. Não.
22. O macho III-2 pode ter sido diagnosticado incorretamente ou, em seu genoma, o alelo dominante pode ter sido suprimido por outros genes.
23. II-1 deve ser *Tt*; III-11 é provavelmente *TT*.
25. (c) O cruzamento na geração V deve ter sido *Aa × Aa*, então a probabilidade de ter cinco filhos afetados seria ¼ × ¼ × ¼ × ¼ × ¼ = 1/1024. Esse resultado pode ser puramente casual ou pode haver outra razão biológica mais sutil.
27. A eletroforese em gel separa as moléculas de DNA por tamanho. Quando o DNA é cuidadosamente isolado a partir de *Neurospora* (que apresenta sete cromossomos diferentes), devem ser produzidas sete faixas com o uso dessa técnica. Da mesma forma, a ervilha tem sete cromossomos diferentes e produzirá sete faixas (cromossomos homólogos migrarão em conjunto como uma única faixa).
30. A principal função da mitose é gerar duas células-filhas geneticamente idênticas à célula-mãe original.
34. À medida que as células se dividem mitoticamente, cada cromossomo consiste em cromátides irmãs idênticas que são separadas para formar células-filhas geneticamente idênticas. Embora a segunda divisão da meiose pareça ser um processo semelhante, as cromátides "irmãs" são provavelmente diferentes umas das outras. A recombinação em estágios meióticos iniciais terá regiões trocadas de DNA entre cromossomos irmãos e não irmãos, de modo que as duas células-filhas dessa divisão normalmente não são geneticamente idênticas.
38. Sim. Metade de nossa composição genética é derivada de cada genitor, metade da composição genética de cada genitor é derivada da metade de cada um de seus genitores etc.
42. (5) Pareamento de cromossomos.
47. A proporção da prole é de aproximadamente 3:1, indicando o cruzamento heterozigoto por heterozigoto clássico. Como o preto (*B*) é dominante sobre o branco (*b*),

   Pais:   *B/b × B/b*
   Prole:  3 pretos:1 branco (1 *B/B*:2 *B/b*:1 *b/b*)

51. O fato de que cerca de metade da prole F₁ é mutante sugere que a mutação que resulta em três cotilédones é dominante e o mutante original era heterozigoto. Se *C* = o alelo mutante e *c* = o alelo de tipo selvagem, o cruzamento é o seguinte:

   P      *C/c × c/c*
   F₁     *C/c* três cotilédones
          *c/c* dois cotilédones

56. $p$ (a criança tem galactosemia) = $p$ (John é *G/g*) × $p$ (Martha é *G/g*) × $p$ (ambos os pais passaram *g* para a criança) = (2/3)(2/3)(1/4)(1/4) = 2/48 = 1/24

62. a. O distúrbio parece ser dominante porque todos os indivíduos afetados têm um dos pais afetados. Se a característica fosse recessiva, então I-1, II-2, III-1 e III-8 teriam que ser todos portadores (heterozigotos para o alelo raro).
   b. Com a suposição de dominância, os genótipos são

   I:    *d/d, D/d*
   II:   *D/d, d/d, D/d, d/d*
   III:  *d/d, D/d, d/d, D/d, d/d, d/d, D/d, d/d*
   IV:   *D/d, d/d, D/d, d/d, d/d, d/d, d/d, D/d, d/d*

   c. A probabilidade de uma criança afetada (*D/d*) é igual a 1/2 e a probabilidade de uma criança não afetada (*d/d*) é igual a 1/2. Portanto, a chance de ter quatro filhos não afetados (uma vez que cada um é um evento independente) é (1/2) × (1/2) × (1/2) × (1/2) = 1/16.

68. a. Os filhos herdam o cromossomo X de suas mães. A mãe tem os lóbulos das orelhas livres; o filho tem os lóbulos das orelhas presos. Se o alelo para o lóbulo da orelha livre for dominante e o alelo para o lóbulo da orelha preso for recessivo, a mãe pode ser heterozigótica para essa característica e o gene pode ser ligado ao X.
   b. Não é possível, a partir dos dados fornecidos, decidir qual alelo é dominante. Se o lóbulo da orelha preso for dominante, o pai seria heterozigoto e o filho teria 50% de chance de herdar o alelo do lóbulo preso dominante. Se os lóbulos das orelhas presos forem recessivos, a característica pode ser autossômica ou ligada a X, mas, em qualquer dos casos, a mãe seria heterozigótica.

72. Seja *H* = hipofosfatemia e *h* = normal. O cruzamento é *H/Y × h/h*, resultando em *Hh* (mulheres) e *h/Y* (homens). A resposta é 0%.

77. a. $X^C/X^c, X^c/X^c$
   b. $p$ (daltônico) × $p$ (macho) = (1/2)(1/2) = 1/4
   c. As meninas serão 1 normal ($X^C/X^c$) : 1 daltônica ($X^c/X^c$).
   d. O cruzamento é $X^C/X^c × X^c/Y$, resultando em 1 normal:1 daltônico para ambos os sexos.

85. a. O heredograma sugere que o alelo que causa o cabelo ruivo é recessivo, pois a maioria dos indivíduos ruivos é de genitores sem essa característica.
   b. A observação das pessoas ao nosso redor faz com que o alelo pareça um tanto raro.

89. Observe que apenas os machos são afetados e que, em todos os casos, exceto um, o traço pode ser rastreado ao longo do lado feminino. No entanto, há um exemplo de um homem afetado tendo filhos afetados. Se a característica estiver ligada ao X, a esposa desse homem deve ser uma portadora. Dependendo de quão raro esse traço é na população em geral, isso pode ser improvável, sugerindo que o distúrbio é causado por um alelo autossômico dominante com expressão limitada a homens.

## CAPÍTULO 3

1. a. 0,05
   b. 0,01
   c. Os valores de *p* diminuem à medida que df diminui.

5. Anáfase I.
9. *AAaa*.
11. Não, porque toda a prole seria de um fenótipo.
12. Pai canhoto, pai destro e testador.
18. Tri-híbridos têm uma prole ¼ × ¼ × ¼ totalmente recessiva, na qual = 1/64.
21. Alguns verdes, alguns brancos, alguns variegados.
23. Os pais afetados não transmitem a doença.
25. O genótipo das células-filhas será idêntico ao da célula original: (f) *A/a* ; *B/b*.
30. A mitose produz células-filhas com o mesmo genótipo da célula original: *A/a* ; *B/b* ; *C/c*.
33. Seus filhos herdarão o satélite contendo 4 (probabilidade = 1/2), com coloração anormal 7 (probabilidade = 1/2) e o cromossomo Y (probabilidade = 1/2). Para herdar todos os três, a probabilidade é de (1/2) (1/2) (1/2) = 1/8.
38. Supondo a classificação independente e relações simples dominante-recessiva de todos os genes, o número de classes genotípicas esperadas da autofecundação de uma planta heterozigótica para *n* pares de genes é 3n e o número de classes fenotípicas esperadas é 2n.
41. **a. e b.** O cruzamento 2 indica que o roxo (*G*) é dominante sobre o verde (*g*) e o cruzamento 1 indica que o corte (*P*) é dominante sobre a batata (*p*).

| Cruzamento 1: *G/g* ; *P/p* × *g/g* ; *P/p* | Existem 3 cortes: 1 batata e 1 roxo: 1 verde. |
| Cruzamento 2: *G/g* ; *P/p* × *G/g* ; *p/p* | Existem 3 roxos: 1 verde e 1 corte: 1 batata. |
| Cruzamento 3: *G/g* ; *P/p* × *g/g* ; *P/p* | Não há verde e há 3 cortes: 1 batata. |
| Cruzamento 4: *G/g* ; *P/P* × *g/g* ; *p/p* | Não há batata e há 1 roxo: 1 verde. |
| Cruzamento 5: *G/g* ; *p/p* × *g/g* ; *P/p* | Há 1 corte: 1 batata e há 1 roxo: 1 verde. |

46. Os cruzamentos são

Cruzamento 1: fêmea *stop-start* × macho de tipo selvagem → toda prole *stop-start*

Como o DNA mitocondrial é herdado apenas pela fêmea em *Neurospora*, a prole exibe o fenótipo mitocondrial materno.

Cruzamento 2: fêmea do tipo selvagem × macho *stop-start* → toda prole do tipo selvagem

O recíproco resultará em um desfecho diferente, prole de tipo selvagem. Novamente, as mitocôndrias são herdadas da mãe e do gameta.

53. **a.** Deve haver 9 classes correspondentes a 0, 1, 2, 3, 4, 5, 6, 7, 8 "doses".
    **b.** Deve haver 13 classes correspondentes a 0, 1, 2, 3, 4, 5, 6, 7, 8, 9, 10, 11, 12 "doses".
62. **a. e b.** Comece com duas das três linhagens e cruze-as. Se, por exemplo, você começou com *a/a* ; *B/B* ; *C/C* × *A/A* ; *b/b* ; *C/C*, toda a prole seria *A/a* ; *B/b* ; *C/C*. Cruzar dois deles renderia

| 9 | *A/–* ; *B/–* ; *C/C* |
| 3 | *a/a* ; *B/–* ; *C/C* |
| 3 | *A/–* ; *b/b* ; *C/C* |
| 1 | *a/a* ; *b/b* ; *C/C* |

O genótipo *a/a* ; *b/b* ; *C/C* tem dois dos genes em um estado homozigoto recessivo e é encontrado em 1/16 da prole. Se esse genótipo for cruzado com *A/A*; *B/B*; *c/c*, toda a prole seria *A/a*; *B/b*; *C/c*. Cruzar dois deles (ou "autofecundá-los") levaria a uma proporção de 27:9:9:9:3:3:3:1 e 1/64 da prole seria o *a/a*; *b/b*; *c/c* desejado;

Existem várias rotas diferentes para obter *a/a*; *b/b*; *c/c*, mas o que acabamos de descrever requer apenas quatro cruzamentos.

69. **a.** Seja *B* = braquidáctilo, *b* = normal, *T* = testador e *t* = não testador. Os genótipos do casal são *B/b* ; *T/t* para o macho e *b/b* ; *T/t* para a fêmea.
    **b.** Para todas as quatro crianças serem braquidáctilas, $p = (1/2)^4 = 1/16$.
    **c.** Para nenhuma das quatro crianças ser braquidáctila, $p = (1/2)^4 = 1/16$.
    **d.** Para que todas sejam testadoras, $p = (3/4)^4 = 81/256$.
    **e.** Para que todas sejam não testadoras, $p = (1/4)^4 = 1/256$.
    **f.** Para que todas sejam testadoras braquidáctilas, $p = (1/2 \times 3/4)^4 = 81/4096$.
    **g.** A probabilidade de não ser uma testadora braquidáctila é de $1 -$ (a probabilidade de ser uma testadora braquidáctila) ou $1 - (1/2 \times 3/4) = 5/8$. A probabilidade de que todas as quatro crianças não sejam testadoras braquidáctilas é de $(5/8)^4 = 625/4096$.
    **h.** A probabilidade de que pelo menos uma seja testadora braquidáctila é de $1 -$ (a probabilidade de nenhuma ser uma testadora braquidáctila) ou $1 - (5/8)^4$.

## CAPÍTULO 4

3. A Figura 4.3 ilustra como o *crossing over* pode produzir novas combinações de alelos, de modo que, para simplificar, apenas os produtos meióticos do *crossover* são mostrados. Além desses, haveria dois produtos sem *crossover*: *pr vg*, assinalado em marrom, e *pr+ vg+*, assinalado em amarelo.

7. **a.** Os produtos meióticos parentais são cromossomos que descendem intactos de um dos dois genitores originais (P) no cruzamento. Nesse caso, o genitor para o genótipo *AB/ab* seria o *AB/AB* (cromossomos homozigóticos marrons) e o genitor para o genótipo *ab/ab* seria o *ab/ab* (cromossomos homozigotos amarelos).

10. A Figura 4.10 mostra quatro células em meiose, representando *crossovers* em vários locais ao longo do cromossomo. Um *crossover* ocorre na região A–B, produzindo 2 cromossomos recombinantes de um total de 16, para uma frequência de 0,125. Quatro *crossovers* (dois simples e um duplo de três fitas) ocorrem na região B–C, produzindo 6 cromossomos recombinantes de um total de 16, para uma frequência de 0,375 (a fita no meiócito 3 que está envolvida em dois *crossovers* parece não ter sofrido *crossovers*).

14. **a.** A Figura 4.14 representa um cruzamento-teste tri-híbrido com genes ligados; portanto, há dois intervalos genéticos a serem considerados. Em um cruzamento de teste típico de três pontos, esses intervalos serão de tamanhos diferentes com frequências correspondentemente diferentes de SCOs. As caixas coloridas que representam os SCOs são de tamanhos distintos para refletir a diferença no número de *crossovers* únicos. Observe que as duas cores adjacentes em cada par (verde/marrom, roxo/cinza) são aproximadamente do mesmo tamanho, refletindo o número quase igual de produtos recíprocos em cada *crossover*.
    **b.** Linhas 3, 4 e 5; todos os resultados diferentes de testagem ou autofecundação em cruzamentos di-híbridos.
    **c.** Linhas 6 e 7; tri-híbridos são usados em cruzamentos testes para genes não ligados e ligados.

18. **a.** O DNA heterodúplex na cromátide superior produziria um par de esporos não idênticos com GC (= *A*) na parte superior e com AT (= *a*) na parte inferior. A cromátide inferior se replicaria para produzir um par normal de esporos idênticos. Assim, o óctade final seria *A-A A-a a-a a-a*.
    **b.** O fato de os dois *loci* não mostrarem segregação não mendeliana significa que ambos estão fora da região heterodúplex. Se *P* e *Q* estivessem em cis e posicionados respectivamente à esquerda e à direita da região de *crossover* do gene *A*, eles se recombinariam devido ao *crossover*. A óctade final seria *PQ PQ Pq Pq pQ pQ pq pq*.

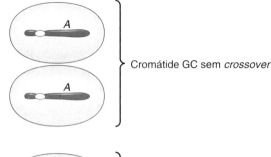
Cromátide GC sem crossover

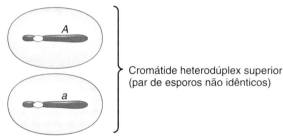
Cromátide heterodúplex superior (par de esporos não idênticos)

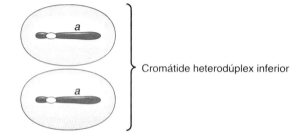
Cromátide heterodúplex inferior

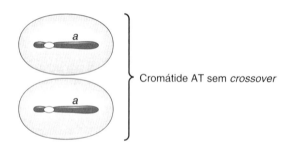
Cromátide AT sem crossover

21. P                  $A\ d/A\ d \times a\ D/a\ D$
   $F_1$                $A\ d/a\ D$
   $F_2$       1 $A\ d/A\ d$     fenótipo: $A\ d$
              2 $A\ d/a\ D$     fenótipo: $A\ D$
              1 $a\ D/a\ D$     fenótipo: $a\ D$

24. Como apenas os tipos parentais são recuperados, os dois genes devem estar firmemente ligados e a recombinação deve ser muito rara. Saber quantos descendentes foram examinados daria uma indicação de quão próximos os genes estão.

29. a. Os três genes estão ligados.
    b. Uma comparação dos parentais (mais frequentes) com os *crossovers* duplos (menos frequentes) revela que a ordem do gene é *v p b*. Havia 2.200 recombinantes entre *v* e *p* e 1.500 entre *p* e *b*. A fórmula geral para unidades de mapa é

m.u. = 100% (número de recombinantes)/número total da prole

Portanto, as unidades de mapa entre *v* e *p* = 100% (2.200)/10.000 = 22 m.u., e as unidades de mapa entre *p* e *b* = 100% (1.500)/10.000 = 15 m.u. O mapa é

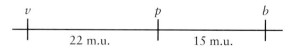

c. I = 1 − *crossovers* duplos observados/*crossovers* duplos esperados
   = 1 − 132/(0,22)(0,15)(10.000)
   = 1 − 0,4 = 0,6

35. a.

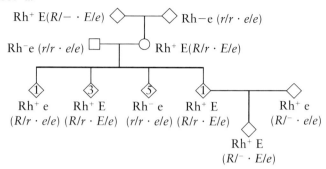

b. Sim.
c. Dominante.
d. Conforme desenhado, o heredograma sugere ligação. Se não forem ligados, espere que os fenótipos das 10 crianças estejam em uma proporção de 1:1:1:1 de $Rh^+E$, $Rh^+e$, $Rh^-E$ e $Rh^-e$. Na verdade, existem cinco $Rh^-e$, quatro $Rh^+E$ e um $Rh^+e$. Se ligado, este último fenótipo representaria um recombinante e a distância entre os dois genes seria de 100% (1/10) = 10 m.u. No entanto, não há dados suficientes para sustentar firmemente essa conclusão.

41. a. Se os genes estão desvinculados, o cruzamento é

P    *hyg/hyg* ; *her/her* × *hyg⁺/hyg⁺* ; *her⁺/her⁺*
$F_1$    *hyg⁺/hyg* ; *her⁺/her* × *hyg⁺/hyg* ; *her⁺/her*
$F_2$    9/16    *hyg⁺/−* ; *her⁺/−*
       3/16    *hyg⁺/−* ; *her/her*
       3/16    *hyg/hyg* ; *her⁺/−*
       1/16    *hyg/hyg* ; *her/her*

Portanto, espera-se que apenas 1/16 (ou 6,25%) das sementes germinem.

b. e c. Não. Mais do que o dobro das sementes esperadas germinou; portanto, considere que os genes estejam ligados. O cruzamento, então, é

P    *hyg her/hyg her* × *hyg⁺ her⁺/hyg⁺ her⁺*
$F_1$    *hyg⁺ her⁺/hyg⁻ her* × *hyg⁺ her⁺/hyg her*
$F_2$    13% *hyg her /hyg her*

Como essa classe representa a combinação de dois cromossomos parentais, ela é igual a

$$p(hyg\ her) \times p(hyg\ her) = (\tfrac{1}{2}\ parental)^2 = 0,13$$

e

$$pais = 0,72$$

Então

$$recombinantes = 1 - 0,72 = 0,28$$

Portanto, um teste cruzado de *hyg⁺ hyg⁺/hyg her* resultará em

     36%    *hyg₊ her₊/hyg her*
     36%    *hyg her /hyg her*
     14%    *hyg₊ her/hyg her*
     14%    *hyg her₊/hyg her*

e 36% da prole crescerá (a classe *hyg her/hyg her*).

45. A fórmula para esse problema é $f(i) = e^{-m}m^i/i!$, na qual $m = 2$ e $i = 0, 1$ ou 2.
   a. $f(0) = e^{-2}2^0/0! = e^{-2} = 0,135$, ou 13,5%
   b. $f(1) = e^{-2}2^1/1! = e^{-2}(2) = 0,27$, ou 27%
   c. $f(2) = e^{-2}2^2/2! = e^{-2}(2) = 0,27$, ou 27%

51. a. O cruzamento foi *pro* + × + *his*, o que torna a primeira classe de tétrades NPD (6 ditipos não parentais), a segunda classe de tétrades T (82 tetratipos) e a terceira classe de tétrades PD (112 ditipos parentais). Quando PD >> NPD, sabemos que os dois genes estão ligados.

b. A distância do mapa pode ser calculada usando a fórmula RF = [NPD + (1/2)T]100%. Nesse caso, a frequência de NPD é de 6/200, ou 3%, e a frequência de T é de 82/200, ou 41%. A distância do mapa entre esses dois *loci* é, portanto, 23,5 cM.

```
           23,5 cM
pro  |--------------------|  his
```

c. Para corrigir vários *crossovers*, podemos usar a fórmula de Perkins. Assim, distância do mapa = (T + 6NPD)50%, ou (0,41 + 0,18)50% = 29,5 cM.

55. a. O cruzamento é W e F/W e F × w E f/w E f e o F₁ é W e F/w E f. A prole *ww ee ff* resultante de um cruzamento-teste desta F₁ deve ter herdada de um dos cromossomos recombinantes dos *crossovers* duplos (*w e f*). Supondo que não houve nenhuma interferência, a porcentagem esperada de *crossovers* duplos é de 8% × 24% = 1,92%, cuja metade é 0,96%.

b. Para obter uma prole *ww ee ff* de uma autofecundação desta F₁ há a necessidade da herança independente de dois cromossomos *w e f* duplamente recombinantes. Suas chances de acontecer, com base na resposta da parte *a* desse problema, são 0,96 × 0,96 = 0,009%.

61. A resposta rápida é que os resultados pouco nos dizem sobre a ligação. Embora o número de recombinantes (3) seja menor que o número de genitores (5), não se pode confiar no fato de que o FR é < 50%. O principal problema é que o tamanho da amostra é pequeno, então apenas um indivíduo mais ou menos em uma classe genotípica pode afetar dramaticamente as proporções. Mesmo o teste do qui-quadrado não é confiável para tamanhos de amostra tão pequenos. É *provável* que seja seguro dizer que não há ligação estreita porque vários recombinantes foram encontrados em uma amostra relativamente pequena. No entanto, não se pode distinguir entre uma ligação mais distante e uma variedade independente. É necessário um tamanho de amostra maior.

66. Os dados fornecidos para cada um dos cruzamentos-teste de três pontos podem ser usados para determinar a ordem do gene quando se percebe que as classes recombinantes mais raras são o resultado de eventos de *crossover* duplo. Uma comparação desses cromossomos com os tipos "parentais" revela que os alelos que foram trocados representam o gene do meio.

Por exemplo, no conjunto de dados 1, os fenótipos mais comuns (+ + + e *a b c*) representam as combinações parental-alelo. Uma comparação desses fenótipos com os raros fenótipos desse conjunto de dados (+ *b c* e *a* + +) indica que um gene é recombinante e tem de estar no meio. A ordem dos genes é *b a c*.

Para o conjunto de dados 2, + *b c* e *a* + + (parentais) deve ser comparado com + + + e *a b c* (os recombinantes mais raros) para indicar que o gene *a* está no meio. A ordem dos genes é *b a c*.

Para o conjunto de dados 3, compare + *b* + e *a* + *c* com *a b* + + + *c*, que resulta na ordem dos genes *b a c*.

Para o conjunto de dados 4, compare + + *c* e *a b* + com + + + e *a b c*, que resulta na ordem dos genes *a c b*.

Para o conjunto de dados 5, compare + + + e *a b c* com + + *c* e *a b* +, que resulta na ordem dos genes *a c b*.

72. a. O cruzamento 1 se reduz a

P    A/A · B/B · D/D × a/a · b/b · d/d
F₁   A/a · B/b · D/d × a/a · b/b · d/d

A prole do cruzamento-teste indica que esses três genes estão ligados (CO = *crossover*, DCO = *crossover* duplo).

| Cruzamento-teste | A B D | 316 | parental |
|---|---|---|---|
| Prole | a b d | 314 | parental |
|  | A B d | 31 | CO B-D |
|  | a b D | 39 | CO B-D |
|  | A b d | 130 | CO A-B |
|  | a B D | 140 | CO A-B |
|  | A b D | 17 | DCO |
|  | a B d | 13 | DCO |

A-B: 100% (130 + 140 + 17 + 13)/1000 = 30 m.u.
B-D: 100% (31 + 39 + 17 + 13)/1000 = 10 m.u.

O cruzamento 2 se reduz a

P    A/A · C/C · E/E × a/a · c/c · e/e
F1   A/a · C/c · E/e × a/a · c/c · e/e

A prole do cruzamento-teste indica que esses três genes estão ligados.

| Cruzamento-teste | A C E | 243 | parental |
|---|---|---|---|
| Prole | a c e | 237 | parental |
|  | A c e | 62 | CO A-C |
|  | a C E | 58 | CO A-C |
|  | A C e | 155 | CO C-E |
|  | a c E | 165 | CO C-E |
|  | a C e | 46 | DCO |
|  | A c E | 34 | DCO |

A-B: 100% (62 + 58 + 46 + 34)/1000 = 20 m.u.
B-D: 100% (155 + 165 + 46 + 34)/1000 = 40 m.u.

O mapa que acomoda todos os dados é

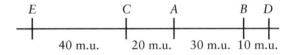

b. Interferência (I) = 1 − [(DCO observado)/(DCO esperado)]
Para o cruzamento 1: I = 1 − {30/[(0,30) (0,10) (1000)]} = 1 − 1 = 0, sem interferência
Para o cruzamento 2: I = 1 − {80/[(0,20) (0,40) (1000)]} = 1 − 1 = 0, sem interferência

77. a. e b. Os dados sustentam a classificação independente de dois genes (vamos chamá-los de *arg1* e *arg2*). O cruzamento se torna *arg1*; *arg2⁺* × *arg1⁺*; *arg2* e as tétrades resultantes são

| 4: 0 (PD) | 3: 1 (T) | 2: 2 (NPD) |
|---|---|---|
| *arg1*; *arg2⁺* | *arg1*; *arg2⁺* | *arg1*; *arg2* |
| *arg1*; *arg 2⁺* | *arg1⁺*; *arg2* | *arg1*; *arg2* |
| *arg1⁺*; *arg2* | *arg1*; *arg2* | *arg1⁺*; *arg2⁺* |
| *arg1⁺*; *arg2* | *arg1⁺*; *arg2⁺* | *arg1⁺*; *arg2⁺* |

Porque PD = NPD, os genes não são ligados.

# CAPÍTULO 5

1. a. Estrelas amarelas representam mutações no gene.
b. Heterozigoto é um genótipo funcional porque há uma quantidade suficiente de um produto gênico do segundo gene (tipo selvagem) no segundo cromossomo, que não apresenta uma mutação.
c. O heterozigoto teria pigmento preto.
d. As proteínas podem diferir em tamanho, forma ou conformação geral.

**736** Respostas para Problemas Selecionados

4. a. As faixas azuis representam proteínas de hemoglobina normais e mutantes que migram através do gel eletroforético.
   b. Não, é o oposto. A hemoglobina normal migra mais rápido do que a hemoglobina mutante.
   c. Taxas de migração diferentes podem ocorrer devido a diferenças no tamanho ou na carga das proteínas.

7. Este heredograma mostra uma penetrância incompleta de um gene dominante (*A*). O indivíduo Q tem um genótipo *A/a* (se for um alelo dominante raro, há uma probabilidade muito baixa de que outro genitor abrigue a mesma mutação, especialmente porque é uma característica dominante). Duas das crianças da última geração apresentam penetração completa do alelo dominante (com genótipos *A/a*), enquanto a fêmea R pode ter o alelo *A*, que não está aparecendo neste caso. A probabilidade de que mulher R seja *A/a* é de 1/2 e que ela seja *a/a* é de 1/2.

17. Os possíveis genótipos para as três flores são:
    esquerda: *D/D ; W/W*
    meio: *d/d ; w/w*
    direita: *D/D; w/w*

21. Supondo homozigosidade para o gene normal, o cruzamento é *A/A · b/b × a/a · B/B*. Os filhos seriam normais, *A/a · B/b*.

24. a. Vermelho.
    b. Roxo.
    c. 9  $M_1/-$ ; $M_2/-$    roxo
       3  $m_1/m_1$ ; $M_2/-$  azul
       3  $M_1/-$ ; $m_2/m_2$  vermelho
       1  $m_1/m_1$ ; $m_2/m_2$ branco
    d. Os alelos mutantes não produzem enzimas funcionais. No entanto, uma enzima suficientemente funcional deve ser produzida pelo único alelo de tipo selvagem de cada gene para sintetizar os níveis normais de pigmento.

28. a. O cruzamento original era um cruzamento di-híbrido. Oval e roxo devem representar um fenótipo dominante incompleto.
    b. Um cruzamento entre longa, oval roxa e roxa é o seguinte:
       P    *L/L ; R/R' × L/L' ; R/R''*
       
       F$_1$  $\frac{1}{2}$ *L/L* × $\frac{1}{2}$ *R/R*    $\frac{1}{8}$ longa, vermelha
              $\frac{1}{2}$ *R/R'*   $\frac{1}{4}$ longa, roxa
              $\frac{1}{4}$ *R'/R'*  $\frac{1}{8}$ longa, branca
              $\frac{1}{4}$ *R/R*    $\frac{1}{8}$ oval, vermelha
       $\frac{1}{2}$ *L/L'* × $\frac{1}{2}$ *R/R'*  $\frac{1}{4}$ oval, roxa
              $\frac{1}{4}$ *R'/R'*  $\frac{1}{4}$ oval, branca

31. | Pais | Criança |
    |---|---|
    | a. AB × O | B |
    | b. A × O  | A |
    | c. A × AB | AB |
    | d. O × O  | O |

35. a. Espera-se que a proporção sexual seja de 1:1.
    b. O genitor feminino era heterozigoto para um alelo letal recessivo ligado ao X, o que resultaria em 50% menos machos do que fêmeas.
    c. Metade da prole feminina deve ser heterozigótica para o alelo letal e a outra metade deve ser homozigótica para o alelo não letal. Acasale individualmente as fêmeas F$_1$ e determine a proporção sexual da prole.

38. a. As mutações estão em dois genes diferentes porque o heterocarionte é prototrófico (as duas mutações se complementaram).
    b. *leu1$^+$ ; leu2$^-$* e *leu1$^-$ ; leu2$^+$*
    c. Com sortimento independente, espere
       $\frac{1}{4}$ *leu1$^+$ ; leu2$^-$*
       $\frac{1}{4}$ *leu1$^-$ ; leu2$^+$*
       $\frac{1}{4}$ *leu1$^-$ ; leu2$^-$*
       $\frac{1}{4}$ *leu1$^+$ ; leu2$^+$*

42. a. P   *A/a* (frisado) × *A/a* (frisado)
       F$_1$  1 *A/A* (normal): 2 *A/a* (frisado): 1 *a/a* (lanoso)
    b. Se *A/A* (normal) é cruzado com *a/a* (lanoso), todos os descendentes serão *A/a* (frisado).

44. A produção de descendentes pretos de dois genitores albinos recessivos de raça pura é possível se o albinismo resultar de mutações em dois genes diferentes. Se o cruzamento for definido como
   
   *A/A ; b/b × a/a ; B/B*
   
   todos os descendentes seriam
   
   *A/a ; B/b*
   
   e eles teriam um fenótipo preto em razão da complementação.

48. O genitor roxo pode ser *A/a ; b/b* ou *a/a ; B/b* para esta resposta. Suponha que o genitor roxo seja *A/a ; b/b*. O genitor azul deve ser *A/a ; B/b*.

51. O cruzamento é cinza × amarelo, ou *A/– ; R/– × A/– ; r/r*. A prole F$_1$ é
   
   $\frac{3}{8}$ amarelo, $\frac{1}{8}$ preto, $\frac{3}{8}$ cinza e $\frac{1}{8}$ branco
   
   Para prole branca, ambos os genitores devem carregar um alelo *r* e um *a*. Agora o cruzamento pode ser reescrito como *A/a ; R/r × A/a ; r/r*.

54. O cão marrom original é *w/w ; b/b* e o cão branco original é *W/W ; B/B*. A prole F$_1$ é *W/w; B/b* e a prole F$_2$ é
   
   9 *W/– ; B/–*   branco
   3 *w/w ; B/–*   preto
   3 *W/– ; b/b*   branco
   1 *w/w ; b/b*   marrom

58. Heredogramas como este são bastante comuns. Eles indicam falta de penetrância devido a epistasia ou efeitos ambientais. O indivíduo A deve ter o gene autossômico dominante.

60. a. Sendo $W^O$ = oval, $W^S$ = falciforme e $W^R$ = redondo, os três cruzamentos são
   
   Cruzamento 1:   $W^S/W^S × W^R/Y → W^S/W^R$ e $W^S/Y$
   Cruzamento 2:   $W^S/W^S × W^S/Y → W^S/W^R$ e $W^R/Y$
   Cruzamento 3:   $W^S/W^S × W^O/Y → W^O/W^S$ e $W^S/Y$
   
   b. $W^O/W^S × W^R/Y$
   
   $\frac{1}{4}$ $W^O/W^R$   – fêmea oval
   $\frac{1}{4}$ $W^S/W^R$   – fêmea falciforme
   $\frac{1}{4}$ $W^O/Y$     – macho oval
   $\frac{1}{4}$ $W^S/Y$     – macho falciforme

63. a. Os genótipos são
   
   P    *B/B ; i/i × b/b ; I/I*
   F$_1$  *B/b ; I/i*         sem pelos
   F$_2$  9 *B/–; I/–*        sem pelos
         3 *B/– ; i/i*        reto
         3 *b/b ; I/–*        sem pelos
         1 *b/b ; i/i*        dobrado
   
   b. Os genótipos são *B/b ; I/i × B/b ; i/i*.

66. Há um total de 159 descendentes que devem ser distribuídos em uma proporção de 9:3:3:1 se os dois genes estiverem agrupados de maneira independente. Você pode ver que

   | Observado | Esperado |
   |---|---|
   | 88 *P/– ; Q/–* | 90 |
   | 32 *P/– ; q/q* | 30 |
   | 25 *p/p ; Q/–* | 30 |
   | 14 *p/p ; q/q* | 10 |

69. a. Está ocorrendo alimentação cruzada, por meio da qual um produto fabricado por uma linhagem se difunde para outra linhagem e permite o crescimento da segunda linhagem.
  b. Para que a alimentação cruzada ocorra, a linhagem em crescimento deve ter um bloqueio que está presente anteriormente na via metabólica em relação ao bloqueio na linhagem da qual a linhagem em crescimento está obtendo o produto para crescimento.
  c. Os dados sugerem que a via metabólica é

  $$trpE \rightarrow trpD \rightarrow trpB$$

  d. Sem um pouco de triptofano, não haveria crescimento algum e as células não teriam vivido o suficiente para gerar um produto que pudesse se difundir.

71. a. A melhor explicação é que a síndrome de Marfan é herdada como um traço autossômico dominante.
  b. O heredograma mostra pleiotropia (múltiplos traços afetados) e expressividade variável (grau variável de fenótipo expresso).
  c. A pleiotropia indica que o produto do gene é necessário em vários tecidos, órgãos ou processos diferentes. Quando o gene é mutante, todos os tecidos que precisam do produto do gene serão afetados. A expressividade variável de um fenótipo para determinado genótipo indica modificação por um ou mais genes, ruído aleatório ou efeitos ambientais.

74. a. Esse tipo de interação gênica é denominado *epistasia*. O fenótipo de *e/e* é epistático aos fenótipos de *B/−* ou *b/b*.
  b. Os genótipos inferidos são os seguintes:

  I   1 (*B/b E/e*)   2 (*B/b E/e*)
  II  1 (*b/b E/e*)   2 (*B/b E/e*)   3 (*−/− e/e*)   4 (*b/b E/−*)
      5 (*B/b E/e*)   6 (*b/b E/e*)
  III 1 (*B/b E/−*)   2 (*−/be/e*)    3 (*b/b E/−*)   4 (*B/b E/−*)
      5 (*b/b E/−*)   6 (*B/b E/e*)   7 (*−/be/e*)

77. a. Uma série alélica múltipla foi detectada: superduplo > único > duplo.
  b. Embora a explicação para a parte *a* racionalize todos os cruzamentos, ela não leva em consideração nem a esterilidade feminina nem a origem da planta superdobrada de uma variedade de flor dupla.

79. a. Um cruzamento tri-híbrido daria uma proporção de 63:1. Portanto, há três *loci R* segregando neste cruzamento
  b. P   $R_1/R_1$ ; $R_2/R_2$ ; $R_3/R_3$ × $r_1/r_1$ ; $r_2/r_2$ ; $r_3/r_3$
     $F_1$  $R_1/r_1$ ; $R_2/r_2$ ; $R_3/r_3$
     $F_2$  27   $R_1/−$ ; $R_2/−$ ; $R_3/−$   vermelho
             9   $R_1/−$ ; $R_2/−$ ; $r_3/r_3$  vermelho
             9   $R_1/−$ ; $r_2/r_2$ ; $R_3/−$  vermelho
             9   $r_1/r_1$ ; $R_2/−$ ; $R_3/−$  vermelho
             3   $R_1/−$ ; $r_2/r_2$ ; $r_3/r_3$ vermelho
             3   $r_1/r_1$ ; $R_2/−$ ; $r_3/r_3$ vermelho
             3   $r_1/r_1$ ; $r_2/r_2$ ; $R_3/−$ vermelho
             1   $r_1/r_1$ ; $r_2/r_2$ ; $r_3/r_3$ branco
  c. (1) Para obter uma proporção de 1:1, apenas um dos genes pode ser heterozigoto. Um cruzamento representativo é $R_1/r_1$ ; $r_2/r_2$ ; $r_3/r_3$ × $r_1/r_1$ ; $r_2/r_2$ ; $r_3/r_3$.
     (2) Para obter uma proporção de 3 vermelhos: 1 branco, dois alelos devem estar segregando e não podem estar dentro do mesmo gene. Um cruzamento representativo é $R_1/r_1$ ; $R_2/r_2$ ; $r_3/r_3$ × $r_1/r_1$ ; $r_2/r_2$ ; $r_3/r_3$.
     (3) Para obter uma proporção de 7 vermelhos: 1 branco, três alelos devem estar segregando e não podem estar dentro do mesmo gene. O cruzamento é $R_1/r_1$ ; $R_2/r_2$ ; $R_3/r_3$ × $r_1/r_1$ ; $r_2/r_2$ ; $r_3/r_3$.
  d. A fórmula é $1 - \left(\frac{1}{4}\right)n$, na qual *n* = o número de *loci* que estão segregando nos cruzamentos representativos da parte *c*.

83. a. e b. A epistasia está implicada, e o genótipo homozigoto branco recessivo parece bloquear a produção de cor por um segundo gene. Suponha as seguintes relações de dominância: vermelho > laranja > amarelo.

Considere os alelos da seguinte forma:

  vermelho   $A^R$
  laranja    $A^O$
  amarelo    $A^Y$

Os cruzamentos 1 a 3 agora se tornam

P    $A^O/A^O × A^Y/A^Y$    $A^R/A^R × A^O/A^O$    $A^R/A^R × A^Y/A^Y$
$F_1$   $A^O/A^Y$               $A^R/A^O$               $A^R/A^Y$
$F_2$   3 $A^O/−$ : 1 $A^Y/A^Y$  3 $A^R/−$ : 1 $A^O/A^O$  3 $A^R/−$ : 1 $A^Y/A^Y$

Cruzamento 4: Para este cruzamento, um segundo gene deve ser adicionado. Os cruzamentos de 1 a 3 também devem ser reescritos para incluir o segundo gene. Considere que *B* permite a expressão da cor e *b* bloqueia sua expressão, produzindo o branco. Os três primeiros cruzamentos se tornam

P    $A^O/A^O$ ; $B/B × A^Y/A^Y$ ; $B/B$
     $A^R/A^R$ ; $B/B × A^O/A^O$ ; $B/B$
     $A^R/A^R$ ; $B/B × A^Y/A^Y$ ; $B/B$
$F_1$   $A^O/A^Y$ ; $B/B$
        $A^R/A^O$ ; $B/B$
        $A^R/A^Y$ ; $B/B$
$F_2$   3 $A^O/−$ ; $B/B$ : 1 $A^Y/A^Y$ ; $B/B$
        3 $A^R/−$ ; $B/B$ : 1 $A^O/A^O$ ; $B/B$
        3 $A^R/−$ ; $B/B$ : 1 $A^Y/A^Y$ ; $B/B$

O quarto cruzamento é

P    $A^R/A^R$ ; $B/B × A^R/A^R$ ; $b/b$
$F_1$   $A^R/A^R$ ; $B/b$
$F_2$   3 $A^R/A^R$ ; $B/− $ : 1 $A^R/A^R$ ; $b/b$

Cruzamento 5: Para este cruzamento, observe que não há laranja. Portanto, os dois genitores devem carregar os alelos para vermelho e amarelo e a expressão de vermelho deve ser bloqueada.

P    $A^Y/A^Y$ ; $B/B × A^R/A^R$ ; $b/b$
$F_1$   $A^R/A^Y$ ; $B/b$
$F_2$   9 $A^R/−$ ; $B/−$          vermelho
        3 $A^R/−$ ; $b/b$          branco
        3 $A^Y/A^Y$ ; $B/−$        amarelo
        1 $A^Y/A^Y$ ; $b/b$        branco

Cruzamento 6: Este cruzamento é idêntico ao cruzamento 5, exceto que o laranja substitui o amarelo.

P    $A^O/A^O$ ; $B/B × A^R/A^R$ ; $b/b$
$F_1$   $A^R/A^O$ ; $B/b$
$F_2$   9 $A^R/−$ ; $B/−$          vermelho
        3 $A^R/−$ ; $b/b$          branco
        3 $A^O/A^O$ ; $B/−$        laranja
        1 $A^O/A^O$ ; $b/b$        branco

Cruzamento 7: Neste cruzamento, o amarelo é suprimido por *b/b*.

P    $A^R/A^R$ ; $B/B × A^Y/A^Y$ ; $b/b$
$F_1$   $A^R/A^Y$ ; $B/b$
$F_2$   9 $A^R/−$ ; $B/−$          vermelho
        3 $A^R/−$ ; $b/b$          branco
        3 $A^Y/A^Y$ ; $B/−$        amarelo
        1 $A^Y/A^Y$ ; $b/b$        branco

85. a. O intercruzamento de linhagens mutantes que têm todas um fenótipo comum recessivo é a base do teste de complementação. Esse teste é projetado para identificar o número de

genes diferentes que podem sofrer mutação para determinado fenótipo. Neste problema, se a prole de um dado cruzamento ainda expressa o fenótipo *wiggle*, as mutações deixam de se complementar e são consideradas alelos do mesmo gene; se a prole for do tipo selvagem, as mutações complementam e as duas linhagens carregam alelos mutantes de genes separados.

b. Esses dados identificam cinco grupos de complementação (genes).

c. mutante 1: $a^1/a^1 \cdot b^+/b^+ \cdot c^+/c^+ \cdot d^+/d^+ \cdot e^+/e^+$ (embora apenas os alelos mutantes sejam geralmente listados)
mutante 2: $a^+/a^+ \cdot b^2/b^2 \cdot c^+/c^+ \cdot d^+/d^+ \cdot e^+/e^+$
mutante 5: $a^5/a^5 \cdot b^+/b^+ \cdot c^+/c^+ \cdot d^+/d^+ \cdot e^+/e^+$
$\frac{1}{5}$ híbrido: $a^1/a^5 \cdot b^+/b^+ \cdot c^+/c^+ \cdot d^+/d^+ \cdot e^+/e^+$
fenótipo: *wiggle*
Conclusão: 1 e 5 são mutantes para o gene A.
$\frac{2}{5}$ híbridos: $a^+/a^5 \cdot b^+/b^2 \cdot c^+/c^+ \cdot d^+/d^+ \cdot e^+/e^+$
fenótipo: tipo selvagem
Conclusão: 2 e 5 são mutantes para genes diferentes.

## CAPÍTULO 6

12. a. As células $F^+ \, a^-$ resultam da transferência do plasmídeo F para a linhagem $F^- \, a^-$.
b. A linhagem $F^- \, a^-$ ocorre quando o receptor em um cruzamento Hfr não adquire o alelo doador $a^+$ por recombinação.
c. As linhagens $F^- \, a^+$ resultam quando o receptor em um cruzamento Hfr adquire o alelo doador $a^+$ por recombinação.
d. As linhagens $F^+ \, a^+$ resultam da ressíntese do plasmídeo F doado na linhagem doadora.

16. Dez espécies bacterianas diferentes doaram sequências ao plasmídeo R.

19. Não. Nesta figura, todas as partículas de fago contêm apenas DNA de fago. Apenas cinco fagos são mostrados; em uma infecção por fagos da vida real, milhões de fagos estariam envolvidos e alguns provavelmente carregariam DNA do hospedeiro e, assim, facilitariam a transdução.

21. Neste exemplo, os fagos que infectam as células hospedeiras são $h^-r^+$ ou $h^+r^-$. Em bactérias infectadas com dois fagos simultaneamente, a recombinação é possível e os fagos recombinantes $h^+r^+$ ou $h^-r^-$ podem ser produzidos. Os tipos de placas recombinantes são placas pequenas e claras e grandes e turvas.

30. O gene é aquele colorido de laranja.

31. Uma linhagem Hfr tem o fator de fertilidade F integrado ao cromossomo. Uma linhagem $F^+$ tem o fator de fertilidade livre no citoplasma. Uma linhagem $F^-$ não apresenta o fator de fertilidade.

35. Embora os experimentos de cruzamento interrompidos forneçam a ordem dos genes, ela será relativa apenas a marcadores bem distantes. Assim, não é possível localizar precisamente a mutação com essa técnica. A transdução generalizada produzirá informações com relação a marcadores muito próximos, o que a torna uma escolha ruim para os experimentos iniciais devido à enorme quantidade de triagem que seria necessária. Juntas, as duas técnicas permitem, em primeiro lugar, a localização do mutante (cruzamento interrompido) e, em segundo lugar, a determinação precisa da localização do mutante (transdução generalizada) dentro da região geral.

40. A melhor explicação é que o fator F integrado do Hfr saiu do cromossomo bacteriano de forma anormal e agora é um F′ que contém o gene $pro^+$. Esse F′ é rapidamente transferido para as células $F^-$, convertendo-as em $pro^+$ (e $F^+$).

45. O número esperado de recombinantes duplos é $(0,01)(0,002)(100.000) = 2$. Interferência = $1 - $ (*crossover* duplo observado/*crossover* duplo esperado) $= 1 - 5/2 = -1,5$. Por definição, a interferência é negativa.

49. a. Este processo parece ser uma transdução especializada. É caracterizada pela transdução de marcadores específicos com base na posição de integração do prófago. Apenas os genes próximos ao local de integração são possíveis candidatos à incorporação incorreta em partículas de fago que depois entregam esse DNA às bactérias receptoras.
b. Os únicos meios que estimularam o crescimento da colônia foram aqueles sem cisteína ou leucina. Esses meios são selecionados para transdutantes $cys^+$ ou $leu^+$ e indicam que o prófago está localizado na região *cys-leu*.

54. Não. Espera-se que os *loci* intimamente ligados sejam cotransduzidos; quanto maior a frequência de cotransdução, mais próximos estão os *loci*. Como apenas 1 de 858 $metE^+$ também era $pyrD^+$, os genes não estão proximamente ligados. O $metE^+$ $pyrD^+$ solitário pode ser o resultado de cotransdução, pode ser uma mutação espontânea de $pyrD$ para $pyrD^+$ ou pode ser o resultado de coinfecção por dois fagos de transdução separados.

59. a. Para determinar quais genes estão próximos, compare as frequências de transformantes duplos. O teste par a par fornece valores baixos sempre que B é adicionado, mas taxas bastante altas quando qualquer fármaco, exceto B, é adicionado. Essa descoberta sugere que o gene da resistência a B não está próximo dos outros três genes.
b. Para determinar a ordem relativa dos genes de resistência a A, C e D, compare as frequências de transformantes duplos e triplos. A frequência da resistência à AC é aproximadamente a mesma que a da resistência à ACD, o que sugere fortemente que D está no meio. Além disso, a frequência de corresistência de AD é maior do que de AC (sugerindo que o gene para resistência a A está mais próximo de D do que de C) e a frequência de CD é maior do que de AC (sugerindo que C está mais próximo de D do que de A).

63. Para isolar as partículas de transdução especializadas do fago φ80 que transportavam $lac^+$, os pesquisadores teriam que lisogenizar a linhagem com φ80, induzir o fago com UV e, em seguida, usar esses lisados para transduzir uma linhagem Lac⁻ para $Lac^+$. As colônias $Lac^+$ seriam então usadas para criar um novo lisado, que deveria ter sido altamente enriquecido para o fago transdutor $lac^+$.

## CAPÍTULO 7

1. Se A = 20%, então T = 20%, G = 30% e C = 30%.
3. As proteínas podem ser degradadas usando proteases variadas e os RNAs podem ser destruídos com RNA nucleases (também chamadas de RNases).
6. Esse DNA é uma molécula helicoidal longa feita de duas partes semelhantes que correm paralelas uma à outra.
9. Cada ponto representa uma ligação de hidrogênio. Logo, os dois pontos entre um par de bases A–T significam que A e T formam duas ligações de hidrogênio entre si. O par de bases G–C forma três ligações de hidrogênio, portanto, há três pontos.
19. A fita descontínua é mostrada em *looping* (ou alça) de modo que o replissomo possa coordenar a síntese de ambas as fitas e se mover em direção à bifurcação de replicação.
22. A iniciação da replicação requer as proteínas Cdc6 e Cdt1. Na levedura, essas proteínas são sintetizadas durante a mitose tardia (M) e G1 e são destruídas no início da fase S. Portanto, essas proteínas iniciadoras não estão disponíveis durante o G2.
30. 5′-UAACCCUAA-3′.
32. Uma característica da síndrome de Werner é a instabilidade cromossômica, que pode produzir mutações que levam ao câncer.
35. A telomerase não é necessária nas bactérias porque o genoma é circular e não tem extremidades.
37. (1) A DNA polimerase I é muito abundante. Apenas duas moléculas podem estar envolvidas no DNA ao mesmo tempo. (2) A DNA polimerase I é muito lenta para completar a replicação do genoma bacteriano dentro do tempo que dura uma divisão celular. (3) A DNA polimerase I não é processadora. Ela não consegue sintetizar os longos trechos de DNA que são necessários para produzir a fita principal e os fragmentos de Okazaki da fita descontínua.

43. Se o conteúdo GC for 48%, o conteúdo AT deve ser os 52% restantes (100 − 48 = 52). Uma vez que a quantidade de G é igual à quantidade de C, 48% GC é 24% G e 24% C. Da mesma forma, uma vez que a quantidade de A é igual à quantidade de T, 52% AT é 26% A e 26% T.
44. Sim. A replicação do DNA também é semiconservadora em eucariotos diploides.
46. 5′...CCTTAAGACTAACTACTTACTGGGATC...3′.
47. As regras de Chargaff afirmam que A = T e G = C. Como essas igualdades não são observadas, a interpretação mais provável é que o DNA é de fita simples. O fago teria que primeiro sintetizar uma fita complementar antes de começar a fazer várias cópias de si mesmo.
49. É improvável que a replicação contínua ocorra em qualquer organismo porque exigiria DNA e RNA polimerases que sintetizassem na direção 3′ para 5′. Todas as polimerases de DNA e RNA caracterizadas a partir de bactérias e eucariotos são sintetizadas na direção 5′ para 3′.

## CAPÍTULO 8

2. Depois de um longo período de tempo, os RNAs não seriam mais detectados no núcleo ou no citoplasma porque teriam decaído e nenhum novo RNA radioativo seria produzido.
8. 5′-GUUGAGACGA-3′.
14. A mutação do TFIIIB bloquearia a transcrição de todos os três tipos de genes da RNA polimerase III porque ele é necessário para a iniciação da transcrição de todos os três tipos de genes.
17. A transcrição pode começar com qualquer nucleotídeo; portanto, presumivelmente, o capeamento é eficiente da mesma forma, independentemente do nucleotídeo inicial.
18. O elemento AAUAAA e a metade 5′ do sítio poli(A) são retidos no mRNA.
23. O éxon 2a é mutuamente exclusivo com 2b e o éxon 6a é mutuamente exclusivo com 6b (i. e., apenas um éxon por vez é adicionado no mRNA que sofreu splicing, não ambos).
27. Em (a), a fonte de dsRNA são transcritos hibridizados do transgene sintetizados na petúnia. Em (b), a fonte de dsRNA são transcritos senso e antissenso hibridizados que são sintetizados in vitro. Em (c), a fonte de dsRNA são transcritos senso e antissenso hibridizados do genoma viral que são sintetizados na planta do tabaco.
31. 5′-AAUGCCGGUAACGAUUAACGCCCGAUAUCCG-3′.
   3′-UUGCGGGCUAUA-5′.
38. Não modelo
   5′-GTTCACTGGGACTAAAGCCCGGGAACTAGG-3′.
   Modelo
   3′-CAAGTGACCCTGATTTCGGGCCCTTGATCC-5′.
41. A resposta pode ser apresentada de três maneiras diferentes (N é qualquer nucleotídeo).

   UCGNNAGAUUCC
   C         GCC

   U/CCGNNAGA/GU/CU/CCC

   (U/C)CGNNAG(A/G)(U/C)(U/C)CC

45. Uma sequência aleatória de 21 nucleotídeos aparece uma vez a cada $4{,}4 \times 10^{12}$ (ou seja, $4^{21}$) nucleotídeos. O RNAi no genoma humano é muito específico porque o genoma tem apenas $3{,}2 \times 10^{9}$ nucleotídeos, que é muito menor do que $4{,}4 \times 10^{12}$.
47. O estresse pode aumentar o processo de transcrição do mRNA ou reduzir o processo de degradação do mRNA.
52. Existem muitas respostas para essa pergunta. Aqui está uma.

   5′-CGGCAAUGCGACCAAGUCGUA-3′
   3′-AGGCCGUUACGCUGGUUCAGC-5′.

53. Em bactérias, a tradução começa na extremidade 5′ enquanto a extremidade 3′ ainda está sendo sintetizada. Em eucariotos, o processamento (capeamento, splicing) ocorre na extremidade 5′ enquanto a extremidade 3′ ainda está sendo sintetizada.

57. O RNA foi provavelmente um alvo de edição de A para I. A inosina (I) é lida como uma guanina (G) no processo de sequenciamento porque pareia com a citosina.
59. Como o RNA tem um grupo hidroxila (OH) na posição 2′ do açúcar ribose, ele é suscetível à hidrólise catalisada por base (nesse contexto, base se refere a um íon hidróxido). O DNA não tem grupos 2′-OH e, portanto, não é suscetível à hidrólise catalisada por base.

## CAPÍTULO 9

4. Os aminoácidos hidrofóbicos estão, em maior parte, escondidos no meio da proteína e os aminoácidos hidrofílicos estão expostos na superfície da proteína.
7. CCA (Prolina), CAC (Histidina) e ACC (Treonina).
15. Menos de 10. As três alças na figura têm 4, 8 e 9 nucleotídeos.
20. RF1 é uma proteína.
21. A mutação do primeiro (G) nucleotídeo no $tRNA^{Tyr}$ para um U.
25. O diagrama explica a associação dos ribossomos com o retículo endoplasmático.
27. **a.** e **b.** 5′-GCU UCC CAA-3′.
   **c.** e **d.** Supondo que o quadro de leitura comece na primeira base,

   $NH_3$ – Ala – Ser – Gln – COOH

   Para a fita superior, o mRNA é 5′-UUG GGA AGC-3′ e, supondo que o quadro de leitura comece na primeira base, a cadeia de aminoácidos correspondente é

   $NH_3$ –Leu – Gly –Ser – COOH

31. A estrutura quaternária se deve às interações de subunidades de uma proteína. Neste exemplo, a atividade enzimática em estudo pode ser a de uma proteína que consiste em duas subunidades diferentes. Os polipeptídeos das subunidades são codificados por genes separados e não ligados.
33. Não. A enzima pode precisar de uma modificação pós-tradução para ser ativa. As mutações nas enzimas necessárias para essas modificações não seriam mapeadas para o gene da isocitrato-liase.
34. A mutação supressora poderia estar no tRNA do triptofano de modo que seu anticódon agora reconheça UAG em vez de UGG, permitindo que a tradução continue, mas colocando um triptofano em uma posição que era outro aminoácido no gene de tipo selvagem.
39. Não. A tradução não poderia ser iniciada sem um capuz de 5′.
41. Mudanças de aminoácidos individuais por toda a enzima podem inativar uma enzima ao afetar seu dobramento, seu direcionamento ou suas modificações pós-tradução.

## CAPÍTULO 10

5. A sonda 2 detectaria um fragmento *Pvu*II de 9 kb. A sonda 3 detectaria um fragmento *Nsi*I de 15 kb.
11. A amostra A tinha 8 vezes mais DNA ($2^{-(24-27)}$).
17. Sim, mais de uma inserção pode se ligar a um único vetor, mas este é um evento raro porque sua ocorrência é igual à frequência de uma única inserção ao quadrado.
20. Cortar o plasmídeo montado com *Eco*RI e *Bam*HI liberará a inserção do comprimento total do vetor.
26. Células com *crossover* duplo não carregam o gene marcador e não conseguem crescer na presença do fármaco correspondente. Os marcadores selecionáveis geralmente são genes de resistência a antibióticos, como canamicina e ampicilina.
27. Todas as células devem conter o T-DNA porque o T-DNA é a fonte da resistência à canamicina.
32. Usando primers de oligonucleotídeo de DNA que são complementares ao DNA genômico ascendente e descendente ao local de clivagem, amplifique a região por PCR, sequencie o produto de PCR e compare a sequência com a sequência de DNA genômico de tipo selvagem.

35. Cada ciclo leva 5 min e dobra o DNA. Em 1 h, ocorreriam 12 ciclos; então o DNA seria amplificado $2^{12} = 4.096$ vezes.

38. a. Digerir o plasmídeo com duas enzimas de restrição que cortam em ambos os lados de *Eco*RI dentro do poliligante do vetor. Se essas enzimas não cortarem dentro da inserção, o fragmento de DNA que é cortado do vetor será progressivamente maior à medida que o número de inserções aumenta. O tamanho do fragmento de DNA pode ser determinado por eletroforese em gel de agarose seguida de coloração com brometo de etídio e exposição à luz ultravioleta.

 b. Usando primers de oligonucleotídio de DNA que são complementares às sequências em qualquer um dos locais do poliligante do vetor, amplifique a inserção por PCR. O tamanho do produto de PCR pode ser determinado por eletroforese em gel de agarose seguida por coloração com brometo de etídio e exposição à luz ultravioleta.

 c. Digerir o plasmídeo com *Eco*RI, fracionar os produtos por eletroforese em gel de agarose e realizar a análise *Southern blotting* usando uma sonda complementar à inserção. Para determinada quantidade de plasmídeo digerido, a quantidade de sinal no *Southern blotting* será progressivamente maior conforme o número de inserções aumenta.

43. A ligase, em todas as células, é uma enzima essencial que sela as quebras na cadeia de açúcar-fosfato do DNA. Na replicação do DNA, a ligase une fragmentos de Okazaki para criar uma fita contínua e, na clonagem, é usada para juntar os vários fragmentos de DNA ao vetor. Se não fosse adicionado, o vetor e o DNA clonado simplesmente se desintegrariam.

44. A seleção positiva para *neo*R garante que o transgene seja inserido em algum lugar do genoma, enquanto a seleção negativa para *tk*− garante que o transgene seja inserido especificamente no sítio homólogo do genoma.

45. Teste para presença do transgene por hibridização Southern. Teste para expressão de mRNA por análise de *Northern blotting*; teste para expressão de proteína por análise de *Western blotting*.

47. Para eliminar o gene *Ins1* em camundongos, injete embriões de camundongo com três plasmídeos: (1) um plasmídeo que codifique a endonuclease Cas9, (2) um plasmídeo que codifique um sgRNAs que é complementar às sequências ascendentes ao sítio de início da transcrição *Ins1* e está posicionado adequadamente em relação a um sítio PAM, e (3) um plasmídeo que codifique um sgRNAs que é complementar às sequências descendentes ao sítio de início da transcrição *Ins1* e está posicionado adequadamente em relação a um sítio PAM. As quebras de fita dupla de DNA removerão o gene *Ins1* e o DNA será reparado por NHEJ.

50. a. O gel pode ser lido de baixo para cima na direção 5′ para 3′. A sequência é

 5′-TTCGAAAGGTGACCCCTGGACCTTTAGA-3′.

 b. Por complementaridade, o modelo era

 3′-AAGCTTTCCACTGGGGACCTGGAAATCT-5′.

 c. A dupla hélice é

 5′-TTCGAAAGGTGACCCCTGGACCTTTAGA-3′
 3′-AAGCTTTCCACTGGGGACCTGGAAATCT-5′

53. As regiões promotoras e de controle do gene da planta de interesse devem ser clonadas e unidas na orientação correta com o gene da glucuronidase, o que coloca o gene repórter sob o mesmo controle transcricional do gene de interesse. O texto descreve a metodologia usada para criar plantas transgênicas. Transforme as células vegetais com a construção do gene repórter e, conforme discutido no texto, transforme-as em plantas transgênicas. O gene da glucuronidase agora será expresso no mesmo padrão de desenvolvimento do gene de interesse, e sua expressão pode ser facilmente monitorada banhando a planta em uma solução de X-Gluc e testando o produto da reação azul.

# CAPÍTULO 11

4. Porque essas são as regiões do DNA ligadas pela subunidade sigma da RNA polimerase.

6. O repressor *lac* se liga à sequência de operadores e bloqueia a transcrição.

10. Não, porque há alguma variação entre os genes na sequência exata de sequências funcionais em −35 e em −10.

13. Mutantes O$^C$ são mudanças na sequência de DNA do operador que prejudicam a ligação do repressor *lac*. Como um operador controla apenas os genes na mesma fita de DNA, ele é cis (na mesma fita).

17. Um gene é desligado ou inativado pelo "modulador" (geralmente chamado de *repressor)* em regulação negativa e o repressor deve ser removido para que a transcrição ocorra. Um gene é ativado pelo "modulador" (geralmente chamado de *ativador)* em regulação positiva e o ativador deve ser adicionado ou convertido em uma forma ativa para que a transcrição ocorra.

32. A mutação S é uma alteração em *lacI*, de modo que a proteína repressora se liga ao operador, independentemente da presença do indutor. Em outras palavras, é uma mutação que inativa o sítio alostérico que se liga ao indutor, mas não afeta a capacidade do repressor de se ligar ao sítio do operador. A dominância da mutação S deve-se à ligação do repressor mutante, mesmo em circunstâncias em que o repressor normal não se liga ao DNA (ou seja, na presença de indutor). As mutações reversas constitutivas que mapeiam para *lacI* são eventos mutacionais que inativam a capacidade desse repressor de se ligar ao operador. As mutações reversas constitutivas que mapeiam para o operador alteram a sequência de DNA do operador, de modo que ela não permita a ligação a nenhuma molécula repressora (tipo selvagem ou repressor mutante).

35. Mutações em *cI*, *cII* e *cIII* afetariam a lisogenia: *cI* codifica o repressor, *cII* codifica um ativador de P$_{RE}$ e *cIII* codifica uma proteína que protege *cII* da degradação. Mutações em N (um antiterminador) também afetariam a lisogenia porque sua função é necessária para a transcrição dos genes *cII* e *cIII*, mas também é necessária para genes que desempenham papéis na lise. Mutações no gene que codifica a integrase (*int*) também afetariam a capacidade de lisogenização de um fago mutante.

# CAPÍTULO 12

2. Um correpressor pode se ligar a um fator de transcrição e bloquear sua capacidade de interagir com TFIID ou RNA polimerase II.

3. O fator de transcrição C/EBP se liga à sequência GGCCAATC (uma caixa CAAT), e o fator de transcrição geral TBP se liga à sequência ATATAA (uma caixa TATA).

7. O domínio de ligação ao DNA é essencial para a atividade de um fator de transcrição, de modo que uma proteína Gal4 que carece de domínio de ligação ao DNA não seria capaz de ativar a transcrição do gene repórter UAS-*lacZ*.

13. O acetil-CoA é um substrato para reações de acetilação de histonas, que geralmente ativam a transcrição. Portanto, níveis reduzidos de acetil-CoA podem reduzir a acetilação das histonas e, assim, reprimir a transcrição.

21. As modificações da histona e do DNA são reversíveis. Eles são adicionados por enzimas escritoras e removidos por enzimas apagadoras.

22. Moscas diferentes terão padrões diferentes de glóbulos brancos e vermelhos porque o processo de estabelecimento da propagação da heterocromatina nas células que constituem o olho é aleatório.

26. A inativação do cromossomo X ocorre apenas em células femininas.

29. As interações entre o DNA e as proteínas histonas podem obstruir locais no DNA que são necessários para a ligação por um fator de transcrição.

37. H3S10 P pode servir como um local de ligação para uma proteína de leitura que interage com uma histona acetiltransferase (HAT) que acetila H4 K16.

42. A estrutura da cromatina afeta a transcrição e a estrutura da cromatina varia ao longo do genoma.
45. O termo *herança epigenética* é usado para descrever alterações hereditárias nas quais a própria sequência de DNA não é alterada. Pode ser definido operacionalmente como a herança dos estados de cromatina de uma geração de células para a próxima. Impressão genômica, inativação do cromossomo X e variegação de efeito de posição são vários desses exemplos.
46. Os elementos isoladores servem como sítios de ligação para proteínas, bloqueiam a propagação da heterocromatina e controlam as interações entre acentuadores e promotores.
49. As histonas são solúveis em ácido porque contêm grande número de aminoácidos básicos (lisina e arginina).
55. Sim, um fator de transcrição pode ser um ativador e um repressor da transcrição. A troca entre esses estados pode ser controlada por modificação pós-tradução ou por ligação de ligantes, que alteram as interações com correguladores (ou seja, coativadores e correpressores), ou por interações com fatores de transcrição adjacentes ligados ao DNA.

## CAPÍTULO 13

1. Organizadores, que produzem morfógenos.
2. Imunolocalização.
7. A maioria são fatores de transcrição, que regulam coordenadamente a expressão de vários genes.
11a. Duas proteínas Hox e quatro outros fatores para um total de seis fatores de transcrição.
18. O gene primário *pair-rule eve* (*even-skipped*) seria expresso em sete listras ao longo do eixo A–P da blastoderma tardia.
22. Se você diagramar esses resultados, verá que a exclusão de um gene que funciona posteriormente permite que os próximos segmentos anteriores se estendam em uma direção posterior. A exclusão de um gene anterior não permite a extensão do próximo segmento posterior em uma direção anterior. Os genes gap ativam *Ubx* nos segmentos torácico e abdominal, enquanto os genes *abd-A* e *Abd-B* são ativados apenas nos segmentos abdominal médio e posterior. O funcionamento dos genes *abd-A* e *Abd-B* nesses segmentos de alguma forma impede a expressão de *Ubx*. No entanto, se os genes *abd-A* e *Abd-B* forem deletados, *Ubx* pode ser expresso nessas regiões.
25. a. Um gene *pair-rule*.
    b. Procure a expressão do mRNA do gene candidato em um padrão de repetição de sete listras ao longo do eixo A-P do embrião em desenvolvimento.
    c. Não. Um embrião mutante para o gene gap *Krüppel* não teria muitos segmentos anteriores. Esse efeito seria epistático para a expressão de um gene *pair-rule*.
32. a. O homeodomínio é um domínio de proteína conservado que contém 60 aminoácidos encontrados em um número significativo de fatores de transcrição. Qualquer proteína que contenha um homeodomínio funcional é quase certamente um fator de transcrição de ligação ao DNA específico para a sequência.
    b. O gene *eyeless* (batizado por seu fenótipo mutante) regula o desenvolvimento dos olhos em *Drosophila*. Seria de se esperar que ele se expressasse apenas nas células que darão origem aos olhos. Para testar essa previsão, deve ser realizada a visualização da localização da expressão do mRNA *eyeless* por hibridização *in situ* e da proteína *eyeless* por métodos imunológicos. Por meio da manipulação genética, o gene *eyeless* pode ser expresso em tecidos nos quais não é normalmente expresso. Por exemplo, quando o *eyeless* é ativado em células destinadas a formar pernas, os olhos se formam nas pernas.
    c. Experimentos transgênicos mostraram que o gene *Small eye* do camundongo e o gene *eyeless* de *Drosophila* são tão semelhantes que o gene do camundongo pode substituir o *eyeless* quando introduzido em *Drosophila*. Como na resposta à parte *b*, quando o gene *small eye* do camundongo é expresso em *Drosophila*, mesmo em células destinadas a formar pernas, os olhos se formam nas pernas. (No entanto, os "olhos" não são os olhos do camundongo, porque *small eyes* e *eyeless* funcionam como interruptores principais que ligam toda a cascata de genes necessários para construir o olho – neste caso, o conjunto de *Drosophila* para construir um olho de *Drosophila*).
36. A proteína GLP-1 está localizada nas duas células anteriores do embrião de *C. elegans* de quatro células por repressão de sua tradução nas duas células posteriores. A repressão da tradução GLP-1 requer a região de controle espacial 3′ UTR (SCR). A exclusão da SCR permitirá a expressão de *glp-1* nas células anteriores e posteriores. Em mutantes heterozigotos e homozigotos, seria esperada a expressão da proteína GLP-1 em todas as células.

## CAPÍTULO 14

1. Este é um experimento de genética reversa.
4. A sequência do cluster do meio é ATAC. A sequência do cluster esquerdo é TGCG.
6. Vários métodos para identificar sequências codificadoras de proteínas são discutidos no livro. A análise por computador da sequência de nucleotídeos para procurar quadros abertos de leitura é capaz de identificar pelo menos alguns dos éxons. Essas pesquisas podem ser refinadas para incluir a detecção de polarização de códons, previsões de locais de ligação e a conservação de sequências de aminoácidos previstas. No entanto, a comparação das sequências de cDNA com a sequência genômica revelará diretamente as sequências que compreendem a porção codificadora do gene.
9. O cDNA define os éxons de determinado gene. As sequências intermediárias, portanto, representam os íntrons. Consequentemente, os cDNAs são mais importantes para a anotação do genoma eucariótico porque os genes bacterianos carecem de íntrons.
10. A duplicação ocorreu antes da especiação porque sapos, humanos e camundongos têm ambos os genes A e B, e o gene A de três espécies apresentam mais semelhanças entre si do que ocorre entre o gene A e o gene B na mesma espécie.
16. O sequenciamento de RNA lê o mapa apenas para as partes do genoma que são transcritas e estão presentes em transcritos de mRNA maduros, como os UTRs 5′ e 3′ e os éxons. O gene A é mais altamente expresso do que o gene B na amostra 1.
18. Como as bactérias têm genomas pequenos (pares de aproximadamente 3 Mb) e essencialmente nenhuma sequência de repetição, a abordagem *shotgun* do genoma inteiro seria usada.
20. Um *scaffold* também é chamado de *supercontig*. Um *contig* é uma sequência de leituras sobrepostas montadas em uma unidade, e um *scaffold* é uma coleção de *contigs* unidos.
23. Sim. O operador é o local em que o repressor se liga funcionalmente por meio de interações entre a sequência de DNA e a proteína repressora.
27. Você pode determinar se o clone de cDNA é uma quimera ou não pelo alinhamento da sequência de cDNA em comparação à sequência genômica (programas de computador que fazem esses alinhamentos estão disponíveis). A sequência é derivada de dois locais diferentes? Se o cDNA mapeia dentro de uma região (do tamanho do gene) no genoma, provavelmente não é uma quimera. No entanto, se o cDNA for mapeado para duas regiões diferentes do genoma, é provável que seja uma quimera. Os íntrons podem complicar o assunto.
31. a. Como o código de trinca é redundante, as alterações na sequência de nucleotídios do DNA (em especial nos nucleotídios que codificam a terceira posição de um códon) podem ocorrer sem alterar sua proteína codificada.
    b. Pode-se esperar que as sequências de proteínas evoluam e divirjam mais lentamente do que os genes que as codificam.
40. A montagem correta de regiões grandes e quase idênticas é problemática com qualquer método de sequenciamento genômico. No entanto, o método *shotgun* de genoma completo é menos eficaz em encontrar essas regiões do que o método baseado em clones. Esse método também tem a vantagem adicional de fácil acesso ao(s) clone(s) suspeito(s) para análise posterior.

43. a. A genética direta identifica diferenças hereditárias por seus fenótipos e localizações do mapa e precede a análise molecular dos produtos gênicos. A genética reversa começa com uma proteína ou RNA identificado e trabalha no sentido de transformar o gene que o codifica (e, no processo, descobre o fenótipo quando o gene está mutado). Como você conhece as proteínas e deseja determinar os fenótipos associados às mutações de perda de função nos genes que as codificam, uma abordagem genética reversa é a resposta.
   b. As duas abordagens gerais seriam mutações direcionadas no gene de interesse ou usando um método como o RNAi para inativar o produto do gene em vez do próprio gene.

## CAPÍTULO 15

2. Se a sequência ATGCCAGAGTCA foi mutada para ATGTCAGAGTCA, a mutação teria o seguinte efeito no aminoácido codificado, dependendo do quadro de leitura:

|  | Tipo selvagem | Mutante |
|---|---|---|
| Quadro de leitura 1 | CCA (Pro) | UCA (Ser) |
| Quadro de leitura 2 | GCA (Ala) | GUA (Val) |
| Quadro de leitura 3 | UGC (Cys) | UGU (Cys) |

4. As interações proteína-DNA e RNA-RNA podem ser afetadas por mutações pontuais em regiões não codificadoras.
9. (1) guanina (G) é convertida em 8-oxoguanina por oxidação, (2) durante a replicação de DNA, uma adenina (A) é adicionada em frente ao molde de 8-oxoguanina e (3) durante a próxima rodada de replicação de uma timina (T) é adicionada do lado oposto da adenina (A), de modo que o par de bases G · C original é convertido em um par de bases T · A.
12. Incompatibilidades e alças de bases podem ser causadas por erros na replicação do DNA.
15. A transcrição pode aumentar o reparo porque serve como um mecanismo para detectar o dímero de pirimidina.
21. Você precisa saber o quadro de leitura da mensagem possível.
23. Sinônimo: alterar a terceira base para A, C ou T ou a primeira base para A. Não sinônimo: alterar a primeira base para C ou T ou alterar a segunda base para A, C ou T.
24. O T incompatível seria corrigido para C e o ACG resultante, após a transcrição, seria 5′ UGC 3′ e codificaria a cisteína. Ou, se a outra fita fosse corrigida, ATG seria transcrito para 5′ UAC 3′ e codificaria tirosina.
26. A seguinte lista de observações argumenta, "o câncer é uma doença genética":
    (1) Certos cânceres são herdados como traços simples de Mendel de alta penetração.
    (2) A maioria dos agentes cancerígenos também são mutagênicos.
    (3) Vários oncogenes foram isolados de vírus tumorais.
    (4) Uma série de genes que levam à suscetibilidade a determinados tipos de câncer foram mapeados, isolados e estudados.
    (5) Oncogenes dominantes foram isolados de células tumorais.
    (6) Certos cânceres estão altamente correlacionados a rearranjos cromossômicos específicos.
34. Sim, é mutagênico. Isso causará transições de CG para TA.
35. Muitos sistemas de reparo estão disponíveis: reversão direta, reparo por excisão, reparo acoplado à transcrição e junção de extremidade não homóloga.
40. a. Sim. Um exemplo é 5′-UGC-3′, que codifica para trp, para 5′-UAG-3′.
    b. Não. Nos três códons de parada, a única base que pode ser acionada é G (em UAG, por exemplo). Substituir o G por um A resultaria em 5′-UAA-3′, um códon de parada.
41. a. A falta de revertentes sugere uma exclusão ou uma inversão dentro do gene.
    b. Para entender esses dados, lembre-se de que metade da prole deve vir do pai do tipo selvagem.

Prototrófico A: Como 100% da prole é prototrófica, pode ter ocorrido uma reversão no sítio mutante original.

Prototrófico B: Metade da prole é prototrófica parental, e os prototróficos restantes, 28%, são o resultado da nova mutação. Observe que 28% é aproximadamente igual aos 22% de auxotróficos. A sugestão é que ocorreu uma mutação de supressor não ligado, resultando em uma distribuição independente com o mutante *nic-2*.

Prototrófico C: Existem 496 prototróficos "revertentes" (os outros 500 são prototróficos parentais) e quatro auxotróficos. Isso sugere que uma mutação supressora ocorreu em um local muito próximo à mutação original e raramente foi separada da mutação original por recombinação [100% (4 × 2)/1000 = 0,8 m.u.].

## CAPÍTULO 16

5. Os cortes indicados pelas setas abaixo resultariam em uma duplicação de 6 bp.

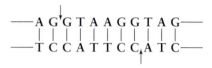

Os cortes indicados pelas setas abaixo resultariam em uma duplicação de 4 bp.

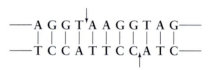

6. Não, o íntron não seria removido durante a transposição. Os transpósons de DNA saltam cortando o DNA do local de origem e colando-o no local de destino. Não há intermediário de mRNA do qual os íntrons são removidos.
16. Alguns elementos transponíveis desenvolveram estratégias para se inserirem em refúgios seguros, regiões do genoma onde causarão danos mínimos. Os refúgios seguros incluem genes duplicados (como genes de tRNA ou rRNA) e outros elementos transponíveis. Refúgios seguros em genomas bacterianos podem ser sequências muito específicas entre genes ou os genes de rRNA repetidos.
23. O corte escalonado levará a uma duplicação do local de destino de 9 bp que flanqueia o transpóson inserido.

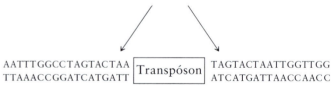

## CAPÍTULO 17

2. Seis.
7. Cada tipo é esperado em 33,3%.
11. 15,3 e 15,2 na ponta de p5.
14. E B C D —o—A
21. MM N OO seria classificado como $2n - 1$; MM NN OO seria classificado como $2n$; e MMM NN PP seria classificado como $2n + 1$.
26. Haveria um possível quadrivalente.
30. Sim.
33. Um fragmento acêntrico não pode ser anexado às fibras do fuso na meiose (ou mitose) e, consequentemente, é perdido.
36. Deleções muito grandes tendem a ser letais, provavelmente devido ao desequilíbrio genômico ou ao desmascaramento de genes letais recessivos. Portanto, a alça de emparelhamento muito grande observada tem mais probabilidade de ser de uma inversão heterozigótica.

Respostas para Problemas Selecionados **743**

38. A síndrome de Williams é o resultado da deleção da região 7q11.23 do cromossomo 7. A síndrome de Cri du chat é o resultado da deleção de uma parte significativa do braço curto do cromossomo 5 (especificamente as faixas 5p15.2 e 5p15.3). Tanto a síndrome de Turner (XO) quanto a síndrome de Down (trissomia do cromossomo 21) resultam da não disjunção meiótica. O termo *síndrome* é usado para descrever um conjunto de fenótipos (muitas vezes complexos e variados) que geralmente estão presentes juntos.

43. A ordem é *b a c e d f*.

| Alelo | Faixa |
|-------|-------|
| *b* | 1 |
| *a* | 2 |
| *c* | 3 |
| *e* | 4 |
| *d* | 5 |
| *f* | 6 |

44. Os dados sugerem que um ou ambos os pontos de quebra da inversão estão localizados dentro de um gene essencial, causando uma mutação letal recessiva.

47. **a.** Quando cruzados com fêmeas amarelas, os resultados seriam

   $X^e/Y^{e+}$    machos cinza
   $X^e/X^e$       fêmeas amarelas

   **b.** Se o alelo $e^+$ foi translocado para um autossomo, a prole seria a seguinte, na qual "A" indica autossomo:

   P    $A^{e+}/A$ ; $X^e/Y \times A/A$ ; $X^e/X^e$
   $F_1$  $A^{e+}/A$ ; $X^e/X^e$  fêmea cinza
   $F_2$  $A^{e+}/A$ ; $X^e/Y$   macho cinza
         $A/A$ ; $X^e/X^e$   fêmea amarela
         $A/A$ ; $X^e/Y$    macho amarelo

49. Síndrome de Klinefelter — XXY masculino
    Síndrome de Down — trissomia 21
    Síndrome de Turner — fêmea XO

53. **a.** Se um hexaploide fosse cruzado com um tetraploide, o resultado seria um pentaploide.
    **b.** Cruze *A/A* com *a/a/a/a* para obter *A/a/a*.
    **c.** A maneira mais fácil é expor as células da planta *A/a\** à colchicina por uma divisão celular, o que resultará em uma duplicação dos cromossomos para produzir *A/A/a\*/a\**.
    **d.** Cruze um hexaploide (*a/a/a/a/a/a*) com um diploide (*A/A*) para obter *A/a/a/a*.

55. **a.** A proporção de plantas com folhas normais e com folhas de batata será de 5:1.
    **b.** Se o gene não estiver no cromossomo 6, deve haver uma proporção de 1:1 de plantas com folhas normais e com folhas de batata.

59. **a.** A planta aberrante é semiestéril, o que sugere uma inversão. Como as frequências de recombinação *d–f* e *y–p* na planta aberrante são normais, a inversão deve implicar de *b* até *x*.
    **b.** Para obter a prole recombinante quando houve uma inversão, é necessária a ocorrência de um *crossover* duplo dentro da região invertida ou de *crossovers* simples entre *f* e a inversão, que ocorreu em algum lugar entre *f* e *b*.

61. A planta original é homozigótica para uma translocação entre os cromossomos 1 e 5, com pontos de quebra muito próximos aos genes P e S. Por causa da ligação próxima, foi observada uma proporção que sugere um cruzamento mono-híbrido, em vez de um cruzamento di-híbrido, ambos com autofecundação e com cruzamento-teste. Todos os gametas são férteis por causa da homozigosidade.

   planta original:   *P S/p s*
   testadora:         *p s/p s*

   Prole $F_1$: heterozigótica para a translocação:
   A maneira mais fácil de testar essa hipótese é observar os cromossomos de heterozigotos na meiose I.

66. Os genitores originais devem ter tido a seguinte constituição cromossômica:

   | *G. hirsutum* | 26 grandes, 26 pequenos |
   | *G. thurberi* | 26 pequenos |
   | *G. herbaceum* | 26 grandes |

   *G. hirsutum* é um derivado poliploide de um cruzamento entre as duas espécies do Velho Mundo, que poderia ser facilmente verificado ao observar os cromossomos.

71. **a.** Cada mutante é cruzado com o tipo selvagem, ou

   $$m \times m^+$$

   As tétrades resultantes (óctades) mostram segregação 1:1, indicando que cada mutante é o resultado de uma mutação em um único gene.

   **b.** Os resultados do cruzamento das duas linhagens mutantes indicam que ambas são mutantes para o mesmo gene:

   $$m_1 \times m_2$$

   ou que são mutantes em genes diferentes, mas proximamente ligados:

   $$m_1\, m_2^+ \times m_1^+\, m_2$$

   **c. e d.** Como a descendência fenotipicamente preta pode resultar da não disjunção (observe que, nos casos C e D, o preto aparece em conjunto com esporos abortados), o mutante 1 e o mutante 2 são provavelmente mutantes em genes diferentes, mas proximamente ligados. O cruzamento é, portanto,

   $$m_1\, m_2^+ \times m_1^+\, m_2$$

   O caso A é uma tétrade NPD e seria o resultado de um *crossover* duplo de quatro cadeias.

   | $m_1^+\, m_2^+$ | preto |
   | $m_1^+\, m_2^+$ | preto |
   | $m_1\, m_2$ | fulvo |
   | $m_1\, m_2$ | fulvo |

   O caso B é um tetratipo e seria o resultado de um único *crossover* entre um dos genes e o centrômero.

   | $m_1^+\, m_2^+$ | preto |
   | $m_1^+\, m_2$ | fulvo |
   | $m_1\, m_2^+$ | fulvo |
   | $m_1\, m_2$ | fulvo |

   O caso C é o resultado da não disjunção na meiose I.

   | $m_1\, m_2^+$ ; $m_1^+\, m_2^+$ | preto |
   | $m_1\, m_2^+$ ; $m_1^+\, m_2^+$ | preto |
   | sem cromossomo | aborto |
   | sem cromossomo | aborto |

   O caso D é o resultado da recombinação entre um dos genes e o centrômero seguido por não disjunção na meiose II. Por exemplo,

   | $m_1^+\, m_2$ ; $m_1\, m_2^+$ | preto |
   | sem cromossomo | aborto |
   | $m_1\, m_2^+$ | fulvo |
   | $m_1^+\, m_2$ | fulvo |

## CAPÍTULO 18

3. Quatro haplótipos de mtDNA.
4. A frequência de transtornos recessivos em filhos de pais não aparentados é maior no Japão (~8,5%) do que na França (~3,5%).
5. Indivíduos 14 e 21.
7. A seleção e a deriva podem fazer com que um alelo aumente ou diminua em sua frequência e possivelmente se torne fixo ou se perca da população. Mutação e migração podem trazer novos alelos a uma população.
11. A frequência de $b$ é $q = \sqrt{0,04} = 0,2$ e a frequência de $B$ é $p = 1 - q = 0,8$. A frequência de $B/B$ é $p^2 = 0,64$ e a frequência de $B/b$ é $2pq = 0,32$.
14. a. $p' = 0,5[(0,5)(1,0) + 0,5(1,0)]/[(0,25)(1,0) + (0,5)(1,0) + (0,25)(0,7)] = 0,54$
    b. 0,008
17. $\frac{1}{2}(0,02) + \frac{1}{2}(0,02)^2 = 0,0102$
21. Probabilidade de fixação $= \frac{1}{2N} = \frac{1}{100.000}$;
    Probabilidade de perda $= 1 - \frac{1}{2N} = \frac{99.999}{100.000}$
26. a. $F_I = \left(\frac{1}{2}\right)^3 \times \left(1 + \frac{1}{2}\right) = 3/16$
    b. $1/8 = \left(\frac{1}{2}\right)^3 \times (1 + F_A)$, então $F_A = 0$
29. $p_A = p_a = p_B = p_b = 0,5$. Em equilíbrio, a frequência de indivíduos duplamente heterozigotos é de $2(p_A p_a) \times 2(p_B p_b) = 0,25$.
31. Antes da migração, $q_A = 0,1$ e $q_B = 0,3$ nas duas populações. Como as duas populações são iguais em número, imediatamente após a migração, $q_{A+B} = \frac{1}{2}(q_A + q_B) = \frac{1}{2}(0,1 + 0,3) = 0,2$. No novo equilíbrio, a frequência de homens afetados é $q = 0,2$ e, portanto, a frequência de mulheres afetadas é $q^2 = (0,2)^2 = 0,04$. (O daltonismo é um traço ligado ao X.)
33. $q^2 = 0,002$; $q = 0,045$. Supondo que $F$ nos fundadores seja 0,0, a $F_{50} = 0,222$ (ver Boxe 18.3). $f_{a/a} = q^2 + pqF = 0,012$.
37. $\hat{H} = [4 \times 50.000 \times (3 \times 10^{-8})]/[4 \times 50.000 \times (3 \times 10^{-8}) + 1]$
    $= 5,96 \times 10^{-3}$
41. a. $\hat{q} = \sqrt{1,0 \times 10^{-5}/0,5} = 4,47 \times 10^{-3}$
       Custo de seleção $= sq^2 = 0,5(4,47 \times 10^{-3})^2 = 10^{-5}$
    b. $\hat{q} = 6,32 \times 10^{-3}$
       Custo da seleção $= sq^2 = 0,5(6,32 \times 10^{-3})^2 = 2 \times 10^{-5}$
    c. Custo da seleção $= sq^2 = 0,3(5,77 \times 10^{-3})^2 = 10^{-5}$

## CAPÍTULO 19

3. O gene *ald2*.
5. Não, o intervalo próximo a *IGF1* é o único lugar no qual os valores de P para os SNPs aumentam acima do limite de significância estatística.
6. Muitos traços variam mais ou menos continuamente em uma ampla faixa. Por exemplo, altura, peso, forma, cor, taxa reprodutiva, atividade metabólica etc. variam quantitativamente em vez de qualitativamente. A variação contínua pode com frequência ser representada por uma curva em forma de sino, na qual o fenótipo "médio" é mais comum do que os extremos. A variação descontínua descreve os fenótipos discretos e facilmente classificáveis da genética mendeliana simples: forma da semente, mutantes auxotróficos, anemia falciforme etc. Essas características muitas vezes mostram uma relação simples entre genótipo e fenótipo, embora características descontínuas, como afetado *versus* não afetado por uma condição de doença, também possam exibir uma herança complexa.
8. A média é 4,7 cerdas, a variância é 1,11 cerdas² e o desvio padrão é 1,05 cerda.
11. Não é possível assegurar ao criador que essa população responderá à reprodução seletiva, embora a herdabilidade no sentido amplo seja alta. A herdabilidade no sentido amplo é a razão entre a variância genética e a variância fenotípica. A variância genética é a soma das variâncias aditivas e de dominância. Apenas a variância aditiva é transmitida de pai para filho. A variância da dominância não é transmitida dos pais para os filhos. Se toda a variância genética na população for variância de dominância, então o cruzamento seletivo não será bem-sucedido.
17. $\bar{x}_{par} = [(9,8 + 10,8)/2] - 9,6 = 0,7$ mm, $\bar{a}_{par} = 0,79 \times 0,7 = 0,55$ mm, $\hat{x}_{off} = 9,6 + 0,55 = 10,15$ mm
22. $V_e = 3,5$ g², $V_g$ na população B é $21,0 - 3,5 = 17,5$ g², $H^2 = 17,5/21,0 = 0,83$.

## CAPÍTULO 20

6. A razão de diferenças entre espécies não sinônimas e sinônimas seria semelhante à razão de polimorfismos não sinônimos para sinônimos, indicando que a seleção não desempenhou um papel e as diferenças devem-se à deriva genética aleatória.
8. A alta frequência de números de cromossomos haploides pares (*versus* ímpares).
12. A mutação impede a expressão de Duffy nos glóbulos vermelhos. Assim, *P. vivax* não consegue se ligar e infectar os eritrócitos.
16. Os três princípios são (1) os indivíduos dentro de qualquer população variam uns dos outros, (2) a prole se assemelha a seus genitores mais do que a indivíduos não aparentados e (3) algumas formas são mais bem-sucedidas na sobrevivência e na reprodução do que outras formas em determinado ambiente.
19. A taxa relativa de substituições sinônimas e não sinônimas não seria maior do que o esperado em um pseudogene de globina porque um pseudogene é inativo e não tem função a ser preservada.
22. Uma nova duplicata de gene pode (1) desenvolver uma nova função, (2) tornar-se inativada ou (3) realizar parte da função original, compartilhando, assim, a função completa com o gene original.
30. Uma população não se diferenciará de outras populações por endogamia local se:
    $$\mu \geq 1/N$$
    e então
    $$N \geq 1/\mu$$
    $$N \geq 10^5$$
34. Quando as mudanças de aminoácidos foram impulsionadas pela seleção positiva, deveria haver um excesso de mudanças não sinônimas. O gene *MC1R* (receptor de melanocortina 1) codifica uma proteína-chave que controla a quantidade de melanina na pele e no cabelo. As populações asiáticas e europeias parecem ter experimentado seleção positiva para pele menos pigmentada em relação às suas contrapartes africanas.
36. Sequências não codificadoras. Uma limitação importante na evolução do gene compreende os efeitos pleiotrópicos potenciais de mutações nas regiões codificadoras. Esses efeitos podem ser contornados por mutações em sequências regulatórias, que desempenham papel importante na evolução da forma corporal. Mudanças nas sequências não codificadoras fornecem um mecanismo para alterar um aspecto da expressão gênica enquanto preservam o papel das proteínas pleiotrópicas em outros processos essenciais do desenvolvimento.
39. a. A mutação $Hb_S$ surgiu de forma independente em cinco haplótipos diferentes em diferentes regiões e depois aumentou para alta frequência.
    b. Três populações independentes de peixes cegos das cavernas têm diferentes mutações no gene *Oca2*.
    c. Múltiplas populações independentes de esgana-gatos sem espinhos têm deleções distintas de um elemento regulador do gene *Pitx1*.
    d. Muitas espécies de aves e mamíferos melanísticos apresentam mutações diferentes na mesma região do gene *Mc1r*.
44. Para sítios polimórficos com uma espécie, seja não sinônimo = $a$ e sinônimo = $b$. Para sítios polimórficos entre as espécies, seja não sinônimo = $c$ e sinônimo = $d$. Se a divergência for decorrente da evolução neutra, então
    $$a/b = c/d$$
    Se a divergência for devido à seleção positiva, então
    $$a/b < c/d$$
    No entanto, neste exemplo, $a/b = 20/50 > c/d = 2/18$, que não se encaixa em nenhuma das expectativas. Como a proporção de polimorfismos não sinônimos para sinônimos (*a/b*) é relativamente alta, o gene que está sendo estudado pode codificar uma proteína tolerante de relativamente menos diferenças de espécies. As diferenças relativamente menores entre espécies podem sugerir que a especiação foi um evento recente, então novos polimorfismos foram fixados em uma espécie que não são variantes na outra.

# Índice Alfabético

## A

Abertura da dupla-hélice de DNA, 242
Abordagem genética do desenvolvimento, 417
Ação gênica
- aditiva, 639
- dominante, 639
- e a transmissão da variação genética, 639

Acasalamento
- aleatório, 597
- não seletivo, 597
- seletivo, 597
- - negativo, 597
- - positivo, 597

Acaso, 484, 485
Acentuadores, 388, 397, 432
- distais, 388, 389
- proximais, 388, 389
Acentuassomo, 402
Ácidos nucleicos, 225
Adaptações, 612, 664
Adaptadores de DNA, 337
Adenina, 6, 235
Aditividade, 641
Aflatoxina B1, 500
Agentes
- alquilantes, 497
- intercalantes, 500
Agrupamentos, 456
- de genes Hox, 424
Albinismo, 53
- humano, 52
- oculocutâneo castanho, 595

Alça
- de deleção, 562
- de deslocamento, 509
- de inversão, 565
- telomérica, 251
Alcaptonúria, 52, 155
Alelo(s)
- dominante, 3, 31
- em nível molecular, 42
- letal, 152
- múltiplos, 148
- neutros, 610
- nulos, 42
- recessivo(s), 31
- - letais, 152
Alolactose, 362
Alongamento, 262
- da cadeia de DNA, 244
- da tradução, 308
- da transcrição, 265
- - pela RNA polimerase II, 270
Alopoliploides, 548, 550
Alopoliploidia, 551
Alosteria, 365
Alquilação, 497, 502
Alteração(ões)
- cromossômicas
- - consequências fenotípicas das, 570
- - em grande escala, 545
- de frequência alélica sob deriva, 608
- do quadro de leitura, 298
- na estrutura do cromossomo, 560
- na sequência, 367
- no número de cromossomos, 546, 547
*Alu*, 533
Ambiente, 26
Aminoácidos, 293
Aminoacil-tRNA sintetases, 301, 304
Amostragem do *pool* gênico, 594
Amplificação
- da ponte por PCR, 456
- de DNA, 329

Anáfase, 38
Análise
- das proporções, 122
- de difração de raios X de DNA, 236
- de heredograma, 50
- de ligação, 111
- de Mendel da hereditariedade das ervilhas, 30
- de mutantes duplos de mutações aleatórias, 161
- genética, 28, 148
- - do promotor do *lac*, 366
- genômica, 451
Análogo de base, 500
Anatomia molecular do interruptor genético, 376
Ancestralidade
- denisovana, 470
- pessoal, 471
Anéis cromossômicos, 211
Anemia falciforme, 52, 151
Aneuploide, 548
Aneuploidia, 552
Animais poliploides, 551
Anotação, 460
Anticódon, 300
Antocianina, 159
Apoptose, 252
Aptidão, 484, 485, 664
- absoluta, 612
- darwiniana, 612
- relativa, 612
*Arabidopsis thaliana*, 9
Arquitetura genética, 628
Arranjos extracromossômicos multicópias, 346
Asco, 38, 88
Assinatura da seleção
- positiva nas sequências de DNA, 673
- purificadora em sequências de DNA, 672
Atenuação, 370, 372
Atenuador, 372
Atividade gênica, 26, 430
Atuação
- *cis*, 364
- *trans*, 364
Autofecundação, 30, 59
- di-híbrida, 92
- tri-híbrida, 92
Autopolinização, 31, 599
Autopoliploides, 548
Autorradiografia, 326, 341
Autossomos, 19
Autotetraploides, 548
Auxotrofos, 500

## B

*Bacillus subtilis*, 9
Bactéria(s), 185
- lisógena, 205
- lisogênica, 205
- prototróficas, 187
Bacteriófago(s), 186
- λ, 374
Balanço
- entre mutação
- - e deriva, 616
- - e seleção, 617
- gênico, 555, 558
- - do cromossomo sexual, 559
Barreiras de isolamento
- pré-cruzamento, 685
- reprodutivo, 685

Base(s)
- complementares, 238
- cromossômica da distribuição independente, 86
- molecular dos padrões de herança mendelianos, 38
- nitrogenadas, 235
Bateson, William, 4
Benge, Louise, 11
Biblioteca(s)
- de cDNA, 337
- de DNA, 337
- de sequenciamento de DNA, 456
- genômica, 337
- *shotgun*, 454
Bioinformática, 451, 459
Biologia
- dos sistemas, 451
- molecular, 224
Biotecnologia, 343
Blocos de construção do DNA, 235
Bolha de transcrição, 262
Busca BLAST, 462

## C

Cadeia(s)
- β
- - antiparalelas, 294
- - paralelas, 294
- lateral, 293, 312
*Caenorhabditis elegans*, 9, 346, 438
Caixa TATA, 269
Cálculo de riscos na análise de heredograma, 57
Calvície de padrão masculino, 596
Camundongo(s), 467
- quimérico, 349
Câncer
- colorretal hereditário não poliposo, 507
- como doença do desenvolvimento, 443
- de mama, 52
- rearranjos cromossômicos e, 572
Capeamento, 273
Capuz, 273, 274
Características, 28
Cardiomiopatia hipertrófica, 52
Carga(s)
- complementares das bases, 6
- genética, 547
Catabólito, 367
Cauda(s)
- flexíveis, 395
- poli(A), 274
cDNA, 337, 338
Célula(s)
- bacterianas, 335
- de fluxo, 456
- de fungo, 159
- doadora, 190
- exconjugantes, 193
- receptora, 190
- somáticas, 3
Células-tronco embrionárias cultivadas, 347
Centimorgan, 116
Centro de decodificação, 305
Chaperonas, 312
Chip-seq, 477
Cianobactérias, 186
Ciclo(s)
- celular da levedura, 249
- de vida dos bacteriófagos, 374
- lisogênico, 374
- lítico, 374
Circuito regulatório *lac*, 360

Circularidade cromossômica, 194
Citosina, 6, 235
Citótipo
- M, 530
- P, 530
Clonagem, 10
- de DNA, 332
- por PCR, 338
Clone(s), 212
- celulares, 187
- de interesse, 337
- genômicos, 338
Cloroplastos, 93
*Clusters*, 456
Coativadoras, 388
Código
- de histonas, 399
- genético, 7, 239, 296
- - contínuo, 296
- - decifrar o, 298
- - degenerado, 296
- - não sobreposto, 296
Codominância, 150, 151
Códon(s), 296
- de iniciação, 305
- de parada, 299
- de terminação, 299
- sem sentido, 299
- sinônimos, 299, 463
Coeficiente(s)
- de coincidência, 120
- de correlação, 635
- de endogamia, 599, 600
Colchicina, 549
Colônia, 187
Compensação de dose, 409
Complementação, 158
Complexo(s)
- de genes, 420
- de ligação de capuz, 274
- de proteínas multipolipeptídico, 296
- de reconhecimento de origem, 249
Conceito biológico de espécie, 684
Conformação
- *cis*, 113
- *trans*, 113
Conjugação, 186-188, 201
Conjunto
- completo de genes *toolkit*, 426
- de ferramentas genéticas, 419
Consanguinidade, 51
Constância, 23
- hereditária, 24
*Contigs* de sequências, 455, 458
Controle
- combinatório da transcrição, 393
- genético do desenvolvimento, 415
- traducional no embrião inicial, 437
Corpúsculo de Barr, 409
Correguladoras, 388
Correlação entre variáveis, 634
Correpressoras, 388
Cotransdutantes, 205
Crick, Francis, 237
Cromátides, 36
- não irmãs, 113
Cromatina, 267, 394
- em regulação epigenética, 404
- regulação da transcrição, 397
Cromossomo(s)
- acêntrico, 561
- bacterianos artificiais, 335
- balanceadores, 570
- dicêntrico, 561
- homólogos, 34
- politênicos, 562

- sexuais, 46
- X, 46
- Y, 46
*Crossing over*, 25, 112, 113
- no estágio de quatro cromátides, 113
- processo de quebra e reunião, 113
*Crossovers*, 112, 552
- múltiplos, 114
- - não vistos, 120
Cruzamento(s)
- de fagos, 203
- de leveduras, 393
- de Mendel, 32
- de três fatores, 117
- entre parentes, 51
- interrompido, 193
- mono-híbrido, 33
Cruzamento-teste, 46
- de Morgan, 111
- de três pontos, 117
Cultivo de arroz em campos inundados, 15
Curva de sino, 631

# D

Daltonismo, 18
Dano
- de bases
- - por adultos volumosos, 500
- - por luz ultravioleta, 500
- do DNA, 489, 490
- oxidativo, 497
Darwin, Charles, 664
Deadenilase, 281
Decodificação do código, 8
Decomposição mediada por *nonsense*, 282
Dedução
- da ordem dos genes por inspeção, 119
- dos genes codificadores de proteínas, 460
Degenerescência do código genético, 299
Degradação
- de RNA mediada por siRNA e silenciamento transcricional, 284
- do mRNA
- - em bactérias, 266
- - em eucariotos, 281
- mediada por códon sem sentido, 492
Deleção(ões), 560-562, 570
- de bases, 491
- homozigótica por consanguinidade, 562
- intragênica, 562
- multigênicas, 562
Depressão por endogamia, 599
Deriva genética, 608
- aleatória, 95, 607
- e o tamanho da população, 607
Derrapagem na replicação, 495
Desaminação, 497
Descoberta
- genética, 28
- gênica, 29
Desenho de listras, 432
Desenvolvimento
- e doenças, 442
- embrionário, 417
Desequilíbrio de ligação, 606
Desoxinucleotídios, 235
Desoxirribose, 235
Despurinação, 497
Desvio(s)
- aditivo, 641
- genético, 641
- - e ambientais, 632
- genotípicos, 641
- padrão, 631

Detecção
- e amplificação de DNA pela reação em cadeia da polimerase, 329
- e quantificação
- - de DNA, RNA e proteína, 324
- - de mRNA por transcrição reversa, 331
- por ORF, 461
Diabetes, 323
- tipo 2, 629
Diagnóstico de ligação, 111
Diferenças estruturais entre alelos a nível molecular, 38
Diferenciação dos segmentos, 432
Di-híbrido, 77, 88
Dímeros
- ciclobutano pirimidina, 502
- de pirimidina, 500
Dimorfismos, 54
Diploide(s), 547
- parciais, 195, 363
Direcionamento (*targeting*), 535
- de genes, 347
Disenteria bacteriana, 198
Disgenesia híbrida, 529
Distribuição
- de Poisson, 120
- independente, 75, 76, 80
- - em organismos
- - - diploides, 86
- - - haploides, 88
- - normal, 631
Distúrbios
- dominantes
- - autossômicos, 52
- - ligados ao X, 56
- recessivos
- - autossômicos, 50
- - ligados ao X, 55
Diversidade
- gênica, 604
- nucleotídica, 604, 617
Divisão
- celular, 24
- - em ciclos de vida comuns, 35
- - sexual, 34
- - somática, 34
- meiótica, 38
- mitótica, 38
DNA, 6, 232
- clonagem de, 332
- de cloroplasto, 93
- de cópia única, 456
- do vetor, 332
- doador, 332
- estrutura, 7, 225, 231, 234, 237, 239
- eucariótico, 211
- forense, 619
- girase, 242
- heterodúplex, 128
- inserto de, 332, 333
- ligase, 246, 332
- mitocondrial, 93
- modelo de transcrição, 262
- polimerase, 10, 244
- - I, 244
- - III, 244
- recombinante, 212, 332, 335
- replicação, 231
- sequenciamento de, 10, 341
- tecnologias de, 322
- transferência de, 344
- transpósons de, 528
Dobramento
- da cromatina, 396
- de proteínas, 311
Dobras da histona, 395

Doença(s), 442, 655
- da galha da coroa, 344
- da urina de xarope de bordo, 52
- de Canavan, 52
- de Creutzfeldt-Jakob, 52
- de Huntington, 52, 54, 497
- de Lou Gehrig, 52
- de Parkinson precoce, 52
- de Tay-Sachs, 52, 57
- humana, 470
- por repetições de trinucleotídios, 496
- renal policística, 52
Dogma central da biologia molecular, 7, 8
Dominância, 42, 151, 641
- completa, 148
- incompleta, 150, 151
- parcial, 639
- total, 148
Dominante, 3
- negativo, 149
Domínio(s), 296
- carboxiterminal, 267
- da Gal4, 391
- de ativação, 389
- de dimerização, 389
- de ligação
- - a ligante, 390
- - ao DNA, 360, 389
- de repressão, 390
- hélice-giro-hélice, 379
- topologicamente associados, 397
*Drosophila melanogaster*, 9, 48, 416, 418
Dupla ligação de hidrogênio, 6
Dupla-hélice, 232
Duplicação(ões), 560, 561, 564, 570
- em *tandem*, 564
- gênica, 674
- insercional, 564
- segmentares, 565
- total do genoma, 676

# E

Edição de RNA, 279
Efeito(s)
- aditivo, 640
- da seleção nas frequências alélicas, 613
- de dominância, 640
- de dosagem de genes, 558
- de interação, 642
- fundador, 610
Efetores alostéricos, 360
Eixo anteroposterior, 427
Elemento(s)
- curtos intercalados, 533
- de resposta do estrogênio, 390
- de sequência de inserção, 522
- Ds, 518
- funcionais não codificadores no genoma, 464
- genético egoísta, 687
- longos intercalados, 533
- P, 528, 531
- reguladores, 7
- semelhantes à cópia, 528
- transponível(is), 515
- - autônomo, 521
- - de classe 1, 528
- - de classe 2, 528
- - em bactérias, 521
- - em eucariotos, 525
- - não autônomo, 520
- - no genoma humano, 533
- - no milho, 517
- - - revisitados, 530
- - Ty, 525
- ultraconservados, 465

Eletroforese em gel, 324, 326
- de poliacrilamida, 341
Endogamia, 598
- em populações finitas, 602
Endogenoto, 195
Endonuclease, 266
Engenharia
- de genomas, 343
- - CRISPR-Cas9, 350
- genética, 322, 343
- - em animais, 345
- - em plantas, 344
- - em *Saccharomyces cerevisiae*, 344
*Enhancers*, 388
Ensaio de imunoprecipitação da cromatina, 476
Enzima(s), 10
- apagadoras, 312
- central, 265
- de decapeamento Dcp1/Dcp2, 281
- de restrição, 211, 212, 328
- distributiva, 248
- escritoras, 312
- processiva, 248
Epistasia, 163
- dominante, 165
- recessiva, 163, 164
Equilíbrio
- de ligação, 606
- Hardy-Weinberg, 595
Erros
- inatos do metabolismo, 155
- na replicação do DNA, 495
*Escherichia coli*, 9, 190, 473
Espaçadores intergênicos, 268
Espécie(s), 684
- dioicas, 46
Estágios de transcrição, 262
Estratégia de fuga, 16
Estrutura(s)
- da proteína, 293
- do DNA, 7, 225, 234, 237, 239
- do RNA, 259
- e função do ribossomo, 303
- primária, 226, 294
- quaternária, 296
- secundária, 294
- sequencialmente reiteradas, 420
- terciárias, 294
Estudo(s)
- de associação ampla do genoma, 652
- de gêmeos, 636
Eucariotos, 267
Eucromatina, 396
Euploide, 547
Euploidia aberrante, 547
Evolução, 484, 663
- da sequência regulatória, 681, 682
- darwiniana, 486
- das espécies, 684
- de características, 678
- de genes e genomas, 673
- molecular, 670
- neutra, 610
- por seleção natural, 666
- recente em humanos, 17
- regulatória em humanos, 683
Excisão do local original, 524
Exogenoto, 195
Exoma, 472
Éxons, 275
Exonucleases, 266
Expansão do número de genes, 674
Experimento(s)
- de Avery, Macleod e mccarty, 233
- de Cairns, 241
- de descoberta/observação, 228
- de ganho de função, 229

- de McClintock, 518
- de Meselson-Stahl, 240
- de perda de função, 229
- Hershey-Chase, 233
- *in vitro*, 229
- *in vivo*, 229
- moleculares, 228
- pioneiros de Mendel, 29
Exportação de RNA do núcleo, 281
Expressão
- dos genes *toolkit*, 428
- gênica, 7
Expressividade, 154
- variável, 154
Extensões de dobras de histona, 395
Extremidade não homóloga, 350

# F

Fagos, 186
- temperados, 205
- virulentos, 205
Famílias gênicas, 673
Fases de leitura aberta, 461
Fator(es)
- de alongamento, 292
- de fertilidade, 190, 191
- de iniciação, 292
- de liberação, 292
- de resposta ao etileno, 16
- de terminação, 292
- de transcrição, 149, 388-390
- - gerais, 267, 388
- herdáveis, 34
- sigma, 265, 380
- VIII, 55
Fenilcetonúria, 42, 52, 157
Fenocópias, 477
Fenômeno da indução, 363
Fenótipo(s), 25, 28
- de descendência, 644
- de insensibilidade aos andrógenos, 56
- métricos ou quantitativos, 91
Feromônio, 157
Ferramentas para análise genética, 10
Fibrose cística, 52, 618
Fita
- descontínua (*lagging*), 246
- molde, 262
- não molde, 262
- principal ou contínua (*leading*), 246
Fixação sentada, 16
Fluidos de hereditariedade, 2
Formação
- de poliploides, 674
- de ponte, 456
Fórmula de Perkins, 122
Forquilha de replicação, 241
Fosfatases, 312
Fosfato, 235
Fosforilação, 312
Fosmídeo(s), 335, 337
Fragmento(s)
- acêntrico, 565
- de Okazaki, 246
- de restrição, 328
- genômicos, 198
*Frameshift*, 298
Franklin, Rosalind, 236
Frequência(s)
- alélicas, 594
- - sob deriva, 608
- de recombinação, 116, 194
- de recombinantes, 111
- dos genótipos, 594
Função de mapeamento, 120

## G

Gametas, 3, 31, 33
Gargalo
- da domesticação, 612
- populacional, 610
Gêmeos monozigóticos, 637
Genealogia genética, 471
Genes, 6, 8, 31, 655
- ativo no desenvolvimento da cor da flor, 44
- Bicoid, 427
- candidato, 652
- candidatos, 130
- classificação pela função no desenvolvimento, 420
- como partículas, 3
- controlados em conjunto, 363
- coordenadamente controlados, 361
- da α-tropomiosina, 279
- das organelas, 93
- de efeito materno, 426
- de manutenção, 419
- de organelas, 92
- de polaridade de segmentos, 428
- *doublesex*, 436
- duplicados, 674
- e cromossomos, 34
- essenciais, 152
- estruturais *lac*, 361
- *even-skipped*, 428
- Gap, 427
- haploinsuficientes, 43, 149
- haplossuficientes, 43
- heterocrônicos, 439
- homeóticos, 420
- homólogos, 465
- Hox, 420, 428
- interferona-beta, 402
- mendelianos, 4
- N, 376
- *odd-skipped*, 428
- ortólogos, 465
- *pair-rule*, 427, 428
- para a ramificação hifálica, 45
- para o desenvolvimento da asa, 44
- para o repressor *Lac*, 361
- parálogos, 465
- regulados, 6
- SRY, 56
- *toolkit*, 419
- - individuais, 441
- *transformer*, 436
- β-globina, 389
Genética, 2
- bacteriana, 186, 211
- clássica, 11
- complexa do daltonismo, 18
- da transmissão, 24
- de bacteriófagos, 201
- de conservação, 618
- de populações, 587, 588
- de transmissão, 23
- direta, 29, 451
- do isolamento reprodutivo, 686
- hoje, 11
- molecular, 224
- - eucariótica, 186
- quantitativa, 628
- reversa, 451, 473
- - por fenocópias, 478
- - por meio de mutagênese aleatória, 477
- - por mutagênese direcionada, 477
Genoma(s), 24, 449
- completo, 454
- dinâmico, 515, 532
- duplicados, 676
- eucarióticos, 211
- humano, 464

Genômica, 11, 322, 449, 450
- comparativa, 451, 465
- - de chimpanzés e humanos, 469
- - de *E. coli* não patogênica e patogênica, 473
- - e medicina humana, 469
- funcional, 451, 473
- - com organismos não modelo, 479
- médica, 11
- personalizada, 472
Genótipo(s), 25, 33
- conhecidos, 46
- desconhecido, 46
Geração
- de DNA recombinante, 332
- parental, 30
Gradientes maternos, 430
Grampo
- deslizante, 247
- β, 247
Grande subunidade ribossômica, 300
Graus de liberdade, 83
Grupo
- amina, 294
- carboxila, 294
- evolutivo externo, 467
- R, 293
GTFs, 268-270
Guanina, 6, 235
GWA, 655

## H

Haploides, 38, 547
Haploinsuficiência, 149
Haplótipos, 590
Helicases, 242
Hélices de reconhecimento da repressora de l e de Cro, 379
*Helicobacter pylori*, 9
Hemofilia, 52, 55
Hemoglobina, 675
Herança, 4, 629
- complexa, 629
- da hemofilia na realeza europeia, 56
- de traços complexos, 627
- de um distúrbio autossômico dominante, 53
- de variações contínuas, 23
- epigenética, 404
- extranuclear, 93
- independente do núcleo, 92
- ligada
- - ao sexo, 47
- - ao X, 47
- materna, 93
- mendeliana, 39
- monogênica, 27
- - em diploides, 36
- - em haploides, 38
- poligênica, 91
- uniparental, 93
- vinculada ao Y, 56
Herdabilidade
- a partir de estudos com gêmeos humanos, 637
- de sentido amplo, 636
- de sentido restrito, 639, 643
- em seres humanos, 636
Hereditariedade, 23, 24, 655
Heredogramas familiares de distúrbios recessivos autossômicos, 51
Heterocárion, 159
Heterocromatina, 396
- constitutiva, 396
- facultativa, 396
Heterodímero, 149
Heterozigose, 604
Heterozigoto, 33, 45

Hexaploide, 547
Hibridização, 326
- de colônia ou placa, 337
- do DNA, 10
- fluorescente *in situ*, 327
Hidrólise de nucleotídios, 226
Hipótese
- de Beadle e Tatum, 157
- de ligação, 112
- do adaptador, 300
- do código de histonas, 399
- multifatorial, 4, 91, 628
- um gene, um polipeptídio, 157
His-tag, 335
Histograma de frequência, 630
Histona(s), 394, 395
- acetiltransferase, 398
- canônicas, 395
- de ligação, 395
- desacetilases, 398
- variantes, 395
História
- da genética, 5
- evolutiva dos genes de doenças humanas, 470
Holoenzima
- da RNA polimerase, 265
- DNA pol III, 247
Holoprosencefalia, 443
Homeobox, 423
Homeodomínio, 423
Homeólogos, 548
Homólogos, 34
- não pareados, 548
- pareados, 548
Homozigoto, 33
- dominante, 33
- recessivo, 33
Hospedeiros, 212

## I

Idênticos por descendência, 599
Identidade segmentar, 420
Identificação de mutágenos no ambiente, 500
Ilhas cpg, 401
Imidazol, 335
Impressão
- genômica, 408
- materna, 408
- paterna, 408
Imunoprecipitação da cromatina, 476
Inativação
- de genes, 679
- do cromossomo X, 409
Incorporação de análogos de bases, 500
Indel, 591
Indução, 362
- do sistema *lac*, 361
- zigótica, 207
Indutores, 362
Infecção de bactérias por fagos, 201
Inferência
- dos sítios de integração de F, 194
- filogenética, 465, 467
Infertilidade masculina, 52
Informações posicionais, 430
Iniciação, 262
- da replicação, 242
- da transcrição, 262
- da transcrição em eucariotos, 268
Inovações principais, 677
Inserção(ões)
- de bases, 491
- do λ, 208
- ectópicas, 346
- em um novo local, 524

Inserto de DNA, 332, 333
Insulina humana recombinante, 323
Integração
- das informações recebidas das proteínas gap, 432
- de informações Hox recebidas, 432
Interação(ões)
- de alelos de um único gene, 148
- dos genes nas vias, 155
- gênica, 147, 148
- - em outros tipos de vias bioquímicas, 157
- - interferentes, 158
Interactoma, 474
- proteína-DNA, 476
- proteína-proteína, 475
Interferência, 119, 120
- de RNA, 284, 478
Interruptores genéticos, 359, 360
Íntrons, 275
Inversão, 560, 562, 565, 570
- heterozigota, 565
- heterozigótica, 566
- paracêntrica, 565
- pericêntrica heterozigótica, 566
Investigação da mutação e risco de doença, 13
Inviabilidade de imigração, 685
Ionização de bases, 495
Isoformas, 277
Isolamento
- copulatório, 685
- de genes, 321
- de hábitat, 685
- de polinizadores, 685
- extrínseco, 685
- gamético, 685
- intrínseco, 685
- mecânico, 685
- por distância, 598
- pós-zigótico, 686
- pré-acasalamento, 686
- pré-zigóticas, pós-acasalamento, 685
- reprodutivo, 684, 686
- temporal, 685

## J

Junção(ões)
- das peças, 463
- de extremidades não homóloga, 508
- de Holliday, 128, 509
- não homóloga de extremidades, 508

## L

Lamarck, Jean-Baptiste, 666
Lei
- de Hardy-Weinberg, 593-596
- de Mendel
- - da distribuição independente, 77
- - da segregação igual, 31, 34, 38
Leituras
- com extremidades pareadas, 458
- de sequenciamento, 453
- de sequências, 452
Letais sintéticos, 167
Levedura, 392
Ligação(ões)
- ao DNA das proteínas regulatórias específicas das sequências, 377
- ao ribossomo, 306
- ao X, 47
- ao Y, 47
- de agentes intercalantes, 500
- fosfodiéster, 262
- peptídicas, 294
Ligantes de DNA, 337

Ligases, 10
Linhagem(ns)
- celular em C. elegans, 437
- congênicas, 650
- Hfr, 192
- puras, 84
- quase isogênicas, 650
Local
- de início da transcrição, 262
- de ligação do aminoacil-tRNA, 304
*Loci*, 111
- de traço quantitativo, 91, 646
*Locus*, 111, 588
- de característica quantitativa, 16
- genético, 485
LTR solo, 528
Luz ultravioleta, 500

## M

Manipulação de genes, 321
Mapa(s)
- cromossômico, 111
- de deleção, 563
- de ligação, 116, 209
- de recombinação, 111, 128
- de restrição, 328
- fino, 650
- físicos, 111, 128, 128, 209
- genéticos, 111
Mapeamento(s)
- com marcadores moleculares, 125
- cromossômico
- - com a utilização de transformação, 201
- - em escala fina, 194
- - em larga escala, 194
- de associação, 652
- - em populações de acasalamento aleatório, 652
- de cromossomos
- - bacterianos, 194
- - de fagos por meio da utilização de cruzamentos de fagos, 203
- - eucarióticos por recombinação, 109
- de *locus* de característica quantitativa, 16
- de QTL, 646, 647, 650
- do centrômero com tétrades lineares, 124
- genético, 570
- por frequência de recombinantes, 115
Marcação de proteína, 314
Marcadores
- de epítopos, 335, 339
- de sequências expressas, 462
- de tamanho, 326
- fenotípicos, 125
- genéticos, 188
- moleculares, 125
- não selecionados, 197
Mecanismo(s)
- de isolamento reprodutivo, 685
- de mutagênese induzida, 497
- de reparo do DNA, 502
- genéticos evolutivos, 111
- molecular *crossing over*, 127
Média, 629, 630
Medição da variação quantitativa, 629
Medicina de precisão, 655
Meio mínimo, 187
Meiócitos, 24
Meiose, 24, 33, 34, 37, 39
Melanismo, 679
Membrana de fosfolipídios, 294
Memória celular, 404
Mendel, Gregor, 3
Merozigoto, 195

Metabolismo, 155
7-metilguanosina, 273
Método básico para GWAS, 653
Microrganismos, 187
MicroRNAs (miRNAs), 261
Microssatélites, 590, 591
Migração, 605
Mistura genética, 605
Mitocôndrias, 93
Mitose, 24, 34, 37, 39
- pós-meiose, 88
Modelo(s)
- de DNA, 232
- de Dobzhansky-Muller, 686
- de terminação
- - alostérica, 272
- - torpedo, 272
- em camundongo, 153
- genético simples para traços quantitativos, 632
- monogênico, 33
Modificação(ões)
- da cromatina, 398, 400
- de bases por agentes alquilantes, 497
- de histonas, 398
- de nucleotídeo de RNA, 281
- do DNA, 400
- pós-tradução das cadeias laterais de aminoácidos, 312
- pós-traducional, 398
- químicas
- - apagadoras, 226
- - escritoras, 226
- - leitoras, 226
Modificadores, 166
Modulação de variação genética, 605
Molécula-filha, 240
Monofosfato de adenosina cíclico, 367
Mono-híbrido, 33, 77
Monoploide, 547
Monossômicos, 553
Montagem
- da sequência, 453
- - do genoma completo, 456
- de Gibson, 339
- do replissomo, 242
Morfologia da placa, 202
Morfos, 54
mRNA(s), 8
- multigênicos, 372
mtDNA em estudos evolutivos, 96
Mudanças
- adaptativas, 678
- estruturais
- - devido à modificação química, 226
- - dos cromossomos, 546
- - que resultam da hidrólise de nucleotídios, 226
- no número de cromossomos, 546
*Mus musculus*, 9, 153, 346
Mutação(ões), 14, 15, 25, 28, 484, 490, 605
- citoplasmáticas em humanos, 96
- com ganho de função, 420
- com mudança do quadro de leitura, 492
- com perda de função, 420
- com vazamento, 42
- conservadora, 492
- constitutivas, 364
- cromossômicas, 546
- de diferentes genes, 25
- de troca de sentido, 492
- do DNA, 489
- em genes únicos, 52
- epistática, 163
- espontâneas, 493, 494, 495

- genéticas, 546
- hipostática, 163
- indel, 491
- induzidas, 493, 497
- letais dominantes, 154
- modificadora, 166
- monogênicas, 25
- na linhagem germinativa, 490
- não conservadora, 492
- não sinônimas, 492
- no cromossomo humano, 574
- nula, 149
- pontuais, 13, 491
- - em região não codificadora, 492
- - em um quadro de leitura aberto, 491
- sem sentido, 492
- sensíveis à temperatura, 154
- silenciosas, 42, 492
- sinônimas, 492
- somáticas, 490
- super-repressoras, 365
- supressoras sem sentido, 310
- únicas, 161
Mutagênese
- aleatória, 477
- direcionada, 477
- induzida, 497
- insercional, 210
Mutágenos, 494, 497
Mutantes, 28
- auxotróficos, 156, 187
- *pair-rule*, 428
- resistentes, 188
*Mycoplasma gentalium*, 9

## N

Não disjunção, 552
- meiótica, 552
- mitótica, 552
Nascimento da genética, 2
Natureza, 636
Neofuncionalização, 674
Neurofibromatose tipo 2, 52
Nocaute do gene, 347
Norma de reação, 642
*Northern blotting*, 324, 326
Nucleases, 10
- Cas guiadas por RNA CRISPR, 350
- de dedo de zinco, 350
- efetoras semelhantes a ativadores de transcrição, 350
Nucleoides, 93
Nucleosídio, 241
Nucleossomos, 394, 396
Nucleotídios, 232
Número haploide de cromossomos, 547
Nutrição, 636

## O

Óctade, 124
Operador(es), 359, 363
- *lac*, 366
Óperon
- arabinose, 370
- *lac*, 369
Ordem dos genes, 119
Organismo
- geneticamente modificado, 10, 344
- transgênico, 343
Organismos-modelo, 8-10
Organizadores, 417
Origem (O), 193
- eucarióticas de replicação, 248
Osteogênese imperfeita, 149

## P

Padrão(ões)
- de calvície masculino, 596
- de herança
- - de gene único, 28
- - em organelas, 93
- - monogênica, 29
- - - ligada ao sexo, 46
- - vinculados ao sexo, 47
- de segregação de segunda divisão, 124
- MI, 124
Palindrômicos, 328
Par heteromórfico, 86
Parcimônia, 467
Pareamento de bases, 225
- oscilante, 302
Partículas, 3
PCR
- em tempo real, 330
- quantitativo, 330
Penetrância, 154
- incompleta, 154
Pentaploide, 547
Peptidase, 314
Peptidiltransferase, 305
Pequena subunidade ribossômica, 300
Pequenos RNAs citoplasmáticos, 261
Perda de traços através da evolução da sequência regulatória, 682
Pirimidinas, 235
PiRNAs
- e disgenesia híbrida, 539
- em animais, 538
Placa, 202
- do assoalho, 442
Plantas, 534
- transgênicas, 345
Plaqueamento, 187
Plasmídeo(s), 186, 191
- bacterianos, 332
- de expressão, 333
- F9, 198
- integrativos de levedura, 344
- R, 198
- Ti, 344
Ploidia, 548
Poliadenilação, 274
Polidactilia, 442
Poligenes, 76, 91
Polimerase poli(A), 274
Polimorfismo(s)
- autossômicos, 54
- de inserção-deleção, 591
- de nucleotídeo único, 13, 588, 589
- - com variação funcional, 589
- - comuns, 589
- - não codificadores, 589
Polinização cruzada, 31
Polipeptídio, 293
Poliploides, 547, 548
Ponte dicêntrica, 565
Ponto de ramificação, 275
*Pool* gênico, 593, 594
População, 588
Portos seguros (*safe havens*), 535
Predição de fenótipos, 639
- de descendência, 644
Previsão das proporções da prole, 80
Primase, 244
Primeira geração filial, 30
*Primer*, 244, 455
Primossomo, 244
Princípio(s)
- da hereditariedade, 667
- da variação, 667
- de herança monogênica, 45
- de seleção, 667

Procariotas, 25, 186
Processamento
- de RNA, 267
- do mRNA em eucariotos, 273
Processo(s)
- moleculares, 227
- semidescontínuo, 246
Produção de gametas, 25
Produto(s)
- de *crossing over*, 112
- vetorial, 634
Prófago, 205, 207, 374
Projetos de genomas, 451
Prolinas, 294
Promotor(es), 262
- da RNA polimerase
- - I, 268
- - II, 269
- - III, 270
- proximais, 388
Proporção
- de 12:3:1, 165
- de 9:3:3:1, 161
- de 9:7, 162
- de segregação, 43
- genotípica, 33
Propósito, 50
Proteassoma, 312
Proteína(s), 291
- antiterminadora, 376
- associada a CRISPR de repetições palindrômicas curtas agrupadas e regularmente intercaladas, 350
- ativadora(s), 367
- - catabólica, 367
- - e repressoras, 359
- Bicoid, 428, 430
- Cas, 212
- de fusão, 339
- de ligação ao DNA de fita simples, 242
- do domínio de ligação à metila, 401
- fibrosas, 296
- globulares, 296
- GLP-1, 437
- homodimérica, 149
- leitoras, 312
- muscular huntingtina, 126
- ribossômica S7, 327
- Tra, 437
Proteoma, 277, 279, 474
Provírus, 526
Pseudoacondroplasia, 52, 53
Pseudodominância, 563
Pseudogenes, 464, 675
- processados, 464
Purinas, 235

## Q

Quadro
- de leitura, 298
- de Punnett, 44, 79, 111
Quantificação de DNA por PCR em tempo real, 330
Quebra
- de cadeia dupla, 508
- do filamento duplo, 128
Quiasma, 113
Quinases, 312

## R

Radioisótopos, 234
Rastreamento de uma doença genética em uma árvore genealógica, 12

Reação(ões)
- de sequenciamento individuais, 453
- em cadeia da polimerase, 126, 329, 331
Rearranjos, 560
- balanceados, 561
- cromossômicos e câncer, 572
- desbalanceados, 561, 562
Recessividade, 42, 148
Recombinação, 25, 89, 490
- de fagos, 187
- e desequilíbrio de ligação, 606
- homóloga, 350, 508
- - não alélica, 560, 565
- meiótica, 89
Recombinante(s), 89
- de genes ligados, 112
Recomposição do mRNA, 275
Rede de haplótipos, 591
Redescoberta de Mendel, 4
Refúgios seguros, 534
Região(ões)
- 39 não traduzida, 265
- 59 não traduzida, 265
- de homologia, 339
- livre de nucleossomos, 397
- pseudoautossômicas 1 e 2, 47
Regra
- da soma, 81
- de Chargaff de composição de bases, 236
- do produto, 57, 81
Regulação
- da expressão gênica, 357
- da tradução, 310
- - do mRNA, 437
- - e da pós-tradução, 310
- da transcrição, 359
- - em eucariotos, 387
- - epigenética, 406
- de Gal4, 392
- do ciclo de vida do bacteriófago λ, 374
- do movimento de elementos transponíveis pelo hospedeiro, 536
- dupla positiva e negativa, 370
- espacial da expressão gênica no desenvolvimento, 430
- gênica, 359
- negativa, 359, 363
- positiva, 359, 367
- pós-transcricional da expressão gênica no desenvolvimento, 434
Regulador de condutância transmembrana da fibrose cística, 126
Relógio molecular, 610, 611
Remodelação da cromatina, 401
Remodelamento da cromatina, 398
Reorganizações e evolução de cromossomos, 570
Reparo
- de mau pareamento, 506
- de quebras de cadeia dupla, 508
- direto do DNA danificado, 502
- do DNA, 489
- por excisão
- - de base, 503
- - de nucleotídio, 504, 504
- - - acoplada à transcrição, 504
- - - no genoma global, 504
Repetição terminal longa, 526
Replicação
- conservativa, 240
- de alelos durante a fase S, 39
- dispersiva, 240
- do DNA, 24, 232
- - e o ciclo celular da levedura, 249
- - precisa e rápida, 247
- em bactérias, 242

- em eucariotos, 248
- por círculo rolante, 191
- semiconservativa, 239, 240
- semidescontínua, 244
Replissomo, 232
Repressão catabólica, 367
- do óperon *lac*, 367
Repressor(a), 363, 376
- *Lac*, 366
- - e *trpr*, 379
Reprodução sexual eucariótica, 25
Resposta SOS, 508
Retrotransposição, 674
Retrotranspósons, 525, 526
Retrotranspósons-LTR, 534
Revertentes, 165
Revolução
- genômica, 451
- Verde, 76
Ribonucleoproteínas nucleares pequenas, 275
Ribose, 235
Ribossomos, 304
Ribozima, 276
Riscos de doenças, 618
RNA(s), 8, 259
- classes de, 261
- codificadores de proteínas, 258
- de fita dupla, 282
- de interferência, 282
- de transferência, 261, 292
- degradação, 257
- estrutura do, 259
- eucariótico, 259
- funcionais, 157
- guia único, 350
- interferência de, 284, 478
- interferentes, 261
- mensageiro, 8, 261
- não codificador(es), 261, 270
- - longos, 261
- nucleares, 261
- nucleolares, 261
- polimerase, 262, 265, 267
- - I, 267
- - II, 267
- - III, 267
- precursores, 267
- processamento, 257
- ribossômicos, 261, 292
- sequenciamento do, 461
- *splicing* do, 436
- transcrição, 257
RNA-seq, 461, 474

## S

*Saccharomyces cerevisiae*, 9, 344, 392
*Scaffolds*, 459
Segregação, 25, 568
- adjacente-1, 568
- alternada, 568
- citoplasmática, 95
- cromossômica, 34, 39
- de primeira divisão, 124
Segunda
- geração filial, 30
- lei de Mendel, 77
Seleção, 611
- artificial, 615
- em traços complexos, 645
- nas frequências alélicas, 613
- natural, 17, 484, 486, 612, 614, 664, 666-668
- positiva, 614
- purificadora, 672
Semente híbrida, 85

Semisterilidade, 568
Senescência, 252
Sequência(s)
- adaptadoras, 456
- consenso, 265
- curtas de repetição invertida, 522
- de ativação ascendentes, 390
- de consenso, 453
- de fronteiras, 397
- de localização nuclear, 314
- de um genoma, 452
- do cDNA, 461
- do genoma do camundongo, 467
- genômica, 459
- isoladoras, 397
- Kozak, 306
- líder, 372
- montada, 452
- regulatória, 681, 682
- Shine-Dalgarno, 306
Sequenciamento
- de DNA, 10, 341
- de Sanger, 341
- didesóxi, 341
- do genoma completo, 454
- do RNA, 461
- do tipo WGS, 458
- - de nova geração, 456, 459
- - tradicional, 454
- Illumina, 456
- *shotgun*, 454
Série alélica, 148
Sexo
- heterogamético, 46
- homogamético, 46
Silenciamento do RNAi de elementos transponíveis, 536
Simbolismo e terminologia de ligação, 113
Símbolos do heredograma, 50
Similaridade de polipeptídeos e DNA, 462
Sinal fluorescente, 331
Síndrome
- de Angelman, 408
- de Cockayne, 52, 505
- de Crouzon, 52
- de diGeorge, 149
- de Down, 546, 555, 557
- de Edwards, 555
- de Ehlers-Danlos tipo IV, 52
- de feminização testicular, 55
- de insensibilidade aos andrógenos, 55
- de Kearns-Sayre, 96
- de Klinefelter, 555
- de Lynch, 507
- de Patau, 555
- de Prader-Willi, 408, 409
- de Turner, 553
- de Werner, 52, 253
- de Williams, 563, 565
- do Cri-du-chat, 563, 564
- do X frágil, 496
- unha-patela, 52
Síntese
- de linhagens puras, 84
- do RNA, 8
- translesão, 507
Sistema(s)
- bacterianos CRISPR, 212
- de acasalamento, 597
- GAL em leveduras, 390
- *lac*, 361, 363
- seletivo, 204
Sítio(s)
- A, 304
- abásicos, 500
- alostérico, 360, 362
- apirimidínicos, 500

- apurínicos, 500
- ativo, 294
- de clonagem múltipla, 332
- de ligação, 462
- - do λ, 208
- de restrição, 328
- de saída, 305
- de *splicing*
- - 39, 275
- - 59, 275
- descendente, 262
- E, 305
- operador lac, 361
- P, 305
- peptidil, 305
- promotor *lac*, 361
- segregantes, 602
Sítios-alvo do DNA, 368
snRNAs, 276
Soma dos quadrados, 631
Sonda, 326
*Sonic hedgehog* (Shh), 441
*Southern blotting*, 324, 326
Spliceossomo, 275, 276
*Splicing*, 275, 276
- alternativo, 277
- do RNA, 436
*Star-clusters*, 591
Subfuncionalizados, 675
Substituição(ões)
- de bases, 491
- de genes, 344, 347
- não sinônimas, 672
- sinônimas, 672
Subunidades, 296
Sulcos
- maiores, 238
- menores, 238
Supressores, 165

# T

Tamanho da população e endogamia, 601
Tautomerização, 495
Taxa
- de mutação, 605
- de substituições neutras, 671
Técnicas de engenharia genética, 343
Tecnologia(s)
- CRISPR-Cas, 350
- de DNA, 322
Telangiectasia hemorrágica hereditária, 52
Telomerase, 250, 252
Telômeros, 250, 251
Temperatura
- permissiva, 154
- restritiva, 154
Tempo de entrada, 194
Teoria
- cromossômica, 4
- da evolução
- - neutra, 671
- - por seleção natural, 667
- da mistura, 2
Terminação
- dependente de Rho, 265
- independente de fator, 265
Término, 262
- da replicação, 250
- da tradução, 309
- da transcrição, 265
- - em eucariotos, 271

Testador, 46
Teste(s)
- de Ames, 500, 501
- de complementação, 156, 158
- de dois híbridos, 475
- de flutuação de Luria e Delbrück, 494
- do qui-quadrado, 82, 127
- genéticos, 471
- - implicações éticas, legais e sociais dos, 471
- médicos, 471
- para herança de gene único, 29
Tétrade, 34, 113
Tetraploide, 547
Timina, 6, 235
Tipo(s)
- de copulação, 38
- selvagem, 28
Topoisomerases, 242
Traço(s), 28, 629
- categóricos, 629
- complexo, 628, 629
- contínuo, 629
- limítrofe, 629
- merístico, 629
- quantitativos, 628
Tradução, 8, 310
Transacetilase, 361
Transcrição, 8, 258, 262, 267, 388
- e degradação do mRNA em bactérias, 262
- em eucariotos, 267
Transcriptase reversa, 251, 331, 526
Transcriptoma, 281, 474
Transdução, 187, 205, 337
- especializada, 207-209
- generalizada, 205, 209
Transferência de DNA, 344
Transformação, 187, 200, 201, 335
- bacteriana, 232
- dupla, 201
- homeóticas, 420
Transgene, 282, 343
Transgênese
- em *C. elegans*, 346
- em *M. musculus*, 346
Transição, 491
- alostérica, 362
Translocação, 560, 570
- recíproca, 562, 568
- robertsoniana, 570
Transmissão, 23
- gênica, 39
- horizontal, 187
- linear dos genes Hfr a partir de um ponto fixo, 193
- vertical, 187
Transposase, 520
Transposição, 524, 674
- conservadora, 524
- replicativa, 524
Transpóson(s), 198
- compostos, 523
- de DNA, 528
- - como ferramentas para pesquisa genética, 530
- na genética reversa, 531
- simples, 523
Transversão, 491
Triagem(ns), 204
- genéticas, 420
Tricotiodistrofia, 505
Trinca, 296

Tripla ligação de hidrogênio, 6
Triploide, 547, 548
Trissômicos, 554
tRNA(s)
- adaptadores, 300
- carregado, 301
- e ribossomos, 300
- iniciador, 305

# U

Ubiquitina, 312
Ubiquitinação, 312
Unidades de mapa, 115, 116

# V

Valor genético, 641
Variação(ões), 23, 484
- contínua, 23
- de dominância, 148
- de herança, 25
- descontínua, 23
- em populações, 484
- genética(s), 13, 588
- - e suas medições, 602
- - e ambientais, 633
- nas populações, 485
- no número de cópias, 470
Variância, 630
- ambiental, 634, 642
- fenotípica, 634
- genética, 634
Variantes herdáveis, 28
Variável aleatória, 629
Variedade FR13A, 16
Variegação do efeito da posição, 404, 406
Varredura seletiva, 614
Vermes transgênicos, 346
Vetor(es), 212
- bacteriófagos, 335
- de clonagem, 332
- de levedura, 344
- para insertos maiores de DNA, 335
- plasmidiais, 332
Via(s)
- bioquímicas, 157
- de hibridização de cadeia dependente de síntese, 509
- de reparo de quebras de cadeia dupla, 509
- de transdução de sinal, 157
- do desenvolvimento, 158
- metabólicas, 370
Viés de códon, 463
Vigilância do genoma, 538
Vigor híbrido, 85
Vírus, 26, 185, 186

# W

*Western blotting*, 324, 326

# X

Xeroderma pigmentoso, 505

# Z

Zigoto, 31
Zona de atividade polarizante, 441